ERGEBNISSE
DER INNEREN MEDIZIN
UND KINDERHEILKUNDE

HERAUSGEGEBEN VON

L. HEILMEYER
FREIBURG I. BR.

A. SCHITTENHELM
ROTTACH A. TEGERNSEE

R. SCHOEN
GÖTTINGEN

E. GLANZMANN
BERN

B. DE RUDDER
FRANKFURT A. M.

NEUE FOLGE

VIERTER BAND

MIT 306 ABBILDUNGEN

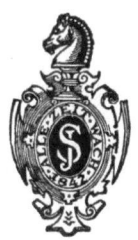

SPRINGER-VERLAG BERLIN HEIDELBERG GMBH 1953

ISBN 978-3-642-94605-9   ISBN 978-3-642-94604-2 (eBook)
DOI 10.1007/978-3-642-94604-2

BRÜHLSCHE UNIVERSITÄTSDRUCKEREI GIESSEN

Inhaltsverzeichnis.

Berichtigung zu dem Beitrag „BRAUN, Das Problem der Pathogenität von Escherichia coli im Säuglingsalter".

Die Angaben auf Seite 127 (2. Abschnitt) bezüglich der Untersuchungen von GILES und SANGSTER sind insofern irrtümlich zitiert worden, als es sich bei den genannten Untersuchungen nicht um menschliche Rekonvaleszentenseren, sondern um Kaninchenseren handelte; damit kann diese Arbeit nicht als Stütze des Vorkommens humoraler Antikörper gegen Dyspepsiecoli beim Menschen herangezogen werden. Die Frage des Auftretens von Präcipitinen ist von uns inzwischen einer Prüfung unterzogen worden. Dabei konnten wir bei Kaninchen, ähnlich wie GILES und SANGSTER, positive Resultate erzielen, die bisher untersuchten menschlichen Rekonvaleszentenseren enthielten jedoch keine Präcipitine. Als Antigen diente eine nach WESTPHAL hergestellte Polysaccharidrohfraktion (Phenol-Wasserverfahren).

I. Über die dritte Phase der Blutgerinnung und über die Funktion der Strukturelemente der Thrombocyten.

Von

Anton Fonio-Bern.

Mit 59 Abbildungen.

Inhalt.

Literatur.

ACHARD et M. AYNAUD: Le Globulin. Semaine méd. **1909**, 169.
AFANASSIEW, M.: Dtsch. Arch. klin. Med. **35**, 217 (1884).
ALBERS, H.: Kolloide, Elektrolyte und Hormone. Leipzig 1943.
ALDER, A., u. C. FREI: Schweiz. med. Wschr. **1942**, No. 30, 670.
ALEXANDER, B., u. G. LANDWEHR: J. Clin. Invest. **27**, 98 (1948).
— — J. Amer. Med. Assoc. **138**, 174 (1948).
APITZ, K.: Z. exper. Med. **105**, 89 (1939).
— Erg. inn. Med. **61**, 51 (1942).
ARTHUS et CHAPIRO: Arch. internat. Physiol. **6**, 288 (1908).
ARVY, L.: J. of Physiol. **39**, 263—320 (1947).
AYNAUD, M.: Le Globulin des Mammifères. Diss. Paris 1909. Ed. Steinheil.
BAAR, H., u. L. C. SZEKELY: Z. Kinderheilk. **48**, 31 (1929).
BASERGA, A.: Rel. Congresso Ematologia, Aprile 1949.
— e P. DE NICOLA: Le Malattie Emorragiche. Milano: Soc. editrice Libraria 1950.
BÄTTIG, FRANZ: Diss. Bern 1950.
BAUER, A.: Diss. Bern 1947.
BERG, R.: Z. klin. Med. **92**, 281, 331 (1921).
BERNARD, J.: Maladies du Sang et des Organes hématopoiétiques. Paris: Edition Médicales
    Flammarion 1948.
v. BERTALANFFY, L.: Theoret. Biologie, Bd. 2, S. 93. Berlin-Zehlendorf: Gebr. Bornträger
    1942.
BESSIS, M., et M. BURSTEIN: Rev. Hématol. T. 3, No. 1 (1948).
BIRCH, C. LaFLEUR: J. Amer. Med. Assoc. **9**, 1566 (1942).
BIZZOZERO, C.: Arch. ital. Biol. **1882**; Virchows Arch. **1882**.
BORDET, P.: Ann. Inst. Pasteur **34**, 561 (1920).
BOSCH, C. F. L. C.: Onderzoekingeen over thrombocyten en hunne beteekenis voor de
    stolling van het blood. 1937.
BRAUNSTEINER, H.: Acta haematol. (Basel) **3**, Fasc. 3/4, 170 (1950).
— u. LEFÉBRE, H.: Acta haematol. (Basel) **3**, Fasc. 3/4, 174 (1950).
BREDA, R.: Rassegna di Fisiopatologia clinica e terapeutica, XIC, 1947.
BRINKHOUS, K. M.: Amer. J. Med. Sci. **198**, 509 (1939).
— Proc. Federat. Amer. Soc. Exper. Biol. **6**, 389 (1947).
BÜRKER: Pflügers Arch. **102**, 36 (1904).
BUDTZ-OLSEN, O. E.: Clot Retraction. Blackwell Scientific Publications. Oxford 1951 (Lit.!)
CLAVEL, R.: Dysmorphies plaquettaires, hémorragiques et constitutionelles. Lyon: Impri-
    merie des Beaux-Arts 1950.
CRAFOORD: Acta chir. scand. (Stockh.) **79**, 407 (1937).
CZONICZER, G., u. ST. WEBER: Z. klin. Med. **115**, H. 3/4 (1931).
DÄNZER: Jb. Kinderheilk. **150**, 65 (1938).
DECKHUYZEN, M.: Anat. Anz. **19**, 541 (1901).
DEETJEN, E.: Z. physiol. Chem. **1909**, 68.
— Hoppe-Seylers Z. **63**, I (1909).
DEGWITZ, R.: Fol. haemat. (Lpzg.) **25**, 153 (1920).
DENYS: Cellule H. III, Fasc. 3.
DE TAKATS GEZA: J. Amer. Med. Assoc. **142**, 527 (1950).
DUCUING, MILETZI, MARQUÉS: Radiologie **27**, 165 (1938).
DUKE, W. W.: J. Amer. Med. Assoc. **35**, (1910).
DYCKERHOFF u. MARX: Biochem. Z. **316**, 255 (1944).
EBBENHORTS-TEUBERGEN: Nederl. Tijdschr. Geneesk. **1938**, 4488.
FANCONI, G.: Die Störung bei der Blutgerinnung beim Kinde mit besonderer Berücksichtigung
    des K-Vitamins und der Neugeborenenpathologie. Leipzig: Georg Thieme 1941.
FERGUSON, JOHN H.: Observations on the alterations of blood platelets as a factor in co-
    agulation of the blood. Amer. J. Physiol. **108**, 674—675 (1934).
FISCHER: Protoplasma (Wien) **26**, 344 (1936).
FLÖSSNER, O.: Z. Biol. **77**, 113 (1923).

FONIO, A.: Mitt. Grenzgeb. Med. u. Chir. **28**, H. 2 (1914).
— Handbuch der normalen und pathologischen Physiologie, Bd. 6, 1. Berlin: Springer 1928.
— Erg. inn. Med. **51**, 443 (1936).
— Arch. Klaus-Stiftg. Vererbungsforsch. usw. **12**, H. 3/4 (1937).
— Schweiz. med. Wschr. **1939** I, 952.
— Schweiz. med. Wschr. **1940** I, 510.
— J. Int. Chir. **1947**; Kongreß in London 1947.
— Rev. Hématol. T. 2, No. 2, 151—159 (1947).
— Bull. schweiz. Akad. med. Wiss. **4**, Fasc. 5/6 (1948).
— u. VANNOTTI: Schweiz. med. Wschr. **64**, 1086 (1934).
— u. SCHWENDENER: Die Thrombocyten des menschlichen Blutes. Bern: H. Huber 1942.
FRANK: Berl. klin. Wschr. **1915**, No. 18, 19.
FUCHS, H. J.: Z. exper. Med. **79**, H. 1/2, 76 (1931).
GASPAR, ST.: Frankf. Z. Path. **34**, 460 (1926).
GÄUMANN, F.: Diss. Bern 1950.
GLANZMANN, E.: Jb. Kinderheilk. **88**, 1 (1918).
GOLDECK, H., G. HERRNRING, U. RICHTER: Dtsch. med. Wschr. **75**, 702—703 (1950).
GOVAERTS, P., et A. GRATIA: Rev. belg. Sci. méd. **3**, 689 (1931).
HALSE, TH.: Fibrinolyse. Freiburg (Brsg.): Edition Cantor 1947.
— Heparin u. Heparinoide, Dicumarol. Zürich: S. Hirzel 1950.
HARTERT, H.: Schweiz. med. Wschr. **1921**, Nr. 14.
HAYEM, G.: Arch. d. Physiol. **6**, 201 (1879).
— L'hématoblaste. Paris: Les Presses universitaires de France 1923.
HELLER u. LINSER: Münch. med. Wschr. **1905**, 897.
HIROSE, K.: Amer. J. Physiol. **107**, 3 (1934).
HITMAIR, A.: Sitzgsber. Internat. Hämatologen-Tagung. Verlag Med. Welt 1937, Lit.
HONORATO: Amer. J. Physiol. **150**, 381 (1947).
HORWITZ, S.: Z. exper. Med. **73**, 422, 433 (1930).
HOWALD, U.: Diss. Bern 1951.
HOWELL, W. H.: Amer. J. Physiol. **40**, 526 (1916).
— Physiol. Rev. **15**, 435 (1935).
— and HOLT: Amer. J. Physiol. **47**, 320 (1918).
— and CECADA: Amer. J. Physiol. **78**, 500 (1926).
JAQUES and RICKER: Blood 3, 1197 (1948).
JEPSEN: Z. Med. **122**, 680 (1932).
JORPES: Acta med. scand. (Stockh.) **107**, 1017 (1941).
— Biochemic. J. **36**, 203 (1942).
— Z. physiol. Chem. **278**, 7 (1943).
— GARDELL, WERNER u. ABERG: Scand. Physiol. Kongreß 1948.
JÜRGENS, R.: Die erblichen Thrombopathien. Erg. inn. Med. **53**, 795—826 (1937).
— Z. Vitaminforsch. **19**, 342 (1948).
— u. STUDER: Helvet. physiol. Acta **6**, 130 (1948).
KOLLER, F., u. FRITSCHY: Helvet. med. Acta **14**, 263 (1947).
— u. P. LUCHSINGER: Arch. Klaus-Stiftg. Vererbungsforsch. usw. **25**, H. 1/2 (1950).
KOLTA, E., u. J. FÖRST: Strahlenther. **21**, 644 (1926).
KOPSCH: Anat. Anz. **19**, 541 (1901).
KOWARSCHICK: Kurzwellentherapie. Wien: Springer-Verlag 1945.
LAGERCRANZ: Upsala Läk.för. Förh. **51**, 117 (1945).
LAMPERT, H.: Med. Kolloidlehre. Dresden: Theodor Steinkopff 1935.
— Die physikalische Seite der Blutgerinnungsprobleme. Leipzig: Georg Thieme 1937.
— u. OTT: Z. exper. Med. **94**, 309 (1934).
LEISER, E. H.: Diss. Bern **1943**.
LENGGENHAGER, K.: Mitt. Grenzgeb. Med. u. Chir. **44**, 425 (1935/37).
— Schweiz. med. Wschr. **1935**, 278.
— Helvet. med. Acta **1940**, 262.
— Stuttgart: Verlag Georg Thieme 1949.
LE SOURD, L., et C. R. PAGNIEZ: C. r. Soc. Biol. (Paris) **65**, 400 (1936).
— — J. de Physiol. **15**, 812 (1913).
LEU, H.: Diss. Bern 1951.
LINHARD, S.: Strahlenther. **16**, 754 (1924).
MACKAY: Quart. J. Med. **24**, 172 (1936).
McLEAN: Amer. J. Physiol. **41**, 250 (1916).
MARTIN: Brit. Med. J. **2**, 817 (1944).
MAISSEN, L.: Radiologica Clin. **15**, No. 4, 275 (1949).

MELLANBY: Proc. Soc. Med. **116,** I (1936).
MINOT, G.: Arch. Int. Méd. **1916 II,** 18, 474.
NAEGELI, O.: Verh. dtsch. path. Ges. **1914,** 17, 550.
NAOSAK u. SHINDO: Okayma-Igakkai-Zasshi **42,** 35 (1930).
NEEFE, J.: Diss. Leipzig 1935, S. 255; ref. Radiologie **23,** 315 (1936).
v. NEERGARD, K.: Fol. haemat. **59,** 77 (1938).
— Z. exper. Med. **91,** 727 (1935).
OGATA: Zieglers Beitr. **53** (1912).
OPITZ, H., u. W. SCHOBER: Jb. Kinderheilk. **103,** 189 (1923).
— u. ZWEIG: Jb. Kinderheilk. **107,** 155 (1925).
OTUKA, U.: Mitt. med. Ciba 16, H. dtsch. Zusammenfassung 40 (1938); ref. Radiologie **28,** 689 (1936).
OWREN: The Coagulation of the Blood, Oslo 1947.
— Scand. J. Clin. a. Labor. Invest. **1,** 81 (1949).
— Scand. J. Clin. a. Labor. Invest. **1,** 131 (1949).
PAYLING and WRIGHT: J. of Path. **53,** 255 (1941).
PERABO, F.: Gynaek. **122,** 16 (1946).
PERRONCITO, A.: Haematologica (Palermo) **1,** 111 (1920).
PICKERING and HERWITT: Quart. J. Exper. Physiol. **13,** 199 (1923).
POSSA, A.: Diss. Bern 1951.
QUATTRIN, NEVIO: Le Diatesi emorragiche thrombopatiche. Torino: Edit. Minerva Medica S. A. 1949.
QUICK, A. J.: J. of Biol. Chem. **109,** 73 (1935).
— J. of Insurance Med. **5,** No. 4 (Oct. 1950).
— Amer. J. Med. Sci. **220,** 538—546 (Nov. 1950).
— Science (Lancaster, Pa.) **112,** No. 2915, 558—559 (1950).
— J. Missouri State Med. Assoc. **1950,** 749—753.
— Surg. etc. **91,** 296—300 (1950).
— Annual Rev. Physiol. **1950,** 237—264.
— J. N. SHANBERGE, M. STEFANINI: Amer. J. Med. Sci. **217,** 198—205 (1949).
— and M. STEFANINI: Amer. J. Physiol. **160,** No. 3 (1950).
— and C. V. HUSSEY, M. STEFANINI, C. E. CONSOLAZIO, FR. SARGENTI: J. of Biol. Chem. **184** (May 1950).
REPREV, A.: Ref. Radiologie **1,** 897 (1926).
RIEBEN: Schweiz. med. Wschr. **76,** 727 (1946).
— Beiträge zur Kenntnis der Blutgerinnung. Basel 1949.
ROSIN u. BIBERGEIL: Z. klin. Med. **54,** 197 (1904).
ROSKAM, J.: C. r. Soc. Biol. (Paris) **2,** 95, 1122 (1926).
— Bull. Acad. méd. Belg. **1927,** 617.
ROVATTI, B.: Le Malattie emorragiche di Baserga e De Nicola. Le piastrine in rapporto con la coagulazione e la retrazione del coagulo. p. 181—234, 1949.
SACERDOTI: Arch. Sci. med. **32,** 339 (1908).
SAMEK, E.: Diatesi emorragiche. Pisa: Ediz. Nistri-Lischi 1930.
SEEGERS, W. H.: J. of Biol. Chem. **172,** 699 (1948).
— J. of Biol. Chem. **174,** 565 (1948).
SEELIGER, S.: Fol. haemat. (Lpz.) **29,** 23 (1923).
SONDER, ST. M.: Diss. Bern (1942).
SOOY and MOISE: J. Labor. a. Clin. Med. **12** (1927).
SZENES, A.: Münch. med. Wschr. **27,** 789 (1920).
SCHAEFER, E.: Fol. haemat. (Lpzg.) **61** (1938).
SCHENKER, F.: Diss. Zürich 1939.
SCHIMMELBUSCH: Virchows Arch. **101,** 213 (1885).
SCHMIDT, MARX u. FESTEL: Ther. Gegenw. **1950,** No. 2.
SCHRIDDE: Dtsch. med. Wschr. **1911.** Verh. Naturforsch. Ärzte 1911.
SCHULTZ, W.: Köln. Nachr. **3,** 30 (1924).
SCHWENDENER, J. A.: Diss. Bern 1941.
STEPHAN, R.: Münch. med. Wschr. **1921,** 746.
STREIT, K.: Pflügers Arch. **254,** 246 (1951).
STÜBEL, H.: Pflügers Arch. **156,** 361 (1914).
TAIT, JOHN: Quart. J. Exper. Physiol. **12,** 1 (1918).
— and HUGH E. BURKE: Quart. J. Exper. Physiol. **16,** 129 (1927).
TAMURA MASATA: Hukuoka Acta Med. u. Chir. **44,** 425 (1935/37).
— Hukuoka Acta Med. u. Chir. **33,** 4 (1940).
TASKAN: Z. exper. Med. **101,** 285 (1937).

TOCANTINS, L. M.: Amer. J. Physiol. **110**, 278 (1934).
— Medecine **17**, No. 2, 156—260 (1938).
TÜRK: Vorlesungen über Hämatologie, Bd. 2, H. 2.
UNGARO and MIST: J. of Exper. Med. **90**, 39 (1949).
WALDSCHMIDT u. LEITZ: Z. physiol. Chem. **183**, 38 (1929).
WARE, A. G., M. M. GUEST, W. H. SEEGERS: J. of Biol. Chem. **150**, 58 (1947).
— — — J. of Biol. Chem. **169**, 231 (1947).
— — — Science (Lancaster, Pa.) **106**, 41 (1947).
— R. C. MURPHY, W. H. SEEGERS: Science (Lancaster, Pa.) **106**, 618 (1947).
— W. H. SEEGERS: J. of Biol. Chem. **174**, 565 (1948); Amer. J. Physiol. **151**, 338 (1947).
— — J. of Biol. Chem. **172**, 699 (1948).
— — Amer. J. Physiol. **152**, 567 (1948).
WARNER, BRINKHOUS and SMITH: Amer. J. Physiol. **114**, 667 (1936).
WASSERTRÜDINGER, O.: Zbl. Chir. **21**, 734 (1922).
WERNER, H.: Zbl. inn. Med. **64**, 193—209 (1943).
— Dtsch. Arch. klin. Med. **190**, 391 (1943).
— Klin. Wschr. **22**, 414 (1943).
— Z. klin. Med. **142**, H. 5, 614 (1943).
— Dtsch. med. Wschr. **1944**, 155.
WHITAKER: Canad. Med. Assoc. J. **52**, 185 (1945).
WIDENBAUER u. REICHEL: Biochem. Z. **311**, 307 (1942).
WILLENER, V.: Radiologica Clin. **15**, No. 5, 275 (1946).
WILLI, H.: Fol. haemat. **53**, 426 (1935).
WÖHLISCH, E.: Erg. Physiol. Chem. exper. Med. **43**, 174—370.
WOLPERS, C., u. H. RUSKA: Klin. Wschr. **1939** I, 1077, 1111.
WUHRMANN, F.: Dtsch. Arch. klin. Med. **179**, H. 5 (1936).
— u. CH. WUNDERLY: Die Bluteiweißkörper des Menschen. Basel: Benno Schwabe & Co. 1947 u. 1952, 2. Aufl.
ZIMMERMANN: Rusts Magaz. Heilk. **66**, 2 (1847).

Einleitung.

Während die zwei ersten Phasen der Blutgerinnung, die Bildung des Thrombins aus seinen Vorstufen und die Umwandlung des Fibrinogens in das Fibrin seit vielen Jahrzehnten und namentlich in den letzten Jahren Gegenstand eingehender Forschungen bildeten, ich erinnere bloß an die von namhaften Gerinnungsforschern entdeckten und beschriebenen zusätzlichen Gerinnungsfaktoren, die Faktoren V, VI und VII, das Ac-Globulin, bzw. Acceleratorfaktor, das Thromboplastinogen, die Prothrombokinase, das Prothrombokinin, das Thrombokatalysin und andere, ist die dritte Phase unseres Erachtens im Verhältnis dazu doch wohl etwas zu wenig gewürdigt worden. Und doch spielen die Vorgänge in der Endphase der Gerinnung, die Retraktion des Fibringerinnsels und die damit einhergehende Serumauspressung in physiologischer Hinsicht insbesondere bei der Blutstillung eine außerordentlich wichtige Rolle, nämlich diejenige der physiologischen Ligatur, des endgültigen Verschlusses des Gefäßdefektes. Der schlaffe wundverschließende Thrombus, der sich in der zweiten Phase der Gerinnung an den Gefäßdefekt nur lose anschließt, bedeutet noch keine endgültige Blutstillung, denn eine plötzliche Erhöhung des Blutdruckes durch Husten, Pressen, Erbrechen u. a. m. vermag ihn vom Gefäßdefekt abzureißen und wegzuschleudern, es kommt zur Nachblutung. Hat aber in der dritten Phase die Retraktion des den Gefäßdefekt verschließenden Gerinnsels unter gleichzeitiger Serumauspressung eingesetzt, dann werden dadurch die Wundränder einander näher gebracht, zusammengezogen, der Gefäßdefekt wird somit enger gestaltet oder gar verschlossen, der Thrombus wird fester und adhärenter und damit ist die definitive Blutstillung erreicht. Im Gegensatz zur chirurgischen Fadenunterbindung, welche den Gefäßdefekt von außen her konzentrisch verschließt, werden bei der physiologischen Ligatur die Wundränder durch das Zusammenziehen der Fibrinmaschen von innen her verschlossen.

Störungen dieser Vorgänge in der dritten Phase, mangelhafte oder fehlende Retraktion des Gerinnsels können sich in vielfacher Hinsicht auswirken. Einmal bei der Thrombose, indem das Schlaffbleiben eines im Gefäßlumen flottierenden Thrombus bei mangelhafter Retraktion und Adhärenz der Embolusentstehung Vorschub leistet und zur lebensgefährlichen Embolie führen kann. Der Nachweis einer mangelhaften Retraktilität des Blutes vor, während und unmittelbar nach der Geburt, erstmals von meinem Mitarbeiter LEU erhoben und nachher von BÄTTIG bestätigt (s. S. 11 und 19ff.) ist geeignet, die Neigung zu Embolien bei Gebärenden zu erklären.

Die Störungen der Vorgänge in der dritten Phase der Blutgerinnung machen sich auch bei den zwei klassischen hämorrhagischen Diathesen, der Thrombocytopenie, dem Morbus maculosus WERLHOFI und der Thrombasthenie GLANZMANNs als Blutungsneigung in multiformer Art geltend. Die mangelhafte oder fehlende Retraktilität, die bei der Thrombocytopenie als eine Folge erniedrigter Plättchenzahlen aufzufassen ist, wird bei der Thrombasthenie demgegenüber auf eine Insuffizienz des einzelnen Blutplättchens zurückgeführt. Im ersten Falle beruht die mangelhafte Retraktilität auf einem quantitativen, im zweiten Falle auf einem qualitativen abnormen Verhalten der Thrombocyten. Die Bedeutung der retraktionsauslösenden Funktion der Thrombocyten bei Purpurazuständen ist schon früh erkannt und immer wieder bestätigt worden. Erstmals haben DENYS und HAYEM (1882) darauf hingewiesen, daß herabgesetzte Plättchenzahlen zu einer Erniedrigung der Retraktilität des Blutgerinnsels und damit zu den Erscheinungen des hämorrhagischen Syndroms führen, was von zahlreichen Autoren immer wieder bestätigt wurde (BENSAUDE und RIVET, TÜRK, DUKE, v. STEIGER, FRANK, ARTHUS und CHAPIRO, LE SOURD und PAGNIEZ, TASKAN und TAMURA, OPITZ und SCHOBER, GLANZMANN, WERNER, FONIO u. a.). GLANZMANN hat sodann 1918 erstmals das Ausbleiben der Retraktion bei der Thrombasthenie auf eine Insuffizienz der einzelnen Thrombocyten zurückgeführt, was später auch von FONIO u. a. bestätigt wurde.

Diese Befunde bei thrombopenischen und thrombasthenischen hämorrhagischen Diathesen waren es hauptsächlich, welche die Forschungen über die retraktionsauslösende Funktion der Thrombocyten gefördert und zu neuen Erkenntnissen über die Physiologie und Pathologie der Thrombocytenfunktion geführt haben.

Die Bedeutung der dritten Phase der Blutgerinnung, einerseits in differentialdiagnostischer Beziehung bei den hämorrhagischen Diathesen und andererseits bei den Blutstillungsvorgängen und beim Thromboseproblem, hat uns in den letzten zwei Jahren zusammen mit unseren Mitarbeitern veranlaßt, das Verhalten der Thrombocyten zur Retraktilität weiter zu erforschen und den Grad der Retraktion des Fibringerinnsels unter physiologischen und pathologischen Verhältnissen mit geeigneten Methoden zu bestimmen. Nun war es bei diesen Forschungen nicht zu vermeiden, daß auch das Verhalten der Thrombocyten in der ersten Phase des Gerinnungsvorganges, insbesondere bei pathologischen Vorgängen, so bei der Hämophilie mitberücksichtigt werden mußte, was uns veranlaßt hat, unsere Untersuchungen weiter auszudehnen und neue Wege zur Funktionsprüfung der Thrombocyten zu beschreiten.

Bekanntlich ist die retraktionsauslösende Funktion dieser Elemente in der dritten Phase des Gerinnungsvorganges von den meisten Autoren unbestritten, bestritten ist dagegen ihre Funktion in der ersten Phase als Primum movens des Gerinnungsbeginnes, als Abgeber des Thromboplastins oder eines präkursorischen Gerinnungsfaktors für die Reaktion zur Thrombinbildung mit dem im Plasma gelösten Prothrombin oder einer Vorstufe desselben. Diese Annahme der klassischen

Gerinnungstheorie wird von den Anhängern der Theorie, daß alle Gerinnungsfaktoren im Plasma vorgelöst sind, abgelehnt. Es ist eine ganze Reihe von zusätzlichen Gerinnungsfaktoren angegeben und Aktivierungsvorgänge sind angenommen worden, die der Thrombinbildung vorangehen. In den letzten Jahren jedoch neigen namhafte Autoren wie QUICK, BRINKHOUS, WARE, LAHEY, SEEGERS dazu, die Bedeutung der Thrombocyten beim Vorgang der Thrombinbildung wieder anzuerkennen, wenn auch nur teilweise durch die Annahme, daß von diesen Elementen ein Aktivator oder Accelerator einer im Plasma gelösten Vorstufe des Thromboplastins abgegeben wird.

Die Annahme, daß den Thrombocyten eine doppelte Funktion zukommt, die Abgabe eines Gerinnungsfaktors in der ersten Phase der Gerinnung und eines retraktionsauslösenden in der dritten Phase, hat uns veranlaßt, unsere Forschungen weiter auszudehnen, um festzustellen, an welche Strukturelemente die Abgabe dieser Gerinnungsfaktoren gebunden ist. Wir nahmen uns daher vor das Granulomer vom Hyalomer abzutrennen, einzeln darzustellen und ihr funktionelles Verhalten getrennt zu prüfen.

Gerne ergreifen wir die Gelegenheit, unseren bewährten Mitarbeitern für ihre aufschlußreichen Reihenuntersuchungen, die unsere Forschungen ermöglicht und unterstützt haben, unseren verbindlichsten Dank abzustatten. Es sind dies WERNER AEBERSOLD, Dr. FRANZ BÄTTIG, WALTHER FLURY, Dr. FERDINAND GÄUMANN, Dr. WERNER HÄGLER, Dr. URSULA HOWALD, Dr. HEINRICH LEU, Dr. LUIS MAISSEN, Dr. ADOLF POSSA, Dr. HUGO RIHS, Dr. ROLF M. SCHMID, Dr. KURT STREIT, Dr. STEFAN SONDER, Dr. PIUS SUPERSAXO, Dr. ANTON WECHSLER und Dr. VRENI WILLENER.

Erster Teil.

A. Bestimmungsmethodik und Apparatur.

1. Die Bestimmung des Retraktilitätsgrades des Blut- und Plasmagerinnsels.

Die Bestimmungsmethoden des Retraktilitätsgrades teilen wir in zwei Gruppen ein, in eine solche mit Messung der Retraktilität des Gerinnsels des Vollblutes und in eine solche mit Messung der Retraktilität des Fibringerinnsels nach vorgängiger Eliminierung der roten und weißen Blutkörperchen vermittels Zentrifugation. Sowohl die Erythrocyten als die Leukocyten sind am Gerinnungsvorgang, namentlich in der dritten Phase, unbeteiligt; durch ihr Einschließen im Fibrinmaschenwerk behindern sie, ähnlich wie Sand, als Ballast die vollständige Retraktion. Nach ihrer Eliminierung vollzieht sich die Retraktion des Fibringerinnsels unbehindert und maximal. Dieses Verhalten geht klar aus der Darstellung der Retraktion des normalen und des hämophilen Blutes vermittels unseres Retraktilometers hervor: beim Normalblut erfolgt die Gerinnung des Vollblutes bevor eine Senkung der Erythrocyten erfolgt ist, das retrahierte Gerinnsel ist von zylindrischer Form, beim hämophilen Blut dagegen, mit stark verzögerter Gerinnung, senken sich die Erythrocyten vor Eintritt der Gerinnung, so daß der obere Anteil der Blutmenge erythrocytenfrei wird. Infolgedessen retrahiert sich das Fibringerinnsel ad maximum, während der untere Anteil mit vermehrtem Erythrocytengehalt nur eine geringfügige Retraktion aufweist, was zur Kolbenform des hämophilen Vollblutgerinnsels führt (Abb. 1 u. 2).

Bis zum letzten Jahrzehnt wurde die Retraktilität im allgemeinen am Vollblut bestimmt. Diese Methode ergab, wie wir uns überzeugen konnten, mit den neuesten Bestimmungsverfahren verglichen, brauchbare Resultate. SOOY und MOISE notieren den Zeitpunkt, in welchem die Retraktion des Vollblutgerinnsels im Glasröhrchen aufhört. Andere Untersucher lassen das Vollblut in einem Uhrschälchen gerinnen und schätzen hernach Retraktion und Serumauspressung. BAYERLE, MARX und HELL geben eine komplizierte Methode an, nach welcher das Fibrinnetz an zwei Haftstellen fixiert wird, von denen die eine beweglich ist. Durch Übertragen der Kontraktion der Fibrinfäden auf einen Zeiger wird der Ausschlag der Retraktion an einer Skala abgelesen. Betreffend Details der Methode verweisen wir auf das Original.

Wir selbst haben uns jahrzehntelang unseres Retraktilometers bedient, ein 1 cm³ haltendes Glasröhrchen, zuvor mit flüssigem Paraffin glatt gestaltet und unten mit einem Gummipfropfen verschlossen. Einfüllen von 1 cm³ Venenblut und Ablesen der Retraktion = Distanz Coagulum-Serumoberfläche nach 24 Std. Die normalen Werte schwanken zwischen 7—9 mm in guter Übereinstimmung mit den Werten des erythrocytenfreien Gerinnsels, wie wir sehen werden (s. S. 11).

Die Bestimmungsverfahren des Retraktilitätsgrades am erythrocytenfreien Fibringerinnsel schalten die Fehlerquellen dieser in den Fibrinmaschen eingeschlossenen Zellelemente aus.

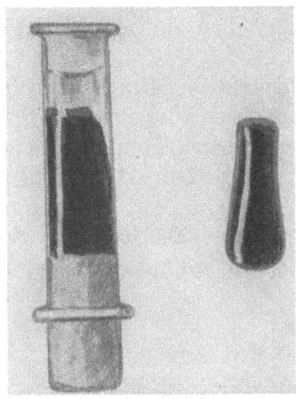

Abb. 1. Vollblutcoagulum vor Eintritt der Senkung der Erythrocyten geronnen, retrahiert = zylindrische Form.

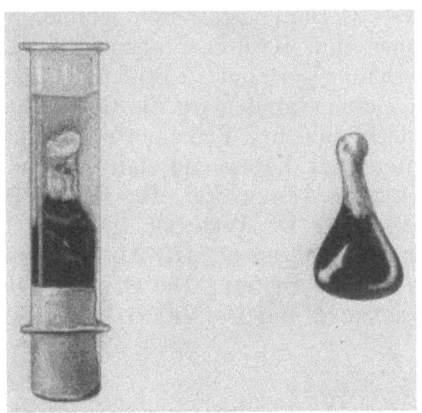

Abb. 2. Hämophiles Coagulum. Gerinnung erst nach Senkung der Erythrocyten erfolgt. Das obere erythrocytenfreie Gerinnsel ist maximal retrahiert, die untere Vollblutschicht weist infolge des doppelten Gehaltes an Erythrocyten nur eine geringfügige Retraktion auf. Daraus resultiert die Kolbenform des hämophilen Gerinnsels.

CZONICZER und WEBER bestimmen den Grad der Retraktion des Plasmas aus dem Vergleiche zwischen dem ursprünglichen Gewicht des Plasmas und dem des im retrahierten Gerinnsel retinierten Serums. WERNER bestimmt den Retraktilitätsgrad durch Messen des ausgepreßten Serums im Reagensglas nach Retraktion des Gerinnsels. OPITZ und MATZDORF bestimmen die Retraktion nach der Uhrschälchenmethode, HARTERT mißt nicht die Retraktion, sondern die Elastizität des Fibringerinnsels, welches Verfahren er als Thromboelastographie bezeichnet. Einzelheiten sind in der Originalarbeit nachzuschlagen.

Vom Gedanken ausgehend, eine einfache, auch für den klinischen Gebrauch verwendbare Methode der Bestimmung des Retraktilitätsgrades auszuarbeiten, haben wir im Jahre 1947 eine neue Bestimmungsmethode angegeben, die unseren Mitarbeitern eine ganze Reihe von Untersuchungen ermöglicht hat. Das Prinzip der Methode ist einfach und bedingt keine komplizierte Apparatur, die in jedem Laboratorium zusammengestellt werden kann.

Das durch Venenpunktion entnommene, durch Zusatz von 2,5%iger Natr. citric.-Lösung, im Verhältnis 9:1 ungerinnbar gemachte Blut wird kurz zentrifugiert, die obenstehende Plasmaschicht abpipettiert, je 1 cm³ davon in kleine ausgeglühte Reagensgläschen[1] verbracht, mit 1 Tropfen 2%iger CaCl₂-Lösung rekalzifiziert und die Retraktion des Gerinnsels bei Laboratoriumstemperatur nach 6 Std. abgelesen. Im Wasserbad bei einer Temperatur von 37° C erfolgt die Retraktion schneller, sie ist in der Regel nach ³/₄—1 Std. beendet.

---

[1] Über Einzelheiten der Präparierung der Reagensgläschen zur Retraktionsprüfung s. S. 9.

Die Bestimmung setzt sich aus zwei Phasen zusammen:

A. Herstellen der Reagenzien,

B. Prüfung der Retraktion.

A. *Herstellung der Reagenzien:* Entnahme von 18 cm³ Blut durch Punktion der Vena mediana cubiti vermittels der LUERschen Glasspritze oder der gekrümmten MASSINIschen Punktionskanüle. Verbringung in ein Meßgefäß mit 2 cm³ Natr. citric. 2,5% (Verhältnis 9:1) beschickt. Zentrifugieren des ungerinnbaren Blutes bei 2500 Minutentouren 5 min lang bis zur Abscheidung der Erythrocytenschicht. Abpipettieren der obenstehenden Plasmaschicht alle Thrombocyten enthaltend = Plasma I.

B. *Prüfung der Retraktion:* Verbringung von je 1 cm³ Plasma I in 6 normierte, kleine Reagensgläschen, Rekalzifikation mit 1 Tropfen CaCl₂ 2%ig, gut durchmischen durch Umkippen, 6 Std. bei Laboratoriumstemperatur stehen lassen und ablesen der Retraktion bzw. der Länge des retrahierten Gerinnsels und Herstellen des Retraktogramms (Bildwiedergabe aller 6 Gerinnsel). Dieser Vorgang kann mit Vorteil dadurch beschleunigt werden, daß man

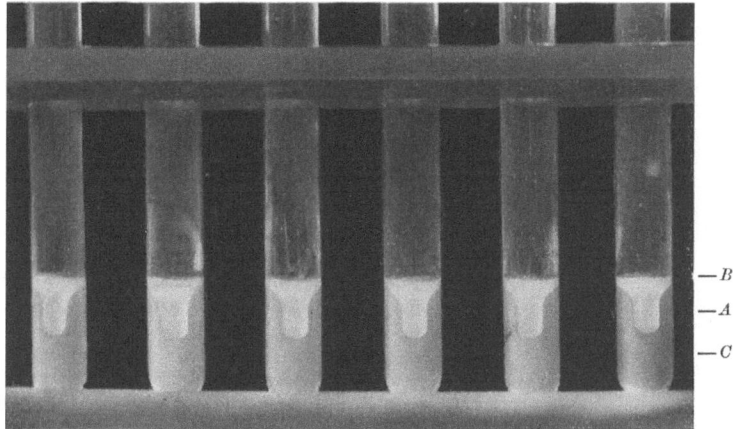

Abb. 3. Photographische Darstellung der Retraktion der 6 Gerinnsel 6 Std. nach der Rekalzifikation. *A* = retrahiertes Gerinnsel. *B* = ursprünglicher Flüssigkeitsspiegel des Plasma I. An dieser Stelle haftet das Gerinnsel mit seinem Basisrand an der Glaswand. Von hier bis zur freischwebenden Gerinnselkuppe erfolgt die Längenmessung. *C* = das ausgepreßte Serum.

die Gläschen im Wasserbad bei 37° C stehen läßt und nach ³/₄—1 Std. die Retraktion bestimmt, deren höchster Grad nach dieser Zeit in der Regel bei normalem Blut erreicht ist.

Will man den Aufbau des Gerinnsels und die Art der Retraktion mitbestimmen, sei es aus klinischem Interesse, wie z. B. bei Bestimmungen nach Behandlung mit Antikoagulantien, sei es in experimenteller Hinsicht, dann empfiehlt sich die photographische Aufnahme aller 6 Gläschen (s. Abb. 3). Um die Bestimmung der Retraktion fehlerfrei zu gestalten, muß darauf geachtet werden, daß die Punktionskanüle frei in das Venenlumen hineinragt, um vor Beimischungen mit Gewebsthrombokinase zu sichern, ferner sind Luftblasenbildungen bei jeder Manipulation zu vermeiden und endlich ist die Bereitstellung der Reagensgläschen sorgfältig durchzuführen, um die Retraktion des Gerinnsels durch teilweises Ankleben an der Glaswand nicht zu behindern: normierte Reagensgläschen von 8,2—8,3 mm Innendurchmesser sind zunächst nach Gebrauch mit geeigneter Bürste mechanisch zu reinigen, mit Uxit- oder Vel-Lösung zu spülen, mit Wasser und sodann mit Aq. dest. gründlich nachzuspülen. Trocknenlassen und sodann in der unteren Hälfte am Bunsenbrenner auszuglühen, um jegliche Reste von Thrombin oder Hyalomer von der letzten Bestimmung her zu zerstören. Nur bei dieser Anordnung erfolgt die Absetzung des sich retrahierenden Gerinnsels von der Glaswand ungestört. Es empfiehlt sich einen Vorrat von derart präparierten Gläschen in verschlossenem Gefäß bereitzuhalten.

Darstellung der erhaltenen Werte des Retraktilitätsgrades.

Das Ablesen und Messen der Retraktion der 6 Gerinnsel ist vermittels eines Millimeterpapierstreifens oder mit bloßem Meßbändchen möglich, doch empfiehlt es sich, um die Meßresultate der Krankengeschichte beizulegen, diese als

Retraktogramm darzustellen, was am klarsten durch die photographische Aufnahme der 6 Gerinnsel geschieht (s. Abb. 3). Indessen ist dieses Verfahren, namentlich bei

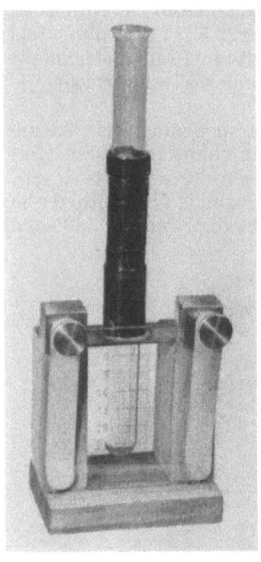

Reihenuntersuchungen, zu umständlich und auch zu kostspielig und empfiehlt sich im allgemeinen nur bei Fällen, bei denen es auf die genaue Darstellung der Beschaffenheit der Gerinnsel ankommt, insbesondere bei experimentellen Untersuchungen. Als Retraktogramm für die Krankengeschichte oder für den Laboratoriumsbericht genügt es, die Meßresultate und die Profilaufnahmen bzw. Umrißformen der sechs Gerinnsel auf Millimeterpapierstreifen aufzutragen (s. Abb. 5).

2. Konstruktion eines Retraktometers.

Zur Darstellung des Retraktogramms wurden von unseren Mitarbeitern verschiedene Apparate konstruiert, die sich bei unseren Reihenuntersuchungen gut bewährt haben. Einzelheiten über die Konstruktion und Verwendung sind in den Originalarbeiten enthalten, worauf wir hier verweisen. Es sei an dieser Stelle nur das Prinzip der einzelnen Apparate kurz angegeben.

Beim Retraktometer nach GÄUMANN[1] wird die Gerinnsellänge an einer Glasplatte mit Millimeterskala abgelesen. Durch entsprechende Erweiterung des Apparates wird die Messung aller 6 Gerinnsel zur Darstellung des Retraktogrammes ermöglicht (Abb. 4).

Abb. 4. Retraktometer nach GÄUMANN. An der Glasplatte mit Millimeterskala wird die Gerinnsellänge gemessen.

Im Retraktometer nach LEU[2] werden die 6 retrahierten Gerinnsel mittels Spiegelwirkung auf eine horizontale Glasplatte mit Millimetereinteilung projiziert, die Gerinnselkonturen auf einen daraufliegenden Cellophanstreifen mit Tusche eingezeichnet. Herstellung des Retraktogramms: Aufkleben des Cellophanstreifens mit eingezeichneten Gerinnselkonturen auf Millimeterpapier (Abb. 5).

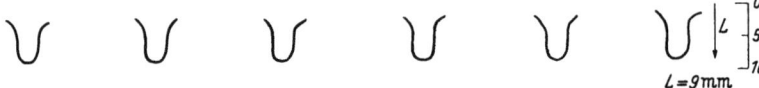

Abb. 5. Retraktogramm mit Umrißformen der 6 retrahierten Gerinnsel. Der obere Rand des aufgeklebten Cellophanstreifens, auf dessen Rückseite (Klebeseite) die Gerinnselkonturen eingetragen sind, stellt die Null-Linie dar. Von hier aus wird die Länge der Gerinnsel auf Millimeterpapier abgelesen.

Beim SCHMIDschen[3] Retraktometer wird die Gerinnsellänge auf Lichtpauspapier übertragen, womit eine objektivere Darstellung derselben ermöglicht wird, nicht aber des Aufbaues des Gerinnsels. Die 6 Reagensgläschen werden in gleicher Höhenstellung vermittels Klemmvorrichtung im kleinen Ständer fixiert, ein Streifen Lichtpauspapier zwischen ihnen und einer dahinter angebrachten Glasplatte durchgezogen und fest durch diese an die hintere Wand der Gläschen angedrückt. Als Belichtungs. quelle dient eine Quarzlampe mit kleinster Blendenöffnung in einer Distanz von

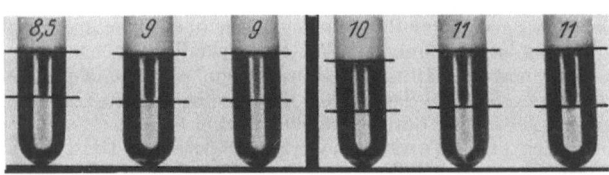

Abb. 6. 2 Retraktogramme auf Lichtpauspapierstreifen mit der Schattendarstellung der retrahierten Gerinnsel und eingetragenen Meßwerten der Retraktionsgrade.

---

[1] GÄUMANN, F.: Dissertation Bern 1951. — [2] LEU, H.: Dissertation Bern 1951. — [3] SCHMID, R.: Dissertation Bern 1952.

45 cm. Belichtungsdauer: 5 min. Hernach wird der belichtete Lichtpauspapierstreifen herausgezogen und durch Bestreichen mit einem in Entwicklungslösung getränkten Wattebäuschchen entwickelt. Durch Messung der Schattendarstellung der retrahierten Gerinnsel wird das Retraktogramm hergestellt (Abb. 6).

B. Die physiologischen Retraktilitätswerte und ihre Beeinflussung durch verschiedene Faktoren.

1. Die Bestimmung der physiologischen Retraktilitätswerte des Fibringerinnsels.

Unser Mitarbeiter Leu[1] hat die normalen, physiologischen Werte des Retraktilitätsgrades des Plasmagerinnsels eruiert und festgesetzt.

Bestimmungsmethode: Blutentnahme wie üblich durch Venepunktion und Herstellen des Plasma I aus Citratblut durch Zentrifugierung 5—7 min lang bei 2500 Minutentouren. Verbringung von je 1 cm³ Plasma I in normierte, kleine Reagensgläschen. Rekalzifizieren mit 1 Tropfen 2%iger CaCl$_2$-Lösung. Stehenlassen bei Laboratoriumstemperatur und Bestimmung der Retraktion nach 6 Std. Herstellen des Retraktogramms vermittels des Leuschen Retraktometers. Die Bestimmung kann nach Possa zu jeder Tageszeit und bei nicht nüchternen Personen vorgenommen werden (s. S. 12).

Nach Leu weisen die physiologischen Retraktionswerte eine Länge von 7—9 mm mit einer oberen Grenze von 6 mm und einer unteren von 10 mm auf. Als Mittelwerte bezeichnet Leu 8 mm ($\pm$ 2 mm). Alter und Geschlecht beeinflussen die Retraktilität nicht. Zur Untersuchung wurden 42 Personen beiderlei Geschlechtes herangezogen im Alter von 13—61 Jahren (Abb. 7).

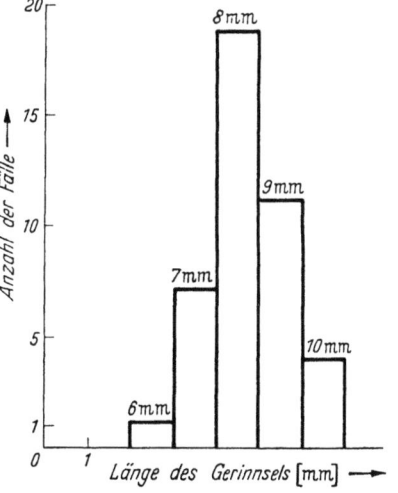

Abb. 7. Die physiologischen Retraktilitätswerte nach Leu.

Zeitlicher Verlauf des Retraktionsvorganges.

In der Regel stellt sich bei gerinnungsnormalen Fällen die Gerinnung des rekalzifizierten Plasmas nach 5—6 min, der Beginn der Retraktion nach 30 min ein. Bei Zimmertemperatur schreitet der Vorgang der Retraktion allmählich vorwärts und ist in der Regel nach 2 Std. vollendet. Bei pathologischem Blut ist die Retraktion verzögert, doch sind nach unseren Erfahrungen nach 6 Std. in allen Fällen endgültige Werte erreicht, so daß es sich empfiehlt, die Retraktionswerte prinzipiell nicht vor diesem Zeitraum abzulesen.

Im Wasserbad zu 37° C ist die Retraktion normalerweise nach ³/₄ bis 1 Std. beendigt, so daß die Endwerte nach diesem Zeitraum bei 37° C bestimmt werden können. Reihenuntersuchungen darüber liegen jedoch bis jetzt nicht vor, so daß es sich vorderhand empfiehlt, die Endwerte bei Zimmertemperatur zu bestimmen und erst nach 6 Std. abzulesen (Abb. 8).

Zu den physiologischen Werten gehören auch die Retraktilitätsgrade während der Schwangerschaft. Nach Leu ist die Retraktilität unmittelbar vor und nach der Geburt erniedrigt, was unser Mitarbeiter Bättig bestätigen konnte (siehe S. 19ff.). Leu fand bei 12 Schwangeren vor der Geburt einen Retraktionswert von

---

[1] Leu, H.: Dissertation Bern 1951.

13,8 mm und nach der Geburt von 12,5 mm (Mittelwerte), bei zwei Fällen fanden sich niedrigste Normalwerte vor. Wir werden in einem späteren Abschnitt darlegen, daß die Erniedrigung der Retraktilität nach BÄTTIG sich vom vierten Schwangerschaftsmonat an einstellt.

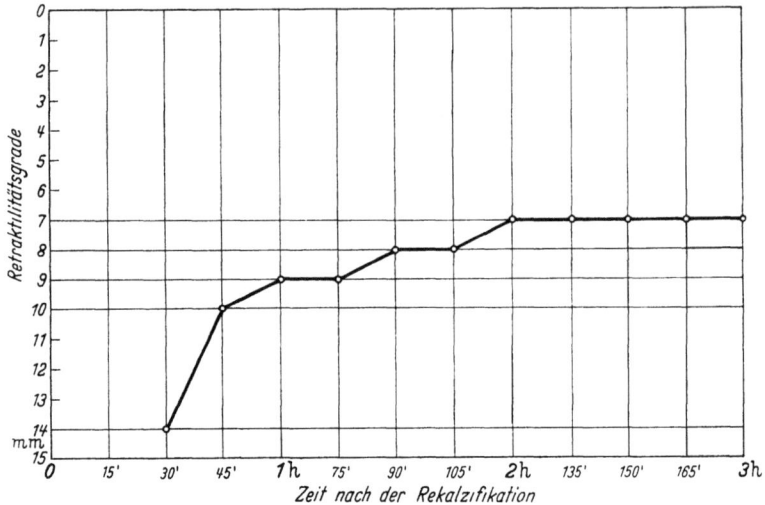

Abb. 8. Beispiel des zeitlichen Verlaufes der Retraktion. Beginn der Retraktion nach 30 min (14 mm), nach ³/₄ Std. ist der unterste Normalwert (10 mm), nach 2 Std. der endgültige Normalwert erreicht (7 mm).

2. Über den Einfluß endogener und exogener Faktoren der Umwelt auf den Retraktilitätsgrad des Plasmagerinnsels.

Unser Mitarbeiter POSSA[1] hat den Einfluß endogener und exogener Faktoren des täglichen Lebens auf die Retraktion untersucht und vorerst nachgewiesen, daß ihre Werte durch die Einnahme der Mahlzeiten nicht beeinflußt werden, so daß das Postulat des Nüchternseins bei dieser Bestimmung in Wegfall kommen kann. Aus der Tabelle geht ferner hervor, daß auch die Tageszeit den Retraktilitätsgrad nicht beeinflußt.

Keinen Einfluß auf die Retraktilität fand POSSA weiter bei Bestimmungen nachts während des Schlafes, nach Einnahme reichlicher Flüssigkeit, von Alkohol, nach Überanstrengung und nach intensiver Besonnung.

Aus der folgenden Tabelle, wo die Untersuchungsresultate von 72 Personen beiderlei Geschlechts und verschiedenen Alters

Tabelle 1[2].

Einfluß der Mahlzeiten	Retraktilitätsgrad in mm
vor Frühstück	7
nach ,,	6—7
vor Mittagessen	6—7
nach ,, ...	6—7
vor Nachtessen	7
nach ,, ...	7

Tabelle 2.

Bestimmung	Retraktilitätswerte in mm
Nachts im Schlaf	7
Nach Einnahme von ³/₄ l Mineralwasser . . .	6—7
Nach Einnahme von ¹/₂ l Rotwein	6—7
Nach 15 km Dauerlauf . .	7
Nach intensiver Sonnenbestrahlung (4 Std.) . .	6

---

[1] POSSA, A.: Dissertation Bern 1951.
[2] Basisuntersuchungen an einem 21jährigen gesunden Mann.

Tabelle 3.

Zeit	Geschl.	Alter	Retraktion in mm	Wetter	Barom. Stand	Tages- temp.	Datum 1949
Vor dem Frühstück	m	21	6—7	schön	715.5	18°	20. 8.
	m	23	6—7	,,	715.0	21°	21. 8.
	m	23	6—7	,,	715.0	21°	21. 8.
	m	25	6	,,	715.0	21°	21. 8.
	m	23	6	bed.	716.3	21°	28. 8.
	m	19	7	Nebel	715.4	14°	16.10.
	m	31	7	,,	718.5	5°	30.10.
	m	18	8	,,	712.4	4°	15.11.
Nach dem Frühstück (1 Std. post)	m	27	6—7	schön	714.1	25°	23. 7.
	m	28	7	,,	715.1	29°	26. 7.
	m	25	7	,,	713.5	25°	6. 8.
	m	29	7	,,	713.5	25°	6. 8.
	m	27	6—7	bed.	716.5	21°	11. 8.
	w	26	7—8	schwül	716.6	24°	23. 8.
	m	21	6	,,	716.6	24°	23. 8.
	m	32	8	Nebel	715.4	14°	16.10.
	m	19	7	,,	712.4	4°	15.11.
Vor dem Mittagessen	m	21	6	bed.	716.4	21°	25. 8.
	m	25	7	,,	716.0	20°	27. 8.
	w	20	7	Regen	713.3	18°	19. 9.
Nach dem Mittagessen (1 Std. post)	m	29	7	schön	715.6	30°	28. 7.
	m	27	7	,,	715.0	27°	30. 7.
	w	20	7	Regen	713.3	18°	19. 9.
	m	27	6—7	schön	713.8	19°	22. 9.
Vor dem Nachtessen	m	29	7	schön	720.5	15°	13. 8.
	w	21	6	,,	712.8	18°	1. 9.
	m	20	7	,,	717.0	18°	8. 9.
	w	24	6—7	,,	714.4	19°	16. 9.
	m	34	8	,,	713.8	20°	22. 9.
	m	26	7	Regen	711.0	5°	16.11.
	m	20	7	,,	711.0	5°	16.11.
Nach dem Nachtessen (1 Std. post)	m	20	7	Regen	716.5	16°	11. 8.
	m	23	6—7	schön	716.6	21°	30. 8.
	m	23	6—7	,,	716.6	21°	30. 8.
	m	23	6	,,	716.6	21°	30. 8.
	m	31	6—7	Regen	712.9	23°	1. 9.
	w	21	6—7	,,	717.0	23°	8. 9.
	m	25	6	Föhn	716.6	20°	7. 9.
	w	24	6—7	schön	717.0	18°	8. 9.
	m	27	6	,,	716.0	19°	9. 9.
	m	24	6	,,	716.0	19°	9. 9.
	m	20	7	Regen	713.6	16°	20. 9.
	m	26	6—7	,,	713.6	16°	20. 9.
	m	18	7—8	,,	713.6	16°	20. 9.
	m	19	6—7	schön	713.9	16°	6.10.
	m	25	6	,,	713.9	16°	6.10.
	w	51	10	Bise	713.1	—3°	29.11.
	m	46	9	,,	704.5	—2°	10.12.
	m	46	9	,,	704.5	—2°	10.12.

zusammengefaßt sind, geht hervor, daß weder das Geschlecht noch das Alter den Retraktilitätsgrad beeinflussen. Immerhin konnten Personen im Greisenalter aus äußeren Gründen der Bestimmung nicht unterzogen werden, so daß das Verhalten der Retraktilität in diesem Alter noch nicht feststeht.

Weiter konnte POSSA keinen deutlichen Einfluß der Witterung und des Barometerstandes nachweisen, alle Retraktilitätswerte überschritten nicht die physiologischen Grenzen. Doch fanden sich bei Biswind (Nordwind) und herabgesetzten Temperaturen (— 2° C), bei niedrigem Barometerstand (704 mm Hg) niedrige physiologische Werte (9—10 mm). Da wir selbst im Verlauf unserer zahlreichen Untersuchungen während mehrerer Jahrzehnten nachweisen konnten, daß bei Bise und kalter Witterung die Gerinnungszeit verlängert und bei Föhnwetter und warmer Witterung verkürzt ist, ist es nicht ausgeschlossen, daß diese Witterungsfaktoren sich auch auf den Grad der Retraktilität auswirken. Eine längere Untersuchungsreihe wird darüber Klarheit bringen können.

Während Schwankungen der mittleren Tagestemperaturen sich auf den Endwert der Retraktion nicht auswirken, hat POSSA im Thermostat nachgewiesen, daß höhere und niedrigere Tagestemperaturen zwar den Retraktionsgrad nicht beeinflussen, sich jedoch auf die Retraktionszeit auswirken: höhere Temperaturen führen zu einer Beschleunigung, niedrige zu einer Verzögerung der Retraktionszeit, bei gleichbleibendem Endwert der Retraktion. Bei 30° C setzt der Beginn der Retraktion schon nach 10 min ein, wobei der Endwert normalerweise nach 2—2$^1/_2$ Std. erreicht wird, während bei Temperaturen von 10—15° C der Beginn

Tabelle 4.

Bei Aufbewahrung im Kühlschrank bei + 2 bis + 3° C ist die Retraktion nach 5 Std. kaum angedeutet, nach 24—36 Std. beträgt der Retraktilitätsgrad 9—10 mm, aus dem Kühlschrank herausgenommen und bei Zimmertemperatur stehen gelassen 7 mm.

Temperaturen	Belassung im Kühlschrank	Retraktion
+ 2° bis + 3° C	5 Std.	kaum angedeutet
+ 2° bis + 3° C	24 Std.	9—10 mm
+ 2° bis + 3° C	36 Std.	9—10 mm
Zimmertemperatur 14 bis 16° C	3 Std. lang	7 mm

der Retraktion erst nach 30 min einsetzt und der Endwert nach 4—4$^1/_2$ Std. erreicht wird.

Bei noch höheren Temperaturen (40° C) ist die Beschleunigung der Retraktionszeit noch ausgesprochener, sie setzt schon nach 5 min ein, wobei der Endwert nach 45 min erreicht ist.

Niedrige Temperaturen von + 2°— + 4° C

wirken sich stark verzögernd und erniedrigend auf die Retraktion aus. Nach 5stündiger Belassung im Kühlschrank ist die Retraktion des Gerinnsels kaum angedeutet, sie erreicht erst nach 24 Std. einen Wert von 9—10 mm, bis nach 36 Std. sich nicht ändernd. Die Retraktionsfähigkeit geht jedoch dabei nicht dauernd verloren, denn nach Herausnahme des Gerinnsels aus dem Kühlschrank und bei Aufbewahrung bei Zimmertemperatur erreicht der Retraktilitätsgrad normale Werte = 7 mm.

3. Über den Einfluß abnehmender Thrombocytenzahlen auf den Grad der Retraktion des Plasmagerinnsels.

Unsere Mitarbeiterin URSULA HOWALD[1] hat den Einfluß abnehmender Thrombocytenzahlen auf den Retraktilitätsgrad untersucht. Die Herabsetzung der Thrombocytenzahlen wurde durch Verdünnung des plättchenhaltigen Citratplasma I

---

[1] HOWALD, U.: Dissertation Bern 1951.

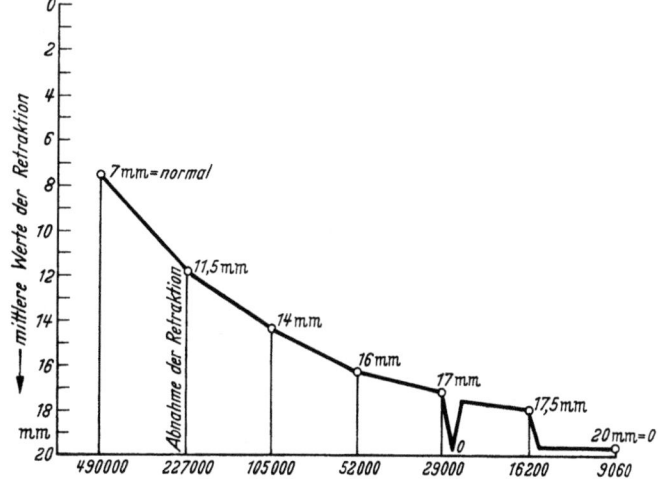

Abb. 9. Bei 490000 Thrombocyten ist der Retraktilitätsgrad normal = 7 mm, bei 227000 beginnt die Erniedrigung = 11,5 mm, die immer mehr zunimmt, bei 29000 ist der Retraktilitätsgrad sehr erniedrigt = 17 mm, bei zwei Proben stellt sich keine Retraktion ein, bei 16200 stellt sich nur bei 4 Fallen eine minimale Retraktion ein (17,5 mm), bei 9060 bleibt die Retraktion aus.

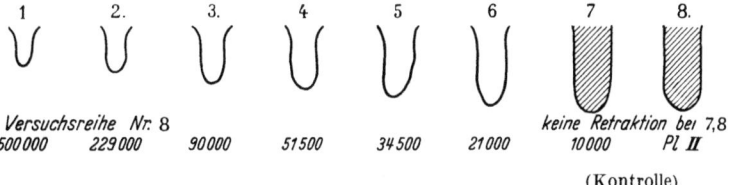

Abb. 10. Beispiel eines Retraktogramms.

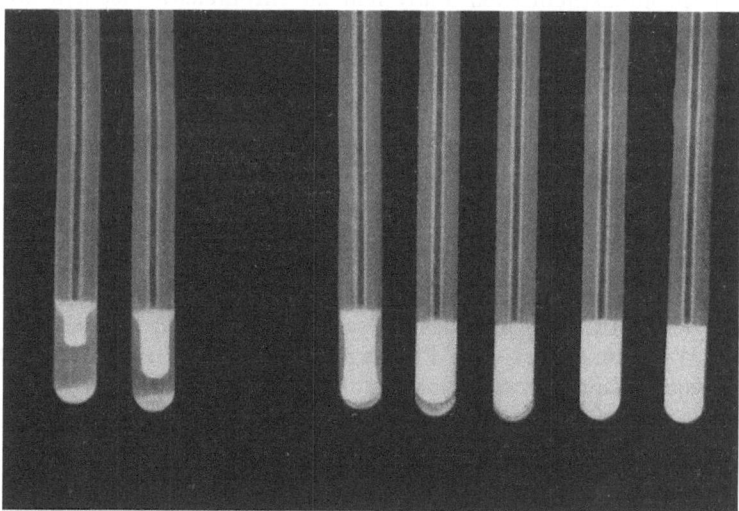

Abb. 11. Photographische Darstellung einer Verdünnungsreihe. Zunehmende Erniedrigung des Retraktilitätsgrades mit abnehmender Thrombocytenzahl. Probe mit 9060 Thrombocyten nicht dargestellt, da ohne Retraktion. Das rekalzifizierte Plasma II ist irretraktil. Thrombocytenzahlen: 490000, 227000, 105000, 52000, 29000, 16000, Pl. II.

durch plättchenfreies Citratplasma II[1] erzielt, nachdem es sich erwiesen hatte, daß bei Verdünnung der isolierten Plättchenemulsion mit physiologischer Kochsalzlösung Agglutinatbildungen eine direkte Zählung der Thrombocyten nicht zuließen. Bei Verdünnung des Plasma I durch plättchenfreies Plasma II dagegen bleibt jegliche Agglutinatbildung aus, so daß die direkte Zählung in der BÜRKERschen Zählkammer keine Schwierigkeiten bietet. Betreffend Einzelheiten der Herstellung der Reagentien und der Prüfung verweisen wir auf die Originalarbeit.

Die Prüfung geschieht am verdünnten rekalzifizierten Plasma I. 1 cm³ Plasma I mit 1 Tropfen CaCl₂ 2%ig recalcifiziert wird 6 Std. stehen gelassen und der Retraktilitätsgrad bestimmt. Es wurde jeweils der Einfluß von je 6 Verdünnungsgraden des Plasma I bei total 18 Verdünnungsreihen mit gleichzeitiger Zählung der Thrombocyten bestimmt. Die Mittelwerte der Retraktilitätsgrade und der Thrombocytenzahlen sind in der Abb. 9 eingetragen. Es ergibt sich aus der Kurve, daß der Retraktilitätsgrad mit abnehmender Thrombocytenzahl sich erniedrigt und, daß bei Thrombocytenzahlen bei und unter 9000 pro Kubikmillimeter jegliche Retraktion ausbleibt.

Die Endwerte jeder der 18 Bestimmungsreihen wurden als Retraktogramm, einige außerdem im photographischen Bild dargestellt. Bei jeder Reihe wurde das zur Verdünnung verwendete, rekalzifizierte Plasma II kontrolliert, das bei allen Bestimmungen irretraktil blieb.

Zusammenfassend geht aus den 18 Bestimmungsreihen hervor, daß bei abnehmenden Thrombocytenzahlen von 100000 abwärts an sich eine, parallel mit der Zahlabnahme zunehmende Erniedrigung des Retraktilitätsgrades bis zur Irretraktilität einstellt.

4. Über die Wirkung qualitativ veränderter Thrombocyten auf den Retraktilitätsgrad.

Nebst dem quantitativen kann auch ein pathologisches qualitatives Verhalten der Thrombocyten sich auf den Retraktilitätsgrad auswirken. Ein klassisches Beispiel dafür bietet die Thrombasthenie von GLANZMANN: trotz normaler oder vermehrter Blutplättchenzahlen ist die Retraktion des Fibringerinnsels mangelhaft oder kann gänzlich fehlen. Experimentell läßt sich nachweisen, daß der Zusatz von thrombasthenischen Plättchen zu thrombasthenischem Blut keine Retraktion auslöst, während bei Zusatz von normalen Thrombocyten die Retraktilität sich normalerweise einstellt.

WERNER konnte durch Beeinflussung von normalen Plättchenemulsionen durch thermische, mechanische Reize, durch Behandlung mit Röntgen-, Kurzwellen- und Ultraviolettstrahlen und durch galvanischen Strom usw. nachweisen, daß der Zusatz von derartig beeinflußten Plättchenemulsionen sich erniedrigend auf den Retraktilitätsgrad des Plasmas auswirkt. Die Kontrolle wurde durch seine Methode des abpipettierten, bei der Retraktion ausgepreßten Serums ausgeführt.

Unsere Methode der Bestimmung der Retraktion ermöglicht eine exaktere Beurteilung der Retraktion und des Retraktilitätsgrades des Plasma II. Unser Mitarbeiter WECHSLER[2] hat die Prüfung verschiedener Beeinflussungen von Thrombocytenemulsionen vorgenommen:

1. Strahlenbeeinflussungen durch: Röntgen, Kurzwellen, Ultraviolett, Radium
2. Thermische Beeinflussungen durch: Wärme, Kälte.
3. Zu lange Zentrifugation.
4. Überalterung.

---

[1] Herstellen des Citratplasma II: Zentrifugieren des Citratplasma I (s. S. 9, A.) 1 Stunde lang bei 3500 min Touren.

[2] WECHSLER, A.: Dissertation Bern 1950.

Die Prüfungsmethode ist einfach: Herstellen der Plättchenemulsion durch 5 min langes Zentrifugieren bei 2500 min Touren des mit MgSO₄ 14%ig im Verhältnis 9:1 ungerinnbar gemachten Blutes. Isolieren der Plättchen durch 20 min langes Zentrifugieren bei 3500 min Touren des Plasma I, Auswaschen des Plättchenniederschlages mit physiologischer Kochsalzlösung, Herstellen der Plättchenemulsion in derselben Lösung.

Vornahme der Beeinflussung der Plättchenemulsion und Prüfung ihres Einflusses auf die Retraktion am rekalzifizierten plättchenfreien Citratplasma II[1] (Plasma II 1,0 cm³ + Plättchenemulsion 0,5 cm³ + 1 Tropfen CaCl₂ 2%). Kontrolle mit unbeeinflußter Plättchenemulsion. Vornahme der Prüfung jeweils an 6 Reagensgläschen. Photographische Aufnahme der Prüfungsreihe. Einzelheiten der Methodik sind in der Originalarbeit nachzulesen.

1. Beeinflussung durch Bestrahlung.

a) *Durch Röntgenstrahlen:* Die Bestrahlung wird in Gläschen von 1,2 cm innerem Durchmesser und 1 cm Höhe von oben her, bei einem Abstand der Röntgenröhre von 8 cm vorgenommen. Die folgende Kurve orientiert über die Dosierung (Abb. 12):

Die Retraktionszeit setzt bei Zusatz bestrahlter Thrombocytenemulsionen früher ein als bei den Kontrollen mit unbestrahlten Emulsionen. Demgegenüber nimmt der Retraktilitätsgrad parallel mit der Höhe der Dosierung ab. Eine Irretraktilität tritt bei höherer Dosierung nicht ein (Photoretraktogramm siehe Originalarbeit).

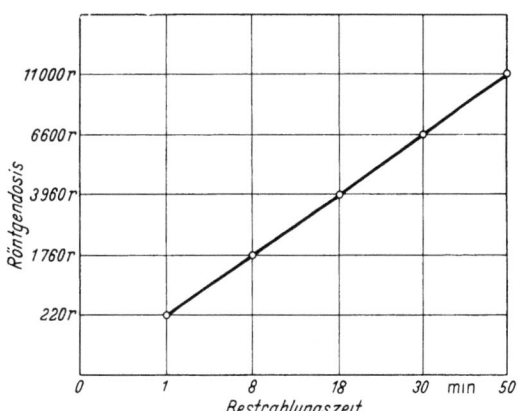

Abb. 12. Dosierung der Bestrahlung.

b) *Durch Kurzwellen:* Zur Bestrahlung werden die gleichen Gläschen wie bei der Röntgenbestrahlung verwendet, bei einem Abstand der Elektroden von 2 cm von oben her. Bestrahlungszeiten: 10, 20, 30 und 40 min.

Bei 10 min und 20 min Bestrahlungszeit setzt die Retraktion früher ein als bei den Kontrollen und ist der Retraktilitätsgrad höher. Eine Irretraktilität tritt bei

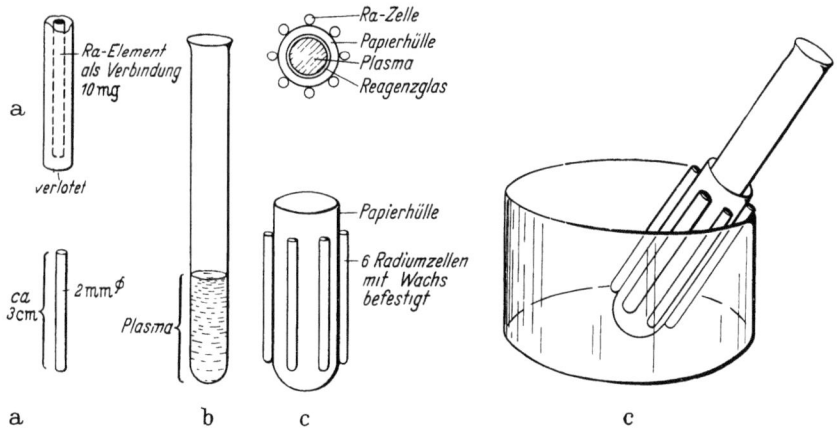

Abb. 13. Technische Details zur Radiumbestrahlung[2].

höherer Dosierung nicht ein. Der Befund der Verkürzung der Retraktionszeit und der Erhöhung des Retraktilitätsgrades erklärt die günstige Wirkung der

---

[1] Herstellen des Citratplasma II s. S. 16.
[2] Nach MAISSEN, L.: Radiolog. Clin. XV. No. 4 1946, Dissertation Bern 1946.

Kurzwellenbestrahlung der hämophilen Hämatome und Gelenkergüsse (Hämarthros), die erfahrungsgemäß sich schneller zurückbilden bei rascherem Nachlassen der Schmerzen und Beschwerden, infolge rascherer und intensivierter Retraktion des Fibringerinnsels und der Serumauspressung bei Nachlassen des intraartikulären Druckes.

c) *Durch Ultraviolettstrahlen:* Bestrahlung in Gläschen von 1,5 cm Höhe und 1,2 cm Durchmesser bei flachem Boden senkrecht von oben her, bei einem Abstand der Lichtquelle vom Gefäßboden von 50 cm. Bestrahlungszeiten: 5, 10, 15 und 20 min.

Zusatz von 5 min lang bestrahlter Emulsion beeinflußt die Retraktion nicht, bei 15 min läßt sie nach, bei 20 min ist sie kaum noch bemerkbar.

d) *Durch Radium:* Verwendung von 5 Radiumzellen zu 12 mg Radiumelement. Diese Elemente strahlen pro $^1/_2$ Std. etwa 1000 Radiumeinheiten aus. Verwendung von Reagenzgläschen von 1,4 cm innerem Durchmesser und 15 cm Höhe. Die 5 Radiumelemente werden radiär an einer Papierhülle befestigt und diese über das Reagenzgläschen geschoben. Die zu bestrahlende Plättchenemulsion wird im Glas nur soweit aufgefüllt, daß sie genau innerhalb des konzentrierten Strahlenfeldes der Radiumzellen liegt. Die Bestrahlungszeiten betragen $^1/_2$, 1, 2 und 4 Std. (Abb. 13).

In der Tabelle 5 ist die bei den einzelnen Emulsionen angewandte Radiumdosis ersichtlich.

Innerhalb einer Stunde nach erfolgter Bestrahlung wird der Thrombocytenzusatz dem Citratplasma II zugesetzt und die Mischung sodann rekalzifiziert.

Tabelle 5.

Bestrahlungszeit in Std.	Radiumdosis in Radiumeinheiten
$^1/_2$	1000
1	2000
2	4000
4	8000

Die Retraktionszeit wird bei allen Zusätzen der radiumbestrahlten Plättchen parallel mit der Bestrahlungsdosis verkürzt, bei normalem Retraktilitätsgrad.

2. Thermische Beeinflussung.

a) *Durch Wärme:* Verbringung der Plättchenemulsionen im Wasserbad bei 42°, 45°, 54° und 56° C und diesen Temperaturen $^1/_2$, 1, $1^1/_2$ und 2 Std. ausgesetzt. Prüfung des Einflusses der bestrahlten Emulsionen auf die Retraktion am Citratplasma II bei Zimmertemperatur. Ablesung der Resultate nach 6 Std.

Je höher die Temperaturen und je länger ihre Einwirkung, desto niedriger ist der Retraktilitätsgrad. Bei 56° C $^1/_2$ Std. lang ist die Retraktion minimal, bei 2 Std. bleibt sie aus.

b) *Durch Kälte:* Aussetzen der Thrombocytenemulsionen im Kühlschrank Temperaturen von $+ 2°$, $- 3°$ und $- 16°$ C, $^1/_4$, $^1/_2$ und 1 Std. lang. Prüfungen am Citratplasma II, wie unter *a*).

Bei $+ 2°$ C ist der Retraktilitätsgrad normal, bei $- 3°$ C nimmt er bei steigender Beeinflussungszeit ab, bei $- 16°$ C stellt sich bei Einwirkungsdauer von 1 Std. keine Retraktion ein.

3. Beeinflussung durch Zentrifugierzeiten.

Zweck dieser Untersuchungen war die Feststellung des Einflusses verschieden langer Zentrifugierzeiten der Plättchenemulsionen in experimenteller Hinsicht auf die Funktion der Thrombocyten. Zentrifugierung $1^1/_2$ Std., 3 und 4 Std. lang bei 3500 min/Touren. Die $1^1/_2$ stündige Zentrifugierung wirkt sich auf den Retraktilitätsgrad nicht aus, nach 3 Std. ist der Retraktilitätsgrad niedriger, nach 4 Std. ist die Retraktion minimal oder bleibt ganz aus.

4. Beeinflussung durch Überalterung.

Aufbewahrung der Thrombocytenemulsionen 12 und 24 Std. lang bei Zimmertemperatur. Prüfung der Emulsionen am Citratplasma II. Nach 12stündiger Aufbewahrung läßt der Grad der Retraktion nach, nach 24 Std. bleibt die Retraktion aus.

5. Der Retraktilitätsgrad im Verlaufe der Schwangerschaft mit besonderer Berücksichtigung des Zeitpunktes unmittelbar vor und nach der Geburt.

Die Befunde von LEU, daß der Retraktilitätsgrad unmittelbar vor und nach der Geburt erniedrigt ist, wurde von unserem Mitarbeiter BÄTTIG[1] bestätigt. Unter Mitberücksichtigung der Thrombocytenzahlen wurde der Retraktilitätsgrad

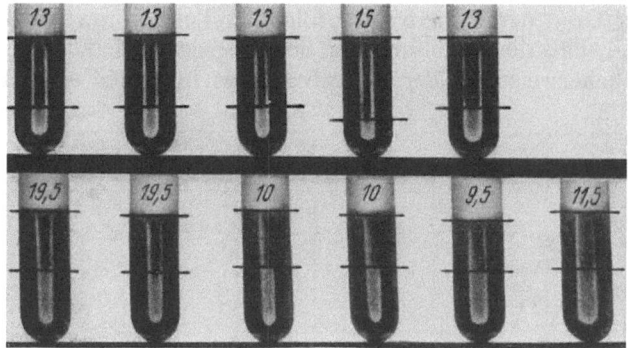

Abb. 14. Retraktogramm nach SCHMID. I. 1 Tag ante partum. II. 9 Tage post partum.

bei 24 Graviden unmittelbar vor und nach der Geburt untersucht. Es wurde regelmäßig eine Erniedrigung festgestellt, im Mittel beträgt der Retraktilitätsgrad vor der Geburt 14,8 mm, nach der Geburt 12,9 mm, es besteht somit eine leichte Tendenz zur Erhöhung nach der Geburt. Die Technik der Untersuchung war die übliche: Rekalzifizieren des Citratplasma I[2] und nach 6 Std. Bestimmung des Retraktilitätsgrades nach SCHMID.

Es war nicht möglich, die Bestimmung nach dem 10. Tag auszuführen und somit das Wiedereintreten normaler Retraktilitätsgrade festzustellen, da die Frauen nach der Entlassung aus der Klinik sich nicht mehr zur

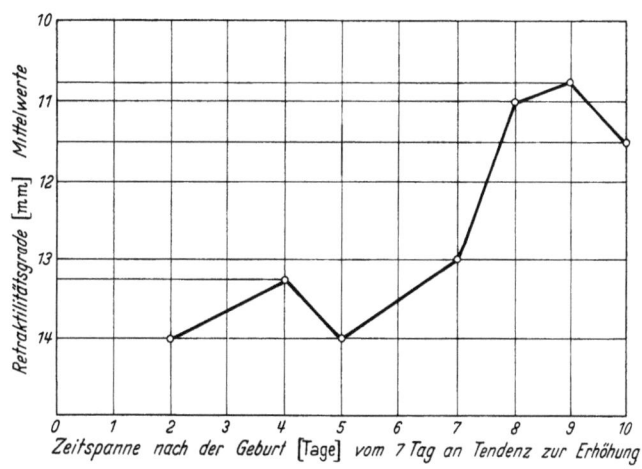

Abb. 15. Tendenz zur Erniedrigung des Retraktilitätswertes post partum.

Untersuchung stellten. Indessen geht aus der folgenden Tabelle hervor, daß vom 7. Tag nach der Geburt an Tendenz zur Erhöhung besteht (Abb. 15).

Die Mitbestimmung der Thrombocytenzahlen ergab kein charakteristisches Verhalten. In den meisten Fällen bestanden normale bis erhöhte Zahlen sowohl vor als nach der Geburt. Auch besteht zwischen Retraktilitätsgrad und Thrombocytenzahl kein deutlicher Zusammenhang, indem erniedrigte Retraktilitätswerte sowohl bei leicht herabgesetzten als bei erhöhten Thrombocytenzahlen vorkommen.

[1] BÄTTIG, F.: Dissertation Bern 1951.
[2] Herstellen des Citratplasma I s. S. 9 A.

Immerhin konnte BÄTTIG eine leichte Tendenz zur Erhöhung bei beiden Werten nach der Geburt feststellen.

Die Retraktilität im Verlaufe der Schwangerschaft. Nach BÄTTIG, der diese Untersuchungen an 26 Graviden der Berner gynäkologischen Poliklinik vornahm, ist der Retraktilitätsgrad im ersten und zweiten Monat der Gravidität noch normal, im dritten bewegt er sich an der Grenze niedrigster physiologischer Werte (9,5—10 mm im Mittel), vom vierten Monat an nimmt die Erniedrigung bis zur Geburt zu. Der Grad der Erniedrigung folgt parallel der Erythrocytensenkung.

Der Einwand, daß die Erhöhung der Senkungsgeschwindigkeit der Erythrocyten sich möglicherweise bei der Zentrifugierung im Sinne einer Erniedrigung

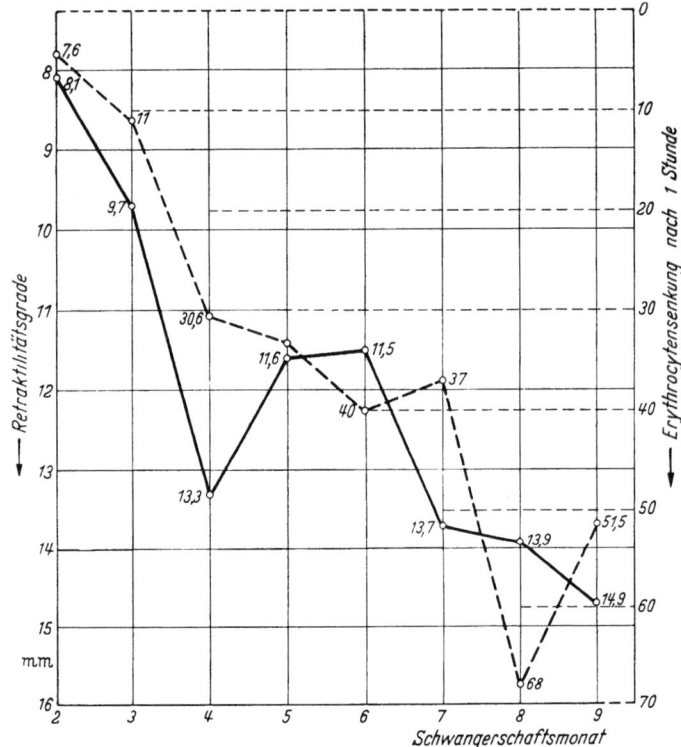

Abb. 16. Retraktilitätsgrad im Verlauf der Schwangerschaft und Erythrocytensenkung.

der Thrombocytenzahlen in der oberen Plasmaschicht auswirken und infolgedessen zu einem niedrigeren Retraktilitätsgrad, wie bei einer Thrombopenie, führen könnte, hat sich als nicht stichhaltig erwiesen, da die Zählung der Plättchen im Plasma I in allen Fällen normale bis erhöhte Zahlen ergeben hat.

Für die Erklärung der Erniedrigung des Retraktilitätsgrades vom vierten Monat der Schwangerschaft an lassen sich zwei Hypothesen anführen.

Die Tatsache der erhöhten Senkung bei der Schwangerschaft wird von verschiedenen Autoren bestätigt. Nach WUHRMANN ist vom dritten Monat an eine mäßige Zunahme der SR bis zu Stundenwerten von 15 bis 20 mm und mehr festzustellen, sub partu erreicht sie ihr Maximum (bis 50 mm in der Stunde) und zeigt auch am Ende des Spätwochenbettes eine leichte Beschleunigung, um nach ALBERS, PERABO erst nach 6—8 Wochen wieder normale Werte zu erreichen. Nach LAGERCRANZ besteht während der normalen Schwangerschaft eine absolute und eine relative Vermehrung des α- und β-Globulins, sowie des Fibrinogens.

Nach WUHRMANN ist diese Linksverschiebung gegen die grobdisperse Phase hin von ausschlaggebender Bedeutung für die erhöhte Senkungsreaktion. So könnte angenommen werden, daß auch die Erniedrigung der Retraktilitätswerte in der Gravidität, ähnlich wie die pathologischen SR-Werte, durch die erwähnten Veränderungen des Bluteiweißes bedingt ist. Ihr korrelatives Auftreten vom vierten Monat der Schwangerschaft an würde für diese Annahme sprechen. Da indessen der Retraktionsvorgang eng an die Funktion der Thrombocyten gebunden ist und, wie später ausgeführt (s. S. 43, 44), vom Hyalomer ausgelöst wird, kann zur Zeit keine Erklärung für einen Einfluß des Bluteiweißes auf den Retraktilitätsgrad gegeben werden.

Eine zweite Erklärung stützt sich auf das qualitative Verhalten der Thrombocyten der Graviden. Es wäre denkbar, daß diesen Thrombocyten ein Insuffizienzgrad zukommt, dessen herabgesetzte retraktionsauslösende Funktion sich erniedrigend auf die Retraktion auswirkt. Ein experimenteller Versuch spricht für diese Annahme. Läßt man isolierte Thrombocyten einer Graviden und solche einer normalen Person wechselseitig auf plättchenfreies Plasma II der Graviden und der Normalperson einwirken, so erweist es sich, daß der niedrige Retraktilitätsgrad des Plasmas der Graviden durch den Zusatz normaler Thrombocyten korrigiert wird, während der Retraktilitätsgrad des normalen Plasmas durch Zusatz der Thrombocyten der Graviden erniedrigt wird. Dieser Befund spricht dafür, daß den Thrombocyten der Graviden eine

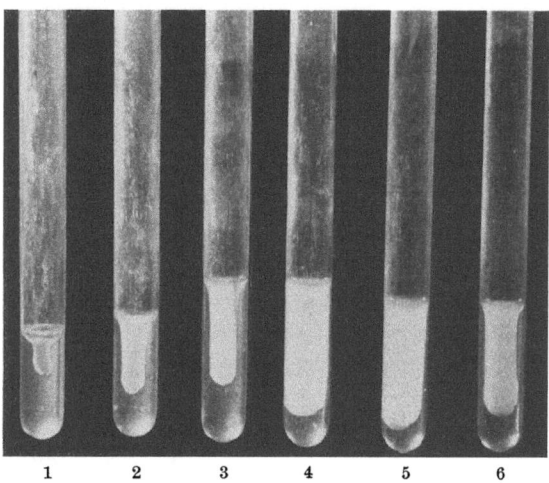

Abb. 17. Plasma ♂, Thrombocyten ♂ = eines normalen Mannes; Plasma ♀, Thrombocyten ♀ = einer Graviden im 9. Monat. 1. Plasma I ♂ 8,5 mm; 2. Plasma I ♀ 15,0 mm; 3. Plasma II ♂ + Thrombocyten ♂ 23,0 mm; 4. Plasma II ♀ + Thrombocyten ♀ 27,5 mm; 5. Plasma II ♂ + Thrombocyten ♀ 26,0 mm; 6. Plasma II ♀ + Thrombocyten ♂ 24,0 mm.

schwächere retraktionsauslösende Funktion zukommt als den Thrombocyten der Normalperson, mit anderen Worten, daß sie gegenüber den Normalthrombocyten in bezug auf die Retraktion insuffizient sind.

Über die Anordnung dieses Versuches sei auf die Dissertation BÄTTIG hingewiesen; es wird hier nur die wechselseitige Prüfung der isolierten Thrombocyten einer normalen Person und einer Graviden im neunten Monat demonstriert.

6. Über den Einfluß des Höhenklimas und der Meereshöhe auf die Thrombocytenzahl und auf die Retraktion des Fibringerinnsels.

Unser Mitarbeiter STREIT[1] untersuchte den Einfluß des Höhenklimas auf den Retraktilitätsgrad und auf die Thrombocytenzahl auf dem Jungfraujoch (3457 m ü. M.) unter Mitberücksichtigung der Zahlen der Erythrocyten und der Leukocyten. Die Ergebnisse sind in Pflügers Archiv niedergelegt, so daß an dieser Stelle nur eine zusammenfassende Darstellung der Mittelwerte gebracht wird.

Die Untersuchungen wurden an drei Personen ausgeführt. Dauer der Untersuchungsreihe 22 Tage. Ausgangspunkt der Bestimmungen war Bern (540 m ü. M.), die erste Höhenetappe Wengen (1274 m ü. M.), die zweite das

---

[1] STREIT, K.: Pflügers Arch. **254**, 246 ff. (1951) Dissertation Bern 1952.

Jungfraujoch. Rückwärtsgestaffelt nach 9 Tagen Aufenthalt Wengen und
Beendigung der Reihe in Bern. Der Barometerdruck schwankte in Bern zwischen
719—722 mm Hg und auf dem Jungfraujoch zwischen 499—509 mm Hg.

Tabelle 6. *Zusammenfassung der Mittelwerte.*

	Retraktilitätswerte in mm	Thrombocytenzahlen
Bern	11,5	349 000
Wengen. . . .	8,1	341 500
Jungfraujoch .	9,5	457 200
Wengen. . . .	8,5	354 500
Bern (letzt. Tag)	8,4	223 000
	Erythrocytenzahlen	Leukocytenzahlen
Bern	4,5 Mill.	12 500
Wengen. . . .	5 ,,	8 000
Jungfraujoch .	5,5 ,,	6 164
Wengen. . . .	5 ,,	6 100
Bern	4,8 ,,	6 000

Die Retraktionswerte
stellen keine einheitliche
Tendenz, weder zur Er-
höhung noch zur Erniedr-
rigung im Höhenklima
dar, indem sie innerhalb
physiologischer Werte
konstant bleiben. Einzig
nach einer Tour auf
3800 m ü. M. wiesen zwei
Personen höhere Werte
auf (2,6 und 4,5 mm),
während sie bei der drit-
ten unbeeinflußt blieben
(7,25 mm).

Demgegenüber nah-
men die Thrombocyten-
zahlen bei zunehmender Meereshöhe stetig zu, um nach der Rückkehr auf niedrigere Höhen zu sinken und in Bern wieder Ausgangswerte zu erreichen, nach
einer plötzlichen Erhöhung ein Phänomen, das auch bei den Erythrocytenzahlen
beobachtet wurde (Abb. 18).

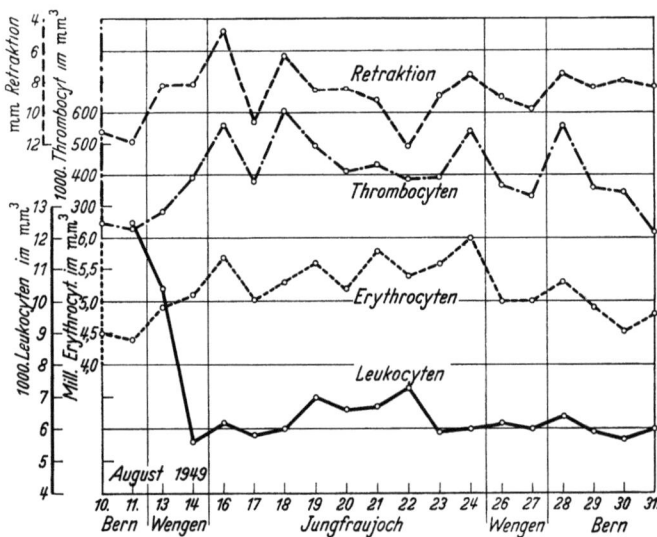

Abb. 18. Durchschnittswerte.

Die Erythrocytenzahlen weisen in Übereinstimmung mit den bekannten
Befunden im Höhenklima erhöhte Zahlen auf, während die Leukocyten stark
schwankende, aber doch im Bereich der Norm liegende Werte aufweisen.

Zusammenfassend ergibt sich, daß bei steigender Meereshöhe sowohl die
Zahlen der Thrombocyten als der Erythrocyten eine Steigerung erfahren, um bei

abnehmender Meereshöhe wieder zur Norm herunter zu sinken und, daß die Retraktilitätswerte nicht wesentlich beeinflußt werden, während die Leukocytenzahlen sich unspezifisch verhalten.

Es geht demnach aus diesen Untersuchungen hervor, daß die Retraktilitätswerte, wie bei Einwirkung von endogenen und exogenen Einflüssen der Umwelt, auch bei steigender Meereshöhe und im Hochgebirgsklima eine große Konstanz aufweisen.

7. Über den Einfluß operativer, blutiger Eingriffe auf die Retraktilität des Fibringerinnsels und auf die Thrombocytenzahl.

Unser Mitarbeiter SCHMID[1] hat den Retraktilitätsgrad des Fibringerinnsels vor und nach blutigen operativen Eingriffen unter Mitberücksichtigung der Thrombocytenzahlen bestimmt. Alle Operationen wurden in Lokalanästhesie ausgeführt, um Einflüsse durch die Narkose auszuschalten. Bei einem Teil wurde das Wundbett offen gelassen (15 Tonsillektomien), bei einem anderen geschlossen (10 Strumektomien). Vor der Operation fand in allen Fällen eine Kontrollbestimmung der Retraktion statt, 8 Std. post op. wurde der Retraktilitätsgrad bestimmt und das Retraktogramm vermittels des SCHMIDschen Retraktometers dargestellt, Bestimmungsmethode wie bereits beschrieben.

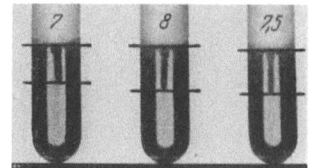

Abb. 19.
Beispiel eines Retraktogramms.

Nach SCHMID besteht sowohl nach den Operationen bei offen gelassenem Wundbett (Tonsillektomien) als mit geschlossenem (Strumektomien) leichte Tendenz zur Erniedrigung des Retraktilitätsgrades und zu leichter Erhöhung der Thrombocytenzahlen.

Ein wesentlicher Unterschied besteht ferner nicht zwischen operativen Eingriffen mit offenem und geschlossenem Wundbett. Wie bei der Gravidität vom vierten Monat an besteht auch hier zwischen Retraktilitätsgrad und Thrombocytenzahl keine Korrelation. Niedrige Retraktilitätsgrade kommen sowohl bei niedrigeren als bei erhöhten Thrombocytenzahlen vor. Dieses Verhalten scheint auf den ersten Blick nicht mit dem von unserer Mitarbeiterin HOWALD erhobenen Befund der Abnahme des Retraktilitätsgrades parallel mit abnehmenden Thrombocytenzahlen überein-zustimmen. Diese Regel, die auch von anderen Autoren bestätigt wird, gilt jedoch erst von Thrombocytenzahlen von 150000—110000 abwärts an. Bei höheren Zahlen besteht, wie wir

Tabelle 7.

	Mittelwerte			
	Retraktilitätsgrad vor Op. nach		Thrombocytenzahl vor Op. nach	
	vor	nach	vor	nach
Tonsillektomien	12,2 mm	13,2 mm	266000	281000
Strumektomien	15,3 mm	17,3 mm	185000	211000

uns sowohl bei Graviden als bei den Bestimmungen mit zunehmender Meereshöhe überzeugen konnten, keine Korrelation zwischen Retraktilitätsgrad und Thrombocytenzahl. Niedrige Retraktilitätsgrade kommen sowohl bei normalen als bei erhöhten Thrombocytenzahlen vor, doch besteht bei sehr hohen Plättchenzahlen Tendenz zur Verbesserung bzw. Erhöhung des Retraktilitätsgrades. So wiesen zwei Versuchspersonen nach STREIT bei 3800 m ü. M. Thrombocytenzahlen von 633000 und 535000 mit einem Retraktilitätsgrad von 2,6 bzw. 4,5 mm auf, während bei einer dritten mit 508000 Plättchen der Retraktilitätsgrad 7,25 mm betrug.

---

[1] SCHMID, R. M.: Dissertation Bern 1952.

Zweiter Teil.

Über den Aufbau und die Retraktion des Plasmagerinnsels unter pathologischen Verhältnissen und durch Antikoagulantien.

1. Über den Aufbau und die Retraktion des Fibringerinnsels bei der Thrombopenie und bei der Hämophilie.

Abnormes quantitatives und funktionell gestörtes qualitatives Verhalten der Thrombocyten führen zu voneinander abweichenden Veränderungen im Aufbau und in der Retraktion des Fibringerinnsels. Zwei bekannte Blutungskrankheiten weisen solche charakteristischen Veränderungen auf: die Thrombopenie mit herabgesetzten, die Hämophilie mit normalen Plättchenzahlen.

Das thrombocytenhaltige Plasma I einer an Thrombopenie leidenden Patientin mit einer Thrombocytenzahl von 75000 pro mm³ nach der üblichen Methode

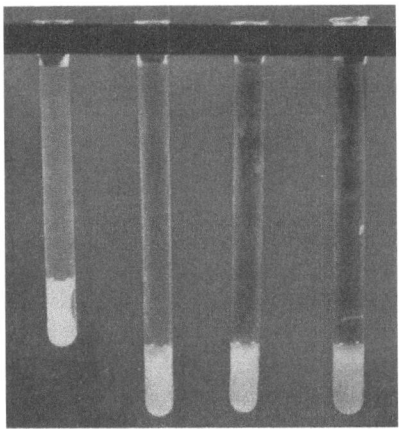

Abb. 20. Thrombopenie. Plättchenzahl 75000. Plasma I rekalzifiziert: keine Retraktion bei drei Proben, minimale Randretraktion bei einer Probe.

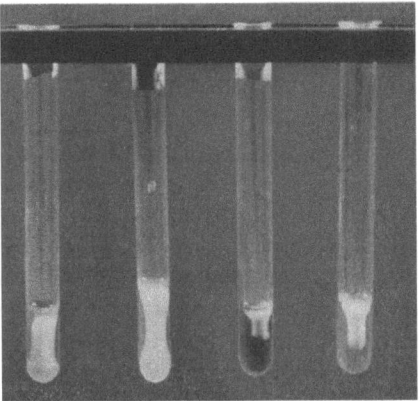

Abb. 21. Thrombopenie wie sub Abb. 20, Plasma I rekalzifiziert + Zusatz von Thrombocytenemulsionen. Proben 1 und 2: 0,25 cm³ Emulsion = Irretraktilität teilweise korrigiert. Proben 3 und 4: 0,5 cm³ Emulsion = totale Korrektur der Irretraktilität.

hergestellt und rekalzifiziert (s. S. 9 A.) wies bei drei Proben völlige Irretraktilität des Gerinnsels, bei einer vierten Probe eine minimale Retraktion am Rande auf. Zusätze von normalen Thrombocytenemulsionen nach dem MgSO₄-Verfahren hergestellt (s. S. 17) korrigierten den Mangel an Retraktilität: bei Zusatz von 0,5 cm³ der Emulsion völlig, bei Zusatz von 0,25 cm³ davon nur teilweise.

Außer der mangelhaften bis fehlenden Retraktion ist festzustellen, daß bei teilweiser Retraktion die Ränder des Fibringerinnsels scharf begrenzt sind, die Kuppe rund, einem normalen Gerinnsel entsprechend.

Demgegenüber weist das hämophile Gerinnsel einen von der Norm abweichenden Aufbau nebst einer irregulären Retraktilität auf.

Zur Darstellung dieser Verhältnisse kommen drei Methoden der Herstellung des Plasma I in Betracht:

1. Die zusatzlose Methode bei einer stark verlängerten Gerinnungszeit des betreffenden hämophilen Blutes.

2. Die Unterkühlungsmethode ohne Zusatz von gerinnungshemmenden Lösungen.

3. Die von uns angegebene Citratmethode (s. S. 9 A.).

ad 1. Zentrifugieren des Vollblutes ohne Zusatz 7 min lang bei 2500 Minutentouren, Abpipettieren des Plasma I und verbringen desselben in kleines, gut ausgewaschenes, ausgeglühtes Reagenzgläschen. Bestimmung der Retraktion nach 3—6 Std.

ad 2. Glattmachen der Glasapparatur mit Paraffinmischung vom Schmelzpunkt 37° C. (Paraffin. PhV 0,7, Paraffin liquid. ad 10,0). Mischung vor Gebrauch, auf Bunsenbrenner verflüssigen, Ausglühen der Glasapparatur (Röhrchen und Pipetten), Eingießen der verflüssigten Paraffinmischung und wieder Ausgießen, Abkühlenlassen der Glasapparatur, Verbringung in Kältemischung und darin stehen gelassen.

Entnahme des Blutes aus der Vena mediana cubiti mit nicht paraffinierter LUERscher Glasspritze und Beschicken der Zentrifugierröhrchen. Stehenlassen in der Kältemischung 15 min lang bis zur Abkühlung auf + 2 bis + 3° C. Zentrifugieren 7 min lang in den abgekühlten Röhrchen, Abpipettieren der oberen Plasmaschicht mit abgekühlter, paraffinierter Pipette, Verbringen von je 1 cm³ Plasma I in kleine, paraffinierte Reagenzröhrchen und darin 3—6 Std. stehenlassen bei Laboratoriumstemperatur.

ad 3. Herstellen des Citratplasma I nach der üblichen Methode (s. S. 9 A.) und Verbringen von je 1 cm³ in kleine Reagenzgläschen, rekalzifizieren und Retraktion 3—6 Std. abwarten.

Bei allen Methoden wird das Schlußresultat aller 6 Proben photographisch aufgenommen, wenn möglich vermittels Farbenphotographie, wodurch die Verhältnisse am schönsten zur Darstellung kommen.

Es empfiehlt sich durch eine etwas kürzere Zentrifugierung (5 min) einige Erythrocyten im Plasma stehen zu lassen, wodurch durch ihr Einschließen im Fibringerinnsel eine sehr schön nüancierte Darstellung erreicht wird.

Der Aufbau des hämophilen Fibringerinnsels unterscheidet sich wesentlich vom normalen mit normaler Retraktion. Zunächst stellt sich eine teilweise Gerinnung ein, das zu Beginn entstehende kleinste Gerinnsel retrahiert sich kräftig zu einem schmalen, gut abgegrenzten Kerngerinnsel, sodann fallen im Verlauf einiger Stunden weitere Fibrinschichten aus, die als Fibrinschleier das ursprüngliche Kerngerinnsel umspinnen ohne eine Spur von Retraktion aufzuweisen. Dieses Phänomen stellt sich bei allen Versuchen ein und bei jeder Darstellungsmethode des Plasma I. Es stellt sich nun die Frage, ob der abnorme Aufbau und die abnorm sich verhaltende Retraktion durch ein pathologisches

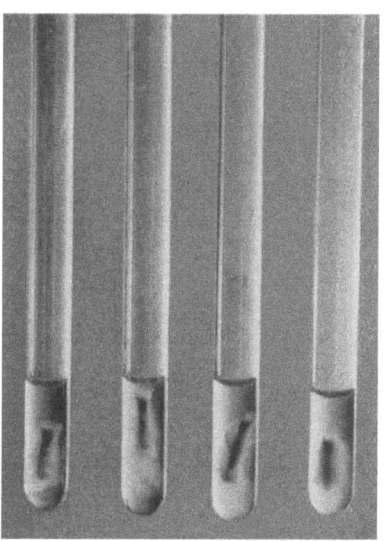

Abb. 22. Kleinstes retrahiertes Kerngerinnsel mit eingeschlossenen Erythrocyten, Umspinnung desselben mit einem Fibrinschleier bei fehlender Retraktion.

funktionelles Verhalten der Thrombocyten oder nicht vielmehr des hämophilen Plasma selbst bedingt ist, wie eine Anzahl der Gerinnungsforscher annimmt. Wir nehmen diese Frage voraus. HARWARD, ALEXANDER und LANDWEHR nehmen an, daß die mangelhafte Gerinnung auf das Fehlen eines plasmatischen antihämophilen Faktors zurückzuführen sei, während BASERGA und DE NICOLA das Fehlen eines den Globulinen nahestehenden Faktors und QUICK einen Mangel an Thromboplastinogen am Plasma annehmen. Auf die übrigen, namentlich auf die älteren Theorien über ein abnormes Verhalten des hämophilen Plasmas kann hier nicht eingetreten werden.

Die Forschungen über das funktionelle Verhalten der hämophilen Thrombocyten haben die Bedeutung dieser Zellelemente für den abnormen Aufbau und für die abnorm sich verhaltende Retraktion aufgeklärt.

Es hat sich zunächst erwiesen, daß der Zusatz hämophiler Plättchenemulsionen zum hämophilen Vollblut dessen stark verzögerte Gerinnungszeit nur unwesentlich beeinflußt, während normale Plättchen sie korrigieren. Zusatz von hämophilen

Plättchenemulsionen zu hämophilem Plasma I vermag dessen stark verzögerte Gerinnungszeit nur unwesentlich zu beeinflussen, während der Zusatz normaler Plättchenemulsionen die Gerinnungszeit korrigiert. Dieser Nachweis wurde von uns bei 30 Hämophilen erhoben, wovon bei 15 Hämophilen der Berner Stammbäume (Monographie 1942) dessen Resultate in der folgenden Kurve zur Darstellung kommen (Abb. 23).

Dieses Verhalten der hämophilen Plättchen gegenüber hämophilem Blut und hämophilem Plasma läßt auf eine Insuffizienz dieser Elemente schließen. Wir führen diese Insuffizienz auf eine erhöhte Resistenz gegen die Desintegration der hämophilen Plättchen zurück, wodurch die Abgabe der Thrombokinase oder des Thromboplastins an das Plasma zu langsam, fraktioniert erfolgt und dadurch zu einer Verlangsamung und Fraktionierung der Thrombinbildung führt, als deren Folge die stark verzögerte Gerinnungszeit sich ergibt. Dieser Befund der

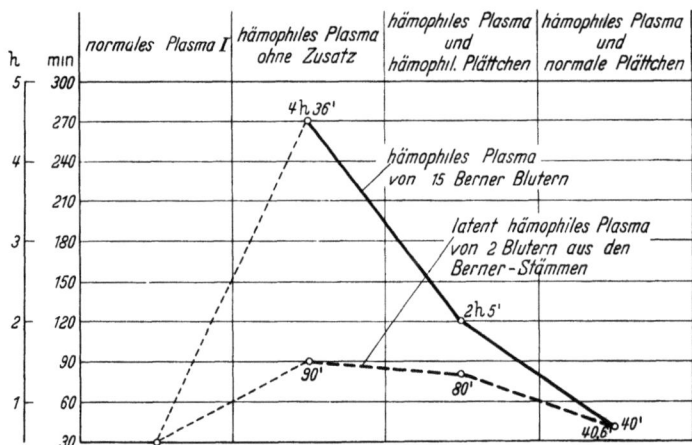

Abb. 23. ——— hämophiles Plasma I (von 15 Blutern); ------ latent hämophiles Plasma I (von 2 latenten Blutern). Zusatz hämophiler Plättchen verkürzt die Gerinnungszeit um etwa die Hälfte, von normalen um das Sechsfache.

Insuffizienz der hämophilen Thrombocyten wurde von Wöhlisch, Howell und Cecada, Opitz und Zweig, Dänzer und Wuhrmann, Fanconi, Glanzmann und Werner bestätigt.

Weiter ergibt sich die Insuffizienz aus der Einwirkung der hämophilen Thrombocyten auf die Bildung und Retraktion des Fibringerinnsels, wie aus der Abb. 22 hervorgeht: kleinstes, retrahiertes Kerngerinnsel umsponnen von Fibrinschleier ohne Retraktion; durch die fraktionierte, verspätete Thrombokinaseabgabe erfolgt die Bildung des Thrombins ebenfalls fraktioniert, verspätet, was sich auf den abnormen Aufbau des Fibringerinnsels und dessen Retraktion auswirkt.

Daß die Störung im Aufbau und in der Retraktion des hämophilen Fibringerinnsels durch eine pathologische Funktion der hämophilen Thrombocyten und nicht durch einen Mangel an antihämophilen Gerinnungsfaktoren, wie einige Autoren annehmen, bedingt ist, geht auch daraus hervor, daß bei Zusatz von normalen Thrombocyten zum hämophilen Plasma II sowohl Aufbau als Retraktion des Plasmagerinnsels normal ausfallen, während der Zusatz hämophiler Plättchen zum charakteristischen hämophilen Gerinnsel führt.

Die Versuchsanordnung dieser Prüfung ist kurz gefaßt folgende:

1. Herstellen der Reagenzien: Herstellen der Plättchenemulsionen nach dem MgSO$_4$-Verfahren (s. S. 17) und des plättchenfreien Plasma II, wie auf S. 16 beschrieben.

a) hämophiles Plasma II
   normales Plasma II

b) hämophile Thrombocytenemulsion
normale Thrombocytenemulsion.
2. *Prüfung:* Plasma II 1,0 cm³ + Thrombocytenemulsion 0,5 cm³, rekalzifizieren
Hämophiles Plasma II + hämophile Thrombocyten
,, + normale Thrombocyten
Normales Plasma II + hämophile Thrombocyten
,, + normale Thrombocyten

Der Befund, daß Zusatz von normalen Thrombocyten zu normalem Aufbau und zu normaler Retraktion des hämophilen Gerinnsels führt, ist dadurch zu erklären, daß mit den normalen Plättchen alle dazu notwendigen Faktoren hinzugefügt werden im Gegensatz zum Zusatz der hämophilen Plättchen. Dies spricht gegen die Annahme, daß die Ursache der hämophilen Gerinnungsstörung im Plasma selbst zu suchen ist.

Der auf den ersten Blick paradox erscheinende Befund, daß bei Zusatz von hämophilen Plättchen zu Normalplasma II sowohl Aufbau als Retraktion des Gerinnsels sich normal verhalten, ist dadurch zu erklären, daß während der Zentrifugierung des Normalplasma I es zur Abgabe von Thrombokinase bzw. Thromboplastin durch die normalen Plättchen an das Plasma kommt, sei es durch Sekretion (s. S. 47) oder durch

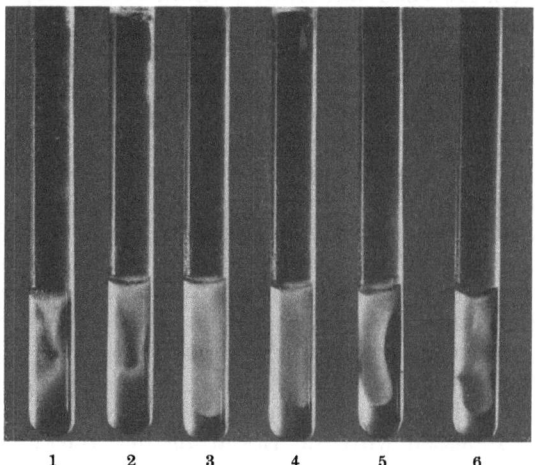

Abb. 24. 1 und 2: Hämophiles Plasma II + hämophile Plättchen: kleinstes Kerngerinnsel und Fibrinschleier. 3 und 4: Hämophiles Plasma II + normale Plättchen: normaler Aufbau und normale Retraktion des Gerinnsels, scharfe Ränder, runde Kuppe. 5: Normales Plasma II + hämophile Plättchen: normaler Aufbau, normale Retraktion des Gerinnsels. 6 + normaler Aufbau des Gerinnsels, Retraktion durch Ankleben an der Gefäßwand gestört (technische Störung).

Desintegration einer Anzahl derselben, und zwar in genügend großen Mengen, um die fraktionierte, verlangsamte und ungenügende Abgabe von Thrombokinase durch die hämophilen Plättchen bei ihrem Zusatz zu kompensieren.

Zusammenfassung: Die bei der Thrombopenie mangelhafte oder fehlende Retraktion bei normalem Aufbau der Plasmagerinnsel ist quantitativ durch herabgesetzte Plättchenzahlen bedingt, während der bei der Hämophilie abnorme Aufbau und die sich abnorm verhaltende Retraktion auf ein qualitativ pathologisches Verhalten der Thrombocyten bei normalen Zahlen zurückzuführen ist. Diese Störung im Aufbau und in der Retraktion des kleinen Kerngerinnsels umsponnen mit Fibrinschleier kann als Hämophilierung bezeichnet werden. Es wird im folgenden Abschnitt dargelegt, wie die Zufuhr von Antikoagulation zum Blut zu Hämophilierungsvorgängen führen kann.

2. Über die Wirkung von Antikoagulantien auf die dritte Phase der Blutgerinnung.

Zwei große Gruppen von Antikoagulantien finden bekanntermaßen bei der Behandlung und Prophylaxe der Thrombose und der Embolie klinische Anwendung: die Heparin- und die Dicumarolgruppe und ihre Derivate. Außer in ihrem Ursprunge und in ihrem chemisch-biologischen Verhalten unterscheiden sich diese Gruppen auch in funktioneller Beziehung: die antikoagulierende Wirkung der Heparingruppe wird direkt durch Hinzufügen einer gerinnungshemmenden

Komponente erreicht, während die Wirkung der Dicumarolgruppe indirekt durch Herabsetzung einer gerinnungsfördernden Komponente erzielt wird, nämlich durch Blockierung der Prothrombinsynthese in der Leber.

Die Wirkung des Heparins ist indessen eine multiforme. Nach HOWELL und MAC LEAN, LA BARRE und VESSENLOWSKY, DYCKERHOFF, MARX, HORN und BORSODY, MELLANBY, JORPES, WALDSCHMID-LEITZ und FISCHER hemmt das Heparin die Thrombokinaseaktivität, nach ROSKAM, PAYLING und WRIGHT wirkt außerdem das Heparin störend auf die Agglutination der Thrombocyten. Nach HOWELL und HOLT verhindert das Heparin die Aktivierung des Prothrombins zu Thrombin (Antiprothrombin) und andererseits soll es die Bildung eines Antithrombins bewirken. Nach HALSE, MARX, SCHMIDT, FESTEL, UNGARO und MIST wird dem Heparin außerdem noch eine den Fibrinabbau verstärkende Wirkung zugeschrieben.

Dem Dicumarol und seinen Derivaten wird, wie erwähnt, eine Blockierung der Prothrombinbildung in der Leber zugeschrieben, wodurch es zu einer Hypoprothrombinämie kommt. Durch den Ausfall an der Prothrombinkomponente wird die Thrombinbildung gestört, bei höherer Dosierung verhindert und dadurch die Umwandlung des Fibrinogens in das Fibrin behindert.

Beide Gruppen der Antikoagulantien stören oder verhindern den Ablauf der Blutgerinnung in der ersten und in der zweiten Phase und hemmen oder verhindern bei höherer Dosierung die Bildung eines Thrombus und damit das Ablösen eines Embolus. Das Heparin und seine Derivate begünstigen außerdem den Fibrinabbau und damit die Thrombolyse.

Indessen wird die Erklärung der Wirkung beider Antikoagulantiengruppen durch die Entdeckung neuer, zusätzlicher Gerinnungsfaktoren, die sich bei der ersten Gerinnungsphase auswirken sollen, erschwert, indem die Vorgänge, die sich dabei abspielen, komplexer Natur sind. Als solche zusätzliche Faktoren sind zu nennen: die Prothrombinfaktoren nach QUICK, nämlich der labile Faktor, die Faktoren A und B und das gebundene Calcium, die Aktivatoren bzw. Profermente der Thrombokinase nach APITZ, WIDENBAUER und REICHEL, LENGGENHAGER, ZONDEK, FINKELSTEIN und HONORATO, der Accelerator (Ac-Globulin) nach WARE und SEEGERS, der Faktor V nach OWREN, ein Eiweißkörper mit Fermentcharakter (Pro-Prothrombokinase) u. a. m. Zur Kontrolle der Wirkung der Dicumarolderivate dient die Bestimmung des Prothrombins von QUICK und eine ganze Reihe ihrer Modifikationen. Als die wichtigste, grundlegende ist die 2-Phasen-Methode zu nennen, die eine exaktere Beurteilung des quantitativen Prothrombingehaltes ermöglicht, indem zunächst die vollständige und optimale Überführung des Prothrombins in Thrombin abgewartet (I. Phase) und hernach das entstandene Thrombin in einer neuen Versuchsserie (II. Phase) unter Verwendung von Fibrinogen ausgewertet wird. Eine technisch einfache und exakte Modifikation der 2. Phasenmethode hat RIEBEN angegeben. Indessen bietet die einfacher auszuführende 1. Phasenmethode bei Serienuntersuchungen zum klinischen Gebrauch doch gewisse Vorteile. Ihre Ergebnisse sind, wie die Erfahrungen dartun, zuverlässig und für die Kontrolle der Dosierung brauchbar.

Bei der Beurteilung der erhaltenen Werte sind indessen verschiedene Schwankungen des Prothrombingehaltes zu berücksichtigen, vor allem die physiologische Variationsbreite, die beim QUICKschen Verfahren nach MARTIN, CURFMANN und CAVANO 15,4 und 18,4 sec betragen kann. RIEBEN fand bei einer größeren Untersuchungsreihe mit seiner 2-Phasenmethode Abweichungen des Prothrombingehaltes von 67/140%. Auch sind tägliche Schwankungen des Prothrombingehaltes derselben Individuen beobachtet worden, sowie nach HALSE größere Variabilität in bezug auf die Reaktionsfähigkeit. Nach KOLLER u. a. sprechen

Thromboseträger häufig verhältnismäßig schlechter auf Dicumarol an als andere Patienten. Eine ähnliche Resistenz gegenüber dem Heparin geben CRAFOORD und KOLLER bei Thrombose und Embolie an. Man spricht dabei von einer „heparin sensibility", oder nach DE TAKATA, WOUGHT und RUDDERIK, WHITAKER von einer Heparinintoleranz.

So besteht eine relative Unsicherheit bei der Beurteilung der Wirkung der Dicumarolderivate nach der QUICKschen Bestimmungsmethode des Prothrombingehaltes und ihrer zahlreichen Variationen.

Die Methode der Bestimmung des Prothrombingehaltes bzw. der Prothrombinaktivität beurteilt ferner nur die Störung der Blutgerinnung in der ersten und in der zweiten Phase, sie zeigt uns bloß an, ob die Thrombinbildung und damit auch die Umwandlung des Fibrinogens in das Fibrin gehemmt oder verhindert ist, sie gibt dem Untersucher aber keine Auskunft, ob ein Gerinnsel überhaupt entsteht und, wenn entstanden, wie sich Aufbau und Retraktion des Gerinnsels verhalten und, wie sich ein gestörter Aufbau und eine behinderte Retraktion auf die Thrombusbildung und sekundär auf die Ablösung eines Embolus auswirken. Die Bestimmung der Gerinnungszeit des Gesamtblutes bei der Heparintherapie zeigt nur den Grad der Verzögerung des Gerinnungsvorganges in den beiden ersten Phasen an.

Daher dürfte neben der Bestimmung dieser zwei Werte auch die Beurteilung des Aufbaues und der Retraktion des Gerinnsels in der dritten Phase von großem klinischen Interesse sein. So erklärt sich die Blutungstendenz, die bei fortgesetzter Zufuhr oder Überdosierung der Antikoagulantien nicht selten vorkommt, durch ein pathologisches Verhalten des Gerinnsels, das zu einer Störung der physiologischen Ligatur führt. Die Beurteilung von Aufbau und Retraktion des Gerinnsels drängt sich daher schon aus diesem Grunde allein auf. Vor und während des Verlaufes der Behandlung mit Antikoagulantien, nebst der Durchführung der üblichen Bestimmungen der Prothrombin- und der Gerinnungszeit, ergänzt sie die Kontrolle der Wirkung derselben und ermöglicht eine exaktere Überwachung der Dosierung und ihre Anpassung an die jeweils erhobenen Kontrollbefunde.

Die Kontrolle des Aufbaues und der Retraktion des Fibringerinnsels wird vermittels unserer auf S. 8 und ff. dargestellten Methode der Bestimmung der Retraktilität vorgenommen.

Wir kontrollierten die Wirkung beider Gruppen der Antikoagulantien und ihrer Derivate, des Heparins und des Dicumarols, sowohl *in vitro* als auch *in vivo*.

a) Prüfung von Heparinpräparaten.

1. Wirkung des Liquemins in vitro. (1 cm³ Liquemin enthält 0,02 g Heparin = 2000 IE.)

Berechnung des Heparingehaltes des Blutes nach intravenöser Injektion von 2,1 cm³ Liquemin. Bei Annahme von 5 l Blut im Kreislauf beträgt der Heparingehalt pro 1 cm³ Blut 0,000008 g. 1 Tropfen der Liqueminlösung enthält 0,000006 g Heparin.

Versetzen von 1 cm³ Plasma I mit 1 Tropfen 1%iger Liqueminlösung (= 0,000006 g Heparin) und rekalzifizieren mit 1 Tropfen 2%iger CaCl₂-Lösung. Abwarten der Gerinnung und der Retraktion. Nach 6 Std.: Entstehen eines kleinsten, gut retrahierten Gerinnsels, umsponnen von einem nicht retrahierten Fibrinschleier (Hämophilierung). Bei Zusatz der doppelten Menge an Heparin (2 Tropfen der 1%igen Liqueminlösung = 0,000012 g Heparin) fallen aus dem Plasma nur einige Fibrinfetzen aus, keine Bildung eines Totalgerinnsels.

Aus diesem Verhalten kann der Schluß gezogen werden, daß sofort oder kurz nach einer intravenösen Heparininjektion das Blut im Kreislauf beinahe ungerinnbar ist und daß einige Zeit darauf, nach teilweiser Ausscheidung des Heparins aus dem Kreislauf, nur ein schwaches Gerinnsel entsteht mit mangelhafter Retraktion, nicht fähig eine Operationswunde weder temporär noch endgültig durch kräftige Retraktion zu verschließen infolge Ausbleibens der physiologischen

Ligatur. Daraus erklärt sich die Blutungstendenz bei der Heparinisation. Das schmale, gut retrahierte Kerngerinnsel mit Fibrinschleier umsponnen, das in vitro bei Zusatz von 0,000006 g Heparin (1 Tropfen 1%iger Liqueminlösung) entsteht, entspricht vollkommen dem hämophilen Gerinnsel (Abb. 25 u. 26).

Das hämophile Verhalten des unter Heparinwirkung stehenden Blutes spricht dafür, daß auch hier die Hemmung der Thrombinwirkung, wie bei der Hämophilie sich auf den Gerinnselaufbau auswirkt. Über die Ursache dieser Hemmung sind wir nicht orientiert, es ist möglich, daß auch hier das Thromboplastin nur fraktioniert abgegeben wird durch die Störung der Agglutination und Desintegration

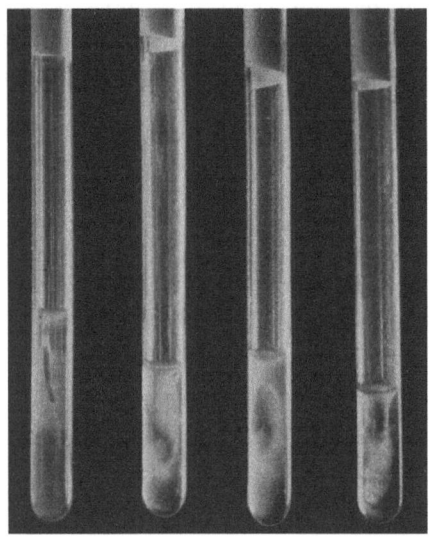

Abb. 25. Heparinplasma I rekalzifiziert, 1%ige Liqueminlösung 1 Tropfen = 0,000006 g Heparin. Kleinstes Kerngerinnsel + nachträglicher Fibrinschleier, wie beim hämophilen Gerinnsel = Hämophilierung.

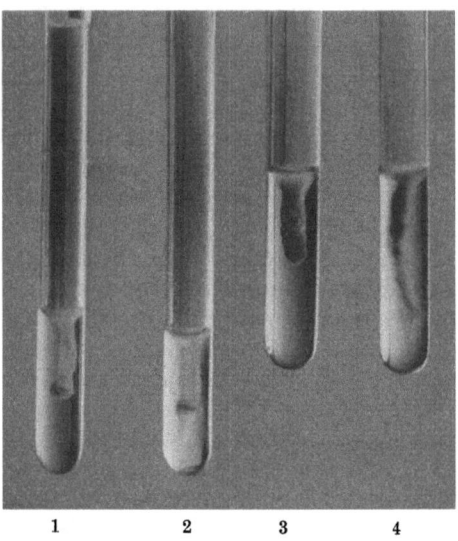

Abb. 26. Heparinplasma I rekalzifiziert. 1 und 3 Kontrollplasma I ohne Zusatz. 2 Heparinplasma I + 0,5% Liqueminlösung, 1 Tropfen = 0,000003 g Heparin = beinahe normales Gerinnsel, an der Kuppe länglicher Fibrinschleier. 4 Heparinplasma I + 1%ige Liqueminlösung, 1 Tropfen = 0,000006 g Heparin = hämophiliertes Gerinnsel.

der Thrombocyten. Unser Mitarbeiter SONDER[1] konnte feststellen, daß im Liqueminplasma, im Dunkelfeld betrachtet, die Thrombocyten keine Agglutination aufweisen und ihre Struktur nicht verändern.

Als andere Erklärungen für die Hämophilierung könnten in Betracht kommen, die Inaktivierungen verschiedener Gerinnungsfaktoren in der ersten Phase, des Thromboplastins, des Prothrombins oder des Thrombins durch das Heparinantithrombin u. a. m.

Die Blutungstendenz einige Zeit nach der Heparinzufuhr, wie sie hie und da vorkommt, ist eine Folge der Störung der physiologischen Ligatur durch die Hämophilierung des Fibringerinnsels bedingt, die unsere Mitarbeiter DIDAY[2] und BLASER[3] bei der Behandlung mit Heparinpräparaten nachgewiesen haben.

Prüfung der Invivo-Zufuhr von Heparinpräparaten.

1. Intravenöse Behandlung mit Heparin vitrum.

Nach der intravenösen Injektion von Heparin vitrum (1 cm³ = 50 mg Heparin zu 5000 E) ist nach unserem Mitarbeiter R. BLASER[3] das Blut bzw. das Plasma aus der injizierten Vene

[1] SONDER, ST.: Dissertation Bern 1942. — [2] DIDAY, F.: Dissertation Bern 1952. [3] BLASER, R.: Dissertation Bern 1952 (im Druck).

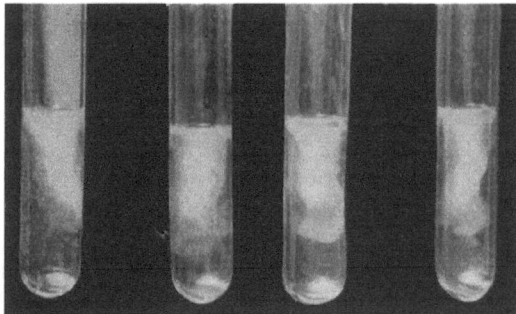

Abb. 27. 30 min nach der intravenösen Injektion von 1 cm³ Heparin vitrum (= 5000 UI = 50 mg Heparin). Ausgesprochene Hämophilierung. Gerinnungszeit 85 min (nach R. BLASER).

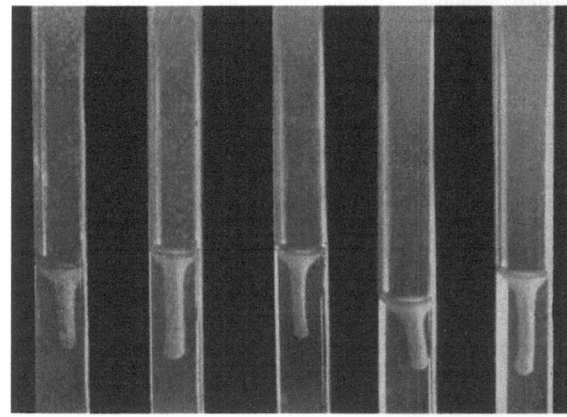

Abb. 28. Plasma I. Normaler Gerinnsel-aufbau vor der Heparininjektion (nach DIDAY).

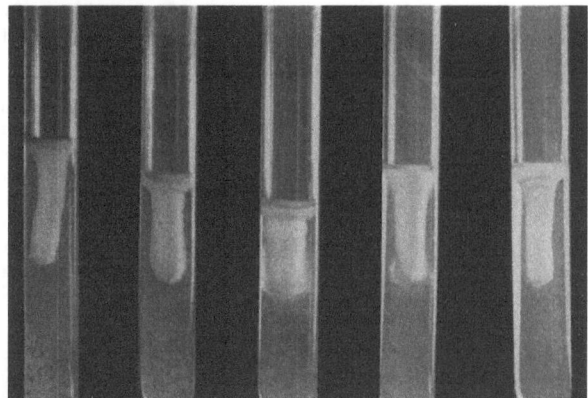

Abb. 29. Heparinplasma I aus vene-punktiertem Blut, 9 Stunden nach der intramuskularen Depotheparin-injektion. Andeutung von Hämophi-lierung (nach DIDAY).

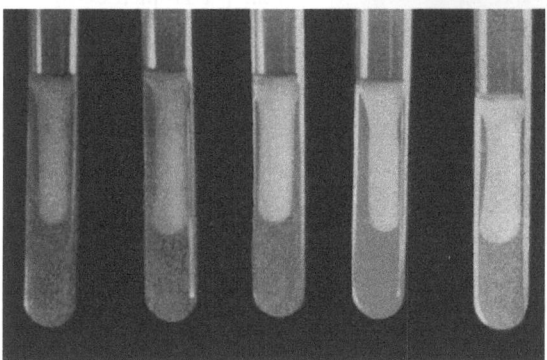

Abb. 30. Heparinplasma I, 33 Stunden nach der Depotheparininjektion. Keine Hämophilierung mehr, stark erniedrigte Retraktion (nach DIDAY).

1 min post. Inj. ungerinnbar, aus der Vene des anderen Armes dagegen bleibt das Plasma gerinnbar, bei ausgesprochener Hämophilierung. Nach 30 min weist das Plasma beider Venen die charakteristische Hämophilierung auf bei stark verzögerter Gerinnungszeit, nach 60 min ist die Hämophilierung nur bei einem Teil der Fälle noch vorhanden, während die Gerinnungszeit normal ist, nach 2 Stunden sind Aufbau und Retraktion des Gerinnsels wieder normal[1].

2. *Intramuskuläre Injektion von Depotheparin.* (1 cm³ = 200 mg Heparin-Natrium zu 20 000 E.)

9 Stunden post Inj. wies unser Mitarbeiter DIDAY eine Andeutung von Hämophilierung nach; nach 24 Stunden blieb die schleierhafte Randbegrenzung des Gerinnsels (Hämophilierung) aus, bei erheblicher Erniedrigung der Retraktion, nach 33 Stunden idem (Abb. 29 u. 30).

Die Verbesserung des Aufbaus des Gerinnsels bei weiter andauernder Erniedrigung der Retraktion ist eine Folge der inzwischen erfolgten Ausscheidung des Heparins aus dem Kreislauf.

b) Prüfung des Dicumarolpräparates Tromexan.

1. *in vitro:*

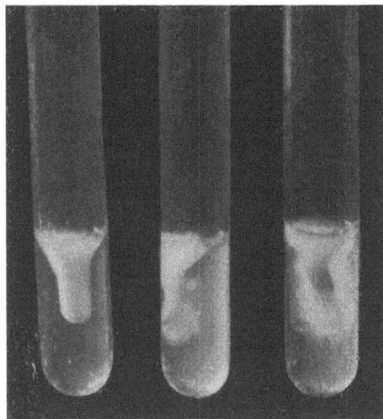

Obwohl wir uns bewußt waren, daß die Tromexanwirkung durch Blockierung der Prothrombinwirkung in der Leber zu erklären ist, prüften wir, wie beim Heparin, die direkte Wirkung in vitro eines löslichen Tromexanpräparates nach folgendem Verfahren: Zugabe von 1 cm³ einer 10%igen mg-Lösung zu 1 cm³ Plasma entsprechend einem Tromexanspiegel von 5%. Zu unserer größten Überraschung wies das Gerinnsel die charakteristische Hämophilierung auf. Eine Erklärung für diesen paradoxen Befund fand sich nicht. Bei zwei weiteren Versuchen fiel das Ergebnis, wie erwartet, negativ aus, indem beide Plasmagerinnsel einen normalen Aufbau und normale Retraktion aufwiesen, so daß eine Wirkung des Tromexans in vitro nicht nachzuweisen ist.

2. *in vivo:*

Die Behandlung erfolgte durch die orale Einnahme der handelsüblichen Tromexantabletten, einem Dicumarolpräparat vom Gehalte von 0,3 g Tromexan. Vor der Behandlung wurde die Retraktion bestimmt und 24 Std. nach Beginn der Tromexanbehandlung erfolgte die erste Gerinnselkontrolle, die jeden zweiten Tag fortgesetzt wurde. Gleichzeitig wurde die Prothrombinaktivität mitbestimmt. Die invivo Untersuchungen der Antikoagulantien wurden am rekalzifiziertem Citratplasma I vorgenommen. Herstellung s. S. 9 A. Pl. I 1,0 ccm + 1 Tropfen CaCl₂ 2%.

Abb. 31. Tromexanplasma I nach Einnahme von 3 Tromexantabletten (4. Tag). 1 Kontrolle vor der Behandlung. 2 und 3 nach der Behandlung. Hämophilierung (nach FONIO).

Es erwies sich, daß der Prothrombinindex nicht immer dem Befund des Gerinnsels entsprach. So wies ein Gerinnsel nach Zufuhr von insgesamt 1200 mg Tromexan und bei einer

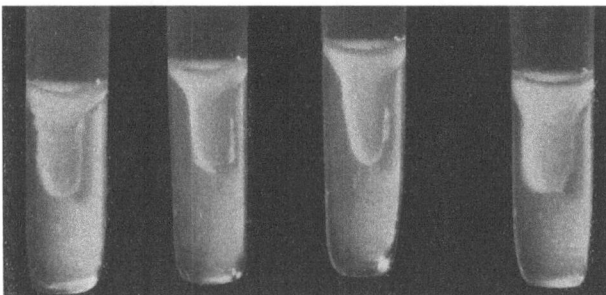

Abb. 32. Tromexanplasma I am 9. Tag nach Einnahme von 9½ Tromexantabletten. Deutliche Andeutung von Hämophilierung (nach DIDAY).

---

[1] Wie Untersuchungen, die nach Abschluß dieser Monographie vorgenommen wurden, ergeben, wirkt sich auch sowohl die intravenöse als die intramuskuläre Injektion von Thrombozid störend auf Aufbau und Retraktion des Plasmagerinnsels aus.

Senkung des Prothrombinindex auf 15% keine Hämophilierungserscheinungen auf, während bei einem anderen Fall nach Einnahme von total 3 g Tromexan am 7. Tag mit einem Prothrombinindex von 32% deutliche Hämophilierung vorhanden war.

Tabelle 8. *Beispiel einer Kontrolle der Tromexanbehandlung durch die Prothrombinbestimmung und die Retraktilitätsbestimmung* (nach DIDAY).

Zeit	Tromexan-Tabletten	Prothrombin (nach SOULIER)	Retraktion
1. Tag	—	100%	normal
3. Tag	1	—	—
4. Tag	1¹/₂	70%	unscharfe Begrenzung
5. Tag	1	—	—
6. Tag	2	75%	normal
7. Tag	2	30%	—
8. Tag	2	65%	angedeutet unscharfe Begrenzung
9. Tag	1	32%	schleierhafte Begrenz.

Doch war bei allen Fällen nach der Tromexanzufuhr die Retraktion erniedrigt, bei den meisten nach 4—9 Tagen mit einer Andeutung von Hämophilierung.

Diskussion.

Fassen wir die Resultate unserer Untersuchungen über Aufbau und Retraktion des Plasmagerinnsels nach Zufuhr von Heparin und Tromexan in vitro und in vivo zusammen, so ergibt sich, daß bei Versetzung des Blutes in vitro mit Heparin bzw. mit Liquemin das Gerinnsel die charakteristische Hämophilierung aufweist, während das Tromexan keine Gerinnselveränderungen bewirkt. Nach in vivo-Zufuhr beider Antikoagulantien, des Heparins intravenös und intramuskulär, bei Tromexan oral, ergeben sich bei höherer Dosierung, wenn auch in vermindertem Maße, Störungen des Gerinnselaufbaues und der Retraktilität: die Gerinnselränder sind durch die Fibrinumfassung unscharf, die Retraktion ist erniedrigt im Sinne einer Verlängerung und einer Verbreiterung des Gerinnsels. Beim Tromexan stellen sich diese Veränderungen erst nach 2 Tagen ein und dauern während der fortgesetzten Zufuhr weiter an, beim Heparin stellt sich die Hämophilierung kurz nach der intravenösen Injektion ein, dauert nach 30 min weiter an, ist nach 60 min nur bei einem Teil der Fälle noch vorhanden, nach 2 Std. sind Aufbau und Retraktion wieder normal. Beim Depotheparin stellt sich die Hämophilierung 9 Std. nach der intramuskulären Injektion ein und ist nach zwei Tagen verschwunden, während die Erniedrigung der Retraktion immer noch weiter andauert.

Diese Zeitbefunde sind geeignet, die Indikationsstellung zur Anwendung der Antikoagulantien zu präzisieren, in dem Sinne, daß bei akuter Thrombose- und Emboliegefahr die Heparintherapie wegen ihrer rascher einsetzenden Wirkung vorzuziehen ist, bei prophylaktischer Indikation dagegen die Dicumarolpräparate, z. B. das Tromexan. Will man eine sofortige nebst einer fortgesetzten Wirkung erreichen, dann ist entweder das Heparin weiter zu verabreichen oder mit Dicumarolderivaten weiter zu kombinieren.

Unsere experimentellen und klinischen Versuche bestätigen vollauf die Indikationen, wie sie bei der Prophylaxe und bei bereits eingetretener Thrombose und Embolie auch klinisch gestellt werden.

Der Befund eines gestörten Aufbaues und einer Erniedrigung der Retraktilität bei den Gerinnseln, sowohl bei unseren in vitro-Versuchen beim Heparin als bei der Untersuchung des venepunktierten Blutes bei in vivo-Zufuhr von Heparin und Tromexan, stellen uns die Frage, ob der Befund der gehemmten Gerinnselbildung in vitro auch bei der Thrombusbildung im Kreislauf sich geltend macht. Trifft dies zu, dann wäre es u. E. nicht recht verständlich, wie eine Thrombose mit Sicherheit durch die Antikoagulantienbehandlung verhindert werden kann. Solange das Blut unmittelbar nach der Heparinzufuhr flüssig[1] bleibt, bleibt auch die Thrombusbildung aus, hat aber die Ausscheidung des Heparins begonnen, dann ist die Thrombusbildung wieder möglich, jedoch bei gestörtem Aufbau und bei erniedrigter Retraktion des Thrombus. Bei Operierten kann sich dabei die Blutungstendenz geltend machen, bei Thrombusgefährdeten ist anzunehmen, daß nur schlaffe, weiche Thromben entstehen mit behinderter Retraktion. Es besteht dabei die Möglichkeit, daß solche weiche, schlaffe Thromben bei mangelhafter Retraktion und Adhäsion an den rauhen, geschädigten Endothelpartien vom Blutstrom leichter abgelöst und herzwärts als Emboli befördert werden.

Doch dürfte angenommen werden, daß ein solcher schlaffer, weicher Embolus in die Lunge eingedrungen nicht als foudroyanter Infarkt, bei völligem Verschluß des Gefäßlumens,wie ein großer, fester, gut kontrahierter Embolus sich auswirkt, sondern nur zu leichteren Infarkterscheinungen führt. Nachfolgende fibrinolytische Prozesse dürften leichter und schneller zu seiner Lysis führen und die Infarkterscheinungen schneller zum Abklingen bringen.

Die Befunde des gestörten Aufbaues des Plasmagerinnsels und der erniedrigten Retraktion bei Antikoagulantienzufuhr nach einsetzender Ausscheidung haben uns diese Fragen aufgedrängt. Ihre Beantwortung ist zur Zeit noch nicht möglich, Tierversuche zur Erforschung der intravasculären Thrombusbildung bei durch Zufuhr von Antikoagulantien gehemmter Gerinnselbildung dürften aufklärend wirken.

c) Über eine klinisch verwendbare Bestimmungsmethode des Aufbaues und der Retraktion des Gerinnsels.

Ursprüngliche Bestimmungsmethode. Entnahme des Blutes durch Venenpunktion, Versetzen des Blutes mit 2,5%iger Natr. citric.-Lösung im Verhältnis 9:1 und zentrifugieren 7 min lang bei 2500 Minutentouren. Abpipettieren des Plasma I und Versetzen von je 1 cm³ davon in 6 kleine Reagensgläschen (Vorbereitung derselben s. S. 9). Rekalzifizieren mit 1 Tropfen 2%iger CaCl₂-Lösung, 6 Std. lang abwarten. Im Wasserbad bei 37° C geht der Retraktionsvorgang schneller vor sich, nach ³/₄—1 Std. ist die Retraktion beendet. Nach dieser Methode ist die größere Blutmenge dazu notwendig, auch bei wiederholten Kontrolluntersuchungen.

Mikromethode nach Henseler *durch uns vereinfacht.* Das Prinzip und die Mischungsverhältnisse sind unverändert, Blutmenge und Apparatur von kleinerem Maßstab. Es genügt die Entnahme von 5 cm³ Blut aus der Cubitalvene. Zentrifugieren 3 min lang bei 2500 Minutentouren. Je 0,4 cm³ Plasma I in kleinste Reagensgläschen und mit kleinstem Tropfen CaCl₂ rekalzifiziert. Gerinnungs- und Retraktionsvorgang im Wasserbad bei 37° C. Nach ³/₄—1 Std. ist der stabile Retraktilitätsgrad erreicht. Betreffs Einzelheiten sei auf die Originalarbeiten verwiesen[2].

Dritter Teil.

A. Über die Funktion der Strukturbestandteile der Thrombocyten in den verschiedenen Phasen der Blutgerinnung.

1. Über die Morphologie der Thrombocyten.

Die Untersuchungen über die Morphologie der Thrombocyten der letzten Jahrzehnte haben zur Erkenntnis geführt, daß das Blutplättchen von solcher Gleichmäßigkeit und Gesetzmäßigkeit seiner Struktur ist, daß an der Annahme

---

[1] Ein Flüssigbleiben des Kreislaufblutes unmittelbar nach intravenöser Heparininjektion konnte unser Mitarbeiter Blaser allerdings nicht nachweisen (s. S. 32).

[2] Dissertation Henseler, Bern 1952. Fonio-Henseler: Festschrift Prof. W. Frej-Zürich 1952. Schweiz. Z. Path. **15**, Fasc. 5 (1952).

eines selbständigen Gebildes des Blutes neben den Erythrocyten und Leukocyten nicht gezweifelt werden kann. Auch seine Genese, die Annahme seiner Abstammung von den Megakaryocyten, den Knochenmarkriesenzellen nach WRIGHT, von BUNTING, OGATA, SCHRIDDE, NAEGELI, WILLI, QUATTRIN u. a. bestätigt, hat weitere Aufklärung gefunden.

Die größten Fortschritte über das morphologische Verhalten hat die Betrachtung im Dunkelfeld gebracht. Wir verweisen auf die monographische Darstellung von FONIO und SCHWENDENER, wo alle bisherigen Erkenntnisse der Morphologie in Dunkelfeldbetrachtung zusammenfassend niedergelegt sind. In struktureller Beziehung unterscheidet man zwei Zellbestandteile: einen protoplasmatischen Anteil, das Hyalomer und einen Kernanteil, das Granulomer. Kurz nach der Entnahme des Blutes aus dem Kreislauf ist die Gestalt des Thrombocyten oval bis rund, plättchenartig, nach einiger Zeit streckt das Hyalomer Pseudopodien von verschiedener Größe und Gestalt aus, die sich dichotomisch auswachsen. Das Granulomer besteht aus 3—8 hellaufleuchtenden Granulis unregelmäßig im Hyalomer verteilt. Diese Form des Thrombocyten wird als *Reizform* (Abb. 33) bezeichnet, sie ist einem charakteristischen Gestaltswandel unterworfen: die Pseudopodien werden allmählich eingezogen unter Bildung einer schneckenhornähnlichen Verdickung der Spitze bis sie als dornartige Vorragung imponieren, die Hyalomerschicht verdickt sich, rundet sich

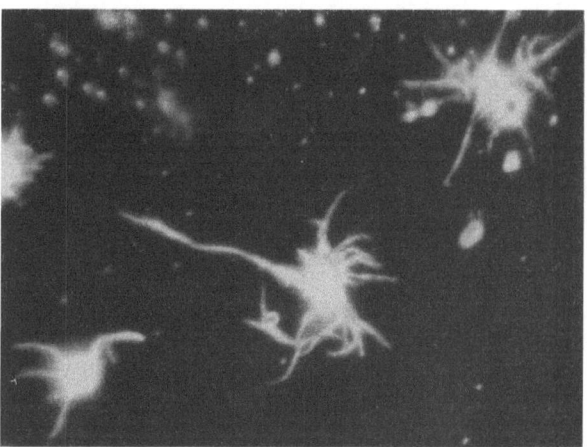

Abb. 33. In der Mitte oben Reizform mit vielen aktiven Pseudopodien, wovon ein sehr langes rechts außen in Richtung eines weiteren Thrombocyten am Rande des Gesichtsfeldes ausgezogen.

ab, es entsteht die *Übergangszelle* (Abb. 34). Nach Vollendung der Einziehung aller Pseudopodien rücken die Granula nach der Mitte einem Kern ähnlich vor, es entsteht eine amöbenähnliche Gestalt, die als *Ruheform* (Abb. 34) bezeichnet wird. Andere Reizformen dagegen zerfallen allmählich unter Segmentierung ihrer Pseudopodien und verschwinden schließlich aus dem Gesichtsfeld. Die Reizform ist die gerinnungsaktive Form, ihre Fortsätze, als aktive Pseudopodien bezeichnet, können auswachsen, nach Fremdkörpern bzw. thromboplastischen Flächen hinziehen, daran ankleben, mit Pseudopodien benachbarter Thrombocyten in Kontakt treten, damit verfilzen und so zu Plättchenhäufchen, zum Ansatz des weißen Thrombus führen. Die Ruheform wird als inaktiv bezeichnet, durch das Fehlen der Pseudopodien neigt sie nicht mehr zur Häufchenbildung. Als inaktive Pseudopodien werden Fortsatzformen von zylindrisch-schlauchförmiger Gestalt bezeichnet, oft mit doppelkonturierten Rändern, die aus den Übergangs- oder Ruheformen aussprießen, sich in vielen Fällen davon ablösen und niemals sich mit anderen Pseudopodien benachbarter Thrombocyten verfilzen, sich völlig inaktiv verhaltend. Wir werden bei der Besprechung der Bläschenbildungen darlegen, daß die inaktiven Pseudopodien mit diesen identisch sind (s. S. 37, 47).

Die elektronenmikroskopische Darstellung der Thrombocyten hat keine weitere wesentliche morphologische Aufklärung gebracht, als daß die Anzahl der

Granula damit betrachtet viel höher ist als bei Betrachtung im Dunkelfeld.
WOLPERS und RUSKA zählten durchschnittlich in einem einzelnen Plättchen
60—120 Granulationen. Die Differenz gegenüber der kleineren Anzahl bei Dunkelfeldbetrachtung erklären diese Autoren durch die Eigenschaft der Granulationen
sich zu Haufen zusammen-
zulagern, indem lichtoptisch
man vorwiegend erst Körner-
haufen erkennt und sie für
Granula halte. Nach diesen
Autoren schwankt die Größe
der Granula zwischen maximal
440 und minimal 110 μ bei
einem mittleren Durchmesser
von 220 μ.

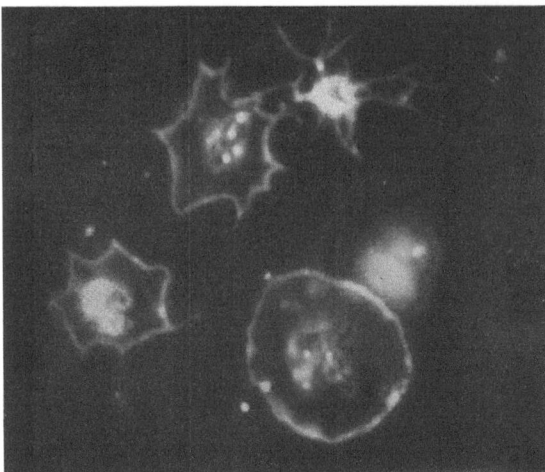

Abb. 34. Unten Ruheform ohne Pseudopodien, Granula in der
Mitte zusammengeballt. Links zwei Übergangsformen. Oben
rechts Reizform.

Bläschenbildungen: Eine
weitere charakteristische Eigentümlichkeit der Thrombocyten, insbesondere bei fort-
geschrittenerem Gestaltswandel, ist die Abstoßung von
bläschenähnlichen Gebilden,
wie sie von FONIO und SCHWEN-
DENER am Menschenblut be-
schrieben und von weiteren

Autoren wie APITZ, STÜBEL, FERGUSON, FLÖSSNER, CASPAR, HORWITZ, TAIT und
BURKE und von NEERGARD beobachtet wurden. Unser Mitarbeiter RIHS wies
diese Bläschenbildungen in der gesamten Tierreihe nach, beim Säugetier, Vogel,
Amphibium und Fisch, insbe-
sondere von Agglutinaten ausgehend.

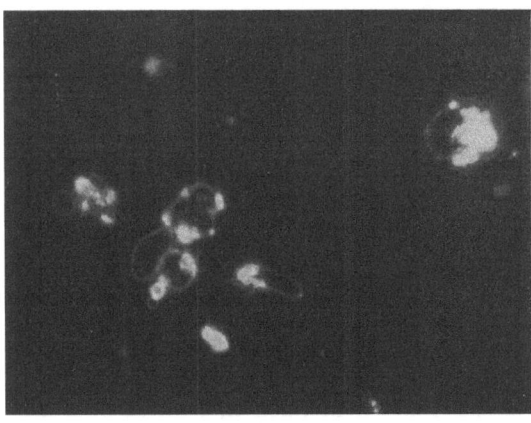

Abb. 35. Bläschenabstoßung aus mehreren Thrombocyten,
rechts außen elliptische Form dadurch entstanden, daß die zell-
nahe Basis am Thrombocyten kleben bleibt und die Kuppe
wegflieht. In der Kuppe ein einzelnes Granulum.

Die Bläschenbildung kann,
wie in der Morphologie von
FONIO und SCHWENDENER an
Hand von Mikrophotographien
dargelegt wird, sowohl von einzelnen Thrombocyten (Abb. 35)
als ganz besonders von Plätt-
chenagglutinaten ausgehen.
Diese Agglutinate entstehen aus
dem Aneinanderhaften von zunächst 2—3 Reizformen durch
Verfilzung ihrer Pseudopodien,
dazu gesellen sich immer mehr
vorbeiströmende Thrombocyten
durch ihre anhaftenden Pseudopodien angehalten und durch

ihre Verfilzung an das Agglutinat angeschlossen, das so weiter anwächst zu
verschiedener Größe. Allmählich stülpen sich aus dem Agglutinationshäufchen
kleinere und größere Bläschengebilde, scharf konturiert, hervor, darin oft 1—3
Granula in lebhafter BROWNscher Bewegung. Ein Teil dieser Bläschen löst
sich vom Agglutinat los und schwimmt im Plasma herum, während andere
zurückgehalten aus dem Agglutinat hervorragen. Andere hinwiederum lösen

sich nicht ganz davon ab, sie bleiben mit einem Teil ihrer Umhüllung am Agglutinatrand kleben und im Bestreben, sich loszulösen, ändert sich ihre runde in eine längliche, ovoide bis elliptische Form um. Zuweilen ist die Bläschenbildung vereinzelt, während sie bei anderen Agglutinaten multipel ist, was wir als Froschlaichform bezeichnet haben. Hier und da können mehrere Bläschen miteinander verschmelzen zu größeren Formen, nicht selten einem Öltropfen gleichend. In den Endstadien der Agglutinatbildung kann ein Großteil der Bläschen zu fleckenförmigen, öligen Gebilden mit arkadenförmigen Rändern zusammenfließen. Die Größe der Bläschen ist verschieden, von den kleinsten bis zu sehr großen 4—5 μ im Durchmesser haltend, so daß man Mikro- und Makro- und Riesenformen unterscheiden kann.

Neben den Bläschen gehen von den Agglutinaten auch inaktive, schlauchförmige Pseudopodien aus, die sehr lang sich auswachsen können und an ihrem Ende kolbenförmig verdickt erscheinen. Oft sind ihre Wände hauchdünn, dann wiederum erscheinen sie als doppelkonturierte, röhrenförmige Gebilde. Zuweilen lösen sie sich von dem Agglutinat ab und schwimmen im Plasma herum, nicht selten sich allmählich zu Bläschenform zusammenziehend. Dieses Verhalten deutet darauf hin, daß ihre Entstehung derjenigen der Bläschenbildung entspricht und daß sie sich nur morphologisch davon unterscheiden.

2. Über die vergleichende Morphologie der Blutplättchen in der Tierreihe.

Unser Mitarbeiter RIHS[1] hat in einer größeren Untersuchungsreihe das morphologische Verhalten der menschlichen Thrombocyten auch bei den Säugetieren bestätigt und außerdem nachgewiesen, daß bei den Vögeln, Amphibien und

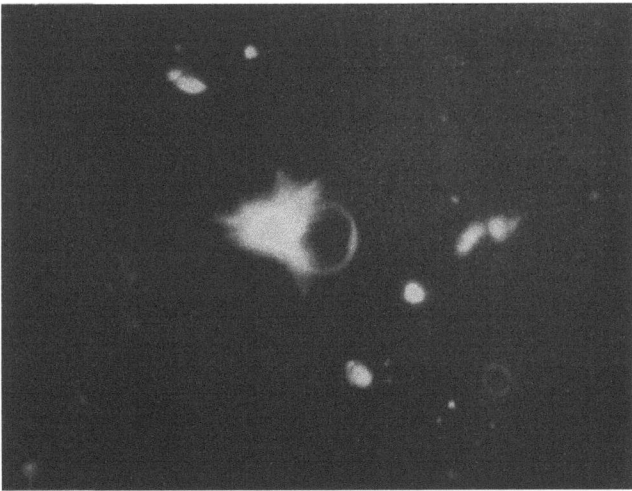

Abb. 36[2]. Rind. Thrombocytenagglutinat mit randständigen Bläschen.

Fischen die Spindelzellen den Thrombocyten entsprechen. Nach STÜBEL stellen diese Spindelzellen bei Dunkelfeldbetrachtung sich als kleine, farblose, runde Zellen dar. Der Kern nimmt einen ziemlich großen Raum ein, er ist jedoch optisch nicht vollkommen leer. Nach RIHS beträgt die Größe der Spindelzellen ungefähr $^1/_6$ derjenigen der menschlichen Thrombocyten, einen Durchmesser von 0,2—0,5 μ

---

[1] RIHS, H.: Dissertation Bern 1952.
[2] Die Abb. 36—41 sind von meinem Mitarbeiter RIHS aufgenommen.

haltend. Die Spindelzellen befinden sich, ähnlich wie Chyluskörnchen, in lebhafter Brownscher Bewegung und werden erst nach 10—12 Std. thromboplastisch am

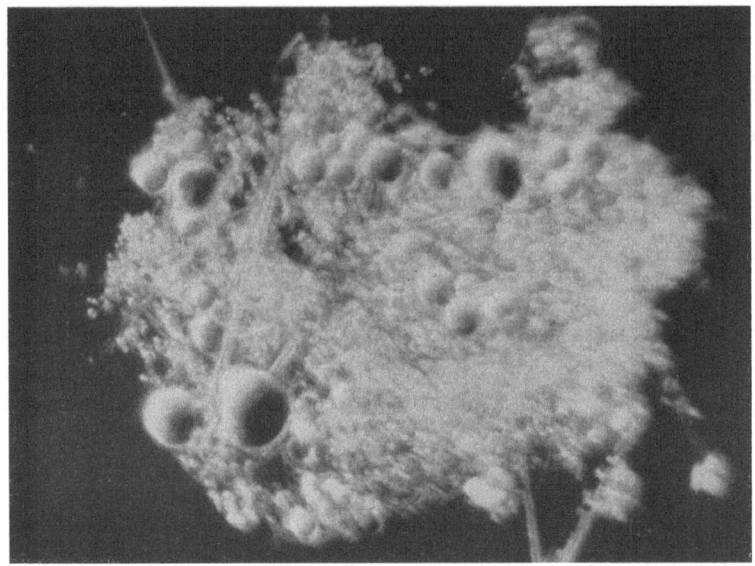

Abb. 37. Schaf. Großes Agglutinat mit Bläschen und inaktiven Pseudopodien.

Objektträger fixiert. Einzelne Spindelzellen haften dann am Objektträger fest an, während die meisten sich zu Agglutinaten zusammenschließen, oft von riesiger

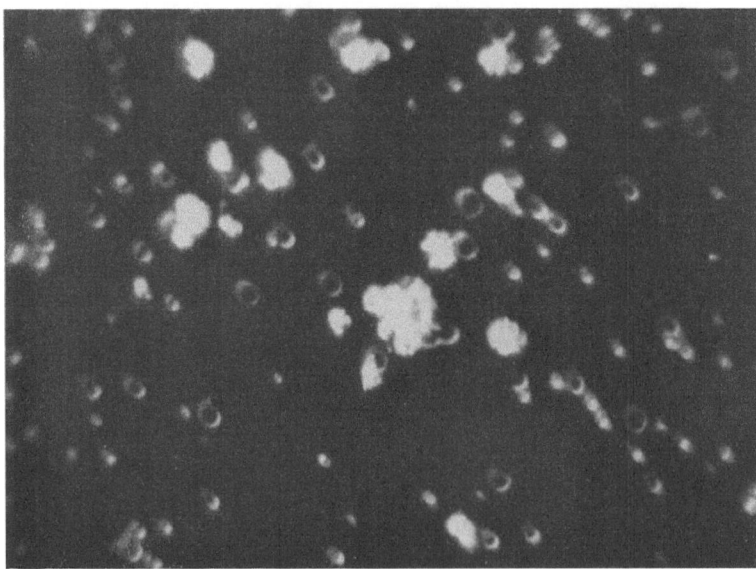

Abb. 38. Ziege. Froschlaichförmige Bildung und Abstoßung zahlreicher kleiner Bläschen aus kleineren Agglutinaten.

Gestalt. Einen Gestaltwandel wie bei den Thrombocyten und aktive Pseudopodienbildungen konnte Rihs nicht beobachten.

Wie bei den Agglutinaten der Thrombocyten weisen die Spindelzellenagglutinate charakteristische Bläschenbildungen und inaktive Pseudopodien auf, die sich wie diejenigen der Säugetiere verhalten.

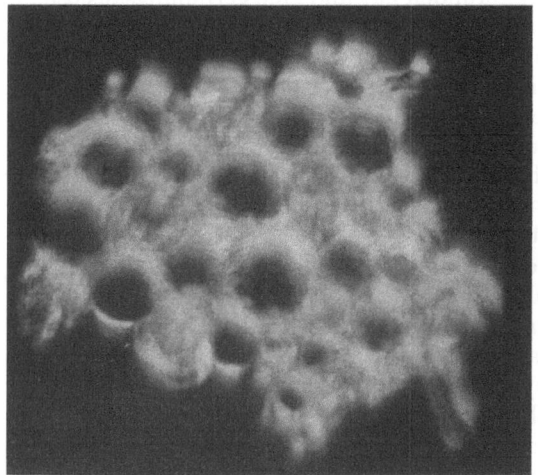 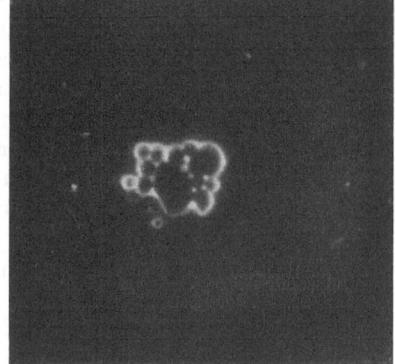

Abb. 39. Huhn. Spindelzellenagglutinat mit langem inaktivem Pseudopodium, an dessen Ende mehrere Granula in lebhafter BROWNscher Bewegung.

Abb. 40. Frosch. Konglomerat von Bläschen aus Spindelzellenagglutinat hervorgegangen.

Die Bildung von Agglutinaten und von diesen ausgehend der Bläschen und inaktiven Pseudopodien sowohl bei den Thrombocyten als bei den Spindelzellen

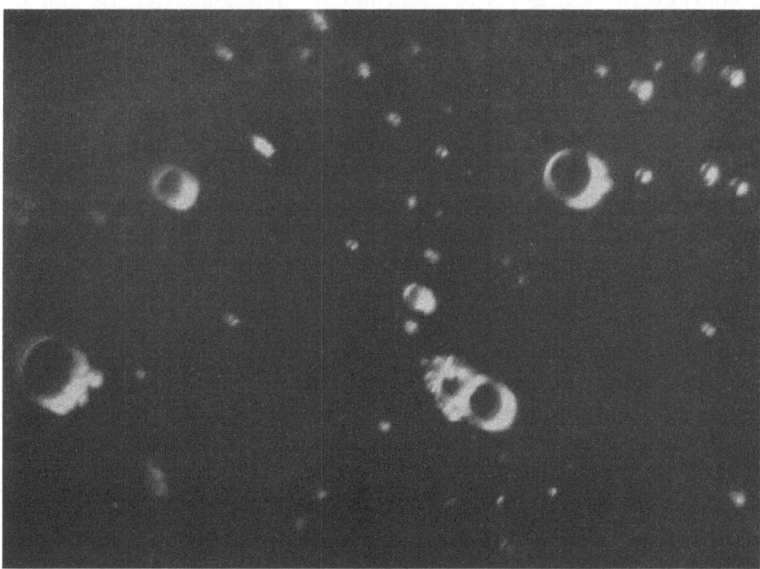

Abb. 41. Fisch. Multiple Bläschenbildungen an Spindelzellenagglutinaten. Andeutung von Froschlaichform.

deutet darauf hin, daß diesem in morphologischer Hinsicht übereinstimmenden Verhalten auch eine funktionelle Bedeutung zukommt. Diese Annahme hat bei der Prüfung der getrennten Strukturelemente ihre Bestätigung gefunden (s. S. 47).

3. Über die Funktion der Thrombocyten.

Den Thrombocyten wird beim Gerinnungsvorgang eine zweifache Funktion zugeschrieben: eine retraktionsauslösende in der dritten Phase, die mit wenigen Ausnahmen allgemeine Anerkennung gefunden hat und eine gerinnungsauslösende in der ersten Phase durch die Abgabe eines Gerinnungsfaktors (Thrombokinase, Thromboplastin, Cytoplasma, Thrombokinin u. a.) oder eines Aktivators (Enzym zur Aktivierung des Thromboplastinogens nach QUICK), die noch umstritten ist. Nach den Anhängern der plasmatischen Theorie der Gerinnung wird angenommen, daß alle Komponenten zum Gerinnungsvorgang in der ersten Phase im Plasma selbst als besondere Vorstufen präformiert enthalten sind, die unter Mitwirkung zusätzlicher Faktoren zu Reaktionen und Aktivierungsvorgängen komplexer Natur und schließlich zur Thrombinbildung führen. Den Thrombocyten wird nach dieser Theorie keine oder nur eine sekundäre Rolle bei der Thrombinbildung zugeschrieben, doch macht sich in der letzten Zeit bei namhaften Autoren wieder die Tendenz geltend, die Bedeutung der Thrombocyten bei der Thrombinbildung, wenn auch nur teilweise, wieder anzuerkennen: nach QUICK wird durch Desintegration der Plättchen ein Enzym frei, welches das im Plasma präformiert bestehende Thromboplastinogen aktiviert, und nach BRINKHOUS, WARE und SEEGERS gelingt es durch Totaleliminierung der Thrombocyten durch Zentrifugation in silikonierten Gefäßen ein ungerinnbares oder beinahe ungerinnbares Plasma zu erhalten.

Die Annahme einer aktiven Wirkung der Thrombocyten in der ersten Phase des Gerinnungsvorganges geht aus verschiedenen Überlegungen hervor, insbesondere aus ihrem Verhalten bei der hämophilen Gerinnung, indem wir nachgewiesen haben (s. S. 26, 27), daß der Zusatz hämophiler Thrombocyten zu hämophilem Plasma dessen verzögerte Gerinnungszeit nur unwesentlich beeinflußt und zum charakteristisch gestörten Aufbau bei mangelhafter Retraktion führt, während der Zusatz normaler Thrombocyten beide Vorgänge korrigiert.

GOVAERTS und GRATIA, BIRCH LA FLEUR und WERNER wiesen ferner nach, daß mechanisch zerstörte hämophile Thrombocyten, zu hämophilem Plasma hinzugesetzt, dessen Gerinnungszeit korrigieren und schlossen daraus, daß die Thrombocyten durch Zerstörung ihrer Struktur gleichsam aufgeschlagen werden und so ihre Thrombokinase abgeben, bzw. wieder aktiviert werden. Diese Erhöhung der gerinnungsbeschleunigenden Wirkung durch Strukturzerstörung läßt sich auch bei normalen Thrombocyten erreichen, indem ihr Zusatz zu einer erhöhten Beschleunigung der Gerinnung des plättchenfreien Plasma II führt, wie unser Mitarbeiter HÄGLER[1] nachweisen konnte.

QUICK und Mitarbeiter wiesen bei der Hämophilie nach, daß der Prothrombinverbrauch bei der Thrombinbildung abhängig ist von der Zahl der Blutplättchen, nimmt diese ab, dann nimmt auch der Prothrombinverbrauch ab.

BRINKHOUS, QUICK und Mitarbeiter wiesen nach, daß bei der hämophilen Gerinnung der Prothrombinverbrauch minimal ist in Bestätigung unserer Annahme, daß die hämophilen Thrombocyten das Thromboplastin nur verzögert abgeben, so daß nur ein Teil des Prothrombins innert nützlicher Frist zur Thrombinbildung gebunden wird.

Soweit über die Rolle der Thrombocyten in der ersten Phase des Gerinnungsvorganges.

Unbestritten ist, wie erwähnt, die retraktionsauslösende Wirkung der Thrombocyten in der dritten Phase der Gerinnung. DENYS und HAYEM haben schon 1882 auf die Bedeutung der Blutplättchen bei der Retraktilität bei Purpurazuständen

---

[1] HÄGLER, W.: Dissertation Bern 1952.

hingewiesen, was von zahlreichen Autoren bestätigt wurde (BENSAUDE und RIVET, TÜRK, DUKE, VON STEIGER, FRANK, ARTHUS und CHAPIRO, LE SOURD und PAGNIEZ, TASKAN, TAMURA u. a.). OPITZ und SCHOBER, WERNER, FONIO und HOWALD haben auf verschiedenem Wege den Nachweis erbracht, daß die Retraktion in direktem Zusammenhang mit der Zahl der Blutplättchen steht. Nach QUICK, STEFANINI und SHANBERGE, FONIO und HOWALD ist der Grad der Retraktion ungefähr direkt proportional der Zahl der Thrombocyten, bei Zahlen unter 70000 ist die Retraktion sehr mangelhaft, unter 20000 bleibt sie aus.

Doch kann sich nicht nur das quantitative, sondern auch das qualitative Verhalten auf den Grad der Retraktilität auswirken, so bei der Thrombasthenie GLANZMANNs. Trotz normaler Zahl der Thrombocyten ist die Retraktion des Gerinnsels mangelhaft oder fehlend. Bei Zusatz thrombasthenischer Plättchen zu thrombasthenischem Plasma II bleibt die Retraktion aus im Gegensatz zum Zusatz normaler Plättchen. GLANZMANN führt dies auf eine Aretraktozymie zurück, indem nach ihm die Retraktion durch das Vorhandensein eines Retraktocyms bedingt sei.

Zusammenfassend ergibt sich:

1. Den Thrombocyten kommt eine gerinnungsauslösende sive gerinnungsfördernde Funktion in der ersten Phase der Gerinnung zu.

2. Bei Zerstörung ihrer Struktur nimmt die gerinnungsbeeinflussende Funktion dieser Gebilde zu.

3. Den Thrombocyten kommt außerdem eine retraktionsauslösende Funktion in der dritten Phase der Gerinnung zu.

So ist anzunehmen, daß im Thrombocyt zwei Gerinnungsfaktoren oder Aktivatoren enthalten sind von verschiedener Wirkung und von verschiedenem Eingreifen in die erste und dritte Phase des Gerinnungsvorganges. Es sei vorderhand dahingestellt, ob es sich bei diesen Aktivatoren um Fermente handelt oder nicht. Es sei nur auf die Tatsache hingewiesen, daß man in einer Zelle nicht nur ein Ferment, sondern zuweilen auch ein „Fermentsystem" finden kann. Nach LINDSTRÖM-LANG soll vermittels mikrochemischer Methoden der Nachweis gelingen, daß verschiedene Fermente in einer Zelle nicht gleichmäßig verteilt, sondern an bestimmte Strukturelemente gebunden erscheinen. So sei bei Amöben die Peptitase an das Protoplasma, die Amylase an die Mitochondrien gebunden.

Die Zerstörung der Zellstruktur kann nach v. BERTALANFFY von doppelter Wirkung sein: beispielsweise werden die Fermente der Atmung gewöhnlich durch die Strukturzerstörung in ihrer Wirksamkeit gehemmt oder aufgehoben, demgegenüber werden die hydrolytischen, insbesondere die proteolytischen Fermente in ihrer Wirkung verstärkt, indem sie offenbar freigesetzt werden.

In Anlehnung an die Erkenntnisse des Vorhandenseins von zwei Fermenten in der gleichen Zelle und der verschiedenen Wirkungen bei Zerstörung der Zellstruktur läßt sich die Annahme, daß auch im Thrombocyt zweierlei Gerinnungssubstanzen oder Aktivatoren (Fermente?) enthalten und wahrscheinlich an zwei verschiedene Zellelemente gebunden sind und die bei Zerstörung der Zellstruktur sich in funktioneller Beziehung spezifisch verhalten, rechtfertigen.

4. Die Trennung von Hyalomer und Granulomer und ihre Prüfung am plättchenfreien Plasma II.

Das Ziel dieser Untersuchungen, die wir mit unseren Mitarbeitern HÄGLER[1] und SUPERSAXO[2] unternahmen, war, größere Mengen von Thrombocyten zu

---

[1] HÄGLER, W.: Dissertation Bern 1952. — [2] SUPERSAXO, P.: Dissertation Bern 1952.

isolieren, ihre Strukturelemente aufzulösen, das Granulomer vom Hyalomer zu trennen und beide getrennt auf ihre Funktion zu prüfen. Es sollte sodann versucht werden, den gerinnungsfördernden und den retraktionsauslösenden Faktor rein darzustellen und festzustellen, an welche Strukturelemente der einzelne Faktor gebunden ist.

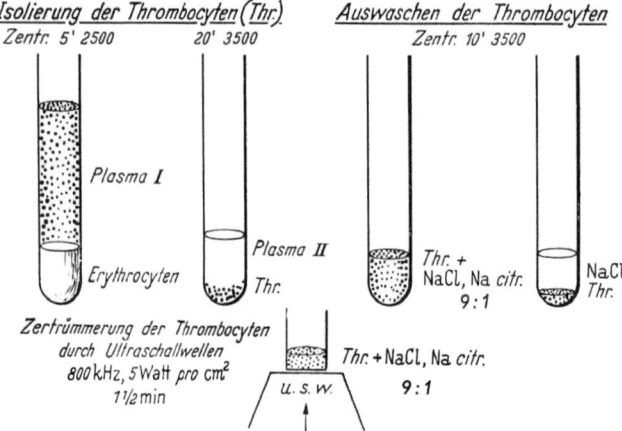

Abb. 42. Herstellen und Ultraschallbehandlung der Thrombocytenemulsion.

Um ein genügendes Quantum an Thrombocytenbestandteilen zur Trennung der zwei Strukturelemente zu erhalten, sind große Blutmengen notwendig, mindestens 400—800 cm³. Menschenblut ist zu diesen Versuchen zwar hier und da erhältlich, namentlich bei Aderlässen bei Hypertonikern, doch nicht in regelmäßigen, zu Untersuchungsreihen notwendigen Intervallen. Da wir vor einigen Jahren den Nachweis erbracht hatten, daß die Thrombocyten des Schweineblutes den menschlichen in funktioneller Beziehung überlegen sind, wählten wir als Ausgangsmaterial zu unseren Untersuchungen das Schweineblut, das an Schlachttagen in beliebigen Mengen erhältlich ist.

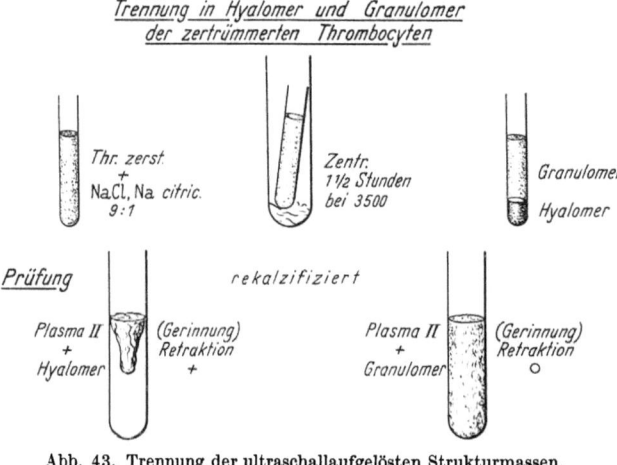

Abb. 43. Trennung der ultraschallaufgelösten Strukturmassen.

Vor dem definitiven Beginn unserer Versuche verglichen wir die Wirkung der Strukturelemente der zwei Blutarten und stellten gleichsinnige Ausschläge fest. Im Verlauf unserer Untersuchungsreihen konnten wir viermal diese Vergleichskontrollen durchführen, die Resultate waren stets eindeutig und übereinstimmend.

Die Technik der Trennungsmethoden[1]:

a) Herstellen der Thrombocytenemulsion, dem Ausgangsmaterial zur Trennung der Strukturelemente. Das aus der Halsschlagader beim Schlachtakt entnommene Blut wird zitriert (3,6% Natr. citr. 9:1) und durch Zentrifugieren, wie üblich das Plasma I hergestellt, daraus wird durch weitere länger dauernde Zentrifugierung bei höheren Minutentouren das Plasma II hergestellt mit dem Thrombocytenniederschlag, zweimaliges Auswaschen desselben mit der Auswaschlösung (physiologische Kochsalzlösung dazu Natr. citric.-Lösung im gleichen Verhältnis wie oben angegeben).

[1] Es wird hier nur eine Gesamtübersicht gegeben, eingehende Details sind vom Verf. erhältlich.

b) Trennung von Granulomer vom Hyalomer. Zerreißen der Thrombocytenemulsion im Mörser zur Herstellung einer gleichmäßigen Mischung. Ultraschallbehandlung der Emulsion bei 800 kHz, 5 Watt 1 min 30 sec lang.

Zentrifugierung der Emulsion der aufgelösten Massen: Obere Schicht = Granulomer, unterer Niederschlag = Hyalomer. Kontrolle beider Schichten im Dunkelfeld. In der oberen Schicht sind massenhaft Granula enthalten, im Hyalomer viele Zellschatten, amorphe Schollen, einzelne Zellfragmente mit Andeutung von Pseudopodienbildung, zahlreiche Granula teils frei, teils in den amorphen Massen eingeschlossen. Bläschenbildungen.

c) Prüfung von Granulomer und Hyalomer an plättchenfreiem Plasma II (einstündiges Zentrifugieren des Plasma I bei 3500 min. Touren eliminiert sämtliche Thrombocyten).

Zu 1,0 cm³ Plasma II 0,5 cm³ der zu prüfenden Emulsion. Rekalzifizieren mit 3 Tropfen 2%iger $CaCl_2$-Lösung, Bestimmung der Rekalzifikationszeit und der Retraktion. Beide, Granulomer und Hyalomer, verkürzen erheblich die Gerinnungszeit des Plasma II, nur das Hyalomer löst die Retraktion aus, bei Granulomerzusatz stellt sich keine Retraktion ein, ein Befund, der ausnahmslos bei allen Verarbeitungen bestätigt wird (s. Abb. 45).

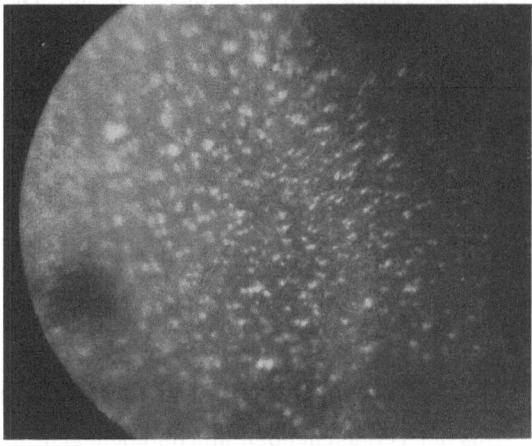

Abb. 44. Granulomer, massenhaft Granula in lebhafter BROWNscher Bewegung.

d) Reindarstellung des Granulomers. Zentrifugierung der Granulomeremulsion in der Internat. Refrigerate Centrifuge 2 Std. lang bei 17000 Minutentouren bei Abkühlung auf 0° C. Obere klare Schicht = vollkommen granulafreie Emulsion, unterer Niederschlag = Granula.

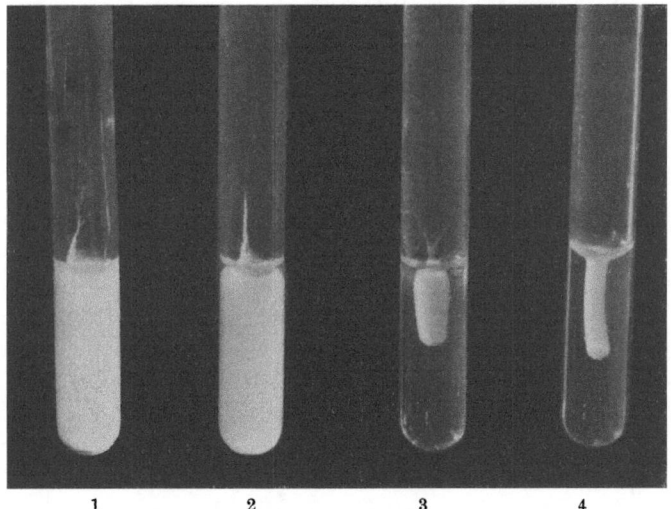

Abb. 45. 1 und 2: Granulomer; keine Retraktion. 3 und 4: Hyalomer; Retraktion.

Die Prüfung am Plasma II ergibt eine Verkürzung der Gerinnungszeit bei beiden gleichmäßig.

Nach mehrmaligem Auswaschen des Granulaniederschlages mit Auswaschlösung bleibt die gerinnungsbeschleunigende Wirkung der Granula unvermindert, wobei sie an die Auswaschlösung übertragen wird.

e) Reindarstellung des Hyalomers. Nach dreimaligem Auswaschen mit Auswaschlösung bleibt die retraktionsauslösende Wirkung des ausgewaschenen Hyalomers ungeschmälert erhalten, sie wird jedoch nicht an die Auswaschlösung abgegeben.

Sowohl das unausgewaschene als das mehrmals ausgewaschene Hyalomer weisen eine gerinnungsbeschleunigende Wirkung auf, die sie auf die Auswaschlösung übertragen. Sie ist durch den Gehalt an in den amorphen Massen retinierten Granula bedingt, die an die Auswaschlösung bei der Zentrifugation abgegeben werden, wie die Dunkelfeldbetrachtung ergibt, dabei nimmt diese Wirkung des Hyalomers nach mehrmaliger Auswaschung ab.

Zusammenfassung: Granulomer und Hyalomer sind gerinnungsbeschleunigend, nur das Hyalomer ist retraktionsauslösend. Die rein dargestellten Granula sind die Träger eines Gerinnungsfaktors, der an die Auswaschlösung abgegeben wird. Trotz mehrmaliger Auswaschung bleibt die gerinnungsbeschleunigende Wirkung ungeschmälert.

Das reindargestellte, mehrmals ausgewaschene Hyalomer behält ungeschmälert seine retraktionsauslösende Wirkung bei, die nicht an die Auswaschlösung abgegeben wird. Sie ist an die Struktur des Hyalomers fest gebunden.

So ergibt sich aus der Trennung der Strukturelemente der Thrombocyten, daß das Granulomer der Träger eines Gerinnungsfaktors und das Hyalomer des retraktionsauslösenden Faktors ist. Beide werden beim Gerinnungsvorgang von den Thrombocyten an das Plasma abgegeben, von den Granula in der ersten, vom Hyalomer in der dritten Phase.

5. Die Bläschenbildung und ihre Beziehung zum Gerinnungsvorgang.

Aus der vergleichenden Morphologie geht hervor, daß die Bläschenbildung und die inaktiven schlauchförmigen Pseudopodien regelmäßig von den Agglutinaten

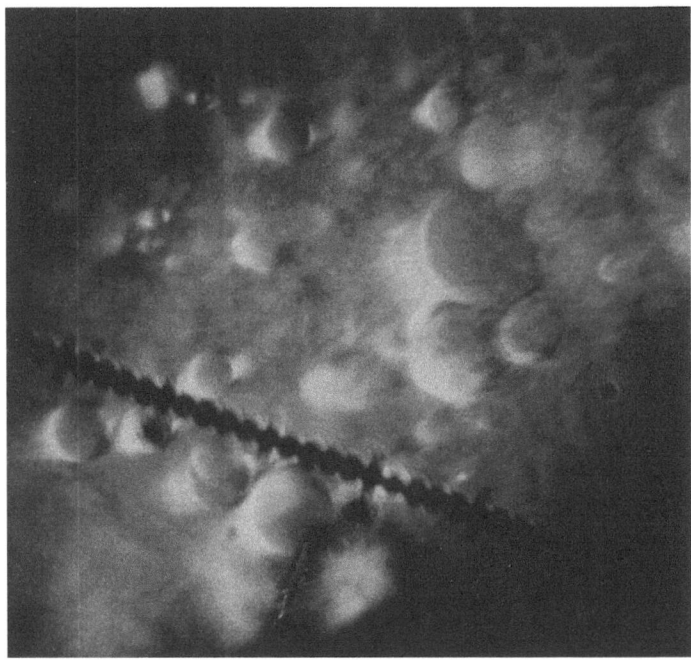

Abb. 46. Plättchenagglutinat im gefrorenen und langsam wieder aufgetauten Plasma. Zahlreiche Mikro- und Makrobläschen.

der Thrombocyten der Säugetiere und der Spindelzellen der Vögel, Amphibien und Fische abgesondert werden, so daß der Gedanke nahe liegt, daß diese Gebilde in engster Beziehung mit Strukturelementen derselben stehen und damit möglicherweise auch mit den Gerinnungsvorgängen. Vor der Beantwortung der Frage, von welchen Strukturelementen die Bläschen abgegeben werden, mußte festgestellt werden:

1. wann die Bläschen nach der Blutentnahme erstmals auftreten.

2. ob sie von den Plättchenemulsionen bzw. von deren Agglutinaten nach Eliminierung des Plasmas abgegeben werden,

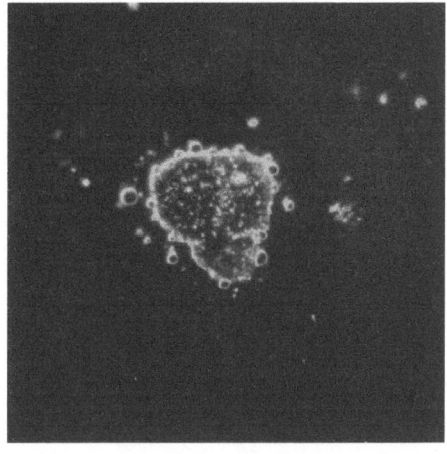

3. wie sich die Zerstörung der Strukturelemente auf die Bläschenbildung auswirkt und endlich

4. von welchen Strukturelementen sie vom Granulomer oder vom Hyalomer abgegeben werden?

Unser Mitarbeiter AEBERSOLD[1] hat sich dieser Aufgabe unterzogen und nach Beantwortung der ersten drei Fragestellungen sodann in Mitarbeit mit SUPERSAXO, der die Reindarstellung der Granula und des Hyalomers übernommen hatte, das Verhältnis der Bläschen zu den einzelnen Strukturelementen festgestellt.

Nach AEBERSOLD stellen sich die Bläschen an den Thrombocytenagglutinaten des gefrorenen und langsam wiederaufgetauten Schafplasma I[2] bald nach der Einstellung im Dunkelfeld ein.

Abb. 47. Agglutinat wie in Abb. 46. Zahlreiche Bläschen am Band, ein Teil hat sich bereits abgestoßen und schwimmt in der Emulsionsflüssigkeit.

Ihre Größe variiert zwischen 1—4 μ. Isoliert man aus dem Schafplasma in üblicher Weise die Thrombocyten und stellt man vermittels physiologischer Kochsalzlösung

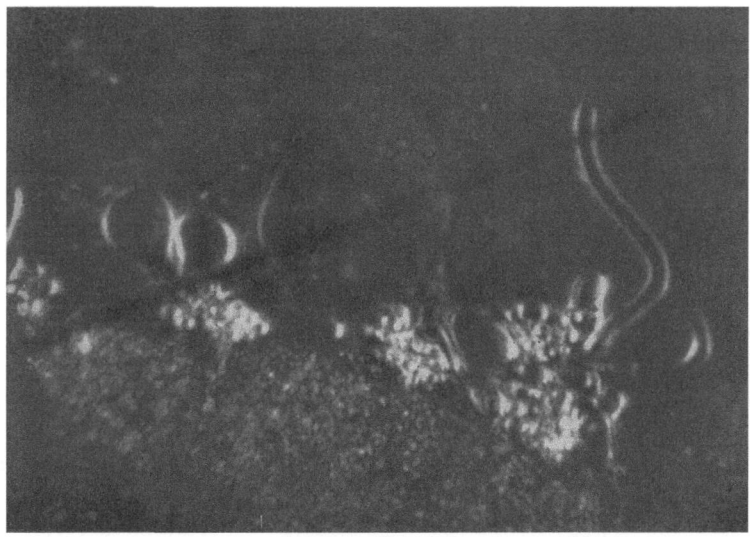

Abb. 48. Bläschenbildung am Rande eines Granulaagglutinates. Langes, inaktives, schlauchförmiges Pseudopodium, daneben Andeutungen von Pseudopodienbildung.

eine Plättchenemulsion her und bringt diese zum Gefrieren und Wiederauftauen, dann stellen sich die Bläschen eine Stunde nach Einstellung im Dunkelfeld

---

[1] AEBERSOLD, W.: Dissertation Bern 1952 (im Druck).

[2] Zu diesen Untersuchungen wird das Schafblut verwendet, da seine Plättchenagglutinate sehr charakteristische Bläschenbildungen aufweisen (s. Abb. 37 u. 46).

ein. Daraus ist zu schließen, daß das Plasma an der Bläschenbildung unbeteiligt ist und daß ihre Abgabe durch die amorphen Agglutinatmassen erfolgt.

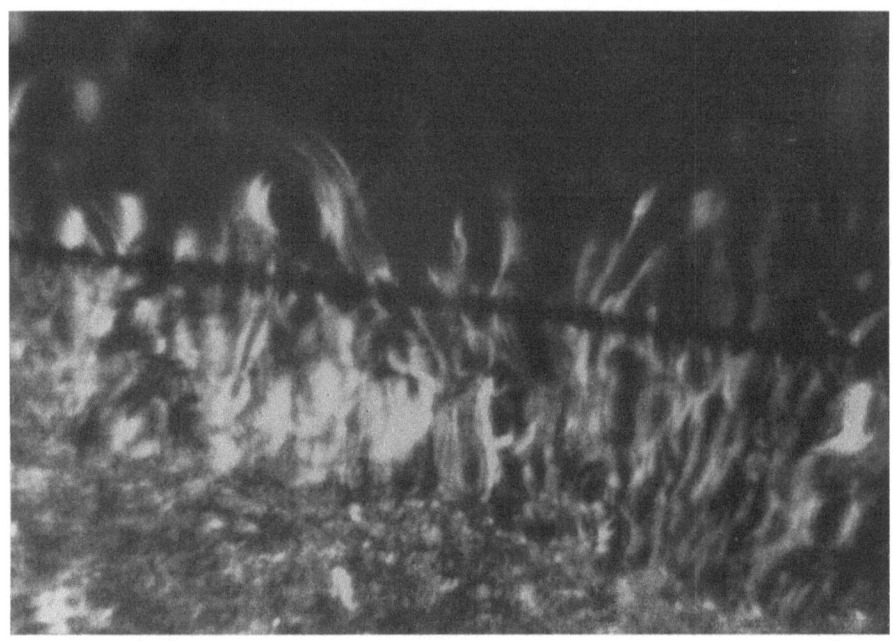

Abb. 49. Großes Granulaagglutinat. Am Rande äußerst zahlreiche doppelkonturierte, inaktive Pseudopodienbildungen, dazwischen Bläschen. 19 Stunden nach Beschickung des Dunkelfeldes.

Aus der weiteren Beobachtung ergibt sich, daß durch Zusammenfließen einzelner Bläschen sich Riesenbläschen bilden, mit arkadenförmigem Rand, sich im Gesichtsfeld langsam verschiebend.

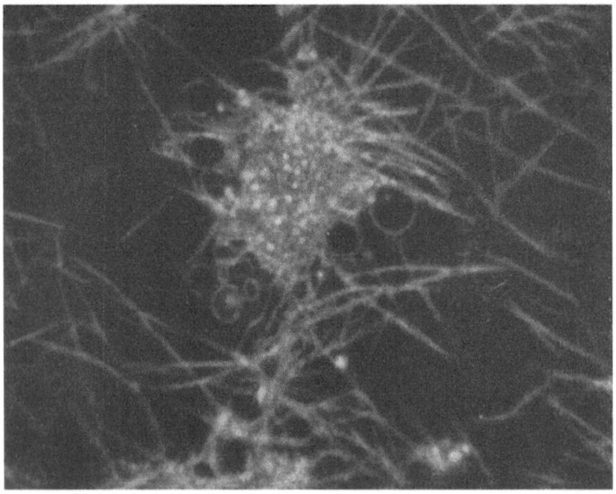

Zur Beantwortung der Frage, welche Strukturbestandteile zur Bläschenbildung führen, wurden, wie erwähnt, die Untersuchungen mit denjenigen unseres Mitarbeiters SUPERSAXO kombiniert, der die Reindarstellung der Granula und des Hyalomers bearbeitete.

Es zeigte sich, daß sowohl Bläschenbildung als inaktive Pseudopodien von den reindargestellten Granulaagglutinaten frei von jeglichem Gehalt an der ursprünglichen Emulsionslösung des Granulomers abgesondert werden.

Abb. 50. Mikrothrombus aus Granulaagglutinaten bestehend, Protoplasma nicht mehr wahrnehmbar. Um den Thrombus herum zahlreiche Mikro- und Makrobläschen z. T. im Plasma herumschwimmend. Massierte Fibrinnadeln aus dem Agglutinat hervorsprießend, in der Umgebung nur vereinzelte Fibrinnadeln.

Die Bläschen sind zu Gruppen am Rande der Agglutinate angeordnet, und zwar sowohl Mikro- als Makrobläschen teils am Rande anklebend, teils bereits an die

umgebende physiologische Kochsalzlösung abgestoßen. Inaktive, lange, schlauchförmige Pseudopodien finden sich an diesen Gruppen (s. Abb. 48). Einige Stunden
später ist die Berandung der Granulaagglutinate übersät von Bläschenbildungen
und dazwischen von doppelkonturierten Pseudopodien in sehr großer Zahl, das
Bild einer Zerfransung, wie bei einem Teppich, vortäuschend (s. Abb. 49).

Die Feststellung, daß sowohl die Bläschen als die inaktiven Pseudopodien
von den mehrfach ausgewaschenen Granulis ausgehen, ohne Beimengung anderer
Strukturbestandteile, spricht dafür, daß die Granula ein Sekretionsprodukt
absondern bzw. sezernieren, das bei reichlicher Absonderung des Gerinnungsfaktors in Bläschenform vom Agglutinat abgestoßen wird.

Bläschenbildungen werden auch am Rande des Hyalomers angetroffen, doch
finden sie sich beim mehrfach ausgewaschenen Hyalomer nicht mehr vor, was
auf den Verlust eines großen Teiles der retinierten Granula zurückgeführt werden
dürfte.

Wir nehmen an, daß es sich beim Sekretionsprodukt der Granula um das
Thromboplastin handelt. Diese Annahme findet ihre Unterstützung durch den
Befund der Bläschen am Mikrothrombus und rings um denselben zu Beginn der
Fibrinausscheidung im gerinnenden Plasma. Der Ausfall der Fibrinnadeln
beginnt im und am Mikrothrombus, wo sie gehäuft erscheinen, während in der
Umgebung nur einzelne Fibrinnadeln sich vorfinden. Die Totalgerinnung tritt
erst ein, wenn das Thromboplastin in Form von Bläschen zum Teil weiter in das
Plasma vorgedrungen ist und die Thrombinbildung einleitet (s. Abb. 50).

B. Über die Wirkung des Hyalomers auf den Retraktionsvorgang.

(Aus dem Theodor-Kocher-Institut in Bern.)

Wir haben im Abschnitt 4 dargelegt, daß durch die Einwirkung von Ultraschall auf isolierte Thrombocyten ihre Struktur zerstört wird und daß durch
fraktionierte Zentrifugierung der
zerstörten Masse sich zwei Strukturelemente abtrennen lassen: das
Granulomer und das Hyalomer.
Beide Elemente unterscheiden sich
in funktioneller Beziehung: dem
Granulomer, bzw. dessen Granula
kommt eine gerinnungsauslösende,
dem Hyalomer eine retraktionsauslösende Funktion zu. Bei allen durch
uns selbst und unseren Mitarbeitern
vorgenommenen zahlreichen funktionellen Prüfungen gelang es niemals durch Granulomerzusatz zum
Plasma II eine Retraktion des
Fibringerinnsels auszulösen, im
Gegensatz zum Hyalomerzusatz,
dem Retraktionsaktivator. Die retraktionsauslösende Funktion der
Thrombocyten kommt einzig ihrem
Strukturelement Hyalomer zu.

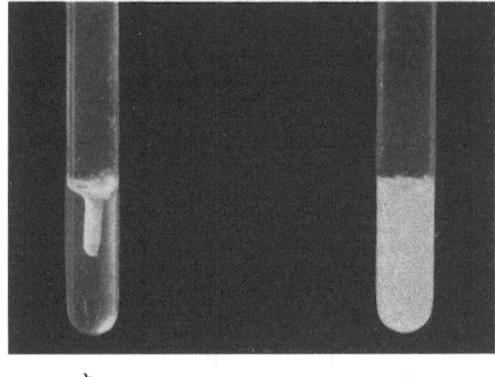

b   a

Abb. 51. a rekalzifiziertes, plättchenfreies Plasma II ohne
Zusatz: Gerinnung, keine Retraktion. b rekalzifiziertes,
plättchenfreies Plasma II mit Hyalomerzusatz: Gerinnung
und Retraktion. Retraktion des Fibringerinnsels nach
dem thromboplastischen, ringförmigen Oberflächenstütz-
punkt hin, an der Grenze zwischen Glaswand und oberer
Plasmaoberfläche (Fibrindiscusrand). Konische Form des
retrahierten Gesamtgerinnsels mit discus-artiger runder Basis.

Die funktionelle Prüfung dieses Retraktionsaktivators ist einfach: rekalzifiziertes, thrombocytenfreies Citratplasma II gerinnt in toto, dessen Gerinnsel
bleibt jedoch völlig irretraktil. Setzt man vor Eintreten der Gerinnung Hyalomer

hinzu, dann stellt sich die Retraktion ein. In der Abb. 51 ist dieses Phänomen klar dargestellt.

Durch die Beobachtung dieses Vorganges im Wasserbad bei 37° C stellt man fest, daß nach etwa 5—10 min sich die Gerinnung des Gesamtplasmas einstellt, nach etwa 30 min beginnt das Gerinnsel sich vom Grunde des Reagensgläschens abzulösen in Form einer runden Kuppe, und nach 45—60 min ist die Retraktion nach der oberen discusartigen runden Basis, die ringsherum an der Glaswand anklebt, vollendet.

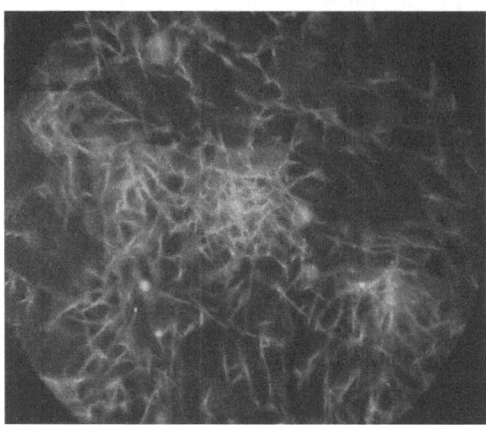

Abb. 52. Plättchenfreies Plasma II ohne Hyalomerzusatz.
Strukturloses Fibrinnetz.

Bei Zimmertemperatur ist dieser Vorgang verzögert, erst nach 2 Std. ist in der Regel die Retraktion von Normalblut beendigt. Die Retraktion der Fibrinmassen vollzieht sich bei dieser Versuchsanordnung zunächst nach oben. Maßgebend hierfür ist die thromboplastisch wirkende, ringförmige Anklebestelle des Fibrindiscus an der Glaswand, an der Grenze zwischen Plasmaoberfläche und trockener Glaswand. Sodann erfolgt die Retraktion auch in der Breite, das Fibrincoagulum hat sich um ein Vielfaches verschmälert.

Die Betrachtung des Retraktionsvorganges im Dunkelfeld mit und ohne Hyalomerzusatz gibt uns weitere Anhaltspunkte zur Beurteilung dieses Phänomens, sowohl beim plättchenfreien Plasma II als beim plättchenhaltigen Plasma I.

1. Die Wirkung des Hyalomers auf das plättchenfreie Plasma II.

Im plättchenfreien Plasma II nehmen die Fibrinfäden eine unregelmäßige Einordnung an, es kommt zum strukturlosen Fibrinnetz (s. Abb. 52).

Setzt man aber vor Eintreten der Gerinnung zum rekalzifizierten Plasma II Hyalomer hinzu, dann nehmen die Fibrinfäden eine Paralleleinstellung und ordnen sich hernach zu Tau- bzw. Strangbildungen ein (s. Abb. 53). Dazwischen entstehen völlig fibrinfreie Lückenbildungen, das ausgepreßte Serum enthaltend, worin einzelne kleinste Partikelchen (Granula, Hämokonien) in lebhafter BROWNscher Bewegung herumschwimmen.

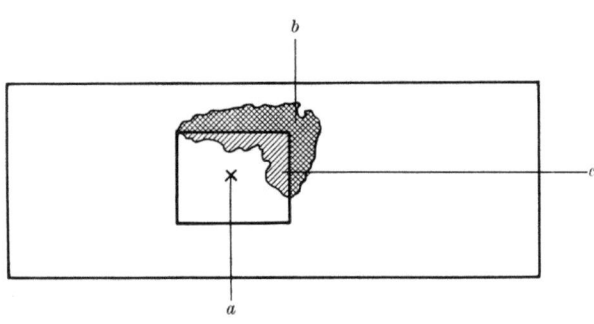

Abb. 53. Versuchsanordnung.
a Plama II rekalzifiziert. b Hyalomerzusatz.
c Unter dem Deckglaschen eingedrungenes Hyalomer.

In den folgenden Abbildungen wird die Paralleleinstellung der Fibrinfäden und hernach der Tau- bzw. der Strangbildung dargestellt (Abb. 54—56).

Diese Beobachtungen im Dunkelfeld bringen uns etwas näher an die Erkenntnis der Vorgänge bei der Retraktion des Fibringerinnsels heran als dies bis jetzt der Fall war. Durch die Einwirkung des Retraktionsaktivators, des Hyalomers, ordnen sich die Fibrinfäden, ausgehend von einer thromboplastischen Stelle im Gesichtsfeld, parallel nach einer bestimmten Richtung hin und schließen sich zu Strangbildungen zusammen. Hernach erfolgt der Retraktionszug der Fibrin-

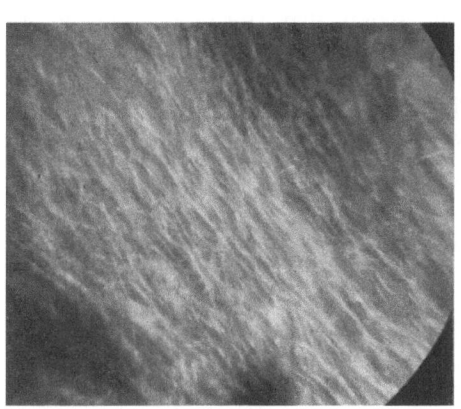

Abb. 54. Rekalzifiziertes, plättchenfreies Plasma II mit Hyalomerzusatz. Paralleleinstellung der Fibrinfäden.

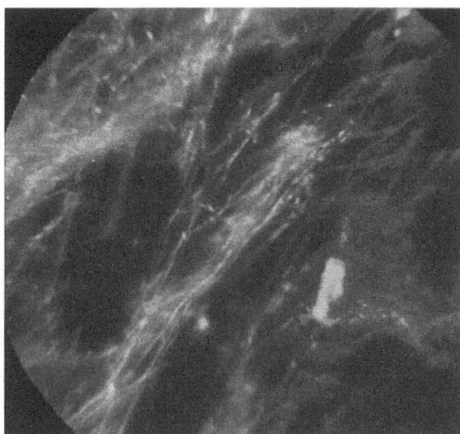

Abb. 55. Paralleleinstellung und beginnende Strangbildung. Zwischen den Fibrinsträngen fibrinfreie Lücken

stränge in Richtung der thromboplastischen Anklebestelle, ähnlich wie das Gerinnsel im Reagensgläschen (Abb. 51) sich nach dem an der Glaswand ringsherum anklebenden Fibrindiscusrand hin retrahiert.

2. Die Wirkung des Hyalomers auf das plättchenhaltige Plasma I.

Beim plättchenhaltigen Plasma I und beim Vollblut erfolgt der Retraktionsvorgang nach dem gleichen Prinzip, d. h. von thromboplastisch wirkenden Zentren

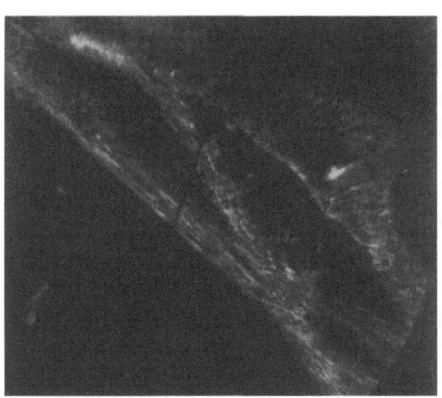
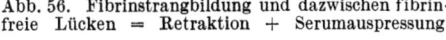

Abb. 56. Fibrinstrangbildung und dazwischen fibrinfreie Lücken = Retraktion + Serumauspressung.

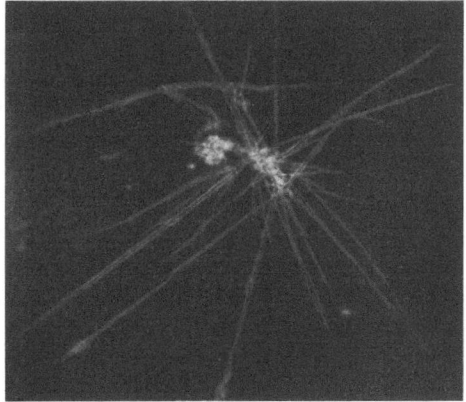

Abb. 57. Granulahäufchen als thromboplastisches Zentrum mit konzentrisch dahin strebenden z. T. doppeltkonturierten Fibrinfäden als Andeutung von Strangbildung.

aus, oder nach diesen hin. Als solche funktionieren die Thrombocyten bzw. deren Agglutinate. Daraus ergibt sich, daß infolge ihrer Multiplizität im Gesichtsfeld des Dunkelfeldmikroskopes die Fibrinfäden sich konzentrisch nach diesen thromboplastischen Zentren einordnen und nicht parallel nach einzelnen, weit auseinanderliegenden, wie beim plättchenfreien Plasma II. In der Abb. 57 kommt diese konzentrische Einordnung nach einem Agglutinatrest von Thrombocyten, einem Granulahäufchen hin, sehr schön zur Darstellung.

Die Abb. 58 stellt das Fibrinnetz von thrombocytenhaltigem Plasma I dar. Die Fibrinfäden, z. T. zu Strängen vereinigt, haben sich konzentrisch nach den Thrombocytenagglutinaten bzw. zu deren Resten, thromboplastische Zentren darstellend, hin eingeordnet. Dazwischen finden sich fibrinfreie Lücken als Ausdruck der erfolgten Serumauspressung, worin einige frei herumschwimmende Bläschenbildungen enthalten sind. Die Retraktion erfolgt hier in Richtung der thromboplastischen Zentren, so daß das Fibringerinnsel sich nach allen Seiten hin, in der Länge, in der Breite und in der Tiefe retrahiert und nicht bloß nach einer

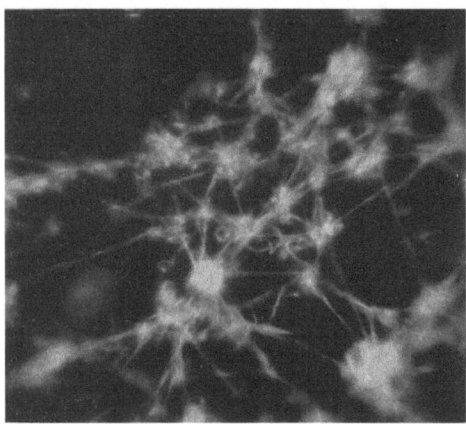 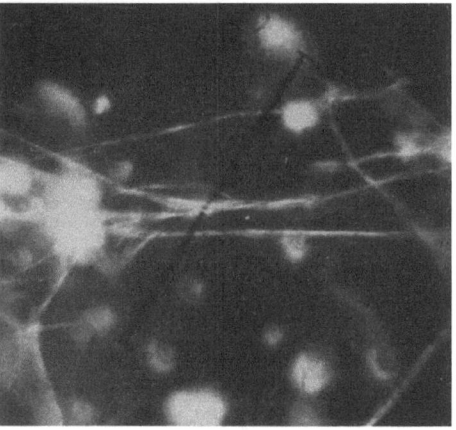

Abb. 58. Plättchenhaltiges Plasma I rekalzifiziert. Konzentrische Anordnung der Fibrinfäden z. T. als Fibrinstrang nach den Thrombocytenagglutinaten hin, thromboplastischen Zentren entsprechend. Dazwischen fibrinfreie Lücken, das ausgepreßte Serum enthaltend, darin einige Bläschenbildungen. Charakteristisches Bild des Fibrinnetzes.

Abb. 59. Thrombopenisches Plasma I (Plättchenzahl 70000). 1. Plättchenagglutinat (fokale Einstellung gleichzeitig mit den Fibrinfäden nicht möglich). 2. Paralleleinstellung und Strangbildung. 3. Konzentrische Einstellung der Fibrinfäden zum Agglutinat.

einzigen Richtung, wie beim plättchenfreien Plasma II. Auch hier beim Plasma I wird die Retraktion durch das Hyalomer ausgelöst, das aus den zerfallenden Thrombocyten oder deren Agglutinaten frei wird und zur vollen Wirkung gelangt, wie beim isolierten Hyalomer im Plasma-II-Versuch.

3. Die kombinierte Wirkung des Hyalomers auf das plättchenhaltige thrombopenische Plasma I.

Die Anordnung der Fibrinfäden des thrombopenischen Plasma I nimmt eine Mittelstellung zwischen derjenigen des Plasma II und I, der parallelen und der konzentrischen Einstellung ein. Infolge der herabgesetzten Zahl der Thrombocyten und deren Agglutinate liegen die thromboplastischen Zentren weiter auseinander, was zur Folge hat, daß, wie beim Plasma II, sich die Fibrinfäden parallel und zu Strängen einordnen, während gleichzeitig eine konzentrische Anordnung zu einzelnen, näher an einander liegenden Agglutinaten erfolgt (s. Abb 59).

Zusammenfassung.

I. Teil.

1. Beschreibung einer neuen Methode zur Bestimmung des Retraktilitätsgrades des Plasmagerinnsels.

2. Darstellung des Retraktogrammes vermittels verschiedener Retraktometer.

3. In weiteren Abschnitten werden besprochen: die Festsetzung der physiologischen Werte der Retraktilität; die Konstanz der Retraktilität gegenüber exogenen und endogenen Faktoren der Umwelt; die Korrelation der Erniedrigung des Retraktilitätsgrades mit abnehmenden Thrombocytenzahlen; die Wirkung von Röntgen-, Kurzwellen-, Ultraviolettstrahlen, von Radium, Temperatur, Zentrifugierzeiten und Überalterung auf Emulsionen isolierter Thrombocyten; die Erniedrigung des Retraktilitätsgrades während der Schwangerschaft; die unwesentliche Einwirkung des Höhenklimas auf die Retraktion bei charakteristischer Zunahme der Thrombocytenzahlen mit steigender Höhe, und das kaum beeinflußte Verhalten der Retraktion bei operativen Eingriffen.

II. Teil.

1. Besprechung des prinzipiellen Unterschiedes des Aufbaues und der Retraktilität des Plasmagerinnsels bei der Thrombopenie und Hämophilie.

2. Vergleich der Wirkung von hämophilen und normalen Plättchen auf die Gerinnungszeit und auf den Aufbau und die Retraktion des Plasmagerinnsels: Insuffizienz der hämophilen Thrombocyten (Hämophilierung).

3. Untersuchung der Wirkung von Antikoagulantien der Heparin- und Dicumarolgruppe auf den Aufbau und die Retraktion des Plasmagerinnsels: Hämophilierung bei höherer Dosierung.

4. Beschreibung einer klinisch verwendbaren Bestimmungsmethode des Aufbaues und der Retraktion des Plasmagerinnsels bei der Antikoagulantientherapie.

III. Teil.

1. Kurzer Überblick auf die Morphologie der menschlichen Thrombocyten.

2. Über die gerinnungs- und die retraktionsauslösende Funktion der Thrombocyten.

3. Besprechung des Verfahrens der Trennung der Thrombocyten in ihre Strukturelemente, dem Granulomer und Hyalomer vermittels Ultraschall.

4. Prüfung der Wirkung beider Elemente auf Plasma II: dem Granulomer kommt eine gerinnungsauslösende, dem Hyalomer eine retraktionsauslösende Funktion zu.

5. Absonderung des Gerinnungsaktivators durch die aus dem Granulomer isolierten Granula und seine Abgabe an die Emulsionsflüssigkeit. Der Retraktionsaktivator ist demgegenüber fest an das Hyalomer gebunden und wird nicht an die Emulsionsflüssigkeit abgegeben.

6. Vergleichende Morphologie der Thrombocyten der Säugetiere und der Spindelzellen der Vögel, Amphibien und Fische mit besonderer Berücksichtigung der Bläschenabsonderung ihrer Agglutinate und Besprechung der Beziehung der Bläschenbildung zum Gerinnungsvorgang.

7. Betrachtung im Dunkelfeld der Wirkung von Hyalomer auf die Retraktion des plättchenfreien Plasma II: Paralleleinstellung und Strangbildung der Fibrinfäden und dazwischen von fibrinfreien Lücken als Ausdruck der Serumauspressung.

8. Vergleich des Verhaltens der Fibrinfäden bei Zusatz von Hyalomer zu plättchenfreiem Plasma II (Paralleleinstellung und Strangbildung) und beim spontanen Retraktionsvorgang des plättchenhaltigen Plasma I (konzentrische Einstellung zu den thromboplastischen Zentren).

9. Kombinierte Wirkung beim plättchenarmen, thrombopenischen Plasma I.

II. Das Problem der Pathogenität von Escherichia coli im Säuglingsalter[1].

Von

O. H. Braun-Heidelberg.

Mit 5 Abbildungen.

Inhalt.

---

[1] Aus der Univ.-Kinderklinik Heidelberg. Direktor: Prof. Dr. Ph. Bamberger. Abgeschlossen am 15. 9. 1952.

Literatur.

ABDEL-KALEK, GHOLMY and HANNA: Comperative Study of sulfonamids in the treatment of infantile dyspepsie. J. Roy. Egypt. Med. Assoc. **33**, 481 (1950).

ABRAHAM: [1] Coli und Colostrum. Jb. Kinderheilk. **125**, 160 (1929).

— [2] Atypische Coli und Milchinfektion. Jb. Kinderheilk. **123**, 80 (1929).

ABRAMSON and FUERST: Outbreak of nausea, vomiting and diarrhea on maternity seriel transmitted to child caring institution and to private homes. Pediatrics **2**, 677 (1948).

ACKLIN: Zur Bakteriologie und Biologie der Gallendesinfektion unter besonderer Berücksichtigung des Pyridin-3-Carbonsäure-oxymethylamids (Bilamid). Praxis (Bern) **38**, (1948).

ADAM: [1] Endogene Infektion und Immunität. Jb. Kinderheilk. **99**, 86 (1922).

— [2] Über die Biologie des Dyspepsiecoli und ihre Beziehung zur Pathogenese der Dyspepsie und Intoxikation. Jb. Kinderheilk. **101**, 295 (1923).

— [3] Dyspepsiecoli. Zur Frage der bakteriellen Ätiologie der sog. alimentären Intoxikation. Jb. Kinderheilk. **116**, 8 (1927).

— [4] Untersuchungen zur Pathologie der Durchfallserkrankungen des Säuglings. Acta paediatr. (Stockh.) **11**, 145 u. 160 (1930).

— [5] Bacterielle Ätiologie und antibacterielle Diät bei Ernährungsstörungen des Säuglings. VI. Internat. Kongreß für Pädiatrie, Zürich 1950.

— [6] Fortschritte in der Pathogenese und Therapie der Ernährungsstörungen. Ärztl. Forsch. **6**, 59 (1952).

— [7] Zur Pathogenese der schweren Durchfallserkrankungen des Säuglings. Mschr. Kinderheilk. **34**, 467 (1926).

— [8] Persönliche Mitteilung.

— u. AUST: Dyspepsiecoli. Mschr. Kinderheilk. **98**, 356 (1950).

— u. CHEN HUNG TA: Dyspepsiecoliserum. Experimentelle Grundlagen einer Serumprophylaxe und Serumtherapie der Dyspepsiecoliinfektion. Jb. Kinderheilk. **119**, 82 (1928).

— u. FROBOESE: Untersuchungen zur Pathologie der Durchfallserkrankungen des Säuglings.

— Z. Kinderheilk. **39**, 267 (1925).

— Anatomie und Bakteriologie des Darmes bei Durchfallserkrankungen des Säuglings. Mschr. Kinderheilk. **29**, 562 (1925).

ADAMEK u. STENGER: Tierexperimentelle Untersuchungen zur Bedeutung der Darmflora in der Pathogenese der parenteral bedingten Dyspepsie und Intoxikation. Mschr. Kinderheilk. **97**, 401 (1950).

ALEXANDER: Zit. nach THALHAMMER. Österr. Z. Kinderheilk. **5**, 331 (1950).

ALLEN, MORRISON and RUTHERFORD: Penicillintherapy in infectious diarrhea. Arch. Dis. Childh. **21**, 19 (1946).

ANDERSEN: Acute malignant gastroenteritis. Nord. Med. **36**, 2433 (1947).

ANDERSON: The chemotherapy of infectious diarrhea with sulfathiazol. J. of Pediatr. **18**, 732 (1941).

— and NELSON: Clinical observations in the treatment of epidemic diarrhea of the newborn. J. of Pediatr. **25**, 319 (1944).

ANDREWES: Dysenteriebacilli: The differentiation of the true dysenteriebacilli from allied species. Lancet **96**, 560 (1918).

ARLOING, THÉVENOT et VIALLIER: Action de divers sulfamides sur le développement du colibacill. C. r. Soc. Biol. (Paris) **136**, 601 (1942).

DE ASSIS: A propos de la position systématique de Sh. guanabara. O' Hospital **39**, 1 (1951).

— e LEITE RIBEIRO: Estudios sobre Shigelloses na infância do Rio de Janeiro. O' Hospital **32**, 149 (1947).

ASCHENHEIM u. HOLSTEIN: Coliagglutinine bei ernährungsgestörten Säuglingen. Mschr. Kinderheilk. **23**, 370 (1922).

AUENMÜLLER u. HUNGERLAND: Über die Behandlung der Säuglingsdyspepsie mit dem Sulfonamidderivat Formocibazol. Dtsch. med. Wschr. **1949**, 1141.

Anonym: Epidemiology of infantile enteritis. Brit. Med. J. No. 4700, 233 (1951).
Anonym: Aetiology of infantile Gastroenteritis. Summary of Proceedings. Lancet 2, 131
    1951). International Congress of clinical Pathology.
BACH: Mécanisme de l'action antiseptique de l'acide lactique pour le b. coli. C. r. Acad. Sci.
    (Paris) 192, 1680 (1931).
BADER, R.-E.: [1] Die Typhus-Paratyphus-Enteritisgruppe (Die Salmonellagruppe). Erg.
    Hyg. 26, 235 (1949).
— [2] Vergleichende Untersuchungen mit einigen neueren Nährböden zur Isolierung von
    Salmonellen und Shigellen. Z. Hyg. 131, 157 (1950).
— [3] Die Epidemiologie des Paratyphus C. Nicht veröffentlicht; zit. in Bader, Erg. Hyg.
    26, 233 (1949).
BADER u. KLEINMAIER: [1] Über ein neuartiges thermolabiles Körperantigen bei gramnegativen
    Darmbakterien. Z. Hyg. 133, 434 (1952).
— — [2] Über den Nachweis eines thermolabilen Antigens bei Ruhrbakterien (Shigella
    flexneri Typ 6). Z. Hyg. 135, 27 (1952).
BADER, W.: Über die Konservierung von Seren in silberverspiegelten Flaschen. Med. Inaug.-
    Diss. Heidelberg 1950.
BAHR u. THOMSEN: Untersuchungen über die Ätiologie der Cholera infantum. Zbl. Bakter.
    I. Orig. 66, 335 u. 365 (1912).
BAKER, CH.: Epidemic diarrhea of the newborn. A report of three outbreaks. J. of
    Pediatr. 14, 183 (1939).
BAKER, H. J. and PULASKI: Effects of terramycin on fecal flora. Ann. N. Y. Acad. Sci. 53,
    324 (1950).
BALABAN u. CHOCHOL: Die klinisch-ätiologische Charakteristik der toxischen Durchfälle
    des frühen Kindesalters. Sovet. Pediatr. 4, 57 (1934) (russ.).
BALLOWITZ: Untersuchungen über die Einwirkung von Virusinfektionen auf den Verlauf
    bakterieller Magen-Darmerkrankungen beim Auftreten der Roskildekrankheit in Däne-
    mark. Z. Hyg. 125, 175 (1944).
BANNURAH: Zur Behandlung von Ernährungsstörungen bei Säuglingen und Kindern. Med.
    Klin. 46, 1013 (1951).
BARENBERG, LEWY and GRAND: An epidemic of infectious diarrhea in the newborn. J. Amer.
    Med. Assoc. 106, 1256 (1936).
BAUMGÄRTEL: [1] Neue Ergebnisse der Coliforschung. Erg. inn. Med. 65, 445 (1945).
— [2] Über den Einfluß der Darmflora auf das Vitamin C. Med. Klin. 47, 205 (1952).
BEAVAN: Lancet 1, 568 (1944); zit. bei BRAY, J. of Path. 57, 239 (1945).
BECK: Über den Befund einer dem Paratyphus A-Bacillus ähnlichen Colivariante im Urin
    eines Kindes. Zbl. Bakter. I. Orig. 122, 537 (1931).
BÉCO: Zit. von E. OPITZ, Z. Hyg. 29, 505 (1898).
BEEUWKES, GIJSBERTI HODENPIJL en TEN SELDAM: Onderzoigingen naar de betekenis van
    een bijzonder colitype bij de epidemische gastroenteritis de zuigeling. Mschr. Kinder-
    geneesk. 17, 195 (1949).
BERGEY: Manual of determinative bacteriology. 6. Edition. Baltimore 1948.
BERGMANN: Zur Pathogenese der akuten Dyspepsie im Säuglingsalter. Coliagglutinine.
    Jb. Kinderheilk. 125, 339 (1929).
BERNHEIM-KARRER: Experimentelle Beiträge zur Coliinfektion des Dünndarms. Mschr.
    Kinderheilk. 25, 6 (1923).
BESSAU: [1] Sommerhitze, Nahrung und Sommerbrechdurchfall. Münch. med. Wschr. 37,
    1542 (1926).
— [2] Zur Pathogenese der Intoxikation. Mschr. Kinderheilk. 38, 141 (1928).
— u. BOSSERT: Zur Pathogenese der akuten Ernährungsstörungen. Jb. Kinderheilk. 89, 213,
    269 (1919).
— u. ROSENBAUM: Zur Pathogenese der Intoxikation. Mschr. Kinderheilk. 38, 141 (1928).
— — u. LEICHTENTRITT: Beiträge zur Säuglingsintoxikation. Mschr. Kinderheilk. 22, 641
    (1922).
BEST: Epidemic diarrhea of the newborn. J. Amer. Med. Assoc. 110, 1155 (1938).
BEYER, LUTZ et HATT: Le traitement de la dyspepsie du nourrisson par la streptomycine.
    Pédiatrie 6, 549 (1951).
BIELING: Erkrankungen durch Paratyphus-Bacillen. Erfahrungen aus der Ukraine, aus
    Serbien und Kroatien. Militärarzt 9, 371 (1944).
BLACKLOCK, GUTHRIE and McPHERSON: Über die Darmflora beim Kinde mit besonderer
    Berücksichtigung des Auftretens von Colistämmen bei Gesundheit und primärer Gastro-
    enteritis. J. of Path. 44, 297 (1937).
BLATT, PLATTNER, LEVINE and MELZER: Phthalylsulfathiazole in the treatment of diarrhea
    in children. J. of Pediatr. 31, 548 (1947).
BLECKMANN: Über Versuche mit Colifiltraten. Z. Kinderheilk. 66, 195 (1949).

BIERING-SØRENSEN: Studies on the epidemiology of nosocomial gastroenteritis among infants. VI. Internation. Kongreß für Pädiatrie, Zürich 1950.
— KNIPSCHILDT, V. MAGNUS and TULINIUS: Etiological studies on malignant epidemic gastro-enteritis in infants. Acta paediatr. (Stockh.) **34**, 203 (1947).
BIERMANN and JAWETZ: J. Labor. a. Clin. Med. **37**, 394 (1951).
BINDEWALD: Rohkonservierung der Frauenmilch mit Streptomycin oder Citronensäure? Dtsch. med. Wschr. **77**, 1015 (1952).
BINGEL: [1] Eine tierexperimentelle Methode zum Studium der Infektion mit gramnegativen Darmbakterien, insbesondere der Ruhr. Z. Hyg. **125**, 110 (1943).
— [2] Neue Untersuchungen zur Scharlachätiologie. Dtsch. med. Wschr. **1949**, 703.
BOCCIA e CHIEFFI: Ricerche sulle diarrea estive dei bambini a Napoli. 1. Osservazioni batteriologiche. Pediatria Riv. **48**, 751 (1940).
— — [2] Pediatria (Napoli) **1940** ; zit. von GATTO, Giorn. Batter. **36**, 221 (1947).
BOCK u. BINDER: Die Beeinflussung von Bacillus Coli und Bacillus lactis aerogenes durch den Säuregrad der Milch. Mschr. Kinderheilk. **65**, 285 (1936).
BOEHM-AUST: Persönliche Mitteilung (1952).
BOGENDÖRFER: Über die Darmflora des menschlichen Dünndarmes. Dtsch. Arch. klin. Med. **140**, 257 (1922).
— u. BUCHHOLZ: Untersuchungen über die Bakterienmenge im menschlichen Dünndarm. Dtsch. Arch. klin. Med. **142**, 318 (1923).
BOIVIN: Les variations antigéniques des bactéries et leur déterminue possible. Z. Hyg. **128**, 125 (1948).
— CORRE et LEHOULT: C. r. Soc. Biol. (Paris) **136**, 257 (1942); zit. von KAUFFMANN u. PERCH, Acta path. scand. (Copenh.) **20**, 202 (1943).
— J. MESROBEANU, L. MESROBEANU et NESTORESCU: [1] Extraction d'un complexe polysaccharidique toxique et antigénique, à partir de diverses bactéries autres que le Bacille d'laertrycke. C. r. Soc. Biol. (Paris) **115**, 306 (1933).
— et L. MESROBEANU: [2] Sur la stabilité des complexes polysaccharidiques toxiques et antigéniques renfermés dans les Bactéries. C. r. Soc. Biol. (Paris) **115**, 308 (1933).
— — G. MAGHERU et A. MAGHERU: [3] Recherches biologiques et chimiques sur l'antigène somatique „complex" renfermé dans quelques colibacilles. C. r. Soc. Biol. (Paris) **120**, 1276 (1935).
BOKHARI and ØRSKOV: O-grouping of E. coli strains isolated from cases of withe scours. Acta path. scand. (Copenh.) **30**, 87 (1952).
BONELL: Beitrag zur Kenntnis der sog. enteralen Säuglings-Grippe. Arch. Kinderheilk. **124**, 145 (1941).
BORDET et BEUMER: Antibiotiques colibacillaires à recepteurs appropriés. Rev. belge Path. **21**, 245 (1951).
— — Antibiotiques et Bactériophages. Bull. Acad. roy. Méd. Belg. **14**, Nr. 3 (1951).
BORGNO: [1] The haemolytic activity of Escherichia coli in relation to the presence of the K-antigen. Giorn. Batter. **37**, 421 (1947).
— [2] The necrotizing power of Escherichia coli in relation to the presence of the K-antigen. Giorn. Batter. **37**, 425 (1947).
— [3] The serological factors of Escherichia coli in conection with pathogenicity. Giorn. Batter. **37**, 409 (1947).
BORNSCHEIN, DITTRICH u. HÖHNE: Zur Entstehung der Chemoresistenz bei Bakterien. Naturwiss. **38**, 383 (1951).
BOSSERT u. LEICHTENTRITT: Die Bedeutung der bakteriologischen Blutuntersuchung für die Pathologie des Säuglings. Jb. Kinderheilk. **92**, 152 (1920).
BOUCHARD: Zit. von E. OPITZ, Z. Hyg. **29**, 505 (1898).
BRAUN: [1] Die Bedeutung der Besiedlung des Magens und des Duodenums mit Keimen der Coligruppe für die Pathogenese der Dyspepsie. Mschr. Kinderheilk. **98**, 166 (1950).
— [2] Neuere Untersuchungen zur Frage der Bedeutung des Bacterium Coli für die Pathogenese der Ernährungsstörungen der Säuglinge. Z. Kinderheilk. **69**, 1 (1951).
— [3] Über die Bedeutung serologisch einheitlicher Colistämme für das Entstehen epidemischer Durchfallerkrankungen im Säuglingsalter. Mschr. Kinderheilk. **99**, 86 (1951).
— [4] Über die Bedeutung serologisch einheitlicher Colistämme für die Entstehung epidemischer Enteritis im Säuglingsalter. Z. Hyg. **132**, 548 (1951).
— u. BOEHM-AUST: Bakterielle Ätiologie der akuten Ernährungsstörungen der Säuglinge. 52. Tgg. dtsch. Ges. Kinderheilk. Bayreuth 1952.
— u. HENCKEL: [1] Über epidemische Säuglingsenteritis. Z. Kinderheilk. **70**, 33 (1951).
— — [2] Säuglingsenteritis durch pathogene Colitypen, insbesondere E. coli 55/B5. Z. Kinderheilk. **71**, 273 (1952).
— u. HESSIG: Tierexperimentelle Untersuchungen zur Frage der sog. Coliascension bei der Dyspepsie. Z. Kinderheilk. **69**, 17 (1951).

Braun u. Krebs: Untersuchungen zur Spezifität und Pathogenität der Dyspepsiecolibakterien. Z. Kinderheilk. (im Druck).
— u. Lehnert: Vergleichende Untersuchungen über die Bakterizidie des Magen- und Duodenalsaftes gegenüber Colibacillen beim darmgesunden und darmkranken Säugling.
Z. Kinderheilk. 68, 57 (1950).
— u. Resemann: Über das Vorkommen von E. coli O 26/B6 und O 86 bei der Säuglingsenteritis. Klin. Wschr. 30, 853 (1952); Helvet. paediatr. Acta 7, 597 (1952).
— — u. Stöckle: Untersuchungen zur Tierpathogenität der Dyspepsiecolibakterien. In
Vorbereitung (für Z. Hyg.).
Bray: Isolation of antigenically homogeneous strains of bact. coli neapolitanum from summer
diarrhoea of infants. J. of Path. 57, 239 (1945).
— and Beavan: Slide agglutination of Bact. coli var. neapolitanum in summer diarrhoea.
J. of Path. 60, 395 (1948).
Bredenbröker: Untersuchungen über die Möglichkeit einer Gruppenbildung bei den Coli-
bacillen. Arch. f. Hyg. 119, 189 (1938).
Brehme: Über epidemisches Massensterben von Säuglingen, bes. von Neugeborenen. Arch.
Kinderheilk. 134, 92 (1947).
Brendle: Infektiosität der Säuglingsdiarrhoen und die Säuglingsstation. Kinderärztl. Prax.
20, 15 (1952).
Brenner u. Harpe: Gelbe Stühle. Z. Kinderheilk. 61, 434 (1940).
Brockmann: Etiologie des diarrhées; les formes infectieuses. VI. Internation. Kongreß für
Pädiatrie, Zürich 1950.
Bron et Beloglasov: Valeur diagnostique de la réaction intradermique (d'après le type de
rection de Mantoux) avec l'autolysat des bacilles dysentériques dans les diarrhées diverses
chez les enfants jusqu'à l'âge de deux ans. Pediatr. Nr. 4/43 (1939) (russ.); ref. Zbl. Kinder-
heilk. 37, 195 (1940).
Brugsch: Über gehäuftes Auftreten schwerer Säuglingsdurchfälle unklarer Ätiologie. Arch.
Kinderheilk. 108, 177 (1936).
Bruner and Edwards: [1] Changes induced in the 1,2,3 antigens of Salmonella. J. Bacter.
55, 137 (1948).
— — [2] Changes induced in the nonspecific antigens of Salmonella. J. Bacter. 53, 359 (1947).
Bruynoghe: L'Auréomycine dans le traitement des entérites graves des nourrissons. Rev.
méd. 1950, 251.
Bubnova and Korshakova: Clinical and immunological parallelism in dysentery in children.
Pediatr. (russ.) 1950, 68.
Budding: Virus stomatitis and virus diarrhea of infants and children. South. Med. J. 39, 382
(1946).
— and Dodd: Stomatitis and diarrhea in infants caused by a hitherto unrecognized virus.
J. of Pediatr. 25, 105 (1944).
Buggs, Bronstein, Hirshfeld and Pilling: The in vitro action of streptomycin on bacteria.
J. Amer. Med. Assoc. 130, 64 (1946).
Busse u. Spiess: Tierexperimentelle Untersuchungen über hemmende Wirkungen des Chlor-
amphenicol (Chloromycetin) auf die Dünndarmtätigkeit. Klin. Wschr. 30, 333 (1952).
Buttiaux, Christiaens, Breton et Lefebvre: [1] Gastroentérites infantiles à E. coli.
Considérations étiologiques, cliniques et thérapeutiques. Presse méd. 59, 1000 (1951).
— Devambez et Tacquet: [2] Escherichia coli des gastro-entérites infantiles dans une
diarrhée grave de l'adulte. Arch. des Mal. Appar. digest. 40, 1343 (1951).
— Tacquet et Kesteloot: [3] Sur l'action pathogène pour l'homme des bacilles paracoli.
Arch. des Mal. Appar. digest. 38, 1016 (1949).
Campbell: Report on an outbreak of epidemic diarrhea of the newborn. Med. J. Austral. 1.
79 (1945).
v. Canon: Epidemic gastro-intestinal intoxication. Arch. of Pediatr. 54, 360 (1937).
Cass: Bacillus lactis aerogenes. Infection in the newborn. Lancet 1, 346 (1941).
Castellani: [1] Notes on cases of fever frequently confounded with typhoid and malaria in
the tropics. J. of Hyg. 7, 1 (1907).
— [2] Dysentery and the metadysenterie-bacilli. Lancet 1, 461 (1938).
— [3] In Klimmer, Technik und Methodik der Bakteriologie und Serologie.
Castellanos, Valdés Díaz, Sosa Bens y Díaz Rousselot: Diarreas agudas en la infancia.
Tratamiento por estreptomicina. Rev. Cubana Pediatr. 21, 1 (1949).
Catel: [1] Über die Bedeutung exogener Colibesiedlung des Magens für die Entstehung
akuter Ernährungsstörungen. Mschr. Kinderheilk. 35, 96 (1927).
— [2] Erhitzung der Frauenmilch und Ernährungserfolg. Bemerkungen zu der Einrichtung
von Frauenmilchsammelstellen. Dtsch. med. Wschr. 1935 I, 985.
— [3] Bemerkungen über die Pathogenese des Säuglingsdurchfalles. Mschr. Kinderheilk.
98, 233 (1950).

Catel u. Pallaske: Über experimentelle Erzeugung einer Enteritis durch Colibazillen. Jb. Kinderheilk. **139**, 165 (1933).
Cathie and McFarlane: Incidence of Bact. Coli O Group 111 in sporadic infantile gastro-enteritis. Brit. Med. J. No. 4737, 1002 (1951).
Cerutti e Scarzella: Chloromycetin bei Ernährungsstörungen. Minerva pediatr. **2**, 220 (1950).
Cervellato: Boll. Ist. Sieroter. **1940**; zit. nach Gatto, Giorn. Batter. **36**, 221 (1947).
Chassel u. Rosenbaum: Die Erzeugung der tierexperimentellen Intoxikation auf enteralem Wege. Mschr. Kinderheilk. **53**, 399 (1932).
Chastrusse: An epidemic of diarrhea of the newborn. Pédiatrie **36**, 299 (1947).
Chedid, Tabet, Awayda et Safa: Résultats thérapeutiques de l'auréomycine dans les infections diarrhéiques graves et neurotoxiques. Nourisson **39**, 88 (1951).
Chewning: Colitis following oral administration of Aureomycin an Terramycin. Virginia Med. Monthly **79**, 136 (1952).
Choremis, Constantinides, Pantasis, Markidon et Papazymouri: Traitement des dyspepsies graves et des toxicoses du nourrissons par les nouveaux antibiotiques. Arch. franc. Pédiatr. **9**, 492 (1952).
Christensen and Biering-Sørensen: Meningitis- and encephalitis-like changes in the brain of infants with severe gastro-enteritis. Acta path. scand. (Copenh.) **23**, 395 (1946).
Christiansen: [1] Bakterien der Typhus-Coligruppe im Darm von gesunden Spankälbern und bei deren Darminfektionen. Zbl. Bakter. I Orig. **79**, 196 (1917).
— [2] Isocolibacillose hos Kalve. Mskr. Dyrlaeg. **29**, 272 (1917).
Chvostek u. Egger: Zit. nach E. Opitz, Z. Hyg. **29**, 505 (1898).
Clark and Lubs: The differentation of bacteria of the colon-aerogenes family by the use of indicators. J. Inf. Dis. **17**, 160 (1915).
Claudon and Holbrook: Fatal aplastic anemia following Chloramphenicol (Chloromycetin) therapy. J. Amer. Med. Assoc. **149**, 912 (1952).
Clément et al.: Rôle de quelques «Escherichia coli» dans les diarrhées du nourrison. Bull. Acad. Nat. Méd. (Paris) **136**, 324 (1952).
Clément, Gerbeaux, Combes-Hamelle, Masse et Tétu: Arch. franç. Pédiatr. **6**, 657 (1950); zit. nach Martischnig, Österr. Kinderheilk. **7**, 120 (1952).
— — et Satgé: [2] Salmonelloses et colibacilloses du nourrisson. Pédiatrie **4**, 107 (1949).
Clifford: Diarrhea of the newborn. New England J. Med. **237**, 969 (1947).
Cochlovius: Bakteriologische Befunde bei oraler Streptomycinbehandlung akuter Durchfallserkrankungen im Säuglingsalter. Zbl. Bakter. I Orig. **150**, 62 (1950).
Cocozza e Ferola: Medical treatment of gastroenteritis in infants. Pediatria (Napoli) **59**, 90 (1951).
Colombo: Oral treatment of gastroenteritis with sulfonamids and antibiotics. Minerva pediatr. **3**, 159 (1951).
Conradi u. Bierast: Kolle-Wassermanns Handbuch der pathogenen Microorganismen Bd. 6, S. 501. 1913.
Cook and Marmion: Gastroenteritis of unknown aetiology: An outbreak in a maternity unit. Brit. Med. J. No. 4524, 446 (1947).
Cooper, Zucker and Wagner: Sulfathiazole for acute diarrhea and dysentery of infants and children. J. Amer. Med. Assoc. **117**, 1520 (1941).
Corbo: The infant mortality rate from intestinal disease in relation to the areas sprayed with DDT and Octa-Klor. Arch. ital. Pediatr. **13**, 261 (1949).
Costello and Lind: Epidemic of nusery diarrhoea. South. Med. J. **32**, 620 (1939).
Craig: Acute alimentary catarrh in the newborn. Lancet **1936**, 68.
Cron, Shutter and Lahmann: Epidemic infectious diarrhea of the newborn infant. Amer. J. Obstetr. **40**, 88 (1940).
Crowley, Fulton, Downie and Wilson: Epidemic neonatal diarrhoea in maternity hospital II. Bacteriological aspect. Lancet **2**, 590 (1941).
Cruickshank: Med. Res. Council Spec. Rep. Ser. Nr. 145, London 1930; zit. nach Bray, J. of Path. **57**, 239 (1945).
Cumming, J. G.: Epidemic diarrhea of the newborn infant. J. of Pediatr. **34**, 711 (1949).
Cummings, G.: Epidemic diarrhea from the view of an epidemiologist and bacteriologist. J. of Pediatr. **30**, 706 (1947).
Czerny: Pädiatrie meiner Zeit.
Cziglány: Dyspepsiecoli im Stuhl der gesunden und kranken Säuglinge. Arch. Kinderheilk. **122**, 147 (1941).
D'Alessandro e Burgio: Sulla Dissenteria Bacillare.— Recerche sul Problema epidemiologico della Dissenteria infantile. Giorn. Med. **2**, 284 (1945).
Deák: Coli und Paracolibefunde im Magen und Stuhl bei darmkranken und darmgesunden Säuglingen. Z. Kinderheilk. **55**, 196 (1933).

DEARING, NEEDHAM and VOEGE: The effect of Terramycin on the intestinal, bacterial flora of patients being prepared for intestinal surgery. Proc. Staff Meet. Mayo Clin. 26, 49 (1951).

DEBRÉ, BOULARD et MEYER: La streptomycine dans les infections non tuberculeuses de nourrisson. Arch. franç. Pédiatr. 5, 421 (1948).

— and MOZZICONACCI: [1] Streptomycin treatment of septicaemia and meningitis due to intestinal organisms in infants. Brit. Med. J. 1949, 451.

— — [2] Traitement par la streptomycine des infections à germes gramnégatifs du nourrisson. Arch. franç. Pédiatr. 8, 789 (1951).

DEMUTH: Magenfunktionsprüfungen beim gesunden Säugling. Z. Kinderheilk. 33, 276 (1922).

DENECKE: Experimentelle Versuche über verschiedene Giftigkeit von normalen und anormalen Colistämmen nach der Methode Catel und Pallaske. Zbl. Bakter. I Orig. 132, 163 (1934).

DENKELWATER, COOK and TISHLER: Science (Lancaster, Pa.) 102, 12 (1945); zit. nach GRAF-FAR, Acta med. belg. 1950.

DIANZANI: Mutazioni indotte dagli acidi nucleinici batterici. Boll. Ist. Sieroter. 29, 161 (1950).

DI CAPRIO and RANTZ: Effects of terramycin on the bacterial flora of the bowell in man. Arch. Int. Med. 86, 649 (1950).

DICK, G. F., H. G. DICK and WILLIAMS: The etiology of an epidemic of enteritis associated with mastoiditis in infants. Amer. J. Dis. Childr. 35, 955 (1928).

DIECKHOFF: Zur Pathogenese und Therapie der alimentären Säuglingsintoxikation. Mschr. Kinderheilk. 86, 223 (1941).

DIWANY, ABDIN and OMAR: Oral streptomycin therapy in acute and chronic gastroenteritis. J. Roy. Egypt. Med. Assoc. 33, 593 (1950).

DOBROCHOTOWA u. WOROTYNZEWAA: Behandlung der Dysenterie bei Kindern mit dem neuen Antibioticum Syntomycin. Sowjet. Med. 15, 4, 6 (1951). (Russ.)

DOERKS: Klinisch-experimentelle Untersuchungen über die Streptomycinwirkung bei den Durchfallsstörungen der Säuglinge. Mschr. Kinderheilk. 98, 182 (1950).

— KÖRNLEIN, LEMBKE u. ROMINGER: Klinisch experimentelle Untersuchungen über perorale Streptomycinanwendung bei Durchfallserkrankungen des Säuglings. Z. Kinderheilk. 68, 454 (1950).

DOLMAN and WILSON: Canad. Publ. Health J. 31, 68 (1940); zit. nach McCLURE, J. of Pediatr. 22, 60 (1943).

DRAKE and LONG: Summer diarrhea in the San Joaquin Valley. Calif. Med. 73, 500 (1950).

DRIMMER-HERRNHEISER and OLITZKI: The association of Escherichia coli (Serotypes O 111:B4 and O 55:B5) with cases of acute infantile gastroenteritis in Jerusalem. Acta med. orient. (Jerus.) 10, 219 (1951).

DUDLEY, ROSENHEIM and STARLING: The chemical constitution of spermine. Biochemic. J. 20, 1082 (1926).

DULANEY and MICHELSON: Amer. J. Publ. Health 25, 1241 (1935); South. Med. J. 29, 611 (1936); zit. nach McCLURE, J. of Pediatr. 22, 60 (1943).

DUKEN: Formen der enteralen Grippe im frühen Kindesalter. Kinderärztl. Prax. 10, 449 (1939).

DUPONT: [1] On the occurrence of Escherichia coli 55:B5:6 and E. coli 111:B4 in faecal samples from infants with diarrhoeal disease, and in a control material. Acta paediatr. scand. (Stockh.) Suppl. 83 (1951).

— [2] Gastroenteritis hos spaedbørn med fund af Escherichia coli 55:B5:6. Nord. Med. 46, 1194 (1951).

— [3] Forsøg med anrendelse af en kvaternaer ammonium-forbindelse. (Rodalon). Ugeskr. Laeg. 1952, 429.

— og ESKELUND: Forsøg med Bleimpraegniering over for Escherichia coli 55. Ugeskr. Laeg. 1952, 432.

— and KEISER-NIELSEN: Escherichia coli 55:B5:6 in Intestinal Canal of Infants Treated with Lactobacillin Milk („Lacto-Y-48").

DURHAM: Brit. Med. J. 1898, 387.

DVORAK, KOTT u. VACLAVEK: Malign epidemicky prujem novorozencu. Pediatr. Listy 6, 213 (1951).

ECKSTEIN u. DOGRAMACI: Über die Behandlung der Sommerdurchfälle mit Bakteriophagen. Ann. paediatr. (Basel) 156, 65 (1941).

EDDY: The frog test for Staphylococcal enterotoxin. Proc. Soc. Exper. Biol. a. Med. 78, 131 (1951).

EDWARDS: A paracolon like bacillus isolated from colitis in a infant. J. Bacter. 49, 513 (1945).

— WEST and BRUNER: [1] The Arizonagroup of paracolonbacteria. Kentucky Agric. Exper. Sta. Bull. 499, (1947).

— — — [2] Antigenic studies of a group of paracolon bacteria (Bethseda-group). J. Bacter. 55, 711 (1948).

EISENBERG: Untersuchungen über die Variabilität der Bakterien: VI. Mitteilung: Variabilität in der Typhus-Coligruppe. Zbl. Bakter. I Orig. 80, 385 (1918).

ENDERS: Die Wirkung von Sulfonamiden auf die Darmperistaltik. Dtsch. med. Wschr. **76**, 1405 (1951).

ENSIGN and HUNTER: An epidemic of diarrhoea in the newborn nursery caused by a milkborne epidemic in the community. J. of Pediatr. **29**, 620 (1946).

EPSTEIN, HOCHWALD and ASHE: Salmonella infections of the newborn infant. J. of Pediatr. **38**, 723 (1951).

ESCHERICH: [1] Die Darmbakterien des Säuglings. Stuttgart 1886.

— [2] Handbuch der Kinderheilkunde. Bd. **3**,, S. 1, 1900; Wien. klin. Wschr. **1897**, 917.

— [3] Epidemisch auftretende Brechdurchfälle in Säuglingsspitälern. Jb. Kinderheilk. **2**, 1 (1900).

EWERTSEN: Dyre experimentelle undersøgelser over colibacillernes Pathogenitet og Effekten af coliserum. Kopenhagen: Nyt Nordisk Forlag 1946.

EWING and KAUFFMANN: A new coli-O-antigen group. Publ. Health Rep. **65**, 1341 (1950).

FAUCETT and MILLER: Stomatitis in infants caused by b. mucosus capsulatus. Pediatrics **1**, 458 (1948).

FEEMSTER: Epidemiology of infectious diarrhea of the newborn. Massachusetts Dept. Publ. Health **1949**.

FELDMANN and ANDERSON: Epidemic diarrhea of the newborn.— Review of the Literature. Arch. of Pediatr. **64**, 341 (1947).

FELSEN: Infectious diarrhea of the newborn. Arch. of Pediatr. **56**, 133 (1939).

— and WOLARSKY: Epidemic diarrhea of the newborn. Arch. of Pediatr. **59**, 495 (1942).

FERGUSON, JENNINGS and GOTTSCHALL: In vitro sensitivity tests with eight antibiotics against Escherichia coli 111/B4, a special type of coliform bacillus associated with infant diarrhea. Amer. J. Hyg. **53**, 237 (1951).

— and JUNE: Experiments on feeding adult volunters with Escherichia coli 111:B4, a coliform organism associated with infant diarrhea. Amer. J. Hyg. **55**, 155 (1952).

FEY: [1] Isolierung eines Colistammes vom Typ 55: B5 aus boviner Mastitis. Schweiz. Z. Path. **15**, 444 (1952).

— [2] Persönliche Mitteilung. Erscheint in Schweiz. med. Wschr. (im Druck).

FINKELSTEIN: Zur Ätiologie der folliculären Darmentzündungen der Kinder. Dtsch. med. Wschr. **1896**, 608 u. 627.

FINLAND, COLLINS and PAINE: Aureomycin, a new antibiotic. J. Amer. Med. Assoc. **138**, 946 (1948).

FISCHER: Studien über die normale Entwicklung der Transmigrationskultur von Bacterium coli. Acta path. scand. (Copenh.) Suppl. **9** (1932).

FISON and SINGER: Treatment of gastro-enteritis in infants with chloromycetin. Med. J. Austral. **2**, 957 (1951).

FLORMANN and SHIFRIN: Observations on a small outbreak of infantile diarrhea associated with pseudomonas aeruginosa. J. of Pediatr. **36**, 758 (1950).

FLÜGGE: Die Aufgaben und Leistungen der Milchsterilisierung gegenüber den Darmerkrankungen des Säuglings. Z. Hyg. **17**, 272 (1894).

FOMENIUS: Serologische Studien an Coligruppen. Sv. Läkartidn. **1942**, 3017; ref. Zbl. Kinderheilk. **42**, 26 (1943).

FORBES and OLSEN: Epidemic diarrhea of the newborn. Arch. of Pediatr. **56**, 250 (1939).

FORNARA: Clin. nuova (Roma) **1**, 2 (1947).

FOSTER: Administrative control of epidemic diarrhea. Massachusetts Dept. Publ. Health **1949**.

FOTHERGILL: Unusual types of non-lactose-fermenting gramnegative bacilli from acute diarrhea in infants. J. Inf. Dis. **45**, 393 (1929).

FRANT and ABRAMSON: [1] Epidemic diarrhea of the newborn. J. of Pediatr. **11**, 772 (1937).

— — [2] Epidemic diarrhea of the newborn: New disease. N. Y. State J. Med. **38**, 784 (1939).

— — [3] Epidemic diarrhea of the newborn. Brennemanns Practice of Pediatrics. Vol. 1/Chapter 28, 1948.

FRANTZEN: [1]Biochemical and serological stud ieson alcalescence and dispar strains. Acta path. scand. (Copenh.) **27**, 236 (1950). — [2] Acta path. scand. (Copenh.) **27**, 647 (1950); zit. nach KAUFFMANN, Enterobacteriaceae.

FRICK: Zur Frage der Darmgrippe. Mschr. Kinderheilk. **89**, 70 (1941).

FÜLLING u. ERNST: Zur Klinik, Epidemiologie und Therapie der Salmonella typhimurium Infektion im Säuglingsalter. Z. Kinderheilk. **69**, 412 (1951).

GATTO: Ricerche sui bacterium coli isolati dalle feci di lattanti affetti da gastroenterite non tossica et tossica. Giorn. Batter. **36**, 221 (1947).

GEIGER: Interference by streptomycin with metabolic system of Escherichia coli. Arch. of Biochem. **15**, 277 (1947).

— GREEN and WAKSMANN: Proc. Soc. Exper. Biol. a. Med. **61**, 187 (1946); zit. von GRAFFAR, Acta med. belg. **1950**.

Geiger and Sappington: Epidemic diarrhea of the newborn in San Francisco 1943. Arch. of Pediatr. **61**, 134 (1944).

Giannico e Pronini: Wirkung des Streptomycins auf den Prothrombinspiegel. Clin. nuova (Roma) **7**, 232 (1949).

Giles and Sangster: An outbreak of infantile gastroenteritis in Aberdeen. The association of a special type of b. coli with the infection. J. of Hyg. **46**, 1 (1948).

— — and J. Smith: Epidemic gastroenteritis of infants in Aberdeen during 1947. Arch. Dis. Childh. **24**, 45 (1949).

Ginders et Beloglasov: Sur l'étude de l'intradermoréaction dans la dysenterie bacillaire chez les enfants et sa valeur diagnostique. Pediatr. (russ.) **12**, 76 (1938).

Giovanardi: Untersuchungen über ein besonderes, bei einigen mit Vi-Antigen versehenen B. typhi-Stämmen beobachtetes Dissoziationsphänomen. Zbl. Bakter. I Orig. **141**, 341 (1938).

Goebel: [1] Über Antikörperbildung beim Säugling. Z. Kinderheilk. **53**, 358 (1932).

— [2] Die Zunahme der Sterblichkeit der jungen Säuglinge in den Jahren 1937—1940. Nicht veröffentlicht; zit. nach Goeters, Ärztl. Wschr. **2**, 782 (1947).

Göbell: Über eine infektiöse Durchfallserkrankung im Säuglingsalter. Mschr. Kinderheilk. **89**, 73 (1941).

Goeters: Das Krankheitsbild der gelben Stühle. Ärztl. Wschr. **2**, 782 (1947).

Goettsch, Cobley and Mulloy: Pediatrics **2** (1948).

Goldschmidt: [1] Coliendotoxinversuche. Jb. Kinderheilk. **133**, 346 (1931).

— [2] Untersuchungen zur Ätiologie der Durchfallserkrankungen des Säuglings. Jb. Kinderheilk. **139**, 318 (1933).

Gordon and Rubenstein: Epidemic diarrhea of the newborn. Amer. J. Med. Sci. **220**, 339 (1950).

Gordonoff: Postoperative Gefäßkollapse und moderne Antibiotica. Therap. Umschau **9**, 6 (1952).

Gostof, Gallia and Svabenska: Epidemic diarrhea of the newborn. Paediatr. danub. **6**, 187 (1949).

Gotschlich: Allgemeine Morphologie u. Biologie der pathogenen Mikroorganismen. Handbuch der pathogenen Mikroorganismen, Bd. 1, 33, 1929.

Graffar: [1] Contribution à l'étude de la pathologie digestive du nourrisson. Acta med. belg. 1950.

— [2] L'étiologie des diarrhées et des dystrophies; les formes infectieuses. VI. Internat. Kongreß für Pädiatrie, Zürich 1950.

Grävinghoff: Welche Schlüsse erlaubt der Nachweis von Coli im Säuglingsmagen? Mschr. Kinderheilk. **24**, 784 (1923).

Gratia et Frédéricq: Pluralité et complexité des colicins. Bull. Soc. Chim. biol. **29**, 354 (1947).

Greenberg and Wronker: An outbreak of epidemic diarrhea in the newborn. J. Amer. Med. Assoc. **110**, 563 (1938).

Greenthal: Epidemic vomiting and diarrhea. J. of Pediatr. **9**, 87 (1936).

Greif u. Stein: Klinisches und Bakteriologisches zur Pyuriefrage des Säuglings. Zbl. Bakter. I Orig. **119**, 103 (1930).

Grislain et Audineau: Effets de la streptomycine sur certaines gastro-entérites sévères du nourrisson. Bull. méd. **63**, 149 (1949).

Grönroos: On the Occurrence of E. coli D 433 at Turku. A preliminary Report. Acta path. scand. (Copenh.) **1951**, Suppl. 91; Diskussionsbemerkung Acta paediatr. (Stockh.) **1951**, Suppl. 83.

Gross: Über Colitoxine. Zbl. Bakter. I Orig. **111**, 317 (1929).

Grünholz: Hospitalismus der Gegenwart. Z. Kinderheilk. **68**, 135 (1950).

Grunke: Coli-Infekt (Colibacillose) des Duodenums. Klin. Wschr. **1938**, 1362.

Gundel: Über den Receptorenapparat der Gruppe der Colibakterien. Z. Immunitätsforsch. **69**, 99 (1930).

Gutheil: Resistenz von Dyspepsicoli (Typ O 111: B4) gegenüber Antibioticis und Sulfonamiden. Mschr. Kinderheilk. **99**, 225 (1951).

Gutscher: Über experimentelle Coliascension im Dünndarm des Meerschweinchens. Zbl. Bakter. I Orig. **123**, 948 (1932).

Gwan: Recherches sur l'immunité anticolibacillaire. Z. Immunitätsforsch. **93**, 278 (1938).

György: Über paracolibacilläre Infektionen. Wien. klin. Wschr. **1917** I, 233.

Habs: Bakteriologisches Taschenbuch, Leipzig 1948.

Halbert and Magnuson: Studies with antibiotic-producing strains of Escherichia coli. J. of Immun. **58**, 397 (1948).

— and Swick: Invivo antibiotic production by Escherichia coli. J. of Immun. **65**, 675 (1950).

Hallmann and Ahvenainen: Fatal gastroenteritis with toxic symptoms in young infants. Clinical studies and postmortem examinations. Ann. med. int. fenn. **39**, Suppl. 7 (1950).

HAHN, KLOCMANN u. MORO: Experimentelle Untersuchungen zur endogenen Infektion des Dünndarms. Jb. Kinderheilk. **84**, 10 (1916).

HAIKE: Bull. Acad. roy. méd. Belg. **25**, 348 (1911); zit. nach LODENKÄMPER, Klin. Wschr. **18**, 238 (1939).

HALLOCK: Epidemic diarrhea of the newborn. Arch. of Pediatr. **68**, 488 (1951).

HAMBURGER: Die Behandlung der Toxikosen des Säuglings mit Coliserum. Jb. Kinderheilk. **93**, 25 (1920).

HARADA: Über typenspezifische Agglutination bei Colibacillen. Z. Immunitätsforsch. **61**, 197 (1930).

HARHOFF: Zit. von R. E. BADER, Erg. Hyg. **26**, 233 (1949).

HARTIG: Nekrotisierende Enteritis beim Säugling und Kleinkind. Z. Kinderheilk. **68**, 32 (1950).

HARTUNG: Über die Chloromycetinbehandlung ernährungsgestörter Säuglinge. Tgg. südwestdeutscher Kinderärzte, München 1951; ref. Kinderärztl. Prax. **19**, 493 (1951).

HARVEY, MIRIK and SCHAUB: Clinical experience with aureomycin. J. Clin. Invest. **28**, 987 (1949).

HASSMANN: [1] Die Colikrankheiten im Kindesalter. Erg. inn. Med. **55**, 66 (1938).

— [2] Die Pathogenität der Colibakterien im Kindesalter. Arch. Kinderheilk. **117**, 32 (1939).

— u. HERZMANN: Über die Bedeutung der Paracolibacillen bei enteralen Erkrankungen im Säuglings- und späteren Kindesalter. Z. Kinderheilk. **56**, 486 (1934).

— u. SCHARFETTER: Über die Wirkung von Coli- und Paracolikulturfiltraten auf den überlebenden Kaninchendarm. Z. Kinderheilk. **56**, 609 (1934).

HAUSCHILD: Zur Bakteriologie initialer Diarrhöen beim Neugeborenen. Z. Kinderheilk. **22**, 399 (1922).

HAYASHI: Über die agglutinatorische Einteilung der Colibacillen. Z. Immunitätsforsch. **92**, 118 (1938).

HENCKEL u. RENZ: Erkrankung durch Salmonella panama bei Säuglingen und Kindern. Dtsch. med. Wschr. **77**, 326 (1952).

HENDERSON: Sulphaguanidine in neonatal epidemic gastro-enteritis. Brit. Med. J. **1943**, 410.

HERELL, HEILMANN u. WELLMANN: Ann. N. Y. Acad. Sci. **53**, 448 (1950); zit. nach KREUZIGER u. HILDEBRANDT, Dtsch. med. Wschr. **77**, 210 (1952).

— and NICHOLS: The clinical use of streptomycin. Proc. Staff Meet. Mayo Clin. **20**, 449 (1945).

HESS: Katheterismus des Duodenums von Säuglingen. Erg. inn. Med. **13**, 530 (1914).

HESSELBERG och OEDING: Forekomsten av Esch. coli D 433 i vest-Norge. Nord. Med. **46/48**, 1791 (1951).

HESSIG: Vergleichende Untersuchungen über den Colibacillengehalt des Magen- und Duodenalsaftes bei darmkranken und darmgesunden Säuglingen. Med. Inaug.-Diss. Heidelberg 1950.

HIGH, ANDERSON and NELSON: Further observations of epidemic diarrhea of the newborn. J. of Pediatr. **28**, 407 (1946).

HILTON and TAYLOR: Antigenic variation in certain strains of Bact. coli type I. Nature (Lond.) **167**, 4244 (359) (1951).

HINDEN: Etiological aspects of gastroenteritis. Arch. Dis. Childh. **23**, 27 u. 113 (1948).

HOEFERT: Über Bakterienbefunde im Duodenalsaft bei Gesunden und Kranken. Z. klin. Med. **92**, 221 (1921).

HOLZEL, MARTYN and APTER: Streptomycintreatment of infantile diarrhoe and vomiting. Brit. Med. J. **1949**, 454.

HONERLA u. H. ADAM,: Schadet die bakterielle Verunreinigung roher Obstsäfte? Münch. med. Wschr. **94**, Nr. 11 (1952).

HORMAECHE, PELUFFO u. ALEPPO: Zur Ätiologie der Sommerdiarrhoe bei Kindern mit besonderer Berücksichtigung der Salmonellainfektion. Z. Hyg. **119**, 453 (1937).

HORMANN: Epidemiologische Untersuchungen zur Ätiologie der atypischen Enteritis (sog. nekrotisierende Enteritis bzw. Jejunitis). Ärztl. Wschr. **1947**, 998.

HOTTINGER: Zur Behandlung der akuten Dyspepsien und der „gelben Stühle" mit Sulfonamiden. Schweiz. med. Wschr. **1945**, Nr. 47.

HOTZ: Über akute infektiöse Ernährungsstörungen bei Neugeborenen und jungen Säuglingen. Jb. Kinderheilk. **135**, 129 (1932).

HOUNIE: Influencia del cloranfenicol sobre la resistencia in bacteriana a los anticuerpos. Arch. Farm. Bioquim. Tucuman **5**, 241 (1950).

HUGHES: Proc. Roy. Soc. Med. **36**, 477 (1942—1943).

HUNT, KELLY, WHITLOCK and TASHMAN: Studies on absorption, distribution and excretion of aureomycin, chloramphenicol and terramycin. Amer. J. Dis. Childr. **80**, 871 (1950).

HUPFER: Med. Inaug.-Diss. Erlangen 1952.

HUSLER: Über Anstaltsschäden bei Kindern. II. Exogenes. Tgg. dtsch. Ges. Kinderheilk. Innsbruck 1924.

ILGNER: Zur patholog. Anatomie der Ernährungsstörungen. 51. Tgg. dtsch. Ges. Kinderheilk. Heidelberg 1951.

Ilgner: Patholog. Anatomie der akuten Ernährungsstörungen des Säuglings. 52. Tgg. dtsch. Ges. Kinderheilk. Bayreuth 1952.

Inglessi: Ricerche sulle coliagglutinine nei neonati e lattanti. Riv. Clin. pediatr. **29**, 713 (1931).

Irvine and Galvin: A small outbreak of paratyphoid fever. Lancet No. 6585, 904 (1949).

James and Kramer: Infantile gastroenteritis treated with streptomycin by mouth. Lancet No. 6528, 555 (1948).

Jampolis, Howell, Calvin and Leventhal: Bacillus mucosus infection. Amer. J. Dis. Childr. **43**, 70 (1932.)

Jaschke: Über den Gehalt der Säuglingsmilch an b. coli mit besonderer Berücksichtigung des sog. Dyspepsiecoli. Med. Inaug.-Diss. Köln 1934.

Jeliné et Rosenblatt: Sur la variation des microbes du groupe coli-typhus dans leur passage par l'organisme des animaux. Comm. I: Sur la variation du Bact. coli dans son passage par l'organisme des animaux. Giorn. Batter. 18, 77 (1937); ref. Zbl. Hyg. **39**, 112 (1937).

Jensen: [1] Über die Kälberruhr und deren Ätiologie. Mh. prakt. Tierheilk. 4, 97 (1893).

— [2] Om Sygdome hos spaedkalve. Mskr. Dyrlaeg. 12, 297 (1901).

— [3] Kälberruhr. Handbuch der pathogenen Mikroorganismen von Kolle-Wassermann. 1. Aufl. Bd. III, S. 761, 1903.

Jóo: Die Sommerdiarrhoe der Säuglinge in bakteriologischer und epidemiologischer Beleuchtung an Hand von 256 untersuchten Fällen. Wien. med. Wschr. **1944**, 248.

Jordan and Burrows: The production of enterotoxic substance by bacteria. J. Inf. Dis. **57**, 121 (1935).

Jürgenssen u. Berger: Beitrag zu den Epidemien infektiöser Enterocolitiden im frühen Säuglingsalter. Österr. Z. Kinderheilk. **3**, 296 (1949).

Kadison and Borovsky: The treatment of infantile diarrhoe with a new combination of antibiotics. J. of Pediatr. **38**, 576 (1951).

Kaehler: Ein Beitrag zur serologischen Differenzierung des Dyspepsiecoli (Adam). Jb. Kinderheilk. **151**, 70 (1938).

Kaipainen: [1] Does induced resistance of bacteria to one antibiotic result in simultaneous sensitivity changes to other antibiotics? Ann. med. exper. et biol. fenn. **29** (1951) Suppl. I

— [2] Effect of Terramycin on the resistance of E. coli. Ann. med. exper. et biol. fenn. **29**, 247 (1951).

— [3] Resistance of E. coli to Aureomycin in vitro. Ann. med. exper. et biol. fenn. **28**, 222 (1950).

Kane and Foley: Effect of oral streptomycin on the intestinal-flora. Proc. Soc. Exper. Biol. a. Med. **66**, 201 (1947).

Kathe: Lebensmittelinfektionen durch besondere Erreger. Zbl. Bakter. I Orig. **140**, 71 (1937).

Kato: Studien über die Coli-Gruppe der Dyspepsiestühle. Hauptsächlich über die Zustände der künstlich genährten Säuglinge. Mitt. Ges. Ciba **16**, 3 (1938); ref. Zbl. Kinderheilk. **35**, 177 (1939).

Kauffmann: [1] Über neue thermolabile Körperantigene der Colibakterien. Acta path. scand. (Copenh.) **20**, 21 (1943).

— [2] The serology of the coligroup. J. of Immun. **57**, 71 (1947).

— [3] Die Colitherapie der Appendizitis. Schweiz. Z. Path. **11**, 553 (1948).

— [4] Über die Coli-Enteritis der Säuglinge. Wien. med. Wschr. **101**, 286 (1951).

— [5] Enterobacteriaceae. Copenhagen: Ejnar Munksgaard 1951.

— [6] On antigenic relationships between Escherichia strains from infantile enteritis and Salmonella or Arizona strains. Acta path. scand. (Copenh.) **1952**, 1199.

— u. Dupont: Escherichia strains from infantile epidemic gastrodemic gastro-enteritis. Acta path. scand. (Copenh.) **27**, 552 (1950).

— u. Perch: Über die Coliflora des gesunden Menschen. Acta path. scand. (Copenh.) **20**, 202 (1943).

— u. Schmitt: Über die Wirkung von Sulfonamidpräparaten auf Salmonella-, Dysenterie- und Colibakterien. Acta path. scand. (Copenh.) **20**, 1 (1943).

Kawata: On Ekiri, an epidemic infantile diarrhoe. Trans. 6. Congr. Far-East. Assoc. Trop. Med. Tokyo 1925, 2, 723 (1926). Ref. Zbl. Kinderheilk. **21**, 68 (1928).

Kayser: Die Coliinfektionen des Duodenum. Dtsch. med. Wschr. **1938**, 1768.

—, M. E.: Erhitzung der Frauenmilch und Ernährungserfolg. Dtsch. med. Wschr. **1935** II, 1698.

Kazuo Ogasawara, Saneshige Ata, Minosu Uwata, Ayako Yoneda and Nobuo Asano: Some epidemiological notes on Ekiri at Nagoya. First report: Etiological studies on Ekiri. Nagoya J. Med. 14, 21 (1951). Excerpta Medica Sect. IV, 5, No. 2911 (1952).

Keitel: Occurrence of cold and streptococcus MG-Agglutinins in infants with gastroenteritis. J. Inf. Dis. **86**, 219 (1950).

Keller: [1] Untersuchungen über die bactericide Wirkung des Duodenalsaftes von Säuglingen. Z. Kinderheilk. **52**, 210 (1932).

KELLER: [2] Zur Amintheorie der Säuglingsintoxikation. Z. Kinderheilk. **53**, 253 (1932).
KENDALL, DAY, WALKER and HANER: The bacteriology and chemistry of adult duodenal contents. J. Inf. Dis. **40**, 677 (1927).
KIRBY, HALL and COACKLEY: Neonatal diarrhoea and vomiting. Outbreaks in the same maternity unit. Lancet **1950**, 201.
KISS: L'étiologie des diarrées et des dystrophies: Les formes infectieuses. VI. Internat. Kongreß für Pädiatrie, Zürich 1950.
— Die Rolle der Infektion bei der Entwicklung der atrophischen Krankheitsbilder im Säuglingsalter. Schweiz. med. Wschr. **82**, 387 (1952).
KLEIN: Bakterielle Beeinflussung der Darmflora. Therap. Halbmschr. **34**, 696 (1920).
KLEINSCHMIDT: [1] Die Bakterienbesiedlung des Darmes beim neugeborenen Kind. Mschr. Kinderheilk. **62**, 14 (1934).
— [2] Die Darmbakterienflora des Säuglings in gesunden und kranken Tagen. Klin. Wschr. **1935**, 257.
— [3] Das Krankheitsbild der sog. alimentären Intoxikation. Dtsch. med. Wschr. **72**, 241 (1947).
— [4] Therapie der akuten Ernährungsstörungen des Säuglings. 52. Tgg. dtsch. Ges. Kinderheilk. Bayreuth 1952.
KLIENEBERGER: Die Erzeugung von Modifikationen durch ‚spezifischen' Reiz als Mittel der Artcharakterisierung. Zbl. Bakter. I Orig. **104**, 456 (1927).
KLOSE: Zur Frage der Sulfapyridinbehandlung der Säuglingsdyspepsie. Arch. Kinderheilk. **133**, 175 (1947).
KNAPP: In vitro Versuche über die synergische Wirkung von Streptomycin und Sulfonamiden. Z. Hyg. **131**, 259 (1950).
KNIPSCHILDT: Undersøgelser over Coli-Gruppens Serologi. Copenhagen: Nyt Nordisk Forlag, Arnold Busck 1945.
KOCH: Über Resistenzsteigerung während der Aureomycintherapie. Dtsch. Gesundheitswesen **7**, 475 (1952).
KOHLBRUGGE: Der Darm und seine Bakterien. Zbl. Bakter. I Orig. **29**, 571 (1901); **30**, 10 (1901).
KÖBE u. HEINIG: Die Bedeutung der Bakterien aus der Paratyphus-Enteritisgruppe als Sekundärerreger der Maul- und Klauenseuche. Z. Inf.-Krkh. Haustiere **55**, 189 (1939).
KÖLTZSCH: Zur Frage der Dyspepsiecoli. Med. Inaug.-Diss. Leipzig 1925.
KÖTTGEN: Säuglingsdyspepsien auf Grund von Virusinfektionen. Pro medico **19**, 1 (1950).
KONSEK: Über Proteusinfektionen bei akuten Darmerkrankungen und Ernährungsstörungen der Säuglinge. Mschr. Kinderheilk. **88**, 69 (1941).
KOSER: Utilisation of the salts of organic acids by the colon-aerogenes group. J. Bacter. **8**, 493 (1923).
KOUTSCHA, GOTOWSKAJA u. TRACHTENBERG: Zur Frage der pathogenetischen und epidemiologischen Bedeutung der Mikroflora beim Sommerdurchfall. Pediatr. **4**, 9 (1938) (russ.).
KRAMÁR: [1] Zur Frage der Coliascension bei den Ernährungsstörungen der Säuglinge. Mschr. Kinderheilk. **23**, 373 (1922).
— [2] Über Coliagglutinine. Mschr. Kinderheilk. **24**, 799 (1923).
KREBS: Über das Vorkommen von Saccharosevergärern aus der Gruppe Escherichia Coli bei darmgesunden und darmkranken Säuglingen. Med. Inaug.-Diss. Heidelberg 1952.
KREPLER: Zur klinischen Bedeutung bestimmter Coliserotypen bei der Säuglingsenteritis. 52. Tgg. dtsch. Ges. Kinderheilk. Bayreuth 1952.
— u. ZISCHKA: Zur Frage der ätiologischen Bedeutung des Bacterium coli 111/B4 bei Säuglingsenteritiden. Österr. Z. Kinderheilk. **7**, 89 (1952).
KREUZIGER u. HILDEBRANDT: Über die Wirkungsbreite von Terramycin. Dtsch. med. Wschr. **77**, 210 (1952).
KRISTENSEN, BOJLÉN u. FAARUP: Bacteriologisk-epidemiologiske erfaringer om infektioner med gastroenteritis baciller af paratyphusgruppen. Bibl. Laeg. **129**, 310 u. 341 (1947).
— — u. KJAER: Systematische Untersuchungen über coliähnliche Bakterien. Zbl. Bakter. I Orig. **134**, 318 (1935).
KRÖGER u. GILLESEN: Zur Differenzierungsmöglichkeit pathogener Colibakterien. Zbl. Bakter. I Orig. **155**, 115 (1950).
KUNDRATITZ: Diskussionsbemerkung. Wien. klin. Wschr. **63**, 515 (1951).
KUNITAKE: Studien über die Coligruppe im Kindesalter. I. Die Coligruppe bei Diarrhoen. Nagoya J. Med. Sci. **9**, 109 (1935). II. Variabilität der Coligruppe. Nagoya J. Med. Sci. **9**, 185 (1935); ref. Zbl. Kinderheilk. **32**, 58 u. 267 (1937).
KÜPPER: Über gehäuftes Auftreten von Toxikosen. Arch. Kinderheilk. **106**, 167 (1935).
KYRKI: Studien über Bakterien der Coligruppe bei Dyspepsie u. Intoxikation. Acta Soc. Medic. fenn. Duodecim P 19, 1936/1; ref. Zbl. Kinderheilk. **33**, 138 (1937).
LAFFON, S. F. MARTÍNEZ, S. J. MARTÍNEZ y MANZANETE: Bacterial enteritis in children. Acta pediátr. españ. **7**, 77, 743 (1949).

Langer: Die Bedeutung der initialen Frauenmilchernährung für den Schutz vor Ernährungsstörungen. Z. Kinderheilk. **26**, 163 (1920).
Larregia, Legura-Corrochano y Belmonte: New experiments with regard to the effect
of streptomycin on coli bacilli. Siglo méd. **115**, 4749, 499 (1947).
Laurell: [1] Airborne infections: the importance of oiled floors and textils in childrens
hospitals with special attention to dangerous carriers. Acta paediatr. (Stockh.) **35**, 182 (1948).
— [2] Epidemisk spädbarndiarré. Hygienisk Rev. **40**, 65 (1951).
— [3] Coliforma Bakterier Hos Barn Vårdade På Sjukhus. Stockholm 1952.
— [4] Ny Serotyp av B. coli vid epidemisk diarré hos spädbarn. Nord. Med. **47**, 204 (1952).
— Airborne infections. Acta path. scand. (Copenh.) 1952.
 [5] VII. Coliforme organisms in the upper respiratory tract of children, with particular reference to hospital-infections.
 [6] VIII. Coliforme organisms in the upper respiratiory tract of children: results of
 serological and biochemical investigations.
 [7] IX. Coliform organisms in the upper respiratory tract of children, with particular
 reference to their mode of spreading in a childrens hospital.
— u. Lyke: Bact. coli neapolitanum (B.C.N.) vid en diarré-epidemi på ett barnhem. Sv.
Läkartidn. **1952**, 1.
— Magnusson, Frisell and Werner: Epidemic Diarrhoea and vomiting. Acta paediatr.
(Stockh.) **40**, 302 (1951).
Lederberg and Tatum: Gene recombinations in Escherichia coli. Nature (Lond.) **158**, 558
(1946).
Leff: Sulfathiazole in control of epidemic diarrhea of newborn. Amer. J. Obstetr. **51**, 87 (1946).
Leinbrock: [1] Über den Kohlenhydratstoffwechsel der Colibazillen. V. Mitteilung: Über
die Stärke der Säurespaltung von Glucose, Saccharose und Lactose durch Colibazillen,
die in bestimmten Zeitabständen aus den Stühlen von a) gesunden, b) an Dyspepsie
erkrankten Säuglingen isoliert wurden. Zbl. Bakter. I Orig. **148**, 193 (1942).
— [2] Über den Stickstoff und Kohlenstoff-Stoffwechsel der Bakterien der Coli-, Typhus-,
Paratyphus-, Enteritis- und Ruhrgruppe. Erg. Hyg. **25**, 26 (1943).
Leisti: Ann. med. int. fenn. **36**, 575 (1947); zit. nach James und Kramer: Lancet **1948**, 555.
Lembcke: Imperfect sterilisation of nursing nipples and formula as a possible factor in
transmission of epidemic diarrhea of the newborn. Amer. J. Hyg. **33**, Sect. A, 42 (1941).
— Quinlivan and Orchard: Epidemic diarrhoea of the newborn. A report of two outbreaks.
Amer. J. Publ. Health **33**, 1451 (1943).
Le Minor: Zit. von Buttiaux u. a., Presse méd. **59**, 1000 (1951); persönl. Mitteilung an die
Autoren.
Lepper, Wolfe, Zimmermann, Caldwell, Spies and Dowling: Effect of large doses of
aureomycin on human liver. Arch. int. Med. **88**, 271 (1951).
Levy: The use of formol cibazol in the treatment of the gastro-intestinal disturbances in
infants. Rev. portug. Pediatr. e Puericult. **12**, 99 (1949).
Lewis and Hitschner: Slow Lactose-fermenting Bacteria pathogenic for young chikes.
J. Inf. Dis. **59**, 225 (1936).
Light and Hodes: Studies on epidemic diarrhoea of the newborn: Isolation of a filtrable
agent causing diarrhoea in calves. Amer. J. Publ. Health **33**, 1451 (1943).
— — Isolation from cases of infantile diarrhoea of a filtrable agent causing diarrhoea in calves.
J. of Exper. Med. **90**, 113 (1949).
Lind and Allan: The diagnosis of Klebsiella pneumoniae (Friedländers Bacillus) from the
gastrointestinal tract of normal healthy adults. J. Bacter. **57**, 159 (1949).
Linneweh [1]: Über die Pathogenese und die Grundlagen zur Therapie der Säuglingsintoxika-
tion. Mschr. Kinderheilk. **85**, 215 (1941).
— [2] Über die Konservierung roher Frauenmilch. Med. Klin. **1948**, 166.
Linsell and Fletscher: Laboratory and clinical experience with Terramycin-Hydrochlorid.
Brit. Med. J. No. 4690, 1190 (1950).
Lipska: Les colibacilles et les coliphages chez les nourrissons. Lait **16**, 235 (1936).
Lockwood, Young, Bouchelle, Bryant and Stojarski: Der Wert von oral verabreichtem
Streptomycin als intestinales Antisepticum mit Beobachtungen über die rasche Resistenz-
zunahme bei Colibakterien gegenüber Streptomycin. Ann. Surg. **129**, 14 (1949).
Lodenkämper: [1] Über Colitoxine. Klin. Wschr. **18**, 238 (1939).
— [2] Über Colitoxine. Zbl. Bakter. I Orig. **145**, 1, 306 (1939).
— [3] Lassen sich giftige oder pathogene Colibacillen differenzieren? Z. Kinderheilk. **62**, 564
(1941).
— [4] Zum Problem des Ruhrerregernachweises usw. Zbl. Bakter. I. Orig. **158**, 73 (1952).
— u. Ballies: Über Lebensmittelvergiftungen, besonders durch Proteus. Arch. Hyg. **126**,
43 (1941).
Löschke: [1] Über Streptomycinwirkung bei der Säuglingsdyspepsie. Klin. Wschr. **1948**, 375.

Löschke: [2] Diskussionsbemerkung. 52. Tgg. dtsch. Ges. Kinderheilk. Bayreuth 1952.
— u. Cochlovius: Über die Wirkung von Streptomycin bei Dyspepsien und Toxikosen. Arch. Kinderheilk. **136**, 154 (1949).
Löwenberg: Über die pathologische Bakterienansiedelung im Duodenum und ihre ursächlichen Faktoren. Klin. Wschr. **1926**, 548.
van Loghem: Eine vergleichende Untersuchung von Bakterien der Typhus Coli-Gruppe. Zbl. Bakter. I Orig. **83**, 401 (1919).
Lorenz, E.: Wandlungen im Bilde der Ernährungsstörungen beim Säugling. Österr. Kinderheilk. **1**, 3 (1947).
Lorenz, W. u. Kupelwieser: Untersuchungen über die gramnegative Bakterienflora der Säuglingsstühle. Österr. Z. Kinderheilk. **1**, 44 (1948).
Lotze: Studie zur Epidemiologie. Zbl. Bakter. I Orig. **121**, 169 (1931); Probleme der Epidemiologie. Z. Hyg. **116**, 576 u. 586 (1935).
Lovell: [1] Classification of bact. coli from diseased calves. J. of Path. **44**, 125 (1937).
— [2] Infection and resistance in young animals. Lancet **2**, 1097 (1951).
Luise: Influenza di cloromicetina e della penicillina sulla produzione di anticorpi agglutinanti l'Eberthella typhi. Boll. 1st. sieroter. milan. **30**, 492 (1951).
Lyon and Folsom: Epidemic diarrhea of the newborn. Amer. J. Dis. Childr. **61**, 427 (1941).
Maassen u. Behm: Über das Vorkommen von Esch. coli, aerobacter aerogenes und Intermediärformen im Blut. Z. Hyg. **131**, 302 (1950).
Mackerras, M. J., and J. M. Mackerras: [1] The prevention of gastroenteritis in infants. Med. J. Austral. **1**, 477 (1949).
— [2] An epidemic of infantile gastroenteritis in Queensland caused by Salmonella bovismorbificans. J. of Hyg. **47**, 166 (1949).
— and Pask: Infant Salmonella carriers. Lancet **2**, 940 (1949).
Magheru, G., A. Magheru, Boivin et Mesrobeanu: Recherches sur l'antigène „résiduel" des colibacilles. C. r. Soc. Biol. (Paris) **120**, 1279 (1935).
Magnusson, Laurell, Frisell and Werner: Aureomycin treatment of infantile diarrhoea and vomiting. Brit. Med. J. No. **4667**, 1398 (1950).
— — — — Epidemisk dyspepsi hos spädbarn. Sv. Läkartidn. **46/47**, 2533 (1949).
— — — — Aureomycinbehandlung der epidemischen Dyspepsie bei Säuglingen. Berl. med. Z. **1**, Nr. 11/12 (1950).
Makowsky, Wundt, Knoblauch u. Kootz: Die temporäre Unterdrückung der Dickdarmflora und ihre Bedeutung für die Darmchirurgie. Med. Klin. **45**, 133 (1950).
Mancke u. Siede: Die Bedeutung der Autoagglutination der Duodenalsaftcoli für die Diagnose der Cholangitis. Dtsch. Z. Verdgs.- usw. Krkh. **2**, 65 (1939).
Manterola, Undurraga y Meneghello: Estreptomicina en el tratamiento de las diarreas del lactante y de prematuro en el medio hospitalario. Rev. chil. Pediatr. **22**, 15 (1951).
Marget: Über die Bedeutung pathogener Keime der Escherichiagruppe für die Entstehung sporadischer und endemischer Säuglingsenteritis. 52. Tgg. dtsch. Ges. Kinderheilk. Bayreuth 1952.
Martin: De l'action des sulfamides et antibiotiques sur la flore bactérienne intestinale. Paris méd. **4**, 3. Suppl. (73—77) (1951).
Martin du Pan et Rens: De l'emploi de la streptomycine dans la dyspepsie de l'enfant et du nourrisson. Rev. méd. Suisse rom. **71**, 599 (1951).
Marshall et al: Sulfanilylguanidine: A chemotherapeutic agent of intestinal infections. Bull. Hopkins Hosp. **67**, 163 (1940).
Martischnig: [1] Erfahrungen mit oraler Streptomycinbehandlung bei Enteritiden und Intoxikationen im Säuglingsalter. Österr. Z. Kinderheilk. **5**, 272 (1950).
— [2] Zur Therapie der Intoxikationen und Gastroenteritiden im Säuglingsalter. Wien. klin. Wschr. **63**, 515 (1951).
— [3] Zur Aureomycinbehandlung der Intoxikation und Gastroenteritiden im Säuglingsalter. Klin. Med. (Wien) **6**, 428 (1951).
— [4] Die Therapie schwerer Ernährungsstörungen mit Antibioticis bei Säuglingen. Ann. paediatr. (Basel) **179**, 168 (1952).
— u. Krejci: Über die Wirkung verschiedener Antibiotica auf die Darmflora bei Durchfallserkrankungen des Säuglingsalters. Österr. Z. Kinderheilk. **7**, 120 (1952).
— u. Orth: Elektronenoptisch dargestellte Wirkung moderner Medikamente auf B. coli. Österr. Z. Kinderheilk. **5**, 321 (1950).
Marx: Über Sommerdurchfälle. Berl. klin. Wschr. **1915**, 1277.
Massenberg: Zur Frage der Colidyspepsie. Ref. Mschr. Kinderheilk. **96**, 372 (1948).
Massini: Über einen in biologischer Beziehung interessanten Colistamm (B. coli mutabile). Ein Beitrag zur Variation der Bakterien. Arch. f. Hyg. **61**, 250 (1907).
Mauer: Untersuchungen über die antagonistische Wirkung von Colibakterien gegenüber Ruhrbakterien. Z. Hyg. **122**, 249 (1939).

Mayes: Relation between bottle and breast feeding and intestinal flora. Amer. J. Obstetr. 53, 285 (1947).

McCallum: Zit. von Taylor et al. in Brit. Med. J. No. 4619, 117 (1949).

McClelland: Contagious diarrhea of the newborn with special emphasis on treatment. Arch. of Pediatr. 63, 66 (1946).

McClure: The role of colon organisms and their toxins in epidemic diarrhea of the newborn infant. J. of Pediatr. 22, 60 (1943).

McCullough: Relative pathogenicity of certain Salmonella strains for man and mice. Publ. Health Rep. (Wash.) 66, 1538 (1951).

McCullough and Wesley Eisele: Experimental human salmonellosis. J. Inf. Dis. 88, 278 (1951); 89, 209, 259 (1951). J. of Immun. 66, 595 (1951).

McVay: Studies on the Concentration and Bacterial Effect of Aureomycin in Different Portions of the Intestinal Tract. J. Clin. Invest. 31, 27 (1952).

Meiklejohn: Viral studies on the etiology of epidemic diarrhea of the newborn. California Med. 67, 238 (1947).

Menger: Cibazol in der Behandlung der alimentären Intoxikation. Arch. Kinderheilk. 136, 105 (1949).

Mertz: Behandlung ernährungsgestörter Säuglinge durch Verfütterung von Colibakterien. Mschr. Kinderheilk. 18, 401 (1920).

Meves: Über Variabilitätserscheinungen an Coli-, Paratyphus- und Ruhrbacillen bei Einwirkung tierischer Gewebe. Z. exper. Med. 96, 221 (1935).

v. Meyenburg: Schweiz. med. Wschr. 1946, 231.

Meyer u. Löwenberg: Zur Frage der serologischen Einheitlichkeit der Colibazillen. Klin. Wschr. 3, 836 (1924).

Meyer-Delius: Die Säuglingssterblichkeit in Hamburg in den Jahren 1820—1950. Hamburg 1951.

Meyer zu Hörste: [1] Beitrag zur Chemotherapie der Ernährungsstörungen. Mschr. Kinderheilk. 97, 334 (1949).

— [2] Tgg. nordwestdeutscher Kinderärzte Wuppertal 1952.

Michalíčková: Colibazilläre Infektionen und Säuglingstoxikosen. VI. Internationaler Kongreß für Pädiatrie, Zürich 1950.

Miessner u. Wetzel: Infektiöse Aufzuchtkrankheiten der Tiere. Handbuch der pathogenen Mikroorganismen, Bd. VI, S. 605, 1929.

Mitschell et al.: Neonatal diarrhoea: Report of an epidemic and attempts at isolation of a causal agent. Clin. Proc. 7, 251 (1948).

Modica, Ferguson and Ducey: Epidemic infantile diarrhea associated with Escherichia coli 111/B4. J. of Labor. a. Clin. Med. 39, 122 (1952).

Monaci, Andreoni e Schiavini: Reperti batteriologici in 190 casi di gastroenterite infantile. Nuovi Ann. Igiene e Microbiol. 1952 fasc. 1.

Mondolfo y Hounie: Clasificacion serológica de la Escherichia coli. Prensa méd. argent. 34, 328 (1947).

— — La divisione in tipi serologici de gruppo dei „coliformi" e le sue applicazioni all'igiene e alla clinica. Igiene e Sanità publ. 4, 3 (1948).

Montero y Rodriguez: Treatment of infantile diarrheas with mixtures of sulfonamids. Acta pediatr. españ. 92, 943 (1950).

Mook: Das Vorkommen von Colibakterien im Säuglingsmagen. Med. Inaug.-Diss. Hamburg 1923.

Mores, Jadrníček and Čoudcová: An epidemic of infantile dyspepsie in 1948. Pediatr. Listy 5, 14 (1950).

Moro: Bemerkungen zur Lehre von der Säuglingsernährung. II. Die endogene Infektion. Jb. Kinderheilk. 84, 1 (1916).

Müller: Beobachtungen zur sog. Hausdyspepsie. 52. Tgg. dtsch. Ges. Kinderheilk. Bayreuth 1952.

Müller, E.: Die Bildung von Darmindol bei der Streptomycinbehandlung der akuten Ernährungsstörungen und bei den Kostformen zur Erzielung einer acidophilen Dickdarmflora. Mschr. Kinderheilk. 98, 185 (1950).

Mulé, Garufi e Barcaroli: [1] Azione della tossina dissenterica e del b. coli sulla attività enzimatica della mucosa duodenale. Pediatria (Napoli) 59, 320 (1951).

— — [2] Azione della tossina dissenterica e del b. coli sulla ossidazione della cadaverina in substrato di mucosa duodenale. Pediatria (Napoli) 59, 518 (1951).

Murano: La sulfamido-terapia nelle gastro-enteriti infantili. Pediatria Riv. 50, 67 (1942).

Murphy and Morris: Two outbreaks of gastroenteritis apparently caused by a paracolon of the arizona group. J. Inf. Dis. 86, 255 (1950).

Murray, Paine and Finland: Streptomycin: bacteriologic and pharmacologic aspects. New England J. Med. 236, 701 (1947).

MUSHIN: [1] J. of Hyg. **47**, 227 (1945); zit. nach KAUFFMANN: Enterobacteriaceae.
— [2] Outbreak of gastroenteritis due to Salmonella derby. J. of Hyg. **46**, 151 (1948) [Correction **46**, 465 (1948)].
— [3] Studies on paracolon bacilli. Austral. J. Exper. Biol. a. Med. Sci. **27**, 543 (1949).
— [4] Bacteriological aspects of gastroenteritis in infants. Austral. J. Exper. Biol. a. Med. Sci. **28**, 493 (1950).
— [5] The bacteriology of infectious diarrhoea. Med. J. Austral. **39**, 432 (1952).
NACCARI: Influenza in vitro dei preparati sulfamidici su alcuni caratteri biologici del bacterium coli. Giorn. Batter. **27**, 146 (1941).
NASSAU: [1] Über den derzeitigen Stand der Behandlung akuter Ernährungsstörungen im frühen Kindesalter. Ann. paediatr. (Basel) **1945**, 129.
— [2] Über toxische Gastroenteritiden. Ann. paediatr. (Basel) **176**, 82 (1951).
NASSI: La chloromicetina nelle sindromi enteritiche acute del lattante. Riv. clin. pediatr. **47**, 593 (1949).
NETER: Observations on the transmission of Salmonellosis in man. Amer. J. Publ. Health **40**, 929 (1950).
— BERTRAM and ARBESMAN: [1] Demonstration of Escherichia coli O 55 an O 111 Antigens by means of hemagglutination test. Proc. Soc. Exper. Biol. a. Med. **79**, 255 (1952).
— and SHUMWAY: [2] E. coli Serotype D 433: Occurrence in intestinal and respiratory tracts, cultural characteristics, pathogenicity, sensitivity to antibiotics. Proc. Soc. Exper. Biol. a. Med. **75**, 504 (1950).
— and WEBB: [3] Study on the etiological role of certain serotypes of Escherichia coli and the effects of antibiotic therapy in infantile diarrhea. Exper. Med. a. Surg. **9**, 385 (1951).
— SHUMWAY and MURDOCK: [4] Study on etiology, epidemiology and antibiotic therapy of infantile diarrhea with particular reference to certain serotypes of E. coli. Amer. J. Publ. Health **41**, Nr. 12 (1951).
— BERTRAM, ZAK, MURDOCK and ARBESMAN: [5] Studies on hemagglutination and hemolysis by Escherichia coli antisera. J. of Exper. Med. **96**, 1 (1952).
NEUSTADEL u. STEINER: Über gehäuft auftretende Colibacillosen mit paratyphusähnlichem Krankheitsverlauf. Zbl. Bakter. Ref. **69**, 26 (1920).
NEWCOMBE and McGREGOR: On the nonadaptive nature of change to full streptomycin resistance in Escherichia coli. J. Bacter. **62**, 539 (1951).
— and NYHOLM: The inheritance of streptomycin resistance and dependence in crosses of Escherichia coli. Genetics **35**, 603 (1950); Ref. Except. Med. Sect. IV, **5**, 686 (1952).
NICHOLS and HERELL: The clinical use of streptomycin. Proc. Staff Meet. Mayo Clin. **20**, 449 (1945).
NICOLLE: Lysotypie des «Echerichia coli», isolés dans les gastroentérites infantiles. I. Schéma des types actuellement individualisés. Bull. Acad. Nat. Méd. (Paris) **136**, 480 (1952).
NISSLE: [1] Über die Grundlagen einer ursächlichen Bekämpfung der Darmflora. Dtsch. med. Wschr. **1916**, 1181.
— [2] Die Colibakterien und ihre pathogenetische Bedeutung. Kolle-Wassermanns Handbuch der pathogenen Mikroorganismen. Bd. VI, 1, S. 415, 1929.
NITSCH: Zur Ätiologie der Durchfallepidemie im Sommer 1945. Dtsch. med. Wschr. **1947**, 244.
— u. ADAMEK: Über die Wirkung von Sulfaguanidin und Streptomycin auf die Ernährungsstörungen der Säuglinge unter besonderer Berücksichtigung der Darmflora. Mschr. Kinderheilk. **98**, 21 (1951).
OCKLITZ u. SCHMIDT: [1] Zur Frage einer Frauenmilchkonservierung mit Aureomycin. Arch. Kinderheilk. **142**, 21 (1951).
— [2] Beitrag zum Dyspepsiecoliproblem. Dtsch. Gesundheitswesen 7, H. 25—26 (1952).
OLIVET: Zur Bakteriologie des Duodenums. Klin. Wschr. **1926** I, 307.
OPITZ, E.: Beiträge zur Frage der Durchgängigkeit von Darm und Nieren für Bakterien. I. Durchgängigkeit des Darmes. Z. Hyg. **29**, 505 (1898).
—, H.: Die Bedeutung der Colibazillen für die Pathogenese der akuten Ernährungsstörungen. Kinderärztl. Prax. **19**, 126 (1951).
— Durch pathogene Colirassen bedingte Enteritisepidemien bei Säuglingen. Helvet. paediatr. Acta **7**, 1 (1952).
ORNSTEIN: Zur Bakteriologie des Schmitzbacillus. Z. Hyg. **91**, 152 (1921).
ØRSKOV: [1] On the occurrence of E. coli belonging to O-group 26 in cases of infantile diarrhoea and white scours. Acta path. scand. (Copenh.) **29**, 373 (1951).
— [2] Antagonism Between Certain Colistrains Isolated from Cases of Infantile Diarrhea and some other Colitypes. Manuskript (im Druck).
PACHECO: C. r. Soc. Biol. (Paris) **128**, 220 (1938); zit. nach GATTO: Giorn. Batter. **36**, 221 (1947)
PAFFRATH: Untersuchungen über die Permeabilität des Darmes. Berlin: S. Karger 1930.
PAINE and FINLAND: Observations on bacteria sensitive to, resistant to and dependent upon streptomycin. J. Bacter. **56**, 207 (1948).

Paltauf: Kolle Wassermanns Handbuch der pathogenen Mikroorganismen 2, 552 (1913).

Panos: Management of Epidemic Diarrhea of the Newborn. Postgrad. Med. 10, 155 (1951).

Pansy, Khan, Pagano and Donovick: The relationsship between aureomycin, chloramphenicol and terramycin. Proc. Soc. Exper. Biol. a. Med. 75, 618 (1950).

Parr: [1] Viability of coli-aerogenes organisms in culture and in various environments. J. Inf. dis. 60, 291 (1937).

— [2] Bacter. Rev. 3, 1—48 (1939).

Patzer: Klinische Beobachtungen über den akuten Darmbrand bei Säuglingen. Dtsch. Gesundheitswesen 5, 1450 (1950).

Paul: Aureomycin bei der Behandlung der Frühgeborenendyspepsie. Mschr. Kinderheilk. 100, 353 (1952).

Payling and Wright: The aetiology of infantile enteritis. Proc. Roy. Soc. Med. 41, 182 (1948).

Payne and Cook: A specific serological type of Bact. coli found in infants home in absence of epidemic diarrhoea. Brit. Med. J. 1950, 192.

Penso e Scanga: Studi sue mecanismo di azione della streptomicina. Rc. Ist. super. Sanità 10, 633 u. 639 (1947).

Perch: Weitere Untersuchungen über die Coliflora des gesunden Menschen. Acta path. scand. (Copenh.) 21, 239 (1944).

Peso and Edwards: Changes induced in the flagellar antigens of Salmonella Rostock and Salmonella california. Publ. Health Rep. 66, 1694 (1951).

v. Pfaundler: [1] Eine neue Form der Serumreaktion auf Coli- und Proteusbacillosen. Zbl. Bakter. I Orig. 23, 9, 71, 131 (1898).

— [2] Über Anstaltsschäden bei Kindern. I. Endogenes. Tgg. dtsch. Ges. Kinderheilk., Innsbruck 1924.

— u. Schübel: Verdauungsversuche am Dünndarm junger Zicklein bei Einverleibung arteigener und artfremder Milch. Z. Kinderheilk. 30, 5 (1921).

Pierret, Breton et Ratel: La chloromycétine dans les dyspepsies du premier âge. Pédiatrie 6, 215 (1951).

— Buttiaux, Breton et Tacquet: Arch. franç. Pédiatr. 8, 58 (1951); zit. nach Buttiaux et al.: Presse méd. 59, 1000 (1951).

Piette et Vézina: Rapport sur une épidemie de gastro-entérite chez 60 nourrissons. Emploi de la chloromycétin. Un. méd. Can. 80, 26 (1951).

Pipirs: Die Beziehungen des B. coli zur Dyspepsie. Klin. Wschr. 10, 1687 (1931 II).

Pisu: La prova biologica nella rana per la identificazione della enterotossina stafilococcica. Boll. Ist. sieroter. milan. 30, 622 (1951).

Pisu e Cavallazzi: Tossinfezione da enterotossica stafilococcica con esito letale. Policlinico (prat.) 58, 1249 (1951).

Platenga: [1] Ätiologie und Pathogenese der sog. alimentären Intoxikation. Jb. Kinderheilk. 109, 195 (1925).

— [2] Das Colitoxin. Jb. Kinderheilk. 129, 253 (1930).

Plonsker u. Rosenbaum: Coli im Säuglingsmagen. Jb. Kinderheilk. 109, 96 (1925).

Pötschke: Desinfektion und Konservierung von Frauenmilch durch Streptomycin. Klin. Wschr. 1949, 476; Mschr. Kinderheilk. 98, 177 (1950).

Pöls: Rapport over de Kalverziekte in Nederland. S'Gravenhage 1899.

Prausnitz u. van der Reis: Untersuchungen des menschlichen Dünndarminhaltes auf Bacteriophagen. Dtsch. med. Wschr. 1925, 9.

Price: Infectious diarrhoea of infancy. Canad. Med. Assoc. J. 62, 351 (1950).

Pulas and Ansbacher: New England J. Med. 237, 419 (1947).

Pulaski and Seeley: Further Experiences with streptomycin therapy in United States army hospitals. J. Labor. a. Clin. Med. 33, 1 (1948).

— and Spring: Streptomycin in surg. infections. Ann. Surg. 125, 194 (1947).

Radel: Sind in der Dünndarmschleimhaut bakteriumwachstumhemmende Stoffe („Bacteriostanine") nachweisbar? Z. exper. Med. 48, 658 (1926).

Radinowitsch: Die Rolle der Assoziation der aeroben Bakterien in der Ätiologie der toxischen Dyspepsie. Pediatr. 4, 32 (1938) (russ.).

Rave u. Ernst: Vorläufige Erfahrungen mit dem Antibioticum Aureomycin bei Infektionen der Harnwege. Med. Welt 23, 816 (1950).

Reichel: Die keimwidrigen Kräfte im Magen-Darmkanal. Jb. Kinderheilk. 129, 127 (1930).

Reimann, Price and Elias: Streptomycin for typhoid. J. Amer. Med. Assoc. 128, 175 (1945).

— — and Hodges: Causes of epidemic diarrhea, nausea and vomiting. (viral dysentery?) Proc. Soc. Exper. Biol. a. Med. 59, 8 (1945).

van der Reis u. Schembra: Länge und Lage des Verdauungsrohrs beim Lebenden. Z. exper. Med. 43, 94 (1924).

Rice, Best, Frant and Abramson: Epidemic diarrhea of the newborn. J. Amer. Med. Assoc. 109, 475 (1937).

RITSCHEL: Über Pasteurisierung und Bakteriologie der Frauenmilch. Österr. Z. Kinderheilk. 1, 299 (1948).

RITOSSA: Eziologia infettiva dell diarree del lattante. Lattante 21, 681 (1950).

RIVERA and SBOROV: The effect of terramycin on the intestinal flora. Gastroenterology 17, 546 (1951).

ROBERT: Diarrhée épidémique du nouveau-né. Ann. paediatr. (Basel) 174, 121 (1950).

ROBERTS: The endotoxin of B. coli. J. Comp. Path. a. Ther. 59, 284 (1949).

ROBINTON: A rapid method for demonstrating the action of staphylococcus enterotoxin upon Rana pipiens. Yale J. Biol. a. Med. 23, 94 (1950).

RODDY, FORRESTER and LANDOV: Management of an institutional outbreak of infectious diarrhea of the newborn infant. Amer. J. Obstetr. 37, 1037 (1939).

RÖLCKE: Über einen Ruhrerreger. Z. Hyg. 124, 356 (1943).

RÖTHLER: Über das Verhalten der Amine bei Dyspepsie und Intoxikation. Jb. Kinderheilk. 120, 162 (1928).

ROGERS: The spread of infantile gastroenteritis in a cubicledward. J. of Hyg. (Camb.) 49, 140 (1951).
— Discussion on infantile gastroenteritis. Proc. Roy. Soc. Med. 44, 519 (1951).
— and KOEGLER: Inter hospital cross-infection of epidemic infantile gastro-enteritis associated with type strains of bacterium coli. J. of Hyg. (Camb.) 49, 152 (1951).
— — and GERRARD: Chloramphenicol in treatment of infantile gastroenteritis. Brit. Med. J. 1949, 1501.

ROLLY u. LIEBERMEISTER: Experimentelle Untersuchungen über die Ursache der Abtötung von Bakterien im Dünndarm. Dtsch. Arch. klin. Med. 83, 13 (1905).

ROOS u. KINDLER: Die Konservierung roher Frauenmilch mit Citronensäure oder Streptomycin. Mschr. Kinderheilk. 97, 494 (1950).

ROOST-PAULI, M. u. H. P.: Über Resorption und Abbau von Streptomycin im Colon. Schweiz. med. Wschr. 79, 942 (1949).

ROSENBAUM: Das Intoxikationssyndrom im Tierexperiment. Mschr. Kinderheilk. 39, 121 (1928).

ROSENHEIM: The isolation of spermine phosphate from semen and testis. Biochemic. J. 18, 1253 (1924).

ROSKE: Über die Bedingungen der Aminbildung durch B. coli. Jb. Kinderheilk. 120, 186 (1928).

ROURKE: Hospitals Chicago 21, 67 (1947); zit. nach WRIGHT: Brit. Med. J. 1951, 138.

RUBBO: [1] Cross infection in a hospital due to S. derby. J. of Hyg. (Camb.) 46, 148 (1948).
— [2] Epidemiology of infectious diarrhoea. Med. J. Austral. 39, 425 (1952).

RUBENSTEIN and BRITTEN: Epidemic diarrhea of infancy. J. of Pediatr. 38, 457 (1951).
— and FOLEY: Epidemic diarrhea of the newborn. Massachusetts. New England J. Med. 236, 87 (1947).

RUCKHOFT, KALLAS, CHIUM u. COULTER: Coli-aerogenes differentation in water analysis. J. Bacter. 21, 467 (1931).

RUSSEL: Zur Frage der Bakterizidine des Duodenalsaftes. Z. Kinderheilk. 52, 201 (1932).

RUSSO: Eine enterocolitische Hausepidemie mit verschiedenen spez. Erregern. Münch. med. Wschr. 1938 I, 747.

SACKREUTHER: Untersuchungen über die Empfindlichkeit der Dyspepsiecolibakterien gegenüber Penicillin, Streptomycin, Aureomycin und Chloromycetin. Med. Inaug.-Diss. Heidelberg 1952 (in Vorbereitung).

SACREZ: Antibiotiques dans le traitement des dyspepsies. Arch. franç. Pédiatr. 9, 418 (1952).
— BEYER et LOCHNER: Le traitement des dyspepsies du nourrisson par l'auréomycin. Arch. franç. Pédiatr. 8, 199 (1951).

SAKULA: An outbreak of gastroenteritis in the newborn. Lancet 2, 758 (1943).

SANDER: Die Darmflora in der Physiologie, Pathologie und Therapie des Menschen. Stuttgart: Hippokratesverlag 1948.

SANDMANN: Das Verhalten des Darmes bei Chloromycetinmedikation. Dtsch. med. Wschr. 77, 557 (1952).

SANTO: [1] Der Raubbau an der Flora des Menschen. Wien: Hollinek 1950.
— [2] Komplementbindende und flockende Coliantikörper im Serum mit degeneriertem Coliantigen vorbehandelter oder spontan durch chemische Wirkstoffe geschädigter Organismen. Wien. med. Wschr. 100, 764 (1950).

SAUER, L. W.: [1] Enteritis in infants: Prevention of its spread. Dick diet kitchen and aseptic nursery technic. J. of Pediatr. 6, 753 (1935).
— [2] Enteritis: Its control and prevention by the Dick diet kitchen and nursery technic. Amer. J. Dis. Childr. 50, 1159 (1935).

SAUER, W.: Bakteriologische Untersuchungen sterilisierter Frauenmilch. Dtsch. med. Wschr. 1939, 1691.

SCALFI e BRUGO: Applicazione dei metodi di Ribinow e della ribonucleasi allo studio delle modificazioni cito-chimico-morfologiche indotte dalla cloromicetina in un ceppo di E. coli . Riv. Ist. sieroter. ital. 25, 222 (1950).

Scott, Brown and Kessler: Diarrhea of the newborn. Report of epidemic and results of treatment with streptomycin. Amer. J. Dis. Childr. 83, 192 (1952).
— and Kety: Experiences with epidemic diarrhea of the newborn. J. of Pediatr. 33, 573 (1948)
Sears and Brownlee: Further Observations on the persistence of individual Strains of Escherichia coli in Intestinal Tract of Man. J. Bacter. 63, 47 (1952).
— — and Uchiyama: J. Bacter. 59, 293 (1950); zit. nach Kauffmann: Enterobacteriaceae. 1950.
Seeliger: Die Paracolistämme der Bethesdagruppe bei der Diagnostik pathogener Eingeweidebakterien. Z. Hyg. 134, 383 (1952).
— y Durich: Clasificación de una bacteria aislada de casos de entero-colitis aguda y su significación patógena. Rev. San. Hig. públ. 25, 395 (1951).
Seiffahrt: Über Colibefunde im Magen und Stuhl frühgeborener Kinder. Mschr. Kinderheilk. 52, 73 (1932).
Per Selander: Epidemische Diarrhoe bei Neugeborenen. Kinderärztl. Prax. 14, 137 (1944).
Seligmann and Wassermann: Induced resistance to streptomycin. J. of Immun. 57, 351 (1947).
Sewitt: Bacteriological investigation into the causation of diarrhoea and enteritis in Dublin in 1942—43. J. of Hyg. 44, 37 (1945).
Seydel: Sur certaines souches de b. coli ayant perdu la propriété de faire fermenter le lactose. C. r. Soc. Biol. (Paris) 111, 107 (1932).
Shanks: Aureomycin and Chloramphenicol in infantile diarrhoea. Brit. Med. J. 1951, 272.
— and Studzinski: Bact. coli in infantile Diarrhoea. Brit. Med. J. No. 4776, 119 (1952).
Shields: Spread of diarrhea of unkown origin in a ward for infants. Amer. J. Dis. Childr. 78, 217 (1950).
Siede: Nachweis der pathogenen Bedeutung des b. coli durch Agglutination. Dtsch. Z Verdgs.- usw. Krkh. 4, 273 (1941).
Siegel, Nickerson and Cook: The rectal administration of Aureomycin, in children. New England J. Med. 246, 447 (1952).
Sievers: [1] Variabilität bei Bakterien der Coligruppe. I. Eine biologische Untersuchung. Zbl. Bakter. I Orig. 139, 27 (1937).
— [2] Variabilität bei Bakterien der Coligruppe. II. Eine serologische Prüfung. Zbl. Bakter. I Orig. 139, 176 (1937).
Signorini: Ricerche batteriologiche sulle feci di bambini affetti da enterite acuta e trattati con cloromicetina. Giorn. Batter. 43, 52 (1951).
Silberstein u. Singer: Beiträge zur Pathogenese der akuten Ernährungsstörungen im Säuglingsalter. Jb. Kinderheilk. 107, 329 (1925).
Silver and Kempe: Resistance to streptomycin. J. of Immun. 57, 267 (1947).
Simon u. Krüpe: Pharmakodynamische Wirkung des Streptomycins. Arch. Kinderheilk. 139, 1 (1950).
Sittler: Die wichtigsten Bakterientypen der Darmflora beim Säugling, ihre gegenseitigen Beziehungen und ihre Abhängigkeit von äußeren Einflüssen. Würzburg: Kabitzsch 1909.
Sjøstedt: Pathogenicity of certain serological types of b. coli. Acta path. scand. (Copenh.) Suppl. 63 (1946).
Smadel: Chloramphenicol (Chloromycetin) in the treatment of infectious diseases. Amer. J. Med. 7, 671 (1949).
Smellie: Chloromycetin in infantile gastroenteritis. Proc. Roy. Med. 43, 766 (1950).
Smiley et al.: Fatal aplastic anaemia following chloramphenicol (chloromycetin) administration. J. Amer. Med. Assoc. 149, 914 (1952).
Smith, F. R., Finley, H. J. Wright and Louder: J. Amer. Diet. Assoc. 24, 755 (1948); zit. nach J. Wright: Brit. Med. J. 1951, 138.
Smith, J.: The association of certain types (alpha and beta) of b. coli with infantile gastroenteritis. J. of Hyg. (Camb.) 47, 221 (1949).
— Galloway and Speirs: Infantile gastroenteritis with special reference to the specific serological type O 55 : B 5 : H 6 (beta Type) of bacterium coli. J. of Hyg. (Camb.) 48, 472 (1950).
—, Th., and Bryant: Studies on pathogenic bacillus coli from bovine sources. II. Mutations and their immunological significance. J. of Exper. Med. 46, 133 (1927).
— M. H. D. Loosli and Ritter: Outbreak of Aerobacter Infections on Infants. Pediatrics 7, 550 (1951).
Snelling and Johnson: The value of Aureomycin in prevention of cross infection in the hospital for sick children. Canad. Med. Assoc. J. 66, 6 (1952).
Snyder: Bacterium alcalescen in the stools of normal infants. J. of Pediatr. 14, 341 (1939).
Søderhjelm: Fat absorption studies in children. I. Influence of heat treatment on milk on fat retention by premature infants. Acta paediatr. scand. (Stockh.) 41, 207 (1952).
Solé: Diskussionsbemerkung. Wien. klin. Wschr. 63, 515 (1951).
Sokgobenson u. Jaenina: Zur Frage der Mikroflora des Darmes bei toxischen Sommerdurchfällen der Kinder. Z. Mikrobiol. 17, 347 (1936) (russ.); ref. Zbl. Kinderheilk. 33, 205 (1937).

SPIESS u. HOFFMANN: Untersuchungen zur pharmakodynamischen Darmwirkung des Streptomycins. Mschr. Kinderheilk. **100**, 17 (1952).

SWENTKER: Epidemic diarrhea of the newborn from the view of the clinical investigator. J. of Pediatr. **30**, 700 (1947).

SZTANOJEVITS and KORMOS: Epidemic infectious diarrhoea of the newborn infant. Acta morphol. (Budapest) **1951**, 277.

SCHAEDE: Über eine Käsevergiftung. Zbl. Bakter. I Orig. **143**, 67 (1938).

SCHATZ, BUGIE and WAKSMANN: Streptomycin, a substance exhibiting antibiotic activity against grampositive and gramnegative bacteria. Proc. Soc. Exper. Biol. a. Med. **55**, 66 (1944).

SCHEER: [1] Zur Bakteriologie des Magens und Duodenums beim gesunden und kranken Säugling. Jb. Kinderheilk. **92**, 328 (1920).

— [2] Vereinfachte Technik zum Nachweis der endogenen Infektion des Duodenums. Z. Kinderheilk. **32**, 240 (1922).

— [3] Die Wasserstoffionenkonzentration und das bacterium coli. Die bakterizide Wirkung bestimmter H-Ionenkonzentrationen auf das b. coli. Biochem. Z. **130**, 545 (1922).

— [4] Bakteriologisch-serologische Untersuchungen zur endogenen Infektion des Dünndarmes. Z. Kinderheilk. **34**, 223 (1923).

— [5] Zur Pathogenität bestimmter Colistämme. Unveröffentlichtes Manuskript 1927; s. a. Mschr. Kinderheilk. **40**, 466 (1928).

— [6] Zur Infektiosität pathogener Colistämme. 52. Tgg. dtsch. Ges. Kinderheilk. Bayreuth 1952.

— u. ABRAHAM: Die Colivaccinetherapie der tox. Säuglingsdyspepsie. Jb. Kinderheilk. **130**, 45 (1930).

SCHIAVINI: Considerazioni sull'eziologia e sulla cura delle enteriti infantili. Lattante **22**, 356 (1951).

— e ANDREONI: Considerazioni sulla eziologia e sulla terapia delle enteriti infettive della prima infanzia. Acta paediatr. latina **4**, 238 (1951).

SCHIFF u. KOCHMANN: Zur Pathogenese der Ernährungsstörungen beim Säugling. Jb. Kinderheilk. **99**, 181 (1922).

SCHIMANSKY: Erfahrungen über die infektiöse Gastro-Enteritis bei Säuglingen und Kleinkindern. Z. Kinderheilk. **65**, 33 (1947).

SCHLOSSBERGER u. BRANDIS: Über genetische Vorgänge bei Bakterien. Klin. Wschr. **28**, 1 (1950).

SCHMID, K.: Über eine neuartige Säuglingsenteritis. Münch. med. Wschr. **1951**, 762.

SCHMIDT, H.: Grundlagen der spezifischen Therapie und Prophylaxe bakterieller Infektionskrankheiten. Berlin 1940.

SCHÖNBERG: Persönliche Mitteilung an ADAM. 1952.

SCHÖNFELD: Über die Entstehung der Sommerdurchfälle im Säuglingsalter. Med. Klin. **34**, 1154 (1938).

SCHOLTEN: Ergebnisse und Probleme der antibakteriellen Chemotherapie. Med. Klin. **1949**, 1461.

SCHUBERT u. DAVID: Paracoli als Nahrungsmittelvergifter. Med. Klin. **1935** II, 979.

SCHWARZ e BONEZZI: Beitrag zur Sulfonamidbehandlung akuter Ernährungsstörungen im Kindesalter. 1. Bakteriologische Untersuchungen der Darmflora. Med. ital. **24**, 1 (1943).

STABEROW: Untersuchungen über kulturelles Verhalten typischer und atypischer Colibacillen. Zbl. Bakter. I. Orig. **141**, 130 (1938).

STAMP and STONE: An agglutinogen common to certain strains of lactose and non lactose fermenting coliform bacilli. J. of Hyg. **43**, 266 (1944).

STEINBERG and WITSIE: Skin reactions to the colon bacillus and its toxic products. J. of Immun. **22**, 109 (1932); zit. nach GATTO: Giorn. Batter. **36**, 221 (1947).

STELZNER: Autallergie als klinischer Symptomkomplex. Klin. Wschr. **27**, 480 (1949).

STENGER: [1] Über den Entstehungsmechanismus der Dyspepsie und Intoxikation durch parenterale Infektion. Mschr. Kinderheilk. **96**, 355 (1949).

— [2] Tierexperimentelle Untersuchungen zur Pathogenese der parenteral bedingten Säuglingsintoxikation. Z. Kinderheilk. **67**, 639 (1950).

STERN: Lancet 1, 80 (1947); zit. von KIRBY u. a.: Lancet **1950**, 201.

STERNBERG, HOFFMANN and ZWEIFLER: Stomatitis and diarrhea in infants, caused by bacillus mucosus capsulatus. J. of Pediatr. **38**, 509 (1951).

STEVENSON: [1] Bact. coli D 433 in cases of diarrhoea in adults. Brit. Med. J. **1950**, 195.

— [2] Further observations on the occurrence of Bact. coli D 433 in adult faeces. Brit. Med. J. No. 4776, 123 (1952).

STICCA e ROSSI: Contributio alla terapia sulfamidica delle affezioni acute gastro enteriche infantili. 2. Osservationi cliniche. Med. ital. **24**, 109 (1943); ref. Zbl. Kinderheilk. **41**, 683 (1943).

Stickl u. Gärtner: Untersuchungen über die Wirksamkeit von Sulfonamiden auf die normale und pathogene Darmbakterienflora. Z. Hyg. **123**, 591 (1942).

Stöckle: Über die Tierpathogenität der Dyspepsiecolibakterien. Med. Inaug.-Diss. Heidelberg 1953.

Stransky: Experimentelle Beiträge zur Bakterienbesiedelung des Darmtraktes und ihre Beeinflussung durch die Nahrung. Tgg. dtsch. Ges. Kinderheilk. Göttingen 1923.

Straub: Untersuchungen zur Bakterizidie und zum Colibakteriengehalt des Magen- und Duodenalsaftes darmgesunder und darmkranker Säuglinge. Med. Inaug.-Diss. Heidelberg 1953.

Ströder: Über pharmakodynamische Wirkungen des Streptomycins und deren Bedeutung für therapeutische Fragen der Pädiatrie. Schweiz. med. Wschr. **82**, 58 (1952).

Ströder u. Simon: Der pharmakodynamische Streptomycineffekt am Darm. Arch. Kinderheilk. **137**, 236 (1949).

Stuart, Rustigian, Zimmermann and Corrigan: Pathogenicity, antigenic relationships and evolutionary trends of Shigella alcalescens. J. of Immun. **47**, 425 (1943).

— and van Stratum: Antigenic relationships of coliform and related bacteria isolated from infants in the nurseries of two institutions. J. of Pediatr. **26**, 464 (1945).

— Wheeler, Rustigian and Zimmermann: Biochemical and antigenic relationships of the paracolonbacteria. J. Bacter. **45**, 101 (1943).

Sturgeon: Fatal aplastic anaemia in children following chloramphenicol (chloromycetin) therapy. J. Amer. Med. Assoc. **149**, 918 (1952).

Tagawa: Beitrag zur Kenntnis über die Saccharose vergärenden Colibacillen bei den Durchfallserkrankungen bei Säuglingen und Kleinkindern. Nagasaki — Igakkai Zassi 16, 1828 (1938); ref. Zbl. Kinderheilk. **35**, 177 (1939).

Tatum and Lederberg: Gene recombination in the bacterium Escherichia coli. J. Bacter. **53**, 673 (1947).

Taylor: Discussion on infantile gastroenteritis. Proc. Roy. Soc. Med. **44**, 516 (1951).

— Powell and J. Wright: Infantile diarrhoea and Vomiting. Brit. Med. J. No. 4619, 117 (1949).

Thalhammer: [1] Beitrag zur Variabilität des Bacterium coli. Österr. Z. Kinderheilk. **5**, 331 (1950).

— [2] Über ein antibiotisches, antimycotisches Stoffwechselprodukt des Bact. coli. Helvet. paediatr. Acta **6**, 523 (1951).

Themann: Über die Wirkung von Sulfonamiden auf gramnegative Darmkeime. Dtsch. med. Wschr. **1946**, 224.

Thjötta and Jonsen: The influence of complement upon agglutination. Acta path. scand. (Copenh.) **26**, 326 (1949).

Thomas: Über die Hospitalschädigungen der Säuglinge und Kinder. Kinderärztl. Prax. **16**, 163 (1948).

Tomaszewski: Side-effects of Chloramphenicol and Aureomycin, with special reference to oral lesions. Brit. Med. J. **1951**, 388.

Toscano: Infezioni e «diarrea epidemica» del neonato e loro terapia antibiotica. Acta paediatr. latina **3**, 481 (1950).

Twort: Zit. nach Sander: Die Darmflora usw.

Ulbrich: Untersuchungen über die Antigenstruktur von B. coli, die aus Koligranuloma von Hühnern isoliert wurden. Mh. Veterinärmed. **6**, 395 (1951).

Urbach: Staphylokokken als Ursache einer Nahrungsmittelvergiftung. Dtsch. Gesundheitswesen **5**, 1327 (1950).

Vahlne: Serological typing of the colon bacteria. Acta path. scand. (Copenh.) Suppl. **62** (1945).

van Oye: Au sujet d'un bacille coliforme ayant l'antigène somatique IX de S. typhi. Ann. Inst. Pasteur **81**, 684 (1951).

Vaniček, Vlček, Daniel: Diarrhea in infants. Pediatr. Listy **5**, 71 (1950).

Varela, Aguirre e Carillo: Escherichia Coli Gomez, nueva especie aislada de un caso mortal de diarrea. Bol. Med. Hospital Infantil (Mexico) **3**, 3 (1946).

— and Olarte: J. Labor. a. Clin. Med. **40**, 252 (1952); zit. nach Kauffmann: Acta path. scand. (Copenh.) **1952**, 1199.

Varga: Ref. Molkereiztg. **1938**, 774; zit. nach Lodenkämper: Z. Kinderheilk. **62**, 564 (1941).

Vignec, Murphy, Vidal u. Julia: Epidemic diarrhea of the newborn during and after neonatal period. Amer. J. Dis. Childr. **79**, 1008 (1950).

Vincent: [1] Sur la pluralité des toxines du bacillus coli et sur les bases expérimentales de la sérothérapie anti-colibacillaire. C. r. Acad. Sci. (Paris) **180**, 1624 (1925).

— [2] La toxi-infection colibacillaire. Remarques sur quelques-unes de ses manifestations cliniques. Rev. Méd. **56**, 1 (1939).

Voges u. Proskauer: Beitrag zur Ernährungsphysiologie und zur Differentialdiagnose der Bakterien der hämorrhagischen Septicämie. Z. Hyg. **28**, 20 (1898).

VORLAENDER: Zur Frage der Agglutination und Hämolyse verschiedener Blutzellarten durch B. coli. Z. Immunitätsforsch. **108**, 138 (1950).
— u. SCHMITZ: Klinische und experimentelle Ergebnisse zur Frage der Wirkungsweise des Chloromycetins bei typhösen Erkrankungen. Ärztl. Wschr. **7**, 43 (1952).
VOUREKA: Production of bacterial variants in vitro with chloramphenicol and specific antiserum. Lancet **1951**, 29.
WALCHER: [1] Bacillus mucosus capsulatus in infantile diarrhea. J. Clin. Invest. **25**, 103 (1946).
— [2] Klebsiella pneumoniae associated with infantile diarrhea. Amer. J. Dis. Childr. **78**, 61 (1949).
WALLMÜLLER: Untersuchungen über Colicysto-Pyelitiden. Med. Inaug.-Diss. München 1946.
WALTHER and MILLWOOD: Presence of certain serological types of bact. coli in the human intestine. Brit. Med. J. **1951**, 156.
— and DE CAPITO: Studies of the acute diarrheal diseases. 15. The agglutination test in shigella paradysenteriae infections. Publ. Health Rep. **6**, 642 (1945).
WATT and CHARLTON: Studies of the acute diarrheal diseases. 16. An outbreak of Salmonella typhimurium infection among newborn premature infants. Publ. Health Rep. **60**, 734 (1945).
WEGMAN: An epidemic of diarrhea among breast-fed newborn infants. J. Amer. Med. Assoc. **145**, 962 (1951).
WEIDENMÜLLER: Über eine Magen-Darminfektion besonderer Art bei schwächlichen Kleinkindern. Z. Kinderheilk. **63**, 190 (1943).
WEIHE: Über 10jährige Erfahrungen am Coma Dyspepsicum infantum. Mschr. Kinderheilk. **97**, 164 (1949).
WEILAND: Zur Virulenzfrage der Colibakterien. Klin. Wschr. **24/25**, 712 (1946—47).
WEINGÄRTNER: [1] Diskussionsbemerkung. 52. Tgg. dtsch. Ges. Kinderheilk. Bayreuth 1952.
— [2] Die antibiotische Behandlung der akuten Ernährungsstörungen im Säuglingsalter. Mschr. Kinderheilk. **100**, 408 (1952).
WEISS: Zur Frage des Dyspepsiecoli. Mschr. Kinderheilk. **31**, 404 (1926).
WEISSE: Erste klin. Erfahrungen mit der Chloromycetinbehandlung schwerster Ernährungsstörungen. Dtsch. med. Wschr. **1951**, 18.
WIDERHOFER: Zit. nach ESCHERICH, Handbuch der Kinderheilkunde Bd. 3, 1, 1900.
WIGHT and BURK: Several actions of streptomycin on the metabolism of Escherichia Coli. Antibiotics a. Chemother. **1**, 379 (1951).
WILDE: Therapeutischer Effekt von Sulfonamidverbindungen und Antibiotica auf Zerfallsprodukte von Colibakterien. Med. Mschr. **6**, 320 (1952).
WILLI: Über eine bösartige Enteritis bei Säuglingen des ersten Trimenons. Ann. paediatr. (Basel) **162**, 87 (1944).
WILLIAMS: The bacteriological considerations of infantile enteritis in Sydney. Med. J. Austral. **2**, 137 (1951).
WINSLOW, KLIGLER and ROTHBERG: Studies on the classification of the colon-typhoidgroup of bacteria with special reference to their fermentative reactions. J. Bacter. **4**, 429 (1919).
WINTER: Vergleichende Untersuchungen über die chemischen und biologischen Eigenschaften von Ruhrbacillen. Z. Hyg. **70**, 273 (1912).
WITT: Colibakterien in Weißkäse. Med. Inaug.-Diss. Berlin 1939.
WITTE: Gehäufte Breslauinfektionen bei Kindern im Anschluß an Maul- und Klauenseuche. Z. Fleisch- u. Milchhyg. **49**, 103 (1938).
WOLF, J.: [1] Breslaubakterien bei notgeschlachteten maul- und klauenseuchenkranken Rindern. Berl. u. Münch. tierärztl. Wschr. **1939**, 474.
— [2] Über Differenzierung und Toxinbildungsvermögen von Colibakterien. Zbl. Bakter. I Orig. **148**, 183 (1942).
WRAMBY: Investigations into the antigenic structure of bact. coli isolated from calves. Diss. Uppsala 1948.
WRIGHT, J.: [1] Bacterial flora and bacterial counts of infants bottle feeds. Brit. Med. J. No. 4722, 138 (1951)
— [2] Motility testing of Bact. coli O group 111 strains. Nature (Lond.) **167**, 732 (1951).
— [3] Serologische Typen des Bact. Coli bei Dyspepsie des Säuglings. 52. Tgg. dtsch. Ges. Kinderheilk. Bayreuth 1952.
WUNDERWALD: [1] Zur Klinik und Therapie der gelben Stühle. Ärztl. Wschr. **1**, 82 (1946).
— [2] Zur antibakteriellen und diätetischen Behandlung der Durchfallskrankheiten im Säuglingsalter. Münch. med. Wschr. **94**, 347 (1952).
WURTZ u. BOUCHARD: Zit. nach E. OPITZ, Z. Hyg. **29**, 505 (1898).
YLPPÖ, HALLMANN, DONNER, LOUHIVUORI and YLIRUOKANEN: The role of insects in the spreading of infantile diarrhea in Finland. Ann. med. int. fenn. **39**, 149 (1950).
YOUNG: Diarrhea and vomiting in infants. Some practical considerations. Lancet **1933**, 677.
ZEDERBAUER: Wien. klin. Wschr. **1946**, 598.

Zeiss: Der diagnostische Wert der Darmagglutination in der Pathologie des Säuglings. Z. Kinderheilk. 8, 76 (1913).

Zierhut u. Semenitz: Die Streptomycinbehandlung der Durchfallstörungen im Säuglingsalter, klinische und bakteriologische Beobachtungen. Österr. Z. Kinderheilk. 6, 196 (1951).

Ein Nachtrag zum Literaturverzeichnis befindet sich auf S. 194.

I. Einleitung.

Jahrzehntelang herrschte auf keinem Gebiet der Bakteriologie pathogener Mikroorganismen so viel Unsicherheit, Spekulation und Verwirrung, wie bei der Frage der Pathogenität der Colibakterien. Wohl auch kein anderes klinisches Fachgebiet ist an der Lösung dieser wichtigen Frage so interessiert, wie die Pädiatrie für den Bereich der akuten und chronischen Ernährungsstörungen des Säuglings. Diese Verhältnisse bedingen die große Zahl von Arbeiten, die aus den beiden Fachgebieten zu dieser Frage beigetragen worden sind. Die Erklärung liegt bei dem Dualismus, der den Colibakterien und seinen engen Verwandten in klinischer Hinsicht zukommt: 1. Auf der einen Seite kann nicht bestritten werden, daß Colibakterien, sobald sie außerhalb ihres natürlichen Aufenthaltsortes, dem menschlichen und tierischen Darmkanal vorkommen, als pathogene Keime angesehen werden müssen, angefangen von der relativ harmlosen Infektion der ableitenden Harnwege bis zur Peritonitis, Colisepsis oder Colimeningitis. 2. Im Darmkanal kommen die Colibakterien auch normalerweise vor, nur ausnahmsweise wird vermutet, daß sie hier pathogene Eigenschaften entfalten können, ja es kann sogar angenommen werden, daß sie hier eine Reihe lebenswichtiger Funktionen für den Wirtsorganismus ausüben, wenngleich auch darüber die Akten noch nicht geschlossen zu sein scheinen (Sander). In bakteriologischer Hinsicht sind es gleichermaßen eine Reihe von Eigenschaften, die eine Beurteilung der Frage, ob die Colibakterien auch im Darm pathogen sein können, sehr erschweren: 1. Die außerordentlich große Anzahl verschiedenartiger und anscheinend biologisch und serologisch sehr eng verwandter Arten und Typen. 2. Die Neigung zu Variantenbildung, zumindestens in biochemischer Hinsicht, möglicherweise auch in serologischer Hinsicht, die gerade bei dieser Gruppe von Mikroorganismen besonders hochgradig und vielfältig zu sein scheinen (Staberow, Hassmann, Baumgärtel). 3. Die unsichere und ebenfalls recht variable pathogene Wirkung bei kleinen und großen Laboratoriumstieren, wenigstens bei peroraler Infektion, eine Eigenschaft, die sie jedoch mit der großen Mehrzahl der bekannten pathogenen Darmkeime, vor allem mit den Salmonellen gemeinsam haben.

Diese Besonderheiten ließen es bis jetzt im Bereich der akuten Darmerkrankungen, soweit sie durch Colibakterien hervorgerufen sein könnten, unmöglich erscheinen, die auch heute noch geltenden Henle-Kochschen Postulate als Beweis ihrer Erregernatur zu erfüllen (regelmäßiger Nachweis *derselben* Keime bei den Erkrankten, Reinzüchtung der Keime auf künstlichen Nährböden, Erzeugung eines gleichen oder ähnlichen Krankheitsbildes bei Mensch oder Tier). Aus den gleichen Gründen ist auch die Erhebung einer exakten Epidemiologie bisher nicht möglich gewesen, da hierzu ja die exakte bakteriologische Differenzierung und Determinierung notwendig ist.

Klinische und bakteriologische Forschung sind verschiedene Wege gegangen, den schwierigen Fragenkomplex einer Lösung zuzuführen. Von *klinischer Seite* ging man davon aus, daß Colibakterien außerhalb des Darmkanals an verschiedenen Stellen des Körpers pathogen sein können. Also — so folgerte man — liegt *die Ursache einer colibedingten Enteritis oder Dyspepsie im Auftreten von Colibakterien an solchen Stellen des Darmes, wo sie normalerweise nicht vorkommen.*

In der Tat wurde sowohl beim Säugling, wie beim Erwachsenen gefunden, daß der obere Dünndarm normalerweise frei von Colibakterien ist (Sittler, Moro, Bessau und Bossert,

HÖFERT u. a.). Bei den akuten Ernährungsstörungen, insbesondere bei ihren schwersten Formen, den Toxikosen, findet man in großer Zahl Colibakterien im Magen und in den oberen Dünndarmabschnitten (MORO, BESSAU und BOSSERT, SCHEER, ADAM u. a.). Auf diese Befunde stützte sich lange Zeit die auch heute noch vertretene Schulmeinung der Lehre von der endogenen Infektion (MORO), bzw. Coliascension (BESSAU), worunter man die Annahme verstand, daß unter besonderen Umständen Colibakterien in die oberen Darmabschnitte aufsteigen und dort entweder primär oder sekundär Ernährungsstörungen verursachen. Es konnte jedoch nicht ausbleiben, daß diese zunächst so einleuchtend erscheinende Lehre eine Einschränkung erfahren mußte, als es sich herausstellte, daß auch darmgesunde Säuglinge Colibakterien in den oberen Darmabschnitten beherbergen können (ADAM, DEMUTH, SEYFFAHRT, BRAUN), bzw. daß es auch zahlreiche akute Ernährungsstörungen gibt, bei denen der obere Dünndarm frei ist von Colibakterien (ADAM, NITSCH, BRAUN). BRAUN zog hieraus den Schluß, daß das Auftreten von Colibakterien in den oberen Darmabschnitten nicht die Ursache einer Dyspepsie sein könne, sondern höchstens für deren Verschlimmerung eine Rolle spiele. Wie festgefahren die Lehrmeinung hierin jedoch gewesen ist, geht z. B. daraus hervor, daß NITSCH bei einer Reihe schwerer Säuglingsenteritiden epidemischen Charakters allein aus dem Fehlen von Colibakterien im Magen und Duodenalsaft auf eine mögliche Virusätiologie schloß. Weiterhin zielten im Beginn der chemotherapeutischen und antibiotischen Ära in der Behandlung der akuten Ernährungsstörungen die Bemühungen darauf ab, die pathologische Colibesiedlung des Dünndarms zu beseitigen und so die Besserung der Krankheit einzuleiten (LÖSCHCKE u. COCHLOVIUS).

Heute kann wohl gesagt werden, daß diese Forschungsrichtung zwar eine Reihe wichtiger Erkenntnisse brachte, daß aber die Frage, ob Colibakterien, wie außerhalb des Darmes, auch im Darm pathogen sein können, nicht geklärt werden konnte.

Andere Wege ging die *bakteriologische Forschungsrichtung*. Nachdem schon ESCHERICH [1] und FINKELSTEIN vermutet hatten, daß coliforme Bakterien die Erreger bestimmter epidemischer Säuglingsenteritiden sein könnten, ohne jedoch dies beweisen zu können, *gelang es erstmals* ADAM 1923 [2] durch eine subtile biochemische Differenzierungsmethode analog den Versuchen von JENSEN und CHRISTIANSEN bei der Kälberruhr, *bestimmte Colistämme bei schweren Intoxikationen aufzufinden, die er „Dyspepsiecoli" nannte und als Erreger der akuten Ernährungsstörungen ansah.* Die Untersuchungen von ADAM sind, trotz mannigfacher Bestätigungen (GOLDSCHMIDT, CIGLÁNY), nicht unwidersprochen geblieben (PIPIRS, KYRKI). Immerhin schien auch für den Säugling — ähnlich wie für die Kälberruhr — durch SCHEER [5 u. 6] 1927 bewiesen zu sein, daß Colibakterien aus Stühlen schwer dyspeptischer Kinder echte, schwere, fieberhafte Enteritiden bei peroraler Verabreichung auszulösen vermögen. Leider sind die von SCHEER verwandten Colistämme nicht mit der von ADAM angegebenen Methode bestimmt worden, so daß nicht sicher gesagt werden kann, daß diese Stämme Dyspepsiecolibakterien gewesen sind, wenn sie auch einige biologische Merkmale derselben besaßen. Trotz gewichtiger Argumente konnten also die ADAMschen Forschungen nicht als bewiesen angesehen werden, da die damaligen Kenntnisse der biologischen und serologischen Eigenschaften der Colibakterien noch nicht so weit gediehen waren, daß mit Sicherheit gesagt werden konnte, ob mehrere Colistämme trotz weitgehender biochemischer Ähnlichkeiten auch wirklich identisch seien. Daran ändert auch die Tatsache nichts, daß ADAM immer wieder darauf hinwies, die Eigenschaften der Dyspepsiecolibakterien seien relativ konstant.

So war es kein Wunder, daß gerade an diesem Punkt die Spekulation einsetzte mit dem Ziele, die Lehre der endogenen Infektion mit der Lehre pathogener Colitypen zu verknüpfen. MARX prägte 1915 zum ersten Male den Begriff „wildgewordene Coli". Seitdem tauchte immer wieder die Vermutung auf, daß im Darm selbst unter allerdings unbekannten Bedingungen aus normalen Colibakterien pathogene Colibakterien durch Mutation entstehen könnten (KLEINSCHMIDT [2], HASSMANN [1 u. 2], WEISS, ADAMEK und STENGER).

Diese Vermutung stützte sich auf zahlreiche, später noch auszuführende experimentelle und epidemiologische Beobachtungen. Einzelne Autoren hielten es sogar für möglich, daß auf dem gleichen Wege aus Colibakterien echte pathogene Darmkeime der Typhus-Paratyphus-gruppe entstehen könnten (RUSSO, LOTZE, RÄTTIG, HÖRING, BIAUDELLE). Hierzu sei bis jetzt nur soviel festgestellt, daß es bis heute keine in jeder Beziehung einwandfreie Unter-suchung gibt, die für die echte Umwandlung eines sicher apathogenen Darmkeimes in einen sicher pathogenen Darmkeim spräche, wenn auch nicht bezweifelt werden kann, daß Um-wandlungen in biochemischer und serologischer Beziehung innerhalb einer bestimmten Art erzielt werden können, nicht nur innerhalb der Coligruppe, sondern auch innerhalb der Salmonellagruppe (EDWARDS, BOIVIN, BADER [1]). Es gelang zwar innerhalb der Salmonellen-gruppe relativ unwesentliche Eigenschaften abzuwandeln, es war aber auch hier nicht möglich, eine Art in eine andere zu überführen.

Ein weiterer Weg zur Lösung der Frage pathogener Colitypen gründet sich auf einen Analogieschluß, der, wie so viele Analogieschlüsse in der Medizin, auf einen Irrweg geführt hat. *Es galt bisher als festgefügtes Prinzip der Schulbakterio-logie, daß gramnegative, lactosevergärende Darmkeime als apathogen anzusehen seien,* da alle bekannten pathogenen Darmkeime den Milchzucker nicht vergären. Auf diese Tatsache gründet sich auch heute noch die gesamte Routinediagnostik pathogener Darmkeime. Nun gibt es auch *innerhalb der Coligruppe eine Reihe von Varianten,* die sog. *Paracolibakterien,* die sich von den typischen Colibakterien durch ihre langsame oder fehlende Milchzuckervergärung unterscheiden. Sie nehmen damit in bakteriologischer Hinsicht eine Mittelstellung zwischen der eigentlichen Coligruppe und der Typhus-Paratyphusgruppe ein und sind im Sinne GOTSCHLICHs als „Minusvarianten" angesehen worden. Auf Grund zahl-reicher experimenteller und klinischer Untersuchungen ist von HASSMANN [2] diese zunächst nur rein systemmäßige Einordnung auch auf das Gebiet der Pathogenität übertragen worden, wobei außerdem auch von ihm der Übergang von typischem, apathogenem B. coli in pathogene Paracolibakterien für wahrscheinlich angesehen wurde. Auf Grund der neueren Untersuchungen von BAUMGÄRTEL [1] ist jedoch deutlich geworden, daß dem *Auftreten von Paracolibakterien im Stuhl eine zunächst sekundäre Bedeutung* zukommt, also als die Folge aller möglichen akuten und chronischen Störungen der Darmfunktion anzusehen ist. Sekundär allerdings sollen sie dann die Störung unterhalten und der Ersatz einer solchermaßen entarteten Darmflora durch vollwertige Colibakterien ist eine der klinischen Folgerungen, die von BAUMGÄRTEL [1] aus seinen Untersuchungen gezogen werden. Wenn man also heute sagen kann, daß besonders HASSMANN in seinen Schluß-folgerungen zu weit gegangen ist, so kann nach modernen Untersuchungen beson-ders von EDWARDS und seinen Mitarbeitern nicht bezweifelt werden, daß es *auch innerhalb der Paracoligruppe bestimmte Arten* gibt, die *als pathogen anzusehen* sind, ähnlich wie dies von ADAM für die Gruppe der typischen Colibakterien vertreten wurde.

Ergänzend sei hier angeführt, daß im Laufe der Zeit noch eine Reihe *weiterer Eigenschaften der Colibakterien als Indicator für ihre Pathogenität* angesehen wurden, so z. B. das Saccharosevergärungsvermögen (LORENZ und KUPEL-WIESER), das Hämolysierungsvermögen (MEYER und LÖWENBERG), besonders hoher (SCHEER [4]), oder niedriger (MERTZ) antagonistischer Index nach NISSLE, besonderes Verhalten im Tierversuch usw. Alle diese Vermutungen konnten nicht bestätigt werden und die Frage der Pathogenität nicht lösen. So ist es kein Wunder, daß sich die klinische pädiatrische Forschung von dem anscheinend aussichtslosen Unterfangen abwandte und versuchte, die Ätiologie und Patho-genese der akuten Ernährungsstörungen des Säuglings in anderer Weise zu lösen. Dies führte, wie bekannt, besonders durch CZERNY und seine Schule zu der Lehre von der alimentären, parenteralen und konstitutionellen Dyspepsie.

In dieses Schema ließen sich pathogenetisch die bis dahin gefundenen Kenntnisse über die Bedeutung der Colibakterien gut einreihen, was besonders von BESSAU und seiner Schule immer wieder mit Erfolg versucht wurde. Zweifellos hat diese Forschungsrichtung die klinische

Pädiatrie ungeheuer befruchtet, die Erfolge der hierauf sich gründenden diätetischen Therapie schienen dies eindeutig zu rechtfertigen, so daß CZERNY noch 1930 anläßlich einer Diskussion über die Bedeutung der Dyspepsiecolibakterien durch PIPIRS sagen konnte, daß die entsprechenden Bemühungen „einen Rückfall in die bakteriologische Ära" (gemeint ist wohl die Zeit Escherichs) darstelle. Die pathogenetischen Zusammenhänge der parenteralen Dyspepsie haben wohl auch heute noch ihre volle Geltung, was die klinischen Erfahrungen am Krankenbett immer wieder zeigen und neuerdings erst wieder durch die umfassenden und anregenden Arbeiten von STENGER [2] dargelegt wurde.

Obwohl CZERNY noch davon spricht, daß „die medikamentöse Behandlung der Durchfälle im Laufe der Jahre aufgehört hat", sollte ihm die Entwicklung nicht recht geben. Mit der Einführung der Chemotherapeutika und Antibiotika in die Therapie nahm die medikamentöse Behandlung der Säuglingsdurchfälle wieder stark zu und hat mit einigen modernen Antibioticis entscheidende Erfolge erzielt (BRAUN und HENCKEL). Obwohl von STRÖDER u. a. auf einen pharmakodynamischen Effekt z. B. des Streptomycins hingewiesen wurde, konnte die günstige Wirkung der Antibiotika im wesentlichen nur antibakteriell erklärt werden. Damit rückte das Problem der Auffassung der Dyspepsien als echte Infektionskrankheiten im Sinne ADAMS wieder erneut in den Blickwinkel des allgemeinen Interesses. Hierfür war auch noch eine andere, sehr merkwürdige Erscheinung maßgebend. In zunehmendem Maße wurden seit etwa 20 Jahren zunächst aus den USA, dann aber auch aus England, Skandinavien, Deutschland, der Schweiz, Österreich und Australien Berichte über die ständige Zunahme gefährlicher, infektiöser Darmerkrankungen im Säuglingsalter, besonders aber der Neugeborenenzeit bekannt. Diese Berichte decken sich mit den alten Erfahrungen deutscher Autoren (ESCHERICH, WIDERHOFER, EPSTEIN, FINKELSTEIN). Nichtsdestoweniger war diese gefährliche Krankheit, die mit dem Namen Hospitalismus, Anstaltsschaden u. a. belegt wurde, da sie im wesentlichen auf Säuglingsanstalten beschränkt ist, nach dem Ersten Weltkrieg sehr im Rückgang begriffen, wie PFAUNDLER 1924 feststellen konnte. Jedoch wird auch in Deutschland auf die Zunahme derartiger Erkrankungen in den letzten Jahren hingewiesen (GOEBEL, GÖTERS). Nach den zahlreichen Arbeiten über dieses Gebiet scheint es so, als ob den infektiösen Darmerkrankungen des Säuglings doch eine viel größere Bedeutung zukäme, als bisher angenommen wurde. Da bekannte pathogene Darmkeime hierbei nur selten gefunden werden können, wandte sich die Forschung neben der Suche nach spezifischen Viren auch wieder in vermehrtem Maße der Coliforschung zu. Vorher jedoch waren bereits durch sorgfältige epidemiologische Studien besonders in den USA, die Epidemiologie und ihre Konsequenzen für die Verhütung der Erkrankung ermittelt worden.

Es muß als ein glücklicher Umstand angesehen werden, daß *im Laufe der letzten 10 Jahre* durch KAUFFMANN und seine Mitarbeiter *die methodischen Voraussetzungen geschaffen* worden sind, *das Problem der Pathogenität der Colibakterien neu aufzugreifen.* Durch genaue Antigenanalysen ist es heute möglich, auch die Colibakterien, ähnlich wie die Salmonellen, serologisch zu ordnen und zu identifizieren. Die Beurteilung der Erregernatur eines pathogenen Keimes kann nicht auf Grund irgendwelcher biochemischer Einzelmerkmale, z. B. der Saccharosevergärung, sie kann vielmehr *nur durch absolut sicheren Nachweis der biochemischen und serologischen Identität bestimmter Bakterienstämme unter Einordnung in die epidemiologischen Gegebenheiten und Erfüllung der* HENLE-KOCHschen *Postulate erfolgen.* Nur so können wir uns vom Boden der Spekulation entfernen und nur so gelangen wir zu einer optimalen ätiologischen Therapie und Prophylaxe der Erkrankungen. Diese Auffassung mag zunächst realistisch erscheinen, aber wir haben für Spekulation und Hypothesen auch nach Ausschöpfung aller exakten Möglichkeiten noch genügend Raum, da auch dann noch jeder Tag am Krankenbett die große Zahl ungelöster Probleme aufzeigt.

Dieser kurze historische Überblick erhebt keinen Anspruch auf literarische Vollständigkeit, dies wird vielmehr die Aufgabe der nun folgenden Abschnitte sein. Es war aber sein Ziel, die bisherige Problematik aufzuzeigen, und somit den Anschluß zu gewinnen, an die von HASSMANN 1938 zuletzt gegebene zusammenfassende Darstellung des Gebietes, soweit es die Kinderheilkunde betrifft. Seitdem sind so viele neue Forschungsergebnisse auf klinischem, epidemiologischem, bakteriologischem und therapeutischem Gebiete bekannt geworden, daß eine erneute Zusammenfassung als berechtigt angesehen werden konnte.

II. Bakteriologie.

a) Stellung im bakteriologischen System, biochemische Differenzierung der Colibakterien.

Die frühere Bezeichnung „Bact. coli commune" ist heute ganz allgemein durch „Escherichia" bzw. „*Escherichia coli* (E. coli)", benannt nach dem ersten Entdecker, Escherich (1886), abgelöst worden. Die Bakterien dieser Gruppe zählen nach Bergey (1948) in den Tribus I (Escherieheae) der Familie X (Enterobacteriaceae) der Bakteriensystematik. Die Colibakterien im engeren Sinne stellen das Genus I (Escherichia) des Tribus Escherieheae dar. Hierunter werden gramnegative, nicht sporenbildende Stäbchen verstanden, die Gelatine nicht verflüssigen und nicht auf Ammoniumcitratagar wachsen, die eine negative Voges-Proskauer-Reaktion sowie meistens eine positive Methylrotreaktion geben. Die typischen Stämme *spalten prompt Lactose* und andere Kohlenhydrate sowie Alkohole, bilden Indol und wachsen auf den üblichen Nährböden ohne die Bildung von Schleim (zit. nach Bader [1]).

Hiervon abgrenzbar sind trotz sonstiger zahlreicher Gemeinsamkeiten, die Varianten, die Lactose nur langsam oder überhaupt nicht angreifen, auch als Paracolibakterien bzw. B. coli imperfectum bezeichnet. Im modernen Schrifttum wird hierfür der sprachlich nicht sehr schöne Ausdruck „Paracolonbactrum" gebraucht. Bergey widmet dieser Gruppe eine eigene Unterabteilung des Tribus Escherieheae. Kauffmann [5] vertritt die Ansicht, die Lactose-Nichtvergärer ebenfalls als „Escherichia" zu bezeichnen, wenn sich solche Stämme in allen anderen Eigenschaften wie typische Escherichiastämme verhalten. Die Bezeichnung Paracolonbactrum ist nach ihm obsolet, eine eigene Abgrenzung sei nur dann gerechtfertigt, wenn es sich hierbei um besondere, wohl definierte Gruppen, wie die Arizona-, Bethesda- oder Ballerupgruppe handelte. Dieser Vorschlag von Kauffmann scheint uns auch in praktischer Hinsicht eine gewisse Berechtigung zu besitzen, da sich vielfach mit dem Begriff „Paracoli" die Vorstellung einer fakultativen Pathogenität (Hassmann [1]) oder an mindestens einer entarteten Darmflora (Baumgärtel [1]) verbindet, was jedoch, wie noch zu zeigen sein wird, a priori nicht der Fall zu sein braucht, so lange nicht der Nachweis erbracht ist, daß es sich bei solchen Varianten um besondere pathogene Typen handelt.

Ähnlich verhält es sich auch mit einer anderen biochemischen Eigenschaft, der *Saccharosevergärung*. Besonders in der klinischen Pädiatrie wurde diesen Varianten Beachtung geschenkt (Bact. coli cummunior, Durham). Hier dürfte es noch weniger zweckmäßig scheinen, auf Grund der Fermentation eines einzigen Zuckers eine besondere Art abzugrenzen, abgesehen jedoch davon, daß auch innerhalb dieser Gruppe besondere Arten mit speziellen Eigenschaften vorkommen die sich von den communen Colibakterien sicher abgrenzen lassen (z. B. Dyspepsiecolibakterien).

Als recht *brauchbar zur Abgrenzung der einzelnen Genus des Tribus Escherieheae* hat sich das *IMVIC-Verfahren* (Ruckhoft, Kallas, Chium und Coulter) erwiesen. Hiermit gelingt es, das Genus Escherichia, also die eigentlichen Colibakterien, von dem Genus Aerobacter (B. lactis aerogenes) abzugrenzen.

Das Verfahren setzt sich aus 4 Reaktionen zusammen: Indolprobe, Methylrotprobe, Voges-Proskauerreaktion und Citratprobe. Der Chemismus dieser Reaktionen wurde eingehend von Baumgärtel [1] dargestellt, so daß hier nur das Prinzip der Reaktion angedeutet wird. Die Indolprobe zeigt die Bildung von Indolessigsäure aus der Aminosäure Tryptophan an. Der Nachweis erfolgt mit dem Ehrlichschen Aldehydreagens (Paradimethylaminobenzaldehyd). Die Methylrotprobe (Clark und Lubs) zeigt die Säurebildung aus Traubenzucker an, indem die Kultur ein p_H von 4,4—6,2 haben muß, damit der Indicator Methylrot umschlägt. Die Voges-Proskauersche Reaktion dient zum Nachweis der Bildung von Acetyl-Methylcarbinol im stark alkalischen Milieu (Nachweis durch Zusatz 10%iger Kalilauge zu einer 2 Tage bebrüteten Traubenzuckerpeptonbouillon). Diese Reaktion ist bei allen typischen Colibakterien negativ, so daß sie eine Differentialdiagnose zwischen b. coli comm. und Aerobacter zuläßt. Bei der Citratprobe (Koser) handelt es sich um den Nachweis von Citratverwertung, eine Eigenschaft, die normalerweise den typischen Colibakterien nicht zukommt. Keine der angeführten Proben ist hinreichend spezifisch, eine brauchbare Differentialdiagnose ergibt erst die Kombination dieser 4 Proben, wobei nach PARR [2] die folgenden 16 Kombinationen gefunden worden sind:

I M V IC

Escherichia coli: $+ + - -,\ - + - -,\ + - - -$

Intermed. Formen: $+ + + -,\ + + - +,\ - + - +,\ + - + -,\ - - - -$
$+ - - +,\ - + + -,\ + + + +,\ + - + +,\ - + + +$

Aerobacter aerogenes: $\underline{- - + +},\ \underline{- - + -},\ \underline{- - - +}$

Diese kleine Übersicht zeigt deutlich, daß zwar die typischen Vertreter jedes Genus (die unterstrichenen Kombinationen) genügend genau differenziert sind, daß es aber auch mit dieser Methode nicht gelingt, bei den zahlreichen Übergangsformen eine sichere Abgrenzung zu treffen. Die Übergänge vom typ. E. coli über die schleimbildenden Colibakterien bis zum Aerobacter sind offenbar fließend. Ähnliches gilt wohl auch für die Bakterien der Friedländergruppe (Klebsiellen), wobei auch serologische Methoden nicht weiterhelfen, da Antigengemeinschaften vorkommen (LIND und ALLAN).

So ergibt sich aus dem bisher Gesagten, daß *zwar die biochemische Differenzierungsmethoden ausreichend sind zur systemmäßigen Einordnung eines gramnegativen Darmkeimes, daß jedoch innerhalb einer solchen Gruppe andere, vorwiegend serologische Methoden hinzukommen müssen*, die allein eine ausreichende Differenzierung zusammen mit den biochemischen Methoden zulassen, Verhältnisse, wie sie sich auf dem Gebiet der Salmonellenbakteriologie als schon länger gültig gezeigt haben.

b) Die Serologie der Colibakterien.

Um die Fortschritte der modernen Coliserologie nach KAUFFMANN und seinen Mitarbeitern richtig werten zu können, ist es notwendig, die *Schwierigkeiten aufzuzeigen, die sich früheren Versuchen einer serologischen Einteilung der Colibakterien entgegenstellten.* Die Versuche, verschiedene Colitypen mittels der Agglutinationsmethode zu differenzieren, waren lange Zeit sehr unbefriedigend, da die Reaktionen wenig spezifisch waren und vielfache Antigenüberschneidungen vorkamen. Es stellte sich außerdem heraus, daß in den agglutinierenden Seren nicht nur eine Anzahl heterologer Stämme, sondern auch der homologe Stamm vielfach nicht agglutinabel war.

So kam z. B. PALTAUF zu dem Schluß, daß es „beim B. coli ausgeschlossen ist, die Agglutination zur Identifizierung und Zugehörigkeit zu einer Gruppe zu verwenden". Ebenso meinten etwa zur gleichen Zeit CONRADI und BIERAST in einer zusammenfassenden Darstellung, daß „die Agglutination zur Identifizierung der verschiedenen Colistämme vollkommen versagt und es zwecklos ist, die Agglutinationsmethode zur Feststellung der Coligruppe anzuwenden". Eine etwas günstigere Auffassung vertrat allerdings NISSLE (1929), indem er feststellte, daß die serologische Einheitlichkeit der Colibakterien als erwiesen gelten könne, wenn auch eine völlige Abgrenzung einzelner Typen nicht möglich sei.

Trotzdem hat es an Versuchen, bei den Bakterien der Coligruppe eine Typeneinteilung auf Grund serologischer Eigenschaften zu schaffen, nicht gefehlt.

So konnten MEYER und LÖWENBERG (1924) feststellen, daß hämolytische Colistämme von Urininfektionen und aus dem Darmkanal eine serologisch einheitliche Gruppe bilden, während dies bei anhämolytischen Colistämmen nicht der Fall war, da sie nur in ihrem homologen Serum agglutinierten. Die mit diesen hergestellten Seren agglutinierten jedoch zahlreiche Stämme mit Hämolyse, allerdings unter vielfachem Übergreifen, so daß auf das Vorhandensein latenter Receptoren bei den nicht hämolytischen Stämmen geschlossen werden konnte, die sie mit den hämolytischen Stämmen gemeinsam haben. Über typenspezifische Coliagglutination berichtete auch HARADA (1930). Er fand, daß hämolytische Colistämme aus Urin zu 90% in 3 typenspezifische Gruppen aufgeteilt werden können, die zwar durch Verwandtschaftsreaktionen verbunden, aber ohne Schwierigkeiten trennbar sind. Nicht hämolytische Colistämme würden von Seren hämolytischer Colistämme nur selten und auch dann nur schwach agglutiniert. Bei den nicht hämolytischen Colistämmen sei keine Gruppeneinteilung erkennbar. Es werden daher 2 verschiedene Antigene angenommen, von denen das eine artspezifisch bei hämolytischen und nicht hämolytischen Colistämmen ist, das typenspezifische Antigen jedoch nur bei den hämolytischen Colistämmen vorkommen soll. Auch GUNDEL konnte zeigen, daß biologisch verschiedene Typen der Coligruppe typenspezifische Receptoren besitzen, daß aber alle Typen daneben noch gemeinsame artspezifische Receptoren haben, wobei im Gegensatz zu Harada keine Unterschiede zwischen hämolytischen und nicht-hämolytischen Colistämmen bestehen sollen. Während Sievers [2] (1937) bei Prüfung von 87 Colistämmen keine Einteilung in Untergruppen treffen konnte, gelang es Hayashi (1938), 204 Colistämme mit Agglutination in 51 Typen aufzuteilen. Bredenbröcker vermochte mit 13 Immunseren 196 Colistämme in 12 Gruppen aufzugliedern. Es bestand keine Beziehung zwischen biochemischem und serologischem Verhalten. Formenius kam 1942 zur Auffindung eines Colimischserums, mit dem alle Colibakterien unbeweglich gemacht werden konnten, die von ihm daraufhin untersuchten 98 Colistämme enthielten außerdem noch mannigfache andere Antigene. Diese letzten Untersuchungen ließen also lediglich Schlüsse auf eine gewisse Einheitlichkeit der H-Antigene der Colibakterien zu.

Fortschritte wurden erst durch die *chemische Untersuchung typenspezifischer Antigene erzielt*, wobei wir hier den Ausführungen von H. Schmidt folgen können.

Dieses Verfahren ist besonders von Boivin ·und Mesrobeanu (1933—34) mittels der Trichloressigsäuremethode entwickelt worden. Mit dieser Methode konnten sie aus Colibakterien einen toxischen Gluco-Lipoidkomplex als komplexes somatisches O-Antigen darstellen. Ein mit dem Antigen hergestelltes Antiserum gibt mit der Gluco-Lipoidlösung eine typenspezifische Präcipitation. Hierdurch konnten Boivin, Mesrobeanu und Magheru (1934) 13 serologisch abgrenzbare Typen unterscheiden, wobei Überschneidungen der einzelnen O-Antigene nicht vorkamen. Auch mit Salmonellenantigenen wurden keine Überschneidungen gefunden. Die rumänischen Autoren konnten bei Colibakterien daneben auch H-Antigene auffinden, was auf Grund der Tatsache, daß die meisten Colibakterien beweglich sind, nicht weiter verwundert. Hier kamen sie jedoch nicht so gut zu verwertbaren Ergebnissen, wie bei den O-Antigenen. Die von den Autoren gleichzeitig versuchte Typeneinteilung mittels der *Komplementbindungsreaktion* und der *Agglutinationsmethode* ergab bezüglich der Komplementbindungsreaktion völlige Übereinstimmung mit dem Ausfall der Gluco-Lipoidpräcipitation, die Agglutinationsmethode zeigte aber trotz bemerkenswerter Übereinstimmungen kleine Abweichungen.

Trotz der beachtlichen Ergebnisse von Boivin und seinen Mitarbeitern, konnte in praktischer Hinsicht das Problem der serologischen Typeneinteilung der Colibakterien nach dem Muster der Salmonellen nicht als gelöst angesehen werden, was z. B. Leinbrock [2] 1943 veranlaßte, eine serologische Einteilung der Colibakterien als unmöglich anzusehen. Auch Kauffmann kam noch 1942 zu dem Schluß, daß „trotz intensiver Arbeit verschiedener Autoren im Laufe der letzten 25 Jahre keine Klarheit in das Problem der Coliserologie gebracht werden konnte, so daß im Jahre 1942 ein sicheres Urteil in dieser Sache unmöglich war". So kann es nicht verwundern, daß die Anwendung der Coliserologie im Hinblick auf die Bedürfnisse der Klinik, speziell für die Beurteilung der Frage pathogener Colitypen nicht möglich war, so daß noch Hassmann [1] 1938 in seiner zusammenfassenden Arbeit vollkommen auf eine Darstellung der Coliserologie verzichten konnte, da sie damals keine praktische Bedeutung besaß. Dies war um so mehr zu bedauern, da nach einer ausführlichen Untersuchung von Leinbrock [2] auch die biochemischen Methoden bei der Einteilung der Colibakterien wegen der großen Variabilität dieser rein funktionellen Eigenschaften völlig versagten.

Die Entwicklung der modernen Coliserologie durch Kauffmann und seine Mitarbeiter führte zu entscheidenden Ergebnissen, die es ermöglichten, die früher beobachteten Irregularitäten und widersprechenden Befunde aufzuklären. Diese Forschungsrichtung ging von der *Entwicklung thermolabiler, sog. „L-Antigene"* (von dem Worte „labil" abgeleitet) aus, die *Hüllenantigene* darstellen und die O-Agglutination der Bakterien hemmen.

Allerdings hatten bereits 1927 Smith und Bryant gezeigt, daß Colitypen, die sie von kranken Kälbern gezüchtet hatten, in einer agglutinablen und einer inagglutinablen Form auftreten können. Die inagglutinable Form wuchs auf Agarplatten als dicke mucoide Kolonie, sie hatte also eine Kapsel, während die gut agglutinable Kolonie auf Grund des Fehlens der Kapselsubstanz durchscheinend und nicht mucoid wuchs. Seren, die mit den sog. „*Mutterkolonien*", den mucoiden Formen, hergestellt waren, agglutinierten diese nur in niedrigem Titer, während die nicht mucoiden „Tochterkolonien" in hohem Titer agglutiniert wurden. Auf der anderen Seite agglutinierten Seren, die mit den nicht mucoiden „Tochterkolonien" hergestellt waren, die homologen Formen ebenfalls in hohem Titer, während die „Mutterkolonien" nicht beeinflußt wurden. Die Untersuchungen von Smith und Bryant sind 1937 von Lovell ebenfalls an Colistämmen von kranken Kälbern bestätigt worden, wobei Lovell bereits auf das Vorhandensein zweier verschiedener Körperantigene schloß: Kapselantigen und Körperantigen mit Bildung von korresponaierenden Antikörpern.

Leider wurden aus diesen sehr wichtigen Beobachtungen zunächst noch keine Konsequenzen gezogen, so daß sie längere Zeit in Vergessenheit gerieten. Nun fand KAUFFMANN [1] (1943) bei Colibakterien die sog. L-Antigene, wobei es sich um thermolabile Hüllen- oder Kapselantigene handelt, die die O-Agglutinabilität hemmen. In den folgenden Jahren wurden von KAUFFMANN sowie seinen Mitarbeitern, VAHLNE und KNIPSCHILDT zahlreiche weitere Einzelheiten entdeckt, die KAUFFMANN [2] 1947 zusammenfaßte und die zur Aufstellung des diagnostischen Antigenschemas nach KAUFFMANN-KNIPSCHILDT-VAHLNE führten, das es ermöglicht, die Bakterien der Coligruppe nach ähnlichen Prinzipien serologisch zu analysieren wie die Salmonellen. Wegen der Wichtigkeit dieser Erkenntnisse für die Bakteriologie der Dyspepsiecolibakterien seien hier die wesentlichen Einzelheiten wiedergegeben:

Die serologische Analyse der Colibakterien gründet sich auf die Bestimmung der O-, K- und H-Antigene mittels der Agglutinationsmethode. *Die O-Antigene* sind thermostabil, sie werden weder durch Erhitzen auf 100° noch durch Behandlung im Autoklaven, Alkohol oder Salzsäure zerstört. KAUFFMANN [5] konnte bisher 55 verschiedene O-Antigene feststellen, KNIPSCHILDT hat die Zahl auf 110 erhöht. Durch die moderne Dyspepsiecoliforschung wurde die Gruppe 111 hinzugefügt, hierzu kommt noch die Gruppe 112, von der eine nicht gasbildende Variante aus der Alkalescens-Dispargruppe, der Typ Guanabara von DE ASSIS, bekannt wurde, der ebenfalls bei den Säuglingsdyspepsien eine Rolle spielen soll. Die Nummern der O-Antigene entsprechen gleichzeitig den Coligruppen des Antigenschemas. Die einzelnen Varianten der jeweiligen Gruppe unterscheiden sich durch ihre K- und H-Antigene. Die Determinierung der O-Antigene kann nach KAUFFMANN nur mit reinen O-Seren erfolgen, deren Herstellung mit gekochten bzw. autoklavierten Stämmen geschieht.

Wie schon erwähnt, begann die *Entdeckung der K-Antigene* mit der Auffindung der thermolabilen L-Antigene durch KAUFFMANN [1]. Die Bezeichnung „K-Antigene" kommt von „Kapselantigen", weil gezeigt werden konnte, daß Colistämme mit derartigen Antigenen, ähnlich wie die Pneumokokken, in spezifischen Antiseren mitunter das Phänomen der sog. Kapselschwellung zeigen. KAUFFMANN [5] bezeichnet heute die Kapselantigene als Oberflächen- oder Hüllenantigene, da es sich bei den Colibakterien in Wahrheit ja nicht um eine Kapsel handelt, die den thermostabilen Pneumokokkenkapseln unmittelbar vergleichbar wären. Der Begriff „K-Antigen", zuerst von KAUFFMANN und VAHLNE eingeführt, ist daher nicht unbedingt mit dem Begriff „Kapselantigen" gleichzusetzen, er ist vielmehr nur als Symbol zu werten. Die Notwendigkeit eines solchen symbolischen Begriffs rechtfertigt sich jedoch zum Zwecke der Vereinfachung des diagnostischen Antigenschemas (KAUFFMANN [5]). Insgesamt sind bisher 55 verschiedene K-Antigene gefunden worden, die jedoch in den letzten Jahren um 3 weitere aus dem Gebiet der Dyspepsiecolibakterien vermehrt werden konnten, Die *K-Antigene* werden in 3 verschiedene Unterarten (L-, A- u. B-Antigene) eingeteilt. die sich in ihrem Verhalten gegenüber physikalischen und chemischen Einflüssen unterscheiden. Das *L-Antigen* kommt am häufigsten vor. Es gibt 24 verschiedene L-Antigene. Durch Erhitzen auf 60° C für 1 Std. werden alle Eigenschaften des Antigens (Agglutinabilität, Agglutininbindungsfähigkeit, agglutinogene Eigenschaft) zerstört. Hierin unterscheidet sich das L-Antigen von dem sog. Vi-Antigen von S. typhi und S. paratyphi C, dessen agglutininbindende Kapazität bei dieser Behandlung erhalten bleibt. Ähnlich wie das Vi-Antigen aber unterliegt das L-Antigen dem Formenwechsel, wobei die Kulturen das Dissoziationsphänomen nach GIOVANARDI zeigen. Colistämme mit gut entwickeltem L-Antigen, die sog. L-Plusformen, sind trüb und matt (nach VAHLNE am besten auf Traubenzuckeragarplatten zu sehen), ohne L-Antigen klar und durchsichtig, auch L-Minusformen oder N-Formen („Nakedforms") genannt. Die Plusformen sind O-inagglutinabel, während die Minusformen O-agglutinabel sind. Mit letzteren kann man auch, ohne die Kulturen zu erhitzen, reine O-Seren herstellen. Die Minusvariation kommt bei frisch aus pathologischem Material isolierten Stämmen nur selten vor.

Bei etwa 20% der Colistämme sind für die O-Inagglutinabilität nicht die thermolabilen L-Antigene, sondern *die thermostabilen A-Antigene* (KAUFFMANN) verantwortlich. Die Hitzeresistenz dieser Antigene ist außerordentlich groß, so daß die Kulturen erst nach 4 bis 10 Std. langem Kochen agglutinabel werden (KNIPSCHILDT). VAHLNE konnte jedoch zeigen, daß der gleiche Effekt bereits durch 2stündige Behandlung im Autoklaven bei 120° C erzielt wird. Hierbei wird auch die agglutinogene Wirkung des Antigens zerstört, die agglutininbindende Wirkung bleibt jedoch erhalten. Die Colistämme mit A-Antigen treten ebenfalls in A-Plus- und A-Minusformen auf. Die A-Plusformen geben auch das Phänomen der Kapselschwellung, während bei den Stämmen mit L-Antigenen KAUFFMANN [1] nur einen Stamm mit dieser Eigenschaft finden konnte. Bisher wurden 13 serologisch differente A-Antigene gefunden.

Das seltenste aber, wie wir heute wissen, praktisch wichtigste, ist das 1945 von Knip-
schildt beschriebene *B-Antigen*, das in seinen physikalischen Eigenschaften zwischen den
L- und A-Antigenen steht. Seine agglutininbindende Fähigkeit bleibt auch bei 2stündiger
Behandlung im Autoklaven erhalten. Seine agglutinable Eigenschaft wird aber durch $2^1/_2$-
stündiges Kochen zerstört. Es ähnelt hierin am meisten dem Vi-Antigen der Typhusbakterien.
Es unterliegt aber nicht dem Formenwechsel. Es handelt sich wie bei dem L-Antigen um ein
Hüllen-Antigen. Stämme mit einem B-Antigen geben nicht das Phänomen der Kapsel-
schwellung. Knipschildt beschrieb insgesamt nur 3 B-Antigene. Hierzu kommen noch
3 weitere, die bei den Dyspepsiecolistämmen der O-Gruppen 55 u. 111 von Kauffmann u.
Dupont sowie bei einem Dyspepsiecolistamm der O-Gruppe 26 von Ørskov gefunden wurden[1].

Die *H-Antigene*, von denen bisher 22 verschiedene gefunden wurden, sind im Gegensatz
zu den Salmonellen-H-Antigenen monophasisch, sie geben keine übergreifenden Reaktionen
und haben nach Kauffmann und Vahlne auch keine serologische Gemeinschaft mit Salmonellen-H-Antigenen. Die H-Antigene sind schwer darstellbar, da die Beweglichkeit der Colibakterien fakultativ und stark von den Züchtungsbedingungen abhängt. Nach Einführung der U-Röhrenmethode (U-Röhre mit 0,1% Agar), einer Methode, die 1932 erstmals
von Fischer unter dem Namen „Transmigrationskultur" beschrieben wurde, gelingt es,
hochbewegliche Colistämme zu erhalten. Die so erhaltenen Antigene ergeben eine typische
flokkuläre H-Agglutination.

Einer besonderen Erwähnung bedarf auch noch das sog. „Alpha-Antigen" von Stamp
und Stone. Dieses Antigen bleibt bei Erhitzen auf 75° C erhalten, wird jedoch durch Erhitzen
auf 100° und durch die Alkoholbehandlung zerstört. Es wird von Kauffmann unter die
Kapselantigene gerechnet. Dieses Antigen hat deswegen eine praktische Bedeutung, weil
entsprechende Antikörper zuweilen in normalen Kaninchenseren vorkommen können, was
bei Nichtbeachtung zu diagnostischen Irrtümern Anlaß gibt. Ähnliches gilt auch für das sog.
„Beta-Antigen" von Mushin [1]. Bei der Testung von diagnostischen Immunseren sollte
daher die Möglichkeit des Spontanvorkommens von Alpha- oder Beta-Agglutininen beachtet
werden.

Eine von uns nach Kauffmann modifizierte Tabelle soll nochmals sämtliche Eigenschaften
der einzelnen Antigene in übersichtlicher Form aufzeigen: (Tab. 1).

Die Kenntnis der physikalischen Eigenschaften der Antigene ermöglichte es, ein diagnostisches Antigenschema aufzustellen, das bis heute für die ersten 25 O-Gruppen genau ausgearbeitet ist. Das gegenwärtige Schema gibt nur die häufigsten O-Gruppen und mit diesen O-Gruppen die häufigsten inagglutinablen Typen an. Um ein komplettes Antigenschema zu

Tabelle 1.

Behandlung der Stämme		H	L	B	A	O
Lebend oder 0,5% Formalin	1	+	+	+	+	+
	2	+	+	+	+	+
	3	+	+	+	+	+
1 Std. bei 60° C	1	+	—	+	+	+
	2	+	(—)	+	+	+
	3	+	—	+	+	+
$2^1/_2$ Std. bei 100° C	1	—	—	—	+	+
	2	—	—	+	+	+
	3	—	—	—	(+)	+
2 Std. bei 120° C	1	—	—	—	—	+
	2	—	—	+	+	+
	3	—	—	—	—	+
50% Alkohol 20 Std. bei 37°	1	—	—	+	+	+
	2	(—)	(—)	+	.	+
	3	+	+	+	+	+

Bezeichnung:

H = H-Antigen
L = L-Antigen
B = B-Antigen
A = A-Antigen
O = O-Antigen
1 = Agglutinabilität
2 = Agglutininbindende Eigenschaft
3 = Antigene Eigenschaft

+ = vorhanden
(+) = etwas geschwächt
— = zerstört
(—) = nicht vollkommen zerstört,
     in dichter Aufschwemmung
. = nicht untersucht

erhalten, wäre es notwendig, einige 1000 Stämme zu untersuchen, eine Arbeit, die bis jetzt
noch nicht durchgeführt wurde. (Kauffmann [5].) Nur Wramby hat bei seinen Untersuchungen über die bei Kälbern vorkommenden Colistämme das Antigenschema stark

---

[1] Daß die O- Inagglutinabilität der Oberflächenantigene von Colibakterien keine konstante Eigenschaft ist, konnten neuerdings Bader u. Kleinmaier zeigen, die ein thermolabiles, die O-Agglutinabilität nicht hemmendes Oberflächenantigen bei einem Stamm von
Paracolobactrum coliforme fanden.

erweitern können und bis zur O-Gruppe 43 fortgeführt. Leider sind in diesem Antigenschema die Colistämme, die für die Säuglingsenteritis eine führende Rolle spielen, nicht enthalten.

Ähnlich wie von KAUFFMANN und seinen Mitarbeitern die große Gruppe der typischen Colibakterien durchgearbeitet wurde, so führten auf dem Gebiete bestimmter Paracolibakteriengruppen die Arbeiten von EDWARDS und seinem Arbeitskreis zur Aufstellung weiterer diagnostischer Antigenschemen, die es auch hier erlauben, eine exakte Diagnostik durchzuführen.

Die von EDWARDS, WEST und BRUNER [1] beschriebene sog. „Arizonagruppe" umfaßt coliähnliche Bakterien, die reichlich H_2S, aber kein Indol bilden. Die Methylrotreaktion ist positiv, die VOGES-PROSKAUERsche Reaktion negativ. Sie bilden Säure und Gas aus Dextrose, d-Tartrat und Saccharose; Dulcit und Salicin werden nicht gespalten. Lactose wird verschieden stark vergoren, Gelatine wird verflüssigt. Citrat wird angegriffen, Arabinose, Xylose, Rhamnose, Maltose, Trehalose, Mannit und Sorbit werden vergoren. Harnstoff wird nicht gespalten. Die Stämme dieser Gruppe sollen für junges Geflügel und Menschen pathogen sein (siehe S. 112.). Die O- und H-Antigene weisen enge Beziehungen zu den Salmonellenantigenen auf. EDWARDS und Mitarbeiter haben ein Antigenschema angegeben, das 19 O-Gruppen mit 55 bekannten Typen enthält. Die H-Antigene sind monophasisch.

Ebenfalls von EDWARDS, WEST und BRUNER [2] wurde noch eine weitere, wohl abgrenzbare Gruppe von Lactose langsam spaltenden Bakterien serologisch gegliedert, die wegen der Herkunft der meisten hierher gehörigen Stämme aus der kleinen Stadt Bethesda in USA als „Bethesdagruppe" bezeichnet wird. Die biochemisch und serologisch wohl definierte Gruppe soll ebenfalls zu Enteritisausbrüchen ursächlich in Beziehung stehen. Sie wird serologisch in 7 O-Gruppen mit 18 bekannten Typen eingeteilt. Die H-Antigene sind mono- oder diphasisch. Arizona- und Bethesdagruppe werden von BERGEY heute zwar zum Tribus Eschericheae gerechnet, jedoch nicht zum Genus Escherichia, was durch ihre biochemische und serologische Sonderstellung zu rechtfertigen ist (KAUFFMANN [1]). Besonders die Arizonagruppe nimmt biochemisch und serologisch eine Mittelstellung zwischen Salmonellen und Colibakterien ein.

Unsere Ausführungen, die nur das Wesentliche bringen konnten, haben gezeigt, welche Fortschritte heute auf dem Gebiete der serologischen Einteilung der Colibakterien erzielt worden sind. Man muß bedenken, daß H. SCHMIDT 1940 noch sagen mußte, daß man den Colibakterien gegenüber auf dem Standpunkt steht, den man den Salmonellabakterien gegenüber hatte, bevor die systematische Arbeit einer großen Forscherzahl Ordnung und Übersicht, wenigstens in serologischer Hinsicht brachte. Wenn er aber dann weiter folgert, daß sich eine solche Arbeit bei den Colibakterien nicht lohne, da ihnen keinerlei epidemiologische Bedeutung zukomme, so hat ihm die Entwicklung der Coliserologie und ihrer Erfolge in praktischer Hinsicht nicht recht gegeben. Wenn wir heute die Ätiologie der epidemischen Säuglingsenteritis zum großen Teil aufklären können, so ist dies den geschilderten Forschungsergebnissen zu verdanken, die es ermöglichten, den Boden der Spekulation zu verlassen. Freilich sind damit noch nicht alle Probleme gelöst. Doch ist zu hoffen, daß auch hier im Laufe der Jahre durch weitere Arbeit Klärung und Sichtung erfolgen wird.

c) Variabilität der Colibakterien.

Wie ein roter Faden zieht sich durch die Betrachtungen über das Pathogenitätsproblem der Colibakterien die Lehre von deren Variabilität. Dies muß um so mehr auffallen, als diese Betrachtungsweise im Bereich der Salmonellenbakteriologie immer nur untergeordnete Bedeutung hatte. Wohl konnte auch hier nicht mehr bezweifelt werden, daß induzierte Veränderungen der serologischen Struktur möglich sind, jedoch konnte man feststellen, daß sich solche Veränderungen in der epidemiologischen Forschung praktisch kaum störend auswirkten (BRUNER und EDWARDS [1], BADER [1]).

Von BADER wurde geradezu auf das Mißverhältnis hingewiesen, das besteht zwischen der Leichtigkeit, mit der Antigenveränderungen bei geeigneter Technik in vitro zu erhalten sind, und der Konstanz der z. B. aus dauerausscheidenden Menschen und Tieren über Jahre und

Jahrzehnte gezüchteten Kulturen. Die Divergenz zwischen der Colibakteriologie und der Salmonellenbakteriologie bezüglich der Bedeutung der Variabilität hat wohl 2 Ursachen: Einmal handelt es sich bei den Colibakterien um extrem variable Keime (Baumgärtel [1]), wobei van Loghem innerhalb der Typhus-Coligruppe eine direkte Beziehung zwischen Pathogenität und Variabilität feststellte: Extreme lnvariabilität bei Typhus, gewisse Variabilität bei Paratyphus B und extreme Variabilität bei B. coli. Zum andern ist es wohl gerade über lange Jahrzehnte die Unsicherheit der Typen- und Identitätsbestimmung gewesen, die der Spekulation einen weiten Raum ließ. In der pädiatrischen Forschung war es noch ein besonderes Moment, was z. B. Kleinschmidt [2] zu der Vermutung veranlaßte, daß es sich bei den Dyspepsiecolistämmen von Adam um besondere Typen, sondern um Umwandlungsprodukte aus gewöhnlichen Colibakterien im Darm des Säuglings handelt. Seine Mitarbeiterin Jaschke konnte nämlich Dyspepsiecoli niemals in der Milch nachweisen, eine Beobachtung, die auch in der modernen Dyspepsiecoliforschung wieder bestätigt werden konnte (Boehm-Aust, Schönberg, Goldschmidt). Mit dieser Anschauung war außerdem die Lehre von der endogenen lnfektion der Säuglingsernährungsstörungen gut vereinbar. Dieselben Einwände werden auch heute noch, wo die Bakteriologie der Dyspepsiecolibakterien auf wesentlich gesicherteren Füßen steht, immer wieder gemacht. Auch von bakteriologischer Seite wurde solchen Vermutungen Ausdruck gegeben, wenn z. B. Gotschlich sagt: „Wir müssen die pathogenen Formen phylogenetisch als Abkömmlinge verwandter saprophytischer Lebewesen ansehen und in Erweiterung dieser Auffassung überhaupt die Spezifität nicht als etwas schlechthin Gegebenes und Unwandelbares, sondern als Produkt der Variabilität auffassen."

Kleinschmidt [2] sowie Hassmann und Herzmann gehen sogar so weit, anzunehmen, daß die durch Umwandlung entstandenen Colitypen nach Übertragung auf gesunde Säuglinge als echte Infektionserreger auftreten können. Das würde heißen, daß es sich hierbei um *Dauermodifikationen* handelt, die, nach der Art ihrer Wirkung auf den Menschen beurteilt, als etwas grundsätzlich Neues aufgefaßt werden müßten.

Nun spricht in der Tat eine große Anzahl von Beobachtungen sowohl in vitro als auch in vivo dafür, daß B. coli mannigfaltig variieren kann.

Gut bekannt ist z. B. das *B. coli mutabile* (Massini), eine Colivariante, die auf gewöhnlichen Nährböden zunächst ohne Milchzuckervergärung wächst, wobei es aber am Rande der Kolonie zu Knopfbildungen mit Lactosevergärung kommt. Solche Stämme konnten auch später immer wieder gefunden werden und sind öfters mit der Entstehung von Säuglingsenteritiden in Verbindung gebracht worden. Christiansen beschrieb 1917 bei seinen Untersuchungen über die Kälberruhr, daß sich der biochemische Colityp A in den Typ B umwandeln könne, allerdings ohne die serologische Struktur zu ändern. Eine größere Anzahl von Untersuchungen liegt über den Erwerb der Fähigkeit der Vergärung bestimmter Zuckerarten vor, wie sie mit diesen im Nährmedium in Kontakt gebracht werden (Twort, Eisenberg, Greif und Stein, Levis, Klieneberger, Seydel, Meves, Wallmüller). Doch kommen solche gelegentlichen Veränderungen des biochemischen Verhaltens auch spontan vor (Klieneberger, Sievers [1]), worin die Schwierigkeiten einer Einteilung der Colibakterien nach biochemischen Gesichtspunkten ihre Ursache haben. Ähnlich wie mit der Zuckervergärung verhält es sich auch mit der Ausbildung anderer Fermentsysteme, z. B. der Hämolyse, die sich nach Greif und Stein unter der Einwirkung der Bakteriophagen herausbilden, aber auch spontan in Abhängigkeit vom Züchtungsmilieu variieren kann (Vorländer).

Die *biochemischen Veränderungen* scheinen, im Hinblick auf eine eventuelle Pathogenität der Colibakterien, *relativ bedeutungslos* zu sein.

Hassmann geht ganz sicher viel zu weit, wenn er aus dem Verlust z. B. der Lactosevergärung (zeitlich oder permanent) gleichzeitig auf den Erwerb pathogener Eigenschaften schließt. Baumgärtel hat mit Deutlichkeit gezeigt, daß dem Auftreten von Minusvarianten im Stuhl eine rein sekundäre Bedeutung im Gefolge funktioneller Störungen zukommt, wenngleich auch er eine solchermaßen entartete Darmflora als pathologisch ansieht. Wahrscheinlich handelt es sich doch bei den Colibakterien um ein Anpassungsphänomen an irgendwie verändertes Milieu, sicher nur in ganz geringem Prozentsatz um echte Mutationen (Lederberg und Tatum). Die fermentative Leistung eines Keims ist lediglich ein Ausdruck des funktionellen Verhaltens, so wie auch alle anderen Organismen des Tier- und Pflanzenreiches Anpassungserscheinungen zeigen, ohne hierbei grundsätzlich ihre Struktur zu ändern. Anders aber verhält es sich mit der Antigenstruktur eines Keimes, die ja ein Spiegelbild des arteigenen chemischen Aufbaues ist. Wesentliche Änderungen derselben müssen mit einer tiefgreifenden Umwandlung in dem Chemismus der Zelle verbunden sein. Jeliné und Rosenblatt konnten commune Colibakterien im Tierkörper in extreme Rauhformen vom biochemischen Charakter des B. faecalis alcaligenes überführen. Auch intermediäre Formen vom biochemischen Charakter der Paracolibakterien bzw. der Typhus- und Shigabakterien konnten erhalten werden, ohne daß jedoch Agglutinationsgemeinschaften mit Salmonellen auftraten. SIEVERS [2] beschrieb einen Colistamm, der in 2 Varianten auftrat: Die eine war aerogen, die andere anaerogen. Die beiden Varianten gaben bei der Immunisierung von Kaninchen Seren, die nicht identisch waren. KUNITAKE fand, daß biologische und serologische Veränderungen von Colibakterien in einer gewissen Abhängigkeit von der Sauerstoffzufuhr auftreten, die Variationen nehmen bei reichlicher O_2-Zufuhr auffällig zu, bei mangelnder O_2-Zufuhr sind die Variationen nur geringgradig. BECK sah serologische Variationen in Abhängigkeit vom Nährboden (Milch, Galle). Hierbei konnte ein Colistamm die Fähigkeit erlangen, in Paratyphus A-Serum zu agglutinieren, durch Passage in Milch entwickelte sich wieder ein typischer Colistamm ohne Antigengemeinschaft mit Paratyphus A.

Nicht alle der hier angeführten Untersuchungen genügen den Anforderungen schärfster Kritik. Kann doch wohl niemals ausgeschlossen werden, daß die verwandten Kulturen keine Reinkulturen gewesen sind. Hierzu wäre grundsätzlich zu fordern, daß derartige Untersuchungen mit der Methode der *Einzell*kultur belegt werden, und es ist fast als sicher anzunehmen, daß viele Annahmen sich dann als Trugschluß herausstellen würden. *Immerhin haben wir eine Reihe moderner und exakter Untersuchungen, die keinen Zweifel daran lassen, daß es echte serologische Umwandlungen in der Typhus-Coligruppe gibt.*

BOIVIN konnte durch Züchtung von Colibakterien in Bakterienautolysaten Antigenumwandlungen erreichen. Er stellte fest, daß es sich bei dem umwandelnden Agens um Desoxyribonucleinsäure handelt, die in den Bakterien vorhanden ist und bei der Zerstörung des Bakterienleibes in Freiheit gesetzt wird. Diese Untersuchungen sind neuerdings wieder durch DIANZANI bestätigt worden. Bei den Salmonellen gelang es, durch Züchtung der Keime im halbstarren Medium unter Zusatz bestimmter Antiseren serologische Veränderungen sowohl innerhalb der O-Antigene (BRUNER und EDWARDS) als auch innerhalb der H-Antigene (BRUNER und EDWARDS, PESO und EDWARDS) zu erzielen. Es handelte sich hierbei aber, was uns besonders wichtig erscheint, um Veränderungen innerhalb der gleichen O-Gruppe, es gelang aber nicht eine O-Gruppe in eine andere zu überführen.

Für den Bereich der hier besonders interessierenden *Dyspepsiecolibakterien* liegen Spezialuntersuchungen vor. ADAM hat immer an der Konstanz seiner Erregertypen aus der Dyspepsiecoligruppe festgehalten, obwohl WEISS sowie KÖLTZSCH 1926 behauptet haben, daß normale Colibakterien durch Meerschweinchenpassage die Gärfähigkeit der Dyspepsiecolibakterien erwerben könnten. Sie sehen hierin eine Umwandlung von Normalcoli in Dyspepsiecoli. Nun ist, wie ADAM damals schon sagte, das *Kriterium der Gärfähigkeit keineswegs als ausreichend zur Dyspepsiecolidiagnose anzusehen*, weshalb diesen Untersuchungen keine Beweiskraft zukommt. Uns selbst hat im Verlaufe unserer Untersuchungen über die Dyspepsiecolibakterien diese Frage ebenfalls sehr lebhaft interessiert.

In Analogie zu den Versuchen von BOIVIN prüften wir die Frage, ob es möglich ist, durch Züchtung von *Normalcolibakterien in Autolysaten von Dyspepsiecolibakterien Antigenumwandlungen in Richtung Dyspepsiecoli zu erhalten*. Die Versuche wurden mit E. coli 55/B5 durchgeführt, als Autolysat dienten keimfreie Filtrate von Dyspepsiecolikulturen verschieden langer Bebrütungsdauer. Wohl beobachteten wir hierbei zuweilen den Verlust oder Erwerb der einen oder anderen biochemischen Eigenschaften, niemals aber gelang es, trotz mannigfacher Veränderung der Versuchsanordnung, einen communen Colistamm in Dyspepsiecoliserum agglutinabel zu machen. Auch die als Kontrolle dienenden Dyspepsiecolistämme blieben serologisch vollkommen unverändert. Analog den Versuchen von BRUNER und EDWARDS bei den Salmonellen versuchten wir auch, *Antigenveränderungen der Dyspepsiecolibakterien durch Passage im halbstarren Milieu unter Zusatz bestimmter Gruppenseren einer anderen Dyspepsiecoligruppe* zu erreichen. Auch diese Versuche verliefen einwandfrei negativ. Das halbstarre Milieu hat sich jedoch in anderer Hinsicht als brauchbar zum Studium derartiger Fragen erwiesen. 1951 beschrieben TAYLOR und HILTON, daß es gelingt, unbewegliche Varianten der Coligruppe 111:B4 durch Züchtung im halbstarren Milieu über 3—4 Wochen beweglich zu machen. Gleichzeitig tritt ein Verlust des B-Antigens ein, so daß man mit diesen Stämmen von der Antigenformel O 111:H_2 reine K-Seren herstellen kann. Wir konnten diese Versuche zwar nicht bestätigen, fanden jedoch einmal mit derselben Versuchsanordnung eine andere Erscheinung, nämlich daß es gelingt, durch einmalige Passage von E. coli 111:B4:H₂ ein O-H-Serum ohne B-Agglutinine zu erhalten. Eine Reproduzierung des Versuches war leider nicht möglich. Diese Versuche zeigen also, daß die Antigenstruktur der fraglichen Stämme bei geeigneter Methodik Abwandlungen erleiden kann, daß man hieraus jedoch keine grundsätzlichen Schlüsse ziehen sollte, die das Prinzip der Erregerkonstanz erschüttern könnten.

Eine andere sehr wesentliche Frage ist, ob die *Colibakterien unter der Behandlung mit Antibioticis ihre serologische Struktur ändern*, bzw. ihre Virulenz einbüßen können.

Thalhammer sah in Abhängigkeit von der Streptomycinbehandlung bei Colibakterien Verlust einiger biochemischer Eigenschaften auftreten. Die Reihenfolge des Ausfalles bestimmter biologischer Funktionen war dabei relativ konstant, sie kehrten nach Absetzen der Vergiftung in umgekehrter Reihenfolge wieder zurück. Naccari beobachtete unter dem Einfluß von Sulfonamiden auf Colibakterien in vitro zwar keine biologischen Veränderungen, jedoch waren die Keime nach der Behandlung in ihrem homologen Serum nur mehr sehr schwach oder gar nicht agglutinabel. Auf der anderen Seite konnte neuerdings Hounie (1952) wieder feststellen, daß die Agglutinabilität lebender Bakterien durch kleine Dosen von Chloramphenicol in vitro vorübergehend erhöht wird. Eine Untersuchung über E. coli D 433 (111:B4) liegt von Voureka (1951) vor. Unter dem Einfluß von Chloromycetin und spezifischem Antiserum in vitro kam es zu bestimmten konstanten Varianten, die sich in morphologischer, kultureller, biologischer und serologischer Hinsicht, sowie in ihrer Virulenz für weiße Mäuse von den Mutterkolonien unterschieden. Die Mutterkolonien waren toxisch, während die Varianten avirulent waren. Wir konnten diese Untersuchungen zusammen mit Sackreuther nur teilweise bestätigen, indem wir unter Chloromycetineinwirkung mit und ohne Antiserum-Zusatz den Verlust der einen oder anderen biologischen Funktion (z. B. Lactose- oder Saccharosevergärung) bei Stamm „Stoke W" erlebten, wir sahen aber keine serologische Abweichung, die Virulenz der behandelten Stämme war nicht anders als die des Kontrollstammes. Ohne Antiserumzusatz haben wir die Versuche auch auf Aureomycin und Streptomycin ausgedehnt, auch hier blieben die Stämme serologisch gleich. Die Versuche von Thalhammer sind für die Dyspepsiecolibakterien von Hupfer (1951) nachgeprüft worden. Bei der Behandlung der Stämme mit Streptomycin oder Chloromycetin wurde in keinem Versuch eine Abweichung der biochemischen oder serologischen Eigenschaften festgestellt.

Überblicken wir nochmals die vielen Untersuchungen zu dem Problem der Variabilität von B. coli, so müssen wir feststellen, daß *heute kein Zweifel mehr daran bestehen kann, daß Umwandlungen von Colibakterien in biologischer und serologischer Hinsicht möglich sind.* Sicher gilt dies auch bis zu einem gewissen Grade für die Dyspepsiecoligruppe, wenngleich auch auffällig ist, daß, was Adam schon früher immer betont hatte, hier die Variabilität relativ gering zu sein scheint. Die entscheidende Frage ist aber nun: *Was bedeuten diese Tatsachen für das Problem der Pathogenität?* Genau wie Bader dies für die Salmonellen ausführte, wird man auch hier die Beantwortung der Frage davon abhängig machen müssen, ob man in den pathogenen Colitypen eine besondere Gruppe innerhalb des Genus Escherichia oder nur den communen Colibakterien gleichgeordnete Typen sieht. Alle bisherigen Beobachtungen sprechen für die erste Annahme (siehe später). Man kann dies am Beispiel der Typhusbakterien erläutern.

Weder nach biochemischen noch nach serologischen Gesichtspunkten weisen dieselben gegenüber den übrigen Salmonellen irgendwelche Besonderheiten auf. Und doch stellen sie, genau wie der Paratyphus B, etwas Besonderes dar mit besonderen pathogenen und epidemiologischen Eigenschaften. Bader hat dies an einem eindrücklichen Beispiel dargelegt: S. Stanley besitzt die O-Antigene von S. paratyphie B und das H-Antigen von S. typhi. Trotz dieser Kombination ist S. Stanley nur ein harmloser Enteritiserreger und nicht der Erreger eines typhösen Krankheitsbildes.

So dürfen wir auch wohl von den *Dyspepsiecolibakterien* annehmen, daß sie *innerhalb des Genus Escherichia eine besondere Gruppe* darstellen, obwohl sie sich von den communen Colibakterien weder in biochemischer noch in serologischer Hinsicht grundsätzlich unterscheiden. Dieses Problem kann aber nicht nur vom bakteriologischen Standpunkt aus, sondern nur gemeinsam mit Epidemiologie und Klinik gelöst werden. Vertritt man den Standpunkt, daß die bekannten pathogenen Colitypen eine besondere Gruppe darstellen, dann könnte nur durch echte Mutation aus B. coli comm. ein pathogener Colityp entstehen. Sicher sind phylogenetisch gesehen die pathogenen Colitypen im Sinne GOTSCHLICHs auf diesem Wege einmal entstanden. Im Rahmen der normalen biologischen Variabilität der Colibakterien kann ein solches Geschehen nicht erklärt werden, hierfür existieren jedenfalls keine Beweise. Zwar kommen auch bei Colibakterien, wie bei anderen Keimen, echte spontane und induzierte Mutationen vor, wenngleich man sich auch darüber im klaren sein muß, daß bei Bakterien der Begriff der Mutation nicht unbedingt gleichgesetzt werden darf mit dem Vorgang, den wir unter einer Genmutation bei höheren Organismen verstehen (SCHLOSSBERGER und BRANDIS). LEDERBERG und TATUM (1946) sowie TATUM und LEDERBERG (1947) zeigten, daß in Mischkulturen von B. coli Neukombinationen entstehen können, die nur durch echte Fusion und dadurch bedingte Bildung neuer Typen erklärt werden können. Die angenommene Fusion erfolgte aber nur sehr selten, unter Millionen Zellen konnte nur 1 Zelle als Neukombinationstyp aufgefunden werden. Es scheint uns nun sehr unwahrscheinlich, daß unter den Bedingungen der Dyspepsiecoliinfektion und bei der Häufigkeit des Vorkommens derselben dauernd neue Mutationen und jedesmal von derselben Art entstehen sollten. Die Erde müßte mit pathogenen Colitypen geradezu überschwemmt sein und die normale Coliflora wäre längst ausgestorben. Für derartige Hypothesen fehlt aber jeder Beweis. Natürlich ist es denkbar, daß durch gerichtete Mutation auch einmal neue pathogene Colitypen entstehen können. Ein solches Ereignis kommt aber sicher ganz selten vor, da man sonst wahrscheinlich wesentlich mehr pathogene Colitypen finden würde als bisher bekannt. Die Lösung dieser Frage wird die Arbeit der Zukunft sein. Vorerst möchten wir für den praktischen Bedarf der Klinik und der Epidemiologie an der Erregerkonstanz im Sinne von KOCH auch für die pathogenen Colitypen festhalten und LEINBROCK [2] zustimmen, wenn er sagt, daß auch bei B. coli die Spezifität der Art aufrecht erhalten werden kann. Bei sog. Umwandlungsversuchen von Coli in Enteritis-Paratyphus oder Ruhrkeime und umgekehrt (LOTZE, LOTZE und THADDEA, BIAUDELLE, RUSSO) spielen Antigengemeinschaften eine Rolle, die zu Täuschungen führen können. Untersuchungen in dieser Richtung wird man in Zukunft nur noch mit der Methode der *Einzell*kultur als stichhaltig ansehen können.

d) Toxicität der Colibakterien.

Der Nachweis eines Bakterienendotoxins oder Exotoxins steht oft in enger Beziehung zu seiner Pathogenität, wie dies unsere Kenntnisse von der Diphtherie, dem Tetanus oder der Shiga-Kruseruhr zeigen. Leider sind bei den pathogenen Mikroorganismen die Verhältnisse nur ausnahmsweise so klar wie bei den genannten Bakterien, die Regel ist vielmehr, daß es uns mit dem Nachweis bestimmter Toxine nicht gelingt, das Wesen der Pathogenität eines Keimes aufzuklären. Die Schwierigkeiten sind bei den Colibakterien besonders groß, einmal deswegen, weil es mit Hilfe des Nachweises der pathogenen Wirkung im Tierversuch oder eines bestimmten Toxins nicht möglich ist, pathogene von apathogenen Stämmen zu unterscheiden (LODENKÄMPER [3], WEILAND), zum andern, weil beim Tier die Möglichkeit einer peroralen Infektion mit entsprechenden klinischen Erscheinungen seitens des Darmes meistens nicht gegeben ist.

Immerhin hat es an Versuchen, bei Colibakterien Toxine nachzuweisen und ihre chemische Natur aufzuklären, nicht gefehlt, so daß wir hierüber recht genaue Kenntnisse besitzen, wenigstens was die *Endotoxine* betrifft.

Bereits 1925 beschrieb PLATENGA [1] Versuche an jungen Kälbern, in denen Kulturfiltrate von Colibakterien bei parenteraler Applikation schwere Vergiftungsbilder mit entzündlichen

Veränderungen am Darm auslösten. Die giftige Substanz war thermostabil, eine thermolabile Komponente, auch als „Aggressin" bezeichnet, hemmte lediglich die Phagocytosefähigkeit der Leukocyten, wirkte aber nicht toxisch. Es war Platenga [2] nicht möglich, mit
seiner Methode saprophytäre von parasitären Colibakterien zu unterscheiden. Zur selben Zeit
(1925) beschrieb auch Vincent [2] 2 verschiedene Colitoxine, ein thermolabiles, vorwiegend
neurotropes Ektotoxin, sowie ein thermostabiles enterotropes Endotoxin. Letzteres trat
erst mit zunehmendem Zerfall der Bakterien in Lösung und konnte frei nur in älteren, auto-
lysierten Colikulturen nachgewiesen werden. Gwan fand zusätzlich noch ein Toxin, welches
eine Affinität zum Gefäßsystem hatte und Hämorrhagien erzeugte. Während Goldschmidt [1]
(1931) nur thermostabile Toxine finden konnte, wurden später thermolabile Colitoxine von
Schaede, Varga, Gross, sowie Lodenkämper gefunden. Von H. Schmidt werden noch
einige weitere Autoren zitiert (Bamm, Hochberg, Ignatowitsch und Tarassowa), die ebenfalls 2 Arten von Colitoxinen beschrieben: das thermoresistente Endotoxin, das sich vom
7.—8. Tage an in der Kultur bildet, sowie das thermolabile Ektotoxin, das nach dem 2. Tag
in der Kultur vorhanden ist.

So kann nach dem jetzigen Stand der Forschung gesagt werden, daß die
Colibakterien Endotoxine enthalten, die im Tierversuch nachweisbar sind, bei der
Autolyse der Bakterien spontan frei werden und eine gewisse enterotrope Wirkung
besitzen. Ob es daneben auch noch ein *echtes Ektotoxin* gibt, ist nach Weiland
noch nicht erwiesen, da sich nach seiner Ansicht entsprechende Angaben aus der
älteren Literatur im wesentlichen auf Endotoxine beziehen. H. Schmidt hält
aber auf Grund der vorliegenden Angaben die gleichzeitige Existenz eines thermolabilen Exotoxins für sicher, wenn er auch zugibt, daß über dessen Natur noch
wenig bekannt ist. Seine Wirkung scheint nach Vincent [1, 2] eine vorwiegend
neurotrope zu sein.

Der exakte Nachweis, daß es sich hierbei wirklich um *Toxine sensu strictiori*
handelt, konnte erst geführt werden, als es gelang, dieselben rein darzustellen und
mit den so erhaltenen Stoffen ihren Antigencharakter aufzuzeigen. Dies ist in
vollem Umfang Boivin und Mesrobeanu [3] für das Endotoxin gelungen.

Mit der Trichloressigsäuremethode konnten sie aus Colibakterien einen toxischen Gluco-
lipoidkomplex isolieren. Dieses Gluco-Lipoid ist ein Vollantigen und mit dem O-Antigen
identisch. Es stellt das enterotrope Endotoxin dar; 0,1—0,2 mg vermögen bei intraperitonealer Applikation eine Maus zu töten. Auch Kaninchen sind diesem Endotoxin gegenüber hoch
empfindlich. Nach Erhitzen im schwachsauren Milieu konnte der Lipoidanteil des Komplexes
entfernt werden, wobei das spezifische Polysaccharid als Residualantigen zurückbleibt. Das
Polysaccharid ist ohne das Lipoid nicht antigen wirksam, gibt aber eine spezifische Präzipita-
tion mit Kaninchenimmunseren, die mit lebenden Bakterien hergestellt wurden, es bedingt
also die serologische Spezifität des O-Antigens (Magheru, Boivin und Mesrobeanu). Daneben gibt es auch Colibakterien, die kein Glucolipoid abgeben, deren Leibesprotein bei
Mäusen aber noch eine gewisse Giftigkeit zeigt (Magheru, Boivin, Mesrobeanu). Der
Glucolipoidkomplex und zum Teil ein Toxin von Proteincharakter bilden demnach zusammen
das Endotoxin, wobei einige Stämme nur das toxische Protein enthalten (zit. nach H. Schmidt)

In gleicher Weise wie bei den Colibakterien konnten ähnliche Toxine bei
vielen anderen Erregern der Typhus-, Paratyphus-, Enteritisgruppe, bei Shiga-,
Cholera- und Proteusbakterien nachgewiesen werden, die jeweils mit den O-Antigenen identisch waren. In neuester Zeit wurde auch von Roberts eine Beschreibung der physikalischen, chemischen, biologischen und immunologischen Eigenschaften der Coliendotoxine gegeben, wobei er eine komplette Lösung der Endotoxine von den Bakterien nach Erhitzen einer Suspension auf 80° erreichte.

So wertvoll diese Befunde auch in theoretischer Hinsicht sein mögen, eine
Lösung des Pathogenitätsproblems ist hierdurch nicht möglich gewesen, wenngleich
auch in der pädiatrischen Forschung (Bessau, Linneweh) immer angenommen
wurde, daß die Coliendotoxine bei der Entstehung der Intoxikation eine große
Rolle spielen. Nach Lodenkämper [3] verfügen wir jedoch bis heute über keine
Methode, pathogene von apathogenen Colistämmen kulturell, serologisch oder
im Tierversuch zu unterscheiden.

So untersuchten z. B. Sokgobenson und Jaenina die Stühle von 100 Kindern mit toxischer Sommerdiarrhoe und fanden in 80% mäusepathogene Stämme, wobei es sich vorwiegend um B. coli comm. handelte. Es bestand aber kein Zusammenhang zwischen der Schwere der Erkrankung und dem Grad der Toxicität der gezüchteten Colistämme. Weiland untersuchte 27 Colistämme verschiedener Herkunft, zum größten Teil aus den Stühlen normaler Personen. Mit der Methode von Boivin und Mesrobeanu ließen sich bei jedem dieser Stämme Endotoxine nachweisen, so daß der gelungene Endotoxinnachweis kein Kriterium zur Erkennung besonderer, virulenter Coliarten darstellte.

Leider ist zudem die *parenterale Applikation eines Bakterientoxins* beim Versuchstier eine Methode, die so *unphysiologisch* ist, daß sie keinerlei Schlüsse in bezug auf Erkrankungen beim Menschen erlaubt. Dies zeigt auch die Erfahrungstatsache, daß Colibakterien für kleine Versuchstiere auf peroralem Wege meistens apathogen sind.

Rabinowitsch z. B. untersuchte 4—5 Monate alte Colistämme von dyspepsiekranken Kindern an 133 Mäusen bei peroraler Infektion. Nur 5 Mäuse gingen ein. Bei 342 Mäusen, die mit frisch gezüchteten Stämmen gefüttert wurden, starben 7%, aber nur einige Mäuse hatten Durchfall. Von 235 weiteren Mäusen, die mit 2 Jahre alten Colistämmen infiziert wurden, starb keine. Ein eindrückliches Beispiel, wie wenig man mit solchen Versuchen anfangen kann!

Bei der Durchsicht der Literatur fiel jedoch auf, daß bei einer bestimmten Erkrankungsgruppe, nämlich *Nahrungsmittelvergiftungen*, bei denen *Colibakterien als wahrscheinliche Ursache* angesehen wurden, *häufig auch toxische Wirkung der gezüchteten Stämme bei peroraler Verabreichung* gesehen wurden.

Kathe beschrieb eine Enteritisepidemie durch Genuß von Weißkäse, der mit hämolytischen Colibakterien verunreinigt war. Weiße Mäuse starben nach Verfütterung dieser Colistämme. Bei einer anderen Käsevergiftung, über die Schaede berichtet, konnte ähnliches beobachtet werden, allerdings nur, wenn den Tieren eine 4—5 Tage alte Brühkultur der gezüchteten Colistämme peroral gegeben wurde. Lodenkämper [1] konnte bei einer Vergiftung durch eine mit Paracolibakterien verunreinigte Hühnersuppe aus den gezüchteten Bakterien ein Endotoxin gewinnen, das für Mäuse, Meerschweinchen und Kaninchen nicht nur i.p., sondern auch peroral stark toxisch war. Bei den von Schubert und David, sowie Varga beschriebenen Nahrungsmittelvergiftungen waren die Ergebnisse allerdings negativ. Haike züchtete bei einer Nahrungsmittelvergiftung durch eine Fleischpastete einen Paracolistamm, der für Mäuse stark pathogen war. Diese Mitteilungen scheinen uns wertvoll zu sein, wenn man bedenkt, wie selten es sonst gelingt, mit Colistämmen beim kleinen Laboratoriumstier auf peroralem Wege mit einiger Regelmäßigkeit Krankheitserscheinungen auszulösen, so daß man geneigt wäre, in Einschränkung der Ansicht von Lodenkämper [3], aus dem sicheren Nachweis einer toxischen Wirkung bei peroraler Applikation auf das Vorhandensein von besonderen, möglicherweise in ihrer Wirkung noch nicht aufgeklärten Toxinen zu schließen. Etwas Ähnliches ist von den Staphylokokken bekannt, die öfters bei Lebensmittelvergiftungen gezüchtet werden (Literatur bei Urbach und H. Schmidt). Hier gibt es den sog. Dolmantest, ein Verfahren zur Herstellung eines Enterotoxins aus den von den vergifteten Lebensmitteln gezüchteten Staphylokokken. Bei Verfütterung dieses Enterotoxins an junge Katzen soll man eine Diarrhoe auslösen können. Neuerdings wird als noch brauchbareres Verfahren zum Nachweis von Staphylokokkenenterotoxinen ein Froschtest (Rana pipiens) angegeben (Robinton, Pisu, Eddy). Pisu und Cavalazzi haben neuerdings den Fall eines 12 Monate alten Mädchens mitgeteilt, das nach dem Genuß einer mit Staphylokokken infizierten Creme erkrankte und starb. Der aus der Creme gezüchtete Staphylokokkenstamm bildete ein hochwirksames Enterotoxin. Gleichartige Untersuchungen hat jüngst auch Zischka bekanntgegeben. McClure züchtete hämolytische Colistämme aus den Stühlen von Säuglingen, die bei 4 kleineren Enteritisepidemien mit Diarrhoe erkrankt waren. Nach dem von Dolman für die Staphylokokken angegebenen Verfahren stellte er aus den Colibakterien ein Enterotoxin her, das ebenfalls bei jungen Katzen eine Diarrhoe auslöste. Erwähnenswert sind auch die Versuche von Jordan und Burrows. Sie fanden, daß Colibakterien, sowie Streptokokken, Staphylokokken, Proteusbakterien und andere in der Lage sind, eine Substanz zu erzeugen, die Erbrechen und gastroenteritische Erscheinungen bei Verfütterung an Affen hervorrufen. Voraussetzung hierzu ist allerdings, daß die Bakterien unter besonderen Bedingungen gezüchtet werden, wobei sich besonders Nährböden mit einem Zusatz von Stärke bewährt haben. Vielleicht geben diese Versuche von Jordan und Burrows einen Hinweis dafür ab, warum gerade bei Nahrungsmittelvergiftungen Colistämme gefunden werden, die für Tiere stark toxisch sind. Es wäre durchaus denkbar, daß das Wachstum

der Keime in bestimmten Lebensmitteln unter den besonderen dort gegebenen Verhält-
nissen sie zur Bildung von Toxinen befähigt, die sie normalerweise nicht produzieren können.
Die angeführten Versuche sind zwar in ihrer Deutung unsicher, sie zeigen aber, daß unsere
Kenntnisse auf diesem Gebiet sicher noch nicht ganz vollständig sind.

Die *Art der Wirkung des Coliendotoxins* ist besonders Gegenstand der pädiatrischen Forschung gewesen, soweit es das Gebiet der akuten Ernährungsstörungen
der Säuglinge betrifft. Die Forschungen in der frühen Zeit führten zur Aufstellung
der *Coliendotoxintheorie der Intoxikation* durch Bessau und seine Mitarbeiter.
Über diese Dinge ist soviel geschrieben worden, zuletzt von Stenger, daß es sich
erübrigt, hier darauf einzugehen. Wir wollen nur die Untersuchungen von Linneweh [1] (1941), erwähnen, der feststellen konnte, daß das Coliendotoxin selbst
auf den Darm keine erregende Wirkung ausübt, daß es aber beim Feuersalamander
die Capillarpermeabilität steigert, was auch bei der Säuglingsintoxikation für
möglich gehalten wird. Durch Kontakt lebender oder abgetöteter Colikeime
mit dem Serum entsteht jedoch ein darmerregender Stoff, dessen Wirkung durch
Arginin unterdrückt wird und eine histaminähnliche Substanz darstellt. Im
Kataphoreseversuch wandert das Coliendotoxin uniformiert mit den Serum-
globulinen, womit der Nachweis erbracht schien, daß es bei der Intoxikation
auch im Blute vorhanden ist. Neue interessante Untersuchungen liegen auch vor
von Mulé, Garufi und Barcaroli [1] (1951). Sie untersuchten die Wirkung
des Dysenterie- und Coliendotoxins auf die enzymatische Tätigkeit der Duodenalschleimhaut im Warburgschen Apparat. Diese Toxine rufen einen gesteigerten
Sauerstoffverbrauch der Duodenalschleimhaut hervor. Die Duodenalschleimhaut
ist normalerweise nicht imstande Tyramin zu oxydieren. Diese Oxydation findet
nur in Gegenwart von Dysenterie- und Colitoxin statt. In einer 2. Arbeit [2]
stellten sie fest, daß auch die Oxydation von Cadaverin durch die genannten
Toxine gesteigert wird. Beide Toxine heben die Hemmung des Cadaverins auf
den Sauerstoffverbrauch der Duodenalschleimhaut auf. Diesen Untersuchungen
dürfte im Hinblick auf die alte Amintheorie der Intoxikation (Moro, Keller) und
dem von Röthler festgestellten vermehrten Amingehalt im Darm dyspeptischer
Säuglinge erhöhte Bedeutung zukommen.

Nach Entdeckung der serologischen Eigenschaften der Colibakterien durch
Kauffmann und seine Mitarbeiter konnte die Frage der Pathogenität der Colibakterien neu angegangen werden. Schon in seiner 1. Mitteilung über die L-Antigene (1943) konnte Kauffmann feststellen, daß die toxische Wirkung auf die Maus
auf der Kombination des O- und L-Antigens beruht. Die L-Plusformen waren toxischer als die L-Minusformen. In der Folgezeit sind dann ausführliche Untersuchungen
über die Beziehungen zwischen serologischem Verhalten und der Tierpathogenität
von Knipschildt, Ewertsen, Vahlne und Sjøstedt gemacht worden. Die *Ergebnisse* waren *zusammengefaßt* die folgenden: Gewisse serologische Colitypen, die zu
den häufigen O-Gruppen gehören, besitzen eine spezielle Pathogenität für Menschen
und Tiere. Dies betrifft besonders die O-Gruppen 1, 2, 4 und 6, welche O-inagglutinabel auf Grund ihres L-Antigens sind, sowie die O-Gruppen 8 und 9, soweit die
Stämme ein A-Antigen besitzen. Die Stämme mit K-Antigen waren für Mäuse toxischer als die Stämme ohne K-Antigen. Die Toxizität ist eine konstante Eigenschaft.
Es besteht eine direkte Beziehung zwischen den folgenden 6 Eigenschaften:
O-Gruppe, O-Inagglutinabilität, Herkunft aus pathologischem Material, Toxizität
für Mäuse, Hämolysevermögen sowie nekrotisierende Wirkung (geprüft durch die
Injektion von 100 Mill. lebender Keime in die Kaninchenhaut) (Ewertsen,
Sjøstedt). Sjøstedt fand außerdem, daß ungefähr 25% der Stämme mit einem
K-Antigen resistenter gegenüber der Bactericidie des Blutserums waren als die
Stämme ohne K-Antigen. Dies war besonders in der O-Gruppe 8 und 9 der Fall.

Die Colistämme aus pathologischem Material waren toxischer als die aus Stuhl. Ebenso waren sie auch öfters O-inagglutinabel. Sie wurden bei Krankheitsprozessen (Appendicitis, Peritonitis) in Reinkultur vorgefunden. Auf Grund dieser Feststellungen stellte KAUFFMANN [3] die Theorie auf, daß bestimmte Colitypen eine große Rolle in der Ätiologie der Appendicitis spielen. Er gibt aber zu, daß die Pathogenität nur eine fakultative sei und daß den Colitypen nicht dieselbe Bedeutung zukomme, wie den hochpathogenen Mikroorganismen. Dieselben Colitypen wurden auch bei Infektionen der Harn- und Gallenwege gefunden, wo ihre ätiologische Bedeutung nicht bezweifelt werden kann.

In einer Nachuntersuchung von MONDOLFO und HOUNIE an 1065 Colistämmen konnte bestätigt werden, daß den K-Antigenen eine toxische Bedeutung zukommt. Jedoch konnten sie keine Beziehung zwischen Herkunft der Stämme, O-Gruppe, Hämolyse und Virulenz im Tierversuch feststellen. Bei einer 2. Serie von 1235 Colistämmen waren die Ergebnisse ebenso. Auch BORGNO [1—3] kam zu ähnlichen Feststellungen, darüber hinaus fand er aber, daß die Stämme mit einem K̄-Antigen sich von den Stämmen ohne K-Antigen weder bezüglich ihrer Virulenz im Tierversuch noch nach ihrer Herkunft unterscheiden ließen. WRAMBY, der ein großes Material von Kälbern untersuchte, fand, daß die Colistämme aus pathologischem Material entsprechend den Ergebnissen von KAUFFMANN und seinen Mitarbeitern einheitlicher waren, als die Colistämme aus normalem Material. Erstere gehörten nur zu wenigen O-Gruppen (9,4 und 41), ferner waren die Colistämme mit K-Antigen besonders toxisch. In Deutschland untersuchten KRÖGER und GILLESEN die O-Gruppen 1, 2, 4, 6, 8, 9, 13, 15, 18 auf ihr Vorkommen in den Stühlen von erwachsenen Personen, teils mit Darmerkrankungen. Sie kamen zu dem Ergebnis, daß die genannten Colitypen im menschlichen Darm in Deutschland nicht häufig sind, insbesondere ist ihr Vorkommen nicht pathognomonisch für eine zu Darmerscheinungen führende Coliinfektion.

Zweifellos sind die KAUFFMANNschen Untersuchungen ein Fortschritt im Pathogenitätsproblem der Colibakterien. So wertvoll die Ergebnisse aber in bakteriologischer Hinsicht sind, das Problem konnte jedoch auch hierdurch nicht gelöst werden. So stehen wir also am Ende dieser Übersicht vor dem Ergebnis, daß die *Frage, ob es pathogene Colitypen gibt, noch offen* ist. Entscheidende *Fortschritte* wurden *erst durch Einbeziehung der Epidemiologie* in den Fragenkomplex gewonnen, wie wir dies für die Coliinfektion der Säuglinge zeigen werden.

Ergänzend sei hier noch angeführt, daß es neuerdings ULBRICH gelang, die Colistämme, die als Erreger des sog. Hühnergranuloms angesehen werden, von den Colistämmen aus normalem Material serologisch und im Tierversuch zu unterscheiden. Die Coligranulomstämme konnten in wenige O-Gruppen eingeordnet werden. Die normalen Colistämme hatten jedoch eine andere und weniger einheitliche Antigenstruktur. Im Tierversuch konnten mit den Granulomstämmen granulomatöse Veränderungen bei erwachsenen Hühnern erhalten werden, während infizierte Küken an Septikämie zu Grunde gingen. Dies alles war mit den normalen Colistämmen nicht möglich. Für eine endgültige Beurteilung dieser interessanten Untersuchungen ist aber wohl das Material des Verfassers (auch nach seiner eigenen Ansicht) noch zu gering.

e) Die normale Coliflora des Menschen.

Bereits in der Überschrift dieses Abschnittes liegt eine Präjudizierung, sie setzt nämlich das Vorhandensein einer anomalen, bzw. pathologischen Coliflora voraus, für deren Existenz vor allem BAUMGÄRTEL überzeugende Beweise beizubringen versuchte. Von ESCHERICH wurde die Auffassung vertreten, daß jedem Individuum eine „*persönliche Colirasse*" eigen sei, als Beweis hierfür werden von BAUMGÄRTEL folgende Tatsachen angeführt: Fasten oder Verabfolgen einer

sterilen Nahrung führt zu einer Reinkultur von B. coli. Mit Hilfe von Sulfonamiden
kann man vorübergehend keimfreie Faeces erhalten, die nach Absetzen der Sulfonamide ebenfalls eine Reinkultur von B. coli enthält. Die Appendix wird (nach
Kohlbrugge) als natürliche Brutstätte des individuellen B. coli angesehen, da
in der gesunden Appendix fast immer eine Reinkultur von B. coli vorkomme.
Nun hat Leinbrock [2] in einer umfassenden Studie des K-H-Stoffwechsels der
Colibakterien auch die Coliflora des gesunden Menschen studiert. Er kam dabei
zu dem interessanten Ergebnis, daß von Stuhlkulturen abgeimpfte Colikolonien
zwar in einer Reihe von Eigenschaften übereinstimmen, so in der Vergärung von
Glucose. Trehalose, Arabinose, Xylose, Rhamnose, Maltose und Lactose. Wären
nur diese Zucker und Alkohole untersucht worden, so hätte man von einer einheitlichen Coliflora sprechen können. Bei der Einbeziehung einer Reihe von
weiteren Kohlenhydraten und Zuckeralkoholen ergaben sich jedoch Abweichungen im Vergärungsvermögen. Da es sich hierbei aber um Colistämme ein
und derselben Stuhlprobe handelte, wurde angenommen, daß hier zwar identische, aber variierte Colistämme vorliegen. Neben den qualitativen Unterschieden traten auch Unterschiede im quantitativen Gärvermögen auf. Da auch
in vitro bestimmte Colistämme je nach Kohlenhydrat und Nährmedium variieren, wird vermutet, daß das Kohlenhydratvergärungsvermögen des B. coli in
hohem Maße von seiner Umgebung abhängt. Leinbrock kam daher zu der
Auffassung, daß das phänotypische B. coli die von der Umgebung abhängige
Variante des genotypischen B. coli darstelle. Diese Auffassung von Leinbrock
ließ sich gut mit der Theorie der „persönlichen Colirasse" vereinen in dem die
biochemischen Unterschiedlichkeiten als Varianten einer an sich einheitlichen Coliflora angesehen werden konnten.

Leider fehlen diesen interessanten Ergebnissen die *Ergänzung durch serologische Untersuchungen*, die allein in der Lage sind, die Identität verschiedener
Colistämme festzustellen. Solche Untersuchungen liegen jedoch inzwischen von
mehreren Autoren vor.

Boivin, Corre und Lehoult fanden, daß normalerweise zahlreiche verschiedene Antigentypen von B. coli im Darm derselben und verschiedener Personen anzutreffen sind. Auch
Wallik und Stuart kamen zu dem Ergebnis, daß es anscheinend eine fortgesetzte Folge von
verschiedenen serologischen Colitypen im Stuhle eines Individuums über eine bestimmte
Zeitperiode gibt. Kauffmann und Perch untersuchten das gleiche Problem. Nach ihnen
besteht die Coliflora des gesunden Menschen aus zahlreichen verschiedenen Typen, die teils
gleichzeitig vorkommen, teils einander ablösen. Bei einer Versuchsperson wurden im Laufe
eines halben Jahres 10 verschiedene serologische Typen festgestellt, bei der anderen Versuchsperson 22 Typen. Die Colitypen der einen Versuchsperson waren nicht mit denen der anderen
identisch. Den 32 verschiedenen serologischen Typen entsprachen 29 verschiedene Vergärungstypen, serologisch gleiche Typen waren nicht immer biochemisch gleich. Kauffmann kam in
dieser Arbeit zu dem Schluß, daß kein Anhaltspunkt für die Existenz eines individuellen
Colistamms gefunden werden könne. Ein häufiger Wechsel der Typen müsse in Rechnung
gezogen werden. Ein Jahr später untersuchte Perch noch einmal die Stuhlflora einer dieser
Versuchspersonen. Sie konnte von 22 früher festgestellten Colitypen 2 wiederfinden, die biochemisch und serologisch mit denen vor einem Jahr identisch waren. Der eine Typ kam im
Laufe eines Monats immer wieder vor. Obwohl man es also im allgemeinen mit einer stark
wechselnden Coliflora zu tun hat, können einige Typen über lange Zeit nachweisbar sein, eine
Feststellung, die die 1. Meinung von Kauffmann etwas einschränken mußte. Sears, Brownlee und Uchiyama untersuchten die Coliflora von 2 Personen über $2^1/_2$ Jahre, von 2 weiteren
Personen über etwa 3 Monate auf das Vorkommen von Coli-O-Gruppen. Neben Stämmen, die sich relativ lange Zeit in der Darmflora befanden („Strains residents"), fanden sich
wenige andere Stämme, die immer nur einige Tage bis Wochen nachweisbar waren („Strains
transients"). Auch in einer neueren Veröffentlichung derselben Autoren (Sears und
Brownlee) konnten diese Ergebnisse wieder bestätigt und erweitert werden. Bei Erwachsenen fanden sich Colistämme derselben O-Gruppe über mehrere Jahre (bis zu 4 Jahren)
immer wieder im Stuhl. Interessanterweise konnten bei Zwillingen immer wieder dieselben
O-Typen festgestellt werden, auch die übrige Coliflora dieser Zwillinge war relativ ähnlich.

Auch kurz dauernde Durchfälle oder Abführmittel konnten die individuelle Coliflora nicht beseitigen. Ein Versuch bei einem Erwachsenen, einen anderen Colistamm peroral anzusiedeln, mißlang.

Nach den serologischen Untersuchungen scheint also zwar die Existenz gewisser individueller Colistämme gegeben zu sein, daneben aber unterliegt die übrige Coliflora offenbar einem ständigen Wechsel. Hierbei handelt es sich wohl um Stämme, denen das jeweilige Darmmilieu nicht besonders zusagt. Dafür spricht auch der Versuch von SEARS und BROWNLEE, einen anderen Colistamm auf die Dauer zur Ansiedlung zu bringen.

Unter Berücksichtigung dieser Verhältnisse müssen auch die Versuche, die sog. entartete Darmflora durch eine vollwertige Coliflora zu ersetzen, im Sinne der Mutaflortherapie von NISSLE, gewertet werden. Zugegebenermaßen ändert sich die Coliflora bei chronischen Darmstörungen dahingehend, daß lactosenichtvergärende Colitypen vorübergehend die Oberhand gewinnen, was BAUMGÄRTEL [1] an über 2000 Einzeluntersuchungen nachgewiesen hat. Auch von KAUFFMANN und PERCH ist eine diesbezügliche Beobachtung angegeben, indem bei einer Versuchsperson während einer 14tägigen Obstipationsperiode vorwiegend Paracoli im Stuhl auftraten. Sicher wird man auch BAUMGÄRTEL [1] zustimmen müssen, daß diese Veränderungen rein sekundärer Natur sind und nicht etwa, wie HASSMANN dies bei der kindlichen Cöliakie versucht hat, eine ursächliche Bedeutung haben. Es handelt sich nach unserer Ansicht hierbei nicht um eigentliche Variationen im Sinne der „endogenen Variabilität" (HASSMANN), sondern lediglich um die Ansiedlung bestimmter Colitypen auf einem für sie günstigen Milieu, die bei Milieuänderung jederzeit wieder von anderen Colitypen abgelöst werden können.

In diesem Sinne muß wohl auch das *Problem der Dysbakterie* gesehen werden, auf welches in diesem Zusammenhang nicht näher eingegangen werden kann. Es liegen unseres Erachtens *keinerlei Beweise* dafür vor, daß *den Vertretern einer solchermaßen „entarteten Coliflora" irgendwelche pathogenen Wirkungen zukommen,* wenn auch HASSMANN und SCHARFETTER fanden, daß Filtrate von Paracolistämmen mitunter eine toxische Wirkung auf den überlebenden Kaninchendarm entfalten können. Daß dies auch mit andern Colistämmen gelingt, zeigen die alten Untersuchungen von SILBERSTEIN und SINGER. Eine andere Frage ist allerdings, wie weit der Verlust des Gärvermögens gegenüber bestimmten Zuckerarten als Indicator dafür angesehen werden muß, daß gleichzeitig andere wichtige physiologische Funktionen der Coliflora, über die BAUMGÄRTEL ausführlich berichtet hat, nicht optimal ablaufen.

So ist z. B. bekannt, daß die bei Colitis gezüchteten Colistämme Vit. C zerstören (BAUMGÄRTEL [2]). Die Erfahrungen bei der antibiotischen Therapie der Darmstörungen haben gezeigt, daß es nach Unterdrückung der Darmflora zur Störung in der Bildung von Vit. K und Vit. B kommen kann (s. S. 190).

So wird es eine Reihe von Faktoren geben, die wohl unspezifische, vom Darm ausgehende Störungen unterhalten können. Bis hierher vermögen wir den Auffassungen über eine pathologische Coliflora im Sinne BAUMGÄRTELs zu folgen. Wer aber mit diesem Begriff die Vorstellung der Pathogenität verknüpft wie z. B. HASSMANN, der muß sich darüber im klaren sein, daß hierfür bis jetzt keine experimentellen Beweise vorliegen. Innerhalb der großen Gruppe Escherichia, sowohl bei B. coli comm. als auch bei den Paracolibakterien gibt es aber nach unsern heutigen Kenntnissen eine Reihe pathogener Typen, deren Auffindung das Ergebnis klinischer, epidemiologischer und bakteriologischer Forschung gewesen ist. Die Einzelheiten dieser gerade für die Pädiatrie so wichtigen Forschungsergebnisse sollen in den folgenden Abschnitten dargestellt werden.

III. Die Bakteriologie der pathogenen Colitypen.

Die ausführliche Darstellung der Erkenntnisse der modernen Coliserologie war notwendig zum Verständnis der bisher wichtigsten praktischen Nutzanwendung, nämlich der Auffindung pathogener Colitypen beim Säugling, die Darstellung der Toxicität und Pathogenität der Colibakterien ebenfalls, da nur so die Schwierigkeiten verstanden werden können, die sich bei der Beurteilung der Erregernatur der Dyspepsiecolibakterien ergeben. Zahlreiche Arbeiten liegen noch aus der biochemischen Ära der Coliforschung vor, in der Colitypen mit bestimmten biochemischen Eigenschaften als pathogen angesehen wurden, in der Pädiatrie vor allem die Arbeiten von ADAM und HASSMANN. Mit Ausnahme der Arbeiten von ADAM sind alle diese Ergebnisse relativ unbefriedigend, da, wie schon ausgeführt, wegen der großen Variabilität der Colibakterien besonders in biochemischer Hinsicht die Forderung der Erregerkonstanz nicht erfüllt werden konnte. Es scheint uns aber trotzdem wichtig, auch diese Arbeiten in die Betrachtung mit einzubeziehen, da einmal viele auch heute noch vertretene Anschauungen auf diesem Gebiet nach neuen Untersuchungen nicht mehr haltbar erscheinen und da andererseits die Fortschritte, die mit der modernen Coliserologie erzielt worden sind, umso klarer ersichtlich werden.

a) Pathogene Colitypen innerhalb des Genus Escherichia.

Wir beginnen mit der Besprechung dieser Gruppe, da sie diejenigen Colibakterien, die für den Säugling die wichtigste Rolle spielen, enthält, obwohl die Bakteriologie immer sehr wenig geneigt war, dem Genus Escherichia eine Pathogenität zuzuerkennen, da das Prinzip der Apathogenität lactosevergärender, gramnegativer Darmkeime lange Zeit als gültig angesehen wurde. Daß dies aber nicht richtig ist, kann heute als erwiesen angesehen werden. Bevor man diese Dinge jedoch durch die Anwendung biochemischer (ADAM [3]) und serologischer Methoden (GOLDSCHMIDT, KAUFFMANN [5]) auf sichere Füße stellen konnte, hat man immer versucht, bestimmte Charakteristika biochemischer Art, die sich bei den Colistämmen aus Stühlen dyspeptischer Kinder fanden, als Indicator für deren Pathogenität anzusehen.

Nachdem schon ESCHERICH [1] vermutet hatte, daß eine exogene Infektion mit virulenten Colibakterien beim Säugling zu einer Enteritis führen könne, konnte erstmals FINKELSTEIN (1896) bei einer Enteritisepidemie auf einer Säuglingsstation einen coliähnlichen Keim isolieren, der jedoch vom typischen B. coli in kulturmorphologischer Hinsicht verschieden war und bei weißen Mäusen bei peroraler Infektion eine Colitis auslöste. Eine wichtige Bedeutung erkennt HASSMANN [1] auch dem B. coli mutabile (MASSINI 1907) für die Säuglingspathologie zu. Bei dieser Variante handelt es sich um einen Colityp, der auf bestimmten Nährböden zunächst in Form einer farblosen Kolonie wächst, bei längerer Bebrütungsdauer jedoch Knöpfe ausbildet. Diese wachsen bei Weiterimpfung auf Endoagar als Colikolonien mit typischem Fuchsinglanz. Von DULANEY und MICHELSON ist 1936 eine Säuglingsenteritisepidemie beschrieben worden, bei dem coli mutabile mit Saccharosevergärung als die Ursache angesehen wurde. Eine Epidemie unter Neugeborenen beschreibt BAKER 1939, bei der neben hämolytischen Colibakterien auch B. coli mutabile in signifikanter Anzahl in den Stühlen gefunden wurde.

Ähnlich wie bei den Colibakterien der Cystopyelitis (MEYER und LOEWENBERG) wurde auch bei den Säuglingsenteritiden den hämolytischen Varianten eine besondere Bedeutung zugesprochen, was nach den neueren Untersuchungen von SJØSTEDT, EWERTSEN und VAHLNE nicht ganz unberechtigt erscheint. SOKGOBENSON und JAENINA (1936) untersuchten die aus den Stühlen von 100 durchfallskranken Kindern gezüchteten Colistämme, 80% waren pathogen im Mäuseversuch, wobei gerade die Gruppe der communen Colibakterien die meisten toxischen Stämme aufwies. Etwa die Hälfte der isolierten Kulturen war hämolytisch, bei 75% gingen Hämolysevermögen und Tierpathogenität konform. Nichts destoweniger wurde über das gehäufte Vorkommen hämolytischer Colistämme bei Säuglingsenteritis nur vereinzelt berichtet (LAFFON u. a. sowie McCLURE), so daß es wohl heute berechtigt erscheint, die Hämolyse als Indicator der Pathogenität von Colibakterien bei der Säuglingsenteritis abzulehnen. Dies kann bei Epidemien nur dann einmal zufällig der Fall sein, wenn der verursachende pathogene Dyspepsiecolistamm Hämolyse haben sollte. Ein solcher Stamm der O-Gruppe 111 wurde von LAURELL, MAGNUSSON u. a. beschrieben. Die Hämolyse für sich allein ist jedenfalls eine so variable Eigenschaft, daß sich hierauf keine Pathogenitätsbeweise aufbauen lassen.

Eine große Aufmerksamkeit ist von der klinischen Pädiatrie immer der *Gruppe der saccharosevergärenden Colibakterien* gewidmet worden, die von DURHAM auch als b. coli communior bezeichnet wurde. Nach den modernen Untersuchungen über die Dyspepsiecolibakterien kann nun kein Zweifel darüber bestehen, daß gerade *saccharosevergärenden Colibakterien eine besondere Bedeutung* zukommt, wenngleich sich auch gezeigt hat, daß einzelne Vertreter der Dyspepsiecoligruppe die Saccharose nicht spalten. Eine Reihe von Untersuchungen, die nicht unter dem Gesichtspunkt der pathogenen Colibakterien gemacht worden sind, scheinen diese Ansicht zu stützen.

ADAMEK und STENGER konnten zeigen, daß es bei jungen Hunden gelingt, durch Einbringen von Crotonöl oder Alkohol ins Mittelohr eine toxische Enteritis zu erzeugen, wobei sich bei der Sektion das starke Überhandnehmen der Saccharosevergärer im Dünndarm feststellen ließ. Sie sahen dabei die Saccharosevergärer nur als Indicator der Darmstörung, jedoch nicht als auslösendes Agens an. NITSCH und ADAMEK fanden im Stuhl dyspeptischer Säuglinge eine starke Vermehrung der Saccharosevergärer, die bei der Therapie mit Sulfaguanidin oder Streptomycin zurückgedrängt werden konnten. LORENZ und KUPELWIESER untersuchten die Stühle von 245 Säuglingen und Kleinkindern. Bei toxischen und dyspeptischen Säuglingen fanden sie eine starke Vermehrung der Saccharosevergärer, deren gehäuftem Auftreten sie eine pathogenetische Bedeutung beimessen wollen. Zu demselben Ergebnis kam auch TAGAWA. GATTO hingegen konnte das gehäufte Auftreten von Saccharosevergärern bei Dyspepsien nicht bestätigen. JÜRGENSSEN und BERGER fanden bei einer Enteritisepidemie teilweise zahlreiche Saccharosevergärer, teilweise nicht, je nachdem, auf welcher Station die betreffenden Kinder lagen. Sie sahen daher in der Stuhlflora nur das Spiegelbild der Umgebungsflora. Die Saccharosevergärer haben nach ihnen nur eine ganz untergeordnete Bedeutung. LIPSKA fand bei einer Untersuchung an 42 Säuglingen, daß die Colistämme aus den Stühlen darmgesunder und darmkranker Säuglinge biochemisch weitgehend gleich seien, zu denselben Ergebnissen kam auch LEINBROCK [1]. Wir selbst haben der gleichen Frage zusammen mit KREBS eine eingehende Studie gewidmet. Dabei zeigte sich, daß die Häufigkeit der saccharosevergärenden Colistämme bei 139 darmkranken und 151 darmgesunden Säuglingen keinerlei Unterschiede zeigt, weder nach der Art des klinischen Bildes, noch nach der jahreszeitlichen Verteilung. Nur die Darminfektionen mit Dyspepsiecolibakterien machen hiervon eine Ausnahme, da diese häufig in Reinkultur im Stuhle auftreten.

Hier liegt auch die Erklärung für die scheinbar so widersprechenden Ergebnisse der Literatur: Man findet einmal mehr, einmal weniger Saccharosevergärer, je nachdem ob in einer Zeit gehäuften Auftretens von Dyspepsiecoliinfektionen untersucht wird oder nicht. So ist das *häufige Auftreten der Saccharosevergärer nur der Tatsache zu verdanken, daß die meisten der pathogenen Colitypen die Saccharose spalten.* Wir haben eine ganze Anzahl saccharosevergärender, nicht pathogener Colistämme serologisch auf ihr Vorkommen bei Säuglingsdyspepsien untersucht. Wir sind aber immer nur wieder bei den bekannten pathogenen Typen auf epidemiologische und pathogenetische Zusammenhänge gestoßen. Das Beispiel der Saccharosevergärer zeigt deutlich, wie wenig die biochemischen Untersuchungsmethoden allein ausrichten können, wobei noch gar nicht berücksichtigt worden ist, daß auch die Nahrung auf die Stuhlflora einen gewissen Einfluß ausübt (LEINBROCK [1], LORENZ und KUPELWIESER, KATO).

Die Untersuchungen über die Colibakterien bei der Säuglingsdyspepsie nahmen ihren Ausgangspunkt von den Studien über die Kälberruhr. JENSEN [3] teilte 1903 mit, daß bestimmte Coliarten für Spankälber hochpathogen seien und die typische Kälberruhr auslösen können. Bei den Tieren eines ergriffenen Bestandes wird in der Regel *ein* Bakterientyp angetroffen. Die Tiere starben innerhalb 5 Tagen, wenn sie mit Milch gefüttert wurden, die mit solchen

Colibakterien beimpft war [2]. Colibakterien von gesunden Kälbern waren apathogen. Ähnliche Versuche mit dem gleichen Ergebnis wurden von Pöls (1899) ausgeführt. Christiansen [1] hat 1917 die von Jensen aufgestellten Typen A und B weiter differenziert und konnte bei Kälbern die folgenden Vergärungstypen feststellen.

Tabelle 2. *Colistämme bei der Kälberruhr* (nach Christiansen).

Typ	Saccharose	Sorbose	Rhamnose	Dulcit	Adonit	Häufigkeit
A I	+	+	+	+	0	131
A II	+	+	+	0	0	36
A III	+	+	+	0	+	2
A IV	+	0	+	+	0	30
A V	+	0	+	0	0	3
A VI	+	0	+	0	+	2
B I	0	+	+	+	0	3
B II	0	+	+	0	0	6
B III	0	+	0	0	0	fehlt
B IV	0	0	+	+	0	22
B V	0	0	+	0	0	14
B VI	0	0	+	0	+	24

Die vorherrschenden Typen waren A I, A II und A IV, die alle die Saccharose spalteten. Es war jedoch nicht möglich, biochemisch oder serologisch zwischen pathogenen und apathogenen Typen zu unterscheiden, beide Keime kamen im Darm der gesunden und kranken Kälber vor. Nur die direkte Untersuchung bei Verfütterung an das Kalb konnte die Pathogenität erweisen. Später hat Christiansen [2] noch besonders auf den Typ B III hingewiesen, den er als „Isocoli" bezeichnete. Dieser Keim trat ähnlich wie das B. coli mutabile in 2 Formen auf, die serologisch verschieden waren. Einen ähnlichen Stamm haben später Smith u. Bryant (1927), sowie Lovell (1937) [1] beschrieben, der dessen pathogene Bedeutung besonders betonte. Wenngleich auch ein Teil der von Jensen beschriebenen Stämme sich später als Gärtnerbakterien herausstellten und wenngleich auch Christiansen [1] keine Beziehung zwischen Pathogenität und biochemischem Verhalten herstellen konnte, so muß auf Grund dieser sehr wichtigen Untersuchungsergebnisse grundsätzlich die Möglichkeit als erwiesen angesehen werden, daß Colibakterien für junge Kälber hochpathogen sein können, daß aber diese Eigenschaft sicher nur einer kleinen Anzahl von Keimen innerhalb der Coligruppe zukomme (siehe auch Miessner und Wetzel).

Die erste Arbeit, die sich mit den Colitypen bei der Säuglingsintoxikation beschäftigte, ging ebenfalls aus dem Institut von C. O. Jensen hervor. Bahr und Thomsen (1912) fanden in den inneren Organen sowie im Blut an Intoxikation verstorbener Säuglinge, weiter in den Stühlen dyspeptischer Kinder Colistämme, die nach ihrem biochemischen Verhalten denjenigen gleich waren, die als Ursache bösartiger Darminfektionen junger Kälber von Jensen nachgewiesen worden waren. Adam [3] hat allerdings später gegen diese Untersuchungen eingewandt, daß sie an mehrere Tage altem Material durchgeführt worden sind, einem Nachteil, an dem auch die meisten Forschungen an Jungvieh leiden. Nach ihm können aber einwandfreie Ergebnisse nur erhalten werden, „wenn die Flora des Dünndarms, insbesondere der oberen und mittleren Abschnitte und der Organe, bzw. des Blutes unmittelbar post mortem untersucht wird". An dieser Forderung hat Adam bis heute festgehalten. Er [2] fand nun 1923, daß die bei Intoxikation aus dem Dünndarm gezüchteten Colistämme durch ein besonders starkes Gärungsvermögen ausgezeichnet sind, während die Colistämme aus Brustmilchstuhl relativ kräftige Fäulniserreger sind. Durch Einführung des Sorbits in das diagnostische Schema von CHRISTIANSEN kam ADAM [3] 1927 zu einer weiteren Differenzierung der Colistämme bei der Säuglingsintoxikation und konnte feststellen, daß sie mit den Kälberruhrstämmen zwar eng verwandt, aber nicht identisch sind. Es waren besonders 2 Typen (A I und A IV), die er damals in überraschender Häufigkeit praktisch in Reinkultur im Dünndarm fand, und die er als „Dyspepsiecoli" im engeren Sinne bezeichnete.

Tabelle 3. „*Dyspepsiecoli*" (ADAM 1927).

Typ	Saccharose	Sorbose	Rhamnose	Dulcit	Adonit	Sorbit
A I	+	+	+	+	0	0
A IV	+	0	+	+	0	+

Hiervon kam damals der Typ A I am häufigsten vor, dieser Typ wurde nur beim Säugling (nicht beim Kalb) gefunden. Der Typ A IV ließ sich biochemisch von dem Kälberruhrtyp A IV CHRISTIANSENs nicht unterscheiden. Auf Grund pathologisch-anatomischer Untersuchungen zusammen mit FROBOESE stellte ADAM damals die Theorie von der infektiösen Natur der Dyspepsie und der Intoxikation auf. Hierzu veranlaßte ihn auch die auffällige Beziehung zwischen den Verwendungsstoffwechseln der Dyspepsiecolibakterien sowie der alimentären Genese und Therapie der akuten Ernährungsstörungen. Wachstumsfördernd wirkten kristalline Zucker, Alkaliseifen und Alkalisalze, während Stärke, Dextrin, Casein, Kalkseifen und Kalksalze ohne Einfluß auf die Vermehrung in vitro waren. Dieselben Nährstoffe bzw. Abbauprodukte also, welche die Dyspepsie auslösten bzw. verschlimmerten, förderten auch das Coliwachstum, und dieselben Stoffe, die wachstumshemmend sind, gelten auch als Hauptgrundlagen der Heilnahrungen. Somit konnte der Lehre von der alimentären Genese der Dyspepsie eine sekundäre Rolle zugeschrieben werden. Die Dyspepsiecolibakterien fanden sich in dem Hamburger Material ADAMs [7] in 80% aller Fälle von Säuglingsintoxikation, sowie in 10% bei darmgesunden Kindern im Stuhl, bei Brustkindern wurden sie überhaupt nicht festgestellt. Ein weiterer Colityp wurde 1929 von ABRAHAM [2] beschrieben, den er als die Ursache einer Milchinfektion bei künstlich ernährten Säuglingen ansah. In der Milch, im erbrochenen Mageninhalt und im Stuhl der erkrankten Kinder wurden die gleichen Colistämme isoliert. Sie ließen sich weder in das Schema von CHRISTIANSEN noch von ADAM einreihen, da sie alle Adonit vergoren. Dieser Typ wurde als A VII bezeichnet.

Leider sind von ADAM damals keine genauen *epidemiologischen Studien* gemacht worden. Diese konnte erst GOLDSCHMIDT [2] (1933) in der Leipziger Klinik durchführen. Mit serologischen Methoden fand sie damals bei 43% aller Durchfallserkrankungen den Typ A IV, aber nur in 15% bei darmgesunden Kindern. Außerdem konnte sie bereits verschiedene kleine Epidemien in der gleichen Klinik beobachten, deren Epidemiologie weitgehend den Beobachtungen entsprach, die wir auch heute bei der epidemischen Colienteritis machen können. Bei Erwachsenen (Pflegepersonal) konnte unter 27 Personen nur 2mal spärlich Dyspepsiecoli im Stuhl nachgewiesen werden. GOLDSCHMIDT [2] hat schon damals darauf aufmerksam gemacht, daß während der akuten Erkrankung die Keime praktisch in Reinkultur im Stuhl auftreten. Die weiteren Bestätigungen der Befunde von ADAM sind nicht sehr zahlreich. 1938 teilte KÄHLER das Vorkommen von Dyspepsiecoli beim Erwachsenen mit. 3 typische Dyspepsiecolistämme waren serologisch identisch mit Colistämmen aus zwei Nahrungsmittelvergiftungen mit Weißkäse, sowie mit zwei weiteren Stämmen aus den Stühlen darmkranker

Erwachsener. Ciglány fand 1941 Dyspepsiecoli sehr häufig in den Stühlen von
Säuglingen mit sog. epidemischer „Grippeenteritis", er schrieb den Stämmen eine
pathogene Bedeutung zu.

Es konnte bei dem damaligen Stand der Colibakteriologie nicht ausbleiben, daß auch *gegenteilige Mitteilungen* erschienen. Pipirs (1931) fand den Adamschen Dyspepsiecoli bei gesunden
Kindern häufiger als bei darmkranken. Kyrki (1936) war es weder bei darmkranken noch bei
darmgesunden Kindern möglich, den Adamschen Dyspepsiecoli aufzufinden. Tagawa (1938)
fand zwar häufig in den Stühlen von darmkranken Säuglingen Colitypen, die biochemisch
den Erregern der Kälberruhr (Jensen) nahestanden, der Adamsche Dyspepsiecoli konnte
jedoch nur 3mal nachgewiesen werden. Lodenkämper [3] (1941) sowie Wolf [2] (1942),
die allerdings kein adäquates Material untersuchten (Stämme aus Material bei Lebensmittelvergiftungen, aus Urin, Tierorganen), fanden den Dyspepsiecoli nicht, hingegen fand ihn
Wolf [2] interessanterweise beim Kalb. Die letzte Untersuchung mit der biochemischen
Methode stammt von Gatto (1947), der unter 114 Stämmen von 65 Patienten nur 2mal
Dyspepsiecoli (Adam) fand.

Die *unterschiedliche Häufigkeit in der Auffindung der Dyspepsiecolibakterien
und die anscheinend widersprechenden Befunde haben*, wie wir heute annehmen
möchten, *eine relativ einfache Erklärung:* Der *Zeitpunkt der Untersuchung* ist
entscheidend (größte Häufigkeit im Winter!), bzw. es kommt darauf an, ob die
Untersuchung *während einer Epidemie* ausgeführt wird *oder in epidemiefreien Zeiten*.

In den Jahren 1945 bis 1952 wurden die *Dyspepsiecoliforschungen mit den
modernen serologischen Methoden* von Kauffmann wieder erneut in Angriff
genommen. Es handelt sich um die Arbeiten vorwiegend englischer, skandina-
vischer, amerikanischer, deutscher, französischer und österreichischer Autoren.
1944 war Beavan aufgefallen, daß die Stühle bei schweren Säuglings-Enteritiden
oft einen charakteristischen, spermaähnlichen Geruch aufweisen, eine Beobachtung,
die auch früher schon in Deutschland z. B. von Duken (1939) gemacht worden
war. Der Geruch ähnelte dem, den Dysenteriekulturen ausströmen [Winter
(1912) und Ornstein (1920)]. Costello und Lind stellten denselben Geruch
auch bei Colikulturen aus Stühlen von Säuglingsdiarrhoen fest. Bray fand nun
1945, daß derartige Stämme in die Gruppe des „B. coli neapolitanum" (Winslow,
Kligler und Rothberg) gehören und in den Stühlen gesunder Säuglinge nur
selten vorkommen. Weitere Untersuchungen ergaben, daß auch serologisch eine
weitgehende Identität solcher Stämme besteht. Hierdurch wurde die Annahme,
daß sie die Erreger der Säuglingsenteritis seien, nahegelegt. In der Folgezeit
konnten gleichartige Colitypen in England von Giles u. Sangster, Smith,
Taylor u. a., Holzel u. a. sowie Rogers u. a. bei epidemischen und nicht
epidemischen Säuglingsenteritiden isoliert werden. Der häufigste Typ war der
sog. Typ Alpha von Smith, daneben kam auch noch ein Typ Beta unter den gleichen
Umständen wie Typ Alpha vor. Kauffmann, der selbst einige Stämme vom
Alpha-Typ in Dänemark gefunden hatte, stellte zusammen mit Dupont die
Antigenstruktur dieser Stämme fest und fand, daß die vom Alpha-Typ alle in die
neue O-Gruppe 111, die des Beta-Typs in die O-Gruppe 55 gehörten. Weiter
konnte er, sowie Adam und Aust feststellen, daß die Stämme der Gruppe 111
teilweise biochemisch und alle serologisch identisch sind mit dem Dyspepsiecoli
A IV von Adam, während die Stämme der Gruppe 55 identisch sind mit dem
Typ A I. Bezgl. der bisher in der Literatur gebrauchten Bezeichnungen siehe Tab. 4.

Die von Kauffmann eingeführte *Bezeichnungsweise* nach der Antigenstruktur wird
heute im in- u. ausländischen Schrifttum ganz allgemein gebraucht. Dies verdient als wissenschaftliche Bezeichnung seine volle Berechtigung, da sie den Vorteil der Einheitlichkeit hat
und eine genaue Vorstellung über den jeweiligen Typ gibt. Als Vulgärname scheint uns jedoch
der alte Name „Dyspepsiecoli"von Adam auch heute noch sehr zweckmäßig zu sein, da sich hiermit eine praktische Vorstellung vor allem für den Kliniker verknüpft, die die Antigenstruktur
nicht vermitteln kann. Zwar ist auch der Ausdruck Dyspepsiecoli sprachlich nicht sehr
befriedigend, da es sich bei der durch ihn ausgelösten Erkrankung ja nicht um eine Dyspepsie

sensu strictiori, sondern um eine echte Enteritis handelt. Der Name hat sich aber, wenigstens im deutschen Sprachgebiet, so eingebürgert, daß wir ihn auch im folgenden beibehalten möch-

Tabelle 4. *Bezeichnung der Dyspepsiecolitypen.*

1. Typ O-Gruppe 111	ADAM	Dyspepsiecoli A IV
	BRAY	BCN (B. coli neapolitan.)
	SMITH	B. coli Typ Alpha
	TAYLOR u. a.	B. coli D 433
	ROGERS u. a.	B. coli B.G.T. (BRAY, GILES, TAYLOR)
	KAUFFMANN	O 111:B4:.
		O 111:B4:H2
		O 111:B4:H12
2. Typ O-Gruppe 55	ADAM	Dyspepsiecoli A I
	SMITH	B. coli Typ Beta
	LAURELL	B.C.A. (B. coli Aberdeen)
	KAUFFMANN	O 55:B5:H6

ten. Die Bezeichnung des jeweiligen Typs erfolgt durch Hinzufügung der O-Gruppe, also Dyspepsiecoli 55 oder 111.

Über das *Vorkommen dieser Colitypen bei epidemischer und nichtepidemischer Säuglingsdiarrhoe* wurde bisher aus folgenden Ländern berichtet: England, Dänemark, Schweden, Finnland, Holland, Deutschland, USA, Frankreich, Italien, Israel, Österreich. Schweiz und Australien. In Norwegen konnten die Keime bisher jedoch noch nicht gefunden werden (HESSELBERG u. OEDING). Um eine langatmige Aufzählung der einzelnen zahlenmäßigen Ergebnisse zu ersparen, haben wir dieselben in Tabellenform zusammengefaßt, wobei wir zugleich das Kontrollmaterial, gewonnen an darmgesunden Kindern und Erwachsenen, miteinbeziehen. Die Darstellung erfolgt getrennt nach den beiden O-Gruppen 55 und 111 (s. Tab. 5).

Die *Ergebnisse* der zahlenmäßigen Übersicht sind *zusammengefaßt* die folgenden: Die Häufigkeit des Vorkommens war verschieden, je nachdem Enteritisepidemien untersucht worden sind oder ob alle akuten Ernährungsstörungen mit in die Untersuchung einbezogen wurden. *Bei epidemischem Auftreten beherbergen praktisch alle erkrankten Kinder den jeweiligen bei der Epidemie gefundenen Colityp im Stuhl* (BRAY, GILES und SANGSTER, TAYLOR u. a., ROGERS, KIRBY u. a., LAURELL, MAGNUSSON u. a., BRAUN und HENCKEL [1], BUTTIAUX u. a. [2], OCKLITZ u. SCHMIDT. Werden *alle akuten Ernährungsstörungen* (epidemische und nichtepidemische) untersucht, so zeigt sich, daß *etwa 30—60% der dyspeptischen Kinder einen der pathogenen Colitypen im Stuhl* beherbergen (GILES und SANGSTER 67,2%. SMITH 33%, TAYLOR u. a. 42%, HOLZEL u. a. 63%, PAYNE und COOK 50%, CATHIE 60%, BEEUWKES u. a. 59%, ADAM und AUST 48%, SCHIAVINI 35%, DRIMMER-HERRNHEISER u. OLITZKI 45%, KREPLER und ZISCHKA 69,5%, SHANKS u. STUDZINSKI 24,7%, GRÖNROOS 19,4%). Diese Angaben gelten für E. coli 111. Für E. coli 55 liegen die Zahlen etwas niedriger (SMITH 46%, BRAUN und HENCKEL [2] 19,1%, DRIMMER-HERRNHEISER u. OLITZKI 20,5%)[1]. Die Häufigkeit des Vorkommens der einzelnen Typen ist jedoch, wie wir noch sehen werden, in den einzelnen Zeitabschnitten verschieden. Im Augenblick werden überwiegend die Typen der Gruppe 55 gefunden, während E. coli 111 nur noch sehr selten vorkommt (BRAUN und HENCKEL, SMITH u. a., DUPONT). Hierbei ist allerdings zu berücksichtigen, daß in den ersten Jahren praktisch fast nur auf E. coli O 111 untersucht worden ist. *Zusammengefaßt ergibt sich also, daß etwa bis zur Hälfte aller Dyspepsien durch Dyspepsiecolibakterien hervorgerufen werden.*

---

[1] *Anmerkung bei der Korrektur:* Von DE LUCA und CUTRONEO wurden neuerdings in 51,5% aller Dyspepsien Dyspepsiecoli gefunden, jedoch nur in 5,3% bei darmgesunden Kindern.

Tabelle 5. *Übersicht über das Vorkommen der Dyspepsiecolibakterien und ihre Häufigkeit bei darmgesunden und darmkranken Kindern* (in Erweiterung einer gleichartigen Tabelle von Krepler und Zischka).

Autor Fundort	Zeit	Vom Autor gebrauchte Stammbezeichnung	Enteritisfälle					Kontrollen (darmgesund)		
			Art der untersuchten Fälle	Jahreszeit	Zahl der Fälle	Pos. Befunde %	† %	Art des Materials	Zahl der Fälle	pos. Befunde %
Bray London	1944	B.C.N.	Enteritisepidemie	März	51	82	39	Säuglinge	100	4
Bray u. Beavan Uxbridge	1945	B. coli neap.	Sommerdiarrhoe	Sommer	39	84	44	Säuglinge	80	4
	1945	B. coli neapolit.	Gastroenteritisfälle	Februar bis März	40	87,5	28			
Giles u. Sangster Aberdeen	1947	B. coli neap. Typ. alpha	Dyspepsien aller Schweregrade und Ursachen	Januar bis März	290	67,2	21,5	Darmges. Kinder (0-8 M.) Erwachs. u. ält. Kinder	169 271	4,2 1,8
Giles, Sangster und Smith Aberdeen	1947	B. coli neap. Typ. alpha	Ausbruch von epidem. Gastroenteritis (Säugl. in 6 Krankensälen)	April bis Juli	207	94,7	50	Säugl. u. Kleinkdr. (bis zu 2 Jahren) Erwachs. u. ält. Kinder Brustkinder	231 450 40	3,0 1,3 0
Smith Aberdeen	1948	B. coli neap. Typ. alpha	Säugl. mit nichtepidem. Gastroenteritis	Januar bis Dez.	75	33	12,5	Säuglinge Kinder über 1 Jahr	127 248	2,5 0
Taylor, Powell u. Wright London u.a. Orte	1949	B. coli D 433	a) Säugl. versch. Krkh. b) Epid. Neugeb.-Diarrhoe c) Nichtep. Gastroenter.		106 31 75	78,3 100 42	18,6	Kontaktsäuglinge Kontakterwachsene Nichtkontaktsäuglinge	34 80 208	26,5 5 0
Holzel, Martyn u. Apter Manchester	1949	B.C.N.	Säuglingsenteritis (Säuglingsstation)		79	63	26			
Rogers, Koegler u. Gerrard Birmingham	1949	B.G.T. (B. coli Bray-Giles, Tayl.)	Säuglinge m. Gastroent. (Nur pos. Fälle angeführt)		61	100	21	Darmgesunde Säuglinge mit Kontakt	25 (= 29% d. Ges.-Mat.)	100
Kirby, Hall u. Coackley Liverpool	1949	B. coli D 433	2 Enteritisausbrüche Neugeborene Frühgeborene	Februar bis März	30 16	100 100	43 0	Teilw. Kontaktfälle (Ges. Neugeb.) Ohne sicheren Kontakt Säuglinge ohne Kontakt	117 224 356	4,2 2 0
Rogers Birmingham	1949 1950	B. coli Typ alpha und Typ beta	Epidem. Gastroenteritis bei Säuglingen Verschied. Ausbrüche Säuglinge und Frühgeb.	Nov. bis Februar	114 12	83,3 50		Darmgesunde Säuglinge mit Kontakt	28 (= 22,8% d. Ges.-Mat.)	100
Payne u. Cook London	1949	B. coli D 433		Februar bis Juni			0	Kontaktsäuglinge	48	23
Cathie u. McFarlane London	1949 bis 1951	B. coli O 111 (D 433)	Alle Kinder m. Gastroent. die zur Aufnahme kamen (bis zu 2 Jahren)	Juni 49 bis März 51	264	60		Kinder unter 2 Jahren Kinder über 2 Jahren	85 87	20 12,6
Stevenson Glasgow	1949	B. coli D 433	Wegen konsum. Erkrank. hosp. Erwachs. m. Enter.		72	19,4				

Autor	Jahr	E. coli-Typ	Krankheitsbild	Zeit	Zahl	%	Therapie/Let.	Gruppe	Zahl	Letalität %
BEEUWKES, HODENPIJL u. TEN SELDAM, Holland Eindhoven	1949	E. coli BRAY-GILES	Kleine Epidemien von Säuglingsenteritis in 4 versch. Kinderkrkhsrn.		101	59	0 Aureomyc.	Säuglinge, z. T. mit Kont.	346	3,5
								Erwachsene (Pflegepers.)	151	2
LAUBELI, MAGNUSSON, u. WERNER	1951	B. coli neapolit. (B.C.N.)	Epidem. Gastroenteritis unter Säugl. mehrere Ausbrüche	Herbst 49 Winter Frühj. 50	62	100	0			
KAUFFMANN u. DUPONT Odense/Dänemark	1950	E. coli 111:B4	Ausbruch von Gastroenteritis bei Säuglingen				0 (antibiot. Ther.)			
BRAUN u. HENCKEL Heidelberg	1950	E. coli 111:B4 / B. coli D 433	Mehrere Ausbrüche von inf. Enteritis unter Sgl.	Januar bis Mai	129	100	17	Säuglinge mit Kontakt	87	9,2
								Säuglinge ohne Kontakt	114	0
								Erwachsene	134	0,75
ADAM u. AUST	1950	Dyspepsiecoli A1V	Schwere u. leichte Gastroenteritisfälle		46	48		Sektionsfälle ohne Dysp.	4	0
NETER u. SHUMWAY Buffalo/USA	1950	E.coli 111:B4 / SerotypD433 / E. coli O 111	Säuglinge mit nichtepid. Gastroenteritis	Einige Fälle mit positivem Stuhlbefund	5	100				
NETER, WEBB, SHUMWAY u. MURDOCK Buffalo/USA	1951	SerotypD433 / E. coli O 111	Säuglinge mit nichtepid. Gastroenteritis					Kinder unter 18 Mon.	169	4,2
								Kinder über 18 Mon.	266	1,8
BUTTIAUX u. a. Lille, Frankreich	1951	E. coli 111:B4	Epidemie von Säuglingsgastroenteritis. 3 Säuglingsanstalten	Nov. 50 bis März 51	27	100	3,7 (antib. Ther.)			
SCHIAVINI u. a. Novara, Italien	1951	E. coli var. neapolitan.	Säuglinge mit nichtepid. Gastroenteritis	(1951) (1952)	100 / 221	35 / 20,4				
DRIMMER-HERRNHEISER u. OLITZKI Jerusalem	1951	Serotyp O 111:B4	Säuglingsgastroenteritis	Sommer	29	45		Säuglinge ohne Kontakt	25	0
								Erwachsene	11	0
KREPLER u. ZISCHKA Wien	1951	B. coli 111:B4	Säuglings-Diarrhoe, teilweise epidemisch	Oktober bis Mai	108	69,5	8 (antib. Ther.)	Kontaktsäuglinge	93	31,2
MODICA, FERGUSON u. DUCEY Grand Rapids Mich. USA	1952	E.C. 111	Epidem. Diarrhoe unter Neugeborenen u. Säugl.	August b. Febr. (1950 bis 51)	56	80,5	10,7 (antib. Ther.)	Säuglinge	149	4,7
								Erwachsene	93	0
BUTTIAUX u. a. Lille	1951	E. coli 111:B4	Schwere Gastroenteritis bei einem Erwachsenen							
OCKLITZ u. SCHMIDT Rostock	1952	E. coli 111:B4	Enteritisepidemien	Juni Juli 1951	156	93	0 Aureomyc.	Säuglinge außerh. d. Klin. Ges. Keimträger während der Epidemie	500 (v.156)	1
									22	15,06

Tabelle 5. (Fortsetzung.)

Autor Fundort	Zeit	Vom Autor gebrauchte Stammbezeichnung	Enteritisfälle				Kontrollen (darmgesund)		
			Art der untersuchten Fälle	Jahreszeit	Zahl der Fälle	pos. Befunde %	† %	Art des Materials	Zahl der Fälle	pos. Befunde %
Shanks u. Studzinski Glasgow	1952	Typ alpha (O 111:B4)	Alle akuten Dyspepsien während eines Jahres	Sept. 50 b. Sept. 51	158	24,7		Ges. Säuglinge ohne Kont.	101	4
Grönroos Turku, Finnland	1951	O 111:B4 (D 433)	Dyspepsien aller Schweregrade	zweite Hälfte 50	231	19,4		Darmges. Säugl. ohne Kontakt	230	2,2
Smith Aberdeen	1948	B. coli var. neap. Typ Beta	Säuglinge mit nichtepid. Gastroenteritis	Januar bis Dez.	75	46	8	Säuglinge unter 1 Jahr / Kinder über 1 Jahr	127 / 248	9,7 / 1,2
Smith, Galloway u. Speirs Aberdeen	1949 bis 1950	B. coli O 55:B5:H 6 (Typ Beta)	Säuglinge mit Gastroent. (Alle Klinikaufnahmen)		283	22		12 gesunde Keimträger	= 15,8% d. Gesamt-Materials	
Rogers Birmingham	1949 bis 1950	Bact. coli Typ Beta	Epidem. Gastroenteritis bei Säugl. (verschiedene Ausbrüche)	Nov. bis Februar	114	83,3		Säuglinge mit Kontakt	28 = 22,8% d. Ges.-Mat.	100
Neter, Webb, Shumway u. Murdock Buffalo USA.	1951	E. coli O 55	Säuglinge mit nichtepid. Gastroenteritis	einige Fälle mit positivem Stuhlbefund				Säuglinge Erwachsene	53 / 74	0,56 / 0,13
Braun u. Henckel Heidelberg	1950 bis 1951	E. coli 55:B5	Säuglingsenteritis epidem. u. nichtepidemischer Nat.	Sept. bis Juni	353	19,1	0 (antib. Ther.)	Säuglinge mit u. ohne Kontakt	299	5
Buttiaux u. a. Lille	1951	E. coli O 55:B5:H 6	Ausbrüche von epidem. Säuglingsenteritis	Februar	7	100	0 (antib. Ther.)			
Drimmer-Herrnheiser u. Olitzki Jerus.	1951	Serotyp O 55:B5	Säuglingsgastroenteritis	Sommer	29	20,5		Säuglinge ohne Kontakt Erwachsene	25 / 11	0 / 0
Dupont Kopenhagen	1951	E. coli 55:B5:6	Säuglinge mit Diarrhoe. Kleine Ausbrüche in verschiedenen Anstalten	Keine Zahlenangaben				Neugeborene Kinder unter 1 Jahr Kinder aller Altersklass.	538 / 940 / 1412	0 / 0 / 0
Laurell Stockholm	1952	B.C.A. (Bact. coli Aberdeen = 55:B5)	Säuglinge mit Diarrhoe		2	100		Säuglinge	1073 (2 Fälle)	0,19
Ocklitz u. Schmidt Rostock	1952	E. coli O 55:B5	Sporadische Fälle von Enteritis		4			Säuglinge außerhalb der Klinik	500	1,2
Shanks u. Studzinski Glasgow, Engld.	1952	E. coli O 55:B5 Typ Beta	Alle Dyspepsien während eines Jahres		158	8,2		Ges. Säuglinge ohne Kontakt	101	4

Bei darmgesunden Kindern ist die Häufigkeit des Vorkommens von Dyspepsie-colibakterien verschieden groß, je nachdem ob die Kinder Kontakt mit den Erkrankten hatten oder nicht. Die Zahlen sind, wie aus der Tabelle ersichtlich ist, jedoch so gering, daß mit Sicherheit gesagt werden kann, daß es sich nicht um ubiquitäre Colistämme handelt. Dies geht auch aus der Seltenheit des Vorkommens bei Erwachsenen hervor. Die Zahl der darmgesunden Keimträger beträgt, sofern die Kinder mit Erkrankten Kontakt hatten, etwa bis zu 30% aller Infizierten (KREPLER und ZISCHKA), was sich mit unseren eigenen Erfahrungen (25%) (Tab. 6) gut deckt. PAYNE und COOK beobachteten 1949 (März) unter 17 infizierten Kindern (E. coli 111) nur 5 erkrankte Säuglinge. ROGERS schreibt hierzu aber, daß eines

Tabelle 6. *Dyspepsiecolifälle in der Heidelberger Kinderklinik vom 1. Jan. 1950 bis 29. Febr. 1952*

Dyspepsiecoli	Darmkranke Säuglinge	Darmgesunde Säuglinge	(%)	Gesamtzahl
E. coli O 111	94	12	12,8	106
E. coli O 55	120	40	33,4	160
Insgesamt	214	52	24,3	266

der nicht erkrankten Kinder anamnestisch im Februar des gleichen Jahres eine Colienteritis hatte, so daß nicht ausgeschlossen ist, daß auch ein Teil der übrigen Kinder eine den Autoren nicht bekannte Enteritis durchgemacht hatte und jetzt Bakterienausscheider in der Rekonvaleszenz waren. Exakte anamnestische Erhebungen sind hier zur Vermeidung von Irrtümern zu fordern. Im übrigen ist bei einem pathogenen Darmkeim mit dem Vorkommen auch größerer Anzahlen gesunder Keimträger von vornherein zu rechnen, ohne daß dies gegen die Erregernatur eines solchen Keimes zu sprechen braucht. Hier jedenfalls sei in Übereinstimmung mit fast allen Autoren (mit Ausnahme von PAYNE und COOK sowie CATHIE) festgestellt, daß offenbar eine strenge Beziehung zwischen dem Auftreten der genannten Colitypen, die im übrigen nur selten vorkommen, und der epidemischen Enteritis der Säuglinge besteht[1]. Ob sie wirklich die Erreger dieser Erkrankung sind, kann nur von der Epidemiologie her und durch die Erfüllung der HENLE-KOCHschen Postulate gesagt werden. Zur Ergänzung des Gesagten seien die neuesten Zahlen über das Vorkommen von E. coli 55 und 111 aus der Heidelberger Klinik über einen Zeitraum von $1^1/_2$ Jahren hier wiedergegeben (Tab. 6).

Biochemisches Verhalten der Dyspepsiecolistämme.

Die ursprünglich von BRAY beschriebenen Stämme gehören biochemisch in die Gruppe des B. coli neapolitanum. Nach WINSLOW, KLIGLER und ROTHBERG versteht man hierunter gramnegative, nicht sporenbildende, unbewegliche Stäbchen. Säure und Gas werden aus Glucose, Maltose, Mannit, Xylose, Arabinose, Rhamnose, Lactose, Saccharose, Salicin und Äsculin, aber nicht regelmäßig aus Dulcit, Adonit und Inosit gebildet. Gelatine wird nicht verflüssigt. VOGES-PROSKAUERsche Reaktion negativ, Methylrotprobe positiv. Die Keime werden im Stuhl höherer Tiere und der Menschen angetroffen. BRAY stellte jedoch fest, daß die meisten seiner Stämme die Maltose nur langsam vergoren, lediglich 2 Stämme hatten eine prompte Maltosevergärung. Das hervorstechendste Charakteristikum der Stämme von BRAY war der spermatoide Geruch, der möglicherweise durch ein Derivat von Spermin (ROSENHEIM 1924) bedingt ist.

---

[1] Das Material von CATHIE und McFARLANE scheint hiervon eine Ausnahme zu machen, da es keine Beziehung zwischen dem Vorkommen der Typen der Gruppe 111 und dem Auftreten von Enteritis aufzeigt. Hier scheinen jedoch methodische Fehler vorgelegen zu haben, da von KAUFFMANN (persönliche Mitteilung) nur 20% der Stämme von CATHIE und McFARLANE serologisch wirklich als Dyspepsiecoli der Gruppe 111 identifiziert werden konnten.

Spermin selbst ist geruchlos, aber ein durch Oxydation entstandenes Pyrrolderivat erzeugt den charakteristischen Geruch (Dudley, Rosenheim und Starling 1926). Die Säuerung des Nährmediums scheint die Bildung der Geruchsubstanz zu unterbinden (Bray), so daß sie nach unserer Erfahrung auf gewöhnlichen Agarplatten am deutlichsten ausgebildet wird.

Das *biochemische Verhalten der Dyspepsiecolistämme* der Gruppe 55 und 111 ist ausführlich von Kauffmann und Dupont studiert worden, deren Ausführungen wir hier folgen können: H_2S wird durchweg nicht gebildet, Gelatine wird nicht verflüssigt (allerdings wurden von Laurell, Magnusson u. a. 8 Stämme der Gruppe 111 gefunden, die Gelatine verflüssigten). Alle Stämme wachsen prompt auf Ammoniumagar mit Glucose, jedoch nicht auf Ammoniumagar mit Na-Citrat. Nitrate werden zu Nitriten reduziert, Voges-Proskauersche Reaktion negativ, Methylrotprobe positiv, Harnstoff wird nicht gespalten. Indol wird gebildet, mit Ausnahme der Stämme des Serotyps 111:B4, die in Dänemark gezüchtet wurden.

Wesentlich erscheint das *Verhalten gegenüber Lactose und Saccharose*. Alle Stämme spalten nach Kauffmann u. Dupont die Lactose prompt, wovon auch wir uns immer wieder überzeugen konnten. Es muß jedoch erwähnt werden, daß Bray 10 Stämme der Gruppe 111 fand, die die Lactose nicht spalteten. Diese Stämme hatten aber den charakteristischen Geruch, ihre serologische Identität mit den typischen Stämmen der Gruppe 111 wurde durch Absorptionsteste erwiesen. Bei Subkultur dieser Stämme in Lactosebouillon erwarben sie die Fähigkeit der prompten Lactosespaltung, wohl ein eindeutiges Beispiel dafür, wie wenig die Spaltung oder Nicht-Spaltung dieses Zuckers mit der Pathogenität zu tun hat. Die Spaltung der Saccharose ist ein Merkmal, das fast allen Dyspepsie-colistämmen zukommt, jedoch wurde bereits von Taylor u. a. eine anaerogene, bewegliche Variante der Gruppe 111 beschrieben, die die Saccharose nicht spaltet.

Tabelle 7. *Biochemisches Verhalten der Dyspepsiecolistämme* (nach Kauffmann).

Fermentationstyp Serotyp	1 111:B4:2	2 111:B:4 —	3 111:B4:12	4 55:B5:6
Adonit	—	—	—	—
Dulcit	$+^{2-3}$	$+^{3-4}$	$+^{3-4}$	$+^{1-2}$
Sorbit	$+^{1-3}$	$+^{1-5}$	$+^1$	— oder ×
Sorbose	—	—	—	$+^{1-2}$
Arabinose	$+^1$	$+^1$	$+^1$	$+^1$
Xylose	$+^1$	$+^1$	$+^1$	$+^1$
Rhamnose	$+^1$	$+^1$	$+^{2-9}$	$+^1$
Maltose	$+^1$	$+^1$	$+^{1-2}$	$+^{3-9}$
Salicin	$+^{2-4}$	$+^{2-4}$	$+^{1-2}$	—
Inosit	—	—	—	—
Lactose	$+^1$	$+^1$	$+^1$	$+^1$
Saccharose	$+^{1-2}$	$+^{1-2}$	—	$+^1$
Mannit	$++$	$++$	$++$	$++$
Glucose	$++$	$++$	$++$	$++$
Trehalose	$+$	$+$	$+$	$+$
Indol	$+$	+ oder —	$+$	$+$
H_2S	—	—	—	—
Gelatineverfl.	—	—	—	—
Ammoniumcitrat	—	—	—	—
KNO_3	$+$	$+$	$+$	$+$
Methylrot	$+$	$+$	$+$	$+$
Harnstoff	—	—	—	—
Voges-Proskauer	—	—	—	—

Erklärung: — = negativ nach 30 Tagen. × = spät und unregelmäßig pos. oder neg. $+^1$ = pos. nach 1 Tag (bzw. nach 2 usw. Tagen).

Die vorstehende von Kauffmann [5] übernommene Tabelle 7 zeigt das biochemische Verhalten der Serotypen der Gruppe 55 und 111:

Die Stämme der O-Gruppe 111 können in 3 Fermentationstypen eingeteilt werden, wobei die beiden ersten Typen nach Kauffmann [5] besser als Indol negative und positive Variante desselben Fermentationstyps angesehen werden. Eine Variante, die in der Tabelle nicht aufgeführt ist (Stamm Dundee 6), spaltet die Lactose nicht. Von der Gruppe 55 ist bis jetzt nur ein Fermentationstyp bekannt. Die obigen Ausführungen zeigen, daß die Kauffmannsche Tabelle durch die Untersuchungen anderer Autoren zu ergänzen wäre, worauf wir jedoch verzichten möchten, da, wie auch Kauffmann meint, damit zu rechnen ist, daß bei der Untersuchung einer großen Anzahl von Stämmen noch mehr Fermentationstypen aufgefunden werden. Für die Diagnose der Stämme ist das serologische Verhalten maßgebend.

Das Hämolysierungsvermögen scheint sich unterschiedlich zu verhalten. Nach Taylor u. a. bildet die Mehrzahl der Stämme der Gruppe 111 kein Hämolysin, die entsprechenden Stämme von Giles und Sangster waren jedoch alle hämolytisch. 5 Stämme mit Hämolyse wurden auch von Laurell, Magnusson u. a. gefunden. Wir selbst haben bei der Gruppe 111 nie Hämolyse gesehen. Die Stämme der Gruppe 55 sind nach allen Beobachtungen nicht hämolytisch. — Von Drimmer-Herrnheiser und Olitzki wurde außerdem berichtet, daß die von ihnen in Jerusalem beobachteten Stämme der Gruppe 55 und 111 Hämagglutination gegenüber Menschenblutkörperchen gezeigt hätten. Wir selbst konnten diese Beobachtung weder für Menschenblut noch Hammelblut bestätigen. Grönroos fand auch keine Hämagglutination von E. coli 111:B4 (D 433) gegen Meerschweinchen- und Kaninchenblutkörperchen.

Der von Bray zuerst beschriebene Spermageruch der Kulturen kommt nur bei der Gruppe 111 vor, so daß er ein Differentialdiagnosticum zwischen 55 und 111 darstellt (Smith, Galloway u. Speirs).

Serologisches Verhalten der Dyspepsiecolistämme.

Die bisher bekannten Dyspepsiecolistämme gehören, wie schon erwähnt, in die von Kauffmann 1941 aufgefundene *O-Gruppe 55* sowie in die mit den Colistämmen aus England von Kauffmann neu aufgestellte *O-Gruppe 111*. Die Stämme der Gruppe 111 besitzen alle ein B-Antigen; dies ist mit den ursprünglichen, von Knipschildt aufgefundenen B-Antigenen 1, 2 und 3 serologisch nicht verwandt und erhielt daher die Nummer 4 (B 4 = K 58, nach der fortlaufenden Numerierung der bekannten K-Antigene.) Das Vorhandensein eines B-Antigens ergibt sich aus folgenden Tatsachen (Kauffmann [5]): In der Röhrchenagglutination werden die lebenden Kulturen nur bis zu einem relativ niedrigen Titer agglutiniert. In Seren, die mit den gekochten Stämmen hergestellt wurden, also reinen O-Seren, werden die gekochten Stämme sehr hoch agglutiniert, lebend jedoch auch in hohen Konzentrationen (1:10) sowie bei der Objektträgeragglutination nicht. Die Stämme geben nicht das Phänomen der Kapselschwellung, können also kein A-Antigen besitzen, auf der anderen Seite binden sie auch in gekochtem Zustand alle Agglutinine der sog. O-K-Seren. Sie können also kein L-Antigen, sondern nur ein B-Antigen haben (siehe Tab. 1).

Die Stämme der Gruppe 111 mit dem B-Antigen 4 treten alle nur in der sog. Plusform, d. h. in der das K-Antigen enthaltenden Form auf. Da bis jetzt leider noch keine Stämme der Gruppe 111 mit einem L-Antigen bekannt sind, ist es nicht möglich, ein reines B-Serum herzustellen, da das B-Antigen in jedem physikalischen Zustand agglutininbindend ist. Von Kauffmann [5] wurden Versuche unternommen, B-Minusformen zu erhalten. Durch Serienpassage in 50%iger Gallebouillon war es verschiedene Male möglich, Varianten zu bekommen, die lebend im O-Serum agglutinabel waren, d. h. sich ähnlich wie Minusformen verhielten; aber bei entsprechenden Absorptionsversuchen wurde auch von diesen Formen das B-Agglutinin gebunden. Der agglutininbindende Effekt des B-Antigens wurde auch nicht durch Erhitzen der Kulturen auf 120° für 2 Std. oder durch 20stündige Behandlung mit HCL bei 37° zerstört. Diese letzten Versuche konnten wir bestätigen. Einen neuen Weg zur Erhaltung von B-Minusformen haben Hilton und Taylor für den Stamm D 433 sowie für 4 andere Stämme der

Gruppe 111 bekanntgegeben. Sie züchteten durch fortgesetzte Passage der Stämme über 3—4 Wochen im semisoliden Medium hochbewegliche Formen der vorher
unbeweglichen Stämme heraus. Mit diesen war es möglich, durch Absorption
der O-B-Seren reine B-Seren herzustellen, womit die Frage nach der Erhaltung
solcher Seren gelöst schien. Wir haben diese Befunde ausführlich für alle Varianten der Gruppe 111 (111:B4, 111:B4:H2, sowie 111:B4:H12) und für den
Stamm 55:B5:H6 nachgeprüft. In keinem Fall, auch nicht bei 10 Passagen
über 3 Wochen, haben wir ein reines B-Serum erhalten. Wie uns KAUFFMANN
persönlich mitteilte, ist es auch ihm nicht gelungen, auf diesem Wege eine B-
Minusform zu erhalten, da er die Versuche von TAYLOR und HILTON nicht bestätigen konnte. So sieht es also nicht so aus, als ob mit dieser Methode grundsätzlich
eine Möglichkeit zur Herstellung von B-Minusformen gegeben wäre.

    Serologisch werden die Stämme der Gruppe 111:B4 in 3 Untertypen eingeteilt,
die sich durch ihr H-Antigen unterscheiden. Der Teststamm der Gruppe 111,
der Stamm „Stoke W" von GILES (Aberdeen), ist wie der Stamm D 433 von
TAYLOR unbeweglich. Er besitzt kein H-Antigen. HILTON und TAYLOR sowie
WRIGHT [2] haben jedoch gezeigt, daß auch diese Stämme durch Passage im
semisoliden Medium beweglich gemacht werden können, eine Erfahrung, die wir
voll bestätigen können, wenn auch die Passage bei den primär unbeweglichen
Stämmen viel langsamer vor sich geht als bei den beweglichen. Einige der von
HILTON und TAYLOR beweglich gemachten Stämme hatten das H-Antigen 2.
Neben dem Stamm 111:B4:., der hauptsächlich in England gefunden wurde,
sind noch 2 andere bewegliche Varianten bekannt geworden. Die eine mit dem
H-Antigen 2 wurde zuerst von BEEUWKES in Holland gefunden, sowie in Deutschland an verschiedenen Stellen festgestellt. Die meisten der bisher gefundenen
Stämme gehören zu diesem Typ. Von TAYLOR wurde in London auch noch ein
anaerogener Stamm der Gruppe 111 gefunden, der die Saccharose nicht spaltet
und das H-Antigen 12 besitzt. Diese 3 Typen sind bis jetzt die wesentlichen
Vertreter der Gruppe 111:B4. Daneben wurden von LAURELL, MAGNUSSON u. a.
in Stockholm noch die H-Antigene 7, 10 und 26 festgestellt. Diesen Stämmen
scheint jedoch keine besondere Bedeutung zuzukommen, da sie an anderen Orten
nicht gefunden worden sind. Wie uns KAUFFMANN außerdem mitteilte, handelt
es sich bei diesen H-Antigen-Bestimmungen von LAURELL um Fehldiagnosen.

    Der *Teststamm der Gruppe* 55 wurde von KAUFFMANN [5] 1941 in Kopenhagen
aus Ohreiter gezüchtet (Su 3912/41). Dieser Stamm ist aber biochemisch sowie
serologisch geringfügig verschieden von dem sog. Betatyp (SMITH). Er ist nur
sehr schwach beweglich, so daß bisher ein H-Antigen noch nicht bestimmt wurde.
Die Stämme des Betatyps, die bisher in Schottland und England, USA, Dänemark,
Deutschland und Israel gefunden wurden, haben ebenfalls ein bis dahin noch
nicht beschriebenes B-Antigen, B5 (= K59). Auch hier sind keine B-Minusformen
sowie Stämme mit einem L-Antigen bekannt, so daß es nicht gelingt, ein reines
B-Serum herzustellen. Fast alle bisher bekannten Stämme sind beweglich und
haben das H-Antigen 6 (KAUFFMANN und DUPONT). Neuerdings hat ØRSKOV an
einem Stamm aus Wien (KREPLER und ZISCHKA) das H-Antigen 7 festgestellt, eine
unbewegliche Variante wurde von DRIMMER-HERRNHEISER und OLITZKI in
Jerusalem gefunden. Auch das H-Antigen 2 kommt in der Gruppe 55 vor (LAU-
RELL).

    Die serologischen Eigenschaften der bisher bekannten Dyspepsiecolitypen
können in der folgenden Tab. 8 zusammengefaßt werden, wobei wir eine frühere
Tabelle von KAUFFMANN und DUPONT erweitern.

    Ein erwähnenswerter Befund ist neuerdings auch noch von NETER, BERTRAM und ARBES-
MAN bekanntgegeben worden. Gekochte Bouillonkulturen und keimfreie Kulturfiltrate

von E. coli O 55 und O 111 machen bei entsprechender Behandlung rote Blutkörperchen von Menschen und Kaninchen spezifisch agglutinabel gegenüber dem homologen, gruppenspezifischen Coli-Antiserum. Unerhitzte Kulturen und Filtrate waren weniger wirksam. Aus dieser

Tabelle 8. *Serologisches Verhalten der Dyspepsiecolitypen.*

Gruppe	Stamm	Antigene			Frühere Bezeichnung
		O	K	H	
O 111	„Stoke W" (Teststamm)	111	B 4	.	Typ A IV (Adam) Typ Alpha (Smith)
	416 2/50 H (Heidelberg)	111	B 4	2	
	5737 („Dundee 6")	111	B 4	12	
O 55	(Su 3912/41, Teststamm) „Stoke P"	55	B 5	?	Typ A I (Adam) Typ Beta (Smith)
	(Aberdeen)	55	B 5	6	
	Stämme aus Wien	55	B 5	7	
	Stamm aus Jerusalem	55	B 5	.	
	Stämme aus Stockholm	55	B 5	2	

Beobachtung wird von den Autoren der Schluß gezogen, daß der Unterschied zwischen O- und B-Antigenen nicht durch eine besondere topographische Anordnung der Antigene bedingt ist, sondern daß sich alle Antigene innerhalb der Zelle befinden. Weiter wird für möglich gehalten, daß sich die Antigene auch in vivo an den Erythrocyten festsetzen könnten. Die beschriebenen Versuche stellen nun zweifellos eine interessante Ergänzung der Agglutinationsproben dar. Wir haben in informierenden Versuchen bei gleicher Methodik diese Ergebnisse bis jetzt voll bestätigen können.

Über die serologischen Beziehungen zwischen Dyspepsiecolibakterien und Salmonellen, bzw. salmonellenähnlichen Keimen sind die folgenden interessanten Befunde durch Kauffmann [6] bekannt geworden: 1946 züchteten Varela, Aguirre und Carillo einen Escherichiastamm bei einem Fall von schwerer Diarrhoe mit tödlichem Ausgang. Dieser Stamm besaß das O-Antigen XXXV von Salmonella Adelaide. Die O-Antigene dieser beiden Stämme waren serologisch identisch. 1951 konnten Varela und Olarte feststellen, daß dieser Escherichiastamm, der sog. Stamm „Gomez", identisch war mit E. coli 111:B4. Kauffmann, der diese Ergebnisse bestätigen konnte, fand aber darüber hinaus, daß S. Adelaide auch die K- (bzw. B-)-Antigene von 111:B4 besitzt. Die gleichen Verhältnisse gelten auch für S. monschaui, das ebenfalls das Salmonellen-O-Antigen XXXV besitzt. Die Existenz des B-Antigens wurde einmal dadurch demonstriert, daß S. Adelaide die O-B-Seren von 111:B4 vollkommen erschöpfen kann (auch nach eigenen Untersuchungen), zum anderen können S. Adelaide-Seren bei 111:B4 Kapselschwellung hervorrufen. Allerdings sind die Salmonellen in jedem Zustand (lebend und gekocht) voll O-agglutinabel in den O-Seren von E. coli 111:B4. Hierin unterscheiden sie sich von den Colistämmen der Gruppe 111, die ja in lebendem Zustand O-inagglutinabel sind. Trotz weitgehender Identität der Körperantigene scheinen hier doch gewisse prinzipielle Unterschiede in dem serologischen Verhalten der beiden Bakterienarten vorzuliegen. Kauffmann zitiert in seiner Arbeit [6] ein Manuskript von Schmid und Velaudapillai, in welchem ebenfalls von einer strengen Beziehung zwischen Salmonellen-O-Antigen XXXV und E. coli 111:B4 die Rede ist, welches also wohl eine Bestätigung der obigen Ergebnisse darstellt.

Innerhalb der Gruppe 55 sind bis jetzt keine Antigenbeziehungen zu Salmonellen bekannt geworden, jedoch bestehen enge serologische Gemeinschaften mit Paracolon Arizona (s. S. 83), eine serologisch definierte Paracoligruppe (Edwards und Mitarbeiter), die, wie bereits erwähnt, eine Mittelstellung zwischen Salmonellen und Colibakterien einnimmt. Bereits 1950 hatte Frantzen [2] festgestellt, daß Antigenbeziehungen bestehen zwischen der O-Gruppe 55 und der Arizona-O-Gruppe 9, die O-Antigene waren jedoch nicht identisch. Diese Ergebnisse konnten nun von Kauffmann [6] auch für die Dyspepsiecolibakterien der Gruppe 55 bestätigt werden. Ähnlich wie in der Gruppe 111 und den erwähnten Salmonellen (s. o.), war es interessanterweise auch hier so, daß die untersuchten Arizonastämme das B-Antigen 5 der O-Gruppe 55 besaßen, d. h. alle B-Agglutinine der O-K-Seren (O-B-Seren) der Gruppe 55 zu binden in der Lage waren. Die Arizonastämme waren jedoch im Gegensatz zu den Stämmen der Gruppe 55 in jedem Zustand O-agglutinabel. Ein Arizona-Serum ergab mit O-55-Kulturen eine typische Kapselschwellung. Die Art der Antigenbeziehungen zwischen 55:B5 und Arizona-O 9 sind also ganz ähnlicher Art wie zwischen O 111:B4 und·S. Adelaide, wenn auch hier die Identität der Körperantigene nicht so weit geht wie bei der O-Gruppe 111 und den genannten Salmonellenstämmen. Nun besitzen zwar mehrere Stämme der Arizonagruppe ihrerseits wieder O- und H-Antigenbeziehungen zu Salmonellen (Frantzen, Kauffmann). Es muß aber erwähnt werden, daß die hier interessierende O-Gruppe 9 selbst keine O-Antigenbeziehungen zu der Salmonellagruppe aufweist.

So interessant und wichtig die mitgeteilten serologischen Befunde sind, so sehr sollte man sich davor hüten, sie im Hinblick auf eine eventuelle Erklärung der Pathogenität der Dyspepsiecolibakterien zu überbewerten. Denn die Antigenbeziehungen zwischen Salmonellen und Colibakterien sind keineswegs für die Dyspepsiecoligruppe allein spezifisch, sie kommen auch bei einer Reihe anderer Escherichiastämme vor, die bis jetzt nicht als pathogene Typen bekannt geworden sind (Frantzen [2], Kauffmann [5], van Oye). Es läßt sich also nicht sagen, daß Colistämme mit Salmonellenantigenen ohne weiteres als pathogen anzusehen seien, ebensowenig wie die Umkehrung richtig sein dürfte, daß bei Fehlen von Antigenen der Salmonellagruppe oder salmonellenähnlicher Keime (Arizona) ein bestimmter Colistamm nicht pathogen sei. Es wird später noch zu erwähnen sein, daß heute bereits Beweise für die Richtigkeit dieser Anschauung vorliegen.

Weitere pathogene Colitypen.

Die klinische Beobachtung am Krankenbett läßt uns aus 2 Gründen wahrscheinlich erscheinen, daß die bisher bekannten Gruppen pathogener Colitypen nicht die einzigen seien, die als Erreger der infektiösen Säuglingsenteritis in Frage kommen. 1. Die hochwirksame antibiotische Therapie beschränkt sich, wie Braun und Henckel [2] feststellen konnten, nicht nur auf die Fälle mit E. coli 55 und 111, sie ist auch bei schweren Säuglingsintoxikationen wirksam, bei denen keine dieser Colitypen nachgewiesen werden können. 2. Man erlebt hin und wieder kleine Zimmerepidemien, die in vielen Punkten den Beobachtungen von der Infektion mit E. coli 55 und 111 her gleichen, obwohl man diese Keime nicht isolieren kann. Hiergegen läßt sich einwenden, daß die Methodik des Nachweises auch einmal versagen könnte. Dies kann wohl für den einen oder andern Fall zutreffen, dagegen spricht aber die von fast allen Autoren gemachte Beobachtung, daß während der akuten Erkrankung die pathogenen Colistämme praktisch in Reinkultur im Stuhl auftreten, so daß es schwer ist, diese zu übersehen. So müßte also bei kleinen Epidemien wenigstens der eine oder andere Fall nachweisbare Colitypen der Gruppe 55 oder 111 im Stuhl enthalten.

Kauffmann [4] sprach 1950 bereits die Vermutung aus, daß mit der Auffindung weiterer Enteritistypen zu rechnen sei. Die Isolierung solcher Typen kann nur in engster Verbindung von Klinik und Laboratorium geschehen, wobei besonders die klinischen und epidemiologischen Daten schärfster Kritik standhalten müssen. Nach unseren bisherigen Erfahrungen müssen wir die folgenden *Bedingungen für die Anerkennung der Infektiosität eines neuen Stammes* stellen:

1. Das klinische Bild der Patienten, bei denen die fraglichen Stämme gefunden werden, muß dem der Infektion mit E. coli 55 oder 111 ähneln.

2. Epidemisches Auftreten sowie der Nachweis von Infektketten muß gefordert werden.

3. Promptes Ansprechen der antibiotischen Therapie mit parallellaufender Empfindlichkeit der Erreger in vitro. Verschwinden derselben aus dem Stuhl nach Anwendung des Antibiotikums.

4. Nachweis der Stämme bei enteritischen Krankheitsbildern an anderen Orten sowie von verschiedenen Autoren.

5. Erfüllung der Henle-Kochschen Bedingungen bzw. Nachweis der fakultativen Pathogenität beim Erwachsenen.

6. Adam fordert darüber hinaus noch den Nachweis der Erreger in den inneren Organen verstorbener Kinder, sowie der bei der Infektion mit E. coli 55 und 111 beobachteten pathologisch-anatomischen Veränderungen am Darm. Diese letzte

Bedingung wird jedoch in der antibiotischen Ära schwer erfüllbar sein, da, solange keine resistenten Stämme vorhanden sind, keines der erkrankten Kinder heute mehr an der Coliinfektion zu sterben braucht.

Eine derartige strenge Formulierung ist notwendig, um einer kritiklosen Publikation neuer Colistämme von Stellen, die weder mit der Methodik noch mit der klinischen und epidemiologen Problematik genügend vertraut sind, vorzubeugen. Unter diesen Gesichtspunkten seien hier nun noch einige *weitere Colistämme* angeführt, die *möglicherweise* als *pathogene Colitypen* angesehen werden müssen.

ØRSKOV [1] berichtete 1951 über das Vorkommen von Colistämmen der O-Gruppe 26 bei Fällen von Säuglingsdiarrhoe und bei der Kälberruhr.

Es handelt sich um insgesamt 62 Stämme, die meistens aus Dänemark stammten und aus den Stühlen von Kindern unter 1 Jahr mit der Diagnose Gastroenteritis, Enteritis und ähnliches gezüchtet wurden. Einige dieser Stämme hatte ØRSKOV aus England erhalten: E. G. HALL, Liverpool (Strain 17650/0), J. TAYLOR, London (Strain E 893), GILES, Birmingham (Strains „HALL" und „McQUINN") sowie RANTASALO, Helsinki (4 Stämme). Auch diese Stämme waren von Fällen mit Säuglingsdiarrhoe isoliert worden. 8 Stamme derselben Gruppe hatten seit 1943 BIERING-SØRENSEN, KNIPSCHILDT, VON MAGNUS und TULINIUS aus 50 Proben von Autopsiematerial einer schweren Gastroenteritisepidemie unter Säuglingen isoliert. (Die ursprüngliche Feststellung in dieser Arbeit, daß in *allen* Proben Stämme der Gruppe 26 gefunden worden sein, ist nach einer Mitteilung von KAUFFMANN und DUPONT ein Druckfehler!) Daneben isolierten sie auch Colistämme der Gruppe 44. Interessanterweise wurden Stämme der Gruppe 26 auch bei Fällen von Kälberruhr gefunden, was für die Dyspepsiecolistämme bisher nicht gelang (TAYLOR u. a., WRAMBY).

Die bisher aufgefundenen Stämme haben die Antigenformeln O 26:B6:. oder O 26:B6:H 11. Sie besitzen also auch ein neues B-Antigen, das keine serologischen Beziehungen zu den B-Antigenen 1—5 aufweist. Die Herstellung eines reinen B-Serums ist nicht möglich, da keine K-Minusformen vorkommen. Im semisoliden Medium konnten nach unseren eigenen Versuchen die Stämme ohne H-Antigen nicht zum Schwärmen gebracht werden. Biochemisch handelt es sich um prompte Lactose- und etwas verzögerte Saccharosevergärer, die dem IMVIC-Typ + + — — angehören, also typische Colibakterien sind. Nach der Alkohol- und Zuckervergärung konnte ØRSKOV 3 Fermentationstypen aufstellen. Der 1. war Dulcit-positiv, Rhamnose-positiv und bildete Säure und Gas aus Mannit und Glucose. Zu diesem Typ gehörten die meisten der beobachteten Stämme. Der 2. Typ war Dulcit-negativ, Rhamnose-negativ, bildete jedoch Säure und Gas aus Mannit und Glucose. Der 3. Typ war ebenfalls Dulcit-negativ und Rhamnose-negativ, bildete jedoch kein Gas aus Glucose und Mannit, so daß er auch als anaerogene Variante des 2. Typs aufgefaßt wird. Eine Tabelle von ØRSKOV zeigt die biochemischen Typen in Zuordnung zu ihrem serologischen Verhalten (Tab. 9).

Interessanterweise entspricht der Vergärungstyp AI der Kälberruhrstämme von CHRISTIANSEN dem Vergärungstyp 1 der Gruppe O 26. Ein derartiger Colityp wurde auch von TAGAWA (1938) bei durchfallskranken Säuglingen gefunden. Ergänzend sei noch erwähnt, daß ØRSKOV in allen Fällen akuter Erkrankungen die betreffenden Colistämme zu 80—100% in den primären Stuhlkulturen nachweisen konnte.

Auf der Suche nach pathogenen Colitypen haben BRAUN und RESEMANN 1951 ohne Kenntnis der Ergebnisse von ØRSKOV bei einem schwer dyspeptischen Säugling den Stamm 128/51 isoliert. Serologisch identische Stämme konnten auch noch bei 6 weiteren darmkranken Säuglingen gefunden werden, die ein der Dyspepsiecoliinfektion ähnliches klinisches Bild boten und prompt auf die antibiotische Therapie ansprachen. Hierunter zählt unsere schwerste Intoxikation, die wir im Verlauf von 2 Jahren gesehen haben. Die 6 gezüchteten Colistämme haben nach einer Untersuchung von ØRSKOV ebenfalls die Antigenformel O 26:B 6 und lassen sich in eine der drei Fermentationstypen einordnen. Wir haben jedoch nie epidemisches Auftreten gesehen, niemals ist es von einem der erkrankten Kinder zu Kontaktinfektionen gekommen. Beim Versuch am Erwachsenen mit Verabreichung von 30 Mill. Keimen erwiesen sich die Stämme als apathogen. Von ØRSKOV selbst liegen leider weder klinische noch epidemiologische Daten vor.

Tabelle 9. *E. coli-Typen der Gruppe O 26 : B 6* (nach ØRSKOV).

Antigenformel	O 26:B6:.	O26:B6:H11	O 26:B6:
Fermentationstypen	1	2	3
Adonit	—	—	—
Dulcit	$+^{2-3}$	—	—
Sorbit	+	+	+
Arabinose	+	+	+
Xylose	+	+	+
Rhamnose	+	—	—
Maltose	+	+	+
Salicin	×	×	×
Inosit	—	—	—
Lactose	+	+	+
Saccharose	$+^{2-3}$	$+^{2-3}$	$+^{2-3}$
Sorbose	+	+	+
Mannit	++	++	+—
Glucose	++	++	+—
Indol	+	+	+
H$_2$S	—	—	—
Gelatineverfl.	—	—	—
Voges-Proskauer	—	—	—
Methylrot	+	+	+
Ammoniumcitrat[1]	—	—	—

Nach unseren eigenen Untersuchungen an einem großen Kontrollmaterial von darmgesunden Säuglingen sowie Erwachsenen handelt es sich nicht um ubiquitäre Colistämme. So können wir also sagen, daß die Stämme der Gruppe O 26 zwar eine Reihe der Forderungen, die wir eingangs stellten (Erkrankungsbild, Therapieerfolg, praktisch in Reinkultur im Stuhl, Auffindung an mehreren Orten) erfüllen, daß es aber doch wesentliche Unterschiede gegenüber der Infektion mit E. coli 55 und 111 gibt, vor allem das Fehlen von epidemischem Auftreten[2]. Bezüglich der Infektion von Erwachsenen kann noch nichts Endgültiges gesagt werden, da hierzu noch größere Keimdosen geprüft werden müßten. Es wäre verfrüht, bei diesen Stämmen von einem Dyspepsiecoli zu sprechen, da es sich um ein zufälliges Zusammentreffen handeln kann.

BRAUN und RESEMANN haben jedoch einen andern Colistamm (992/51) isolieren können, der sowohl in bakteriologischer als auch in klinisch-epidemiologischer Hinsicht weitgehend die Eigenschaften der bekannten Dyspepsiecolitypen aufwies. Die hierher gehörigen Stämme wurden erstmals im Oktober 1951 anläßlich einer kleinen Zimmerepidemie von Gastroenteritis bei 5 Säuglingen der Heidelberger Kinderklinik praktisch in Reinkultur aus dem Stuhl gezüchtet. Die Stämme waren biochemisch und serologisch vollkommen identisch. In den folgenden Monaten konnten die Stämme noch 5mal isoliert werden, wobei wenigstens bei 3 Kindern eine Kontaktinfektion wahrscheinlich war. Es zeigte sich dabei eine Inkubationszeit, wie sie auch bei der Infektion mit E. coli 55 und 111 beobachtet wird. 2 Kinder waren schwer erkrankt mit Fieber, Gewichtssturz, Erbrechen und Diarrhoe. 5 Kinder waren leicht erkrankt, 3 Kinder waren ohne Krankheitserscheinungen. Im Versuch am Erwachsenen erwiesen sich diese Keime als hochpathogen. Die antibiotische Therapie war bei den erkrankten Fällen prompt wirksam, die Erreger verschwanden aus dem Stuhl. Die Empfindlichkeit in vitro entsprach der klinischen Wirkung der betreffenden Antibiotica (s. später).

---

[1] Ergänzt nach BRAUN und RESEMANN. Bezeichnung siehe Tab. 7.
[2] Auf der 52. Tgg. der dtsch. Ges. f. Kinderheilk. (1952) ist von noch weiteren Autoren (KREPLER, MARGET, MÜLLER) auf das Vorkommen von Stämmen der Gruppe O 26 : B 6 bei der Säuglingsenteritis hingewiesen worden.

Serologisch haben auch diese Stämme ein B-Antigen, das Vorhandensein eines H-Antigens mußte wegen der Beweglichkeit sowie auf Grund von Absorptionsversuchen angenommen werden. Die Herstellung eines reinen B-Serums gelang nicht, da keine B-Minusformen auftreten. Auch mit dem Verfahren von HILTON und TAYLOR konnten keine B-Minusformen erhalten werden. Es bestanden weder zu Salmonellen noch zu den Dyspepsiecolistämmen 55 und 111 serologische Beziehungen. Die Stämme hatten folgende biochemischen Eigenschaften:

Tabelle 10.

Stamm	Lactose	Saccharose	Rhamnose	Sorbose	Sorbit	Dulcit	Adonit
992/51 und alle anderen Stämme	$+$	$+$	$+$	$+^2$	$-$	$+^{5-6}$	$-$
	Indol	Methylrot	Voges-Proskauer		Ammoniumcitrat		H_2S
	$+$	$+$	$-$		$-$		$-$

Die Stämme gleichen damit biochemisch dem Dyspepsiecolityp AI von ADAM [3] bzw. dem Dyspepsiecoli 55:B5:H6. Nach einer Untersuchung von ÖRSKOV gehören der Stamm 992/51 sowie alle anderen Stämme in die O-Gruppe 86. Nach seiner Mitteilung wurden derartige Stämme auch von TAYLOR in London sowie von ZISCHKA in Wien bei Gastroenteritisfällen gezüchtet. Bei seinen Untersuchungen über die bovine Mastitis fand FEY (Zürich, persönl. Mitt.) die O-Gruppe 86 als eine der häufigsten. Wie KAUFFMANN (in Bestätigung früherer Untersuchungen von FRANTZEN [2]) feststellen konnte, bestehen enge serologische Beziehungen zu Paracolon Arizona, O-Gruppe 21, womit eine weitere wichtige Parallele zur Dyspepsiecoliegruppe 55 aufgezeigt wird (s. dort).

Die Eigenschaften der hierher gehörigen Stämme scheinen denen der bekannten Dyspepsiecolitypen weitgehend zu entsprechen, bezüglich der Pathogenität beim Erwachsenen und im Tierversuch diese sogar noch zu übertreffen (s. später). Wir möchten daher die Stämme der Gruppe 86 als neue Enteritistypen zur Diskussion stellen. Weitere Untersuchungen an anderen Stellen müssen ergeben, ob unsere Vermutungen richtig sind. Bei einem Kontrollmaterial an über 900 darmgesunden Säuglingen und Erwachsenen konnten wir bereits feststellen, daß es sich auch bei diesen Colistämmen nicht um ubiquitäre, sondern um seltene Typen handelt. Im übrigen ist das biochemische Verhalten insofern interessant, als hiermit gezeigt wird, daß nicht nur innerhalb der serologischen Gruppe Dyspepsiecoli biochemisch verschiedene Typen vorkommen (s. Tab. 7), sondern auch, daß innerhalb der von ADAM gegebenen biochemischen Typen sich ganz verschiedene serologische Gruppen befinden können.

Von OCKLITZ und SCHMIDT [2] ist schließlich eine Enteritisepidemie unter 16 Frühgeborenen beschrieben worden, bei der ein Stamm der O-Gruppe 25 von F. ÖRSKOV aus den Stühlen aller erkrankter (14) und 2 gesunder Keimträger gezüchtet wurden. Der Stamm hatte die Antigenformel O 25:K:H6. Bei dem K-Antigen soll es sich um ein L-Antigen handeln. Es bestehen O-Antigenbeziehungen zur O-Gruppe 26. Auch später konnten OCKLITZ und SCHMIDT [2] Keime der Gruppe 25 bei darmkranken Säuglingen isolieren. Wie uns KAUFFMANN mitteilte, hat auch D'ALESSANDRO in Palermo Keime der O-Gruppe 25 bei Säuglingsenteritis gezüchtet.

Die hier angeführten pathogenen Colitypen der Gattung Escherichia stellen unsere bisherigen Kenntnisse auf diesem Gebiet dar. Wir sind aber überzeugt, daß dies nur ein Anfang ist und daß jahrelange, vielleicht sogar jahrzehntelange

Arbeit wird folgen müssen, bis wir hier so weit sind wie auf dem Gebiet der
Salmonellen. Die Auffindung neuer Typen ist hier jedoch erheblich schwieriger
als bei den letzteren, da die Bedingungen viel schwerer gestellt werden müssen.
Bei der Auffindung eines Typs der Salmonellagruppe kann seine mehr oder weniger
große Pathogenität vorausgesetzt werden. Hier aber ist engste Zusammenarbeit
zwischen Klinikern, Epidemiologen und Bakteriologen nötig, um das Problem
zu lösen. Die Kritik muß sehr streng sein, vor allem von seiten der Kliniker,
sonst läuft das bisher Erreichte Gefahr an Wert zu verlieren, jedenfalls in den
Augen derjenigen, die mit der Problematik nicht engstens vertraut sind. Der Weg
ist aber klar, und es ist nur eine Frage der Zeit, bis die noch schwebenden Fragen
einer Lösung zugeführt werden.

b) Pathogene Colitypen innerhalb der Paracolonbaktrum-Gruppe.

Bekanntlich ist besonders von HASSMANN [1] angenommen worden, daß die
von ihm als „saprophytäre Minusvarianten" bezeichneten Paracolibakterien
pathogen seien, wobei er besonders eine endogene Variation von typischem Coli
in Paracoli annimmt, die gleichzeitig mit einer Virulenzsteigerung der Keime
verbunden sein soll. Wir sind auf diese Theorien von HASSMANN bereits ausführlich eingegangen. Es muß nach den heutigen Kenntnissen angenommen werden,
daß sie nicht zu Recht bestehen. Die modernen Dyspepsiecoliforschung hat vielmehr ergeben, daß die pathogenen Colitypen in der Gruppe der typischen, lactosevergärenden Colibakterien zu suchen sind, wenn auch BRAY einen pathogenen
Stamm der Gruppe 111 mit negativer Lactosevergärung beobachten konnte.
Es wäre nun aber falsch, das Problem auch in dieser Richtung einseitig zu sehen.
Vielmehr müssen wir annehmen, daß es auch innerhalb der Gruppe der nicht
lactosevergärenden Colibakterien bestimmte genau definierte Arten gibt, die man
auf Grund der klinischen und epidemiologischen Beobachtungen als pathogen
ansehen muß. Leider ist dieses Gebiet in der Erwachsenen-Medizin besser bearbeitet als in der Säuglingsheilkunde. Jedoch scheint uns deren Erwähnung hier
wichtig, da angenommen werden kann, daß für den Erwachsenen pathogene
Darmkeime auch für den Säugling pathogen sind; es ist sicher nur eine Frage der
intensiven Suche, ob man solche Colitypen auch auf den Säuglingsstationen
findet.

Paratyphusähnliche Erkrankungen bei Erwachsenen mit gutartiger Verlaufsart, wobei
Paracolibakterien im Blute gezüchtet wurden, sind während des ersten Weltkrieges von
NEUSTADEL und STEINER sowie von GYÖRGY beschrieben worden. NISSLE erkennt 1928
den Paracolibakterien ausnahmsweise die Rolle eines Erregers von Infektionen zu, die einem
leichten Paratyphus ähneln. Eine Enteritisepidemie unter Säuglingen, bei denen Paracolibakterien möglicherweise die Ursache waren, wurde von HASSMANN und HERZMANN 1934
beschrieben. Auch hier waren die Keime während der Erkrankung praktisch in Reinkultur
im Stuhl nachweisbar. Obwohl von HASSMANN und HERZMANN diese Verhältnisse im Sinne
der endogenen Variation von kommunen Colibakterien in pathogene Paracolibakterien
gedeutet wurden, möchten wir nach unseren heutigen Kenntnissen annehmen, daß es sich
um die Infektion mit einem pathogenen Colityp gehandelt hat. ANDERSON und NELSON
beschrieben 1944 einen Ausbruch von epidemischer Neugeborenendiarrhoe, bei dem regelmäßig aus dem Stuhl ein Paracolistamm gezüchtet wurde, der biochemisch dem sog. „para-
aerogenestyp of paracolonbacillus" (STUART, WHEELER, RUSTIGIAN und ZIMMERMANN)
gleich war. Über einen Gastroenteritisausbruch durch Paracolibakterien bei Säuglingen
berichtete auch SEWITT (1945).

Die Bakteriologie und Serologie bestimmter Paracoligruppen, der sog. *Arizona-
und Bethesdagruppe* ist von EDWARDS, WEST und BRUNER [1, 2] gut ausgearbeitet
worden (s. S. 83). Stämme der Arizonagruppe, die serologisch enge Beziehungen
zu den Salmonellen aufweist, wurden bei Kalt- und Warmblütern gefunden und
sind nach dem Ergebnis von Fütterungsversuchen, experimentellen Kontaktinfektionen und epidemiologischen Beobachtungen für junges Geflügel pathogen.

(Solche Paracolistämme mit spezieller Pathogenität für junges Geflügel wurden bereits 1936 von LEWIS und HITSCHNER beschrieben.) EDWARDS selbst konnte einen Stamm der Arizonagruppe aus dem Stuhle eines 11 Monate alten Säuglings mit akuter Colitis isolieren. BUTTIAUX, TACQUET und KESTELOOT [3] untersuchten das Vorkommen von Paracoli Arizona an über 1000 Stühlen Erwachsener und diskutierten deren Beziehungen zu klinischen Symptomen. Sie fanden auch signifikante Agglutinintiter im Patientenserum. Zwei Ausbrüche von Gastroenteritis, bei denen Paracoli Arizona in Reinkultur im Stuhl gefunden wurde, davon der eine durch eine Lebensmittelvergiftung, wurden von MURPHY u. MORRIS beschrieben. Auch konnten im Serum hohe Agglutinintiter festgestellt werden. Die Bethesdagruppe (Paracolon bethesda) wurde bei verschiedenen Enteritisausbrüchen gezüchtet und ebenfalls von EDWARDS, WEST und BRUNER [2] genau untersucht. Nach Angaben von SEELIGER in Bonn (1922) sollen allerdings keine Anhaltspunkte dafür bestehen, daß die dort gezüchteten Stämme der Bethesdagruppe in irgendwelchen Beziehungen zur Genese enteraler Infektionskrankheiten stehen. Auch aus dem pädiatrischen Schrifttum sind uns bisher keine Arbeiten über das Vorkommen dieser Gruppe bekannt geworden. Das gleiche gilt auch für Paracolon „Melbourne", das MUSHIN [3] 1949 bei einem Ausbruch von Gastroenteritis isolierte und ebenfalls als pathogenen Darmkeim ansah.

Die hier angeführten Ergebnisse lassen also den Schluß zu, daß auch *in der Paracoligruppe bestimmte wohl definierte und exakt serologisch und biochemisch bestimmbare Typen* vorkommen, die *möglicherweise pathogen sind* und, obwohl noch nicht auf breiter Basis untersucht, auch in der Säuglingspathologie eine Rolle spielen können. Das Problem läßt sich auch hier heute wesentlich exakter fassen als früher. Auf keinen Fall aber geht es an, so wenig wie in der Gruppe der typischen Colibakterien, alle Paracolibakterien a priori als pathogen anzusehen, solange keine Beweise hierfür vorliegen. Der Beweis hängt aber von einer exakten Definierung und Identifizierung eines fraglich pathogenen Keimes ab. Wir möchten annehmen, daß neben bestimmten pathogenen Paracolitypen eine große Anzahl apathogener und sicher völlig harmloser, saprophytärer Typen existieren. Die Häufigkeit ihres Auftretens im Darm wird sicher weitgehend vom Darmmilieu beeinflußt werden und ist wahrscheinlich eine ganz sekundäre Erscheinung.

Während BAUMGÄRTEL [1] die primäre Ursache in akuten und chronischen Darmstörungen sieht, nimmt MUSHIN [4] für den Säugling an, daß das Auftreten von Paracolibakterien (sowie Proteusbakterien) im Stuhl eine Folge allgemeiner Stoffwechselstörungen ist, z. B. hervorgerufen durch eine neue Diät, Zahnen, Infekte u. a. Daß die Paracoliflora auch beim Säugling per se nichts Pathologisches darstellt, geht ebenfalls aus einer Untersuchung von MUSHIN (1950) [4] hervor, die angab, daß das Vorkommen von Paracolibakterien bei darmgestörten Säuglingen nicht häufiger ist als bei darmgesunden Säuglingen. Die Verhältnisse scheinen hier also ganz ähnlich zu sein, wie sie KREBS für die Gruppe der Saccharosevergärer der typischen Colibakterien festgestellt hat. Es soll jedoch nicht verschwiegen werden, daß die Untersuchungen von MUSHIN im Gegensatz zu früheren Ergebnissen von HASSMANN [1] und KUNITAKE stehen, die ein Überwiegen der Paracolibakterien bei dyspeptischen Säuglingen fanden. Aber auch das ließe sich, falls es wirklich zutrifft, als eine Folge der Störung des Darmmilieus bei der Dyspepsie erklären.

Anhang: Bezug nehmend auf unsere Ausführungen über die Kälberruhr, in denen wir feststellen, daß die entsprechenden Untersuchungen über die Bedeutung der Colibakterien bei dieser Krankheit von entscheidendem Einfluß auf die Erforschung der Dyspepsiecolibakterien gewesen seien, möchten wir eine moderne, bereits zitierte Arbeit von WRAMBY (1948) besprechen, der die Probleme der Kälberruhr ebenfalls mit den modernen serologischen Methoden von KAUFFMANN untersuchte und im Verlauf dieser Untersuchungen zu einer Erweiterung des diagnostischen Antigenschemas der Colibakterien kam. Diese interessanten und wichtigen Untersuchungen haben leider nicht so erfreuliche Erfolge erzielt wie die pädiatrischen Forschungen. Der Arbeit liegt ein Material von 4262 Colistämmen zugrunde, das von jungen Kälbern stammte, die an sog. „Coliseptikämie" gestorben waren (Darminhalt und innere Organe). Außerdem untersuchte Wramby 4262 Colistämme von gesunden Kälbern. Neben zahlreichen Ergebnissen, die Coliserologie betreffend, kam der Autor zu folgenden wichtigen Schlüssen: *Es besteht keine Übereinstimmung zwischen Fermentationstyp und serologischem Verhalten der gefundenen Colistämme.* Die Flora der erkrankten Kälber war viel homogener als die der gesunden Kälber. Bei der Untersuchung von 43 verschiedenen O-Gruppen fand er, daß bei gesunden und kranken Kälbern die Häufigkeit der einzelnen Gruppen annähernd gleich ist. Bestimmte O-Gruppen [8, 9, 15, 30] kamen häufiger vor als die restlichen. Bei Einbeziehung der K-Antigene stellte sich heraus, daß die K-Plusformen bei den kranken Kälbern häufiger vorkamen (s. auch Kauffmann, Ewertsen, Sjøstedt). Bestimmte Typen kamen nur bei Sepsiskälbern vor, wobei der Autor die mögliche pathogene Bedeutung dieser Typen diskutiert. Es handelt sich um die Antigentypen 9:30, 15:10, 54:28 und 41 w:—:—. Interessanterweise ist der Typ 9:30 identisch mit dem von Christiansen [2] 1917 bei der Kälberruhr beschriebenen sog. „Isocoli", ein Typ, der auch später von Smith und Bryant sowie Lovell bei kranken Kälbern gefunden wurde. Die rhamnosepositive und rhamnosenegative Form des Keimes waren serologisch identisch[1]. Es bleibt abzuwarten, wie weit auch auf diesem Gebiet noch eine Brücke zwischen den alten Kälberruhruntersuchungen und den neuen Ergebnissen für diese Serotypen durch den Pathogenitätsbeweis im Experiment geschlossen werden kann. Hierdurch würden sich interessante Parallelen zu der Forschungsentwicklung in der Pädiatrie ergeben.

c) Pathogenität einiger weiterer, der Coligruppe eng verwandter Bakterien.

Der Vollständigkeit halber müssen hier noch einige weitere, der Coligruppe eng verwandte Bakteriengruppen erwähnt werden, deren fakultative Pathogenität für den Säugling in Erwägung zu ziehen ist. Cass (1941) berichtete über das Vorkommen von *B. lactis aerogenes* bei Neugeborenen mit Durchfällen, Erbrechen und toxischen Symptomen. Die Keime traten auch im Blut auf. Auch die Bakterien des Genus III aus dem Tribus Escherichiae (Klebsiella), im anglo-amerikanischen Schrifttum als *Bac. mucosus capsulatus* bezeichnet, sollen als Erreger von enteritischen Krankheitsbildern in Frage kommen.

Jampolis u. a. beschrieben 1932 einen Ausbruch von Diarrhoe unter Neugeborenen in einer Entbindungsabteilung, bei der Bacillus mucosus als die Ursache angesehen wurde. 1946 berichtete Walcher [1] über eine Enteritisepidemie unter Säuglingen, bei der Bac. mucosus capsulatus in den Stühlen gefunden wurde. 1949 konnte er eine 2. Epidemie beobachten, bei welcher er *Klebsiella pneumoniae* feststellte. Er fand serologisch bei Typ A und B der Friedländerbakterien ein gemeinsames Antigen, das mit einem Antigen der Stämme, die von Säuglingen mit Diarrhoe gezüchtet wurden, identisch war. Die Stämme der Säuglingsdiarrhoe waren unter sich serologisch alle identisch, sie wiesen aber keinerlei Antigenbeziehungen mit Aerobacter aerogenes oder E. coli auf. Faucett und Miller beobachteten 1948 eine durch Bac. mucosus capsulatus hervorgerufene *Form der Stomatitis*, die eine gewisse Ähnlichkeit mit Soor hatte, sich aber von diesem durch eine größere Neigung zur Konfluenz der Membranen sowie durch das Aussehen unterschied. Die Stomatitis reagierte nicht auf die bei Soor übliche Behandlung, sprach aber prompt auf die Therapie mit Sulfadiazin an. Sternberg, Hoffmann und Zweifler beschrieben 1951 eine ähnliche Stomatitis mit Diarrhoe bei frühgeborenen Zwillingen. In den Stühlen beider Kinder sowie in der Mundflora fanden sich reichlich *Friedländerbakterien*, die auf Sulfadiazin und Aureomycin prompt unter gleichzeitigem Rückgang der klinischen Erscheinungen verschwanden. Die gezüchteten Stämme waren mit den

---

[1] *Anmerkung bei der Korrektur:* In einer neuen Untersuchung von Bokhari und Ørskov sind die Ergebnisse von Wramby im wesentlichen bestätigt worden. Auch sie fanden dieselben O-Gruppen wie Wramby bei dem sog. „Withe Scours" am häufigsten.

von WALCHER (s. o.) isolierten serologisch identisch. Von SMITH, LOOSLI und RITTER wurde ein Ausbruch von Aerobacterinfektionen (Aerobacter „Carter") unter Säuglingen beschrieben, bei dem unter 361 infizierten Patienten nur 12 Kinder erkrankt waren, davon nur 2 mit Enteritis. Interessant in dieser Studie ist vor allem die große Ähnlichkeit des Übertragungsmodus der Infektion mit dem der Coliinfektionen (siehe später). Wenn auch wohl ein schlüssiger Beweis für die Pathogenität dieser Bakterien noch aussteht, nicht zuletzt weil die Zahl der Beobachtungen recht klein ist, so verdienen sie doch Beachtung, zumal Klebsiellen nach LIND und ALLAN nur spärlich (zu 1%) in der normalen Stuhlflora vertreten sein sollen.

Eine weitere Gruppe mit fraglicher Pathogenität stellt die sog. *Alcalescens-Dispargruppe* (ANDREWES, CASTELLANI) dar, auch als *Metadysenterie-* (CASTELLANI [2]) bzw. *Paradysenteriebakterien* (RÖLCKE) bezeichnet, da sie in ihrem biologischen Verhalten (unbeweglich, anaerogen) stark Shigellen ähneln, weshalb sie auch Shigella alcalescens bzw. Shigella dispar genannt werden. KAUFFMANN [5] betrachtet Stämme dieser Art jedoch als Escherichiabakterien, die kein Gas bilden und unbeweglich sind. Die Alcalescensstämme vergären keine Lactose, während die Disparstämme die Lactose spalten. Die serologischen Eigenschaften entsprechen den typischen Escherichiastämmen, sie können vielfach in das KAUFFMANN-KNIPSCHILDT-Schema eingeordnet werden. Eine genaue Beschreibung dieser Bakteriengruppe wurde 1951 von FRANTZEN [1] gegeben, der auch ein eigenes diagnostisches Antigenschema aufstellte.

Über das Vorkommen von Metadysenterie- und Paradysenteriebakterien bei der Sommerdiarrhoe der Säuglinge berichten BOCCIA und CHIEFFI (1940), die unter 65 Fällen nur einmal Paradysenterie- und einmal Metadysenteriebakterien fanden. STUART, RUSTIGIAN, ZIMMERMANN und CORRIGAN konnten 1943 eine Gastroenteritisepidemie unter Säuglingen beobachten, bei der Shigella alcalescens aus den Stühlen der kranken Kinder gezüchtet wurde; die bei 16 von 28 Patienten gefundenen Keime waren serologisch identisch oder eng verwandt, bei 58 gesunden Kindern konnte der Stamm nur einmal isoliert werden. 1945 beschrieben STUART und VAN STRATUM eine Gastroenteritisepidemie unter Säuglingen, bei der ebenfalls Shigella alcalescens als die Ursache angesehen wurde. FOSTER (1949) berichtet über 35 Fälle von epidemischer Neugeborenendiarrhoe mit B. dispar in den Stühlen der erkrankten Kinder. Das Vorkommen von Bakterien der Alcalescensgruppe wurde auch 1939 von SNYDER untersucht. Unter 23 darmgesunden Kindern hatten 3 eine große Anzahl von Alcalescensbakterien im Stuhl. Anamnestisch ergab sich jedoch, daß diese Kinder einige Monate vorher colitische Erscheinungen gehabt hatten.

Neuerdings sind einige weitere Typen aus der Alcalescensgruppe bekannt geworden, die in Beziehung zur Entstehung von Säuglingsenteritis stehen sollen. Bei dem einen handelt es sich um den *Typ „Guanabara"* von DE ASSIS, der von EWING und KAUFFMANN zur Coligruppe O 112 gerechnet wird. Dieser Typ wurde in Rio de Janeiro bei Fällen von Säuglingsdiarrhoe und Enteritis gefunden. Einen anderen anaerogenen Stamm züchtete DURICH 1943 und 1944 bei 5 Säuglingen mit Enterocolitis, die mit Fieber einherging und auf die übliche diätetische Therapie nicht ansprach, in Valenzia (Spanien). SEELIGER hat diese Stämme genau biochemisch und serologisch studiert. Es handelte sich um anaerogene, Lactose, Saccharose sowie eine Reihe weiterer Zucker und Alkohole vergärende, unbewegliche Stämme (Sh. „Valenzia"), die serologisch nicht mit den 8 von FRANTZEN [1] beschriebenen Typen der Alcalescens-Dispargruppe verwandt waren; biochemisch aber ähnelten sie aber dem oben erwähnten Typ Guanabara (DE ASSIS). KAUFFMANN (persönl. Mitteilung an SEELIGER), der auch die „Valenziastämme" untersuchte, stellte fest, daß sie in die O-Gruppe 43 gehören und anaerogene Varianten dieser Gruppe darstellen. Die „Valenziastämme" konnten bis jetzt weder von DURICH in Valenzia noch von SEELIGER in Bonn aus der Faeces gesunder Personen gezüchtet werden. Sie waren hoch empfindlich gegenüber Aureomycin und Chloromycetin. Ein weiterer Typ dieser Art ist der jüngst von SEELIGER bei Enteritis gefundene Stamm „Katwijk", der der Coli-O-Gruppe 42 angehört.

IV. Methodischer Teil.

Es soll nicht die Aufgabe dieses Abschnittes sein, auf die gesamte biologische und serologische Methodik der Colibakterien einzugehen, da dies den Rahmen der Arbeit überschreiten würde. Hier sollen lediglich die Methoden beschrieben werden, die sich anderen Autoren und uns im Laufe der Zeit zur praktischen Diagnose der Dyspepsiecolibakterien ergeben haben. Wir hoffen damit auch denjenigen, die noch keine Erfahrungen auf diesem Spezialgebiet besitzen, besonders auch kleineren Kliniklaboratorien, Richtlinien zu geben, um die wichtige

Diagnose der Dyspepsiecolibakterien in einer größeren Zahl von Kinderkliniken und diagnostischen Laboratorien einzuführen, als es bisher der Fall ist. Die Kliniker werden hierdurch
bald erfahren, wie wertvoll diese Methoden als Ergänzung der Tätigkeit am Krankenbett
sowohl in diagnostischer als auch in therapeutischer Hinsicht sind. Weiterhin wird es möglich
sein, ein noch größeres Erfahrungsmaterial als bisher zu sammeln, wodurch die Lösung
wichtiger, bis jetzt noch offener Fragen erleichtert wird. Die anzuwendenden Verfahren sind
relativ einfach, so daß sie auch durchaus für kleinere Laboratorien sowohl in finanzieller als
auch in technischer Hinsicht ein erreichbares Ziel darstellen, soweit es sich nicht um reine
Forschungsfragen handelt.

a) Die Züchtung der Dyspepsiecolibakterien aus dem Stuhl.

Die Primärzüchtung der Dyspepsiecolibakterien aus dem Stuhl macht keinerlei Schwierigkeiten, da sie, wie alle Colibakterien, sehr anspruchslos sind und während der akuten Erkrankung häufig praktisch in Reinkultur im Stuhl auftreten. Zur Züchtung eignen sich die
für Colibakterien üblichen Nährböden. Die meisten englischen Autoren nehmen hierzu den
sog. McConkay-Agar, auf dem durch Lactose und Indicatorzusatz die lactosevergärenden
von den nichtvergärenden Kolonien unterschieden werden können (Bray, Smith, Kirby u. a.,
Payne und Cook, Rogers). Wir selbst (Braun [4]) haben lange Zeit die Endoagarplatte
benutzt. Denselben Zweck erfüllen auch die von Buttiaux [2] u. a. angewandten
Lactosenähragarplatten oder die Conradi-Drigalski-Platte (Laurell, Magnusson u. a.).
Die Saccharosevergärung zur Differentialdiagnose zu verwenden ist leider nicht möglich,
da einmal die Saccharosevergärung bei den Stämmen der Gruppe 111 etwas verzögert
ist (was allerdings nach eigener Erfahrung durch Erhöhung des Saccharosezusatzes bis
auf 3% ausgeglichen werden könnte), vor allem aber deswegen, weil die Variante 111:B4:H12
die Saccharose nicht angreift, womit dieser Stamm der Diagnose entgehen kann. Neuerdings
wird von Rappaport und Henig die Sorbitvergärung als Differentialdiagnostikum zwischen
apathogenen Colistämmen und den Stämmen der Gruppen 55 und 111 empfohlen, da diese
nur langsam (O 111) oder nicht (O 55) Sorbit angreifen. Wir halten jedoch auch dieses
Verfahren nicht für glücklich, da einzelne Stämme der Gruppe 111 sowie alle der Gruppe 26:B6
prompt Sorbit spalten (s. Tab. 7 u. 9). Neben der Suche nach Dyspepsiecolibakterien sollte
es zur Regel gemacht werden, daß mittels eines modernen Verfahrens (Bader [2]), z. B. der
sog. Leifsonplatte (Na-desoxycholat-citratagar) und entsprechender Anreicherungsverfahren
wie die Selenit-F-Bouillon (Leifson) und die Tetrathionatbouillon nach Müller-Kauff-
mann [5], auch auf Salmonellen und Shigellen untersucht wird.

Leider kennen wir für die Dyspepsiecolibakterien noch kein brauchbares Anreicherungsverfahren in flüssigen Nährböden, was seinen Grund darin hat, daß sie sich, soviel wir bis
jetzt wissen, in ihren Züchtungsbedingungen nicht von den kommunen Colibakterien unterscheiden. Entsprechende Versuche von Braun sind bis jetzt völlig fehlgeschlagen. Auch die
Salmonellenanreicherungsnährböden eignen sich nicht, da in der Tetrathionatbouillon die
Dyspepsiecolibakterien genau so wachsen, wie die meisten andern Colistämme, in der Selenit-
F-Bouillon vielfach aber überhaupt nicht angehen. Dies ist außerordentlich bedauerlich, da
hierdurch die wichtigen Keimträger, die nur wenige Dyspepsiecolibakterien in ihrer Stuhlflora
beherbergen, der Diagnose entgehen können.

Daß dies richtig ist, konnte von Marget in einem Modellversuch gezeigt werden. Er
mischte Dyspepsiecolikulturen mit anderen Colistämmen in physiologischer Kochsalzlösung
und überimpfte die Bakteriensuspensionen auf feste Nährböden, die er 3 Untersuchern
weiter übergab. Bei einem Gehalt von 10% Dyspepsiecolibakterien in der Ausgangssuspen-
sion konnten diese nur noch unregelmäßig diagnostiziert werden (30 Kolonien jeweils untersucht). Eine 1%ige Suspension wurde kaum mehr diagnostiziert. Diese Untersuchungen
zeigen wohl deutlich die Wichtigkeit der Entwicklung eines brauchbaren flüssigen Selektiv-
mediums.

Wir haben versucht, ein Hemmprinzip in die primären Stuhlplatten einzubauen, das es
gestattet, eine größere Faecesmenge auszusäen und trotzdem noch genügend Einzelkolonien
zu erhalten. Das von Krepler und Zischka hierfür verwandte Streptomycin eignet sich
nicht als Hemmprinzip, da, wie wir noch zeigen werden, hin und wieder Streptomycin-
empfindliche Dyspepsiecolistämme besonders der Gruppe 55 u. 86, aber auch der Gruppe 111
angetroffen werden. Wir selbst benutzten die Beobachtung, daß die Dyspepsiecolibakterien
auf dem Leifsonagar wachsen, der als Hemmprinzip für die grampositive Kokkenflora Na-
Desoxycholat und als Hemmprinzip für etwa 80% der Colibakterien Natriumcitrat enthält.
Außerdem besitzt er noch ein Prinzip mit Na-thiosulfat und Fe, das die Schwefelwasserstoff-
bildung anzeigt (Bader [2]). Unter Hinweglassung dieses letzten Prinzips und unter
geringfügiger Änderung der sonstigen Zusätze des Leifsonagars kamen wir zu einem Nährboden folgender Zusammensetzung:

1. Lactose 3,0,
2. Na-citrat 0,8,
3. wäßrige Neutralrotlösung (2%ig) 0,125,
4. Na-desoxycholatlösung (10%ig) 4,5,
5. Nähragar (2,5%ig) ad 100,0,
   pH 7,3.

1, 2, 3 und 5 werden zusammengegeben und sterilisiert. Vor dem Ausgießen in Petri‑schalen gibt man 4 nach vorheriger Sterilisierung in getrennter Pipette hinzu. Mit diesem Nährboden war es uns immerhin möglich, bei der Prüfung an über 600 Stuhlaussaaten etwa 10% mehr positive Dyspepsiecolibefunde zu erhalten als bei der Anwendung der Endoplatte. Außerdem schwärmt auf dieser Platte B. proteus nicht, was die Reinzüchtung der Dyspepsiecolibakterien außerordentlich erleichtert. Diese Tatsache scheint uns besonders deswegen wichtig zu sein, weil gerade nach der antibiotischen Therapie in den ersten Tagen die Proteusbakterien überwuchern, so daß bei dem gewöhnlichen Verfahren die Dyspepsiecolibakterien unter Umständen der Diagnose entgehen können. Der Nährboden gestattet es, eine Öse Stuhl unmittelbar, ohne Fraktionierung oder Verdünnung, auszusäen.

Von den primären Stuhlplatten kann man entweder direkt zur serologischen Methode zwecks grober Orientierung übergehen (KAUFFMANN [4], KIRBY u. a., BRAUN [4], KREPLER und ZISCHKA) (was allerdings auf den Desoxycholatplatten nicht möglich ist), oder man wählt den empfehlenswerteren Weg der Reinzüchtung der lactosevergärenden Kolonien, die meist in der Überzahl vorhanden sind. Man muß hierbei wieder eine gewisse Anzahl von Einzelkolonien zur Weiterzüchtung benutzen, da die Coliflora nicht einheitlich ist. Hierin liegt eine wesentliche Fehlerquelle, da so begreiflicherweise einzelne Dyspepsiecolikolonien übersehen werden können, was aber meistens keine Rolle spielt, da bei den frisch erkrankten Patienten die Coliflora des Stuhles fast ausschließlich aus Dyspepsiecoli besteht. SMITH testete zwei Kolonien, andere Autoren (PAYNE und COOK, BUTTIAUX u. a. [2], KIRBY u. a.) 4—6, LAURELL, MAGNUSSON u. a. 5—10, CATHIE und MCFARLANE bis zu 30 Einzelkolonien. Es ist klar, daß diese Arbeit während Epidemiezeiten sehr belastend für ein Laboratorium sein kann, so daß wir es immer dankbar empfunden haben, daß es uns die Desoxycholatcitratplatte erlaubte, relativ wenig (2—3), vielfach nur 1 Kolonie weiter zu untersuchen, da auf dieser Platte die Mehrzahl der Colibakterien von vornherein gehemmt wird, zahlreiche Einzelkolonien erscheinen und die Unterscheidungsmöglichkeit der einzelnen Kolonieformen sehr gut ist. Man kann sich bei der Abimpfung auf die Zahl der gewachsenen Kolonieformen beschränken.

b) Biochemische Untersuchung.

Die Untersuchung der z. B. auf Schrägagar, in Glucosebouillon (LAURELL, MAGNUSSON u. a.) oder Peptonwasser (BRAY) reingezüchteten Stämme kann biochemisch erfolgen, was sich für wissenschaftliche Untersuchungen empfiehlt. Die biochemische Untersuchung erstreckt sich im wesentlichen auf die bereits von ADAM angegebenen Zuckerarten und Alkohole (Lactose, Saccharose, Sorbose, Rhamnose, Dulcit, Adonit, Sorbit), die Reihe kann beliebig auf weitere Zuckerarten sowie auf die Prüfung der Gasbildung aus Mannit und Glucose in Durhamröhrchen ausgedehnt werden. Die Testung geschieht nach KAUFFMANN [5] in Fleischextraktbouillon mit jeweils 0,5% der zu testenden Substanz und Bromthymolblau als Indicator. Die Beobachtung wird nach KAUFFMANN auf 14 Tage ausgedehnt. Eine längere Beobachtung bis zu 3 Wochen, wie sie von KRISTENSEN, BOJLÉN und KJAER empfohlen wurde, ergibt meist unsichere und schlecht verwertbare Resultate.

Indolreaktion, Methylrotprobe, Voges-Proskauer-Reaktion kann nach der Vorschrift von HABS oder KAUFFMANN [5] ausgeführt werden. Die Citratprobe wird auf Ammoniumcitratagar (KAUFFMANN) vorgenommen. Der spermatoide Geruch der Stämme aus der Gruppe 111 wird am besten auf gewöhnlichen Nähragarplatten getestet, da die Säuerung des Nährbodens bei Zuckerzusatz die Ausbildung des spezifischen Geruchsstoffes hemmt (BRAY). Für die routinemäßige Dyspepsiecolidiagnose kann auf die biochemische Reihe im allgemeinen verzichtet werden, da die serologischen Methoden weitgehend spezifisch sind und weniger Zeit und Arbeit beanspruchen. Wir selbst verwenden in unserer Routinediagnostik eine kleine bunte Reihe in Form des sog. Ironagar (Eisenagar) nach KLIGLER, der sich in der Salmonellendiagnostik ausgezeichnet hat. Dieser Nährboden gestattet es, gleichzeitig Milchzuckervergärung, Traubenzuckervergärung und Gasbildung sowie H_2S-Bildung zu beurteilen. Die Schrägfläche bietet außerdem noch genug Bakterienmenge für die Objektträgeragglutination. Die Technik der Beimpfung und Ablesung des bewachsenen Nährbodens, der als Trockennährboden von der Firma Difco, Detroit, bezogen oder selbst hergestellt werden kann, ist bei BADER [2] eingehend beschrieben, so daß hier auf eine genaue Wiedergabe verzichtet werden kann.

c) Serologische Methoden.

Die erste serologische Untersuchung erfolgt nach Bray als „Slide agglutination", bzw. Objektträgeragglutination, in den O-K-Seren, d. h. Seren, die, da sie mit den unbehandelten Stämmen hergestellt werden, sowohl die O- als auch die K-Agglutinine enthalten. Da die O-Agglutination durch das K-Antigen bei den lebenden Bakterien gehemmt wird, handelt es sich um eine K-Agglutination, d. h. es wird zunächst nur festgestellt, ob eines der bei den Dyspepsiecolibakterien vorkommenden B-Antigene vorhanden ist. Die Spezifität dieser Reaktion ist bereits recht groß, da, wie bereits erwähnt, die B-Antigene 4 und 5 bisher nur bei den Dyspepsiecolibakterien bekannt geworden sind. Kirby u. a. haben dies untersucht und konnten feststellen, daß von 177 Stämmen, die bei der Objektträgeragglutination positiv waren, 163 biologisch und serologisch einwandfrei als Dyspepsiecolibakterien identifiziert werden konnten. Auch wir haben nur selten erlebt, daß eine Objektträgeragglutination hinterher nicht bestätigt werden konnte.

Die Technik der Objektträgeragglutination ist nach Kauffmann [5] folgendermaßen: Auf einem gewöhnlichen gut entfetteten Objektträger, der auf schwarzen Untergrund gelegt wird, bringt man mittels einer großen Platinöse etwa 2—3 Tropfen verdünnten Immunserums. In diesen Tropfen reibt man mit einer Inokulationsnadel eine vorher von dem Nährboden entnommene Kolonie vollkommen homogen ein, schwenkt den Objektträger einige Male durch Drehen hin und her und liest dann die eventuell eingetretene Agglutination gegen das Licht ab. Die Gebrauchsverdünnungen der Seren müssen vorher mit den Teststämmen geprüft werden, sie sollen so sein, daß der Teststamm bei der obigen Methode mühelos agglutiniert wird (bei guten Seren meist 1:20 bis 1:50). Gleichzeitig muß in 3,8%iger NaCl-Lösung festgestellt werden, ob der untersuchte Stamm in der Glattform vorliegt, bzw. ob die Suspension der Bakterien stabil ist. Stämme in der Rauhform scheiden von der weiteren Untersuchung aus. Nach einer Mitteilung von Walther und Millwood hat Taylor gefunden, daß die Stämme der Gruppe 111 nicht in Acriflavil agglutinieren. Die Autoren empfehlen daher eine zunächst orientierende Agglutination in Acriflavil, nur wenn diese negativ ist auch in Immunserum. Diese Maßnahme scheint uns jedoch nicht notwendig zu sein und eher einen Zeitverlust zu bedeuten. Zur vereinfachten Diagnose bei der Untersuchung auf mehrere Dyspepsiecolistämme (was bei uns z. Z. für 5 verschiedene erfolgt), empfiehlt es sich, ein Mischserum herzustellen, in dem alle einzelnen Immunseren in der geeigneten Gebrauchsverdünnung vertreten sind. Nur im positiven Falle braucht man auf diese Weise, ähnlich wie bei der Salmonellendiagnostik, in den einzelnen Seren weiter zu differenzieren. Leider können die verdünnten Testseren bei längerem Gebrauch auch im Eisschrank leicht verunreinigen. W. Bader hat jedoch angegeben, daß die Zugabe von $AgNO_3$ (etwa eine kleine Messerspitze auf etwa 5 cm³ Serumverdünnung) auf Grund der oligodynamischen Wirkung des Silbers das Serum auf längere Zeit keimfrei erhält, wobei die agglutinierende Wirkung nicht beeinflußt werden soll.

Die *primäre Objektträgeragglutination* kann entweder so geschehen, daß man eine größere Anzahl von Einzelkolonien prüft (bei den einzelnen Autoren verschieden viele), oder man sucht direkt den Bakterienrasen auf das Vorhandensein spezifischer B-Antigene ab (Kauffmann [4], Braun [4], Cathie und McFarlane). Im positiven Falle muß man dann eine agglutinierende Einzelkolonie zur Reinzüchtung aufsuchen. Beide Methoden sind recht zeitraubend. Bei Verwendung des Desoxycholatcitratnährbodens ist dieses Verfahren nicht möglich, da die Kolonien — wahrscheinlich durch die Einlagerung von ausgefällten Gallensalzen — auf der Primärplatte rauh erscheinen. In diesem Falle muß man die verdächtigen Einzelkolonien auf einen weiteren Nährboden abimpfen, der eine Schrägfläche enthält (z. B. gewöhnlichen Schrägagar). Wir verwenden hierzu den Kliglernährboden, der gleichzeitig den Vorteil einer kleinen bunten Reihe bietet. Im allgemeinen kommt man bei diesem Verfahren mit 1—2, manchmal auch 3 Abimpfungen aus, da die Dyspepsiecolibakterien auf dieser Platte bereits etwas selektiert werden. Ein Nachteil besteht allerdings darin, daß durch die Verwendung eines Sekundärnährbodens die Diagnose um 24 Std. verzögert wird.

Im allgemeinen kann man nach einwandfrei positiver Objektträgeragglutination das Resultat der Untersuchung herausgeben, da die Reaktion, wie gesagt, recht spezifisch ist. Darüber hinaus muß man aber verlangen, daß nach Möglichkeit jeder Stamm, in Epidemiezeiten mindestens der bei einem Patienten zuerst gezüchtete Stamm, durch die Röhrchenagglutination bestätigt wird. Dies geschieht durch Bestimmung des B-Antigens, des O-Antigens und des Nachweises der O-Inagglutinabilität des lebenden Stammes. Hierzu benötigt man ein O-K-Serum sowie ein O-Serum, das mit einem gekochten Teststamm hergestellt wurde. Die Bestimmung der H-Antigene kann mit reinen H-Seren erfolgen, die durch Absättigungsverfahren gewonnen werden. Sie ist für den praktischen Belang aber nicht notwendig und hat lediglich für die Verfolgung der epidemiologischen Zusammenhänge eine gewisse Bedeutung (Wright [3]).

Als *Ausgangsmaterial für die Antigengewinnung* dienen entweder gewöhnliche Bouillonkulturen (KAUFFMANN [5]), oder man nimmt Kulturabschwemmungen in physiologischer NaCl-Lösung, wozu wir jeweils 24 Std. alte Schrägagarkulturen verwenden. Zur Bestimmung der B-Agglutination werden die unbehandelten Antigene in möglichst frischem Zustande verwendet, weil bei älteren Bakteriensuspensionen die Agglutinabilität des B-Antigens leidet (KAUFFMANN [5]). Da mit den Dyspepsiecolistämmen keine reinen B-Seren hergestellt werden können, erfolgt der Ansatz mit dem O-B-Serum, beginnend etwa 1:50 bis zu dem vorher bestimmten Endtiter des Serums. Die Bestimmung des O-Antigens erfolgt in reinen O-Seren. Die Antigene werden hierzu $2^1/_2$ Std. gekocht (Dampftopf oder Wasserbad). Nach Stabilisierung mit 0,5% Formalin können diese Antigene im Eisschrank längere Zeit aufbewahrt werden. Der Ansatz erfolgt wie bei der B-Agglutination durch Verdünnung der Seren bis zum Endtiter, als Ausgangsverdünnung genügt hier meist 1:100, da der O-Titer bei richtig hergestellten Seren gewöhnlich sehr hoch ist. Die Ablesung erfolgt nach KAUFFMANN nach 20 Std. Aufenthalt im Wasserbad (50° C), wir lesen nach 2 Std. Wasserbad und 18 Std. Zimmertemperatur ab. Zur Bestimmung der O-1nagglutinabilität erfolgt der Ansatz des unbehandelten Antigens im O-Serum, wobei keine oder nur ganz schwache Agglutination auftreten darf.

Die Ansätze werden nach der Vorschrift von HABS in ein Wasserbad von 52° C gebracht. Der Wasserspiegel muß so eingestellt sein, daß nur die Kuppe der Röhrchen (bis zu einem Drittel der inneren Flüssigkeitssäule) eintauchen. Hierdurch entsteht eine ungleiche Erwärmung der Suspension und durch den physikalischen Wärmeaustausch ein dauernder Kreislauf der Flüssigkeit, der die Durchmischung der Bakteriensuspension und damit die Agglutination fördert. Es werden am besten Röhrchen von 6 mm Durchmesser verwendet (HABS). Die Verdünnung erfolgt in geometrischer Reihe (1:50, 1:100 usw.), so daß in jedem Röhrchen 0,5 oder 1,0 cm³ Serumverdünnung enthalten ist. Das Antigen wird so zugegeben, daß gerade eine sichtbare Trübung der Flüssigkeit in den Röhrchen entsteht. Die Ablesung erfolgt nach 2 Std. Aufenthalt im Wasserbad sowie nach 18—20 Std. Zimmertemperatur-Aufenthalt. Der Agglutinationstyp der K-Agglutination ist disciform, der der O-Agglutination granulär. Beidemale können die Agglutinate durch Aufschütteln nicht homogenisiert werden.

Will man die *H-Agglutination* prüfen, so benötigt man hierzu gut bewegliche Stämme. Man erhält diese durch Bebrütung eines beimpften Bouillon bei Zimmertemperatur, eventuell, nachdem der Stamm vorher ein semisolides Medium passiert hat. Hierzu eignen sich U-förmig gebogene Glasröhren, die mit 0,1%igem Agar gefüllt werden (KNIPSCHILDT). Eventuell müssen sogar mehrere Passagen gemacht werden, bis die Stämme in der Lage sind, dieses Kulturmedium in kurzer Zeit zu durchschwärmen. Man macht dann eine Subkultur von dem nicht beimpften Arm der U-Röhre in Bouillon, die hierauf 5—6 Std. bei 37° bebrütet und dann mit 0,5% Formalin abgetötet wird. Hiermit hat man das fertige Antigen. Der Ansatz erfolgt durch Röhrchenagglutination mit spezifischen H-Seren, die Ablesung erfolgt nach 2 Std. Aufenthalt im Wasserbad bei 50° C, der Agglutinationstyp ist flokkulär, das Agglutinat kann leicht aufgeschüttelt werden. Die Reaktionen sind sehr spezifisch, da die Colibakterien nur monophasische H-Antigene haben und selten übergreifende Reaktionen zeigen (KAUFFMANN [5]). Die Bestimmung des H-Antigens hat keine große praktische Bedeutung, sie ist im allgemeinen nur in Speziallaboratorien durchführbar. Bei exakten epidemiologischen Untersuchungen sollte hierauf jedoch nicht verzichtet werden. So hat z. B. WRIGHT [3] interessante Untersuchungen vorgetragen über Epidemien mit E. coli 111:B4 und 55:B5. Durch genaue Analyse der H-Antigene kam sie zu sehr viel exakteren Infektketten, als dies ohne H-Antigenbestimmung möglich gewesen wäre[1].

Zum *Nachweis von Agglutininen in Patientenserum* werden grundsätzlich die gleichen Methoden angewandt. Auch hier ist es notwendig, die Seren mit lebendem und gekochtem Antigen anzusetzen. Außerdem kann man mit stark beweglichen Kulturen (s. o.) das Vorhandensein von H-Agglutininen überprüfen, die allerdings bis jetzt nur von SMITH, GALLOWAY und SPEIRS gefunden wurden. Der Ansatz der Seren von Patienten erfolgt am besten in Konzentrationen von 1:5 bis 1:10 usw. in geometrischer Verdünnung.

Der Nachweis der Identität zweier Bakterienstämme kann durch den sog. CASTELLANIschen Versuch geführt werden. Dieser besteht in der kreuzweisen Absättigung zweier Seren mit jeweils dem heterologen Stamm. Hierbei wird nachgewiesen, daß ein Stamm A alle Agglutinine des Serums B, der Stamm B alle Agglutinine des Serums A erschöpfen kann. *Nur dieser Versuch ist für die serologische Identität zweier Stämme beweisend.* Die Methodik ist zeitraubend und erfordert viel Aufwand an Material, so daß kleinere Laboratorien, in denen die entsprechenden technischen Einrichtungen fehlen, diese Untersuchung am besten mit Repräsentativstämmen in Speziallaboratorien ausführen lassen. Bezüglich der Technik verweisen wir auf die Ausführungen von BADER [1].

---

[1] Eine für epidemiologische Zwecke noch feinere Differenzierungsmöglichkeit der Dyspepsiecolitypen ist neuerdings durch eine Phag-Typenbestimmung durch NICOLLE (Institut Pasteur, Paris) gegeben.

d) Herstellung der Seren.

Die Selbstherstellung von diagnostischen O-B-Seren für die Objektträgeragglutination ist im allgemeinen nicht unbedingt notwendig, da derartige Seren sowohl von der *internationalen Escherichiazentrale Kopenhagen* (Dr. F. KAUFFMANN, Statens Seruminstitut) als auch von den *Behringwerken in Marburg* bezogen werden können. Leider liefern die Behringwerke bis jetzt keine O-Seren, die zur Bestimmung der O-Antigene sowie der O-Inagglutinabilität erforderlich sind. Zu der Herstellung von O-B-Seren werden Bakteriensuspensionen in physiologischer Kochsalzlösung benutzt, die 2 Std. vor der ersten Injektion mit 0,5% Formalin abgetötet werden, da die K-Antigene unter Umständen toxisch wirken (VAHLNE)[1]. Zur Herstellung eines O-Serums benutzt man $2^{1}/_{2}$ Std. gekochte Bakteriensuspensionen. Zur Immunisierung werden Kaninchen benutzt, die Applikation erfolgt i. v. nach einem Schema von VAHLNE: 5 Injektionen in Abständen von je 4 Tagen (0,25 cm³, 0,5 cm³, 0,5 cm³, 1,0 cm³, 1,0 cm³). 8 Tage nach der letzten Injektion Entblutung der Tiere. Die Aufbewahrung der Seren erfolgt in braunen Flaschen mit einem Konservierungszusatz von 0,3% Carbol oder $0,1^{0}/_{00}$ Merthiolat (VAHLNE).

Die Herstellung von H-Seren erfolgt mit hochbeweglichen Kulturen, die Reindarstellung der H-Agglutinine durch Absättigung der O- und B-Agglutinine.

Bei der Prüfung der Seren ist es notwendig, sich zu informieren, ob Alpha-Agglutinine (s. S. 82) vorhanden sind. Dies geschieht mit einem das Alpha-Antigen enthaltenden Stamm durch die Objektträgeragglutination (KAUFFMANN).

V. Zur Klinik der Dyspepsiecoliinfektion.

a) Das klinische Bild.

Wenn man vom klinischen Bilde der Dyspepsiecoliinfektion beim Säugling spricht, so muß man sich darüber im klaren sein, daß es *vom klinischen Standpunkt aus nicht möglich ist, die spezifischen Coliinfektionen von Säuglingsdyspepsien anderer Genese zu unterscheiden* (GOLDSCHMIDT, BRAUN und HENCKEL [1, 2], KREPLER und ZISCHKA). Es besteht selbstredend auch kein klinischer Unterschied zwischen den Infektionen mit den einzelnen Keimen der Dyspepsiecoligruppe, ja es ist noch nicht einmal möglich, mit Sicherheit die Infektion mit Salmonellen (BALABAN und CHOCHOL, HORMAECHE, PELUFFO und ALEPPO, HENCKEL und RENZ) oder Shigellen (COOPER u. a.) klinisch mit Sicherheit von der gewöhnlichen Dyspepsie abzugrenzen, obwohl hier häufig blutige Stühle, die bei der Coliinfektion fast nie vorkommen, den Verdacht in richtige Bahnen lenken. Zwar wird man vom Stuhl durch den spermatoiden Geruch hin und wieder auf eine Infektion mit E. coli 111 aufmerksam gemacht, da dieser bei Infektion mit E. coli 55 nicht vorkommen soll (SMITH, GALLOWAY und SPEIRS), doch ist auch dieses Symptom ganz unverläßlich und sollte zu keinerlei klinischen Vermutungen Anlaß geben. Was in der Klinik immer wieder die Coliinfektion als etwas Besonderes erscheinen läßt, sind die auffälligen epidemiologischen Zusammenhänge, die aber auf der anderen Seite ebenfalls nicht streng spezifisch für die Coliinfektionen sind, wie zahlreiche Epidemieberichte aus früherer Zeit mit unbekannter Ätiologie oder mit bekannten pathogenen Darmkeimen beweisen. Fernerhin fällt bei der Dyspepsiecoliinfektion auch die *weitgehende Resistenz gegen die übliche diätetische Therapie* auf, die auch bei schweren parenteralen Infektionen, z. B. von seiten des Ohres vorkommt (DICK, DICK und WILLIAMS, KELLER). Trotzdem hat es früher und auch heute an zahlreichen Versuchen nicht gefehlt, das klinische Bild für besondere von den einzelnen Autoren beobachtete Epidemien zu spezifizieren. Beim Studium einer größeren Anzahl solcher Mitteilungen

---

[1] Nach Untersuchungen von BADER und KLEINMAIER [2] scheint es allerdings wichtig, mit lebenden Kulturen bei der Serenherstellung zu arbeiten. Sie fanden bei Shigella flexneri Typ 6 ein thermolabiles Antigen, dessen Antigenität und Agglutinabilität durch die Formalinbehandlung stark geschädigt wurde. Es wäre durchaus möglich, daß für die Oberflächenantigene der Colibakterien die gleichen Verhältnisse gelten, was jedoch noch nicht untersucht wurde.

ergibt sich ein außerordentlich verwirrendes Bild mit einem oft recht deutlichen Eindruck subjektiver Färbung und manchmal spekulativen Schematismus.

Leider sind auch die Berichte über die Dyspepsicoliinfektionen mit E. coli 55 und 111 nicht alle auf einen Nenner zu bringen, was sowohl hinsichtlich der klinischen Symptomatik als auch des beobachteten Schweregrades der einzelnen Epidemien gilt.

Während in den ersten Berichten der Schweregrad und die Letalität immer sehr groß waren, ist in den jüngsten Mitteilungen das Vorkommen leichterer Dyspepsien vorherrschend. Dies hat jedoch wahrscheinlich in der Einführung der hochwirksamen antibiotischen Therapie seinen Grund (BUTTIAUX [2] u. a.). Unter den außerhalb der Klinik erkrankten Kindern werden aber auch heute noch schwerkranke, sogar toxische Patienten beobachtet (BRAUN und HENCKEL [2]).

Trotz der eingangs gemachten Einschränkungen gelingt es auf Grund der zahlreichen Berichte, *das klinische Bild* einigermaßen zu umreißen, soweit es sich um die typischen schweren Fälle im Rahmen einer Epidemie handelt (s. auch OCKLITZ und SCHMIDT [2]). Diese beginnen mit *Anorexie, Gewichtsstillstand und Erbrechen*, wozu sich bald rapide *Gewichtsstürze* gesellen. In den leichteren Fällen kann das Erbrechen auch fehlen (KIRBY u. a., BRAUN und HENCKEL); hier kann dann auch der Gewichtssturz einmal ausbleiben, so daß nur der Eindruck einer vorübergehenden Gedeihstörung entstehen kann (PAYNE und COOK). Sehr häufig kommt es auch zu *Fieber*, das nur in einem kleineren Teil der Fälle durch gleichzeitige parenterale Infekte (Rhinitis, Otitis) erklärt werden kann. Die zeitlichen Beziehungen zwischen Erbrechen, Fieber und Gewichtssturz sind unterschiedlich, jedoch stellt die *Anorexie meistens ein Frühsymptom* dar, dem der Gewichtsstillstand unmittelbar zu folgen pflegt. Erst auf der Höhe der Erkrankung sind im Anfang Fieber, Erbrechen, Gewichtssturz und Diarrhoe gleichzeitig vorhanden. Die genannten Erscheinungen können sich unter Umständen sehr plötzlich oft innerhalb von Stunden (BRAUN und HENCKEL [1]) ausbilden, bei den schweren Fällen haben die Kinder eine blaugraue Hautfarbe (SMITH, GALLOWAY und SPEIRS, BRAUN und HENCKEL), der Gesichtsausdruck ist gequält, hinzu kommt eine auffällige Unruhe. In diesem Stadium macht sich eine zunehmende *Kreislaufschwäche* bemerkbar, mit frequentem, kleinem Puls und Akrocyanose, als deren weiterer Ausdruck der oft erhebliche Meteorismus angesehen werden kann (BRAUN und HENCKEL [1], OCKLITZ und SCHMIDT [2]). Das Endstadium, das wir heute praktisch nicht mehr zu sehen bekommen, besteht in dem *Vollbild der Intoxikation* mit Exsikkation, Apathie, großer Atmung, Fechterstellung usw. (LAURELL, MAGNUSSON u. a., BRAUN und HENCKEL, KREPLER und ZISCHKA). Von diesem schwersten Bilde bis zum symptomlosen Bakterienausscheider bestehen alle Übergänge.

Die Stühle sind substanzlos, von dunkelgraugrüner Farbe und häufig nur geringer Schleimbeimengung, sie haben einen faden bis stinkenden Geruch. Bei der Infektion mit E. coli 111 hat dieser häufig (BEAVAN, BRAY, KREPLER, ZISCHKA u. a., OCKLITZ und SCHMIDT [2]), jedoch nicht regelmäßig (KIRBY u. a., BRAUN und HENKCEL [1]), einen spermatoiden Charakter. Insbesondere ist eine Unterscheidung der Infektion zwischen E. coli 55 und 111 nur auf Grund des typischen Stuhlgeruchs nicht möglich. Die Stühle enthalten keine Leukocyten (BUTTIAUX u. a. [2]). Das p_H kann sauer, alkalisch oder neutral sein (BRAUN und HENCKEL [1]); nur ganz selten wird Blut gefunden (KREPLER und ZISCHKA, OCKLITZ und SCHMIDT [2]), jedoch war in 75% der Fälle von BRAUN und HENCKEL [1] die Benzidinprobe im Stuhl positiv. Die Stühle treten sehr häufig, manchmal bis zu 40mal täglich auf (LAURELL, MAGNUSSON u. a.). Über die *Krankheitsdauer* ohne antibiotische Behandlung liegt nur noch eine Angabe von KIRBY u. a. vor;

sie beträgt bei schweren und mittelschweren Fällen etwa 12 Tage. Auch Rezidive werden zuweilen beobachtet (KIRBY u. a., KREPLER und ZISCHKA), die besonders bei ungenügender antibiotischer Behandlung vorkommen sollen. Eine persistierende Anorexie bei sonstiger klinischer Besserung soll nach KIRBY u. a. das Auftreten eines Rezidives ankündigen.

Bei einem Teil der Kinder kommt es zu *komplizierenden Sekundärinfektionen*, wie Rhinopharyngitis, Otitis media, Bronchitis und Bronchopneumonie, Pyurie und Hautaffektionen. Es ist jedoch nicht anzunehmen, daß in diesen Fällen die parenterale Infektion in ursächlicher Beziehung zur Entstehung des enteritischen Prozesses steht. Hiergegen spricht die meist fehlende zeitliche Beziehung zwischen Infekt und Enteritis. Dies gilt auch für die grippalen Infekte, die nach BRAUN und HENCKEL [1] bei den von der Infektion nicht betroffenen Säuglingen ebenso häufig vorkommen, wie bei den Kindern mit Coliinfektion. SMITH u. a. fanden parenterale Infekte bei Kindern mit Coli 55 in 31%, bei den negativen Kindern in 82% der Fälle. Bei den folgenden Begleiterkrankungen besteht die Möglichkeit, daß sie direkte Komplikationen der enteralen Infektion sind. Wir fanden bei Pyurie im Anschluß an spezifische Enteritiden einige Male Dyspepsiecoli 55 im Urin. ROGERS, KOEGLER und GERRARD berichten über eine primäre Urininfektion mit Dyspepsiecoli 111. NETER u. a. [4] fanden die Keime, außer im Stuhl, auch in Rachenabstrichen, im Urin, Peritonealexsudat, Vagina, Mittelohr, Absceßeiter, Liquor und Blut. Öfters gelingt der Nachweis im Ohreiter (NETER u. a. [4], GILES, SANGSTER und SMITH, KREPLER und ZISCHKA). Bei zwei Fällen von Colimeningitis, bei denen im Stuhl Dyspepsicoli nachgewiesen wurde, konnten allerdings keine spezifischen Colikeime im Liquor gefunden werden (ROGERS, und KOEGLER, NETER u. a. [4]). Anders war es in einem Fall von DRIMMER-HERRNHEISSER und OLITZKI, bei dem E. coli 111 im Stuhl und Liquor gezüchtet wurde.

Man wäre also geneigt anzunehmen, daß es sich bei den schweren fieberhaften Fällen um einen septischen Prozeß, ähnlich wie bei der Kälberruhr handelt. Nichtsdestoweniger gelang es BRAUN und HENCKEL [1] *nicht*, E. coli 111 aus dem Blut zu züchten. Andere Autoren (GOLDSCHMIDT [2], BUTTIAUX u. a. [2], LE MINOR) fanden jedoch *Dyspepsicolikeime* hin und wieder *auch im Blut*. Trotzdem müssen wir KAUFFMANN [4] zustimmen, wenn er meint, daß es sich bei der Dyspepsiecoliinfektion um einen *lokalen Darmprozeß* handle.

Der Nachweis von Colikeimen im Blut bei schweren Säuglingsdiarrhoen ist zwar prinzipiell möglich (CLÉMENT, GERBEAUX u. SATTGÉ), was von BESSAU, ROSENBAUM und LEICHTENTRITT hinwiederum bestritten wird, es sei denn, daß in den Endstadien schwerer Intoxikationen die Colibakterien nach Durchwanderung des geschädigten Darmepithels im Blute erscheinen (BOSSERT und LEICHTENTRITT). Zwar lehnte Ł. OPITZ die Möglichkeit ab, daß die normale und geschädigte Darmwand für Bakterien durchlässig sei. Jedoch fanden BÉCO, CHVOSTEK und EGGER sowie WURTZ und BOUCHARD, daß Bakterien die geschädigte Darmwand durchdringen können, eine Ansicht, der sich neuerdings auch MAASSEN und BEHM angeschlossen haben. Ein eindrückliches Beispiel für die Wertung von Colibefunden im Blut bei Dyspepsiecoliinfektionen sind die Ergebnisse von GOLDSCHMIDT [2]; 9mal wurden kommune Colibakterien im Blut gefunden, aber nur einer hiervon war ein Dyspepsiecoli. Diese Befunde können nur so gedeutet werden, daß Darmcolikeime, die ursprünglich nichts mit der Infektion zu tun haben, das stark geschädigte Darmepithel durchwanderten.

Wenn daher BROCKMANN (1950) meint, daß nur der Nachweis von Colibakterien im Blut (sowie Urin, Mittelohr usw.) erlaube, diesen eine ätiologische Bedeutung zuzuerkennen, so ist diese Ansicht ganz sicher nicht richtig. Die Dyspepsiecoliinfektion ist zunächst eine lokale Darminfektion; der Übertritt ins Blut und damit in die inneren Organe kann zwar vorkommen, er ist aber eine sekundäre Erscheinung und eine Folge der erhöhten Durchlässigkeit des geschädigten Darmepithels.

Die Dyspepsiecoliinfektion scheint sich nach unseren bisherigen Kenntnissen im wesentlichen *auf die Säuglingszeit zu beschränken.* Besonders die Kinder des ersten Lebenshalbjahres werden von der Infektion heimgesucht, wobei die Infektiosität und die Schwere der Verlaufsart für die jüngsten Säuglinge am größten erscheint. KIRBY u. a. geben an, daß Frühgeborene besonders gefährdet seien, was wir bis jetzt allerdings nicht bestätigen konnten. Zuweilen werden auch *bei älteren Kindern enteritische Krankheitsbilder mit Nachweis von Dyspepsiecolibakterien im Stuhl* beobachtet (SMITH, ROGERS, KREPLER und ZISCHKA). LAURELL und LYKE haben sogar eine Enteritisepidemie unter Kindern von 1—3 Jahren in einem Kinderheim beschrieben, bei denen E. coli 111:B4 (B.C.N.) in den Stühlen gefunden wurde. *Beim Erwachsenen* konnten die Keime bisher noch nicht sehr häufig nachgewiesen werden, was wohl darauf zurückzuführen ist, daß die Untersuchungen in dieser Richtung noch sehr spärlich sind.

TAYLOR u. a. fanden unter 84 Personen 4 Erwachsene mit einer Diarrhoe und E. coli D 433 im Stuhl. Diese Personen hatten Kontakt mit erkrankten Kindern. BRAUN und HENCKEL[2] fanden E. coli 111:B4 bei dem erscheinungsfreien Vater eines erkrankten Kindes. LAURELL, MAGNUSSON u. a. wiesen den Keim bei zwei Pflegepersonen nach, von denen die eine an Gastroenteritis erkrankt war. Auch OCKLITZ und SCHMIDT [2] beobachteten eine pflegende Säuglingsschwester mit einer schweren Enteritis durch E. coli 111:B4. FERGUSON [1] fand E. coli 111:B4 bei einem alten Manne mit Enteritis. Wichtig sind auch die Befunde von STEVENSON [1], der unter 72 Erwachsenen 14mal E. coli 111:B4 nachweisen konnte. Diese Patienten hatten fast alle enteritische Krankheitsbilder, die allerdings im Verlauf schwerer konsumierender Erkrankungen wie Carcinom, Lebercirrhose, Hepatitis, Diabetes u. a. aufgetreten waren. Es fanden sich jedenfalls keine sicheren Zusammenhänge zwischen Auftreten der Keime und den Darmstörungen. STEVENSON diskutierte daher die Möglichkeit, daß der fragliche Keim ein normaler Darmbewohner bei Erwachsenen sei und daß bei unspezifischen Darmstörungen die Keime sekundär die normale Stuhlflora überwucherten. Diese Ansicht ist jedoch von WALTHER und MILLWOOD widerlegt worden, die E. coli 111:B4 bei Sektionen von Erwachsenen nicht im Darm nachweisen konnten. STEVENSON [2] hat die Frage des Vorkommens von Bact. Coli D 433 bei Erwachsenen kürzlich wieder einer erneuten Untersuchung unterzogen. Unter 671 Erwachsenen mit Diarrhoe fand er 4mal Bact. Coli D 433 (111:B4) im Stuhl, unter 123 Personen ohne Diarrhoe einmal (es handelte sich durchweg um Krankenhausinsassen). Unter solchen Personen, die mit erkrankten Kindern Kontakt hatten (Schwestern, Ärzte, Mütter) fand er nur bei den Müttern in etwa 10% der Fälle die Keime im Stuhl. Die Mütter hatten (im Gegensatz zu denen aus dem Material von TAYLOR u. a.) keine Diarrhoe. Von BUTTIAUX, DEVAMBEZ u. TACQUET wurde jüngst der Fall eines 29jährigen Mannes beschrieben, der an einer schweren Enteritis mit Fieber und der Symptomatologie einer Salmonellose erkrankt war. Die Stuhlkultur enthielt bei Fehlen von Salmonellen und Shigellen eine Reinkultur von E. coli 111:B4. Die Infektionsquelle konnte nicht geklärt werden. Es muß also mit der Möglichkeit gerechnet werden, daß durch exogene Infektion mit Dyspepsiecolibakterien auch bei Erwachsenen enteritische Krankheitsbilder ausgelöst werden können. Dafür sprechen auch die Versuche von KIRBY u. a., FERGUSON u. JUNE, BRAUN und HENCKEL [2], sowie BRAUN und RESEMANN, die zeigten, daß Dyspepsiecolibakterien bei geeigneter Dosierung für Erwachsene hochpathogen sein können. Damit besteht vom Standpunkt der Pathogenität aus wohl kein grundsätzlicher Unterschied zwischen der Infektion mit Salmonellen der Enteritisgruppe und den Dyspepsiecolibakterien.

Einer besonderen Besprechung bedarf schließlich auch die *Disposition.* Klinisch hat man immer wieder den Eindruck, daß *Infekte,* vor allem der oberen Luftwege, *zu der Erkrankung disponieren* können. Auch die Umstellung des Milieus sowie der Nahrung kann ein wichtiger disponierender Faktor sein, was durch die von fast allen Autoren gemachte Beobachtung deutlich wird, daß die Entlassung eines darmgesunden Kindes aus verseuchter Umgebung nach Hause dazu führen kann, daß es nach einer der Inkubationszeit entsprechenden Frist (s. später) schwer erkrankt. Epidemiologisch sind solche Fälle deswegen wichtig, weil sie häufig in andere Säuglingsanstalten wiederaufgenommen werden und dort eine neue Epidemie verursachen können. Weiterhin disponiert die Dystrophie für die Erkrankung. Nach GILES, SANGSTER und SMITH sowie BUTTIAUX u. a. [2] soll ein schlechter Ernährungszustand für die Infektion empfänglich machen.

Die Ergebnisse von Stevenson [1] an Erwachsenen zeigen wohl, daß auch hier
konsumierende Erkrankungen sowie höheres Alter für eine Enteritis prädisponieren
können. Bezüglich der Empfänglichkeit ist es auch wohl nicht gleichgültig, ob die
Kinder gestillt werden oder nicht. Kirby u. a. beobachteten z. B. folgendes: Von
144 Säuglingen einer Neugeborenenstation wurden bei gleicher Disposition
110 gestillt, 34 erhielten abgepumpte Frauenmilch oder zur Brust Zufütterung
abgepumpter Frauenmilch oder Trockenmilch, 5 erhielten Trockenmilch allein.
Von den reinen Brustkindern erkrankten 4,5%, von den nicht ausschließlich
gestillten Kindern erkrankten 77,8%. Wir halten jedoch für wahrscheinlich, daß
die Brustkinder eine geringere Infektionsgelegenheit hatten, da nur sie keine
Flaschennahrung bekamen. Nach unseren Kenntnissen über die Epidemiologie
kann dies eine geringere Exposition bedeuten. Krepler und Zischka sahen nie
ein gestilltes Kind erkranken.

Letalität: Wie aus der Tab. 5 hervorgeht, ist die Letalität der Dyspepsiecoliinfektion in den ersten Jahren der Beobachtung außerordentlich groß gewesen.
Von Giles und Sangster werden 50% angegeben. Die Zahlen von Bray sowie
von Kirby liegen annähernd in dieser Größenordnung. Von Goldschmidt
wurde 1933 36% Letalität berichtet. Dies ist ein eindeutiger Hinweis darauf, wie
gefährlich die Erkrankung ist. Es gibt nur wenige Beispiele aus dem Gebiet der
kindlichen Infektionskrankheiten, die bezüglich der Letalität diesem an die
Seite gestellt werden können. Zahlreiche Epidemieberichte aus früheren Zeiten
über epidemische Säuglingsenteritiden, die, wie wir noch sehen werden, wenigstens
zum Teil durch Dyspepsiecolibakterien hervorgerufen sein konnten, sprechen eine
noch eindeutigere Sprache, indem hier Letalitätsziffern bis zu 80 und 90% angegeben wurden. Mit der Einführung der antibiotischen Therapie ist die Sterblichkeit
praktisch auf Null zurückgegangen (s. auch Tab. 5). Soweit auch jetzt noch
Todesfälle gesehen werden, ist zu bemerken, daß diese nicht immer auf die
Dyspepsiecoliinfektion bezogen werden können. Rogers und Koegler beschreiben solche Fälle, von denen ein Kind an einer biliären Lebercirrhose, ein
zweites an Meningitis, ein drittes an cystischer Pankreasfibrose starb. Diese
Kinder, die sich auf einer verseuchten Säuglingsstation befanden, bekamen
präfinal eine Enteritis, aus dem Stuhl Magensaft und Darminhalt konnten Dyspepsiecolibakterien gezüchtet werden. Wir selbst haben an der Heidelberger
Klinik ähnliche Fälle beobachtet. Rogers und Koegler haben für diese Erscheinung den Ausdruck „terminale Enteritis" geprägt, der uns sehr zutreffend
erscheint. Diese Fälle sind zu beachten, da sie die Erfolgszahlen der antibiotischen
Therapie ungünstig beeinflussen und so einen unrichtigen Gesamteindruck hervorrufen können. Auch in pathogenetischer Hinsicht ist diese terminale Enteritis
interessant, da sie zeigt, welche Rolle der Zusammenbruch der Abwehrreaktionen
für das Überhandnehmen der pathogenen Colikeime spielt.

Schließlich sei von der Klinik her noch ein Wort zu der *Nomenklatur* gesagt, zu der auch Kauffmann [4] 1951 Stellung genommen hat. Nach ihm ist bei
der hier zur Rede stehenden Erkrankung, die ohne Zweifel — wenn auch nicht
in semiologischer, so doch aber in epidemiologischer und ätiologischer Hinsicht —
eine klinische Einheit darstellt, das Wort „Dyspepsie" abzulehnen, da es sich ja
nicht um eine primäre Stoffwechselstörung, sondern um eine echte Infektionskrankheit handelt. Auch das Wort „Sommerdiarrhoe" sei unzutreffend, da die
Erkrankung in allen Jahreszeiten, besonders aber im Winter auftritt. Die Bezeichnung „Gastroenteritis" sei zwar richtig, doch solle man das Wort „Gastro"
fortlassen, da es sich pathologisch anatomisch nicht um eine Gastritis, sondern
um eine Enteritis handle. Die Bezeichnung „Enteritis der Säuglinge" bzw.
„infantile enteritis" sei korrekt, da hauptsächlich Kinder unter einem Jahr

befallen werden. Die Bezeichnung „epidemisch" hält er dagegen nicht für gerechtfertigt, da neben Epidemien auch sporadische Fälle vorkommen. Zur Unterscheidung der Enteritis durch Salmonellen schlägt er das Wort: „Colienteritis der Säuglinge" vor. Die Ausführungen von KAUFFMANN [4] sind begründet und logisch durchdacht. Man muß ihnen zustimmen, soweit es sich um das Wort „Säuglingsenteritis" handelt. Gerade bei uns in Deutschland wird das Wort „Dyspepsie" unter dem starken Eindruck der CZERNYSCHEN Lehre noch immer sehr häufig gebraucht, wiewohl lange feststeht, daß sich unter diesem Begriff außerordentlich viele, nicht dem Sinn der Bezeichnung entsprechende Erkrankungen verbergen. Daher scheint uns die Aufstellung eines neuen Terminus, wie er im ausländischen Schrifttum lange üblich ist, indiziert. Nicht zustimmen können wir aber KAUFFMANN, wenn er die infektiöse Komponente aus seiner Namensgebung fortlassen möchte. Zwar kommt es nicht immer zu größeren Epidemien, aber doch immer wieder zu Kontaktinfektionen, Zimmerinfekten und dergleichen. Daher scheint uns, in Erweiterung der KAUFFMANNschen Bezeichnung, die von BRAUN und HENCKEL [1] 1951 vorgeschlagene Bezeichnung „*infektiöse Colienteritis der Säuglinge*" vollständiger zu sein, als die von KAUFFMANN gewählte Namensgebung. Sie läßt sich mit allen klinischen und epidemiologischen Erfahrungen gleichermaßen gut in Einklang bringen.

b) Immunität.

Als wesentliches *Kriterium zum Nachweis der Erregernatur* eines pathogenen Keimes wird die Bildung von *Antikörpern* beim infizierten und erkrankten Individuum angesehen. So ist auch bei der Coliinfektion der Säuglinge nach Antikörpern gesucht worden. Leider sind die Versuche, *Agglutinine gegen Dyspepsiecolibakterien* in den Rekonvaleszentenseren nachzuweisen, bisher nicht sehr erfolgreich gewesen. GILES und SANGSTER, TAYLOR, BUTTIAUX u. a. [2] sowie GRÖNROOS untersuchten Rekonvaleszentenseren mit völlig negativem Resultat. BRAY fand in 10 Seren nur einmal einen Titer von 1:320, LAURELL, MAGNUSSON u. a. fanden unter 45 Seren 20mal Agglutinine gegen E. coli 111:B4 mit einem Titer von 1:40—1:100, aber auch in 7 Kontrollseren konnten sie 3mal Agglutinine nachweisen. BEEUWKES u. a. fanden Agglutinine in allen Patientenseren, die Kontrollen waren negativ. BRAUN und HENCKEL [1 u. 2] konnten bei der Infektion mit E. coli 111:B4 in 34 Seren 4mal Agglutinine nachweisen, bei E. coli 55:B5 fanden sich in 21 Seren 7mal Agglutinine. Der höchste Titer war 1:1280. In diesen Untersuchungen wurden sowohl lebende als auch gekochte Kulturen mit dem Patientenserum angesetzt, was bei der Suche nach O-Agglutininen besonders wichtig ist. SMITH, GALLOWAY und SPEIRS differenzierten nach einzelnen Antigenen. In den Seren von 98 Kindern, von denen 29 an einer Infektion mit E. coli 55 erkrankt waren, fanden sie nur 8mal O- oder H-Agglutinine während der Rekonvaleszens, also in etwas mehr als $1/3$ der Fälle. Die Titer waren jedoch nicht sehr hoch, nur in einem Fall bis 1:5280. Die Kontrollseren waren alle negativ. Den bisherigen Befunden kann also noch keine abschließende Beurteilung zukommen. Es sieht zwar so aus, als ob Agglutinine nach der Infektion von einer Reihe Patienten gebildet werden, ihr Nachweis ist aber unsicher und hat bis jetzt keine praktisch diagnostische Bedeutung.

Im Hinblick auf die Wichtigkeit des Nachweises von Agglutininen für die Beurteilung der Pathogenität der Dyspepsiecolibakterien, bedarf die Agglutininbildung beim Säugling besonderer Besprechung. Im allgemeinen wird behauptet, daß Säuglinge überhaupt schlechte Antikörperbildner seien. Dies kann zwar nicht auf alle Antikörper verallgemeinert werden, gilt aber doch bis zu einem gewissen Grade für die Agglutininbildung. Bekannt sind die alten Versuche von PFAUNDLER [1] (1898), der bei fieberhaften Coli- und Proteusinfektionen das Phänomen der Fadenbildung (sog. „Fadenreaktion") beschrieb. ZEISS (1913) fand zwar verschiedentlich hohe Agglutinintiter gegen körpereigene Colistämme bei ernährungsgestörten Kindern, diesen vereinzelten Befunden sei jedoch kein diagnostischer Wert beizulegen. Bessau, Rosenbaum und Leichtentritt (1922), Scheer [4] (1923) sowie Inglessi (1931) fanden, daß die Ausbildung von Agglutininen gegen körpereigene Colistämme bei Säuglingen sehr schlecht sei und auch bei Dyspepsien meistens fehle. Kramár [2] (1923) machte Versuche mit einer Colivaccine bei 20 Säuglingen und fand nur 5mal höhere Agglutinationswerte, fast refraktär verhielten sich die Säuglinge innerhalb des ersten Lebensmonats. Zu etwas anderen Ergebnissen kamen allerdings Aschenheim u. Holstein (1922), die in 12 Fällen akuter Ernährungsstörungen 6mal Coliagglutinine in beträchtlicher Höhe feststellten. Bergmann (1929) fand in 18% aller durchfallskranken Säuglinge Agglutinine gegen den homologen Colistamm. Bei der Infektion mit Paracolon Arizona wurden sowohl von Edwards als auch von Buttiaux, Tacquet und Kesteloot in einigen Fällen signifikante Agglutinintiter nachgewiesen. Auch die von Fothergill (1929) beschriebenen Fälle von Sommerdiarrhoe, die durch paracoliähnliche Bakterien hervorgerufen waren, zeigten einige Male verwertbare Agglutinationen. Bei der von Anderson und Nelson 1944 beobachteten Epidemie von Neugeborenendiarrhoe konnten keinerlei Agglutinine gegen den als Ursache angesehenen Paracolistamm gefunden werden. Die Befunde zeigen wohl eindeutig, wie schwierig der Nachweis von Coliagglutininen beim Säugling überhaupt ist. Sie sind zwar von einigen Autoren (wie auch bei der spezifischen Coliinfektion) in einer Reihe von Fällen gefunden worden, jedoch läßt sich etwas Endgültiges weder in der einen noch in der anderen Richtung aussagen. Sicher spielt hier die Altersstufe eine besondere Rolle, denn beim Erwachsenen sind die Schwierigkeiten der Auffindung von Agglutininen bei Coliinfektionen nicht ganz so groß (Schubert und David, Mancke und Siede, Siede, Maassen und Behm). Bei Versuchen an freiwilligen Erwachsenen mit L. coli 111:B4, die von Ferguson und June ausgeführt wurden, ließen sich Agglutinationstiter im Seren der erkrankten Patienten feststellen. Bei den Versuchen von Kirby u. a. sowie Braun u. a. an freiwilligen Erwachsenen mit Colistämmen der Gruppe 55, 111, 26 und 86 konnten trotz teilweise schwerer Erkrankung keine Agglutinine gefunden werden.

Bei den Infekten mit bekannten pathogenen Darmkeimen sind die Agglutininnachweise nicht weniger schwierig. Goebel [1] (1932) verabreichte an Säuglinge eine Paratyphus-B-Vaccine, konnte aber nach 8—10 Tagen im Serum keine Agglutinine nachweisen. Watt und de Capito berichteten über die Entwicklung von Agglutininen gegen Paradysenteriebakterien beim Säugling, sie konnten aber zu keinen verwertbaren Ergebnissen kommen. Bubnova und Korshakova (1950) stellten fest, daß vor allem schlecht ernährte Kinder ungenügend Agglutinine gegen Dysenteriebakterien bildeten. Schließlich seien auch noch die Beobachtungen von Flormann und Shifrin (1950) über eine durch Ps. aeruginosa hervorgerufene Epidemie von Neugeborenendiarrhoe erwähnt, bei der keine Agglutinine gegen den Ps. aeruginosa-Stamm bei den Säuglingen nachgewiesen werden konnten. Bei einer von Robert (1950) beobachteten ähnlichen Epidemie durch Proteusbakterien fanden sich jedoch Agglutinine gegen dieselben in den Rekonvaleszentenseren.

Überblickt man die vorstehenden Angaben, so läßt sich wohl sagen, daß sich die Agglutinationsmethoden zur Beurteilung der Antikörperbildung gegen pathogene Darmkeime, besonders aber gegen Colibakterien, im Säuglingsalter nicht eignen. Soweit Agglutinine gegen Dyspepsiecolibakterien überhaupt nachgewiesen werden, wird man dies zwar als Stütze der Erregernatur dieser Keime auffassen dürfen. Aus den negativen Befunden können jedoch keinerlei Schlüsse gezogen werden. Die Ursache des beschriebenen Verhaltens liegt in der schlecht ausgebildeten Fähigkeit des Säuglings, Agglutinine zu bilden.

Interessant ist in diesem Zusammenhang eine Feststellung von Thjøtta und Jonsen (1949). Die Agglutinationsreaktion zwischen Shigellen und Salmonellen sowie homologem Immunserum soll durch einen Faktor im aktiven Serum verhindert werden können, der die Eigenschaften eines Komplements hat und durch Inaktivieren des Serums zerstört werden kann. Wir haben versucht, diese Erfahrung auf die Coliagglutination durch Rekonvaleszentenseren zu übertragen, kamen aber auch hierdurch nicht zu besseren Ergebnissen.

Erwähnenswert ist außerdem auch noch eine Arbeit von Abraham [1] (1929), der fand, daß Meerschweinchen gegen die intraperitoneale Infektion mit Dyspepsiecolibakterien durch Colostrum geschützt werden können. Frauenmilch, Kuhmilch und normales Kaninchenserum hatten nicht diese Wirkung, auch waren im Serum der Mütter keine Agglutinine gegen Dyspepsiecoli nachweisbar. Die schützende Wirkung des Colostrums war nicht spezifisch, aber doch vorwiegend gegen Dyspepsiecolibakterien gerichtet. Diesen Befunden dürfte, sollten sie auch jetzt wieder bestätigt werden können, im Hinblick auf die in den ersten Lebenstagen erfolgende physiologische Colibesiedlung des Säuglingsdarmes (Kleinschmidt [1]) eine besondere Bedeutung zukommen. Nach LOVELL [2] soll auch das Colostrum der Kühe Antikörper gegen die Erreger der Kälberruhr enthalten, wodurch den Kälbern ein wirksamer Schutz gegen Stallinfektionen verliehen wird.

Das Fehlen des Nachweises von Coliagglutininen bedeutet nicht, daß überhaupt keine Antikörper gegen diese Keime gebildet werden. GWAN machte z. B. Versuche an Kaninchen (1938), die er peroral mit Colivaccine behandelte. Hierbei bildeten sie zwar keine Agglutinine aus, aber die Tiere wurden resistent gegenüber wiederholten i.v. Injektionen desselben Colistammes. Von grundsätzlicher Bedeutung für die Infektion mit Dyspepsiecoli 111:B4 sind gerade wegen der schlechten Verwertbarkeit der Agglutinationsproben die bisher nur wenig beachteten Ergebnisse von GILES und SANGSTER. Sie fanden in den Seren der Kinder, die eine Gastroenteritis mit E. coli 111:B4 durchgemacht hatten, ein *spezifisches Präcipitin* gegen ein Bakterienextrakt aus diesen, aber nicht aus anderen Colistämmen. 5 Kontrollseren gaben nur in einem Fall eine positive Reaktion gegen den körpereigenen Colistamm, jedoch nicht gegen E. coli 111:B4. Bis zur Nachprüfung dieser Befunde muß man ihnen in der Beurteilung der Antikörperbildung bei der inf. Colienteritis eine führende Rolle einräumen, da sie bis jetzt der einzig sichere Beweis eines humoralen Abwehrstoffes gegen die Dyspepsiecolibakterien darstellen.

Neuerdings ist von NETER und Mitarbeitern [1, 5] eine sehr empfindliche Reaktion angegeben worden. Wie bereits erwähnt (siehe S. 106), können durch erhitzte Dyspepsiecolikultur filtrate Erythrocyten sensibilisiert werden, so daß sie in antikörperhaltigen Seren agglutinabel werden. Durch Zugabe von Komplement tritt eine Hämolyse ein. Die Hämolysereaktion ist hierbei noch wesentlich empfindlicher als die Hämagglutinationsreaktion. Mit dieser empfindlichen Methode gelang es NETER, Antikörper in einigen Rekonvaleszentenseren nachzuweisen bei negativer Agglutinationsreaktion! Allerdings bedarf die Methode noch einer Nachprüfung ihrer Brauchbarkeit auf breiter Basis.

Von untergeordneter Bedeutung sind Versuche über den Wert einer *Hautprobe*, wie sie von BRAUN und HENCKEL [1] mitgeteilt wurden. Nach der intracutanen Verabfolgung von Kulturfiltraten aus Dyspepsiecoli 111:B4 sowie einem Kontrollstamm ergaben sich für beide geprüften Stämme bei Rekonvaleszenten nach Dyspepsiecoliinfektion positive, aber sicher ganz unspezifische Resultate (allerdings sind nur 5 Kinder geprüft worden). Nach den Untersuchungen von PACHECO, STEINBERG und WITSIE sowie STELZNER wissen wir, daß fast alle gesunden Kinder und Erwachsene eine positive Hautreaktion gegenüber Colikulturfiltraten zeigen. So haben auch die Versuche von BLECKMANN keinen Zusammenhang zwischen Colihautreaktionen und Auftreten von Ernährungsstörungen beim Säugling aufdecken können. Mehr verspricht die Versuchsanordnung von GATTO, der mit reinen Gluco-Lipoidextrakten (BOIVIN und MESROBEANU) arbeitete. Extrakte aus Colistämmen dyspeptischer Kinder ergaben bei intracutaner Anwendung nur bei den darmgesunden Säuglingen eine positive Hautreaktion. Bei den an Gastroenteritis leidenden Kindern war sie jedoch weniger ausgesprochen oder fehlte ganz. CERVELLATO fand eine streng spezifische Hautreaktion gegen das Gluco-Lipoidantigen bei einer graviden Frau mit einer Coliinfektion. So scheint es also auch auf dem Gebiete der inf. Colienteritis nicht ausgeschlossen, daß man bei Anwendung einer brauchbaren Methodik bzw. eines geeigneten Antigens noch zu einer verwertbaren Hautprobe kommen wird. Auch die Erfolge von GINDERS und BELOGLASOV bei der bacillären Ruhr ermutigen hierzu; sie fanden, daß mit einem Autolysat aus Ruhrbakterien ziemlich spezifische Hautreaktionen bei Säuglingen erhalten werden, die bei den nicht infizierten Kindern durchweg negativ waren.

Unter den Beweisen zur Erregernatur der Dyspepsiecolibakterien ist die spezifische Antikörperbildung bisher noch nicht zu verwerten, wenn auch einiges dafür spricht, daß die Kinder humorale Abwehrstoffe bilden. Möglicherweise hat auch die antibiotische Therapie einen nicht unwesentlichen Einfluß auf die Agglutininbildung, da z. B. auch bei der Chloromycetinbehandlung des Typhus sowie bei der Penicillinbehandlung des Scharlachs die typischen Antikörperreaktionen abgeschwächt sein können. Im Tierexperiment sah LUISE einen Abfall des Agglutinintiters bei Kaninchen, die nach der Immunisierung mit Typhusbakterien mit Chloromycetin behandelt worden waren. Im Gegensatz hierzu konnten allerdings Vorlaender und Schmitz keine Beeinflussung der Antikörperbildung von Kaninchen gegen Typhusbakterien durch Chloromycetin feststellen.

Wie es sich mit der Frage der *Immunität gegenüber Neuinfektionen* verhält, ist bis heute noch ganz unklar. Auf der einen Seite steht die Tatsache, daß ältere Kinder praktisch nicht erkranken, wofür man eine in der Säuglingszeit erworbene Immunität verantwortlich machen könnte. Dagegen spricht aber, daß nur ein geringer Prozentsatz der Menschen während der Säuglingszeit in einem Krankenhaus Berührungsgelegenheit mit den Dyspepsiecolibakterien hat. Man kann noch nicht erklären, wo die Kinder außerhalb des Krankenhauses durchseucht werden könnten. Zwar befinden sich auch Dauerausscheider in der Bevölkerung, besonders unter Säuglingen, die eine Säuglingsanstalt verlassen haben. Doch sind die Erkrankungen an infektiöser Colienteritis draußen nach unseren bisherigen Kenntnissen zu selten, als daß man den Bakterienausscheidern außerhalb des Krankenhauses eine wesentliche Bedeutung zusprechen könnte. Dies müssen wir aus der relativen Seltenheit schließen, mit der Kinder, die an infektiöser Colienteritis erkrankt sind, zur Klinikaufnahme kommen. Überdies läßt sich das seltene Erkranken der Erwachsenen, trotz Berührung mit erkrankten Kindern, gut erklären, da die Erregermenge nach den Versuchen von Ferguson und June eine wesentliche Rolle spielt, während bei den jungen Säuglingen offenbar kleinste Erregermengen die Krankheit zum Ausbruch bringen können. So spricht also das Verschontbleiben der älteren Kinder und Erwachsenen nicht unbedingt für eine erworbene Immunität. Die Neigung zu Rezidiven bei den Anstaltssäuglingen (Kirby u. a., Krepler und Zischka), die auch aus vielen anderen Berichten über epidemische Säuglingsdiarrhoe unbekannter Ätiologie hervorgeht, macht sogar eine erworbene Immunität eher unwahrscheinlich. Dabei muß man aber bedenken, daß es sich um die Superinfektion mit einem anderen Dyspepsiecolistamm handeln kann. Wir haben wiederholt mehrfache Infektionen bei Säuglingen im Abstand von Wochen erlebt, wobei im Rezidiv ein anderer Dyspepsiecolistamm als bei der ersten Erkrankung gefunden wurde. So kann uns also auch das Auftreten einer Zweiterkrankung nicht eindeutig über die Frage der erworbenen Immunität Auskunft geben, wenn nicht gerade identische bakteriologische Stuhlbefunde vorliegen. Da aber bei solchen Fällen häufig während der ersten Erkrankung antibiotisch behandelt wurde, lassen auch sie keine Schlüsse über die Frage der erworbenen Immunität zu. So haben Krepler und Zischka angegeben, daß die zu kurz antibiotisch behandelten Erkrankungsfälle besonders leicht zu Rezidiven neigen. Zur Lösung dieser wichtigen Frage muß erst noch zahlreiches klinisches Material gesammelt werden; weiter wird es notwendig sein, brauchbare Methoden des Antikörpernachweises auszuarbeiten. Wir stehen hier noch ganz am Anfang und es ist zu erwarten, daß bei Ausdehnung dieses Forschungsgebietes auch auf dem Gebiete der Immunität noch interessante Ergebnisse bekannt werden.

c) Pathologische Anatomie.

Als besonders wichtig zur Beantwortung der Frage, ob es sich bei der Colienteritis der Säuglinge um eine echte Infektionskrankheit handelt, wird von Adam [6] die *pathologische Anatomie des Darmes* angesehen. Wenn es sich um eine echte Infektionskrankheit durch pathogene Darmkeime handelt, so muß nach seiner Ansicht mit pathologisch-anatomischen Befunden am Darm gerechnet werden. Nun haben fast alle früheren Untersuchungen der pathologischen Anatomie der Säuglingsintoxikation nur selten oder keine verwertbaren Befunde im Darm ergeben. Adam fand jedoch zusammen mit Froboese (1925), daß der

Zeitpunkt der Sektion von ausschlaggebender Bedeutung ist. Untersucht man den Dünndarm von Säuglingen, die an einer Intoxikation verstorben sind, mehrere Stunden post mortem, so ist eine Gewebsautolyse eingetreten, die eine Unterscheidung gegenüber den Befunden bei den Säuglingen, die an anderen Erkrankungen zugrunde gegangen sind, nicht mehr zulassen. Mit der Methode der sofortigen postmortalen Untersuchung gelang es dann auch ADAM und FROBOESE, sämtliche Stadien einer akuten Enteritis nachzuweisen; die Dyspepsiecolikeime fanden sich in Reinkultur als Überzug des Darmepithels und innerhalb der Mucosa. Weiterhin konnten bei primären Durchfallserkrankungen eine ulceröse Dickdarmentzündung mit Follickelabscessen und Epithelläsionen festgestellt werden. Bei parenteralen Durchfallserkrankungen fanden sich Epithelnekrosen, Leukocyteninfiltrationen des Stromas und nur vereinzelte Ulcerationen. Die schwerste Form war die Enteritis fibrinosa et purulenta. Bei darmgesunden Kindern wurden gleichartige Befunde nicht erhoben.

In Fortführung dieser Versuche sind die Ergebnisse von ILGNER (1950/51), eines Mitarbeiters von ADAM, von wesentlicher Bedeutung. Er konnte die von ADAM und FROBOESE beschriebene *spezifische Affinität der Dyspepsiecolibakterien zum Dünndarmepithel* bestätigen.

Die Dünndarmepithelien sind von einem dichten Dyspepsiecolirasen überzogen und zeigen neben einer Zerstörung der Cuticula alle Stadien echter Schleimhautentzündung. Niemals beteiligen sich harmlose Darmbakterien an dieser Epitheldestruktion. Auch schwere ulcerierende und nekrotisierende Prozesse bis zu völligem Verlust der Mucosa wurden besonders in den mittleren und unteren Dünndarmabschnitten gefunden. Die Befunde sind bei der sog. parenteralen Dyspepsie die gleichen gewesen, fehlten aber bei parenteralen Infekten ohne Darmerscheinungen. Auf Grund dieser Tatsachen stellte ADAM die Theorie der infektiösen Natur der Dyspepsie und Intoxikation auf, indem er annahm, daß alle dyspeptischen Störungen des Säuglings durch Dyspepsiecolibakterien hervorgerufen würden. Als Folgezustand der schweren akuten Darmveränderungen sieht ILGNER die bei chronischen Ernährungsstörungen gefundenen „Verklumpungen des Terminalreticulums", sowie die Degeneration der Dünndarmganglienzellen an, die zu einem toxischen Erschöpfungszustand des Dünndarmepithels führen, der in bestimmten histochemischen Veränderungen zum Ausdruck kommt. Daher sieht ADAM weiterhin die im Anschluß an Dyspepsie und Intoxikation auftretenden chronischen Ernährungsstörungen nicht als Folge des quantitativen oder qualitativen Hungers, sondern der anatomischen Veränderungen durch die schwere enterale Infektion an. ILGNER fand auch toxische Schädigungen und Verfettung des Leberparenchyms und der Nierentubuli, sowie Hämosiderose der Milz. Dyspepsiecolibakterien konnten in den Mesenterialdrüsen, Leber, Milz und Niere im Sinne einer „lymphogenen Abdominalsepsis" nachgewiesen werden. Sie waren dagegen nur selten im Blut, Lunge oder Gehirn zu finden.

Die Untersuchungen ADAMs und ILGNERs sind nun, wenn auch nicht in dem geschilderten Umfang, so doch für die infektiöse Colienteritis durch die Ergebnisse anderer Autoren gut gestützt worden. Bei der von BRAUN und HENCKEL 1950 [1] beobachteten Epidemie mit E. coli 111:B4 imponierte die pathologische Anatomie des Darmes von Anfang an als etwas ganz Besonderes im Vergleich zu der großen Anzahl bei den in früheren Jahren zur Sektion gekommenen akuten Ernährungsstörungen. Es zeigte sich bei 3 Fällen der übereinstimmende Befund einer subakuten katarrhalisch-hämorrhagischen, ulcerösen und fibrinösen Enteritis mit Bevorzugung des mittleren Abschnittes des Ileums. Auch war eine hochgradige Leberverfettung vorhanden. Allerdings hat sich bei einem weiteren Fall, der an der gleichen Krankheit gestorben war, kein gleichartiger Befund erheben lassen, so daß BRAUN und HENCKEL damals vermuteten, daß die schweren Veränderungen nicht obligat zu sein brauchen. Dies wurde auch durch die Untersuchungen von GILES und SANGSTER (1948) deutlich, die unter 24 Sektionsfallen mit E. coli 111:B4 nur 5mal eine hämorrhagische Gastroenteritis fanden. Die übrigen hatten eine milde Hyperämie der Schleimhaut, in einigen Fällen war der Darm ganz normal. Die Leberverfettung war aber bei allen Fällen vorhanden. Die von BRAY 1945 beobachteten postmortalen Befunde (18 Sektionen) waren sogar ausgesprochen gering. Es fand sich lediglich eine Dünndarmdilatation mit Anschoppung der Capillaren, aber keine entzündlichen Veränderungen, ein Bild wie es ähnlich von CRUICKSHANK (1930), RICE, BEST, FRANT und ABRAMSON (1937) sowie HALLOCK (1951) bei der epidemischen Neugeborenendiarrhoe beschrieben wurde. Auch von BRAY wurde regelmäßig die Leberverfettung beobachtet. Etwa gleichartig lauten die Berichte von BRAY und BEAVAN (1948); TAYLOR u. a. konnten 13 Säuglinge mit E. coli D 433 sezieren. Es fand sich eine Hyperämie der Darmschleimhaut, besonders im Dünndarm. In einem Fall wurden auch Läsionen der Magenschleimhaut und in einem anderen oberflächliche Erosionen der Dünndarmschleimhaut festgestellt. In 5 Fällen bestand eine Leberverfettung. KIRBY u. a. (1950) sahen 5 Fälle autoptisch. Bei 4 Fällen waren keine schweren Veränderungen zu sehen, außer einer Congestion der Mucosa, hingegen hatte ein Fall im Dünndarm, speziell im Ileum Nekrosen und Hämorrhagien der Darmschleimhaut mit Gasblasen in der Submucosa und in der Muscularis. Die Mesenteriallymphknoten waren geschwollen, die Leber war in diesen Fällen makroskopisch normal, mikroskopisch war mäßige Blutfülle und geringe periportale Lymphocyteninfiltration festzustellen, was auf die prämortale Therapie mit Plasma und Eiweißhydrolysaten zurückgeführt wurde, die eine Verfettung der Leber verhindern soll. Am Gehirn fanden sich keine besonderen Veränderungen. Die von KREPLER und ZISCHKA 1951 beobachteten 6 Todesfälle zeigten alle eine schwere katarrhalisch-hämorrhagische Gastroenteritis mit nekrotisierender Entzündung der Darmschleimhaut und mit Nachweis der Dyspepsiecolibakterien in den mesenterialen Lymphknoten, Milz und Lunge. OCKLITZ und SCHMIDT [2] fanden bei 10 an infektiöser Colienteritis gestorbenen Säuglingen (vor Anwendung der antibiotischen Therapie) mehr oder minder schwere Schleimhautveränderungen von mäßigem Ödem und Hyperämie bis zu schweren hämorrhagischen und nekrotisierenden Enterocolitiden. 3 Kinder mit dem Stamm der O-Gruppe 25:K:H6 hatten die schwersten Veränderungen. Leberverfettung wurde, im Gegensatz zu vielen anderen Autoren, in keinem der Fälle beobachtet.

Wir brachten diese Befunde deswegen so ausführlich, weil die antibiotische Therapie in Zukunft das Studium der pathologischen Anatomie der infektiösen Colienteritis auf breiter Basis unmöglich machen wird.

Reizvoll erscheint es, eine Reihe früherer Epidemieberichte aus der Ära vor Bekanntwerden der Bedeutung der Dyspepsiecoliinfektion zum Vergleich heranzuziehen. FINKELSTEIN berichtete 1896 über eine durch coliforme Bakterien hervorgerufene Enteritisepidemie bei Säuglingen, bei der eine echte Colitis gefunden wurde. CATEL [1] beobachtete 1927 eine Enteritisepidemie, hervorgerufen durch colihaltige Frauenmilch, bei der eine hämorrhagische Enteritis festgestellt werden konnte. KÜPPER hob 1935 die Fettleber bei epidemisch auftretenden Intoxikationen hervor, fand jedoch keine besonderen Befunde am Darm. Bei der epidemischen Neugeborenendiarrhoe wurde von FELSEN (1939) nekrotisierende Veränderung und Geschwürbildung am unteren Ileum und Colon beschrieben. In den letzten Jahren sind eine Reihe weiterer Berichte von bösartigen, teilweise epidemisch auftretenden Säuglingsenteritiden bekannt geworden, die es nicht ausgeschlossen erscheinen lassen, daß die mitgeteilten Beobachtungen infektiöse Colienteritiden gewesen sind. So berichtete z. B. WILLI (1944) über die Zunahme bösartiger Säuglingsenteritiden in der Schweiz, wobei in 72% eine ulceröse Enteritis bestand. Die von JÜRGENSSEN und BERGER 1949 in Wien beobachtete Enteritisepidemie mit einer Letalität von 94% zeigte an pathologisch-anatomischen Befunden geringfügige katarrhalische Veränderungen bis zu schwersten nekrotisierenden Enterocolitiden, mit vorwiegender Lokalisation im unteren Ileum und oberen Dickdarm. Einige Male kam es sogar zu einer Peritonitis. Besonders eindrucksvoll war auch hier die Leberverfettung. In Finnland wurden 1950 von HALLMANN und AHVENAINEN über eine seit 1947 zunehmende Häufung außergewöhnlich schwerer Gastroenteritiden berichtet, die bei 48 Sektionen jedesmal eine Fettleber, aber nur dreimal schwerere Befunde am Ileum boten. Ähnlich lauten die Berichte von NASSAU (1951) aus Israel sowie von SCHMID aus Deutschland (1951); letzterer sah schwere nekrotisierende Enterocolitiden mit gelegentlicher Perforation, so daß der Eindruck einer „neuartigen Säuglingsenteritis" entstand.

Wir wollen nun nicht behaupten, daß alle diese Beobachtungen Colienteritiden gewesen seien, aber die Ähnlichkeit der pathologisch anatomischen Befunde lassen die Vermutung aufkommen, daß — wenigstens bei den Berichten aus neuerer Zeit — Coliinfektionen im Spiele waren. Allerdings ist dieser Schluß von der pathologischen Anatomie allein her nicht zulässig, da ähnliche Veränderungen z. B. von WEIDENMÜLLER (1943) bei einer Epidemie, die durch Ps. aeruginosa bedingt war, oder von EPSTEIN, HOCHWALD und ASHE bei den Salmonelleninfektionen Neugeborener beobachtet worden sind. So dürfen die Befunde bei der infektiösen Colienteritis im Sinne ADAMs doch wohl so gedeutet werden, daß sie der Ausdruck einer echten Infektion sind, wenn sie auch nicht Erreger-spezifisch zu sein scheinen. Damit erfährt die Auffassung, daß es sich bei der infektiösen Colienteritis um eine echte Infektionskrankheit handelt, eine wesentliche Stütze.

Ergänzend sei noch angeführt, daß sich die von HORMANN, PATZER sowie HARTIG für den Säugling beschriebene sog. nekrotisierende Jejunitis bzw. Enteritis (auch unter dem Namen

„akuter Darmbrand" in der Nachkriegsliteratur bekannt geworden), nichts mit der infektiösen Colienteritis zu tun hat. Auch die von CHRISTENSEN und BIERING-SØRENSEN beschriebene schwere Gastroenteritisepidemie in Kopenhagen (1946) muß wohl einem anderen, möglicherweise virusbedingten Formenkreis hinzugerechnet werden, da hierbei Meningo-encephalitische und meningitische Befunde erhoben werden konnten, die nicht zum Bilde der infektiösen Colienteritis gehören.

VI. Die Epidemiologie der infektiösen Colienteritis.

Die vorhergehenden Abschnitte zeigten, daß die Frage der Spezifität des hier zur Rede stehenden Krankheitsbildes und der Erregernatur der beschriebenen Colitypen weder von bakteriologischem oder klinischem Standpunkt aus, noch von der pathologischen Anatomie her allein gelöst werden kann. Erst die synoptische Betrachtung der einzelnen Faktoren ergibt das richtige Bild. Im Rahmen dieser einzelnen Fragestellungen spielt die Epidemiologie eine ganz besonders wichtige Rolle, weil sie allein bei der Beantwortung der obigen Fragen den Ausschlag geben kann. Sie erlaubt fernerhin innerhalb des in klinischer Hinsicht so verwirrenden Fragenkomplexes „inf. Gastroenteritis der Säuglinge" zu sichten und zu ordnen und führt endlich zu der so wichtigen Bekämpfung und Verhütung der Krankheit.

a) Das Vorkommen der infektiösen Colienteritis.

Es wurde bereits auseinandergesetzt, daß es sich um eine vorwiegend an das Säuglingsalter gebundene Infektionskrankheit handelt, die nach unseren bisherigen Kenntnissen bei Erwachsenen eine geringe Rolle spielt. Experimentelle Untersuchungen (FERGUSON und JUNE, KIRBY u. a., BRAUN u. a.) sprechen jedoch dafür, daß die pathogenen Colitypen bei geeigneter Keimdosierung auch für den Erwachsenen fakultativ pathogen sind. Diese Verhältnisse scheinen zunächst schwer erklärbar und erschweren vor allem die Beurteilung der Frage, ob es sich bei den Dyspepsiecolibakterien wirklich um pathogene Darmkeime handelt. Ein Vergleich mit der Salmonellenenteritis zeigt jedoch, daß die Verhältnisse bei dieser nicht grundsätzlich verschieden von der inf. Colienteritis sind. Auch die Pathogenität der Salmonellen ist nur verhältnismäßig gering, da bei einem gesunden Erwachsenen im allgemeinen kleine Erregermengen nicht zu einer Erkrankung führen, sondern die Keime in sehr großer Zahl aufgenommen werden müssen, damit eine Gastroenteritis entstehen kann (BADER [1]). HORMAECHE, PELUFFO und ALEPPO führten an Erwachsenen Experimente durch, die diese von der Epidemiologie her gewonnene Erfahrungstatsache zu bestätigen scheinen. Eine Gruppe von 5 Erwachsenen Personen erhielt 4 Milliarden lebender Breslaubakterien peroral. Nur eine Versuchsperson bekam eine fieberhafte Gastroenteritis, während die anderen nicht erkrankten. Anders jedoch sind die Verhältnisse beim Säugling: HORMAECHE, PELUFFO und ALEPPO fanden auf Grund ausführlicher epidemiologischer Studien, daß beim Säugling die Salmonella-Enteritiskeime auch bei einer Infectio minima zur Erkrankung führen. Sie können drei verschieden klinische Krankheitsbilder verursachen: Akute dysenterische Form; choleraähnliche Form und chronisch septische Form. Diese Erkenntnisse werden als die sog. „Doctrina di Montevideo" bezeichnet. Sie weichen von der sog. Kieler Lehre ab, die besagt, daß die Enteritiskeime beim Menschen nur enteritische Krankheitsbilder hervorrufen. Die altersmäßige Verteilung der Salmonelleninfektion, die von KRISTENSEN, BOJLÉN und FAARUP sowie von HARHOFF studiert worden ist, zeigt, daß auch hier das Kindesalter bis zu 4 Jahren gegenüber den Erwachsenen bevorzugt befallen ist, ja bei Säuglingen kommen nach KRISTENSEN u. a. die Salmonelleninfektionen bis zu 5mal, nach HARHOFF bis zu 8mal häufiger vor, als beim Erwachsenen.

Diese Verhältnisse ähneln denen, die wir auch von der inf. Colienteritis her kennen: Altersmäßige Verteilung, höchste Infektiosität für den Säugling. Wenn bei Erwachsenen mit enteritischen Krankheitsbildern bis jetzt so selten Dyspepsie-colibakterien nachgewiesen werden konnten, so liegt das wahrscheinlich daran, daß diese noch nicht ausreichend untersucht wurde. Bei Nahrungsmittelver-giftungen durch Colibakterien, wie sie in der Literatur angegeben sind (Kathe, Schaede, Schubert und David, Lodenkämper [1, 2]), wird man in Zukunft auf das Vorkommen von Dyspepsiecolibakterien achten müssen. Im übrigen sind von Kähler bei Lebensmittelvergiftungen Dyspepsiecolibakterien, die mit denen von Adam biochemisch und serologisch identisch waren, zweimal in Weiß-käse gefunden worden. Auf das Vorkommen von E. coli 55 und 111 bei Ente-ritis der Erwachsenen wurde bereits oben hingewiesen.

Die größere Häufigkeit der Dyspepsiecoliinfektionen gegenüber den Sal-monellosen beim Säugling ist unseres Erachtens eine Frage des natürlichen Standortes der Dyspepsiecolibakterien. Dieser ist offenbar der Mensch, da sie bei Tieren (Kalb) nicht vorzukommen scheinen (Wramby, Taylor u. a. Ørskov [1]), während auf der anderen Seite die Enteritiskeime ihren natürlichen Standort beim Tier haben und nur gelegentlich auf den Menschen übergehen. Vielleicht kann man es dadurch erklären, daß die Dyspepsiecolibakterien nicht in der Milch gefunden werden (Jaschke, Goldschmidt [2], Böhm-Aust, Schönberg)[1]. Der Säugling hat aber wohl seltener Gelegenheit als der Erwachsene, mit der Nah-rung tierisches Material aufzunehmen, das Salmonellabakterien enthalten könnte (Fleisch, Eier usw.). Die Milch aber wird in pasteurisiertem oder abgekochtem Zustand verabreicht. Das überwiegende Vorkommen der Dyspepsiecoliinfektionen beim Säugling ließe sich mit diesen epidemiologischen Verhältnissen jedenfalls gut erklären. Es bestehen offenbar, abgesehen von diesen Fragen des natürlichen Standortes, keine grundsätzlichen epidemiologischen Unterschiede zwischen der Dyspepsiecoliinfektion und der Salmonellainfektion des Säuglings. Dem ent-spricht auch die Tatsache, daß die Ausbreitung der Dyspepsiecoliinfektion und der Salmonellainfektion auf den Säuglingsstationen einander sehr ähnlich sind, wie die Erfahrungen von Pierret, Buttiaux, Breton und Taquet sowie Henckel und Renz zeigen. *Der einzige wesentliche epidemiologische Unterschied zwischen Salmonellosen und Dyspepsiecoliinfektionen liegt in dem natürlichen Standort, der bei den Salmonellen das Tier, bei den Dyspepsiecolibakterien der Mensch ist.*

Die *Zahl der darmgesunden Keimträger*, die von den einzelnen Autoren ge-funden wurden, geht aus der Tab. 5 hervor. Von Adam [7] sowie Goldschmidt [2] wurde angegeben, daß 10% der darmgesunden Säuglinge Dyspepsiecolibakterien beherbergen können, ohne daß es zu einer Erkrankung zu kommen braucht. Eine Zahl der gleichen Größenordnung für Dyspepsiecoli 111:B4 wurde später von Braun und Henckel [1] angegeben (9,2%). Die entsprechenden Zahlen der übrigen Autoren liegen, soweit Angaben vorhanden sind, zwischen 3 und 5%; Kirby u. a. geben sogar nur 1,7% an. Damit kann sicher gesagt werden, daß es sich bei den Dyspepsiecolibakterien um keine ubiquitären Darmkeime handelt, eine Tatsache, die wir inzwischen an einem Material von mehreren tausend Stuhluntersuchungen immer wieder bestätigen konnten. Das gilt nach den Untersuchungen von Ørskov [1] sowie Braun und Resemann auch für die Keime der Gruppe O 26:B6 sowie O 86.

Von einigen Autoren wurden allerdings auch bei einer größeren Anzahl von darmgesunden Kindern Dyspepsiecolikeime gefunden, so von Payne und Cook bis zu 23%, Cathie und McFarlane bis zu 20%. Man muß aber bedenken, daß

---

[1] *Anmerkung bei der Korrektur:* Neuerdings ist allerdings von Fey (Zürich) E. coli O 55:B5, O 26:B6 und O 86 bei boviner Mastitis gezüchtet worden.

es sich z. T. um Kinder gehandelt haben konnte, die kürzere oder längere Zeit vor der Untersuchung eine, vielleicht nur ganz leichte, Colienteritis durchgemacht haben. Dies ist z. B. für einige Fälle von PAYNE und COOK, wie ROGERS mitteilte, wahrscheinlich. Weiterhin können die darmgesunden Kinder mit positiven Stuhlbefunden mit Erkrankten in direktem oder indirektem Kontakt gestanden haben. Auf verseuchten Säuglingsstationen kann diese Möglichkeit wegen der hohen Infektiosität der Erkrankung wohl nie sicher ausgeschlossen werden. Diese Frage berührt zugleich das *Verhältnis der darmkranken zu den darmgesunden Keimträgern*, gleiche Exposition vorausgesetzt. Dieses Verhältnis beträgt nach dem Material von BRAUN (s. Tab. 6, S. 103) 3:1, d.h. 25% der infizierten Kinder waren erscheinungsfrei. Von ROGERS, KOEGLER und GERRARD werden hierfür 29%, von ROGERS 22,8%, von TAYLOR u. a. 23% angegeben. KIRBY u. a. fanden für das Verhältnis Darmkrank:Darmgesund = 2:1, ebenso lauten die Zahlen von KREPLER und ZISCHKA (31% darmgesunde Keimträger). Auch hier lohnt ein Vergleich mit den Salmonelleninfektionen, wo derartige Verhältniszahlen nichts Ungewöhnliches sind. IRVINE und GALVIN (1949) fanden während eines Ausbruches von Paratyphus B 13 infizierte Personen, aber nur zwei entwickelten enteritische Krankheitsbilder. Von SMITH, GALLOWAY und SPEIRS wurde ein Ausbruch von einer Infektion mit Salmonella typhimurium in einem kleinen Hospital mit 90 Patienten und Personal beobachtet. Alle hatten von der gleichen vergifteten Nahrung genossen, aber nur 46 erkrankten mit einer Enteritis. RUBBO [1] (1948) untersuchte eine Epidemie von Säuglingsgastroenteritis durch S. derby. Er fand neben 47 Erkrankten 21 gesunde Keimträger, also ein Verhältnis 2:1, was den bei der Colienteritis angegebenen Zahlen gut entspricht. Nach den Erfahrungen von MACKERRAS und PASK in Australien hatten von 600 mit Salmonella infizierten Säuglingen nur 33 eine krankenhausbehandlungsbedürftige Salmonellaenteritis. Auch hier zeigen sich also keine grundsätzlichen Unterschiede zwischen den Salmonellosen und den Colienteritiden. Mit einer Anzahl darmgesunder Keimträger muß hier wie dort von vornherein gerechnet werden (KAUFFMANN [4].

Die Frage der *Dauerausscheider* kann heute in der Ära der antibiotischen Therapie nicht mehr ausreichend beantwortet werden, da bei Anwendung der hochwirksamen Antibiotika die Dyspepsiecolibakterien in den allermeisten Fällen prompt aus dem Stuhl verschwinden und nur ab und zu nach dem Absetzen der Therapie wieder zum Vorschein kommen (KREPLER und ZISCHKA). Auch wir konnten im Gegensatz zu LAURELL, MAGNUSSON u. a. in einigen Fällen kurze Zeit nach Aussetzen der antibiotischen Therapie die pathogenen Colikeime wieder im Stuhl auftreten sehen, obwohl der betreffende Stamm nicht resistent gegen das jeweilige Antibioticum gewesen ist. Ohne antibiotische Therapie muß, wenn auch nicht sehr häufig, mit dem Vorkommen von Dauerausscheidern gerechnet werden, die deshalb epidemiologisch von Bedeutung sind, da sie die Infektion von einer Säuglingsabteilung in die andere, bzw. von einer Klinik in die andere verschleppen können. Es empfiehlt sich daher auf jeden Fall auch bei den Keimträgern eine Entkeimungskur mit irgend einem der wirksamen Antibiotika durchzuführen, so wie dies von BRAUN und HENCKEL [1] vorgeschlagen wurde.

Leider liegen in der Literatur keine Angaben über den *Contagionsindex* der inf. Colienteritis vor. Nur BRAUN und HENCKEL [1] haben diese Frage während ihrer 1950 beobachteten Epidemie studiert. Damals hatte sich ergeben, daß etwa die Hälfte aller der Infektion ausgesetzten Kinder infiziert und erkrankt waren, das entspräche einem Contagionsindex von 50%. So sind wir auf Vergleiche mit epidemischen Säuglingsenteritiden angewiesen, die an anderen Orten, allerdings ohne Untersuchungen auf Dyspepsiecolibakterien beobachtet wurden.

Cook und Marmion beschrieben 1947 einen Gastroenteritisausbruch unter Säuglingen mit einem Contagionsindex von 32,5%. Besser wurde die Frage der Erkrankungsbereitschaft bei der epidemischen Neugeborenen-Diarrhoe studiert. Hier werden Zahlen von 37% (Anderson und Nelson), 10—30% (Selander,) 40% (Greenberg und Wronker), 44% (Vignec u. a.) angegeben. Von anderen Autoren wurden z. T. niedrigere Morbiditätszahlen beobachtet wie 8,6% (Ensign und Hunter), 18,2% (High, Anderson und Nelson), 14% (Rice, Best, Frant und Abramson), 8,7% (Wegman) und 23% (Scott, Brown und Kessler). Nun stellen die epidemisch Neugeborenen-Diarrhoen als auch die Enteritiden der älteren Säuglinge in ätiologischer und klinischer Hinsicht sicher ein recht komplexes Geschehen dar, wie wir noch zeigen werden. Die Ähnlichkeit der vorliegenden Angaben über die Morbidität mit der von Braun und Henckel [1] angegebenen Zahl ist aber, zumindestens für einen Teil der Angaben, recht auffallend. So möchten wir — unter der Annahme, daß wenigstens einige der hier zitierten Morbiditätszahlen inf. Colienteritiden betreffen, was bei der Häufigkeit dieser Infektion durchaus wahrscheinlich ist — mit aller Zurückhaltung annehmen, daß der Contagionsindex etwa zwischen 30—50% beträgt, was mit der hohen Infektiosität der Erkrankung gut in Übereinstimmung stehen würde.

Eine andere sehr wichtige Frage ist gerade im Hinblick auf die Behauptung von Adam, daß die meisten Dyspepsien durch Dyspepsiecolibakterien hervorgerufen würden, *der Anteil der inf. Colienteritiden innerhalb des großen Komplexes „Dyspepsie".* Die klinische Erfahrung lehrt, daß im Gegensatz zu den infektiösen Colienteritiden die nicht durch Dyspepsiecoli oder andere pathogene Mikroorganismen hervorgerufenen Dyspepsien im allgemeinen nicht ansteckend zu sein pflegen. Der epidemiologische Ablauf der inf. Colienteritis ist, wie wir noch sehen werden, so charakteristisch, daß ein anderes Verhalten der vielen banalen Säuglingsdyspepsien enteraler und parenteraler Natur sicher nicht übersehen worden wäre. Auch sprechen die von den meisten Autoren gewonnenen Zahlen gegen die Auffassung von Adam (s. Tab. 5). Um zu einer richtigen Beurteilung zu kommen, müssen die Angaben, die vorwiegend oder ausschließlich auf epidemische Enteritiden bezogen sind, von der Betrachtung ausgeschlossen werden (Bray, Bray und Beavan, Giles, Sangster und Smith, Taylor u. a., Rogers u. a., Kirby u. a., Laurell, Magnusson u. a., Braun und Henckel [1], Buttiaux u. a. [2], Modica u. a.). Bei ausgesprochenen Enteritisepidemien ergibt sich nämlich, daß praktisch alle oder fast alle erkrankten Säuglinge die pathogenen Colitypen in ihrem Stuhl beherbergen. Andere Zahlen erhält man aber, wenn alle Dyspepsieformen, die in einem bestimmten Zeitabschnitt zur Beobachtung kommen, auf das Vorkommen von Dyspepsiecolibakterien untersucht werden. Leider betreffen die Mehrzahl der bisher zur Verfügung stehenden Angaben nur Beobachtungen über das Vorkommen von E. coli 111:B4. Die Höhe der einzelnen Zahlen ist recht unterschiedlich, je nachdem in den Wintermonaten, also der Zeit größter Häufung, in den Sommermonaten oder das ganze Jahr über, untersucht wurde. In den Wintermonaten sind die Zahlen am höchsten und betragen etwa zwischen 50 und 70% (Giles und Sangster, Payne und Cook, Cathie und McFarlane, Krepler und Zischka). In den Sommermonaten werden niedrigere Zahlen angegeben, so von Drimmer-Herrnheisser und Olitzki 45%; wir selbst haben immer nur einzelne Dyspepsiecolifälle in dieser Jahreszeit erlebt. Bei einer Untersuchung aller Dyspepsien über 1 Jahr fand Smith in 33% positive Stuhlbefunde, Schiavini in 35% (Einzelheiten s. Tab. 5). Für die Infektion mit E. coli 55:B5 liegen bis jetzt noch nicht sehr viele Angaben vor. Smith fand diesen Colityp bei einer Untersuchung über 1 Jahr in 45% aller Dyspepsiefälle, Smith, Galloway und Speirs in 22%, Braun und Henckel [2] in 19,1% und

DRIMMER-HERRNHEISER und OLITZKI in 20,5%. Regelmäßige Untersuchungen über das Vorkommen von Dyspepsiecoli 111 und 55 sind an unserer Klinik über $1^1/_2$ Jahre durchgeführt worden. Hierbei zeigte sich, daß von 446 untersuchten Dyspepsien verschiedener Schweregrade und Ätiologien 128 (= 27,8%) einen positiven Stuhlbefund hatten [E. coli 55 und 111 (s. Tab. 6)]. Es kann danach wohl mit Sicherheit gesagt werden, daß es sich bei der Dyspepsiecoliinfektion zwar um eine recht häufige Erscheinungsform der Dyspepsie handelt, es kann aber gar keine Rede davon sein, daß alle Dyspepsien durch Dyspepsiecolibakterien verursacht werden. *Damit bleibt das Feld für alle pathogenetischen Betrachtungen über alimentäre und parenterale Dyspepsien nach wie vor offen, wenn auch heute diese Ätiologien gegenüber den infektiösen Enteritiden eine wesentliche Einschränkung erfahren müssen.* Hinzu kommt, daß auch noch Infektionen anderer Art (Salmonellen, Shigellen, Proteus, Staphylokokken, Enterokokken, Pyoceaneus und Virusinfektionen) in die Betrachtung mit einbezogen werden müssen.

Bei den infektiösen Colienteritiden besteht nach unseren bisherigen Kenntnissen eine eigenartige *saisonmäßige Verteilung*, indem die meisten Erkrankungen in den *Wintermonaten* auftreten. Hierüber machen viele Autoren entsprechende Angaben (Tab. 5): BRAY: Enteritisepidemien März—April; GILES und SANGSTER: Januar—März; GILES, SANGSTER und SMITH: April—Juli; KIRBY u. a.: Februar—März; ROGERS: November—Februar; LAURELL, MAGNUSSON u. a.: Herbst und Frühjahr; BUTTIAUX u. a. [2]: November—März; KREPLER und ZISCHKA: Oktober—Mai; BRAUN und HENCKEL [1] Januar—Mai. In den Monaten Februar, März und April ist die Häufigkeit am größten. Dies ist auch die Jahreszeit, in der die Neigung zu großen Stationsepidemien am ausgesprochensten ist. In den übrigen Monaten des Jahres kommen zumeist nur sporadische Fälle vor, von denen aus allerdings hin und wieder Kontaktinfektionen entstehen können. (Wir selbst haben sogar einmal im August eine kleine Epidemie auf einer Frühgeborenenstation beobachtet.)

Ergänzend hierzu kann mitgeteilt werden, daß diese jahreszeitliche Bindung auch bereits in früheren Berichten über epidemische Säuglingsenteritiden aufgefallen ist (KÜPPER, GREENTHAL, v. CANON, DUKEN, BONELL, GÖBELL, WEIDENMÜLLER, SCHIMANSKY, HINDEN, JÜRGENSSEN und BERGER, SHIELDS). Auch bei der epidemischen Diarrhoe der Neugeborenen wurden Epidemien im Winter und im Frühjahr beschrieben (GREENBERG und WRONKER, CHASTRUSSE, GORDON u. RUBENSTEIN)[1].

Die Bindung der größten Häufigkeit an die Wintermonate hat zu der spekulativen Anschauung Anlaß gegeben, daß die Grippe bzw. die banalen, grippalen Infekte eine wesentliche Rolle bei der Entstehung der infektösen Enterititiden spielen könnten. DUKEN stellte aus diesen Gründen den Begriff der sog. „enteralen Grippe" auf, wobei er die Anschauung vertrat, daß das Grippevirus selbst das auslösende Agens der Darmerkrankung sei. Die ausführlichen epidemiologischen Untersuchungen von SMITH, GALLOWAY und SPEIRS sowie von BRAUN und HENCKEL [1] haben jedoch ergeben, daß die grippalen Infekte bei Säuglingen mit Dyspepsiecolibakterien nicht häufiger, nach SMITH u. a. sogar seltener vorkommen als bei den darmkranken und darmgesunden Kontrollkindern ohne Dyspepsiecolibakterien. Diese Beobachtungen sind neuerdings durch KREPLER und ZISCHKA bestätigt worden. Außerdem fanden BRAUN und HENCKEL [1] eine deutliche, zeitliche Divergenz zwischen dem Ausbruch einer Gastroenteritisepidemie in der Klinik sowie einer Grippeepidemie unter der Bevölkerung von Heidelberg, die Wochen später erst ihren Anfang nahm. Bestände ein solcher vermuteter Zusammenhang zwischen der Grippe und der inf. Gastroenteritis der Säuglinge, so müßte man nicht nur eine besondere Spitze im Frühjahr,

---

[1] Dieses Verhalten veranlaßten COOK und MARMION z. B. direkt dazu, neben den Begriff der sog. „Sommerdiarrhoe" den der „Winter vomiting diseases" zu stellen.

sondern auch eingangs des Winters erwarten, da z. B. auch im November und
Dezember Grippeepidemien sehr häufig vorkommen. So kann also wohl sicher
gesagt werden, daß die Grippe bei der infektiösen Gastroenteritis keine ätiologische Bedeutung hat, wenngleich den grippalen Infekten des Säuglings ein
gewisses disponierendes Moment nicht abgesprochen werden kann, wie wir nach
unseren eigenen Erfahrungen annehmen möchten (siehe auch S. 177).

Wir haben bei unserem eigenen Material die Colienteritiden den gewöhnlichen Dyspepsien mit negativem Stuhlbefund gegenübergestellt (Abb. 1) und kamen
dabei zu dem Ergebnis, daß die früher immer mit Recht angenommene größte
Dyspepsiehäufung in der heißen Jahreszeit auch jetzt wieder bestätigt werden
kann, die Colienteritiden sind jedoch deutlich in den Wintermonaten häufiger.

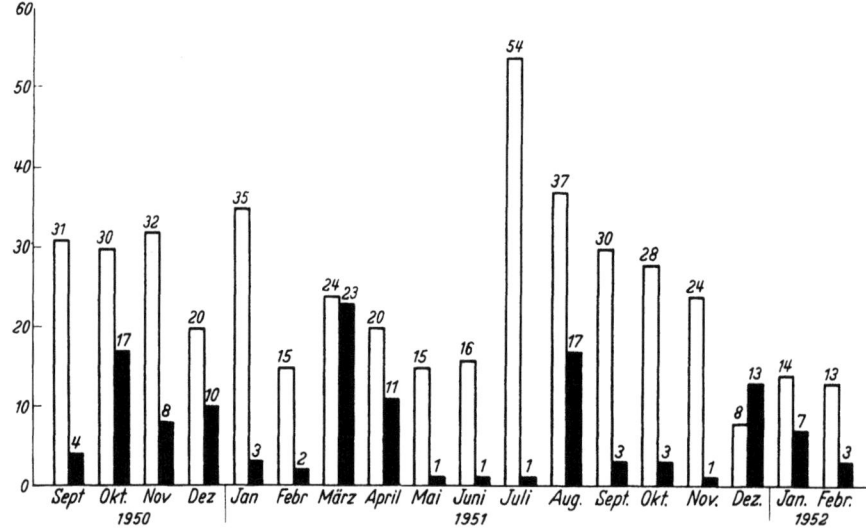

Abb. 1. Jahreszeitliche Verteilung der infektiösen Colienteriden (schwarze Säulen) und der gewöhnlichen
Dyspepsien mit negativem Stuhlbefund (weiße Säulen) von September 1950 bis Februar 1952. (Material der
Heidelberger Kinderklinik.) Zahlen über den Säulen geben die Absolutwerte an.

Auch die jahreszeitliche Divergenz in der Häufigkeit der Dyspepsien mit
positivem und mit negativem Stuhlbefund spricht dafür, daß es sich um verschiedene Erkrankungen handeln muß, daß also die inf. Colienteritiden nur
einen Teil aller Dyspepsien ausmachen. Der Anteil der inf. Colienteritis an
den Dyspepsien im allgemeinen wird aber noch eine Berichtigung in Zukunft
erfahren müssen, wenn mehr pathogene Colitypen als bis heute bekannt
sein werden. Die Typen der Gruppe 86 z. B. sind bis jetzt nur an einem
kleinen Material nachgeprüft, ebenso die der Gruppe 26. Weitere werden sicher
noch dazukommen, so daß sich dereinst doch einmal andere Zahlen als bisher
ergeben werden, was die Theorien von Adam begünstigen würde, wenn wir auch
nicht glauben, daß sie sich restlos erfüllen werden.

Noch eine andere sehr merkwürdige Erscheinung, die auch bei den Salmonellosen vorkommt, muß hier erwähnt werden: *Das Vorkommen der einzelnen
pathogenen Colitypen ist zeitlich offenbar nicht konstant.*

Adam konnte 1927 in Hamburg ein deutliches Überwiegen der Dyspepsiecolibakterien
des Types A I feststellen, Goldschmidt [2] hingegen fand 1933 in Leipzig überwiegend den Typ
A IV. In den ersten Jahren der Berichte über die serologischen Colitypen von 1945 an wurde
nur die Gruppe 111: B4 gefunden. Das lag z. T. natürlich daran, daß damals und in den folgenden Jahren von den meisten Autoren nur auf diese Typen hin untersucht werden konnte.
Aber schon Smith konnte 1949 darauf hinweisen, daß die Alpha-Typen viel weniger häufig
waren als in dem vorhergehenden „Epidemiejahr" (1947) (Giles, Sangster und Smith).

Seit 1950 werden nun zunehmend immer häufiger Dyspepsiecolikeime der Gruppe 55 und immer seltener die der Gruppe 111 festgestellt. SMITH, GALLOWAY und SPEIRS teilen mit, daß in Aberdeen (Schottland) 1947 94,7% der Fälle von Säuglingsdiarrhoe durch E. coli 111:B4 hervorgerufen waren. In der ersten Hälfte des Jahres 1948 waren es 17 Fälle mit E. coli 111:B4 und 8 mit E. coli 55:B5, in der zweiten Hälfte des Jahres 1948 waren nur 2 Fälle mit E. coli 111:B4 und 18 mit E. coli 55:B5 festzustellen. 1949 wurden 86 Infektionen mit E. coli 55:B5 und nur 4 mit E. coli 111:B4 beobachtet, in der 1. Hälfte des Jahres 1950 waren es 27 Infektionen mit E. coli 55:B5 und keine mit E. coli 111:B4. Die von den Autoren gleichzeitig beobachtete Senkung der Letalität dürfte wohl eher mit der Einführung der antibiotischen Therapie als mit einer Virulenzschwankung der Erreger zu erklären sein. Auch DUPONT teilte 1951 mit, daß seit dem Juni 1950 in Kopenhagen nur noch Typen der Gruppe 55 gefunden werden. Unsere eigenen Erfahrungen in Heidelberg decken sich vollkommen mit diesen Beobachtungen. Eine Infektion mit E. coli 111:B4 zählt z. Z. bei uns zu den Seltenheiten, während die Infektionen mit E. coli 55:B5 an der Tagesordnung sind.

Ähnliches kommt auch bei den Salmonellenenteritiden vor. So wurde z. B. 1950 im Raume Nordbaden ein gehäuftes Auftreten von Salmonella Panama beobachtet, ohne daß geklärt werden konnte, was die Ursache gewesen ist (Mitt. BADER). Einige in der Heidelberger Klinik beobachtete Fälle dieser Epidemie bei Säuglingen und Kleinkindern sind von HENCKEL und RENZ beschrieben worden. Heute sind diese Infektionen praktisch wieder verschwunden. Eine Erklärung für diese Erscheinung kann nicht gegeben werden, sie fehlt aber auch für das wellenförmige Auftreten anderer Infektionskrankheiten wie z. B. der Diphtherie. Wir sehen in diesem Verhalten einen weiteren Beweis dafür, daß es sich bei der inf. Colienteritis um eine echte Infektionskrankheit mit den für Infektionskrankheiten typischen Gesetzmäßigkeiten handelt.

b) Ausbreitungsweise der Coliinfektionen.

Die infektiöse Colienteritis ist eine Erkrankung, deren epidemisches Auftreten bis jetzt mit Sicherheit fast nur in Säuglingsanstalten beobachtet wurde. Dafür sprechen nicht nur unsere modernen Erfahrungen seit Bekanntsein der pathogenen Colitypen, sondern auch zahlreiche Epidemieberichte aus der Zeit vor der regelmäßigen Untersuchung auf Dyspepsiecolibakterien. Im Beginn der pädiatrischen Säuglingsbehandlung gegen Ende des vorigen Jahrhunderts bis nach dem ersten Weltkrieg waren derartige Epidemien der Schrecken der Kinderärzte. Wegen der Gebundenheit an die Säuglingsanstalten sprach man auch von Hospitalismus oder Anstaltsschäden, wobei dieser Begriff allerdings eine größere Krankheitsgruppe umfaßte, da hierunter nicht nur epidemische Gastroenteritiden, sondern auch die so gefürchteten grippalen Infekte verstanden wurden. Bald nach Einführung der ersten Kinderkliniken im letzten Viertel des vorigen Jahrhunderts sind schwere epidemische Durchfallserkrankungen unter den Anstaltsinsassen von hoher Letalität bekannt geworden (ESCHERICH [2, 3], HEUBNER, WIDERHOFER), wenngleich auch ihre Ursache trotz vieler Versuche (ESCHERICH [3], FINKELSTEIN) nicht restlos geklärt werden konnte. Nichts destoweniger wurden diese Erkrankungen als echte Infektionskrankheiten mit einem damals noch unbekannten Erreger angesehen. An diesen Auffassungen hat sich bis heute nichts Wesentliches geändert, wie der neueste Bericht von GRÜNHOLZ über den Hospitalismus der Gegenwart zeigt.

Die anscheinend strenge Ortsgebundenheit der Coliinfektion ist eine wichtige epidemiologische Feststellung fast aller Autoren. Sie hat ihre natürliche Erklärung darin, daß nur in Säuglingsanstalten oder in Säuglingskrippen eine örtliche Massierung von Säuglingen zustandekommt, wodurch erst die Voraussetzungen für epidemisches Auftreten geschaffen werden, da der Säugling unter normalen Bedingungen der häuslichen Pflege ja viel weniger Gelegenheit hat, eine Kontaktinfektion zu erwerben als der Erwachsene. Die Hospitalisierung

der Säuglinge ist daher der wichtigste epidemiologische Faktor der epidemischen Säuglingsenteritiden, womit gleichzeitig der wichtigste Hinweis zur
Prophylaxe gegeben wird.

Nichts destoweniger kann man sich nicht vorstellen, daß es eine Infektion
geben soll, die für ihre Weiterverbreitung auf die Institutionen der Zivilisation
allein angewiesen sein soll. Ein noch viel eindrücklicheres Beispiel dieser Art ist
die sog. homologe Serumhepatitis, die auf parenteralem Wege durch Spritzen
und dergleichen übertragen wird. Sicher sind derartige Übertragungswege
möglich. Die Natur hat jedoch wahrscheinlich sicher keine Keime geschaffen, die
ausschließlich auf solche Weise übertragen werden. Die durch die Zivilisation
geschaffenen Übertragungsmöglichkeiten können daher nur ein Nebenschluß sein,
wenn auch derartige Nebenschlüsse, wie im Falle des homologen Serumikterus oder
der inf. Colienteritis, sekundär einmal epidemiologisch wichtiger werden können
als die natürliche Übertragungsweise. Wir müssen daher wohl annehmen,
daß die *inf. Colienteritiden* sowie die pathogenen Dyspepsiecolikeime auch *außerhalb
der Klinik* vorkommen. Auch die Epidemien in den Kliniken müssen einmal von
solchen von außen aufgenommenen Fällen ihren Ausgangspunkt genommen haben.
Es ist sogar wahrscheinlich, daß Coliinfektionen außerhalb der Klinik auch
epidemisch auftreten können. Hierauf haben bis jetzt als einzige Braun und
Henckel [1] aufmerksam gemacht. Bei der 1950 in Heidelberg beobachteten
Epidemie mit E. coli 111:B4 konnte nachgewiesen werden, daß diejenigen
Kinder, die zum Ausgangspunkt der einzelnen Epidemiewellen wurden, alle aus
einem Ort kamen und bereits bei der Aufnahme typisch erkrankt waren mit
positivem Erregernachweis im Stuhl. Leider konnte damals nicht geklärt werden,
wie es zu dieser kleinen Epidemie in dem Heidelberger Vorort kam. (Nur einmal
wurde bei dem Vater eines erkrankten Kindes der gleiche Colityp im Stuhl
festgestellt.) Auch später konnte wieder beobachtet werden, daß einige der mit
E. coli 55:B5 aufgenommenen, teils schweren Erkrankungsfälle aus einem Ort
stammten. Die Orte, aus denen wir bis jetzt solche Fälle in die Klinik bekommen
haben, liegen z. T. nahe beieinander. Beobachtungen von Dyspepsiecoliinfektionen bei Kindern im Privathaushalt liegen auch von Smith vor.

Leider sind die epidemiologischen Besonderheiten der Dyspepsiecoliinfektionen
außerhalb der Klinik noch gänzlich unbekannt. Nach den Untersuchungen von
Price, Drake und Long sowie Young wissen wir, daß Säuglingsdyspepsien besonders häufig unter schlechten sozialen und hygienischen Bedingungen auftreten.
Hierfür sind nicht nur die Gegebenheiten in den Einzelhaushalten maßgebend,
sondern nach Price spielt z. B. auch eine gut funktionierende Kanalisation
und geordnete rasche Müllabfuhr für den Rückgang der Säuglingsdyspepsien eine
ganz wesentliche Rolle. Die interessante Arbeit von Meyer-Delius (1951) über
die Säuglingssterblichkeit in Hamburg, die über einen Zeitraum von etwa 150 Jahren
berichtet, gibt anschauliche Beispiele dafür, wie eng die Säuglingssterblichkeit mit
der Verbesserung der hygienischen Verhältnisse einer großen Stadt (Trinkwasser-
versorgung, Abwässerbeseitigung, Kanalisation usw.) zusammenhängt. (Dieses
Material dürfte zumindestens für Deutschland ziemlich einmalig sein.)

Wir müssen annehmen, daß diese wichtigen Zusammenhänge vor allem auch
für die Übertragung der inf. Colienteritiden gelten. Dafür mag auch die Beobachtung ein Hinweis sein, daß wir infizierte Kinder, außer aus anderen Säuglingsanstalten, fast immer aus ländlichen Orten bekamen. Daß die Fliegen bei der
Übertragung eine Rolle spielen, ist unwahrscheinlich, da diese in den Wintermonaten nicht häufig vorkommen. Außerdem wurde von Ylppö u. a. ein Experiment gemacht, indem sie in einer von zwei annähernd vergleichbaren Kleinstädten
in Finnland eine intensive Fliegenbekämpfung trieben. Die Dyspepsiehäufigkeit

war aber trotzdem in beiden Städten genau gleich. Hiergegen spricht allerdings ein ähnliches Experiment von CORBO in der Provinz Latina (Italien). In dem Bezirk, wo eine intensive Fliegenbekämpfung betrieben wurde (mit DDT), verminderte sich auch die Säuglingssterblichkeit erheblich. Es müssen daher weitere Forschungen auf diesem wichtigen Teilgebiet der Epidemiologie abgewartet werden, bis man ein endgültiges Urteil abgeben kann[1]. Ob die Dyspepsiecoliinfektionen irgendwelche größere geographische Räume bevorzugen, läßt sich bis heute noch nicht erkennen. Die zahlreichen Berichte aus den verschiedensten Ländern lassen jedoch vermuten, daß es sich um eine ganz ubiquitäre Infektion handelt, wobei die warmen Länder (Israel, Australien) nicht ausgeschlossen zu sein scheinen (s. Tab. 5).

Die Ausbreitungsweise der inf. Colienteritis innerhalb der Säuglingskliniken und zwischen den einzelnen Anstalten ist von BRAUN und HENCKEL [1], ROGERS und KOEGLER, SMITH, GALLOWAY und SPEIRS sowie BUTTIAUX u. a. [2] studiert worden. Der Charakter der Epidemiekurve ist nicht explosiver, sondern mehr tardiver Natur. Dies spricht also dagegen, daß die Infektion durch irgendein gemeinsames, infiziertes Nahrungsmittel übertragen wird, wenn auch dieser Weg, wie wir noch sehen werden, nicht grundsätzlich ausgeschlossen ist. Wird ein infiziertes Kind auf eine Station aufgenommen, so werden zunächst gewöhnlich die Bettnachbarn infiziert. Diese können in einer der Inkubation entsprechenden Zeit mit enteritischen Erscheinungen erkranken, wodurch sie zu neuen Infektionsquellen werden. Es ist selten so, daß alle exponierten Kinder gleichzeitig erkranken, sondern erst 1 oder 2, die anderen folgen in relativ regelmäßigen Abständen, die in etwa der Inkubationszeit (s. S. 141) entsprechen. Hierdurch können mehrere Infektgenerationen zustande kommen. Die Infektiosität der Erkrankung ist also offenbar nicht in allen Stadien gleich, sondern — wie BRAUN und HENCKEL [1] bereits 1950 vermuteten — zu Beginn der Erkrankung am größten, eine Ansicht, der sich neuerdings auch OCKLITZ und SCHMIDT [2] angeschlossen haben. Dies steht mit der Tatsache gut in Einklang, daß die Erreger zu diesem Zeitpunkt praktisch in Reinkultur im Stuhl vorhanden sind. Durch Verlegung von Keimträgern in andere Zimmer oder auf andere Stationen wird die Infektion weiterverschleppt. Daneben treten aber auch Neuinfektionen in anderen Zimmern derselben Station auf, ohne daß vorher erkrankte oder darmgesunde Keimträger in diese Zimmer verlegt worden wären.

Vielfach haben wir beobachten können, daß Kinder, die von verseuchten Stationen geheilt entlassen wurden, zu Hause schwer enteritisch erkranken können. Wenn diese Kinder entweder in dieselbe oder in eine andere Säuglingsanstalt zur Wiederaufnahme kommen, können sie dort eine neue Epidemie auslösen. Dieselben Erfahrungen konnten auch von ROGERS und KOEGLER sowie KIRBY u. a. gemacht werden. Entsprechendes Verhalten wurde auch bei der epidemischen Neugeborenendiarrhoe von CLIFFORD sowie FOSTER beobachtet. So darf es nicht verwundern, daß in einem größeren Raume mehrere Kliniken gleichzeitig Enteritisepidemien erleben können, wie es z. B. von BRAUN und HENCKEL [1] in Baden und der Pfalz, von KREPLER und ZISCHKA in Wien oder von ROGERS und KOEGLER in Birmingham beschrieben wurde. Hierbei können überzeugende Infektketten, oft über weitere Entfernungen, verfolgt werden. Wenn die Beobachtungen von SHIELDS über epidemische Säuglingsenteritiden Coliinfektionen betreffen, was nach der Schilderung nicht ausgeschlossen erscheint, so ist es

---

[1] *Anmerkung bei der Korrektur:* FEY teilte neuerdings das Vorkommen von Dyspepsiecolibakterien bei boviner Mastitis mit. In einem Fall, bei dem O26:B6 gezüchtet worden war, gingen die Keime auch auf den Kuhhalter und seine Familie über, allerdings ohne daß Erkrankungen auftraten.

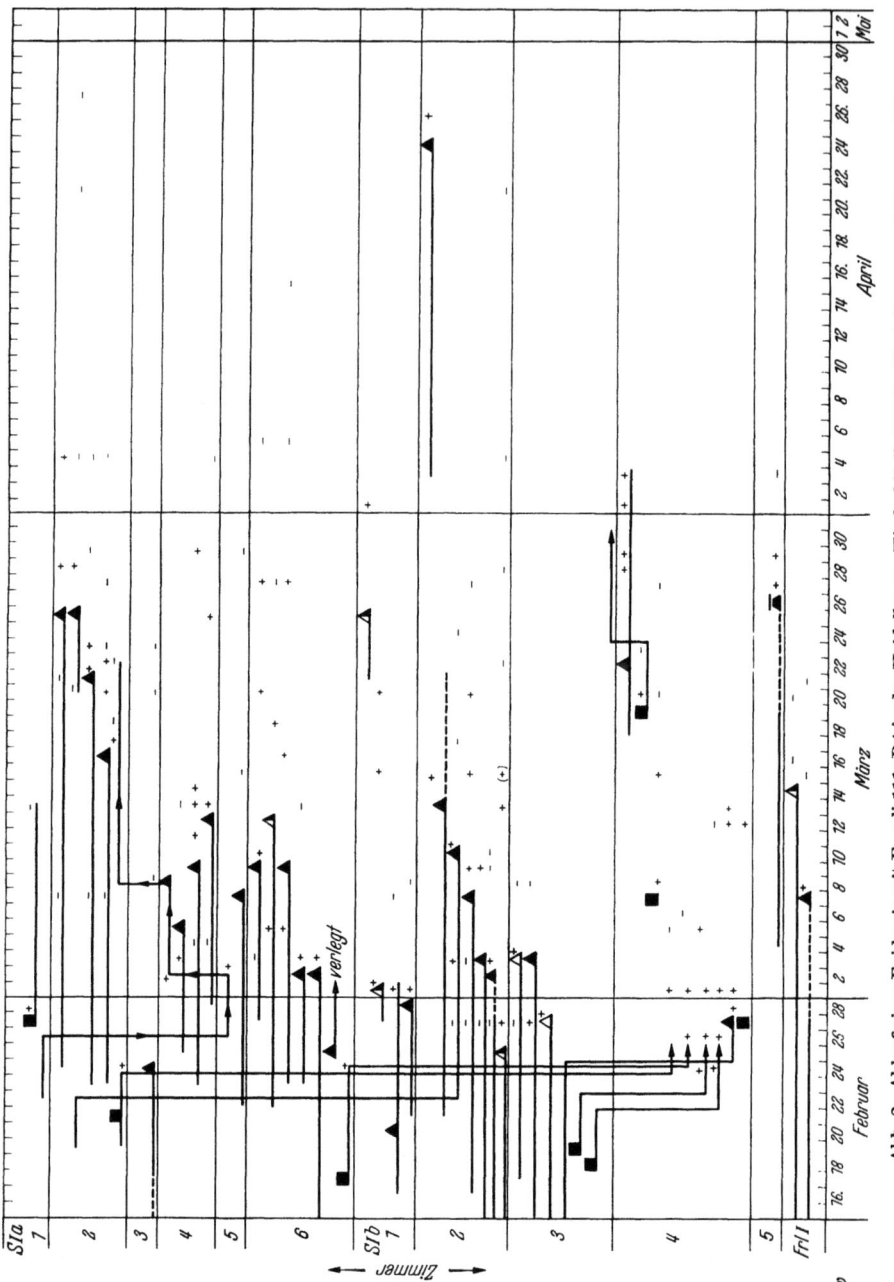

Abb. 2. Ablauf einer Epidemie mit E. coli 111 : B4 in der Heidelberger Kinderklinik (1950). Nach Braun und Henckel [1].

sogar möglich, die Infektketten von einem Kontinent zum anderen zu verfolgen. Zwei Säuglinge wurden an Bord eines Schiffes, auf dem sich viele enteritisch erkrankte Säuglinge befanden, von Europa nach USA transportiert (1946—47). Sie kamen in ein Kinderkrankenhaus in Philadelphia zur Aufnahme wegen Enteritis und lösten dort eine schwere Gastroenteritisepidemie aus.

Leider sind die typischen epidemiologischen Verhältnisse nicht immer so klar wie in Epidemiezeiten. Nach dem Erlöschen einer Epidemie treten noch längere Zeit auf den verseuchten

■   von außerhalb erkrankt aufgenommen
◀   Sicherer Epidemiefall
◁   Fraglicher Epidemiefall
△   Nicht erkrankt, Stuhl positiv
‐‐‐   vorübergehend zu Hause
+   Stuhlbefund positiv
‐   Stuhlbefund negativ

Stationen immer wieder einzelne Fälle endemisch auf. Manchmal liegen die hierbei erkrankten Kinder oft schon längere Zeit auf einer Station und es läßt sich zunächst nicht erklären, wo sie ihre Infektion erworben haben. Wir müssen annehmen, daß ähnlich wie beim Scharlach die Erreger auch nach Erlöschen einer Epidemie längere Zeit auf einer solchen Station vorhanden sind (s. Übertragungsmodus) und daß empfindliche Kinder bei irgendeiner Gelegenheit die Keime aufnehmen. Diese sporadischen Erkrankungsfälle gehören aber zu den Seltenheiten, so daß sie unsere Vorstellungen über die sonst gut bekannte Ausbreitungsweise nicht wesentlich beeinflussen.

Zur Veranschaulichung des Gesagten seien hier zwei typische Infektionsabläufe, wie sie von uns in Heidelberg sowie von ROGERS und KOEGLER in Birmingham erlebt wurden, wiedergegeben; die Verhältnisse sind für die Infektion mit E. coli 55, 86 und 111 grundsätzlich die gleichen (Abb. 2 u. 3).

Die Inkubationszeit läßt sich aus den epidemiologischen Daten mit einiger Genauigkeit errechnen. Die Angaben der einzelnen Autoren lauten folgendermaßen: ROGERS, KOEGLER und GERRARD 11 (4—22) Tage; LAURELL, MAGNUSSON u. a. 8—12 (3—20) Tage; BUTTIAUX u. a. [2] 5—10 Tage; BRAUN und HENCKEL [1] 4,6 (2—10) Tage für die Infektion mit E. coli 111:B4, 9—10 Tage für die Infektion mit E. coli 55:B5; KREPLER und ZISCHKA 6,7 (3—10) Tage; OCKLITZ und SCHMIDT [2] 3—6 Tage. Die Inkubationszeit errechnet sich meistens

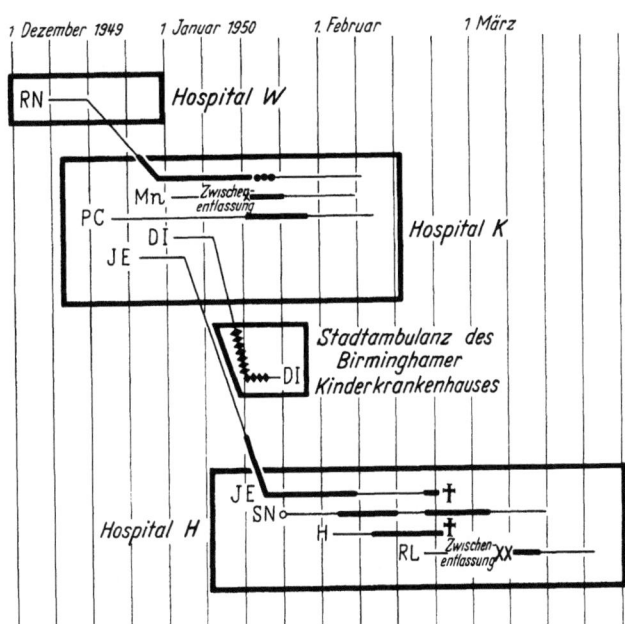

_____ keine Diarrhoe, kein Erbrechen, kein α- oder β-Typ von B. coli nachweisbar
•••••••• keine Diarrhoe, kein Erbrechen, α- oder β-Typ von B. coli nachweisbar
━━━━━━ Diarrhoe und Erbrechen, α- oder β-Typ von B. coli nachweisbar
•••••••• keine Diarrhoe, aber Erbrechen, α- oder β-Typ von B. coli nachweisbar

Abb. 3. Ablauf einer Epidemie mit E. coli 111:B4, beobachtet und wiedergegeben von ROGERS und KOEGLER (Birmingham).

aus dem Termin des Erkrankungsbeginns des infizierenden Kindes bis zu dem des infizierten Kindes. Hieraus erklären sich die nicht ganz unwesentlichen Divergenzen zwischen den Angaben der einzelnen Autoren. Der bakteriologische Stuhlbefund pflegt nämlich bei regelmäßiger Untersuchung dem Beginn der klinischen Erscheinungen etwas vorauszugehen, wie wir selbst und andere feststellen konnten. Diese Differenz beträgt nach KIRBY u. a. 3 Tage, nach ROGERS bis zu 11 Tagen, nach KREPLER und ZISCHKA 2 Tage. In dieser Zeit sind aber die Kinder bereits infektiös, wenn auch die Ausscheidung der Keime noch nicht so massiv ist wie auf dem Höhepunkt der Erkrankung. Da außerdem innerhalb kurzer Zeit nach Auftreten eines Krankheitsfalles die pathogenen Colikeime im Krankenzimmer überall vorhanden sind (ROGERS), muß die Bestimmung der Inkubationszeiten zunächst mit Vorsicht betrachtet werden, da nie genau gesagt werden kann, wann ein Kind infiziert wurde. Nur in ganz bestimmten Fällen ist dies möglich, z. B. wenn ein Kind mit noch negativem Stuhlbefund nach Hause entlassen wird und dann zu Hause erkrankt, oder wenn ein frisch erkranktes Kind in eine bis dahin von der Infektion freigebliebene Station zur Aufnahme kommt. Die Inkubationszeitberechnung an Hand solcher präziser Fälle deckt sich nun aber weitgehend mit den obigen Zahlen (BRAUN und HENCKEL [1]), so daß diese als relativ verbindlich angesehen werden können. Ein Unterschied in der Inkubationszeit zwischen den einzelnen Dyspepsiecolitypen scheint nicht zu bestehen, dies gilt auch für die Infektion mit dem Colistamm der Gruppe O 86 (BRAUN und RESEMANN).

Die für die infektiösen Colienteritiden berechneten Inkubationszeiten wurden auch früher schon bei epidemischen Säuglingsenteritiden unbekannter Genese gefunden. Für die epidemische Neugeborenen-Diarrhoe werden angegeben: BEST 2—6 Tage, FORBES und OLSEN 6 Tage, SELANDER 6 Tage, ANDERSON und NELSON 3—4 Tage, ENSIGN und HUNTER 6 Tage, FOSTER 6 Tage, ROBERT 5 Tage, VIGNEC u. a. 4—5 Tage, SCOTT u. a. 4—6 Tage, HALLOCK 12 Tage. Für die epidemischen Diarrhoen der älteren Säuglinge lauten die Angaben: THOMAS 7 Tage, CHRISTENSEN, BIERING-SØRENSEN 3—5 Tage, WUNDERWALD [1] 4—8 Tage, JÜRGENSSEN und BERGER 8 Tage, ANDERSON 5—10 Tage. Diese auf klinischem und epidemiologischem Wege gewonnenen Daten, meist ohne Kenntnis irgendeines bekannten Erregers, zeigen wieder interessante Parallelen zur inf. Colienteritis und lassen den Schluß zu, daß die für diese oben angegebenen Zahlen trotz einiger theoretischer Bedenken als verbindlich angesehen werden können.

Das Vorhandensein einer so relativ langen Inkubationszeit ist zunächst etwas überraschend, wenn man bedenkt, daß die Inkubationszeit der Salmonellenenteritis der Erwachsenen meist nur wenige Stunden beträgt, ja sogar — wie die Untersuchungen von KIRBY u. a. sowie BRAUN u. a. ergeben haben — daß auch die experimentelle Coliinfektion der Erwachsenen bereits innerhalb weniger Stunden Krankheitserscheinungen hervorrufen kann. Nach unserer Meinung ergibt sich aber diese Divergenz der Inkubationszeit aus der unterschiedlichen Größe der infizierenden Erregermenge. Die Epidemiologie der inf. Colienteritis beim Säugling kann nur erklärt werden, wenn bereits eine minimale Keimmenge in der Lage ist, eine Erkrankung auszulösen. Die Keime brauchen natürlich einige Tage des Wachstums und der Vermehrung, bis sie die gesamte Darmflora beherrschen. Erst dann aber kommt es zu Krankheitserscheinungen. Ähnlich ist es ja auch bei der Besiedlung des Neugeborenendarmes mit Colibakterien. Am Ende der ersten Woche tritt die sog. initiale Diarrhoe auf, zu einer Zeit also, die der Inkubationszeit der inf. Colienteritis einigermaßen entspricht. Auch hier sind die Colibakterien schon wesentlich früher im Darmkanal vorhanden (KLEINSCHMIDT [1]), ähnlich wie auch bei der inf. Colienteritis die Dyspepsiecolibakterien schon einige Tage vor Ausbruch der Erkrankung im Stuhl nachweisbar sein können. Die Infektion mit einem der Dyspepsiecolistämme ist also unmittelbar vergleichbar mit der natürlichen Colibesiedlung des Darmes nach der Geburt oder nach der vorhergehenden Sterilisierung des Darmes durch Antibiotika. Der Unterschied besteht lediglich darin, daß es sich im Falle der Dyspepsiecolibesiedlung des Darmes um pathogene Keime handelt. Die Inkubationszeit kann also gut erklärt werden. Ihre unterschiedliche Länge wird einmal abhängen von der jeweiligen Disposition der Kinder sowie von dem Widerstand, den die Dyspepsiecolibakterien von der übrigen Darmflora entgegengesetzt bekommen. Die Auslösung der Krankheit beim Säugling ist genau wie beim Erwachsenen von einer bestimmten Erregerkonzentration im Darm abhängig.

c) Übertragungsmodus der Dyspepsiecoliinfektionen.

Der Übertragungsmodus der Dyspepsiecoliinfektion ist wegen der großen Rasanz der Ausbreitung, die an Virusinfektionen erinnert, sowie wegen des

Fehlens von Zwischenträgern beim Personal einer Säuglingsstation lange Zeit sehr unklar gewesen, so daß sich gerade von dieser Seite her wesentliche Bedenken gegen die spezielle Erregernatur der Dyspepsiecolibakterien ergaben. Die Übertragungsweise kann aber heute als weitgehend aufgeklärt gelten. Die verschiedensten Übertragungswege sind aufgedeckt worden, deren Vermeidung schon immer das Ziel einer optimalen Säuglingspflege gewesen ist.

Häufig wurde auf die Möglichkeit einer *Übertragung von Darminfektionen durch die Milch* hingewiesen (FLÜGGE, BESSAU [1], CATEL, ABRAHAM, SCHÖNFELD, CLIFFORD, LEMBCKE, CUMMING). ABRAHAM [2] sowie CATEL [1] beobachteten Gastroenteritisausbrüche durch eine mit Colibakterien verunreinigte Flaschennahrung. ENSIGNE und HUNTER fanden bei einer Enteritisepidemie unter Neugeborenen, daß die Milch mit ps. aeruginosa verunreinigt war. Gleichzeitig erkrankten auch Erwachsene, die von derselben Milch genossen hatten. Natürlich können auch Salmonelleninfektionen auf diese Weise übertragen werden, besonders wenn unerkannte Dauerausscheider in den Infektionsgang eingeschaltet sind (EPSTEIN, HOCHWALD und ASHE). Im allgemeinen sind derartige Berichte selten und regelmäßig können dabei schwere Fehler in der Milchküchenhygiene oder der Behandlung der Nahrung auf den Stationen festgestellt werden. Die Abstellung derartiger Fehler ist heute eine Selbstverständlichkeit und das Ziel der sog. terminalen Hitzebehandlung der Flaschennahrung (WRIGHT [1]). Sie sollte auch in den Privathaushaltungen gefordert werden, wenn auch die Untersuchungen von JASCHKE gezeigt haben, daß stark mit Colibakterien verunreinigte Flaschennahrungen nicht zu einer Dyspepsie zu führen brauchen. Die Betonung liegt aber auf dem Worte *brauchen*, denn eine mit Colibakterien verunreinigte Flaschennahrung zeigt eben an, daß jederzeit durch den bösen Zufall pathogene Darmkeime in die Milch gelangen können. Sicher ist aber die Übertragung von Darminfektionen auf den Säuglingsstationen durch die Milch nur von geringer Bedeutung. Dies gilt im besonderen Maße auch für die Dyspepsiecoliinfektionen. Wir haben in mehrfachen Untersuchungen keine Verunreinigung der Flaschennahrung mit Dyspepsiecolibakterien gefunden, das gleiche konnte z. B. auch von KREPLER u. ZISCHKA und GOLDSCHMIDT [2] festgestellt werden.

Besondere Beachtung verdienen auch die häufig an die Säuglinge verabreichten *Gemüse- und Obstsäfte*, die, wie wir uns selbst überzeugen konnten, bei ungeeigneter Behandlung fast immer stark bakteriell verunreinigt sind, soweit es sich nicht um stark saure Säfte (Citronensaft, Orangensaft) handelt (siehe auch SCHÖNFELD sowie HONERLA und H. ADAM). LEMBCKE u. a. sowie WEGMAN konnten auch Epidemien bei Brustkindern beobachten, die durch eine *fehlerhafte Brustpflege* (Verwendung bakteriell verunreinigter Abwaschlösungen für die Brustwarzen u. dergl.) hervorgerufen waren. BARENBERG, LEWY und GRAND konnten bei einer Epidemie von inf. Neugeborenen-Diarrhoe Colibakterien an einem Fieberthermometer feststellen, das gleichzeitig von 7 Schwestern bei den von ihnen gepflegten Kindern gebraucht wurde. Alle diese Infektionswege stellen aber Einzelbeobachtungen dar und sollten bei einer exakten Säuglingspflege, wie sie zumindestens bei uns in Deutschland seit Jahrzehnten gefordert wird, vermeidbar sein.

In der Mehrzahl der Epidemieberichte bleibt jedoch der Übertragungsmodus unklar, und es ergibt sich allgemein, daß auch bei sorgfältigster Pflege die Neuinfektionen nicht vermieden werden können. Diese Tatsache hat viele Autoren dazu veranlaßt, Virusinfektionen anzunehmen (s. Tab. 11). Die Ausbreitungsweise stellt man sich dabei als aerogene Infektion (airborn infection) vor (ANDERSON, CAMPBELL, SELANDER). Wieder andere Autoren nahmen mehr eine Schmier- und Kontaktinfektion durch die Pflege an (DICK, DICK und WILLIAMS, GÖBELL, SHIELDS, McCLURE).

Die Untersuchungen über den *Übertragungsmodus der inf. Colienteritis* haben ergeben, daß *grundsätzlich alle denkbaren Übertragungswege möglich* sind. Hierüber sind genaue Untersuchungen vor allem von ROGERS angestellt worden. Er konnte feststellen, daß nach der Aufnahme eines erkrankten Kindes in ein bis dahin von der Coliinfektion freies Krankenzimmer die pathogenen Colitypen innerhalb 18 Std. überall nachweisbar sind. Sie wurden vor allem im Luft- und Bodenstaub gefunden, aber auch sonst praktisch an allen Gegenständen: Decken, Bettüchern, Spielzeug, Thermometer, Puderdosen, Fensterrahmen, Handtüchern, Badewanne, Badestöpsel, Waage und anderes mehr. Die Verunreinigung des Luftstaubes war besonders groß nach dem Baden der Kinder oder nach

dem Bettenmachen. Fernerhin konnten die Keime auf den Reinigungs-
geräten (Besen u. dgl.) sowie auf den Händen des Pflegepersonals nachgewiesen werden. KREPLER und ZISCHKA kamen zu grundsätzlich den gleichen
Ergebnissen; sie fanden die pathogenen Colitypen an Kleidungsstücken und
Händen der Schwestern, auf dem Fußboden, Matratzenstaub, auf dem Wickeltisch
usw. In der Heidelberger Klinik wurden ähnliche Befunde, wenn auch nicht mit
der gleichen Regelmäßigkeit und Häufigkeit erhoben (BRAUN und HENCKEL [2]).
Nach OCKLITZ und SCHMIDT [2] sollen besonders die Griffe der Windeleimer Knoten-
punkte der Infektionsverbreitung sein, an denen sich die Schwestern immer wieder
die Hände infizieren. Von MÜLLER wurde besonders darauf hingewiesen, daß die
Schürzen der Schwestern mit Dyspepsiecolibakterien verunreinigt seien. Ferner
fand auch er, ähnlich wie ROGERS, während des Fertigmachens der Säuglinge ein
Maximum in der Verunreinigung der Luft mit Dyspepsiecolibakterien.

Besonders bemerkenswert erscheint die Tatsache, daß auch nach Lysolabwaschungen eines Besens (ROGERS) sowie einer Wickeltischauflage (KREPLER
und ZISCHKA) noch lebende Dyspepsiecolibakterien gefunden wurden.

Mit diesen Befunden ist die Möglichkeit einer Schmierinfektion praktisch
nicht ausschließbar und es erklärt sich hierdurch, daß auch die exaktesten Pflege-
bedingungen zwar die Infektion einschränken, aber nicht völlig verhindern können.
Auch die Tatsache der Verschleppung der Infektion ohne die Verlegung von
Keimträgern findet hierdurch eine zwanglose Erklärung, da mit den Reinigungs-
geräten oder auch mit den Schuhsohlen die Keime leicht von einem Zimmer in
das andere getragen werden können, ohne daß grobe Pflegefehler vorzuliegen
brauchen.

Die ubiquitäre Verbreitung der Erreger ist eine Funktion der massiven
Keimausscheidung während der akuten Erkrankung, da die Kinder die Dyspepsiecolibakterien praktisch in Reinkultur im Stuhl beherbergen. Aber nicht
nur mit dem Stuhl werden die Erreger ausgeschieden, sondern auch über den
oberen Respirationstrakt. Sie können nämlich in großer Zahl sowohl im Rachen
als auch im Nasenraum nachgewiesen werden (TAYLOR u. a., LAURELL, MAG-
NUSSON u. a., BRAUN und HENCKEL [2], NETER u. a., KREPLER und ZISCHKA).
Nach NETER u. a. sowie LAURELL, MAGNUSSON u. a. sollen die Keime sogar
recht häufig im Nasen-Rachenraum vorkommen. In dieser Tatsache muß nach
den interessanten Untersuchungen von LAURELL [5, 6, 7]) ein epidemiologisches
Moment von höchster Bedeutung gesehen werden. Er konnte nachweisen, daß
Säuglinge innerhalb kurzer Zeit nach Aufnahme auf eine Säuglingsstation bestimmte Colitypen im Rachen und der Nase beherbergen, die auch bei den anderen
Kindern der Station dort vorkommen. Die gleichen Keime werden im Luftstaub
gefunden. Auf Grund dieser Untersuchungen kam LAURELL zu dem Schluß,
daß der *Keimübertragung durch den Luftstaub* eine noch größere Bedeutung
zukomme als der Schmierinfektion. Von NETER hinwiederum wurde nachgewiesen, daß auch bei den Salmonelleninfektionen des Säuglings die Erreger im
Nasen-Rachenraum vorkommen. Mit diesen Befunden ist für die Infektion mit
pathogenen Darmkeimen die Möglichkeit der Übertragung durch den Luftstaub
im Sinne der sog. „airborn infection" als erwiesen anzusehen. Die hohe Infektiosität
der infektiösen Colienteritis erheischt nicht unbedingt die Annahme einer primären Virusinfektion.

Die aufgezeigten Infektionswege setzen allerdings eine ganz besondere *Resistenz der Erreger gegen äußere Einflüsse*, besonders gegen Austrocknung voraus.
Eine entsprechende Untersuchung von ROGERS ergab, daß lebende Dyspepsiecolibakterien bis zu 27 Tagen aus dem Zimmerstaub herausgezüchtet werden können.

BRAUN [4] fand, daß dieselben in ausgetrocknetem Zustand noch nach 8 Monaten kulturell nachweisbar sind. Nach einer früheren Untersuchung von PARR[1] (1937) halten sich Colibakterien in Stuhlaufschwemmung bei 37° C bis zu einem Jahr und 8 Monaten, in Kühlschranktemperatur bis zu 2 Jahren und 8 Monaten[1]. Diese außerordentlich hohe Resistenz gegenüber Austrocknung, die den Dyspepsiecolibakterien in gleichem Maße wie den kommunen Colibakterien zuzukommen scheint, erklärt auch, warum in einmal verseuchten Krankenzimmern oder Stationen auch noch viele Wochen nach Erlöschen einer Epidemie Kinder plötzlich, anscheinend ohne bekannte Infektionsquelle, erkranken können. Diese Möglichkeit scheint auf einer befallenen Station über Monate hinweg gegeben zu sein und kann nur durch gründliche Desinfektion unterbunden werden.

In der beschriebenen Ausbreitungsweise der Dyspepsiecolibakterien darf jedoch nicht etwa ein für diese streng spezifisches Verhalten gesehen werden. Das spezifische ist nur ihre Pathogenität, denn auch mit den apathogenen Typen kommt es innerhalb einer Säuglingsabteilung zu dauernden Kreuzinfektionen. Dies geht aus den Untersuchungen von STUART und VAN STRATUM sowie LAURELL [5, 6, 7] hervor. Erstere untersuchten die Coliflora des Stuhles in 2 verschiedenen Säuglingsabteilungen (A und B). Von 115 Kulturen der Abteilung A waren 47,8% serologisch identisch mit der einen oder anderen Kultur, mit der Immunseren hergestellt wurden. 69,8% von 139 Kulturen der Abteilung B waren ebenfalls serologisch identisch mit den homologen Stämmen verschiedener Antiseren der Abteilung B. Jedoch waren nur 4% der Kulturen der Abteilung B identisch mit Kulturen der Abteilung A. Es handelte sich also nicht etwa um ubiquitäre Colistämme, sondern um dauernde Kreuzinfektionen. LAURELL [7] kam bei Untersuchungen der Rachenflora von Säuglingen auf einer Säuglingsstation zu ganz ähnlichen Ergebnissen. Die Colitypen im Rachen und in der Nase dieser Kinder waren relativ einheitlich. Eine gleiche Einheitlichkeit konnte bei Säuglingen außerhalb der Klinik nicht festgestellt werden.

Eine bereits erwähnte Arbeit von SMITH, LOOSLI und RITTER über Infektionen mit Aerobakter „Carter" zeigt, daß auch hier die Ausbreitungsweise ganz ähnlich ist wie bei der Coliinfektion. Die Keime wurden vorwiegend durch den Luftstaub übertragen und waren in großer Menge in der Umgebung der Kinder, d. h. an allen Gegenständen im Krankenzimmer zu finden. Interessanterweise fiel auch hier das Maximum der Infektion bei den Kindern in die Monate März und April. Zwar konnte also auch hier die Epidemiologie der Keimverbreitung gut verfolgt werden, sichere Anhaltspunkte für deren Pathogenität wurden jedoch nicht gewonnen, da unter 361 infizierten Kindern nur 12 klinische Erscheinungen boten.

Diese Untersuchungen zeigen wohl eindeutig, daß das Vorkommen gemeinsamer Colitypen bei Kindern einer Station noch kein Beweis dafür ist, daß es sich um pathogene Keime handelt. Dies ist auch dann nicht der Fall, wenn die untersuchten Kinder eine Gastroenteritis haben. Zum Beweis der Pathogenität müssen eine Reihe von weiteren Bedingungen erfüllt werden (siehe S. 108). In diesem Zusammenhang ist vor allem auf die *Wichtigkeit des Nachweises fraglich pathogener Typen an verschiedenen Orten* hinzuweisen.

Ob *Dauerausscheider unter dem Pflegepersonal* als Überträger eine Rolle spielen, kann bis jetzt noch nicht präzise beantwortet werden. BRAUN und HENCKEL [1] sowie KREPLER und ZISCHKA haben trotz mehrfacher Untersuchungen niemals Keimträger unter den Pflegepersonen (Ärzte und Schwestern) auffinden können. Hingegen fanden LAURELL, MAGNUSSON u. a. die Keime auch im Stuhl eines Arztes sowie bei einer Schwester im Rachenabstrich. Auch OCKLITZ und SCHMIDT[2] sahen eine Enteritis bei einer infizierten Schwester. Mit diesem Infektionsweg muß also ebenfalls ab und zu gerechnet werden, besonders bei unsauberem Verhalten der betreffenden Pflegepersonen. Jedoch scheint dieser Infektionsweg keine größere Rolle zu spielen. Auch das Umgekehrte scheint vorzukommen, nämlich der Übergang der Keime vom Kind auf den Erwachsenen. Dafür spräche eine Untersuchung von STEVENSON [2], der Dyspepsiecolibakterien bei den Pflegepersonen niemals fand, jedoch in 10% der Mütter infizierter Kinder.

---

[1] Nach LODENKÄMPER [4] sind die Ruhrbakterien in angetrocknetem Zustand bis 107 Tage, die Typhusbakterien bis zu 8 Monaten überlebensfähig.

Bei der ubiquitären Verbreitung der Dyspepsiecolibakterien auf den Säuglingsstationen muß auch noch mit anderen Infektionswegen durch Vermittlung von Zwischenträgern gerechnet werden. Bei den Salmonelleninfektionen der Säuglinge in Australien ist durch MACKERRAS und MACKERRAS [1] sowie RUBBO [2] auf die wichtige Rolle der Küchenschaben und Mäuse als Infektionsüberträger hingewiesen worden. Auch GRAFFAR fand, daß Küchenschaben mit Salmonellen infiziert sein können. SCHMIDT, OCKLITZ und HUSSLEIN konnten Dyspepsiecolibakterien an Küchenschaben nachweisen. So lassen sich bei starkem Ungezieferbefall diese Möglichkeiten nicht ausschließen. Unwahrscheinlich ist auf Grund der saisonmäßigen Bindung der Coliinfektionen eine Übertragung durch Fliegen, obwohl BRAY BCN (111:B4) in solchen nachweisen konnte. Auch OCKLITZ und SCHMIDT [2] fanden Fliegen, die mit Dyspepsiecolibakterien verunreinigt waren.

Auf Grund der bisherigen Erfahrungen können wir uns folgendes Bild von der Übertragung der infektiösen Colienteritis machen: Die Infektion erfolgt mit der Aufnahme eines erkrankten Kindes auf die Säuglingsstation, das in der Regel die Erreger sowohl mit dem Stuhl als auch gelegentlich über den oberen Respirationstrakt in Massen an die Umgebung abgibt. Innerhalb kurzer Zeit kommt es zu einer Verseuchung des Krankenzimmers, in dem sich die Erreger praktisch an allen Gegenständen nachweisen lassen. Schließlich erlangt die Verseuchung der unmittelbaren Umgebung einen solchen Grad, daß die Infektion anderer Säuglinge auch bei sorgfältigster Pflege nicht mehr vermieden werden kann, denn sie haben reichlich Gelegenheit mit den Erregern in Berührung zu kommen, z. B. beim Fertigmachen auf gemeinsamem Wickeltisch oder bei gemeinsamer Benutzung der Badewannen, schließlich auch durch den Luftstaub. Durch Zwischenträger (Personen), Reinigungsgeräte oder mit dem Staub wird die Infektion in andere Zimmer verschleppt. Auf dem Höhepunkt der Durchseuchung kann nur noch die Schließung der Abteilung für Neuaufnahmen, Ausbrennenlassen der Epidemie sowie gründliche Schlußdesinfektion diese zum Erlöschen bringen. Erfolgt dies nicht, so können oft nach Ablauf von Wochen immer wieder einzelne Erkrankungsfälle auftreten, die dann unter Umständen zu neuen Epidemien Anlaß geben. Von RUBBO [2] ist jüngst eine schematische Aufstellung aller hier genannten Infektionswege auf der Säuglingsstation gegeben worden, die in gleicher Weise für die Übertragung der pathogenen Colibakterien wie aller anderen pathogenen Darmkeime Geltung hat.

Welcher der vielfachen Infektionswege nun auch in Frage kommen möge, eine unmittelbare Voraussetzung für alle der genannten Möglichkeiten ist jedenfalls, daß bei den Säuglingen schon geringste Keimmengen zur Auslösung der Krankheit führen können. Nachdem bei den Salmonellosen diese Möglichkeit als erwiesen angesehen werden kann (HORMAECHE, PELUFFO und ALEPPO), steht einer gleichartigen Annahme bei den Colienteritiden nichts im Wege.

d) Prophylaxe.

Die sich aus der Epidemiologie der Colienteritiden ergebenden prophylaktischen Konsequenzen gelten zugleich auch bei der Bekämpfung von epidemischen Enteritiden anderer Genese. Denn die Forderungen, die zur Verhütung der inf. Colienteritiden zu stellen sind, müssen so streng sein, daß wohl jede andere Darminfektion durch dieselben Maßnahmen bekämpft werden kann. Die epidemiologischen Feststellungen bei der inf. Colienteritis und ihre Folgerungen für die Prophylaxe sind daher von grundsätzlicher Bedeutung, da sie geeignet sind, den seit Jahrzehnten als Schrecken der Säuglingsstationen bekannten Hospitalismus wirksam zu bekämpfen bzw. zu beseitigen. Darin liegt überhaupt einer der wesentlichen Fortschritte dieser ganzen Forschungsrichtung.

1. Die Expositionsprophylaxe.

Das Kernübel bei der Entstehung aller epidemischen Säuglingsenteritiden liegt in der „widernatürlichen und uniformierenden Massenpflege" (Pfaundler 1924 [2]) und der damit vermehrten Exposition gegenüber infektiösen Erkrankungen. Ist erst einmal eine Enteritisepidemie ausgebrochen, so sind alle Maßnahmen — sofern nicht eine offensichtliche Infektionsquelle bekannt ist — zu ihrer Beendigung zwecklos. Hierin sind sich fast alle Autoren einig. Die einzige Möglichkeit, die sicher wirksam ist, besteht in der völligen Schließung und Desinfektion einer befallenen Abteilung (Shields, Foster, Selander, Greenberg und Wronker, Anderson und Nelson, Brehme und Panos). Einige Autoren (Forbes und Olsen, High, Anderson und Nelson, Cron, Shutter und Lahmann) verlangen sogar darüber hinaus eine völlige Renovierung der betreffenden Station. Dies gilt — wie erwähnt — vor allem auch für die infektiöse Colienteritis.

Eine Reihe von Maßnahmen haben sich jedoch als wirksam erwiesen, das Auftreten von Epidemien größeren Ausmaßes zu verhindern bzw. die Kontaktinfektionen auf ein Mindestmaß einzuschränken. Sie gehören teilweise wohl auch heute schon zum Rüstzeug einer modernen, hygienisch einwandfrei geführten Säuglingsstation, teilweise stellen sie aber neuartige Konsequenzen dar, die sich aus der Epidemiologie der Coliinfektionen ergeben. Selbstverständlich sollte die Behandlung der Flaschennahrungen der Säuglinge einwandfrei sein. Hierunter ist nicht nur eine einwandfreie Sterilisation in der Milchküche, sondern auch die Vermeidung neuer Verunreinigungen auf den Stationen selbst zu verstehen (Bessau). Gerade hier bestehen noch mannigfache Verunreinigungsmöglichkeiten, die um so gefährlicher sind, als ja dort die pathogenen Colikeime in sehr großer Zahl vorhanden sein können. Die Flaschen müssen geöffnet werden, um die Sauger überzuziehen; sie werden in nicht sterilen Sammelgefäßen aufbewahrt usw. Eine besondere Gefahr liegt auch in den Saugern selbst, die gewöhnlich in den Krankenzimmern in Glasgefäßen u. dgl. aufbewahrt werden. Lembcke u. a. beobachteten z. B. eine Enteritisepidemie unter Neugeborenen, die durch verunreinigte Sauger hervorgerufen war. Diese waren auch noch nach den üblichen Reinigungsmethoden bakteriell verunreinigt. Wir haben bei einer entsprechenden Untersuchung in der Heidelberger Klinik recht häufig eine Verunreinigung der Saugeroberfläche mit Colibakterien feststellen können, wenn auch keine Dyspepsiecolibakterien nachgewiesen werden konnten. (Siehe auch die gleichartigen Beobachtungen von Laurell, Magnusson u. a.) Die Möglichkeit der Verunreinigung mit Dyspepsiecolibakterien ist aber grundsätzlich gegeben, sobald hierzu infolge großer Keimmengen in der Umgebung und in der Luft Gelegenheit gegeben ist. Man muß daher eine jedesmalige Sterilisierung der Sauger vor der Nahrung verlangen. Noch besser und sicherer zur Gewinnung einer einwandfreien Flaschennahrung scheint uns der Weg der neuerdings häufig vorgeschlagenen „Terminal Sterilisation" („Terminal Heating") der gesamten trinkfertigen Nahrung für einen Tag (Wright [1], Shields) zu sein. Diese Methode wurde nach den Vorarbeiten von Rourke, Smith, Finley, Wright und Louder sowie anderen Autoren 1949 von der American Hospital Association bekanntgegeben und gesetzmäßig durch die New Yorker Gesundheitsbehörden in Säuglingsanstalten und Krankenhäusern eingeführt. Die Nahrung wird mit einer sauberen, aber nicht unbedingt aseptischen Technik hergestellt, in saubere, aber nicht notwendigerweise sterilisierte Flaschen eingefüllt. Die Sauger werden in USA durch Kunststoffkappen mit Bajonettverschluß an den Flaschen befestigt, und zwar so, daß auch die Außenfläche der Sauger vor Berührung und Luft-keimen geschützt wird. Darnach werden alle Flaschen 25—30 min bei 100° C im strömenden Dampf oder im Wasserbad behandelt. Statt dessen kann die Nahrung auch für 10 min auf 110° C erhitzt werden. Es werden dabei mit Sicher-heit alle pathogenen Keime, jedoch nicht alle hitzeresistenten Sporen entfernt. Deswegen ist es notwendig, die Nahrung im Eisschrank aufzubewahren. Der absolute Keimgehalt soll 100/cm³ nicht übersteigen. Die Methode hat gegenüber der von Cumming vorgeschlagenen aseptischen Technik der Nahrungsherstellung den Vorzug der größeren Einfachheit. Sie wird in den USA auch schon in den Privathaushaltungen durchgeführt und dürfte für jede Säuglingsanstalt ein leicht erreichbares Ziel darstellen. (Einzelheiten siehe bei J. Wright [1].)

Die gleiche Aufmerksamkeit muß auch der *abgepumpten Frauenmilch* gewidmet werden. Kirby u. a. haben eindrucksvoll gezeigt, daß die Kinder, die abgepumpte Frauenmilch erhielten, sehr viel häufiger mit Dyspepsiecolibakterien infiziert wurden, als die Kinder an der Brust. Dies kann in einer erhöhten Exposition seine Ursache haben. Zweckmäßig erscheint es daher, hier das gleiche Verfahren wie bei der künstlichen Ernährung anzuwenden. Es ist unwahrscheinlich, daß durch eine Hitzebehandlung die Frauenmilch sehr viel von ihrem ursprünglichen Wert in der Aufzucht, besonders von Frühgeborenen verlieren soll (M. E. Kayser). Dies wurde allerdings von Catel [2] bestritten[1]. Daher dienen neuere Konser-vierungsversuche dazu, die Frauenmilch auch in rohem Zustand keimarm und zumindest frei von Colibakterien zu halten. Pötschke sowie Linneweh [2] und Bindewald verwenden hierzu das Streptomycin, Ocklitz und Schmidt [1] das Aureomycin. Roos und Kindler konservieren die Frauenmilch mit Citronen-säure, ein Verfahren, das früher bereits von Adam [3] vorgeschlagen wurde. Recht brauchbar scheint auch das Verfahren von Ritschel zu sein, der eine Pasteuri-sierung der Frauenmilch für 30 min bei 65° C vorschlägt, wobei die Frauenmilch nicht nennenswert denaturiert werden soll und in ihrem klinischen Gebrauch der gekochten Frauenmilch überlegen sei. Nach W. Sauer allerdings reicht auch 75 min Pasteurisieren bei 75—80° C nicht aus, die Colibakterien restlos abzu-töten, weswegen er 5 min Kochen bei 100° C vorschlägt. Welches Verfahren man nun auch wählen mag, grundsätzlich muß man nach den Erfahrungen von Coli-infektionen nach der Verabreichung von abgepumpter Frauenmilch für diese Nah-rung dieselben hygienischen Anforderungen stellen, wie für die künstliche Flaschen-nahrung. Eine geringe Werteinbuße z. B. durch Kochen scheint uns von minderer Bedeutung zu sein als die Gefahr einer Verunreinigung mit pathogenen Colibakterien.

Was über die Milchnahrungen gesagt wurde, gilt in gleicher Weise auch für die Verab-reichung roher Obst- und Gemüsesäfte, die häufig, wenn es sich nicht gerade um saure Säfte handelt, mit Bakterien aller Art, auch Colibakterien, verunreinigt sind (Honerla und Adam). Zur Vermeidung dieser Infektionsquelle wurden von Honerla und Adam die folgenden praktischen Vorschläge gemacht: Verwendung von Citronen- oder Apfelsinensaft. Gemüse und Fruchtsäfte nicht saurer Natur werden auf 10 min ins kochende Wasserbad gebracht. Leider können bei diesem Verfahren wichtige Vitamine, wie das Vit. C, zerstört werden. Es wird daher in der Heidelberger Klinik ein sog. Dampfentsafter der Firma Wagner-Winke in Eßlingen verwendet, der einen praktisch keimfreien Gemüse- oder Obstsaft mit nur un-wesentlicher Einbuße an Vitamin C liefert.

Die Infektionsprophylaxe auf der Säuglingsstation selbst muß zunächst in einer einwandfreien Pflegetechnik bestehen, die allen Anforderungen der modernen

---

[1] Nach Söderhjelm soll die Erhitzung der Frauenmilch keinen Einfluß auf die Fett-absorption bei Frühgeborenen ausüben.

Hygiene gerecht wird. Eine besondere Belehrung und Erziehung der Schwestern und des sonstigen Pflegepersonals ist hierzu erforderlich. So konnten wiederholt an den Händen der Schwestern Dyspepsiecolibakterien nachgewiesen werden (OCKLITZ und SCHMIDT [2], ROGERS), auch nach sog. Händedesinfektion. Man lege daher besonderen Wert auf eine richtige Technik der Händedesinfektion, wobei beachtet werden muß, daß auch die sog. Desinfektionslösungen, selbst bei richtiger Konzentration, noch lebende Colibakterien enthalten können (GEIGER und SAPPINGTON, OCKLITZ und SCHMIDT [2]). Von DUPONT [3] wird neuerdings eine quaternäre Ammoniumbase, sog. „Rodalon", als Desinfektionsmittel vorgeschlagen, das besonders bei Dyspepsiecolibakterien wirksam sein soll. Wir selbst prüften mehrere Desinfektionsmittel auf ihre Wirksamkeit: Oxycyanat, Baktol, Lysol, Cephirol, Laudamon. Das Laudamon (ebenfalls eine quaternäre Ammoniumbase) war gegen Dyspepsie- und Normalcolibakterien völlig unwirksam (3%ige Lösung bei 10 min Einwirkungsdauer). Das Baktol zeigte bei E. coli 111:B4:H2 bei 5 min Einwirkungsdauer noch Wachstum. Alle übrigen Mittel waren auch in 1%iger Konzentration und 5 min Einwirkungsdauer noch voll wirksam. In Anbetracht der Tatsache jedoch, daß eine genügend wirksame Händedesinfektion zeitlich nicht immer ausreichend lange durchgeführt werden kann, empfiehlt sich wohl in jedem Falle eine gründliche Waschung mit Bürste und Seife, entweder zusätzlich zur Desinfektion oder für sich allein. OCKLITZ und SCHMIDT [2] fanden jedenfalls, daß diese wirksamer sei, als die Waschung mit Desinfektionslösung.

Als Grundforderung sollte weiterhin gelten, daß jeder Gegenstand, der mit dem Munde des Kindes in Berührung kommt (Sauger, Spatel, Schnuller, Löffel usw.) absolut steril ist (McCLELLAND). In diesen Dingen weicht die Technik der Prophylaxe der Coliinfektionen in keiner Weise von dem ab, was schon immer das Ziel einer guten Führung von Säuglingsstationen gewesen ist. Darüber hinaus ergeben sich einige weitere Gesichtspunkte, die als neuartig, wenn z. T. auch schon von einigen früheren Autoren erkannt und vorgeschlagen, angesehen werden müssen. Grundsätzlich sollte angestrebt werden, daß jeder Fall von Dyspepsie, der zur Aufnahme kommt, bis zur Feststellung des bakteriologischen Stuhlbefundes erst einmal in einem besonderen Zimmer unter besonders strenger Quarantäne isoliert wird, um die Einschleppung von Darminfektionen, die ja rein klinisch nicht erkannt werden können, zu vermeiden (SHIELDS, HALLOCK und PANOS). Besondere Aufmerksamkeit erheischen die Gegenstände in den Krankenzimmern, die bei mehreren Säuglingen Gebrauch finden. Dies gilt vor allem für die gemeinsame Benutzung von Badewannen, Wickeltischen u. dgl. die wichtige Infektionsvermittler sein können (McCLURE, HALLOCK, BREHME). HALLOCK, der seine Erfahrungen bei der epidemischen Neugeborenendiarrhoe sammelte, verlangte direkt eine Abschaffung gemeinsamer Wickeltische und Badewannen. Bei der Infektion mit E. coli 111:B4 konnten BRAUN und HENCKEL [1] die Übertragung der Infektion von einem Zimmer in das andere über den Weg eines gemeinsam benutzten Wickeltisches wahrscheinlich machen. KREPLER und ZISCHKA fanden selbst nach Lysolabwaschungen einer Wickeltischauflage noch pathogene Colikeime. Wo also die gemeinsame Benutzung derartiger Gegenstände noch nicht abgeschafft werden kann, ist eine besonders strenge Desinfektion zu verlangen. Das hier Gesagte gilt natürlich sinngemäß auch für zahlreiche andere Gegenstände in den Krankenzimmern, wie Bürsten, Kämme, Salben, Puderdosen, Fieberthermometer u. a., an denen pathogene Colibakterien nachgewiesen werden konnten. Jedes Kind muß daher von den genannten Gegenständen seine eigenen haben und auch diese müssen einer ständigen Säuberung und Desinfektion, soweit als möglich, unterworfen werden.

Neben der Pflegetechnik spielt auch die Art der *Reinigung und Grobdesin-fektion* einer Säuglingsstation eine wesentliche Rolle. Die Abwaschungen der Fußböden, Wände u. dgl. mit desinfizierenden Lösungen wie Lysol haben sich bei der Infektionsbekämpfung als nicht ausreichend wirksam erwiesen. Tatsächlich konnten sowohl von ROGERS als auch von KREPLER und ZISCHKA auch nach Lysolabwaschungen noch pathogene Colibakterien nachgewiesen werden. Ob sich die von ADAM neuerdings benutzten Formalin-Seifenabwaschungen des Fuß-bodens bewähren, muß erst noch abgewartet werden. Eine große Bedeutung in der Weiterverbreitung der Infektion kommt der Staubentwicklung zu, soweit sie beim Fertigmachen der Kinder oder beim Reinigen der Zimmer und Flure ent-steht. Eine Ölbehandlung des Fußbodens zur Vermeidung des Bodenstaubes hat sich bisher nicht bewährt (ROGERS). Dies ist auch für die Übertragung von Streptokokkenerkrankungen schon früher von LAURELL [1] festgestellt worden. Besser ist es daher, die Fußböden feucht aufzuwischen. Nach ROGERS sollten die Besen ganz von der Säuglingsstation verschwinden. Er empfiehlt statt dessen eine besondere Art von Staubsaugern vom Zylinder-Vacuumtyp, da die Staub-sauger mit Beutel häufig beim Auswechseln der Beutel an der Oberfläche mit Dyspepsiecoli-haltigem Staub verunreinigt werden können. Damit werden diese Keime gerade wieder in die Station neu eingeschleppt. Ganz besonders wichtig ist auch die richtige Abfuhr und Desinfektion der Säuglingswäsche, die in gut desinfizierbaren Kübeln, für jedes Zimmer getrennt, gesammelt und wie Wäsche einer richtigen Infektionsstation behandelt werden sollte. DUPONT und ESKE-LUND haben eine Methode zur Imprägnierung von Wäsche, besonders Windeln, mit „Rodalon" (S. 149) ausgearbeitet, die besonders gegen Dyspepsiecoli 55 wirk-sam sein soll. KREPLER und ZISCHKA schlagen eine Formalindesinfektion der Windelkübel nach Gebrauch vor. Da sich nach OCKLITZ und SCHMIDT [2] die Schwestern besonders an den Griffen der Windeleimer immer wieder die Hände infizieren, benutzen sie solche mit Fußbedienung.

Zu den geschilderten Maßnahmen kommt als wichtige Ergänzung die *laufende bakteriologische Kontrolle einer Säuglingsstation*, die Bakterienausscheider heraus-finden soll und die richtige Ausführung aller Pflegemaßnahmen überprüft. In der Heidelberger Klinik wird zur Zeit jeder neu aufgenommene Säugling auf Dys-pepsiecolibakterien untersucht. Bei Auftreten eines Erkrankungsfalles oder auch eines positiven Stuhlbefundes ohne Erkrankung werden sämtliche anderen Kinder in dem gleichen Zimmer untersucht, um weitere Bakterienausscheider aufzudecken. Jeder erkrankte oder nicht erkrankte Bakterienausscheider wird antibiotisch behandelt und der bakteriologische Erfolg durch dreimalige, in Abständen von wenigen Tagen durchgeführte Stuhluntersuchungen kontrolliert. Eine prophylaktische Behandlung aller Kinder einer verseuchten Station mit Antibioticis hat leider auf die Ausbreitung der Infektion keinen Einfluß, wovon sich ROGERS überzeugen konnte. Grundsätzlich sollte man Verlegungen kranker Kinder zwecks Isolierung vermeiden. Dies scheint zunächst im Widerspruch zu dem Vorhergesagten zu stehen. Aber durch die dauernden Verlegungen erkrank-ter Kinder in andere Zimmer wird die Ausbreitung der Infektion begünstigt. Das befallene Zimmer ist ja nach den Untersuchungen von ROGERS innerhalb ganz kurzer Zeit (18 Std.) von den Erregern vollkommen durchseucht, so daß auch durch die Entfernung des erkrankten Kindes die anderen Kinder vor der Infektion nicht geschützt werden können. Es sollten daher, wie bereits gefordert, nur die Neuaufnahmen isoliert werden. Bei Auftreten eines Erkrankungsfalles in einem Krankenzimmer wird am besten so wenig wie möglich an der Situation geändert. Das betreffende Zimmer wird in toto unter Quarantäne gehalten und von einer eigenen Schwester versorgt. Die anderen noch nicht erkrankten Kinder in diesem

Zimmer zu belassen, kann man heute ruhig verantworten, da wir ja mit Hilfe der antibiotischen Therapie ein sicher wirkendes Mittel in der Hand haben, die Erkrankung in ihrem Beginn, vielfach ohne Änderung der Nahrung, zu heilen.

Alle die beschriebenen Maßnahmen können bei richtiger Ausführung zwar die Übertragungsmöglichkeit stark einschränken, aber nicht ganz verhindern, was bereits ausführlich begründet wurde. Die Erkenntnisse epidemiologischer Art, die bisher bei den inf. Colienteritiden gewonnen wurden, verlangen in Zukunft im Hinblick auf die große Häufigkeit dieser Infektion besondere Aufwände. Dies betrifft vor allen Dingen den Neubau von Säuglingsstationen. Säuglingssäle u. dgl., wie sie früher üblich waren, entsprechen nicht mehr unseren heutigen Kenntnissen. Geeigneter sind bereits die modernen Boxensysteme, aber auch sie genügen nicht allen Anforderungen, da die Übertragung von Zimmer zu Zimmer nicht vermieden werden kann. Von LAURELL, MAGNUSSON u. a. ist der Stationsplan eines Stockholmer Kinderkrankenhauses wiedergegeben worden, der durch eigene Luftschleusen in jedem Zimmer die Verbreitung der sog. „airborn infection" verhindern soll. Außerdem sind Isolierungszimmer mit eigenem Eingang vorhanden, die eine verläßliche Quarantäne der Neuaufnahmen ermöglichen. Neben diesen Dingen wäre anzustreben, daß möglichst wenig Kinder (2) in einer Box liegen. Zu jeder dieser Boxen sollten eigene komplette Pflegeeinrichtungen vorhanden sein, eine Bauweise, wie sie von ADAM zur Zeit versucht wird. Die Zukunft wird zeigen, ob es gelingt, mit derartigen baulichen Verbesserungen die Infektionshäufigkeit auf den Säuglingsstationen herabzusetzen. Das Prinzip jeder Bauweise wird jedenfalls darin bestehen müssen, die Kinder möglichst weit auseinander zu legen und in möglichst geringer Zahl zusammenzufassen, da jede Massierung die Gefahr von Epidemien heraufbeschwört. Neben Vermeidung der Darminfektionen wird sich auch eine Verringerung der nicht weniger gefährlichen Infekte des Respirationstraktes ergeben.

Es lassen sich aber noch zwei weitere Konsequenzen ziehen, die leider bis jetzt noch nicht in den Bereich der allgemeinen Möglichkeiten gerückt sind. Die eine wäre die völlig aseptische Betreuung der Säuglinge im Sinne der Pflegetechnik von DICK (L. W. SAUER). Es handelt sich hierbei um ein Vorgehen wie im Operationssaal: Sterile Nahrung, sterile Pflegemäntel, Gummihandschuhe usw., besondere Bauart der Zimmer. Auf 12 Kinder werden 6 Schwestern verlangt. Die sog. Anstaltsdurchfälle sollen hierdurch ganz vermeidbar sein. „Die Nahrung zu sterilisieren und kein aseptischer Pflegeaufwand, ist wie ein Operationssaal, in dem nur die Instrumente sterilisiert werden" (L. W. SAUER). Auch andere Autoren wie BEST, MCCLELLAND verlangen eine Pflegetechnik in chirurgisch-aseptischem Sinne. Von FELSEN wird sogar die Anstellung eigener Epidemiologen empfohlen. Nun werden sich derartige Methoden wohl kaum als Regelfall einführen lassen, und zwar sowohl aus finanziellen Gründen als auch, wenigstens bei uns in Deutschland, wegen des allgemeinen Mangels an geeignetem Pflegepersonal. Daher erscheint uns ein anderer, von BRENDLE gemachter Vorschlag diskutabel. Sie empfiehlt, Säuglingsstationen im alten Sinne überhaupt nicht mehr einzurichten, sondern die Säuglinge mit den älteren Kindern zusammen unterzubringen. Mit dieser Belegungsart, die von der Erfahrungstatsache ausging, daß die älteren Kinder im allgemeinen seltener an den Darminfektionen der Säuglinge erkranken, hat BRENDLE in einem kleinen Kinderkrankenhaus beste Erfahrungen gemacht und die Anstaltsdurchfälle fast vollkommen ausrotten können. Auch die gefürchteten grippalen Infekte der Säuglinge sollen weniger schwer verlaufen. Sicherlich könnten die Coliinfektionen mit einer solchen Belegungsweise vermindert werden, da sie die Massierung der Säuglinge auf engem

Raum weitgehend vermeidet. Aber es ergeben sich doch zahlreiche Bedenken gegen diese Methode und es tauchen neue Gefahren für die Kinder auf, so daß auch damit eine endgültige Lösung des Problems nicht möglich sein dürfte.

2. Die Dispositionsprophylaxe.

Die Dispositionsprophylaxe ist nicht minder wichtig als die Expositionsprophylaxe, sie kann hier aber kurz besprochen werden, da sie von den Grundsätzen einer optimalen, modernen Säuglingspflege nicht abweicht. Fast alle Autoren sind sich darüber einig, daß Frühgeborene und dystrophische Kinder besonders für die Infektion disponiert sind. Hierin kann vielleicht ein weiterer Grund gesehen werden, warum die Kinder außerhalb der Klinik wohl wesentlich seltener von der Infektion betroffen werden, da es sich draußen doch meistens um gesunde Kinder handelt, wenngleich auch die Erfahrungen der Klinik zeigen, daß auch völlig eutrophische Kinder erkranken können. Die Methoden der modernen Dystrophiebehandlung und Verhütung stellen auch die beste Dispositionsprophylaxe der Coliinfektion dar. Das gleiche gilt wohl auch von der Bekämpfung der Rachitis. Weiterhin scheint auch die *Ernährung an der Brust* einen gewissen schützenden Einfluß auszuüben (Goldschmidt [2], Kirby u. a., Craig, Stern).

Auch die *Verminderung der grippalen Infekte* auf den Säuglingsstationen spielt eine nicht unwesentliche Rolle. Einmal wird durch das Vorhandensein grippaler Infekte wahrscheinlich die Ausbreitung der Dyspepsiecolibakterien an die Umgebung sehr gefördert, da dieselben auch im oberen Respirationstrakt gefunden werden. Außerdem können wir auf Grund klinischer Erfahrungen vermuten, daß die grippalen Infekte bei dem Angehen von Darminfektionen eine wesentliche Rolle spielen. Als drittes wäre noch zu bedenken, daß die grippalen Infekte auch öfters eine Dystrophie im Gefolge haben können und auf diesem Wege den enteralen Infektionen durch Erhöhung der Disposition Vorschub leisten. So wird man also auch vor allen Dingen die grippalen Infekte vermeiden müssen, wenn man die enteralen Infektionen wirksam bekämpfen will. Diese Forderung dürfte jedoch nicht allzu schwer fallen, da dieselben Methoden, mit denen die Coliinfektionen bekämpft werden können, auch zur Bekämpfung der grippalen Infekte geeignet sind, wenn frisch erkrankte Pflegepersonen von der Pflege ausgeschlossen werden können.

Eine optimale Expositionsprophylaxe stellt daher gleichzeitig auch eine optimale Dispositionsprophylaxe dar. Wie weit die neuerdings von Adam angewandte Impfung mit Dyspepsiecolivaccinen aller zur Aufnahme kommenden Säuglinge einen prophylaktischen Wert haben, kann bis jetzt noch nicht beurteilt werden.

e) Die Beziehungen der epidemischen Neugeborenendiarrhoen und der epidemischen Säuglingsenteritiden zu der infektiösen Colienteritis.

Die zahlreichen Literaturberichte über epidemische Enteritiden bei Säuglingen aus der Zeit, als noch nicht auf pathogene Colitypen untersucht wurde, erheischen eine Sichtung und Ordnung aus verschiedenen Gründen. Einmal sind die epidemiologischen Gegebenheiten denen der Colienteritis häufig so ähnlich, daß der Gedanke naheliegt, daß viele derartige Beobachtungen Colienteritiden gewesen seien, was bei der Häufigkeit des Vorkommens pathogener Colitypen bei der Säuglingsdyspepsie nicht verwundern würde. Sicher darf man aber nun nicht erwarten, bei allen derartigen Erkrankungen pathogene Colitypen im Stuhl zu finden. Fernerhin hoffen wir auch etwas Licht in den bis in die neuere Zeit so unklaren Begriff des sog. Hospitalismus der Säuglinge zu bringen

(GRÜNHOLZ, BREHME), wenngleich auch dieser sicher einen ätiologisch und klinisch keineswegs einheitlichen Begriff umfaßt. Durch Herausstellung wichtiger älterer und moderner Beobachtungen glauben wir auch epidemiologische Gesichtspunkte über größere Zeiträume gewinnen zu können, ähnlich wie bei anderen Infektionskrankheiten, z. B. der Diphtherie, wodurch sich der Charakter der inf. Colienteritis als echter Infektionskrankheit erneut bestätigen würde.

Eine Einteilung der epidemischen Enteritiden nach klinischen oder pathologisch-anatomischen Gesichtspunkten ist, wie wir bereits ausführten, leider nicht möglich. Sie lassen sich noch nicht einmal von den Infektionen mit bekannten pathogenen Darmkeimen sicher abgrenzen (WATT und CHARLTON). Auch die von RUBBO [2] gegebene Einteilung nach der Ätiologie kann nicht befriedigen, da sie die Epidemiologie nicht berücksichtigt. KIRBY u. a. haben ein Einteilungsprinzip gegeben, das neben klinischen Besonderheiten auch die ätiologischen und epidemiologischen Daten mit in die Betrachtung einbezieht. Es enthält einige wesentliche Gesichtspunkte: 1. Epidemien durch bekannte pathogene Darmkeime. 2. Schwere Enteritisepidemien von hoher Letalität, die nur auf den Säugling, nicht aber auf den Erwachsenen übergehen; relativ typisch klinisches Bild. (Hierunter werden die Colienteritiden gerechnet.) 3. Leichtere Ausbrüche von milderer Verlaufsart, bei denen auch Erwachsene betroffen sind. 4. Eine Reihe von vorwiegend klinischen Einzelheiten gestatteten ihnen weitere Unterscheidungen, die wir jedoch nach unseren heutigen Kenntnissen nicht mehr für möglich halten. Grundsätzlich wichtig ist aber, daß KIRBY u. a. daneben den Versuch gemacht haben, nach ätiologischen *und* epidemiologischen Gesichtspunkten einzuteilen. Unserer eigenen Besprechung sei die folgende Tab. 11 zu Grunde gelegt, die die wesentlichen epidemiologischen und ätiologischen Angaben der uns zugänglichen Berichte über epidemische Säuglingsenteritiden enthält.

Zunächst einmal schien eine Unterteilung in die sog. epidemischen Neugeborenendiarrhoen und die epidemischen Enteritiden der älteren Säuglinge zweckmäßig, wenngleich auch sie weder in epidemiologischer noch in ätiologischer oder klinischer Hinsicht abgegrenzt werden können. Es bestehen aber wichtige geographische Verteilungsunterschiede sowie Unterschiede in den Ursachen hierzu, so daß eine solche Einteilung gerechtfertigt ist.

a) Betrachten wir die 40 Berichte über epidemische Neugeborenendiarrhoe, so lassen sich die folgenden Formen gut voneinander abgrenzen:

1. Die zahlenmäßig stärkste Gruppe[1] (2, 3, 4, 5, 6, 7, 8, 9, 12, 14, 17, 18, 20, 23, 24, 29, 31, 32, 37, 39), insgesamt also 20 Berichte, betreffen Epidemien von meist unbekanntem Übertragungsmodus und vielfach unbekannter Ätiologie, mit hoher Letalität und Morbidität. Die epidemiologischen Angaben, soweit vorhanden, zeigen dabei teilweise das von der infektiösen Colienteritis her bekannte Verhalten. So z. B., daß erst die Schließung der Abteilung mit anschließender Desinfektion zum Abklingen der Epidemie führte (4, 9, 18, 20, 23, 39). Andere Angaben betreffen den Nachweis des Übertragungsmodus durch infizierte Gegenstände im Krankenzimmer (2, 12, 17) oder die Übertragung durch den Luftstaub (18). Zwei Beobachtungen (7, 29) stammen aus derselben Jahreszeit, in der auch die Colienteritiden gehäuft auftreten, während von anderen Autoren irgendeine jahreszeitliche Gebundenheit nicht angegeben wird (5, 9). Wir halten es nicht für ausgeschlossen, daß viele der hierhergehörigen Epidemien durch Colibakterien verursacht waren, wobei von einzelnen Autoren (2, 17) direkt mit Colibakterien verunreinigte Gegenstände als Krankheitsüberträger wahrscheinlich gemacht werden konnten (ob allerdings die Beobachtung von WEGMANN (38) hierher gehört, ist fraglich, da sie nur Brustkinder betraf und die Korrektur einer fehlerhaften Brustwarzenbehandlung die Epidemie zum Erlöschen brachte). Daß echte Colienteritiden auch unter dem Bilde der epidemischen Neugeborenendiarrhoe auftreten können, geht aus den Berichten von TAYLOR u. a., KIRBY u. a. sowie MODICA u. a. über Infektionen mit E. coli 111:B4 hervor.

---

[1] Die in Klammern angeführten Zahlen entsprechen den lfd. Nr. in Tab. 11.

Tabelle 11. *a) Epidemische Neugeborenendiarrhoe.*

Lfd. Nr.	Autor Land Ort	Berichts-jahr	Material-bezeichnung des Autors	Zahl der Fälle	Kontagions-index	† %	Inkuba-tionszeit (Tage)	Erreger	Übertragungsmodus Infektionsquelle	Prophylaxe	Jahreszeit Bemerkungen
1	HOTZ Schweiz, Zürich	1932	Inf. Ernährgs.-störung	11	—	36	—	Staph. aureus	infizierte Wöchnerin	—	—
2	BARENBERG, LEWY u. GRAND USA	1936	Epidem. inf. Diarrhoe	32	—	—	—	unbekannt Virus?	Mit Coli verunreinigtes Fieber-thermometer	—	Morbidität unabhängig von Ernährungsweise
3	CRAIG England	1936	Akuter Darmkatarrh	41	—	—	—	unbekannt	—	—	Bei Brustkind. selten
4	RODDY, FORRESTER u. LANDOV USA	1939	Epidemie inf. Neugeb.-Diarrhoe	14	10 (Frühgeb.) 35 (reife Kind.)	0	—	unbekannt	—	Unterbringung aller Neuaufnahmen auf anderer Station	Morbidität unabhängig von Ernährungsw.
5	RICE, BEST, FRANT u. ABRAMSON USA, New York	1937	Epid. Diarrhoe	505	14	—	—	unbekannt	—	—	Keine jahreszeitl. Häufung
6	BEST USA, New York	1938	Epidem. Neugeb.-Diarrhoe	750	14,7	47,5	2—6	unbekannt	—	—	—
7	GREENBERG, WRONKER USA	1938	Epidem. Neugeb.-Diarrhoe	52	40	29	—	unbekannt	—	Alle Maßnahm. erfolglos, bis Neuaufnahmen gesperrt wurden	Januar und Februar
8	BAKER USA, New York	1939	Epidem. Neugeb.-Diarrhoe	85 (3 Epidem.)	17,5 81,0 6,0	—	—	unbekannt	—	—	—
9	FORBES u. OLSEN USA	1939	Epidem. Neugeb.-Diarrhoe	8 Epidem.	—	45	6	unbekannt	—	Völl. Schließg. d. Heimes. Ex. Pflegebedinggn.	Keine jahreszeitl. Häufung
10	FELSEN USA	1939	Inf. Neugeb.-Diarrhoe	3 Epidem.	—	—	—	teils unbek., teils Flexnerruhr Hämolyt. Streptok.	—	—	—
11	CRON, SHUTTER u. LAHMANN	1940	Epidem. Neugeb.-Diarrhoe	22	56	82	—	unbekannt	unbekannt	Schließg. und Renovierung d. Abteilung	Sept. 38 Brustkinder seltener erkrankt
12	LEMBCKE USA, New York	1941	Epidem. Neugeb.-Diarrhoe	139	36,5	4,2	—	unbekannt	Ungenügende Saugersterilisg.	Beseitigen der schlecht. Verh.	—

Nr.	Autor / Ort	Jahr	Art	Zahl				Erreger	Infektionsquelle	Maßnahmen	Bemerkungen
13	CROWLEY, FULTON, DOWNIE u. WILSON, England	1941	Epidem. Neugeb.-Diarrhoe	—	—	—	—	—	—	—	—
14	LYON u. FOLSOM USA	1941	Epidem. Neugeb.-Diarrhoe	3 Epidem.	—	33,0	—	unbekannt	—	—	Epidem. gleichzeitig m. Influenzaausbruch
15	FELSEN u. WOLARSKY USA	1942	Epidem. Neugeb.-Diarrhoe	—	—	—	—	Staphylokokken	—	—	—
16	SAKULA USA	1943	Ausbruch von Gastroenteritis	—	—	—	—	Staphylokokken	—	—	—
17	McCLURE Kanada	1943	Epidem. Neugeb.-Diarrhoe	4 Epidem.	—	—	—	Staphylokokken Hämolyt. Colibakt.	Schlechte Pflege. Baden in 1 Badewanne	Gemeinsame Badewannen u. Wickeltische abschaffen!	—
18	SELANDER Schweden	1944	Epidem. Neugeb.-Diarrhoe	—	10—30	30—60	6	unbekannt Virus?	unbekannt aerogene Infektion	Schließung der d. Anstalt für einige Zeit	—
			Selbst beob.:	9	82	46	—				
19	GEIGER u. SAPPINGTON USA	1944	Epidem. Neugeb.-Diarrhoe	—	—	—	—	—	—	—	—
20	ANDERSON u. NELSON USA Philadelphia	1944	Epidem. Neugeb.-Diarrhoe	28	37	3,6	3—4	Paracolibakterien?	unbekannt	Ende d. Epid. bei Stoppen d. Neuaufnahmen	—
			48 Statistiken aus USA	2985	—	43	—				
21	CAMPBELL Australien	1945	Epidem. Neugeb.-Diarrhoe	54 (3 Ausbrüche)	—	24	—	unbekannt	„Airborne infection"	—	Gleichzeitig unt. Erw.-Bevölk. Gastroenteritis Auch Erwachs. erkrankt
22	ENSIGN u. HUNTER USA	1946	Epidem. Neugeb.-Diarrhoe	24	8,6	37,5	6	Ps. aeruginosa?	Ein Erwachs., durch den die Milch verunreinigt wurde unbekannt	Abstellen des Mißverhältniss.	September (44)
23	HIGH, ANDERSON u. NELSON USA	1946	Epidem. Neugeb.-Diarrhoe	63	18,2	23,5	—	—	—	Schließung und Desinfektion der Abteilung	—
24	RUBENSTEIN u. FOLEY USA Massachusetts	1947	Epidem. Neugeb.-Diarrhoe	—	—	—	—	—	Verunreinigte Sauger und Nahrung	—	Ältere Kinder auch bei Kontakt nicht erkrankt
25	CLIFFORD USA, Boston	1947	Epidem. Neugeb.-Diarrhoe	—	—	—	—	Ps. aeruginosa	Verunreinigte Milch	—	Ausgang von erkrankten Müttern und Schwestern

Tabelle 11. (Fortsetzung.)

Lfd. Nr.	Autor Land Ort	Berichts-jahr	Material-bezeichnung des Autors	Zahl der Fälle	Kon-tagions-index	† %	Inkuba-tionszeit (Tage)	Erreger	Übertragungsmodus Infektionsquelle	Prophylaxe	Jahreszeit Bemerkungen
26	Meiklejohn USA, Californ.	1947	Epidem. Neugeb.-Diarrhoe	256	—	—	—	Virus	—	—	—
27	Swentker USA, Cincinnati	1947	Epidem. Neugeb.-Diarrhoe	—	—	—	—	Virus	—	—	—
28	Mayes USA, New York	1947	Epidem. Neugeb.-Diarrhoe	17	—	53	—	Staphylokokken ?	Ursache: Vermehrter Gebrauch der Vaginalantiseptica unter der Geburt?	—	März (1946)
29	Chastrusse Frankreich	1947	Epidem. Neugeb.-Diarrhoe	22	—	40	—	unbekannt	unbekannt	—	Frühjahr!
30	Gostof, Gallia u. Svabenska Ungarn	1949	Epidem. Neugeb.-Diarrhoe	3 Epidem.	—	—	—	unbekannt Virus ?	Gleichzeitig Herpes bei den Müttern	—	—
31	Brehme Deutschland	1947	Epid. Massensterben unter Neugeborenen Neugeb.-Diarrh.	129	—	32	—	unbekannt Virus ?	unbekannt	Zulassung von Säuglingsheimen nur in Notzeiten!	—
32	Mitchell u. a. USA	1948	Epidem. Neugeb.-Diarrhoe	1 Epidem.	—	—	—	unbekannt	—	—	—
33	Abramson u. Fuerst USA	1948	Epidem. Neugeb.-Diarrhoe	1 Epidem.	—	—	—	—	Ausgangsquelle erkrankt. Mutt.	—	Auch Personal u. a. Mütter erkrankt
34	Foster USA	1949	Epidem. Neugeb.-Diarrhoe	35	—	22,4	6 (2-22)	B. dispar	unbekannt	Nach Schließg. der Abtlg. Erlösch. d. Epid.	13 Kinder nach Entlassung zu Hause erkrankt
35	Robert Schweiz	1950	Epidem. Neugeb.-Diarrhoe	5	—	20	5	Proteus mirabilis	Übertragung aus benachb. Säuglingssaal Verunreinigte Flaschennahrg.	Einwandfreie, asept. Zubereit. der Nahrung	—
36	Cumming USA	1949	Epidem. Neugeb.-Diarrhoe	128	—	—	2	unbekannt	unbekannt	—	Gleichzeitig in d. Stadt 10000 Erw. erkrankt.
37	Vignec u. a. USA	1950	Epidem. Neugeb.-Diarrhoe	33	44	12,1	4—5	unbekannt	unbekannt	—	Auch Säugl. üb. 4 Woch. erkr.
38	Wegman USA	1951	Epidem. Neugeb.-Diarrhoe	30	8,7	0	—	unbekannt Staphylokokken ?	Abwaschen d. Brustwarzen mit verunrein. Borwass.tupf.	—	Nur Brustkind. betroffen
39	Hallock USA	1951	Epidem. Neugeb.-Diarrhoe	—	—	—	6	unbekannt	Auch bei sehr guter Pflege Entst. v. Epid.	Strenge Isolrg.! Zeitw. Schließ. der Abteilung	—
40	Scott, Brown u. Kessler, USA	1952	Epidem. Neugeb.-Diarrhoe	53	23	39	4,6	möglicherw. Salmonellen	Schwester war Salmonellenausscheiderin	—	Aug. u. Nov.

Tabelle 11. b) Epidemische Säuglingsenteritis.

Lfd. Nr.	Autor Land Ort	Berichtsjahr	Materialbezeichnung des Autors	Zahl der Fälle	Kontagionsindex	† %	Inkubationszeit (Tage)	Erreger	Übertragungsmodus Infektionsquelle	Prophylaxe	Jahreszeit Bemerkungen
41	Fothergill USA	1929	„Sommerdiarrhoe"	104	—	—	—	Paracolibak. (Serol. nicht einheitlich) Paracolibakterien	—	—	—
42	Hassmann u. Herzmann Österreich, Wien	1934	Enterale Säugl.-Erkrankungen (eine Epidemie)	—	—	—	—	—	—	—	—
43	Küpper Deutschland	1935	Gehäufte Toxikosen. „Grippetoxikosen"	—	—	—	—	Grippevirus?	Kinder, die aus ein. Kinderheim aufgenommen wurden	—	Gehäuftes Auftreten von Jan. bis April
44	Greenthal Deutschland	1936	Epidemic vomiting and diarrhea	—	—	—	—	unbekannt	—	—	Auftreten vorwiegend im Frühjahr!
45	v. Canon USA	1937	Epidem. Gastrointestin. Intoxikation	—	—	—	—	unbekannt	—	—	Häufung im Frühjahr
46	Duken, Bonell Deutschl., Heidelb.	1939	„Enterale Grippe"	über 100	—	55	—	unbekannt Grippevirus?	Erkrankte Sgl. aus einem Heim	—	Dez. bis Jan.
47	Brenner u. Harpe Deutschland	1940	„Gelbe Stühle"	30	—	83	—	unbekannt	—	—	Meist. Flaschenkinder
48	Konsek Deutschland	1941	schwere inf. Ernähr.störgn.	35	—	31,5	—	B. proteus	unbekannt	—	Keine jahreszeitl. Häufung
49	Göbell Deutschland	1941	Inf. Durchfälle bei Säuglingen	—	—	—	—	unklar B. Proteus?	Kontakt- und Schmierinfekt. Proteus i. Luftstaub!	—	Winter 39—40 u. 40—41. Im Mai Abklingen der Epidemie
50	Weidenmüller Deutschland	1941	Endemische Mag.-Darm-Inf.	—	.	—	—	Pyoceaneus?	—	—	Vorwieg. in den Wintermonaten
51	Willi Schweiz	1944	Bösart. Sglgs.-Enteritis im 1. Trimenon	—	—	—	—	unbekannt	Hausinfektion.	Trotz sorgfält. Prophylaxe Ep. nicht vermeidb.	Vorwieg. Dez. und Januar
52	Kleinschmidt Deutschl., Götting.	1947	Durchfallsepid. bei Säuglingen	97	—	37	—	unbekannt Virus?	—	—	Auch Erw. häufig betroffen
53	Wunderwald	1946	Krankheitsbild der „gelben Stühle"	8	—	—	4—8	unbekannt „wildgewordene Coli"?	—	—	—
54	Stern England	1947	Epidem. Enter. bei Säuglingen	3 Epidem.	—	—	—	—	—	—	Brustkinder nicht erkrankt Juli-Dezember
55	Cook u. Marmion England	1947	Gastroenteritisausbruch	—	32,5	—	2—3	unbekannt Virus?	unbekannt Unmittelbarer Kontakt?	—	Auch Erw. erkr.

Tabelle 11. (Fortsetzung.)

Lfd. Nr.	Autor Land Ort	Berichts- jahr	Material- bezeichnung des Autors	Zahl der Fälle	Kon- tagions- index	† %	Inkuba- tionszeit (Tage)	Erreger	Übertragungsmodus Infektionsquelle	Prophylaxe	Jahreszeit Bemerkungen
56	Biering-Sørensen u. a. Dänemark	1947	Maligne epid. Gastroenteritis bei Säuglingen	etwa 200	—	50	—	unbekannt Virus ?	—	—	—
57	Andersen	1947	Epid. maligne Gastroenteritis bei Säuglingen	650	—	38,2	5—10	Virus ?	Übertragung durch die Luft	—	—
58	Goeters Deutschland	1947	Infekt. Enterit. „Gelbe Stühle"	17	—	0	—	Colibakt. ?	unbekannt	—	Mai und Juni
59	Schimansky	1947	Inf. Gastroent.	150	—	60—70	—	unbekannt Virus ?	Übertragung v. Mensch zu Mensch	Kinder weit aus- einanderlegen! Keine Massierg.	Vorwieg. Win- termon. Auch Erw. erkrankt
60	Mores, Jadrníček u. Čoudcová Rußland	1950	Epid. Säuglgs.- Diarrhoe	40	—	50	—	unbekannt in 2 Fällen Shigellen Virus ?	—	—	—
61	Hynden England	1948	Epid. Gastro- enteritis bei Säuglingen	—	—	—	—	—	—	—	Wintermonate 1938—40
62	Jürgenssen u. Berger Österreich	1949	Inf. Entero- colitiden bei Säuglingen	41	—	93	8	unbekannt Virus ?	unbekannt	Sperrung und Desinfektion d. Abtlg. brachte Epid. z. Erlösch. Mai	März-April
63	Flormann u. Shifrin USA	1950	Ausbruch von Sgl.-Diarrhoe	5	—	20	—	Ps. aerugi- nosa	Übertragg. dch. unsaub. Hände u. Instrumente	Waschungen d. Hände in 90%- igem Alkohol	—
64	Shields USA	1950	Sgl.-Diarrhoe 2 Ausbrüche	33	—	—	—	unbekannt	Trotz exakter Pflege wahr- scheinl. Kon- taktinfektion	Strenge Iso- lierung	Januar—Juni
65	Rubenstein u. Britten USA	1951	Epid. Diarrhoe bei Säuglingen	48	—	29	2 (1-21)	unbekannt	Infektion ging von 2 Kindern aus, die mit dem Schiff aus Europa kamen!	Ausgangspunkt war eine Entl.- Epid. unter Erw. Auch ält. Kinder erkrankt	Häufung: Januar—April
66	Nassau Israel	1951	Tox. Gastro- enteritiden	—	—	—	—	Proteus ? Paracoli- bakterien ? Virus ?	—	—	Seit März 1949 beobachtet
67	Schmid Deutschland	1951	„Neuartige Sgls.-Enterit."	—	—	—	—	Virus ?	—	—	—

2. Eine kleinere Gruppe betrifft solche Epidemien, bei denen gleichzeitig auch Erwachsene erkrankten, bzw. bei denen die Epidemien unter den Neugeborenen nachweislich von erwachsenen Personen ihren Ausgangspunkt nahmen (21, 22, 25, 30, 33, 36). Campbell (21) sowie Cumming (36) beobachteten sogar, daß außerhalb der Klinik eine große Epidemie von Gastroenteritis bei allen Altersstufen herrschte; die Neugeborenen wurden dabei von erkrankten Müttern oder Pflegepersonen angesteckt. Solche Epidemien haben mit der inf. Colienteritis nichts zu tun, sondern sind nach der Annahme der genannten Autoren Virusinfektionen, wofür auch experimentelle Belege vorliegen (siehe später). — Die Beobachtungen von Ensign und Hunter sowie Clifford zeigen, daß auch einmal die Verunreinigung von Milch mit Ps. aeruginosa bei Erwachsenen und Kindern zu einer Enteritis führen kann.

3. Die kleinste Gruppe betrifft Beobachtungen, die trotz gewisser Ähnlichkeiten in der Berichterstattung nicht als inf. Colienteritiden aufgefaßt werden können, da andere Keime als Erreger angesehen werden müssen, wie Staphylokokken (1, 15, 16, 28, 38), hämolytische Streptokokken (11), ein Virus (26, 27), Proteus mirabilis (35), Salmonellen (40), Flexnerruhr (10) und C. dispar (34).

b) Ein in epidemiologischer Hinsicht einheitlicheres Bild scheint sich für die epidemischen Durchfallserkrankungen der Säuglinge jenseits der Neugeborenenperiode zu ergeben. Unter den 26 hier angeführten Berichten sind es 21 (41, 42, 43, 44, 45, 46, 47, 51, 53, 54, 55, 56, 57, 58, 59, 60, 61, 62, 64, 66, 67), die auf Grund der vorliegenden Angaben als infektiöse Colienteritiden aufgefaßt werden könnten: Jahreszeitliches Auftreten wie bei den Coliinfektionen (43, 44, 45, 46, 51, 59, 61, 62, 64, 66). Hohe Letalität (bei Jürgenssen und Berger bis 94%). Küpper (43) sowie Duken u. a. (46) bekamen die schweren Erkrankungsfälle aus einem Kinderheim. Trotz sorgfältigster Pflege waren Neuinfektionen nicht vermeidbar (51, 59, 62). Ob das von Brenner und Harpe zuerst beschriebene Krankheitsbild der „gelben Stühle" (eine epidemische Säuglingsenteritis von besonders schwerer Verlaufsform) in den Formenkreis der infektiösen Colienteritiden gehört, ist nicht sicher zu sagen. Von Wunderland sowie Goeters wird die ätiologische Bedeutung virulenter Colitypen auch hierbei für möglich gehalten.

Die Beobachtungen von Kleinschmidt [3] (52) sowie Rubenstein und Britten (65) zeigen, daß das Übergreifen von weitverbreiteten Enteritisepidemien unter Erwachsenen nicht nur auf Neugeborene, sondern, wie verständlich, auch auf ältere Säuglinge möglich ist. Die von Kleinschmidt hierbei beobachteten blutigen Stühle sind ein in klinischer Hinsicht von der infektiösen Colienteritis abweichendes Symptom. Schließlich betreffen noch einige Berichte Epidemien mit anderen Darmkeimen, so B. proteus (48, 49) oder Ps. aeruginosa (50, 63). Gerade mit diesen Keimen kommen offenbar ganz ähnliche epidemiologische Erscheinungsbilder zustande, wie z. B. das vorwiegende Auftreten in den Wintermonaten zeigt (49, 50). Derartige Ähnlichkeiten sind aber z. B. bei B. proteus, das auch in den Kreis der gramnegativen Darmkeime gehört, nicht verwunderlich.

Da eine Einteilung der epidemischen Enteritiden klinisch nicht möglich ist, möchten wir den Versuch machen, nach epidemiologischen Gesichtspunkten einzuteilen:

1. Infektiöse Enteritiden, hervorgerufen durch Keime von ubiquitärer Verbreitung bei Mensch und Tier und in der Umgebung derselben. Hierher gehören die Infektionen durch B. proteus oder Ps. aeruginosa, die gelegentlich bei besonders toxischen Eigenschaften der einzelnen Stämme oder bei sehr massiver Infektion (Nahrungsmittel) eine Enteritis auslösen können.

2. Infektiöse Enteritiden durch Keime, die zwar an den Menschen (bzw. an das Tier) gebunden sind, aber ihren eigentlichen Standort außerhalb des Darmkanals haben. Nur gelegentlich kommt es auf Grund von besonderen Enterotoxinen zu einer Enteritis. Hier gehören die Darminfektionen mit pathogenen Staphylokokken. Die Infektionsquellen sind bei den Säuglingen gewöhnlich eine Pflegeperson mit offenen Eiterungen (Furunkel), beim Erwachsenen vergiftete Lebensmittel (Konserven). (Die Enterotoxine sind mit Hilfe des sog. Dolmantestes oder Froschtestes nachweisbar) (s. S. 89).

3. Infektiöse Enteritiden durch Keime, die ihren Standort beim Menschen haben und an den Darmkanal gebunden sind. Hierher gehören die folgenden Gruppen:

a) Die Virusenteritiden. Die Säuglingsinfektionen sind gewissermaßen nur ein Nebenschluß, Haupterkrankungskontingent bilden die Erwachsenen, die die Infektion auf die Säuglinge übertragen, sowohl innerhalb als auch außerhalb des Krankenhauses. Von erkrankten Säuglingen ausgehend kann sich die Krankheit auf den Säuglingsstationen weiterverbreiten. Hierher gehört auch wahrscheinlich die in Dänemark beschriebene „Roskildekrankheit" (Ballowitz), sowie das in bestimmten Teilen Japans vorkommende „Ekiri" (Kawata, Kazuo, Ogasawara u. a.). Von einigen Autoren konnten bei solchen Epidemien Viren aus Stuhlfiltraten isoliert werden, die sowohl bei freiwilligen Erwachsenen (Reimann, Price und Hodges) als auch beim Kalb (Light und Hodes, Cummings, Sztanojevits und Kormos), schließlich auch bei Mäusen (Köttgen) enteritische Krankheitssymptome auslösen. Bei einer Enteritisepidemie unter Erwachsenen und Neugeborenen machte ein aus Stuhlfiltraten isoliertes Agens bestimmte Veränderungen an der Kaninchencornea (Budding, Budding und Dodd). Diese Ergebnisse konnten auch von Meiklejohn bestätigt werden, während Cummings sowie Clifford die Methoden von Budding als unbrauchbar ablehnten. Von klinischer Seite schließt Keitel auf Grund des Vorkommens von Streptococcus M. G. Agglutininen und Kälteagglutininen im Blut bei Säuglingsdyspepsien auf deren mögliche Virusnatur. Wenn auch die angegebenen Verfahren in praktischer Hinsicht noch keine Bedeutung besitzen und im einzelnen noch sehr umstritten sind, kann jedoch heute als erwiesen angesehen werden, daß es virusbedingte Säuglingsenteritiden epidemischer Natur gibt.

b) Die infektiösen Colienteritiden. Diese machen nach den vorliegenden zahlenmäßigen Feststellungen den größten Anteil der epidemischen Säuglingsenteritiden aus. Sie kommen, wie alle anderen der oben angeführten Enteritisformen, sowohl bei Neugeborenen wie bei den älteren Säuglingen vor.

c) Die Shigellosen.

4. Infektiöse Enteritiden durch Keime, die ihren eigentlichen Standort beim Tier haben und nur gelegentlich auf den Menschen übergehen. Dies sind die Infektionen durch die Enteritiskeime der Salmonellagruppe. Bei Säuglingen kommt es meist durch Kontakt mit Dauerausscheidern oder Erkrankten, beim Erwachsenen über den Weg eines vergifteten Nahrungsmittels zur Infektion.

Wir glauben, daß die gegebene Einteilung den bisherigen Kenntnissen über die epidemischen Enteritiden gut entspricht und möchten sie deshalb zur Diskussion stellen. Leider sagt sie dem Kliniker zunächst nur wenig, gibt aber doch eine gewisse Hilfe, im Einzelfalle die richtige Infektionsquelle aufzudecken.

Die Beziehungen der epidemischen Säuglingsenteritiden im allgemeinen und der inf. Colienteritiden im besonderen zu dem sog. Hospitalismus oder Hospitalschaden der älteren deutschen Literatur sind offenbar sehr eng. Zwar wird unter Hospitalismus ein ganzer Komplex der verschiedensten Krankheitserscheinungen verstanden, hier soll jedoch nur soweit die Rede davon sein, als es sich um die in Anstalten auftretenden Durchfälle, ein wesentliches Teilgebiet des Hospitalismus, handelt. Nach einer von Grünholz unlängst gegebenen Beschreibung (1950) versteht man hierunter jede deutliche Verschlechterung der Stühle nach einem erscheinungsfreien Intervall von mindestens 3 Tagen Klinikaufenthalt, sofern nicht ein Zusammenhang mit der ursprünglichen oder einer sonstigen Erkrankung ersichtlich ist. Als weitere Kriterien werden von Grünholz gefordert: Gewichtsstillstand bzw. -verlust, Temperatursteigerung oder irgendein hinzutretender Infekt, besonders dann, wenn die initialen Diarrhoen in Ausnahmefällen fehlten. Bei Wiederholung dieses Ereignisses wird von rezidivierendem Hospitalschaden gesprochen. Es fällt nicht schwer, schon rein nach diesen Angaben die Ähnlichkeit der Beschreibung mit der der inf. Colienteritis festzustellen. Man muß sich aber trotzdem darüber im klaren sein, daß auch der Hospitalismus weder in klinischer, noch in ätiologischer Hinsicht eine Einheit darstellt. Da wir aber annehmen dürfen, daß die Mehrzahl der epidemischen Enteritiden durch pathogene Colitypen hervorgerufen werden, liegt die Bedeutung dieser Keime für die Entstehung des Hospitalismus auf der Hand. Einige epidemiologische Angaben mögen dies noch veranschaulichen: „Inkubation" beim Hospitalismus nach Grünholz 9—13 Tage, nach Thomas 7 Tage. Kontagionsindex nach Grünholz 50%, Thomas 37%. Die Angaben von Grünholz sowie Thomas über Altersgrenzen, Letalität und anderes mehr entsprechen ebenfalls den von der Colienteritis her bekannten Zahlen. So kann man wohl heute sagen, daß das Gespenst des Hospitalismus der letzten Jahrzehnte durch moderne bakteriologische und möglicherweise auch virologische Untersuchungen eine Aufklärung erfahren wird. Die guten Erfahrungen der antibiotischen Therapie bei den Colienteritiden versprechen auch den sog. Hospitalismus, soweit es sich um enteritische Störungen handelt, in Zukunft zu einer harmlosen Krankheit zu machen.

Einer besonderen Besprechung bedarf noch der merkwürdige Unterschied in der Altersverteilung der epidemischen Enteritiden zwischen den USA und den europäischen Ländern. Von den in der Tab. 11 angeführten 40 Berichten über epidemische Neugeborenendiarrhoen stammen 27 aus den USA. Von den Säuglingsenteritiden nach der Neugeborenenperiode stammen nur 6 aus den USA, 20 aus Europa und 1 aus Israel. Dieser Unterschied ist so deutlich, daß er nicht zufällig bedingt sein kann. TAYLOR hat hierfür eine plausible Erklärung gegeben. Er ist nach ihrer Ansicht bedingt durch die große Anzahl von Entbindungsheimen in den USA bei einer recht kleinen Anzahl von Säuglingsheimen für ältere Säuglinge. Umgekehrt seien die Verhältnisse in England und, wie wir hinzufügen möchten, auch bei uns in Deutschland. In den USA geht die Zunahme der epidemischen Neugeborenen-Diarrhoen Hand in Hand mit der Abnahme der Entbindungen im Privathaushalt. Einige Beobachtungen zeigen dies. CLIFFORD z. B. berichtete aus Boston, daß 1935 1015 Hausentbindungen, 1945 nur 47 und 1946 nur 9 vorgenommen wurden: er versuchte die Zunahme der epidemischen Neugeborenen-Diarrhoen mit dieser Erscheinung zu erklären. Auch von PAYLING und WRIGHT sowie von FEEMSTER wurde die Ansicht vertreten, daß die zunehmende Benutzung von Entbindungsheimen in den USA zwar zu einer Verminderung der Sterblichkeit der Mütter, aber zu einer Vergrößerung der Gefahr für die Neugeborenen geführt habe. MAYES sieht ein weiteres Moment zur Vermehrung der Neugeborenen-Diarrhoen in dem wachsendem Gebrauch von Vaginalantisepticis, da es in einem von ihm beobachteten Hospital vor dem Gebrauch der Vaginalantiseptica keine epidemischen Neugeborenen-Diarrhoen gegeben habe. Durch die Vaginalantiseptica sollen die Kinder der Bakterien verlustig gehen, die sie normalerweise unter der Geburt erhalten, so daß das Meconium keine gramnegativen Bakterien enthält. Auch von FRANT und ABRAMSON [3] werden ähnliche Ansichten vertreten. In Europa, besonders in England und Deutschland, stehen die Entbindungsheime hinter der Zahl der Kinderkrankenhäuser und Säuglingsheime immer noch zurück, da die Klinikentbindung hier noch nicht die Regel darstellt und das Kind im allgemeinen auch im Falle einer Klinikentbindung nur wenige Tage bis zur Entlassung der Mutter in der Klinik bleibt. Die beschriebenen Verhältnisse sind ein neuer Hinweis dafür, welche Gefahr mit der Massierung von Säuglingen heraufbeschworen wird und daß das zentrale Problem der epidemischen Säuglingsenteritiden hierin begründet liegt. Die richtige Konsequenz aller prophylaktischen Bemühungen sollte daher in der Vermeidung der Massierung der Säuglinge bestehen, wie wir dies ausführlich auseinandersetzten.

Schließlich seien uns noch einige Betrachtungen spekulativer Art gestattet, die so etwas wie einen zeitlich verschiedenartigen Genius epidemicus der inf. Colienteritiden betreffen. Wie schon ausgeführt, spielte vor allem in der Zeit vor dem Ersten Weltkrieg der sog. Hospitalismus in den deutschsprachigen Ländern eine große Rolle. Durch die großen Erfolge auf prophylaktischem und therapeutischen Gebiete konnte jedoch Ende der zwanziger Jahre der Hospitalismus als überwunden angesehen werden (BREHME, GRÜNHOLZ). Die Berichte sind jedoch seitdem wieder häufiger geworden, zunächst in den USA, kurz vor dem Zweiten Weltkrieg auch in Europa, wobei es so aussieht, als ob nunmehr die epidemischen Enteritiden der Säuglinge eine besonders bösartige Form angenommen hätten, da die mitgeteilten Letalitätszahlen bis zum Beginn der antibiotischen Ära erschreckend hoch sind. Hierfür einige Beispiele:

In den USA nehmen die Berichte über die epidemische Neugeborenendiarrhoe seit etwa 15—20 Jahren dauernd zu, wobei die Letalität in dieser Altersstufe außerordentlich hoch ist. ANDERSON und NELSON errechneten z. B. aus 48 Statistiken in den USA eine mittlere Letalität von 43%. Die Zunahme der Neugeborenendiarrhoen läßt sich auch statistisch erweisen.

FRANT und ABRAMSON [3] teilten mit, daß die Todesfälle an Diarrhoen bei den Säuglingen von 1 Monat bis 1 Jahr von $8,6^0/_{00}$ auf $0,6^0/_{00}$, bei den Kindern unter 1 Monat von $1,2^0/_{00}$ nur auf $0,5^0/_{00}$ zurückgegangen seien. Auch von GORDON und RUBENSTEIN wird auf die starke Zunahme der Durchfälle im 1. Lebensmonat hingewiesen. Nach FEEMSTER sind 30,4% aller Todesfälle bei Säuglingen durch die Diarrhoen der Kinder unter 1 Monat bedingt. Die sog. perinatale Sterblichkeit dürfte sich auf diese Zahlen wohl kaum nennenswert auswirken, da sie hauptsächlich die ersten Lebenstage betrifft, während die epidemischen Diarrhoen entsprechend ihrer Inkubationszeit erst etwa nach 1 Woche auftreten. Außerdem haben wir gesehen, daß die Zunahme der epidemischen Enteritiden bei Neugeborenen in den USA zwanglos durch äußere Einflüsse erklärt werden kann.

Anders ist es jedoch mit alarmierenden Nachrichten, die etwa seit dem Beginn des Zweiten Weltkrieges aus Europa kommen und die Zunahme bösartiger Säuglingsenteritiden, meist epidemischer Natur, betreffen. GÖBEL [2] teilte mit, daß die Durchfallserkrankungen in Düsseldorf von 67 im Jahre 1937 auf 131 (1938), 197 (1939) und 300 (1940) zugenommen hätten. Gleichzeitig war damit ein Anstieg der Letalität von 13% (1937) auf 27% (1938), 28% (1939) und 40% (1940) zu verzeichnen. Diese Zunahme war durch das Auftreten von außergewöhnlich schweren Toxikosen, sog. „Sonderformen" bedingt, bei denen der spermatoide Geruch der Stühle besonders auffiel. Über das plötzliche Auftreten gehäufter, bösartiger Gastroenteritiden in Kopenhagen seit 1943 berichteten BIERING-SØRENSEN. Die Letalität betrug 50%. Ebenfalls aus Dänemark stammen die Beobachtungen von SCHIMANSKY (1945/46) über bösartige Gastroenteritiden mit einer Letalität von 60.—70%. Hierbei sollen auch Erwachsene häufig erkrankt sein. Aus der Schweiz konnten ähnliche Beobachtungen von WILLI (1944) und v. MEYENBURG (1946) mitgeteilt werden. Diese Angaben datieren etwa von 1939—40 an und betreffen bösartige, pathologisch-anatomisch ulceröse Enteritiden. Aus Österreich wurden sowohl von ZEDERBAUER (1946) wie von LORENZ (1947) von einem starken Anstieg der Letalität und Morbidität der Säuglingsenteritis gesprochen. Nach LORENZ soll die Letalität auf das 5fache angestiegen sein. Diese Beobachtungen nehmen 1944—45 ihren Anfang. JÜRGENSSEN und BERGER erlebten 1949 eine schwere Enteritisepidemie mit 93% Letalität in Wien. MORES u. a. (Rußland) beobachteten bis 1948 eine fallende Tendenz der Säuglingsmortalität. Diese wurde plötzlich 1948 durch einen scharfen Anstieg unterbrochen, der durch das Auftreten schwerer Enteritisepidemien in der Klinik während der Frühjahrsmonate hervorgerufen war, wobei etwa 50% aller Kinder von der Infektion betroffen wurden. MICHALIČKOVA (Tschechoslowakei) erlebte im Winter 1949/50 eine schwere, streptomycinresistente Dyspepsieart, bei der besondere Colistämme (?) eine Rolle spielten. Schließlich sind ähnliche Verhältnisse auch von NASSAU [2] in Israel (1951) beobachtet worden. In Deutschland hat zuletzt SCHMID (1951) über eine neuartige, durch besondere pathologisch-anatomische Befunde gekennzeichnete Säuglingsenteritis berichtet.

Was allen Autoren besonders aufgefallen ist, war der neuartige und ungewohnte Schweregrad sowie die Resistenz gegenüber den sonst wirksamen diätetischen Maßnahmen. Hinzu kam bei einigen Autoren (WILLI, JÜRGENSSEN und BERGER, SCHMID) auch noch die Schwere des pathologisch-anatomischen Befundes, der von dem üblichen Bild bei den akuten Ernährungsstörungen abwich. Es sind dies im großen und ganzen dieselben Feststellungen, die wir bei unserer ersten schweren Colienteritisepidemie machen konnten, wobei schon bei den ersten Fällen das Ungewöhnliche des klinischen Verlaufes und der anatomischen Befunde aufgefallen war (BRAUN und HENCKEL [1]). Man wird daher nicht fehlgehen, wenn man vermutet, daß wahrscheinlich der größere Teil der in den letzten 10 Jahren mitgeteilten Beobachtungen in Europa Coliinfektionen gewesen sind, da auch zahlreiche sonstige Einzelheiten in den einzelnen Mitteilungen denen entsprechen, die bei der inf. Colienteritis gemacht wurden. Die Zunahme der schweren Enteritisepidemien wird also nicht etwa dadurch vorgetäuscht, daß in den letzten Jahren sehr häufig auf pathogene Colibakterien untersucht wurde, diese Beobachtungen wurden vielmehr teilweise völlig unabhängig von der Entwicklung der Coliforschung gemacht. Man wird einwenden, daß sich hier der Zweite Weltkrieg unheilvoll ausgewirkt habe. Das mag auch bis zu einem gewissen Grade richtig sein, jedoch spricht auf der anderen Seite wieder gegen diese Deutung, daß die Beobachtungen teilweise schon aus der Zeit vor dem Zweiten Weltkrieg stammen (GÖBEL [2]) und daß sie auch aus den Ländern kamen, die — wie die Schweiz — vom Kriege weitgehend verschont blieben. So liegt die Annahme nahe, daß wir in den letzten 10 Jahren eine epidemiologische Welle schwerer Säuglingsenteritiden vor uns haben, die etwa 1939 begann und offenbar bis heute noch im Ansteigen begriffen ist. Es wäre weiterhin denkbar, daß in den ersten beiden Jahrzehnten des Jahrhunderts eine ebensolche Welle ablief, die im 2. und 3. Jahrzehnt von einem Wellental gefolgt war. Hierdurch ließe sich leicht die scheinbare Überwindung des Hospitalismus nach dem Ersten Weltkrieg erklären, die demnach nicht, wie man lange Zeit geglaubt hat, ein Erfolg der optimalen diätetischen Therapie und Säuglingshygiene gewesen wäre, sondern die Folge eines Rückganges des Schweregrades und der Häufigkeit der epidemischen Säuglingsenteritiden. Dafür spricht, daß trotz ständiger Verbesserung der Säuglingsernährung der Rückschlag Ende der dreißiger Jahre wieder einsetzte und die schweren Enteritisepidemien schlimmer als je zuvor wieder ihr Haupt erhoben. Da sich diese in den letzten Jahren praktisch alle als Colienteritiden herausgestellt haben, dürfen wir einen solchen epidemiologischen Wellengang für letztere in Betracht ziehen. Diese Ausführungen und Annahmen sind bis jetzt noch reine Hypothese, die aber durch das angeführte Beobachtungsmaterial gut gestützt wird. Die Lücke liegt darin, daß der Erreger der Erkrankung erst seit ein paar Jahren regelmäßig gesucht werden kann. Wir sind aber überzeugt, daß uns die Forschungen der nächsten Jahrzehnte auf diesem Gebiete der Epidemiologie noch wichtige Erkenntnisse bringen werden. Die routinemäßige Untersuchung auf Dyspepsiecolibakterien an vielen Stellen ist dazu erforderlich.

VII. Pathogenetische Probleme der Coliinfektion.

a) Endogene — exogene Infektion.

Die alte Lehre von der endogenen Infektion in der Pathogenese der akuten Ernährungsstörungen des Säuglings erheischt unter dem Gesichtspunkt der Infektion mit pathogenen Colitypen eine erneute Besprechung. MORO stellte 1916 fest, daß der Dünndarm darmgesunder Säuglinge frei von Colibakterien ist, ein Befund, der früher auch schon von SITTLER erhoben worden war und später auch von HOEFERT und OLIVET beim Erwachsenen bestätigt werden konnte. Im Gegensatz hierzu fand MORO bei toxischen Säuglingen die Darmwand auch in den oberen Abschnitten mit einem Rasen von Colibakterien überzogen. Nachdem von HAHN, KLOCMANN und MORO auch bei tierexperimentell erzeugten Durchfällen derartige Veränderungen festgestellt werden konnten, stellte MORO die Lehre von der sog. *endogenen Infektion des Dünndarmes* auf, wobei er offenlassen mußte, ob dieser eine primäre oder sekundäre Bedeutung bei der Entstehung von akuten Ernährungsstörungen zukomme und ob die in den oberen Darmabschnitten angetroffenen Bakterien durch Aufwanderung aus den unteren Darmabschnitten oder durch örtliche Wucherung schon vorher in geringer Zahl, etwa in den Darmtaschen vorhandener Keime hierher gekommen wären. Wenn gleich die MOROschen Untersuchungen an Leichen ausgeführt wurden und die Ergebnisse deshalb später als postmortal entstanden angesehen worden sind, so hat die Lehre von der endogenen Infektion doch einen starken Widerhall gefunden. Die MOROschen Untersuchungen konnten nämlich mit der Methode der Duodenalsondierung (HESS) auch am lebenden Kinde bestätigt werden. Eine Reihe von Autoren (BESSAU und BOSSERT, SCHEER [1, 2], KRAMÁR [1], PLONSKER und ROSENBAUM, GRÄVINGHOFF, DEÁK, BESSAU, ROSENBAUM und LEICHTENTRITT, MOOK, HAUSCHILD) konnten mit dieser Methode feststellen, daß im Magen und Duodenalinhalt darmkranker Säuglinge massenhaft Colibakterien nachgewiesen werden können, jedenfalls häufiger als dies bei darmgesunden Kindern der Fall ist.

Bessau und Bossert sowie Scheer zogen hieraus den Schluß, daß ein unmittelbarer Zusammenhang zwischen diesen Befunden und der Pathogenese der Dyspepsie bestände. Bei Kindern, die trotz des Colibakteriennachweises darmgesund waren, nahmen sie eine Dyspepsiebereitschaft an. Als Ursache der endogenen Infektion wurde von Bessau u. a. eine Coliascension bei einer Stagnation des Chymus angesehen. Andere Autoren (Kramár, Grävinghoff, Plonsker und Rosenbaum, Mook) sahen in der Colibesiedlung des Magens und des Duodenums nur eine sekundäre Erscheinung einer bereits in ihrem Entstehen begriffenen Dyspepsie. Auch Adam [4] konnte die Moroschen Befunde bei seinen sofort post mortem ausgeführten Untersuchungen bestätigen. Hingegen sah er aber auch schwere, teils toxische Durchfallserkrankungen, bei denen die abnorme Besiedlung des Dünndarmes nicht vorhanden war. Auf der anderen Seite konnte sie auch bei darmgesunden Kindern vorkommen. Adam schloß daraus, daß die Dünndarmbesiedlung mit Colibakterien für sich allein kein ausreichendes Kriterium für deren pathogenetische Bedeutung darstelle, sondern daß noch andere Kriterien sowohl in Bezug auf die gefundenen Colibakterien als auch in Bezug auf die auftretenden pathologisch-anatomischen Veränderungen gefunden werden müßten, wenn man solchen Befunden eine maßgebliche Bedeutung beimessen wolle. Entsprechende tierexperimentelle Untersuchungen von Stransky bestätigten zwar ebenfalls die Colibesiedlung des Dünndarmes bei dyspeptischen Tieren, sie war aber nur bei allgemeiner Resistenzverminderung zu beobachten, so daß sie ebenfalls nicht als die Ursache einer Darmstörung angesehen wurde, sondern höchstens als deren Folge. Auch in der neueren Zeit sind diesem Problem Untersuchungen gewidmet worden (Blacklock, Guthrie und McPherson, Nitsch, Graffar), die im wesentlichen die alten Untersuchungen von Bessau und Bossert noch einmal bestätigten. Zu anderen Resultaten kam jedoch Braun zusammen mit Hessig und Straub.

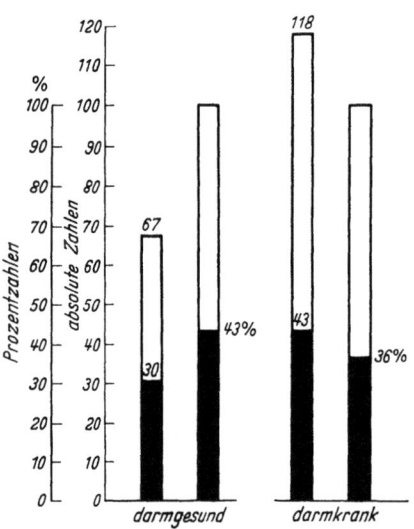

Abb. 4. Colibakteriennachweis im Magen- und Duodenalsaft bei darmkranken und darmgesunden Säuglingen. (Nach Braun, Hessig und Straub.) Die erste Säule gibt die Absolutwerte, die zweite die Prozentzahlen an. (Schwarz = positive Befunde bzw. Colibakterien in Magen- oder Duodenalsaft.)

Sie konnten in einer ersten Versuchsreihe feststellen, daß im Gegensatz zu den hohen Werten der älteren Autoren (Bessau und Bossert z. B. in 70%) bei darmkranken Kindern in nur 35% der Fälle Colibakterien im Magen- oder Duodenalsaft nachweisbar waren. Bei darmgesunden Kindern wurden sie in 46% der Fälle nachgewiesen. In einer zweiten Versuchsreihe (Straub) konnten diese Befunde vollauf bestätigt werden (s. Abb. 4). Damit stehen wir in Übereinstimmung mit älteren Untersuchungen von Demuth sowie Seiffahrt, die bei darmgesunden Säuglingen sowie Frühgeborenen sehr häufig Colibakterien im Magensaft feststellen konnten. Auf Grund dieser Befunde kam Braun zu dem Schluß, daß dem Nachweis von Colibakterien im Magensaft oder Duodenalsaft darmkranker Kinder keinerlei pathogenetische Bedeutung beizumessen sei.

Auch der Frage der Entstehung der Colibesiedlung des Dünndarmes wurden Versuche gewidmet, die zu der Anschauung führten, daß diese in erster Linie auf peroralem Wege zustande kommt. Hierfür sprechen die von Braun ausgeführten

Versuche, bei denen apathogene Colibakterien (Mutaflorcoli, NISSLE) an Säuglinge verabreicht wurden, ohne daß es zu Darmerscheinungen kam. Der verabreichte Colistamm war bis zu 9 Tagen im Magensaft nachweisbar. Auch auf tierexperimentellem Wege konnte wahrscheinlich gemacht werden, daß die Colibesiedlung der oberen Intestinalabschnitte nicht durch Ascension der Keime zu erklären ist. Zwar hatte BERNHEIM-KARRER gezeigt, daß es möglich ist, sowohl vom Darme her durch Verabreichung von hochprozentigen Zuckerlösungen oder Podophyllin als auch auf dem Blutwege (Vergiftung mit Diphtherietoxin) eine Coliinfektion des Dünndarmes mit Entzündung der Darmschleimhaut zu erzeugen. BRAUN und HESSIG aber fanden, daß diese Schlüsse nicht zwingend sind. Sie ahmten die gleichen Versuche nach, mit dem Unterschied, daß auf operativem Wege vorher ein mehrere Zentimeter langes Stück Duodenum oben und unten scharf abgebunden wurde. Die Colibesiedlung war am stärksten oberhalb des abgebundenen Darmstückes sowie in diesem selbst, wenn auch hier nicht regelmäßig, nachweisbar. Unterhalb der Abbindung waren immer nur einzelne oder keine Colibakterien festzustellen. Ganz ähnliche Versuche waren früher schon von PFAUNDLER und SCHÜBEL an der abgebundenen Darmschlinge des Zickleins gemacht worden. Wenn sie artfremde Milch in eine solche Darmschlinge brachten, fanden sie eine bakterioskopisch deutlich feststellbare Vermehrung der Colibakterien. BRAUN und HESSIG haben die Versuche am Meerschweinchen noch weiter modifiziert. Nach Laparatomie wurde ein serologisch identifizierbarer Colistamm in das untere Ileum injiziert. Sodann erzeugten sie mittels Crotonöl auf peroralem Wege eine Enteritis. Die injizierten Keime konnten bei keinem der Versuche in den oberen Darmabschnitten nachgewiesen werden. So unphysiologisch diese Tierversuche auch gewesen sein mochten, so ließen sie doch die Deutung zu, daß das vermehrte Auftreten von Colibakterien in bestimmten Abschnitten des oberen Intestinaltraktes bei Darmstörungen nicht die Folge des Aufwanderns der Keime ist. Es handelt sich vielmehr um örtliches Überwuchern schon vorher in geringer Zahl vorhandener Colibakterien, sobald die Darmschleimhaut geschädigt ist. Im gleichen Sinne wären demnach auch die Versuche von BERNHEIM-KARRER sowie GUTSCHER über die experimentelle Erzeugung einer sog. Coliascension beim Tiere zu deuten. BRAUN und HESSIG konnten in Bestätigung früherer Ergebnisse von ESCHERICH (zit. nach MORO) mit der Methode der sofortigen postmortalen Sektion feststellen, daß auch bei darmgesunden Säuglingen kulturell Colibakterien in den oberen Darmabschnitten nachweisbar sind, wenn sie auch bakterioskopisch nicht in Erscheinung treten. Diese Versuche veranlaßten uns damals dazu, zusammen mit den am Säugling ausgeführten Untersuchungen, der Colibesiedlung des Darmes nur eine sekundäre Rolle zuzuerkennen, die allenfalls als Indikator einer gestörten Darmfunktion angesehen werden konnte. Der obere Dünndarm sowie der Magen wird hauptsächlich auf peroralem Wege mit Colibakterien besiedelt. Die Ascension als solche wurde zwar nicht als grundsätzlich unmöglich angesehen, jedoch dürfte sie zumindestens nicht die Regel darstellen und nur bei schwersten Darmprozessen in Frage kommen. Die Lehre von der endogenen Infektion nach MORO sowie die Lehre von der Coliascension nach BESSAU konnte als revisionsbedürftig angesehen werden, wobei sich die Möglichkeit der peroralen Infektion mit *pathogenen* Colitypen als die wahrscheinlichere Ursache einer Colidyspepsie dann auch bald anbot.

Die Entwicklung der modernen Dyspepsiecoliforschung hat diesen Anschauungen im wesentlichen Recht gegeben, so daß es heute fast müßig erscheint, den gesamten Fragenkomplex noch ausführlich zu diskutieren. Dafür sind auch die Beobachtungen von BRAUN und HENCKEL [2] ein Hinweis, die ergaben, daß bei den

inf. Colienteritiden gewöhnliche, nicht spezifische Colibakterien im Magen- oder
Duodenalinhalt gefunden werden können. Nur zum kleineren Teil fanden sie
Dyspepsiecolibakterien im Magensaft. Dies ist verständlich, da sich ja der hauptsächliche pathologische Prozeß im unteren Ileum abspielt. Die in den oberen
Darmabschnitten nachweisbaren communen Colibakterien sind eine Folge
peroraler Infektion bei Zusammenbruch der bactericiden Funktion des Magensaftes (Braun und Lehnert).

Wir führten bereits aus, daß nach der Epidemiologie der Coliinfektionen angenommen werden muß, daß sich die Dyspepsiecolikeime in geringer Zahl längere
Zeit auch ohne Darmerscheinungen im Darm aufhalten können. Aus äußeren
Anlässen, die eine Änderung der Disposition bedingen, kann es zu einer Resistenzverminderung und hierdurch zum Ausbruch der Erkrankung kommen. Dies
erklärt auch, weshalb sich der pathologische Prozeß vorwiegend im unteren
Dünndarm abspielt. Hier halten sich die Colibakterien auch in gesunden Tagen
auf, da sie hier die ihnen angemessenen Lebensbedingungen vorfinden. Somit wird
dies auch zunächst der Aufenthalt der Dyspepsiecolibakterien sein, wenn sie
auf peroralem Wege in den Darm gelangt sind. Nur hier können sie anscheinend,
übliche Milieuverhältnisse vorausgesetzt, die zur Auslösung der Infektion notwendige Konzentration erreichen. Da eine Aufwanderung im allgemeinen, wie
wir wahrscheinlich machen konnten, wohl nicht in Frage kommt, bleibt der
pathologische Prozeß im wesentlichen auf den unteren Dünndarm beschränkt.
Man sieht, daß sich diese Vorstellungen gut mit den von Braun und Hessig
sowie anderen am Tier gewonnenen Ergebnissen in Einklang bringen lassen.

Wir werden daher die Probleme folgendermaßen formulieren können: Die
Dyspepsiecoliinfektion des Darmes ist *immer exogen*, da diese Keime ja normalerweise nicht im Darm vorkommen. Bei dem größeren Teil der Fälle entwickelt
sich hierbei eine Darmerkrankung, ein kleinerer Teil bleibt klinisch erscheinungsfrei. Bei längerem Persistieren der Keime im unteren Ileum kann es aus irgendwelchen Anlässen, die die Resistenz oder die Darmfunktion des Kindes schwächen,
zu einem örtlichen Wuchern der vorher in geringer Zahl vorhandenen Dyspepsiecolibakterien an Ort und Stelle und damit zur Erkrankung kommen. Nur in den
schwersten Fällen ascendieren die Keime, womit sich der pathologisch-anatomische Prozeß der Darmschleimhaut auch auf die höheren Darmabschnitte ausbreitet. Die bei den infektiösen Enteritiden und auch bei anderen Darmstörungen
in den oberen Intestinalabschnitten gefundenen harmlosen, nicht spezifischen
Colikeime sind eine Folgeerscheinung der Darmstörung und haben nichts mit der
Auslösung der Dyspepsie zu tun. Die Ursache für dieses Auftreten der Colibakterien in den höheren Darmabschnitten muß in dem Erliegen der keimab-
wehrenden Funktionen des Magen-Darm-Kanals gesehen werden, die wir unter
dem Begriff der sog. Bactericidie zusammenfassen und die Gegenstand des
nächsten Abschnitts sein sollen.

b) Die Bactericidie des Magen- und Darmsaftes.

Die Bactericidie des Magen- und Darmsaftes hängt engstens mit der peroralen Infektion
sowie der Haftungsmöglichkeit der Keime im Darm zusammen, so daß sie ein einigermaßen
faßbares Substrat dessen darstellt, was wir in dem Falle der Darminfektionen als Resistenz
des Organismus verstehen. Die oberen Darmabschnitte sind, wie bereits erwähnt, sowohl
bei den Erwachsenen als auch bei den Säuglingen normalerweise frei von Colibakterien;
dieses Verhalten ist auf das Vorhandensein besonderer, bactericider Kräfte zurückgeführt
worden, die das Ansiedeln darmfremder Keime sowie das Aufwandern der darmeigenen Keime
verhindern sollen (Rolly und Liebermeister, Bogendörfer und Buchholz, Olivet,
Löwenberg). Als Ursache der Bactericidie sind einmal besondere Funktionen der lebenden

Darmschleimhaut angesehen worden (ROLLY und LIEBERMEISTER, RADEL). KELLER [1] sowie PRAUSNITZ und VAN DER REIS wiesen im Duodenalsaft Lysine nach, deren Vorhandensein bereits von MORO vermutet wurde. BOGENDÖRFER gelang es, aus Duodenalsaft Erwachsener mit Äther, Alkohol und Aceton lösliche Substanzen zu extrahieren, die er „Bacteriostanine" nannte und die eine keimtötende Wirkung hatten. Die Existenz der „Bacteriostanine" wurde allerdings von RADEL bestritten, jedoch konnten derartige Substanzen auch von LÖWENBERG, sowie RUSSEL isoliert werden, worunter thermostabile, alkohollösliche und keimhemmende Stoffe im Duodenalsaft verstanden werden. REICHEL hinwiederum versuchte die bactericide Funktion des Darmsaftes auf Grund von Tierversuchen mit Vibrio Metschnikoff im Sinne einer unspezifischen Immunität der Darmschleimhaut selbst zu erklären.

Sicher spielt die *Acidität des Magensaftes* beim Zustandekommen der Bactericidie eine wichtige Rolle, wofür die Tatsache spricht, daß bei anacidem Magensaft, besonders bei Carcinom oder Perniciosa, häufig das Duodenum über die Norm bakteriell besiedelt ist (LÖWENBERG, GRUNKE, KAYSER, BOGENDÖRFER und BUCHHOLZ u. a.).

Nach BACH soll dabei nicht so sehr das p_H als vielmehr die nicht ionisierte Säuremenge des Magensaftes für die Bactericidie verantwortlich sein. Die Säureempfindlichkeit der Colibakterien liegt nun nach SCHEER [3] bei p_H 4,6, nach BOCK und BINDER zwischen p_H 4,7 und p_H 3,9. Damit ist sicher, daß die Acidität des Magensaftes sowohl beim Erwachsenen als auch beim Säugling normalerweise ausreichen würde, die Colibakterien abzutöten. Sie ist jedoch nach den Untersuchungen von KELLER [1] sowie BRAUN und LEHNERT nicht allein verantwortlich für die bactericide Funktion, da diese in vivo nicht immer der H-Ionenkonzentration des Magensaftes parallel geht und in vitro auch nach Neutralisierung noch nachweisbar ist.

Ob neben der bactericiden Funktion des Magensaftes auch noch eine besondere des Duodenalsaftes vorhanden ist, kann nicht sicher entschieden werden. Von LÖWENBERG, RUSSEL sowie BOGENDÖRFER wurden auch im Duodenalsaft eine von der Magensaftwirkung unabhängige Bactericidie gefunden. Nach KENDALL u. a. besteht jedoch kein Anhaltspunkt dafür, daß der Duodenalsaft als solcher bactericid wirkte. BRAUN und LEHNERT wollen eine, wenn überhaupt nachweisbare Bactericidie des Duodenalsaftes durch Magensaftbeimengungen erklären, da diese ja nie sicher ausgeschlossen werden können. ADAM [1] vermutet eine unspezifische Bactericidie des Darmes auf Grund der dort vorhandenen alkalischen Valenzen, hiergegen muß aber festgestellt werden, daß nach VAN DER REIS und SCHEMBRA auch noch im unteren Dünndarm ein schwach saures p_H (6,2—7,3) besteht, die ein Coliwachstum ohne weiteres zulassen. So muß also die Frage, ob der Dünndarmsaft selbst bactericide Funktionen ausübt, offengelassen werden. BRAUN und LEHNERT haben sich die Vorstellung gebildet, daß der Magensaft als bactericides Prinzip, gewissermaßen als Bakterienschranke, dem übrigen Darm vorgeschaltet sei und sie erklären sich die Keimfreiheit der oberen Darmabschnitte durch eine Fortwirkung des bactericiden Prinzips des Magensaftes im Chymus. Eine unspezifische Immunität der Darmwand im Sinne von REICHEL mag hier noch dazukommen, die die Mucosa vor der Invasion pathogener Keime schützen kann. Diese mag auch im unteren Dünndarm vorhanden sein, kann aber allein nicht den Aufenthalt von Bakterien im Darm verhindern, wozu die humorale Abwehrkraft des Magensaftes erforderlich ist. Da diese nach unten zu immer schwächer wird, nimmt die Colibesiedlung in den unteren Darmabschnitten allmählich zu.

Die *bactericide Funktion des Magen- und Duodenalsaftes des Säuglings* ist von KELLER [1] sowie RUSSEL studiert worden. KELLER kam zu dem Ergebnis, daß bereits beim darmgesunden Säugling sehr große Schwankungen der Bactericidie vorkommen, so daß ein Vergleich mit den Verhältnissen beim darmkranken Säugling nicht möglich ist. Zu ähnlichen Resultaten kam mit etwas anderer Methodik auch RUSSEL. BRAUN und LEHNERT haben nun mit der Methodik von KELLER gerade die Frage des Unterschiedes zwischen darmkranken und

darmgesunden Säuglingen studiert. Ein solcher konnte nicht festgestellt werden.
Es zeigte sich aber, daß bei den Fällen, die im Magensaft keine nachweisbare
Bactericidie hatten, regelmäßig Colibakterien im Magen oder Duodenum vorhanden waren. Fehlte der Colibakteriennachweis, so war auch die bactericide
Funktion des Magensaftes sehr ausgeprägt. Im Duodenalsaft war sie nicht, oder
nur bei stärkerer Magensaftbeimengung, vorhanden. Ein Absinken der bactericiden Funktion des Magensaftes ist wahrscheinlich die Folge einer allgemeinen
Resistenzverminderung bei Erkrankungen verschiedener Art. Eine Dyspepsie
brauchte bei Fehlen der Bactericidie nicht unbedingt vorhanden zu sein, andererseits fehlte sie nicht bei allen Dyspepsien. Demnach konnte die Störung der
bacericiden Funktion als brauchbarer und faßbarer Indicator für eine allgemeine
Resistenzminderung angesehen werden, die einem Eindringen von apathogenen und
pathogenen Darmkeimen Tür und Tor öffnet. Eine solche Störung kann auch
durchaus für das Angehen einer Dyspepsiecoliinfektion verantwortlich sein.
Sie wird aber keine Conditio sine qua non sein, da das Passieren von geringsten
Keimmengen genügen kann, die Infektion in den unteren Darmabschnitten
angehen zu lassen.

Im Hinblick auf diese Ergebnisse interessierte uns auch besonders die Frage
der *Empfindlichkeit der Dyspepsiecolibakterien gegenüber der Bactericidie des
Magensaftes* im Vergleich zu gewöhnlichen Colibakterien sowie zu einem pathogenen Darmkeim (Typhus). Zusammen mit STRAUB konnten wir feststellen, daß
sich die pathogenen Colitypen bezüglich ihrer Empfindlichkeit gegenüber Magensaft und Duodenalsaft in keiner Weise von normalen Colibakterien unterscheiden
lassen. Hingegen zeigte sich, daß Typhusbakterien geringfügig empfindlicher
waren. Das gleiche wie für die Bactericidie wurde auch für die Empfindlichkeit
gegenüber der H-Ionenkonzentration festgestellt. Durch die gleichen p_H-Werte,
durch die gewöhnliche Colibakterien zur Abtötung kommen, werden auch die
Dyspepsiecolibakterien abgetötet. Mit diesen Feststellungen entfällt die Möglichkeit, die pathogene Wirkung der Dyspepsiecolibakterien mit einer erhöhten
Resistenz gegenüber den Abwehrfunktionen des Darmes zu erklären. Es kann
abschließend gesagt werden, daß zwar der Bactericidie des Magensaftes eine
Bedeutung als Schutz vor Coliinfektionen zukommt, daß sie jedoch eine
untergeordnete Rolle spielt, da sie am Krankheitsort, wo das größte Wachstum
der Dyspepsiecolibakterien herrscht, nicht zur Wirkung kommt. Sicher können
. auch bei intakter Bactericidie einzelne Keime den Magen passieren, was auch
aus der Tatsache hervorgeht, daß sowohl von MOOK als auch von PLONSKER
und ROSENBAUM bei p_H-Werten unter 4 noch lebende Colibakterien im Chymus
aufgefunden wurden.

c) Antagonismus der Colibakterien.

Seit NISSLE 1916 gefunden hatte, daß Colibakterien unter Umständen das Wachstum von
Typhusbakterien unterdrücken können, waren die antagonistischen Eigenschaften der Colibakterien sowohl gegenüber anderen Darmkeimen als auch gegenüber anderen Stämmen der
eigenen Art bekannt. Das zahlenmäßige Verhältnis der in einer Bouillonkultur gleichzeitig
gewachsenen Typhus- und Colibakterien wurde als „Antagonistischer Index" bezeichnet.
Die antagonistische Wirkung ist jedoch nicht auf Typhusbakterien beschränkt, sondern richtet
sich auch gegen Ruhrbakterien (MAUER) und andere gramnegative Darmkeime, sowie gegen
andere Colibakterien von schwächerem antagonistischem Index. Diese Erkenntnisse führten
zur Therapie mit dem „Mutaflorcoli" (NISSLE), einem Colistamm mit hohem antagonistischem
Index, zu dem Zweck, eine sog. entartete durch eine hochwertige Darmflora zu ersetzen.
Die theoretischen Voraussetzungen der antagonistischen Wirkung der Colibakterien sind erst
in neuerer Zeit geklärt worden. GRATIA und FRÉDÉRICQ stellten bei etwa 20% der Colistämme
aus pathologischen Stühlen oder Urin eine für andere Colistämme sowie für Shigellen

und Salmonellen antibiotisch wirksame Substanz fest, die „Colicin" genannt wurde. Die chemische Natur konnte bisher nicht aufgeklärt werden. HALBERT und SWICK zeigten, daß identische Colicine nicht nur in vitro, sondern auch in vivo gebildet werden können. In vitro nicht antibiotisch wirksame Stämme waren es auch in vivo nicht. Weitere Versuche zur Aufklärung der Natur des Colicins wurden von BORDET.und BEUMER gemacht. Sie konnten feststellen, daß die Empfindlichkeit von Bakterien gegenüber diesem Antibioticum aus Colibakterien an die Gegenwart eines Receptors bei den empfindlichen Bakterien gebunden ist. Dieser befindet sich in einem Extrakt aus den empfindlichen Bakterien und wird durch Präcipitation gewonnen. Dieser Stoff kann das von den antagonistisch wirksamen Colibakterien gebildete Antibioticum neutralisieren. Der Erwerb einer Resistenz ist mit dem Verlust des Receptors verbunden. Später wurde gefunden, daß ein Stamm zwei verschiedene antibiotische Substanzen enthielt, von denen die eine thermostabil war, die andere durch 60° C zerstört wurde. Die letztere besaß ein breites Wirkungsspektrum und es war schwierig, hiergegen einen resistenten Stamm aufzufinden. Eine andere, antimycotisch wirksame Substanz aus Colibakterien konnte neuerdings von THALHAMMER gefunden werden.

Ob der antagonistischen Wirkung der Colibakterien bei der Pathogenese der Säuglingsdyspepsien eine besondere Bedeutung zukommt, ist sehr fraglich. MERTZ hatte ursprünglich gefunden, daß die Colistämme bei Säuglingsdyspepsien einen niedrigen antagonistischen Index hatten. LANGER sowie SCHEER [4] fanden hinwiederum das umgekehrte Verhalten. Von VANIČEK u. a. wurden neuerdings wieder bei Dyspepsien Colistämme mit schwachen antagonistischem Index festgestellt. Dadurch soll es zu einem Wuchern von Proteusbakterien kommen, die ihrerseits wieder die Dyspepsie auslösen würden. Auch HOFF-MANN u. a. fanden, daß die Colibakterien von darmkranken Säuglingen häufiger antagonistisch wirksam seien als die von darmgesunden. In dieser Eigenschaft wird ein Zeichen von Virulenz der Keime gesehen, die sich mit dem Verschwinden der Dyspepsie vermindert. Wir selbst haben zusammen mit KREBS festgestellt, daß die Colistämme bei den darmgesunden Kindern im allgemeinen etwas stärker antagonistisch wirksam waren als die Colistämme von darmkranken Kindern. Bei einem Vergleich der pathogenen Colistämme mit anderen saccharosevergärenden Colibakterien von darmkranken Kindern konnte jedoch kein verwertbarer Unterschied im antagonistischen Verhalten gefunden werden. Auch ØRSKOV [2] hat diesem Problem eine Studie gewidmet und kam dabei zu interessanten Ergebnissen. Er ließ Dyspepsiecoli (O 111 : B4, O 55 : B5 und O 26 : B6) zusammen mit äqualen Mengen Normalcoli bekannter O-Gruppen (aus den Stühlen darmgesunder Kinder) in einem Medium wachsen, das vorher durch Beimpfung und Bebrütung mit einem saccharosevergärenden Colistamm, anschließender Zentrifugierung und Sterilisation bei 62° C seiner wesentlichen Nährstoffe beraubt worden war. In diesem Medium zeigten alle untersuchten sog. Normalcolistämme intensiveres Wachstum als die Dyspepsiecolistämme. Hatte aber das Medium vorher Saccharose enthalten, so zeigten die Dyspepsiecolibakterien stärkeres Wachstum, mit Ausnahme der Fälle, wo die Normalcolistämme die Saccharose schneller angriffen als die Dyspepsiecolistämme. Diese Ergebnisse zeigen, daß das Wachstumsmilieu von entscheidendem Einfluß auf das Wachstumsoptimum ist, aber auch sie lassen — was auch ØRSKOV selbst betont — keine pathogenetischen Schlüsse auf die Verhältnisse im Darm zu. Wir glauben jedenfalls, daß die pathogenen Eigenschaften der Dyspepsiecolibakterien nicht ohne weiteres durch mehr oder weniger starkes Wucherungs- bzw. Überwucherungsvermögen, im Sinne des antagonistischen Index erklärt werden können. Eine Therapie der Ernährungsstörungen mit Colistämmen von hohem antagonistischem Index, wie sie von MERTZ und neuerdings von VANIČEK u. a. vorgeschlagen wurde, scheint uns aus diesen Gründen gegenstandslos geworden zu sein, ganz abgesehen davon, daß das Verhalten der normalen Darmflora (s. S. 91) vom theoretischen Standpunkt aus gegen eine solche Therapie spricht.

d) Die Tierpathogenität der Dyspepsiecolibakterien.

Die Schwierigkeiten der Beurteilung der Pathogenität der Colibakterien nach ihrem Verhalten im Tierversuch wurde bereits eingehend dargestellt, wobei wir zu der Feststellung kamen, daß es bis heute keine brauchbare Methode gibt, im Tierversuch pathogene von apathogenen Colistämmen mit Sicherheit zu unterscheiden (Lodenkämper [3], Weiland). Nur bei Colistämmen aus Nahrungsmittelvergiftungen wurde zuweilen bei peroraler Verabreichung eine sicher pathogene Wirkung beim kleinen Laboratoriumstier festgestellt (s. S. 89). Daß aus diesen Schwierigkeiten keine Argumente gegen die Erregernatur bestimmter Colistämme abgeleitet werden können, ist so klar wie der Satz, daß pathogene Wirkungen beim Tier nicht ohne weiteres auf den Menschen übertragen werden können.

Die Auffindung der Dyspepsiecolistämme machte ihre Prüfung im Tierversuch mit dem Ziele einer biologischen Unterscheidung von saprophytären Colibakterien und der Auffindung eventuell vorhandener besonderer Toxine notwendig.

Goldschmidt [2] prüfte ihre 1933 in Leipzig gefundenen Dyspepsiecolistämme der Gruppe A IV an Mäusen, Ratten, Meerschweinchen sowie an einem jungen Halbaffen. Die Versuche verliefen bei enteraler Infektion völlig negativ. Bei Ratten und bei Affen waren die Keime noch nicht einmal zur Ansiedlung im Darm zu bringen. Catel und Pallaske (1933) brachten Colikeime in die abgebundene Dünndarmschlinge von Meerschweinchen. Hierbei zeigte sich, daß sowohl mit Normalcolistämmen als auch mit Dyspepsiecolistämmen eine makroskopisch und histologisch nachweisbare Entzündung des Darmes auftrat, die Befunde waren aber mit den Dyspepsiecolibakterien wesentlich stärker. Diese Versuchsanordnung dürfte jedoch so unphysiologisch sein, daß man aus den Versuchen keinerlei Schlüsse ziehen sollte, zumal die Ergebnisse von Denecke nicht bestätigt werden konnten.

Auch in den letzten Jahren sind die Dyspepsiecolistämme von mehreren Autoren im Tierversuch geprüft worden.

Bray prüfte „B.C.N." peroral bei säugenden Mäusen, Kücken und Kaninchen mit negativen Resultaten. Giles und Sangster gaben E. coli 111:B4 neugeborenen Mäusen und Kücken, sie fanden weder per os noch per rectum eine pathogene Wirkung. 1 cm³ gekochte Bouillonkultur, einem Kaninchen i.v. injiziert, führte jedoch zum Tode, ebenso starben Mäuse bei intraperitonealer Infektion. Taylor berichtete neuerdings über Versuche mit dem Stamm D 433 (111:B4) im Vergleich mit anderen Colistämmen. Alle Stämme gaben bei Meerschweinchen, Mäusen, Kaninchen und Affen dieselben Resultate, so daß sich hiernach die Dyspepsiecolistämme nicht von den gewöhnlichen Colibakterien unterscheiden ließen. Die Applikationsart war hierbei gleichgültig. Krepler und Zischka teilten Versuche mit einem Colistamm der Gruppe 111:B4 mit, den sie an jungen Katzen des gleichen Wurfes prüften. Die Tiere erhielten durch 14 Tage hindurch täglich den Stamm mit Milch per os, wobei die Tiere während dieser Zeit eine Blähung des Abdomens zeigten. 1 Tier, das von vornherein schwächer war, starb 10 Tage nach der Verfütterung. Die Obduktion ergab den Befund einer Gastro-Enterocolitis. Braun und Henckel [1] konnten mit den Stämmen der Gruppe 111:B4 keinerlei Krankheitserscheinungen bei Verfütterung an Mäuse und neugeborene Meerschweinchen feststellen. Auch die intraperitoneale Infektion von Mäusen ergab im Vergleich zu Normalcolibakterien keinerlei verwertbare Resultate (Stöckle). In einer neuen Versuchsserie zeigten Braun, Resemann und Stöckle, daß sowohl die Stämme der Gruppe O 55 wie O 111, als auch die Stämme der Gruppe O 26 und O 86 weder bei der Verfütterung an säugende Mäuse noch an ältere Mäuse irgendwie besonders pathogen waren.

Vielversprechend schienen *Versuche an jungen Kälbern* zu sein, nachdem die Veterinäre schon lange nachgewiesen hatten, daß bestimmte Colistämme bei peroraler Gabe an das Kalb hochpathogen seien (Pöls, Christiansen [1], Jensen [2], Lovell). Wegen der Kostspieligkeit und der schwierigen Organisation dieser Versuche stehen bisher nur wenige Untersuchungen zur Verfügung, die von Boehm-Aust sowie von Braun, Resemann und Stöckle durchgeführt wurden. Boehm-Aust verfütterte Dyspepsiecoli O 111:B4 an 2 junge Kälber. Das eine war 8 Tage alt, bekam in den ersten 2—3 Tagen dünnere Stühle, erholte sich aber bald wieder. Im Stuhl konnten nie Dyspepsiecolibakterien nachgewiesen werden. Das andere Tier erhielt vom 2. Lebenstag an massive Keimdosen von E. coli 111:B4. Am

3. Tag erkrankte es mit einer schweren Dyspepsie und mußte präfinal getötet werden. Im Stuhl und Darminhalt befanden sich massenhaft Dyspepsiecolibakterien. Es zeigte am Darm schwere pathologisch-anatomische Veränderungen. BRAUN, RESEMANN und STÖCKLE prüften je einen Stamm der Gruppe 55 sowie 111 an einem 3 Tage alten Kalb. Es handelte sich um frisch aus dem Stuhl dyspeptischer Kinder gezüchtete Dyspepsiecolistämme. Die Tiere bekamen 3—4cm³ Bouillonkultur (24 Std. bebrütet) mit der Flasche verabreicht. Sie blieben aber völlig darmgesund. Nun darf aus diesen Versuchen ebenfalls nicht allzuviel geschlossen werden. Die Dyspepsiecolibakterien scheinen natürlicherweise beim Kalb überhaupt äußerst selten vorzukommen, so daß sie sicher nicht identisch sind mit den Erregern der sog. Kälberruhr. So darf es nicht verwundern, wenn die Dyspepsiecolibakterien im Experiment keine besonderen Erscheinungen (in unseren Versuchen) auslösten. Es handelt sich eben um streng menschenpathogene Keime, die anscheinend für den Darm der Tiere bedeutungslos sind[1]. So ist ja auch z. B. der Typhus nur für den Menschen pathogen und verursacht beim Tier keinerlei Krankheitserscheinungen.

Auf der Suche nach anderen brauchbaren Versuchsanordnungen stießen BRAUN, RESEMANN und STÖCKLE auf eine Methode von BINGEL [1], die dieser zwecks Studien über die Pathogenese der Ruhr ausgearbeitet hatte. Er wählte als Infektionsort die Blasenschleimhaut des Meerschweinchens, und es gelang ihm durch Einbringung von Ruhrbakterienkulturen in die Blase eine klinisch und histologisch nachweisbare Cystitis hervorzurufen (sog. „Meerschweinchenblasenversuch"). BINGEL [1] prüfte bei diesen Versuchen zur Kontrolle auch 7 Colistämme. Bei 5 aus dem Darm gezüchteten Stämmen waren die Befunde vollkommen negativ. Bei 2 aus Pyelitisharn gezüchteten Stämmen glückte der Nachweis der Bakterien bis zum 7. Tage, was bei den normalen Colistämmen nicht möglich war. Klinische Erscheinungen konnten zwar im Gegensatz zu den Ruhrbakterien nicht hervorgerufen werden, jedoch kam es zu histologischen Veränderungen an der Blase, die denen der Ruhrinfektion ähnlich waren. Danach mußte auch bei Fehlen schwerer klinischer Erscheinungen aus der längeren Persistenz der Colikeime in der Blase zusammen mit den histologischen Befunden angenommen werden, daß auch diese beiden Colistämme eine der Ruhr ähnliche Wirkung entfalteten. Wir haben nun diese Versuchsanordnung auf die Dyspepsiecolibakterien übertragen (O 55 und O 111, sowie O 26 und O 86). Als Kontrolle dienten einmal Stämme aus den Stühlen dyspeptischer Kinder, die aber keine Dyspepsiecolibakterien waren. Daneben wurde eine Reihe normaler Colistämme aus den Stühlen darmgesunder Kinder geprüft. Klinische Erscheinungen im Sinne einer Cystitis mit eitrigem Harn sahen wir nur bei dem Colistamm der Gruppe 86. Sonst konnten als positive Befunde neben der langen Persistenz der instillierten Keime in der Blase (bis zu 12 Tagen) Hyperämie und rundzellige Infiltrationen der Submucosa der Blasenschleimhaut sowie Epitheldesquamation erhoben werden, Befunde, wie wir sie bei den Normalcolistämmen nicht feststellen konnten. Die stärkste Wirkung zeigte wieder der Stamm aus der Gruppe 86. Bezüglich der histologischen Befunde kamen ihm die geprüften Stämme der Gruppe O 55 gleich, besonders ein frisch aus dem Stuhle gezüchteter Stamm. Etwas schwächer in der Wirkung waren die Stämme der Gruppe O 111 und O 26. Das gleiche galt auch für die anderen, aus den Stühlen dyspeptischer Kinder gezüchteten Colistämme, die zum Teil ebenfalls eine entzündungserregende Wirkung hatten. Mit der angewandten Methode war es also möglich, einen Unterschied zwischen Dyspepsiecolistämmen und Normalcolistämmen herauszufinden, wenngleich die entzündungserregende Wirkung für die Dyspepsiecolibakterien nicht streng spezifisch war, sondern auch einer Reihe weiterer Colibakterien aus Stühlen dyspeptischer Kinder bis zu einem gewissen Grade zukam.

Schließlich haben BRAUN, RESEMANN und STÖCKLE bei jungen Meerschweinchen (etwa 250 g Gewicht) Dyspepsiecolibouillonkulturen nach Laparotomie ins untere Ileum injiziert. Etwa 25% der Tiere starb nach 3—4 Tagen an einer schweren, nekrotisierenden Enteritis. Jedoch wurden auch mit Normalcolistämmen gleichartige Erscheinungen, wenn auch in etwas geringerem Prozentsatz, erhalten.

Überblickt man die bisherigen Ergebnisse der Bemühungen um einen brauchbaren Tierversuch, so muß man zugestehen, daß die Befunde dürftig sind und daß es bisher nicht gelang, irgendwelche besonders auffallende Wirkungen der Dyspepsiecolibakterien im Tierversuch herauszustellen, wenngleich sich auch die Stämme der Gruppe O 86 in mancherlei Hinsicht als besonders toxisch erwiesen haben. Das Ziel jedoch, bei Tieren auf physiologischem, d. h. peroralem Wege eine Enteritis mit den Dyspepsiecolibakterien zu erzeugen, ist bisher noch nicht erreicht worden. Hieraus Schlüsse gegen die Erregernatur der Dyspepsiecolistämme ableiten zu wollen, ist jedoch, wie wir bereits ausführten, nicht möglich.

---

[1] Siehe allerdings die Ergebnisse von FEY, Fußnote 1, S. 132.

Trotzdem wäre zum Studium zahlreicher theoretischer Fragen das Vorhandensein eines brauchbaren Tierversuches sehr erwünscht, weswegen die Bemühungen in dieser Richtung nicht aufgegeben werden sollten.

e) Die Menschenpathogenität der Dyspepsiecolibakterien.

Da die Pathogenität der Dyspepsiecolibakterien sowie ihre spezielle Wirkung im Vergleich zu den anderen Colibakterien im Tierversuch bisher nicht erwiesen werden konnte, sind wir auf entsprechende Versuche am Menschen selbst angewiesen. Die bisherigen Ergebnisse verlangen wegen ihrer grundsätzlichen Bedeutung eine ausführliche Besprechung. Entsprechende Versuche am Säugling, nur um unsere Kenntnisse zu erweitern, sollten wegen ihrer Gefährlichkeit nicht ausgeführt werden. Immerhin liegen solche Versuche vor, die teils unfreiwillig, teils auf experimentellem Wege zustande kamen. Nachdem Scheer [5, 6] festgestellt hatte, daß die Colistämme aus den Stühlen dyspeptischer Kinder einen hohen antagonistischen Index hatten, beabsichtigte er (1927), durch perorale Zufuhr solcher Stämme (in Analogie zu der Mutaflortherapie von Nissle) an gesunde Säuglinge eine Resistenz derselben gegen die sog. endogene Infektion zu erreichen. Bei seinen Versuchen verwandte er Colistämme aus dem Duodenalinhalt schwer dyspeptischer oder toxischer Kinder, indem er in einer Flasche je 1 Tropfen einer Kulturabschwemmung (etwa 100 Mill. Keime) gab. Scheer konnte zwar das ursprüngliche Ziel nicht erreichen, sah aber das Auftreten schwerer Dyspepsien bei den Probanden. Seine Ergebnisse waren die folgenden: Unter 11 Säuglingen, denen saccharose-positive Colistämme verabreicht wurden, erkrankten 4 an einer schweren Dyspepsie, 2 Kinder hatten einen älteren Laborstamm erhalten. Diese beiden erkrankten nicht. Verwertet man nur die Kinder, die mit einem frisch gezüchteten Stamm infiziert worden waren, so erkrankten 4 von 9 Kindern. Von den 7 Kindern, die saccharose-negative Colistämme erhielten, erkrankte nur eines an einer Dyspepsie. Die abgebildeten Krankenkurven entsprechen in ihrem Verlauf bezüglich Gewichtssturz und Fieber den Bildern, die wir von der Colienteritis her gewohnt sind. Auch Erbrechen und dünne Stühle waren vorhanden. Die ersten klinischen Erscheinungen traten nach einer Inkubationszeit von 3 bis etwa 8 Tagen auf. Insgesamt sind 6 Stämme überprüft worden. Leider hat nun Scheer keine ausreichenden biochemischen Untersuchungen der verabreichten Colistämme vorgenommen, sondern nur Saccharose, Indol und Sorbit geprüft, so daß wir nicht sagen können, ob es sich hier wirklich um echte Dyspepsiecolibakterien gehandelt hat. Immerhin war auffällig, daß fast alle wirksamen Stämme Saccharose vergoren haben. Wir möchten daher für wahrscheinlich halten, daß es sich um Dyspepsiecolibakterien handelte.

Ein Versuch mit dem Dyspepsiecoli 111:B4 an einem 2 Monate alten Säugling mit multiplen kongenitalen Defekten, inklusive des Gehirns, ist von Neter und Shumway mitgeteilt worden. Das Kind, das vorher keine derartigen Keime im Stuhl hatte, bekam nach Verabreichung von etwa 100 Mill. Keimen mit der Flasche innerhalb 24 Std. eine schwere Diarrhoe mit Gewichtssturz. Am folgenden Tage waren die verabreichten Keime in geringer Zahl im Rachenabstrich und in großer Menge im Stuhl nachweisbar. Nach Behandlung mit Terramycin verschwanden die klinischen Erscheinungen sowie die Keime innerhalb 48 Std. aus dem Stuhl. Ein Kontrollcolistamm, vor dem eigentlichen Versuch verabreicht, hatte keine Wirkung.

Nun kann als sicher angesehen werden, daß die Verabreichung normaler Colistämme an Säuglinge, jedenfalls in nicht allzu großen Mengen, keinerlei Krankheitserscheinungen auslöst. Die häufig zitierten Versuche von Mertz (1920) mit dem Mutaflorcoli von Nissle hatten zwar bei einigen Säuglingen zu schweren Ernährungsstörungen geführt, jedoch nur, wenn sehr hohe Dosen, etwa der Erwachsenendosis entsprechend, wiederholt verabreicht wurden. Nach Reduzierung der Keimzahl auf ein dem Säuglingsalter entsprechendes Maß erwiesen sich die Mutaflorcolikeime als völlig harmlos. BRAUN gab den Mutaflorcoli (75000—300 Mill. Keime) mit der Flasche 2 darmkranken und 7 darmgesunden Säuglingen. In keinem Fall jedoch wurde irgendeine schädliche Wirkung gesehen. KLEIN (1920) verabreichte einen Colistamm, der sich durch besondere Malachitgrünfestigkeit auszeichnete, an darmkranke und gesunde Säuglinge. Es traten keinerlei klinische Folgen auf, obwohl der Stamm bis zu 17 Tagen im Stuhl nachweisbar war. Diese experimentellen Untersuchungen stehen in Übereinstimmung, mit den Ergebnissen von JASCHKE, die trotz starker Verunreinigung der Flaschennahrungen mit Colibakterien bei Säuglingen außerhalb der Klinik keine Dyspepsien auftreten sah.

Es läßt sich also mit einiger Reserve sagen, daß die Dyspepsiecolistämme beim Säugling auch auf dem Wege künstlicher Infektion pathogen wirken, während dies mit normalen Colistämmen verschiedener Provenienz nicht möglich ist. Die Einschränkungen müssen allerdings darin gesehen werden, daß in den Versuchen von SCHEER [5, 6] nicht bewiesen ist, daß es sich tatsächlich um Dyspepsiecolibakterien handelte; in den Versuchen von NETER und SHUMWAY liegen die Schwierigkeiten in der Beurteilung darin, daß es sich bei dem Probanden um ein schwer congenital geschädigtes Kind handelte, von dem aus nicht ohne weiteres Schlüsse auf normale Kinder gezogen werden dürfen.

Mehr Beweiskraft kommt daher den *Versuchen an freiwilligen Erwachsenen* zu, wobei man wohl von der Voraussetzung ausgehen darf, daß Colistämme, die für den Erwachsenen im Experiment pathogen sind, für den Säugling die gleiche Wirkung besitzen.

Derartige Versuche sind bisher von KIRBY u. a., BRAUN und HENCKEL [2], BRAUN und RESEMANN sowie von FERGUSON und JUNE gemacht worden. Die Versuche von KIRBY u. a. hatten folgendes Ergebnis: Sie verwandten den Stamm D 433 (111:B4), der 11 Monate vorher aus dem Stuhl eines schweren Falles von Gastroenteritis gezüchtet worden war. Der Stamm war zwei verschiedene Wege gegangen. Stamm A war eine Subkultur des über lange Intervalle bei Zimmertemperatur auf Agarplatten fortgezüchteten Ausgangsstammes. Stamm B war eine Subkultur des bei Eisschranktemperatur gehaltenen Dauerkultur. Die angewendeten Dosen betrugen etwa 2 Milliarden Keime. Die Verabreichung erfolgte in Milch etwa 1—2 Std. vor den Mahlzeiten. Die erste Versuchsserie betraf 9 Freiwillige. 3 bekamen den Stamm A, 3 den Stamm B und 3 das unbeimpfte Nährmedium als Kontrolle. Die einzelnen Gruppen blieben in Unkenntnis über die Art des verabreichten Materials. Von der 1. Gruppe bekamen 2 Personen Leibgrimmen am selben Abend, 1 Person hatte auch dünne Stühle. Am nächsten Tag hatten alle Personen Leibgrimmen und Diarrhoe. Es bestand eine mäßige Anorexie, aber kein Erbrechen. Am folgenden Tag waren alle Personen wieder gesund. In den Stühlen befand sich der verabreichte Colistamm in großen Mengen. Die zweite Gruppe erhielt den Stamm B (alte Dauerkultur). Von diesen Versuchspersonen erkrankte keine, 2 bekamen aber einen positiven Stuhlbefund. Auch die Kontrollgruppe blieb erscheinungsfrei. Weder bei den Erkrankten noch bei den Nichterkrankten wurden im Blutserum verwertbare Agglutinintiter nachgewiesen. Bei einer zweiten Versuchsserie mit dem Stamm A (D 433) sowie mit einem Stuhlcolistamm ohne biochemische oder serologische Beziehungen zu D 433 erkrankte von 3 Probanden mit dem Stamm A eine Person an Erbrechen und Diarrhoe, die 2 anderen Versuchspersonen sowie 6 weitere, die den Kontrollcolistamm erhalten hatten, blieben gesund.

Ähnliche Versuche mit E. coli 55:B5 und 111:B4 wurden von BRAUN und HENCKEL [2] mitgeteilt. Die Keimzahlen waren hierbei wesentlich geringer als in den Versuchen von KIRBY u. a. und betrugen nur etwa 30 Mill. Keime (1 Tropfen einer 24stündigen Bouillonkultur). Die Verabreichung erfolgte nach vorheriger Abstumpfung der Magen-HCl mit Natrium-Bicarbonat in Milch oder Tee. 3 Personen erhielten E. coli 111:B4 (etwa 11 Monate alter Laborstamm). Von diesen 3 Personen bekam eine Vp. am Abend des Versuchstages heftiges Leibgrimmen, sonst keine Erscheinungen. Die beiden anderen Vp. blieben frei von Erscheinungen. Bei der leicht erkrankten Vp. sowie bei einer weiteren erschien der verabreichte Stamm am nächsten Tag auch im Stuhl. Er war bei einer Vp. bis zu 4 Tagen nachweisbar. Die nächste Gruppe von 3 Versuchspersonen erhielt E. coli 55:B5. 1 Vp. bekam am Abend des gleichen Tages heftiges Leibgrimmen mit mehreren durchfälligen Stühlen in der folgenden Nacht und am anderen Tage. Nach 24 Std. waren die Krankheitserscheinungen verschwunden. Die Erreger waren in Reinkultur im Stuhle nachweisbar. 1 weitere Vp. bekam am nächsten Tage etwas dünnere Stühle, jedoch konnten die Erreger im Stuhle nicht nachgewiesen werden.

Eine 3. Vp. blieb ohne Krankheitserscheinungen und Erregernachweis im Stuhl. Bei keiner der Vp. konnten Agglutinine im Blutserum nachgewiesen werden.

Die 3 Personen, die den Kontrollcolistamm erhielten, blieben ganz gesund (als Kontrollstamm diente der Mutaflorcoli von Nissle). Bei 2 dieser Personen war etwa das 100fache der Keimzahlen verabreicht worden, die wir in den Dyspepsiecoliversuchen anwandten. Die Versuchspersonen wurden jedesmal in Unkenntnis darüber gelassen, ob sie zur Kontrollgruppe gehörten oder nicht.

In den interessanten Versuchen von Ferguson und June mit dem Dyspepsiecoli 111:B4 wurden sicherere Ergebnisse erzielt als in den eben erwähnten Untersuchungsreihen. (Die Versuche wurden an 58 Insassen eines Gefängnisses ausgeführt, 56 dienten als Kontrolle. Es bestand für die Versuchspersonen Isolierungsmöglichkeit in Einzelzellen.) Es konnte nachgewiesen werden, daß eine direkte Beziehung besteht zwischen der Höhe der verabreichten Dosis und der Schwere des klinischen Erscheinungsbildes. Ferguson und June haben die in Tabelle 12 zusammengefaßten Resultate erhalten.

Interessanterweise konnten in den Seren erkrankter Personen während der Rekonvaleszenz Agglutinintiter, teilweise von beträchtlicher Höhe, festgestellt werden. Dabei zeigte sich eine gewisse Abhängigkeit der Titerhöhe von der Größe der verabreichten Keimdosis. Je höher die infizierende Dosis, desto größer die Regelmäßigkeit des Agglutininnachweises und die Titerhöhe.

Nach den vorliegenden Versuchen kann also wohl mit Sicherheit gesagt werden, daß die *Colistämme der Gruppe 55 und 111 im Experiment am Erwachsenen eine pathogene Wirkung gezeigt* haben, die mit normalen Colistämmen nicht zu erzielen ist. Wohl braucht man hierzu, wie in den Versuchen von Kirby u. a. oder Ferguson und June relativ hohe Dosen, doch haben die Versuche von Ferguson und June sowie unsere eigenen Versuche gezeigt, daß auch mit geringeren Keimzahlen

Tabelle 12. *Versuche an freiwilligen Erwachsenen mit E. coli 111:B4 (von Ferguson u. June).*

Keimzahl	Erkrankungen
9 Milliarden	3mal schwere Enteritis
	7 „ mäßige „
	2 „ geringe „
6,5 Milliarden	5 „ schwere „
	2 „ mäßige „
	4 „ geringe „
530 Millionen	0 „ schwere „
	1 „ mäßige „
	7 „ geringe „
	4 „ keine „
7 Millionen	0 „ schwere „
	0 „ mäßige „
	7 „ geringe „
	4 „ keine „
Kontroll-Stamm 9 Milliarden	11mal keine Krankheit

noch Krankheitserscheinungen ausgelöst werden können. Daß nicht regelmäßig alle Probanden erkrankt sind, war wohl bei solchen Versuchen von vornherein zu erwarten. Wir dürfen nur daran erinnern, daß in den bereits erwähnten Versuchen von Hormaeche, Peluffo und Aleppo mit S. typhimurium von 5 Personen nur eine erkrankte (4 Mrd. Keime verabreicht!). Ähnlich verhält es sich mit den Versuchen von McCollough und Weslly Eisele mit S. anatum, S. meleagridis, S. newport und S. pullorum. Sie wiesen noch besonders auf die von Stamm zu Stamm wechselnde infektiöse Dosis hin. Auch hier ging die Häufigkeit der klinischen Erscheinungen mit der Höhe der verabreichten Dosis parallel.

Man muß also das Auftreten von Krankheitserscheinungen mit so relativ kleinen Zahlen wie 30 Mill. Keimen (bei Ferguson und June sogar nur 7 Mill. Keime!) für sehr bemerkenswert ansehen. In diesem Zusammenhang ist auch die von Braun und Resemann vorgenommene Prüfung des Colistammes der Gruppe 86 interessant, der sowohl in Heidelberg als auch in London von Taylor aus den Stühlen dyspeptischer Kinder gezüchtet wurde (s. S. 110). Wir verabreichten an 4 Versuchspersonen 30 Mill. Keime (nach vorheriger Abstumpfung der Magen-HCl) in Milch oder Tee, eine weitere Versuchsperson erhielt den unbeimpften Nährboden, wobei die einzelnen Vp. wieder in Unkenntnis über die Art des verabreichten

Materials blieben. Zwei der Versuchspersonen erkrankten innerhalb 12 Std. an einer schweren Enteritis mit zahlreichen dünnen, wäßrigen Stühlen sowie Erbrechen und Fieber bis zu 39° C. Nach 48 Std. waren die Krankheitserscheinungen wieder verschwunden, es bestand aber noch für einige Tage ein Schwächegefühl. Eine weitere Versuchsperson bekam Leibgrimmen und wenige dünne Stühle. Bei allen 3 traten die Keime in Reinkultur im Stuhle auf. Die 4. Vp. sowie die Kontroll-Vp. blieben ohne Krankheitserscheinungen und ohne Erregernachweis im Stuhl. Agglutinine konnte bei keiner der erkrankten Vp. nachgewiesen werden. Eine zweite Versuchsreihe von 4 weiteren Personen erhielten denselben Keim ohne vorherige Abstumpfung der Magen-HCl (ebenfalls 30 Mill.). Hierbei erkrankte nur eine Versuchsperson leicht an Leibgrimmen und dünnen Stühlen, die anderen 3 blieben erscheinungsfrei. Bei der erkrankten Vp. sowie bei zwei weiteren konnten die Keime im Stuhl nachgewiesen werden. Auch ein Stamm der Gruppe O 26 : B 6 wurde mit einer Dosis von 30 Mill. Keimen an 3 freiwilligen Erwachsenen geprüft. Hierbei traten keinerlei Krankheitserscheinungen auf. Wenn auch zur endgültigen Beurteilung der Erregerfrage der Stämme dieser Gruppe noch weitere Untersuchungen, vor allem mit größeren Keimzahlen, notwendig wären, so möchten wir doch auf Grund der bisher vorliegenden Untersuchungsergebnisse die Pathogenität der Stämme dieser Gruppe noch offen lassen, während sie uns für die Stämme der Gruppe 86 ebenso wie die Stämme der Gruppe 55 und 111 erwiesen erscheint.

Die geschilderten Versuche am Säugling sowie am Erwachsenen sind unseres Erachtens von grundsätzlicher Bedeutung, da hiermit die HENLE-KOCHschen Postulate (Nachweis *derselben* Keime bei den Erkrankten, Reinzüchtung auf festen Nährböden, Erzeugung des gleichen Krankheitsbildes mit dem reingezüchteten Keim bei Mensch oder Tier) vollständig erfüllt wurden. Auch vor Ausführung dieser Versuche hatten die lückenlosen Infektketten gestattet, die dritte Bedingung von HENLE-KOCH als erfüllt anzusehen, so daß jetzt die Epidemiologie gewissermaßen ihre experimentelle Bestätigung erfahren kann. Freilich sind damit noch nicht alle Probleme gelöst und die Erregernatur noch nicht endgültig geklärt, da natürlich auch gegen die Versuche an den Erwachsenen mancherlei Einwände gemacht werden könnten. Jedoch kann zumindestens für den Erwachsenen, mit der gleichen Sicherheit wie bei den Salmonellen, die anerkanntermaßen als pathogen gelten, gesagt werden, daß es sich bei den Dyspepsiecolibakterien um echte pathogene Darmkeime handelt.

Die Frage, warum gerade diesen Colitypen im großen Kreis des Genus Escherichia eine krankmachende Wirkung zukommt, kann noch nicht beantwortet werden. Bis jetzt ist weder der Nachweis eines besonderen biochemischen noch eines besonderen biologischen Verhaltens der Keime im Tierexperiment gelungen. Die von ADAM und Mitarbeitern angenommene spezifische Epithelaffinität der Dyspepsiecolibakterien ist auch nur ein Erklärungsversuch, sagt uns aber nichts über das Wesen der Pathogenität aus. Die alten Versuche, die Pathogenese der Coliinfektion durch die Bildung biogener Amine (KELLER [2], ROSKE, RÖTHLER, SCHIFF und KOCHMANN) zu erklären, können zur Erklärung der Pathogenität der Dyspepsiecolibakterien natürlich ebenfalls nicht herangezogen werden, da die Aminbildung nicht allein für diese Colibakterien spezifisch ist. Das gleiche gilt auch für die Theorien, die sich um das Coliendotoxin ranken (BESSAU u. a.), da auch dieses bei allen gewöhnlichen Colibakterien vorhanden ist. So müssen wir zugeben, daß uns das Wesen der Pathogenität — wie übrigens bei den meisten anderen pathogenen Mikroorganismen — noch verschlossen ist. Hier werden vielleicht erst sehr komplizierte biochemische und fermentchemische Untersuchungen einmal eine Aufklärung schaffen können.

f) Infektbahnung.

Der Nachweis der Pathogenität der Dyspepsiecolibakterien beim Menschen löst indessen nicht alle klinischen und epidemiologischen Probleme. Letztlich ist auch nach den vorliegenden Versuchen nicht 100%ig sicher, ob diese Keime wirklich das primäre Agens bei der Auslösung der Dyspepsie sind. So ist doch z. B. von der Schweinepest, die eine Virusinfektion ist, bekannt, daß eine strenge Symbiose des spez. Virus mit S. cholerae suis besteht (BADER [1]). Ein weiteres Beispiel aus der Veterinärmedizin wäre die Symbiose zwischen dem Maul- und Klauenseuchen-Virus und den Breslaubakterien (KÖBE und HEINIG, WITTE, WOLF [1]). Auch beim Scharlach wird von BINGEL [2] angenommen, daß die hämolytischen Streptokokken nur eine obligate Begleiterscheinung einer primären Virusinfektion seien. So ist von verschiedenen Autoren der Gedanke geäußert worden, daß auch die Dyspepsiecolibakterien möglicherweise nur als Begleiterscheinung einer primären Virusinfektion aufzufassen wären (BRAY, GILES und SANGSTER, BUTTIAUX u. a. [2]). Dieser berechtigte Einwand kann bis jetzt nur auf Grund spärlicher Versuche entkräftet werden. TAYLOR u. a. zitieren Versuche von McCALLUM, der mit Ultrafiltraten aus den Organen verstorbener Kinder (Gehirn, Dünndarm, Darminhalt) bei Mäusen Ratten, Meerschweinchen und jungen Schweinen, z. T. nach intracerebraler Passage an Mäusen, keinerlei Anhaltspunkte für die Existenz eines Virus auffinden konnte. Desgleichen kamen auch GILES und SANGSTER, die mit Faecalfiltraten an jungen Mäusen und Kücken arbeiteten, zu negativen Ergebnissen. So möchten wir glauben, die gleichzeitige Existenz einer spezifischen Virusinfektion ablehnen zu können, zumal nach unseren bisherigen Kenntnissen über die Pathogenität der Dyspepsiecolibakterien in Reinkultur keine zwingende Notwendigkeit zur Annahme eines Virus besteht und auch die anfänglich an eine Virusinfektion erinnernde Übertragungsweise inzwischen aufgeklärt werden konnte. Trotzdem müßten zur endgültigen Entkräftung dieser Theorie weitere Versuchsanordnungen wie die von LIGHT und HODES am Kalb oder die von REIMANN, PRICE und HODGES an freiwilligen Erwachsenen durchgeprüft werden (s. S. 160).

Wegen des jahreszeitlichen Zusammenfallens von Grippeerkrankungen und epidemischen Säuglingsenteritiden, wurde verschiedentlich die Vermutung geäußert, daß das Grippevirus selbst das ursächliche Agens sei, etwa im Sinne der „Grippetoxikose" (KÜPPER) oder der „enteralen Grippe" (DUKEN u. a.). Für die Dyspepsiecoliinfektionen wird man eine solche Möglichkeit sicher ablehnen können, da man sonst eine *strenge Korrelation* zwischen Enteritis und grippalen Infekten auffinden müßte. Es konnte jedoch von BRAUN und HENCKEL [1, 2] sowie von SMITH, GALLOWAY und SPEIRS gezeigt werden, daß eine solche strenge Korrelation nicht besteht. Das Zusammentreffen von Coliinfektionen und grippalen Infekten kam nicht häufiger vor als bei den darmgesunden Kindern oder den gewöhnlichen Dyspepsien. Die gleiche Feststellung wurde auch schon früher bei der epidemischen Neugeborenen-Diarrhoe gemacht (v. CANON).

Diese Feststellungen berühren jedoch nicht die Frage der *unspezifischen Infektbahnung durch die grippalen Infekte*. Klinisch wird immer wieder der Eindruck gewonnen, daß diese eine solche Rolle übernehmen können. Die Bedeutung der Grippe bei der Bahnung bakterieller Darmerkrankungen ist von BALLOWITZ experimentell studiert worden. Durch kombinierte Infektion von Influenzavirus mit Paratyphus B oder Bang-Bakterien gelang es eine Enteritis bei weißen Mäusen zu erzeugen. Bei der Infektion mit den Einzelkomponenten (Virus oder Bakterien) waren weder makroskopisch noch mikroskopisch Veränderungen am Darm nachweisbar. BALLOWITZ schloß aus diesen Versuchen, daß unter dem Einfluß der

Grippeinfektion sonst für die Maus per os apathogene oder indifferente Keime krankmachend wirken. Räumt man den grippalen Infekten bei der infektiösen Colienteritis eine solche Bedeutung ein, so wird man die merkwürdige jahreszeitliche Häufung der Dyspepsiecoliinfektion leichter verstehen können. Das zeitliche Zusammentreffen der Enteritisepidemien mit der Grippe erklärte sich somit durch eine Erhöhung der Disposition durch Infektbahnung und eine erleichterte Übertragbarkeit der Erkrankung bei vermehrter Abgabe der Keime an die Luft bei Hustenstößen und Niesen. Freilich müßte man bei der Richtigkeit einer solchen Annahme ebenfalls eine mathematische Korrelation zwischen Colienteritis und Grippe verlangen, wogegen die erwähnten Untersuchungen von Braun und Henckel [1, 2] sowie Smith, Galloway und Speirs zu sprechen scheinen. Das Material dieser Autoren ist aber zur Entscheidung einer solchen Frage, vor allen auch zur Aufdeckung einer nur geringfügigen Korrelation, sicher noch nicht groß genug.

Neben den grippalen Infekten wird man *auch anderen Krankheiten* z. B. seitens der Ohren, der Lunge und der Harnwege eine *infektbahnende Wirkung* zuerkennen müssen. Hierdurch erscheint der Begriff der sog. parenteralen Dyspepsie in einem anderen Licht. Nach dieser Auffassung würde es sich also bei den parenteralen Dyspepsien nicht um eine Fernwirkung vom Focus auf den Darm handeln, entweder durch Vermittlung bakterieller Toxine oder des vegetativen Nervensystems (Stenger [1, 2]), sondern um eine unspezifische Infektbahnung, die die Widerstandskraft des Makroorganismus gegen pathogene Darmkeime herabsetzt. Die Verminderung der humoralen Abwehrkräfte des Magen-Darm-Kanals (Bactericidie), die von Braun und Lehnert bei einer Reihe von parenteralen Erkrankungen nachgewiesen wurde, ist nur ein faßbarer Indikator dieses Geschehens. Auch äußere Einflüsse, wie Änderung der Nahrung oder des Milieus (z. B. bei Entlassung aus der Klinik) können offenbar infektbahnende Wirkung haben.

Die Auffassung von Adam [6] von der infektiösen Entstehung der parenteralen Dyspepsie erhält durch diese Verhältnisse eine gute Stütze. Sie erfährt aber eine Einschränkung dadurch, daß von einer Infektbahnung natürlich nur bei infektiösen Enteritiden gesprochen werden kann. Wir möchten noch einmal betonen, daß wir obige Auffassungen über die parenterale Dyspepsie nur in diesem Sinne verstanden haben wollen. Bei der großen Anzahl gewöhnlicher parenteraler Dyspepsien, ohne Nachweis pathogener Darmkeime im Stuhl, bleiben alle Erklärungsmöglichkeiten im früheren Sinne nach wie vor offen. Allerdings muß die Zahl der parenteralen Dyspepsien eine gewisse Einschränkung erfahren, da wir glauben, daß manches, was früher als parenterale Dyspepsie angesehen wurde, in Wirklichkeit Coliinfektionen gewesen sind.

Die Anerkennung der Bedeutung einer unspezifischen Infektbahnung vermag die Tatsache, daß die Dyspepsiecolibakterien pathogene Darmkeime sind, in keiner Weise abzuschwächen, sie stützt sie vielmehr, da hiermit eine weitere wichtige Parallele zu vielen bekannten Infektionskrankheiten, vor allem aber wieder zu den Salmonellosen aufgezeigt wird. Die Bedeutung der unspezifischen Infektbahnung im Bereich der Salmonellosen tritt am deutlichsten bei dem auch sonst in epidemiologischer Hinsicht außerordentlich interessanten Paratyphus C zutage (Bader [3]). Hier fiel schon früh auf, daß dieser in einer großen Anzahl von Fällen nicht als selbständige Krankheit, sondern vorwiegend im Gefolge von Infektionen, besonders Malaria, Rückfallfieber, Ruhr, Typhus, Fleckfieber u. a. auftritt, wobei ebenfalls eine unspezifische Infektbahnung auf der Grundlage der allgemeinen Resistenzminderung angenommen wurde (Bader [3]). Bestätigt wird diese Ansicht durch die Beobachtung von Bieling, daß auch Injektionen von Pyrifer und Vaccinen zum Ausbruch des Paratyphus C führen können (zit. nach Bader [1]). Niemand wird aus solchem Verhalten einen Zweifel an der Erregernatur der Parathyphus C-Bakterien in Erwägung ziehen wollen. Wir glauben nun zwar nicht, daß die Gesetzmäßigkeiten der Infektbahnung bei der infektiösen Colienteritis so streng sind wie beim Paratyphus C, halten aber diese Möglichkeit doch bei vielen Fällen für gegeben.

VIII. Therapeutische Probleme.

Die Fortschritte in der Erkenntnis der Coliinfektionen des Säuglingsalters liegen nicht nur auf theoretischem Gebiet, sondern auch in der Therapie auf der Hand. Ja, hier sind gerade in den letzten Jahren durch die Einführung der Antibiotica so große Erfolge erzielt worden, daß man heute vor der Lösung des Problems der optimalen Therapie der Säuglingsenteritiden überhaupt steht. Man geht sicher nicht zu weit, hierin einen der größten Fortschritte der Pädiatrie der neueren Zeit zu erblicken. Freilich bahnt sich hier eine neue Auffassung an, die in einem gewissen Gegensatz zu den Auffassungen der letzten Jahrzehnte steht, die es geradezu als besondere Errungenschaft ansah, daß die Zeit der medikamentösen Behandlung der Dyspepsie durch eine optimale diätetische Therapie überwunden war (Czerny). Nun sind zwar durch diese zweifellos große Erfolge erzielt und in theoretischer Hinsicht ist die Säuglingsheilkunde stark befruchtet worden. Sie hat natürlich auch heute noch ihre volle Geltung, und es kann auf sie trotz der Therapie mit Antibioticis nicht verzichtet werden. Trotzdem vereinfacht sich die Diätetik durch die gleichzeitige spezifische Behandlung ganz wesentlich, und vieles, was früher als wichtig angesehen wurde, kann heute eine Einschränkung erfahren. Es kann nicht Aufgabe dieser Arbeit sein, auf das ganze therapeutische Rüstzeug der akuten Dyspepsien und damit der infektiösen Colienteritiden einzugehen. Hier sollen nur die Probleme berührt werden, die die Bekämpfung der Infektion und ihres spezifischen Erregers zum Ziele haben.

Die Therapie mit Antibioticis ist weitgehend eine spezifische, wie die Versuche in vitro und die klinischen Erfolge bei der infektiösen Colienteritis zeigen. Demgegenüber sind heute andere spezifische Verfahren in den Hintergrund getreten. Hierher gehört z. B. die in früherer Zeit öfters versuchte, aber nie mit eindeutigem Erfolg durchgeführte Serumtherapie mit antitoxischem Coliserum (Hamburger), auch in der Form eines spez. Antidyspepsiecoliserums (Adam u. Chen Hung Ta). Die bei der epidemischen Neugeborenen-Diarrhoe von High, Anderson und Nelson versuchte Therapie mit γ-Globulin blieb völlig ohne Erfolg. Auch die von Scheer und Abraham vorgeschlagene Therapie mit Colivaccinen dürfte heute keinerlei Bedeutung mehr haben, es sei denn, daß die von Adam versuchte Prophylaxe mit Dyspepsiecolivaccinen sich von Wert erweisen sollte. Von Eckstein und Dogramaci wurden bei Sommerdurchfällen in der Türkei günstige Erfolge von Bakteriophagen gesehen, aber auch dieser Weg hat heute keine nennenswerte praktische Bedeutung mehr. So seien die folgenden Ausführungen Gegenstand der spezifischen antibakteriellen Therapie mit Chemotherapeuticis und Antibioticis.

a) Chemotherapie.

Die großen Erfolge der *Sulfonamidtherapie* der Ruhr der Erwachsenen ermutigten dazu, diese auch auf dem Gebiet der akuten Ernährungsstörungen des Säuglings anzuwenden. Die Bedeutung der Colibakterien bei dieser Erkrankung — sei es nun im Sinne der endogenen oder der spez. Dyspepsiecoliinfektion — ließ es als aussichtsreich erscheinen, durch Beeinflussung des bakteriellen Faktors die Ursache auszuschalten, oder doch wenigstens eine Besserung einzuleiten. Die Empfindlichkeit der Colibakterien gegenüber Sulfonamiden wurde von STICKL und GÄRTNER untersucht, die nicht nur eine bakteriostatische Wirkung, sondern ähnlich wie NACCARI, auch einen degenerativen Einfluß der Sulfonamide im Sinne des Verlustes biochemischer Funktionen feststellen konnten. Auch die Untersuchungen von ARLOING u. a. sowie KAUFFMANN und SCHMITT ergaben die Wirksamkeit der Sulfonamide gegenüber B. coli, wobei nach ersteren das Sulfapyridin, nach letzteren besonders das Sulfathiazol besonders wirksam sein soll. Nach THEMANN ist die wachstumshemmende Wirkung des Globucids noch größer als die des Sulfathiazols. Elektronenoptisch konnte er degenerative und morphologische Veränderungen der Keime unter Sulfonamideinwirkung feststellen. Durch diese Untersuchungen schien die klinische Prüfung der Sulfonamide bei den Säuglingsenteritiden durchaus sinnvoll. Die erzielten Erfolge sind jedoch nicht eindeutig. Günstiges wurde bei den nichtepidemischen Gastroenteritiden von MURANO (Sulfathiazol), MONTERO und RODRIGUEZ (Sulfadiazin, Sulfathiazol) gesehen. MENGER erreichte bei schweren Intoxikationen durch Sulfathiazol eine Senkung der Letalität um 41%. MEYER ZU HÖRSTE [1] wiederum konnte eine Wirkung des Supronals nur bei den parenteralen, jedoch nicht bei den alimentären Dyspepsien feststellen. Völlig negative Resultate wurden von COOPER u. a. mit Sulfathiazol und von KLOSE mit Pyrimal erhalten. Etwas einheitlicher in der Beurteilung sind die infektiösen Säuglingsenteritiden, bei denen im allgemeinen das Sulfathiazol günstig wirken soll (ANDERSON, LEFF, SCHIMANSKY, WUNDERWALD, GOETERS, ROBERT).

Bessere Ergebnisse versprach man sich von der Verwendung *schwerlöslicher Sulfonamidpräparate*, da diese infolge ihrer geringen Resorbierbarkeit weniger toxisch wirken und am Orte der Erkrankung im Darm eine höchste Konzentration entfalten (MARSHALL u. a.). Die bisher bekannt gewordenen Präparate sind das Sulfaguanidin, das Formo-Sulfathiazol, das Phthalylsulfathiazol sowie das Succinylsulfathiazol. Alle wirken stark auf die Darmflora, das Succinylsulfathiazol soll jedoch die stärkste Wirkung entfalten (SCHOLTEN). Günstige Erfolge bei verschiedenen, auch schweren Säuglingsdyspepsien, wurden auch mit diesen Präparaten berichtet (STICCA und ROSSI, HENDERSON, ANDERSON und NELSON, HOTTINGER, AUENMÜLLER und HUNGERLAND, LEVY, COCOZZA und FEROLA, NITSCH und ADAMEK, ABDEL-KALEK u. a.). WEIHE hinwiederum fand das Succinylsulfathiazol bei Intoxikationen völlig wirkungslos. Nach FORNARA, SCHOLTEN sowie BLATT u. a. soll überhaupt kein Unterschied in der Wirkung zwischen den gewöhnlichen und den schwerlöslichen Sulfonamiden bestehen. Wir möchten dieser Meinung beipflichten, handelt es sich doch bei den Darminfektionen nicht nur um einen Prozeß innerhalb des Darmlumens, sondern auch innerhalb der tiefen Schichten der Darmschleimhaut (ADAM und FROBOESE, ILGNER). Man kann sich also gut vorstellen, daß die Wirkung der Sulfonamide vom Blut her ebenso wichtig ist wie vom Darmlumen aus, bei den schwerlöslichen Präparaten aber wird möglicherweise der Prozeß in der Darmschleimhaut selbst nicht optimal beeinflußt. Die günstigen Erfahrungen der Sulfathiazoltherapie bei der Bakterienruhr sprechen für diese Auffassung. Das gleiche Problem besteht schließlich auch für die schwer vom Darm aus resorbierbaren Antibiotica wie das Streptomycin. Wir sehen in der schlechten Resorbierbarkeit daher nicht unbedingt einen Vorteil. Im ganzen gesehen kann man wohl sagen, daß die Wirkung der Sulfonamide bei den Säuglingsdyspepsien nicht so überzeugend ist, daß damit die therapeutischen Probleme gelöst werden könnten. Von allen

Autoren wird die gleichlaufende strenge diätetische Therapie als erforderlich angesehen. Diese Erfahrungen decken sich mit denen aus der Heidelberger Klinik.

Ob die Wirkung der Sulfonamide bei der Säuglingsdyspepsie ausschließlich eine antibakterielle ist, kann nicht sicher gesagt werden. Wohl haben Schwarz und Bonezzi eine
„Normalisierung" der vorher „krankhaften" Darmflora gefunden, unter der Behandlung
wichen die atypischen Colibakterien den typischen Formen. Nitsch und Adamek konnten
feststellen, daß unter der Sulfaguanidintherapie die Saccharosevergärer und Gelatineverflüssiger aus dem Stuhl verschwanden, gleichzeitig wurde auch der Duodenalsaft frei von
Colibakterien. Neben diesen antibakteriellen Wirkungen sollen auch noch pharmakologische
Effekte wirksam sein. Enders konnte zeigen, daß Cibazol und Eubasin eine Hemmung der
Peristaltik des Kaninchendarmes in situ zur Folge haben, während Albucid, Debenal und
Tibatin diesen Effekt erst bei höheren Konzentrationen hervorriefen. Da die Darmbeein-
flussung auch am isolierten Darm auftritt, wird angenommen, daß sie peripherer Natur ist.
Nassau [1] konnte interessanterweise feststellen, daß dem Cibazol eine wasserbindende
Funktion zukommt. Danach wäre es möglich, daß neben den antibakteriellen Eigenschaften
der Sulfonamide auch gewisse pharmakologische und physikalische Effekte für die Wirkung
bei Darmerkrankungen verantwortlich sein können.

Über die *Wirkung der Sulfonamide auf die Dyspepsiecolibakterien* in vitro
und in vivo liegen bis jetzt nur wenige Untersuchungen vor. Gutheil prüfte das
Sulfaguanidin an 14 Stämmen der Gruppe 111:B4, die von Kindern stammten,
die klinisch nicht gut auf die Sulfaguanidintherapie angesprochen hatten. Nur
1 Stamm erwies sich empfindlich, die anderen waren resistent. Rogers, Koegler
und Gerrard fanden die Sulfonamide therapeutisch bei der Infektion mit „B.G.T."
völlig wirkungslos. Braun und Henckel [2] prüften das Supronal bei verschiedenen Stämmen der Gruppe 55 und 111 und fanden bei einzelnen Stämmen eine
gewisse Empfindlichkeit, andere waren völlig resistent. Dem entsprach auch
manchmal der Eindruck einer gewissen klinischen Wirkung, die aber bei weitem
nicht an die Erfolge der Antibiotica heranragte. Krepler und Zischka fanden
ebenfalls in vitro das Supronal sowie das Badional gegenüber E. coli 111:B4
von einer gewissen Wirksamkeit. Klinisch wurde jedoch, zumindestens bei den
schweren Fällen kein überzeugender Effekt gesehen. Nach diesen Ergebnissen
lohnen sich wohl weitere Versuche zur Prüfung der Sulfonamide bei der Dyspepsiecoliinfektion nicht, zumal zuverlässigere und weniger schädliche Mittel in den Antibioticis zur Verfügung stehen. Diese Befunde erklären aber auch, warum die Sulfonamide überhaupt einen so zweifelhaften Wert bei den Säuglingsdyspepsien haben.
Die wichtigsten Erreger der Säuglingsdyspepsien, die pathogenen Colibakterien,
sind eben relativ unempfindlich. So würden die Sulfonamide bei den leichten
Formen vorzuschlagen sein, wie dies Cocozza u. Ferola tun, hier aber sind sie gut
entbehrlich, da die diätetische Therapie allein genügend wirksam ist. Ergänzend
sei hier angeführt, daß sich auch das Pyridin-3-Carbonsäure-oxymethylamid
(Bilamid), das gegenüber Colibakterien wirksam sein soll (Acklin), bei den Dyspepsiecolibakterien sowohl in vitro als auch in vivo als völlig wirkungslos
erwiesen hat (Braun, unveröffentlicht).

b) Die antibiotische Therapie.

Die antibiotische Therapie der akuten Ernährungsstörungen im allgemeinen
sowie der inf. Colienteritiden im besonderen hat bisher so große Erfolge erzielt,
daß eine genaue Besprechung derselben erforderlich ist, zumal sie eine wesentliche Stütze des Beweises der Erregernatur der pathogenen Colitypen darstellt.

1. Wirkungen in vitro.

Die für die Bekämpfung der Coliinfektionen des Darmes vorwiegend in Frage
kommenden Antibiotica sind das Streptomycin, Aureomycin, Chloromycetin und das

Terramycin. Das Penicillin scheidet aus unseren Betrachtungen aus, da es gegenüber Colibakterien praktisch unwirksam ist. Einige weitere an sich wirksame Antibiotica wie das Neomyxin, Polymycin B, Circulin, Bacitracin und Aerosporin haben bis jetzt in der Behandlung der Säuglingsdyspepsien noch keinen praktischen Eingang gefunden. Das *Streptomycin* hemmt nach SCHATZ, BUGIE und WAKSMAN das Wachstum von Colibakterien in vitro bei 0,3—3,7 γ/cm^3. Auch spätere Autoren (BUGGS, BRONSTEIN, HIRSHFELD und PILLING, MURRAY, PAINE und FINLAND, PULASKI und SPRING, DEBRÉ und MOZZICONACCI [1]) konnten bestätigen, daß die große Mehrzahl der Colistämme streptomycinempfindlich sind (bei etwa 8 γ/cm^3). Weitere Untersuchungen haben aber gezeigt, daß die Zahl der streptomycin-resistenten Colistämme doch relativ hoch ist. So fanden z. B. SILVER und KEMPE nur 62% der untersuchten Stämme empfindlich zwischen 2—8 γ/cm^3. Auch LÖSCHCKE und COCHLOVIUS sowie BRAUN (unveröffentlicht) fanden, daß Colistämme aus den Stühlen kranker Säuglinge etwa zur Hälfte primär resistent gegen Streptomycin zu sein pflegen. Von KNAPP wurde angegeben, daß die Empfindlichkeit von Colibakterien gegenüber Streptomycin durch Kombination mit Sulfonamiden gesteigert werden kann. Gegenüber *Aureomycin* sind fast alle Colistämme hochempfindlich. Bei etwa 1 γ/cm^3 und darunter wird Wachstumshemmung erreicht. KAIPAINEN [1] gibt Hemmwerte für B. coli von 1,4 bis 15,6 γ/cm^3 an. HARVEY u. a. fanden noch bei 0,75 γ/cm^3 empfindliche Colistämme. Auch das *Chloromycetin* hat einen ähnlichen Effekt gegenüber B. coli. SMADEL gibt an, daß E. coli in vitro durch 2,5 γ/cm^3 gehemmt wird, nach FISON und SINGER beträgt die Hemmkonzentration für alle Bakterien, die als Gastroenteritiserreger in Frage kommen 0,2—2 γ/cm^3. Auch das *Terramycin* wirkt auf E. coli. KAIPAINEN [1, 2] gibt als Hemmdosis für Colibakterien 0,97—3,9 γ/cm^3 an. Primär resistente Colistämme gegen die drei letztgenannten Antibioticis gehören zu den Seltenheiten.

Die *Empfindlichkeit der Dyspepsiecolibakterien* in vitro ist bisher nur von wenigen Autoren studiert worden.

GUTHEIL fand unter 14 geprüften Stämmen der Gruppe 111:B4 nur 3, die mehr oder weniger empfindlich gegenüber Streptomycin waren, alle anderen waren völlig resistent. Die Stämme waren aber hochempfindlich gegenüber Aureomycin und Chloromycetin. Auch NETER [2, 3, 4] u. a. fanden unter 12 Stämmen der Gruppe 111:B4 nur 4 empfindlich und 2 mäßig empfindlich gegenüber Streptomycin. In der Gruppe 55 waren beide der geprüften Stämme streptomycinempfindlich. Gegenüber Aureomycin, Chloromycetin und Terramycin waren alle Stämme hochempfindlich, gegenüber Bacitracin und Penicillin unempfindlich. Die von GRÖNROOS geprüften Stämme der Gruppe 111 (D 433) waren resistent gegen Streptomycin, jedoch empfindlich gegen Aureomycin und mäßig empfindlich gegen Sulfathiazol. Zur Frage der Streptomycinempfindlichkeit der Dyspepsiecolibakterien der Gruppe 111 wurde von FERGUSON und Mitarbeitern ein interessanter Beitrag geleistet. Sie fanden, daß die salicinpositiven Varianten dieser Gruppe alle streptomycinempfindlich seien, während die salicinnegativen Varianten völlig resistent waren. Gegenüber Aureomycin, Chloromycetin und Terramycin waren zwar alle Stämme empfindlich, die salicinnegativen waren aber etwas resistenter. Bei Neomycin, Polymyxin B und Circulin wurden keine derartigen Beziehungen gefunden. Sie waren durchweg wirksam gegen die geprüften Stämme der Gruppe 111:B4. Nun sind auch von PAINE und FINLAND bei Klebsiella pneumoniae derartige Beziehungen gefunden worden, indem dulcitvergärende Varianten streptomycinempfindlich waren, während die streptomycinunempfindlichen Varianten das Dulcit nicht angriffen. Nach NEWCOMB und NYHOLM ist die Streptomycinresistenz von Colibakterien verbunden mit der Vergärung von Maltose, Xylose, D-Galaktose und L-Arabinose. Auch durch GEIGER ist bekannt geworden, daß Zusammenhänge zwischen der Streptomycinempfindlichkeit bestimmter Bakterienstämme und ihrer Stoffwechselaktivität bestehen, auf die hier nicht näher eingegangen werden kann. Die von FERGUSON und Mitarb. gemachten Beobachtungen sind an unserer Klinik von SACKREUTHER nachgeprüft worden. Bei 20 Stämmen der Gruppe 111:B4 fand sich, in Übereinstimmung mit KAUFFMANN und DUPONT, keiner, der das Salicin nicht angriff. Alle diese Stämme waren streptomycinresistent, nur der ebenfalls salicinpositive Stamm „Stoke W" (111:B4) wurde durch 12,5 γ/cm^3 Streptomycin gehemmt. Von

27 Stämmen der Gruppe 55, die alle salicin-negativ waren, waren 7 streptomycinresistent, die übrigen empfindlich zwischen 12,5 und 3,1 γ/cm³. Auch bei einer größeren Anzahl weiterer, nicht zur Dyspepsiecoligruppe gehörender Colistämme, konnten keine Beziehungen festgestellt werden zwischen Salicinvergärung und Streptomycinempfindlichkeit. Damit können die Ergebnisse von Ferguson nicht bestätigt werden, eine Orientierung über die Streptomycinresistenz der Dyspepsiecolistämme mit Hilfe der Salicinvergärung ist leider nicht möglich. Im übrigen wurde von Sackreuther auch die Empfindlichkeit gegenüber Penicillin, Aureomycin und Chloromycetin geprüft. Es zeigte sich, daß die Mehrzahl der Stämme der Gruppe 111:B4 und 55:B5 penicillinresistent sind, etwa ¼ der Stämme jeder

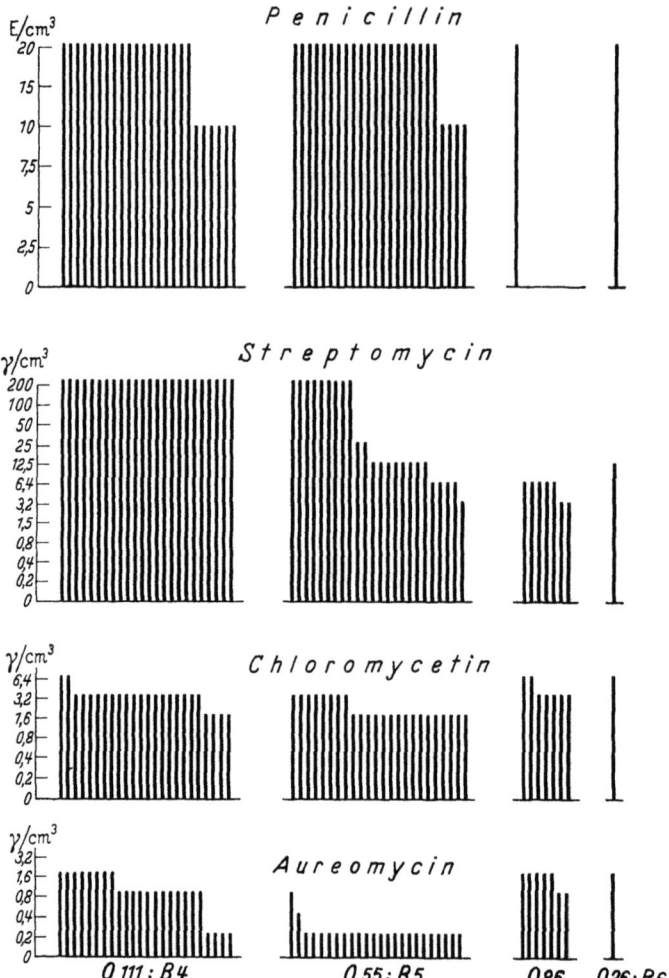

Abb. 5. Resistenzbestimmungen bei den Dyspepsiecolibakterien der Gruppen O 111:B4, O 55:B5, O 86 und O 26:B6 gegenüber Penicillin, Streptomycin, Chloromycetin und Aureomycin. (Nach Sackreuther.) Die Striche geben die geprüften Stämme wieder, die Zahlen bedeuten γ/cm³.

Gruppe wurde durch 10 E/cm³ zwar gehemmt, was aber in klinischer Hinsicht ebenfalls einer Resistenz gleichkommt. Gegen Chloromycetin und Aureomycin waren alle Stämme hochempfindlich, wobei die Empfindlichkeit gegenüber Aureomycin in Übereinstimmung mit den Ergebnissen von Neter [2, 3, 4] u. a. am größten war. Ein Stamm der Gruppe 26:B6 erwies sich ebenfalls als resistent gegen Penicillin, jedoch empfindlich gegen Streptomycin, Aureomycin und Chloromycetin. Bei den von Ørskov untersuchten Stämmen der Gruppe 26:B6 ergaben sich die gleichen Verhältnisse gegenüber Aureomycin und Chloromycetin, während das Streptomycin nicht überprüft wurde. Auch gegenüber Sulfathiazol und Terramycin waren die Stämme empfindlich. SACKREUTHER prüfte auch 7 Stämme der Gruppe 86 und fand sie empfindlich gegenüber Streptomycin, Aureomycin und Chloromycetin, jedoch resistent gegen Penicillin. In der Abb. 5 sind die Ergebnisse von SACKREUTHER zusammengefaßt wiedergegeben.

Es ergibt sich also die interessante Tatsache, daß das Streptomycin nach dem Ausfall der Resistenzprüfungen für die Therapie der infektiösen Colienteritis sehr ungeeignet ist, da mit einer großen Anzahl resistenter Stämme, besonders in der Gruppe 111:B4 gerechnet werden muß. Dies steht in voller Übereinstimmung mit der klinischen Wirkung (s. später). Als *hochwirksam* können *Aureomycin*, *Chloromycetin* und *Terramycin* angesehen werden, von denen das Aureomycin offenbar das wirksamste ist (NETER [2, 3, 4] u. a., BRAUN u. a.).

Die Entwicklung einer Resistenz der Colibakterien in vitro sowie in vivo ist besonders gegenüber dem Streptomycin sehr groß. So konnte COCHLOVIUS feststellen, daß Colistämme aus den Stühlen dyspeptischer Kinder, die mit Streptomycin behandelt wurden, bereits am 1. oder 2. Tag nach Beginn der Behandlung resistent sein können. NICHOLS und HERELL sahen die Resistenz eines Colistammes nach 3tägiger Behandlung von 5 γ/cm^3 bis auf über 2000 γ/cm^3 ansteigen. Bei dieser raschen Resistenzentwicklung der Bakterien aus dem Stuhl handelt es sich um die Selektion resistenter Formen, die nach Ausrottung der empfindlichen Colivarianten in der Stuhlflora erscheinen. Dies konnte BRAUN (unveröffentlicht) dadurch zeigen, daß bei einem Vergleich zwischen einem empfindlichen Colistamm vor der Streptomycinbehandlung und einem resistenten Stamm nach der Behandlung beide Stämme serologisch nicht identisch waren. Die Entwicklung der Resistenz ein und desselben Stammes geht durch Mutation vor sich, die Mutationsrate ist aber unabhängig von der Streptomycineinwirkung selbst (NEWCOMBE und McGREGOR, SILVER und KEMPE, ALEXANDER, BORNSCHEIN u. a.). Auch bei der Resistenzentwicklung in vitro handelt es sich um die Selektion schon vorher vorhandener, primär streptomycinresistenter Varianten (SELIGMANN und WASSERMANN). Gegenüber dem Chloromycetin und dem Aureomycin sowie dem Terramycin ist eine Resistenzentwicklung in vitro möglich, wie KAIPAINEN [1] zeigen konnte. In einer neueren Arbeit fand KAIPAINEN [3] aber, daß in vitro die Resistenzentwicklung gegenüber Aureomycin nur zustande kommt, wenn die Aureomycinkonzentrationen so schwach sind, daß sie das Wachstum nicht hemmen. Wenn das Aureomycin in bakteriostatischen Konzentrationen angewandt wird, kommt es nicht zu einer Resistenzsteigerung. Bei der klinischen Behandlung unserer Fälle von inf. Colienteritis haben wir bis jetzt noch keine Resistenz gegenüber einem dieser 3 Antibioticis auftreten sehen. Auch nach FINLAND, COLLINS und PAINE soll während der Therapie mit Aureomycin eine Resistenzentwicklung praktisch nicht vorkommen, sie ist jedoch bei einem Fall von KOCH beobachtet worden. Eine Vermehrung der Resistenz gegenüber Aureomycin, Chloromycetin und Terramycin soll parallel laufen, d. h. die Resistenzvermehrung gegenüber einem der 3 Antibioticis ist von einer Resistenzvermehrung gegenüber den beiden andern gefolgt (PANSY u. a., HERELL, HEILMANN und WELLMANN). Von KAIPAINEN[1] wurde festgestellt, daß die Resistenzentwicklung gegenüber Streptomycin einerseits und Aureomycin, Chloromycetin und Terramycin andererseits ein gegensätzliches Verhalten zeigen. (Da KAIPAINEN auch den Stamm D 433 in seine Untersuchungen mit einbezog, verdienen sie hier besonderes Interesse.) Die Steigerung der Resistenz gegenüber Terramycin Aureomycin und Chloromycetin in vitro war gleichzeitig mit einer Verminderung der Resistenz gegenüber Streptomycin verbunden. Eine Erhöhung der Streptomycinresistenz bedingte eine verminderte Resistenz gegenüber den 3 anderen Antibioticis. KAIPAINEN sieht in der Kombination verschiedener Antibioticis eine Möglichkeit, die Entwicklung einer Resistenz zu verhindern oder zu verlangsamen. In der Verbindung von Terramycin, Aureomycin oder Chloromycetin mit Streptomycin konnte die Entwicklung einer Streptomycinresistenz vollkommen verhindert werden, während die Resistenzentwicklung bei je einem der 3 anderen Antibiotica wesentlich abgeschwächt war.

Die Wirkung des Streptomycins sowie des Aureomycins, des Chloromycetins und Terramycins gegenüber Colibakterien ist vorwiegend bakteriostatisch. Dennoch sind bei Colibakterien schwere Veränderungen der Zellmorphologie und -funktion gefunden worden. PENSO und SCANGA sahen während der Wachstumsphase der Colibakterien unter Streptomycin elektronenoptisch morphologische Veränderungen der Keime mit Schwellung des Zelleibes, Protoplasmaentmischung u. a., während dies in der Ruhephase nicht beobachtet werden konnte. Ähnliche Beobachtungen machten MARTISCHNIG und ORTH, die neben Streptomycin auch Formocibazol und Sulfaguanidin prüften. Bei hohen Konzentrationen konnte einige Male auch echte Lyse der Bakterien gesehen werden. Auch unter Chloromycetin wurden cytochemische und morphologische Veränderungen der Colibakterien festgestellt (SCALFI und BRUGO). Nach WIGHT und BURK verhindert Streptomycin den Sauerstoffverbrauch von E. coli nach der Zugabe einer Reihe von Aminosäuren und Zwischenprodukten des KH-Stoffwechsels. Es unterbindet außerdem die aerobe und anaerobe Desaminierung der Asparaginsäure, sowie die aerobe Desaminierung von Serin und Glutaminsäure. Vielleicht gehören auch die Beobachtungen von THALHAMMER [1] hierher, der unter Streptomycinbehandlung einige wesentliche biochemische Reaktionen der Colibakterien verschwinden und nach Absetzen des Streptomycins wiederkehren sah. Hierbei kann es sich aber auch um die Selektion solcher Formen gehandelt haben, da LARREGIA und Mitarb. gefunden haben, daß die streptomycinresistenten Stämme, die ja durch Selektion in der Stuhlflora auftreten, häufig ein vermindertes Vermögen der KH-Vergärung zeigen.

Die wichtige Frage, ob die *Wirkung der Antibiotica* bei Darmerkrankungen eine rein antibakterielle ist, oder auch auf pharmakologischem Wege zustandekommt, wurde von STRÖDER und SIMON sowie von SIMON und KRÜPE aufgegriffen. Sie konnten zeigen, daß die durch Acetylcholin, Histamin, Colitoxin ausgelöste Reizung des isolierten Darmes von Maus, Ratte und Meerschweinchen sowie bei Versuchen in vivo durch Streptomycin unterdrückt wird. Die Wirkungsträger der pharmakologischen Beeinflussung der glatten Darmmuskulatur sind die Guanidingruppen des Streptidinringes, also die gleichen Gruppen, die auch für die bakteriostatische Wirkung des Streptomycins von Bedeutung sind. SPIESS und HOFFMANN konnten eine gleichartige Wirkung des Streptomycins von der Darmserosa, jedoch nicht vom Darmlumen aus erhalten. Dagegen fand sich, daß das Chloromycetin sowohl von der Serosa als auch vom Lumen aus an Kaninchen- und Meerschweinchendarm die Doryl-, Barium- und Nicotinkontraktion zu unterdrücken vermag. Die hierbei anzuwendenden Dosen entsprechen durchaus denen, die rechnungsmäßig bei peroraler Behandlung von Säuglingen im Darm zu erwarten sind. Die Wirkung des Chloromycetins war quantitativ stärker als die des Streptomycins. Von dem Aureomycin und Terramycin sind bisher ähnliche Wirkungen nicht bekannt geworden. Sicher kommt solchen Effekten des Streptomycins und des Chloromycetins in theoretischer Hinsicht eine große Bedeutung zu, es wäre jedoch falsch, sie in praktischer Hinsicht zu überbewerten. Der pathologische Prozeß besteht ja nicht, wie man für eine solche pharmakologische Wirkung bei dieser Therapie voraussetzen müßte, primär in einer vermehrten Darmmotilität, diese ist vielmehr die Folge eines Enzündungsvorganges in der Darmschleimhaut (ADAM und FROBOESE, ILGNER). Bei der Enteritis der Erwachsenen durch Salmonellen haben die profusen Durchfälle meistens die Reinigung des Darmes von den Erregern zur Folge, worin so etwas wie eine physiologische Abwehrreaktion gesehen werden muß. Ja selbst bei Dauerausscheidern führt gelegentlich ein intercurrenter Durchfall zum endgültigen Verschwinden der Erreger aus dem Darm. Auch die Ruhr wird man nicht etwa mit einem darmlähmenden Mittel behandeln, wie z.B. mit Opiaten, sondern mit Sulfonamiden. Von der Säuglingsdyspepsie wurde seinerzeit von BESSAU schon angenommen, daß der primäre Prozeß bei der Dyspepsie eine Chymusstagnation sei, auf deren Boden es erst zu einer Wucherung der Darmbakterien komme. So möchten wir in einer etwaigen darmlähmenden Wirkung der Sulfonamide (ENDERS) oder Antibiotica (STRÖDER und SIMON, SPIESS und HOFFMANN) eher einen Nachteil, denn einen Vorteil erblicken. Ganz sicher aber beruht, wie denn auch sei, die spezifische Wirkung der Antibiotica auf ihrem antibakteriellen Effekt, was ja allein schon aus der prompten Wirkung auf die schwere Allgemeinsymptome wie auf das Fieber hervorgeht. Diese Wirkung kann ja keinesfalls als Effekt eines darmlähmenden Mittels angesehen werden, da bei Minderung der Darmmotilität der Toxinresorption nur Vorschub geleistet würde. Aus diesen Gründen halten wir zwar die beschriebenen pharmakologischen Wirkungen am Darm für möglich, keinesfalls aber geht es an, damit irgendeinen günstigen Einfluß auf den pathologischen Prozeß verbinden zu wollen.

Von einigen Autoren (z. B. Rominger und Mitarbeiter, Martin du Pan und Rens) ist auch ein antitoxischer Effekt des Streptomycins für möglich gehalten worden. Es ist aber nach den experimentellen Untersuchungen von Löschke [2] (Versuche an weißen Mäusen) unwahrscheinlich, daß ein antitoxischer Effekt des Streptomycins überhaupt vorhanden ist. Nach einer Arbeit von Wilde sieht es sogar so aus, als ob gewisse leicht resorbierbare und schwer ausscheidbare Sulfonamide sowie einige Antibiotica (z. B. Streptomycin) die Toxizität von Colizerfallsprodukten für die Maus eher erhöhen, keinesfalls aber erniedrigen würden. So kann man wohl ausschließen, daß ein antitoxischer Effekt für die Wirkung des Streptomycins verantwortlich sei. Selbst wenn dies aber der Fall wäre, könnte man ihm keine große Bedeutung beimessen, da bis heute ja keineswegs feststeht, ob die Pathogenität der Dyspepsiecolibakterien auf einem besonderen Toxin beruht, worin sie sich etwa von den normalen Colibakterien unterscheiden würden.

2. Die klinische Wirkung.

Streptomycin. Das Streptomycin ist in Deutschland 1948 von Löschke [1] in die Therapie der akuten Dyspepsien des Säuglings eingeführt worden. Unsere Ausführungen über die Empfindlichkeit der Colibakterien gegenüber diesem Antibioticum zeigten, daß es dazu geeignet erscheinen konnte. Noch eine weitere Eigenschaft macht es zur Bekämpfung enteraler Infektionen besonders wirksam, nämlich daß es im Darm praktisch kaum resorbiert wird.

Busse und Spiess fanden sowohl beim darmkranken wie beim darmgesunden Säugling, als auch im Tierversuch keine nennenswerte Resorption. Nach M. u. H. Roost-Pauli wird es auch bei rectaler Zufuhr praktisch nicht resorbiert. Dagegen konnten sie nachweisen, daß es im Stuhl weitgehend abgebaut wird, nach 6 Std. fanden sie bis 70% zerstört. Man sollte nun erwarten, daß die Stuhlflora durch das Streptomycin bei peroraler Verabreichung wenigstens im Anfang weitgehend verdrängt wird. Nach den Untersuchungen von Reimann, Price und Elias sowie Kane und Foley an Erwachsenen ist dies auch für die Colibakterien weitgehend der Fall. Nach Makowsky u. a. sollen gramnegative und grampositive Stuhlkeime in gleichem Maße betroffen werden. Bei der Behandlung der Säuglingsdyspepsie mit Streptomycin wird ebenfalls innerhalb weniger Tage, manchmal schon nach 24 Std. ein Rückgang der gramnegativen Darmflora festgestellt, die bis zum völligen Schwund der Colibakterien führen kann (Cochlovius, Martischnig u. Krejci, Zierhut und Semenitz, eigene Beobachtungen). Von Nitsch und Adamek wurde außerdem ein Rückgang der Saccharosevergärer und der Gelatineverflüssiger beobachtet. Im Gegensatz hierzu stehen die Beobachtungen von Lockwood u. a. sowie Doerks, Rominger u. a., die keine nennenswerte Beeinflussung der Darmflora fanden. Nun haben Denkelwater u. a. sowie Geiger u. a. festgestellt, daß Cystein die Wirkung des Streptomycins aufheben kann. Graffar [1] konnte tatsächlich zeigen, daß nach Neutralisierung des Streptomycins in Stuhlaufschwemmungen die Colibakterien zwar nicht verschwinden, aber trotzdem ihre Zahl deutlich reduziert wird. Man wird also die widersprechenden Angaben in der Literatur so deuten dürfen, daß die Fortwirkung des unzerstört in der Stuhlprobe enthaltenen Streptomycins bei längerem Liegenlassen der Stühle das völlige Verschwinden der Colibakterien im Darm vortäuschen kann. Trotzdem kann ein echter Effekt des Streptomycins auf die Darmflora nicht geleugnet werden, was z. B. auch aus den Untersuchungen von Müller hervorgeht; er sah als brauchbaren Indicator der Beeinflussung der Darmflora durch das Streptomycin den Rückgang des enteral entstandenen, als Harnindican ausgeschiedenen Indols an. Von Graffar sowie von Nitsch und Adamek konnte fernerhin festgestellt werden, daß die Colibesiedlung des Dünndarmes bei Streptomycingabe rasch vollkommen zurückgeht.

Die klinische Behandlung der akuten Gastroenteritis des Säuglings mit Streptomycin hat im allgemeinen nicht das gehalten, was man sich ursprünglich davon versprochen hatte. Wohl liegt eine ganze Reihe von günstigen Erfolgsberichten vor (Löschke und Cochlovius, James und Kramer, Pulas und Anspacher, Goettsch u. a., Pulaski und Seeley, Diwany u. a., Bannurah, Wunderwald, Castellanos u. a., Martin du Pan und Rens, Weingärtner [2]). Debré und Mozziconacci [2] sowie Beyer u. a. äußerten sich jedoch sehr zurückhaltend. Die

Sterblichkeit der von Michaličkova behandelten Toxikosen ging zwar von 81,8 %
auf 32 % zurück, ein Erfolg, der jedoch im Vergleich zur Aureomycintherapie (s. diese)
als unbefriedigend bezeichnet werden muß. Manterola u. a. sahen nach Anwendung
des Streptomycins immer noch eine Toxicosesterblichkeit um 50 %, also praktisch
keinen Effekt. Sacrez u. a. fanden die Streptomycintherapie nur bei etwa der
Hälfte der Fälle schwerer Dyspepsien wirksam, während sich das Aureomycin
(s. später) bei fast allen beobachteten Fällen sehr bewährte. Bei einer von Scott,
Brown und Kessler beobachteten Epidemie schweren Neugeborenen-Durchfalls
war Streptomycin völlig wirkungslos, was sich erklären ließe, wenn die Epidemie — was allerdings nicht untersucht wurde — durch resistente Dyspepsiecolistämme hervorgerufen war. Einige Autoren beobachteten zwar einen günstigen
Einfluß auf die enteralen Dyspepsieformen, fanden aber das Streptomycin bei den
parenteralen Dyspepsien wirkungslos (Grislain und Audineau, Doerks,
Rominger u. a., Martischnig [1], Nitsch und Adamek, Zierhut und Semenitz). Leisti allerdings behauptete, daß auch die parenteralen Dyspepsien gut
ansprächen. Die bisherigen Erfolge sind jedenfalls im Vergleich zu den Resultaten
mit Aureomycin und Chloromycetin recht bescheiden. Dies mag einmal seine
Ursache in der relativ raschen Heranzüchtung resistenter Stämme haben; zum
anderen aber liegt es sicher auch z. T. daran, daß gerade die Darminfektionen
des Säuglings par excellence, die Coliinfektionen, durch Erreger hervorgerufen
werden, die häufig streptomycinresistent sind. Rogers, Koegler und Gerrard
fanden in ihren Fällen, die durch „B.G.T." (111:B4) hervorgerufen waren, das
Streptomycin völlig wirkungslos, ebenso konnten Holzel, Martyn und Apter
keine Wirkung feststellen. Unsere eigenen Versuche mit Streptomycin bei der
inf. Colienteritis mit E. coli 111:B4 hatten ebenfalls ein völlig negatives Resultat,
die in der Streptomycinresistenz der Erreger ihre zwanglose Erklärung fanden.
Dasselbe berichten Ocklitz und Schmidt [2]. So kommt es, daß heute das Streptomycin in der Behandlung der kindlichen Ernährungsstörungen in den Hintergrund getreten ist, da wirksamere Mittel zur Verfügung stehen, die zudem auch
weniger toxisch sind.

Aureomycin. Bei dem breiten Wirkungsspektrum des Aureomycins und bei
seiner besonderen Wirksamkeit gegenüber Colibakterien schien seine Prüfung
bei den akuten Dyspepsien besonders lohnenswert. Auch das Aureomycin kann,
wie das Streptomycin, peroral verabreicht werden. Es ist aber im Gegensatz zu
diesem gut vom Darm aus resorbierbar, so daß genügend hohe Blutspiegelwerte
erreicht werden. Hunt u. a. fanden bei peroraler Gabe von 11 mg/kg Körpergewicht
beim Säugling 1—2 γ/cm³ Serum, also Werte, bei denen die meisten Colibakterien
sowie die Dyspepsiecolibakterien gehemmt werden. Trotz dieser guten Resorption werden auch im Darm selbst genügend hohe Konzentrationen erreicht.
McVay fand bei oraler Gabe therapeutischer Aureomycindosen an Erwachsene
lang anhaltende Darmkonzentrationen. Bei 2 g/Tag wurden 51,2 bis 128 γ
Aureomycin/g Stuhlmaterial gefunden. Da nach Hunt u. a. das Aureomycin
im Rectum selbst nicht mehr resorbiert wird, entsprechen die Angaben wohl auch
den Konzentrationen im unteren Ileum, d. h. am Orte des pathologischen Prozesses, womit die theoretischen Voraussetzungen für eine wirksame Therapie
gegeben sind. Hinzu kommt, daß eine Resistenzentwicklung in vivo praktisch
kaum beobachtet worden ist (siehe S. 183). Die Stuhlflora soll nach Biermann
und Jawetz durch Aureomycin unterdrückt werden, dies ist aber nicht in so
starkem Maße der Fall wie bei dem Streptomycin. Nach Martischnig und
Krejci wird zwar der Stuhl frei von Colibakterien, doch kommt es unter dem
Einfluß des Antibioticums zu Veränderungen des biologischen Verhaltens der
Keime, die wohl im gleichen Sinne gedeutet werden müssen, wie die von

THALHAMMER [2] beschriebenen Veränderungen der Coliflora unter der Streptomycintherapie.

Gute *Erfolgsberichte* über die Behandlung schwerer Säuglingsenteritiden sind bisher von BRUYNOGHE, CHEDID u. a., COCOZZA und FEROLA, SACREZ u. a., SNELLING und JOHNSON, CHOREMIS u. a., PAUL sowie von MARTISCHNIG [2, 4] mitgeteilt worden, wobei Aureomycin als das Mittel der Wahl bei schweren Ernährungsstörungen angesehen wurde. Auch die Breslauinfektion des Säuglings wird nach FÜLLING und ERNST sehr günstig beeinflußt. Bei der Colienteritis geben die bisherigen Erfolgsberichte zu Enthusiasmus Anlaß. Aureomycin wurde hierbei zuerst von MAGNUSSON und Mitarbeitern sowie BRAUN und HENCKEL [1] angewandt, die eine schlagartige Besserung der schwer erkrankten Kinder mit promptem Verschwinden der Erreger aus dem Stuhle verzeichnen konnten. Diese Beobachtungen sind auch von den späteren Autoren immer wieder bestätigt worden (NETER u. a. [2—4], BUTTIAUX u. a. [2], KREPLER und ZISCHKA, KUNDRATITZ, OCKLITZ und SCHMIDT [2]). Schon nach den ersten Gaben des Antibioticums pflegt sich das Allgemeinbefinden zu heben, der Appetit kehrt wieder, gleichzeitig bessert sich auch der Kreislauf, und der Meteorismus geht zurück. Die Temperaturen fallen an demselben oder an dem nächsten Tage zur Norm ab, die Gewichtskurve steigt wieder an. Die Stühle werden innerhalb der nächsten Tage fest und verlieren ihren spezifischen Geruch. Einige Male war die vollständige Normalisierung der Stühle etwas verzögert, ohne daß dies auf das Allgemeinbefinden einen Einfluß gehabt hätte.

Die Erreger verschwinden innerhalb eines Zeitraumes von 1—8 Tagen aus dem Stuhl (LAURELL, MAGNUSSON u. a., BRAUN und HENCKEL [1]), in manchen Fällen bereits innerhalb 24 Std. (BUTTIAUX u. a. [2]), im Mittel dauert es etwa 2—3 Tage. Fast regelmäßig kommt es in dieser Phase zu einem vorübergehenden Auftreten von Proteusbakterien (BRAUN [4], LAURELL, MAGNUSSON u. a.), manchmal auch anderer aureomycinunempfindlicher Keime wie Monilia albicans oder Ps. aeruginosa.

Die Dosierung des Aureomycins an unserer Klinik beträgt 50 mg/kg Körpergewicht und Tag, Verteilung auf 5 Einzelgaben mit den Mahlzeiten. Eine 5 tägige Verabreichung hat sich uns als ausreichend erwiesen. Bei kürzerer Therapiedauer muß nach KREPLER und ZISCHKA mit dem Auftreten von Rezidiven gerechnet werden. Die von einigen anderen Autoren vorgeschlagene Dosierung von nur 25 mg/kg und Tag (MAGNUSSON u. a., KREPLER und ZISCHKA) soll sich nach der Ansicht von OCKLITZ und SCHMIDT [2] nicht bewähren, da mit einer solchen Dosierung nicht bei allen Säuglingen Keimfreiheit des Stuhles erzielt werden kann. Bei 50 mg/kg und Tag wurden praktisch alle Säuglinge keimfrei, eine Erfahrung, die wir nur bestätigen können.

Eine kleine technische Schwierigkeit der Aureomycinverabreichung besteht darin, daß sich das Mittel schlecht löst. OCKLITZ und SCHMIDT [2] überbrücken diese Schwierigkeit dadurch, daß sie den Kapselinhalt von 250 mg Areomycin in 25 cm³ Aqua dest. und einer halben Citrette in Lösung bringen. Damit soll sich das Aureomycin gut lösen. Die von NETER u. a. vorgeschlagene parenterale Anwendung scheint uns keine Vorteile zu bieten, da sie nur die Kinder belästigt und die perorale Therapie optimal wirksam ist.

Chloromycetin. Etwa die gleichen Erfolge wie mit dem Aureomycin können mit dem Chloromycetin erreicht werden. Auch dieses ist vom Darm aus gut resorbierbar, so daß genügend starke Blutspiegelkonzentrationen erreicht werden. Bei Säuglingen und Kindern wurden mit 44 mg/kg 20—30 γ/cm³ Serum erhalten (HUNT u. a.). Sicher wird dabei auch im Darm selbst eine genügend hohe Konzentration geschaffen, da nach HUNT u. a. rectal nur 50% des Chloromycetins

resorbiert werden. Auch das Chloromycetin soll die Stuhlflora unterdrücken (Biermann und Jawetz, Weisse), jedoch nicht in demselben Maße wie das Streptomycin
(Martischnig und Krejci). Häufig kommt es unter der Therapie zu einem Auftreten
von Proteusbakterien im Stuhl. Es sind also grundsätzlich die gleichen Vorbedingungen gegeben wie bei dem Aureomycin. Die etwas geringere Empfindlichkeit
der Dyspepsiecolibakterien kann durch eine höhere Dosierung ausgeglichen
werden.

Die bisher mitgeteilten Erfahrungsberichte über die Chloromycetintherapie sind zahlreicher als die der Aureomycintherapie. Bei den akuten Ernährungsstörungen, besonders
deren schweren Formen, wurden ausgezeichnete Erfolge gesehen (Nassi, Clément u. a.,
Smellie, Toscano, Weisse, Colombo, Cocozza und Ferola, Piette und Vézina, Pierret,
Breton u. Ratel, Signorini, Weingärtner, Dobrochotowa u. Worotynzewaa). Auch
bei den Salmonelleninfektionen der Säuglinge bewährte sich das Chloromycetin ausgezeichnet
(Pierret u. a.), wobei es allerdings nicht immer gelang, die Salmonellen aus dem Stuhl auf
die Dauer zu entfernen. Weisse, die nicht epidemische alimentäre und parenterale Dyspepsien behandelte, fand das Mittel bei beiden Formen gleichermaßen wirksam. Von den
meisten Autoren wird die kritische Wendung des schweren Krankheitsbildes und die Überlegenheit über die Streptomycin- und Sulfonamidtherapie gerühmt.

Bei den inf. Colienteritiden wurde das Mittel zum ersten Male von Rogers,
Koegler und Gerrard angewandt. Die Erfolge waren ausgezeichnet. Die
späteren Erfahrungen von Braun und Henckel [1] Adam und Aust, Cerutti
und Scarzella, Buttiaux u. a. [2], Smith u. a., Krepler und Zischka, Kundratitz ergaben ein grundsätzlich gleiches Urteil. Wir haben immer den Eindruck
gehabt, daß das Aureomycin etwas besser in der Wirkung sei, daß vor allem der
Erfolg schneller auftrete. Auch Neter u. a. [4] sowie Ocklitz und Schmidt [2]
empfahlen das Aureomycin als bestes Antibioticum. Kundratitz hinwiederum
findet das Chloromycetin besser. Der Enderfolg bleibt jedenfalls bei beiden
Mitteln einigermaßen gleich. Die pathogenen Colikeime verschwinden nach
Krepler und Zischka innerhalb 2—3 Tagen, spätestens nach 6 Tagen aus dem
Stuhl. Nach Absetzen des Mittels sollen sie aber mitunter nach 1—5 Tagen wieder
erscheinen. Wir konnten diese Beobachtung, genau wie bei dem Aureomycin, nur
in ganz seltenen Fällen machen, im übrigen hatten wir manchmal den Eindruck,
daß die Dyspepsiecolibakterien etwas langsamer aus dem Stuhl verschwinden
als unter dem Aureomycin. Ein Auftreten von Rezidiven nach Ansetzen des
Chloromycetins haben Krepler und Zischka gesehen. Wir dosieren z. Z.
100 mg/kg Körpergewicht und Tag, etwa 5 Tage lang, eine Dosierung wie
sie auch von Weisse vorgeschlagen wurde. Die höheren Chloromycetin-
dosen wie 165 mg/kg (Smellie, Rogers, Koegler und Gerrard) scheinen
uns entbehrlich zu sein, ebenso auch die von Neter u. a. vorgeschlagene parenterale Therapie.

Terramycin. Das Terramycin scheint in der Therapie der Dyspepsiecoliinfektion
gleich gute Resultate zu ergeben (eigene Beobachtungen; Neter u. a. [4]). Dem
entspricht auch die gute Empfindlichkeit der Dyspepsiecolibakterien in vitro
(Ferguson u. a., Neter u. a. [4]). Trotz guter Resorption vom Darm aus mit
Erreichung ausreichender Blutspiegel kommt es auch hier zu einer beträchtlichen
Konzentration des Antibioticums im Stuhl (Kreuziger und Hildebrandt.
Linsell und Fletscher). Die Coliflora wird durch das Terramycin vollkommen
unterdrückt. Statt dessen treten Staphylokokken, Pseudomonas, Hefe, vor allem
auch wieder Proteusbakterien im Stuhl auf (Baker und Pulaski, Dearing u. a.,
di Caprio und Rantz, Rivera und Sborov). Resistenzentwicklung der Erreger
wird praktisch nicht beobachtet, nur bei einigen Colibakterien scheint das langsam
und schrittweise vorzukommen (Linsell und Fletscher, di Caprio und Rantz).
Größere klinische Erfahrungen auf dem Gebiet der Säuglingsdyspepsien mit

Terramycin sind bisher noch nicht bekannt geworden. Lediglich ROGERS u. a. haben Beobachtungen über die Anwendung von Terramycin an einem kleinen Material von Säuglingsenteritis, teilweise durch Dyspepsiecoli O 111 : B 4, publiziert. Die erzielten Ergebnisse waren aber nur zum Teil günstig, Rückfälle, mit Wiedererscheinen der Erreger im Stuhl, nicht selten.

Andere Antibiotica. Gegenüber den genannten haben sich andere Antibiotica bis jetzt nicht in die Therapie der akuten Ernährungsstörungen der Säuglinge eingebürgert. Das Penicillin ist wenig wirksam (WEINGÄRTNER) oder völlig wirkungslos (ALLEN u. a., CHOREMIS u. a., SACREZ). Die Dyspepsiecolibakterien sind resistent gegen Penicillin (SACKREUTHER, NETER u. a. [4]). KADISON und BOROVSKY haben eine Kombination von Neomycin und Bacitracin, das sog. „Neobacin", mit gutem Erfolg bei den Säuglingsdyspepsien angewandt. Bei den Dyspepsien durch Dyspepsiecolibakterien darf man sich hiervon nicht allzuviel versprechen, da zwar das Neomycin gegen E. coli 111 : B 4 wirksam ist (FERGUSON u. a.), das Bacitracin jedoch keine Wirkung entfaltet (NETER u. a. [4]). Schließlich haben KYRKI u. a. bei 7 Fällen mit E. coli 111 : B 4 das Aerosporin angewandt. 2 Kinder starben, bei den andern 5 trat eine prompte Wirkung ein.

3. Nebenwirkungen der antibiotischen Therapie.

Ernste schädliche Wirkungen von der antibiotischen Therapie in der beschriebenen Form haben wir bis jetzt praktisch nie beobachtet. Dies deckt sich mit den Angaben von SMELLIE, der keinerlei Komplikationen bei der Chloromycetintherapie sah. Wenn Nebenwirkungen auftreten, sind sie im allgemeinen geringfügig und können gut angegangen werden. ROGERS, KOEGLER und GERRARD sahen 4mal eine generalisierte Dermatitis, die nach 2 Wochen wieder verschwand. Hautaffektionen nach einer 10tägigen Behandlung mit Aureomycin wurden auch von LAURELL, MAGNUSSON u. a. gesehen. Die Haut wurde trocken und infiltriert, intensiv gerötet mit Neigung zu Nässen. Sie waren nur in wenigen Fällen generalisiert, sonst beschränkten sie sich auf die Genital- und Analregion. PIETTE und VÉZINA beobachteten bei der Chloromycetintherapie in etwa der Hälfte der Fälle 1 Woche nach Beginn der Behandlung ein Ekzem, 2mal kam es zu einer Erythrodermie. Nach Absetzen des Mittels verschwanden die Hautreaktionen. Auch TOMASZEWSKI berichtete über ähnliche Nebenwirkungen des Aureomycins und Chloromycetins bei Erwachsenen, gleichzeitig sah er auch Veränderungen in der Mundhöhle in Form einer hypertrophischen Glossitis mit bräunlich verfärbter Zunge. Auch von dem Terramycin sind ähnliche Nebenwirkungen bekannt geworden (KREUZIGER und HILDEBRANDT). Die Hauterscheinungen sind nach TOMASZEWSKI eine Folge von Vitamin B-Mangel, hervorgerufen durch die zeitliche Unterdrückung der Darmflora. Sie können mit Vitamin B-Komplex gut beeinflußt werden (LAURELL, MAGNUSSON u. a.). Wir haben im allgemeinen die Verabreichung von Vitamin B-Komplex nicht für notwendig gehalten, da diese Erscheinungen bei der kurz dauernden Therapie nicht zur Beobachtung kamen. Auch LAURELL, MAGNUSSON u. a. geben an, daß erst bei 10tägiger Verabreichung die beschriebenen Erscheinungen auftreten. Gelegentlich sahen BRAUN und HENCKEL [2] bei jungen Frühgeborenen und Dystrophikern in den ersten Behandlungstagen (Aureomycin) eine mäßige meteoristische Auftreibung des Leibes, die ebenso wie eine gewisse Kollapsneigung der Therapie zur Last gelegt werden konnte, weshalb wir in solchen Fällen zu einer niedrigeren Dosierung übergingen (25 mg/kg). CLÉMENT u. a. [2] sahen ähnliche, sogar wesentlich stärkere Erscheinungen bei der Chloramphenicolbehandlung. GORDONOFF injizierte zur Klärung der Frage der Kreislaufwirkung verschiedener Antibiotica einer Katze 20 mg Terramycin in Äthernarkose. Er erhielt hierbei eine 50%ige Blutdruckreduzierung. Das Aureomycin hingegen verhielt sich gefäßinaktiv. Mit Chloromycetin sind keine Versuche gemacht worden. Die Kreislaufwirkung des Terramycins wird allerdings nicht auf das Antibioticum selbst, sondern auf Verunreinigungen zurückgeführt. Neuerdings wird von verschiedenen Seiten (CLAUDON und HOLBROOK, SMILEY u. a., STURGEON, HAWKINS u. a.) auf das Vorkommen schwerer aplastischer Anämien als Folge der Chloromycetintherapie hingewiesen. Wenn wir auch nicht glauben, daß diese bei der kurzen Behandlungsdauer und bei dem frühen Alter der Kinder zu erwarten sind, so sollte man doch bei der Chloromycetinverabreichung entsprechende Vorsicht walten lassen und lieber Aureomycin und Terramycin anwenden.

Zuweilen haben wir bei Kindern und Säuglingen, die nicht wegen einer Enteritis antibiotisch behandelt wurden, etwas dünnere Stühle bei der Aureomycintherapie auftreten sehen, so wie es von RAVE und ERNST beschrieben wurde. Eine gleichartige Beobachtung konnte auch von LAURELL, MAGNUSSON u. a. gemacht werden. Dem entspricht die Beobachtung von SIEGEL, NICKERSON und COOK, daß bei rectaler Verabfolgung von Aureomycin eine lokale Schleimhautreizung auftritt (rectoskopische Beobachtung). Entsprechende Beobachtungen sind von CHEWNING auch bei der oralen Verabreichung von Aureomycin und Chloromycetin rectoskopisch gemacht worden. Es handelt sich demnach offenbar um eine unmittelbare Wirkung des Antibioticums auf die Darmschleimhaut. Die Stühle bessern sich in solchen Fällen nach Absetzen des Mittels (LAURELL, MAGNUSSON u. a.). CHOREMIS u. a. sahen nach Aureomycingabe zuweilen Erbrechen auftreten. Hier half die Verabreichung des Antibioticums in verdünnter Lösung und fraktionierten Dosen. Störungen der Leberfunktion nach intravenöser Behandlung mit Aureomycin, jedoch nicht nach peroraler Gabe, wurden bei Menschen und im Tierversuch von LEPPER u. a. beschrieben. Derartige Störungen konnten bei der peroralen Behandlung der Säuglingsdyspepsie bis jetzt nicht aufgedeckt werden (RAVE und ERNST). Von SANTO [1, 2] wurde eingewandt, daß die vollkommene Zerstörung der Darmflora für den Menschen nicht gleichgültig sein könne. Er belegte diese Anschauung mit dem Nachweis komplementbindender und flockender Antikörper gegen Antigene aus degenerierten Colibakterien, wie sie unter antibiotischem Einfluß auftreten. Die Vitamin B-Mangelerscheinungen an der Haut sowie eine nach der Streptomycintherapie beobachtete Senkung des Prothrombinspiegels mit erhöhter Blutungsbereitschaft (GIANNICO und PRONINI) scheinen dieser Anschauung von SANTO zunächst recht zu geben. Jedoch spielt dieser Gesichtspunkt für die antibiotische Behandlung der Säuglingsenteritis sicher keine Rolle, da es sich hierbei ja um die Beseitigung einer pathologischen, hochpathogenen Darmflora handelt, die vorher schon die normale Darmflora vollkommen verdrängt hatte. So kann also abschließend gesagt werden, daß die Nebenwirkungen der antibiotischen Therapie so gering sind, wenigstens bei der kurzen Applikationszeit, wie sie bei den Säuglingsenteritiden in Frage kommt, daß hieraus keine ernsthaften Bedenken gegen diese Therapie abgeleitet werden können.

4. Sonstige therapeutische Maßnahmen.

Die antibiotische Therapie ist natürlich nicht der Weisheit letzter Schluß. Zwar kommt ohne sie, wie die hohe Letalität der inf. Colienteritis vor der Einführung der Antibiotica in die Therapie zeigt, eine Heilung entweder nicht oder ·

doch erschwert zustande. Mit der Bekämpfung der Krankheitserreger wird aber der pathologische Prozeß an der Darmschleimhaut nicht ausgeheilt. Deshalb ist es — und darüber sind sich fast alle Autoren einig — notwendig, die gleichzeitige diätetische Therapie im klassischen Sinne einzuhalten (SOLÉ). Nur bei den ganz leichten Formen oder bei den eben beginnenden Fällen, bei denen noch nicht mit schweren pathologischen Veränderungen an der Darmschleimhaut gerechnet werden muß, genügt manchmal die antibiotische Therapie allein, den Prozeß im Beginn aufzufangen (BRAUN und HENCKEL [2]).

Auf die diätetische Therapie hier einzugehen, ist nicht Aufgabe dieser Arbeit. Sie weicht in keiner Weise von den bisherigen Forderungen ab. Vielleicht muß betont werden, daß die absolute Nahrungskarenz so kurz wie möglich zu halten ist, da hierbei die bereits durch die Infektion geschädigte Leber (siehe pathologische Anatomie) noch weitere Schädigungen erfahren könnte. Dem sucht ADAM [6] Rechnung zu tragen, wenn er die Dyspepsien mit Aminosäuregemischen und Dextrinpräparaten (Dexamyl), die von Colibakterien nicht angegriffen werden sollen, behandelt. Auch die Forderungen nach parenteralem Flüssigkeitsersatz müssen eingehalten werden, wenngleich bei der gleichzeitigen antibiotischen Therapie der Bedarf hierzu viel geringer ist als sonst bei der Intoxikationsbehandlung. Bei den schweren Enteritisfällen kommt man häufig mit ein- oder zweimaliger Gabe von Ringer-Traubenzuckerlösung, bzw. Serum oder Plasma aus (BRAUN und HENCKEL [2]). Erwähnt sollen schließlich auch die Versuche von DUPONT und KEISER-NIELSEN werden, die Dauerausscheider mit einer Lactobacillusmilch behandelten, in der Vorstellung, daß bei der peroralen Verabreichung von Lactobacillen (Acidophilus) die pathologische Coliflora durch eine dem Brustkind entsprechende acidophile Flora verdrängt wird. Aber nur bei 3 Kindern zeigte sich ein gewisser Erfolg, im übrigen fielen die Versuche negativ aus.

Von MEYER ZU HÖRSTE [2] sowie von SANDMANN ist neuerdings auf das Problem einer sog. *Reinvasionsdyspepsie* hingewiesen worden. Hierunter versteht man die Beobachtung, daß nach Absetzen eines peroral verabreichten Antibioticums (Aureomycin oder Chloromycetin) eine Dyspepsie auftreten kann. Man erklärt sich diese Erscheinung mit dem Wiedereinwandern der vorher durch das Antibioticum aus dem Darm entfernten Darmflora, insbesondere der Coliflora. Hierin könnte man eine Analogie zu der Tatsache sehen, daß auch bei Neugeborenen am Ende der ersten Lebenswoche eine transitorische Diarrhoe mit der Besiedlung des Darmes auftreten kann. Wir haben solche Fälle aber nur äußerst selten beobachten können. Wir möchten annehmen, daß nur bei Säuglingen mit stark verminderter Widerstandskraft z. B. bei schweren Dystrophikern derartige Erscheinungen eine Rolle spielen. SANDMANN empfiehlt zur Verhütung der Reinvasionsdyspepsie die Verabreichung von Acidophilustabletten (Edelweißwerke) und Milchzuckerzulagen und will damit gute Erfolge erzielt haben. Wir selbst pflegen uns in solchen Fällen derart zu verhalten, daß wir dasselbe oder ein anderes Antibioticum wieder verabreichen, wonach die dyspeptischen Erscheinungen sofort wieder verschwinden (dies gehört zum Wesen der Reinvasionsdyspepsie). Beim zweiten Mal schleichen wir uns mit der Dosierung langsam aus, wobei meist kein Rückfall mehr eintritt.

Es braucht wohl nicht betont zu werden, daß *die antibiotische Therapie* natürlich *nur bei Darminfektionen indiziert* ist. Wenn BRAUN und HENCKEL [2] angeben, daß auch solche Dyspepsien, bei denen keine pathogenen Colitypen im Stuhl gefunden werden können, auf die Therapie mit Aureomycin und Chloromycetin gut ansprechen, so kann dies daran liegen, daß bisher noch unbekannte pathogene Darmkeime bzw. Colitypen im Spiele sind. In einer neueren Arbeit kommen auch SHANKS und STUDZINSKI zu dem Schluß, daß die Dyspepsien ohne Dyspepsiecolinachweis im Stuhl genau so gut auf die antibiotische Therapie ansprächen wie die Colienteritiden. Hieraus kann jedoch nicht gefolgert werden, wie SHANKS und STUDZINSKI dies tun, daß die Dyspepsiecolibakterien keine pathogenen Darmkeime seien. Einmal spielen hier sicher noch unbekannte pathogene Colitypen eine Rolle (s. oben), deren Existenz heute schon als sicher angesehen werden kann. Zum anderen werden durch die Antibiotica ja nicht nur die Coliinfektionen, sondern auch andere enterale und vor allen Dingen parenterale Infekte wirksam bekämpft, die als Dyspepsieursache bekanntlich eine große Rolle spielen. So wird das breite Wirkungsspektrum besonders des Aureomycins auch bei den Säuglingsdyspepsien mit ihrer mannigfaltigen Ätiologie verständlich. Hier muß auch die Kritik der antibiotischen Therapie einsetzen. Da nicht alle Dyspepsien durch empfindliche Bakterien oder überhaupt bakteriell ausgelöst werden, muß auch mit eventuellen Mißerfolgen gerechnet werden. In diesem Sinne sind die Berichte von Shanks sowie Hartung zu verstehen. Shanks wandte Chloramphenicol und Aureomycin bei 92 Säuglingen während einer 6monatigen Beobachtungsperiode an. Im Vergleich zu den mit Penicillin und Sulfonamiden behandelten Kontrollfällen sahen sie keinen speziellen Effekt der angewandten Antibiotica. Schon aus der Jahreszeit (April—Oktober) geht hervor, daß sich wohl nicht viele Colienteritiden unter diesem Material befunden haben werden. Ähnliches muß auch von dem Material von Hartung angenommen werden, der mit Chloromycetin keinerlei Verbesserung der Intoxikationsbehandlungserfolge sah. Die Wirkung der Antibiotica erstreckt sich demnach doch wohl in erster Linie auf die inf. Enteritiden, von denen die Colienteritiden den größten Anteil stellen. Ob sie wirklich bei allen Dyspepsieformen, gleichgültig welcher Genese, wirksam sind, muß abgewartet werden.

IX. Schlußfolgerungen und Ausblick.

Die Ausführungen über die inf. Colienteritis haben gezeigt, daß das Problem der Pathogenität der Colibakterien heute aus dem Stadium der Spekulation herausgetreten ist und greifbare Formen angenommen hat. Die Erregernatur der beschriebenen Colitypen kann auf Grund der Epidemiologie, der Erfüllung der Henle-Kochschen Postulate am Säugling und am Erwachsenen, nicht zuletzt auch auf Grund der strengen Parallelität zwischen der Empfindlichkeit der Erreger in vitro gegenüber bestimmten Antibioticis und der prompten klinischen Wirkung derselben Antibiotica als erwiesen angesehen werden. Wichtige Parallelen zu den Infektionen mit den Salmonellen-Enteritiskeimen konnten sowohl in epidemiologischer als auch in pathogenetischer Hinsicht aufgezeigt werden. Es handelt sich bei der infektiösen Colienteritis nach allen bisherigen Untersuchungen um eine echte Infektionskrankheit, die zwar für die Pädiatrie nicht neu ist, deren Erreger aber erst jetzt als sicher erkannt angesehen werden können. Die Epidemiologie ist auf Grund dieser Erkenntnisse weitgehend aufgeklärt worden, wenngleich auch wesentliche epidemiologische Probleme, vor allem außerhalb der Klinik, noch offen sind. Ihre Lösung hängt ab von der Entwicklung geeigneter Anreicherungsverfahren zum Nachweis geringer Bakterienmengen in den Darmausscheidungen, ferner auch von der Ausarbeitung brauchbarer Immunitätsreaktionen zum Studium der Durchseuchung einer Population. Daß es sich bei der inf. Colienteritis um eine Erkrankung des Säuglings *und* des Erwachsenen handelt, kann ebenfalls als erwiesen angesehen werden. Der Unterschied zwischen beiden, sowohl was den Schweregrad der Infektion als auch die andersartige Infektionsweise betrifft, liegt nicht in den Erregern selbst, sondern in der verschiedenartigen Disposition der einzelnen Altersstufen. Diese bestehen bei den Salmonellen und den pathogenen Colitypen in gleicher Weise.

Mit diesen Ergebnissen kann der alte Streit besonders in der pädiatrischen Forschung um die Pathogenität der Colibakterien als beendet angesehen werden.

Es ist in Zukunft müßig, auf Grund einzelner biochemischer Eigenschaften, wie z. B. der Vergärung von Lactose oder Saccharose, das Pathogenitätsproblem zu diskutieren, diese Frage kann nur von der Epidemiologie her, im Verein mit den modernen serologischen Identifizierungsmethoden gelöst werden. Dies darzustellen, war der Sinn unserer Ausführungen. Wir haben wegen der Wichtigkeit dieser Fragen bewußt darauf verzichtet, andere Problemgebiete der Colibakterien und ihrer Pathogenität, wie z. B. das der Colipyurie oder das der sept. Colibacillosen, zu diskutieren, da hierbei — worauf wir eingangs hinwiesen — das Pathogenitätsproblem wesentlich weniger Schwierigkeiten bereitet. Auch die wichtige Frage der Bedeutung der Colibakterien für den menschlichen Stoffwechsel, vor allem den Vitaminstoffwechsel, wurden aus dem gleichen Grund nicht behandelt.

Wir können diese Arbeit jedoch nicht abschließen, ohne spekulative Ausblicke sowohl für die Bakteriologie als auch für die Klinik zu geben.

Bisher galt es als Regel, die pathogenen von den apathogenen, gramnegativen Darmkeimen durch das Merkmal der Lactosevergärung voneinander abzugrenzen. Dies ist heute nicht mehr möglich. Die pathogenen Colitypen unterscheiden sich in ihrer Bedeutung als Krankheitserreger in nichts von den Salmonellen, weder im Säuglings- noch im Erwachsenenalter. Man wird daher in Zukunft fordern müssen, daß die bekannten und noch neu aufzufindenden pathogenen Colitypen mit derselben Sorgfalt in die Routinediagnostik aufgenommen werden müssen wie etwa die Salmonellen oder die Ruhrbakterien. Die technischen Schwierigkeiten werden wegen des Wegfalles des wichtigsten Unterscheidungsmerkmals zwischen pathogenen und apathogenen Darmkeimen, der Lactosevergärung, zu einem großen, zunächst kaum tragbaren Arbeitsaufwand führen. Diesen zu vereinfachen, wird nunmehr Aufgabe der Bakteriologen sein, und sicher wird man Mittel und Wege finden, die sich bietenden Probleme zu lösen.

Aber auch für die Kliniker ergeben sich wesentliche Erschütterungen des bisherigen Systems der Säuglingsdyspepsien im alten Sinne von CZERNY. Die Rolle der Infektionen bei der Entstehung der akuten Enteritiden der Säuglinge ist offenbar wesentlich größer, als dies bisher angenommen wurde, was erst neuerdings auch von KISS betont worden ist. Die Colienteritiden sind anteilmäßig hierbei am stärksten vertreten, nach unseren bisherigen Kenntnissen dürften *wenigstens 30%, wahrscheinlich aber bis 50% aller Dyspepsien durch die bisher bekannten Colitypen hervorgerufen werden.* Die Auffindung neuer pathogener Typen wird diese Zahl wahrscheinlich noch vergrößern. Hierzu kommen Infektionen des Darmes durch Proteusbakterien, Staphylokokken, Ps. aeruginosa, Enterokokken usw. Auch die Virusinfektionen des Darmes dürften mit in das Gewicht fallen, wenngleich wir uns bisher keine Vorstellung darüber machen können, wie häufig diese unter Säuglingen vorkommen. Häufiger, als man dies gemeinhin annimmt, kommt auch den Salmonellen und Shigellen ein nicht unerheblicher Anteil in der Ätiologie der Säuglingsdyspepsien zu. Dies ist allerdings regional sehr verschieden.

Einige Zahlen sollen dies beweisen: Nach D'ALESSANDRO und BURGIO wurden in Palermo (Ital.) bis zu 20% der Säuglingsdyspepsien durch Shigellen hervorgerufen, nach BOCCIA und CHIEFFI (Neapel) in 24% durch Salmonellen. BALABAN und CHOCHOL (Rußland) fanden in 24% „toxischer Dyspepsien" Ruhr- oder Paratyphusbakterien, KOUTSCHER u. a. (Rußland) fanden sogar in 52% der Sommerdurchfälle Ruhrbakterien. Auch in Österreich sollen nach JÓO bei den Sommerdurchfällen sehr häufig Ruhrbakterien gefunden werden. Von GRAFFAR [1] in Belgien (Brüssel) wurden in 16% der Säuglingsdiarrhoen Ruhrbakterien, in 8,5% Salmonellenenteritiskeime festgestellt. Wir verzichten auf die Wiedergabe außereuropäischer Zahlen, da sich hierdurch noch wesentlich stärkere regionale Unterschiede ergeben würden. Sicher werden bei uns in Deutschland die entsprechenden Zahlen nicht so hoch sein, wie die hier angeführten. Nach einer Aufstellung aus der Heidelberger Klinik (aus 7 Jahren) ergibt sich eine Häufigkeit von Darminfektionen (Shigellen und Salmonellen) von nur 3,25% aller Dyspepsien. Doch kann man vermuten, daß es auch bei uns in Deutschland Gegenden gibt, wo mit einem häufigeren Vorkommen dieser Keime gerechnet werden muß. Nicht zuletzt werden sich auch hier die modernen Nachweismethoden für pathogene Darmkeime stark bemerkbar machen.

Es ergibt sich nach diesen Feststellungen aber, daß ein großer Teil *wenigstens die Hälfte aller Säuglingsdyspepsien durch bekannte pathogene Darmkeime (Salmonellen, Shigellen, Dyspepsiecoli) hervorgerufen* werden. Wenn man bedenkt, daß die sog. parenteralen Dyspepsien auch letztlich durch Infekte, wenn auch parenteraler Natur hervorgerufen werden, und daß diese Form der Dyspepsie sicher recht häufig vorkommt, so erkennt man, wie wenig von dem ursprünglich so stark herausgestellten Begriff der „alimentären Dyspepsie" übrig geblieben ist. Diese Diagnose wird man in Zukunft nur nach ganz offensichtlichen und groben Ernährungsfehlern stellen dürfen. Denn die größte Empfindlichkeit der Säuglinge liegt nicht auf dem Gebiete der Ernährung, sondern in der dem Erwachsenen gegenüber außerordentlich starken Empfänglichkeit und Empfindlichkeit gegen enterale und parenterale Infekte.

Nachtrag zum Literaturverzeichnis.

Dahlstroem, Laurell and Magnusson: Mixed infection with Staphylococcus aureus and B. coli neapolitanum in a ten-day-old infant. Ann. paediatr. (Basel) **179**, 124 (1952).

De Luca e Cutroneo: Indagini coproculturali nei lattanti in considerazioni normali e patho-logiche. Pediatria (Napoli) **60**, Nr. 5—6 (1952).

Hawkins and Lederer: Fatal aplastic anaemia following chloramphenicol administration. Brit. Med. J. **1952** II, 423.

Hoffmann, Bentkowski, Pofelis u. Prokulewicz: Weitere Untersuchungen über den Iso-antagonismus von E. coli und seine Bedeutung bei Säuglingsdiarrhoe. Pediatr. polska **26**, 1116 (1951).

Rappaport and Henig: Media for the isolation and differentiation of pathogenic Esch. coli (Serotypes O 111 and O 55). J. Clin. Path. **5**, 361 (1952).

Rogers, Saddington and Smallwood: Terramycin in the treatment of infective diarrhoea in infants. Lancet **263**, 1106 (1952).

Seeliger: Ein wenig bekannter Escherichia-Typ als wahrscheinliche Ursache ruhrähnlicher Erkrankungen. Z. Hyg. **135**, 526 (1952).

Schmidt, Ocklitz u. Husslein: Zur Frage der Übertragung des Dyspepsicoli in der Klinik. Arch. Kinderheilk. **145**, 222 (1952).

Zischka: Bakteriologie der Enteritis. Wien. klin. Wschr. **64**, 749 (1952).

sich nicht durch besondere Ergebnisse eine völlige Neuordnung eines bestimmten Gebietes als notwendig erweist, aus.

Das Literaturverzeichnis möge alphabetisch angeordnet werden. Eine fortlaufende Numerierung ist nicht notwendig, da im Text mit dem Namen zitiert wird. Falls auf eine besondere Arbeit eines Autors, von dem mehrere Arbeiten zitiert sind, hingewiesen werden soll, so wären die einzelnen Arbeiten dieses Autors zu numerieren; z. B. Müller [1].

4. Der **Umfang** der Aufsätze soll in der Regel **2 bis 4 Druckbogen** zu je 16 Seiten nicht überschreiten. *Die Aufnahme von Beiträgen von mehr als 4 Druckbogen ist in jedem Falle von der ausdrücklichen Zustimmung des Verlages abhängig.* Jeder Autor kann den Umfang einer Handschrift selbst ermessen, wenn er berücksichtigt, daß auf eine Textseite der Ergebnisse rund 3740 Buchstaben entfallen (Interpunktionen und Wort-Zwischenräume sind als Buchstabe zu zählen).

5. Das **Manuskript** muß leicht leserlich einseitig geschrieben sein. Mit der Drucklegung erwirbt der Verlag das alleinige Recht zur Veröffentlichung für alle Länder.

Die Herausgeber

Für das Fach der inneren Medizin:

<table>
<tr><td>L. HEILMEYER</td><td>R. SCHOEN</td></tr>
<tr><td>Med. Univ.-Klinik</td><td>Med. Univ.-Klinik</td></tr>
<tr><td>Freiburg i. Br.</td><td>Göttingen</td></tr>
</table>

Für das Fach der Kinderheilkunde:

<table>
<tr><td>E. GLANZMANN</td><td>B. DE RUDDER</td></tr>
<tr><td>Klinik f. Kinderkrankheiten</td><td>Universitäts-Kinderklinik</td></tr>
<tr><td>Bern (Schweiz)</td><td>Frankfurt (Main)</td></tr>
</table>

Ergebnisse der inneren Medizin und Kinderheilkunde

Springer-Verlag Berlin · Göttingen · Heidelberg

Die Aufnahme von Arbeiten in die „Ergebnisse der inneren Medizin und Kinderheilkunde" muß an die Erfüllung folgender Bedingungen gebunden werden:

1. Die **Themen** müssen einem der beiden im Titel genannten Fächer zugehören, sie werden bei den Mitarbeitern von den Herausgebern angefordert. Unaufgefordert zugesandte Arbeiten können nur in Ausnahmefällen angenommen werden. Von Zusendung ohne vorherige Anfrage wird dringend gebeten abzusehen.

2. **Darstellung.** Es muß sich bei der Arbeit um eine *kritische, übersichtliche* und *eindrucksvolle Darstellung* der neueren Anschauungen und *wertvollen Forschungsergebnisse* über den fraglichen Gegenstand etwa in der Art eines Handbuchbeitrages handeln, *nicht aber um eine Originalarbeit*, die nur etwa deshalb der Redaktion angeboten wurde, weil sie wegen Überschreitung des Umfanges für die anderen Zeitschriften nicht in Betracht kommen konnte. Als *Kennzeichen* einer für die „Ergebnisse" geeigneten Übersicht wird der Umstand dienen, daß die eigenen Ansichten und Arbeiten des Verfassers nur in dem Maße berücksichtigt sind, wie es ihrer Bedeutung für den Gegenstand nach objektivem Ermessen entspricht. Neue experimentelle und Krankengeschichte-Belege, wie sie in Originalarbeiten gebracht werden und erforderlich sind, gehören nicht oder nur in seltenen Ausnahmefällen in eine kritische Übersicht der hier geforderten Art.

3. **Literatur.** Dem Charakter einer Übersicht muß schon die ganze *Anlage* des Manuskriptes entsprechen. Jede zitierte Arbeit muß im Literaturverzeichnis mit vollem Titel und mit Angabe des Orts, der Band-, Seiten- und Jahreszahl gebracht sein.

z. B.: FROBOESE, C.: Großzellige interstitielle Nephritis. Virchows Arch. **322,** 359 (1952).
SCHWENKENBECHER-HEIMENDAHL, S.: Zur Virusätiologie der interstitiellen Säuglingspneumonie. Z. Kinderheilk. **69,** 463 (1951).
LANG, KONRAD, u. OTTO F. RANKE: Stoffwechsel und Ernährung. Berlin, Göttingen, Heidelberg: Springer-Verlag 1950.

Die Literaturangaben sollen dem Texte vorausgeschickt werden und dürfen, falls über den gleichen Gegenstand schon andere zusammenfassende Arbeiten erschienen sind, nicht weiter als *bis* zu diesen zurückgreifen. Im Laufe der letzten fünf Jahre schon in ähnlicher Weise irgendwo behandelte Themen schalten, wenn

III. Die pathogenetische Bedeutung der Allergie für Blut- und Knochenmarksschäden[1].

Von

PLATON PETRIDES-Düsseldorf.

Mit 11 Abbildungen.

Inhalt.

[1] Aus der I. Medizinischen Klinik der Medizinischen Akademie Düsseldorf (Direktor:
Prof. Dr. med. E. BODEN).

13*

Literatur.

ACKROYD, J. F.: Three cases of thrombocytopenic purpura occuring after rubella, with a review of purpura associated with infections. Quart. J. Med. **72**, 299 (1949).
— The role of complement in sedormid purpura. Clin. Sci. **10**, 185 (1951).
— Sedormid-purpura. An immunological study of a form of drug hypersensitivity. In: P. KALLOS, Fortschritte der Allergielehre, Band III. Basel: S. Karger 1952.
AHL, H., u. A. SCHITTENHELM: Über experimentelle Eosinophilie nach parenteraler Zufuhr verschiedener Eiweißstoffe. Z. exper. Med. **1**, 111 (1913).
ÅKERRÉN, Y.: Untersuchungen über die Zahl der Blutplättchen bei infektiösen rheumatischen Affektionen im Kindesalter. Läk. för Förh. N. F. **48**, 107 (1942).
DE ALMEIDO PRADO, A.: Amyloidosis y artritis reumatoidea. (Amyloidose und primär chronische Polyarthritis.) Prensa méd. argent. **37**, 1893 (1950); ref. Z. Rheumaforsch. **11**, 126 (1952).
AMSLER, R.: Sur les accidents allergiques provoqués par la streptomycine. Presse méd. **59**, 1011 (1951).
ANDREASEN, A. P., and R. CHRISTENSEN: Thrombopenisk purpura efter Chinidin sulfat. Ugeskr. Laeg. **1951**, 422.
ANDREWES, F. H.: The behaviour of the leucocytes in infection and immunity. Lancet **2**, 8 (1910).
ANGLE, M., and H. L. ALT: Thrombocytopenic purpura complicating infectious mononucleosis. Blood **5**, 449 (1950).
ANSELMINO K. J.: Die reaktiven Veränderungen des Knochenmarkes bei septischen Erkrankungen. Virchows Arch. **262**, 766 (1926).
APPELGREN, A.: Magenfunktion und Blutuntersuchungen bei rheumatoider Arthritis. Ann. med. int. fenn. **38**, 91 (1949); ref. Schweiz. med. Wschr. **1950**, 243.
ARNOLDSSON, H.: Die Bedeutung der Nebenniere für die Genese allergischer Krankheiten. Acta med. scand. (Stockh.) Suppl. **246**, 17 (1951).
— u. U. PIPKORN: Cortison und ACTH in ihrer therapeutischen Wirkung auf Asthma bronchiale. Schweiz. med. Wschr. **1951**, 1035.
ASCHKENASY, A., u. A. PERONEY: Eine vergleichende Untersuchung über die Wirkung einer einzigen Injektion von ACTH bzw. Cortison auf die Blutzellen und das Knochenmark des Menschen. Semaine Hôp. **28**, 1125 (1952).
AYNAUD, M.: C. r. Soc. Biol. (Paris) **70**, 54 (1911); zit. nach DOERR (1948).
BACH, F.: Splenectomy in the treatment of the rheumatoid type of Arthritis. Proc. Roy. Soc. Med. **39**, 306 (1945/46).
— and J. H. JACOBS: Splenectomy in rheumatoid arthritis. Ann. Rheumat. Dis. **10**, 320 (1951).

VON BAEYER, E.: Zur Arzneimittelagranulocytose. Klin. Wschr. **1936**, 1914.

BALF, C. L.: The alimentary lesion in anaphylactoid purpura. Arch. Dis. Childh. **26**, 20 (1951).

BÀN, A., u. J. BERCZELLER: Tödliche Panmyelopathie durch Hydantoinkörper. Acta haematol. (Basel) **6**, 354 (1951).

— G. FILIPP u. L. MATKÓ: Knochenmark und Anaphylaxie. Acta med. (Budapest) **1** (1950).

— — — Persönliche Mitteilung 1952.

BARLING, B.: Chronic cyclical granulopenia. Proc. Roy. Soc. Med. **41**, 653 (1948).

BARTELHEIMER, H.: Thrombopenie in der Klimax. Splenectomie. Z. klin. Med. **134**, 123 (1938).

BASSALLECK, H. I.: Die praktisch wichtigen Früh- und Spätschäden durch Methylthiouracil und ihre Verhütung. Med. Klin. **1950**, 924.

BAUMANN, TH.: Calomel-Krankheiten. Ein allergisches Krankheitsbild. Schweiz. med. Wschr. **1949**, 726 u. 750.

BEDSON, S. PH.: Blood platelet anti-serum, its specifity and role in the experimental production of purpura. Pt. I. J. of Path. **24**, 469 (1921); ref.: Kongreßbl. inn. Med. **21**, 35 (1922). Pt. II. J. of Path. **25**, 94 (1922); ref.: Kongreßbl. inn. Med. **22**, 479 (1922).

— and M. E. JOHNSON: Further observations on platelets genesis. J. of Path. **28**, 101 (1925); zit. nach EVANS u. Mitarb.

BEGEMANN, H.: Über eine isolierte aplastische Anämie mit vollständigem Fehlen der Erythroblasten (Erythroblastophthise). Klin. Wschr. **1947**, 850.

— Zur Physiologie und Pathologie des lymphatischen Systems. Pro Medico **1951**, 443.

BEIGLBÖCK, W.: Ein Fall von thrombopenischer Purpura bei echter Chininüberempfindlichkeit. Z. klin. Med. **131**, 308 (1937).

— u. R. CLOTTEN: Intrasternale Transfusion von Sternalmark und Blut fiebernder Spender als Behandlungsmethode der Agranulocytose. Klin. Wschr. **1951**, 483. Ärztl. Forsch. **1952**, I/492.

— u. H. HOFF: Über das Sjögrensche Syndrom. Dtsch. med. Wschr. **1952**, 7 u. 42.

BELLONI, F.: Thrombocytopenic purpura due to sedormid. Haematologica (Pavia) **35**, 115 (1951).

BENJAMIN, J. E., and J. B. BIEDERMAN: Agranulocytic leukopenia. J. Amer. Med. Assoc. **103**, 161 (1934).

BERGER, H.: Thrombopenic purpura following use of digitoxin. J. Amer. Med. Assoc. **148**, 282 (1952).

BERGER, U.: Reticulo-endotheliale Zellen im peripheren Blut bei einer Agranulocytose. Klin. Wschr. **1948**, 564.

BERGLUND, K., N. G. NORDENSON and B. OLHAGEN: ACTH and cortisone in rheumatoid arthritis. Effects on blood protein pattern, serological reactions and bone marrow reticulum. Acta endocrinol. (Copenh.) **8**, 1 (1951).

BERNARD, J., et M. COTLENKO: Hemopathies et maladies rhumatismales. Rev. de Rhumat. **18**, 360 (1951).

BERNIGAU, H.: Über Strukturveränderungen in Granulocyten nach Pyramidongaben. Z. klin. Med. **136**, 517 (1939).

BESREDKA: Ann. Inst. Pasteur **14** (1900); zit. nach LINDSTRÖM.

BETHELL, F. H., M. C. MEYERS, S. MILLER and W. H. BULLOCK: Effects of ACTH and Cortisone on idiopathic thrombocytopenic pupura. Trans. Assoc. Amer. Physicians, 64th Session 1951.

DE BEULE, R.: L'intolérance au PAS et sa toxicité. Schweiz. med. Wschr. **1951**, 1060.

BICHEL, J., and F. KISSMEYER-NIELSEN: FELTYs syndrome treated with ACTH. Acta haematol. (Basel) **6**, 65 (1951).

BICKEL, G.: Valeur de l'eosinophilie dans le diagnostic des états allergiques. Acta allergol. (Københ.) **1950**, 3/Suppl. 1, 57.

— et DUBOIS-FERRIÈRE: Agranulocytose et traitement sulfamidé. Rev. méd. Suisse rom. **63**, 130 (1943).

BIEDL u. KRAUS: Die Anaphylaxie als Vergiftung durch Eiweißabbauprodukte. Dtsch. med. Wschr. **1913**, 945.

BIENENFELD, B.: Das Verhalten der Leukocyten bei der Serumkrankheit. Jb. Kinderheilk. **65**, Erg.-H. 174 (1907).

BIERRY, H.: C. r. Soc. Biol. (Paris) **26**, 1001 (1902).

BING, J.: Further investigations on hyperglobulinemia in various diseases. (Is serum-globulin formed from plasma cells and reticuloendothelial cells?) Acta med. scand. (Stockh.) **103**, 565 (1940).

BJÖRKLUND, B., and L. HELLSTRÖM: Studies on the effect of anti-bone-marrow-serum. Acta med. scand. (Stockh.) **139**, 122 (1951).

BJØRNEBOE, M.: Nebennierenrindenfunktion und Immunität. Nord. Med. **45**, 383 (1951).

BLACKMANN, N. S., B. M. COHEN and J. WATSON: Thrombotic thrombopenic purpura. Report of a case. J. Amer. Med. Assoc. **148**, 546 (1952).

BLANTON, W. B., and M. E. B. OWENS: Granulocytopenia due probably to "pyribenzymine". J. Amer. Med. Assoc. **134**, 454 (1947).

BLECKMANN, K. H.: Über die Infektarthritis im Kindesalter. Dtsch. med. Rdsch. **1949**, Nr. 28.

BLEULER, M.: Zur Psychosomatik in der Allergie. Vortrag, gehalten auf dem 1. internat. Allergiekongreß in Zürich vom 23.—29. 9. 1951.

BOCK, H. E.: Agranulocytose. Stuttgart: Ferd. Enke 1946.

— (a) Über die nosologische Stellung der Agranulocytose, insbesondere der Amidopyrin-agranulocytose. Verh. dtsch. Ges. inn. Med. **47**, 213 (1935).

— (b) Über die Pathogenese der Agranulocytose und anderer leukopenischer Zustände. Zbl. inn. Med. **56**, 282 (1935).

— Die Bedeutung von Antihistaminstoffen bei Agranulocytose und Felty-Syndrom. Fol. haemat. (Lpz.) **69**, 182 (1950).

— u. WIEDE: Virchows Arch. **276**, 553 (1930); zit. nach BOCK (1946).

BOHLE, POLA u. HARTMANN: Virchows Arch. **319**, 231 (1950); zit. nach HARTMANN: Z. Rheuma-forsch. **11**, 65 (1952).

VON BONSDORFF: Finska Läk. sällsk. Hdl. **76**, 1072 (1934); zit. nach PLUM (1937).

BORDLEY, J. E., R. A. CAREY, A. M. HARVEY, J. E. HOWARD, A. A. KATTUS, E. V. NEWMANN and W. L. WINKENWERDER: Preliminary observations on the effect of adrenocortico-tropic hormone (ACTH) in allergic diseases. Bull. Hopkins Hosp. **85**, 396 (1949).

BORGLIN, N. E., u. B. MANSSON: Amidopyrin und Agranulocytose. Sv. Läkartidn. **37**, 2167 (1951): ref. Pro Medico **1951**, 419.

VON BOROS, J.: Klinische Hämatologie. Stuttgart: Ferd. Enke 1944.

BOROWSKI, I., u. W. BRANDENBURG: Über experimentelle Sulfonamidschäden. Ärztl. Wschr. **1951**, 13.

BOULET, P., H. SERRE, A. VEDEL, G. VALLAT and P. IZARN: Purpura hémorrhagique thrombo-pénique par le sedormid. Montpelliér méd. **35**, 199 (1949); ref. Excerpta Med. **4**, 446 (1950).

BOUSSER, J., et C. LAPLANCHE: Le purpura thrombopénique du au sédormid. Bull. méd. **65**, 411 (1951).

BRADLEY, W. H.: Zit. nach COCHRAN.

BRAUNSTEINER, H., G. GIEBISCH, H. KOLDER u. G. WERNER: Die Retention von Leukocyten in der Lunge. Wien. Z. inn. Med. **1952**, 98.

— F. PAKESCH u. H. VETTER: Der Eosinophilensturz nach Adrenalin. Wien. klin. Wschr. **1951**, 359.

BRESGEN, C.: Zur Ätiologie der Agranulocytose. Klin. Wschr. **1938**, 273.

BREU u. FLEISCHHACKER: Wien. klin. Wschr. **1938**, 1081.

BRIEGER, H.: Recidivierende Granulocytopenie mit monocytärer Gegenregulation. Arch. Kinderheilk. **136**, 34 (1949).

BROCH, O. J.: Trombopenisk purpura etter kinidin. (Thrombocytopenic purpura after ad-ministration of quinidine.) Nord. Med. **10**, 1542 (1941).

BROWN. E. A.: Drug allergy. In: P. KALLOS, Fortschritte der Allergielehre, Band III. Basel: S. Karger 1952.

BÜCHLER, H.: Das Felty-Syndrom. Schweiz. med. Wschr. **1945**, 369.

BÜNGELER, W.: Die Wirkung der parenteralen Eiweißzufuhr auf das qualitative Blutbild des Kaninchens. Frankf. Z. Path. **34**, 350 (1926).

BUNTING, C. H.: Univ. Penns. Med. Bull. **1903**, XIV; zit. nach LINDSTRÖM.

BURSTEIN, J., and B. A. LAMBERG: Thrombocytopenia after quinidine medication; tetany and myocardial lesion. Nord. Med. **37**, 473 (1948).

BUSQUET, H., and C. LIGNAC: Are anaemic patients capable of tolerating small doses of sul-phonamide? Concours med. **672**, 553 (1950); ref. Excerpta Med. **6**, 923 (1951).

BUTT, E. M., A. M. HOFFMANN and S. N. SOLL: Experimental production of neutropenia with aminopyrine. Arch. Int. Med. **64**, 26 (1939).

BUTZENGEIGER, K. H., u. M. GARTZ: Zur Frage der Nachweisbarkeit eines leukocytenzerstö-renden Stoffes im Blut bei der Panmyelophthise. Klin. Wschr. **1950**, 495.

BYKOWA, O.: Über die Veränderungen der blutbildenden Organe unter der Einwirkung einiger Bakterien und Toxine. (Experim. Untersuchungen.) Virchows Arch. **265**, 226 (1927).

CALDWELL, A. L., J. W. ADAMS, J. F. C. ANDERSON and A. A. DICK: Agranulocytosis treated with cortisone. Canad. Med. Assoc. J. **62**, 506 (1950).

CANIGGIA A., e F. SALVADORI: Contributo alla conoscenza del mielogramma nei „reumatici". Arch. „ E. MARIGLIANO" Path. **3**, 1441 (1948).

CAREY, R. A., A. McGEHEE HARVEY, J. E. HOWARD and P. F. WAGLEY: The effect of adreno-corticotropic hormone (ACTH) and cortisone on drug hypersensitivity reactions. Bull. Hopkins Hosp. **87**, 355 (1950).

CASTEX, M. R.: Die Penicillinallergie. Prensa med. argent. **35**, 50, 2353 (1948); ref. Dtsch. med. Rdsch. **1949**, 998.

CATTANEO, F., u. J.CATTANEO: Die Sternalpunktion bei der akuten und subakuten rheumatischen Polyarthritis. Haematologica (Pavia) 10, 959 (1940); ref.: Z. Rheumaforsch. 5, 354 (1942).

CAVALLERI, A.: Agranulocitosi da tiosemicarbazone. Minerva Med. 42, 605 (1951).

CHAPUIS, J. P., et G. HEMMELER: Quinine et moelle osseuse. Helvet. med. Acta 11, 195 (1944).

CHEVALLIER, P.: La crise leucolytique aiguë. Sang 22, 211 (1951).

CHEW, W. B., and J. S. LAWRENCE: J. of Immun. 33, 271 (1937).

— D. J. STEPHENS and J. S. LAWRENCE: Antileukocytic serum. J. of Immun. 30, 301 (1936).

CHINI, V.: Un nouveau chapitre de la pathologie articulair. Les arthropathies dysproti-démiques (Rapport d'un cas personnel). Rev. de Rhumat. 17, 335 (1950).

CHRISTIAENS, J.: Acute panmyelophthisis following the use of gold salts. Belg. Tijdschr. Geneesk. 5, 653 (1949); ref. Excerpta Med. 4, 140 (1950).

CLARK, W. G., and E. JACOBS: Experimental nonthrombocytopenic vascular purpura: a re-view of the Japanese literature, with preliminary confirmatory report. Blood 5, 320 (1950).

CLEMENT, R.: Agranulocytose nach Antihistaminicis. Presse méd. 11, 136 (1945).

CLIMENKO, D. R.: Inhibition of leukogenic activity in the rabbit by certain cyclic compounds. Proc. Soc. Exper. Biol. a. Med. 32, 823 (1935).

COARI, L., and A. PAGLIEI: A case of agranulocytosis due to thiosemicarbazone. Clin. nuova 11, 420 (1950).

COBET, R., u. V. SCHILLING: Periodisch-rezidivierende Neutropenie mit Monocytose. I. Das Krankheitsbild der periodischen Neutropenie oder cyclischen Agranulocytose. Fol. haemat. (Lpz.) 70, 286 (1951).

COCHRAN, J. B.: The anemia of rheumatic fever. Brit. Med. J. 4732, 637 (1951).

CODE and McDONALD: Lancet 1937 II, 730.

COHEN, J., and C. BANSMER: Chickenpox with simultaneous idiopathic thrombocytopenic purpura. New England J. Med. 237, 222 (1947).

COLLINS, D. H.: Beobachtungen über Anämie bei den chronisch-rheumatischen Krankheiten. Lancet 1935, 548; ref. Kongreßbl. inn. Med. 83, 44 (1936).

COLLINS, D. C.: Atypical secondary or symptomatic thrombocytopenic purpura developing with the use of quinidine sulfate. Circulation (New York) 2, 438 (1950).

CORELLI, F.: Haematologica (Pavia) 15, 663 (1934); zit. nach PLUM (1937).

— Emopatie ed allergia. Importanza dell'allergia nelle malattie del sangue e degli organi emopoietici. Roma: Luigi Pozzi, Editore, 1944.

CORSTEN, M.: Überblick über die Sulfonamidschäden nebst kasuistischen Beiträgen. Med. Mschr. 1950, 508.

COSTE, F., et F. DELBARRE: Etude des modifications humorales dans les affections rhumatis-males et articulaires. III. Etude de la réaction de flocculation au sulfate de Cadmium (Réaction de WUNDERLY). Bull. Soc. méd. Hôp. Paris 1948, 64/20—21 (648—651).

— and M. BOUREL: A critical study of THORNs adrenocorticotropic hormone and adrenaline tests. Semaine Hôp. 26, 3038 (1950).

— — M. OURY u. G. HINAUT: Veränderungen des Thorn-Testes im Verlauf antirheumatischer Behandlungen mit ACTH oder Cortison. Rev. de Rhumat. 18, 246 (1951).

COSTEN, J. B.: Ann. of Otol. 42, 372 (1933); zit. nach PLUM (1937).

COTTIER, H.: Experimenteller Beitrag zur Frage der hypersplenischen Panhämocytopenien. Acta haematol. (Basel) 7, 303 (1952).

CREMER, J.: Das Felty-Syndrom. Dtsch. Arch. klin. Med. 187, 267 (1941).

— Die Erkrankungen der Milz. Stuttgart: Ferd. Enke 1948.

— u. W. SCHMIDT: Das Verhalten der Monocyten nach Serumgaben. Dtsch. Arch. klin. Med. 185, 197 (1949).

CRUIKSHANK, A. H.: Brit. J. Exper. Path. 22, 126 (1941).

CRULL, H.: Erfahrungen mit der Knochenmarksfunktionsprüfung nach MOESCHLIN bei nor-maler und gestörter Leukopoese. Diss. Düsseldorf 1949.

CRUZ, W. O., and E. M. DA SILVA: (a) Contribution on the thrombocytopenic action of ure-thane in dogs. Brit. J. Pharmacol. 4, 132 (1949).

— (b) Anaphylactoid shock produced by anti-platelet serum. Proc. Soc. Exper. Biol. a. Med. 70, 210 (1949).

DALTON, D. J.: The eosinophil leukocyte, eosinophilia, and allergy. Lancet 6579, 607 (1949).

— and SELYE: Blood picture during alarm reaction. Fol. haemat. (Lpz.) 62, 397 (1939).

DAMESHEK, W., and A. COLMES: The effect of drugs in the production of agranulocytosis with particular reference to amidopyrine hypersensitivity. J. Clin. Invest. 15, 85 (1936).

— and M. A. GRASSI: Infectious Lymphadenosis ("Mononucleosis") and thrombocytopenic purpura: recovery after splenectomy. Blood 1, 339 (1946).

— and E. B. MILLER: The megakaryocytes in idiopathic thrombocytopenic purpura: a form of hypersplenism. Blood 1, 27 (1946).

— M. C. ROSENTHAL and L. I. SCHWARTZ: The treatment of acquired hemolytic anemia with adrenocorticotropic hormone (ACTH). New England J. Med. 244, 117 (1951).

DAMESHEK, W., and M. J. SCHLESINGER: "Toxic" changes in granulocytes and their dependence upon an antigen-antibody reaction. Unveröffentlicht; zit. nach Blood 5, 102 (1950).

DEAN, H. R., and R. A. WEBB: The blood changes in anaphylactic shock in the dog. J. of Path. 27, 65 (1924).

DEBRÉ, R., M. LAMY et J.-P. SOULIER: Thrombopénies acquises de l'enfance. Etude de 22 cas. Arch. franç. Pédiatr. 8, 1 (1951).

DELAUNAY, A., J. LEBRUN et H. COTEREAU: Les troubles circulatoires chez les animaux intoxiqués par une endotoxine. Ann. Inst. Pasteur 73, 555; ref. Kongreßzbl. inn. Med. 119, 15 (1949).

DENNIG, H.: Thrombopenische Purpura nach Jodeinnahme. Münch. med. Wschr. 1933, 562.

DEUTELMOSER, P.: Ein Beitrag zur Überempfindlichkeit gegen Pyrazolderivate. Med. Klin. 1951, 277.

DOERR, R.: Allergie und Anaphylaxie: in Handbuch der pathogenen Mikroorganismen, 3. Aufl., Bd. I, 2. Teil, S. 759, 1929.

— (a) Die Immunitätsforschung. Ergebnisse und Probleme in Einzeldarstellungen. Band II: Das Komplement. Wien: Springer-Verlag 1947.

— (b) Die Immunitätsforschung. Ergebnisse und Probleme in Einzeldarstellungen. Band I: Antikörper, 1. Teil. Wien: Springer-Verlag 1947.

— Die Immunitätsforschung. Ergebnisse und Probleme in Einzeldarstellungen. Band III: Die Antigene. Wien: Springer-Verlag 1948.

— Die Immunitätsforschung. Ergebnisse und Probleme in Einzeldarstellungen. Band VII: Die Anaphylaxie. II. Immunitätsreaktion und endogene Vergiftung. Wien: Springer-Verlag 1951.

DOLE, V. P., R. F. WATSON and S. ROTHBARD: Electrophoretic changes in the serum protein patterns of patients with scarlet fever and rheumatic fever. J. Clin. Invest. 24, 644 (1945).

DOMAGK: Untersuchungen über den Wirkungsmechanismus des Prontosil bei der experimentellen Streptokokkeninfektion. Z. klin. Med. 132, 175 (1937).

DOMENJOZ: Nebenwirkungen der Antihistaminika. I. Internat. Allergiekongreß, 23.—29. 9. 1951 in Zürich. Ref. Münch. med. Wschr. 1951, 2443.

DOUGHERTY, T. F., and A. WHITE: Influence of hormones on lymphoid tissue structure and function. (1) Endocrinology 35, 1 (1944); (2) Proc Soc. Exper. Biol. a. Med. 53, 136 (1943); 57, 295 (1944); 58, 135 (1945).

— — and J. H. CHASE: Relationship of effects of adrenal cortical secretion on lymphoid tissue and on antibody titer. Proc. Soc. Exper. Biol. a. Med. 56, 28 (1944).

DRAKE, TR. G.: Eine durch die Therapie mit einem Antihistaminicum ausgelöste Agranulocytose. J. Amer. Med. Assoc. 142, 477 (1950); ref. Pro Medico 1950, 328.

EDSTRÖM, G.: Die Klinik des rheumatischen Fiebers. Erg. inn. Med. 52, 485 (1937).

EHRICH, W. E. ,u. J. SEIFERT: Thrombotic thrombopenic purpura caused by iodine. Report of a case. Arch. of Path. 47, 446 (1949).

EHRLICH, M. E., and L. N. SUSSMAN: Agranulocytosis following the use of pyrithyldione (presidon). J. Amer. Med. Assoc. 141, 132 (1949).

EISLER, B.: Über die biologische Wirkung hochmolekularer Eiweißkörper. Klin. Wschr. 1938, 821.

EPSTEIN, E.: Beitrag zur Theorie und Morphologie der Immunität. Virchows Arch. 273, 89 (1929).

ERF, L. A., and K. E. FRY: Primary splenic neutropenia. A case report. Amer. J. Clin. Path. 19, 48 (1949).

ERIKSSON-LIHR, Z., P. FORSSELL, O. PETTAY and I. RUSK: Investigations of the function of the suprarenal cortex in allergic diseases. Acta allergol. (Københ.) 2, 299 (1949).

ESSELLIER, A. F., u. B. J. KOSZEWSKI: Adrenocorticotropes Hormon und LÖFFLERsches Syndrom. Wirkung des ACTH an einem im Selbstversuch erzeugten, flüchtigen Lungeninfiltrat mit Bluteosinophilie. Beitr. Klin. Tbk. 106, 10 (1951).

— — u. G. DE MEYER: Die Bluteosinophilie nach Penicillin- und Ölverabreichung und ihre klinische Bedeutung. Z. klin. Med. 147, 537 (1951).

— u. K. F. Wagner: Das Verhalten der Eosinophilen in Blut und Knochenmark auf Verabreichung von adrenocortikotropem Hormon. Klin. Wschr. 1952, 705.

— — Über den Wirkungsmechanismus des ACTH auf das eosinophile Zellsystem. Tierexperimentelle Untersuchungen nach Blockade des retikuloendothelialen Systems. Acta haematol. (Basel) 8, 63 (1952).

ESSER, H., u. F. E. SCHMENGLER: Über Serumeiweiß-Veränderungen bei Reticulo-Endotheliosen. Dtsch. med. Wschr. 1949, 1323.

— — SJÖGRENsches Syndrom und reaktive Reticulose. Ärztl. Forsch. 1951 I, 313.

— u. R. STEINHAUSEN: Über ein thrombopathisches Blutungsübel als vermutliche Vorstufe der essentiellen Thrombopenie. Dtsch. Arch. klin. Med. 196, 364 (1949).

EVANS, R. S., and CH. K. LIU: Effect of corticotrophin on chronic, severe primary thrombocytopenic purpura. Arch. Int. Med. 88, 503 (1951).

EVANS, R. S., K. TAKAHASHI, R. T. DUANE, R. PAYNE and CH. K. LIU: Primary thrombocytopenic purpura and acquired hemolytic anemia. Arch. Int. Med. 87, 48 (1951).

FAGRAEUS, A.: Antibody production in relation to the development of plasma cells. Acta med. scand. (Stockh.) Suppl. 130, 7 (1948).

FALCONER, E. H., and I. C. SCHUMACHER: Purpura haemorrhagica due to ingestion of sedormid (allylisopropyl-acetylcarbamide). Experimental observations and report of a case. Arch. Int. Med. 65, 122 (1940).

FANCONI, G.: Überempfindlichkeitsreaktionen auf Quecksilber. Die Calomelkrankheit und die Akrodynie. Acta paediatr. (Stockh.) 38, 147 (1949).

— A. BOTSZTEJN u. P. SCHENKER: Überempfindlichkeitsreaktionen auf Quecksilbermedikation im Kindesalter mit besonderer Berücksichtigung der Calomelkrankheit. Helvet. paediatr. Acta, Suppl. IV (1947).

FATZER, H.: Schwere thrombopenische Purpura nach Insektenstich. Fol. haemat. (Lpz.) 63, 145 (1939).

FELLINGER, K., F. KAINDL u. E. REIMER: Einfluß von Hypophysenimplantationen auf Knochenmarksschäden mit Agranulocytose. Schweiz. med. Wschr. 1950, 1931.

FELTY: Bull. Hopkins Hosp. 35, 16 (1924).

FERRANNINI u. CROTTI: Das Verhalten des Blutes beim akuten Gelenkrheumatismus. Policlinico, Sez. med. 44, 473 (1937); ref. Kongreßbl. inn. Med. 93, 500 (1938).

FIASCHI, E.: L'etiopatogenesi focale di alcune porpore emorragiche. La Sett. Med. 38, 133 (1950).

— Le popore emorragiche da infezione focale. Arch. „E. Maragliano" Pat. 4, 331 (1949).

FILIPP, G., A. BÁN and L. MÁTKO: Bone marrow and anaphylaxis. Ann. Allergy 6, 702 (1948).

FINCH, S. C., C. L. CROCKETT, J. F. ROSS u. T. B. BAYLES: Hämatologische Veränderungen bei der ACTH- und Cortisontherapie der rheumatoiden Arthritis. Blood 6, 1034 (1951).

FISCHER, H.: Arzneimittelallergie, Tatsachen und Probleme. Schweiz. med. Wschr. 1951, 890.

FITZ-HUGH, TH. JR.: Sensitivity reactions of the blood and bone marrow to certain drugs. J. Amer. Med. Assoc. 111, 1643 (1938).

FITZ-HUGH, T., u. E. KRUMBHAAR: Amer. J. Med. Sci. 183, 104 (1932); zit. nach HEILMEYER u. BEGEMANN (1951).

FLEISCHHACKER, H.: Klinische Hämatologie. Wien: Verlag Maudrich 1950.

— Persönliche Mitteilung 1952.

— u. LACHNIT: Blut- und Knochenmarksbefunde bei chronischen Polyarthritiden und beim FELTYschen Syndrom. Wien. klin. Wschr. 1940, 189.

FLEXNER, S.: Univ. Penns. Med. Bull. 1902, XV; zit. nach LINDSTRÖM.

FORSHAM, P. H., G. W. THORN, F. T. G. PRUNTY and A. G. HILLS: Clinical studies with pituitary adrenocorticotropin. J. Clin. Endocrin. 8, 15 (1948).

FORSTER, T. W., J. W. WATSON u. E. NEUMARK: Agranulocytose und Thrombopenie nach Gebrauch von Tridion. Lancet 1949, 517.

FRANCKE, E.: Nachweis von Zellgiften im Blut bei Myelophthisen und deren Wirkung auf die Hämatopoese. Klin. Wschr. 1940, 1053.

FRANK, E.: Handbuch der Krankheiten des Blutes und der blutbildenden Organe, Band II: Die hämorrhagischen Diathesen. Berlin: Springer-Verlag 1925. (Herausgegeben von A. SCHITTENHELM.)

FREY, E., u. K. NEIDHARDT: Beitrag zur Ätiologie und Therapie der Agranulocytose. Dtsch. med. Wschr. 1951, 897.

FREY, J., u. E. TECKLENBORG: Über Änderungen des weißen Blutbildes bei Belastungen und Erkrankungen des Kohlehydratstoffwechsels. Klin. Wschr. 1952, 516.

FRIEDLI, H.: Z. Hyg. 104, 233 (1925).

FRIESE, G.: Agranulocytose nach intravenösen Pyramidongaben. Med. Klin. 1950, 404.

— u. A. LINKE: Beitrag zur Ätiologie des SJÖGRENschen Syndromes. Dtsch. med. Wschr. 1950, 980.

FRIIS-HANSEN, H. P.: Agranulocytose nach Sulfathiazol. Nord. Med. 30, 1248 (1946).

FRITZE, E., u. F. VON ZEZSCHWITZ: Bluteiweißveränderungen bei chronischer Polyarthritis. Z. Rheumaforsch. 1949, 235.

FROBENIUS, M.: Die Bedeutung des leukopenischen Index für den Allergienachweis. Dtsch. med. Wschr. 1949, 284.

DE LA FUENTE, V.: Megakariocyten bei normalen und thrombopenischen Personen. Blood 4, 614 (1949).

FULLERTON, H. W., and H. L. D. DUGUID: A case of cyclical agranulocytosis with marked improvement following splenectomy. Blood 4, 269 (1949).

FUNCK, M.: Zbl. Bakter. 1. Orig. 27, 670 (1900).

GALY, P., J. FAVRE-GILLY et P. MOREL: Purpura thrombocytopénique au début du traitement d'une tuberculose hématogène par la streptomycine. Intérét de la formule mégacaryocytaire pour suivre la guérison. Sang 20, 357 (1949).

GASSER, C.: Akute Erythroblastopenie. 10 Fälle aplastischer Erythroblastenkrisen mit Riesenproerythroblasten bei allergisch-toxischen Zustandsbildern. Helvet. paediatr. Acta (Helvet. med. Acta, Series D) **4**, 107 (1949).
— Erythroblastopénie aiguë dans les anémies hémolytiques. Sang **21**, 237 (1950).
— u. W. ADANK: Akute Erythroblastopenie mit Auftreten abnormer Riesenproerythroblasten im Knochenmark. Helvet. paediatr. Acta, Beih. zu **5**, 37 (1950).
GAUSTAD, V.: Leukopenie nach Hydantoinbehandlung der Epilepsie. Acta med. scand. (Stockh.) **127**, 225 (1947).
GAWRILOW, R.: Die Morphologie des weißen Blutbildes bei enteraler Sensibilisation und Anaphylaxie. Virchows Arch. **265**, 583 (1927).
GERKE, M.: Beobachtungen über die Behandlung der kindlichen Lungentuberkulose mit Conteben (TB I 698). Tuberkulosearzt **1951**, 145.
GERSTENBERGER, H., u. H. THIELE: Knochenmarksveränderungen bei Lues nach Salvarsanbehandlung. Zugleich ein Beitrag zur allergischen Genese der Entstehung der Blutkrankheiten. Z. klin. Med. **146**, 368 (1950).
GIEHM, G.: Vaditontherapie und Agranulocytose. Ther. Gegenw. **1951**, 229.
GILL, P. F.: Agranulocytopenia following „chloromycetin", Report on two cases. Med. J. Austral. I **37**, 768 (1950).
GILLMANN, H.: Beitrag zur Ätiologie und Behandlung des Morbus Werlhof. Ärztl. Wschr. **1949**, 50.
GLADIN: Malys Jb. **1901**, 250; zit. nach Lindström.
GLOOR, W.: Über Sedormid-Thrombocytopenie. Schweiz. med. Wschr. **1937**, 544.
GLODBLOOM, A. A., and A. LIEBERSON: A case of infectious mononucleosis with jaundice and thrombocytopenic purpura. Amer. J. Med. **5**, 912 (1948).
GÖLKEL, A., u. K. STEINDL: Über die Wirkung der Reizkörpertherapie auf die ACTH-Aktivität des menschlichen Blutes. Ärztl. Forsch. **1951** I, 444.
GÖNNERT, R., u. M. BOCK: Zur Bewertung experimenteller Agranulocytosen. Klin. Wschr. **1951**, 220.
GOOD, R. A., and B. CAMPBELL: Relationship of bone marrow plasmacytosis to the changes in serum gamma globulin in rheumatic fever. Amer. J. Med. **9**, 330 (1950).
GORMSEN, H., u. F. HEINTZELMANN: Untersuchungen über das Verhalten der Senkungsreaktion, der Serumproteine und des Sternalpunktates bei der Serumkrankheit. Nord. Med. **1941**, 2125; ref. Kongreßzbl. inn. Med. **111**, 7 (1942).
GOTTLIEB, N. J.: J. of Immun. **4**, 309 (1919); zit. nach DOERR (1948).
GREAVES, R. J.: Sensitivity to tridione. J. Amer. Med. Assoc. **132**, 44 (1946).
GREEN, H. N.: Suggested mode of action of corticotrophin in rheumatoid arthritis and the allergic state. Brit. Med. J. **4663**, 1165 (1950).
GRIMMER, H.: Die Eosinophilie in ihrer Bedeutung als hämatologisches Symptom der Salvarsan-Dermatitis. Z. Hautkrkh. **1949**, 213.
GROSS, F., u. R. MEIER: Die Bedeutung der Nebennierenrinde für das allergische Geschehen. Schweiz. med. Wschr. **1951**, 949.
GROSS, R., u. U. SIECKE: Über die Beziehungen zwischen Blut- und Knochenmarkswirkungen des adrenocorticotropen Hormons, besonders bei den Eosinophilen. Klin. Wschr. **1952**, 456.
GUBBAY, E. R.: Thiouracil agranulocytosis. Canad. Med. Assoc. J. **62**, 282 (1950); ref. Kongreßzbl. inn. Med. **127**, 341 (1951).
GÜLDEN, W. F.: Akute Thrombopenie als Salvarsanschädigung. Med. Klin. **1951**, 772.
GÜNTHER, H.: Konstitutionstypen der Idiosynkrasie. (Zugleich ein Beitrag zur Frage der experimentellen Übertragung der Arzneimittelidiosynkrasie.) Dtsch. Arch. klin. Med. **152**, 21 (1926).
HAARESTRUP-ANDERSEN, A.: Letaler Fall von Thrombopenie nach Sulfathiazolgaben. Nord. Med. **1946**, H. 13; zit. nach HEILMEYER u. BEGEMANN.
HAAS, H.: Arzneimittelallergien. Arzneim.forsch. **1952**, 276.
HABELMANN, G.: Die Veränderungen des Knochenmarks bei Allergie. Klin. Wschr. **1940**, 1211.
HADORN, W.: Purpura thrombopenica durch Sedormid. Schweiz. med. Wschr. **66**, 1273 (1936).
HAENDEL, M.: Anaphylaxiestudien. I. Mitt. Virchows Arch. **276**, 22 (1930).
HÄVERMARK, N. G., and N. G. NORDENSON: Hematological changes in a case of rheumatoid arthritis treated with adrenocorticotropic hormone. Acta haematol. (Basel) **4**, 193 (1950).
HAIZMANN, R., u. D. HOMMEL: Zur Frage schädigender Einflüsse des Streptomycins auf das hämopoetische System. Med. Klin. **1952**, 310.
HAMMON, W. D., and J. E. ENDERS: J. of Exper. Med. **69**, 327 (1939).
HANSEN, A. B.: Einige experimentelle Agranulocytoseuntersuchungen bei Kaninchen. Ugeskr. Laeg. **1938**, 821; ref. Kongreßzbl. inn. Med. **97**, 304 (1939).
— Some investigations on experimental agranulocytosis in rabbits. Acta med. scand. (Stockh.) **98**, 307 (1939).

HANSEN, K.: In W. BERGER u. K. HANSEN, Allergie. Leipzig: Georg Thieme 1940.
— Drei Proben. Dtsch. med. Wschr. **1952**, Allergiebeilage, S. 2.
HARRINGTON, W. J., V. MINNICH, J. W. HOLLINGSWORTH and C. V. MOORE: Demonstration of a thrombocytopenic factor in the blood of patients with thrombocytopenic purpura. J. Labor. a. Clin. Med. **38**, 1 (1951).
HARTMANN, F.: Die Bedeutung humoraler Faktoren für den Verlauf des Rheumatismus. Z. Rheumaforsch. **11**, 65 (1952).
— H. R. SCHRÖDER u. W. VOGES: Die Dysproteinämien bei rheumatischen Erkrankungen. Z. Rheumaforsch. **10**, 331 (1951).
HAUNZ, E. A., J. D. CARDY and C. M. GRAHAM: Agranulocytosis due to Gantrisin. J. Amer. Med. Assoc. **144**, 1179 (1950).
HAUPT, E.: Blutbild und Serumtherapie. Dtsch. Gesdh.wes. **1949**, 438.
HAUSS, W. H., H. KREUZIGER u. L. LAMMERS: Zur Reaktion der Eosinophilen im Tierversuch. Arch. exper. Path. u. Pharmakol. **214**, 83 (1951).
HAXTHAUSEN, H.: Zit. nach BERGSTRAND (1950).
HAYHOE, F. G. J., and R. SMITH: Plasmocytosis in the bone marrow in rheumatoid arthritis. J. Clin. Path. **1951**, 47.
HAYNES, H. A. JR., and A. P. ORMOND: Thrombopenic purpura due to bismuth arsphenamine sulfonate (bismarsen R). J. Amer. Med. Assoc. **142**, 1066 (1950).
HEILMEYER, L.: Die Beeinflussung der Entzündungsbereitschaft der Plasmakolloide durch das Thiosemicarbozonderivat TB I im Vergleich zu den Wirkungen der Hormone der Nebennierenrinde und der Hypophyse und ihre Bedeutung für das Rheumaproblem. Klin. Wschr. **1950**, 254.
— ACTH- und Cortisonwirkung bei erworbenen hämolytischen Anämien, Thrombopenien und aplastischen Anämien. 3. internat. europ. Häm.-Kongr., Rom, 3.—6. 10. 1951; ref. Pro Medico **1951**, 475.
— u. H. BEGEMANN: Blut und Blutkrankheiten, in Handbuch der inneren Medizin. 4. Aufl., 2. Band. Berlin-Göttingen-Heidelberg: Springer-Verlag 1951.
— KEIDERLING u. STÜWE: Kupfer und Eisen als körpereigene Wirkstoffe. Jena 1941.
HEILSKOV, N. S. C.: Delayed thrombocytopenic haemorrhagic diathesis with cerebral haemorrhage after a course of sanocrysin. Ugeskr. Laeg. **112**, 1224 (1950).
HEINLEIN, H.: Chronische Histaminvergiftung und Entzündung. Virchows Arch. **296**, 448 (1936).
HEINSEN, H. A., u. H. BIEDENKOPF: Über eine ,,vorzeitige lymphocytäre Heilphase'' bei Diphtherie und Scharlach nach spezifischer Serumbehandlung. Dtsch. Arch. klin. Med. **181**, 318 (1938).
— u. R. WACHTER: Totale Thrombopenie nach einmaliger Salvarsaninjektion. Dtsch. med. Wschr. **1942**, 1194.
HELLER, G. C. and D. A. SIME: Agranulocytosis during treatment with diethazine hydrochloride. Lancet **1952**, 192.
HEMMELER, G.: Zur Pathogenese des Morbus Werlhof. Diskussion zum Vortrag KOLLER auf der 58. Tagg. d. dtsch. Ges. inn. Med. v. 21.—24. 4. 1952 in Wiesbaden (zusammen mit MIESCHER und CRUCHAUD). Verl. dtsch. Ges. inn. Med. **58**, 528 (1952).
HENI, F., u. H. MAST: Der Einfluß des Adrenalins und des Desoxycorticosterons auf das Verhalten der eosinophilen Blutzellen der normalen und der epinephrektomierten weißen Ratten. Z. exper. Med. **117**, 282 (1951).
HICKIE, G.: Phagocytose bei Agranulocytose. Quart. J. Med. **17**, 165 (1948); zit. nach SCHOEN u. TISCHENDORF.
HILL, L. C.: Amyloid disease and rheumatoid arthritis. Proc. Roy. Soc. Med. **41**, 607 (1948).
— and HARKINS: Zit. nach BOCK (1946).
HINTZELMANN, U.: Über ein neues Symptomenbild des chronischen infektiösen Rheumatismus. Pro Medico **1949**, 345.
HIRSCH, O. E., and W. DAMESHEK: Thrombocytopenic purpura due to allergy to quinidine. Amer. J. Med. **9**, 828 (1950).
HIRSCHFELD, H.: In SCHITTENHELM: Handbuch der Krankheiten des Blutes und der blutbildenden Organe. Berlin: Springer 1925.
HITZELBERGER, A., W. RUPPEL u. L. WEISSBECKER: Ist der Eosinophilentest spezifisch? Klin. Wschr. **1952**, 470.
HÖLDERLIN, H.: Knochenmark und Blutbild beim sensibilisierten Tier. Virchows Arch. **302**, 118 (1938).
HÖRING, F. O.: Klinische Infektionslehre. Einführung in die Pathogenese der Infektionskrankheiten. Berlin-Göttingen-Heidelberg: Springer-Verlag 1948.
HOFF, F.: Myeloische Insuffizienz. Klin. Med. **140**, 128 (1941).
— Klinische Probleme der vegetativen Regulation und der Neuralpathologie. Dtsch. med. Wschr. **1952**, 65 u. 112.

HOIGNÉ, R.: Über die Veränderungen von Blutgerinnungsfaktoren, Thrombocyten und Leukocyten im anaphylaktischen Schock, beim Arthus-Phänomen und beim Sanarelli-Shwartzman-Phänomen. Inaug.-Diss. Univ. Zürich 1951.

HOLUB, K., u. H. WILD: Ein Beitrag zur Kenntnis der Mesantoinintoxikation. Wien. klin. Wschr. 1950, 954.

HOMMER, E.: Über die Beeinflussung des Felty-Syndroms durch Cortison. Klin. Wschr. 1952, 90.

HORSTER, J. A.: Zur Kenntnis hyperergischer Phänomene bei Lymphdrüsentuberkulose. Zugleich ein Beitrag zur Morphologie allergischer Knochenmarksschädigung. Arch. inn. Med. 1, 145 (1949).

— Purpura hyperglobulinaemica. (Morphologische Besonderheiten und pathogenetische Untersuchungen.) Acta haematol. (Basel) 4, 201 (1950).

HUBBARD, J. P., u. M. H. McKEE: Anemia of rheumatic fever. J. Pediatr. 14, 66 (1939).

HUDSON, G., G. HERDAN and J. M. YOFFEY: Effect of repeated injections of ACTH upon the bone marrow. Brit. Med. J. 1952, 999.

HUEBSCHMANN, P.: Das Verhalten der Plasmazellen in der Milz bei infektiösen Prozessen. Verh. dtsch. Ges. Path. 16, 110 (1913).

HUMERFELT, S.: Purpura hyperglobulinaemica. Nord. Med. 34, 1101 (1947).

HUMPERDINCK, K.: Benzol, Benzolhomologe und aplastische Anämie. Med.-nat. Verein Tübingen, 7. 2. 1944; ref. Klin. Wschr. 1944, 290.

HUNGERLAND, H., u. P. RAMING: Das Verhalten der eosinophilen Granulocyten und der Leukocyten während der Alarmreaktion nach einem Glukosestress. Klin. Wschr. 1951, 582.

INSTONE, S.: Thrombocytopenic purpura due to sensitivity to sedormid. Lancet 254, 869 (1948).

JACOBSON, B. M., and W. D. SOHIER: The effects of ACTH and of Cortisone on the platelets in idiopathic thrombopenic purpura. New England J. Med. 246, 247 (1952).

JACQUELINE, F. et co.: Modification des prodites dans les rhumatismes chroniques inflammatoires. Rev. de Rhumat. 18, 527 (1951).

JASINSKI, B.: Das Verhalten der Reticulumzellen des Knochenmarkes in akut einsetzenden Granulocytopenien und Agranulocytosen. Schweiz. med. Wschr. 1944, 497.

— u. A. STAEHELIN: Über die Beteiligung des Knochenmarkes bei der Polyarthritis chronica rheumatica und ihre Beeinflussung durch Cortison. Schweiz. med. Wschr. 1951, 619.

JENNINGS, G. H.: Amyloidosis in rheumatoid arthritis. Brit. Med. J. 4656, 753 (1950); ref. Kongreßzbl. inn. Med. 129, 218 (1950).

JÜRGENS, R.: Hämorrhagische Diathesen. Schweiz. Med. Wschr. 1949, 817.

— Über die Wirkung des Persedon und einiger anderer Schlafmittel auf die Hämatopoese. Arch. exper. Path. u. Pharmakol. 212, 440 (1951).

KÄMMERER, H.: Allergische Diathese und allergische Krankheiten. 2. Aufl. München: J. F. Bergmann 1934.

KAEMMERER, W.: Über Agranulocytose. Diskussionsbeitrag auf der Tagg. d. Vereinigg. Münch. Fachärzte f. inn. Medizin. Münch. med. Wschr. 1929, 264.

KAETHER, H.: Sternalpunktionen bei rheumatischen Erkrankungen. Z. Rheumaforsch. 1, 473 (1938).

KAHRS, T.: Agranulocytose nach TB I-Behandlung. Tidsskr. Norsk. Laegefor. 71, 143 (1951); ref. Kongreßzbl. inn. Med. 133, 391 (1952).

KALLOS, P.: Progress in Allergy.— Fortschritte der Allergielehre. 2. Band. Basel-New York: S. Karger 1949.

— u. L. KALLÓS-DEFFNER: Über Arzneimittelexantheme. Acta path. scand. (Copenh.) Suppl. 54, 525 (1944).

KARPINSKI, F. E.: Purpura following exposure to DDT. J. Pediatr. 37, 373 (1950).

KASS, E. H., M. M. LUNDGREN u. M. FINLAND: Wirkung von ACTH auf die Leukocytenzahlen der weißen Maus. J. Labor. a. Clin. Med. 37, 458 (1951).

KATSURA, H.: Untersuchungen über die experimentelle Purpura haemorrhagica beim Meerschweinchen; Purpura haemorrhagica verursacht durch Hämangioendotheliotoxin. Trans. Japan. Path. Soc. 14, 152 (1924) (jap.); zit. nach CLARK and JACOBS.

KAZNELSON: Zit. nach HEILMEYER u. BEGEMANN (1951).

KEIBL, E., u. a.: Zur Frage des Mesantoinschadens. Wien. med. Wschr. 1951, 426.

KIKUTH, W., R. GÖNNERT und M. SCHWEICKERT: Infektiöse Aleukocytose der Katzen. Zbl. Bakter. 146, 1 (1940).

KINSELL, L. W., L. M. KOPELOFF, R. L. ZWEMER and N. KOPELOFF: Blood constituents during anaphylactic shock in the monkey. J. of Immun. 42, 35 (1941); zit. nach STAVITSKY u. Mitarb.

KLEE, PH.: Tagg. der Rhein.-Westf. Tbk.-Vereinigung, Düsseldorf, April 1949.

— Die Chemotherapie der Lungentuberkulose mit Thiosemikarbazonen. Stuttgart: Georg Thieme 1950; im gleichnamigen Werk von G. DOMAGK.

KLEINE-NATROP, H. E.: Agranulocytose, Panmyelophthise und Purpura nach Salvarsan. Med. Mschr. **1949**, 521, 597 u. 696.

KLINGE, F.: In BERGER-HANSEN, Allergie. Leipzig: Georg Thieme 1940.

KLOPSTOCK, A., u. G. E. SELTER: Zur Kenntnis komplexer Antigenwirkungen. Zbl. Bakter. I. Orig. **104**, 140 (1927).

— — Über chemospezifische Antigene. IV. Mitteilung. Anaphylaxiereaktionen mit chemospezifischen Antigenen. Z. Immun.forsch. **63**, 463 (1929).

KOCH, G.: Über Agranulocytose unter Berücksichtigung der nach Conteben aufgetretenen Fälle, zugleich ein Beitrag zur Dosierungsfrage. Z. Tbk. **98**, 1 (1951).

KOCH, R., u. A. HÜBNER: Zur Toxikologie des Pyramidons. I. Mitt. Med. Klin. **1949**, 1571.

KÖRVER, G.: Über das Serumeiweißbild bei kindlichem, akutem Gelenkrheumatismus. Z. Rheumaforsch. **10**, 184 (1951).

KOLLER, F.: Über den Gegensatz zwischen allergischer und ACTH-Reaktion. 1. Internat. Allergiekongr. Zürich, 23.—29. 9. 51.

— u. H. ZOLLIKOFER: Der Einfluß des adrenocorticotropen Hormons auf die Thrombocytenzahl. Experientia (Basel) **6**, 299 (1950).

KRACKE, R. R.: Experimental production of agranulocytosis. Amer. J. Clin. Path. **2**, 11 (1932).

— Disease of the blood. New York 1946; zit. nach HEILMEYER und BEGEMANN 1951.

KRAUCHER, G.: Ein Beitrag zur Überempfindlichkeit gegen Pyrazolonderivate. Med. Klin. **1950**, 1473.

KROESE, W. F. STENFERT: De behandeling van purpura tengevolge van goudinspuitingen. (Die Behandlung der durch Goldinjektionen verursachten Purpura.) Nederl. Tijdschr. Geneesk. **1949**, 1967; ref. Excerpta Med. **1**, 127 (1950).

KROPP, K., u. H. ALTHOFF: Die Dysproteinämie beim Rheumatismus verus. Ärztl. Wschr. **1952**, 25.

KUIPERS, R. K. W.: Ref. Kongreßzbl. inn. Med. **99**, 302 (1939).

LANDSTEINER, K.: Die Spezifität der serologischen Reaktionen. Berlin: J. Springer 1933.

— The specificity of serological reactions. Revised Edition, Cambridge (Mass.): Harvard-Univ. Press 1947.

— u. M. W. CHASE: Proc. Soc. Exper. Biol. a. Med. **49**, 688 (1942); zit. nach H. FISCHER (1951).

LANG, W.: Knochenmarksschädigungen bei Salvarsan-Wismuttherapie. Ärztl. Wschr. **1949**, 325.

LANGENDORFF, H., u. E. TONUTTI: Zur Regulation des weißen Blutbildes: Lymphocyten und Nebennierenfunktion. Theoret. Med. **4**, 197 (1950).

LARIMER, R. C.: Ugeskr. Laeg. **1951**, 422; zit. nach ANDREASEN and CHRISTENSEN.

LAVES, W.: Über die Wirkung des Cortisons auf die Nukleasen des Blutes. Vortrag, gehalten auf dem 3. Hämat.-Kongreß Wiesbaden 24.—26. 4. 52.

— u. K. THOMA: Histoenzymatische Untersuchungen an den Mastzellen des Blutes. Klin. Wschr. **1950**, 95.

— — Zur Cytochemie der eosinophilen Leukocyten und der Lymphocyten. Klin. Wschr. **1951**, 377.

LAWRENCE, J. S.: Leukopenia. A discussion of its various modes of production. J. Amer. Med. Assoc. **116**, 478 (1941).

— and J. T. SYVERTON: Spontaneous agranulocytosis in the cat. Proc. Soc. Exper. Biol. a. Med. **38**, 914 (1938).

LEARD, S. E., W. E. R. GREER and I. CH. KAUFMAN: Hepatitis, exfoliative dermatitis and abnormal bone marrow occurring during tridione therapy. Report of a case with recovery. New England J. Med. **240**, 962 (1949).

LEDINGHAM, J. C. G., and ABERD: Lancet **1914**, 1673; zit. n. DOERR (1948).

— and S. P. BEDSON: Lancet **1915**, 311.

LEE and ROBERTSON: zit. nach DOERR (1948).

LEFTWICH, W. B.: An intradermal test for the recognition of hypersensitivity to the sulfonamide drugs. Bull. Hopkins Hosp. **74**, 26 (1944).

LEHNDORFF, H.: Transitorische Granulocytopenie beim Neugeborenen. Helvet. paediatr. Acta **6**, 173 (1951).

LEIBETSEDEK, F.: Akute thrombopenische Purpura nach Antabusbehandlung. Wien Klin. Wschr. **1952**, 431.

LEITNER, ST. J.: Beiträge zur Goldbehandlung der Tuberkulose. IV. Mitteilung: Spezifische und unspezifische Blutuntersuchungen bei Goldbehandlung der Tuberkulose. Beitr. Klin. Tbk. **91**, 636 (1938).

— Die klinische Bedeutung der intravitalen Knochenmarksuntersuchung. Untersuchungen mittels der Sternalpunktion. Fol. haemat. (Lpz.) **65**, 1 (1942).

— Klinische Erfahrungen bei der antibiotischen und Chemotherapie der Tuberkulose. Z. Tbk. **97**, 2 (1951).

LEONARD, M. E., and E. H. FALCONER: Experimental thrombocytopenic purpura in the guinea pig. J. Labor. a. Clin. Med. **26**, 648 (1941).

Levy, H.: Granulocytopenic and lymphocytopenic hypersplenism associated with atrophic arthritis. Acta med. scand. (Stockh.) 129, 203 (1947).

Lieberherr, W.: Zur Kenntnis der Purpura thrombocytopenica beim Gebrauch von Sedormid. Med. Klin. 1937, 475.

Lindström, G. A.: An experimental study of myelotoxic sera. Therapeutic attemps in myeloid leukaemia. Acta med. scand. (Stockh.) 1927, Suppl. 22.

Löffler, W., u. C. Maier: Über einen Fall von Feltyschem Syndrom mit cyklischer Agranulocytose. Cardiologia (Basel) 1947, 195.

Lövgren, O.: Rheumatische Arthritis, die Leber und morphologische Veränderungen des Blutes. Z. Rheumaforsch. 8, 312 (1949).

Lohmeyer, G.: Die Wirkungen der Therapie mit dem adrenocorticotropen Hypophysenhormon (ACTH) auf den Stoffwechsel. Z. exper. Med. 118, 5 (1951).

van Loon, E. A., u. J. A. C. Kanters: Antihistaminpräparate und Agranulocytose (holl.) Nederl. Tijdschr. Geneesk. 14, 1070 (1949); ref.: Schweiz. med. Wschr. 1949, 845.

Lucas, A. M., and W. H. Riser: Amer. J. Path. 21, 435 (1945).

Ludvigsen, K.: Schwere Granulocytopenie mit Lungenabsceß nach Salvarsan. Nord. Med. 30, 1097 (1946).

Ludwig, O.: Die Störungen der cerebralen Regulation beim Rheumatismus-Kranken unter dem Einfluß bestehender Herdwirkung und die Wege zu ihrer Erfassung. Ein Beitrag zum Problem der „atypischen Gicht". Z. Rheumaforsch. 4, 602 (1941).

Lützenkirchen, A.: Der Thorn-Test und seine klinische Bedeutung. Dtsch. med. Wschr. 1951, 1600.

Mach, R. S., P. Ducommun, J. Fabre, R. Borth et J. Barazzone: Etude comparée des effets metaboliques de l'A. C. T. H. et de la Cortisone. Schweiz. med. Wschr. 1950, 691.

— — L'hormone hypophysaire corticotrope (ACTH). Praxis (Bern) 1950, 618.

Mackay, R. P., and W. K. Gottstein: Aplastic anemia and agranulocytosis following tridione. J. Amer. Med. Assoc. 132, 13 (1946).

Madison, F. W., and Th. L. Squier: The etiology of primary granulocytopenia (agranulocytotic angina). J. Amer. Med. Assoc. 102, 755 (1934).

Magnusson, J. H.: Acute purpura following rubella. Acta med. scand. (Stockh.) 126, 40 (1946).

Maier, C.: Hämolyse und hämolytische Krankheiten. Bern: Hans Huber 1950.

Malamos, B.: Das Knochenmark bei thrombocytopenischer Purpura. Med. Welt 1938, 22.

von Mallinckrodt-Haupt, A. St.: Die Beteiligung innerer Organe bei allergischen Hauterkrankungen (Blutbild, Blutsenkung und Takata- Reaktion bei Ekzem). Z. klin. Med. 149, 108 (1952).

Malluche, H.: Erfolge und Nebenerscheinungen der Therapie mit TB I/698 E. Beitr. Klin. Tbk. 102, 628 (1950).

Malmros, H.: Skin tests for drug allergy. Acta allergol. (Københ.) 1, 184 (1948).

Marino, F.: C. r. Soc. Biol. (Paris) 58, 194 (1905); zit. nach Doerr (1948).

Markoff, N.: Die Retikuloendothelien des Knochenmarks, beurteilt durch Sternalpunktion. Dtsch. Arch. klin. Med. 180, 530 (1937).

Mas y F. Magro: Über die morphologischen Blutveränderungen bei Anaphylaxie. Virchows Arch. 243, 421 (1923).

Mathis, H., u. H. Schnetz: Z. Stomat. 40, 81 (1942).

Matsumo, M.: Tohoku J. Exper. Med. 19, 168 (1932); zit. nach Doerr (1948).

Mayr, J.: Die Nebenwirkungen der Arzneimittel auf die Haut. Jena: Gustav Fischer 1950.

Meacham, G. C., J. L. Orbison, R. W. Heinle, H. J. Steele and J. A. Schaefer: Thrombotic thrombocytopenic purpura. A disseminated disease of arterioles. Blood 6, 706 (1951).

Meier, R., u. F. Gross: Differenzierung der Therapie allergischer Erkrankungen mit Nebennierenrinden-Hormonen und Histamin-Antagonisten. Dtsch. med. Wschr. 1951, 1179.

Menkin, V.: Newer concepts of inflammation. Springfield (Ill.): Charles C. Thomas 1950.

Menne, F. R.: J. Inf. Dis. 31, 455 (1922); zit. nach Doerr (1948).

Merkel, W.: 2 Fälle von schwerer Agranulocytose als Nebenerscheinungen bei der Behandlung der Tuberkulose mit TB I 698. Tuberkulosearzt 3, 518 (1949).

Mester, A.: Morphologische und bakteriologische Untersuchungen des Knochenmarkpunktates bei rheumatischen Gelenkerkrankungen und nichtrheumatischen Gelenkentzündungen. Z. Rheumaforsch. 1, 534 (1938).

Metschnikoff, E.: Ann. Inst. Pasteur. 13, 737 (1899).

— Ann. Inst. Pasteur. 14, 369 (1900).

Mettier, S. R., A. McBride and J. Li: Thrombocytopenic purpura complicating gold therapy for rheumatoid arthritis: report of three cases with spontaneous recovery and one case with recovery following splenectomy. Blood 3, 1105 (1948).

Miale, J. B.: Effects of ACTH and cortisone on allergic reactions and the collagen diseases. Ann. Allergy 9, 530 (1951).

MICHETTI, G., e E. CAVIGLIA: Aplastic anemia due to focal infection. Recovery after removal of dental granulomata. Arch. "E. Maragliano" Pat. **5**, 787 (1950).

MIESCHER, G.: Sensibilisierung durch Arzneimittel. Schweiz. med. Wschr. **1946**, 309.

MILLER, D. K.: Histological changes in the bone marrow of the dog following amidopyrine administration. Science (Lancaster, Pa.) **80**, 320 (1934).

McMILLIN, J. S.: Successful use of ACTH in the treatment of agranulocytosis due to sulfadiazine. Amer. J. Med. Sci. **222**, 392 (1951).

MIRICK, G. S.: Vollständige Agranulocytose nach Goldbehandlung. Amer. Rev. Tbc. **41**, 344 (1940).

MOESCHLIN, S.: Beitrag zur Morphologie der reticuloendothelialen Zellen des intravitalen Lymphdrüsenpunktates. Fol. haemat. **65**, 181 (1941).

— Die Sedormid-Thrombocytopenie an Hand von Sternalpunktaten, Belastungs- und Transfusionsversuchen. Schweiz. med. Wschr. **72**, 119 (1942).

— Die Milzpunktion. Basel: Benno Schwabe 1947.

— Klinische und experimentelle Untersuchungen über den Wirkungsmechanismus des Urethans. Acta haematol. (Basel) **1**, 225 (1948).

— Neue Untersuchungen zum Mechanismus der Agranulocytosen. Vortrag, gehalten auf d. 2. Tagg. d. Dtsch. Hämatologen in Wiesbaden 24.—26. 4. 52. Verh. dtsch. Ges. inn. Med. **58**, 673 (1952).

— u. A. NAEF: Einfluß des Urethans auf das Blutbild der Laboratoriumstiere. Schweiz. med. Wschr. **1948**, 458.

— u. K. Wagner: Agranulocytosis due to the occurence of leukocyteagglutinins (Pyramidon and Cold Agglutinins). Acta haematol. **8**, 29 (1952).

MOORE, INGLE and REINHARD: Zit. nach HEILMEYER u. BEGEMANN (1951).

MORALES, F. H., C. B. CASAS and M. G. SANZ: Thorn test in patients with eosinophilia related to parasitic infection. J. Amer. Med. Assoc. **144**, 379 (1950).

MORE, R. H., G. C. McMILLAN and G. L. DUFF: The pathology of sulfonamide allergy in man. Amer. J. Path. **22**, 703 (1946).

MORENO, A. R., u. A. M. FASSI: Los eosinofilos en el reumatismo cronico. Centro Antireumatico **1938**, Nr. 2; ref. Z. Rheumaforsch. **2**, 126 (1939).

MUSSO, BORTH et MACH: Etude des effets biochemiques et cliniques d'une nouvelle préparation d'hormone ACTH. Schweiz. med. Wschr. **1952**, 642.

NEKLUDOW, W. N., u. E. A. NEKLUDOWA: Das morphologische Blutbild beim Hungern und enteraler Sensibilisierung und Anaphylaxie. Virchows Arch. **280**, 374 (1931).

NEUMANN, A.: Chemie der Leukocyten. In Handbuch der allgemeinen Hämatologie, Bd. I/1, S. 339. Wien u. Berlin: Urban u. Schwarzenberg 1932.

NIEKAU, B.: Agranulocytose nach längerem Gebrauch pyramidonhaltiger Arzneimittel. Verh. dtsch. Ges. inn. Med. **47**, 219 (1935).

NIKOLAEFF, N.. u. L. GOLDBERG: Über das Bild des peripheren Blutes bei Anaphylaxie. Z. exper. Med. **73**, 470 (1930).

NILSSON, F.: Anaemia problems in rheumatoid arthritis. Acta med. scand. (Stockh.) Suppl. CCX, 1948.

NORCROSS, J. W.: Quinidine as a cause of thrombocytopenic purpura. New England J. Med. **242**, 53 (1950).

NUDELMAN, P. L., I. L. LEFF and C. O. HOWE: Thrombopenic purpura following quinidine. J. Amer. Med. Assoc. **137**, 1219 (1948).

OBERMAYER, FR., u. E. P. PICK: Über die chemischen Grundlagen der Arteigenschaften der Eiweißkörper. Bildung von Immunpräzipitinen durch chemisch veränderte Eiweißkörper. Wien. klin. Wschr. **1906**, 327.

OBERSTE-LEHN, H.: Ein Fall von Purpura hyperglobulinaemica unter dem Bilde der SCHAMBERGschen Erkrankung. Z. Hautkrkh. **7**, 204 (1949).

OLEG, ST.: Eosinofilia sperimentale ematica e midolare da ascaridi. Med. sper. Arch. ital. **7**, 17 (1941); zit. nach THADDEA.

OLESEN, K. H.: Acute hepatitis with thrombocytopenic purpura. Ugeskr. Laeg. **112**, 1637 (1950).

OPITZ, H.: Handbuch der Kinderkrankheiten, 4. Aufl., Bd. 1, S. 844, 1931.

OPPENHEIM, M., u. G. DE MEYER: Granulo- und Thrombocytopenie infolge Streptomycinbehandlung. Schweiz. med. Wschr. **1949**, 1187.

OWREN, P. A.: Cyclic agranulocytosis. Acta med. scand. (Stockh.) **134**, 87 (1949).

PAPPENHEIMER, A. M.: J. of Exper. Med. **26**, 163 (1917).

PEPPER, O. H. P.: California Med. **35**, 85 (1931).

— J. Amer. Med. Assoc. **97**, 1100 (1931); zit. nach PLUM (1937).

PESHKIN, M. M., and J. A. MILLER: Quinine and ergot allergy and thrombocytopenic purpura. J. Amer. Med. Assoc. **102**, 737 (1934).

PETRIDES, P.: (a) Über allergische Knochenmarksschädigungen, ein Beitrag zum Problem der Knochenmarksregulation. Habilitationsschrift Düsseldorf 1950.

208   PLATON PETRIDES:

PETRIDES, P.: (b) Das Arthus-Phänomen des Knochenmarks. Beitrag zur Klinik anaphylaktischer Knochenmarksschäden. Schweiz. med. Wschr. **1950**, 1114.
— Neuere Untersuchungen zur Knochenmarksallergie. Jb. allerg. Krkh. II 1951, 60.
— u. F. E. SCHMENGLER: Hämatologische Besonderheiten bei einem komplexen chronisch-rheumatischen Krankheitsbild (Felty-Syndrom). Ärztl. Forsch. **1949**, 314.
— — Über die Bedeutung der allergischen Schädigung für Klinik und Pathologie hämatologischer Erkrankungen. I. Mitt. Experimente zur lokalisierten Knochenmarksallergie. Z. exper. Med. 117, 297 (1951).
PETRY, H.: Betrachtungen zum Felty-Syndrom. Z. Rheumaforsch. **1950**, 73.
PETRY, E.: Zit. nach HEILMEYER u. BEGEMANN (1951).
PFEFFER, K. H., u. H. J. STAUDINGER: Die Nebennierenrindenhormonausscheidung während und nach künstlichem Fieber. Klin. Wschr. **1951**, 325.
PFEIFFER, E. F., K. SCHÖFFLING u. H. WEICHENHAIN: Veränderungen der zirkulierenden Eosinophilen durch Insulinbelastung bei Normalen und Zuckerkranken. Klin. Wschr. **1952**, 56.
PICKERING, G. W.: Allergy and ACTH. Brit. med. J. **1952**, 1207.
PLUM, P.: Agranulocytose und Amidopyrin, experimentell beleuchtet. Verh. dtsch. Ges. inn. Med. 47, 208 (1935).
— Clinical and experimental investigations in agranulocytosis. With special reference to the etiology. Copenhagen: Nyt Nordisk Forlag and London: H. K. Lewis & Co. 1937.
POLEMANN, G.: Agranulocytose nach TB I/698. Hautarzt 1, 268 (1950).
PRIBILLA, W.: Purpura Schoenlein Henoch. Ärztl. Wschr. **1951**, 1044.
— Ungewöhnliche allergische Reaktionen bei Contebenbehandlung. Münch. med. Wschr. **1951**, 111.
— und E. D. KOESTER: Zur Frage der Anämie bei Behandlung mit TB I/698. Dtsch. med. Wschr. **1949**, 795.
— und H. OTTE: Hämatologische Beobachtungen bei Behandlung mit TB I/698. Tuberkulosearzt 3, 633 (1949).
PROPPE, A., u. K. MAASS: Der leukopenische Index beim Rostschen spätexsudativen Ekzematoid. Hautarzt **1951**, 162.
QUITTNER, H., N. WALD, L. N. SUSSMAN and W. ANTOPOL: The effect of massive doses of Cortisone on the peripheral blood and bone marrow of the mouse. Blood 6, 513 (1951).
RACKOW, F., L. STEINGOLD and J. H. F. WOOD: Thrombotic thrombocytopenic pupura. Acta med. scand. (Stockh.) 143, 137 (1952).
RAJKA, E., and E. HEGYI: On the question of drug allergy. Internat. Arch. Allergy 1, 243 (1950).
RAPPAPORT, A. E., C. E. NIXON and W. A. BARKER: Thrombopenic purpura due to sodium salicylate. J. Labor. a. Clin. Med. 30, 916 (1945).
REGALADO, C. A. L.: Acute agranulocytosis due to sulphonamides, developing in a case and treated with penicillin. Notes on pathogenesis and discussion. Med. Clin. Barcelona 13, 175 (1949); ref. Exceipta Med. 4, 655 (1950).
REID. A. F.: Electrophoretic characterization of serum from rheumatoid arthritis patients. J. Labor. a. Clin. Med. 37, 264 (1951).
REISSMANN, G.: Die Supronal-Agranulocytose. Z. inn. Med. **1951**, 68.
DE RENZI, S.: Rilievi sulla ematopoiesi negli stati allergici. Fol. med. (Napoli) 26, 247 (1940); zit. nach THADDEA.
RINGL, A.: Beitrag zur Kenntnis der Nebenwirkungen der modernen Chemotherapie. Klin. Wschr. **1941**, 545.
ROBERTSON, K.: Infektion und Agranulocytose. Brit. Med. J. 4609, 799 (1949).
ROCH, NAVILLE u. JUNET: Agranulocytose récidivante. Bull. Soc. méd. Hôp. Paris 53, 988 (1937).
ROHR, K.: Aktuelle Agranulocytoseprobleme. Münch. med. Wschr. **1935**, 460.
— Blut- und Knochenmarksmorphologie der Agranulocytosen. Fol. haemat. (Lpz.) 55, 305 (1936).
— Bluteiweißkörper und Knochenmarksreticulum. Helvet. med. Acta 5, 544 (1938).
— Der heutige Stand der Agranulocytoseforschung. Helvet. med. Acta 6, 611 (1939).
— Inflammation interstitielle chronique de la moelle osseuse (Myelitis chronica interstitialis). Sang 19, 521 (1948).
— (a) Das menschliche Knochenmark. 2. Aufl. Stuttgart: Georg Thieme 1949.
— (b) Familial panmyelophthisis. Fanconi Syndrome in Adults. Blood 1949, 130.
— Reaktive Retikulose des Knochenmarks. Acta haematol. (Basel) 7, 321 (1952).
— u. E. HAFTER: Untersuchungen über postmortale Veränderungen des menschlichen Knochenmarks. Fol. haemat. (Lpz.) 58, 38 (1937).
— u. S. MOESCHLIN: „Aplastische Anämie" mit jahrelangem vollständigen Fehlen der Erythroblasten (Erythroblastophthise). Dtsch. Arch. klin. Med. 190, 117 (1943).

ROHRBACH, P.: Knochenmarksschädigung und Panhämocytopenie durch Hydantoinkörper. Schweiz. med. Wschr. 1950, 337.

ROLOFF, H. E., u. H. G. MÜLLER: Penicillinbehandlung einer nach Fehlgeburt durch Cibazol ausgelösten Agranulocytose. Geburtsh. u. Frauenheilk. 9, 616 (1949).

ROSENTHAL, R. L., A. D. ETESS and J. LITWINS: Human bone marrow before and during Cortisone and ACTH therapy. Acta haematol. (Basel) 6, 173 (1951).

ROSKAM, J.: Purpuras hémorrhagiques et thrombopénie (Etude expérimentale). Pathogénie du syndrome hémogénique par l'administration de sérum antiplaquettes. Sang 8, 129 (1934).

ROST, G. A.: Allergie und Praxis. Eine Einführung in die Allergielehre für Ärzte und Studierende. Berlin-Göttingen-Heidelberg: Springer-Verlag 1950.

ROTH, W.: Thrombopenische Purpura bei Contebenbehandlung. Tuberkulosearzt 1950, 437.

ROZMAN, M. L.: The leukocyte picture in rheumatism. Sovetsk. Med. 1949, 10; ref. Excerpta Med. 5, 732 (1951).

RUDENSKY, H., and S. FISHER: Thrombopenic purpura during streptomycin treatment of tuberculous empyema. J. Amer. Med. Assoc. 147, 311 (1951).

RUSSEL and PAGE: Thrombopenische Purpura nach Sulfapyridin. Amer. J. Med. Sci. 200, 495 (1940); ref. Kongreßzbl. inn. Med. 107, 660 (1941).

SACERDOTTI, C.: Arch. ital. Biol. 52, 153 (1908); G. Accad. Med. Torino 1908, 74; zit. nach DOERR (1948).

SACKS, M. S.: ACTH, Cortisone and hypersensitive disease states. Editorial. Ann. Int. Med. 36, 911 (1952).

— G. T. BRADFORD and C. L. SPURLING: Aplastic anemia complicating streptomycin treatment of pulmonary tuberculosis. J. Amer. Med. Assoc. 147, 308 (1951).

SALT, H. B.: Plasma and serum proteins in chronic rheumatic diseases. Ann. Rheumat. Dis. 10, 46 (1951).

SAMSON, J. W., u. H. GÖTZ: Körpereiweiß und Arzneimittelallergie. Z. exper. Med. 52, 121 (1926).

SAMTER, M.: The response of eosinophils in the guinea pig to sensitization, anaphylaxis and various drugs. Blood 4, 217 (1949).

— E. E. ERICKSON and M. A. KOFOED: The effect of ACTH on the distribution of eosinophils in blood and peribronchial tissue of guinea pigs. J. Allergy 23, 140 (1952).

SANDKÜHLER, ST., u. K. SEITZER: Funktionelle Agranulocytose. Schweiz. med. Wschr. 1952, 103.

SAUERTEIG, E.: Panmyelophthise nach Goldmedikation. Ärztl. Wschr. 1951, 827.

SCHAICH, W., L. STADLER und W. KEIDERLING: Ergebnisse einer zweijährigen Conteben-(TB I/698)-Behandlung der Tuberkulose in der Medizinischen Klinik Freiburg i. Br. und Heilstätte St. Blasien. Klin. Tbk. 1951, 465.

SCHALLOCK: Tödlicher Leberschaden und Nephrose bei Polyarthritis. Verh. dtsch. Ges. Path. 1950, 107.

SCHERF, M.: Die therapeutische Anwendung von ACTH und Cortison im Rahmen des allgemeinen Adaptations-Syndroms und der Adaptationskrankheiten. Pro Medico 1951, 8.

SCHILLING, V.: Das Knochenmark als Organ. Dtsch. med. Wschr. 1925, 261.

— Das Blutbild und seine klinische Verwertung. 9. u. 10. Aufl.. Jena: Gustav Fischer 1933.

— Diskussionsvortrag zum Thema Agranulocytose. Verh. dtsch. Ges. inn. Med. 47, 198 (1935).

SCHIMERT, P.: Einfluß der Hypophyse auf die Leukocytenregulation. Verh. dtsch. Ges. inn. Med. 57, 72 (1951).

SCHITTENHELM, A., u. W. ERHARDT: Anaphylaxiestudien bei Mensch und Tier. V. Mitt. Aktive Anaphylaxie und reticulo-endotheliales System. Z. exper. Med. 45, 75 (1925).

SCHLECHT, H.: (a) Über die Einwirkung von Seruminjektionen auf die Eosinophilen und Mastzellen des menschlichen und tierischen Blutes. Dtsch. Arch. klin. Med. 98, 308 (1910).

— (b) Über experimentelle eosinophile und basophile Leukocytose. Verh. Kongr. inn. Med. 1910, 482.

— Über lokale Anaphylaxie beim anaphylaktischen Versuch. Verh. Kongr. inn. Med. 1912, 416.

— Eosinophilie und Allergie. Experimentelle Grundlagen und klinische Erscheinungsformen. Neue dtsch. Klin. 1944/45.

— Arch. exper. Path. u. Pharmakol. 67, 137 (1912).

— u. G. SCHWENKER: Arch. exper. Path. u. Pharmakol. 68, 163 (1912).

SCHMENGLER, F. E.: Die Bedeutung des infektiös-allergischen Geschehens für komplexe chronische Krankheitsbilder der inneren Medizin. Vortrag, gehalten auf d. Allergie-Tagg. d. Wissenschaftl. Zentr.Stelle d. Heufieberbundes e.V. Wangerooge, 24. 6. 51.

— u. H. ESSER: Zur Pathogenese der Purpura hyperglobulinaemica. Klin. Wschr. 1952, 30.

Schmengler. F. E., u. H. Ferenbach: Über Erfahrungen mit der Reizkörpertherapie beim Typhus abdominalis. Ärztl. Forsch. **1948**, 65.
— u. P. Petrides: Zur Frage komplexer rheumatischer Organschädigungen und Regulationsstörungen, besprochen am Felty-Syndrom. Arch. inn. Med. **1**, 151 (1949).
Schmidt, H.: In Berger-Hansen, Allergie. Leipzig: Georg Thieme 1940.
— Anaphylaxie und Allergie. In Fiat Review, Bd. 64 (Bakteriologie und Immunitätsforschung, S. 119, 1947.
— Über das Wesen der Allergie (Klärung des Allergiebegriffes). Dtsch. med. Wschr. **1950**, 258.
— u. H. Blaha: Panmyelophthise nach Behandlung mit TB I/698. Ärztl. Wschr. **1950**, 111.
Schmidt-Voigt, J.: Thrombopenische Purpura bei Tuberkulosebehandlung mit Thiosemicarbazon (TB I/698). Tuberkulosearzt **1949**, 576.
Schoen, R.: Beitrag zur Pathogenese rheumatischer Syndrome. Dtsch. med. Wschr. **1952**, 558.
— u. W. Tischendorf: Klinische Pathologie der Blutkrankheiten. Stuttgart: Georg Thieme 1950.
Schoeneich, P.: Zum Thema: „Akute Thrombopenie als Salvarsanschädigung" von W. F. Gülden, Med. Klin. **1951**, 772; Med. Klin. **1951**, 1135.
Scholz, I., u. A. Schoger: Thrombocytenbefunde bei rheumatischen Erkrankungen mit besonderer Berücksichtigung des Verlaufs bei Badekuren. Balneologe **5**, 558.
Schoog, M.: Kritische Erwägungen zum leukopenischen Index Vaughans. Med. Klin. **1950**, 1413.
Schreck, W.: Bericht über einen Fall von hohem Fieber und Leukopenie, verursacht durch Penicillin. Ärztl. Wschr. **1949**, 434.
Schubert, H.: Über die Reaktionen des weißen Blutbildes unter Behandlung mit TB I/698 (Conteben) und PAS. Tuberkulosearzt **1950**, 579.
Schulten, H.: Lehrbuch der klinischen Hämatologie. 4. Aufl. Stuttgart: Georg Thieme 1948.
— Über Agranulocytose mit besonderer Berücksichtigung der medikamentösen Genese. Neue med. Welt **1950**, 117.
— Blut und Blutkrankheiten, Übersichtsreferat. Münch. med. Wschr. **1951**, 484.
Schultz, W.: Über eigenartige Halserkrankungen. Dtsch. med. Wschr. **1922**, 1495.
Schuppli, R.: Untersuchungen über die allergische Leukopenie. 1. Internat. Allergiekongr. Zürich, 23.—29. 9. 51.
Schürer-Waldheim, F.: Über einen Fall von Thrombopenia arsenobenzoica. Dermat. Wschr. **1942**, 305.
Schürmeyer, A.: Überempfindlichkeitsreaktionen nach Methylthiouracil. Med. Klin. **1951**, 733.
Schwartz, M.: Nebennierenreizung bei unspezifischer Eiweißtherapie. Acta allergol. (København) **3**, 227 (1950).
— and E. C. Vonderheide: Thrombocytopenic purpura due to Mapharsen (Oxyphenarsine hydrochloride-USP). J. Amer. Med. Assoc. **128**, 657 (1945).
Schwartz, St. O., u. Sh. R. Kaplan: Thrombocytopenic purpura: the prognostic and therapeutic value of the eosinophil index, an analysis of 100 cases. Amer. J. Med. Sci. **1950**. Nr. 938.
Schwarz, G.: Eine neue Methode des Antikörpernachweises bei Arzneimittelallergien. Dtsch. Arch. klin. Med. **197**, 417 (1950).
Scull-Bach-Pemberton: Serumproteine bei rheumatischen Leiden. Ann. Int. Med. **12**, 1463 (1939).
Segerdahl, E.: Amidopyrin and Agranulocytose. Sv. Läkartidn. **1949**, 164 (schwed.)
Seggel, K. A.: Zur Agranulocytosefrage. Z. klin. Med. **134**, 563 (1938).
Seidel, H.: Agranulocytose und granulocytopenische Zustände bei Contebentherapie (TB I 698 und TB I 698 b). Beitr. Klin. Tbk. **103**, 218 (1950).
Seidlmayer, H.: Die frühinfantile postinfektiöse Kokardenpurpura. Z. Kinderheilk. **61**, 217 (1939).
Selye, H.: (a) Stress. Montreal: Acta Inc. Med. Publishers 1950.
— (b) Stress und das allgemeine Adaptationssyndrom. Brit. Med. J. **1950**, 1383.
— (c) Effect of ACTH and Cortisone upon "anaphylactoid reaction". J. Amer. Med. Assoc. **145**, 447 (1950).
— (a) Das allgemeine Adaptationssyndrom (G.A.S.) und die Adaptationskrankheiten. Med. Welt **1951**, 81.
— (b) Das allgemeine Adaptationssyndrom als Grundlage für eine einheitliche Theorie der Medizin (1. Teil). Dtsch. med. Wschr. **1951**, 965 u. 1001.
— The general adaptation syndrome and the diseases of adaptation. Amer. J. Med. **1951**, 549.
Shackle, I. W.: Untersuchungen bei Fällen von Rheumatismus. Brit. J. Rheumat. **1**, 75 (1938); ref. Kongreßzbl. inn. Med. **99**, 301 (1939).
Shiegal, S., and H. Horn: Amer. Heart J. **39**, 302 (1950); zit. nach Andreasen und Christensen.

SILVERMAN, J. J., and J. F. WORTHEN: Agranulocytosis in a patient treated with mercurial diuretics. J. Amer. Med. Assoc. 148, 200 (1952).

SIMPSON, N. R. W., u. D. H. BROOKS: Effect of blood transfusion on rheumatoid arthritis. Proc. Roy. Soc. Med. 41, 609 (1948).

SINGER, K., G. MOTULSKY and J. N. SHANBERGE: Thrombotic thrombopenic purpura. II. Studies on the hemolytic syndrome in this disease. Blood 5, 434 (1950).

SITAJ, ST., and E. KRESANEK: The bone marrow in rheumatic arthritis. Casopis lekaru ceskych, Prague 88, 1444 (1949); ref. Excerpta Med. 4, 809 (1951).

SMITH, S. and McCABE: Ann. Int. Med. (Am.) 29, 445 (1948).

SOISALO, P.: Thrombocytopenic purpura produced by quinidine. Ann. med. int. fenn. 36, 181 (1947).

LE SOURD et PAGNIEZ: C. r. Acad. Sci. (Paris) 1906; zit. nach LINDSTRÖM.

SPAIN and CLARK: Zit. nach GRIMMER.

SPIER, W., u. H. MENZEL: Zum leukopenischen Index. Hautarzt 1, 263 (1950).

SPIES, T. D., and R. E. STONE: Effect of local application of synthetic Cortisone acetate on lesions of iritis and uveitis, of allergic dermatitis and of psoriasis. South. Med. J. 43, 871 (1950); ref. J. Amer. Med. Assoc. 145, 185 (1950).

SPRAGUE, R. G.: Cortisone and ACTH. A review of certain physiologic effects and their clinical implications. Amer. J. Med. 1951, 567.

SQUIER, T. L., and H. J. LEE: Lysis in vitro of sensitized leucocytes by ragweed antigen. J. Allergy 18, 156 (1947).

SQUIER, T. L., and F. W. MADISON: (a) Thrombocytopenic purpura due to food allergy. J. Allergy 8, 143 (1937).

— — (b) Eosinophilie des Blutes bei alimentärer Allergie. J. Allergy 8, 250 (1937); zit. nach HANSEN.

STAEHELIN, R.: Über Agranulocytose und Panmyelophthise. Münch. med. Wschr. 1938, 1419.

STAVITSKY, A., R. STAVITSKY and E. E. ECKER: Loss of hemolytic-complement activity and of granulocytes following reinjection of an antigen into the rabbit. J. of Immun. 63, 389 (1949).

STEFANINI, M., J. B. CHATTERJEA, W. DAMESHEK, L. ZANNOS and E. P. SANTIAGO: Studies on platelets. II. The effect of transfusion of platelet-rich polycythemic blood on the platelets and hemostatic function in "idiopathic" and "secondary" thrombocytopenic purpura. Blood 7, 53 (1952).

STEINBERG, B., and R. A. MARTIN: J. of Immun. 52, 71 (1946).

STILLER, K.: Salvarsanschäden und Todesfälle nach Salvarsan. Arch. f. Dermat. 190, 423 (1950).

STODTMEISTER, R.: Zit. nach HEILMEYER u. BEGEMANN (1951).

STOKES, J. H., and H. BEERMAN: Virus-pyogen sequence. Arch. of Dermat. 60, 261 (1949).

STRAUSS, E.: Allergischer Knochenmarksschock mit myeloblastischer Reaktion nach Typhus-Paratyphus-Zweitvakzination. Dtsch. med. Wschr. 1951, 931.

STRONG, P. S., and E. M. GLASSBURN: Thrombocytopenic purpura following the use of sulfathiazole. Ann. Int. Med. 23, 237 (1945).

STUDER, A.: Rheumatismus als Problem der experimentellen Pathologie. Z. Rheumaforsch. 1951, 65.

STÜTTGEN, G.: Beitrag zur Pathogenese der salvarsanbedingten Purpura. Hautarzt 1951, 211.

STURM, A.: Zweijährige Erfahrungen mit Thiosemicarbazonen (TB I/698) bei schweren Lungentuberkulosen. Dtsch. med. Wschr. 1949, 726.

SVENSTRUP, C.: Schwere tödliche Agranulocytose nach Sulfathiazol. Nord. Med. 29, 275 (1946); ref. Acta haematol. (Basel) 1, 73 (1948).

TASSINARI, G.: Purpura due to food and drugs. La Sett. Med. 37, 236 (1949).

TAYLOR, D. R., and R. POTASHNICK: Quinidine induced exfoliative dermatitis with a brief review of quinidine idiosyncrasies. J. Amer. Med. Assoc. 145, 641 (1951).

TEICHER, H.: Supronalnebenwirkungen auf das leukopoetische System. Z. inn. Med. 4, 747 (1949).

THADDEA, S.: Die Sternalpunktion und ihre klinische Anwendung. Stuttgart: Ferd. Enke 1943.

THIELE, W.: Allergie und Blutkrankheiten. Münch. med. Wschr. 1952, 1895.

THORN, G. W.: Hematologic effects of ACTH and Cortisone: introductory remarks; ref. Blood 5, 785 (1950).

— P. H. FORSHAM, F. T. G. PRUNTY and A. G. HILLS: Test for adrenal cortical insufficiency; response to pituitary adrenocorticotropic hormone. J. Amer. Med. Assoc. 137, 1005 (1948).

— — TH. F. FRAWLEY JR., S. R. HILL, M. ROCHE, D. STAEHELIN and D. L. WILSON: The clinical usefulness of ACTH and Cortisone. New England J. Med. 242, 783 (1950).

TILLOTSON, F.: Effect of cortisone on the Arthus Phenomenon as related to the time of sensitization. Arch. of Path. 52, 119 (1951).

TISCHENDORF, W.: Dysproteinämische Osteo-Arthro-Myopathien. Z. Rheumaforsch. 1951, 302.
— G. ECKLEBE u. E. THOFERN: ACTH und experimentelle hämolytische Anämien. Z. exper. Med. 118, 203 (1952).
— u. F. HARTMANN: Makroglobulinämie (WALDENSTRÖM) mit gleichzeitiger Hyperplasie der Gewebszellen. Acta haematol. (Basel) 4, 321 (1950).
TOBLER, W., u. E. BUSER-PLÜSS: Beobachtungen in einem Fall von chronischer myelogener Neutropenie mit monocytärer Reaktion. Ann. paediatr. (Basel) 159, 258 (1942).
TOCANTINS, L. M.: Experimental thrombopenic purpura in the dog. Arch. of Path. 21, 69 (1936).
TÖTTERMANN, G.: Acta med. scand. (Stockh.) 96, 268 (1938).
TONDI, I. V., e V. LECCISO: TB 1/698 ed emopoiesi. Policlinico 58, 995 (1951).
UEHLINGER, E., K. AKERT u. W. PIROZYNSKI: Nebennierenrindenhormone und Gelenke. Bull. Schweiz. Akad. Med. Wiss. 6, 157 (1950).
URBACH, E.: Klinik und Therapie der allergischen Krankheiten. Wien: Wilhelm Maudrich 1935.
VALLERY-RADOT, P., et A. HOLTZER: Valeur de la crise hémoclasique dans le diagnostic des états allergiques. Acta allergol. (København) 3 (Suppl. 1), 33 (1950).
VEIL, W. H.: Der Rheumatismus und die streptomykotische Symbiose. Stuttgart: Ferd. Enke 1939.
VIDEBAEK: Zit. nach H. E. BOCK (1946).
VOGL, A.: Die Pathogenese der akuten thrombopenischen Purpura. Über Purpura nach Sedormid. Wien. Arch. inn. Med. 32, 273 (1938).
VOLINI, 1. F., S. O. SCHWARTZ, 1. GREENSPAN, 1. EHRLICH, J. A. GONNER and O. FELSENFELD: Hemopoietic changes during chloromycetin administration. J. Labor. a. Clin. Med. 34, 1747 (1950).
DE VRIES: Nederl. Tijdschr. Geneesk. 77, (1933); zit. nach HEILMEYER u. BEGEMANN (1951).
VRTILEK, M.: Das Bild der chronischen Granulocytopenie im Kindesalter. Diss. Zürich 1951. Helv. paed. Acta 7, 207 (1952).
WALDENSTRÖM, J.: Zwei interessante Syndrome mit Hyperglobulinämie. (Purpura hyperglobulinaemica und Macroglobulinämie.) Schweiz. med. Wschr. 1948, 928.
WALLBACH, G.: Die Leukocytose nach parenteraler Zufuhr von artfremdem Eiweiß. Z. exper. Med. 82, 22 (1932).
— Probleme der Leukocytose. Erg. inn. Med. 44, 434 (1932).
WANNAGAT, E.: Die eosinophile Zelle und die Herddiagnostik. Ärztl. Wschr. 1950, 994.
WANTLAND, W. W.: Blood studies on normal and trichinized white rabbits. J. Labor. a. Clin. Med. 23, 32 (1937).
WASSON, V. P., E. BROWN and C. WEINTRAUB: The blood picture in rheumatic fever. Amer. Heart J. 22, 342 (1941).
WEBB, R. A.: The mechanism of anaphylactic leucopenia in dogs. J. of Path. 27, 79 (1924); zit. nach STAVITSKY, STAVITSKY u. ECKER.
WEICKER, H., u. H. TESKE: Bal (Dimercaptopropanol) bei der experimentellen Sedormid-Thrombopenie. Klin. Wschr. 1951, 327.
WEIL, M. P., V. OUMANSCY u. L. LANGLOIS: Hämorrhagische aplastische Anämie und Goldtherapie. Ann. Méd. 44, 78 (1938).
WEISENBERG, G.: Über die Nützlichkeit der Hauttestverfahren bei Salvarsannebenwirkungen. Hautarzt 1, 260 (1950).
WEITZMANN, G.: Über das Verhalten des Sternalmarkes bei rheumatischen Erkrankungen. Z. Rheumaforsch. 4, 517 (1941).
WENSE, TH.: Über die Ursachen der Eosinophilie. Jkurse ärztl. Fortbild. 31, 25 (1940); zit. nach THADDEA.
WIDAL: Bull. Soc. méd. Hôp. Paris 29, 11 (1907).
WINTROBE, M. M., G. E. CARTWRIGHT, J. G. PALMER, W. J. KUHNS and L. T. SAMUELS: Effect of corticotrophin and cortisone on the blood in various disorders in man. Arch. Int. Med. 88, 310 (1951).
WIRTH, F.: Über gehäufte Granulopenien besonders nach Sulfonamiden. Dtsch. med. Rdsch. 1949, 910.
WITKIND, E., and M. E. WAID: Aplasia of the bone marrow during mesantoin therapy. J. Amer. Med. Assoc. 147, 757 (1951).
WITTE, S., u. K. WILMES: Die Wirkung von Rutin bei der experimentellen thrombopenischen Purpura der Ratte. Acta haematol. (Basel) 7, 89 (1952).
WITTKOWER, E.: Die Veränderungen des Blutes bei der Anaphylaxie. Z. exper. Med. 34, 108 (1923); Klin. Wschr. 1923, 450.
WOLFF-EISNER, A.: Über die Urticaria vom Standpunkt der neuen Erfahrungen über Empfindlichkeit gegenüber körperfremden Eiweiß-Substanzen. Dermat. Zbl. 10, 164 (1907).

WOLPERS, C.: Die Blutplättchen bei Thrombocytopenien. Dtsch. med. Wschr. 1941, 515.

WUHRMANN, F., u. CH. WUNDERLY: Die Bluteiweißkörper des Menschen. 2. Aufl. Basel: Benno Schwabe & Co. 1952.

WYNGAARDEN, J. B., and M. H. SEEVERS: The toxic effects of antihistamine drugs. J. Amer. Med. Assoc. 145, 277 (1951).

YAMAMOTO, H.: Tohoku J. Exper. Med. 15, 324 (1930).

YOFFEY, J. M., W. K. METCALF, G. HERDAN and V. NAIRN: Effect of ACTH and suprarenal extract on the bone marrow. Brit. Med. J. 4708, 660 (1951).

YTREHUS, O.: Three cases of FELTY syndrome. Acta med. Scand. (Stockh.) 126, 437 (1947).

ZINBERG, J. S., L. KATZENSTEIN and L. E. WICE: J. Amer. Med. Assoc. 102, 2098 (1934); zit. nach PLUM (1937).

ZONTSCHEFF, W. T.: Zur Ursache der Granulocytopenie (Agranulocytose). Verh. dtsch. Ges. inn. Med. 47, 201 (1935).

ZOUTENDYK, A., u. J. GEAR: Autoantikörper in der Pathogenese. Eine vorläufige Studie über Autosensibilisierung von roten Blutkörperchen bei verschiedenen Krankheiten. S. Afric. Med. J. 25, 665 (1951); ref. Dtsch. med. Wschr. 1951, 1608.

I. Einleitung.

Es sind noch nicht 30 Jahre her, daß unter dem Eindruck gewisser Arzneimittelschäden des hämopoetischen Apparates der Allergiebegriff auch auf das Knochenmark ausgedehnt wurde. In die Grundgesetze der Allergie wurden aber schon viel früher auch die Blutzellen einbezogen. Den Ausgangspunkt hierfür bildete die geniale Konzeption METSCHNIKOFFs (1899) vom Makrophagensystem mit seinen engen Beziehungen zur Antikörperbildung und zur Hämolysinbildung, die dann zur Entwicklung der zahlreichen, gegen verschiedene Zellelemente gerichteten, Sera führte (LANDSTEINER 1933, 1947).

Vor Besprechung der experimentell erzeugbaren, allergischen Knochenmarksschäden muß eine Spontanerkrankung des Tieres erwähnt werden. Die sog. *spontane Aleukocytose* oder *Panmyelophthise der Katzen*, von den Amerikanern als "infectious agranulocytosis" bezeichnete Erkrankung, hat große Ähnlichkeit mit experimentellen Agranulocytosen und sonstigen Knochenmarksschäden und wird durch ein Virus hervorgerufen (LAWRENCE u. SYVERTON 1938, HAMMON u. ENDERS 1939, KIKUTH, GÖNNERT u. SCHWEICKERT 1940, LUCAS u. RISER 1945, GÖNNERT u. BOCK 1951). Bei wenig typischem klinischen Bild kommt es schon innerhalb weniger Tage zu einem Absinken der normalerweise zwischen 12000 und 15000 liegenden Leukocytenzahlen mit vorwiegendem Schwinden der Neutrophilen und zu einer geringeren Abnahme der Erythrocyten. Pathologisch-anatomisch läßt sich ein weitgehend zerstörtes, zellarmes Knochenmark nachweisen. In den Zellkernen des Darms, der Milz, des Knochenmarks und der Lymphfollikel finden sich acidophile Einschlüsse, wie sie oft auch bei anderen Viruskrankheiten angetroffen werden.

II. Die allergischen Knochenmarksschäden der Granulopoese.

1. Die Antigenfunktion der Leukocyten und Knochenmarksschäden auf dem Boden experimenteller Antigen-Antikörperreaktionen.

Zur Klärung der Antigenfunktionen der weißen Blutzellen wurden Versuchstiere mit den aus dem Blute oder aus sterilen Exsudaten gewonnenen Zellen oder mit lymphoiden Geweben (Milz, Lymphknoten) immunisiert und dadurch Antisera erhalten. METSCHNIKOFF stellte als erster leukolytische Sera in der Weise her, daß er Meerschweinchen einen Rattenmilzbrei subcutan injizierte und dann nach 47 Tagen feststellte, daß das Meerschweinchenserum jetzt eine agglutinierende und lytische Wirkung auf Leukocyten aus der Peritonealflüssigkeit der Ratte ausübte. BESREDKA (1900) verwandte als Serumtiere Meerschweinchen und injizierte diesen emulgierte Mesenteriallymphdrüsen von Kaninchen: das so erhaltene Serum löste Kaninchenleukocyten in der Peritonealflüssigkeit in einem Verhältnis von 1:20 auf. FUNCK (1900) immunisierte Meerschweinchen mit Milzemulsionen oder Knochenmark von Kaninchen und meinte eine spezifische lympho- bzw. leukocytolytische Wirkung der dadurch erhaltenen Sera auf polynucleäre wie auf monocytäre Zellen in vitro gesehen zu haben. Wie später LINDSTRÖM (1927) erzeugte schon 1901 der Russe GLADIN dadurch ein leukocytäres Exsudat bei seinen Versuchstieren, daß er ihnen intraperitoneal Aleuronat injizierte und die gewaschenen Leukocyten Kaninchen wiederum intraperitoneal, verabfolgte. Danach erhielten die Hunde

3—5 cm³ Kaninchenserum, worauf sich zunächst eine Leukopenie, später eine leichte Leuko-cytose, entwickelte. Zu den frühen Untersuchern der antigenen Eigenschaften der Leuko-cyten gehören schließlich auch noch Flexner (1902), Bierry (1902) und Bunting (1903).

Die verschiedensten, immer mehr verfeinerten Untersuchungen späterer Forscher hatten dann die weitere wichtige Frage zu klären, ob sich die Leukocytenproteine von den Eiweiß-körpern der anderen Blutzellen, also der Erythrocyten und der Thrombocyten, unterscheiden. Solange Leukocyten-Antisera in hohen Konzentrationen auch Erythrocyten gleicher Herkunft agglutinieren, war diese Frage nicht mit Sicherheit zu beantworten. Erst als es Chew, Ste-phens u. Lawrence (1936) sowie Cruikshank (1941) gelang, die hämolytische Komponente durch selektive Adsorption an Erythrocyten auszuschalten, stand die „Organspezifität" der Leukocyten fest.

Als nächste Aufgabe war die Trennung der einzelnen Leukocytenarten voneinander zu lösen, vor allem also eine Trennung der Polymorphkernigen von den Lymphocyten anzu-streben. Hier sind in erster Linie Ledingham u. Bedson (1915), Lindström sowie Matsumo (1932) zu nennen. Lindström verwandte die Methode Gladins zur Erzeugung der Leuko-cyten-Antigene durch peritoneale Injektionen von Aleuronat, wodurch er weitgehend reine Extrakte von Polynucleären erhielt. Er immunisierte nun verschiedene Tiere mit Leukocyten anderer Tiere (Kaninchen, Katzen, Affen) und erhielt die besten Resultate bei der Kombination Kaninchen-Katze gegen Kaninchen. Dadurch erreichte er mehrere Tage anhaltende Ernie-drigungen der Neutrophilenzahl, zeitweise bis zum Schwinden der Polynucleären aus der Blut-bahn. Lindström versuchte dann auch, mit seinen „myelotoxischen" Seren leukämische Zu-stände zu beeinflussen: das gelang ihm vorübergehend bei den meisten seiner 15 Fälle. Neben einer Besserung des Allgemeinbefindens und einem Rückgang des erheblichen Milztumors ließen sich auch die Leukocytenzahlen merklich senken. Lindström bestritt allerdings damals noch die Zell- und Artspezifität seiner Myelotoxine, da ihm offenbar eine Reingewinnung von Polynucleären doch nicht gelungen war.

Chew, Stephens u. Lawrence immunisierten Kaninchen mit polymorphkernigen Leuko-cyten aus Meerschweinchenexsudaten und erhielten so ein Antiserum, dessen intrakardiale Injektion bei Meerschweinchen innerhalb von 5 min zu einem Schwinden der Neutrophilen führte, während es nach intraperitonealen Injektionen 7 Std. bis zum Eintritt des Leukocyten-sturzes dauerte, der dann erst nach 24—48 Std. anhielt und erst nach 3—4 Tagen wieder völlig ausge-glichen war (zit. nach Lawrence 1941). Es kam hierbei nur zu einer geringen Vermehrung der Lymphocyten, die übrigen weißen Blutzellen (Eos, Baso, Monos) ließen keine stärkere Reduktion als durch normales Kaninchenserum erkennen. Schließlich sei noch erwähnt, daß Yamamoto (1930) bei Gänsen durch Behandlung mit neutrophilen Kaninchenleukocyten ein Immunserum gewann, welches beim Kaninchen nach intravenöser Injektion einen deut-lichen Leukocytensturz herbeiführte, die Lymphocyten aber nicht wesentlich alterierte.

Mit der Herstellung *elektiv gegen Lymphocyten gerichteter Sera* beschäftigten sich wieder Metschnikoff, Funck, ferner Pappenheimer (1917) und später Chew u. Lawrence (1937) sowie Cruikshank. Auch Steinberg u. Martin (1946) konnten mit einer von ihnen aus-gearbeiteten besonderen serologischen Methode die Unterschiede zwischen Leukocyten und Lymphocyten bestätigen.

Sehr überzeugende Versuche zur Frage des Kausalzusammenhanges zwischen Antigen-Antikörperreaktionen und Granulocytopenien haben schließlich 1949 Stavitsky, Stavitsky u. Ecker beigebracht, indem sie nach Sensibilisierung mit verschiedenen Gammaglobulinen bei Kaninchen neben dem Granulocyten-sturz kurze Zeit nach der Reinjektion einen abrupten und deutlichen Komplement-schwund beobachten konnten.

2. Medikamentös-allergische Schäden (Belastungsversuche).

Die merkwürdige Tatsache, daß von den Hunderttausenden von Kranken, die regelmäßig mehr oder weniger große Mengen von Arzneimitteln einnehmen, stets nur ein gewisser, kleiner Prozentsatz an Knochenmarksschäden agranulocy-tärer oder thrombopenischer Art, in seltenen Fällen auch an Panmyelopathien, erkrankt, ließ die Vermutung nach einer besonderen Idiosynkrasie dieser wenigen Individuen schon sehr frühzeitig aufkommen [Samson u. Götz (1926), H. Gün-ther (1926)]. Heute besteht kein Zweifel mehr darüber, daß zumindest die akuten Zustände, bei denen es innerhalb weniger Stunden zu einem Schwinden der be-treffenden Zellart aus dem strömenden Blut kommt, und die mit einem typischen klinischen Bild vergesellschaftet sind, auf anaphylaktischen Vorgängen beruhen.

Man wird deshalb das Ausbleiben agranulocytoseähnlicher Zustände auf Belastungsgaben bei gesunden Versuchspersonen oder Tieren nicht als Gegenbeweis gegen die eben geäußerte Anschauung vorbringen dürfen.

A. B. HANSEN (1938, 1939) behandelte Kaninchen mit Pyramidongaben peroral oder mit Injektionen in das Mark, ohne daß es ihm gelang, ein agranulocytoseähnliches Bild zu erzeugen. Zu ähnlich negativen Resultaten kommen SCHILLING (1935), BOROWSKI u. BRANDENBURG (1951) und JÜRGENS (1951). Eine frühere Zusammenstellung dieser Versuche gibt PLUM (1937). Auch BUTT, HOFFMANN u. SOLL (1939) mußten Hunde sehr hohe, toxische Pyramidongaben verabfolgen, um schwere, leukopenische Zustände hervorzurufen, eine Analogie zur menschlichen Agranulocytose war hier nicht mehr gegeben. Bemerkenswert sind aber in diesem Zusammenhang die Ergebnisse von D. K. MILLER (1934). Er sah auf experimentelle Pyramidonbelastungen ausgeprägte Granulocytopenien, im Knochenmark mangelhafte Reifung und Zunahme der undifferenzierten Formen bei gleichzeitiger Abnahme der ausgereiften Granulocyten bis zu deren völligem Schwund.

Ähnliche Markveränderungen fand CLIMENKO (1935), außerdem eine ausbleibende leukocytäre Reaktion auf Nucleinsäuren, die sonst bei Ratten normalerweise eintritt.

Das Experimentum crucis zur allergischen Genese vieler Agranulocytosen lieferten die von zahlreichen Klinikern durchgeführten *Belastungsversuche* mit den jeweilig in Frage kommenden Medikamenten bei *den* Kranken, die bereits einmal eine Überempfindlichkeitsreaktion gezeigt hatten. Hier ist KRACKE (1932) zu nennen, der wahrscheinlich der erste ist, der auf den Zusammenhang der Agranulocytoseentstehung mit dem Medikamentengebrauch aus der Pyramidonreihe aufmerksam

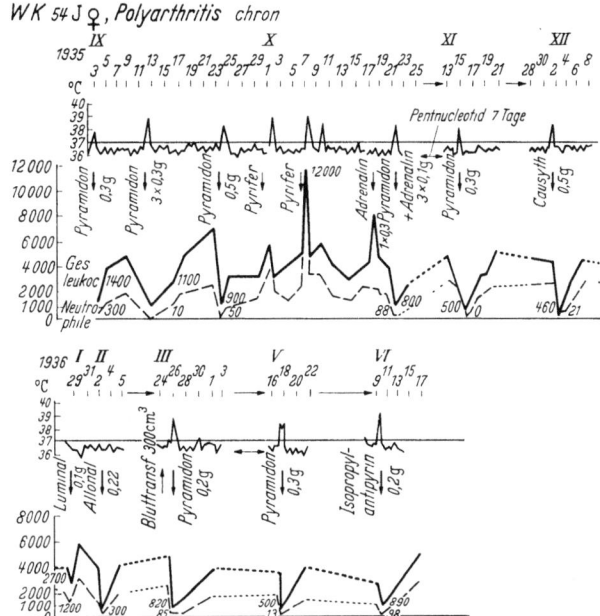

Abb. 1.   Pyramidon-Agranulocytose mit zahlreichen, experimentell ausgelösten Schüben (nach ROHR).

machte. Eine große Anzahl von Forschern hat danach vor allem *experimentelle Pyramidonbelastungen bei Kranken* durchgeführt und nahezu einheitlich stets einen prompten Granulocytenrückgang aus dem strömenden Blut feststellen können [BENJAMIN u. BIEDERMAN (1934), MADISON u. SQUIER (1934), CORELLI (1934), von BONSDORFF (1934), ZINBERG, KATZENSTEIN u. WICE (1934), BOCK (1935 a u. b), PLUM (1935, 1937), ROHR (1935, 1936, 1939), DAMESHEK u. COLMES (1936), ROCH, NAVILLE u. JUNET (1937), SEGGEL (1938), HEILMEYER u. BEGEMANN (1951)].

Besonders anschaulich zeigt eine Beobachtung ROHRs (1939) die individuelle Pyramidonempfindlichkeit bei einem Kranken mit ihrer Wirkung auf das leukocytäre System (Abb. 1).

Nach schon sehr kleinen Pyramidongaben, aber auch nach Verabfolgung verwandter Substanzen, kommt es prompt zu einem Leukocytenabsturz mit fast völligem Schwinden der Granulocyten aus der Blutbahn, verbunden mit jedesmaligem Temperaturanstieg und erheblich beeinträchtigtem Allgemeinbefinden.

3. Morphologie.

a) Allgemeines zur Morphologie allergischer Knochenmarksschäden.

Wenden wir uns jetzt zusammenfassend den *hämatologisch-morphologischen* Kriterien der allergischen Knochenmarksschädigung zu, so muß man feststellen, daß absolut spezifische Veränderungen vermißt werden. Die Einordnung der jeweiligen hämatologischen Bilder zum allergischen Formenkreis kann stets nur auf Grund der Vorgeschichte mit Antigensuche und dem lokalen oder humoralen Antikörpernachweis sowie auf Grund des gesamtklinischen Bildes erfolgen. Eine Ausnahme macht vielleicht allein die eosinophile Zellreaktion, die nach unseren heutigen Kenntnissen unbestritten mit den Vorgängen der Anaphylaxie und Allergie verbunden ist. Die sonstigen quantitativen und qualitativen Veränderungen im Gefolge allergischer Knochenmarksschäden ergeben Bilder, die oft größte Ähnlichkeit mit „toxischen" Blutveränderungen haben; sie betreffen den Reifungsgrad der Markzellen, kennzeichnen die Reaktion des Reticulums („reaktive Reticulose") und erstrecken sich schließlich auch auf das Verhalten der Serumeiweißkörper, sämtlich also Veränderungen, die bei einer Vielzahl anderer Krankheitsbilder ebenfalls angetroffen werden. Andererseits werden wir bei Abhandlung der hämatologischen Veränderungen im Gefolge von verschiedenen allergischen Zustandsbildern und bei der experimentellen Anaphylaxie regelmäßig wiederkehrenden Bildern begegnen.

b) Spezielle Morphologie der Agranulocytosen.

Eingehende morphologische Blut- und Knochenmarksuntersuchungen bei *allergischen Agranulocytosen* verdanken wir besonders ROHR (1936, 1949) sowie BOCK (1946). Sie weisen auf die dabei auftretenden, verschieden hochgradigen Reifestörungen der Granulopoese („maturation arrest" amerikanischer Autoren) hin und unterscheiden folgende verschiedene Gruppen:

1. Eine fast komplette Aplasie der Granulopoese mit starker Reticulumwucherung, fast vollkommenem Granulocytenschwund in der Peripherie und Lymphocytose. Vom Markbild ist charakteristisch, daß es infolge seines großen Fettgehaltes oft gar nicht differenzierbar ist, neutrophile Leukocyten und Myelocyten fast vollständig fehlen und nur als große, unreife Promyelocyten mit stark basophilem Plasma und atypischen Mitosen auftreten. Bei der Reticulumzellvermehrung sind sowohl die lymphoiden Formen als auch die Makrophagen mit Speicherungserscheinungen und vor allem die plasmocytären Reticulumzellen beteiligt. Ihre Größe ist nach ROHR sehr wechselnd, sie sind häufig mehrkernig, ihr Plasma mehr oder weniger stark vacuolisiert. Im Hinblick auf die heute weitgehend anerkannte Bedeutung dieser Plasmazellelemente für die verschiedenen Immunitätsreaktionen sieht man in ihrem Auftreten bei den Agranulocytosen einen weiteren Beweis für deren allergische Genese [vgl. auch HUEBSCHMANN (1913), ROHR (1938), BING (1940), FAGRAEUS (1948 u. a.]. Man darf allerdings auf die genannten morphologischen Kriterien hin nicht unbedingt stets eine schlechte Prognose für den weiteren Verlauf dieser Agranulocytosen stellen, da man auch dabei noch Remissionen beobachten kann.

2. Die 2. Gruppe umfaßt Agranulocytosen mit unreifem Myelocyten- bzw. Promyelocytenmark, hochgradiger Neutropenie im peripheren Blut mit und ohne Monocytose. Ohne hier auf die zahlreichen Spielarten des klinisch-hämatologischen Verlaufes einzugehen, die auch noch bei erheblich unreifem Markbefund die Möglichkeit von Spontanremissionen offenlassen, betont ROHR u. a. die große Bedeutung einer hohen Blutmonocytose. Sie kann auch nach unseren eigenen Erfahrungen als prognostisch günstiges Zeichen angesehen werden und ist meist mit einem hyperplastischen, unreifen Markbefund gekoppelt. Solche Formen werden besonders häufig bei salvarsanbehandelten Luesfällen angetroffen und sind mit einer erheblichen Eosinophilie und starker Vermehrung des Reticulums verbunden.

3. Zur letzten Gruppe rechnen die prognostisch-günstigsten Formen mit myelocytär-metamyelocytärem Mark, kurzer Krankheitsdauer und leichtem klinischen Verlauf. ROHR hat den hämatologisch-morphologischen Verlauf dieser Formen in eindrucksvollen Studien an Hand seiner *experimentellen Pyramidonagranulocytosen* (vgl. oben) untersucht. Diese Fälle sind mit ihren wiederholt experimentell ausgelösten Schüben zum Studium der dabei

auftretenden Knochenmarks- und Blutbildveränderungen besonders geeignet. Es kam hierbei meist schon 6—8 Std. nach der Pyramidonverabreichung zu einer deutlichen Vermehrung der unreifen Myelocyten im Mark, Verringerung der Stabkernigen und völligem Schwund der Neutrophilen (Abb. 2).

ROHR (1939) und andere weisen ferner auf die gelegentlich beobachteten myeloischen und leukämoiden Regenerationsphasen im Verlaufe mancher Agranulocytosen hin, die manchmal die Unterscheidung gegen die echten myeloischen Leukosen sehr schwierig gestalten und z. B. von HOFF u. a. (1941) zur Aufstellung des Begriffs der „myeloischen Insuffizienz" geführt haben.

An besonderen morphologischen Substraten beim Studium der Agranulocytose sei dann noch auf einen Befund von BERNIGAU (1939) hingewiesen. Er beobachtete Verklumpung und

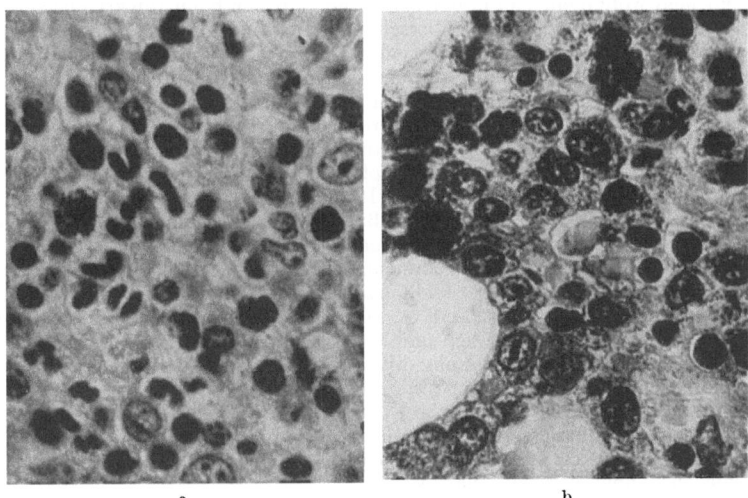

a   b

Abb. 2a u. b. Experimentell ausgelöste Pyramidonagranulocytose a) im Intervall vorwiegend stabkernig; b) im Anfall myelocytär-metamyelocytar (nach ROHR).

Zusammenziehung der Oxydasegranula zur Zellmitte hin mit Entstehen einer oxydasefreien Randzone und schloß daraus auf einen direkten Angriff der Antigen-Antikörperreaktion am Protoplasma.

JASINSKI (1944) wies bei akuten Agranulocytosen morphologisch faßbare Veränderungen am Reticulum nach und gab ihnen eine gewisse prognostische Bedeutung. Es war nämlich bei akuten und gut verlaufenden Agranulocytosen eine intensive Phagocytosetätigkeit der Reticulumzellen festzustellen, was für eine gute Funktion des RHS sprach und außerdem auch den direkten Untergang der weißen Blutelemente im Knochenmarksparenchym unter dem Schock bewies. Bei schwersten Verlaufsformen war dagegen kaum eine Phagocytosetätigkeit der Reticulumzellen zu erkennen, diese zahlenmäßig stark verringert, was natürlich auch eine erhebliche Beeinträchtigung der humoralen Abwehrfunktion bedeuten muß. Diese verschiedenartigen Befunde erklären vielleicht auch die oft divergierenden Ergebnisse der Serumeiweißbestimmungen bei Agranulocytosen [WUHRMANN u. WUNDERLY (1952)].

4. Die Bedeutung infektionsallergischer Vorgänge für die Entstehung von Knochenmarksschäden.

a) Allgemeines.

Jeder, der sich mit allergischen Knochenmarksschäden befaßt, wird immer wieder auf die große Bedeutung des *Infektes* für ihre Entstehung und ihren Verlauf aufmerksam gemacht. Während diese Tatsache allgemein anerkannt ist, ist die pathogenetische Stellung des Infektes bei den erwähnten Knochenmarksaffektionen nicht so eindeutig festgelegt. Das hat seinen Grund darin, daß unter den Forschern auch heute noch keine Einigkeit darüber besteht, ob toxische bzw. toxergische [ROST (1950)] oder allergische Vorgänge bei den Infektionskrankheiten und den in ihrem Verlauf beobachteten Symptomen und Organveränderungen die ausschlaggebende Rolle spielen. Diese Uneinigkeit spiegelt sich natürlich auch in der Betrachtung der im Verlaufe von lokalen oder allgemeinen Infekten auftretenden Knochenmarksschäden wider. Diese grundsätzlichen Fragen der Allergielehre können in diesem Rahmen nicht ausführlich besprochen werden, sie sind in den einschlägigen Werken abgehandelt [HANSEN (1940), H. SCHMIDT (1940, 1947, 1950), KLINGE (1940), HÖRING (1948), ROST, DOERR (1951), u. a.].

In Kenntnis der so außerordentlich verwickelten und ineinandergreifenden cellulären, humoralen und neurohormonalen Faktoren, die den Ablauf einer Infektionskrankheit bestimmen, geht man wohl nicht fehl in der Annahme, daß sich beim Infektgeschehen toxische und allergische Einflüsse ablösen und überschneiden. So formuliert auch H. SCHMIDT sehr vorsichtig: Vieles spräche dafür, daß im Verlaufe typischer Infektionskrankheiten die klinisch bekannten Symptome auf Grund einer während der Inkubationszeit erworbenen mikrobiellen Allergie wenigstens zum Teil allergischer Natur sein können. Eine besondere Bedeutung erlangen Allergieprobleme bei chronisch-infektiösen Prozessen, die oft gerade die Grundlage infektionsallergischer Knochenmarksschäden darstellen können. Hierbei treten offenbar nicht so sehr die Bakterien selbst mit ihrem Polypeptid als Antigene in Erscheinung, sondern gewisse gelöste Bestandteile von ihnen, die z. T. Haptennatur haben, sowie vor allem auch Polysaccharide, Lipoide usw., die dem Eiweißmolekül angegliedert sind (zit. nach ROST). F. KLINGE konnte im Morphologischen überzeugend nachweisen, daß es unter der Einwirkung bakterieller Antigene im allergischen Organismus zur Entwicklung einer allergisch-hyperergischen Entzündung kommt. Dabei steht nach tierexperimentellen Untersuchungen und nach Erfahrungen am Menschen fest, daß es neben einer örtlichen Gewebsallergie auch eine allgemeine Allergie gegenüber Bakterien und Bakterieneiweiß gibt. Die dabei beobachteten hyperergischen Gewebsreaktionen ähneln mit ihrer schweren, fibrinoiden Schädigung des Bindegewebes und der Gefäßwände den Bildern bei der reinen Serumhyperergie sehr stark. Es ist besonders auch diese morphologische Übereinstimmung gewesen, die den Kreis der als allergisch-hyperergisch aufzufassenden Vorgänge weiter ziehen ließ, und sie einmal auf die septischen Allgemeininfektionen und dann aber besonders auch auf das große Gebiet des Rheumatismus ausdehnen ließ (vgl. Kap. VIII).

Eine besondere Bedeutung kommt im Hinblick auf die infektionsallergischen Markschäden vor allem auch der *Herdinfektion* zu. Nach heute allgemein gültiger Ansicht kann von solchen Herden aus eine Antigeneinschwemmung in den Kreislauf und an andere Körperstellen gelangen, wodurch eine Allergisierung im Sinne der Sensibilisierung, wahrscheinlich auch der Auslösung, eintreten kann (ROST). Bekannt ist die große Bedeutung der Streptokokken beim Herdgeschehen, von VEIL (1939) als streptomykotische Symbiose bezeichnet. Sicher können aber auch andere Bakterien hierbei eine Rolle spielen. Die beim Herdinfekt besonders günstigen Bedingungen für eine bakterielle Allergisierung erklären auch die oft untrennbaren Beziehungen zwischen Herdinfekten und Entstehung, Verlauf sowie Ausgang infektionsallergischer Markschäden. Den Nachweis der bakteriellen Allergisierung kann man durch die Feststellung von Bakterienpräcipitinen und -agglutininen, von tuberkulösen Antikörpern im Blut, aber auch durch die Cutanreaktionen von Kokken, Eigenvaccinen, Tuberkelbacillen und Tuberkulin führen.

Man kann sich also mit ROST der Ansicht von MATHIS u. SCHNETZ (1942) anschließen und die Allergie beim Herdinfekt heute als etwas Feststehendes ansehen. Nachdem wir selbst [PETRIDES (1950), PETRIDES u. SCHMENGLER (1951) wie BÁN u. Mitarb. (1948/51)] den Beweis erbringen konnten, daß auch das Knochenmark als Schockorgan zu reagieren imstande ist, ist man wohl berechtigt, die Rückwirkungen infektionsallergischer Vorgänge auf die Knochenmarksfunktion anzuerkennen. Diese Tatsache wird auch von HEILMEYER u. BEGEMANN in der Neuauflage des Bandes Blutkrankheiten im Handbuch der inneren Medizin unterstrichen und dabei ausdrücklich auf die sensibilisierende Wirkung chronischer Herdinfekte, des chronischen Rheumatismus, aber auch der Tuberkulose (besonders in Form der verkäsenden Drüsentuberkulose) beim Zustandekommen mancher Agranulocytosen hingewiesen. Sie betonen wie viele andere Kliniker ebenfalls [(STAEHELIN (1938), ROHR (1939), HANSEN (1940), BOCK (1946), ROBERTSON (1949), ROST, SCHULTEN (1951)] an Hand des eindrucksvollen Falles von STODTMEISTER (1942) den engen Zusammenhang zwischen medikamentösallergischen und infektiösallergischen Einflüssen. Dessen Patient erkrankte mehrere Jahre nach einer ausgeheilten Pyramidonagranulocytose im Anschluß an eine Cystopyelitis ohne erneute Pyramidonzufuhr an typischer Agranulocytose. Daß hierbei auch einmal ein Virusinfekt eine sensibilisierende Wirkung ausüben kann, zeigten STOKES u. BEERMAN (1949) bei ihrem Kranken mit Penicillinallergie.

b) Kasuistik.

Eine besondere Stütze erfährt die Auffassung über die Möglichkeit einer infektionsallergischen Bedingtheit gewisser Markschäden durch Beobachtungen, auf die BOCK u. WIEDE (1930), H. E. BOCK, HILL u. HARKINS u. a. hinweisen. Wir denken an die *akut* einsetzenden Agranulocytosen oder Thrombopenien nach Extraktion von Zahnwurzelgranulomen, Pyriferinjektionen, Tonsillektomien oder anderen Eingriffen an Fokalgebieten.

Manipulationen an Herden führen offenbar im sensibilisierten Organismus, der sich vorher in einem Gleichgewichtszustand mit seinen Keimen befand, zu einer massiven Überschwemmung mit bakteriellen Allergenen durch einen Einbruch in die Blutbahn. Durch Virulenzsteigerung wird die Gleichgewichtslage zuungunsten des Wirtsorganismus verschoben, es tritt eine intensive Antigen-Antikörperreaktion an den sensibilisierten Knochenmarkszellen und ein Schockzustand mit Untergang der Zellelemente ein. Aber auch ohne chirurgische Eingriffe kann es bekanntlich zu einem „Aktiv"-werden solcher Fokalherde und zu deletären Rückwirkungen auf die Knochenmarksfunktion kommen. Man nimmt an, daß die Keime den sie umgebenden Wall von Granulationsgewebe durchbrechen und dabei ein Enzym, die Hyaluronidase, bilden, welches die vom Granulationsgewebe gebildete Hyaluronsäure hydrolysiert. Damit geht der „Schutz" der Infektherde verloren, die Erreger können durchbrechen und in den Kreislauf gelangen (nach ROST).

Es hat nicht an Erklärungsversuchen für die Tatsache gefehlt, warum gerade das Knochenmark in diesen Fällen als Schockorgan reagiert. Einmal schuldigte man mit Recht eine individuelle und organgebundene Disposition an, wie sie bei vielen allergischen Krankheitsbildern bekannt ist. Daneben ist aber doch wohl auch die Tatsache entscheidend, daß die langdauernde funktionelle Belastung des Knochenmarksparenchyms, wie sie bei chronischen Infekten gegeben ist, seine Neigung zum Zusammenbruch begünstigt. ROHR hat schließlich darauf hingewiesen, daß man bei Kontrollen des Knochenmarks vor dem Ausbruch allergischer Knochenmarksschädigungen, speziell der Agranulocytose, häufig auch morphologisch faßbare Veränderungen nachweisen könne, die auf eine Störung der normalen Blutbildregulation hindeuteten: Hierbei erwähnt er Leukopenien mit Neutropenien und Lymphocytosen oder Monocytosen sowie Eosinophilien. Die oft nachgewiesene Vermehrung der Lymphknötchen im Knochenmark bei gleichzeitig verringerter Myelopoese, die Vermehrung der Reticulumzellanteile und fibröse Markveränderungen führt er ebenfalls an. Ein Arbeitskreis unserer Klinik hat sich in den letzten Jahren gerade mit diesen Veränderungen des RHS als Antwort auf infektionsallergische Reize beschäftigt und ist damit zu einer fruchtbaren Systematik infektionsallergischer Zustandsbilder gekommen, auf die später kurz eingegangen wird [(SCHMENGLER (1951), ESSER u. SCHMENGLER (1949, 1951), SCHMENGLER u. ESSER (1952), PETRIDES u. SCHMENGLER (1949, 1951)]; ähnliche Ergebnisse berichtet auch SCHOEN (1952). Es kommt vornehmlich bei der chronischen, infektionsallergischen (rheumatischen) Knochenmarksschädigung zu einer deutlichen Beteiligung oder sogar lebhaften Wucherung der reticuloendothelialen

Elemente, der akute Schaden führt — wie auch experimentell von uns bewiesen — zu einem rapiden Untergang der spezifischen Knochenmarkselemente, wofür klinisch die Agranulocytose, die akute Thrombopenie und die akute Panmyelophthise Beispiele geben.

Als infektionsallergische Schädigungen der *Granulopoese* muß man neben den bereits erwähnten Beobachtungen von Bock u. a. nach Eingriffen an Fokalgebieten etc. hier auch die Blutschäden nach Impfungen anführen. Sie können ebenfalls nur als allergische Phänomene gedeutet werden, was bei der Häufigkeit übriger allergischer Erscheinungen an der Haut und am Nervensystem nach Impfungen, speziell nach Typhusimpfungen, keine Schwierigkeit bereitet.

In einem kürzlich von Strauss (1951) beschriebenen Fall eines 39 jähr. Mannes war es im Anschluß an eine Typhuszweitvaccination nach wenigen Tagen zu einer schweren Pancytopenie mit ausgedehnten Mundnekrosen und starker hämorrhagischer Diathese gekommen, die schließlich unter einer ausgeprägten leukämischen (myeloblastischen) Reaktion zum Tode führte. Der akute Verlauf mit seiner Beteiligung auch des erythrocytären wie des thrombocytären Systems, die enge Kopplung an die Zweitvaccination lassen den Verf. dieses Krankheitsbild mit Recht als eine allergische Knochenmarksreaktion auffassen. (Weiteres Schrifttum vgl. Strauss.)

5. Pathogenese der allergischen Knochenmarksschäden.

a) Allgemeines zur Frage der Arzneimittelallergie.

Der Begriff der Arzneimittelallergie wurde schon frühzeitig geprägt, als man erkannt hatte, daß allergische Reaktionen keineswegs nur durch eiweißartige Antigene auslösbar waren. Obermayer u. Pick (1906) wiesen in ihren grundlegenden Arbeiten nach, daß man auch durch tiefgreifende chemische Eingriffe am Eiweißmolekül diesem eine andere Spezifität aufprägen kann, die im allgemeinen durch die Art der chemischen Operation bestimmt wird. So gewannen sie z. B. durch Jodieren oder Nitrieren der verschiedensten Proteine Produkte, die sich durch eine gemeinsame „Jod- oder Nitrospezifität" auszeichneten. Dadurch ließ sich selbst arteigenem Serum, welches sonst keine Antikörperbildung auszulösen vermag, diese Fähigkeit zuordnen: es zeigte dann dasselbe immunologische Verhalten wie artfremdes Serum. Durch dieses sog. *Substitutionsverfahren* wurde also eine künstlich induzierte Chemospezifität der üblichen *Artspezifität* gegenübergestellt. Die breite experimentelle Basis für unsere Fragestellungen bilden jedoch die zahlreichen Arbeiten Landsteiners und seiner Mitarbeiter, die in seinen beiden Monographien (1933 u. 1947) niedergelegt sind. Sie zeigten, daß sehr einfach gebaute chemische Substanzen — wie z. B. mit Cl oder NO_2 substituierte Benzole, Acylchloride usw. —, wenn sie Meerschweinchen intracutan eingespritzt werden, neben einer allgemeinen Hautsensibilisierung gegen die Applikation dieser Substanzen, auch die Entstehung von Präcipitinen und anaphylaktischen Antikörpern hervorrufen; diese lassen sich wiederum passiv auf normale Meerschweinchen übertragen. Ähnliches sahen auch Klopstock u. Selter (1927/29), die Meerschweinchen mit diazotiertem Atoxyl ohne weiteren Zusatz subcutan vorbehandelten und dann auf intracutane oder subcutane Reinjektionen der Substanz typische anaphylaktische Lokalreaktionen auslösten. Solche niedermolekulare Substanzen von einfacher chemischer Konstitution (Gold, Salvarsan, Jod, Antipyrin usw.) spielen nun auch bei den Arzneimittelallergien die größte Rolle, indem sie hier den Charakter von sog. *Halbantigenen* oder *Haptenen* erhalten, die durch Verbindung mit körpereigenen Eiweißkörpern (Globulinen) zu sog. Komplexantigenen werden [Hansen (1940), Doerr (1947 a u. b), Fischer (1951)]. Schon 1906 hatte Wolff-Eisner die geniale Konzeption einer solchen Entstehungsart der Arzneiidiosynkrasien, indem er annahm, daß sie auf einer Sensibilisierung des Organismus mit Substanzen beruhen, die an sich nicht antigen sind, die aber durch die Reaktion mit körpereigenem Eiweiß diesem die Eigenschaften eines chemospezifischen Vollantigens verleihen. Heute wissen wir, vor allem durch die experimentellen Untersuchungen LANDSTEINERs, daß sich alle typischen anaphylaktischen Reaktionen (echte Sensibilisierungen und Desensibilisierungen wie Schockzustände) durch solche Komplexantigene hervorrufen lassen. Es ist also für den Sensibilisierungsprozeß mit niedermolekularen, körperfremden Substanzen unbedingt die Anwesenheit des Eiweißkörpers notwendig, der als *Schlepper* oder Eiweißschiene bezeichnet wird, und der das Komplexantigen — zusammengesetzt also aus Hapten und Schlepper — an die Bildungsstätten der Antikörper heranbringt; für die Ausbildung des Schockzustandes genügt jedoch später das Hapten allein ohne das Protein. Man nimmt heute an, daß die meisten Arzneimittelallergien auf der Bildung solcher Komplexantigene beruhen, und daß der Haptencharakter wie die individuelle Reaktionsweise des Einzelindividuums dafür verantwortlich ist, an welchen Erfolgsorganen sich die Reaktionen jeweils abspielen (Haut, Knochenmark usw.).

Einige Forscher halten für den Ablauf des geschilderten Mechanismus unbedingt die Deformierung bzw. Umwandlung des Eiweißes in irgendeiner Form für erforderlich, was fraglos auch durch die schonendsten Kopplungsverfahren erfolgt. Von großer Bedeutung ist die Tatsache, daß eine solche Eiweißumwandlung und damit umstimmender Einfluß auch durch einen infektiösen Prozeß eintreten kann, was für die Genese der infektiös-allergischen Knochenmarksschäden von großer Bedeutung ist.

Die diagnostische Erfassung mit Hilfe der üblichen Testmethoden stößt im allgemeinen bei den Unverträglichkeitsreaktionen der inneren Organe auf besondere Schwierigkeiten. Negative Hautproben und das Fehlen zirkulierender Antikörper lassen sich dadurch erklären, daß das Medikament im Organismus erst umgewandelt wird. Der positive Ausfall der Proben bei medikamentös bedingter Knochenmarksallergie ist relativ selten, die negativ ausfallenden klassischen Antigennachweismethoden überwiegen bei weitem. Der gesamte Fragenkomplex ist verschiedentlich eingehend bearbeitet worden, bezüglich aller Einzelheiten wird darauf verwiesen [PLUM, HANSEN, MIESCHER (1946), RAJKA u. HEGYI (1950), MAYR (1950), SCHWARZ (1950), FISCHER, BROWN (1952), HAAS (1952), ACKROYD (1952 a u. b)]. Um bessere Resultate zu erzielen, haben schon vor mehreren Jahren verschiedene Autoren versucht, Intracutanproben, wie passive Übertragung nach PRAUSNITZ-KÜSTER, erst nach Mischung der jeweiligen bekannten chemischen Substanzen mit den Sera der Probanden anzustellen [DAMESHEK u. COLMES, LEFTWICH (1944), MALMROS (1948), SCHWARZ].

Über den heutigen Stand der Antigen- bzw. Allergennachweismethoden und die besondere Bedeutung der sog. „Stoffwechselprobe" berichtet HANSEN (1952).

DAMESHEK u. COLMES beschrieben 3 Kranke mit Pyramidon-Agranulocytose, bei denen die intracutanen Hautproben mit einer Patienten-Serum-Pyramidonmischung positive Resultate zeitigten, während sie mit einer wäßrigen Pyramidonlösung und direkter Hautapplikation ein negatives Ergebnis hatten. Bemerkenswert war hierbei die Tatsache, daß es in einem Falle nach dieser intracutanen Prüfung mit der Menge von nur 0,0003 g Amidopyrin zu einer starken relativen Neutropenie mit weitgehendem Schwinden der myeloischen Reihe kam, was die Gefährlichkeit solcher Proben beleuchtet. MALMROS u. a. warnen deshalb mit Recht vor einer ubiquitären Anwendung solcher Testuntersuchungen, auch im Hinblick auf die Übertragungsmöglichkeit von Infektionen. Er sah übrigens selbst mit einer Medikamenteneiweißverbindung bei einer Pyramidonagranulocytose negative intracutane Hautreaktionen. Welche Vorsicht im übrigen bei der Auswertung solcher Reaktionen geboten ist, zeigt die Tatsache, daß MALMROS u. a. feststellen konnten, daß auch Normalserum unter gewissen Umständen zu positiven Reaktionen führen kann. Aus dem deutschen Schrifttum ist zu dieser Frage die Arbeit von SCHWARZ anzuführen. Er verdünnte zur Ausführung der Intracutantestung die betreffenden Arzneimittel eine Stunde vor der beabsichtigten Testung mit

Eigenserum des Patienten, verwandte also nicht die reinen Antigene, sondern eine in vitro hergestellte Antigen-(Hapten-)Proteinverbindung. Das gleiche Prinzip, welches in einer wesentlich größeren Anzahl von Fällen als die Testung mit den Substanzen allein zu positiven Resultaten geführt hatte, wurde auch für die passive Übertragung der Allergie verwandt. Der PRAUSNITZ-KÜSTER-Versuch wurde in der Weise modifiziert, daß nicht die reinen Antigene nach 48 Std. in die mit dem Patientenserum vorbereitete Haut injiziert wurden, sondern eine vorher bereitete Eigenserum-Antigenmischung. Das zur Verdünnung benutzte Eigenserum stammte von den Versuchspersonen, denen die Allergie passiv übertragen wurde. Durch entsprechende Kontrollanordnung wurde die Spezifität der erhaltenen Ergebnisse gesichert.

Manchmal müssen zum Antikörpernachweis auch recht verwickelte Umwege beschritten werden.

So haben KALLÓS-DEFFNER (1944) und KALLÓS (1949) auch den Nachweis erbracht, daß das Fehlen humoraler Antikörper nicht gegen eine echte Allergie spricht, da bei den Antigen-Antikörperreaktionen zellständige Vorgänge eine Rolle spielten und nur unter bestimmten Bedingungen die Antikörper ins Serum übertreten würden. LANDSTEINER u. CHASE (1942) lieferten mit ihren Versuchen eine gute Stütze zu dieser Hypothese, indem sie zeigten, daß sich die Allergie von Meerschweinchen, die mit Picrylchlorid allergisiert worden waren, zwar nicht mit deren Serum, dagegen aber mit lebenden Peritonealexsudatzellen übertragen ließ. Schließlich wären hier auch noch die tierexperimentellen Untersuchungen von HAXTHAUSEN (1943) zu nennen. Er erzeugte beim Menschen und Meerschweinchen durch Dinitrochlorbenzol ein Ekzem, ohne einen positiven PRAUSNITZ-KÜSTERschen Versuch zu erzielen, weil hierbei offenbar der Schwellenwert des im Blut nachweisbaren Antikörpers zu niedrig liegt, um im Übertragungsversuch nachgewiesen zu werden. Dieser Umstand ist wahrscheinlich bei einer großen Gruppe von Allergosen aller Art Ursache der negativen Antikörpernachweise. Übrigens wies HAXTHAUSEN auf Grund seiner schönen Experimente mit Lymphocytensuspensionen auf die bemerkenswerte Tatsache hin, daß man unter gewissen Umständen auch eine Antikörperbindung an die Lymphocyten annehmen muß [vgl. auch BEGEMANN (1951)].

Im Folgenden soll nun über die allgemeine Pathogenese der allergischen Knochenmarksschäden hinaus die spezielle Pathogenese der verschiedenen Manifestationsformen besprochen werden.

b) Pathogenese der allergischen Agranulocytosen.

Seit der Erstbeschreibung des Krankheitsbildes der Agranulocytose durch W. SCHULTZ (1922) sind heute genau 30 Jahre vergangen. Das anfängliche Dunkel um Ätiologie und Pathogenese hat sich weitgehend aufgehellt und die Annahme, daß es sich bei einem großen Teil — vor allem der akuten Agranulocytosefälle — um eine anaphylaktische Krise des Knochenmarks im Rahmen einer Antigen-Antikörperreaktion handelt, ist über das Stadium der Hypothese längst hinaus [KÄMMERER (1929 u. 1934), PEPPER (1931), SCHILLING (1935), BOCK (1935, 1946), ROHR (1936, 1949), PLUM (1937), HANSEN (1940), SCHULTEN (1948, 1950), HEILMEYER u. BEGEMANN (1951), SCHOEN u. TISCHENDORF (1950), MOESCHLIN u. a. m. (1952)]. Es waren zunächst ausländische Kliniker [KRACKE (1932), VIDEBAEK (1933), COSTEN (1933), DE VRIES (1933), MADISON u. SQUIER (1934)], die *Amidopyrinpräparate* für die Entstehung einer großen Zahl von Agranulocytosen verantwortlich machten. Aber erst auf dem Internistenkongreß des Jahres 1935 in Wiesbaden wurden durch NIEKAU, BOCK u. ZONTSCHEFF die ersten 5 deutschen Pyramidonagranulocytosen vorgestellt und durch die Ausführungen des Dänen PLUM ergänzt.

SCHILLING äußerte die Ansicht, daß die Auslösung der medikamentösen Agranulocytose nicht in erster Linie an die chemische Eigentümlichkeit eines bestimmten Medikamentes gebunden sei, sondern die äußerst seltene Manifestation einer Überempfindlichkeit nach Art einer Anaphylaxie darstellt. Als wesentliche Stützen für die allergische Genese dieser Knochenmarksschäden kann man folgende Argumente anführen:

1. Das Auftreten bei nur wenigen Individuen trotz des enormen Verbrauchs dieser Medikamente,

2. die meist besonders geringe benötigte Menge,

3. das gleichzeitige oder sukzessive Vorkommen anderer Überempfindlichkeitserscheinungen an der Haut und anderen Organen,

4. der positive Ausfall von experimentellen Belastungsversuchen,

5. das Auftreten von Eosinophilien,

6. das evtl. Ansprechen auf antiallergische Therapie,

7. das Erwerben einer Giftfestigkeit, einer ,,Desensibilisierung'' bzw. einer Art von Immunität [FANCONI u. Mitarb. (1947), BAUMANN (1949)], wie z. B. bei der Quecksilberkrankheit und bei den Salvarsanagranulocytosen,

8. der lokale und serologische Antikörpernachweis.

MORE, McMILLAN u. DUFF (1946) wiesen andererseits nach, daß trotz fehlender medikamentös-allergischer Erscheinungen typische anatomische Veränderungen vorliegen können.

Mit der Behauptung BOCKs, daß bei der Agranulocytose eine anaphylaktische Markkrise, ein ARTHUS-Phänomen des granulocytenbildenden Knochenmarks vorliege, war der Allergiebegriff erstmalig auf das blutbildende Knochenmarksgewebe ausgedehnt worden, was sich in der Folge als eine äußerst fruchtbare und bereichernde Idee herausstellte.

Im Folgenden sollen die verschiedenen Momente erwähnt werden, die für den Ablauf des allergisch bedingten agranulocytotischen Geschehens von großer Bedeutung sind, es teilweise sogar maßgeblich bestimmen. Man hat sich immer wieder über den *Angriffspunkt* der anaphylaktischen Schädigung Gedanken gemacht und neben der Möglichkeit einer verminderten Leukocytenbildung und Ausschwemmung ins periphere Blut einen vermehrten Untergang in der Peripherie vermutet. Der oft in wenigen Stunden einsetzende Absturz der Leukocytenzahlen kann — ähnlich wie das für den Thrombocytenschwund bei allergischen Thrombopenien angenommen werden muß — nicht durch eine plötzliche Bremsung der Knochenmarkstätigkeit erklärt werden, man muß vielmehr einen plötzlichen Zelluntergang in der Peripherie und auch eine Abwanderung in die inneren Organe vermuten. CHEVALLIER (1951) mißt diesem, von ihm als akute leukolytische Krise bezeichneten Geschehen, das seiner Meinung nach kurz vor dem anaphylaktischen Schock einsetzt und sich dann auch morphologich an den Blutausstrichen fassen läßt, größte Bedeutung bei. Die einmal von FRANCKE (1940) und HICKIE (1948) geäußerte Ansicht, daß sich bei Panmyelopathien und Agranulocytosen ein leukocytenzerstörender Stoff im Serum nachweisen ließe, konnte später von BUTZENGEIGER u. GARTZ (1950) sowie von TOBLER u. BUSER-PLÜSS (1942) widerlegt werden; allerdings erscheinen diese Auffassungen unter dem Eindruck neuester Beobachtungen von MOESCHLIN (1952), auf die später eingegangen wird, in einem anderen Licht.

Die Frage der Abwanderung der durch das Schockgeschehen mehr oder weniger geschädigten Granulocyten in die inneren Organe, besonders in die Lunge, hat in den letzten Jahren erneut an Bedeutung gewonnen [BRAUNSTEINER u. Mitarb. (1952)].

Schon ANDREWES (1910) und WEBB (1924) wiesen beim Kaninchen und Hund im anaphylaktischen Schock eine Ansammlung von Granulocyten in den erweiterten Lungencapillaren nach. Neben diesem Abfangmechanismus der Lungen können sie sich offenbar auch an der aktiven Vernichtung der Granulocyten beteiligen. Hierzu ist nach WALLBACH (1932 a u. b) auch das RHS fähig. Von BAEYER (1936) nahm neben der Markkrise bei der Pyramidonagranulocytose auch schon eine sog. ,,Leukoklasische Krise'' in der Peripherie an, die teils durch Abwanderung der Leukocyten in die Schockorgane, teils durch eine Vernichtung der Zellen aufzufassen sei. Die akute Granulocytopenie erklären SQUIER u. LEE (1947) ebenfalls mit einer Zellansammlung in den Capillaren, während sie bei den langdauernden Formen. wie man sie unter wiederholten Medikamentengaben sehen kann, eine Granulocytolyse bei Berührung mit dem Antigen vermuten. Auch bei sehr vielen infektiös-allergischen Prozessen spielen fraglos Verteilungsänderungen der Leukocyten eine wichtige Rolle [DELAUNAY, LEBRUN u. COTEREAU (1949)].

Neben diesem sich mehr an der Peripherie abspielenden Geschehen muß man auch eine *direkte Beeinflussung der Markfunktion* durch den anaphylaktischen Vorgang annehmen („Markkrise"): Die Leukocytenbildung und Ausreifung wird eingestellt, die unreifen Mutterzellen bleiben im Mark liegen und bieten das Bild des *maturation arrest* [FITZ-HUGH u. KRUMBHAAR (1932); die dabei oft beobachtete Antwort des Reticulums besteht einmal in einer ebenfalls bald einsetzenden Vernichtung reifer Granulocyten (JASINSKI) mit Phagocytoseerscheinungen oder auch in einer besonders lebhaften Reaktion mit Vermehrung vor allem seiner plasmacellulären Anteile (ROHR).

Die komplexe Bedingtheit des Agranulocytosegeschehens ist aber mit der Feststellung dieser beiden Mechanismen keinesfalls erschöpft. Zunächst müssen hier noch die wichtigen Zusammenhänge zwischen dem *Funktionszustand des reticulo-histiocytären Systems* (RHS) und der *Granulopoese* erwähnt werden.

SCHITTENHELM u. ERHARDT (1925) sahen bei intensiven Speicherungsversuchen am RHS das Auftreten von Agranulocytosen und konnten außerdem zeigen, wie sich das RHS bei besonderer funktioneller Beanspruchung durch Heranziehung verwandter Zellsysteme erheblich erweitern kann. ERF u. FRY (1949) diskutieren die Bedeutung einer gesteigerten Phagocytosefähigkeit der RHS-Zellen als Ursache mancher Granulocytopenien (an Hand eines Falles einer splenopathischen Neutropenie). Hierunter muß auch der Erklärungsversuch von BRESGEN (1938) sowie DOMAGK (1937) für die Entstehung mancher Sulfonamidagranulocytosen eingereiht werden, der darauf hinausläuft, daß es unter der Sulfonamidmedikation zu einer gesteigerten Phagocytose kommt, die ihrerseits wieder einen vermehrten Granulocytenzerfall bedingt. Besonders interessant sind in diesem Zusammenhang die verschiedenen Beobachtungen über cyclische Agranulocytosen bzw. auch chronische Agranulocytosen mit starker monocytärer Reaktion [TOBLER u. BUSER-PLÜSS, LÖFFLER u. MAIER (1947), BRIEGER (1949), COBET u. SCHILLING (1951) u. a.], die ebenfalls eine lebhafte phagocytäre Fähigkeit der monocytären Elemente aufwiesen, was als sinnvoller Kompensationsvorgang gegenüber dem Ausfall der Granulocytenfunktion angesehen werden muß. Während eine Prüfung der Phagocytosefähigkeit der Granulocyten in diesen Fällen (TOBLER u. Mitarb.) ein normales Phagocytosevermögen ergab, fanden SANDKÜHLER u. SEITZER (1952) diese in einem Fall auch bei vollkommen normalen Granulocytenzahlen aufgehoben und prägten dafür den Begriff der „funktionellen Agranulocytose".

Agranulocytoseformen beim *Neugeborenen* werden als eine Form der Neugeborenenallergie aufgefaßt und auf eine diaplacentare Sensibilisierung des Neugeborenen zurückgeführt, die wiederum die transitorische Granulocytopenie des Neugeborenen zur Folge hat [LEHNDORFF (1951)], eine ausführliche Studie aus jüngster Zeit über diese Frage stammt von VRTILEK (1952).

Im Zusammenhang mit den Knochenmarksveränderungen bei Lues und nach Salvarsanbehandlung haben GERSTENBERGER u. THIELE (1950) eingehende Betrachtungen über die allergischen Veränderungen am Knochenmark angestellt und die Meinung ausgesprochen, daß es bei der Antigen-Antikörperreaktion im Knochenmark zunächst zu einer *Capillarschädigung* mit Durchlässigkeitssteigerung kommt, die zu einem Plasmaaustritt ins Gewebe führt und damit dem Bilde der serösen Entzündung entspricht. Endothelablösung [BERGER (1948)], Eosinophilenvermehrung im Mark und schließlich eine Ausschwemmungs- und Bildungssperre der Zellen mit den typischen Bildern der Agranulocytose, Panmyelopathie und hämorrhagischen Diathese sind die Endzustände. Auch FLEISCHHACKER (1950 u. 1952) vermutet, daß der primäre Angriffspunkt der Schädigung das Capillarsystem des Knochenmarks ist.

Eine ganz neuartige Auffassung über die allergische Leukopenie äußerte jüngst SCHUPPLI (1951). Er sensibilisierte Kaninchen über mehrere Wochen und bestimmte neben den Leukocyten den Gehalt des Serums an Heparin-Antithrombin. Es zeigte sich im Anschluß an die erste Injektion bei den meisten Tieren ein Abstieg der Leukocyten, während das Heparin-Antithrombin unverändert blieb. Sobald als Zeichen der Sensibilisierung im Anschluß an die Antigeninjektion das Heparin-Antithrombin im Blut anstieg, trat eine Leukopenie auf, die mit steigender Sensibilisierung zunahm. Es wird nun vermutet, daß das durch die

Antigen-Antikörperreaktion freigesetzte Heparin für das Zustandekommen der Leukopenie verantwortlich ist. Während es SCHUPPLI im Gegensatz zu anderen Autoren nicht gelang, bei intravenöser Injektion von Heparin beim Kaninchen regelmäßige Resultate zu erhalten, zeigte sich beim Menschen nach Injektion von 10 E Heparin pro Kilogramm Körpergewicht stets eine ausgesprochene Leukopenie.

Es kann klinisch und hämatologisch gelegentlich sehr schwer sein, zu entscheiden, ob im Einzelfall ein überwiegend allergischer oder ein mehr toxischer Mechanismus der jeweiligen Blutschädigung zugrunde liegt. Ganz abgesehen davon, daß sich beide Schädigungen einmal an demselben Kranken ablösen können, gibt es keine morphologischen Kriterien für eine solche Unterscheidung. H. FISCHER weist ferner mit Recht darauf hin, daß die allergische Knochenmarksschädigung meist zu einer hochgradigen Schädigung der normalen proliferativen Zellvorgänge am Knochenmark führt, somit einen ausgesprochen toxischen Charakter bieten kann und deshalb zu Unrecht als nicht allergisch angesprochen wird.

Auf dem Wiesbadener Internistenkongreß 1952 teilte nun MOESCHLIN Untersuchungen mit, die vermuten lassen, daß besondere serologische Verhältnisse eine Erklärung für die allergische Medikamentenagranulocytose abgeben. Bei einer Patientin mit einer überstandenen Pyramidonagranulocytose traten auf mehrmalige Belastungsversuche mit unterschwelligen Pyramidondosen neben dem typischen Granulocytenabfall im Serum Antikörper auf; diese übten in vitro eine spezifische agglutinierende Wirkung nicht nur auf die Leukocyten dieser Patientin, sondern auch auf normale Leukocyten aus, wodurch sich auch bei Gesunden vorübergehende Granulocytopenien hervorrufen ließen. Es fanden sich weder an normalen Seren noch an verdünnten Pyramidonlösungen solche leukocyten-agglutinierenden Eigenschaften. MOESCHLIN spricht die Vermutung aus, daß die agglutinierenden Leukocyten in der Lunge abgefangen werden und deshalb aus dem Blutstrom verschwinden. Die Knochenmarksveränderung der anaphylaktischen Agranulocytosen beruht demnach nicht auf einer Markhemmung, sondern ist auf eine durch die stark gesteigerte periphere Zerstörung ausgelöste überstürzte Entleerung des Knochenmarks zurückzuführen [MOESCHLIN und WAGNER (1952)]. Durch diese bemerkenswerten Befunde ist erstmals eindeutig der Antikörpernachweis bei Agranulocytosen direkt geführt worden und das ausschließliche Befallensein einer Zellgruppe, nämlich der Granulocyten, erklärt. Diese Antikörperbildung auf das Komplexantigen (aus Medikament und Serumeiweißkörper) spielt wahrscheinlich bei diesen anaphylaktischen Knochenmarksreaktionen die entscheidende Rolle, was sich durch den Nachweis der spezifischen Agglutinine z. B. auch bereits bei der Sedormidpurpura belegen ließ [ACKROYD (1952)].

6. Kasuistik.

Die Kasuistik der allergischen Agranulocytosen ist außerordentlich umfangreich und nimmt mit der Neueinführung hochwirksamer Substanzen ständig zu. Es kann hier nicht unsere Aufgabe sein, näher darauf einzugehen und das klinisch bekannte Bild der Agranulocytosen aufzuzeigen. Diesbezüglich muß auf die bekannten Lehrbücher verwiesen werden. Die Bedeutung des *Pyramidons* war bereits im Kapitel über experimentelle anaphylaktische Knochenmarksschäden ausführlich beleuchtet worden, darüber hinaus befaßten sich in letzter Zeit noch SEGERDAHL (1949), KOCH u. HÜBNER (1949), KRAUCHER (1950), FRIESE (1950), BORGLIN u. MANSSON (1951), GIEHM (1951) und DEUTELMOSER (1951) mit dieser Frage.

BOCK weist auf einige Besonderheiten der Agranulocytosen nach *Salvarsan* hin. Diese in letzter Zeit von LUDVIGSEN (1946), KLEINE-NATROP (1949), GERSTENBERGER u. THIELE (1950), LANG (1949) und WEISENBERG (1950) eingehender beschriebenen Agranulocytosen befallen häufiger auch die übrigen Knochenmarkssysteme und führen dann zu Thrombopenien und Panmyelophthisen und sind oft — wie wir selbst mehrfach beobachten konnten — mit besonders hohen Eosinophilien verbunden. Schließlich ist auffällig, daß offenbar nach überstandener Knochenmarksschädigung eine Unempfindlichkeit gegenüber späterer Applikation des Mittels eintreten kann.

Weitere Beschreibungen betreffen Agranulocytosen nach *Quecksilber* [FANCONI u. Mitarb. (1947), BAUMANN (1949), SILVERMAN u. WORTHEN (1952), *Presidon* [EHRLICH u. SUSSMANN (1949), *Tridion* [GREAVES 1946, MACKAY u. GOTTSTEIN (1946), LEARD, GREER u. KAUFMAN (1949), FORSTER, WATSON u. NEUMARK 1949)], *Antihistaminica* [CLEMENT (1945), BLANTON u. OWENS (1947), VAN LOON u. KANTERS (1949), DRAKE (1950), DOMENJOZ (1951), FREY u. NEIDHARDT (1951), WYNGAARDEN u. SEEVERS (1951)], *Penicillin* [CASTEX (1948), SPAIN u. CLARK, SCHRECK (1949)], *PAS* [DE BEULE (1951)], *Thiouracil-Derivate* [BASSALLECK (1950), GUBBAY (1950), SCHÜRMEYER (1951); diese Schäden jedoch meist toxisch], *Chloromycetin* [GILL (1950), VOLINI u. Mitarb. (1950)], *Barbitursäurepräparate, Gold* MIRICK (1940), *Allional, Atophan, Hydantoin* und verwandte Substanzen [GAUSTAD (1947)], *Dinitrophenol, Diparcol* [HELLER u. SIME (1952)] u. a. m. [vgl. auch HEILMEYER u. BEGEMANN, HAAS (1952)].

Die Publikationen über Agranulocytosen nach *Sulfonamidmedikation* haben sich in den letzten Jahren ebenfalls gehäuft [RINGL (1941), BICKEL u. DUBOIS-FERRIÈRE (1943), HANSEN (1946), SVENSTRUP (1946), ROLOFF u. MÜLLER (1949), WIRTH (1949), TEICHER (1949), REGALADO (1949), CORSTEN (1950), HAUNZ u. Mitarb. (1950), REISSMANN (1951)]. Über Agranulocytosen nach *Conteben* berichten KLEE (1949), STURM (1949), PRIBILLA u. OTTE (1949), MERKEL (1949), COARI u. PAGLIEI (1950), SEIDEL (1950), SCHUBERT (1950), POLEMANN (1950), MALLUCHE (1950), KAHRS (1951), TONDI u. LECCISO (1951), KOCH (1951), CAVALLERI (1951), LEITNER (1951), GERKE (1951), PRIBILLA (1951), SCHAICH u. Mitarb. (1951).

III. Die allergischen Knochenmarksschäden der Thrombopoese.

1. Die Antigenfunktion der Thrombocyten und Knochenmarksschäden der Thrombopoese auf dem Boden experimenteller Antigen-Antikörperreaktionen.

Wie bei den weißen Blutzellen existieren zahlreiche Immunisierungsversuche, die beweisen, daß auch die *Thrombocyten* sich immunchemisch von allen übrigen Blutzellen und von den Serumeiweißkörpern unterscheiden [MARINO (1905), LE SOURD et PAGNIEZ (1906), SACERDOTTI (1908), AYNAUD (1911), LEDINGHAM u. BEDSON (1915), BEDSON (1921), MENNE (1922)]. Das komplexe Gebiet der Purpuraentstehung hat dadurch manche Aufklärung erfahren. Nachdem BEDSON sowie LEDINGHAM und BEDSON an verschiedenen Tieren eindeutig festgestellt hatten, daß Antiplättchenserum einen spezifischen Antikörper gegen Plättchen enthält, welcher nicht von den Leukocyten oder anderen Blutzellen stammt, unternahm eine große Zahl von Forschern den Versuch, auf dem Boden einer solchen Antigen-Antikörper-Reaktion experimentelle thrombopenische Purpuraformen zu erzeugen. Hier sind zunächst LEDINGHAM u. ABERD (1914), LEE u. ROBERTSON (1914), GOTTLIEB (1919) sowie kürzlich CRUZ u. DA SILVA (1949 b), ferner WITTE u. WILMES (1952) zu nennen. Die ersten Untersucher stellten nach subcutanen und intravenösen Injektionen eines gegen Meerschweinchenthrombocyten gerichteten Antiserums subcutane Hämorrhagien und Reduktion der Thrombocytenzahlen fest. BEDSON u. JOHNSON (1925) zeigten ebenfalls in Tierversuchen, daß Antithrombocytenserum eine Thrombocytopenie, Purpura und Megakaryocytenproliferation im Knochenmark hervorrief. Obwohl die Autoren über die Ähnlichkeit dieser bei Tieren erzeugten Krankheit mit der primären thrombocytopenischen Purpura überrascht waren, glaubten sie nicht, daß die Erkrankung des Menschen durch einen Thrombocyten-Auto-Antikörper bedingt sei. Trotzdem geben diese Versuche eine ausgezeichnete experimentelle Grundlage für die Annahme ab, daß die Erkrankung durch einen ähnlichen Mechanismus wie die erworbene hämolytische Anämie hervorgerufen wird. Auch kann die Hypothese von einem hierbei vorliegenden Auto-Antikörper nach den jüngsten Untersuchungsergebnissen von HARRINGTON u. Mitarb. (1951) nicht mehr strikt abgelehnt werden. TOCANTINS (1936 a) beobachtete bei Hunden nach i. v. Injektion eines Anti-Hundeplättchenserums von Ziegen und Kaninchen einen raschen Plättchenabfall mit Anstieg der Blutungszeit, nach subcutaner bzw. intraperitonealer Verabreichung traten die entsprechenden Veränderungen langsamer ein. Hier wären noch die ähnlichen Versuchsanordnungen von ROSKAM (1934) und von LEONARD u. FALCONER (1941) zu erwähnen. Für das klinische Bild der hämorrhagischen Diathese ist die Feststellung bedeutungsvoll, daß Injektionen von Antiplättchensera neben einer Thrombopenie auch eindeutige Gefäßläsionen hervorrufen

(ROSKAM). Diese experimentellen Purpuraformen dürfen nicht mit den ebenfalls experimentell erzeugten Bildern verwechselt werden, die vornehmlich von verschiedenen japanischen Klinikern [KATSURA (1923/24) u. a.], in jüngster Zeit auch durch CLARK u. JACOBS (1950) mit Blutgefäß-Endothel-Antiserum erzeugt wurden. Solche Sera erzeugen beim Hund eine hämorrhagische, nicht thrombopenische Purpura.

2. Medikamentös-allergische Schäden (Belastungsversuche).

Wie bei den Agranulocytosen deuteten auch bei den medikamentös-allergischen Knochenmarksschäden der Thrombopoese klinische Beobachtungen und Belastungsversuche die Möglichkeit der Erzeugung individueller Überempfindlichkeit bei Tier und Mensch an [WEICKER u. TESKE (1951), ACKROYD (1952)].

JÜRGENS (1949) behandelte Kaninchen wochenlang mit kleinen Dosen Luminal, Sedormid oder Diphenylhydantoin, schaltete medikamentenfreie Zeiten ein und wiederholte dann die Behandlung, worauf sich Organblutungen und Thrombopenien entwickelten. Er schließt aus diesen Beobachtungen mit Recht, daß für die Entwicklung einer Thrombopenie mit Blutungen eine Sensibilisierung notwendig ist. Allerdings gelang es ihm mit anderen Schlafmitteln bei derselben Versuchsanordnung nie Hämorrhagien oder Thrombopenien auszulösen. Bekanntlich erkranken aus der großen Zahl der Menschen, die Schlafmittel einnehmen, nur ein sehr geringer Prozentsatz an thrombopenischen Knochenmarksschäden. In einer neueren Arbeit hat JÜRGENS (1951) nochmals an ausgedehnten Tierversuchsreihen die Wirkung einiger Schlafmittel, speziell des *Persedon*, auf die Hämatopoese untersucht. An Ratte und Kaninchen konnte er im Sensibilisierungsversuch mit Phenyläthylbarbitursäure, Diphenylhydantoin und Allylisopropylacetureid eine Thrombopenie, z. T. mit hämorrhagischer Diathese, hervorrufen, das gelang ihm nicht mit Persedon. Als experimentellen Belastungsversuch kann man auch die Beobachtung von BEIGLBÖCK (1937) ansehen, der bei einer Pat. mit einer chininbedingten Purpura

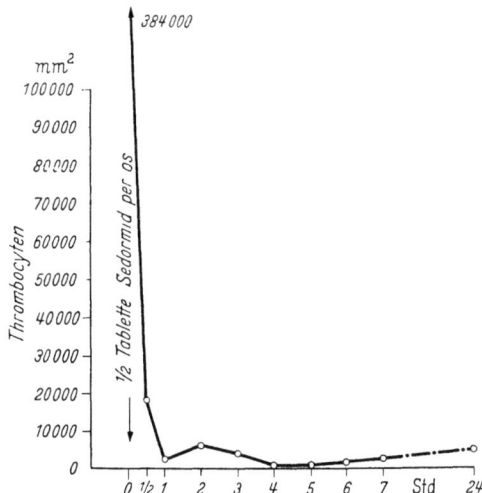

Abb. 3. Thrombocytenabsturz auf Sedormidbelastung nach überstandener Sedormidpurpura (nach MOESCHLIN).

durch die subcutane Injektion einer stark verdünnten Chininlösung das typische Bild eines anaphylaktischen Schocks mit vollkommenem Schwinden der Thrombocyten aus der Blutbahn, Verlängerung der Blutungs- und Gerinnungszeit und Leukopenie auslösen konnte. Nach Überwinden des Zustands bestand eine erhebliche Eosinophilie von 18%! Besonders eingehende Untersuchungen zu dieser Fragestellung verdanken wir MOESCHLIN (1942). Neben genauen morphologischen Knochenmarksstudien, auf die noch näher einzugehen sein wird, führte er 10 *Sedormid-Thrombocytopenien* Belastungsversuche durch, die für den gesamten Mechanismus außerordentlich aufschlußreich sind (Abb. 3). Bei Kranken, welche eine Sedormidpurpura überstanden hatten, führten Gaben von ¹/₂ Tabl. Sedormid in einzelnen Fällen schon innerhalb von 30—60 min zu einem Schwinden der Thrombocyten aus dem Blut. Wahrscheinlich ist hierfür nicht eine verminderte Plättchenproduktion im Mark, sondern eher eine plötzliche Abwanderung oder Vernichtung der Plättchen verantwortlich zu machen. MOESCHLIN erwägt als Angriffspunkt der Schädigung eine Sensibilisierung nervöser Regulationszentren der Thrombopoese. CRUZ und DA SILVA (1949 a) gaben Hunden täglich eine Urethanmenge von 0,4 g/kg intravenös und beobachteten dadurch um den 6.—9. Tag ein Schwinden der Thrombocyten aus dem Blut, eine Purpura mit starker Verlängerung der Blutungszeit trat im allgemeinen schon früher auf. Splenektomierte Tiere verhielten sich wie die übrigen Tiere. Bei höheren Dosen oder schneller Aufeinanderfolge der Injektionen kam es zu einem Vergiftungstod, bevor sich eine Purpura entwickeln konnte.

Verschiedene Autoren schildern ihre Beobachtungen bei rezidivierender Belastung mit Sedormid- oder Chinidingaben [LIEBERHERR (1937), FALCONER u. SCHUMACHER (1940), BROCH (1941), SHIEGAL u. HORN (1950), COLLINS (1950), HIRSCH u. DAMESHEK (1950)]. Auch NUDELMAN, LEFF u. HOWE (1948) beschreiben einen 57jähr. Kranken, bei dem sich nach 6 g

15*

Chinidinsulfat eine ausgesprochene thrombopenische Purpura entwickelte und eine Provokationsdosis von nur 0,1 g Chinidin nach 1 Std. von einem abrupten Thrombocytensturz auf 17 000 gefolgt war; 6 Std. später waren sämtliche Thrombocyten aus dem strömenden Blut verschwunden [vgl. auch LARIMER (1951)]. Bemerkenswerterweise waren bei den meisten der eben genannten Kranken Hautproben auf Chinidin negativ ausgefallen. In jüngster Zeit haben ANDREASEN u. CHRISTENSEN (1951) bei einer Chinidinpurpura vorsichtige Belastungsprüfungen durchgeführt und dabei zweistündlich die Thrombocytenzahlen kontrolliert. Diese fielen unter $2 \times 0,1$ g Chinidin nur unwesentlich ab, es entwickelte sich aber auch hier ein ausgedehntes allergisches Zustandsbild an Haut und Schleimhäuten, die Eosinophilenzahlen lagen fast bei 20%.

Für das Streptomycin liegt eine entsprechende Beobachtung von OPPENHEIM und DE MEYER (1949) vor, die bei einer 30jähr. Pat. neben einem kleinfleckigen Exanthem eine beträchtliche Agranulocytose, Thrombopenie und sogar leichte Anämie beobachteten, die auf Absetzen des Mittels langsam schwanden, um nach erneuten kleinen Gaben wieder aufzuflackern. Als besondere Seltenheit hat die experimentelle Auslösbarkeit einer Purpura durch Digitoxin zu gelten [BERGER (1952)].

Völlig neue Aspekte eröffnen die eindrucksvollen Versuche von ACKROYD (1952), der die Gültigkeit immunologischer Gesetze für die Sedormidpurpura klar unter Beweis stellte (vgl. unten).

3. Infektionsallergische Schäden.

Der *Thrombocytenapparat* zeigt sich als feines Reagens auf Infektionen, die zu einem gesteigerten Plättchenverbrauch mit Plättchenabsinken und unter Umständen sogar zum Bilde der thrombopenischen Purpura führen können [nach Hepatitis: OLESEN (1950); nach infektiöser Mononukleose: GOLDBLOOM u. LIEBERSON (1948), ANGLE u. ALT (1950), DAMESHEK u. GRASSI (1946); nach Windpocken: COHEN u. BANSMER (1947); nach Röteln: ACKROYD (1949) (dort auch Literatur), ferner MAGNUSSON (1946); nach Tbc: GALY u. Mitarb. (1949); nach sonstigen Infekten: FIASCHI (1949 u. 1950), DEBRÉ, LAMY u. SOULIER (1951), THIELE (1952)]. Dazu kommt bei schweren Infekten eine direkte Giftwirkung auf die Markfunktion. Schließlich wird aber z. B. für akute Werlhoffälle ohne

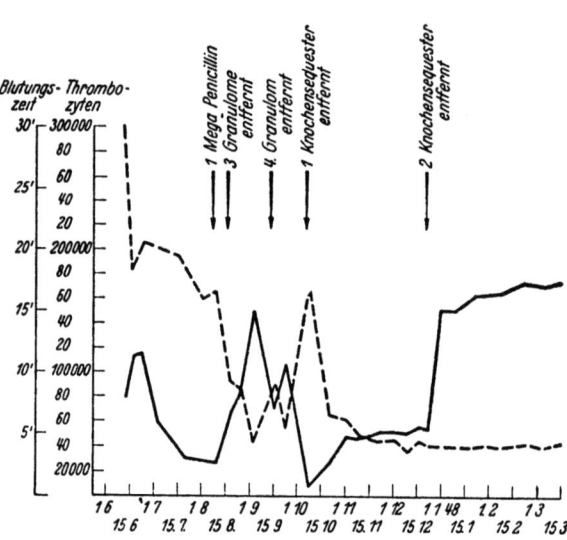

Abb. 4. Abhängigkeit der Thrombocytenzahlen von Zahnherden und ihrer Beseitigung (nach GILLMANN).

eruierbare Ursache die Möglichkeit einer *Fokalinfektion* diskutiert. Hierfür können aus unserer Klinik zwei eindrucksvolle Fälle angeführt werden [GILLMANN (1949), ESSER u. STEINHAUSEN (1949)].

Es handelte sich um zwei Frauen im Alter von 62 bzw. 46 Jahren. Im ersten Fall wurde der Werlhof nicht nur durch einen fokalen Infekt ausgelöst, sondern in seinem Verlauf auch erheblich durch diesen beeinflußt. Mit der Absicht der Fokalbeseitigung und der Verhütung einer bedrohlichen Blutung wurde eine Herdsanierung unter Penicillinschutz vorgenommen. Wie aus der beigefügten Abbildung hervorgeht, ließ sich die enge Kopplung der Thrombocytenzahl an das Bestehen des Focus dadurch beweisen, daß bei Auftreten eines neuen Focus abermals ein Thrombocytensturz eintrat und die Thrombocyten nach Herdsanierung wieder anstiegen. Nach völliger Focusbeseitigung erreichten die Thrombocyten ihre normale Höhe (Abb. 4).

Der 2. Fall bot ein ganz ähnliches Bild. Hier bestand außerdem seit vielen Jahren ein Rheumatismus. Hämatologisch waren eine Thrombopenie, eine verlängerte Blutungszeit und eine stark verzögerte Retraktion des Blutkuchens nebst einer ausgesprochenen Markeosinophilie bemerkenswert. Nach Zahnsanierung und Tonsillektomie normalisierten sich alle Werte.

Bei beiden Fällen wurde überzeugend dargetan, daß die Thrombocytenzahl eng an das Bestehen des Focus gekoppelt war. Diese Vorgänge müssen pathogenetisch als allergische Schädigung der Capillarendothelien und des Knochenmarks durch einen Focus angesehen werden, wobei elektiv der thrombopoetische Apparat geschädigt ist.

Von ESSER und STEINHAUSEN war in unserer Klinik folgende Beobachtung gemacht worden:

50jähr. Pat., aus deren Vorgeschichte lediglich ein Muskelrheumatismus erwähnenswert ist. Aufnahme mit akuter Lungenblutung ohne Anhalt für spezifische Lungenerkrankung. An den Regeltagen blaue Flecken an Armen und Beinen. Mit den Wechseljahren Verstärkung der Fleckenbildung, sonst keine besondere Blutungsneigung. Während einer 7 monatigen Beobachtung erst cyclisches Auftreten von Hautblutungen von dreitägiger Dauer im Abstand von 30 Tagen, danach regelmäßiges Auftreten der Purpura. Gebiß mit 7 Wurzelstümpfen und 4 kariösen Schneidezähnen.

Die hämatologische Untersuchung ergab als Ursache der Blutungsneigung folgende Befunde:

1. Veränderung der Thrombocyten, morphologisch gekennzeichnet durch Riesenplättchen, Reiz- und Degenerationsformen, funktionell durch verminderte Agglutinationsfähigkeit und Retraktionsverlangsamung an den Blutungstagen.

2. Veränderungen des Gefäßsystems, nachweisbar an den Blutungstagen durch das positive RUMPEL-LEEDEsche Phänomen.

Verff. vermuten eine athrombopenische Vorstufe des Werlhof, bei der ätiologisch der Zahncaries eine große Bedeutung beigemessen wird. Schon FRANK (1925) und BARTELHEIMER (1938) wiesen auf die toxische Schädigung der Megacaryocyten auf Grund der Fokalinfektion hin.

Im Falle B. handelte es sich um eine 49jähr. Frau, bei der es in der Klimax zu einer erheblichen, therapieresistenten Purpura gekommen war, die erst nach Milzexstirpation schwand und bei der offenbar eine dentogene Herdinfektion eine pathogenetische Rolle spielte.

4. Morphologie der allergischen Thrombopathien.

Die Besprechung der Morphologie der Thrombopathien allergischer Genese zeigt, daß bei den chronischen Thrombopenien Reifungsstörungen an den Megacaryocyten sehr häufig angetroffen werden, während sie bei den akuten Formen wesentlich seltener sind, weil hierbei offenbar die periphere Thrombocytolyse im Vordergrund steht. Gelegentlich sind aber doch solche Reifungsstörungen beschrieben worden, so u. a. von HADORN (1936), LIEBERHERR, GLOOR (1937) und ROHR (1949), der abnorm gefelderte Megacaryocyten nachwies. Auch bei den Beobachtungen von BEIGLBÖCK nach Chinin, von FATZER (1939) nach einem Insektenstich wurde eine Reifungs- bzw. Bildungsstörung der Megacaryocyten im Knochenmark angetroffen und als Megacaryo„toxikose" bezeichnet. Einmal muß man sie bei den Formen vermuten, die auch auf die übrigen Knochenmarkssysteme übergreifen und dann bei den recidivierenden Formen. Wie bei den allergischen Agranulocytosen sieht man auch hierbei in der Rekonvaleszenz oft eine Eosinophilie [BEIGLBÖCK, SCHWARTZ u. KAPLAN (1950)], deren Fehlen schließt andererseits den allergischen Mechanismus keinesfalls aus (HIRSCH u. DAMESHEK). Als auffallendstes Charakteristikum wird übereinstimmend eine Zunahme der Riesenzellen mit Darniederliegen ihrer Plättchenproduktion beschrieben, die sich nach Schwinden der Schädigung schnell wieder einstellt (Abb. 5) [RUSSEL u. PAGE (1940), MOESCHLIN (1942), ROHR (1949), DE LA FUENTE (1949), HIRSCH u. DAMESHEK, HEILMEYER u. BEGEMANN (1951), STÜTTGEN (1951)]. Den erwähnten seltenen, pathologischen Megacaryocytenveränderungen stehen die Befunde MOESCHLINs gegenüber, der an 10 Sedormid-Purpurafällen in der akuten Phase der Krankheit keine nennenswerten Veränderungen an den Megacaryocyten feststellen konnte und erst in der Remissionsphase eine leichte Linksverschiebung der Riesenzellen beschrieb. Er vermutet wie ROHR, daß bei diesen akuten, schockartigen Thrombopenien neben dem peripheren Untergang eine Sensibilisierung nervöser, den Plättchenapparat regulierender Zentren erfolge.

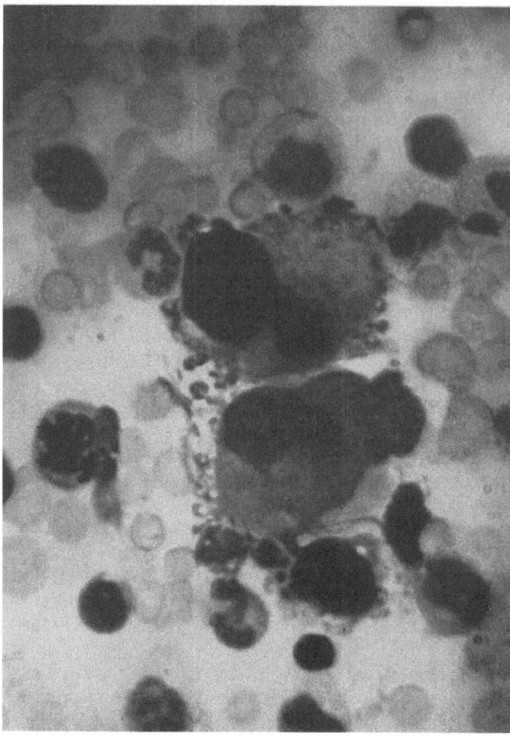

Abb. 5. Sternalmark bei Salvarsanpurpura:
Reifungshemmung der Megakaryocyten (nach STÜTTGEN).

Wichtig sind noch die elektronen-optischen Befunde von WOLPERS (1941) bei Thrombopenien. Er stellte bei akut verlaufenden Fällen sehr eindrucksvoll neben dem quantitativen Mangel auch deutliche qualitative Schäden fest; diese dokumentierten sich in einem oft weitgehenden Fehlen des Granulomer, womit fraglos eine funktionelle Störung verbunden sein muß. Die Beurteilung der thrombopenischen Blutungsübel gewinnt durch diese Erkenntnisse wieder neue Aspekte, indem man jetzt neben einer Thrombopenie auch eine Thrombopathie annehmen muß.

Die Beurteilung und pathogenetische Einordnung der morphologischen Bilder ist oft dadurch erheblich erschwert, daß neben rein allergischen auch toxische Faktoren auf die Knochenmarkselemente einwirken und sich also Reifungsstörungen neben Inaktivitätszeichen an den Riesenzellen zeigen können (vgl. auch STÜTTGEN).

5. Pathogenese.

a) Pathogenese des akuten Werlhof.

Die schon längst erkannte große Bedeutung des Allergieprinzips für die verschiedenen Thrombopeniearten ist durch zahlreiche immunologische Untersuchungen der jüngsten Zeit überzeugend belegt worden.

HEMMELER (1952) konnte klinisch und tierexperimentell beweisen, daß der Morbus Werlhof auf eine Antigen-Antikörper-Reaktion zurückzuführen ist und erklärt sein Entstehen durch eine Autosensibilisierung des Körpers gegen seine eigenen Thrombocyten. Als Beweis für seine Annahme kann er anführen: 1. Das Plasma von Werlhof-Pat. agglutiniert in vitro die gruppengleichen Thrombocyten von Normalpersonen, 2. nach i.v. Injektion von Patientenserum kommt es bei Kaninchen und Meerschweinchen zu einem meist tagelang dauernden Thrombocytensturz und bei einer Reinjektion von 3—5 cm³ Serum pro Kilogramm Körpergewicht nach 1—2 Std. zu einem tödlichen Schock. Beim splenektomierten Tier bleibt der tödliche Schock aus, der Plättchenabfall ist weniger ausgeprägt und dauert nur einige Stunden. 3. Die intracutane Injektion von 0,2 cm³ Patientenserum ruft innerhalb von $1/_2$ Std. eine Reaktion ähnlich dem Arthus-Phänomen mit Rötung und Ödem der Haut sowie einem Thrombocytenabfall von etwa 50% für einige Stunden hervor. 4. Bringt man Patientenplasma in vitro mit einer Plättchenaufschwemmung von blutgruppengleichen Normalpersonen zusammen und läßt es 24 Std. stehen, so verliert es seine oben geschilderte spezifische Wirkung. Nach diesen Ergebnissen kommt der Milz beim Werlhof nur noch die Aufgabe der Entfernung der durch die Antigen-Antikörper-Reaktion geschädigten Plättchen zu. Das konnte HEM-MELER bei 2 splenektomierten Kranken beweisen, deren Sera alle beschriebenen pathologischen Eigenschaften auch mehrere Jahre nach der Milzentfernung behalten hatten. Danach können die Hypothesen, wonach der Werlhof auf einen hypersplenisch bedingten Plättchenzerfall oder auf eine splenogene Reifungsstörung der Megacaryocyten zurückzuführen ist, fallen-gelassen werden. Die Schädigung des Megacaryocytenapparates beruht demnach wahrschein-lich ebenfalls auf der sich im Knochenmark abspielenden Antigen-Antikörper-Reaktion. Da-durch finden alle Knochenmarksbefunde beim Werlhof sowie die Makrocytose der Plättchen ihre Erklärung. H. rät, diese Ergebnisse auch zur Differentialdiagnose der Thrombopenien heranzuziehen, indem man einen Tropfen Patientenplasma mit einem Tropfen Thrombo-cytenaufschwemmung zusammenbringt oder 10 cm³ Serum einem Kaninchen einspritzt. Nur beim Werlhof kommt es zur Plättchenagglutination und beim Tier zu einem Abfall der Thrombocyten um mindestens 50% nach mehr als 24 Std. Bluttransfusionen sollen bei Werl-hofkranken wegen der gefährlichen Plättchenagglutination auf das Mindestmaß beschränkt bzw. nur unter Schutz von Antihistaminica durchgeführt werden. Auch EVANS u. Mitarb. (1951) lehnen auf Grund ihrer Untersuchungen den Hyperspleniemechanismus für die pri-mären thrombopenischen Purpuraformen ab und stellen sie in enge pathogenetische Be-ziehung zu gewissen hämolytischen Anämien mit ihrer fast regelmäßigen Nachweisbarkeit von Autoagglutininen für Erythrocyten. Ihnen gelang ebenfalls der Nachweis einer ausge-prägten Thrombocytenagglutination bei Kranken mit primärer thrombopenischer Purpura. Klinisch zeigt sich die nahe Verwandtschaft zwischen beiden Krankheitsbildern auch in ihrem häufigen gemeinsamen Vorkommen, indem eine erworbene hämolytische Anämie mit dem Sensibilisierungsmechanismus der Erythrocyten oft mit einer Thrombopenie einhergeht und auf der anderen Seite die primäre thrombopenische Purpura häufig mit dem Syndrom der Erythrocytensensibilisierung mit oder ohne hämolytische Anämie gekoppelt ist.

Die Bedeutung serologischer Probleme bei sehr vielen allergischen Thrombopenien erhellt ferner aus den schon erwähnten Untersuchungsergebnissen von HARRINGTON u. Mitarb. (1951). H. fand bei der überwiegenden Mehrzahl von primären oder erworbenen thrombopenischen Purpuraformen einen an die Globulinfraktion gekoppelten thrombopenischen Faktor, dessen Übertragung auf gesunde Versuchspersonen prompten Thrombocytenabfall zur Folge hatte. Dieser Befund lag sowohl bei Splenektomierten wie bei Nicht-Splenektomierten vor.

Auch STEFANINI u. Mitarb. (1952) vermuten das Vorliegen eines humoralen Zerstörungs-mechanismus bei den idiopathischen Thrombopenien, da nach ihren Untersuchungen trans-fundierte Plättchen von Polycythämikern in kürzester Zeit wieder aus dem Blut verschwunden waren.

Durch den Nachweis des geschilderten Autosensibilisierungsmechanismus ist die Frage der Pathogenese der Thrombopenie in einem entscheidenden Punkt beantwortet. Alle bisher herangezogenen Erklärungsversuche und Entstehungs-ursachen müssen jetzt dieser Erkenntnis untergeordnet werden. Die Agglutination der Plättchen leitet wahrscheinlich deren gesteigerten peripheren Untergang ein, der sich dann wohl hauptsächlich in der Milz abspielt [KAZNELSON (1919)]; daneben wird — wie bei den anaphylaktischen Schädigungen der anderen Blut-zellen — eine Verteilungsänderung der Plättchen und ihre Abwanderung in die inneren Organe mit anschließendem Zerfall eine Rolle spielen. Die Schädigung der Megacaryocyten, die, wie wir oben sahen, im Rahmen der anaphylaktischen Markkrise ebenfalls alteriert sind, ist auch morphologisch faßbar: sie sind zwar zahlenmäßig vermehrt, haben aber Zeichen mangelhafter Reife wie fehlende oder verminderte Azurgranulation und verminderte Plättchenbildung [DAMESHEK u. MILLER (1946)]. Der Hyperspleniemechanismus, dem man bisher eine so über-ragende Bedeutung in der Werlhof-Pathogenese eingeräumt hat, behält diese wahrscheinlich bei den chronischen Werlhoffällen, dafür sprechen zahlreiche Tierversuche und klinische Beobachtungen [HEILMEYER (1951), MALAMOS (1940) u. a.]. Das klinische Bild des Werlhof ist aber durch die Tatsache der Thrombo-penie nicht erschöpfend erklärt, wie zahlreiche Fälle mit fehlender Blutungs-neigung auch bei sehr niedrigen Plättchenzahlen zeigen. Die bereits erwähnten Tierexperimente von ROSKAM u. a. hatten die enge Verbindung von *Thrombocyten* und *Gefäßapparat* beleuchtet, die sich aus der entwicklungsgeschichtlich nahen Verwandtschaft zwischen Capillarendothelien und Thrombocyten erklärt. Die große Bedeutung des Capillarsystems im allergischen Geschehen, vor allem auch im Ablauf der serösen Entzündung, ist bekannt. Schon HANSEN (1940) nahm an, daß die bei der thrombopenischen Purpura auftretenden Blutungen sich aus einer primär serösen Schockreaktion der Haut ausgebildet haben.

b) Pathogenese der medikamentös-allergischen Thrombopenien.

Es bildet eine erfreuliche Bereicherung unseres Wissens um die Thrombopenien, daß es nunmehr gelungen ist, auch bei den *medikamentös-allergischen* Formen besondere immunologische Verhältnisse aufzudecken. MOESCHLIN hatte 1942 bei seinen Studien über die *Sedormidpurpura* aus dem sehr schnellen Eintritt des Thrombocytensturzes nach Sedormidbelastung vermutet, daß das Sedormid im peripheren Blut auf die Thrombocyten einwirke, da eine Einwirkung auf das Knochenmark in so kurzer Zeit nicht denkbar sei. Das ließ sich jetzt eindrucksvoll durch ACKROYD (1952) belegen. Er betrachtete das Blut sensibilisierter Menschen während des Gerinnungsvorganges mikroskopisch bei Anwesenheit von Sedormid und konnte dabei eine abnorm schnelle Plättchenlyse beobachten. Diese Plättchenlyse ist wahrscheinlich die Ursache der Thrombocytopenie bei der Sedormidpurpura. Daneben bewirkt Sedormid aber auch eine Zunahme der lokalen Gefäßpermeabilität und führt bei lokaler Applikation an sensibilisierten Individuen zu Hautblutungen. Beide Wirkungen sind weitgehend unabhängig voneinander. Die Capillarwirkung stellt sich A. im wesentlichen als direkte Wirkung des Sedormids auf die Capillarendothelzellen vor.

Zum Entstehen der Plättchenlyse sind nach ACKROYD 4 Momente notwendig: die Plättchen, das Sedormid, das Komplement und das Serum des sensibilisierten Individuums. ACKROYD weist mit Recht darauf hin, daß bei keiner anderen immuno-lytischen Reaktion mehr als 3 Faktoren eine Rolle zu spielen pflegen (Antigen, Antikörper und Komplement). Bei der Plättchenlyse durch Sedormid muß man den Antikörper im Serum und Plasma annehmen, wobei das Sedormid auf verschiedene Weise in diese Beziehungen eingeschaltet sein kann:

1. Es kann sich mit dem Serum-„Antikörper" zu einer plättchenlösenden Substanz verbinden. Eine Komplementbildung kommt dabei nicht durch die Sedormid-Serumantikörperverbindung zustande, sondern lediglich durch die Reaktion dieser Verbindung mit den Thrombocyten.

2. Sedormid bildet bei seiner Verbindung mit dem Komplement eine lytische Substanz, was aber im Hinblick auf die deutliche Wirkung des Sedormids auf Plättchen auch in Abwesenheit von Komplement unwahrscheinlich ist.

3. Schließlich wird vermutet, daß sich das Sedormid mit den Thrombocyten zur Bildung eines Antigens vereint, welches dann unter Anwesenheit von Antikörper und Komplement einer Lyse unterliegt und damit die Thrombopenie hervorruft. Dieser Mechanismus wird von ACKROYD als der wahrscheinlichste angesehen. Sedormid wird von ihm als Hapten betrachtet, welches den Plättchen antigene Kraft verleiht. Diese Theorie erklärt auch die Plättchenagglutination durch Sedormid ohne Anwesenheit von Komplement, denn in allen immunologischen Reaktionen, die durch Hämolyse und Agglutination gekennzeichnet sind, kommt es in Abwesenheit des Komplementes zur Agglutination, obwohl das Komplement zur Hämolyse erforderlich ist.

Da sowohl Plättchen von Normalpersonen wie von sedormidempfindlichen Menschen in vitro bei Sedormidzusatz einer Auflösung unterliegen, so hat man wohl Recht zu der Annahme, daß es bei jeder Berührung von Sedormid mit Thrombocyten zu der Antigenbildung kommt und dieses somit im Blut jedes Menschen gebildet wird, der Sedormid zu sich nimmt. Die Tatsache des trotzdem so seltenen Auftretens der Purpura wird damit zu erklären versucht, daß diesem Antigen nur sehr geringe antikörperbildende Kräfte innewohnen und also nur sehr wenige sedormideinnehmende Menschen den Antigenkörper bilden und somit eine Thrombopenie entwickeln.

Die lokalen Purpuraerscheinungen, die auf die Hautapplikation von Sedormid entstehen, kommen auch ohne Thrombopenie zustande. Die Wirkung des Sedormid auf die Plättchen ist demnach von seiner Wirkung auf die Capillarendothelien zu trennen. Im Hinblick auf die bereits erwähnte funktionelle Verwandtschaft zwischen Plättchen und Capillarendothelien muß man wohl annehmen, daß die Capillarläsion auf denselben Ursachen beruht wie die Thrombopenie. Möglicherweise vereint sich das Sedormid mit den Capillarendothelien zur Bildung eines neuen Antigens, welches dann mit demselben Antikörper reagiert und damit die für die Purpura so wesentliche Capillarläsion hervorruft.

Ähnlich den bereits oben zitierten Versuchen von STAVITSKY u. Mitarb. (1949) bei Granulocytopenien ließ sich nun auch eine ausgesprochene Komplementbindung durch Sedormid experimentell beweisen und somit das Geschehen bei der Sedormidpurpura als Immunreaktion belegen. Es führt nämlich bei sedormidempfindlichen Menschen eine neuerliche Sedormidgabe zu einem quantitativ meßbaren Absinken des Komplementgehaltes im Serum infolge einer eingetretenen Immunreaktion zwischen dem vorhandenen Sedormid-Antikörper und dem verabreichten Sedormid unter Einbeziehung des Komplements. Es ist heute noch nicht zu übersehen, in wie weit die große Zahl der übrigen medikamentenallergischen Purpuraformen auf ebensolchen Mechanismen wie die Sedormidpurpura beruht. Wie verwickelt die Dinge gelagert sein können, erhellt aus der Kasuistik von Purpuraformen, bei denen neben einer medikamentösen Genese ein maßgeblicher infektiöser Schaden ursächlich anzuschuldigen ist, wie z. B. bei der *Salvarsanpurpura*.

In einer eingehenden Studie hat STÜTTGEN darauf hingewiesen und betont, daß bei den salvarsanbedingten Purpuraformen allergische und toxische Zeichen nebeneinander bestehen. Neben der Alteration des Komplexes Gefäßendothel-Bluteiweißkörper-Thrombocyten durch das Salvarsan spricht nach ST. vieles dafür, daß das Salvarsan als thioloprive Substanz den Thrombocytenstoffwechsel stört. Die allergische Knochenmarksreaktion wird im Rahmen dieses Geschehens anerkannt.

Man muß sich gerade bei der pathogenetischen Analyse der allergischen Thrombopenien immer wieder die außerordentliche Vielheit der zusammenwirkenden Faktoren vor Augen halten. Es soll hier nicht, wie bei den Agranulocytosen, eingehend besprochen werden, daß ein mit der Antigen-Antikörper-Reaktion eng verbundener, peripherer Untergang der Thrombocyten (Thrombocytolyse), Milzeinflüsse, Capillarfaktoren, Verteilungsänderungen und schließlich auch zentralnervöse Momente im Einzelfall eine große Rolle spielen können. Hormonale Störungen, Reifungsblockierungen durch Mangelzustände und toxische Einflüsse können ebenfalls mitbestimmend sein.

6. Kasuistik.

Vor Besprechung der Kasuistik seien kurz die *alimentär bedingten thrombopenischen Zustände* erwähnt [SQUIER u. MADISON (1937 a u. b), TASSINARI (1949)]. Sie müssen natürlich von den vasculären abdominellen Purpuraformen [BALF (1951)] abgetrennt werden. Während letztere auf meist allergischen Veränderungen der abdominellen Capillaren beruhen, steht bei den thrombopenischen Formen die Wirkung des nutritiven Antigens auf die Thrombopoese im Vordergrund. Es sei hier nochmals an die auch diagnostisch verwertete Leukocytensenkung (Vaughan-Test) auf alimentäre Belastung erinnert. Während im allgemeinen die Elimination des schädlichen Agens durch den Magendarmkanal gelingt, gibt es offenbar auch Fälle, in denen auf hämatogenem Wege eine starke Einwirkung auf Knochenmark und Blut eintritt. FITZ-HUGH JR. (1938) berichtet die Krankengeschichte eines 16jähr. Mädchens, welches gegen Schweinefleisch, Schokolade und Grapefruit hautüberempfindlich war. Ausschaltung dieser Stoffe bewirkte Besserung. Probefütterung mit Schokolade ergab eine Thrombocytensenkung von 50000 auf 20000 ohne Purpura. Während der Menstruation erfolgte indessen auf Schokoladegenuß Purpuraausbruch und Verstärkung der Menorrhagie. (Weitere Literatur bei HEILMEYER u. BEGEMANN.)

Seit langer Zeit bekannt ist die Entstehung thrombopenischer Purpuraformen nach *Salvarsan* und ähnlichen Präparaten [KLEINE-NATROP (1949), HEINSEN u. WACHTER (1942) (tödliche Thrombopenie als Salvarsan-Überempfindlichkeitsreaktion bei chronischer Benzolintoxikation), GUELDEN (1951), Stellungnahme dazu SCHOENEICH (1951), SCHWARTZ u.

VONDERHEIDE (1945) (Mapharsen), STÜTTGEN, SCHUERER-WALDHEIM (1942), STILLER (1950), HAYNES u. ORMOND (1950) (Bismarsen)]. Für die Entstehung der Salvarsanpurpura muß die „Schienung" durch den Infekt als besonders bedeutungsvoll angesehen werden. Praktisch wichtig ist ferner die *Sedormidpurpura*. Außer den bereits erwähnten Beschreibungen und der Beleuchtung der dabei wesentlichen pathogenetischen Fragen (ACKROYD u. a.) seien die Veröffentlichungen von HADORN, GLOOR, VOGL (1938), INSTONE (1948), BOULET u. Mitarb. (1949), BELLONI (1951) sowie BOUSSER u. LAPLANCHE (1951) erwähnt. Auch *Chinin* und *Chinidin* rufen allergische Thrombopenien hervor (vgl. oben) [PESHKIN u. MILLER (1934), BROCH, CHAPUIS u. HEMMELER (1944), SOISALO (1947), BURSTEIN u. LAMBERG (1948), COLLINS, SHIEGAL u. HORN, HIRSCH u. DAMESHEK, NORCROSS (1950), TAYLOR u. POTASHNICK (1951), eigene Beobachtung].

Weniger häufig sind allergische Thrombopenien nach *Sulfonamiden* (RUSSEL u. PAGE), nach *Sulfathiazol* [STRONG u. GLASBURN (1945), KRACKE (1946), HARRESTRUP-ANDERSEN (1946), nach *Goldpräparaten* [HEILSKOV (1950), METTIER u. Mitarb. (1948), STENFERT KROESE (1949), nach *Jod* [DENNIG (1933), EHRICH u. SEIFERT (1949)], nach *Natriumsalizylat* [RAPPAPORT u. Mitarb. (1945)], nach *Conteben* [SCHMIDT-VOIGT (1949), wahrscheinlich toxisch und ROTH (1950)], nach *DDT* [KARPINSKI (1950)], nach *Antabus* [LEIBETSEDER (1952)]. Die Beschreibung von Purpurafällen nach *Mesantoin*, welches wir später auch noch als schädigendes Agens für das Gesamtknochenmark kennenlernen werden [HOLUB u. WILD (1950), KEIBL u. Mitarb. (1951)] sowie die nach *Streptomycin* [RUDENSKY u. FISCHER (1951), HAIZMANN u. HOMMEL (1952), GALY u. Mitarb.] sind meistens nach langdauernder Medikation aufgetreten und daher eher als toxische Thrombopenien aufzufassen. Bemerkenswert ist auch die Purpuraentstehung nach einem Schnakenbiß (FATZER). Als Sonderform der Purpura sei noch abschließend die sog. *thrombotisch-thrombopenische Purpura* erwähnt, die von verschiedenen Autoren ebenfalls als eine Antigen-Antikörper-Reaktion im Rahmen einer Medikamenten- oder Bakterienallergie aufgefaßt wird. Das klinisch komplexe Bild ist unter anderem durch eine Thrombopenie und massenhafte kleine Plättchenthrombosen in den kleinen Arteriolen und Capillaren der verschiedensten Organe gekennzeichnet [SINGER u. Mitarb. (1950), MEACHAM u. Mitarb. (1951), RACKOW u. Mitarb. (1952), BLACKMANN u. Mitarb. (1952)].

7. Purpura hyperglobulinaemica.

Dieses in den letzten Jahren von verschiedenen Autoren [WALDENSTRÖM (1948), HUMERFELT (1947), OBERSTE-LEHN (1949), PETRIDES (1950a) u. a.]

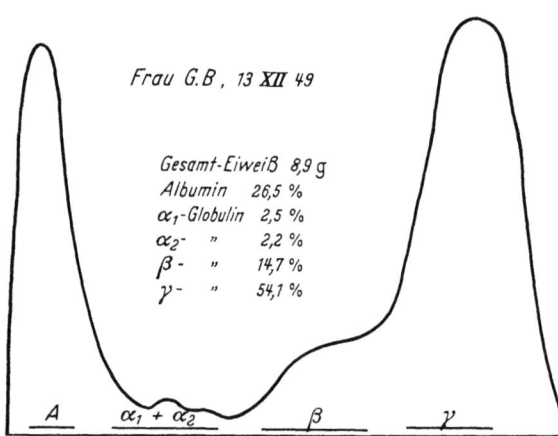

Abb. 6. Purpura hyperglobulinaemica, Elektrophoresediagramm (eigene Beobachtung).

beschriebene Krankheitsbild hat primär nichts mit den üblichen Thrombopathien oder Gerinnungsstörungen zu tun und ist durch eine in Schüben verlaufende, hämorrhagische Diathese mit oft sehr erheblicher Hyperglobulinämie, hervorgerufen durch eine meist exzessive Gammaglobulinvermehrung, gekennzeichnet (Abb. 6). Daneben sind Fälle mit besonders großen Eiweißmolekülen (Makroglobulinämie WALDENSTRÖMs) beschrieben. Während die Erkrankung von einzelnen Autoren [TISCHENDORF u. HARTMANN (1950), PRIBILLA (1951), SCHOEN (1952)] als Spielart der rheumatischen Purpura aufgefaßt wird, vermuten SCHMENGLER u. ESSER (1952) eine primäre endo-allergische Schädigung, die zu einer reaktiven Reticulose mit entsprechenden Knochenmarksbefunden führt. Dadurch wird ihrer Meinung nach eine Dys- und Paraproteinämie mit Bildung sekundärer Endo-Allergene verursacht, diese schließlich bedingen bei Einwirkung weiterer pathogenetischer Faktoren eine

Gefäßschädigung mit Purpura. Auch die detaillierte hämatologische Untersuchung [HORSTER (1950)] bot zahlreiche für eine allergische Knochenmarksschädigung typische Kriterien, weshalb die Erwähnung des Syndroms an dieser Stelle gerechtfertigt erscheint.

IV. Die allergischen Knochenmarksschäden der Erythropoese.

1. Die Antigenfunktion der Erythrocyten und Knochenmarksschäden der Erythropoese auf dem Boden experimenteller Antigen-Antikörperreaktionen.

Die Untersuchungen über die Antigenfunktionen der Blutzellen hat man auch auf die Erythrocyten ausgedehnt und dabei feststellen können, daß sich Antisera sowohl gegen die gewaschenen Erythrocyten, gegen eine Suspension der Stromata und auch gegen Hämoglobinlösungen herstellen lassen. Bei diesem ist fraglos das Globin die verantwortliche Komponente [FRIEDLI (1925), ausführliche Literatur bei DOERR (1948)]. Diese Versuche gewinnen einmal im Hinblick auf die Blutgruppenforschung und dann durch die heutigen Auffassungen über die Entstehung gewisser Formen erworbener hämolytischer Anämien erneut an Bedeutung. TISCHENDORF, ECKLEBE u. THOFERN (1952) erzeugten experimentelle hämolytische Anämien durch einmalige Gaben von Anti-Hundeerythrocyten-Kaninchenserum beim Hund.

2. Medikamentös-allergische Schäden und Beziehungen zu den hämolytischen Anämien.

Die isolierten Schäden der Erythropoese, die auf allergische Ursachen zurückgeführt werden können, gehören im Gegensatz zu den Erkrankungen der Leuko- und Thrombopoese zu den Seltenheiten. Meist sind die übrigen Blutzellsysteme mitbefallen. Die Auswirkungen chemisch-medikamentöser und chronisch-infektiöser Art auf das rote Blutsystem führen weit eher zu einem vermehrten Blutzerfall, zur Hämolyse, die uns im Rahmen dieser Studie nicht weiter beschäftigen kann. Daneben haben besonders in den letzten Jahren die verschiedenen Typen serologisch bedingter hämolytischer Anämien erheblich an Bedeutung zugenommen. Hierbei sind es die jeweiligen besonderen Antikörperverhältnisse, die für das klinische Bild der hämolytischen Anämie verantwortlich zu machen sind [MAIER (1950), HEILMEYER u. BEGEMANN (1951)]. Von besonderem Interesse sind im Zusammenhang mit unseren Fragestellungen die Fälle mit Bildung von Auto-Antikörpern gegenüber Erythrocyten, die offenbar wesentlich häufiger auftreten können, als man bisher vermutete und auch bei nicht hämatologischen Krankheiten eine Bedeutung gewinnen [ZOUTENDYK u. GEAR (1951)]. CORELLI (1944) zieht den Kreis der allergischen „Erythropathien" allerdings wesentlich weiter und rechnet hierzu eine große Reihe von hämolytischen Syndromen (Lederer-Anämie, Marsch- und Kältehämoglobinurie sowie die akuten, hämolytischen Anämien nach Sulfonamiden und anderen Medikamenten).

PRIBILLA u. KOESTER beschrieben 1949 hämolytische Krisen bei Pat., die mit TB I behandelt wurden. Sie führen diese auf eine Antigen-Antikörper-Reaktion zurück, die in der üblichen Weise durch den Haptencharakter des TB I eingeleitet wurde. Morphologisch fand sich eine starke Steigerung der Erythropoese mit ausgeprägter Caryorrhexis der Normoblasten und basophiler Punktierung, toxischen Veränderungen auch der myeloischen Reihe und deutlicher Reaktion des Reticulums. Das Fehlen der Eosinophilie wird auf die schwere Tuberkulose zurückgeführt. BUSQUET u. LIGNAC (1950) beschrieben 2 Fälle hyperchromer Anämien, bei denen eine Behandlung mit kleinen Sulfonamiddosen eine Verschlechterung der Anämie und eine Erhöhung der Eosinophilie hervorrief. BOCK schildert 1950 unter der klinisch günstig wirkenden Contebenbehandlung eines FELTYschen Syndromes eine deutliche und schnell einsetzende Verschlechterung des roten Blutstatus gleichzeitig mit einem Arzneifieber und Arzneiexanthem.

3. Infektiös-allergische Schäden.

Zusammenhänge zwischen isolierten chronischen Schädigungen der Erythropoese und infektionsallergischen Momenten müssen zunächst wahrscheinlich bei dem Fall von MOESCH-LIN u. ROHR (1943) eines 20jähr. Mädchens angenommen werden, die während einer 2¹/₂jähr. Beobachtungszeit nie erythropoetische Elemente im Knochenmark hatte und bei der in der Peripherie und im Knochenmark dauernd die Reticulocyten fehlten. Rezidivierende poly-arthritische Schübe und eine vorübergehende Knochenmarkseosinophilie ließen die Verff. an allergische Momente denken. Bei dem von BEGEMANN (1947) beschriebenen Fall wurden bei einem 59jähr. Landwirt durch 4 Jahre niemals im Knochenmark erythropoetische Ele-mente nachgewiesen; da die Erkrankung erstmalig nach einer Magenverstimmung auftrat, kann man auch hierbei ursächliche Zusammenhänge mit einem Infektgeschehen vermuten.

Besonders interessant ist schließlich in diesem Zusammenhang eine Beobachtung aus unserer Klinik mit allergischen Knochenmarksveränderungen im Verlaufe einer generali-sierten verkäsenden *Drüsentuberkulose* [HORSTER (1949)]. Es handelte sich dabei um einen 56jähr. Mann, der mit hohem Fieber und hochgradiger Anämie an einer Tuberkulose des lym-phatischen Systems erkrankt war und bei dessen Krankheitsverlauf sich 3 Phasen unter-scheiden ließen.

Die *erste*, etwa 4 Monate dauernde, zeigte neben kontinuierlichem Fieber eine hochgradige, hyperchrome Anämie mit perniciosaähnlichem Sternalmarksbefund. Auch die Leukopoese zeigte Linksverschiebung und starke Reifungshemmung. Retikuläre Knochenmarksanteile waren nicht sonderlich vermehrt. Durch hohes Fieber und Eisengaben sowie Bluttrans-fusionen war der bedrohliche Zustand nicht zu beeinflussen. Eine prompt einsetzende Besse-rung erfolgte erst mit Auftreten zweier faustgroßer Spritzenabscesse. Mit der Spaltung der Abscesse sank die Temperatur noch am selben Tage, um während des folgenden Jahres normal zu bleiben. Noch während des Absceßfiebers wurde ein Anstieg der roten Blutwerte und der Leukocyten von etwa 2400 auf 5000 beobachtet. Der Abschluß dieser ersten Phase, der die Normalisierung des Blutbildes, der Senkung und ein Jahr fast völliger Beschwerde-freiheit folgte, steht also im auffälligen Zusammenhang mit dem Auftreten der Spritzen-abscesse. Der Sternalmarksbefund wies jetzt nur noch eine geringe Reifungsdissoziation an den roten Zellen auf. Eine Miliartuberkulose oder andere Erkrankungen können in dieser ersten Phase nicht vorgelegen haben, da der Pat. danach etwa 1 Jahr arbeitsfähig war. Vielmehr ist anzunehmen, daß in der ersten Phase zwar ein Übertreten der Erreger ins Blut stattfand, doch die Abwehrlage des Organismus so gut war, daß der Pat. diesen Schub über-wand. Jetzt stand die Überempfindlichkeit bzw. die überschießende Reaktion auf das Tu-berkeltoxin im Vordergrund. Diese hyperergische Reaktion führte zu den klinisch in diesem Fall im Vordergrund stehenden Erscheinungen (Subikterus, hohe Senkung, Fieber, Leuko-penie und Anämie), letztere wird ja in diesem hohen Maße bei der Tuberkulose nicht beob-achtet. Deuten wir diese Erscheinungen als Ausdruck einer hyperergischen Reaktion, so läßt sich der Erfolg der Spritzenabscesse als Schockwirkung, ähnlich dem Pyriferschock bei cyclischen Infektionskrankheiten, leicht erklären [HÖRING (1948), SCHMENGLER u. FEREN-BACH (1948), HOFF (1952)]. Auch für das auffallendste Symptom, die *Anämie*, ist nur die Annahme einer *hyperergischen Knochenmarksschädigung* möglich. Andere Ursachen konnten ausgeschlossen werden. Besonders hervorzuheben ist in diesem Falle und eine Unterstützung der Auffassung des hyperergischen Geschehens ist die hochgradige Monocytose bis zu 40%. Hierbei handelte es sich wohl um ausgeschwemmte Elemente des RHS als Ausdruck einer hochgradigen Aktivierung dieses Organs. Die *zweite*, fast ein Jahr dauernde, Phase zeichnete sich durch anscheinend völliges Ruhen des Prozesses und Beschwerdefreiheit aus. Auch jetzt war noch eine Monocytose von 14% auffällig. Die *dritte* Phase von 6 Wochen wurde durch Fieber, mittelgradige Anämie und hochgradig beschleunigte Blutsenkung eingeleitet und schloß mit dem Tod ab. Der Sektionsbefund ergab eine miliare Aussaat, so daß diese Phase unter dem Zeichen der jetzt vorherrschenden Anergie stand.

Man hat versucht, als Erklärung für die *Bothriocephalusperniciosa* einen Über-empfindlichkeitsmechanismus nachzuweisen. Hierzu verabfolgte der Finne TÖTTERMANN (1938) an mehrere Versuchspersonen, die früher einmal an einer Wurmanämie erkrankt gewesen waren, durch 2—4 Wochen getrocknete Wurm-substanz und beobachtete bei mehreren von ihnen eine Verminderung der Ery-throcytenzahl und eine Erhöhung des Färbeindex. Diese Beobachtung unter-stützt nach HEILMEYER die Vermutung des Bestehens einer gewissen Über-empfindlichkeit der Wurmträger gegen Wurmstoffe, ist aber nur mit großer Reserve für die Pathogenese der Erkrankung zu verwerten.

4. Morphologie der akuten Erythroblastophthisen.

Erst in den letzten Jahren wurde das Analogon zu den akuten Agranulocytosen und Thrombopenien auch am erythrocytären System von GASSER (1949/50) sowie GASSER u. ADANK (1950) beobachtet und bei 14 Kranken eingehend *morphologisch* verfolgt. Wie bei den parallelen Erkrankungen der Leuko- und Thrombopoese spielen auch hierbei Überempfindlichkeitsreaktionen auf Medikamente (Luminal, Ol. chenopodii, Santonin-Calomel, Pyramidon) oder vorausgegangene Infekte eine Rolle. Infolge der langen Lebensdauer der Erythrocyten waren diese meist nur kurzdauernden aplastischen Krisen nicht von einer peripher ablesbaren Anämie gefolgt. Zur Zeit des Erythroblastenschwundes finden sich im Knochenmark eigenartige Riesenzellen, die den Proerythroblasten nahestehen, strukturell aber stark an reticulohistiocytäre Elemente erinnern. Sie sind durch eine ungewöhnliche Größe (bis 60 μ), den großen, sehr fein und locker aufgebauten Kern mit großen Nucleolen sowie durch das tiefblaue, leicht lädierbare Protoplasma gekennzeichnet. Gleichzeitig waren die Reticulocyten im Knochenmark und im peripheren Blut nicht mehr nachweisbar. Diese Erythroblastenkrisen dauerten etwa 1 Woche und waren dann von einer Erythroblastose und Reticulocytose gefolgt. Interessant ist, daß im Moment der Krise von GASSER das Auftreten einzelner Gewebsmastzellen und eine Vermehrung der plasmacellulären Reticulumzellen beschrieben wird und somit sich auch dieser, für viele Agranulocytosen so typische Befund hierbei wiederholt.

V. Die allergischen Knochenmarksschäden des Gesamtmarks einschließlich des Reticulums.

1. Experimentell durch Antiknochenmarkssera und durch Milzextrakte.

Das Schlußglied in der Kette der experimentell durch den anaphylaktischen Grundversuch erzeugbaren Knochenmarksschäden müßte eine Versuchsanordnung zur Voraussetzung haben, die *das gesamte Mark* schädigt und somit eine experimentelle Parallele zum klinischen Bild der allergischen Panmyelopathie abgäbe. Es wird heute allgemein anerkannt (HEILMEYER u. BEGEMANN), daß solche allergischen Panmyelopathien existieren und wie die übrigen Knochenmarksschäden im wesentlichen infektiös-allergischen wie medikamentös-chemischen Ursprungs sein können. Die tierexperimentelle Erzeugung stößt trotzdem — wahrscheinlich infolge der komplexen Zusammensetzung des Gesamtknochenmarks als Antigen — auf erhebliche Schwierigkeiten [BESREDKA (1900), FUNCK (1900), FLEXNER (1902), BUNTING (1903)]. In jüngster Zeit mit exakten serologischen Trennungsmethoden zubereitete Anti-Knochenmarkssera erzeugten eine ausgeprägte hämorrhagische, thrombopenische Purpura, ohne daß sich gleichzeitig auch Granulocytenstürze nachweisen ließen [CLARK u. JACOBS (1950)]. BJÖRKLUND u. HELLSTRÖM (1951) fanden mit hochgereinigtem Antiknochenmarkserum schwere Veränderungen: Aplasien, Reifungsstörungen und erhebliche Regenerationszeichen an allen Knochenmarkselementen. Bemerkenswert sind in diesem Zusammenhang auch jüngste Ergebnisse von COTTIER (1952), der mit wiederholten Injektionen eines Milzextraktes einer Patientin mit hypersplenischer Panhämocytopenie bei Kaninchen eine dauernde Verminderung aller Blutelemente erzielen konnte. Das Knochenmark dieser Tiere war hyperplastisch und wies Zeichen einer Reifungsstörung auf. COTTIER sieht damit die humorale Übertragbarkeit der hypersplenischen Panmyelopathie als gegeben an und läßt die Frage offen, ob es sich bei den wirksamen Stoffen evtl. um Antikörper im Zusammenhang mit einem Autoimmunisationsmechanismus handelt.

2. Experimentelle Knochenmarksschädigung beim Tier.

Bei den medikamentös-allergisch bedingten Panmyelopathien sind verständlicherweise Versuche, durch experimentelle Belastungen den Beweis für den Zusammenhang zu erbringen, nicht unternommen worden.

Dagegen haben MOESCHLIN u. NAEF (1948) tierexperimentelle Untersuchungen mit Urethan durchgeführt und dabei die Beeinflußbarkeit aller 3 Knochenmarkssysteme verfolgt. Auffällig war an diesen Ergebnissen einmal die Tatsache der recht verschiedenen Empfindlichkeit der einzelnen Knochenmarkszellen von Tier zu Tier, ferner der Umstand, daß vor Eintritt der lähmenden Knochenmarkswirkung stets eine erhöhte Zellproduktion an den sensitiven Zellgruppen zu beobachten war. Während gewöhnlich nur eine Knochenmarkszellgruppe alteriert war, ließ sich doch bei einigen Tieren eine Schädigung aller 3 Systeme, also eine ausgeprägte Panmyelopathie, erzeugen. Diese Tatsachen sind auch unter der Einschränkung als bedeutungsvoll anzusprechen, daß es sich hier infolge der klassischen Urethanwirkung am Kernstoffwechsel (Ruhekerngift) wohl eher um toxische und weniger um Überempfindlichkeitsreaktionen an den Blutzellen handelte. Bei den oben bereits zitierten Sensibilisierungsversuchen von JÜRGENS (1949) mit Schlafmitteln bei Tieren kam es nie zum Auftreten einer Panmyelopathie.

Als ausgeprägtes Knochenmarksgift gilt seit langer Zeit das *Benzol*. Mit ihm läßt sich mit der Sicherheit eines Experimentes stets eine Panmyelopathie erzeugen; trotzdem konnte auch hierbei die klinisch bekannte Beobachtung einer individuell verschiedenen Empfindlichkeit sogar tierexperimentell gestützt werden [KRACKE (1932), HUMPERDINCK (1944)].

3. Die Bedeutung des Infekts.

In engstem Zusammenhang mit der Pathogenese der Panmyelopathien stehen nun besonders *Infekte* [HEILMEYER u. BEGEMANN, ROHR (1949), SCHOEN u. TISCHENDORF (1950)]. Eine Markeosinophilie und das gleichzeitige Auftreten allergischer Hautprozesse unterstreicht den allergischen Charakter; beim Rheumatismus spielen infektionsallergische Myelopathien eine große Rolle (vgl. Kapitel VIII). Auch bei der besonders seltenen Form eines FANCONI-Syndromes beim Erwachsenen (familiäre Panmyelophthise) konnte ROHR Infektionskrankheiten anschuldigen. Neben dem Rheumatismus scheinen vor allem Lues und Tuberkulose das Knochenmark giftempfindlich zu machen und die Bahnung einer Knochenmarksinsuffizienz vorzubereiten [KLEINE-NATROP (1949), GERSTENBERGER u. THIELE (1950) u. a.]. MICHETTI u. CAVIGLIA berichteten 1950 über eine aplastische Anämie, die unter zahlreichen Zahnherden entstanden war und nach deren Beseitigung ausheilte.

4. Morphologie der allergischen Panmyelopathie.

Morphologische Studien an allergischen Panmyelopathien ergeben nicht immer einheitliche Befunde, überschneiden sich doch hier eine Fülle ätiologischer Momente einschließlich toxischer Einflüsse, ganz abgesehen davon, daß die gemeinsame Beteiligung aller 3 Knochenmarkszellstränge wesentlich seltener ist als die isolierten Veränderungen der Leukopoese oder der Thrombopoese. Das klinische und hämatologische Erscheinungsbild ist oft sehr polymorph. Anfangs besteht häufig nur eine Anämie, und Leukocyten- wie Thrombocytenverringerung sind zwar in geringerem Maße nachweisbar, doch nicht so erheblich, daß es zu Störungen kommt. In anderen Fällen ist die Leukopenie das Initialsymptom, zu der erst später eine Anämie hinzukommt, während die Thrombocytenzahl immer im Bereich der Norm bleibt. Für die Entwicklung der Panmyelopathien sind die im Kapitel über die Agranulocytosen bereits kurz erwähnten entzündlichen Markbefunde bedeutungsvoll.

Neben der Vermehrung der Marklymphknötchen und beider Reticulumzellanteile finden sich nach ROHR (1948, 1952) nicht so selten hierbei auch ausgesprochene fibröse Markveränderungen und Vermehrung der Lymphocyten sowie der Gewebsmastzellen als Ausdruck der „chronischen Myelitis", während bei akuten Fällen zunächst ein reichliches Markgewebe mit Überwiegen der unreifen Formen angetroffen wird. Gerade die genannten fibrösen Markveränderungen haben durch die Beobachtungen unserer Klinik, vor allem von SCHMENGLER (1951), eine vermehrte Bedeutung bei chronisch-allergischen Krankheitsbildern gewonnen, weil es hierbei durch die oft erhebliche reaktive Markfibrose zu einer weitgehenden mechanischen Schädigung des hämopoetischen Markparenchyms kommen kann (Abb. 7). Ausgeprägte Veränderungen im Serumeiweißbild stellen diese Vorgänge auch immunologisch in enge Beziehung zum allergischen Geschehen.

Die *Morphologie des Knochenmarksreticulums* bei den allergischen Knochenmarksschäden wurde in den einzelnen Abschnitten bereits abgehandelt; wir selbst [PETRIDES (1950 a)] fanden erhebliche Plasmavacuolisierung, Mehrkernigkeit der plasmocytären Reticulumzellen und starke Mitosetätigkeit. Grad und Ausmaß der Phagocytoseerscheinungen der Makrophagen läßt natürlich nur mit aller Vorsicht einen Rückschluß auf hyperergische Vorgänge zu.

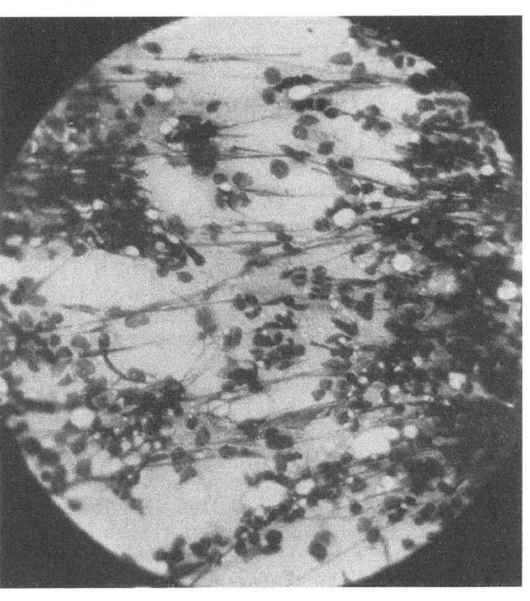

Abb. 7. Reaktive Reticulose mit Markfibrose bei chronisch-rheumatischem Krankheitsbild (nach SCHMENGLER).

5. Kasuistik.

Die Kasuistik der allergischen Panmyelopathien ist im Laufe der Jahre sehr umfangreich geworden und wird ebenfalls durch die Neueinführung wirksamer Chemotherapeutica ständig vermehrt. Für eine große Anzahl von Publikationen muß man aber viel eher toxische als allergische Markschädigungen anerkennen, da die betreffende Medikation oft wochen- und monatelang durchgeführt wurde. Am bekanntesten und häufigsten sind die allergischen Panmyelopathien nach *Salvarsan*, die, wie bereits erwähnt, häufig im Anschluß an eine Salvarsanagranulocytose auftreten und mit zahlreichen anderen Überempfindlichkeitsreaktionen verbunden sein können [HEILMEYER u. BEGEMANN, LANG (1949), BOCK (1946) u. a.], nach *Gold* [WEIL u. Mitarb. (1938), LEITNER (1938), CHRISTIAENS (1949), SAUERTEIG (1951), Literatur bei HEILMEYER]. ROHR sieht im Ausmaß der Eosinophilien bei Salvarsan- und Gold-Panmyelopathien einen guten prognostischen Gradmesser und rät bei Überschreiten einer gewissen Grenze (12%) zum Aussetzen der betreffenden Medikation. In den letzten Jahren sind Panmyelopathien nach *Conteben* [SCHMIDT u. BLAHA (1950), nach *Hydantoinkörpern* [BÁN u. BERCZELLER (1951), WITKIND u. WAID (1951), ROHRBACH (1950)], nach *Streptomycin* [SACKS u. Mitarb. (1951), AMSLER (1951) u. a.] beschrieben worden, sie müssen aber wegen der meist lange vorausgegangenen Verabfolgung überwiegend als toxisch bedingt aufgefaßt werden.

VI. Hämatologische Veränderungen bei der Anaphylaxie.

WIDAL hat 1907 als erster bei zahlreichen allergischen Schocksymptomen eine Blutveränderung beschrieben, der er für die Pathogenese des Schocks hohe

Bedeutung zusprach und die für uns aus dem Grunde so bedeutungsvoll ist, weil sie die erste exakte klinische Beobachtung über die Beziehungen anaphylaktisch-allergischer Zustände im Blute darstellte. Diese in der Folgezeit von zahlreichen Klinikern nachgeprüfte sog. *hämoklasische Krise* geht neben einer Blutdrucksenkung mit Abfall der Leukocytenzahlen und Inversion der Leukocytenformel, mit einer Verminderung der Eiweißkolloide und Hyperkoagulabilität des Blutes einher.

1. Experimentell.

Die Zahl der experimentellen und klinischen Untersuchungen der *hämatologischen Veränderungen bei der Anaphylaxie* ist sehr umfangreich. Zur Sensibilisierung wurden die verschiedensten Eiweißkörper als Antigene verwandt, stellenweise wurde auch mit belebten Krankheitserregern gearbeitet. Den Veränderungen im anaphylaktischen Schock wurden die nach langdauernder oraler oder parenteraler Eiweißzufuhr gegenübergestellt [SCHLECHT (1910 a u. b, 1912, 1944/45), SCHLECHT u. SCHWENKER (1912), ÅHL u. SCHITTENHELM (1913), BIEDL u. KRAUS (1913), MAS u. MAGRO (1923), DEAN u. WEBB (1924), SCHILLING (1925), ANSELMINO (1926), BÜNGELER (1926), BYKOWA (1927), GAWRILOW (1927), WITTKOWER (1923), DOERR (1929), HAENDEL (1930), NIKOLAEFF u. GOLDBERG (1930), NEKLUDOW u. NEKLUDOWA (1931), HEINLEIN (1936), EISLER (1938), HÖLDERLIN (1938), ISHIHARA (1939), WENSE (1940), WANTLAND (1937), KINSELL u. Mitarb. (1941), OLEG (1941), SAMTER (1949), HOIGNÉ (1951), BAN, FILIPP u. MATKO (1950, eigene Untersuchungen)]. Im anaphylaktischen Schock besteht eine Leukopenie und Thrombopenie, eine Verminderung der Eosinophilen bis zu deren völligem Schwinden, eine Verminderung der Polynucleären, bei Meerschweinchen eine Vermehrung der Pseudoeosinophilen mit gleichzeitiger Verminderung der jungen Stabkernigen (NEKLUDOW u. NEKLUDOWA u. a.), beim Hund eine Vermehrung der Erythrocyten und des Hämoglobins, vor allem auch ein Ansteigen der kernhaltigen Roten (DEAN u. WEBB). Nach NIKOLAEFF u. GOLDBERG ist die Leukocytenformel eines allergischen Tieres durch Vermehrung der monocytoiden und eosinophilen Zellen charakterisiert: Während des anaphylaktischen Schocks sind die Histiomonocyten vermehrt, die eosinophilen Zellen nehmen ab, nach überstandenem Schock kehrt sich das Verhältnis um. WITTKOWER fand außerdem noch folgende wesentliche Blutveränderungen: Herabsetzung der Blutgerinnungsfähigkeit, der Blutsenkung, des Gefrierpunktes, Bluteindickung durch Verminderung des Wassergehaltes, Vermehrung der Aminosäuren und des Reststickstoffes, Verringerung des Komplementgehaltes und des Fibrinogens, Verminderung der Erythrocytenresistenz gegen hypotonische Kochsalzlösung, Steigerung der Fragilität der Leukocyten. Nach HOIGNÉ ist die Antithrombinzeit verlängert, die Prothrombinaktivität bedeutend gesteigert, wobei die Verkürzung der Prothrombinzeit auf einer Vermehrung des Faktor VII oder des Prothrombin selbst beruhen soll.

SCHILLING stellte bei experimentell ausgelöstem anaphylaktischen Schock oft eine auffallende Armut an myeloischen Zellen im Knochenmark fest, es waren dann zwischen dem weitmaschigen Reticulum und dem Fettgewebe nur noch spärliche, meist unreife Myelocyten vorhanden [vgl. auch PETRIDES u. SCHMENGLER (1951)]. SCHILLING sieht allerdings die hämatologischen Folgen der Hämoklasie lediglich als Ausdruck einer Verteilungsleukocytose an, ein Mechanismus, den er für die hämatologische Wirkung vegetativ wirksamer Pharmaka ausschließlich anerkennt. Es kann übrigens bei den medikamentösen Knochenmarksschäden im Gegensatz zu den rein experimentell ausgelösten Schockzuständen zu einem völligen Zusammenbruch der Knochenmarksfunktion kommen, da bei diesen meist eine medikamentöse oder infektiös-toxische Sensibilisierung vorausgegangen ist.

HÖLDERLIN nahm bei Kaninchen umfangreiche intravitale Blutuntersuchungen vor und gewann Knochenmark sofort nach Tötung der Tiere, die wochen- und monatelang intensiv mit verschiedenen Antigenen sensibilisiert worden waren. Das morphologische Knochenmarksbild (Reizmark, Schädigungsmark, Erschöpfungsmark) war von der Art und Menge des sensibilisierenden Antigens, von der Dauer der Zeit, in der es injiziert wurde und schließlich auch von gewissen Begleitumständen (Schwangerschaft usw.) abhängig. Ich bin aber auf Grund eigener Erfahrungen der Meinung, daß Verf. die sehr beträchtlichen physiologischen Blutbildschwankungen dieser Tiere nicht genügend berücksichtigt hat. Mit Pferdeserum hochimmunisierte Tiere sprachen nicht wie üblich mit einer leukocytären, sondern mit einer monocytären Reaktion an. Bei nur kurz sensibilisierten Tieren war eine Schädigung deutlich, wobei eine Knochenmarkseosinophilie auf einen gewissen anaphylaktischen Zustand schließen ließ. Mehr als die Hälfte der Tiere zeigte eine schlechte Reaktionslage: Das Reticuloendothel trat nicht besonders hervor, eine Leukocytose fehlte, dagegen bestanden manchmal starke Leukopenie und im Mark die Zeichen der Erschöpfung.

Kurz seien hier eigene Sensibilisierungsversuche [PETRIDES (1950)] mit dem Ziele der Erzeugung des ARTHUS-*Phänomens* am Knochenmark erwähnt (vgl. Kap. VII).

Bei kritischer Berücksichtigung der sehr beträchtlichen physiologischen Schwankungen waren die Veränderungen der Blutbilder recht gering. Einheitlich war lediglich das Überwiegen der Lymphocytose [vgl. auch BEGEMANN (1951)], die aber bei einer Reihe von Tieren nach der Sensibilisierung zu Gunsten einer Vermehrung der Neutrophilen abnahm. Bei einigen Tieren kam es ferner nach der Serumreinjektion zu einem Abfall der Gesamtleukocytenzahlen, ohne daß in diesen Fällen gleichzeitig auch ein Granulocytenabfall zu beobachten gewesen wäre. Eine Vermehrung der Bluteosinophilen durch die protrahierten Sensibilisierungsdosen ließ sich ebensowenig wie eine Markeosinophilie beobachten. Dagegen fanden wir in den der Reinjektion folgenden Blutbildern in der Mehrzahl der Fälle leichte Eosinophilenanstiege. Der einzig konstante Befund bei allen Tieren (mit Ausnahme der Kontrolltiere) waren *Zeichen der reticulo-endothelialen Reaktion* im peripheren Blut in den ersten Tagen nach der Reinjektion. Das Ausmaß war verschieden groß und schwankte zwischen 1 und 11% ausgeschwemmter *lympho-monocytärer Reizformen* auf 100 weiße Blutzellen. Die meisten dieser Zellen zeigten keine Phagocytoseerscheinungen, sind also nach MOESCHLIN (1941) und ROHR (1949) am besten als Lymphomonocyten zu bezeichnen und wiesen bei unseren Tieren teils lymphatische, teils histiocytäre Züge auf.

Über fehlende markante Blutbildveränderungen nach der *Sensibilisierung* haben wir oben schon gesprochen. Ein Vergleich der Durchschnittswerte aller Myelogramme der sensibilisierten Tiere mit denen der Normaltiere ließ eine Vermehrung der Eosinophilen aller Reifegrade wie der reticulären Elemente (Plasmazellen, lymphoide Reticulumzellen und speichernde Reticulumzellen) vermissen. Auch die eingehende qualitative Auswertung der Knochenmarkszellen ergab keine entscheidenden Abweichungen von den Normaltieren.

Bekanntlich hat man vor allem das Symptom der Leukocytenverringerung unter anaphylaktischen Bedingungen schon frühzeitig zur Diagnosestellung, besonders alimentär-allergischer Vorgänge, herangezogen (VAUGHANsche Probe). Wenn auch in letzter Zeit wieder von verschiedenen Seiten kritische Einwände gegen diese Methode des Allergienachweises vorgebracht worden sind [URBACH (1935), FROBENIUS (1949), SPIER u. MENZEL (1950), SCHOOG (1950), PROPPE u. MAASS (1951), selbst], so haben doch andererseits gerade kürzlich wieder VALLERY-RADOT u. HOLTZER (1950) gezeigt, daß bei Berücksichtigung der zahlreichen Fehlerquellen die Feststellung alimentärer Allergien mit dieser Probe der diagnostischen Erfassung durch Hautteste überlegen ist.

2. Die eosinophile Zellreaktion.

SCHLECHT zeigte schon vor 40 Jahren, daß sich die Eosinophilen im anaphylaktischen Versuch einheitlich verhalten. Unmittelbar nach der Reinjektion, sobald die Erscheinungen des Schocks überwunden sind, erfolgt eine beginnende Vermehrung dieser Zellen, die in den nächsten Stunden und Tagen zu teilweise sehr hohen Werten ansteigen. SCHLECHT konnte nachweisen, daß Meerschweinchen, welche den Schock überstehen, in ihren Lungen und in der Umgebung der Bronchien eine hochgradige Eosinophilie zeigen. Eine große Zahl von späteren Untersuchern kam zu sehr ähnlichen Ergebnissen.

In jüngster Zeit hat SAMTER nochmals mit einheitlicher experimenteller Technik an Meerschweinchen die Reaktion der Eosinophilen auf Sensibilisierung und Anaphylaxie untersucht. In Bestätigung früherer Ergebnisse fand auch er, daß bei starken Antigenen, die bei der Reinjektion oft zu tödlichem Schock führten, sich bei den überlebenden Tieren nur eine geringe Eosinophilie zeigte, während mit schwachen Antigenen sensibilisierte Tiere eine erhebliche Eosinophilie bekamen. SAMTER stellte fest, daß die Eosinophilie stets erst nach der Reinjektion auftritt, daß ihr Ausmaß in weiten Grenzen von Tier zu Tier schwankt und daß Injektion eines unspezifischen Proteins bei sensibilisierten Meerschweinchen nicht zur Eosinophilie führt. In einer weiteren Versuchsreihe wurde gegen Pferdeserum sensibilisierten Meerschweinchen Histamin intracardial injiziert und danach eine beträchtliche Eosinophilie beobachtet. Schließlich wurde das Vorkommen und das gegenseitige Verhältnis der Eosinophilen im Knochenmark, in der peripheren Zirkulation und im Schockgewebe untersucht. Im

Knochenmark, welches heute ganz allgemein von der Mehrzahl der Autoren als Ursprungsort der Eosinophilen anerkannt wird, schwankte die Zahl der Eosinophilen bei sensibilisierten wie nicht sensibilisierten Tieren in so weiten Grenzen, daß zuverlässige Schlüsse nicht möglich waren. Eine Beziehung zwischen der Zahl der Eosinophilen im Knochenmark und im peripheren Blut bestand nicht. Dagegen zeigten alle Tiere mit einer starken Eosinophilie im Blut auch eine erhebliche Vermehrung der Eosinophilen im Schockgewebe, besonders in den Lungen, in einzelnen Fällen aber auch in anderen Geweben, wie z. B. in der Magenschleimhaut. Diese Gewebseosinophilen finden sich stets in enger Verbindung mit dem Bindegewebe, das bei der Antigen-Antikörper-Reaktion in den Schockorganen eine besondere Rolle spielt.

Trotz dieser Erkenntnisse kann man wohl auch heute noch die Eosinophilen als die Zellen der Anaphylaxie und Allergie bezeichnen. Ihre Aufgabe liegt offenbar in der Verarbeitung anaphylaktischer und allergischer Antigene, also vor allem in der Unschädlichmachung artfremden Eiweißes oder anderer höhermolekularer Substanzen. Hierbei fällt offenbar den eosinophilen Granula mit ihren Fermenten eine besondere Rolle zu (HEILMEYER u. BEGEMANN). Die Eosinophilen wandern dann vom Ort ihrer Produktionsstätte im Knochenmark über das Blut an die Stelle der allergischen Reaktion, ein Umstand, der das häufig angetroffene Fehlen der Eosinophilen im Blut, auch bei hochgradig allergischen Zuständen, erklärlich macht.

Die Ergebnisse der zahlreichen Tierversuche, nach denen sich in anaphylaktischen Zuständen die Eosinophilen vermehren und in den Schockorganen antreffen ließen, haben BICKEL (1950) u. a. mit Recht veranlaßt, hochgradige Knochenmarkseosinophilien bei medikamentösen Agranulocytosen als Beweis für die Auffassung des Knochenmarkes als Schockorgan anzusehen. Andererseits kann sicher nicht jede Eosinophilie mit allergischen Vorgängen in Zusammenhang gebracht werden.

MOESCHLIN (1948) deutet die bei seinen urethanbehandelten Katzen auftretende Eosinophilie nicht als Ausdruck einer Allergie gegen Urethan, sondern nimmt an, daß sie auf dem Anfall von körpereigenem, cytoklastisch denaturiertem Eiweiß beruhe, ebenso wie nach Mustardnitrogenbehandlung. Ähnlich erklärt WANNAGAT (1950) die heute häufig bei den Chemotherapeuticis der Tuberkulose auftretenden Eosinophilien als Folge der anhaltenden Zerstörung von nekrotischem Gewebe und des Freiwerdens eiweißhaltiger Gerüstsubstanzen beim Zerfall der Tuberkelbacillen. Schließlich muß man nach den tierexperimentellen Untersuchungen von ESSELLIER, KOSZEWSKI u. DE MEYER (1951) die häufigen Eosinophilien nach Penicillinmedikation auf die Ölbeimengungen der meisten Depotpenicilline zurückführen.

SCHLECHT, dem wir die grundlegenden Arbeiten zur Eosinophilenfrage verdanken, hat 1944 eine umfassende Zusammenstellung über „Eosinophilie und Allergie" gegeben. Dabei mißt er der Gewebseosinophilie als integrierendem und charakteristischem Bestandteil der allergischen Entzündung allergrößte Bedeutung bei, während die Bluteosinophilie bei allergischen Zuständen nicht mit derselben Regelmäßigkeit angetroffen wird; sie wird bekanntlich von der Intensität der Antigen-Antikörper-Reaktion, Verteilungseinflüssen usw. bestimmt. SCHLECHT führt dann die bei verschiedenen Medikamenten und chemischen Substanzen auftretenden Eosinophilien an und geht auch auf die heute bekannten pathogenetischen Vorstellungen über den Antigencharakter solcher Nichtproteine ein. Er wies bereits 1911 nach, daß bei der Arzneimittelüberempfindlichkeit neben der Bluteosinophilie auch eine ausgesprochene Gewebseosinophilie vorzuliegen pflegt und zitiert den Fall einer tödlich verlaufenen Arsazetinvergiftung mit einer Bluteosinophilie von 20%, bei der eine ausgeprägte Anhäufung eosinophiler Zellen im zelligen Infiltrat des periportalen Gewebes, in der Milz und in den geschwollenen Darmfollikeln nachzuweisen war. Eine besondere Bedeutung wird der lokalen Eosinophilie der Haut beigemessen: Bei der Salvarsandermatitis z. B. entsprechen die histologischen Verhältnisse weitgehend denen nach einem tierexperimentell hervorgerufenen ARTHUSSCHEN Phänomen. SCHLECHT meint, daß die Bluteosinophilie bei solchen Medikamentenallergien im allgemeinen umso stärker aufträte, je mehr die Haut mitbeteiligt ist, eine Beobachtung, die in jüngster Zeit auch von GRIMMER (1949) gemacht wurde.

Einen wesentlichen Auftrieb hat die Eosinophilenfrage in den letzten Jahren durch fermentchemische Untersuchungen erfahren. Schon PETRY (1912) sowie NEUMANN (1932) untersuchten die chemische Grundlage der eosinophilen Granula und stellten fest, daß sie ein kompliziertes Eiweißlipoidgemisch darstellen, welches auch reichlich Eisen und Phosphor enthält. Neuere Untersuchungen stammen von LAVES u. THOMA (1950), die fanden, daß die Granula nach Andauung mit Arginase rasch ihre eosinophile Anfärbbarkeit verlieren und nach längerer Einwirkung dieses Fermentes ganz aufgelöst werden. Der Nachweis des Histaminreichtums der Eosinophilen durch CODE u. MᶜDONALD (1937) ließ DALTON (1949) vermuten, daß die eosinophilen Zellen nach ihrem Untergang als Histaminspender fungieren und dadurch die lokale Hyperämie des allergisch reagierenden Gewebes bewirken.

Die enge Kopplung auch der eosinophilen Zellreaktion an übergeordnete Regulationsmechanismen ist in den letzten Jahren seit Entdeckung bestimmter Nebennierensteroide erneut deutlich geworden: durch Injektion des ACTH bzw. des in der Nebennierenrinde hergestellten Cortison kommt es bei intakter Nebennierenrindenfunktion zu einem typischen Eosinophilenabsturz, der heute weitreichende diagnostische Bedeutung gewonnen hat. Auf diese wichtigen Tatsachen wird später noch einzugehen sein (Kap. IX).

3. Das Blutbild bei allergischen Krankheiten.

Das Blutbild bei allergischen Krankheiten ist durch Leukopenie, Eosinophilie und relative Lymphocytose gekennzeichnet, die Besonderheiten bei den einzelnen Erkrankungen sind aus allen hämatologischen Lehrbüchern und zahlreichen Arbeiten zu entnehmen [BIENENFELD (1907), OPITZ (1931), SCHILLING (1933), DE RENZI (1940), HABELMANN (1940), THADDEA (1943), SCHULTEN (1948), THALHAMMER, JANICEK (1950), HEILMEYER u. BEGEMANN, MALLINCKRODT-HAUPT (1952) u. a. m.].

HEINSEN u. BIEDENKOPF (1938) sowie HAUPT (1949) stellten Untersuchungen unter der Serumtherapie bei Diphtherien an und fanden, daß bei der Hälfte der Fälle die anfängliche Leukocytose nach den Seruminjektionen nicht mehr vorhanden war. Es fand sich in allen Fällen sowohl eine absolute wie eine relative Neutropenie, die mit einer absoluten und relativen Lymphocytose einherging. In diesem Zusammenhang sind auch die Reaktionen des RHS von Interesse: So beobachteten CREMER u. SCHMIDT (1939) bei Verfolgen des Verhaltens der Monocyten nach Serumgaben bei schweren und mittelschweren Diphtherien einen deutlichen Anstieg der zunächst relativ niedrig liegenden Monocytenwerte und deuteten sie als Aktivierung des cellulären Abwehrapparates.

DE RENZI fand bei verschiedenen Überempfindlichkeitsreaktionen (Serumkrankheit, Urticaria, Asthma) eine weitgehende Übereinstimmung der hämatologischen Befunde. Ihm schien zunächst eine gewisse allgemeine Hyperplasie des Knochenmarks mit besonderem Reichtum an jungen Elementen, auch des erythropoetischen Systems, auffallend, obwohl im peripheren roten Blutbild keine nennenswerten Abweichungen von der Norm vorlagen. Die Markhyperplasie betraf in besonderer Weise auch die histiocytären Elemente. Im allgemeinen war die eosinophile Reaktion im Sternalmark deutlicher ausgeprägt als im peripheren Blutbild, was DE RENZI als Folge einer verminderten Ausschwemmung der Eosinophilen in die Blutbahn deutete. In den Fällen, in denen die allergischen Erscheinungen länger bestanden, kam eine verzögerte Ausreifung der eosinophilen Zellen hinzu („bradi evolutivita eosinofila").

Eine besonders eingehende Studie über die Veränderungen des Knochenmarks bei der Allergie verdanken wir HABELMANN. Sie befaßt sich allerdings vorwiegend mit den *Veränderungen im leukopoetischen System* und ergab bezüglich der Eosinophilie keinerlei Abhängigkeit zwischen den oft normalen Eosinophilenwerten im Blut und den meist erheblich vermehrten Markeosinophilen, von klinischer Manifestation und Schwere des Krankheitsbildes. Dagegen wurde gefunden, daß das klinisch-allergische Krankheitsbild um so schwerer war, je stärker die Eosinophilie die Jugendleukopoese beeindruckte. Das übrige leukopoetische Markbild nimmt bei allergischen Krankheitsbildern einen mehr jugendlichen Charakter an, d. h. die segment- und stabkernigen Granulocyten sind prozentual zu Gunsten der Metamyelocyten, Myelocyten und Promyelocyten verringert. Der leukopoetische Zellanteil ist sowohl prozentual als auch absolut etwas reduziert, so daß dementsprechend eine relative Lymphocytose resultiert. Die Kernplasmarelation der Zelle ist gestört, es liegt eine Inkongruenz zwischen Kern- und Plasmareifung vor. So ist der Kern entweder bei unreifem Plasma ausgereift oder bei reifem Plasma wenig differenziert. Bei mittelschweren allergischen Reaktionen sind nach Ansicht HABELMANNs die Markbilder eindeutig und persistierende Plasmabasophilie wie stärkere Granulationen fast aller leukopoetischen Zellen lassen das Bild als „bunt" erscheinen. Dieser Eindruck wird durch Formenvariabilitäten des Kerns (Verklumpungen, abnorme Lappung junger Kerne und verzögerte Segmentierungstendenz) verstärkt. Man findet Makrophagen, Vermehrung der Mitoseneigung und stärkere Vacuolisierung der leukopoetischen Reihe, letzteres auch am Plasma der Reticulumzellen. HABELMANN weist darauf hin, daß die eben genannten Veränderungen eindeutig von der allergischen Reaktion und nicht maßgeblich von dem augenblicklichen Krankheitszustand abhängig sind. Die Begutachtung der *Reticulumzellen* ergibt schließlich eine stets vorhandene Vermehrung der Plasmazellen (bis zu 20% und mehr) mit einer festen Beziehung zwischen Ausmaß der plasmocytären Reaktion und Jugendverschiebung der Leukopoese. Je mehr diese nach der Jugendseite wandert, umso größer wird der Anteil plasmacellulärer Reticulumzellen. Außerdem findet sich auch noch eine Parallele zur peripheren Monocytose: je größer diese, um so stärker die plasmocytäre Markreaktion. Die Blutmonocytose steht von den allergischen Blut- und Markreaktionen am deutlichsten in Parallele zu dem derzeitigen allergischen Krankheitsbild.

Als vielleicht einzige Äußerung allergischer Einflüsse auf die *Erythropoese* lassen sich nach HABELMANN bei besonders schweren Zustandsbildern peripher Poikilocyten nachweisen. HABELMANN weist abschließend auf die Ähnlichkeit des Knochenmarks bei Allergie und toxischen Markveränderungen hin.

VII. Versuche zur lokalisierten Knochenmarksallergie.

Einen besonderen Weg der *experimentellen Erzeugung eines allergischen Knochenmarksschadens* gingen PETRIDES (1950 a u. b, 1951) sowie PETRIDES u.

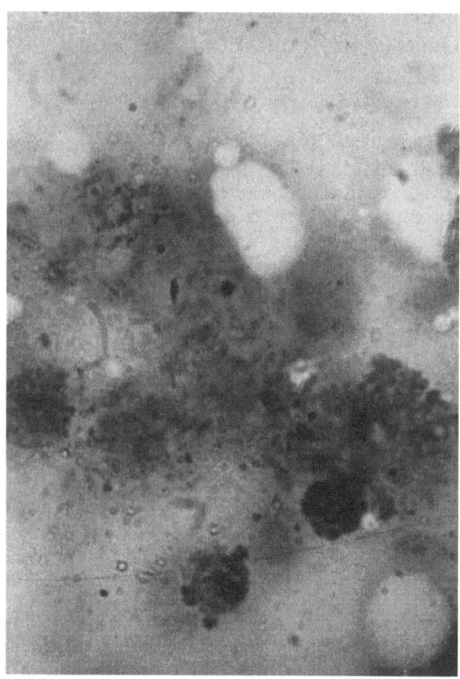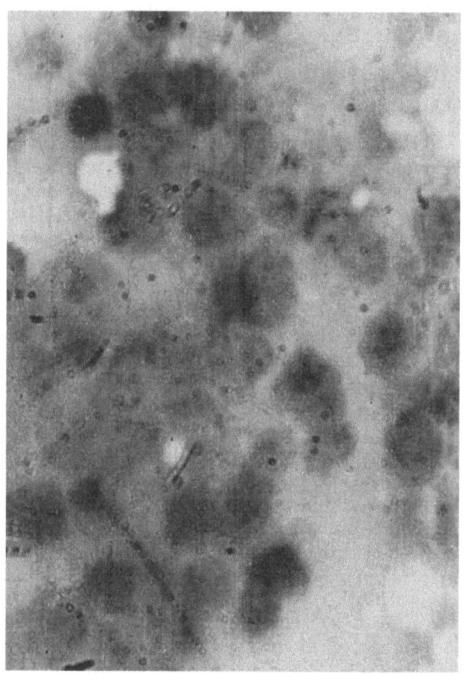

Abb. 8   Abb. 9

Abb. 8 u. 9. Experimentelle lokalisierte Knochenmarksallergie, weitgehende Zerstörung der Zellstrukturen
(siehe Text) (nach PETRIDES).

SCHMENGLER (1951). Sie waren zunächst vorwiegend am geweblichen Grundvorgang interessiert, der sich bei den allergisch bedingten Knochenmarksvorgängen abspielt und versuchten unter streng experimentellen Bedingungen ein ARTHUS-Phänomen am Knochenmark von Versuchstieren wie auch von Menschen hervorzurufen.

Sie gingen bei ihren Versuchen so vor, daß sie Kaninchen mit verschieden starken Antigenmengen jeden 2. Tag intraperitoneal aktiv sensibilisierten und dann auf dem Höhepunkt der Präcipitinreaktion — etwa zwischen dem 7. und 11. Tag nach der letzten Sensibilisierungsdosis — eine Femurpunktion vornahmen, Mark aspirierten und unmittelbar danach durch die Punktionsstelle Antigen in die Knochenmarkshöhle instillierten. Bei allen Tieren wurde 6 und 24 Std. nach der Antigenreinjektion ins Mark durch dieselbe Punktionsstelle erneut Mark zu aspirieren versucht. Analog zu diesen Versuchen wurden freiwillige Kranke, bei denen mit Sicherheit eine anaphylaktische Markschädigung auszuschließen war, mit intrasternalen

Serum-Erstinjektionen oder mit einer intramuskulären Serumgabe sensibilisiert. Nach Ablauf von 2—3 Wochen erhielten sie eine kleinere Menge desselben Serums intrasternal appliziert. Blutuntersuchungen und Sternalpunktionen wurden vor der Sensibilisierung, vor der Reinjektion und 6 Std. nach dieser durchgeführt.

Die *mikroskopischen Markbefunde*, von denen 2 Mikrophotogramme hier wiedergegeben seien (Abb. 8 u. 9), zeigten beim *Tier* recht erhebliche Veränderungen, die alle Grade der Zellschädigung bis zum vollkommenen Zelluntergang erfaßten. Die Differenzierung der einzelnen Knochenmarkszellen stieß teilweise auf große Schwierigkeiten, da Bilder resultierten, die mit der normalen und pathologischen Knochenmarksmorphologie wenig gemein zu haben schienen. Makroskopisch war die Markgewinnung nach der Antigenreinjektion ebenfalls sehr erschwert und schien manchmal nur „leeres" Mark oder Blut zu ergeben. Vor allem ließen sich deutliche Schäden an den Zellkernen feststellen, deren Chromatingerüst maßgeblich alteriert war. In den Anfangsstadien kam es zu einer Quellung und Aufblähung der Kerne, später zu Pyknose und Caryorrhexis. Auch am Plasma spielten sich tiefgreifende Veränderungen ab: die Plasmabegrenzung ging verloren, die Granula der weißen Vorstufen traten aus und waren über das ganze Gesichtsfeld verstreut, durch Plasmagerinnung waren die Präparate teilweise wie von einer homogenen Masse überzogen, in der Zelltrümmer und Granula verstreut lagen. PETRIDES u. SCHMENGLER betonen die oft große Ähnlichkeit dieser Veränderungen mit den von ROHR u. HAFTER (1937) sowie anderen beschriebenen postmortalen Veränderungen der Knochenmarkszellen. Die Knochenmarksuntersuchungen beim *Menschen* ergaben infolge des geringeren Sensibilisierungsgrades und der geringen Stärke der Reinjektionsdosis meist weniger erhebliche Zellveränderungen, waren manchmal jedoch ebenfalls ausgeprägt. Auf die Sensibilisierungsfolgen auf das Blutbild bei Mensch und Tier an Hand der eigenen Beobachtungen wurde bereits eingegangen.

PETRIDES u. SCHMENGLER übertragen diese Beobachtungen auf die klinischen Zustandsbilder und möchten die akuten allergischen Knochenmarksschädigungen, wie sie uns in gewissen Agranulocytoseformen, Thrombopenien und kompletten Panmyelopathien begegnen, durch den reinen Mechanismus der Antigenwirkung auf den zellständigen Antikörper erklärt sehen. Bei den chronisch-allergischen Bildern, wie sie gewisse einfache oder komplexe rheumatische Zustandsbilder bieten, vermuten die Verff. einen sekundären Untergang des hämopoetischen Gewebes im Knochenmark durch RHS-Wucherung. Dazu kommt es auf Grund proliferativer Vorgänge am RHS, die auf den chronischen dauernden „unterschwelligen" infektionsallergischen Reiz hin entstehen.

Im ungarischen Schrifttum erschienen 1948 und 1950 Arbeiten von BÁN, FILIPP und MATKO, die uns von den Autoren kürzlich übersandt wurden und in denen, ganz analog zu unseren Versuchen, an sensibilisierten Katzen durch Serum-Reinjektion die Erzeugung des ARTHUS-Phänomens des Knochenmarks versucht wurde. Verff. fanden einen Tag nach dem Schock bzw. der lokalen Reinjektion des Antigens in das Knochenmark mäßige Reifungshemmungen, später ein Überwiegen der Zellreifungsvorgänge.

VIII. Die Klinik der allergischen Knochenmarksschädigung unter besonderer Berücksichtigung des Rheumatismus.

Trotz der Fülle der Arbeiten über die hämatologischen Veränderungen beim Rheumatismus vermißt man oft deren Deutung und Erklärung nach Gesichtspunkten, die in den letzten Jahren für die Rheumapathogenese Anerkennung gefunden haben [SCHOEN (1952)]. Entsprechend den verschiedenen Angriffspunkten der rheumatischen Schädigung werden wir im folgenden die Veränderungen des hämopoetischen und reticulohistocytären Knochenmarksparenchyms sowie die des Serumeiweißbildes schildern.

a) Das rote Blutbild.

Ganz allgemein wird das Vorliegen einer leichten Anämie bei akuten, einer mehr oder weniger schweren bei chronischen Polyarthritiden beschrieben [HIRSCHFELD (1925), COLLINS

(1935), EDSTRÖM (1937), FERRANNINI u. CROTTI (1937), KUIPERS (1938), SHACKLE (1938), VEIL (1939), WEITZMANN (1941), HINTZELMANN 1949, APPELGREN (1949), PETRIDES (1950), COCHRAN (1951), JASINSKI u. STAEHELIN (1951)]. CATTANEO u. CATTANEO (1940) sowie SITAJ u. KRESANEK (1949) stellten in akuteren Fällen manchmal Hemmungszeichen des erythroblastischen Markes fest, CANIGGIA u. SALVADORI (1948) eine infektiös-toxisch auf-gefaßte Hypoplasie der Markerythropoese. Jugendliche und Kinder mit Gelenkrheumatismus zeigen nach HUBBARD u. McKEE (1939) sowie WASSON, BROWN u. WEINTRAUB (1941) eine plötzliche und bedeutende Senkung der roten Blutwerte während der aktiven Phase der Er-krankung, die sich nach deren Überstehen wieder zurückbildet. Auch VEIL mißt dem Ver-halten der Anämie eine gewisse prognostische Bedeutung bei: Sie kann sich lange Zeit vor einer Besserung der humoralpathologischen Verhältnisse zurückgebildet haben. Überein-stimmend finden COLLINS, VEIL sowie NILSSON (1948) schwerere Anämieformen hauptsächlich bei Frauen. KAETHER (1938) richtete sein Augenmerk auf die *Vitalgranulierten im Mark* und nahm bei niedrigen Werten eine toxische Markschädigung an; diese Fälle verliefen hart-näckiger als solche mit normalen Knochenmarksreticulocytenzahlen. Eine eingehende Studie über Anämieprobleme bei der Polyarthritis verdanken wir NILSSON. Aus seinem großen, statistisch vorzüglich ausgewerteten Krankengut sei das Überwiegen der Anämien bei Frauen, die im allgemeinen niedrigen Reticulocytenwerte mit ihrer bekannten Abhängigkeit zu den Hämoglobinwerten und eine manchmal recht beträchtliche Basophilie der Erythroblasten im Mark angeführt; sie wird vom Autor als Ausdruck einer Reifungsstörung der Roten infolge eines knochenmarkshemmenden Einflusses der Krankheit gedeutet. Auch die Hämoglobin-sättigung der Erythrocyten wurde während eines rheumatischen Schubes verringert ange-troffen, Serumeisen und Serumkupfer verhielten sich entsprechend den von HEILMEYER, KEIDERLING u. STÜWE (1941) gefundenen Werten. Schließlich geht NILSSON auf die schon von COLLINS, EDSTRÖM, KUIPERS, neuerdings von APPELGREN erörterte Frage des Zusammen-hanges von Anämie und Achylie bei gewissen Polyarthritisformen ein und kann dieser Störung der Magensaftsekretion auch keine wesentliche Bedeutung in der Pathogenese dieser Anämien einräumen. Diese Befunde erscheinen allerdings in einem ganz anderen Licht, wenn — wie es bereits NILSSON tut — auch die bei chronischen Polyarthritisformen gar nicht seltenen Augen- und vor allem Mundschleimhautläsionen berücksichtigt werden. Dieses dann sehr komplexe Krankheitsbild kann weitgehend dem sog. SJÖGRENschen Syndrom entsprechen und neben den geschilderten Symptomen eine erhebliche reaktive Reticulose mit beson-deren Veränderungen des Bluteiweißbildes, Insuffizienzerscheinungen der Zellkatalysa-toren und Störungen des Porphyrinstoffwechsels aufweisen. Das rheumatisch-allergische Moment wird heute ganz allgemein als Grundlage des in jüngster Zeit viel beschriebenen Syndroms angesehen [FRIESE u. LINKE (1950), ESSER u. SCHMENGLER (1951), BEIGLBÖCK u. HOFF (1952)].

Im Hinblick auf die heute allgemein anerkannte große Bedeutung infektions-allergischer Momente beim Rheumatismus wird man auch die rheumatische Knochenmarksschädigung zu einem großen Teil als infektions-allergische Mark-schädigung auffassen. Nach VEIL ist die Anämie beim Rheumatismus vor allem auch durch einen stets anzutreffenden Blutplasmaeisenmangel bedingt. Seiner Meinung nach kann schon ein einziger Streptokokkenfocus einen Eisenmangel hervorrufen. Er kommt unserer heutigen Auffassung recht nahe, wenn er die Anämie ferner auf eine Schädigung zurückführen will, die „der blutbildende Apparat durch die dem Rheumatismus zugrunde liegende Schädigung unmittelbar erleidet". In diesen Fällen zeige namentlich das weiße Blutbild an, daß der Weg nicht immer über eine Hemmung der gesamten Knochenmarksfunktion führe. Schließlich weist er darauf hin und belegt es mit eindrucksvollen Krankengeschichten, daß es als „Komplikation" des Rheumatismus zu einer selbständigen Splenomegalie mit Entwicklung des Hypersplenismechanismus kommen könne.

Eine völlig andere Erklärung versuchen BRADLEY (1938) und neuerdings auch COCHRAN. Sie charakterisieren die Anämien beim rheumatischen Fieber als normochrom oder leicht hypochrom und führen sie hauptsächlich auf Ände-rungen des osmotischen Druckes des Plasmas und auf eine Hydrämie zurück. Auch der Schweregrad der Anämie und ihre Beziehungen zur rheumatischen Erkrankung hängen danach vorwiegend von den Flüssigkeitsverschiebungen im Körper ab.

b) Das weiße Blutbild.

Es erscheint auffällig, daß die Veränderungen des weißen Blutbildes beim Rheumatiker im Hinblick auf die meist beträchtliche Affektion großer Mesenchymabschnitte relativ geringgradig und wenig charakteristisch sind. Allerdings ist wohl der Auffassung VEILs nicht vollkommen beizupflichten, daß das leukocytäre Blutbild des Rheumatikers im allgemeinen dem normalen entspräche. Er erkennt stärkere Leukocytosen und Linksverschiebungen nur als Ausdruck einer Mitbeteiligung des Herzens oder anderer innerer Organe bzw. bei focalen Infekten an. Die *akuten* Stadien sind nach Ansicht der meisten Autoren durch eine meist nur geringe Linksverschiebung bei mäßiger Leukocytose, oft durch eine Lymphocytose gekennzeichnet [EDSTRÖM, MESTER (1938), SHACKLE, SCHOLZ u. SCHOGER (1938), FLEISCHHACKER u. LACHNIT (1940), CATTANEO u. CATTANEO (1940), WASSON u. Mitarb., THADDEA (1943), v. BOROS (1944), SCHULTEN (1948), BLECKMANN (1949), HEINSEN (1949), SCHLESINGER (1949), ROZMAN (1949), HEILMEYER u. BEGEMANN (1951)]. FERRANNINI u. CROTTI fanden bei einer Hyperleukocytose in der Hälfte der Fälle eine Neutrophilie und Lymphopenie sowie bemerkenswerterweise eine Rechtsverschiebung der Neutrophilen. Wie das Auftreten einer Anämie deuten HUBBARD u. McKEE die Verschiebung des weißen Blutbildes und die Senkungsbeschleunigung als Aktivitätszeichen. In den akuten Stadien des *primär-chronischen Gelenkrheumatismus* wies MESTER erhebliche Leukocytosen bis über 15 000 nach, während die Leukocytenzahlen bei den inaktiven Formen normal oder an der unteren Grenze der Norm lagen. Große Bedeutung wird ganz allgemein der *Eosinophilie* beim Rheumatismus beigemessen. Nur MORENO u. FASSI (1938) fanden bei allen Formen des chronischen Rheumatismus eine ausgesprochene Tendenz zur absoluten und relativen Eosinopenie. Wir selbst haben dagegen ebenfalls den Eindruck, daß die Tendenz zur Eosinophilie zum rheumatischen Vorgang gehört, und daß sie sich in den chronischen Fällen stärker ausdrückt als in den akuten; allerdings sahen wir — wie früher schon MESTER — auch im Fieberzustand der Polyarthritis Eosinophilien von 6% und mehr, welche im fieberlosen Stadium noch zunehmen. EDSTRÖM beschreibt beim sog. *rheumatischen Fieber* anfangs eine leichte, später auch eine deutlichere Eosinophilie. Den peripher nachgewiesenen Eosinophilien bei Infektarthritiden entsprachen nach WEITZMANN auffälligerweise keine Eosinophilenvermehrungen im Mark. Wir möchten jedenfalls der Eosinophilie bei der Polyarthritis neben der später noch zu besprechenden Plasmazellenvermehrung eine weitgehende diagnostische Bedeutung einräumen.

Die so häufig bei chronisch-rheumatischen Krankheitsbildern beobachteten *Granulocytopenien* sind im Hinblick auf unsere Auffassung der allergischen Knochenmarksschädigungen besonders aufschlußreich. EDSTRÖM vermutet als Primäres ihrer Pathogenese einen anaphylaktischen Mechanismus; dieser beruhe wahrscheinlich auf einer konstitutionellen Empfindlichkeit, sei aber wohl öfter erworben und teils von infektiös-toxischen, teils von medikamentös-toxischen Momenten bzw. einem Zusammenspiel beider Gruppen ausgelöst, wie z. B. beim chronisch-rheumatischen Krankheitszustand. LUDWIG (1941) nimmt beim Vorhandensein von Herden eine Sperre der Leukocytenausschüttung als Ursache der Leukopenie an; er glaubt, daß vom Herd eine Fernwirkung auf regulatorische Zentren ausgehe. Auch JASINSKI u. STAEHELIN deuten die Granulocytopenien bei den chronischen Polyarthritiden als infektiös-toxisch und konnten bei relativ geringgradig veränderten Myelogrammen an Hand der MOESCHLINschen Knochenmarksfunktionsprüfung mit Pyrifer eine teilweise stark verminderte Knochenmarksfunktion nachweisen. Im Rahmen gewisser besonderer rheumatischer

Syndrome gewinnt schließlich auch noch die *Milz* große Bedeutung für das Blutbild, worauf später eingegangen wird.

c) Der Thrombocytenapparat.

Ganz allgemein wird eine depressorische Wirkung der rheumatischen Infektion auf den Plättchenapparat beschrieben [FRANK (1925), SCHOLZ u. SCHOGER, WASSON u. Mitarb., eigene Beobachtungen)].

Eine Ausnahme machen die Befunde von ÅKERRÉN (1942), der bei akuten rheumatischen Affektionen des Kindesalters seltsamerweise kurzdauernde Steigerungen bis auf 900000 gesehen haben will. In diesen Fällen wirkt sich offenbar die rheumatische Schädigung im Sinne eines Reizes, nicht im Sinne einer Hemmung aus. SCHOLZ u. SCHOGER beobachteten qualitative Veränderungen an den Blutplättchen bei wechselnden Gesamtzahlen, unter klinischer Besserung verringerten sich die degenerativen Plättchenformen und die Zahl der jugendlichen Plättchen und Reizformen stieg als Zeichen regenerativer Prozesse an. WASSON u. Mitarb. beschreiben bei Kindern ziemlich einheitlich niedrige Thrombocytenzahlen, die während der späteren Phasen der Erkrankung deutlich abnehmen, Blutungs- und Gerinnungszeit waren normal und ergaben somit keinen Hinweis für die Blutungsneigung der rheumatischen Kranken. Die Erwähnung der rein vasculären Purpuraformen würde sich an dieser Stelle eigentlich erübrigen, wüßten wir nicht, wie eng gelegentlich Plättchenverschiebungen und vasculäre hyperergische Prozesse miteinander verknüpft sein können. Das wird auch durch die Beschreibung der sog. „frühinfantilen postinfektiösen Kokardenpurpura" von SEIDLMAYER (1939) unterstrichen, die als alleinige, allergische Gefäßreaktion aufgefaßt wird, in einigen der vom Autor beschriebenen Fälle dazu aber eine meist nur sehr kurzdauernde Plättchenzahlenlabilität allergisch-anaphylaktischer Genese aufwies. VEIL will wenig pathologische Thrombocytenveränderungen beim Rheumatismus gesehen haben, gibt schließlich aber doch zu, daß es Werlhoffälle beim akuten und subakuten Rheumatismus gibt.

d) Das Knochenmarksreticulum.

Ziemlich einheitlich wird am Knochenmarksbild der Polyarthritis eine mehr oder weniger starke *plasmacelluläre Reaktion* beschrieben, mit der häufig auch eine Reaktion des übrigen Knochenmarksreticulums verbunden ist [CATTANEO u. CATTANEO, FLEISCHHACKER u. LACHNIT, WEITZMANN, LEITNER (1942), CANIGGIA u. SALVADORI, LÖVGREN (1949), ROHR (1949), SITAJ u. KRESANEK, FRITZE u. ZEZSCHWITZ (1949), GOOD u. CAMPBELL (1950), BERNARD u. COTLENKO (1951), HAYHOE u. SMITH (1951), TISCHENDORF (1951)]. Die primär-chronischen Formen haben diese plasmacellulären Wucherungen noch ausgeprägter als die akuten, die angegebenen Unterschiede der einzelnen Autoren sind nur gradueller Art und hängen wohl von dem jeweils erfaßten Stadium der Erkrankung ab (WEITZMANN). Es kann heute keinem Zweifel mehr unterliegen, daß diese Reaktionen maßgeblich mit immunisatorischen Abwehrvorgängen zusammenhängen [WUHRMANN u. WUNDERLY (1952)]. EPSTEIN (1929), MARKOFF (1937) sowie GORMSEN u. HEINTZELMANN (1941) beschrieben z. B. bei Serumkrankheit ganz erhebliche Plasmazellenvermehrungen, auch im peripheren Blut. Die Bedeutung der Basophilen beleuchtete schließlich verschiedentlich ROHR (1936, 1938, 1951, 1952). Wichtig erscheint mir abschließend noch der Hinweis, daß Blutveränderungen bei rheumatischen Krankheitsbildern vor allem chronischen Verlaufs dadurch zustande kommen können, daß das reaktiv hochgradig wuchernde reticulohistiocytäre System das eigentliche Knochenmarksparenchym erdrosselt [ROHR, SCHMENGLER, (1951), ESSER u. SCHMENGLER (1949, 1951)].

e) Die Milz.

Wir konnten schon mehrfach auf die bedeutungsvolle Rolle der Milz im rheumatischen Geschehen hinweisen. In neueren Abhandlungen zu dieser Fragestellung [MOESCHLIN (1947), CREMER (1948), HEILMEYER u. BEGEMANN, COTTIER

(1952)] finden sich eine Fülle von Beobachtungen, in denen der Hyperspleniemechanismus wie in einem Modellversuch für die Knochenmarksschädigung verantwortlich war bzw. nach Milzexstirpation beseitigt werden konnte.

Bemerkenswert sind hier besonders die Fälle von BACH (1945/46) sowie von BACH u. JACOBS (1951). Dabei handelt es sich u. a. um ein 22 jähr. Mädchen in einem fortgeschrittenen rheumatischen Zustandsbild mit normalem Blutbild und völligem Versagen jeglicher bisherigen Therapie. Nach Milzexstirpation trat eine rapide Besserung mit Rückgang der Gelenkschwellungen und markanter Hebung des Allgemeinbefindens ein. Nach VEIL kann der Hyperspleniemechanismus auf das Knochenmark auch ohne Splenektomie dadurch behoben werden, daß man einen aktiven Herd beseitigt. Manche Fälle von cyclischer Agranulocytose, die nicht mit einer Medikamentenallergie zusammenhängen, und bei denen auch kein manifester Rheumatismus vorliegt [FULLERTON u. DUGUID (1949), OWREN (1949), BARLING (1948)], müssen wohl auf eine kontinuierliche septische Streuung zurückgeführt werden, die „rheumatisch" verarbeitet wird [vgl. SCHMENGLER u. PETRIDES (1949)].

f) Reticulohistiocytäres System (RHS) und Bluteiweißkörper.

Es wurde schon verschiedentlich auf die engen Beziehungen des Knochenmarksreticulums zum allgemeinen RHS und zu den Bluteiweißkörpern hingewiesen. Man muß einmal im morphologischen Substrat der mehr oder weniger ausgesprochenen reticulohistiocytären Zellwucherung eine Erklärung für die Serumeiweißverschiebungen beim Rheumatismus erblicken, daneben aber auch den geweblichen Entzündungsvorgängen beim Rheumatismus, die mit der „serösen Entzündung" eingeleitet werden und von EPPINGER (1941) richtiger als „Albuminurie ins Gewebe" bezeichnet wurden, größte Aufmerksamkeit widmen. Hierdurch kommt es zu Eiweißverschiebungen, zu Dysproteinämien. Entsprechend der fortschreitenden Vertiefung unserer Kenntnisse von der Zusammensetzung der Bluteiweißkörper haben gerade in den letzten Jahren die Ergebnisse über diese Bluteiweißveränderungen beim Rheumatismus eine intensive Bearbeitung erfahren [SCULL, BACH, PEMBERTON (1939), DOLE u. Mitarb. (1945), COSTE u. DELBARRE (1948), SIMPSON u. BROOKS (1948), FRITZE u. ZEZSCHWITZ, GOOD u. CAMPBELL, HARTMANN, SCHRÖDER u. VOGES (1951), JACQUELINE (1951), KÖRVER (1951), REID (1951), SALT (1951), TISCHENDORF, HARTMANN (1952), KROPP u. ALTHOFF (1952), SCHOEN]. Die den akuten und chronischen Rheumatismusformen gemeinsame dysproteinämische Eiweißstörung ist die Albuminverringerung, die mit der Dauer der Krankheit zunimmt. Von den Globulinen vermehrt sich als erstes das α-Globulin, später die γ-Fraktion. SCHOEN weist darauf hin, daß primär die Permeabilitätssteigerung der Gefäße die „Albuminurie ins Gewebe" eingeleitet hat, die dadurch entstandene Dysproteinämie aber später durch Gefäßwandschädigung wieder permeabilitätssteigernd wirke. Hiermit ist auch die Brücke zu dem Krankheitsbild der Purpura rheumatica bzw. der Purpura hyperglobulinaemica [WALDENSTRÖM (1948)] gegeben, über deren Genese und klinisches Bild an anderer Stelle [SCHALLOCK (1950), SCHOEN] berichtet wurde. Das gelegentliche Auftreten von Nephrosen und Amyloid bei chronischen Polyarthritisfällen hat ebenfalls letztlich die erheblichen Dysproteinämien zur Ursache, was auch experimentell belegt werden konnte [VEIL, HILL (1948), BOHLE, POLA u. HARTMANN (1950), JENNINGS (1950), DE ALMEIDO PRADO (1950), CHINI (1950)].

g) Eigene Beobachtungen.

In den Jahren 1933—1950 kamen an unserer Klinik 510 Rheumatiker zur Beobachtung (310 Frauen und 200 Männer). Die Zahl der vorwiegend hypochromen Anämien überwiegt beim weiblichen Geschlecht, eine Bevorzugung der chronischen Formen konnten wir nicht nachweisen, auch sie sind überwiegend hypochrom. Das Verhalten des weißen Blutbildes zeigt ebenfalls weitgehende Übereinstimmung mit den Ergebnisse anderer Autoren. Die Eosinophilen liegen in den meisten Fällen noch unter 5%, nur in einer relativ großen Gruppe sekundär chronischer Arthritiden schwanken sie zwischen 5 und 10%, höhere Werte wurden nur selten gefunden. Auch die Monocytenwerte bewegten sich meistens im normalen Streubereich. Sternalpunktionsergebnisse liegen nur von den letzten Jahren vor. Sie decken sich ebenfalls mit den im Schrifttum niedergelegten. CRULL (1949) führte bei den Rheumatikern unserer Klinik Knochenmarksfunktionsprüfungen nach MOESCHLIN durch und fand wie dieser bei chronisch-rheumatischen Erkrankungen ebenfalls die beschriebenen flachen Kurven, teilweise sogar Kurvenabfälle und spricht sie auch als Ausdruck einer infektiös-toxischen bzw. einer toxisch-allergischen Knochenmarksschädigung an.

MOESCHLIN wies ferner mit dieser Funktionsprobe eine erhebliche Knochenmarksinsuffizienz bei einem Morbus Felty nach, der später ausführlich von LÖFFLER und MAIER publiziert wurde. Hier deckte die Pyriferbelastung auch in den Zwischenräumen der in cyclischen, agranulocytotischen Schüben verlaufenden Erkrankung eine latente Insuffizienz des leukopoetischen Knochenmarksanteils auf. Andererseits ergaben Pyriferkurven bei anaphylaktisch bedingten Pyramidonagranulocytosen die bemerkenswerte Tatsache, daß dabei nur vorübergehende Störungen vorliegen, die die spätere Leistungsfähigkeit des Knochenmarks nicht in Mitleidenschaft ziehen.

Bei der eingehenden hämatologischen Auswertung, besonders auch der *Sternalmarksbefunde* eines eigenen Polyarthritiskrankengutes unserer Klinik aus den letzten Jahren seien an dieser Stelle nur einige wenige klinische Daten und hämatologische Charakteristika angeführt.

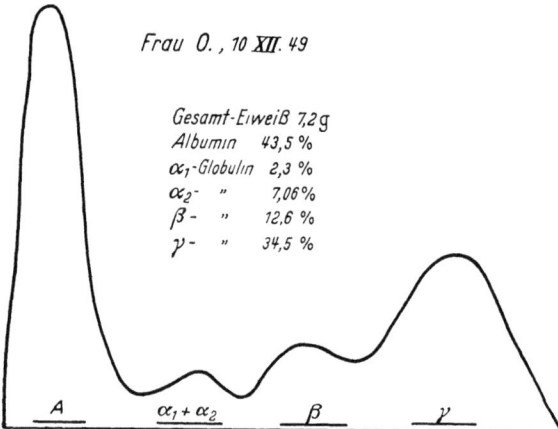

Fall 1: Frau G. O., 39 Jahre. Vor 8 Jahren im Anschluß an eine Entbindung akute Polyarthritis, damals Tonsillektomie. Seit dieser Zeit Gelenkbeschwerden nie mehr losgeworden, in den letzten Jahren ständig zunehmende Versteifung der Gelenke.

Befund: Blasse, trockene Haut, Vitamin-B-Mangelzeichen an Zunge und Lippen, weitgehende Versteifung und starke Schmerzhaftigkeit der Ellenbogen- und Kniegelenke.

Blutbild: Hb 72%, Erythroc. 3,8 Mill., Leukoc. 5000. *Eosinophile 14%*, Stabk. 3%, Segm. 63%, Lymphoc. 20%, BSG 25/51, Thrombocyten 174 800.

Abb. 10. Elektrophoresediagramm einer sekundär-chronischen Polyarthritis.

Beurteilung des Sternalpunktates: Schon die quantitative Beurteilung des Markes weist einige Besonderheiten insofern auf, als die eosinophilen Markzellen aller Reifestadien stark vermehrt sind, was sich mit der auch peripher nachgewiesenen Eosinophilie deckt. Daneben liegt eine deutliche Reticulumhyperplasie vor, besondere Vermehrung zeigen die kleineren lymphoiden und die großen Reticulumzellen, eine Plasmazellenhyperplasie findet sich hier nicht. Schließlich ist die Mitosenzahl deutlich vermehrt, wenn auch für deren Beurteilung größere Zellzahlen erforderlich sind. Qualitativ ist an einigen Myelocyten die beträchtliche Vacuolisierung ihres Plasmas auffällig, auch zeigen die Plasmazellen stellenweise eine über das übliche Maß hinausgehende Plasmavacuolisierung.

Von den übrigen klinischen Befunden sei erwähnt, daß nahezu alle Eiweißlabilitätsreaktionen (Takata, Weltmann, Cadmium-R, GROSSSSCHE Probe u. a. m.) stark positiv ausfielen. Aufschlußreich besonders im Hinblick auf unsere Auffassung von der Pathogenese dieser Bilder ist der Ausfall des *Elektrophoresediagrammes*, es ergab in diesem Fall eine sehr starke Vermehrung der Gammaglobuline (Abb. 10).

Fall 2: R. K., 14 Jahre. Unter akuter Halsentzündung Auftreten eines akuten Polyarthritisrezidivs, besonders der großen Gelenke, Schluckbeschwerden.

Befund: Temperaturen über 40°, Rachenrötung, Rötung, Schwellung und Bewegungsschmerzhaftigkeit der großen Gelenke.

Blutbild: Hb. 70%, Erythroc. 3,2 Mill., Leukoc. anfangs 21 600, schon in den nächsten Tagen Absinken unter 10000. Eosinophile 5%, Basoph. 1%, Stabk. 9%, Segmentk. 48%, Lymphoc. 32%, Monoc. 5%. BSG 123/140, Thrombocyten 205000. Im Harn Urobilinogen positiv. EKG: Befund spricht für rheumatische Myocarditis.

Die *Sternalpunktion* ergibt ein myelocytär-metamyelocytäres Reizmark. Die Plasmazellen sind deutlich vermehrt und liegen gelegentlich in Nestern, teilweise sind sie mehrkernig.

Die übrigen großen Reticulumzellen weisen Phagocytoseerscheinungen auf. Zahlreiche weiße Zellen haben grobkörnige toxische Granulationen. Infolge der heftigen Regeneration an den weißen Zellen sind die Größenunterschiede zwischen den einzelnen Myelocyten z. T. recht erheblich.

h) Das Felty-Syndrom.

Besonders eindrucksvoll spricht folgende eigene Beobachtung eines Felty-Syndroms für eine umfassende rheumatische Knochenmarksschädigung. Bei diesem erstmalig 1924 von FELTY, in den letzten Jahren von zahlreichen anderen Autoren beschriebenen Krankheitsbild, handelt es sich um ein Syndrom, welches durch chronisch deformierende Polyarthritis, Milztumor, generalisierte Drüsenschwellungen, Leukopenie und Anämie, Achylie und Hautpigmentationen gekennzeichnet ist [BREU u. FLEISCHHACKER (1940), FLEISCHHACKER u. LACHNIT, CREMER (1941), BÜCHLER (1945), YTREHUS (1947), LÖFFLER u. MAIER (1947), LEVY (1947), SMITH u. CABE (1948), PETRIDES u. SCHMENGLER (1949), SCHMENGLER u. PETRIDES, LÖVGREN, BOCK (1950), FRIESE u. LINKE (1950), PETRY (1950),

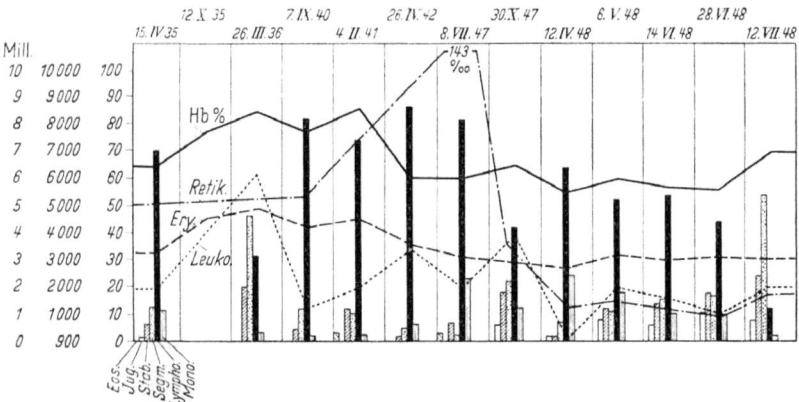

Abb. 11. Hämatologischer Verlauf bei einem Felty von 1935—1948 (nach PETRIDES u. SCHMENGLER).

SCHOEN u. a.]. Es wird von der Mehrzahl der Beschreiber heute als rheumatisch-allergisches Krankheitsbild angesehen, eine Auffassung, die wir auf Grund unserer über 13 Jahre verfolgten Beobachtung schon frühzeitig äußerten.

Es handelt sich hierbei um eine 43jähr. Frau, die seit dem 17. Lebensjahr unter rezidivierenden rheumatischen Beschwerden litt und 1935 erstmals an einem Ikterus mit starker Leber- und Milzvergrößerung sowie einer Granulocytopenie von 1900 erkrankte. In jener Zeit kam es nach jedem Polyarthritisrezidiv zu einem Leukocytensturz. Die Gelenkveränderungen nahmen in den folgenden Jahren zu und boten im Juli 1947 bei der Behandlungsübernahme durch uns das typische Bild einer chronisch deformierenden Polyarthritis. Vom klassischen Bild des Felty-Syndroms wurden anfangs lediglich die Drüsenschwellungen vermißt. Der klinische und hämatologische Verlauf der letzten 13 Jahre geht aus dem Diagramm hervor (Abb. 11). Eine Knochenmarksfunktionsprüfung nach MOESCHLIN mit 25 E Pyrifer ergab ein nur geringes Ansteigen der Gesamtleukocytenzahlen bei einer starken Linksverschiebung. Interkurrente lokale und allgemeine Infekte wirkten sich günstig auf die Leukopoese aus. Im Sternalmark fand sich eine deutliche Reifungs- und Ausschwemmungshemmung des weißen Markes und ein stark hyperregeneratorisches rotes Mark, im Milzpunktat eine starke Vermehrung der reticulo-endothelialen Elemente, besonders der Plasmazellen. Autoptisch ließ sich eine atrophische Lebercirrhose ohne Hämosiderose und eine Milz von 960 g mit deutlich ausgeprägten Milzfollikeln ohne Hämosiderose und ohne Fibroadenose nachweisen. Es wird schließlich noch auf die reaktive Reticulohistiocytose hingewiesen, die durch die besagten Milzbefunde und durch die subfinale Ausschwemmung reticulo-histiocytärer Elemente belegt ist. Das Krankheitsbild wird als komplexe rheumatische Regulationsstörung aufgefaßt.

IX. Die Beziehungen des Hypophysen-Nebennieren-Systems zur Blutbildung.

1. Seine Bedeutung für die Allergie.

Die frappierenden Erfolge mit Nebennierenrindenhormonen (Cortison) bei Polyarthritiden, auf die HENCH u. Mitarb. (1949) erstmals hinwiesen, hat der gesamten pathogenetischen und therapeutischen Forschung auf diesem und verwandten Gebieten einen großen Aufschwung verliehen. In unserem Zusammenhang bedeutungsvoll ist vor allem die „antiallergische" Wirksamkeit dieser Hormone und ihrer übergeordneten Regulatoren (ACTH), die sie verschiedentlich auch bei allergischen Blut- und Knochenmarksschäden bewiesen haben. Es soll hier nicht auf die zahlreichen Erklärungsversuche dieser Wirksamkeit eingegangen werden, zumal die mitgeteilten Ergebnisse sowohl auf tierexperimentellem wie auf klinischem Sektor noch sehr uneinheitlich sind. Es sei deshalb auf die entsprechenden Übersichtsreferate zu dieser Fragestellung verwiesen [MEIER u. GROSS, GROSS u. MEIER (1951), ERIKSSON-LIHR, FORSSELL, PEETAY u. RUSK (1949), GREEN (1950), TILLOTSON (1951), KOLLER (1951), ARNOLDSSON u. PIPKORN (1951), STUDER (1951), ARNOLDSSON (1951), SCHERF (1951), H. FISCHER (1951), SACKS (1952), Bericht über den 1. intern. Allergiekongr. in Zürich, S. KARGER (1952), PICKERING (1952)].

MEIER und GROSS geben eine Übersicht über die Wirkungsmöglichkeiten des Cortison und des ACTH im allergischen Geschehen und betonen, daß als Angriffsorte in Frage kommen: 1. Die Beeinflussung der Antikörper-Bildung, 2. die Vereinigung von Antigen und Antikörper, 3. eine Hemmung der Freisetzung schädigender Substanzen im Gefolge der Antigen-Antikörper-Reaktion und 4. eine direkte Beeinflussung der Substrate, an denen die unter 3. genannten Substanzen angreifen.

Sie kommen nach Diskussion der für die einzelnen Punkte vorgebrachten Beweise zu dem Schluß, daß man keinen spezifisch antiallergischen Effekt annehmen könne, sondern die Wirkung dieser Stoffe im wesentlichen auf ihrer vielfältig bewiesenen, allgemein entzündungshemmenden Eigenschaft beruht. Man versuchte verschiedentlich an Hand von hämatologischen und Stoffwechseluntersuchungen bei allergischen Krankheiten indirekt den Beweis zu erbringen, daß sie Adaptionskrankheiten im Sinne SELYES sind und deutete vor allem die dabei häufig angetroffene Eosinophilie und Lymphocytose wie Störungen des Kohlehydratstoffwechsels in dieser Richtung (ERIKSSON-LIHR u. a.).

Die Beobachtungen über die Beeinflußbarkeit allergischer Krankheitsbilder durch ACTH und Cortison erstreckte sich auf den Kreis der *Arzneimittelallergien* [CAREY u. Mitarb. (1950), SPRAGUE (1951), BORDLEY u. Mitarb. (1949), SPIES u. STONE (1950)] und besonders allergischer Knochenmarksschäden, worauf wir im folgenden eingehen werden.

2. Die Beeinflussung der Hämopoese durch ACTH und Cortison.

Mit Einführung beider Substanzen in die Therapie wurden regelmäßig wiederkehrende Veränderungen des Blutbildes beschrieben. Sie haben einmal die Komplexität des durch diese Therapie in Gang gesetzten Geschehens aufgezeigt und bestätigten außerdem die schon verschiedentlich vermuteten übergeordneten Regulationsmechanismen der Hämopoese. Es kommt nämlich nach der Verabfolgung dieser Stoffe vor allem zu einer charakteristischen Verringerung von Eosinophilen und Lymphocyten bei gleichzeitigem Anstieg der Gesamtleukocytenzahlen und der Granulocyten.

Bevor diese Effekte im einzelnen besprochen werden, sei betont, daß sie von einer Vielzahl von Faktoren abhängig sind; unter anderem spielen neben der Höhe und Dauer der Dosierung die Ansprechbarkeit der Nebennieren, ferner die Art der Erkrankung und die hämatologische Ausgangssituation eine entscheidende Rolle. Nur bei Berücksichtigung dieser Momente lassen sich die z. T. voneinander abweichenden Ergebnisse erklären.

a) Eosinophile.

Die Wirkung auf die Eosinophilen wurde wohl zuerst von DOUGHERTY, WHITE u. CHASE (1944) sowie von THORN u. Mitarb. (1948 a u. b, 1950 a u. b) beschrieben und als wichtige Funktionsprüfung des NNR-Systems (THORN-Test) eingeführt. Bei intakter Nebenniere kommt es nach Injektion von 25 mg ACTH innerhalb von 4 Std. zu einem Eosinophilenabfall um 50% und mehr, während dieser bei Funktionsausfällen der Nebennierenrinde ausbleibt oder niedriger ausfällt. Ähnlich wirkt eine subcutane Injektion von 0,3 mg Adrenalin. Es muß darauf hingewiesen werden, daß verschiedentlich versucht wurde, auf Umwegen, durch einen „Stress", also eine besondere Belastung, durch Ingangsetzen einer „Alarmreaktion" [DALTON u. SELYE (1939), SELYE (1950 a, b u. c, 1951 a u. b)] den Hypophysenvorderlappen bzw. die Nebennierenrinde zur Ausschüttung ihrer wirksamen Hormone zu veranlassen. Man zog dazu die Fiebertherapie [SCHWARTZ (1950), BEIGLBÖCK u. CLOTTEN (1951), GÖLKEL u. STEINDL (1951)], Hypophysenimplantationen [FELLINGER, KAINDL u. REIMER (1950)] sowie den Glukosestress [HUNGERLAND u. RAMING (1951), PFEIFFER u. Mitarb. (1952), FREY u. TECKLENBORG (1952)] heran und erzielte weitgehend ähnliche Resultate, was mit der durch PFEFFER u. STAUDINGER (1951) u. a. in diesen Fällen nachgewiesenen erhöhten Glucokortikoidausschüttung zusammenhängen dürfte.

Zahlreiche Autoren haben in der Folge dieses typische Eosinophilenverhalten beschrieben und sich mit seiner Deutung kritisch auseinandergesetzt [MACH u. Mitarb. (1950 a u. b), COSTE u. Mitarb. (1950/51), SPRAGUE, WINTROBE u. Mitarb. (1951), BICHEL, KISSMEYER-NIELSEN (1951) (bei einem Felty), HOFF (1952), BRAUNSTEINER, PAKESCH u. VETTER (1951), HÄVERMARK u. NORDENSON, LOHMEYER (1951), LÜTZENKIRCHEN (1951), HENI u. MAST (1951), ESSELLIER u. WAGNER (1952a), HITZELBERGER u. Mitarb. (1952), SAMTER, ERICKSON u. KOFOED (1952)]. Besonders aufschlußreich sind die Behandlungsversuche bei *parasitären Eosinophilien*. Wie MORALES u. Mitarb. (1950) fanden ESSELLIER u. KOSZEWSKI (1951) im Selbstversuch hierbei ein Schwinden der eosinophilen Lungeninfiltrate und der Bluteosinophilie nach schon 2tägiger Behandlung mit ACTH, woraus sie auf eine Beeinflußbarkeit sowohl der Blut- als auch der Gewebseosinophilie durch die Hormone schließen. Die Schweizer Autoren deuten die eosinopenische Wirkung mit einer Ausschwemmungshemmung infolge Schädigung der ausgereiften Knochenmarkseosinophilen. GROSS u. SIECKE (1952) betonen die Komplexität der eosinopenischen Reaktion. Sie lehnen eine einfache enzymatische Zerstörung der Eosinophilen [LAVES u. THOMA (1951), LAVES (1951)] ab, halten eine Zerstörung in der Milz und in den Lungen für wahrscheinlicher und heben die Bedeutung von Verteilungsfaktoren hervor. ESSELLIER u. WAGNER (1952b) betonen darüber hinaus die große Bedeutung des Funktionszustands des RHS für das Verhalten der Eosinophilen auf ACTH. Auch sie sehen eine Blockierung der Ausreifung und Ausschwemmung im Mark für gegeben. Diese Tatsache erklärt wohl die von verschiedenen Autoren beschriebene Diskrepanz im Verhalten der Blut- und Knochenmarkseosinophilen, letztere wurden nie wesentlich verringert angetroffen [ROSENTHAL u. Mitarb. (1951), QUITTNER u. Mitarb. (1951), ASCHKENASY u. PERONEY (1952)]. Schließlich sei noch darauf hingewiesen, daß HAUSS, KREUZIGER u. LAMMERS (1951) an Hunden nach 25 mg ACTH in der Vena lienalis wesentlich niedrigere Eosinophilenzahlen als im übrigen Blut fanden.

b) Thrombocyten.

Ausgehend von Beobachtungen bei Operationen und Geburten, bei denen man neben einem konstanten Eosinophilenabfall fast regelmäßig einen Anstieg der Thrombocyten als Ausdruck des unter diesen „Stress"-Bedingungen vermehrt ausgeschütteten ACTH sieht, verabfolgten KOLLER u. ZOLLIKOFER (1950) 25 mg ACTH, wonach — zusammenfallend mit den Höchstwerten der Gesamtleukocytenzahlen — in allen Fällen ein markanter Thrombocytenanstieg zu beobachten war. Ähnliches berichten neuerdings MUSSO, BORTH u. MACH (1952). Besondere Bedeutung hat die ACTH-Therapie naturgemäß bei primären und symptomatischen Thrombopenien — vor allem auch im Zusammenhang mit den neuesten pathogenetischen Anschauungen dieser Krankheitsbilder (vgl. Kap. III) — gewonnen [EVANS u. LIU (1951), WINTROBE u. Mitarb. (1951), BETHELL u. Mitarb. (1951), JACOBSON u. SOHIER

(1952)]. Evans u. Liu sahen eine deutlich stimulierende Wirkung auf die Thrombocytenzahlen und eine Normalisierung der Blutungszeit. Ausgehend von ihrer Auffassung, daß die Thrombopenie auf einem Antithrombocytenantikörper beruhe (in Analogie zu den Vorgängen bei den hämolytischen Anämien) wird angenommen und bewiesen, daß es unter der ACTH-Therapie zu einer Abnahme der Serumantikörperkonzentration kommt. Auch der von Harrington u. Mitarb. (1951) nachgewiesene thrombopenische Serumfaktor verringert sich unter Cortison.

c) Gesamtleukocytenzahlen.

Die meisten bisher genannten Autoren vermerken recht einheitlich die stimulierende Wirkung der Hormone auf die Leukocytenzahlen, die man sich bald auch therapeutisch zu Nutzen machte. Kass, Lundgren u. Finland betonen die relative Resistenz der weißen Maus gegen das Hormon, das erst in hohen Dosen eine Veränderung hervorruft, Wintrobe weist darauf hin, daß auch hierbei die Effekte der beiden Hormone weniger ausgeprägt bei Blutkranken als bei Gesunden ausfielen.

Bichel u. Kissmeyer-Nielsen beobachteten bei einem Felty ein Schwinden der Leukopenie und Thrombopenie, sowie der Reifungshemmung der Leukopoese und einen Rückgang des Milztumors, der Gelenkbeschwerden und der Senkungsbeschleunigung. Heilmeyer sah ähnliches von Conteben, über dessen cortisonähnlichen Effekt er verschiedentlich berichtete. Auch Hommer (1952) fand eine deutliche Besserung bei einem Felty mit besonderer Reizwirkung auf die Gesamtleukos ohne Beeinflussung des Milztumors, was gegen einen splenogenen Markhemmungsmechanismus und mehr im Sinne unserer Auffassung einer rheumatischen Markschädigung beim Felty spricht.

Frappante Erfolge mit der ACTH- und Cortison-Therapie bei *Agranulocytosen* berichten Caldwell u. Mitarb. (1950), McMillin (1951), Miale (1951), sowie Carey u. Mitarb. [vgl. auch Schirnert (1951).]

d) Lymphocyten.

Als letzte, besonders charakteristische Veränderung der Hämopoese unter vermehrter Hypophysennebennierensekretion ist die Verkleinerung des lymphatischen Gewebes (Lymphknoten, Milz, Thymus) und die Verminderung der zirkulierenden Lymphocyten [Dougherty u. White (1944), Moore, Ingle u. Reinhard, Langendorff u. Tonutti (1950), Sprague, Tischendorf u. Mitarb. (1952)] zu nennen.

Diese Tatsache gewinnt vor allem im Zusammenhang mit den oft erörterten Beziehungen zwischen Lymphocyten und Antikörperproduktion eine große Bedeutung, indem unter der Steroidbehandlung ein Ansteigen der Gammaglobuline und bei immunisierten Tieren ein Ansteigen des Antikörpergehaltes nachweisbar ist. Die Mitteilung von Uehlinger, Akert u. Pirozynski (1950), daß auch durch Desoxycorticosteronacetat eine starke lymphoklastische Wirkung zu beobachten ist, steht vereinzelt da.

e) Erythrocyten.

Von verschiedenen Seiten werden günstige Ergebnisse der Therapie bei erworbenen hämolytischen Anämien mit Reticulocytose, Verbesserung der roten Blutwerte (Zunahme der Erythrocytenzahlen und des Erythrocytenvolumens) berichtet (Wintrobe u. Mitarb., Rosenthal u. Mitarb., Dameshek u. Mitarb.). Heilmeyer (1951) weist darauf hin, daß es bisweilen gelingt, einzelne Symptome zu bessern, Heilungen aber zu den Ausnahmefällen gehören; bei experimentellen hämolytischen Anämien sahen Tischendorf u. Mitarb. keine Einwirkung. McMillin betont, daß nur erniedrigte Erythrocytenzahlen und Reticulocyten einen Einfluß erkennen lassen, nicht dagegen normale oder erhöhte Werte.

f) Knochenmark.

Klinische Beobachtungen bei Kranken mit primär chronischer Polyarthritis [Hävermark u. Nordenson, Berglund u. Mitarb. (1951) sowie Aschkenasy u. Peroney (1952)] ergaben nach langdauernder ACTH-Behandlung eine deutliche Beseitigung der Reifungshemmung der Myelo- und Erythropoese sowie Rückbildung der reticuloendothelialen Hyperplasie, besonders der plasmacellulären Elemente; wahrscheinlich im Zusammenhang damit gingen die anfangs stark erhöhten γ-Globulinwerte zu fast normalen Werten zurück. Bjørneboe (1951) stellte bei hyperimmunisierten Kaninchen unter der Hormontherapie ebenfalls ein Schwinden der Plasmazelleninfiltrate fest, gleichzeitig waren die zirkulierenden Antikörper nicht mehr im Blute nachweisbar. In anderen Tierversuchen ergab eine massive

Cortisontherapie bei Mäusen eine deutliche Zunahme der myeloischen Elemente und der Gesamtzellzahl (QUITTNER u. Mitarb.). Es wird eine gewisse Blockierungswirkung auf das Knochenmark vermutet. HUDSON, HERDAN u. YOFFEY (1952) sowie YOFFEY u. Mitarb. (1951) machten die erstaunliche Feststellung, daß bei Meerschweinchen eine statistisch gesicherte Vermehrung der Knochenmarkslymphocyten eintrat, die sie auf eine vermehrte Aufnahme von Lymphocyten aus dem Blut zurückführen, GROSS u. SIECKE untersuchten das Knochenmark unter längerer ACTH-Behandlung und fanden — infolge stärkerer Proliferation anderer Zellklassen — eine gewisse Einschränkung und Linksverschiebung der Granulopoese.

Eine kritische Beurteilung der geschilderten Blutbildbewegungen und ihrer Bedeutung im Rahmen unspezifischer Abwehrvorgänge, wie unter der geschilderten Hormontherapie, gab kürzlich HOFF. Er weist auf die engen Beziehungen dieser Blutbildreaktionen zu den von ihm schon seit langem präzisierten vegetativen Reaktionen unter Bakterienstoffen und unter zentralen Reizen hin und setzt sie in Beziehungen zur SELYEschen Lehre. Er betont, daß der Abfall der *Eosinophilen* und der *Lymphocyten* sowie der Zellschwund im lymphatischen System und im Thymus beim unspezifischen Abwehrvorgang sowie bei ACTH- und 11-Oxycorticosteroidgaben aufs engste mit dem Hypophysen-Nebennieren-System verknüpft ist.

Wie HOFF schon vor vielen Jahren mit seinen Mitarbeitern nachweisen konnte, wird die Reaktion der *Granulocyten* aber maßgeblich auf dem Wege einer nervösen Übertragung reguliert. Daneben spielen auch hierbei — das zeigen die Leukocytosen nach ACTH und Cortison — hormonale Faktoren eine gewisse Rolle.

Psyche und Medikamentenallergie.

Wir haben an anderer Stelle [PETRIDES (1950 a)] ausführlich zur Frage „Allergie als Regulationsproblem" Stellung genommen und die geweblichen wie humoralen Gegebenheiten beim allergischen Geschehen beleuchtet. Dabei mußte die große Bedeutung des vegetativen Nervensystems in enger Beziehung an das Endocrinium und die *Psyche* hervorgehoben werden. Daß Manifestation und Verlauf allergischer Erkrankungen maßgeblich von psychischen Faktoren bestimmt werden, ist heute eine von erfahrenen Klinikern und Psychotherapeuten anerkannte Tatsache (HANSEN, JORES, MOHR, I. H. SCHULTZ u. a.). Auf dem 1. Internationalen Allergiekongreß hat BLEULER (1951) in einem eindrucksvollen Referat dargelegt, daß auch für die Unverträglichkeitsreaktionen auf Medikamente solche Zusammenhänge bestehen.

X. Zusammenfassung.

Die Ausdehnung des Allergieprinzips auf das Knochenmark ist unter dem Eindruck der zahlreichen Unverträglichkeitsreaktionen gegen Medikamente immer zwingender geworden, der Beweisführung stellten sich jedoch lange Zeit erhebliche Schwierigkeiten in den Weg. Das hat seine Ursache vor allem darin, daß die diagnostische Erfassung allergischer Reaktionen der inneren Organe mit den üblichen Testmethoden (Hautproben, Antikörpernachweis usw.) im allgemeinen nicht gelingt oder nur über komplizierte Umwege möglich ist. Bei medikamentös-allergischen Knochenmarksschäden sind das Fehlen zirkulierender Antikörper, ein zu niedriger Antikörpergehalt und die Tatsache, daß sich erst eine „Eiweißschiene" bilden muß, Ursachen einer klinisch evtl. nicht erkennbaren Reaktion. Gerade in den letzten Jahren gelang der Antikörpernachweis aber in vielen Fällen von Arzneimittelallergie durch Anwendung besonderer Kunstgriffe und Modifizierung der bekannten Proben (HANSEN).

In den ersten Kapiteln dieser Arbeit werden die allergischen Knochenmarksschäden der einzelnen Knochenmarkszellstränge und des Gesamtmarkes

besprochen und gezeigt, wie vor allem medikamentöse Belastungsversuche bei medikamentenallergischen Individuen im Sinne eines Expositionsversuches die Bedeutung des jeweiligen Haptens beleuchten und auch infektionsallergische Vorgänge in ähnlicher Weise wirksam sein können. Bei der Besprechung pathogenetischer Probleme wird die komplexe Bedingtheit der jeweiligen Schäden ausdrücklich betont: neben dem im Rahmen der Antigen-Antikörper-Reaktion eintretenden peripheren Zelluntergang und Verteilungsänderungen der Blutzellen
in den Gefäßen spielen im Einzelfall Milzeinflüsse, Capillarfaktoren und neuro-
humorale Momente eine das klinische Bild jeweils bestimmende Rolle. Wichtig
ist auch die Erkenntnis, daß toxische, also pharmakologisch bedingte Schädigungen mit ihrem Angriffspunkt am Kernstoffwechsel, sich mit allergischen überschneiden können. Der morphologischen Analyse der einzelnen Knochenmarksschäden wird breiterer Raum eingeräumt, das bekannte klinische Bild nur gelegentlich durch eigene charakteristische Beobachtungen beleuchtet. In den Ergebnissen von MOESCHLIN bzw. ACKROYD mit dem Nachweis besonderer serologischer Verhältnisse in Form von Serumantikörpern bei Medikamentenagranulo-
cytosen bzw. Sedormidpurpura wird das Schlußglied in der Beweiskette der allergischen Knochenmarksschäden gesehen. HEMMELER konnte auch den akuten
Morbus Werlhof auf einen Autosensibilisierungsmechanismus zurückführen.

Es werden dann die Blutbildveränderungen bei experimentellen und klinischen
allergischen Zuständen geschildert, die durch Leukopenie, Eosinophilie und relative Lymphocytose u. a. gekennzeichnet sind, sowie die eosinophile Zellreaktion
besprochen. Es folgt eine kurze Beschreibung eigener Versuche, an hochsensibili-
sierten Tieren (Kaninchen) mit der Technik des Arthus-Phänomens einen lokalisierten allergischen Knochenmarksschaden zu erzeugen. Es ließ sich eine partielle oder totale (lokalisierte) Knochenmarksschädigung darstellen und damit
auch auf diesem Wege beweisen, daß das Knochenmark als Schockorgan zu
reagieren imstande ist.

Schließlich wird die Rückwirkung der ebenfalls als allergisch aufgefaßten,
rheumatischen Krankheitsbilder auf die einzelnen Blutzellen, die Milz, das
Knochenmarksreticulum und das RHS aufgezeigt und durch eigene Beobachtungen
belegt. Die Bedeutung des Hypophysennebennieren-Systems für die einzelnen
Blutzellen und die Möglichkeiten evtl. therapeutischer Beeinflussung allergischer
Knochenmarksschäden durch dessen Hormone (ACTH und Cortison) fügt sich
in diesen Rahmen.

IV. Die Panmyelophthise
und verwandte Zustände der Knochenmarksinsuffizienz.

Von

KARL H. BUTZENGEIGER-Mülheim (Ruhr).

Mit 17 Abbildungen.

Inhalt.

Literatur.

ABDERHALDEN, E., u. G. ROSKE: Die Bedeutung der Milz für Blutmenge und Blutzusammensetzung. Pflügers Arch. **216**, 308—321 (1927).

ABELS, J. H., and C. P. RHOADS: Hemolysine in urine in aplastic anemia. Proc. Soc. Exper. Biol. a. Med. **38**, 849—853 (1938).

ABICHT, I., u. E. STEPHAN: Die Agranulocytose im Wochenbett. Med. Klin. **1938 II**, 1549—1552.

ABRAMI, P.: L'équilibre cytologique de la moëlle osseuse. A propos de l'anémie de BIERMER. Sang **15**, 315—327 (1943).

ACHENBACH, W.: Beitrag zur Frage der osteosklerotischen Blutkrankheiten. Dtsch. med. Wschr. **1949**, 18.

ADAMS, E. B.: Aplastic anaemia. Review of twenty seven cases. Lancet 1951 I, 657.

ADLER-HERZMARK, J.: Periodische Untersuchungen von Arbeitern. III. Periodische Untersuchungen von Wiener Arbeitern, die mit benzol-, toluol- und xylolhaltigen Materialien beschäftigt sind. Arch. Gewerbepath. 4, 486 (1933).

ALBERS-SCHÖNBERG: Fortschr. Röntgenstr. 11, 261 (1907).

ALBERTINI, A. V., E. GASSER u. F. WUHRMANN: Studien zur lymphatischen Reaktion nach verschiedenartiger exogener Schädigung. Fol. haemat. (Lpz.) 54, 217—247 (1936).

ALBRECHT, A., u. O. GEISER: Beitrag zur Marmorknochenkrankheit (ALBERS-SCHÖNBERG). Ann. paediatr. (Basel) 153, 84—103 (1939).

ALDER, A.: Die Urämie als Ursache ungeklärter Anämien und Myelopathien. Dtsch. med. Wschr. 1952, 536.

ALTHOFF, H.: Zur Panmyelopathia FANCONI als Zustandsbild multipler Abartungen. Z. Kinderheilk. 72, 267—292 (1953).

DE ANDRUS, W. and C. W. HOLMAN: Splenectomy in various blood disorders. Ann. Surg. 109, 64—83 (1939).

ANNONI, G.: Riforma med. 1941, 1061.

ANSCHÜTZ, W.: Milzexstirpation bei Thrombopenien mit besonderer Berücksichtigung der akuten Fälle. Beitr. klin. Chir. 142, 1—35 (1928).

APITZ, K.: [1] Zbl. Path. 71, Erg. H., 486 (1939).

— [2] Allgemeine Pathologie der menschlichen Leukämie. Erg. Path. 35, 1—104 (1940).

— u. U. HÜHN: Über die Thrombopenie bei Benzolvergiftung der Ratte. Z. exper. Med. 111, 540—553 (1942).

APPEL, W.: Über Myelofibrose und Osteomyelosklerose. Ärztl. Wschr. 1952, 341.

ARINKIN, M. J.: Die intravitale Untersuchungsmethodik des Knochenmarks. Fol. haemat. (Lpz.) 38, 233 (1929).

ARNETH, J.: [1] Die speziellen Blutkrankheiten. Münster: Stenderhoff 1930.

— [2] Qualitative Blutlehre und Blutkrankheiten (einschl. der Verhältnisse bei den Blutplättchen). Leipzig: J. A. Barth 1942.

— [3] Qualitative Blutbefunde bei der Marmorknochenkrankheit, bei allgemeiner Knochencarcinose, sowie bei der carcinomatösen „Myeloischen Reaktion" des Knochenmarks, Erythroleukämie, akute und chronische Erythroblastose, Krypterythroblastose. Dtsch. Arch. klin. Med. 188, 225 (1941).

— [4] Zur chronischen kleinzelligen lymphatisch-leukämischen Reaktion vom qualitativen Standpunkt aus, sowie zur Myeloblastenleukämie. Med. Klin. 1942 II, 924.

— [5] Die qualitative Blutlehre. Med. Klin. 1947, 793.

ARNOLD, O.: Über die Wirkung des synthetischen Brunststoffes Diäthylstilböstrol auf das Knochenmark und Blut des Hundes. Klin. Wschr. 1939 I, 891.

— H. HAMPERL, F. HOLTZ, K. JUNKMANN u. H. MARX: Über die Wirkung des Follikelhormons auf Knochenmark und Blut bei Hunden. Naunyn-Schmiedebergs Arch. 186, 1—24 (1937).

ARNOLD, W., u. ST. SANDKUHLER: Zur Pathologie der Knochenmarkscirrhose und Osteosklerose. Virchows Arch. 320, 37—42 (1951).

ASCHKENASY, A.: Problèmes biochemiques de l'hématopoïese. Sang 1946, 562.

ASKANAZY, M.: [1] Verh. dtsch. path. Ges. 7, 58 (1904).

— [2] Knochenmark. In HENKE-LUBARSCH, Handbuch der speziellen pathologischen Anatomie und Histologie, Bd. I/2, 775. Berlin: Springer 1927.

— [3] Leukämie und Tumoren. Schweiz. med. Wschr. 1940 I, 1 u. 29.

ASSMANN, H.: [1] Beiträge zur osteosklerotischen Anämie. Beitr. path. Anat. 41, 565 (1907).

— [2] Zur osteosklerotischen Anämie und Leukämie unter Hinweis auf die Arbeit von TISCHENDORF u. NAUMANN. Dtsch. Arch. klin. Med. 194, 265 (1949).

ASTWOOD, E. B.: Primary aplastic anaemia; case with apparent recovery. Canad. Med. Assoc. J. 34, 501—505 (1936).

AUBERTIN, CH.: [1] Fol. haemat. (Lpz.) 6, 31 (1908).

— [2] Presse méd. 20. 6. 1925.

— [3] Anémies graves. Nouveau traité de medicine IX. (Sang). Paris: Masson & Cie. 1927.

— et col.: Deux cas d'agranulocytose chez des syphilitiques traités par l'acétylarsen et le bismuth. Bull. Soc. méd. Hôp. Paris 45, 678—682 (1929).

AUER, A.: Ein weiterer Fall von Salvarsan-Agranulocytose bzw. -Panmyelophthise. Med. Wschr. 1949, 61.

AXELROD, A. R.: The bone marrow in hyperthyroidism and hypothyroidism. Blood 6, 436—453 (1951).

— and associates: Treatment of leukopenia and granulopenia in rats receiving sulfaguanidine in purified diets. J. of Biol. Chem. 148, 721—722 (1943).

BAADER, E. W.: Die Gewerbekrankheiten. 1943.

BAISCH, A.: Aleukie nach Polyarthritis. Z. Kinderheilk. 45, 514—529 (1928).

BAKALOS, D., u. S. THADDEA: [1] Über Agranulocytose mit Blutmonocytose. Klin. Wschr. 1940 II, 741—742.
— — [2] Klinische Beobachtungen über den Mechanismus der Leukocytenreaktion. Münch. med. Wschr. 1941 I, 42—44.
— — [3] Über Beziehungen zwischen Agranulocytose, Panmyelopathie und myeloischer Leukämie. Die gewerbliche und experimentelle Benzolvergiftung nebst Bemerkungen über die weißen Zellen des Kaninchens. Z. klin. Med. 142, 23 (1943).
— — [4] Das Knochenmark als Organ. Erg. inn. Med. 63, 303 (1943).
BALZAR e GIOVANNI: Probl. aliment. (It.) 6, 29 (1936).
BANNES, N.: Therapie der Anämien. Med. Klin. 1947, 725.
BANTI: [1] Dell' Anemia splenica. Firenze 1882.
— [2] Beitr. path. Anat. 24, 21 (1898).
BARBERIS: Riforma med. 1908, Nr. 31.
BARTA, I.: Die Bedeutung der Sternalpunktion bei Anämien und über die Beeinflussung des Knochenmarks durch Leberbehandlung. Dtsch. Arch. klin. Med. 171, 565 (1931).
— u. G. ERÖS: Sepsis und Blutbildung. Virchows Arch. 272, 313—324 (1929).
BARG, E. H., and J. W. DULIN: Splenectomy in treatment of BANTIs syndrome. Arch. Surg. 41, 91—95 (1940).
BATEMANN, J. C., C. T. KLOPP and J. K. CROMER: Haemolytic effects of regional nitrogen mustard therapy. Blood 6, 26 (1951).
BATTISTONI, L.: Compartamento del sangue e del midollo osseo nelle trasfusioni endosternali. Policlinico, Sez. prat. 1942, 1723.
BAUER, R.: Untersuchungen über die Einwirkung unterschiedlich verabfolgter Röntgenstrahlung auf das Knochenmark und seine Zellelemente, zugleich ein Beitrag zum Zeitfaktorproblem. Strahlenther. 67, 424—501 (1940).
BAUMANN, E.: [1] Über die Heilung einer schweren Granulocytopenie durch Injektion von rotem Knochenmarksextrakt. Münch. med. Wschr. 1938 I, 204—206.
— [2] Über einen leukocytensteigernden Wirkstoff. Klin. Wschr. 1939 I, 14—19.
BAUMANN, TH.: Konstitutionelle Panmyelophthise mit multiplen Abartungen. Ann. paediatr. (Basel) 177, 142—174 (1951).
v. BAUMGARTEN: Arb. path.-anat. Inst. Tübingen 2, 499 (1899).
BAYER, O.: Zur Behandlung der Agranulocytose und verwandter Zustandsbilder. Fortschr. Ther. 18, 228—237 (1942).
BECHER, E.: [1] Vorkommen und Ursachen der Anämie bei Nierenkrankheiten. Münch. med. Wschr. 1930, 1657—1659.
— [2] Nierenkrankheiten. Bd. I, S. 557 ff. Jena: G. Fischer 1944.
BECK, A.: Benzolleukopenie und Agranulocytose. Inaug.-Diss. Tübingen 1949.
BECK, R. C.: Benign and malignant neutropenia; present status of knowledge of this condition, with report of 4 cases. Arch. Int. Med. 52, 239—287 (1933).
BECK, S. P., and W. A. MEISSNER: Radiation effects of atomic bomb among natives of Nagasaki, Kyushu. Amer. J. Clin. Path. 16, 586—592 (1946).
BEGEMANN, H.: [1] Über eine isolierte aplastische Anämie mit vollständigem Fehlen der Erythroblasten (Erythroblastophthise). Klin. Wschr. 1947, 850—853.
— [2] Über eine osteosklerotische Anämie. Med. Klin. 1947, 547—549.
— [3] Die Therapie der Anämien. Verh. dtsch. Ges. inn. Med. 58, 639 (1952).
BEHR, C. H.: Panmyelophthise und Agranulocytose. Z. klin. Med. 131, 423—434 (1937).
BEILICKE, G.: Über die Wirkung von Eisen (Ce-Ferro) auf Blut und Knochenmark von Kaninchen. Naunyn-Schmiedebergs Arch. 189, 298—310 (1938).
BENDA, C.: Verh. Kongr. inn. Med. 15 (1897).
BENECKE, E.: [1] Ther. Gegenw. 1917, 418.
— [2] Fol. haemat. (Lpz.) 21, H. 3 (1917).
BENEDETTI, G., e P. MERLO: Ricerche su l'anemia da malaria. Riv. Clin. med. 41, 279, 362 (1941).
— e B. NUTI: [1] Modificazioni del quadro ematico midollare e periferico nell'infezione luetica. Rass. Fisiopat. 14, 49 (1942).
— — [2] Il quadro ematico midollare e periferico nell'infezione luetica. Giorn. Clin. med. 23, 1055, 1065, 1075, 1148 (1942).
BENHAMOU: L'exploration fonctionelle de la rate. Paris: Masson & Cie. 1933.
BERGHE, L. VAN DEN: Six cas de granulocytopenie grave (agranulocytose), nature et traitement du syndrome. Sang 17, 491—498 (1946).
BERLIN, R.: Behandlung maligner Granulocytopenie mit gelbem Knochenmark. Sv. Läkartidn. 1942, 2821.
BERMIER: Zit. n. HEILMEYER.
BERNARD, J.: Leucémie aiguë: Essai de traitement par les injections intramédullaires de colchicine. Modifications médullaires et sanguines. Sang 10, 434—437 (1939).

BERNARD, J., et M. BESSIS: Réflexions sur le traitement des leucoses aiguës par l'exsanguino-transfusion. Sang **19**, 45—50 (1948).

BERNARD-PICHON, A.: Incertitudes et difficultés de la prévention du benzolisme par la surveillance hématologique systématique. Sang **15**, 340—343 (1943).

BERNING, H.: [1] Zur Klinik von Ödemzuständen bei Resorptionsstörungen und falscher Ernährung. Z. klin. Med. **143**, 1 (1943).

— [2] Die Eiweißmangelanämie. Klin. Wschr. **1947**, 585.

BESSIS, M., et J. BERNARD: [1] Remarquables résultats du traitement par l'exsanguino-transfusion d'un cas de leucémie aiguë. Bull. Soc. méd. Hôp. Paris **1947**, 871—877.

— — [2] Rev. d'Hématol. **3**, 118 (1948).

— et A. DAUSSET: Étude critique des remissions au cours des leucémies aiguës traitées par exsanguino-transfusions (comparaison avec les remissions spontanées et celles induites par les antagonistes de l'acide folique). Rev. d'Hématol. **5**, 188—225 (1950).

BEST, W. R., and J. T. PAUL: Severe hypoplastic anemia following anticonvulsant medication, review of literature and report of case. Amer. J. Med. **8**, 124—130 (1950).

BETKE, K.: Anämien (Aussprache). Verh. dtsch. Ges. inn. Med. **58**, 715 (1952).

BIAVA, L., e G. DUCREZI: Considerazioni su un caso di mielosi globale aplastica. Riforma med. **1941**, 731.

BICHEL, J.: Acute leukemia and "achrestic" anemia in brother and sister. Case reports, theoretical and experimental studies. Acta med. scand. (Stockh.) **104**, 578—588 (1940).

BICKEL, G., et H. DUBOIS-FERRIÈRE: Agranulocytose et traitement sulfamide. Rev. méd. Suisse rom. **63**, 130 (1943).

BIERICH, R.: Über Skorbut. Dtsch. Arch. klin. Med. **130**, 151 (1919).

BIGALKE, G.: Über einen Fall von Milzatrophie mit Anämie perniciosa-ähnlichen Charakters nebst Vergleich von anderen in der deutschen medizinischen Literatur näher dargestellten Fällen von Milzatrophie. Fol. haemat. (Lpz.) **4**, 157—177 (1932).

BILLIGHEIMER, E.: Über die Wirkungsweise der probatorischen Adrenalininjektion. Dtsch. Arch. klin. Med. **136**, 1—32 (1921).

BINDER, L.: Panmyelophthise mit akuter Myelose. Klin. Wschr. **1937 I**, 538.

— u. O. RIEDL: Beiträge zur Diagnostik der osteosklerotischen Anämie. Münch. med. Wschr. **1942 I**, 519.

BIRK, W.: Über die Heilung einer aplastischen Anämie. Münch. med. Wschr. **1930 I**, 575.

BLACKBURN, C. R. B.: The indications for splenectomy: A discussion of some mechanisms involved in splenopathies. Med. J. Austral. **1950**, 641.

BLAIN, A. W., and A. BLAIN III: Ligation of splenic artery, operation of choice in selected cases of portal hypertension and BANTIS syndrome. Ann. Surg. **131**, 92—99 (1950).

BLOCK, M., and L. O. JACOBSON: Myeloid metaplasia. J. Amer. Med. Assoc. **143**, 1390—1396 (1950).

BLOOM, N., J. P. LYNCH and H. BRICK: "Mesantoin" poisoning with aplastic anemia and recovery. J. Amer. Med. Assoc. **138**, 498 (1948).

BLUM, J. B.: Contribution à l'étude de la synthèse de l'hémoglobine dans la moëlle osseuse. Rev. méd. Suisse rom. **62**, 225—244 (1942).

BLUMENTHAL, R., u. P. MORAWITZ: Experimentelle Untersuchungen über posthämorrhagische Anämien und ihre Beziehungen zur aplastischen Anämie. Dtsch. Arch. klin. Med. **92**, 25—53 (1908).

BOCK, H. E.: [1] Über die Pathogenese der Agranulocytose (Typus SCHULTZ) und anderer leukopenischer Zustände. Zbl. inn. Med. **56**, 82 (1935).

— [2] Über einen bemerkenswerten Einzelfall symptomatischer Agranulocytose während einer Salvarsan-Bismogenol-Kur. Med. Welt **1935 II**, 1629—1632.

— [3] Milz und Knochenmark. Münch. med. Wschr. **1938**, 1170.

— [4] Das Hämomyelogramm. Klin. Wschr. **1939 II**, 1565—1568.

— [5] Agranulocytose. Stuttgart: F. Enke 1946.

— [6] Anämien (Aussprache). Verh. dtsch. Ges. inn. Med. **58**, 718 (1952).

— u. K. FELIX: Der Sauerstoffverbrauch des menschlichen Sternalpunktats. Z. exper. Med. **107**, 169—178 (1940).

— u. B. FRENZEL: Splenogene Knochenmarkshemmung (Tierexperimenteller Beweis). Klin. Wschr. **1938**, 1315—1321.

— u. K. WIEDE: Zur Frage der leukämischen Retikuloendotheliosen (Monocytenleukämien). Virchows Arch. **276**, 553—586 (1930).

BÖHLKE, E.: Das Felty-Syndrom im Bilde der Sepsis lenta. Ein Beitrag zur Pathogenese der Hämatologie. Ärztl. Wschr. **1950**, 1001—1004.

BOKELMANN, O.: Beitrag zur Frage der Bedeutung des Blutbildes im mensuellen Zyklus des Weibes. Arch. Gynäk. **164**, 597—606 (1937).

BOMFORD, R. R.: Brit. Med. J. No. 4164, 549 (1940).

BOMFORD, R. R., and C. P. RHOADS: Refractory anaemia, clinical and pathological aspects. Quart. J. Med. 10, 175—234 (1941).
— — Refractory anemia. II. Aetiology and treatment. Quart. J. Med. 10, 235—281 (1941).
BONDUELLE, M.: Paris méd. Suppl. 2, 51 (1949).
BOON, T. H.: Aplastic anemia with complete recovery. Brit. Med. J. 2, 1041—1042 (1938).
— and J. N. WALTON: Quart. J. Med., N. s. 20, 75, 77 (1951).
BORCHARDT, L.: Übergang von Agranulocytose in Myeloblastenleukämie? Med. Klin. 1930 I, 341.
BORCHARDT, W.: Knochenmarksverabreichung und rotes Blutbild. Verh. Kongr. inn. Med. 42, 538—541 (1930).
BORGHI: Gazz. sanit. 1939, Nr. 6.
BORMANN, G.: Zur Diagnose und Therapie der chronischen Benzolvergiftung. Arch. Gewerbepath. 8, 194—205 (1938).
BOWDITSCH, M., and H. B. ELKINS: Chronic exposure to benzene (benzol), industrial aspects. J. Industr. Hyg. 21, 321—330 (1939).
BRANNAN, D.: Extramedullary hematopoiesis in anemias. Bull. Hopkins Hosp. 41, 104—136 (1927).
BRAUN, A.: Zur diagnostischen Bedeutung der hämorrhagischen Aleukie. Kinderärztl. Prax. 1941, H. 12, 4—7.
BRAUNSTEINER, H.: Große Blutaustauschtransfusionen, Physiologie und therapeutische Wirkung. Klin. Wschr. 1951, 435—438.
BREU, W., u. H. FLEISCHHACKER: Über das FELTYsche Syndrom. Wien. klin. Wschr. 1938 I, 1081—1087.
BRUGSCH, H.: [1] Zur Panmyelophthise. Z. klin. Med. 111, 485 (1929).
— [2] Erfolge in der Behandlung der aplastischen Anämie. Fol.haemat. (Lpz.)46,291—298(1932).
BRUINS, SLOT, W. J.: Myeloblastenzunahme im Knochenmark bei Pyramidonagranulocytose. Nederl. Tijdschr. Geneesk. 1941, 19, 25.
BRUMPT, L. C.: Une maladie nouvelle décrite en U.R.S.S. l'aleucie toxic-alimentaire. Presse méd. 54, 375—376 (1946).
BUDING, A.: Kritische Übersicht über den heutigen Stand der Agranulocytoseprobleme. Med. Klin. 1942 II, 733.
BÜCHLER, H.: Das Felty-Syndrom. Brit. Med. J. 1946, June 15.
BÜCHMANN, P.: Die Bedeutung der Serumeisenbestimmung für die Klinik. Erg. inn. Med. 60, 446 (1941).
— u. R. STODTMEISTER: Toxische Knochenmarksschädigung bei chronischer Nephritis. Arch. klin. Med. 190, 487 (1943).
BÜNGELER, W.: Die experimentelle Erzeugung von Leukämie, aleukämischen Myelosen, Lymphadenosen und Lymphosarkom. Klin. Wschr. 1932 II, 1982.
— Die experimentelle Erzeugung von Leukämie und Lymphosarkom durch chronische Indolvergiftung der Maus. Frankf. Z. Path. 44, 202 (1933).
BURKERT, K.: Zur osteosklerotischen Anämie. Z. inn. Med. 1947, 463.
BÜTTNER, H. E.: Über die Beziehungen der Panmyelophthise zu anderen Blutkrankheiten, insbesondere der BIERMERschen Blutarmut mit Bemerkungen über die Leberwirkung und Reticulocytose. Verh. Kongr. inn. Med. 47, 204 (1935).
— u. K. L. SCHMIDT: Zur Differentialdiagnose zwischen Aleukie und aleukämischer Lymphadenose. Klin. Wschr. 1930, 2402.
BUTZENGEIGER, K. H.: [1] Über den therapeutischen Wert der intrasternalen Knochenmarksübertragung. Dtsch. Arch. klin. Med. 196, 371—382 (1949).
— [2] Zur Klinik und Pathogenese der Panmyelophthise. Dtsch. Arch. klin. Med. 197, 32—51 (1950).
— u. M. GARTZ: Zur Frage der Nachweisbarkeit eines leukozytenzerstörenden Stoffes im Blut bei der Panmyelophthise. Klin. Wschr. 1950, 495—497.
— u. J. LANGE: Zur Frage der Existenz der CARNÔTschen Hämopoietine und ihrer Bedeutung bei verschiedenen Anämieformen des Menschen. Klin. Wschr. 1952, 647—650.
CALDWELL, J. E., R. H. SIFFERD, J. D. PORSCHE and F. FENGER: Recent studies on yellow bone marrow extracts. Amer. J. Med. Sci. 209, 717—721 (1945):
CALOW, W. L.: Indications for splenectomy. Med. J. Austral. 1950, 644.
CALTABIANO, D., e S. VASTA: Ricerche sulle anemie sperimentali. Azione dell' indolo e del piramidone associati alla dieta avitaminica P. P. Sperimentale 94, 422 (1940).
DE CANDI, S.: Anemia aplastica con reperto clinico di leucemia mieloide. Riforma med. 1933, 555.
CARERE-COMES: Helvet. med. Acta 16, 348 (1949).
CARNOT et DEFLANDRE: C. r. Acad. Sci. (Paris) 143, 384, 432 (1906).
CARPENTER, G., and C. M. FLORY: Chronic nonleucemic myelosis; report of case with megacaryocytic myeloid splenomegaly, leukoerythroblastic anemia, generalized osteosclerosis and myelofibrosis. Arch. Int. Med. 67, 489—508 (1941).

CARSTENS, M.: Das Hypophysenzwischenhirnsystem bei Blutkrankheiten. Z. inn. Med. **1947**, 116.

McCARTHY, F. P., and R. Y. WILSON: Blood dyscrasias following arsphenamines. J. Amer. Med. Assoc. **99**, 1557—1563 (1932).

CARTWRIGHT, G. H., and others: Anemia of infections, hypoferremia, hypercupremia and alterations in porphyrin metabolism in patients. J. Clin. Invest. **25**, 65—80 (1946).

— — Anemia of infection, experimental production of hypoferremia and anemia in dogs. J. Clin. Invest. **25**, 81—86 (1946).

— M. A. LAURITSEN, S. HUMPHREYS, P. J. JONES, I. M. MERILL and M. M. WINTROBE: Anemia associated with chronic infection. Science (Lancaster, Pa.) **103**, 72—73 (1946).

— M. WINTROBE and others: Anemia, hypoproteinemia and cataracts in swine fed casein hydrolysate or zein. Comparation with pyridoxin-deficiency anemia. J. Clin. Invest. **24**, 268—277 (1945).

DE CASTELLO: Fol. haemat. (Lpz.) **13**, (1893).

CASTLE, DRINKER and DRINKER: J. Industr. Hyg. **7**, 371 (1925).

CATHIE, I. A. B.: Hypoplastic Anaemia. Proc. Roy. Soc. Med. **1947**, 545.

CATTANEO, A.: La splenectomia nella atrofia mieloide progressiva. Haematologica (Pavia) Arch. **24**, 995 (1942).

CAUSSADE, L., C. FRANCK et L. PETITDANT-MONNIOT: Note préliminaire sur le traitement des anémies de l'enfant par le sels de cobalt. Arch. franç. Pédiatr. **4**, 293—297 (1947).

CAZAL, P.: Les syndromes médullaires topographiquement dissociés et l'interêt des ponctions medullaires multiples. Sang **21**, 460—463 (1950).

CHANEY, W. C.: Splenic anemia: A clinical and pathological study of 69 cases. Amer. J. Med. Sci. **165**, 856 (1923).

CHAPMANN, E. M.: Osteosclerotic anemia. Amer. J. Med. Sci. **185**, 171—177 (1933).

CHAPUIS, J. P., et G. HEMMELER: Quinine et moëlle osseuse. Helvet. med. Acta **11**, 195—199 (1944).

CHASSEL, A.: Über hämorrhagische Aleukie. Klin. Wschr. **1929 II**, 1962—1963.

CHIEFFI, A.: Mielosi aplastiche e leucemie acute nell' età infantile. Riv. Clin. pediatr. **1946**, 44, 513—543.

CICOVACKI, D.: [1] Über einen Fall von Panmyelopathia splenica. Wien. Arch. inn. Med. **34**, 251—269 (1941).

— [2] Zur Differentialdiagnose und Entstehung der Panmyelophthise. Wien. Arch. inn. Med. **34**, 305—324 (1941).

CISCAR-RIUS, F.: Aplasias mieloides postarseno-benzolicas. Med. clin. (Barcelona) **13**, 41—44 (1949).

CLAIRMONT u. SCHINZ: Arch. klin. Chir. **132**, 347 (1924).

CLAUDON, D. B., and A. A. HOLBROOK: Aplastische Anämie bei Chloramphenicolbehandlung. J. Amer. Med. Assoc. **149**, 912 (1952).

CLERC, A.: In G. M. ROGERS et LÉON BINET, Traité de physiologie normale et pathologique. Paris: Masson & Cie. 1927.

McCLURE, R. D.: J. Amer. Med. Assoc. **1916**, 793.

COBET, R., u. V. SCHILLING: Periodisch rezidivierende Neutropenie mit Monocytose. Fol. haemat. (Lpz.) **70**, 286—304 (1951).

CONRAD, H. E.: Über osteosklerotische Anämie. Dtsch. med. Wschr. **1938 II**, 1404.

CORELLI, F.: [1] Haematologica (Pavia) **16**, Tl. VII (1935).

— [2] Emopatie da arsenobenzolo; considerazioni sulle agranulocitosi; terapia, profilassi e patogenesi degli accidenti della chemioterapia. Haematologica (Pavia) **17**, 307—351 (1936).

COSTA: Über eine tödlich verlaufene Anämie bei einer mit Röntgenstrahlen behandelten schweren Dermatose nach Art des BOECKschen Sarkoids. Fol. haemat. (Lpz.) **50**, 30 (1933).

CRAMER, H., u. H. BRODERSEN: Follikelhormon bei Leukopenie. Münch. med. Wschr. **1941 I**, 619.

CRAVEN, E. B. JR.: Splenectomy in chronic arthritis associated with splenomegaly and leucopenia (FELTY's Syndrome). J. Amer. Med. Assoc. **102**, 823—826 (1934).

CREMER, J.: [1] Blutbildveränderung bei experimenteller Eisenspeicherung. Z. exper. Med. **107**, 467—477 (1940).

— [2] Vergleichende Untersuchungen zum FELTYschen Syndrom. Dtsch. Arch. klin. Med. **187**, 269—280 (1941).

— [3] Über die Wirkung des Acetylcholins auf die Erythropoese bei der aplastischen Anämie. Z. klin. Med. **143**, 300 (1943).

— [4] Zur Differentialdiagnose der makrocytären Anämien. Med. Klin. **1944**, 496.

— [5] Die splenopathische Markhemmung bei hämolytischen Anämien. Sang **21**, 271—277 (1950).

CREMER, J.: [6] Fol. haemat. (Lpz.) **70**, 140 (1950).

VAN CREVELD, S.: Splenic hematopenia. Arch. Dis. Childh. **23**, 163—170 (1948).

CRONKITE, E. P.: Hemorrhagic syndrome of acut ionizing radiation illnes produced in goats and swine by exposure of atomic bombs at Bikini 1946. Blood **5**, 32—45 (1950).

— Med. Ann. Distr. Columbia **20**, 248 (1951).

CURSCHMANN, H.: Über die Anämie bei Myxödem. Med. Klin. **1941 II**, 842—843.

— u. GAUB: Zit. n. KOELSCH.

CURSCHMANN, HOLBOLL: Acta med. scand. (Stockh.) **89**, 526 (1936).

CURTIS, A. C., and H. M. POLLARD: FELTY's syndrome; its several features, including tissue changes, compared with other forms of rheumatoid arthritis. Ann. Int. Med. **13**, 2265—2284 (1940).

CUSTER, R. P., and F. E. AHLFELDT: Studies on structure and function of bone marrow. J. Labor. a. Clin. Med. **17**, 951 u. 960—962 (1932).

— and W. J. Croker: Myeloleukaemoid blood picture associated with tuberculosis. Fol. haemat. (Lpz.) **46**, 359—366 (1932).

DACIE, J. V., and A. GILPIN: Refractory anaemia (FANCONI type); its incidence in three members of one family, with in one case a relationship to chronic haemolytic anemia with nocturnal haemoglobinuria (MARCHIAFAVA-MICHELI disease or "nocturnal haemoglobinuria"). Arch. Dis. Childh. **19**, 155—162 (1944).

DAMESHEK and COLMES: Zit. n. H. E. BOCK [5].

DAMESHEK, E.: [1] New England J. Med. **1934**, 687—692.

— [2] Blood **5**, 779 (1950).

— [3] Some speculations on the myeloproliferative syndromes. Blood **6**, 372 (1951).

— R. H. SAUNDERS and L. ZANNOS: The use of ACTH in the treatment of acute and subacute leukemia. Bull. New England Med. Cent. **12**, 11 (1950).

DAMESHEK, W., and M. L. BLOOM: Events in hemolytic crisis of hereditary spherocytosis with particular reference to reticulocytopenia, pancytopenia and abnormal splenic mechanism. Blood **3**, 1381—1410 (1948).

DANOPOULOS, E., K. MARATOS, B. ANGELOPOULOS u. G. KATSAS: Über zehnjährige Erfahrung in Bezug auf die Blutkrankheiten in Griechenland. Med. Klin. **1952**, 1530—1534.

DANYSZ (Mme): Quelques résultats hématologiques constatés chez des ouvriers travaillant dans le benzène. Sang **15**, 348—351 (1943).

DARLING, R. C., F. PARKER and H. JACKSON JR.: Pathological changes in bone marrow in agranulocytosis. Amer. J. Path. **12**, 1—12 (1936).

DASSEN, R., et RAY: Semaine méd. **2**, 1152 (1930).

DAVID, W.: Zur Frage der Agranulocytose. Med. Klin. **1925 II**, 1229.

DAVIS, L. J., and L. S. P. DAVIDSON: Proteolysed liver in treatment of refractory anemias. Quart. J. Med. **19**, 53—73 (1944).

DAVIS, P. A.: J. Amer. Med. Assoc. **114**, 7, 553 (1938).

DAVIS, R. R., CH. FISCH and E. P. TISCHER: Pancytopenia due to mesantoin, report of case. New England J. Med. **242**, 863—864 (1950).

DAY, P. L., W. C. LANGSTON and W. J. DARBY: Failure of nicotinic acid to prevent nutritional cytopenia in monkey. Proc. Soc. Exper. Biol. a. Med. **38**, 860—863 (1938).

DEBRAY, M., A. DOMART, P. DANSET et L. FRESSINAUD: Hémopathie benzolique. Action du 693 sur la fièvre. Bull. Soc. méd. Hôp. Paris III, **57**, 608 (1941).

DECOURT, J., R. ANDRÉ et J. GUILLEMIN: Anémie grave fébrile avec aspect de leucose aiguë traitée par la penicilline associée à des transfusions répetées; guérison apparente depuis vingt mois. Presse méd. **1947**, 55, 378—379.

DELORÉ, P., et BERGOMANO: Leucémie aiguë au cours de l'intoxication benzénique. J. Méd. Lyon **9**, 227—233 (1928).

DENECKE, G.: [1] Ein bemerkenswerter Fall von Anaemia aplastica. Dtsch. Arch. klin. Med. **150**, 266—270 (1926).

— [2] Über die vegetative Regulation der Hämopoese. Verh. Kongr. inn. Med. **47**, 243—245 (1935).

— [3] Antwort auf eine Umfrage von TH. NAEGELI: „Milzexstirpation als Behandlungsverfahren bei Blutkrankheiten". Med. Klin. **1938 II**, 1086—1087.

DESA, A. E.: Splenic panhematopenia with report of 3 cases. Indian J. Med. Sci. **4**, 1—7 (1950).

DIECKHOFF, J.: Ein Fall von chronischer Benzolvergiftung durch Verschlucken. Arch. Gewerbepath. **3**, 549—554 (1932).

DIMMEL, H.: Zur Klinik der chronischen Benzolvergiftung. Arch. Gewerbepath. **4**, 414 (1933).

V. DITTRICH, P., u. A. HITTMAIR JR.: Beitrag zu den medikamentösen Knochenmarksschädigungen. Med. Klin. **1952**, 1565—1567.

DOAN, C. A.: [1] Neutropenic state: Its significance and therapeutic rationale. J. Amer. Med. Assoc. **99**, 194 (1932).

DOAN, C. A.: [2] Differential diagnosis and treatment of those nonhemolytic anemic states failing to respond to adequate liver or iron therapy. J. Missouri Med. Assoc. **38**, 393—398 (1941).
— [3] Primary splenic panhematopenia. J. Labor. a. Clin. Med. **30**, 385—388 (1945).
— [4] Folic acid (synthetic L. casei factor), essential panhematopoietic stimulus; experimental and clinical studies. Amer. J. Med. Sci. **212**, 257—274 (1946).
— and C. S. WRIGHT: Primary congenital and secondary acquired splenic panhematopenia. Blood **1**, 10—26 (1946).
DOBBERSTEIN: Z. Infekt.krkh. Haustiere **46** (1934).
DOBRINER, K., C. P. Rhoads and L. E. HUMMEL: Excretion of porphyrin in refractory and aplastic anemia. J. Clin. Invest. **17**, 125—132 (1938).
v. DOMARUS, A.: [1] Zur Lehre von der Agranulocytose. Klin. Wschr. **1929 I**, 779.
— [2] Über Irrtümer bei der Auswertung der Sternalpunktion. Klin. Wschr. **1937 I**, 557.
DOMINICI, G., u. G. OLIVA: Über die Bedeutung der siderämischen Werte bei den Hämopathien. Dtsch. Arch. klin. Med. **191**, 175 (1943).
DONHAUSEN: J. of Exper. Med. **10**, 559 (1908).
DONNER, M.: Über das Felty-Syndrom (zugleich ein Beitrag zur Differentialdiagnose primärchronischer Gelenkveränderungen). Dtsch. med. Wschr. **1950**, 1253—1255.
DOST, F. H.: Hämorrhagische Aleukie bei Milzvenenthrombose. Mschr. Kinderheilk. **81**, 206—213 (1940).
DOXIADES, TH.: Über chronische symptomenarme Agranulocytose. Klin. Wschr. **1932 I**, 419.
DRAKE, J. R., and H. D. MOON: Atebrine dermatitis and associated aplastic anemia. California Med. **65**, 4, 154—156 (1946).
DUBOIS-FERRIÈRE, H., et R. DELLA SANTA: Splénomégalie érythroblastique et myélosclérose. Schweiz. med. Wschr. **79**, 830—835 (1949).
DUCUING, MILETZKY et LAPEYRÈRE: Bull. Assoc. franç. Etude Canc. **36**, 4 (1949).
DÜPMANN, P.: Normocytäre, aplastische Anämie am Ende der Gravidität. Zbl. Gynäk. **1943**, 410.
DUKE, W. E.: Arch. Int. Med. **11**, 100 (1913).
DUKE, W. W.: Aplastic anemia. J. Amer. Med. Assoc. **91**, 720—722 (1928).
DUNLAP, C. E.: Effects of radiation on blood and hemopoietic tissues including spleen, thymus and lymphnodes. Arch. of Path. **34**, 562—608 (1942).
DUVOIR, M., et C. ALBAHARY: Examen anatomo-pathologique d'un cas d'anémie mortelle survenue vingt mois après la cessation du travail dans le benzol. Sang **15**, 356—358 (1943).
— et L. DÉROBERT: L'éosinophilie des benzéniques. Sang **15**, 241—246 (1943).
— et H. LEROUX: La toxicité comparée du benzène et de ses homologues. Leur action respective sur le sang. Bull. Soc. méd. Hôp. Paris III, **59**, 90 (1943).
ECKEL, P.: Ein Fall von Typhobacillose LANDOUZY unter dem Bilde der aleukämischen Mikromyeloblastenleukämie. Med. Klin. **1929 I**, 223—225.
ECKEY, P.: Aplastische Anämie auf dem Boden myeloblastischer Knochenmarksumwandlung. Z. inn. Med. **4**, 397—401 (1949).
EDDY, J. H. JR.: Aplastic anemia following trinitrotoluene exposure; report of 3 cases. J. Amer. Med. Assoc. **125**, 1169—1172 (1944).
EDERLE, W., u. G. ESCHE: Agranulocytose und Leukämie. Fol. haemat. (Lpz.) **52**, 179—186 (1934).
EGGERS, P.: Panmyelophthise durch Trinitrotoluoleinwirkung. Ref. Münch. med. Wschr. **1941 II**, 793; Verh. Med. Ges. Halle 14. 5. 1941.
EHRLICH, P.: Über einen Fall von Anämie mit Bemerkungen über regenerative Veränderungen des Knochenmarks. Charité-Ann. **13**, 300 (1888).
EIMER, K.: Über das Blutbild bei akuter infektiöser Anämie. Dtsch. Arch. klin. Med. **150**, 162—169 (1926).
ELLENBECK, H. D., u. Mitarb.: Das Nabelschnurblut — ein biologisch wertvolles Blut für die Transfusion (seine Gewinnung und Verwertung). Münch. med. Wschr. **1942 II**, 619.
ELLERMANN und BANG: Z. Hyg. **63**, 231 (1909).
ELLMANN, PH., and J. S. LAWRENCE: Agranulocytosis with purpura haemorrhagica following gold therapy with note on prevention of complications. Brit. Med. J. **1935**, 622—623.
ELSON and SAMPLE: J. Clin. Invest. **16**, 163 (1937).
ENDICOTT, K. M., F. S. DAFT and M. OTT: Bone marrow in "folic acid" deficiency and its response to crystalline Lactobacillus casei factor ("folic acid"). Arch. of Path. **40**, 364—372 (1945).
ENGEL, C. S.: Über einen Fall von perniziöser Anämie mit gelbem Knochenmark in den Epiphysen. Z. klin. Med. **40**, 17—23 (1900).
ENGELBRETH-HOLM, J.: Ergebnisse der Leukoseforschung der letzten Jahre. Erg. inn. Med. **56**, 267 (1939).
ENGELHARDT, W.-E.: Vergleichende Tierversuche über die Blutwirkung von Benzin und Benzol. Arch. Gewerbepath. **2**, 479 (1931).

ENGLAND, N. J., and D. McEACHERN: Acute aplastic anemia during mesantoin therapy. Canad. Med. Assoc. J. **60**, 173 (1949).
ENGLMANN: In HOLFELDER, Röntgentiefentherapie. Leipzig: G. Thieme 1938.
EPPINGER: Die hepatolienalen Erkrankungen. Berlin: Springer 1920.
ERF, L. A., and K. E. FRY: Primary splenic neutropenia. Amer. J. Clin. Path. **19**, 48 (1949).
— and P. A. HERBUT: Primary and secondary myelofibrosis. Ann. Int. Med. **21**, 863 (1944).
— and C. P. RHOADS: Hematological effects of benzene (benzol) poisoning. J. Industr. Hyg. **21**, 421—435 (1939).
ESSER, M.: [1] Über congenitale aplastische Anämie. Klin. Wschr. **1940** I, 72.
— [2] Über congenital-aplastische Anämie Typus BENJAMIN. Ann. paediatr. (Basel) **154**, 305—316 (1940).
— [3] Heilung eines Falles von congenital-aplastischer Anämie Typus BENJAMIN. Ann. paediatr. (Basel) **157**, 366 (1941).
ESTREN, S., and W. DAMASHEK: Familiar hypoplastic anemia of childhood, report of eight cases in two families with beneficial effect of splenectomy in one case. Amer. J. Dis. Childr. **73**, 671—678 (1947).
EWALD, O.: Die leukämische Reticuloendotheliose. Dtsch. Arch. klin. Med. **142**, 222 (1923).
EWERBECK, H.: Die Milz als Organ des Pfortadersystems und ihr Versagen. Erg. inn. Med. **1**, 318—366 (1949).
FAARUP, CH., u. A. S. OHLSEN: Knochenmarksuntersuchungen bei nephrogenen Anämien. Nord. Med. **1941**, 2680.
FABRE et BOREAU: Presse méd. **1947**, 5.
FALCONER, E. H.: Instance of lymphatic leukemia following benzol poisoning. Amer. J. Med. Sci. **186**, 353—361 (1933).
FANCONI, G.: [1] Beiträge zum Chemismus und zur Hämatologie des HERTERschen Infantilismus. Jb. Kinderheilk. **117**, 257—280 (1927).
— [2] Die primären Anämien und Erythroblastosen im Kindesalter. Mschr. Kinderheilk. **68**, 129—155 (1937).
FARLEY, D. L.: Depressed bone marrow function from arsphenamins, including type of so-called agranulocytosis. Amer. J. Med. Sci. **179**, 214—227 (1930).
FEDTKE, H.: Folinsäure (Folic acid) und ihre Wirkung bei makrocytären Anämien. Med. Klin. **1947**, 411.
FELLINGER, K.: Zur Diagnose und Pathologie des Frühstadiums der chronischen gewerblichen Benzolschäden. Arch. Gewerbepath. **9**, 88—96 (1939).
FELTY: Bull. Hopkins Hosp. **35**, 16 (1924).
FERRATA, A.: Fol. haemat. (Lpz.) **9**, 549 (1910).
— e A. FIESCHI: Risultati e insegnamenti della splenectomia delle mielosi aplastiche. Haematologica (Pavia) Arch. **23**, 979 (1941).
— e E. STORTI: Malattie del sangue. Milano 1946.
FERRIMAN, D. G.: Knochenmarkssklerose. Proc. Soc. Med. Lond. **1948**, 41, 1.
FEUCHTINGER, O.: [1] Follikelhormon bei Leukopenie (Bemerkungen zur Arbeit von Prof. HEINRICH CRAMER und HANS BRODERSEN). Münch. med. Wschr. **1941** II, 914—915.
— [2] Follikelhormon und Blutbild. Untersuchungen zur innersekretorischen Regulation der Blutbildung. Naunyn-Schmiedebergs Arch. **196**, 644—670 (1940).
— [3] Über die hämolytische Verlaufsform der lymphatischen Leukämie. Ein Beitrag zur Frage des hämolytischen Ikterus. Z. klin. Med. **141**, 228—321 (1942).
— [4] Schilddrüse, Ovarium und Blutbildung. Z. exper. Med. **112**, 55 (1943).
FEWELL, R. A., E. F. ENGEL and S. L. ZIMMERMANN: Acute thrombopenic purpura associated with administration of propylthiouracil. J. Amer. Med. Assoc. **143**, 891—892 (1950).
FIESCHI, A.: [1] Vergangene und moderne Forschungen über die Leukämien im Lichte der ätiopathologischen Probleme. Erg. inn. Med. **51**, 386—442 (1936).
— [2] Ricerche cariologiche sui megaloblasti. Haematologica (Pavia) Arch. **18**, 125—143 (1937).
— [3] Semiologie des Knochenmarks. Ein Studium klinischer Morphologie. Erg. inn. Med. **59**, 382—594 (1940).
— e A. BACCAREDDA: Atrofia mieloide acuta globale susseguente a cura arsenicale. Boll. Soc. med. clin. (Pavia) **46**, 723—748 (1932).
FIESSINGER, N., et C. ALBAHARY: A propos d'un cas d'hypoplasie myéloide systématisée. Sang **15**, 377 (1943).
— M. GAULTIER et C. M. LAUR: Anémie purpurique tardive avec hypoleucie d'origine radiologique. Sang **11**, 313—319 (1937).
— et OLIVIER: Bull. Soc. méd. Hôp. Paris **50**, 1193 (1936).
— R. TIFFENEAU et J. TRÉMOLIÈRES: Anémies érythroplasmatiques de carence. Bull. Soc. méd. Hôp. Paris III **59**, 21 (1943).
DE FILIPPI, P.: [1] Haematologica (Palermo) **21**, 353 (1940).

DE FILIPPI, P.: [2] Mielosi globale aplastice in corso di melitense. Haematologica (Pavia) Arch. **24**, 947 (1942).

FINCK, GIBSON, PEACOCK and FLUHARTY: Blood **4**, 905 (1949).

FITTING, W.: Über die Bedeutung histologischer Knochenmarksuntersuchung. Klin. Wschr. **1950**, 783.

FITZ-HUGH JR., TH., and E. B. KRUMBHAAR: Myeloid cell hyperplasia of bone marrow in agranulocytic angina. Amer. J. Med. Sci. **183**, 104 (1932).

FLEISCHHACKER, H.: Über die Bedeutung der Reticuloendothelien und Plasmazellen des Knochenmarks. Erg. inn. Med. **60**, 508 (1941).

FLORENTIN, P., et C. BINDER: Production experimentelle de leucocytes à corps de KURLOFF chez le cobaye. C. r. Soc. Biol. (Paris) **133**, 130—132 (1940).

FORCONI, A.: Anemia splenica eritromieloide; contributo clinico, biopsistico e anatomico al gruppo delle emopatie eritro-leucemiche splenomegaliche. Riv. Clin. med. **40**, 497—531 (1940).

FORNAROLI, P.: L'émopoiesi e gli elementi morfologici del sangue nella avitaminosi B₁. Arch. di Fisiol. **41**, 276 (1941).

FORSTER, R., and E. FRANKEL: Dis. Nerv. System **10**, 108 (1949).

FOUTS, P. J., and others: Nutritional microcytic hypochromic anemia in dogs cured with crystalline factor I. Amer. J. Med. Sci. **199**, 163—166 (1940).

FOY, H., K. RETTER, CH. DAMKASM, Z. DEPANIAN, V. MITCHELL and R. J. PITCHFORD: Haemoglobin and protein levels and spleen indices in N.Greece: their relation to diet. Brit. Med. J. **1946**, No. 4474, 486—489.

FRAENKEL, E., u. W. ULRICH: Akute Myeloblastenleukämie nach Diphtherieinfektion und Lues. Med. Klin. **1921 I**, 471, 483.

FRANCKE, E.: [1] Beitrag zur Frage der toxischen Zellschädigung bei Panmyelopathien an Hand von Versuchen in vitro und von bioptischen Markbefunden. Z. exper. Med. **104**, 405 (1938).

— [2] Nachweis von Zellgiften im Blut von Myelophthisen und deren Wirkung auf die Hämatopoese. Klin. Wschr. **1940 II**, 1053.

FRANK, C., and J. HOLLAND: Pancytopenia from "mesantoin". Report of 2 cases. J. Amer. Med. Assoc. **138**, 1148—1150 (1948).

FRANK, E.: [1] Aleukia haemorrhagica, aplastische (aregenerative) Anämie, Panmyelophthise. Berl. klin. Wschr. **1915 II**, 961 u. 1062.

— [2] Die hämorrhagischen Diathesen. In: SCHITTENHELM, Handbuch der Krankheiten des Blutes und der blutbildenden Organe, II. Berlin: Springer 1925.

FRANK, R. H., u. H. BREITKREUZ: Beitrag zur osteosklerotischen Anämie. Z. klin. Med. **144**, 89 (1944).

FRANK, W.: Bemerkung zur sog. Ascaridiasis im Kindesalter an Hand 1100 stationär beobachteter Fälle. Gleichzeitig ein Beitrag zu geheilten Panmyelopathien im Kindesalter. Arch. Kinderheilk. **139**, 133 (1950).

FREEMANN, H. E.: Aplastic anemia with thrombopenic purpura agranulocytosis, complicating mapharsen therapy; report of case with pathologic observations. Arch. of Dermat. **50**, 320—322 (1944).

FREUDENBERG, E.: Congenitale aplastische Anämie. Ref. Münch. med. Wschr. **1941 I**, 262; Verh. Med. Ges. Basel 14. 11. 1940.

FREY, W.: Z. exper. Med. **3**, 416 (1914).

FRIEDEMANN, U.: [1] Über die Angina agranulocytotica. Med. Klin. **1923 II**, 1357.

— [2] Angina agranulocytotica. Z. klin. Med. **108**, 54 (1928).

FRIEMANN: Zur Diagnose der chronischen Benzolvergiftung. Arch. Gewerbepath. **7**, 278—283 (1937).

FRUMINA, L. M., u. S. S. FAINSTEIN: Chronische Benzinvergiftung als Ursache von Anämie, Veränderungen des weißen Blutbildes, Funktionsneurose. Slg. Vergiftungsfälle **6** (1935), Lfg. 5 A 89.

FUGAZZOLA, F.: Modificazioni postirradiatorie del quadro ematico nei portatori di iperplasia timica. Scr. ital. Radiobiol. **10**, 27 (1943).

FUKUCHI, S.: Beitrag zur Kenntnis des sog. Morbus Banti. Arch. klin. Chir. **184**, 272—282 (1936).

FULD, H., u. G. LOEHR: Über krankhafte Blutveränderungen in der Gravidität. Z. klin. Med. **122**, 423—435 (1932).

FURTH, J.: Lymphomatosis, myelomatosis and endothelioma of chickens caused by filterable agent; transmission experiments. J. of exper. Med. **58**, 253—275 (1933).

— and O. B. FURTH: Neoplastic diseases produced in mice by general irradiation with x-rays, incidence and types of neoplasms. Amer. J. Canc. **28**, 54—65 (1936).

GAEDE, U., u. K. PALM: Panmyelophthise unter Streptomycinbehandlung. Tuberkulosearzt **5**, 26—30 (1951).

GAENSSLEN, M.: [1] Konstitutionelle familiäre Leukopenie (Neutropenie). Klin. Wschr. **1941 II**, 922—925.
— [2] Erbpathologie des Blutes. In Handbuch der Erbpathologie, Bd. IV, 1940.
GALL, E.: Benzene poisoning with bizarre extramedullary hematopoiesis. Arch. of Path. **25**, 315 (1938).
GALLENKAMP, F.: Über die Panmyelopathie. Z. klin. Med. **143**, 690 (1944).
GARNASCHELLI-RAGGIO, A.: Comportamento della β-glicero-fosfatasemia nelle anemie. Policlinico, Sez. med. **50**, 1 (1943).
GARVIN, J. S., and F. GIBBS: Dis. Nerv. System **11**, 48 (1950).
GASBARRINI, A.: Anemia splenica tipo GRIESINGER. Rass. clin.-scient. **20**, 7 u. 33 (1942).
GASSER, C.: [1] Schweiz. Hämatologentagung, Lugano 1949.
— [2] Akute Erythroblastopenie. Schweiz. med. Wschr. **1949**, 838—840.
— u. W. ADANK: Akute Erythroblastopenie mit Auftreten abnormer Riesenproerythroblasten im Knochenmark. Helvet. paediatr. Acta **5**, 37—48 (1950).
GAUSTAD, V.: Granulocytopenia and hyperkeratosis in plantae pedis after treatment with "hydantal" (methyldiphenyl-hydantoin). Acta med. scand. (Stockh.) **127**, 225—232 (1947).
GAUTIER, SEIDMANN et.BAUDOUIN: Bull. Soc. méd. Hôp. Paris III **52**, 1194 (1936).
GAVAZZENI, S., e S. MINELLI: Die Autopsie eines Röntgenologen. Strahlenther. **5**, 309 (1914).
GENDEL, B. R.: Folic acid in treatment of aplastic anemia. J. Labor. a. Clin. Med. **32**, 139—146 (1947).
DE GENNES, L., H. BRICAIRE, J. COURJARET et G. DELTOUR: Résultats obtenus dans 48 cas des maladie de Basedow traités par le propylthiouracile. Bull. Soc. méd. Hôp. Paris **66**, 893—897 (1950).
GEORGI, F., u. O. FISCHER: Humoralpathologie der Nervenkrankheiten. In BUMKE u. FOERSTER, Handbuch der Neurologie Bd. VII, 1, S. 21 ff. Berlin: Springer 1925.
GERLACH, W.: Zur Frage der Panmyelophthise. Münch. med. Wschr. **1932 II**, 1101.
GERSTENBERGER, H., u. G. LEONHARDI: Beitrag zur Frage der achrestischen Anämie. Z. inn. Med. **2**, 168—179 (1947).
GIBSON: Lancet **2**, 948 (1926).
GIESEN, J., u. P. P. KOELZER: Chemotherapie mit Amidinen. Ärztl. Forsch. **3**, 169—173 (1949 II).
GILG, A.: Ein Streptomycinerfolg bei frischer miliarer Streuung während Schwangerschaft und Puerperium. Schweiz. Z. Tbk. **6**, 250—254 (1949).
GIFFIN: Minnesota Med. **4**, 132 (1921).
GIFFIN, H. Z., and C. H. WATKINS: Minnesota Med. **21**, 62 (1938).
GIMPLINGER, ED.: Über einen Fall von Sepsis mit schwerer Funktionsstörung des hämatopoetischen Apparates. Med. Klin. **1924 II**, 1073—1076.
GIRAUD, G.: Les transfusions sternales: la voie sternale en thérapeutique et l'apothérapie médullaire. Brux. méd. **27**, 381—390 (1947).
— et TH. DESMONTS: [1] La transfusion médullaire. Son action antihémorragique au cours d'un cas d'aleucie hémorragique. Bull. Soc. méd. Hôp. Paris III **57**, 734 (1941).
— — [2] Rev. méd. Suisse rom. **66**, 905 (1946).
GLANZMANN, E.: [1] Die reine Agranulocytose (Typus SCHULTZ) im Kindesalter. Schweiz. med. Wschr. **1941 II**, 1386.
— [2] Physiologie der Leukocyten nach den Arbeiten von 1929—1940. Erg. Physiol. **44**, 473 (1941).
— [3] Panhämocytophthise (Agranulocytose-Syndrom) und Leukämie im Kindesalter. Schweiz. med. Wschr. **1942**, 465 u. 485.
GLOOR, W.: [1] Ein Fall von geheilter Myeloblastenleukämie. Münch. med. Wschr. **1930 I**, 1096.
— [2] Die Leukämie. Sammelreferat über Arbeiten aus den Jahren 1926—1930. Fol. haemat. (Lpz.) **45**, 207—241 (1931).
GOLDECK, H.: Panmyelopathie nach Stickstoff-Lost bei Retotheliose. Dtsch. med. Wschr. **1950**, 429.
GÖTZ: Inaug.-Diss. Hamburg 1935.
GOLDWATER, L. J.: Disturbances in blood following exposure to benzol. J. Labor. a. Clin. Med. **26**, 957—973 (1941).
GONET, E.: Polyglobulie et Encéphalite. Schweiz. med. Wschr. **1945**, 105.
GOODFELLOW, D. R.: Leucocytic variations in radium workers. Brit. J. Radiol. 8, 669 (1935).
GORKE, H.: Das Verhalten der Milz und des Knochenmarks und die Aussichten der Splenektomie bei der aplastischen Anämie. Dtsch. Arch. klin. Med. **136**, 143—153 (1921).
GOTTLIEB, R.: Myeloid insufficiency. Ann. Int. Med. **7**, 895—902 (1934).
GOUDSMIT, J., and L. M. LEVIE: Relation between aplastic anemia and use of water containing radium emanation. Nederl. Tijdschr. Geneesk. **1937**, 1708—1716.

GRAN: Über einen Fall von Berufsvergiftung durch Benzin mit Vorwiegen von Erscheinungen seitens des Blutes. (Ital.) Mailand 1933.

GRASSER: Ein Fall von Marmorknochenkrankheit mit abweichendem Blutbefund. Radiol. Rdsch. **7**, 174 (1938).

GREENBERG, S. U., and M. BRUGER: Observations on prolonged medical management of toxic diffuse goiter with thiouracil and propylthiouracil. Amer. J. Med. Sci. **220**, 373—380 (1950).

GREENBURG, L., and others: Benzene (benzol) poisoning in rotogravure printing industry in New York City. J. Industr. Hyg. **21**, 395—420 (1939).

GREIF, S.: Wien. Z. inn. Med. **29**, 108, 147 (1948).

GRETSEL: Ein Fall von Anaemia splenica bei einem Kinde. Berlin. klin. Wschr. **3**, 212—214 (1866).

GRIESHAMMER: Osteosklerotische Blutkrankheiten. Zbl. Path. **68**, 381 (1937).

GRIFONI, V.: Contributo alla conoscenza degli ipersplenismi combinati. Clinica nuova **7**, 333 (1948).

GROEDEL u. LOSSEN: Strahlenther. **42**, 532 (1931).

GROSS, R.: Dtsch. med. Wschr. **1951 II**, 1565.

GROTE, L. R., u. B. FISCHER-WASELS: Über totale Alymphocytose. Münch. med. Wschr. **1929 II**, 2040—2044.

GRUNKE, W.: Der diagnostische Wert der Sternalpunktion. Med. Klin. **1938 II**, 1259 u. 1295.

GÜNTHER, G. W.: Hyperchrome megalocytäre bzw. perniziöse Anämie als Folge chronischer Trichloräthylenvergiftung. Med. Welt **1935 II**, 1834.

GUICHARD, A., et M. JEUNE: Les anémies spléniques. (Etat actuel de la question.) Bull. méd. **1942**, 315.

GYNTELBERG, IB.: Ein Fall von FELTYschem Syndrom, mit Milzentfernung behandelt. Nord. Med. **1942**, 927.

GYÖRGY, P., H. GOLDBLATT, F. R. MILLER and R. P. FULTON: Panmyelophthisis with hemorrhagic manifestations in rats on nutritional basis. J. of exper. Med. **66**, 579—602 (1937).

HABELMANN, G.: [1] Anämien mit Knochenmarkssperre. Klin. Wschr. **1941 II**, 1067—1072.
— [2] Knochenmarkreaktionen nach Transfusionen von Frischblut, Blutkonserve und Blutserum bei Anämien. Klin. Wschr. **1941 II**, 1240.

HAEHNER, E.: Die praktische Bedeutung der Folinsäure in der Klinik der Blutkrankheiten. Dtsch. med. Wschr. **75**, 580—583 (1950).

HAGEN, J.: [1] Vitamin C-Stoffwechsel und chronische Benzolvergiftung. Arch. Gewerbepath. **8**, 541—569 (1938).
— [2] Erfolge mit Vitamin C-Behandlung chronischer Benzolschädigungen bei Tiefdruckern. Arch. Gewerbepath. **9**, 698—704 (1939).

HAIZMANN, R., u. D. HOMMEL: Zur Frage schädigender Einflüsse des Streptomycins auf das hämatopoetische System. Med. Klin. **1952**, 310.

HALBERKANN, J.: Schädigung bei einer Solganal B-Behandlung. Goldbefund in den Organen. Münch. med. Wschr. **1935 II**, 1190—1191.

HAMMON, W. D., and J. F. ENDERS: Virus disease of cats principally charakterized by aleucocytosis, enteric lesions and presence of intranuclear inclusion bodies. J. of Exper. Med. **69**, 327—352 (1939).

HAMPERL, H.: Acute und chronische tödliche Strahlenschädigung beim Menschen. Virchows Arch. **298**, 376—393 (1936).

HANNEMA, L. S.: Een geval van miltexstirpatie (macrofoliculaire reticulose). Nederl. Tijdschr. Geneesk. **95**, 26, 1866 (1951).

HANRAHAN, E. M. JR., and S. R. MILLER: Effect of splenectomy in FELTY's syndrome. J. Amer. Med. Assoc. **99**, 1247—1249 (1932).

HANSEN, K.: Arzneimittelallergien. In BERGER u. HANSEN, Allergie. Leipzig: G. Thieme 1940.

HARGRAVES, M. M., ST. D. MILLS and F. J. HECK: Aplastische Anämie bei der Anwendung von Chloramphenicol. Proc. Staff Meet. Mayo Clin. **27**, 280 (1952).

— — — J. J. RHEINGOLD and C. L. SPURLING: Chloramphenicol und aplastische Anämie. J. Amer. Med. Assoc. **149**, 1293, 1301 (1952).

HARRISON: Guy's Hosp. Rep. **81**, 215.

HARRISON, F. F., R. D. JOHNSON and D. AYER: Fatal aplastic anemia following use of tridione and a hydantoin. J. Amer. Med. Assoc. **132**, 11—13 (1946).

HART and HUMBLE: Aplastic anemia following neoarsphenamine. Brit. Med. J. No. 4616, 1120—1121 (1949).

HASCHEN, R. J.: Zur Differentialdiagnose der aplastischen Anämie. Fol. haemat. (Lpz.) **70**, 326—339 (1951).

HATCH, F. N.: Atrophic arthritis associated with splenomegaly and leucopenia. Ann. Int. Med. **23**, 201—202 (1945).

HATZKY, K.: Über einige Fälle von Splenomegalie mit Knochenmarkshemmung. Fol. haemat. (Lpz.) **49**, 211—240 (1933).

HAUSER, F.: Splenopathische Panhämocytopenie. Ann. paediatr. (Basel) **175**, 87—101 (1950).

HAWKINS, L. A., H. LEDERER and B. WOLMAN: Tödliche aplastische Anämie nach Chloramphenicol. Brit. Med. J. **1952**, 423, 426.

HAYHURST, E. R., and B. E. NEISWANDER: Case of chronic benzene poisoning. J. Amer. Med. Assoc. **96**, 269—270 (1931).

HECHMANN, S. G., u. A. P. SALKINA: Veränderungen von Placentarblut bei der Konservierung. Klin. Med. **17** (1939) II, 113 (russ.).

HECKNER, F.: Demonstration zweier Kranker mit aplastischer Anämie bei Panmyelophthise. Ref. Dtsch. med. Wschr. **1947**, 266—267; Verh. med. Ges. Göttingen, 14. 11. 1946.

HEGLER, C.: [1] 3 Fälle von chronischer Benzolvergiftung. Ref. Dtsch. med. Wschr. **1929**, 210; Verh. Ärztlicher Verein Hamburg 27. 11. 1928.

— [2] FRANKsche hämorrhagische Aleukie. Verh. Kongr. inn. Med. **42**, 640—642 (1930).

— u. W. GRIESBACH: Fall von Röntgen-Aleukie, geheilt durch Milzexstirpation. Röntgenprax. **3**, 75—79 (1931).

HEILMEYER, H., u. H. HEILMEYER: Triäthylenmelamin (TEM), ein neuer Stoff zur Behandlung von Leukämien. Klin. Wschr. **1952**, 537—547.

HEILMEYER, L.: [1] Erwiderung auf TH. NAEGELI: „Die Milzexstirpation als Behandlungsverfahren bei Blutkrankheiten. Med. Klin. **1938** II, 1087.

— [2] Erkennung und Behandlung der Anämien. Erg. inn. Med. **55**, 320—437 (1938).

— [3] Ein Fall von Agranulocytose, verursacht durch PFEIFFERsches Drüsenfieber. Med. Klin. **1946**, 579.

— [4] Wodurch kommt die Leukopenie beim Typhus zustande? Dtsch. med. Wschr. **1946**, 186.

— [5] Eisen und Kupfer als Wirkstoffe im Organismus. Ref. Dtsch. med. Wschr. **1947**; 92. Frankf. med. Ges. 7. 8. 1946.

— [6] Über die idiopathische aplastische Anämie und ihre Beziehungen zu Hämoblastosen. Klin. Wschr. **1948**, 486.

— u. H. BEGEMANN: Blut und Blutkrankheiten. In Handbuch der inneren Medizin, Bd. II. Berlin: Springer 1951.

— W. KEIDERLING u. G. STÜWE: Kupfer und Eisen als körpereigene Wirkstoffe und ihre Bedeutung beim Krankheitsgeschehen. Jena: G. Fischer 1941.

— u. H. PLÖTNER: [1] Eisenmangelzustände und ihre Behandlung. Klin. Wschr. **1936** II, 1669.

— — [2] Das Serumeisen und die Eisenmangelkrankheit. Jena: G. Fischer 1937.

— u. W. SCHÖNER: Die chronische reine Erythroblastose des Erwachsenen als leukämieparalleler Prozeß des erythrocytären Systems. Dtsch. Arch. klin. Med. **187**, 225—248 (1941).

— u. R. WESTHÄUSER: Reifungsstudien an überlebenden Reticulocyten in vitro und ihre Bedeutung für die Schätzung der täglichen Hämoglobinproduktion in vivo. Z. klin. Med. **121**, 361 (1932).

HEINE, J.: Beitrag zur Marmorkrankheit. Fortschr. Röntgenstr. **64**, 121 (1941).

HEINEKE, H.: Mitt. Grenzgeb. Med. u. Chir. **14**, 21 (1905).

HEINLE, R. W., and W. D. HOLDEN: Primary splenic panhematopenia. Surg. etc. **89**, 79—91 (1949).

HEINRICH, A.: Technik und Wert der intrasternalen Injektionsmethode. Chirurg **14**, 334—337 (1942).

HEINSEN, H. A., u A. LEZIUS: Über die Behandlung der Panmyelopathie mit Markknochenimplantationen. Dtsch. med. Wschr. **1944**, 208.

— — u. R. WACHTER: Totale Thrombopenie nach einmaliger Salvarsaninjektion. Dtsch. med. Wschr. **1942** II, 1194—1196.

HEITZMANN, O.: Vergleichende pathologische Anatomie der experimentellen Benzol- und Benzinvergiftung. Arch. Gewerbepath. **2**, 515—525 (1931).

HELLER, E. L., U. G. LEWISOHN and W. E. PALIN: Aleukemic myelosis, chronic nonleukemic myelosis, agnogenic myeloid metaplasia, osteosclerosis, leuko-erythroblastic anemia, and synonymous designations. Amer. J. Path. **23**, 327—365 (1947).

HELPAP, K.: Zur Kritik der Sternalpunktion. Klin. Wschr. **1937** I, 558.

HEMMELER, G., et E. JÉQUIER-DOGE: Schweiz. med. Wschr. **1944** II, 1239.

— et A. REYMOND: Panmyélopathie d'un type nouveau. Acta haematol. (Basel) **1**, 34—44 (1948).

HEMMERLING, H., u. H. SCHLEUSSING: Leukämie und Tuberkulose. Dtsch. Arch. klin. Med. **157**, 309—319 (1927).

HENNING, N.: [1] Beobachtungen zur Genese der akuten Myeloblastenleukämie. Dtsch. Arch. klin. Med. **178**, 538 (1936).

HENNING, N.: [2] Die Sternalinjektion als Ersatz für die intravenöse Injektion. Verh. Kongr. inn. Med. **52**, 319—320 (1940).
— [3] Über die intrasternale bzw. intraosseale Injektion und Infusion. Dtsch. med. Wschr. **1943**, 720.
— u. J. KORTH: Die diagnostische Sternalspülung. Eine neue Untersuchungsmethode des Knochenmarks in vivo. Klin. Wschr. **1934 II**, 1219—1220.
— u. H. KEILHACK: Die Ergebnisse der Sternalpunktion. Erg. inn. Med. **56**, 372 (1939).
HENSCHEN, C., u. A. JEZLER: Aleukämische Myelose unter dem Bilde der Panmyelophthise. Z. klin. Med. **128**, 343 (1935).
HENSHAW, P. S.: [1] Experimental roentgen injury; effects on tissues and blood of C_3H mice produced with single small wholebody exposurs. J. Nat. Cancer Inst. **4**, 477—484 (1944).
— [2] Experimental roentgen injury; changes produced with intermediate-range doses and comparison of relative susceptibility of different kinds of animals. J. Nat. Cancer Inst. **4**, 485—501 (1944).
— [3] Experimental roentgen injury; tissue and cellular changes brought about with single massive doses of radiation. J. Nat. Cancer Inst. **4**, 503—512 (1944).
— [4] Experimental roentgen injury, effect of repeated small doses of x-rays on blood picture, tissue morphology and life span in mice. J. Nat. Cancer Inst. **4**, 513—552 (1944).
HERGHT: Zit. n. RACHNER.
HERZ, A.: Die akute Leukämie. In KRAUS-BRUGSCHS Handbuch der speziellen Pathologie und Therapie innerer Krankheiten. Bd. VIII, S. 531. Berlin u. Wien: Urban u. Schwarzenberg 1920.
HERZOG, F.: Virchows Arch. **233**, 320 (1921).
— u. ROSCHER: Virchows Arch. **233**, 347 (1921); **236** (1922).
HEUCK, G.: Virchows Arch. 78, 475 (1879).
HICKLING, R. A.: Chronic non-leucaemic myelosis. Quart. J. Med. **6**, 253—275 (1937).
HIRSCHBOECK, J. S.: Hematologic effects of splenectomy in STILL-CHAUFFARD-FELTY syndrome. Blood 1, 247—255 (1946).
HIRSCHFELD, H.: [1] Fol. haemat. (Lpz.) 5 (1905).
— [2] Berl. klin. Wschr. **1906**, 545.
— [3] Fol. haemat. (Lpz.) 6, Nr. 7 u. 8 (1906).
— [4] Über akute myeloide Leukämie. Berl. klin. Wschr. **1907**, 772.
— [5] Fol. haemat. (Lpz.) **12**, 235 (1911).
— [6] Fol. haemat. (Lpz.) Arch. **12**, 347 (1912).
— [7] Berl. klin. Wschr. **1914**, 22.
— [8] Fol. haemat. (Lpz.) **26**, 108 (1921).
— u. R. KOTHE: Über abnorm hohe Leukocytose bei schweren Infektionen. Dtsch. med. Wschr. **1907**, 1253—1255.
— u. E. MÜHSAM: Chirurgie der Milz. In Neue deutsche Chirurgie, Bd. 46. Stuttgart: F. Enke 1930.
HITTMAIR, A.: [1] Megalokaryocytenleukämie und Osteomyelosklerose. Ein einheitliches Krankheitsgeschehen. Klin. Wschr. **1944**, 71.
— [2] Betrachtung zur Tumorfrage der Leukosen. Schweiz. med. Wschr. 78, 977—978 (1948).
— [3] Die splenogenen Anämien. Verh. dtsch. Ges. inn. Med. **58**, 694 (1952).
DEN HOED, D., B. LEVIE and M. STRAUB: Serious injury of blood in consequence of tele-roentgen-therapy of whole body. Acta radiol. (Stockh.) 19, 151—162 (1938).
HOEGLER, F.: Kommt in unseren Gegenden der Morbus Banti vor? Wien. Arch. inn. Med. **35**, 235—248 (1941).
HOENIG, L.: Beitrag zur Kenntnis der aplastischen Anämie im Kindesalter. Z. Kinderheilk. **53**, 580—584 (1932).
HOFF, F.: [1] Blut und vegetative Regulation. Erg. inn. Med. **33**, 195—265 (1928).
— [2] Die vegetative Regulation des Blutes. Dtsch. med. Wschr. **1928 I**, 905—908.
— [3] Über den Einfluß von Bakterienstoffen auf das Blut. Z. exper. Med. **67**, 615 (1929).
— [4] Zusammenhänge zwischen Blutmorphologie und den humoral-chemischen Verhältnissen des Blutes. Erg. inn. Med. **46**, 1—93 (1934).
— [5] Über die zentralnervöse Blutregulation. Fortschr. Neur. 8, 299—325 (1936).
— [6] Erbpathologische und konstitutionelle Grundlagen der Erkrankungen des myeloischen Systems. Verh. Kongr. inn. Med. **47**, 234 (1935).
— [7] Dynamik der Leukocytenregulation. Med. Welt **1938 I**, 117—123.
— [8] Antwort auf die Umfrage von TH. NAEGELI: „Milzexstirpation als Behandlungsverfahren bei Blutkrankheiten". Med. Klin. **1938 II**, 1087—1088.
— [9] Myeloische Insuffizienz. Z. klin. Med. **140**, 128 (1941).
— u. STUART RITTER VON LINHARDT: Über die zentralnervöse Regulation des Blutes. Zur vegetativen Regulation des Blutes. Z. exper. Med. **63**, 277—297 (1928).
HOGAN and SCHRADER: Amer. J. Publ. Health **1923**, 279.

HOLLER, G.: System der Anämien. Unter Zugrundelegung praktisch-klinischer Gesichtspunkte. Z. klin. Med. **103**, 1 (1926).

HOTZ, A.: Zur Differentialdiagnose: Agranulocytose-Leukämie. Z. Kinderheilk. **62**, 529 (1941).

HOWELL, L.: Treatment of splenic anemia. Lancet **1**, 1320 (1938).

HOYER, K.: Irreparable wahrscheinlich angeborene Anämie bei einem Säugling mit Erythroblastenarmut des Knochenmarks. Nord. Med. **1942**, 1097.

HSÜ, C. L., and W. A. MA: Direct and indirect effects of roentgen radiation on blood-forming organs of rats. Amer. J. Canc. **39**, 319—333 (1940).

HUBER, H.: Stammbaumuntersuchungen bei Panmyelophthisekranken. Klin. Wschr. **1939 II**, 1145.

HUMMEL, H.: Knochenmark und Blutbild in ihrer Beziehung zur aplastischen Anämie. Z. Kinderheilk. **32**, 285 (1922).

HUMPERDINCK, K.: [1] Benzol. Benzolhomologe und aplastische Anämie. Med. Welt **1944**, 520.
— [2] Arch. Gewerbepath. **12**, 289 (1944).
— u. A. ABLER: Untersuchungen des roten Blutbildes bei chronischer Einwirkung von Benzol und Benzolhomologen unter besonderer Berücksichtigung des Erythrocytendurchmessers. Ärztl. Forsch. **1949**, 117.
— u. A. RUMMEL: Klinische Beobachtungen über das Auftreten der basophilen Punktierung der Erythrocyten. Ärztl. Forsch. **1947**, 157.

HUMPHREYS, G. H., and H. SOUTHWORTH: Aplastic anemia terminated by removel of mediastinal tumor. Amer. J. Med. Sci. **210**, 501—510 (1945).

HUNTER, D.: Industrial toxicology (Croonian lectures). Quart. J. Med. **12**, 185—258 (1943).

HUNTER, F. T.: Chronic exposure to benzene (benzol); clinical effects. Hyg. a. Toxicol. **21**, 331—354 (1939).

HURIEZ, C., et R. DUMONT: Agranulocytose au cours d'un traitement arsenico-bismuthique, guérie par une cure de 90 gr. de sulfonamide en 12 jours et une medullotransfusion. Ann. de Dermat. **8**, s. 2, 224—225 (1942).

HURST, A., u. R. M. KARK: Case of aplastic anemia with 290 blood transfusions in cours of 9 years; secondary hemochromatosis. Nord. med. Tskr. **1937**, 1285—1286.

HYNES: Lancet **1929 I**, 1373.

ILLING, TH.: Beitrag zum Krankheitsbild der Panmyelophthise im Kindesalter. Fol. haemat. (Lpz.) **62**, 369—391 (1939).

IMERMAN, S. W., and C. P. IMERMAN: Dinitrophenol poising, with thrombocytopenia, granulopenia, anemia and purpura complicated by lung abscess. J. Amer. Med. Assoc. **106**, 1085—1088 (1936).

INTROZZI: Anat. Rec. **61**, Suppl.-Bd. 28 (1935).

IRGANG: Zit n. S. FISHER, H. L. HOLLEY and G. FEIN, Agranulocytosis, report of 12 cases in which it followed intensive arsenotherapy for syphilis. Arch. of Dermat. **55**, 57—66 (1947).

ISAAC u. MOECKEL: Kongr. inn. Med. **27** (1910).

ISAACS, R.: [1] Fol. haemat. (Lpz.) **37**, 389 (1928).
— [2] Lymphosarcoma cell leukemia. Ann. Int. Med. **11**, 657—662 (1937).

ISRAELS, M. C. G., and J. F. WILKINSON: Haemolytic (spherocytic) jaundice in adult. Quart-J. Med. **7**, 137 (1938).

IWAO, T.: Über die Knochenmarksbefunde bei Fällen von verschiedenen Blutkrankheiten, besonders über den Zusammenhang zwischen der Blutbildung und dem Entwicklungsgrad des Capillarsinus im Knochenmark. Trans. Soc. Path. Jap. **30**, 54—63 (1940).
— T. YOSHIDA and R. KATO: Weitere Untersuchungen über die Blutgefäße des Knochenmarks bei Menschen. Trans. Soc. Path. Jap. **29**, 209—215 (1939).

JACKSON, H. JR.: The differential diagnosis of agranulocytic angina from acute leukemia. Amer. J. Med. Sci. **188**, 604 (1934).

JACOBSEN, E., and C. M. PLUM: [1] Amino acids and tyrosine-like substances as activators of the reticulocyte ripening principle. Acta physiol. scand. (Stockh.) **4**, 278 (1942).
— — [2] The role of the reticulo-endothelial system in the ripening of reticulocytes. Acta physiol. scand. (Stockh.) **5**, 1 (1943).

JAFFÉ, R. S.: Severe anemia of aplastic type associated with sclerosis of thyroid gland. Arch. Int. Med. **61**, 19—25 (1938).

JAGIC, N., u. G. SPENGLER: Myeloische Reaktion ohne Ausschwemmung mit Granulocytenschwund im Blute. Med. Klin. **1923 I**, 421—422.

JAIS: Sang **11**, 550 (1937).

JANUARY, L. E., and W. M. FOWLER: Aplastic anemia. Amer. J. Clin. Path. **10**, 792—799 (1940).

JASINSKI, B.: Schweiz. med. Wschr. **1945**, 273.

JEZLER, A., u. S. SCHEIDEGGER: Akuter Verlauf bei Lymphogranulomatose (mit panmyelophthisischem Blutbild). Schweiz. med. Wschr. **65**, 7—10 (1935).

JOCHUM: Akute Leukämien mit dem Bild der Panmyelophthise. Inaug.-Diss. Freiburg 1947.
JONES, D. P.: Methoin in the treatment of epilepsy. Brit. Med. J. 1951, 64—67.
JONES, O. P.: Anat. Rec. 61, 28 (1935).
JORDAN, H. E.: Extramedullary erythrocytopoisis in man. Arch. of Path. 18, 1—20 (1934).
JOSEFSON, A.: New method of treatment intraosseal injections. Acta med. scand. (Stockh.)
    81, 550, 564 (1934).
KADIN, M.: Aplastic anemia following use of neoarsphenamine. Arch. of Dermat. 37, 787—796
    (1938).
KAHANE. E.: Sang 1933, H. 9.
KAHLMETER u. GUNNAR: Acta med. scand. (Stockh.) Suppl. 3, 205 (1922).
KAHRS, T.: Agranulocytose etter TbI-Behandlung. Tidsskr. Norsk. Laegefor. 71, 143 (1951).
KALLENBACH: Verein wiss. Heilk. Königsberg 1938.
KARAVANOV, G. G.: A propos de la technique de la ponction de la moelle osseuse pendant la vie.
    Sang 10, 562—570 (1936).
KARITZKY, B.: Beitrag zur Kenntnis der Panmyelophthise. Zbl. Path. 50, 177—183 (1930).
KAST, H. W.: Leukämoide Reaktionen bei malignen Tumoren. Dtsch. Arch. klin. Med. 188,
    173—180 (1941).
KAUFFMANN, F.: Entzündung und Körperverfassung (zur Diagnostik unspezifisch-allergischer
    [immunbiologischer] Zustandsveränderungen). Klin. Wschr. 1928 II, 1309—1315.
VON KAULLA, K. N.: Synthetische Folsäure bei makrocytären Anämien. Dtsch. med. Wschr.
    1947, 87.
McKAY, R. P., and W. K. GOTTSTEIN: Aplastic anemia and agranulocytosis following tridione;
    fatal case. J. Amer. Med. Assoc. 132, 13—16 (1946).
KAZNELSON, P.: [1] Zur Frage der akuten Aleukie. Z. klin. Med. 83, 18 (1916).
— [2] Diskussionsbemerkung. Verh. Kongr. inn. Med. 34, 461 (1922).
KELLER, P. D.: Clinical syndrome following exposure to atomic bomb explosions. J. Amer.
    Med. Assoc. 131, 504—506 (1946).
KEMPF, W.: Die parenterale Goldbehandlung des chronischen Gelenkrheumatismus. Dtsch.
    med. Wschr. 75, 1037—1039 (1950).
KIENLE, F.: [1] Akute Hämocytoblastenleukämien mit totaler Remission und die diagnosti-
    sche Bedeutung der Sternalpunktion. Dtsch. Arch. klin. Med. 189, 233—238 (1942).
— [2] Über Amitosen und Pseudoamitosen der Erythroblasten. Dtsch. Arch. klin. Med.
    189, 239—242 (1942).
— [3] Die Sternalpunktion in der Diagnostik. Leipzig: G. Thieme 1943.
— u. V. MALAMANI: Experimentelle Untersuchungen über die Rolle der Milzkontraktion für
    das periphere Blutbild. Z. exper. Med. 108, 31—42 (1941).
KIESE, M.: Pharmakologische Untersuchungen über m-Dinitrobenzol, chronische Vergiftung
    mit m-Dinitrobenzol. Naunyn-Schmiedebergs Arch. 206,505—527 (1949); 207, 34—35(1949).
KIKUTH, GÖNNERT u. SCHWEIKERT: Zbl. Bakter. I. Orig. 146, 1 (1940).
KIMURA, S., and K. KUMAGAI: Idiopathic panmyelophthisis with hyperplastic marrow.
    Case report. Tohoku J. Exper. Med. 39, 380—388 (1941).
KINDRED, J. E.: Histologic changes occuring in hemopoietic organs of albino rats after single
    injections of 2-chloroethyl vesicants, quantitative study. Arch. of Path. 43, 253 (1947).
KIRKHAM, D., and M. PERLMUTTER: Fatal aplastic anemia following use of marphasen,
    report of case. Arch. of Dermat. 43, 111—115 (1941).
KIRSCHBAUM, A., W. GARDNER, R. NAHIGIAN and L. STRONG: Differentiation between
    sarcomatous and leukemic lymphocytes in mice. Yale J. Biol. a. Med. 12, 473—482 (1940).
KIYONO, K., and S. AMANO: Ergebnis der geographisch-pathologischen Nachforschungen über
    die Anämien in Japan (1931—1936). Acta Scholae Med. Kyoto 19, 321—362 (1937).
KLEIN, R.: Sulfonamidschädigung bei der Behandlung einer Allgemeininfektion. Med. Klin.
    1947, 243—244.
KLEIN, W.: Eisenmangelanämie als Ernährungsschaden. Ref. Med. Klin. 1947, 296; Demon-
    strationsabend der med. Univ.-Klinik Freiburg 12. 11. 1946.
KLEINBERG, W., A. S. GORDON and H. A. CHARIPPER: Effect of cobalt in erythropoiesis in
    anemic rabbits. Proc. Soc. Exper. Biol. a. Med. 42, 119—120 (1939).
KLEINE-NATROP, H. E.: Agranulocytose, Panmyelophthise und Purpura nach Salvarsan.
    Med. Mschr. 1949, 597.
KLEINSCHMIDT, H.: Jb. Kinderheilk. 81, 1 (1915).
KLEMPERER, G.: [1] Ther. Gegenw. 1913, 385.
— [2] Metrorrhagien aus Thrombopenie und ihre Behandlung. Mschr. Geburtsh. 75, 35—41
    (1927).
KLIMA, R.: [1] Über Anämien und Erythropoese bei leukämischen Erkrankungen. Wien.Arch.
    inn. Med. 26, 277 u. 391 (1935).
— [2] Über ein neues Behandlungsverfahren bei thrombopenischer Purpura. Klin. Wschr.
    1936 I, 935—937.

KLIMA, R.: [3] Gewerbliche Blutschädigungen, ihre Bekämpfung und Verhütung. Wien. med. Wschr. **1943** I, 57.
— [4] Sternalpunktion und Knochenmarksbild bei Blutkrankheiten. Berlin u. Wien: Urban u. Schwarzenberg 1943.
— u. H. SEYFRIED: [1] Lymphatische Leukämien unter dem Bilde der thrombopenischen Purpura, hämolytischen bzw. aplastischen Anämie, und Agranulocytose. boien. Arch. inn. Med. **30**, 1—14 (1937).
— — [2] Myeloblastose unter dem Bild einer Agranulocytose, hämorrhagischen Aleukie und schweren hämolytischen bzw. aplastischen Anämie. Med. Klin. **1937** I, 400.
KLOSTER, J.: Über atypische Anämien. Fol. haemat. (Lpz.) **51**, 251—260 (1934).
KOCHS, A. G.: Über Salvarsanagranulocytose. Med. Mschr. **1947**, 445.
KOELSCH, F.: Schädigungen des Blutes durch physikalische gewerbliche Einflüsse. Arch. Gewerbepath. **7**, 607—641 (1937).
KÖNIG u. DRASNAR: Zbl. Chir. **1943**, Nr. 27.
KOMIYA: Fol. haemat. (Lpz.) **22**, 201 (1926).
KOPPENHÖFER, G. F.: Ablagerung und Verteilung von Gold nach Zufuhr organischer und anorganischer Goldpräparate. Dtsch. med. Wschr. **1936** I, 1011—1012.
KÖRGE, K.: Klinisch experimentelle Untersuchungen über die Insulinleukocytose. Dtsch. Arch. klin. Med. **191**, 157—174 (1943).
KOZOL, H. L.: Mesantoin in treatment of epilepsie. Arch. of Neur. **63**, 235—248 (1950).
KRACKE, R. R.: Experimental production of agranulocytosis. Amer. J. Clin. Path. **2**, 11—30 (1932).
— and W. H. RISER JR.: Problem of hypersplemism. J. Amer. Med. Assoc. **141**, 1132—1139 (1949).
KRAEVSKIJ, N. A., u. N. M. NEMENOVA: Klin. Med. (russ.) **28**, 11 (1950).
KRANTZ: Inaug.-Diss. Zürich 1916; zit. n. HOLLER.
KRAUS, E. J., u. A. WALTER: Zur Kenntnis der ALBERS-SCHÖNBERGschen Krankheit. Med. Klin. **1925** I, 19.
KRAVITZ, S. C., H. D. DIAMOND and L. F. CRAVER: Blood **7**, 729 (1952).
KREBS, C., H. C. RASK-NIELSEN and A. WAGNER: Origin of lymphosarcomatosis and its relation to other forms of leucosis in white mice. Acta radiol. (Stockh.) Suppl. **10**, 1—53 (1930).
KREHL, L.: Entstehung, Erkennung und Behandlung innerer Krankheiten. Berlin: Vogel 1933.
KRETZ: Die hämorrhagischen Diathesen. Leipzig: Deuticke 1930.
KRUMBHAAR: [1] J. Amer. Med. Assoc. **72**, 39 (1919).
— [2] Amer. J. Med. Sci. **166**, 329 (1923).
KRUMMEL, E., u. R. STODTMEISTER: Über die klinische Beurteilung von Knochenmark und Blutbild, Myeloblastenleukämie und myeloische Reaktion. Dtsch. Arch. klin. Med. **179**, 268—272 (1936).
KÜMMEL, R.: Augenveränderungen bei Aleukia haemorrhagica (FRANK). Arch. Augenheilk. **102**, 688—699 (1930).
KÜPPER, A.: Zur Nosologie und Statistik der Agranulocytose. Klin. Wschr. **1935** II, 1684.
KUHL, J.: Über Salvarsanagranulocytose. Med. Klin. **1947**, 233.
KUHLMANN, F., u. R. KNORR: Über die klinische Auswertung des Tb I/698 bei der Lungentuberkulose. Beitr. Klin. Tbk. **102**, 69—100 (1949).
KUTSCHE, J. D.: Splenic neutropenia associated with HODGKINS disease. J. Michigan Med. Soc. **48**, 469 (1949).
LACHNIT, V.: Knochenmarksschädigung bei Salvarsanbehandlung. Wien. klin. Wschr. **1946**, 41.
LACROIX, L.: Azione di un estratto lipoideo degli eritrociti sulla crasi ematica di anemici. Med. contemp. (it.) **7**, 64 (1941).
LAINER, F.: Die Behandlung der Agranulocytose mit Fieberbluttransfusionen. Klin. Wschr. **1937** II, 1435.
LAISSLE, H.: Über schwere Anämien mit atypischem und wenig typischem Befund. Dtsch. Arch. klin. Med. **99**, 272 (1910).
LAMB, F. H., and R. L. JACKSON: Osteopetrosis (Marble bone disease). Amer. J. Clin. Path. **8**, 255 (1938).
LAMPRECHT, W., u. G. RICHARD: Kritische Betrachtung zur Frage der intrasternalen Infusion. Chirurg **1947**, 590—595.
LANDAU, A., u. R. BAUER: Eine vorübergehende Lähmung der blutbildenden Organe mit Aleukie und Thrombopenie im Verlaufe einer cavernösen Lungenphthise. Wien. Arch. inn. Med. **24**, 41—54 (1934).
LANG, K.: Über die Zusammensetzung des Globulins beim gesunden und anämischen Menschen. Naunyn-Schmiedebergs Arch. **174**, 63—68 (1934).

LANG, W.: Knochenmarksschädigung bei Salvarsan-Wismut-Therapie. Ärztl. Wschr. **1949**, 325—328.

DE LANGEN, G. D: Die Anämie bei Urämie. Nederl. Tijdschr. Geneesk. **1942**, 2325.

LANGSTON, W., O. A. WHITE and J. D. ASHLEY: Splenic neutropenia; report of case with splenectomy. Ann. Int. Med. **23**, 667—672 (1945).

LARRABEE, R. C.: Amer. J. Med. Sci. July 1911.

LASKIN, I. C.: The distribution of radiation in the atomic bombing of Nagasaki. Amer. J. Roentgenol. **55**, 525 (1946).

LAUBRY, CH., et G. MARCHAL: Sur un cas de leucémie chez un radiologiste. Sang **6**, 780—786 (1932).

LAUDA, E.: [1] Normale und pathologische Physiologie der Milz. Berlin: Urban u. Schwarzenberg 1933.

— [2] Über die Bedeutung der Milz für die Blutkrankheiten. Klin. Wschr. **1937 II**, 977—982.

— u. E. PFLAUM: Zur Frage der innersekretorischen Funktion der Milz. Wien. klin. Wschr. **43**, 1105—1108 (1930).

LAWATSCHEK, R.: Jb. Kinderheilk. **81**, 342 (1915).

LAWRENCE, JOHN S.: Leukopenia; discussion of its various modes of production. J. Amer. Med. Assoc. **116**, 478—484 (1941).

— and J. T. SYVERTON: Spontaneous agranulocytosis in cat. Proc. Soc. Exper. Biol. a. Med. **38**, 914—918 (1938).

LAWSEN, JACKSON and CATTANACH: J. Amer. Med. Assoc. **85**, 24 (1925).

LEDIEU, BAUDELOT et BRENET: J. Sci. med. Lille **1946**, 64 (n. 9) 133.

VAN LEEUWEN, H. C.: Die hypochrome gastrogene Anämie und die hypochrome enterogene Anämie (zwei Anämieformen). Klin. Wschr. **1933 I**, 698—702.

LEGER: Zit. n. HEILMEYER [3].

LEHMANN, J.: Über die Wirkung des Penicillins auf das Blutbild. Dtsch. med. Wschr. **1946**, 287—291.

LEHNDORFF: Österr. Z. Kinderheilk. **3**, 70 (1949).

LEHNDORFF, H., and O. PITKIN: Splenic cytopenia in childhood. Acta haematol. (Basel) **3**, 337—346 (1950).

LEIBER, B.: Mschr. Kinderheilk. **97**, 70 (1949).

LEITNER, ST. J.: [1] Beitr. Klin. Tbk. **91**, 626, 636 (1939).

— [2] Die klinische Bedeutung der intravitalen Knochenmarksuntersuchung. Untersuchungen mittels der Sternalpunktion. Fol. haemat. (Lpz.) **65**, 1—159 (1941).

— [3] Erythroleukämische Reaktion bei Knochenmarkscarcinose. Schweiz. med. Wschr. **1945**, 84.

— [4] Die intravitale Knochenmarksuntersuchung. Basel: Benno Schwabe 1945.

McLELLAN, C., and F. A. BURON: Toxische aplastische Anämie (Panmyelophthise). Rev. clin. españ. **9**, 22 (1943).

LENOIR et CLAUDE: Bull. Soc. méd. Hôp. Paris 1897.

LEON, A.: Über gangränescierende Prozesse mit Defekt des Granulocytensystems (Agranulocytose). Dtsch. Arch. klin. Med. **143**, 118—128 (1924).

LEROY, D.: Hematology of atomic bomb casualties. Arch. Int. Med. **86**, 691—710 (1950).

LEROY, G. V.: Medical sequelac of atomic bombs explosion. J. Amer. Med. Assoc. **134**, 1143—1148 (1947).

LESCHER, F. G., and D. HUBBLE: Idiopathic aplastic anemia. Lancet **1933 I**, 239.

LESZLER, A.: Osteosklerotische Anämie. Fortschr. Röntgenstr. **58**, 559 (1938).

LETTERER, E.: Pathologisch-anatomische und differential-diagnostische Untersuchung einer aleucocytären Sepsis. Fol. haemat. (Lpz.) **39**, 437—460 (1930).

LEUBNER, H.: Panmyelopathie als Folge einer chronischen Röntgen-Radiumschädigung. Med. Klin. **1950**, 1076.

LEWIS, L. A.: Blood picture of adrenalectomized animals treated with different adrenal fractions. Endocrinology (Springfield, Ill.) **28**, 821—827 (1941).

LI, M. S.: Über die Pathogenese der Mehlanämie. Z. exper. Med. **112**, 127 (1943).

LIBRACH, I. M., and R. G. CRONIN: Case of primary agranulocytic angina. Brit. Med. J. **1946**, 897—898.

LICHTENSTEIN, G. A.: Zusammenfassende Darstellung der Agranulocytosen. Acta med. scand. (Stockh.) Suppl. **1932**, 49.

LIÈVRE, J. A., et J. MALLARMÉ: Anémie ostéosclerotique. Bull. Soc. méd. Hôp. Paris **64**, 1050 (1948).

LIGNAC, G. O. E.: Die Benzolleukämie bei Menschen und weißen Mäusen. Klin. Wschr. **1933 I**, 109—110.

LIMARZI, L. R., and others: Sternal marrow in BANTI's syndrome and other splenomegalic states, effect of splenectomy. Amer. J. Clin. Path. **13**, 231—248 (1943).

LIND, G.: Über die Bedeutung von Blutveränderungen bei Spritzlackierern. Arch. Gewerbepath. **9**, 141—166 (1939).

LINDEBOOM, G. A.: Über die sog. aleukämische megakaryocytäre Myelose. Acta med. scand. (Stockh.) **95**, 388 (1938).

LINSER u. SELLER: Zit. n. KOELSCH.

LITZNER, ST.: [1] Erkrankungen durch Benzol und seine Homologen. Erg. Med. **17**, 367—388 (1932).

— [2] Über Anämien bei Nierenkrankheiten und ihre Behandlung. Ther. Gegenw. **82**, 298 (1941).

LOCK, W.: Dtsch. Arch. klin. Med. **178**, 589 (1936).

LOCKIE, L. M., B. M. NORCROSS and C. W. GEORGE: Treatment of 2 reactions due to gold; response of thrombopenic purpura and granulocytopenia to BAL therapy. J. Amer. Med. Assoc. **133**, 754—755 (1947).

LOEPER, M., et Mme. LOEWE-LYON: Staphylococcémie avec anémie, leucopénie et hypogranulocytose. Bull. Soc. méd. Hôp. Paris III **54**, 23—27 (1938).

— et J. MALLARMÉ: Leucose aiguë chez un sujet à la fois anciennement intoxiqué par la benzène et traité par les rayons X. Sang **15**, 406—407 (1943).

LOESCHCKE, H. H.: [1] Vortrag Physiol. Kongr. Bonn 1947.

— [2] Über die humorale Steuerung der normalen Erythrocytenbildung. Arch. Vitamin-, Hormon- u. Fermentforsch. **3**, 346—359 (1950).

LOREY u. REYE: Über Marmorknochen (ALBERS-SCHÖNBERGsche Krankheit). Fortschr. Röntgenstr. **30**, 35—43 (1922).

LOTSCH, F.: Indikation und Erfolge der Milzexstirpation. Klin. Wschr. **1925**, 1216—1221.

LOTZ, K.: Der Leukocytenschwund als klinisches Symptom. Med. Klin. **1947**, 274.

LOVISATO, L.: Su un caso di agranulocitosi pura. Haematologica (Pavia) **16**, 635—657 (1935).

LOYD, EARL L.: Aplastic anaemia due to chloramphenicol. Antibiotics a. Chemother. **2**, 1 (1952).

LUBARSCH: In Handbuch der speziellen pathologischen Anatomie und Histologie, Bd. I/2, S. 373. Berlin: Springer 1927.

LUCHSINGER, M.: Beitrag zur Kenntnis der „Panmyelophthise". Inaug. Diss. Zürich 1942.

LÜBBERS, P.: [1] Über akute Leukämien. Dtsch. Arch. klin. Med. **188**, 420 (1942).

— [2] Untersuchungen zur zentralnervösen Beeinflussung der Blutzellen. Ärztl. Forsch. **1947**, 147.

LÜDIN, H.: Zur Klinik und Hämatologie der Erythromyelosen. Acta haematol. (Basel) **4**, 321—342 (1950).

LÜDTKE: Verh. Kongr. inn. Med. **1910**, 481.

LUNDT: Arch. of Dermat. **1947**.

LUPU, N. CH., et G. C. T. NICOLAU: Observations cliniques, hématologiques et histologiques sur un cas de leucoérythrophthise. Sang **5**, 530 (1931).

— R. BRAUNER et G. MATICA: Contributions à l'étude des anémies d'origine entérique. 1. Anémies expérimentales par le colibacille. Bull. Soc. méd. Hôp. Bukarest **22**, 57 (1940).

MACCIOTTA: Zit. n. HOFF.

MACHELLA, T. E., and G. M. HIGGINS: Effects of sulfanilamide, neoprontosil and sulfapyridine upon erythrocyte count of white rats. Amer. J. Med. Sci. **199**, 157—163 (1940).

MAGNANI, A.: Ricerche sul meccanismo della leucocitosi adrenalinica. Sperimentale **95**, 507 (1941).

MAINGOT, G., L. GIRARD et J. BOUSSER: Poussées leucocytaires transitoires suivies de leucocytose durable et de leucémie myélogène chez un radiologiste. Sang **12**, 569—582 (1938).

MALAN, G. M., and G. G. HARRISON: Mesantoin treatment of epilepsy. South Afric. Med. J. **23**, 516—518 (1949).

MALLARMÉ, J.: [1] Etude du myélogramme normal et pathologique par ponction sternale. Paris: Doin 1937.

— [2] Les splénomégalies neutropéniques. Acta haematol. (Basel) **1**, 109—125 (1948).

MALLORI, T. B., E. A. GALL and W. J. BRICKLEY: Chronic exposure to benzene (benzol); pathologic results. J. Industr. Hyg. **21**, 355—393 (1939).

MANNHEIMER, E., F. PAKESCH, E. E. REIMER u. H. VETTER: Die hämatologischen Komplikationen der Epilepsiebehandlung mit Hydantoinkörpern. Med. Klin. **1952**, 1397.

MANSFELD, u. J. SOS: Über die Beziehungen der Schilddrüse zur perniziösen Anämie. Klin. Wschr. **1938 I**, 386—389.

MARBERG, C. M., and H. O. WILES: Granulocytopoietic fraction of yellow bone marrow. Arch. Int. Med. **61**, 408—429 (1938).

MARCHAL, G., D. MAHOUDEAU et L. FRESSINAUD: Anémie, aleucie hémorragique et ictère hémolytique, complications terminales d'une maladie d'HODGKIN. Sang **14**, 409 (1941).

MARCHAND, F.: Über ungewöhnlich starke Lymphocytose im Anschluß an Infektionen. Dtsch. Arch. klin. Med. **110**, 359—372 (1913).

Marcolongo, F., e P. Leone: Tentativi di riproduzione sperimentale di anemie con ultra-filtrato di siero di uremici. Haematologica (Pavia) **20**, 49—80 (1939).

Markoff, N.: [1] Über myelogene Osteopathie. Helvet. med. Acta **6**, 598—604 (1939).
— [2] Die myelogene Osteopathie. Die normalen und pathologischen Beziehungen von Knochenmark zum Knochen. Erg. inn. Med. **61**, 132 (1942).
— [3] Schweiz. med. Wschr. **1943** I, Sonder-Nr. „Chemotherapie".

Marmont, A., e R. Cataldi: Contributo alla conoscenza del meccanismo di accelerazione della velocita di sedimentazione in talune mielopatie aplastiche. Pathologica (Genova) **41**, 6—17 (1949).

Martinetti, R., e O. Bongini: Risposte leucocitarie all' adrenalina e al latte dopo trattamento piridin-sulfamidico. Riforma med. **1941**, 1253.

Martland, H. S.: Occupational poisoning in manufacture of luminous watch dials. J. Amer. Med. Assoc. **92**, 466, 552 (1929).

Massara et Weil: Bull. Soc. méd. Soc. Hôp. Paris **1908**, 273.

Matthes, H. G.: Beitrag zu Ätiologie und Verlauf der Panmyelophthise. Dtsch. Arch. klin. Med. **180**, 68 (1937).

May, E., R. Cattan, P. Frumusan et G. Bilski-Pasquier: Évolution d'une leucose aigüe traitée par les transfusions répétées et la penicilline. Rev. d'Hématol. **3**, 13—28 (1948).

Meier, M. S.: Zur Therapie der Agranulocytose. Z. klin. Med. **137**, 488—498 (1940).

Meinertz, J.: Zur Entstehung, Erkennung und Behandlung der perniziösen Anämie und einiger anderer Anämieformen. Med. Klin. **1936** I, 529—533.

Menkin: Chemical basis of fever with inflammation. Arch. of Path. **39**, 28—36 (1945).

Mergoni, G.: Studio morfologico-funzionale del midollo osseo nelle anemie secondarie a nefropatie chroniche. Giorn. Clin. med. **24**, 517 (1943).

Merkel, W.: 2 Fälle von schwerer Agranulocytose als Nebenerscheinungen bei der Behandlung der Tuberkulose mit TbI/698. Tuberkulosearzt **3**, 518—521 (1949).

Merkl: Das Krankheitsbild der Panmyelophthise. Inaug.-Diss. Bonn 1948.

Meuwsen, L.: Beitrag zur Kenntnis der myeloischen Insuffizienz. Klin. Wschr. **1942** I, 273.

Meyer, E., u. A. Heineke: [1] Verh. dtsch. path. Ges. **9**, 224 (1905).
— — [2] Über Blutbildung bei schweren Anämien und Leukämien. Arch. klin. Med. **88**, 435—492 (1907).

Meyer, L. M., and M. Perlmutter: Aplastic anemia due to sulfathiazole. J. Amer. Med. Assoc. **119**, 558—559 (1942).

Meyer, S.: Über Blutveränderungen bei gewerblichen Schädigungen. Arch. Gewerbepath. **2**, 526 (1931).
— u. A. Schneider: Periodische Untersuchungen von Arbeitern, laufende Blutuntersuchungen bei Benzolarbeitern. Arch. Gewerbepath. **4**, 480—485 (1933).

Michel, D.: Zur Indikation der Milzexstirpation bei primären und sekundären Blutkrankheiten. Ärztl. Wschr. **1951**, 125—129.

Micheli: Anemia aplastica da arsenobenzolo. Minerva med. **1940**, 1, 249—256.

Milhit, J., et M. Lamy: Les anémies preleucemiques. Bull. Soc. méd. Hôp. Paris III **51**, 1382 (1935).

Miller, D. K., and C. P. Rhoads: [1] Production in dogs of syndrome similar to sprue by diets deficient in vitamin B_2. Proc. Soc. Exper. Biol. a. Med. **30**, 540—541 (1933).
— — [2] Experimental production in dogs of acute stomatitis, associated with leucopenia and maturation defect of myeloid elements of bone marrow. J. of Exper. Med. **61**, 173—182 (1935).

Min-Sen Li: [1] Z. Kinderheilk. **65**, 749 (1948).
— [2] Beiträge zur Pathogenese der myeloischen Leukaemie. Z. Kinderheilk. **70**, 26 (1951).

Mirick, G. S.: Idiopathic aplastic anemia with recovery. Ann. Int. Med. **14**, 2307—2309 (1941).

Mitchell, J. S.: Metabolic affects of therapeutic doses of x and gamma radiations. Brit. J. Radiol. **16**, 339—343 (1943).

Mobitz, W.: Bantischer Symptomenkomplex oder Bantische Krankheit. Z. inn. Med. **1947**, 93.

Moeschlin, S.: [1] Subakute Paramyeloblastenleukämie mit mehrfachen längeren Remissionen. Dtsch. Arch. klin. Med. **191**, 213 (1943).
— [2] Die Leukocytenkurve nach Pyrifer als Knochenmarksprüfung. Schweiz. med. Wschr. **1945**, 271.
— [3] Die Milzpunktion. Basel: Benno Schwabe 1947.
— [4] Einige Ergebnisse der Milzpunktion bei Blutkrankheiten. Dtsch. med. Wschr. **1950**, 786—790.
— u. K. Rohr: [1] Klinische und morphologische Gesichtspunkte zur Auffassung der Myelose als Neoplasma. Erg.inn. Med. **57**, 723 (1939).
— — [2] „Aplastische Anämie" mit jahrelangem vollständigem Fehlen der Erythroblasten (Erythroblastophthise). Dtsch. Arch. klin. Med. **190**, 117 (1943).

MOESCHLIN, S., u. K. WAGNER: Leukocytenagglutinine als Ursache von Agranulocytosen (Pyramidon usw.). Verh. dtsch. Ges. inn. Med. **58**, 673—679 (1952).

MONDON, H., et J. J. L. ANDRÉ: Maladie de VAQUEZ et intoxication benzolique. Presse méd. **1941 II**, 989—991.

— R. PIROT et J. J. L. ANDRÉ: Un cas de cryptoleucémie aiguë. Bull. Soc. méd. Hôp. Paris III **58**, 438—440 (1943).

MOORE, C. V., and O. S. BIERBAUM: Die splenopathische Neutropenie. Internat. Clin. **3** (1939).

MOORE, F. D.: Toxic manifestations of thiouracil therapy. J. Amer. Med. Assoc. **130**, 315—319 (1946).

MOORE and KEIDEL: Arch. of Dermat. **4**, 169 (1921).

MORAWITZ, P., u. G. DENECKE: Handbuch der inneren Medizin IV, 1. Berlin: Springer 1926.

— u. C. SEYFARTH: Anämien. Neue dtsch. Klin. **1**, 1 (1928).

MORRISON, M., and A. A. SAMWICK: [1] Amer. J. Med. Sci. **198**, 758 (1935).

— — [2] Intramedullary (sternal) transfusion of human bone marrow; preliminary report. Amer. J. Med. Assoc. **115**, 1708—1711 (1940).

MOWINCKEL, K.: Additional case of aleukemic myeloblastic leukosis of agranulocytic nature. Ugeskr. Laeg. **103**, 819—820 (1941).

MÜHLBAUER, H.: Antistinerfolg und aplastische Anämie während einer Trichinoseepidemie. Münch. med. Wschr. **1952**, 1065.

MÜLLER, E.: [1] Durch Benzol erzeugte Thrombopenie. Ein Beitrag zur Frage der Benzolschädigung beim Kaninchen. Beitr. path. Anat. **86**, 273—286 (1931).

— [2] Über seltene sekundäre Blutveränderungen. II. Mitt. Hochgradige Leukopenie, Anämie und Thrombopenie bei akuter, septisch verlaufener extrapulmonaler Tuberkulose. Klin. Wschr. **1938 II**, 1769.

MÜLLER, P.: Neuroendokrines System und Blutbildung. Verh. Kongr. inn. Med. **47**, 449—451 (1935).

— u. G. SPRÖHNLE: Aleukämische Myelose mit Übergang in akute Leukämie. Dtsch. Arch. klin. Med. **164**, 298—308 (1929).

MUETHER, R. O., L. T. MOORE, J. W. STEWART and G. O. BROUN: Chronic granulocytopenia caused by excessive splenic lysis of granulocytes; report of case. J. Amer. Med. Assoc. **116**, 2255—2257 (1941).

MULLER: Nord. Med. **31**, 2094 (1946).

MURALTER, H.: Beitrag zur Kenntnis der myeloischen Insuffizienz im Kindesalter. Arch. Kinderheilk. **128**, 26 (1943).

MYTNIK, P., u. S. GENKIN: Zur Klinik der chronischen Benzolvergiftung. Arch. Gewerbepath. **2**, 457—478 (1931).

NACHTNEBEL, E.: Über Aleukia haemorrhagica. Vergleichende Untersuchungen an mit großen Röntgendosen bestrahlten Hunden. Beitr. path. Anat. **92**, 157—174 (1933).

NAEGELI, O.: [1] Über Frühstadien der perniziösen Anämie und über die Pathogenese der Krankheit. Dtsch. Arch. klin. Med. **124**, 221—239 (1918).

— [2] Blutkrankheiten und Blutdiagnostik. Berlin: Springer 1931.

— [3] Differentialdiagnose in der inneren Medizin. Leipzig: G. Thieme 1936.

— [4] Milzexstirpation als Behandlungsverfahren bei Blutkrankheiten. Med. Klin. **1938 II**, 1085—1086.

NAEGELI, TH.: Die Bedeutung der intrasternalen Infusion. Schweiz. med. Wschr. **1943 I**, 460.

NAGEL, W.: Zur Behandlung der Thrombopenie. Dtsch. med. Wschr. **1937**, 495—498.

NAKAO, H.: [1] Biochem. Z. **163**, 161 (1925).

— [2] Biochem. Z. **166**, 337 (1925).

— [3] Biochem. Z. **166**, 350 (1925).

NAUWERCK u. MORITZ: Dtsch. Arch. klin. Med. **84**, 359 (1905).

NETTLESHIP, A.: Leucogenic bone marrow and leucocyte extracts. Amer. J. Clin. Path. **10**, 265—274 (1940).

NEUMANN: Berl. klin. Wschr. **1880**, 281.

NEUWEILER, M.: Über die Behandlung der Anämien mit Eisen und mit den Vitaminen des B-Komplexes. Schweiz. med. Wschr. **1945**, 405.

NICET, A.: [1] Vitesse de maturation des réticulocytes chez l'homme normal in vitro et in vivo. Acta biol. belg. **2**, 170 (1942).

— [2] Durée de vie des hématies du sang circulant chez l'homme normal. Acta biol. belg. **2**, 174 (1942).

NICK: Zit. n. DIMMEL.

NIELSEN, J.: Chronic occupationel ray poisoning; discussion based on case of leucemia in radium worker. Acta radiol. (Stockh.) **13**, 385—394 (1932).

NIELSEN, S. E.: Ugeskr. Laeg. **3**, 148 (1949).

NIKULINA, M., u. A. TITOWA: Zur Frage der Thrombopenie als eines der frühesten Symptome der chronischen Benzolintoxikation. Arch. Gewerbepath. **5**, 201—207 (1934).

NIPPERDEY u. SAKURAI: Zit. n. SCHULTZ [1].

NISSEN, R., u. V. SCHILLING: Indikation und Ergebnisse der Splenektomie als Frühoperation. Klin. Wschr. **1932**, 537—539, 682.

NOPONEN, P.: Über die Beziehungen der Panmyelophthise zur akuten myeloischen Leukämie. Acta med. scand. (Stockh.) Suppl. **89**, 173 (1938).

NORDENSON, N. G.: [1] Intravitale Studie der Knochenmarkreticulumzellen unter normalen und pathologischen Verhältnissen mit besonderer Berücksichtigung ihrer Stellung in der Genese der Blutzellen. Acta path. scand. (Copenh.) **15**, 362—395 (1938).

— [2] Nichttypische aplastische Anämie. Panhämophthise mit myeloblastischer Entartung, ein neues klinisch-hämatologisches Krankheitsbild. Acta med. scand. (Stockh.) **110**, 138 (1942).

— [3] Schwankungen der Reticulocytenzahl im Blut und Knochenmark nach Injektion von Nucleinsäurederivaten. Nord. Med. **1942**, 3698.

— [4] Über Panhämophthise (aplastische Anämie und Panmyelophthise). Sv. Läkartidn. **1943**, 341.

— and S. ROEDEN: Chronic, malignant granulocytopenia treated with splenectomy. Acta chir. scand. (Stockh.) **84**, 519 (1941).

OESTERLIN: Virchows Arch. **247**, 518 (1924).

OESTREICH: Zit. n. SCHULTEN [6].

OKINAKA, SH., I. ASAI u. SH. INO: Einfluß des parasympathicusreizenden Giftes „Acetylcholin" auf das Knochenmark. Klin. Wschr. **1941 I**, 292—295.

OLDENBERG, F.: [1] Über Panmyelophthise im Kindesalter. Inaug.-Diss. Bern, 1945.

— [2] Über Panhämocytophthise im Kindesalter. Ann. paediatr. (Basel) **164**, 313 (1945); **165**, 33 (1945).

DE OLIVEIRA, G.: Über Erschöpfung des Knochenmarks bei einem zweijährigen Kind (Panmyelophthise). Virchows Arch. **296**, 264—276 (1935).

OLMER, J.: Conc. méd. **68**, 823 (1946).

OPITZ: Erkrankungen des Blutes und der blutbildenden Organe. In v. PFAUNDLER-SCHLOSSMANN, Handbuch der Kinderheilkunde. Bd. I. Berlin: Vogel 1931.

ORESTANO, G.: Boll. Soc. Biol. sper. **7**, 256 (1934).

ORIA, J., J. RAMOS e B. TRANCHESI: Histologia da medullo ossea "in vivo" (valor clinico do mielograma). Ann. Fac. Med. Sao Paulo (port.) **14**, 113—169 (1938).

ORTEN, J. M., and others: Blood volume studies in cobalt polycythemia. J. of Biol. Chem. **99**, 457—463 (1933).

ORTH: Zit. n. BAKALOS u. THADDEA [4].

OSATO, S., T. HASHIMOTO u. T. TAGIKAWA: Über die aplastische Anämie oder Panmyelophthise. Fol. haemat. (Lpz.) **44**, 495—512 (1931).

OSGOOD, E. E., M. C. RIDDLE and T. J. MATHEWS: Aplastic anemia treated with daily transfusions and intravenous marrow; case report. Ann. Int. Med. **13**, 357—367 (1939).

OSSOS: Beitr. path. Anat. **1926**, 76.

OTTO, H.: Die symptomatische Erythrocytose. Dtsch. Arch. klin. Med. **178**, 453—471 (1936).

OVERGAARD, K.: Ein Fall von osteosklerotischer Anämie. Acta radiol. (Stockh.) **17**, 51—67 (1936).

OWREN, P. A.: Congenital hemolytic yaundice; pathogenesis of "hemolytic-crisis". Blood **3**, 231—348 (1948).

PALMÉN, K.: Generelle Knochenmarksinsuffizienz. Panhämocytophthise als Vorstadium akuter Leukämie. Acta paediatr. (Stockh.) **30**, 324 (1943).

PANIAGUA, G.: Aplastische Anämie durch Benzol. Myeloblastische Leukämie. Rev. clin. españ. **7**, 341 (1942).

PANTLEN, H.: Zur Pathogenese der Osteosklerose bei Blutkrankheiten. Klin. Wschr. **1952**, 732—736.

PAPPENHEIM: [1] Virchows Arch. **159**, 40 (1900).

— [2] Fol. haemat. (Lpz.) 8 (1908).

PARCHATKA, E.: Ein Fall von Agranulocytose im Kindesalter. Dtsch. Gesundheitswesen **1947**, 440.

PAROULEK, J.: Septicémie agranulo-myéloblastique guérie par des transfusions sanguines répétées. Arch. Mal. Coeur **20**, 643—684 (1927).

PATRASSI, G.: [1] Le originali splenomegali del BANTI quali appaiono oggi in base ad una revisione clinica ed istopatologica e ad una inchiesta sugli esiti a distanza dalla splenectomia. Acta med. Patavina **2**, 294 (1941).

— [2] BANTische Krankheit und Banti-Syndrome. Erg. inn. Med. **62**, 132 (1942).

— [3] Le mielosi subleucemiche e leucopeniche. Vicenza 1943.

PELLOJA, M.: Sulla leucocateresi della milza. Influenza della splenectomia e della legatura dell' arteria splenica sulla sopravvivenza leucocitaria. Haematologica (Pavia) Arch. **23**, 1185 (1941).

PENATI, F.: Leucemie acute e subacute con prestadio amielico e remissione. Minerva med. **1937** I, 627—636.

— e E. G. VIGLIANI: Sul problema delle mielopatie aplastiche, pseudoaplastiche e leucemiche da benzolo. Rass. Med. appl. Lav. industr. **9**, 345—361 (1938).

PERLÉS et ASKANASY: Sang 1928, Nr. 2.

PETERS, J. T.: Equinie infectious anemia transmitted to man. Ann. Int. Med. **23**, 271—274 (1945).

PETRÉN et ODIN: Zit. n. HOFF [9].

PETRI, E.: [1] Virchows Arch. **258**, 37 (1925).

— [2] Acta med. scand. (Stockh.) **74**, 532 (1931).

PETRIDES, P., u. F. E. SCHMENGLER: Hämatologische Besonderheiten bei einem komplexen, chronisch rheumatischen Krankheitsbild (Felty-Syndrom). Ärztl. Forsch. **3**, 314—317 (1949).

PFEIFFER, H.: Behandlung der Bestrahlungsleukopenie mit Granocytan. Klin. Wschr. **1942** II, 606.

PHILIPTSCHENKO, H.: Zur Frage der Panmyelophthise (E. FRANK) und Agranulocytose (W. SCHULTZ). Z. klin. Med. **110**, 457 (1929).

PIECHL, N.: [1] Die Eosinophilie junger myeloischer Zellen als Indicator der Reaktionslage des Knochenmarks bei Anämien. Wien. Arch. inn. Med. **35**, 362—372 (1941).

— [2] Beiträge zur Knochenmarksforschung; Versuche über die Lösbarkeit der Zellen der einzelnen Systeme aus dem Markverband. I. Mitteilung. Z. klin. Med. **141**, 788—803 (1942).

— [3] Beiträge zur Knochenmarksforschung; Versuche über die Lösbarkeit der Zellen der einzelnen Systeme aus dem Markverband. II. Krankheiten der Erythropoese. Z. klin. Med. **142**, 637—654 (1943).

— [4] Beitrag zur Knochenmarksforschung; Versuche der Lösbarkeit der Zellen der einzelnen Systeme aus dem Markverband. III. Krankheiten der Granulo- und Thrombopoese. Z. klin. Med. **142**, 655—674 (1943).

PIETRUSKY, F.: Blutgruppen und Bluttransfusionen. Verh. Kongr. inn. Med. **52**, 309—319 (1940).

PINEY, A.: [1] Recent Advances in Hematology, London 1933.

— [2] Chronic hypogranulocytosis. Lancet **1941** I, 348.

— [3] Exsanguino-transfusion in acute leukaemia; preliminary communication. Lancet **1948**, 379.

PIRWITZ, J.: Über einen die Erythrocytenatmung steigernden Faktor im Serum. Klin. Wschr. **1946/47**, 263—265.

PITTALUGA, G.: Sur la pathogénèse des anémies érythroblastiques des adultes. Sang **14**, 129—160 (1940).

— LOEPER, LEMAIRE et MALLARMÉ: Anémie érythroblastique de l'adulte. Ann. Méd. **46**, 368 (1940).

PLUM, C. M.: [1] On the amount of reticulocyte ripening substances in the plasma of various adult mamals. Acta physiol. scand. (Stockh.) **5**, 165 (1943).

— [2] Reticulocyte ripening substances in plasma in animals with increased erythropoiesis. Acta physiol. scand. (Stockh.) **5**, 175 (1943).

POLI, E.: Su un caso di mielosi globale aplastica con trasformazione plasmacellulare del midollo osseo. Plasmacellulare ed emoprotidogenesi. Haematologica (Pavia) Arch. **23**, 1089 (1941).

PONTICACCIA, L.: L'avvelenamento sperimentale con benzolo in rapporto alla leucolisi normale e patologica. Giorn. Clin. med. **4**, 361, 410 (1923).

POUMAILLOUX, M.: La neutropénie splénique primitive. Paris méd. **1**, 233—235 (1946).

PRETI, L.: Anemie aplastiche semplici: eritro- e piastrinopeniche. Riforma med. **49**, 199—202 (1933).

PRIBILLA, W.: Klinische Erfahrungen mit Triäthylenmelamin (TEM). Dtsch. med. Wschr. **1953**, 95.

QUATTRIN, N.: Nuovo contributo alla conoscenza della mielosi emocitoblastica. Policlinico, Sez. med. **48**, 334 (1941).

RACHNER, H.: Chloroleukämie als Folge einer Benzolvergiftung. Dtsch. med. Wschr. **1944**, 219.

RADOSAVLJEVIĆ, A., u. M. SEKULIĆ: Über die Beziehung der Adrenalin-Erythrocytose und Lymphocytose zur Milz und ihre diagnostische Verwertbarkeit. Wien. Arch. inn. Med. **20**, 81—120 (1930).

RAMVAD, H.: Aplastische Anämie im Anschluß an Benzoleinwirkung. Ugeskr. Laeg. **1941**, 785.

RANDOLPH. W.: Science (Lancaster, Pa.) **107** (1948).

RASTELLI, M.: Mielosi globale ipoplastica in luetico in corso di terapia bismutica, puntura sternale e puntura vertebrale. Policlinico, Sez. med. **49**, 237 (1942).

RAVENNA, P.: [1] BANTI syndrome (fibrocongestive splenomegaly); definition, classification and pathogenesis. Arch. Int. Med. **66**, 879—892 (1940).
— [2] Splenoportal venous obstruction without splenomegaly; further contribution to pathogenesis of fibrocongestive splenomegaly (BANTI syndrome). Arch. Int. Med. **72**, 786—794 (1943).
VAN RAVESTEYN, A. H.: Chronische Benzolvergiftung und Leukämie. Nederl. Tijdschr. Geneesk. **1941**, 42.
RAYNAUD, IMBERT et D'ESHOUGUES: Familiäre Belastung. Konstitutioneller familiärer Faktor in der Pathogenese der agranulocytären Symptomenkomplexe. Sang **12**, 327 (1928).
REDONDO, J. PELAEZ.: Thrombopenische Blutungen. Rev. clin. españ. **4**, 112 (1942).
REIMANN, H. A., and C. TH. DE BERARDINIS: Periodic (cyclic) neutropenia, an cutity, colection of 16 cases. Blood **4**, 1109—1116 (1949).
REISSMANN, K.: Chronisch-agranulocytäre Myelopathie als Folge splenopathischer Markhemmung. Med. Welt **12**, 16—20 (1938).
REVOL, L.: L'exploration de la moëlle osseuse par ponction sternale. Lyon: Patissier 1937.
RHEINDORF, G., u. E. WALTER: Über den Einfluß von blutstillenden Mitteln auf die Thrombocyten. Z. exper. Med. **87**, 496—505 (1933).
RHOADS, C. P., and W. H. MILLER: [1] Hemolytic effect of indol in dogs fed normal diets. J. of Exper. Med. **66**, 367 (1938); **67**, 267—297 (1938).
— [2] Histology of bone marrow in aplastic anemia. Arch. of Path. **26**, 648—663 (1938).
RHODIUS, J.: Inaug.-Diss. Bonn 1950.
RIBBERT, H.: Dtsch. med. Wschr. **1907 I**, 329.
RICKES, E. L., and others: Christalline vitamin B_{12}. Science (Lancaster, Pa.) **107**, 396—397 (1948).
RIETTI, F.: Die akuten Leukämien. Erg. inn. Med. **54**, 397 (1938).
RIMBAUD, L., H. SERRE et P. CAZAL: Leucoblastose leucopénique avec reticulose. Tableau clinique d'une aleucie hémorragique. Sang **15**, 26 (1942).
RIPPS: Inaug.-Diss. Frankfurt 1937; zit. n. HEILMEYER [3].
RITTMANN, R.: Eine bisher noch nicht beschriebene Verlaufsart aleukämischer Lymphadenose. Fol. haemat. (Lpz.) **51**, 207—222 (1934).
ROBINSON, E. J., and D. R. CLIMENKO: Effects of inhalation of benzene vapors on red blood cells of rabbits. J. Industr. Hyg. **23**, 232—238 (1941).
RODRIGUEZ-MOLINA, R.: Hematology of sprue, report on 100 cases in Puerto Rico. Puerto Rico J. Publ. Health a. Trop. Med. **15**, 89—100 (1939).
ROEHR, H. O.: Erfolgreiche Milzexstirpation bei splenopathischer Markhemmung. Fol. haemat. (Lpz.) **51**, 344—351 (1934).
RÖMER, H.: Über die intrasternale Infusion und Narkose. Med. Klin. **1946**, 114.
RÖSCH, H., u. G. HOLLAND: Über „aplastische Anämie" an Hand von 3 Fällen. Fol. haemat. (Lpz.) **44**, 48—61 (1931).
ROF, G. J., y J. P. BENITO: Panmyelophthise nach Salvarsanbehandlung. Rev. clin. españ. **4**, 167, 172 (1942).
ROGERS, H. M., and B. E. HALL: Primary splenic neutropenia. Arch. Int. Med. **75**, 192—196 (1945).
— and F. H. LANGLEY: Neutropenia associated with splenomegaly and atrophic arthritis (FELTY's Syndrome). Ann. Int. Med. **32**, 745 (1950).
ROHLF, H.: Zur Anaemia leuco-erythroblastica mit Myelosklerosis (Typ VAUGHAN). Klin. Wschr. **27**, 641—643 (1949).
ROHR, K.: [1] Aktuelle Agranulocytoseprobleme. Münch. med. Wschr. **1935 I**, 460.
— [2] Der Ausschwemmungsmechanismus der Blutzellen aus dem Knochenmark. Med. Welt **1938 I**, 96.
— [3] Der heutige Stand der Agranulocytoseforschung. Helvet. med. Acta **6**, 611 (1939).
— [4] Die Tumorlehre der Leukämien. Schweiz. med. Wschr. **1943 II**, 1125.
— [5] Schweiz. med. Wschr. **1944 I**, 215.
— [6] Funktionelle Knochenmarkspathologie (normale und pathologische Wechselbeziehungen zwischen Markparenchym, Nerven-, Gefäß- und Knochensystem). Schweiz. med. Wschr. **1945**, 773—777.
— [7] Maligne Knochen- und Knochenmarkneoplasien (vergleichende biologische und klinische Betrachtungen zwischen Knochentumoren und Leukosen). Schweiz. med. Wschr. **1947 I**, 207—215.
— [8] Familiäre Panmyelophthise (Fanconi-Syndrom beim Erwachsenen). Ref. Schweiz. med. Wschr. **1948**, 385; II. Tagung Schweiz. hämatol. Ges. 2. 5. 1947. — Blood **4**, 130—141 (1949).
— [9] Schweiz. med. Wschr. **1949**, 830.
— [10] Das menschliche Knochenmark. Stuttgart: G. Thieme 1949.
— [11] Zur Pathogenese der erythroblastischen Markinsuffizienz. Verh. dtsch. Ges. inn. Med. **58**, 666 (1952).

ROHR, K., u. E. HAFTER: Untersuchungen über postmortale Veränderungen des menschlichen Knochenmarks. Fol. haemat. (Lpz.) **58**, 38—50 (1937).

ROHRBACH, P.: Knochenmarkschädigung mit Panhämocytopenie durch Hydantoinkörper. Schweiz. med. Wschr. **80**, 337—340 (1950).

ROITH, O.: Technik und Wert der intrasternalen Injektionsmethode. Ihre Bedeutung für die Chirurgie. Zbl. Chir. **1943**, 537.

ROLLESTON, H.: Critical review; harmful effects of irradiation (x-rays and radium). Quart. J. Med. **24**, 101—131 (1930).

ROSENBLATT, W.: Leukämie und Tuberkulose. Med. Rdsch. **1947**, 180.

ROSENOW, G.: Über Hirnstich-Leukocytose. Verh. Kongr. inn. Med. **40**, 385—388 (1928).

ROSENTHAL, F., L. WISLICKI u. L. KOLLE: Über die chemische Beziehung von schwersten Blutgiften zu Abbauprodukten des Eiweißes. Verh. Kongr. inn. Med. **40**, 340—347 (1928).

— u. F. STRAUS: Weitere Untersuchungen über die Blutgiftwirkung synthetischer N-Oxyamine. Verh. Kongr. inn. Med. **42**, 511—516 (1930).

ROSENTHAL, M., and E. J. GRACE: Experimental radium poisoning; bone marrow and lymphnode changes in rabbits, produced by oral administration of radium sulphate. Amer. J. Med. Sci. **191**, 607—618 (1936).

ROSENTUL, M. A., G. M. WINNIKOWA u. A. A. STUDNISZYN: Salvarsan und die Krankheiten der blutbildenden Organe. Klin. Med. (russ.) **18**, 11, 50 (1940); Ref. Med. Klin. **1946**, 79.

ROTH, O.: Akute Paramyeloblastenleukämie mit Ausgang in Heilung. Schweiz. med. Wschr. **73 II**, 1203 (1943).

— u. B. JASINSKI: Hämolytische Anämien bei Panmyelopathie und ihre Pathogenese. Helvet. med. Acta **16**, 531—547 (1949).

ROUSSELOT, L. M.: [1] Congestive splenomegaly (BANTI's syndrome). Bull. N.Y. Acad. Med. **15**, 188—196 (1939).

— [2] Late phase of congestive splenomegaly (BANTI's syndrome) with hematemesis but without cirrhosis of liver; further observations on etiology of BANTI's syndrome and effect on prognosis of certain variations in portal venous pattern. Surgery **8**, 34—42 (1940).

ROUSSY, G., et M. GUERIN: Les enseignements tirés de l'étude expérimentale des leucémies et des tumeurs du système hématopoiétique. Presse méd. **1942 II**, 445—446.

ROVERSI, A. S., e E. TANTURRI: La puntura dello sterno nella practica medica. Haematologica (Pavia) **16**, 709—776 (1935).

RUDOLPH, W.: Folinsäure. Med. Mschr. **1947**, 440.

RUNDLES and JONSSON: Amer. J. Med. Sci. **218**, 241 (1949).

RUPPERT, F.: Über das Verhalten der alkalischen Plasmaphosphatase bei Leukämien. Verh. dtsch. Ges. inn. Med. **58**, 812 (1952).

RUSKIN, D. B.: Fulminating dermatitis bullosa medicamentosa due to "mesantoin". J. Amer. Med. Assoc. **137**, 1031—1035 (1948).

SABIN, F. R.: Bone marrow. Physiol. Rev. **8**, 191—244 (1928).

SABRAZÈS, J., J. BIDEAU et GLANNES: [1] Gaz. Sci. méd. Bordeaux **1937**, 22, 25, 43, 46.

— — — [2] Gaz. Sci. méd. Bordeaux **1937**, 58, 676.

SAIFI, M. E., and J. M. VAUGHAN: Anaemia associated with infection. J. of Path. **56**, 189—197 (1944).

SAK-GORKI, P. I.: Experimentelle Ergebnisse über den Einfluß heterogenen Blutes auf Blut und Knochenmark bei innerlicher oder rectaler Zufuhr. Klin. Med. **1939**, 79.

SALZER, M., J. L. RANSOHOFF and H. BLATT: Primary splenic neutropenia, with report of case. Ann. Int. Med. **22**, 271 (1945).

SANDKÜHLER, ST.: Einförmige Leukose und Chloromkrankheit. Dtsch. med. Wschr. **1949 I**, 204.

— Akute Knochenmarkatrophie. Dtsch. med. Wschr. **1950**, 1649.

SANTESSON, C. G.: Arch. of Hyg. **31**, 336 (1897).

SANTI, M.: Leucemia acuta con prestadio amielico e remissione. Riv. Clin. med. **41**, 45 (1941).

SARACOGLU, K.: Ein Fall von Panmyelophthise in einer Familie mit gestörtem Blutbild. Z. inn. Med. **1947**, 622.

SAUERBREI, H. U.: Zum Problem der isolierten, nur die Erythropoese betreffenden aplastischen Anämie. Z. Kinderheilk. **67**, 233 (1949).

SAUERTEIG, E.: Panmyelophthise nach Goldmedikation. Ärztl. Wschr. **1951**, 827—830.

SCHÄFER, K.-H.: [1] Über den Einfluß von Infektionen und ähnlichen Vorgängen auf den Eisenstoffwechsel; der Einfluß von Infektionen, Intoxikationen und von Sensibilisierung gegen artfremdes Serum auf den Gesamteisengehalt als Maß für den Eisenbedarf des Organismus. Z. exper. Med. **110**, 678—696 (1942).

— [2] Über den Einfluß von Infektionen und ähnlichen Vorgängen auf den Eisenstoffwechsel; die im Verlaufe von Infektionen und Intoxikationen auftretenden intermediären Eisenverschiebungen. Z. exper. Med. **110**, 697—712 (1942).

— [3] Neuere Erkenntnisse auf dem Gebiete des kindlichen Eisenstoffwechsels. Ärztl. Wschr. **1947**, 577.

Schaefer, R.: Zur Differentialdiagnose der Agranulocytose. Dtsch. Arch. klin. Med. **151**, 191 (1926).

Scharff, O., u. H. Neumann: [1] Übergang einer aplastischen Anämie in eine akute Leukämie. Dtsch. med. Wschr. **1944**, 480.

— — [2] Über eine seltene Form von Knochenmarkschädigung durch Salvarsan. Med. Klin. **1944**, 500.

Schenck, E. G.: Untersuchungen über das Globin bei Tieren, gesunden und kranken Menschen. Ein Beitrag zur Kenntnis der dynamischen Konstitution des Hämoglobins. Naunyn-Schmiedebergs Arch. **150**, 160—172 (1930).

Schilling, V.: [1] Über die Diagnose einer Milzatrophie durch den Befund von Kernkugeln als Teilerscheinung pluriglandulärer Insuffizienz. Klin. Wschr. **1924 II**, 1960—1962.

— [2] Med. Klin. **1938 II**, 1085.

— [3] Das Blutbild und seine klinische Verwertung. Jena 1944.

— [4] Über erythrophagische Megalosplenie. Med. Klin. **1952**, 508.

Schinz, Baensch, Friedl: Lehrbuch der Röntgenologie. Stuttgart: Georg Thieme 1950.

Schittenhelm, A.: Pathogenese und Einteilung der Anämien. Verh. Kongr. inn. Med. **52**, 180 (1940).

Schlay, H., u. M. Albrecht: Zur Frage der Blutzellenregeneration aus dem Reticuloendothel. Ärztl. Wschr. **1951**, 484—487.

Schlungbaum, W.: Die Strahlenkrankheit. Ärztl. Wschr. **1951**, 961—966.

Schmidt, H.: Myeloblastische Knochenmarksreaktionen bei Panmyelopathien. Med. Mschr. **1948**, 195.

— u. H. Blaha: Panmyelophthise nach Behandlung mit Tb I/698. Ärztl. Wschr. **1950**, 111—113.

Schmidt, M. B.: [1] Über osteosklerotische Anämie und Albers-Schönbergsche Krankheit. Beitr. path. Anat. **77**, 158—173 (1927).

— [2] Theoretische Grundlagen der Anämien im Kindesalter. Mschr. Kinderheilk. **68**, 110—128 (1937).

Schmidt, W.: Beitrag zur Frage der Hypersplenie. Z. Kinderheilk. **58**, 790—795 (1937).

Schmidt-Voigt, J., u. Gensch: Thrombopenische Purpura bei Tuberkulosebehandlung mit Thiosemicarbazon (Tb I/698). Tuberkulosearzt **3**, 576—578 (1949).

Schmidtmann, M.: Anatomisches zur Frage des gewerblichen Einflusses auf Blut und blutbereitende Organe. Arch. Gewerbepath. **7**, 641—652 (1937).

— H. Linnig u. F. Camerer: Funktionszustand und Reaktionsfähigkeit des blutbildenden Apparates bei chronischer Benzoleinatmung. Experimentelle Untersuchungen. Arch. Gewerbepath. **9**, 719 (1939).

Schmorl: Osteomalacie mit multiplen pigmentierten Sarkomen und Knochencysten. Ref. Münch. med. Wschr. **1904 I**, 537; Verh. Ges. Natur- u. Heilk. Dresden 30. 1. 1904.

Schnaase, M.: Die Bedeutung des Proteolysenversuches mit Knochenmark für die postmortale Feststellung der Agranulocytose. Klin. Wschr. **1928 II**, 2342—2343.

Schoen, R.: Untersuchungen am Knochenmarkvenenblut des Hundes. Arch. exper. Path. u. Pharmakol. **106**, 78—88 (1925).

— u. W. Tischendorf: Klinische Pathologie der Blutkrankheiten. Stuttgart: Georg Thieme 1950.

Scholz, H. G.: Anämisches Vorstadium bei der myeloischen Leukämie. Fol. haemat. (Lpz.) **45**, 352 (1931).

van Schoonhoven, A. J., u. R. E. van Beurden: Hämatologische Betrachtung einer Anämie mit aplastischen Merkmalen und der Effekt der Milzexstirpation. Fol. haemat. (Lpz.) **53**, 135—142 (1935).

Schousboe, J.: Two cases of splenic control of cell emission from bone marrow. Acta med. scand. (Stockh.) **103**, 123—136 (1940).

Schretzenmayr, A.: [1] Über Panmyelophthise. Med. Klin. **1935 I**, 417.

— [2] Anämiebehandlung mit Knochenmarksinjektionen. Klin. Wschr. **1937 II**, 1010—1012.

— u. H. Bröcheler: Über die Atmung des menschlichen Knochenmarks. Klin. Wschr. **1936 II**, 998—999.

— and R. L. Lancartes: Sternal puncture, with special reference of its application in tropical diseases in South China. J. Trop. Med. **41**, 341—343 (1938).

Schridde, A.: Anat. H. **28**, 691 (1905).

Schürer-Waldheim, F.: Dermat. Wschr. **114**, 305 (1942).

Schulten, H.: [1] Über atypische Biermersche Anämien und ihre Benennung. Münch. med. Wschr. **1925 I**, 168—170.

— [2] Die Sternalpunktion als diagnostische Methode. Leipzig: Georg Thieme 1937.

— [3] Anatomie und Physiologie des Knochenmarks, Technik der Knochenmarkuntersuchung. Med. Welt **1938**, 85—90.

— [4] Über die aplastische Anämie. Verh. Kongr. inn. Med. **52**, 271—276 (1940).

SCHULTEN, H.: [5] Erkennung und Behandlung der Leukämien. S. 55. Stuttgart: F. Enke 1942.
— [6] Lehrbuch der klinischen Hämatologie. Leipzig: Georg Thieme 1943.
— [7] Die Pathogenese der Anämien. Verh. dtsch. Ges. inn. Med. **58**, 609 (1952).
SCHULTZ, W.: [1] Die Purpuraerkrankungen. Erg. inn. Med. **16**, 32—106 (1919).
— [2] Gangränescierende Prozesse und Defekt des Granulocytensystems. Ref. Dtsch. med. Wschr. **1922 II**, 149; 5. Verh. Berl. Ver. inn. Med. u. Kinderheilk. 3. 7. 1922.
— [3] Akute Erkrankungen des myeloischen Systems. Verh. Kongr. inn. Med. **47**, 179 (1935).
— [4] Aplasien mit besonderer Berücksichtigung der hämorrhagischen Diathese. Med. Welt **1938 I**, 113—117.
— [5] Agranulocytose, Leukämie oder Typhus. Dtsch. med. Wschr. **1942 II**, 752—753.
— u. E. KRÜGER: Monocytenleukämie. Erg. inn. Med. **56**, 56—100 (1939).
SCHULTZER, P., u. CH. JOHANNSEN: Ein Fall von Marksklerose, die chronische myeloische Leukämie vortäuscht. Ugeskr. Laeg. **109**, 149 (1947).
SCHULZ, F.: Perniziöse Anämie mit Ausgang in eine Mikro-Myeloblastenleukämie. Klin. Wschr. **1941**, 264.
SCHULZE: Arch. klin. Chir. **118**, 411 (1921).
SCHULZE, E., R. FRANKE u. E. KOCH: Über myeloische Metaplasie als klinisches Syndrom. Dtsch. Arch. klin. Med. **199**, 369 (1952).
— H. H. FRITZE u. E. MÜLLER: Die Wirkung des Urethans bei Leukämien. Dtsch. med. Wschr. **1947**, 371—377.
SCHWARTZ u. HEISE: Amer. Rev. Tbc. **1934**, 151.
SCHWARZ: Z. Heilk. **22**, 294 (1901).
SCHWARZHOFF, E., u. K. VOSSSCHULTE: Über die Beeinflussung der Blutneubildung durch das Ovar beim Meerschweinchen und Kaninchen. Z. exper. Med. **107**, 419—434 (1940).
SEELIGER, S.: Organbefunde und ihre Bedeutung für die Pathogenese bei essentieller Thrombopenie und Aleukie. Klin. Wschr. **1924 I**, 731.
SEILER, J.: Zur Frage der reaktiven Blutkrankheiten. Dtsch. Arch. klin. Med. **177**, 170 (1935).
SEGERDAHL, E.: Ein Fall von Leukopenie mit akut myeloischem Endstadium. Fol. haemat. (Lpz.) **52**, 68—77 (1934).
SELANDER, P.: Splenogene maligne Leuko-, Thrombo- und Erythrocytopenie. Nord. Med. **1942**, 3565.
SELIGMANN, B.: Behandlung von durch Thiouracil entstandener Agranulocytose. J. Amer. Med. Assoc. **129**, 1123 (1945).
SELLING, L.: Beitr. path. Anat. **51**, 576 (1911).
— and OSGOOD: In DOWNEY, Handbook of Hematology. Vol. IV. New York: Hoeber 1938.
SELYE, H., and H. STONE: Hormonally induced transformation of adrenal into myeloid tissue. Amer. J. Path. **26**, 211—233 (1950).
SEMENZA: Zit. n. HEILMEYER u. BEGEMANN.
SEVERIN: Zbl. Hautkrkh. **70**, 230.
SÉZARY et BOUDIER: Bull. Soc. méd. Hôp. Paris **47**, 1795 (1931).
SIEBERT, W. W.: Klinische Hämatologie. München 1950.
— u. H. EBERHARD: Zur Behandlung der perniziösen Anämie. Ärztl. Wschr. **1949**, 673.
SIEGMUND, H.: Areaktive generalisierte Tuberkulose (LANDOUZYsche Krankheit, Sepsis tuberculosa gravissima). Beitr. path. Anat. **103**, 431—450 (1939).
SIMMEL, H.: Experimentelle und klinische Beobachtungen über Blutgiftanämie. Verh. Kongr. inn. Med. **40**, 338—340 (1928).
SINGER, K., A. G. MOTULSKY and S. A. WILE: Aplastic crisis in sickle cell anaemia. Study of its mechanism and its relationship to other types of hemolytic crisis. J. Labor a. Clin. Med. **35**, 721—736 (1950).
SINGER, R.: Über die Behandlung von Anämien mit B-Komplex sowie mit B-Komplex und Eisen. Wien. klin. Wschr. **1942 II**, 966—970.
SJÖRGREN, B.: Nonleucemic myeloid splenomegaly; review in connection with 2 cases of adult cryptoerythroblastosis. Nord. Med. **33**, 788—790 (1947).
SMILEY, R. K., G. E. CARTWRIGHT and M. M. WINTROBE: Aplastische Anämie bei Chloramphenicolbehandlung. J. Amer. Med. Assoc. **149**, 914 (1952).
SMITH, CARL H.: Chronic congenital aregenerative anemia (pure redcell anemia) associated with iso-immunization by blood group factor "A". Blood **4**, 697—705 (1949).
SMITH, S., and E. S. MCCABE: Primary splenic neutropenia with arthritis (so-called FELTY's syndrome). Its treatment by splenectomy. Ann. Int. Med. **29**, 445—455 (1948).
SÖDERSTRÖM, H., and E. GRIPWALL: Successfull treatment of case of panhemophthisis. Acta med. scand. (Stockh.) **138**, Suppl. 246, 243—250 (1950).
SOIKA, A. GIORDANI: La terapia delle porpore emorragiche. Prime indagini sulla terapia ovarica. Nota prev. Riforma med. **1942**, 648.
SONNENFELD, A.: Zur Frage der aplastischen Anämie. Klin. Wschr. **1938**, 1585.

SPICER, S. S., and others: [1] Prevention and treatment of agranulocytosis and leukopenia in rats given sulfanilguanidine or succinyl sulfathiazole in purified diets. Publ. Health Rep. **57**, 1559—1566 (1942).
— [2] Publ. Health Rep. **58**, 1542 (1943).
SPIER, J., L. E. CLUFF and W. D. URRY: Aplastic anemia following administration of thorotrast. J. Labor. a. Clin. Med. **32**, 147—154 (1947).
SPIES, T. D.: Treatment of macrocytic anaemia with folic acid. Lancet **1946**, 225—228.
STAEHELIN, R.: Über Agranulocytose und Panmyelophthise. Münch. med. Wschr. **1938 II**, 1419—1423.
STANLEY, A. J., H. C. HOPPS and A. A. HELLBAUM: Observations on cobalt polycythemia studies on peripheral blood of rats. Proc. Soc. Exper. Biol. a. Med. **61**, 130—133 (1946).
STEALY, C. L., and H. S. SUMERLIN: Polycythemia vera; final report on case under continual treatment with phenylhydrazine hydrochloride for 11 years. J. Amer. Med. Assoc. **126**, 954—956 (1944).
STEIN, P.: Die Brauchbarkeit der Adrenalinlymphocytose zur Funktionsprüfung der Milz. Z. klin. Med. **108**, 566—578 (1928).
STEINBRINCK, W.: Über Sepsis tuberculosa acutissima mit Agranulocytose. Med. Welt **1938 I**, 381.
STERN, R., u. E. HARTMANN: Über die Merkmale seltener Bluterkrankungen. Klin. Wschr. **1928 I**, 1230.
STERNBERG, C.: [1] Ärztlicher Verein in Brünn, Sitzung v. 24. 2. 1913. Wien. klin. Wschr. **1913 I**, 559.
— [2] Blutkrankheiten. In Handbuch der speziellen pathologischen Anatomie und Histologie, Bd. I, 1. Berlin: Springer 1926.
— [3] Zur Frage der Leukosarkomatose. Wien. klin. Wschr. **1930 I**, 714—716.
STERNBERG, F.: Thrombolytische Purpura und aplastische Anämie. Dtsch. med. Wschr. **1923 I**, 81—83.
STODTMEISTER, R.: [1] Knochenmarks- und Blutbild bei der chronischen gewerblichen Benzolvergiftung. Arch. klin. Med. **182**, 459 (1938).
— [2] Die biologische Bedeutung der Knochenmarkshyperplasie bei aplastischer Anämie und verwandten aregeneratorischen Knochenmarkszuständen. Klin. Wschr. **1940 II**, 1029.
— [3] Spätschäden der leukopoetischen Knochenmarksfunktion durch Benzol und Pyramidon. Dtsch. med. Wschr. **1941 I**, 263—265.
— [4] Osteomyelosklerose; Anämien; Phosphatase (Aussprache). Verh. dtsch. Ges. inn. Med. **58**, 714 u. 821 (1952).
— u. K.-G. BAUM: Blutbildungsstörungen in der Schwangerschaft. Mitteilungen I—IV. Hippokrates **1942**, 139—142, 159—162, 179—186, 199—204.
— u. P. BÜCHMANN: [1] Die funktionell-pathologischen Beziehungen zwischen aplastischer Anämie und akuten Leukämien. Erg. inn. Med. **60**, 367 (1941).
— — [2] Myeloblastenleukämie und myeloblastische Reaktion. Klin. Wschr. **1941 I**, 475.
— — [3] Über aplastisch-anämische Krise in der Schwangerschaft. Klin. Wschr. **1942 II**, 710.
— — [4] Über essentielle Knochenmarksinsuffizienz. Klin. Wschr. **1942 II**, 729.
— — [5] Die Bedeutung des Knochenmarkbildes der Anämien und ihre Behandlung. Ther. Gegenw. **84**, 46 (1943).
— — [6] Bluttransfusionen und Eisentherapie bei akuten Blutungen. Ther. Gegenw. **1946**,17.
— u. S. SANDKÜHLER: Knochenmarkatrophie und Knochenmarkfibrose. Dtsch. med. Wschr. **1951**, 1431—1433.
STOKSTAD, E. L. R., and T. H. JUKES: Absence of appreciable L. casei faktor effekt in antipernicious anemia liver extract. Proc. Soc. Exper. Biol. a. Med. **62**, 112—113 (1946).
STORTI, E.: [1] Contributo allo studio della mielosi eritremica. Mielosi eritremica splenomegalica con aplasia mieloide (osservazione personale). Haematologica (Pavia) **17**, 393—459 (1936).
— [2] Les leucémies expérimentales provoquées. Sang **14**, 273 (1941).
STRAUSS, A. M.: Erythrocyte aplasia following sulfathiazole. Amer. J. Clin. Path. **13**, 249—252 (1943).
STRUMIA, M. M.: Agranulocytosis and acute leukemia. Amer. J. Med. Sci. **187**, 826 (1934).
STURGEON, PH.: Aplastische Anämie bei Chloramphenicolbehandlung. J. Amer. Med. Assoc. **149**, 918 (1952).
STURM, A.: Zweijährige Erfahrungen mit Thiosemicarbazonen (Tb I/698) bei schweren Lungentuberkulosen. Dtsch. med. Wschr. **1949**, 726.
SULZBERGER, M. B., and R. L. BAER: Development and use of BAL, review with particular reference to arsenical dermatitis. J. Amer. Med. Assoc. **133**, 293—296 (1947).
SWEITZER, S. E., H. A. CUMMING and G. D. MCAFEE: Lymphosarcoma treated with nitrogen-mustard. Arch. of Dermat. **61**, 12—19 (1950).
SWIRTSCHEWSKAJA: Virchows Arch. **262**, 1 (1926).

Szodoray: Zbl. Hautkrkh. **55**, 419 (1937).

Szonell, W.: Beitrag zur Pathogenese der akuten Erkrankungen des blutbildenden Systems. Klin. Wschr. **1940 II**, 1137.

Tamalet, L.-J.: Agranulocytose totale au cours d'une fièvre typhoide. Sang **14**, 521 (1941).

Tanaka, M., M. Miyake, F. Takaki, Z. Ishii u. I. Hirayama: Statistische Untersuchungen über die schweren progressiven Anämien und einige pathologisch-anatomische Untersuchungen über die aplastischen Anämien. Trans. Soc. Path. Jap. **27**, 214 (1937).

Tanzi, B.: [1] L'azione della follicolina iniettata nel midollo osseo sulla crasi sanguigna. Boll. Soc. ital. Biol. sper. **16**, 507 (1941).

— [2] Le modificazioni della crasi sanguigna prodotte da iniezioni endomidollari di siero di sangue di cavie anemizzate. Boll. Soc. ital. Biol. sper. **16**, 509 (1941).

Tausseg and Schnoebelen: J. Amer. Med. Assoc. **97**, II, 1757 (1931).

Taylor, S. G., G. U. Hass, J. L. Crumrine and D. P. Slaughter: Cancer (N.Y.) **3**, 493.

Teleky, L.: Berufliche Radiumschädigungen. Wien. klin. Wschr. **50**, 619—623 (1937).

Thaddea, S.: [1] Beitrag zum Blutbild bei Dysthyreose. Dtsch. Arch. klin. Med. **168**, 199—202 (1930).

— [2] Nebennierenrinde und Leukocytenreaktion. Med. Welt **1938 I**, 123—126.

— [3] Die Prognose der Agranulocytose. Dtsch. med. Wschr. **1941 II**, 1208—1212.

— [4] Die menschlichen Leukämien in allgemein klinischer Betrachtung. Dtsch. Arch. klin. Med. **191**, 421 (1943).

— [5] Die Sternalpunktion und ihre klinische Verwertung. Stuttgart: F. Enke 1943.

— u. D. Bakalos: Über die unabhängige Stellung und Reaktion der weißen Blutzellen. Med. Klin. **1944**, 374.

Theilkäs, E.: Albers-Schönbergsche Marmorknochenkrankheit mit eigenartigen Veränderungen des Brustbeins bei Vater und Sohn. Radiol. clin. (Basel) **19**, 1 (1950).

Thiele, H., u. L. Meissner: Abgrenzung der idiopathischen aplastischen Anämie von den Hämoblastosen und Beitrag zur Tumorproblematik der myeloischen Leukämie. Dtsch. med. Rdsch. **1949**, 501.

Thoenes u. Aschaffenburg: Abh. Kinderheilk. **35**, 1 (1934).

Thompson, W. P.: Pathogenesis of Banti's disease. Ann. Int. Med. **14**, 255—262 (1940).

— M. N. Richter and K. S. Edsall: An analysis of 10 so-called aplastic anemias. Amer. J. Med. Sci. **187**, 77 (1934).

Thums, K.: Über Aleukia haemorrhagica (Frank). Z. klin. Med. **116**, 697—716 (1931).

Tischendorf, W.: [1] Die Bedeutung des Reticulums für die normale und pathologische Erythropoese. Dtsch. Arch. klin. Med. **187**, 556—576 (1941).

— [2] Hämatologische Probleme zur Tumorauffassung leukämischer und erythrämischer Erkrankungen. Dtsch. Arch. klin. Med. **188**, 600 (1942).

— [3] Lymphosarkomatose und Leukämiebegriff. Dtsch. med. Wschr. **1946**, 220—224.

— u. W. Naumann: Funktionelle Beziehungen zwischen Knochenmark und Knochen. Dtsch. Arch. klin. Med. **193**, 533—554 (1948).

Töppner, R.: Die Wirkung der Röntgenstrahlen auf das Knochenmark. Experimentelle Untersuchungen an der Ratte. Z. exper. Med. **109**, 369 (1941).

Trautwein, H.: Über Panmyelopathie. Dtsch. med. Rdsch. **1948**, 214.

Tschesche, R.: Folinsäure, ein neuer Wirkstoff der Vitamin B-Gruppe. Angew. Chem. A **59**, 65 (1947).

Tudyka, J.: Über einen Fall von Panmyelophthise mit weitgehender Besserung. Klin. Wschr. **1930 I**, 696—697.

Tünnerhoff, F.: Untersuchungen über den Einfluß der Unterernährung auf das Blut und das Knochenmark des Menschen. Dtsch. Arch. klin. Med. **196**, 697 (1950).

Türk, W.: Septische Erkrankungen bei Verkümmerung des Granulocytensystems. Wien. klin. Wschr. **1907**, 157.

Tullis, J. L., and Sh. Warren: Gross autopsy observations in animals exposed at Bikini; preliminary report. J. Amer. Med. Assoc. **134**, 1155—1158 (1947).

Tzanck, A., A. Dreyfuss et M. Jais: Hémopathie postbenzolique et leucoblastose médullaire. Sang **11**, 550—556 (1937).

Uffenorde, H.: Virchows Arch. **287**, 555 (1930).

Ugriumow, B., u. J. Idelsohn: Ein Beitrag zur Kenntnis der aplastischen Anämie. Dtsch. Arch. klin. Med. **157**, 257—262 (1927).

Ullrich, O.: [1] Zur Systematik aregeneratorischer und hyperplastischer Reaktionen des Blutsystems. Z. Kinderheilk. **53**, 487—526 (1932).

— [2] Blutbild und reticuloendotheliales System. Mschr. Kinderheilk. **56**, 189—194 (1933).

Undritz: [1] Helvet. med. Acta **16**, 347 (1949).

— [2] Anämien; Panmyelophthise (Aussprache). Verh. dtsch. Ges. inn. Med. **58**, 716 (1952).

Unverricht: Thyreoidea und Erythropoese. Klin. Wschr. **1923 I**, 166.

UPHAM, J. H., and G. I. NELSON: Fetal liver feeding in aplastic anemia; report of case. J. Missouri Med. Assoc. 27, 1—5 (1930).

VANNOTTI, A.: Anémies hypoplastiques par splénomegalie. Helvet. med. Acta 1949, 338—349.

VAQUEZ et AUBERTIN: [1] Gaz. méd. Hôp. Paris 1904, 328.

— — [2] Bull. Soc. méd. Hôp. Paris 18. März 1904.

VERCO: Brit. J. Radiol. 11, 311 (1938).

VAUGHAN, J. M.: Leuco-erythroblastic anemia. J. of Path. 42, 541 (1936).

— and C. V. HARRISON: Leucoerythroblastic anaemia and myelosclerosis. J. of Path. 48, 339 (1939).

VAUGHAN, S. L.: Aplastic anemia. N.Y. State J. Med. 42, 978—985 (1942).

VEIL, W. H.: [1] Der Rheumatismus und die streptomykotische Symbiose. Stuttgart: F. Enke 1939.

— [2] Verh. Kongr. inn. Med. 1947, 240.

VERZÁR, F., u. A. ZIH: Bilirubin als mögliches hämopoetisches Hormon. Klin. Wschr. 1928 I, 1031—1032.

VOGT, A.: Osteosklerose bei Blutkrankheiten. Die osteosklerotische Anämie vom Typus M. B. SCHMIDT und die osteosklerotische Anämie. Fortschr. Röntgenstr. 71, 697—717 (1949).

VOIT, K., u. G. LANDES: Zur Pathogenese der akuten Myeloblastenleukämie. Klin. Wschr. 1938 I, 885.

VONKENNEL, J.: Zum Symptomenkomplex der Agranulocytose. Festschr. f. ZIELER, Sonderdr. Med. Klin. 1934, 123—128.

— u. A. SCHÖBERL: BAL und die Behandlung der Syphilis und Psoriasis mit thiolopriven Substanzen. Med. Mschr. 1949, 561.

VUILLEUMIER, P.: Über die parenterale Eisentherapie der Anämien. Schweiz. med. Wschr. 1946 I, 50.

WAITZ, R., et J. WARTER: Contribution à l'étude des myéloses aleucémiques; splénomegalie myéloide, érythroblastique et mégacarycytaire, mégacaryocytose et sclérose des la moëlle osseuse, splénectomie. Ann. Méd. 33, 344—364 (1938).

WALLBACH, G.: Über die Wirkung von kleinsten Mengen von Thorium X und von Benzol auf das weiße Blutbild. Z. exper. Med. 87, 340—358 (1933).

WALTERHÖFER, G.: Die Veränderungen des weißen Blutbildes nach Adrenalininjektionen. Dtsch. Arch. klin. Med. 135, 208—223 (1921).

WALTNER, K., u. K. WALTNER: Kobalt und Blut. Klin. Wschr. 1929, 313.

WARR: J. Amer. Med. Assoc. 91, 722 (1928).

WARREN, SH.: IV. internat. Kongr. f. Krebsforschung, St. Louis, Missouri 1947; Ref. Dtsch. med. Rdsch. 1949, H. 1.

WATERS, L. L., and C. STOCK: BAL (British antilewisite). Science (Lancaster, Pa.) 102, 601—606 (1945).

WATSON, C. J., and others: Possible effectiveness of L. casei factor ("folic acid") concentrates on refractory anemia and leukopenia, with particular reference to leukopenia following radiation therapy. Amer. J. Med. Sci. 210, 463—470 (1945).

WEBER, F. P.: Erythroblastaemia and its value in diagnosis of neoplastic infiltration of bone-marrow. Lancet 1940 I, 1077—1078.

— u. W. WEISSWANGE: Aplastische Anämie und Leukämie. Dtsch. Arch. klin. Med. 176, 422 (1934).

DE WEERDT, W.: Recherches hématologiques sur la biopsie médullaire; la moelle normale. Rev. belge Sci. méd. 11, 297—325 (1939).

WEGELIN: Beitr. path. Anat. 84, 299 (1933).

WEICKER, B., u. E. SCHMITZ-CLIEVER: Zur Klinik und Pathogenese der Marmorkrankheit. Z. klin. Med. 146, 633—643 (1950).

WEIGELIN u. v. MUTIUS: Zit. n. HEILMEYER u. BEGEMANN.

WEIL, M. P., V. OUMANSKY et L. LANGLOIS: Anémie aplastique hémorragique consécutive à la chrysothérapie. Ann. Med. (Am.) 44, 78 (1938).

WEIL, P. E.: [1] La leucémie post benzolique. Bull. Soc. méd. Hôp. Paris 48, 193—198 (1932).

— [2] Un cas de crypto-leucémie lymphatique chez un radiologiste. Sang 11, 548—550 (1937).

— [3] Myélose aplastique infantile familiale avec malformations et troubles endocriniens. Contribution à l'étude du syndrome de FANCONI. Sang 12, 369—389 (1938).

— et A. ASCHKENASY: Un cas de crypto-leucémie lymphatique sans splénomégalie ni adeno-pathies simulant une anémie grave aplastique. Sang 12, 359—362 (1938).

— P. CHEVALLIER et G. SÉE: Splénomégalie myéloide mégacaryocytaire amyélocythémique. Sang 7, 733—789 (1933).

— et P. ISCH-WALL: Bull. Soc. méd. Hôp. Paris 1922.

— P. ISCH-WALL et S. PERLÈS: La ponction de la rate. Paris: Masson & Cie. 1936.

— et S. PERLÈS: Bull. Soc. méd. Hôp. Paris III 54, 398 (1939).

WEIL, P. E. et R. STIEFFEL: Anémies graves et retrecissement de l'intestin. Bull. méd. 48, 56—59 (1934).

WEIS et LACASAGNE: Zit. n. SCHULTEN [6].

WEISBERGER, A. S., and others: Transfusion of leukocytes labeled with radioactive phosphorus. J. Clin. Invest. 29, 336—341 (1950).

WEISS, H. A., and W. T. COLLINS: Chronic neutropenia: Favorable response following splenectomy. Blood 4, 238 (1949).

WEISSBECKER, L.: [1] Die Kobalttherapie. Dtsch. med. Wschr. 1950, 116—118.

— [2] Kobalt als Spurenelement und Pharmakon. Stuttgart 1950.

— u. R. MAURER: Kobaltwirkungen am Menschen; vorläufige Mitteilung. Klin. Wschr. 1947, 855—856.

WEISSENBACH, R. J., J. MARTINEAU, J. BROCARD et A. MALINSKY: Anémie grave avec neutropénie et syndrome hémorragique après chrysothérapie. Bull. Soc. méd. Hôp. Paris III 52, 1071—1076 (1936).

WEITZ, W.: Über einen von Anfang an beobachteten Fall von myeloischer Leukämie bei einer Röntgenlaborantin. Klin. Wschr. 1938 II, 1579.

WELCH, C. ST., and W. DAMESHEK: Splenectomy in blood dyscrasias. New England J. Med. 242, 601—606 (1950).

WENDT, H.: Myeloische Insuffizienz. Med. Klin. 1948, 537.

— u. G. LANDES: Generalisierte Atherosklerose der Venen mit peripheren Durchblutungsstörungen und Banti-Syndrom. Med. Klin. 1946, 159.

WEYENETH, R.: Die atrophische lymphocytäre Thyreoiditis, ein Fall unter dem Bilde einer aplastischen Anämie und malignen Thrombopenie verlaufend. Arch. klin. Med. 188, 549 (1942).

WHEELIHAN, R. Y.: Granulocytic aplasia of bone marrow following use of arsenic. Amer. J. Dis. Childr. 35, 1032—1037 (1928).

WHIPPLE, G. H., and F. S. ROBSCHEIT-ROBBINS: Amino acids and hemoglobin production in anemia. J. of Exper. Med. 71, 569—583 (1940).

WHITBY, L. E. J., and C. J. C. BRITTON: Disorders of the blood. Blakiston: Churchill 1946.

WIEDEMANN, H.-R.: Quecksilbervergiftung mit Agranulocytose bei einem Kleinkinde. Arch. Kinderheilk. 132, 127.

WIENBECK, J.: [1] Das Knochenmarkbild bei Myelophthisen. Virchows Arch. 303, 60—80 (1938).

— [2] Zbl. Path. 71, Erg.-H. 495 (1939).

— [3] Die menschliche Leukämie (Leukose) und die leukämoiden Veränderungen. Jena: Gustav Fischer 1942.

WILKINSON, J. F.: L'anémie achrestique. Rev. belge Sci. méd. 10, 191—199 (1938).

WILLI, H.: Über Agranulocytose im Kindesalter. Maligne Granulocytopenien mit hämorrhagischer Diathese und anschließender starker myeloischer Reaktion. Jb. Kinderheilk. 142, 102—128 (1934).

WILLIAMS, M. L., and W. M. KELSEY: Splenic panhematopenia in children. Amer. J. Dis. Childr. 79, 862—867 (1950).

WILSON, L. E., M. S. HARRIS and others: Aplastische Anämie bei langdauernder Behandlung mit Chloramphenicol. J. Amer. Med. Assoc. 149, 231 (1952).

WINDHOLZ, F., and S. E. FORSTER: Bone sclerosis in leukemia and in non leukemic myelosis. Am. J. Roentgenol. 60, 61 (1949).

WINDOLP, R., u. P. ARNOLDS: Über einen weiteren Fall von Agranulocytose unter der Behandlung mit Tb I/698. Med. Klin. 1950, 1058.

VAN WINKLE, W. JR., S. M. HARDY, G. R. HAZEL, D. C. HINES, H. SIDNEY NEWCOMER, E. A. SHARB and W. N. SISK: Clinical toxicity of thiouracil, survey of 5745 cases. J. Amer. Med. Assoc. 130, 343—347 (1946).

WINTROBE, M. M.: [1] N.Y. J. Med. 42, 978 (1942).

— [2] Clinical Hematology. Philadelphia: Lea & Febiger 1947.

— A. STOWELL and R. M. ROLL: Report of case of aplastic anemia following gold injections in which recovery occured. Amer. J. Med. Sci. 197, 698—706 (1939).

WISEMANN, B. K., and C. K. DOAN: [1] J. Clin. Invest. 18, 473 (1939).

— — [2] Die splenopathische Neutropenie. Ann. Int. Med. 16, 1097 (1942).

WOLFF, E.: Agranulocytose und Myeloblastenleukämie als Reaktionsformen auf denselben Effekt bei zwei Geschwistern. Fol. haemat. (Lpz.) 44, 38—47 (1931).

WOLK, F.: Akute allergische Panmyelopathie nach BCG-Impfung. Tuberkulosearzt 1952, 33.

WOLLHEIM, E.: Schweiz. med. Wschr. 1943 I, 233.

WORTIS, H.: Osteopetrosis (marble bones). Amer. J. Dis. Childr. 52, 1148—1157 (1936).

WYATT, J. P., and S. C. SOMMERS: Chronic marrow failure, myelosclerosis and extramedullary hematopoiesis. Blood 5, 329—347 (1950).

Ytrehus, O.: Leukämieähnliche Reaktion bei einem Fall von Krebsmetastasen in Knochenmark und Milz. Nord. Med. **1941**, 2144.

Zaccaria: Atti Congr. ital. Radiol. med. **2**, 185 (1932).

Zadek, J.: [1] Zur Frage der Agranulocytose. Med. Klin. **1925 I**, 695.

— [2] Tierexperimentelle Ergebnisse mit dem zur Behandlung der Leukämie verwendeten Radiothorium. Fol. haemat. (Lpz.) **47**, 210 u. 418 (1932).

Zanaty, A. F.: Sternal puncture in pernicious and achrestic anaemia. Cairo a. Lond. Lancet **1937**, 1365—1367.

Zinninger, P.: Granulocytopenia; report of 2 cases. J. Amer. Med. Assoc. **102**, 518—521 (1934).

Zondek, H.: Der Einfluß kleiner Thyreoidinmengen auf das rote Blutbild. Dtsch. med. Wschr. **1922 II**, 1033—1034.

Zuelzer, W. M.: Folic acid therapie in anemias of infancy and childhood. J. Amer. Med Assoc. **131**, 7 (1946).

A. Einleitung.

Obwohl das Krankheitsbild der Panmyelophthise erstmalig bereits vor 65 Jahren beschrieben wurde (Ehrlich 1888), enthält es noch heute viele ungeklärte Probleme. Trotz wiederholter Beschreibungen entsprechender Fälle hielt noch Naegeli (1931) die Panmyelophthise für eine Variante anderer Anämien bzw. für das Endstadium verschiedenster Blutkrankheiten und schlug daher den symptomatischen Namen „Panmyelopathie" vor. Wenn es auch mittlerweile keinem Zweifel mehr unterliegen kann, daß es primär aplastische Blutererkrankungen gibt (Heilmeyer, Hoff, Stodtmeister und Büchmann), so sind doch in jüngster Zeit — zum mindesten im Einzelfall — differentialdiagnostische Bedenken angemeldet worden (Palmén, Heilmeyer u. a.). Das liegt nicht zuletzt daran, daß die Knochenmarksmorphologie der Panmyelophthise verschieden beurteilt wird. Während z. B. Fieschi nur solche Fälle als echte Panmyelophthisen bezeichnet, bei denen eine einfache Rarefizierung des Marks ohne qualitative oder prozentuale Veränderungen seiner Zusammensetzung vorliegt, und Heilmeyer u. a. beim Nachweis unreifer Zellen an verkappte leukämische Bilder denken, wird von anderer Seite gerade die Unreife des Marks für ein wesentliches Charakteristikum der Erkrankung gehalten und dementsprechend eine Reifungsstörung oder Ausschwemmungshemmung als maßgebende Krankheitsursache angenommen.

Diese Diskrepanzen mögen der Grund sein, weshalb trotz einer recht großen Zahl von Einzelveröffentlichungen die Versuche einer zusammenfassenden Darstellung bisher spärlich geblieben sind. Die aufgezeigte Problematik ist jedoch so aktuell und über den Rahmen des Krankheitsbildes „Panmyelophthise" hinausreichend, daß eine Sichtung und Zusammenstellung der bisher vorliegenden Befunde aus der Literatur und dem eigenen, relativ großen Material angezeigt erschien.

Die vorliegende Arbeit bezweckt daher, einen Überblick über die Panmyelophthise (Klinik, Morphologie, Pathogenese und Therapie) und die ihr verwandten Krankheitsbilder zu geben unter möglichst vollständiger Erfassung der Literatur, deren zahlreiche, vorwiegend kasuistische Publikationen bisher meist einzeln zusammengesucht werden mußten.

Sie wird sich dabei speziell mit den eben angedeuteten Fragen ihrer Begriffsbestimmung und Einordnung in den Rahmen der aplastischen Blutkrankheiten, mit ihrer Zellmorphologie und mit der Abgrenzung und den klinischen und pathogenetischen Beziehungen gegenüber den Leukämien befassen müssen und etwa divergierende Auffassungen gegenüberzustellen, sowie das sich uns nunmehr daraus ergebende Gesamtbild zu entwickeln haben.

B. Das Krankheitsbild der Panmyelophthise.

1. Geschichtliches und Begriffsbestimmung.

1888 berichtete EHRLICH über eine 21 jähr. Patientin, die an einer schweren Anämie und Leukopenie mit multiplen Blutungen und Zahnfleischnekrosen litt und bei der sich trotz hochgradiger Verminderung des Hämoglobins und der roten Blutkörperchen keine kernhaltigen Erythrocyten oder sonstige Regenerationszeichen nachweisen ließen; da sich auch bei der Sektion im Femur nur schwefelgelbes bis rötlich-gelbes Fettmark fand, nannte er die Erkrankung „aplastische Anämie". 1900 stellte ENGEL in einem ähnlichen Falle fest, daß auch die platten Knochen kein blutbildendes Mark mehr enthielten; beim Quetschen der Rippen, bei dem normalerweise das Mark als dicke, rote Masse austritt, entleerte sich nur schmutzig-graue, wäßrige Flüssigkeit, in der mikroskopisch keine Zellen zu finden waren. Es folgten bald weitere Beschreibungen von PAPPENHEIM, der die Krankheit „asthenische oder paralytische Anämie" nannte und bei einer späteren Veröffentlichung erstmals das Wort „Panmyelophthise" gebrauchte, von HIRSCHFELD, der von „aregeneratorischer Anämie" sprach, und von TÜRK, der eine Verkümmerung des Granulocytenapparates als wesentliche Krankheitsursache ansah. 1912 gab HIRSCHFELD eine erste, zusammenfassende Darstellung aus 41 Fällen. FRANK bezeichnete 1915 die sehr akut mit hämorrhagischer Diathese und Nekrosen verlaufenden Fälle als „Aleukia haemorrhagica", ein Name, der vielfach zur Abgrenzung gegenüber den mehr chronischen Formen, bei denen die Anämie führend ist, beibehalten wurde (ULLRICH). Weitere Beobachtungen zeigten, daß trotz klinisch charakteristischen und voll ausgebildeten Krankheitsbildes das Knochenmark bei der Sektion nicht in jedem Fall, wie erwartet, aplastisch ist, sondern daß es eine relativ große Zahl von Fällen gibt, bei denen sich ein durchaus zellreiches, manchmal sogar ausgesprochen hyperplastisches Mark findet.

Besonders unter dem Eindruck dieser Tatsache ist immer wieder versucht worden, neue und bessere Namen für die Erkrankung zu finden. Neben den Ausdrücken Amyelie (KLEMPERER) oder Amyelhämie (KAZNELSON) wurden Aplastikämie, Acythämie, Myelo- oder Panmyelotoxikose (BEHR, BOCK, REISSMANN), Panmyelopathie (NAEGELI), Panhämophthise oder Panhämocytophthise (STODTMEISTER und BÜCHMANN), Osteomyelose (OESTREICH) usw. vorgeschlagen. Keiner dieser Namen, auch nicht der das Krankheitsbild am ehesten umreißende der „progressiven Hypocythämie" von THOMPSON, RICHTER und EDSALL hat sich jedoch einbürgern können. Die meisten Autoren sprechen daher weiter von „aplastischer Anämie", eine Bezeichnung, die deshalb unglücklich ist, weil das Wort Anämie im allgemeinen der alleinigen Verminderung der roten Blutkörperchen vorbehalten ist und infolgedessen zu Mißverständnissen führt, da sie teils für das gesamte Krankheitsbild, teils für die reinen Erythropoesestörungen gebraucht wird, oder sie verwenden den Namen „Panmyelopathie", während das Wort Panmyelophthise nur auf die Fälle mit echtem Markschwund (Fett- oder Fasermark) beschränkt werden soll. Der Ausdruck „Panmyelopathie" ist durch NAEGELI, der die aplastische Anämie noch nicht als eigenes Krankheitsbild anerkannte, sondern für das Endstadium verschiedenartiger Zustände hielt, vorgeschlagen worden, erscheint aber allzu farblos und drückt nicht einmal die Minderfunktion aus, so daß z. B. ASKANAZY die Polycythämie als „Panmyelopathia hyperplastica" bezeichnet und entsprechend die Panmyelophthise mit dem Zusatz „atrophica" belegt. Andererseits ist es nicht recht verständlich, weshalb, wie manche Autoren meinen, das Wort „aplastische Anämie" ein *klinisches* Zustandsbild bezeichnet, bei dem die „Aplasie" das Verhalten der Zellen in der *Peripherie* charakterisieren soll, während das Wort *„Phthise"* auf das *Mark* bezogen werden muß und somit „Panmyelophthise" nur ein pathologisch-anatomischer Begriff sein kann (SCHULTEN [6], STODTMEISTER und BÜCHMANN [1]). Nachdem sich bisher keiner der erwähnten anderen Namen durchsetzen konnte, erscheint es uns am zweckmäßigsten, das im internationalen Sprachgebrauch eingeführte Wort „*Pan-myelo-phthise*" beizubehalten und es so zu definieren, daß damit ein *Schwund aller* aus dem *Mark* stammenden Zellen im peripheren Blut gemeint ist. (Auf den übergeordneten Begriff der „essentiellen Knochenmarksinsuffizienz" nach STODTMEISTER und BÜCHMANN [1] — oder auch der „myeloischen Insuffizienz" nach HOFF [9] — wird später noch einzugehen sein.) Im nachfolgenden ist somit unter Panmyelophthise dasjenige Krankheits- bzw. Symptomenbild verstanden, bei dem infolge mangelnder Regeneration, Reifung oder Ausschwemmung alle drei aus dem Mark stammenden Zellgruppen (Erythrocyten, Leukocyten und Thrombocyten) im peripheren Blut mehr oder weniger hochgradig vermindert sind, ohne Rücksicht auf den pathologisch-anatomischen Befund des Knochenmarks und die Geschwindigkeit des Krankheitsverlaufes.

Neben Panmyelophthisen, die sich ohne erkennbare Ursache anscheinend endogen entwickeln (essentielle oder idiopathische Panmyelophthise), wurden schon frühzeitig auch Fälle bekannt, die auf eine bestimmte äußere Schädlichkeit zurückgeführt werden konnten. Im Jahre 1897 beschrieb SANTESSON erstmals 9 Fälle von Benzolvergiftung bei Arbeiterinnen einer Fahrradschlauchfabrik, in der Benzol als Kautschuklösungsmittel verwendet wurde; sie verliefen unter dem typischen Bild der Panmyelophthise mit Leukopenie, Anämie und schwerer hämorrhagischer Diathese und endeten bei 4 Kranken tödlich. Außer solchen echten Intoxikationen durch gewerbliche Gifte, unter denen das Benzol bis heute das weitaus wichtigste geblieben ist, wurden später gleichartig verlaufende, überwiegend auf allergischen Vorgängen beruhende Schädigungen bei der Verwendung bestimmter Arzneimittel, vor allem des Salvarsans und einiger Schwermetallpräparate sowie mancher Antibiotica und anderer neuerer Mittel beobachtet. Die Einführung der Röntgenstrahlen in die Therapie und der Umgang mit Radium haben ebenfalls Panmyelophthisen zur Folge gehabt; so ist neben einer Reihe von Röntgenologen offenbar auch Madame CURIE einer Strahlenschädigung des Knochenmarks zum Opfer gefallen (HEILMEYER und BEGEMANN). Schließlich können schwere Infektionen verschiedener Art zum Bild der Panmyelophthise führen. Während sich alle diese Zustände von den echten Panmyelophthisen klinisch gar nicht oder nur unwesentlich unterscheiden, weist das 1866 von GRETSEL aus der GRIESINGERschen Klinik unter dem Namen „Anaemia splenica" zum ersten Mal beschriebene, heute vorwiegend als „splenopathische Markhemmung" bezeichnete Syndrom in klinischer, pathogenetischer und therapeutischer Hinsicht eine Reihe von Besonderheiten auf, so daß es getrennt besprochen werden muß (Kapitel D, 2). Das gilt in gleicher Weise für die Osteosklerose und andere markverdrängende oder -verödende Prozesse wie Carcinosen und schwere, konsumierende Allgemeinerkrankungen, bei denen das Bild der Panmyelophthise mehr als Begleitsymptom auftreten kann. Sie gehören nicht zur Panmyelophthise im eigentlichen Sinne, sollen aber kurz vergleichsweise erörtert werden. Die akute SCHULTZsche Agranulocytose, die trotz mancher Übergänge ein Krankheitsbild für sich ist und vor einigen Jahren von H. E. BOCK [5] eingehend beschrieben wurde, wird dagegen nur dort erwähnt werden, wo sie zur Erläuterung analoger Verhältnisse bei der Panmyelophthise dienen kann.

2. Häufigkeit und Verteilung.

Nach der Erstbeschreibung EHRLICHs sind rasch weitere Veröffentlichungen erfolgt, so daß KAZNELSON bereits 1916 mehr als 50 Fälle in der Literatur fand, von denen jedoch mit den heutigen diagnostischen Mitteln eine Reihe als nicht zur Panmyelophthise gehörig auszusondern wären (Perniciosa, M. WERLHOF, aleukämische Leukose usw.). CHASSEL nahm nach entsprechender Auswahl 1929 noch 70 einigermaßen sichere Fälle an. Die Krankheit war somit bis vor kurzem im ganzen gesehen recht selten. In der Univ.-Klinik in Halle wurden bis 1929 innerhalb von 10 Jahren nur 4 Fälle beobachtet, von denen einer fraglich war (BRUGSCH [1]). Seitdem scheint eine gewisse Häufung eingetreten zu sein: In der Baseler Klinik wurden von 1915—25 zwei, von 1926—38 zwölf Panmyelophthisen beobachtet (STAEHELIN). HEILMEYER sah in Jena 1925—29 keine, von 1929—34 fünf, von 1935—39 dreiundzwanzig Fälle. Ähnliche Berichte liegen aus Stockholm, Köln und Athen vor (KÜPPER, LICHTENSTEIN, DANOPOULOS, MARATOS, ANGELOPOULOS und KATSAS). Im eigenen Material entfallen auf die Jahre von 1920—29 zwei, von 1930—39 zehn und von 1940—49 vierundzwanzig Fälle. Diese Zunahme geht etwa parallel der der akuten Leukämien, die auch in anderen Punkten Beziehungen zur Panmyelophthise haben (s. unten). Ein Teil der Zunahmen mag vielleicht durch Verbesserung der Diagnostik bedingt sein. Im ganzen ist aber auf Grund der Beobachtungen großer Kliniken, die sich schon seit Jahrzehnten mit hämatologischer Diagnostik befassen und die entsprechenden Fälle zugewiesen bekommen, an einer echten Häufung der Erkrankung nicht zu zweifeln, ohne daß bisher eine Ursache dafür ersichtlich ist. Auch die Zunahme von exogenen Knochenmarksschädigungen (Benzol-, Salvarsanintoxikationen usw.) macht nur einen Teil der Fälle — bei uns in den letzten 10 Jahren höchstens 6 von 24 — aus.

Was die Verteilung anbetrifft, so sind nach NORDENSON [4] alle Rassen, beide Geschlechter und alle Altersklassen befallen. Gewisse Unterschiede sind aber doch zu erkennen. Nach IRGANG soll die Panmyelophthise bei Negern besonders selten sein, während eine rassenmäßige Häufung bei den Japanern vorzuliegen scheint, bei denen umgekehrt die perniziöse Anämie wesentlich seltener vorkommt (OSATO und Mitarbeiter, TANAKA und Mitarbeiter). In Japan soll auch die Zahl der erkrankten Frauen größer sein (KATSUNUMA), während bei uns nach SCHULTEN die Männer überwiegen. HEILMEYER hält die Geschlechtsverteilung für annähernd gleich. Unter unseren 36 Patienten waren 20 Männer und 16 Frauen.

Auffallend ist die relativ starke Beteiligung jüngerer Menschen. Nach WINTROBE fällt die Mehrzahl der Erkrankungen in das 15.—30. Lebensjahr. Unter unseren Patienten waren mehrere 13-, 14- und 15jährige, insgesamt 8 Jugendliche bis zum 20. Lebensjahr. Bei Kleinkindern ist die Krankheit dagegen seltener. BENECKE und KLEINSCHMIDT haben die ersten Fälle beschrieben. OPITZ konnte 1931 erst 9 Fälle bei Kleinkindern in der Literatur finden. WILLI führt bei weiter gefaßtem Maßstab 31 Fälle an. Seitdem wurden einige weitere Fälle bekannt (GLANZMANN [3], HOENIG, HOTZ, ILLING, KIMURA und KUMAGAI, LEIBER, MURALTER, PARCHATKA, ULLRICH). Einen anscheinend kongenitalen Mangel der Erythropoese haben ESSER und FREUDENBERG, sowie HOYER und neuerdings SAUERBREI beschrieben (s. auch S. 296). OLDENBERG hat 1945 eine ausführliche Zusammenstellung der Panmyelophthise im Kindesalter gegeben, die zahlreiche weitere kasuistische Angaben enthält.

NORDENSON [1] lehnt zwar ein familiäres Auftreten der Panmyelophthise ab; tatsächlich wurden aber doch einige Einzelbeobachtungen bekannt, die für konstitutionelle Faktoren sprechen (AUBERTIN, BICHEL, DACIE und GILPIN, DOAN und WRIGHT, W. SCHMIDT, ULLRICH). HUBER fand bei Blutuntersuchungen der Familienangehörigen von Panmyelophthisekranken gehäuft Leukopenien und führt eine Reihe ähnlicher Beobachtungen an (DOXIADES, RAYNAUD, IMBERT und D'ESHOUGUES, WOLFF, ZINNIGER). Auch familiäre Häufung von Leukämie und Panmyelophthise wurde beobachtet. Insgesamt sind diese Befunde nicht so zahlreich, daß man berechtigt wäre, von einer erblichen Erkrankung zu sprechen; konstitutionelle Momente dürften aber doch eine gewisse Rolle spielen (s. Kapitel E). Eine Häufung der Erkrankung bei Menschen der Blutgruppe 0, wie sie EGGERS annimmt, wurde sonst nicht beobachtet. Von unseren Kranken gehörte nur knapp ein Drittel der Blutgruppe 0 an.

3. Klinisches Bild.

Vorgeschichte: Die Anamnese ist verhältnismäßig uncharakteristisch. Irgendwelche Lokalbeschwerden sind zunächst nicht vorhanden. Die Patienten klagen nur über eine Abnahme der allgemeinen Leistungsfähigkeit, Mattigkeit, schlechten Appetit, Neigung zu Schweißausbrüchen, Herzklopfen, Atemnot bei Anstrengungen, Rückgang von Libido und Potenz oder über Gewichtsabnahme. Vielfach ist auch die zunehmende Blässe das einzig Bemerkbare. Bei anderen beginnt die Erkrankung mit Hautblutungen und sonstiger Blutungsneigung. Bei Frauen sind vielfach Menstruationsstörungen das erste Symptom, teils als Menorrhagien infolge der hämorrhagischen Diathese. Wieder bei anderen bleibt die Krankheit solange symptomlos, bis Nekrosen und Fieber auf den fortgeschrittenen Granulocytenschwund aufmerksam machen. Infolge dieser Symptomarmut ist die Anamnese verhältnismäßig kurz; nur bei genauerem Befragen stellt sich bei einer Anzahl der Kranken heraus, daß gewisse Anzeichen der beginnenden Bluterkrankung schon länger zurückreichen. Man erfährt dann z. B., daß schon seit langer Zeit bei geringfügigen Traumen verhältnismäßig leicht blaue Flecken oder längere oder reichlichere Blutungen nach Zahnextraktionen oder kleinen Verletzungen auftraten. Auf diese frühzeitig einsetzende hämorrhagische Diathese hat bereits Kleinschmidt aufmerksam gemacht, und Frank hat sich dadurch zunächst zu dem Schluß verleiten lassen, daß die Anämie und die Markerschöpfung Folge der chronischen Blutverluste seien. 6 Jahre und länger zurückreichende Vorgeschichten kommen vor (Chassel, Cicovacki [1]). Auch bei einem eigenen Patienten — dessen Schwester übrigens bemerkenswerterweise ebenfalls an einer hämorrhagischen Diathese litt! — bestand bereits jahrelang eine auffällige Blutungsneigung, bevor das Vollbild der Panmyelophthise in Erscheinung trat.

Bei der Erhebung der Vorgeschichte muß stets nach ursächlich oder disponierend in Betracht kommenden Krankheiten (chron. Infektionen, Herdinfekten) und vor allem nach toxischen Substanzen, die erfahrungsgemäß zu einer Knochenmarksschädigung führen können, gefahndet werden [Benzol, Röntgenstrahlen, Salvarsan usw. (s. unten)]. Bei diesen letzteren ist die Anamnese oft besonders kurz und der Verlauf akut und stürmisch („hämorrhagische Aleukie").

Klinische Befunde: Je nachdem die Schädigung der Erythropoese, der Leukopoese oder der Thrombopoese überwiegt,wird das klinische Bild beherrscht von der Anämie, von nekrotisierenden und infektiösen Prozessen oder von der hämorrhagischen Diathese. Die oft hochgradige Blässe ist im Gegensatz zu der strohgelben der Perniciosa wächsern oder auch als grau-gelb (Nordenson [4]) oder marmorn (Gallenkamp) beschrieben worden. Jedenfalls fehlt ihr jede Beimengung von Ikterus, der entsprechend der fehlenden Hämolyse nicht zum klinischen Bild gehört. Wo er frühzeitig und ohne zusätzliche Ursache wie Schädigung der Leber durch Salvarsan oder septische Prozesse vorkommt, muß er Zweifel an der Richtigkeit der Diagnose erwecken. Lippen und Zunge sind manchmal rissig und borkig belegt, die Schleimhäute trocken, das Zahnfleisch mißfarben und aufgelockert. Eine typische atrophische Glossitis oder Zungenbrennen wie bei Perniciosa kommen dagegen nur ganz ausnahmsweise vor (Gallenkamp). Foetor ex ore tritt vor allem auf, wenn es zur Entwicklung von Nekrosen kommt.

Hämorrhagische Diathese: Die Zeichen der hämorrhagischen Diathese sind sehr vielgestaltig. Petechiale Hautblutungen und große subcutane Hämatome werden ebenso beobachtet wie Suggillationen der Schleimhäute und alle möglichen Blutungen nach außen, aus Nase und Zahnfleisch, dem Genitale und dem Darm (Teerstühle). Auch Hämaturien sind nicht selten. Friemann (Benzol) beobachtete blutigen Auswurf, THUMS sah große retrotonsilläre Hämatome. Alle aufgeführten Blutungsarten kamen auch bei unseren Kranken vor, z. T. in solchem Umfange, daß sie den weiteren Krankheitsablauf bestimmten. Dabei war die Lokalisation im Einzelfall durchaus wechselnd und ohne Gesetzmäßigkeit; lediglich Nasen- oder Zahnfleischblutungen fehlten, soweit überhaupt eine hämorrhagische Diathese bestand, in keinem unserer Fälle. Bei 5 unserer Kranken wurden Augenhintergrundsblutungen festgestellt, wie sie bereits bei dem ersten Fall von EHRLICH bestanden und auch in der Folgezeit immer wieder beschrieben wurden, in einem Falle von BEHR sogar angeblich, ohne daß eine Thrombopenie bestand. Während in der Literatur vielfach von Diskrepanzen zwischen der Schwere der hämorrhagischen Diathese, der Thrombopenie, dem RUMPEL-LEEDEschen Phänomen, der Blutungszeit usw. berichtet wird (HEGLER und GRIESBACH, KOCHS, ZADEK), die auf vasomotorische Einflüsse und Gefäßwandschäden zurückgeführt wurden (DIMMEL, GORKE), war im eigenen Material die Parallelität durchweg gut. Keiner unserer Kranken, bei dem die Thrombocytenzahl dauernd unter 60000 lag, blieb ganz von Blutungen verschont, während nur in 2 Fällen — wohl infolge zusätzlicher Capillarschäden oder einer Leistungsschwäche der Thrombocyten (Thrombasthenie?) — bei Werten über 60000 Hämorrhagien auftraten. — Die Blutungszeit ist meist, aber nicht immer erhöht, die Gerinnungszeit überwiegend normal (HEILMEYER), bei einigen Beobachtungen (THUMS, GALLENKAMP, bei letzterem bei normaler Blutungszeit und Thrombocytenzahl) verlängert, selten verkürzt (DUKE). Diese Differenzen, die sich auch bei unseren Kranken fanden, erklären sich wohl z. T. aus der großen Fehlerbreite der gebräuchlichen Bestimmungsmethoden. Die Retraktion der Blutkuchens ist meist gestört. Das hat schon AUBERTIN beobachtet, der die Retraktion als ein Zeichen der regeneratorischen Kraft und ihr Fehlen als Diagnosticum der aplastischen Anämie ansah. SCHULTZ [4] fand bei Agranulocytosen eine Fibrinopenie (0,08 bis 0,1 g-% nach POETZEL), die aber ebenfalls nicht zwangsläufig mit hämorrhagischer Diathese verbunden war. Ein Teil aller Fälle — in unserem Material etwa ein Drittel — verläuft bis zum Schluß völlig ohne Blutungen.

Nekrosen: Die wie bei akuten Leukämien durch den Mangel an funktionstüchtigen Leukocyten hervorgerufene Neigung zu Nekrosen macht sich vor allen Dingen im Bereich des Mundes (Zahnfleisch, Tonsillen, Wange), aber auch an Luftwegen, Magen-Darm-Kanal, After, Vagina und Extremitäten bemerkbar. Wir sahen bei einer Frau mit Neo-S-Intoxikation im Gesicht und am Halse bis über handtellergroße Blasen mit hämorrhagischem Inhalt entstehen, die innerhalb weniger Tage zu ausgedehnten Nekrosen von Wange, Stirn und seitlichen Halspartien führten. Das Auftreten von Nekrosen ist aber keineswegs obligat. Bei unserem Material sind sogar — unter Einbeziehung von 22 Obduktionsbefunden — nur in weniger als der Hälfte (14) nekrotisierende Prozesse vermerkt. Wenn es erst einmal zu Nekrosenbildung gekommen ist, führt die Krankheit mit verhältnismäßig seltenen Ausnahmen in wenigen Wochen zum Tode. Fieber und septische Allgemeinerscheinungen beschleunigen den Verlauf.

Infektionen: Bei den meisten Kranken entwickeln sich Fieber und Sepsis erst spät und charakterisieren sich so als sekundär durch den Granulocytenschwund bedingt. Aus dem Blut (und postmortal aus der Milz) lassen sich die verschiedenartigsten Keime züchten, sogar Coli (SCHULTZ), Pyocyaneus (FRIEDEMANN) und selbst Soor (BETKE, PHILIPTSCHENKO). In anderen Fällen, bei denen Fieber und Infektionen schon sehr frühzeitig auftreten, das Krankheitsbild einleiten oder ihm sogar vorauszugehen scheinen, ist es oft schwer zu entscheiden, ob sie auch hier Folge des Granulocytenschwundes sind oder ob ihnen vielmehr eine ursächliche Bedeutung für die Entwicklung der Knochenmarksschwäche zukommt.

Hieran ist besonders bei jahrelangen chronischen Infektionen und Herdinfekten zu denken (s. Kapitel D u. E.).

Drüsen: Drüsenschwellungen finden sich häufig lokal in den abhängigen Gebieten örtlicher Infektionen, ausnahmsweise auch etwas ausgebreiteter bei septischen Prozessen. Grundsätzlich sind generalisierte Drüsenschwellungen bei Panmyelophthisen nicht vorhanden; ihr Auftreten spricht gegen die Richtigkeit der Diagnose.

Milz: Bei der essentiellen unkomplizierten Panmyelophthise ist die Milz nicht vergrößert (FERRATA und STORTI, FRANK [2], WINTROBE u. a.). Die gegenteilige Auffassung SONNENFELDs, wonach Leber- und Milzvergrößerung von Anfang an zur typischen Symptomatologie der Panmyelophthise gehören, kann nicht aufrecht erhalten werden; ein Teil solcher Fälle stellt mit großer Wahrscheinlichkeit aleukämische Stadien einer Leukämie dar (BINDER, L. BORCHARDT, CICOVACKI [2], GERLACH), soweit sie nicht zum Formenkreis der splenopathischen Markhemmung gehören, bei der der Milztumor das Bild beherrscht und die wesentliche Ursache der Blut- und Knochenmarksveränderungen ist, der aber, wie bereits eingangs erwähnt, als besonderer Symptomenkomplex abgetrennt werden muß. Andererseits gibt es aber eine erhebliche Zahl von Veröffentlichungen, bei denen ein Milztumor bestand und an der Diagnose einer echten Panmyelophthise kaum zu zweifeln war. In der Mehrzahl dieser Fälle dürfte er mit den die Krankheit begleitenden, immer wieder aufflackernden Infektionen in Zusammenhang stehen, vielleicht auch mit den zahlreichen Bluttransfusionen, die bei solchen Kranken meist gemacht werden (spodogener Milztumor). Nur bei Benzolvergiftungen ist anscheinend auch in unkomplizierten Fällen eine Vergrößerung der Milz keine Seltenheit (BOWDITSCH und Mitarbeiter, DIECKHOFF, DIMMEL, HEGLER [1]). Unter unseren Panmyelophthisekranken war die Milz gegen Ende der Krankheit oder bei der Obduktion in der Hälfte aller Fälle vergrößert; auch bei ihnen waren aber meist septische Prozesse oder Blutübertragungen vorausgegangen. Unter letzteren Bedingungen vermag ein leichter bis mäßiger, im Verlauf der Erkrankung auftretender oder gar erst bei der Obduktion festgestellter Milztumor die sonst gesicherte Diagnose einer echten Panmyelophthise nicht zu erschüttern (s. Kapitel B, 4.).

Leber: Die Leber ist nur bei Komplikationen wie septischer Hepatitis (vier eigene Fälle) und Salvarsanintoxikation sowie anderen interkurrenten Erkrankungen vergrößert. Ein Ikterus kann final auftreten, gehört aber sonst, wie schon erwähnt, nicht zum klinischen Bild.

Da auch keine vermehrte Hämolyse besteht — ausgenommen in einigen Fällen von Benzolvergiftung (GREENBURG und Mitarbeiter) und seltenen Kombinationsformen von Panmyelophthisen mit hämolytischer Hypersplenie, wie sie DOAN und WRIGHT und ROTH und JASINSKI beschrieben haben — ist der Bilirubinspiegel im Blut durchweg nicht erhöht, meist entsprechend der verminderten Blutbildung eher niedrig und die Serumfarbe im Gegensatz zur Perniciosa blasser als normal (FERRATA und STORTI, HOLLER). Gelegentlich kann die Resorption sehr ausgedehnter Hämatome Ursache einer leichten Bilirubinvermehrung werden (HEILMEYER [3], KLIMA [1]). Die Kälteurobilinogenprobe im Urin ist nur bei Fieber und dann, wenn es zu einer Schädigung der Leberfunktionen kommt, positiv und in diesen Fällen kein Gegenbeweis gegen das Vorliegen einer Panmyelophthise (HOLLER). Entsprechend dem Fehlen gesteigerter intravasaler Hämolyse ist die Blutkörperchenresistenz meist normal. Geringe Erniedrigungen können nach HOLLER vorkommen nach wiederholten Bluttransfusionen sowie bei der Ausschwemmung minderwertiger Erythrocyten aus dem geschädigten Knochenmark.

Die Fähigkeit des Magens zur *Salzsäureproduktion* ist im Gegensatz zur Perniciosa meist erhalten. Immerhin findet sich gelegentlich eine Subacidität oder Anacidität, die aber nur selten histaminrefraktär ist (SCHULTEN). Unter unseren 9 Kranken, bei denen eine fraktionierte Magenaushebung durchgeführt worden war, produzierten 4 erst nach Histamin freie Salzsäure; histaminrefraktär war keiner.

Andere Organveränderungen spielen bei der Panmyelophthise nur eine geringe Rolle. Die Symptome seitens des Herzens (Tachykardie, systolische Geräusche, evtl. auch Dilatationen) sind durch die Anämie und Begleitinfektionen bedingt. Neurologische Symptome, etwa im Sinne einer funikulären Myelose, fehlen. Psychische Veränderungen und Verwirrtheitszustände (THUMS) sowie Bewußtseinstrübungen sind meist Folge der Allgemeininfektion oder der schweren Anämie (Hypoxämie des Gehirns), soweit sie nicht durch cerebrale oder meningeale Blutungen hervorgerufen sind. Gelegentliche Neuralgien bei Benzolvergiftung (DIMMEL) und ziehende Muskelschmerzen (GALLENKAMP) sind Ausnahmen, ebenso wie spontane Schmerzen oder Klopfempfindlichkeit der Knochen (DIMMEL bei Benzol, KOCHS bei Neo-S-Schädigungen). Kürzlich hat CARSTENS auf Grund von 105 Untersuchungen bei verschiedenen Blutkrankheiten angegeben, daß bei einem Drittel aller Fälle, d. h. noch häufiger als bei innersekretorischen und Stoffwechselerkrankungen, Größen- und Formabweichungen der Sella turcica vorkämen; von 4 Fällen mit aplastischer Anämie sei die Sella einmal an der oberen Grenze der Norm, zweimal vergrößert gewesen. Eine Bestätigung dieser Befunde steht noch aus.

Die *Blutsenkung* ist infolge der schweren Anämie und der meist begleitenden Infektionen fast immer hochgradig beschleunigt. In über der Hälfte unserer Fälle betrug sie bereits in der ersten Stunde über 100 (bis 170!) mm nach WESTER-GREN. Nur bei einem unserer Kranken, mit einer seit Jahren bestehenden chronischen Osteomyelitis, war sie trotz Anämie und hohen Fiebers fast normal (9/25, Bluteosinophilie, Infektallergie?). HEILMEYER vermutet den Grund der über das bei anderen Anämien übliche Maß hinausgehenden Senkungsbeschleunigung in einer Eiweißverschiebung durch die Beteiligung der Reticulum- und Plasmazellen im Mark am Krankheitsprozeß oder in allergischen Vorgängen ähnlich wie bei manchen rheumatischen Affektionen (Polyarthritis). Auch Veränderungen der Erythrocyten sollen dabei von Bedeutung sein (MARMONT und CATALDI).

Der *Serumeisenspiegel*, dessen Studium uns Einblicke in den Eisenstoffwechsel bei den verschiedenen Blutkrankheiten gestattet (BÜCHMANN, DOMINICI und OLIVA, HEILMEYER und PLOETNER, SCHITTENHELM, THOENES und ASCHAFFENBURG, Normalwerte bei Männern 100—120, bei Frauen 80—100 γ-%), ist bei allen sekundären Anämien, Tumoren, Infekten und anderen Zuständen mit gesteigerter Funktion des reticuloendothelialen Systems erniedrigt. Bei der Panmyelophthise hingegen ist er — ebenso bei dekompensierter Perniciosa — normal oder häufiger sogar mehr oder weniger stark erhöht, bei unseren Fällen auf Werte zwischen 160 und 240 γ-%. Diese Steigerungen fanden sich vielfach auch dann, wenn gleichzeitig Infektionen bestanden (BÜCHMANN, HEILMEYER, KEIDERLING und STÜWE). Das weist nach HEILMEYER auf eine Störung der RES-Funktion hin, die CREMER [1] ganz allgemein für die Serumeisenspiegelerhöhung der Panmyelophthise verantwortlich macht. Entsprechend fanden FINCK und Mitarbeiter die Utilisation von intravenös zugeführtem radioaktivem Eisen bei aplastischen Anämien vermindert. BÜCHMANN konnte bei einem Fall beobachten, daß anfangs während der Fieberperioden jeweils eine Erniedrigung des Fe-Spiegels eintrat — wenn auch nicht so erheblich wie sonst bei Infektionen —, während bei der finalen Sepsis der Serumeisenwert unbeeinflußt hoch blieb. Bei aplastischen Krisen in der Schwangerschaft fanden STODTMEISTER und BÜCHMANN [3, 5] ebenfalls einen starken Anstieg des Serumeisenwertes bis 200 γ-%, der bei Besserung wieder zurückging; jeder neue Schub

(Dekompensation) kündigte sich durch erneuten Anstieg des Eisenspiegels an. Es scheinen sich somit Parallelen zur Schwere der Funktionsstörung des Marks und vielleicht auch zu der des RES zu ergeben. Da bei Panmyelophthisen gleichzeitig mit der Eisenerhöhung die Bilirubinausscheidung vermindert ist, ist das bei den meisten anderen Bluterkrankungen erniedrigte Verhältnis zwischen Serumeisenspiegel und Bilirubinausscheidung, der Fe/B-Index nach Dominici und Oliva, stark erhöht.

Über den *Kupferspiegel* bei Panmyelophthisen liegen umfangreichere Untersuchungen noch nicht vor. Der Normalwert beträgt nach Heilmeyer, Keiderling und Stüwe bei gesunden Männern und Frauen durchschnittlich 100 bis 140 γ-%, mit einer physiologischen Schwankungsbreite von $\pm 30\%$, und ist vor allem bei Infektionen und in der Schwangerschaft erhöht, während unkomplizierte, nicht infektiöse Anämien keine Änderungen herbeiführen. Bei Panmyelophthisen hingegen fanden Heilmeyer, Keiderling und Stüwe hohe Werte zwischen 177 und 274 γ-%; bei einigen ihrer Fälle erscheint allerdings auf Grund der angeführten Blutbefunde die Diagnose einer echten Panmyelophthise nicht ganz sicher. Bei einer unter dem Bild einer Panmyelophthise verlaufenden aleukämischen Lymphadenose fanden sie einen normalen Kupferwert. Bei drei eigenen Panmyelophthisefällen ergaben sich erhöhte bis normale Werte von 144 und 174 bzw. 116 γ-%. Da im Laufe der Erkrankung immer mehr oder weniger schwere Infektionen auftreten, ist angesichts der kleinen Zahl der bisher veröffentlichten Untersuchungen noch nicht sicher zu entscheiden, ob die Erhöhung der Werte nur auf die begleitenden Infektionen zurückzuführen ist oder ob der Panmyelophthise als solcher ein erhöhter Serumkupferwert zukommt. Auch bei unseren Kranken bestanden hin und wieder subfebrile Temperaturen, jedoch ohne sonstige Anzeichen für eine ernstliche Infektion.

a) Morphologische Blutbefunde.

Bei der voll ausgebildeten Panmyelophthise sind alle drei aus dem Knochenmark stammenden Zellarten — Erythrocyten, polymorphkernige Leukocyten und Thrombocyten — im peripheren Blut stark vermindert, und zwar vielfach in annähernd gleichem Ausmaß. Schon Ehrlich beschrieb bei einer Erythrocytenzahl von 210000 ,,eine Herabsetzung der Leukocyten im gleichen Verhältnis''; ihre Differenzierung ergab 80% Lymphocyten bei Fehlen der Eosinophilen. Es stellte sich aber bald heraus, daß im Einzelfall der Grad der Schädigung der einzelnen Zellsysteme ganz verschieden sein kann (Eppinger, Frank) und in Extremfällen zwei oder ein Zellsystem fast ausschließlich befallen zu sein scheinen. So sind neben hochgradigen chronischen, teils mit Thrombopenie verbundenen Leukopenien, die nicht zu der akuten, allergischen Schultzschen Agranulocytose gerechnet werden können, reine aplastische Anämien oder auch Kombinationen von aplastischer Anämie teils mit Leukopenie, teils mit Thrombopenie beschrieben worden.

Von besonderem Interesse sind die schon kurz erwähnten Fälle einer *isolierten Erythroblastophthise* im früheren Kindesalter (Esser und Freudenberg, Hoyer, Sauerbrei). Sie beruhen offenbar auf einer angeborenen Erythropoesestörung; im Falle Sauerbrei bestand dabei ein Milztumor. Auch bei Erwachsenen sind vereinzelt ähnliche Fälle beschrieben worden (Begemann, Heilmeyer, Moeschlin und Rohr); sie waren durch ein völliges Fehlen der Erythropoese im Mark und der Reticulocyten im Blut bei normalem Verhalten der übrigen Zellreihen gekennzeichnet. Mehr krisenhafte, akute Störungen der Erythropoese beobachteten Gasser und Adank bei einer Reihe von Kindern (s. S. 313).

Bei Benzolvergiftungen kommen ebenfalls alle Übergänge vor, jedoch stehen bei den Teilformen die Schädigungen der Leuko- und Thrombopoese meist im Vordergrund; nur in einem Fall der zahlreichen Beobachtungen Dimmels war die

Anämie führend. Bei Neo-S-Schädigungen sind die Verhältnisse ähnlich. Es gibt neben reinen Agranulocytosen reine Thrombopenien (HEINSEN und WACHTER), reine Anämien (SCHARFF und NAUMANN [2]) und voll entwickelte Panmyelophthisen (EMILE-WEIL und ISCH-WALL, FIESCHI und BACCAREDDA). Wir sahen nach Salvarsan bei einer Kranken mit foudroyantem Verlauf, schweren Nekrosen und Blutungen von Anfang an eine hochgradige Leukopenie, Thrombopenie und Anämie, während bei einer anderen Frau neben einer Salvarsan-Dermatitis und Hepatitis anfangs die Agranulocytose das Bild beherrschte, zu der im weiteren Verlauf zunächst eine hämorrhagische Diathese und erst gegen Schluß der Erkrankung eine mäßige Anämie hinzutrat, was allerdings bei dem sehr akuten Verlauf und dem Fehlen hämolytischer Vorgänge einfach durch die wesentlich längere Lebensdauer der Erythrocyten bedingt sein kann. Bei einer dritten Patientin (s. S. 314) kam es nur zu einer vorübergehenden schweren Leukopenie mit zeitweiligem starkem Anstieg der Monocyten bis auf 59%.

Rotes Blutbild: Im allgemeinen sind Hämoglobin und Erythrocyten etwa gleichmäßig herabgesetzt, so daß der Färbeindex um 1 bleibt. Stärkere Schwankungen sind bei sehr niedrigen Werten meist durch die Fehlerbreite der Bestimmungsmethode in diesem Bereich bedingt. Eine echte Erniedrigung des Färbeindex findet sich selten und zwar, wenn infolge der hämorrhagischen Diathese stärkere Blutungen nach außen aufgetreten sind (HEILMEYER, HOLLER, SCHULTEN). Etwas häufiger ist er erhöht, insbesondere bei splenopathischer Markhemmung (CREMER [4]), aber auch bei Benzolvergiftungen (DIMMEL, HUMPERDINCK und ABLER), denen noch längere Zeit eine hyperchrome Anämie folgen kann. Der Erhöhung des Färbeindex geht meist eine Vergrößerung der Erythrocyten parallel. CREMER bestimmte den Durchschnittserythrocytendurchmesser bei splenopathischer Markhemmung mit $8,5\,\mu$. Auch HOLLER beobachtete ausgesprochene Makrocytosen, so daß ein perniciosaartiges Blutbild entstehen kann. Solche Formen wurden auch als „achrestische Anämie" (ISRAELS und WILKINSON) bezeichnet und eine Zeitlang als eigenes Krankheitsbild oder aplastische Endstadien einer Perniciosa aufgefaßt, während sie jetzt vorwiegend als Variante der aplastischen Anämie angesehen werden (GERSTENBERGER und LEONHARDI, SCHULTEN [6]). Anisocytose, Poikilocytose und Polychromasie sind im Vergleich zur Schwere der Anämie nur gering ausgeprägt. Immerhin sind die PRICE-JONES-Kurven häufig leicht verbreitert und manchmal etwas nach rechts, gelegentlich aber auch nach links verschoben (HEILMEYER).

Die Reticulocytenzahlen sind meist außerordentlich niedrig. Es gibt Fälle, in denen über lange Zeit nicht ein einziger Reticulocyt zu finden ist (BEGEMANN [1], HEILMEYER, KLOSTER, MOESCHLIN und ROHR [2], eigene Beobachtungen). In selteneren Fällen kommen normale, zeitweise auch leicht erhöhte Reticulocytenwerte vor. Ob diese letzteren Folge einer vermehrten Ausschwemmung sehr unreifer Reticulocyten (Gruppe 1 und 2 nach HEILMEYER und WESTHÄUSER) sind, die dann länger brauchen, bis sie ihre Netzstruktur verlieren, steht noch nicht fest. NICET fand an transfundierten Erythrocyten bei aplastischer Anämie eine Umwandlungszeit der Gruppe 3 in Gruppe 5 von 22 Std. und eine Gesamtreifungszeit von 47 Std.; damit wären Reticulocytenzahlen bis maximal $20\,^0/_{00}$ erklärbar. Einmalig gefundene hohe Reticulocytenwerte beweisen nicht viel, da sie möglicherweise in einer Phase der Besserung und damit vermehrter Regeneration gezählt sein können. So beobachtete HOYER bei seinem 9 Monate alten Mädchen, bei dem sonst so gut wie nie Reticulocyten im peripheren Blut nachweisbar waren, während eines Keuchhustens einen erheblichen Reticulocytenanstieg mit gleichzeitiger Vermehrung der Erythroblasten im Mark. Bei konstanten Reticulocytenvermehrungen aber muß die Diagnose überprüft und nach hämolytischen

Prozessen oder okkulten Blutungen gefahndet werden. Cicovacki [2] erklärt
die bei einem seiner Fälle gefundene Reticulocytenzahl von 56 $^0/_{00}$ aus einer
Ausschwemmung aus vereinzelten Regenerationsherden, eine Hypothese, die
unseres Erachtens wenig Wahrscheinlichkeit hat, da vereinzelte Regenerations-
herde kaum zu einer so großen prozentualen Vermehrung im Gesamtblut führen
können. Bei Panmyelopathia splenica fanden Doan und Wright zum Teil stark
erhöhte Reticulocytenwerte; bei diesen lag aber als zusätzlicher Krankheitsvorgang ein vermehrter Blutabbau (Milzhemmung und -hämolyse) vor. Ähnliche
Gründe dürfte auch die gelegentlich beobachtete Reticulocytenvermehrung bei
Benzolvergiftung haben (Stodtmeister [1]). Der idiopathischen Panmyelophthise kommt ein vermehrter Erythrocytenabbau als primäres Krankheitsgeschehen nicht zu. Wo er gelegentlich vorkommt (Francke, Heilmeyer), ist
er als Folge einer Ausschwemmung von Erythrocyten mit verminderter Lebensdauer aus dem geschädigten Knochenmark aufzufassen. Klima und Seyfried [2]
sahen einen finalen Reticulocytenanstieg von 1 auf 180 $^0/_{00}$, der als agonale
Markausschwemmung bzw. letzter Kompensationsversuch zu deuten war. Das
letztere nimmt auch Cicovacki [1] bei einem 16 Jahre lang beobachteten Fall
an, bei dem im Jahre des Todes immer mehr kernhaltige Erythrocyten im Blut
auftraten. Sonst kommen kernhaltige Erythrocyten im Blut nur sehr selten
und dann meist in Endstadien vor (Bock, Matthes, Nordenson, Türk). Es
ist anzunehmen, daß sie ebenso wie die Myeloblasten aus extramedullären
Blutbildungsstätten, wie sie sich auch in dem Fall Cicovackis fanden, stammen,
da das Knochenmark auf Grund seines anatomischen Baues normalerweise zur
Ausschwemmung unreifer Zellen nicht in der Lage ist (Rohr [2]). Dem entspricht,
daß bei Verdrängungsaplasien wie Osteosklerosen und Carcinosen, bei denen in
größerem Umfang eine kompensatorische myeloische Metaplasie in Milz und
Leber eintritt, häufiger kernhaltige Erythrocyten im peripheren Blut beobachtet
werden. Tüpfelung der Erythrocyten gehört nicht zum Bild der Panmyelophthise.
auch nicht nach Benzolschäden, dagegen nach S. Meyer gelegentlich bei Xylol-
und Toluolvergiftungen, die aber nur selten zu Panmyelophthise führen (s. unten).

Weißes Blutbild: Die Gesamtzahl der Leukocyten ist meist erheblich herabgesetzt, häufig unter 1000, und nur in seltenen Fällen annähernd normal. Zeitweilige oder dauernde Erhöhungen machen die Diagnose zweifelhaft (s. Fall 28.
Tab. 1). Von der Erniedrigung sind in erster Linie die Neutrophilen betroffen.
während die übrigen Leukocytenarten meist weniger beteiligt sind. Eine Linksverschiebung innerhalb der neutrophilen Reihe ist häufig vorhanden, meist aber
nicht sehr hochgradig. Erheblich ist sie gelegentlich dann, wenn die Erkrankung
auf infektiöser Grundlage entstanden ist, wie z. B. in dem schon erwähnten Fall
mit einer chronischen Osteomyelitis (s. S. 295), bei dem sich bis zu 30% Stabkernige und Metamyelocyten fanden. Myelocyten treten selten auf (Chassel).
Myeloblasten fast nur in den Endstadien. Wo sie von Anfang an in größerer
Zahl beobachtet werden (Denecke [1], Scharff und Neumann [1], Thompson,
Richter und Edsall), muß der Verdacht auf eine aleukämische Myelose entstehen. Stärkere Myeloblastenausschwemmungen sub finem wurden dagegen
auch in solchen Fällen beobachtet, in denen auch die Sektion keinen Anhalt für
eine Leukämie ergab, so von Frank, Henning [1], Nordenson [2], Opitz.
Ugriumow und Idelsohn. Auch bei einigen unserer Kranken erschienen im Endstadium trotz niedrig bleibender Gesamtzahl hin und wieder atypische Zellen im
Blut, deren Einordnung in ein bestimmtes Zellsystem manchmal Schwierigkeiten
machte, während wir eine massive finale Myeloblastenausschwemmung nur einmal
erlebten (Fall 33, S. 326). Heilmeyer [6] hält derartige Fälle für echte Myelosen,
die rein markbeschränkt verlaufen und daher nur bei eingehenden hämatologischen

Knochenmarksuntersuchungen, nicht aber bei der üblichen Obduktionstechnik richtig diagnostiziert werden können. Auf die hieraus sich ergebenden differentialdiagnostischen und pathogenetischen Probleme wird in den entsprechenden Kapiteln noch einzugehen sein.

Reizformen und toxische Veränderungen der Leukocyten wie abnorme Granulationen, Döhle-Körperchen, Veränderungen des Kernplasmaverhältnisses, Plasmavacuolisierung und Kernpyknose treten in den Frühstadien der idiopathischen Panmyelophthise im allgemeinen nicht auf; bei fortgeschrittenen Fällen sind sie dagegen häufiger, besonders ante finem, wo auch wir sie gelegentlich beobachteten. Bei Vergiftungen durch Benzol, Xylol und Toluol (S. MEYER) kommen schon in den Anfangsstadien neben Leukocytosen öfters toxische Granulierungen der reifen Neutrophilen vor (DIMMEL, S. MEYER und SCHNEIDER).

Die Lymphocyten sind fast immer relativ vermehrt, selten absolut. Häufiger besteht trotz der relativen Vermehrung eine absolute Verminderung. Bei akuten Benzolvergiftungen fand DIMMEL Nekrosen des lymphatischen Gewebes, die die Lymphopenie erklärten. GROTE und FISCHER-WASELS sahen ausnahmsweise bei einem Fall eine totale Alymphocytose durch Schwund des gesamten lymphatischen Systems. Solche Fälle wurden auch als Acythämie bezeichnet (BOCK). Die relative Lymphocytose kann fast 100% erreichen (Fall 31 s. Abb. 16, S. 359). Manchmal finden sich große und jugendliche Lymphocyten, Lymphoblasten, Reiz- und Riederformen [DAVID, FIESSINGER und ALBAHARY, MEYER und SCHNEIDER (bei Benzol) u. a.].

Die Monocytenzahl ist bei den symptomatischen Formen häufig erhöht, nach DIMMEL, MYTNIK und GENKIN bei Benzolvergiftungen bis auf 15%. Bei idiopathischer Panmyelophthise ist sie im allgemeinen normal oder vermindert bis zum völligen Fehlen (GALLENKAMP, SCHULTEN, THUMS). Auch im eigenen Material fanden sich überwiegend Verminderungen, zeitweilige oder dauernde Vermehrungen dagegen nur ausnahmsweise. Wo atypische Formen gleichzeitig mit unreifen Zellen der myeloischen Reihe auftreten, kann ihre Abgrenzung gegenüber diesen schwierig werden.

Auch die Eosinophilen verschwinden mehr oder weniger vollständig (HEILMEYER, HOLLER, SCHULTEN, THUMS). In einem Drittel unserer Fälle war während des ganzen Krankheitsverlaufs kein Eosinophiler im Blut aufzufinden. Nur in einem Fall, dem eine chronische Osteomyelitis zugrunde lag, bestand eine zeitweilige Eosinophilie bis 8% (Panmyelophthise durch Infektallergie?). Häufiger sind Eosinophilien bei Benzolvergiftung (nach DUVOIR und DEROBERT ausnahmsweise bis 35%). Die Basophilen zeigen kein gesetzmäßiges Verhalten (HEILMEYER, SCHULTEN, bei Benzol: S. MEYER und SCHNEIDER). Plasmazellausschwemmungen kommen nur selten vor (bei Benzol: DIMMEL, S. MEYER und SCHNEIDER, bei Novalginagranulocytose: BAKALOS und THADDEA [1], bei idiopathischer Panmyelophthise: CHASSEL und eigener Fall). Einzelne Untersucher haben auch andere Reticulumzellen im strömenden Blut gefunden, so FIESSINGER und ALBAHARY 4% reticuläre Kerne und DIMMEL Zellen von endothelialem Charakter.

Daß die Thrombocyten meist mehr oder weniger stark vermindert sind oder ganz fehlen, wurde bereits erwähnt. Manchmal leitet die Thrombopenie die Erkrankung ein (RÖSCH und HOLLAND). Schon FRANK, KAZNELSON und TÜRK fielen die zahlreichen pathologischen Formen auf. Auch bei unseren Fällen waren die Plättchen manchmal deformiert, zerbrechlich oder abnorm groß bis zu Riesenplättchen mit azurophiler Kernsubstanz, einzeln liegend und ohne Neigung zur Agglutination. Das ist aber nicht gesetzmäßig. Im allgemeinen herrscht wie bei den Erythrocyten und Leukocyten die zahlenmäßige Verminderung ohne charakteristische Formveränderungen vor.

b) Knochenmarksbefunde in vivo.

Die Einführung der Sternalpunktion durch ARINKIN hat zu einer wesentlichen Vertiefung unserer Kenntnisse über das Knochenmarksbild der Panmyelophthise geführt. Bei ihrer Auswertung dürfen aber die dabei möglichen Fehlerquellen nicht außer acht gelassen werden. Vor allem ist zu berücksichtigen, daß bei fleckigem Mark und dementsprechend herdförmiger Verteilung des blutbildenden Gewebes eine einmalige Punktion erhebliche Fehlschlüsse verursachen kann. Schon bei Gesunden fand HELPAP bei gleichzeitigen Punktionen an drei verschiedenen Stellen des Sternums in 8 von 32 Fällen unterschiedliche Befunde; bei 12 von 24 Obduktionen war auch makroskopisch das Mark im Oberschenkel fleckig und ohne Kongruenz zu den Sternalbefunden. Bei Panmyelophthisen ergab die Sternalpunktion in einem Fall von DOMARUS [2] (nach Benzol) einen normalen Befund, während sich bei der Sektion nur ganz vereinzelt Blutbildungsherde fanden, von denen offenbar einer bei der Punktion getroffen worden war; in einem anderen Falle (nach Salvarsan), bei dem bei zweimaliger Punktion ein reaktionsloses Mark gefunden und dementsprechend eine schlechte Prognose gestellt wurde, trat Heilung ein. Ähnliche Beobachtungen machten CAZAL, CICOVACKI [2], GRUNKE, JANUARY und FOWLER, SCHULTEN, THOMPSON, RICHTER und EDSALL. RHOADS und MILLER fanden unter 32 Panmyelophthise-Sektionen wiederholt ausgesprochen fleckiges Mark. Die Zuverlässigkeit der Sternalpunktion kann weiter beeinträchtigt werden durch die verschiedene Lösbarkeit der Zellen der einzelnen Systeme aus dem Markverband, die PIECHL systematisch untersucht hat. Er fand, daß im allgemeinen mit zunehmender Reife die Lösbarkeit besser wird, während die Proerythroblasten und die RES-Zellen ganz besonders fest sitzen und Megacaryocyten und Lymphocyten sich sehr leicht lösen, so daß infolge verschieden starken Sogs Unterschiede in der Zusammensetzung des Punktats zustandekommen können.

Wir haben bei eigenen Sternalpunktionen zuletzt das Auszählungsverfahren von H.E.BOCK mit Berechnung der erythro- und leukopoetischen Reifungszahlen angewendet. Sie geschieht in der Weise, daß die Zellzahlen der verschiedenen Reifungsstufen mit bestimmten Faktoren multipliziert und die Produkte addiert werden. Dabei ergeben sich als Normalwerte für die Erythropoese Reifungszahlen um 145, für die Leukopoese solche um 245, jeweils mit einer Streuung von $\pm$ 30. Bei unreifem Mark entstehen Erhöhungen, bei überreifem Erniedrigungen dieser Zahlen (Näheres s. bei BOCK [4]).—Von der Bestimmung der Zellzahlen in der Leukocytenpipette sind wir wieder abgekommen, da sie allzu ungenau ist (Markbröckel). Statt dessen achten wir besonders auf die makroskopische Beschaffenheit des gewonnenen Marks (Menge, Farbe, Konsistenz) sowie die Dicke der Corticalis und die Leichtigkeit oder Schmerzhaftigkeit der Aspiration, da sie diagnostische Rückschlüsse gestatten können.

Während sonst bei Sternalpunktionen fast stets reichlich Mark aspiriert wird, stößt man bei Panmyelophthisen — ebenso wie bei manchen Leukämien — gelegentlich auf Schwierigkeiten. In Einzelfällen konnten wir selbst bei mehrfachen Punktionen keine auswertbaren Markmengen gewinnen. Auch die Sternalspülung nach HENNING und KORTH, bei der 1 cm³ Natrium citricum rasch injiziert und sofort wieder angesaugt wird, führte nicht immer zum Ziel. Bei den Fällen, bei denen die Aspiration von Mark schwer fiel, mißlang es vielfach auch, Flüssigkeiten intrasternal zu applizieren. Intrasternale Bluttransfusionen waren unmöglich, und selbst die Injektion weniger Kubikzentimeter Knochenmark (s. Therapie) gelang nur unter Anwendung sehr hohen Druckes und unter heftigen Schmerzen oder gar nicht. Da diese Beobachtungen wiederholt gemacht wurden und sonst große intrasternale Infusionen und Transfusionen ohne Schwierigkeiten durchgeführt werden können — so erlebten LAMPRECHT und RICHARD bei 175 Infusionen nur 5 Versager —, ist daran zu denken, daß bei aplastischen Blutbefunden die Lösbarkeit der Zellen aus dem Mark verändert, bzw. die Markhöhle fibrös, unter Umständen auch knöchern verödet ist. Auch STODTMEISTER und SANDKÜHLER nehmen in solchen Fällen eine Knochenmarksfibrose an, die in ihrem Material allerdings mit einer bei unseren Kranken nicht immer feststellbaren Milzvergrößerung und extramedullärer Blutbildung verbunden war (Osteomyelosklerose s. S. 346). ROHR [6] rechnet damit, daß bei pathologischer Zelldifferenzierung auch die spontane Loslösung und Ausschwemmung der Zellen aus dem Mark unmöglich werden kann. In einem unserer Fälle wurde dagegen bei mehreren Punktionen an verschiedenen Stellen — auch bei Sternalspülung — stets nur Blut gewonnen, welches sich spielend leicht und ohne Schmerzen ansaugen ließ, aber keine Markbröckelchen mit herausschwemmte, so daß angenommen werden mußte, daß an die Stelle des Marks weitgehend bluthaltige Räume getreten waren. Vielleicht entspricht das der Beobachtung TISCHENDORFs [1], der bei reticulärem Mark eine Wucherung der Capillarendothelien mit Neubildung zahlreicher Capillaren fand.

In der Mehrzahl der Fälle gelingt es trotz der genannten Schwierigkeiten, ein richtiges Bild vom Zustand des Marks zu bekommen. Dabei hat die Sternalpunktion die z. T. erheblichen Diskrepanzen zwischen dem stets zellarmen peripheren Blut und dem durchaus nicht immer aplastischen Mark bestätigt, die viele ältere Autoren bereits auf Grund der makroskopischen und histologischen Knochenmarksbefunde festgestellt hatten (AUBERTIN, HERZOG, KAZNELSON, LAWATSCHEK u. a.). Trotz der großen morphologischen Verschiedenartigkeit der Markbefunde, die zu teilweise etwas komplizierten Einteilungsschemen geführt hat (HEILMEYER, ROHR, RHOADS und MILLER), glauben wir, daß sie sich auf einen pathogenetisch einheitlichen Grundvorgang, nämlich eine *Reifungshemmung* der Zellen, zurückführen lassen (s. S. 309). Wir unterscheiden demnach etwa folgende *4 Marktypen*, die aber unseres Erachtens *nur verschiedene Schweregrade dieser Reifungshemmung* darstellen:

1. *das scheinbar normale Mark (sog. Ausschwemmungshemmung),*
2. *das unreife Mark ohne wesentliche Verminderung des Zellbestands, teilweise sogar mit erheblicher Vermehrung der unreifen Elemente (hyperplastisches Mark),*
3. *das zellarme Mark, wobei manchmal an die Stelle der normalen Hämatopoese des Marks lymphatische, häufiger reticuläre Zellen treten (reticuläres Mark),*
4. *das Fett-, Gallert- und Fasermark.*

Im einzelnen ergeben sich folgende Befunde:

Scheinbar normales Mark: Die Beobachtungen über normale Markbefunde, die zur Aufstellung des Begriffs der Ausschwemmungshemmung geführt haben, stammen zum größten Teil aus der Zeit vor der Einführung der Sternalpunktion (DAVID, HERZOG, JAGIC und SPENGLER, LAWATSCHEK). Aber selbst die prozentuale Auszählung des Sternalpunktats kann normale Verhältnisse (BOMFORD und RHOADS, sowie Fall 17) oder nur eine verhältnismäßig leichte Linksverschiebung bis zu den Myelocyten ergeben (Fall 21, 22, 24, 34). Die genaue Betrachtung ergibt aber auch bei prozentual normaler Markzusammensetzung meist morphologische Anomalien der einzelnen Zellen, wie Veränderungen der Kern-Plasma-Relation oder der Kern- oder Protoplasmastruktur, die für eine Reifungshemmung sprechen. Wir stimmen daher LEITNER [4] zu, wenn er im Gegensatz zu der Meinung von GERLACH und japanischen Autoren (KIYONO und AMANO, TANAKA und Mitarbeiter) *keine* ausschließliche *Ausschwemmungshemmung,* sondern stets auch eine *Störung der Zellreifung* annimmt.

Unreifes Mark: AUBERTIN [3] stellte 1927 die Beobachtungen von KAZNELSON u. a., die an Stelle der erwarteten Markatrophie eine Entdifferenzierung, teilweise mit Vermehrung der unreifen Zellen fanden, erstmals unter der Bezeichnung „Ausreifungshemmung" zusammen. BAKALOS und THADDEA [4], HEILMEYER [2], LEITNER [4], RHOADS und MILLER, SCHULTEN [4] und viele andere haben seitdem die Reifungshemmung der myeloischen Reihe, meist bei gleichzeitiger Verminderung der Erythropoese und Fehlen der Megacaryocyten beschrieben. Derartige Reifungshemmungen („maturation arrest" nach FITZ-HUGH und KRUMBHAAR) können bis zu fast reinem Myeloblastenmark führen und sich trotzdem sehr rasch zurückbilden, wenn es gelingt, die Ursache zu beseitigen (z. B. BRUINS und HOTZ bei Agranulocytose, REISSMANN bei splenopathischer Markhemmung). Die oft erhebliche Unreife des Marks (BOMFORD und RHOADS, FRANK, DREYFUSS und JAIS, ZADEK u. a.) wirft zwangsläufig immer wieder die Frage nach der Abgrenzung solcher Panmyelophthisen gegenüber den akuten Leukämien auf (Näheres hierzu s. Kapitel C). Auch bei einigen unserer Panmyelophthisefälle (32, 33, 36) kamen hohe Myeloblastenzahlen im Mark vor. Dementsprechend waren die Reifungszahlen für die Erythropoese bis auf 400 und für die Leukopoese bis auf 500 und darüber erhöht (s. Tabelle, S. 306). Gelegentlich wurden auch Promyelocytenbilder beobachtet, die große Ähnlichkeit mit monocytären Formen hatten und im weiteren Verlauf von Myeloblasten und deren Para- und Mikroformen abgelöst wurden (s. Abb. 1 u. 2). Pseudopodienbildungen und starke

Verschiebungen der Protoplasmakernrelation können auftreten (Abb. 3). Die Atypie der Zellen wird gelegentlich so groß, daß ebenso wie bei Leukämien manchmal nicht mehr sicher entschieden werden kann, ob sie Abkömmlinge der

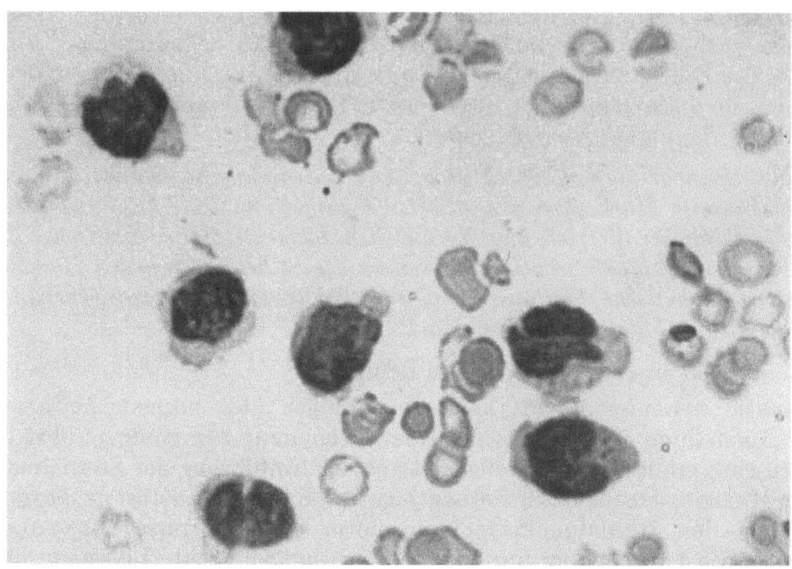

Abb. 1. Monocytoide Promyelocyten im Sternalpunktat bei akut verlaufender Panmyelophthise. Mäßig zellreiches Promyelocytenmark bei hochgradiger Leukopenie im peripheren Blut, 6 Tage vor einer finalen Myeloblastenausschwemmung (Fall 33, Vergr. 920mal).

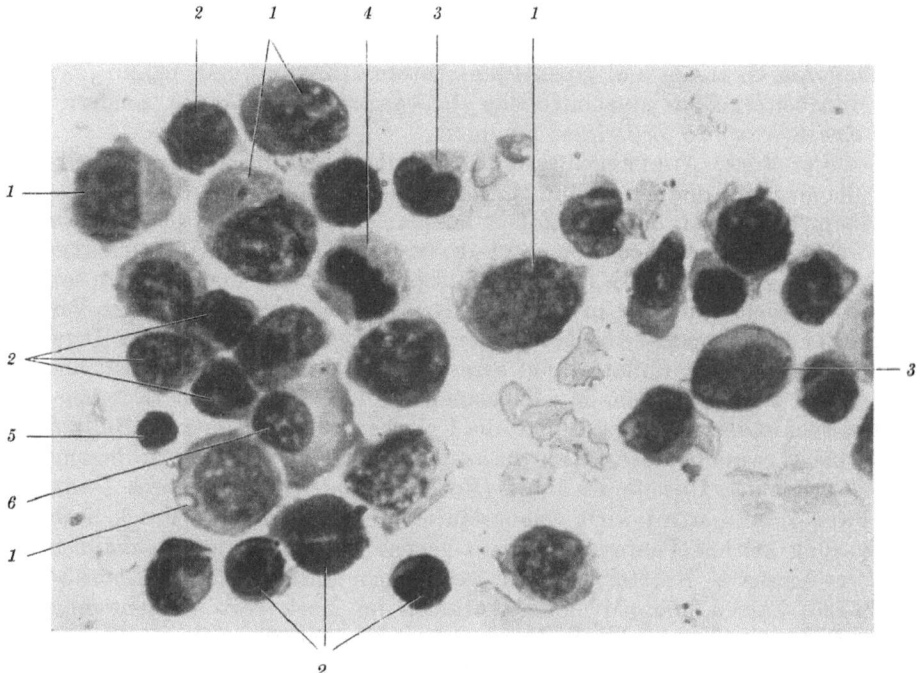

Abb. 2. Sternalpunktat vom gleichen Fall, 7 Tage später, unmittelbar post mortem. Vor dem Tode massive Myeloblastenausschwemmung mit Anstieg der Leukocytenzahl im peripheren Blut von 1000 auf 111000 („Übergang in akute Leukämie"). Jetzt sehr zellreiches Mark, vorwiegend aus Myeloblasten (1) und Mikromyeloblasten (2) bestehend, wenige reifere Zellen (3). Einige Mitosen (4), Lymphocyten (5) und Plasmazellen (6) (Fall 33, Vergr. 920mal).

myeloischen oder lymphatischen Reihe sind oder aus Fehlentwicklungen undifferenzierter Vorstufen der Hämatopoese stammen (Stammzellen nach EWALD, „primitive cells" nach SABIN, „Q-cells" nach WINTROBE). Immerhin sind solche extremen Fälle relativ seltene Ausnahmen.

Die beschriebene Unreife des Marks ist oft mit einer ausgesprochenen *Hyperplasie* verbunden[1], die sich nach ROHR damit erklären läßt, daß das Knochenmark normalerweise nur ausgereifte Zellen an die Peripherie abgeben kann. STODT-MEISTER und BÜCHMANN [5] weisen darauf hin, daß auch bei Eisenmangelanämien eine Reifungshemmung eintritt, so daß sich die unreifen, hämoglobinarmen Normoblasten dauernd weiter vermehren, ohne ausgeschwemmt werden zu können, und so schließlich ein sehr zellreiches Mark mit Makroblasten entsteht. Ein ähnliches Bild des reifungsgehemmten, zellreichen, großzelligen Marks (Riesenstäbe) findet sich — nur mit der Variante der Megaloblastenbildung — bei dekompensierten perniziösen Anämien. Bei der Panmyelophthise kann ein gleichartiger Vorgang auch bezüglich der Leukopoese angenommen werden. STODTMEISTER und BÜCHMANN sprechen, da eine Vermehrung funktionstüchtiger Zellen im Blut zwar erstrebt, aber nicht erreicht wird, von einer „frustranen kompensatorischen Markhyperplasie", eine Bezeichnung, die unseres Erachtens das Wesen der Veränderung gut charakterisiert.

Relativ häufig und ausgeprägt scheint das unreif-hyperplastische Mark nach Benzolschäden (Literatur bei BOWDITSCH und Mitarbeitern sowie S. 334), bei splenopathischer Markhemmung, speziell der „splenic panhaematopenia" nach DOAN und WRIGHT (S. 343) und ganz besonders im Ausheilungsstadium von Agranulocytosen zu sein (BOCK, THADDEA [5]), bei denen oft nur aus dem Ausgang in Heilung geschlossen wird, daß es sich nicht um eine Leukämie gehandelt habe (bezüglich der Beziehungen zwischen Leukämie und Panmyelophthise s. Kap. C).

Zellarmes Mark: Bei einem erheblichen Teil der Fälle kommt es nicht zu einer Hyperplasie, sondern zu einer mehr oder weniger hochgradigen Verminderung aller hämatopoetischen Zellen, so daß die Zellarmut das histologische Bild beherrscht (= Panmyelophthise im engeren, pathologisch-anatomischen Sinn). Hier geht offenbar die Reifungsstörung so tief, daß bereits die Fähigkeit zur Zellbildung gehemmt ist. Die Sternalpunktion fördert dabei oft nur wenig Material zu Tage[2] (Abb. 3 u. 4). Vielfach ist eine lymphatische Wucherung an Stelle des geschwundenen myeloischen Gewebes beschrieben worden[3]. Angesichts der erwähnten Schwierigkeit, bei unreifem Mark atypische jugendliche Zellen der lymphatischen und myeloischen Reihe zu unterscheiden, ist jedoch bei der Auswertung vor allem der von älteren Autoren post mortem erhobenen Befunde Zurückhaltung geboten. Bei fünf von unseren Kranken (Fall 14, 28, 30, 31, 33) sind in den Sternalbefunden mehr als 60% Lymphocyten angegeben. Bei einem von ihnen (Nr. 33) wurden auswärts 71% Lymphocyten festgestellt, während nach unseren Sternalpunktaten der größte Teil dieser Zellen als Mikro- und Paramyeloblasten anzusprechen war (Abb. 3); bei einem weiteren (Nr. 28) bestand nach dem klinischen Bild der Verdacht, daß der Erkrankung eine aleukämische Lymphadenose zugrunde lag (keine Obduktion). In manchen anderen Fällen der Literatur dürfte es sich auch um lymphoide Reticulumzellen gehandelt haben.

---

[1] BAKALOS und THADDEA, BOMFORD und RHOADS, CREMER [4], GERLACH, HEILMEYER, HENNING und KEILHACK, HYNES, ISRAELS und WILKINSON, KIMURA und KUMAGAI, KLIMA[1], MALLARMÉ, ROHR, SCHULTEN, SCHULTZ, STODTMEISTER und BÜCHMANN [1, 3], DE WEERDT.

[2] BAKALOS und THADDEA, BARTA, BEHR, FRANCKE, HENNING, LEITNER, NORDENSON, OSATO, HASHIMOTO und TAGIKAWA, POLI, WEIL, ISCH-WALL und PERLÉS.

[3] v. ALBERTINI, GASSER und WUHRMANN, DENECKE, EIMER, FERRATA und STORTI, FIESSINGER und ALBAHARY, FRANK, KAZNELSON, LEITNER, LOTZ (bei Lues), ROHR, TISCHENDORF, THUMS, WEIL, ISCH-WALL und PERLÉS.

Während unseres Erachtens eine echte lymphatische Wucherung bei essentieller Panmyelophthise, wenn sie auch nicht völlig bestritten werden soll, ein

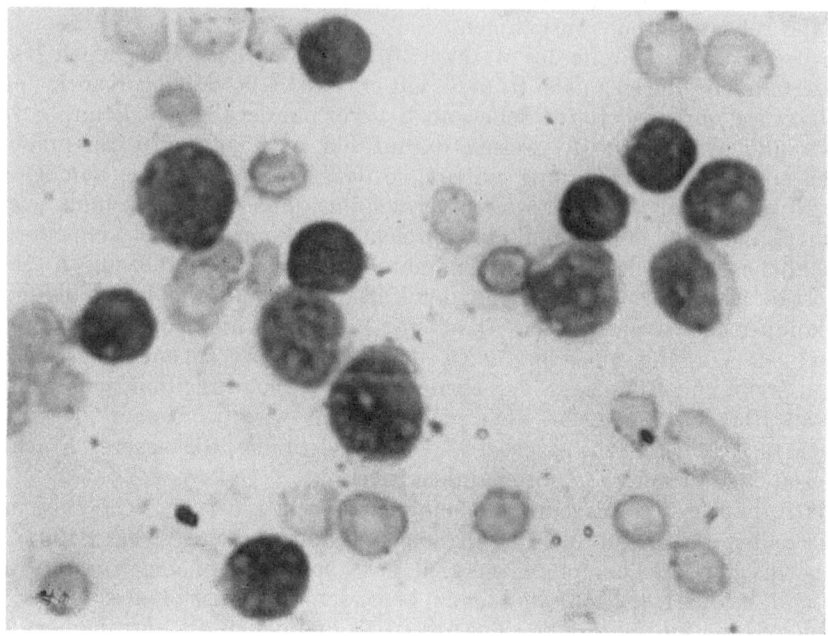

Abb. 3. Sehr zellarmes, aber überwiegend aus unreifen Stammzellen bestehendes Mark bei chronischer Panmyelophthise. Unterscheidung der kleinsten myeloischen Vorstufen von lymphatischen Zellen oft schwierig. (Fall 29, Vergr. 1100 mal.) (Histolog. Bilder des gleichen Falles s. Abb. 7—12.)

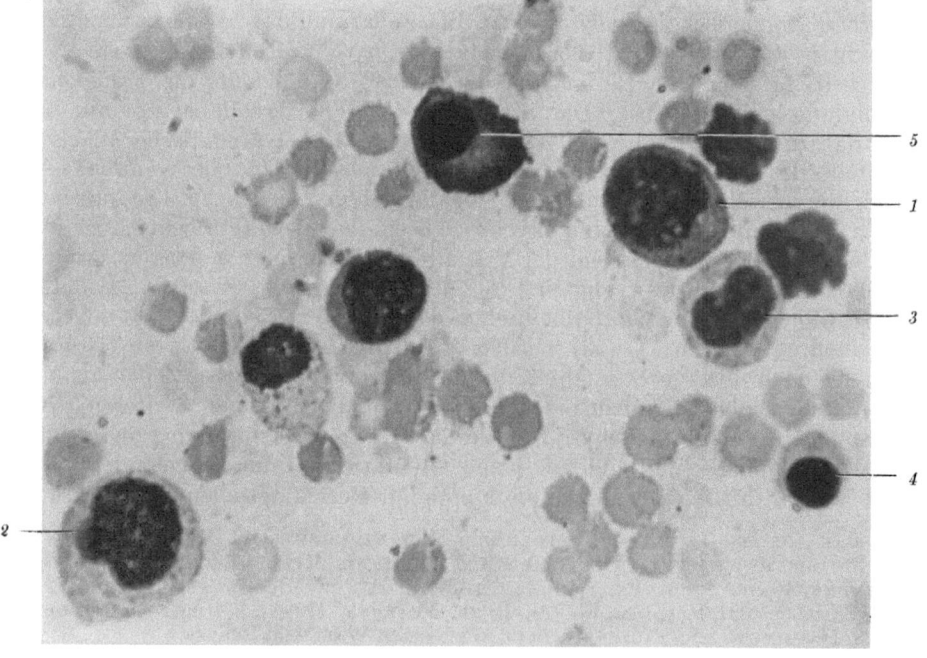

Abb. 4. Weniger unreifes, zellarmes Mark bei chronischer Panmyelophthise. 1 = Promyelocyt; 2 = Myelocyt; 3 = Metamyelocyt; 4 = Normoblast; 5 = Plasmazelle (Fall 21, Vergr. 920 mal).

recht seltenes Ereignis ist, gehört eine *reaktive Reticulumhyperplasie* zum üblichen Befund des zellarmen Marks (DE CASTELLO, FLEISCHHACKER, HEILMEYER, HIRSCHFELD, KIENLE, LEITNER, ROHR, SELLING, THADDEA, THUMS). Bezüglich des histologischen Bildes sei auf S. 316ff. und auf die Abb. 7—10 verwiesen. Im Sternalpunktat äußert sie sich durch vermehrtes Auftreten von lymphoiden und histiocytären Reticulumzellen und Plasmazellen. FIESSINGER und ALBAHARY fanden neben großen jugendlichen Lymphocyten und Plasmazellen eine bedeutende Anzahl von reticulären Kernen und Fibroblasten, während Plasmazellvermehrungen vor allem von KLIMA, MORRISON und SAMWICK, POLI (nach Salvarsan), THUMS (ebenfalls nach Salvarsan) und TISCHENDORF beobachtet wurden (s. auch Abb. 4). TISCHENDORF sieht in dem Verschwinden junger omnipotenter Zellen zugunsten mehr bindegewebig ausgereifter Formen ein Symptom des Verlustes der blutzellbildenden Fähigkeiten, während ROHR geneigt ist, die Wucherung des Reticulums auf eine unspezifische chronische Markentzündung zurückzuführen (s. Pathogenese). Für die gelegentlich geäußerte Auffassung, daß die Reticulumwucherung das primäre Geschehen bei der Panmyelophthise sei und die Aplasie des hämatopoetischen Gewebes mehr durch Verdrängung entstehe, haben sich keine Beweise erbringen lassen. Gegen sie sprechen die histologischen Bilder, die trotz der Zunahme der Reticulumzellen im ganzen zellarm sind, und auch die Versuche von SCHMIDTMANN, LINNIG und CAMERER: Während Normaltiere auf Infektionen mit einer leukocytären Markreaktion antworteten, erfolgte bei Benzoltieren lediglich eine ausgeprägte endotheliale Reaktion, die als Ersatzversuch für die ausgefallene Leukopoese anzusprechen ist. Allgemein entwickelt sich eine Vermehrung der Reticulumzellen bei Störungen der Erythropoese. Ihren Verlauf verfolgten GERSTENBERGER und LEONHARDI bei einer „achrestischen Anämie", bei der sie zunächst ein aktives Mark mit mäßiger Reticulumbeteiligung, 7 Monate später ein hypoplastisches mit Hyperplasie des gesamten Reticulums fanden. Bei einer kongenitalen aplastischen Anämie stellte FREUDENBERG bis zu 52% Reticulumzellen im Sternalpunktat fest, die in einer Remission bis auf 2% absanken, während gleichzeitig die Zahl der erythropoetischen Elemente von 12 auf 31% stieg. HEILMEYER und SCHÖNER konnten in eindrucksvollen (aus Tupfpräparaten bei Erythroblastose gewonnenen) Abbildungen zeigen, daß sich die Erythropoesenester jeweils um einen Proerythroblasten oder um eine Reticulumzelle bilden, und so eine direkte Entwicklung von Erythrocyten aus Reticulumzellen wahrscheinlich machen, eine Meinung, die auch FIESCHI, FITTING, INTROZZI, JONES, MOESCHLIN und ROHR [2], NORDENSON, PITTALUGA und Mitarbeiter, SCHLAY und ALBRECHT und SCHOEN und TISCHENDORF vertreten. Danach ist daran zu denken, daß die Reticulumwucherung bei Panmyelophthisen einen ähnlichen frustranen Kompensationsversuch für die erythropoetische Reihe bedeutet wie die unreife myeloische Markhyperplasie für die Leukopoese.

Fettmark, Gallertmark und Fasermark: Bei einer letzten Gruppe von Kranken entwickelt sich auch die Reticulumhyperplasie nicht mehr; es resultiert ein fast zellfreies Mark, wie es nach ENGEL BAKALOS und THADDEA, BEHR, BRUGSCH, CHASSEL, FRANCKE, FRIEDEMANN, GORKE, NORDENSON, ROHR, SCHULTEN gefunden haben. Einige Beobachtungen scheinen dafür zu sprechen, daß selbst bei Bildung von Fettmark die Schädigung nicht irreversibel zu sein braucht. So erzielte CATTANEO bei fettigem, fibrösem, sehr zellarmem Mark durch Milzexstirpation eine weitgehende Besserung, und ROF und BENITO fanden Fettmark bei einer unter kleinen Transfusionen in Heilung ausgehenden Neo-S-Schädigung. Hierbei sind aber die schon erwähnten Fehlerquellen zu berücksichtigen, die sich für die Sternalpunktion aus einer ungleichmäßigen Markverteilung ergeben.

Tabelle 1. Sternalmarksbefunde bei Panmyelophthise.

Fall Nr.	Myeloblasten	Promyelocyten	Myelocyten	Metamyelocyten	Stabkernige	Segmentkernige	Eosinophile	Lymphocyten	Sonstige	Proerythroblasten	Erythroblasten	leukopoetische	erythropoetische	Hämatologische Beurteilung und klinische Besonderheiten
17	0	0	6	11	20	33	2	25		1	7	183		Scheinbar reifes Mark mit spärlicher, teilweise megaloblastenähnlicher Erythropoese. (20jähr. Mann; protrahierter Krankheitsverlauf).
21	2	4	21	26	30	11	2	1	1 Pl	5	25	287		Nur leichte Unreife der Leuko- und Erythropoese (s. Abb. 4). Unter 5 maliger stationärer Behandlung (25 Transfusionen) wiederholte Besserungen (20jähr. Mann, Krankheitsdauer über 1½ Jahre).
24	6	10	13	24	32	11	0	3		1	14	295		Histologisch fleckiges, unreifes Mark bei sehr spärlicher Erythropoese mit megaloblastenähnlichen Formen (52jähr. Frau, Krankheitsdauer 1 Jahr).
18	6	3	30	21	17	5	1	16	1 Pl	8	13	332		Mäßige Unreife des leuko- und erythropoetischen Systems. 51jähr. Mann, ebenso wie seine Schwester seit vielen Jahren an hämorrhagischer Diathese leidend; Tod unter dem Vollbild der Panmyelophthise.
34	1	1	4	14	38	32	0	9	1	1	9	182	264	Fast reife Leukopoese bei erheblicher Unreife des erythropoetischen Systems. Im Blut auffällige Monocytose. 57jähr. Mann; Krankheitsdauer 1½ Jahre.
	1	7	9	20	30	25	0	6	1	4	29	236	306	
	1	10	30	10	30	14	0	2	1 Pl	1	25	250	215	
					1 Ret, 1 Ferratazelle									
22	1	5	22	15	38	9	7	1	1 Pl	15	30	278	272	Stärkere Unreife der Erythropoese bei nur leicht unreifem leukopoetischem Mark. Vermehrung der eosinophilen Markzellen (Infektallergie?). 36jähr. Frau mit seit 18 Jahren bestehender Osteomyelitis: Panmyelophthise bei chronischer Infektion.
14	10	11	5	1	0	1	0	68	4 Pl	40	5			Unreifes, zellarmes Mark. Ganz besonders unreife Erythropoese.
31	1	1	0	0	0	0	0	80	5[1] 8[2]					Fast völliger Schwund der Leuko- und Erythropoese. Im Punktat fast nur lymphatische, lymphoide und reticuläre Zellen. Salvarsanschädigung mit perakutem, letalem Verlauf (23jähr. Frau).

[1] = reticuläre Zellen; [2] = lymphoide Zellen.

Nr.												
30	1	0	4	0	0	0	5	86	4 Pl	0	19	
28	0	0	1	1	6	6	0	81		3	8	
29	93[1]	3	0	0	0	1	0	3		3		591
32	31	10	1	10	16	14	0	13	1 Ret	0	34	383
	17	19	8	12	17	14	0	6	1 Ret	3	30	
33	6	13	7	0	1	0	0	71[1]		2	4	479
	17[2]	75[2]	2	1	0	0	0	5		7	13	494
	44	38	1	0	1	3	0	11			5	
35	0	0	0	1	6	45	0	45	0	0	13	
	0	1	2	0	6	31	0	51	2 Pl	0	1	
36	44	1	2	9	3	6	6	25	2	4	17	276
	44	1	1	3	9	2	5	26	1	3	34	325
	52	1	3	4	7	2	3	20	0	5	40	483
	13	0	0	1	11	8	1	62	0	0	20	507
	42	1	1	1	6	1	0	44 Ret	2 Pl	0	6	536

2—9% Ret

Bemerkungen (zu den Zeilen):

30　Sehr zellarmes Mark mit Vorherrschen lymphatischer Zellen. 51 jähr. Anstreicher (Benzolschädigung?).

28　Spärliche Leuko- und Erythropoese mit Vorherrschen lymphatischer Zellen. 27 jähr. Frau. Wegen zeitweiliger absoluter Lymphocytose im Blut und leichter Drüsenschwellungen retrospektiv Verdacht auf aleukämische Lymphadenose. Keine Sektion.

29　Äußerst unreife, zellarme Punktate. 15 jähr. Mädchen mit chronischer Panmyelophthise (Dauer über 1 Jahr, 51 Transfusionen). Finale Hilus- und Unterlappentuberkulose. Histologisch kein Anhalt für Leukämie (s. Text, S. 318 u. Abb. 3 u. 7—12). 1 = atypische Blasten und reticuläre Zellen.

32　Sehr unreifes, zellreiches Mark; atypische Myeloblasten und Promyelocyten. Kein Anhalt für Leukämie. 47 jähr. Frau, nach 6 Monaten zu Hause gestorben.

33　Hochgradige Anämie, Leukopenie (500) und Thrombopenie. Am Tage des Todes massive Myeloblastenausschwemmung (111000 Zellen). Zellreiches Mark; zunehmende, zuletzt äußerste Unreife der Leukopoese. 32 jähr. Kraftfahrer (Benzolschädigung?). Histologisch mäßige extramedulläre Blutbildung ohne Organvergrößerungen oder sonstige Leukämiezeichen bei der Sektion. Sog. „Übergang in akute Leukämie" (s. Abb. 1 u. 2, S. 326 u. Kap. C.). 1 = auswärts bestimmt, angeblich Lymphoblasten; 2 = monocytoide Formen.

35　Im Punktat stets fast nur peripheres Blut mit wenigen Markzellen. Fasermark? 46 jähr. Frau mit sehr chronischer Panmyelophthise, 5 Jahre als Perniciosa behandelt (im Magensaft freie HCl, nie Megaloblasten).

36　Fast ständig äußerst unreife Leuko- und Erythropoese mit einzelnen atypischen Zellen im peripheren Blut. 66 jähr. Autolackierer (Benzolschädigung?), chronischer Verlauf. Histologisch eindeutige Panmyelophthise; vorwiegend Fettmark mit sehr spärlicher Hämatopoese (s. Text, S. 327 und Abb. 13 u. 14). Finale Miliartuberkulose.

Die an 100% fehlenden Zahlen betreffen undifferenzierbare Zellen und Zelltrümmer.

Pl = Plasmazellen
Ret = Reticulumzellen

Auch kommen sog. leere Punktionen keineswegs nur bei Fett- oder Fasermark vor, sondern können, wie bereits oben dargelegt, außer durch Zufälligkeiten durch Veränderungen der anatomischen Verhältnisse und der Löslichkeit der Zellen bedingt sein.

Unbeschadet der Auffassung, daß die eben aufgeführten Marktypen nur verschieden tiefgreifende Stadien einer Reifungshemmung der Zellen repräsentieren, ist es nun keineswegs so, daß sich die Knochenmarksbefunde während des Verlaufs der Erkrankung in der Reihenfolge, in der sie oben beschrieben wurden, nacheinander entwickeln. Einerseits wurden tödliche Ausgänge bei jedem der genannten Markbilder beobachtet, andererseits können hyperplastische Stadien auf hypoplastische folgen und umgekehrt oder auch die Befunde während der ganzen Krankheitsdauer annähernd gleich bleiben. Schließlich kann — bei etwa gleich starker Verminderung der roten und weißen Zellen im Blut — die Leukopoese im hyperplastischen Stadium sein, während die Erythropoese hypoplastisch ist, und so fort. Dies erscheint nicht unverständlich, wenn man sich erinnert, daß ähnliche Spontanschwankungen des Krankheitsverlaufs und individuelle Unterschiede des Markbefundes beispielsweise auch bei der unbehandelten perniziösen Anämie auftreten.

Zur näheren Erläuterung der geschilderten Verhältnisse ist in Tab. 1 eine Reihe von Beispielen aus dem eigenen Material zusammengestellt. Sie zeigt die verschiedenen Marktypen im Sternalpunktat — z. T. im Vergleich mit dem histologischen Sektionsbefund — und die vielfach bestehenden Differenzen zwischen dem Reifegrad des leukopoetischen und dem des erythropoetischen Systems. Außerdem enthält sie die Befunde von einigen gesicherten oder wahrscheinlichen Fällen sekundärer Panmyelophthise durch Salvarsan (Fall 31), Benzol (Fall 30, 33 u. 36) und chronische Infektionen (Fall 22), welche sich in den hämatologischen Befunden grundsätzlich von den primären Formen nicht unterscheiden, und schließlich den oben erwähnten diagnostisch unklaren Fall 28 (S. 303, aleukämische Lymphadenose?), sowie einen sog. „Übergang in akute Leukämie" (Fall 33), worauf später noch ausführlich eingegangen wird (Kap. C). — Die Tabelle legt klar, daß die Aufstellung der genannten vier Marktypen keine strenge schematische Abtrennung bezwecken kann, sondern nur die Bildung gewisser Gruppen, in denen nicht nur fließende Übergänge, sondern im Einzelfall auch vom Schema abweichende Besonderheiten auftreten können.

Bezüglich der Veränderungen der einzelnen Zellreihen — die der Neutrophilen wurden bereits eingehend besprochen — sind noch einige Besonderheiten nachzutragen:

Bei der Erythropoese ist eine dem Grad der myeloischen Hyperplasie entsprechende mächtige Zellwucherung nicht bekannt; wahrscheinlich kann man aber, wie bereits dargelegt, die in manchen Fällen deutliche Reticulumzellhyperplasie als einen analogen Vorgang deuten. Im allgemeinen sind die erythropoetischen Zellen entweder prozentual vermindert oder durch eine ausgesprochene Unreife gekennzeichnet mit relativer Vermehrung der Proerythroblasten und manchmal großen, megaloblastenähnlichen Zellformen (Fall 17, 18, 21, 22, 24, 28). KIENLE fand bei schwerster Markerschöpfung (Carcinose) neben Pseudoamitosen echte amitotische Kernteilungen. In seltenen Fällen (BEGEMANN, HEILMEYER, KLOSTER, MOESCHLIN und ROHR) ist die Erythropoese völlig erloschen. Solche Zustände, die durch zahlreiche Punktionen des Sternums und anderer Markbezirke mehrere Jahre lang verfolgt werden konnten (MOESCHLIN und ROHR [2]), sind trotz regelmäßiger Transfusionen nur dann mit dem Leben vereinbar, wenn die Granulo- und die Thrombopoese erhalten bleiben (reine „Erythroblastophthise"). Daß die übliche Auszählung des Prozentsatzes der Roten auf 100 Weiße normale Werte ergibt, wenn beide Zellsysteme gleich stark vermindert sind, ist selbstverständlich. Es gibt aber — analog der Leukopoese im „scheinbar reifen Mark" — auch Fälle, bei denen trotz schwerer Anämie das Aussehen der erythropoetischen Zellen und das Verhältnis ihrer verschiedenen Entwicklungsstufen zueinander keine deutlichen Veränderungen aufweisen, während das Bild der Granulopoese gleichzeitig schwer gestört sein kann (Fall 32). Die Berechnung der Reifungszahlen nach BOCK deckt allerdings auch hier meist leichte Verschiebungen auf.

Ebenso wie die erythropoetischen Zellen können sich auch die Eosinophilen als weitgehend unabhängig von dem Verhalten der neutrophilen Reihe erweisen. Insbesondere bei allergischen Zuständen wie nach gehäuften Transfusionen können sie im Mark vermehrt sein (HURST und KARK, MOESCHLIN und ROHR [2] sowie auch bei BRUGSCH, WEYENETH und DAVID, bei letzterem bis 50% aller Zellen), ohne daß eine Bluteosinophilie zu bestehen braucht. Im allgemeinen sind sie jedoch wie im Blut vermindert oder völlig fehlend.

Schließlich sind auch die Megakaryocyten — im Gegensatz zur essentiellen Thrombopenie (WERLHOF) — meist sehr spärlich oder fehlen ganz. Wo ihre Zahl ausnahmsweise normal (STEINBRINCK, WIENBECK) oder gar vermehrt ist (RHOADS und MILLER), weisen sie fast immer Degenerationszeichen wie unvollkommene Granulierung, Plasmavacuolen, Kernveränderungen und mangelnde Plättchenbildung auf (LEITNER, ORIA, RAMOS und TRANCHESI, THADDEA). Hier, wie auch bei den anderen Zellreihen, entsprechen die toxischen Zellveränderungen denen des peripheren Bluts.

Die bisherigen Darlegungen haben den in der Einleitung (S. 288) schon kurz erwähnten abweichenden Standpunkt FIESCHIs unberücksichtigt gelassen. FIESCHI, sicherlich einer der besten Kenner der Knochenmarksmorphologie, hat der Ausweitung des Krankheitsbegriffs der Panmyelophthise, wie sie in den oben angeführten Marktypen enthalten ist, widersprochen und vertritt die Auffassung, daß bei der Panmyelophthise — oder der aplastischen Anämie, wie er sie nennt — nur die Neubildung der Zellen gestört ist, während die Proliferations- und Reifungsfähigkeit weitgehend unbehindert bleibt, so daß Fälle mit ausgeprägter Unreife oder Hyperplasie des Marks als „aregeneratorische", auf irgendeinem Mangelzustand — Eisenmangel, Hämolyse, Autointoxikationen wie bei Nephropathien oder Carcinosen — beruhende Anämien abzutrennen wären. Die Benzol-Panmyelophthise rechnet er auf Grund des Markbildes zu den echten aplastischen Anämien.

Wir haben daraufhin unser eigenes Material nochmals gründlich durchgesehen und bei allen Fällen, in denen dies mit genügender Genauigkeit möglich war, die Reifungszahlen nach BOCK berechnet. Wie aus der Tabelle (S. 306) hervorgeht, zeigen unsere Knochenmarksbefunde auch bei den Fällen, in denen die Diagnose einer echten Panmyelophthise klinisch und hämatologisch außer Zweifel stand und durch die Sektion bestätigt wurde, überwiegend eine deutliche Unreife des Markbildes. Lediglich in einem Fall (Nr. 17) liegt die leukopoetische Reifungszahl unterhalb, in einem weiteren (Nr. 34) innerhalb des von BOCK angegebenen Streubereiches der Norm; bei 4 weiteren ist sie leicht, bei 5 Fällen stark, teilweise extrem erhöht. Bei der Bewertung dieser Zahlen ist zu berücksichtigen, daß sich bei vielen Panmyelophthise-Kranken nur wenig Mark gewinnen läßt und die Beimengung peripheren Bluts und damit reiferer Zellen als im Mark verhältnismäßig hoch zu veranschlagen ist, so daß eine Verfälschung der Zahlen wohl im Sinne scheinbarer Reife, nicht aber größerer Unreife möglich ist. Das morphologische Studium der Zellen des Falles 34 — von Fall 17 lagen keine Orginalpräparate mehr vor — ergab, daß deutliche Veränderungen der Kern- und Plasmastruktur, der Ausbildung der Granulationen, sowie der Kernplasmarelation bestanden, die auf eine Reifungssörung hinwiesen. Die erythropoetische Reifungszahl war infolge der Zellarmut der Punktate nur in 3 Fällen mit genügender Genauigkeit festzustellen; diese ergaben übereinstimmend eine deutliche Unreife auch des erythropoetischen Marks.

Für eine Abtrennung „echter Panmyelophthisen" mit einfach atrophischem, aber normal ausreifendem Mark von reifungsgestörten „aregeneratorischen" Anämien", wie sie FIESCHI für angebracht hält, fanden sich somit in unserem Material — übereinstimmend mit den meisten Befunden der Literatur — keine Anhaltspunkte, so daß wir im Einklang mit der Mehrzahl der Autoren an der Auffassung festhalten müssen, daß *die Reifungshemmung ein wesentliches, den verschiedenen Marktypen gemeinsames Merkmal der Panmyelophthise ist.*

Funktionsprüfungen des Marks.

Es wäre zweifellos erwünscht, durch spezielle Funktionsprüfungen Aufschluß über die Tätigkeit des Knochenmarks zu erlangen. SCHRETZENMAYR und BRÖCHELER sowie BOCK und FELIX haben zu diesem Zweck die Atmung des Knochenmarks herangezogen. Sie fanden — bei Normalwerten von durchschnittlich 18 bzw. 23 cm³ O_2 pro Kubikzentimeter Mark und Stunde — bei sekundären Anämien mit vermehrter Regeneration Steigerungen auf das 2—3fache, bei Carcinomanämien hingegen Verminderungen. Bei aplastischen Zuständen wären dementsprechend erniedrigte Werte zu erwarten; systematische Untersuchungen liegen aber unseres Wissens noch nicht vor.

Zur Prüfung der Leukocytenfunktion haben SCHNAASE und LOCK Proteolyseversuche angestellt. SCHNAASE brachte Knochenmarksaufschwemmungen in steigenden Verdünnungen auf Serumplatten und stellte fest, bis zu welcher Verdünnung noch eine Proteolyse,

d. h. eine Dellenbildung in der Platte auftrat. Während bei Normalen die Proteolyse stets auch bei stärkeren Verdünnungen noch deutlich war, war bei einer Agranulocytose keine Dellenbildung zu erkennen. LOCK, der mit einer Ausnahme die gleichen Befunde an Agranulocytosemark erhob, glaubt, daß die Methode zur differentialdiagnostischen Abgrenzung der Zellen der lymphatischen Reihe, die keine Proteolyse zeigen, von denen der myeloischen und vielleicht auch der monocytären Reihe geeignet sei. Auch hier stehen umfangreichere Untersuchungen noch aus.

Klinisch ist zur Prüfung der Reaktionsfähigkeit des Knochenmarks, der Milz und der übrigen Blutdepots vor allem der Adrenalinversuch herangezogen worden (ABDERHALDEN, AUBERTIN [2], FRÄNKEL und ULRICH, LAUDA und PFLAUM, LOTSCH, RADOSAVLJEVIC, STEIN). Nach FREY tritt nach Adrenalin zuerst eine Lymphocytose, dann eine Neutrophilie auf mit Kreuzung der Kurven nach 30 und 60 min. Neben einer allgemeinen Depotentleerung (KIENLE und MALAMANI, KORGE, WALTERSHÖFER) wird für die erste Phase eine Kontraktion der Milz — die bei bestimmten Milzerkrankungen ausbleibt (FREY, RHEINDORF und WALTER) —, für die zweite eine Ausschwemmung aus dem Knochenmark über einen Sympathicusreiz verantwortlich gemacht (BILLIGHEIMER, MAGNANI, SCHOEN). Auch die Erythrocyten-, Reticulocyten- und Thrombocytenzahlen sollen nach Adrenalin stark ansteigen (BENHAMOU, LAUDA, RHEINDORF und WALTER).

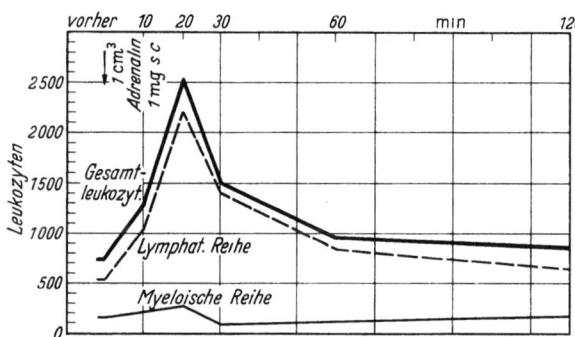

Abb. 5. Adrenalinversuch bei fortgeschrittener chronischer Panmyelophthise (Fall 29). Keine Ausschwemmung neutrophiler Zellen, dagegen starker, kurzdauernder Lymphocytenanstieg.

Nachprüfungen ergaben aber, daß alle diese Veränderungen so inkonstant sind, daß die Aufstellung einer einigermaßen allgemeingültigen Norm nicht möglich ist (BILLIGHEIMER, WALTERSHÖFER, eigene Versuche). Dagegen wurde bei Panmyelophthisen festgestellt, daß der Anstieg der Neutrophilen bei voll entwickelten Fällen ziemlich regelmäßig ganz oder fast ganz fortfällt (HARTMANN, MARTINETTI (bei Agranulocytose), STERN, ZADEK) und auch die Vermehrung der Reticulocyten (HENSCHEN und JEZLER) und der Thrombocyten, die bei essentieller Thrombopenie erhalten sein soll, ausbleibt (GORKE).

Diese Befunde konnten wir an eigenen Fällen bestätigen: Wie Abb. 5 zeigt, kommt es zu einem kurzen, unter Umständen recht kräftigen Anstieg der Lymphocyten, während die Zahl der Neutrophilen nicht beeinflußt wird. Dabei war die Monotonie der Kurven auffällig gegenüber den viel stärker und manchmal unregelmäßig schwankenden Werten bei Gesunden. (Die ebenfalls konstant gebliebenen Werte der Erythro-, Reticulo- und Thrombocyten sind in der Abbildung nicht mit dargestellt, da sie sich nach unseren Erfahrungen auch bei Gesunden sehr oft nicht ändern.) HOLLER nimmt an, daß das Knochenmark bei Panmyelophthisen auf Reize nicht mehr anspricht, sondern sozusagen nur noch aus sich heraus arbeitet. Wir möchten eher glauben, daß der beschriebene Kurvenverlauf das Fehlen von Granulocyten in den Depots und den Mangel an reifen, ausschwemmungsfähigen Zellen im Mark anzeigt.

Anstelle von Adrenalin ist gelegentlich auch Insulin verwendet worden, das bei im Prinzip gleichartigen Reaktionen einen noch stärkeren Knochenmarksreiz ausüben soll (KORGE). Andere Reize, nach denen die Blutbildveränderungen verfolgt worden sind, sind Nucleinsäure, Fremdblutinjektionen (SCHOEN) und Milch (MARTINETTI, SCHOEN). MOESCHLIN [2] gab morgens nüchtern 25 E Pyrifer und kontrollierte das Blutbild alle $1^1/_2$—2 Std. bis zum Abend. Er fand einen abgeflachten Verlauf der Leukocytenkurve außer bei unbehandelter Perniciosa und Knochencarcinosen vor allem bei Panmyelophthisen, infektiös-toxischer Knochenmarksinsuffizienz und Paramyeloblastenleukämien, dagegen eine überschießende Reaktion während der Reticulocytenkrise in der Leberbehandlung der Perniciosa und während der Leukocytose im Ausheilungsstadium der Pyramidonagranulocytose. — Die Methode von THUMS, der die Hautreaktionen nach Terpentinquaddeln beobachtete und bei Aleukie keine oder nur eine minimale reaktive Entzündung sah, ist wegen der Neigung dieser Kranken zu Nekrosen nicht zu empfehlen. Die schönen Studien KAUFFMANNS über die cellulären Vorgänge im Reizexsudat der Cantharidenblase bei verschiedener Abwehrlage sind unseres Wissens an Panmyelophthisekranken noch nicht erprobt worden. — Die so wünschenswerten Funktionsprüfungen des Marks stehen somit sämtlich noch im Versuchsstadium. Soweit sie überhaupt schon bei Panmyelophthisen durchgeführt wurden, ergaben sie nicht viel mehr als eine — noch relativ unsichere — Bestätigung der meist schon klinisch gesicherten Tatsache der Insuffizienz des Knochenmarks.

c) Krankheitsverlauf und Prognose.

Die Panmyelophthise verläuft teils gleichmäßig fortschreitend, teils in Schüben und endet fast immer tödlich. Besonders akut ist der Krankheitsbeginn meist bei Salvarsan- und ähnlichen Schädigungen, bei denen allergische Vorgänge eine Rolle spielen (Fall 26 u. 31). Bei der Benzolvergiftung kommen je nach der Giftmenge und der Zeit ihrer Einwirkung neben relativ akuten häufiger auch chronische Formen vor. Letztere herrschen vor allem bei den Erkrankungen unklarer Ätiologie vor („essentielle Panmyelophthise"). Wo diese im Krankenhaus scheinbar akut in wenigen Wochen zum Tode führen, ist oft nicht zu eruieren, wie lange der Prozeß schon latent war, bzw. sich vom Kranken unbemerkt entwickelt hatte, bis es zum akuten Zusammenbruch der Blutbildung kam. Eine einigermaßen genaue Bestimmung des Krankheitsbeginns ist daher meistens nur bei den sekundären Formen möglich, bei denen sich manchmal auch die Latenz vom Beginn der Einwirkung der Schädlichkeit bis zum Auftreten der manifesten Erkrankung errechnen läßt. Sie kann oft nur wenige Wochen betragen, z. B. bei der Salvarsanschädigung, bei der zwar die Allergisierung meist schon vorhergehenden Kuren zur Last zu legen ist, die eigentlich auslösende Kur aber erst 2 oder 3 Wochen begonnen hat, bis die hämorrhagische Aleukie in Erscheinung tritt. Auch bei der Benzolvergiftung können die ersten Symptome bereits wenige Wochen nach Beginn der chronischen Benzoleinwirkung bemerkbar werden, während die einmalige akute Benzolvergiftung im allgemeinen nicht zur Panmyelophthise führt. Andererseits sind sehr lange Latenzen von vielen Monaten und sogar Jahren beobachtet worden (HUNTER, MALLORI, GALL und BRICKLEY). In einem Fall von EMILE-WEIL trat die Vergiftung erst nach 15jähr. Benzolarbeit auf. Andererseits sollen auch freie Intervalle vorkommen in dem Sinne, daß die ersten Zeichen einer Knochenmarksinsuffizienz sich erst Monate oder Jahre nach Beendigung der Benzolarbeit einstellen. So sah STODTMEISTER bei einem Fall 2 Jahre danach eine Panmyelophthise auftreten mit einem Rezidiv nach 4 Jahren, und SCHULTEN hielt sogar bei einem Mann, bei dem die letzte Benzoleinwirkung 10 Jahre zurücklag, den ursächlichen Zusammenhang noch für wahrscheinlich. Nach NORDENSON [4] beträgt die Krankheitsdauer vom Manifestwerden ab 12 Tage bis 4 Jahre. In unserem eigenen Material war die kürzeste Verlaufszeit bis zum Tode 4—6 Wochen; durchschnittlich betrug sie 6 Monate bis 2 Jahre, bei einer Benzolvergiftung 6 Jahre. Bei dieser, bei der die Benzoleinwirkung insgesamt 14 Jahre gedauert hatte, bestand zunächst lange Zeit nur eine Neigung zu Hautblutungen bei geringen Traumen. Ähnlich war es bei einer essentiellen, von CHASSEL beschriebenen Panmyelophthise, bei der eine hämorrhagische Diathese 6 Jahre lang dem Ausbruch des vollentwickelten tödlichen Bildes vorausging. Maßgebend für die Lebensdauer ist in erster Linie die Granulopoese, bei deren Versagen das Eintreten von Nekrosen und tödlichen Infektionen auch mit den modernen Antibiotica kaum verhindert werden kann, in zweiter Linie die hämorrhagische Diathese, deren Auftreten die Prognose sehr trübt, während Kranke, bei denen die aplastische Anämie im Vordergrund steht, mit Bluttransfusionen lange Zeit, unter Umständen viele Jahre erträglich leben, z. T. sogar arbeiten können. 30, 50, ja 100 und mehr Transfusionen sind dabei keine Seltenheit (bei HECKNER 50, bei HARRISON 103, bei MOESCHLIN und ROHR 120 Transfusionen). Ein Patient von HURST und KARK bekam sogar insgesamt 290 Transfusionen im Laufe von 11 Jahren. Im allgemeinen gelingt es aber auch bei reiner aplastischer Anämie nicht, die Kranken so lange am Leben zu erhalten, z. T. deswegen, weil die Venen weitere Transfusionen in genügender Zahl unmöglich machen, vor allem aber dadurch, daß trotz gruppengleicher Übertragung zunehmende Unverträglichkeitserscheinungen bis zum schweren, tödlichen Schock

vorkommen, an dem u. a. auch die an einer reinen Erythroblastophthise leidende
Patientin von MOESCHLIN und ROHR zugrundegegangen ist. Worauf diese Unverträglichkeitserscheinungen beruhen, ist noch nicht recht klar; Nichtberücksich-
tigung der Untergruppen, der Faktoren M und N oder des Rh-Faktors bei Übertragungen scheint nicht die einzige Ursache zu sein (näheres s. Kapitel F). Daß
ein Kranker wie der von HURST und KARK so lange lebt, daß neben der Unmöglichkeit weiterer Transfusionen die immer schwerer werdende Hämochromatose zur
Mitursache des Todes wird, ist eine große Seltenheit.

Interkurrente Erkrankungen führen im allgemeinen zu mehr oder weniger
erheblicher Verschlechterung oder Beschleunigung des Krankheitsverlaufes.
Daß auch das Umgekehrte einmal möglich ist, zeigen die Beobachtungen von
CICOVACKI, bei dem nach einem Glutealabsceß eine vorübergehende Leukocytose
mit Ausreifung der Granulocyten einsetzte, und von HOYER, bei dessen Erythroblastophthise eines 9monatigen Mädchens im Verlauf eines Keuchhustens die
bis dahin im Mark völlig fehlenden Erythroblasten in fast normaler Zahl auftraten mit einem entsprechenden, allerdings nur kurzen Reticulocytenanstieg
im peripheren Blut. Eine Gravidität wirkt meist verschlimmernd auf die Erkrankung. Dagegen sah DIMMEL merkwürdigerweise bei seinen zahlreichen
Benzolvergiftungen keine nachweisbare Verschlechterung gleichzeitig bestehender
Tuberkulosen, während sonst die Tuberkulose eine nicht allzu seltene finale
Komplikation essentieller Panmyelophthisen ist (s. auch Fall 29 u. 36).

Über *Heilungen* ist gelegentlich berichtet worden (ASTWOOD, BIRK, BOON und
WALTON, LANDAU und BAUER, LESCHER und HUBBLE, THOMPSON, RICHTER und
EDSALL und VAUGHAN). HOFF [9] sah bei einer aplastischen Anämie und Granulopenie nach monatelangen Transfusionen eine über lange Zeit kontrollierte Rezidiv-
freiheit. Nach MIRICK waren bis 1941 in der Literatur nur 6 einigermaßen sichere,
der Kritik standhaltende Heilungen von essentiellen Panmyelophthisen veröffentlicht worden. Er selbst berichtet über einen 30jähr. Mann mit schwerer Anämie,
mäßiger Leuko- und Thrombopenie, Purpura und gangränöser Stomatitis, bei
dem nach 25monatiger Krankenhausbehandlung mit 41 Transfusionen, Eisen,
Rohleber und Hefe eine allmähliche Besserung bzw. klinische Heilung eintrat:
bei der Veröffentlichung 1 Jahr später bestand lediglich noch eine gewisse Leukocytose, Reticulocytose und Thrombopenie. Über eine ähnliche Beobachtung
berichtet BIRK. Bei den wiederholt beschriebenen Heilungen nach Milzexstirpation dürfte es sich meist nicht um essentielle Panmyelophthisen, sondern um
splenopathische Markhemmungen gehandelt haben, die allerdings in Grenzfällen
klinisch oft schwer von der Panmyelophthise abzutrennen sind. Hierher ist
möglicherweise auch der Fall von NISSEN und SCHILLING zu rechnen, bei dem
bei angeblich essentieller Panmyelophthise nach Entfernung der 250 g schweren
Milz eine so weitgehende Besserung eintrat, daß der Patient nach einem späteren
Bericht unter Transfusionen in größeren Abständen nach 10 Jahren noch am
Leben war (s. auch Kapitel F).

Um von einer endgültigen Heilung sprechen zu können, ist eine mehrjährige
Nachbeobachtung erforderlich. HOFF [9] hat darauf hingewiesen, daß die Erkrankung häufig in Phasen mit Remissionen und Rezidiven verläuft und mit
Rückfällen stets gerechnet werden muß. Es liegen hier also ähnliche Verhältnisse
vor wie bei der Agranulocytose durch Pyramidon und andere Schädigungen, nach
deren Überstehen eine dauernde Labilität des — wahrscheinlich schon vorher
empfindlichen — Marks mit Neigung zu Spontanrezidiven zurückbleibt (STODT-
MEISTER [3]). Verläufe in kleineren, kürzer dauernden Wellen und Schüben sind
wiederholt beschrieben worden (GALLENKAMP, HOFF, STODTMEISTER und BÜCH-
MANN, THUMS) und finden sich auch in unserem Material. Solche Remissionen

scheinen manchmal durch eine energische Transfusionsbehandlung erreichbar zu sein (STODTMEISTER und BÜCHMANN [6], ULLRICH), bei der es zu einer gewissen, allerdings meist kurzdauernden Erholung des Marks kommen kann (Fall 29).

Akute aplastische Krisen. STODTMEISTER und BÜCHMANN [3] beobachteten neben dem sonst üblichen mehr wellenförmigen Verlauf eine krisenhafte, offenbar prognostisch günstigere Form, die sie als „aplastische Krise" bezeichneten. Ähnliche Fälle sind seitdem öfter beschrieben worden, so von GASSER und OWREN bei hämolytischem Ikterus und von SINGER, MOTULSKI und WILE während eines Infekts bei Sichelzellanämie, und werden auf allergische Vorgänge (anaphyaktischer Schock, Infektallergie) zurückgeführt (GASSER, ROHR [11]). Vermutlich kommen sie in abortiver Form viel häufiger vor, als bisher angenommen wurde. So berichteten GASSER und ADANK über eine Reihe von Kindern, bei denen die aplastische Krise nur die Erythropoese betraf und mit Megaloblastenbildung im Mark einherging, welche Ausdruck einer akuten Reifungsstörung sein dürfte.

Übergänge zu akuten Leukämien: Über Myeloblastenausschwemmungen im Endstadium durch einen abnorm starken, finalen Ausschwemmungsreiz oder durch vermindertes Haftvermögen der Zellen in der Agone, wie es PIECHL festgestellt hat, wurde bereits berichtet. Es gibt aber auch nicht wenige Fälle, bei denen schon früher Myeloblastenschübe auftreten, so daß ein Bild entsteht, das klinisch — und manchmal auch bei der Obduktion — von einer akuten Leukämie nicht zu unterscheiden ist[1]. In derartigen Fällen verläuft die Erkrankung zunächst — oft für lange Zeit — als Panmyelophthise, um dann in eine akute Leukämie überzugehen und, z. T. unter Entwicklung von Leber- und Milzvergrößerungen, bis zum Ende ein immer ausgesprocheneres leukämisches Bild zu bieten. Vielfach liegt zwischen der Panmyelophthise und der „finalen Leukämie" eine mehr oder weniger deutliche Remission mit weitgehender klinischer Besserung oder sogar scheinbarer Heilung[2]. LOEPER und MALLARMÉ sahen bei einem Patienten, der 1936 eine aplastische Anämie nach Benzol- und Trichloräthylenvergiftung durchgemacht hatte und 1937 wegen einer Halsdrüsenerkrankung röntgenbestrahlt worden war, 1941 eine tödliche akute Leukämie auftreten. FRANK beobachtete eine hämorrhagische Aleukie mit 3 jähriger Remission und Tod an akuter Leukämie. KLIMA, SONNENFELD und neuerdings auch HEILMEYER haben darauf hingewiesen, daß es nicht nur Übergänge von aplastischer Anämie in Leukämie, sondern auch die umgekehrte Reihenfolge gibt, was allerdings meist auf vorhergegangene Röntgenbestrahlungen oder cytostatische Behandlung zurückgeführt werden kann. Die Deutung solcher Grenzfälle oder Übergänge in Leukämien ist z. Z. noch lebhaft umstritten (s. Kapitel C).

Prognose der exogenen Panmyelophthise: Während die essentielle Panmyelophthise trotz aller therapeutischen Bemühungen fast zu 100% tödlich verläuft, liegen die Verhältnisse bei den sekundären Formen etwas günstiger. Hier sind, wenn die Ursache rechtzeitig, d. h. solange die Schädigung des Marks noch in den Anfängen steht, beseitigt werden kann, Heilungen häufiger beobachtet worden. Das gilt für die Benzolvergiftung und besonders für die Salvarsanintoxikation und andere Gewerbe- oder Arzneimittelschäden. Auch bei diesen ist jedoch wegen der schon erwähnten Rezidivgefahr und der Möglichkeit einer trotz Beseitigung der Noxe allmählich fortschreitenden Aplasie des Marks die Prognose stets mit großer Vorsicht zu stellen, auch wenn das erste aplastische Stadium

---

[1] BINDER, L. BORCHARDT, DOMARUS, EDERLE und ESCHE, GLANZMANN, F. HERZOG, HOFF, LÜBBERS, MURALTER (2 jähr. Kind), PALMÉN (ebenfalls 2 jähr. Kind), PANIAGUA (bei Benzol), VAN RAVESTEYN (Benzol), SCHARFF und NEUMANN [1], SCHULTEN, SEGERDAHL u. a.

[2] GALLENKAMP, HOFF, LEDIEU, BAUDELOT und BRENET, LÜBBERS, NEUWSEN, RICH. SCHÄFER, SZONELL, ULLRICH u. a.

überwunden zu sein scheint oder der Befund bei Behandlungsbeginn noch relativ günstig ist (Stodtmeister [3]). Bei vollentwickeltem klinischem Bild enden auch hier die meisten Fälle letal, wobei sich Leukopenie und Thrombopenie wiederum deletärer auswirken als ein Erythrocyten- und Hämoglobinmangel. So beobachteten Scharff und Neumann eine Heilung bei Salvarsanintoxikation, bei der die Erythrocytenzahl bereits auf 0,9 Millionen abgesunken, das weiße Blutbild aber normal geblieben war, während Rösch und Holland (bei Benzol), Boon und Rof und Benito (bei Salvarsan) ausnahmsweise auch bei weit fortgeschrittenen Zuständen mit Leukopenie mehrere Monate nachbeobachtete Heilungen sahen; über den endgültigen Ausgang ihrer Fälle ist bisher nichts bekannt geworden.

Stodtmeister und Büchmann [5] halten das Wiederauftreten eines Schüttelfrostes nach Transfusionen, den sie besonders bei schweren Zuständen vermißten, für ein gutes Zeichen. Weitere prognostische Anhaltspunkte vermögen das Blutbild und das Knochenmark zu geben. Das Erhaltenbleiben oder Wiedererscheinen von Eosinophilen im Blut gilt als günstig (Ferrata und Storti, Piechl, Rohr, Szonell), ebenso eine Monocytose (Ferrata und Storti). Auch unsere Erfahrungen liegen in der gleichen Richtung.

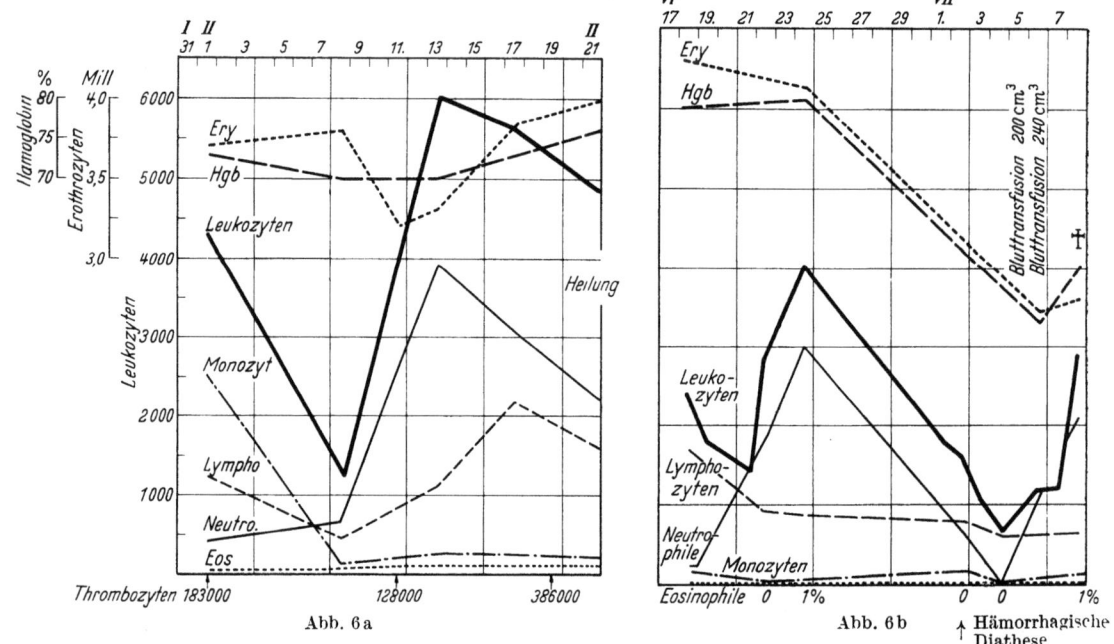

Abb. 6a u. b. Blutbildveränderungen bei Salvarsanschädigung.

a. A. Zw., weibl., 28 Jahre. Nach der 3. Spritze der 3. antiluischen Neosalvarsan-Bismogenol-Kur Auftreten eines schweren Ikterus und einer Granulopenie von 500 cm³. Anfänglich hohe Monocytose, Zahl der Eosinophilen dauernd normal. Trotz Verschlimmerung der Leberschädigung (Bilirubinspiegel im Blut bis 26 mg-%, Takata-Ara +) rasche Normalisierung der Blutbefunde ohne nennenswerte Beteiligung der Thrombocyten und des roten Blutbildes. Ausgang in Heilung.

b. K. Be., weibl., 31 Jahre. Nach der 7. Spritze der 1. Kur Ikterus (weniger schwer, 11 mg-% Bilirubin, Takata-Ara negativ) und Dermatitis, sonst ähnliches Bild (Näheres Fall 26). Im Blutbild jedoch fast ständige Aneosinophilie und Verminderung der Monocyten. Nach vorübergehendem Granulocytenanstieg rasch fortschreitende Verschlechterung unter Einbeziehung des roten Blutbildes und schließlicher hämorrhagischer Diathese mit Blutungen in Haut, Schleimhäuten und Meningen. Finale Granulocytenausschwemmung. Exitus letalis.

Abb. 6 zeigt zwei Salvarsanintoxikationen, die beide mit einem schweren Salvarsanikterus einhergingen und anfangs etwa gleich bedrohlich aussahen. Bei beiden Patientinnen war die Absolutzahl der neutrophilen Granulocyten auf weniger als 500 im Kubikmillimeter herabgesetzt. Bei der einen (a), bei der anfangs eine hohe Monocytose von 59% (= 2500 absolut) bestand und die Eosinophilen ständig in normaler Zahl nachweisbar blieben, trat ziemlich schnell völlige Wiederherstellung ein. Bei der anderen (b), bei der die Zahl der Monocyten vermindert war und die Eosinophilen fast dauernd völlig fehlten, entwickelte sich rasch eine fortschreitende Panmyelophthise, die tödlich endete; agonal kam es übrigens noch einmal zu einer Ausschwemmung neutrophiler Zellen.

Auch der Sternalmarkbefund vermag gewisse prognostische Hinweise zu geben. Eine myelocytäre Reaktion im Mark wird als relativ günstig angesehen, während die unreiferen Markbilder schwerwiegender sind. Eine plasmacelluläre Reaktion als letzter Abwehrversuch (THADDEA), ebenso ein lymphoides, reticuläres oder leeres Mark gelten als besonders ungünstig (FERRATA und STORTI). Zuverlässig sind jedoch alle diese Schlußfolgerungen im Einzelfall nicht (s. oben). Auch dürfen solche Hinweise nur bei den sekundären Formen Hoffnungen quoad vitam erwecken. Bei der primären, idiopathischen Panmyelophthise können sie zwar die Möglichkeit einer Remission anzeigen, ändern aber nichts an dem letzten Endes praktisch immer letalen Ausgang.

4. Pathologisch-anatomische Befunde.

Das makroskopische Bild der Organe auf dem Sektionstisch wird beherrscht von der Anämie, der hämorrhagischen Diathese und der Neigung zu nekrotisierenden Entzündungen. Während die hämorrhagische Diathese nur selten fehlt (im eigenen Material bei 2 von 22 Sektionen) und neben der Muskulatur. dem Herzen und anderen inneren Organen besonders auch die Hirnhäute und die Gehirn- und Rückenmarksubstanz betrifft, waren Nekrosen nur bei weniger als der Hälfte unserer obduzierten Fälle nachzuweisen. Wenn sie jedoch auftreten, sind sie nicht nur auf die Haut, etwa des Gesichts oder des Afters, und die von außen zugänglichen Schleimhäute, die Mundhöhle, die Tonsillen, die Vagina usw. beschränkt; sie finden sich vielmehr überall: im Oesophagus, Magendarmkanal, den ableitenden Harnwegen und auch in den inneren Organen selbst, in Leber, Milz, Drüsen, allgemein im lymphatischen Apparat und auch in den Muskeln. Im Darm sind besonders die PEYERschen Plaques mit Schwellung, Nekrosen und Ulcerationen beteiligt, so daß das Bild eines Typhus entstehen und noch bei der Sektion Verwechselungen hervorrufen kann (HERZOG und ROSCHER, KRETZ. THUMS).

In mehr als der Hälfte unserer Sektionen bestand eine *Hämosiderose*, die auch in der Literatur häufig beschrieben wurde (BEHR, CICOVACKI, DAVID, DOMARUS, DIECKHOFF (bei Benzol), FRIEMANN (bei Benzol), GALLENKAMP, GERLACH. THUMS usw.). Sie ist am ausgesprochensten in Leber und Milz (Abb. 9, 11, 12), meist weniger stark im Knochenmark, findet sich aber auch in allen möglichen anderen Organen, besonders auch im Darm in Form der Pseudomelanose. CHASSEL und FRANK haben sie ursprünglich als Folge innerer Blutungen aufgefaßt, während BRUGSCH glaubte, daß sie in Perioden vermehrten Blutabbaus aufträte, Ursachen, denen aber wohl nur untergeordnete Bedeutung beizumessen ist. Nach neueren Untersuchungen über den Eisenstoffwechsel wandert bei Störungen der Eisenverwertung, bei Infektanämien und bei infektiösen Prozessen überhaupt das Eisen in das Reticuloendothel ab und wird dort abgelagert (BÜCHMANN, CICOVACKI, HEILMEYER und PLOETNER, MOESCHLIN und ROHR, STODTMEISTER und BÜCHMANN). Ähnliche Verhältnisse dürften auch bei der Panmyelophthise vorliegen, ohne daß bisher die pathogenetischen Vorgänge im einzelnen geklärt sind. Darüber hinaus spielen bei Fällen, bei denen häufige Transfusionen durchgeführt wurden, sicherlich die mit diesen verbundenen, zusätzlichen Eisenzufuhren und Blutabbauvorgänge eine wesentliche Rolle (HURST und KARK, MOESCHLIN und ROHR [2], eigener Fall 29).

Das Knochenmark: Bei der makroskopischen Beurteilung des Knochenmarks ist die Verteilung von rotem und gelbem Mark in den verschiedenen Markabschnitten, die in vielen veröffentlichten Sektionsbefunden nur ungenau angegeben ist, von diagnostischer Bedeutung.

Custer und Ahlfeldt haben über die Umwandlung des Marks im Lauf des Lebens systematische Untersuchungen angestellt. Danach findet sich im Tibiaschaft mit 8—10 Jahren noch etwa 50% rotes Mark, das bis zum 18. Jahr verschwunden ist; für den Femurschaft sind die entsprechenden Zahlen 14 bzw. 22 Jahre; in den Rippen sind mit 20 Jahren 50%, mit 70 Jahren 25% rotes Mark enthalten, und in Sternum und Wirbeln bleibt bis zum Lebensende die Hälfte des Marks blutbildend. Bei Anämien durch Blutverluste und vermehrten Blutabbau erfolgt die Rückverwandlung in rotes Mark in umgekehrter Reihenfolge, bei der Tibia meist nur noch unvollkommen, während sie bei Anämien durch echte Markatrophie nicht nur ausbleibt, sondern darüber hinaus mehr Mark in Fettmark umgebildet ist, als dem Alter entspricht. Aber auch bei schweren Panmyelophthisen ist nicht überall ausschließlich Fettmark zu erwarten, da ein solcher Zustand längst nicht mehr mit dem Leben vereinbar wäre. Das ist zu berücksichtigen bei der Verwertung der allzu kursorischen Angaben in der Literatur, nach denen sich bei der Sektion „Fettmark" gefunden habe. Schließlich kann ein rotes Aussehen des Marks gelegentlich vieldeutig sein, da Rotfärbungen in allen Abstufungen auch durch Blutungen und postmortale Imbibitionen verursacht werden können (Friemann) und retikuläres Mark meist sogar dunkelrot aussieht (Markoff); praktisch dürften sich hieraus jedoch nur selten Fehldeutungen ergeben.

Im allgemeinen scheint auf dem Sektionstisch der Befund des Fettmarks häufiger zu sein als bei den Punktionen in vivo. Nach Ehrlich und Engel, die ein rein schwefelgelbes, nur in einigen Abschnitten rötlich-gelbes Mark feststellten, haben sich ähnliche Befunde immer wieder ergeben (Behr, Chassel, Cicovacki, Friedemann, Hegler, Stern und Hartmann, Thums, Ugriumow und Idelsohn, zusammengefaßt bei Askanazy und Sternberg), teils mehr gelatinös aussehend (Gallenkamp, Gorke, Matthes), teils mehr fettig-fibrös (Cattaneo) oder ödematös, hyalinverquollen mit fibrös-sklerotischen Stellen im Sinne einer Myelosklerose (Heinsen und Lezius), gelegentlich auch durch Pigmentablagerungen bräunlich-rot bis rostbraun tingiert (Thums). In anderen Fällen (s. S. 306) war — entsprechend den Ergebnissen der Sternalpunktion — keine Atrophie, manchmal sogar eine deutliche Hyperplasie festzustellen. In den Sektionsbefunden des eigenen Materials ist etwa gleich häufig Fettmark oder fleckiges Mark in den Röhrenknochen verzeichnet, dagegen nur selten rotes Mark; in den platten Knochen wird es meist als rosa-rot oder sehr blaß-hellgrau beschrieben, hin und wieder aber auch als normal aussehend und hämatopoetisch.

Systematische histologische Untersuchungen des Marks verschiedener Abschnitte, die allein zuverlässigen Aufschluß über Zellgehalt und Zusammensetzung geben können, sind bisher bei Panmyelophthisen selten (Gerlach, Rohr, Wienbeck). Das liegt wohl z. T. an der Schwierigkeit einer exakten Differenzierung der Blutzellen im histologischen Schnitt, vor allem aber an der sehr rasch fortschreitenden Zersetzung des Marks nach dem Tode.

Rohr und Hafter haben den Ablauf der postmortalen Veränderungen untersucht und gefunden, daß bereits wenige Stunden nach dem Tode der größte Teil der Leukocyten zerfällt, verschwindet oder unkenntlich geworden ist. Rohr glaubt, daß bereits in der Agone deutliche Veränderungen des Marks einsetzen, die möglicherweise acidotischer Natur sind. Wir haben, um diese Mängel nach Möglichkeit zu verringern und Vergleiche zwischen histologischem und hämatologischem Befund ziehen zu können, zunächst versucht, in enger Zusammenarbeit mit dem Pathologen Schnellsektionen durchzuführen, und in einigen Fällen schon 1—2 Std. nach dem Tode aus den verschiedensten Markabschnitten (Sternum, Rippe, Wirbel, Becken, Femur, Tibia) sowohl histologische Präparate wie hämatologische Ausstriche herstellen können. In anderen Fällen dagegen scheiterte das Verfahren an äußeren Umständen (Exitus bei Nacht usw.). Infolgedessen sind wir zuletzt dazu übergegangen, unmittelbar nach dem Tode Punktionen der verschiedenen Knochenregionen durchzuführen, und bedienen uns dabei eines Locheisens von der Art der Lederstanzen mit etwa 5 mm Durchmesser, mit dem es gelingt, nach kleiner Incision und Freilegung des Periosts zusammenhängende Knochen-

und Markzylinder herauszustanzen, aus denen hämatologische Ausstriche und mit Formol oder Susa fixierte und in Paraffin eingebettete Schnitte hergestellt werden. Dieses Verfahren

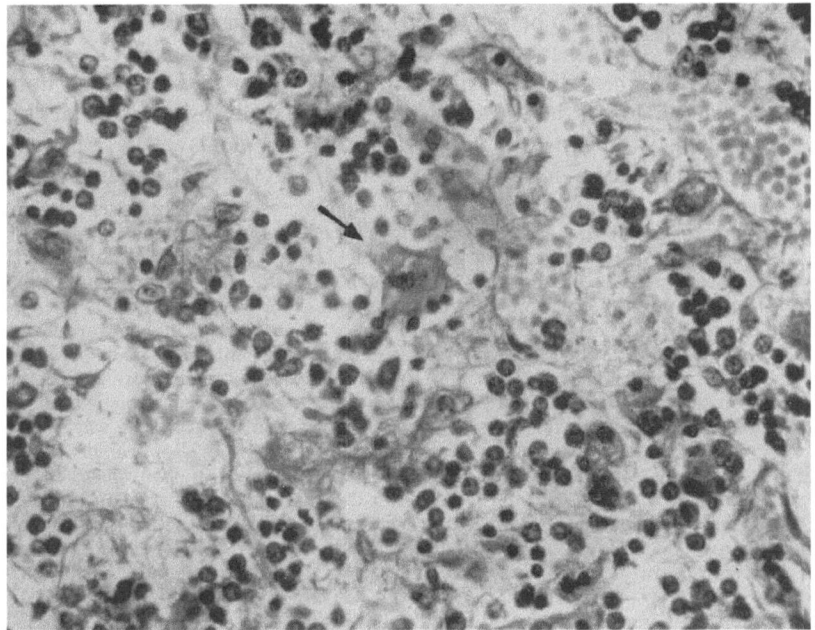

Abb. 7. Histologisches Präparat des Rippenmarks bei chronischer Panmyelophthise. Mäßig zellhaltiges Mark mit Vermehrung großer reticulärer Zellen, die Erythrocyten phagocytiert haben (⤷). Erweiterte Bluträume. (Fall 29, Vergr. 100mal).

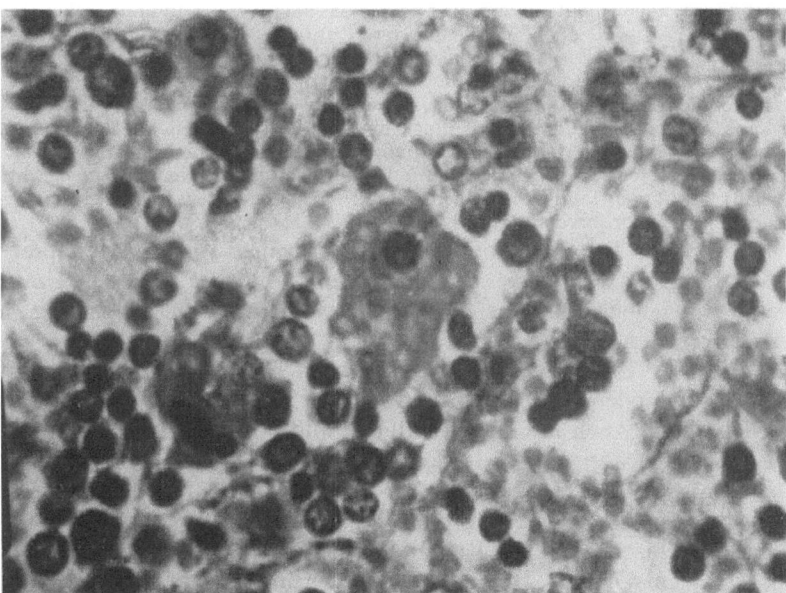

Abb. 8. Vacuolig aufgetriebene Reticulumzelle aus dem Sternalmark des gleichen Falles. Links unten Knochenmarksriesenzelle. (Fall 29, Vergr. 700mal.)

gestattet regelmäßig die Fixierung des gesamten Untersuchungsmaterials innerhalb der ersten halben Stunde nach dem Tode.

Neben BECK, DARLING, PARKER und JACKSON, FITZ-HUGH und KRUMBHAAR, KAHANE, NACHTNEBEL und UFFENORDE haben sich vor allem DE OLIVEIRA (s. dort weitere Literatur) und WIENBECK um die Aufklärung der histologischen Bilder bei Panmyelophthisen bemüht. WIENBECK beschreibt neben Erschöpfungsmyelophthise bei septischen Infektionen und Verdrängungsmyelophthisen bei lymphatischer Leukämie, die hier nicht zur Diskussion stehen, akute und chronische Panmyelophthisen, letztere teils mit Fett-, teils mit Fasermarkbildung, wobei sich neben wenigen blutbildenden Zellen Plasmazellen und vacuolig geschwollene Reticulumzellen mit Hämosiderinablagerungen fanden.

Bei einem 15jähr. Mädchen (Fall 29), das an einer typischen chronischen Panmyelophthise, bei der lange Zeit die Anämie vorherrschte, nach über 50 Bluttransfusionen starb, wurden histologische Präparate von Sternum, Wirbel, Rippe, Femur- und Tibiaschaft angefertigt. Sie zeigten keine so hochgradige Zellverarmung, wie nach den Sternalpunktionen, bei denen nur ausnahmsweise nennenswerte Mengen von Markzellen gewonnen werden konnten, vermutet worden war. Immerhin weist das Sternalmark einen unterdurchschnittlichen Zellgehalt auf (Abb. 7). Dabei waren kleinzellige Elemente, die nach den hämatologischen Präparaten teils als lymphoide Zellen (lymphoide Reticulumzellen), teils vielleicht auch als Stammzellen der myeloischen Reihe („Mikromyeloblasten") anzusprechen waren, vorherrschend (s. Abb. 3). Riesenzellen fanden sich nur vereinzelt (Abb. 8). Auffällig war die Vermehrung großer, speichernder histiocytärer Reticulumzellen, die teilweise, wie bei WIENBECK, vacuolig aufgetrieben (Abb. 8) und mit Hämosiderin angefüllt waren, teilweise Erythrocyten in sich aufgenommen hatten (Abb. 7). Gegenüber den Befunden an Leber und Milz (Abb. 9, 11 u. 12) war die Hämosiderose jedoch relativ gering und im histologischen Schnitt nur durch Eisenreaktionen mit Sicherheit nachweisbar. Es ist damit zu rechnen, daß ein wesentlicher Teil der letzteren Veränderungen auf die zahlreichen vorausgegangenen Transfusionen zu beziehen ist. Auch bei den ähnlichen Befunden WIENBECKS waren vorher Transfusionen gemacht worden (genauere Angaben fehlen), die dieser aber bei der Auswertung nicht berücksichtigt. Es wird schwer sein, Untersuchungsmaterial von chronischen Fällen zu bekommen, bei denen diese Komplikation nicht besteht. Dessen ungeachtet kann es als sicher gelten, daß Reticulumwucherungen und Hämosiderose auch bei der unbehandelten Panmyelophthise vorkommen; dafür sprechen unter anderem ältere Berichte aus einer Zeit, in der die Transfusionsbehandlung noch nicht üblich war (DE CASTELLO, HIRSCHFELD). Bemerkenswert war bei unserem untersuchten Fall, daß auch in allen anderen untersuchten Knochen, insbesondere in den Röhrenknochen, kein Fett-, sondern verhältnismäßig zellhaltiges Mark enthalten war. Das zeigt, daß auch dann, wenn klinisch und im Sternalpunktat keine Zeichen einer kompensatorischen Hyperplasie nachweisbar sind, diese sehr wohl in anderen Markabschnitten bestehen kann. In einem anderen Fall hingegen (Nr. 36, s. auch S. 327) war das Sternalpunktat zwar zellarm, aber derart unreif, daß an eine Leukämie gedacht werden mußte (Abb. 13). In den histologischen Schnitten, unmittelbar post mortem in der oben beschriebenen Weise (S. 316) gewonnen, fand sich jedoch überall ein äußerst zellarmes Fettmark mit nur vereinzelten Regenerationsherden (Abb. 14).

Die histologische Untersuchung des Marks vermag somit bei entsprechender Technik die klinische Diagnose zu erhärten und sollte in größerem Umfang als bisher zu Vergleichen zwischen hämatologischem und histologischem Befund herangezogen werden.

Milz und RES: Entsprechend dem klinischen Befund zeigt die Milz auch bei der Sektion verschiedenes Aussehen und wird in der Literatur vielfach als atrophisch beschrieben. Auch in unseren Fällen 3 und 9 bestand eine ausgesprochene Atrophie. Dagegen war sie bei 10 Sektionen leicht geschwollen, z. T. septisch, bei 4 weiteren stark vergrößert. Entsprechend variiert das histologische Bild (LUBARSCH). Es ist manchmal ganz normal oder zeigt nur eine Hämosiderose. Bei kleinen atrophischen Milzen besteht meist eine Follikelarmut mit nur angedeuteten Keimzentren und Bindegewebswucherung (GALLENKAMP). Bei Milzvergrößerungen können die Follikel ebenfalls klein sein (HEGLER), sind aber häufiger vergrößert. Die Sinus heben sich schlecht ab. Die Pulpa ist meist blut- und zellreich (HEGLER, NISSEN und SCHILLING, THUMS). In ihr finden sich reichlich Erythrocyten, Eosinophile und Plasmazellen, vor allem aber geschwollene Reticulumzellen mit starker Erythrophagocytose, nach HEGLER,

STERN und HARTMANN insgesamt das Bild eines starken Reizzustandes. Wieviel davon auf die vorhergegangenen Bluttransfusionen zu beziehen ist, ist meistens nicht zu entscheiden.

Drei leicht vergrößerte, in der Bonner Chirurgischen Klinik operativ entfernte Milzen ergaben sämtlich ein sehr deutliches Hervortreten der MALPIGHIschen Körperchen mit großen

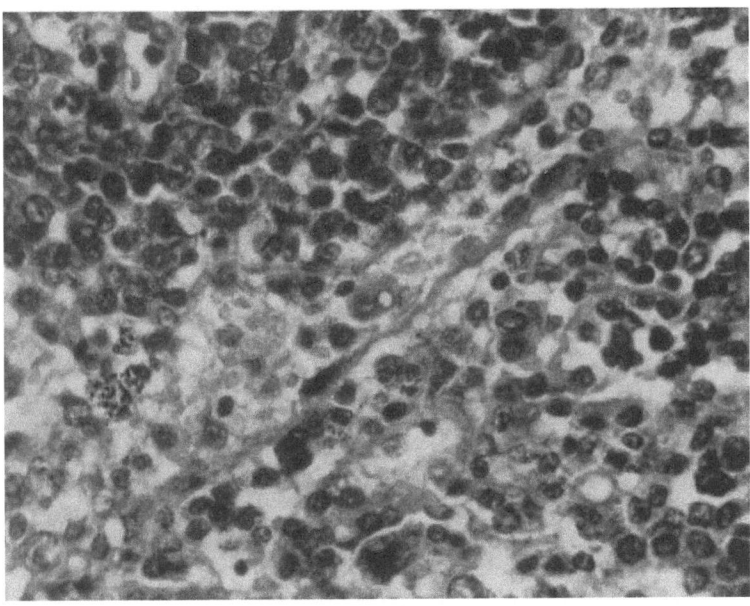

Abb. 9. Milz bei chronischer Panmyelophthise. Im Verlauf der Erkrankung mehrere Fieberperioden; über 50 Bluttranfusionen. Starke Pulpazellhyperplasie. Schwellung der Sinusendothelien. Links neben dem Sinus Hämosiderinablagerungen (**). (Fall 29, Operationspräparat, Vergr. 650mal.)

Keimzentren; das trabekuläre Gerüst war normal oder leicht verdickt, die Pulpa teils blutarm mit hyaliner Wandverquellung der Gefäße, teils hyperämisch mit Vermehrung der Pulpazellen und Hämosiderose (Prof. CEELEN, Dr. ROTH). In einer vierten, stärker vergrößerten Milz (530 g, von Fall 29, von dem auch die Knochenmarksschnitte stammen) waren die Lymphfollikel ebenfalls groß, die Pulpazellen proliferiert und das Reticulum mit Hämosiderin beladen. Die Reticulumzellen erschienen im ganzen vermehrt, die Sinusendothelien geschwollen (Abb. 9). Auch hier, wo keine agonalen Veränderungen in Frage kamen (Operationspräparat) — dagegen sind die vorhergegangenen Transfusionen wiederum in Rechnung zu stellen —, bestand eine Erythrocytophagie (Abb. 10), wie sie auch bei anderen Anämien und septischen Prozessen vorkommen kann (LUBARSCH, SCHILLING [4]).

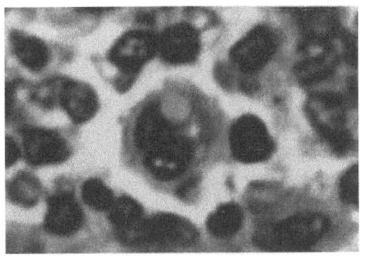

Abb. 10. Erythrocytenphagocytose in der Milz beim gleichen Fall (Operationspräparat). (Fall 29, Vergr. 1100mal.)

Leber und Milz zeigen ebenso wie alle übrigen Organe meist keine myeloische Metaplasie (s. unten). Im Fall 29 enthielten die GLISSONschen Dreiecke lediglich einige wenige anscheinend lymphocytäre Zellen (Abb. 11). Dagegen fanden sich, vor allem in der Leber, starke Hämosiderinablagerungen, und zwar sowohl in ihrem Parenchym wie in den KUPFFERschen Sternzellen, die erheblich geschwollen und vermehrt waren (Abb. 11 u. 12).

Ähnliche Reticulumwucherungen, meist kombiniert mit Vergrößerung der Lymphknötchen, Erythrophagen und Plasmazellen, haben ROTTER und CEELEN (nach LUBARSCH) in der Milz von Agranulocytosen gefunden. SCHMIDTMANN sah bei experimenteller Panmyelophthise (Benzol) in den Lymphknoten starke Wucherungen endothelialer Zellen und in der Milz Erythrophagen auftreten.

Im allgemeinen scheinen bezüglich des RES die Befunde in Leber, Milz und Knochenmark parallel zu gehen. Nur bei PHILIPTSCHENKO bestand bei einer

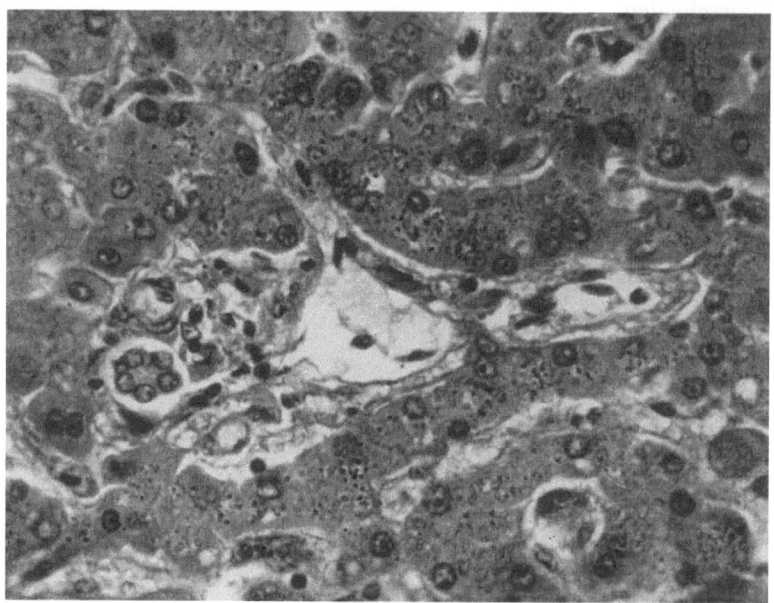

Abb. 11. Leber vom gleichen Fall. GLISSONsche Dreiecke frei von extramedullären Blutbildungsherden. Erhebliche Hämosiderose der Leberzellen. (Fall 29, Vergr. 500mal.)

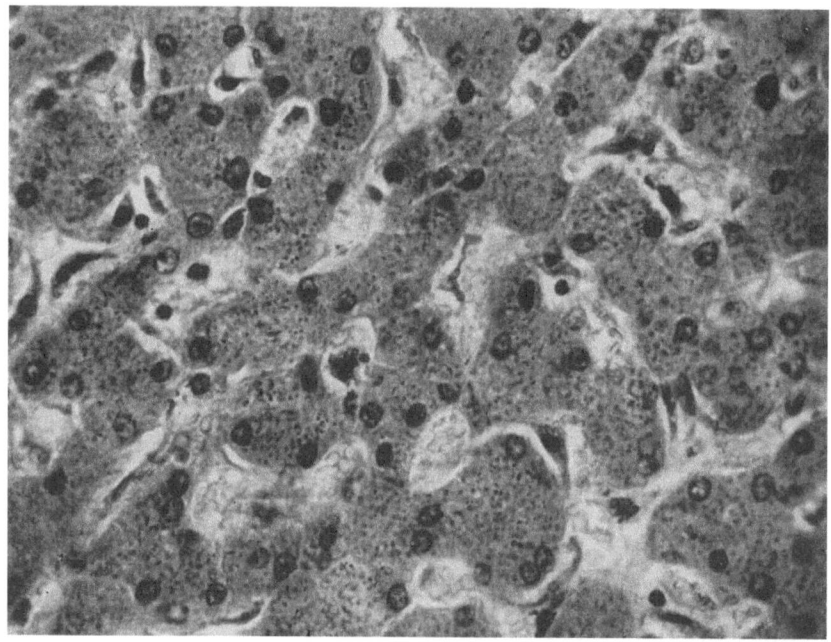

Abb. 12. Starke Schwellung der KUPFFERschen Sternzellen und Hämosiderose in der Leber vom gleichen Fall. (Fall 29, Vergr. 500mal.)

Aktivierung des RES in Leber und Lymphknoten eine atrophische Induration der Milz. Wir glauben, daß die Veränderungen der Milz und des RES nicht ausschließlich Folge der Begleitinfektionen und der Transfusionen sind, sondern möchten mit GORKE annehmen, daß bei der Panmyelophthise eine koordinierte Störung von Knochenmark und gesamten RES vorliegt. So wie im Mark im einen Fall Hyperplasien oder Reticulumwucherungen entstehen, während im anderen eine völlige Atrophie zustandekommt, so kann offenbar auch das übrige RES je nach Reaktionslage und Art und Schwere der Schädigung sowohl in den Zustand der Reizung wie den der Atrophie geraten.

Extramedulläre Blutbildung: Bereits MEYER und HEINEKE fanden 1907 bei einer Panmyelophthise mit septischem Bild eine myeloische Metaplasie in Milz und Leber, ohne daß sonst ein Anhalt für eine Leukämie bestand. LAISSLE berichtete 1910 über myeloische Organmetaplasien bei mehreren subakuten und chronischen Fällen, während die akuten meist frei blieben, was sie darauf zurückführt, daß die Zeit zur Entwicklung derartiger Veränderungen nicht ausgereicht habe. Weitere entsprechende Fälle, bei denen die Autoren wegen des Fehlens aller anderen Zeichen das Vorliegen einer Leukämie ablehnen, sind die von CICOVACKI, FRIEMANN (bei Benzolvergiftung), GERLACH, NAEGELI, STERN und HARTMANN und ZADEK, der 1925 eine geringe myeloische Metaplasie in der Milz beschreibt, „in dem üblichen Grade, wie es dem Infekt und der Anämie in natürlicher Weise entspricht". Daß sich tatsächlich bei reinen Panmyelophthisen extramedulläre Blutbildungsherde entwickeln können, beweisen die Fälle von HEGLER, NISSEN und SCHILLING, bei denen die operativ entfernten Milzen histologisch eine eindeutige myeloische Metaplasie mit oxydasepositiven Zellinfiltraten zeigten; einer der Kranken (Strahlenschädigung) wurde geheilt, ein anderer (essentielle Panmyelophthise) lebt unter Bluttransfusionen noch nach 10 Jahren, ohne daß sich irgendwelche Anhaltspunkte für eine Leukämie herausstellten. Solche Metaplasien, die STODTMEISTER und BÜCHMANN in Analogie zu der kompensatorischen Hyperplasie des Marks als einen durch den schweren Zellmangel des peripheren Bluts ausgelösten Regenerationsversuch auffassen, finden sich aber offenbar nur bei einem kleinen Teil der Panmyelophthisen (HEMMELER und RAYMOND). Bei dem von uns eingehend untersuchten Fall waren sie in keinem Organ nachweisbar (s. oben) und sind auch in den histologischen Befunden des übrigen Sektionsmaterials und der exstirpierten Milzen durchweg nicht vermerkt (Ausnahme: Fall 33). Wo sie auftreten, sind sie meist nicht sehr umfangreich und lassen sich vielfach auch in ihrem histologischen Aufbau (Beteiligung der verschiedenen Zellreihen des Knochenmarks, Verhältnis zu den Zellen des Milzgewebes) von leukämischen Infiltraten unterscheiden, wie dies neuerdings auch MOESCHLIN [4] auf Grund von Milzpunktionsbefunden hervorgehoben hat. Nur bei den noch zu besprechenden Grenz- und Übergangsfällen zur akuten Leukämie können sie erhebliches Ausmaß erreichen (weiteres s. S. 325ff. und Kapitel C).

5. Differentialdiagnose.

Die Diagnose der Panmyelophthise wird zu einem wesentlichen Teil per exclusionem gestellt.

In allen Fällen, in denen die Störung der Erythropoese im Vordergrund steht, sind Anämien anderer Ursache auszuschließen. Die perniziöse Anämie unterscheidet sich durch den charakteristischen Megalocyten- bzw. Megaloblastenbefund in Blut und Knochenmark. Schwierigkeiten können nur bei den perniciosaähnlichen Formen entstehen, die vor allem unter dem Namen der achrestischen Anämie (ISRAELS und WILKINSON) bekannt geworden sind. Besonders in der Zeit vor der Einführung der Sternalpunktion war die Abgrenzung unsicher; aber gerade bei diesen letzteren Formen kann auch das Sternalpunktat nicht immer

eindeutig klären. Es ist zwar bei den achrestischen Anämien weniger hyperplastisch, seine Zellformen weisen aber große Ähnlichkeiten mit der echten
Perniciosa auf (GERSTENBERGER und LEONHARDI). Während früher Beziehungen
zwischen beiden Krankheiten angenommen wurden, wird die achrestische Anämie
heute vorwiegend als Variante der aplastischen Anämie aufgefaßt (BICHEL,
HEILMEYER, ROHR, SCHILLING, SCHULTEN, STODTMEISTER, ZANATY). Wie diese
ist sie gegen Leber refraktär und weist weder hämolytische noch neurologische
Erscheinungen auf. Entsprechend fehlt ihr das charakteristische Hautkolorit
der perniziösen Anämie. Im Magensaft findet sich meist freie Salzsäure. Bei
Beachtung dieser Merkmale dürften Verwechselungen zwischen sog. achrestischen
und erst recht den nicht makrocytären aplastischen Anämien und der Perniciosa,
wie sie noch gelegentlich vorkommen (s. Fall 35), vermeidbar sein.

Um Blutungs- oder Blutzerfallsanämien auszuschließen, genügt meist schon
die Zählung der Reticulocyten. Unter welchen Bedingungen ihre Zahl gelegentlich
auch bei Panmyelophthisen normal oder leicht erhöht gefunden werden kann,
wurde bei Besprechung der Blutbefunde bereits erwähnt (Ausschwemmung von
unreifen Erythrocyten oder solchen mit verkürzter Lebensdauer, zusätzliche
hämolytische Vorgänge bei Blutgiften oder Hypersplenie, Remissionen). Werte
von mehreren hundert Promille wie nach Blutungen und beim hämolytischen
Ikterus kommen jedoch nie vor. Dieser letztere ist außerdem durch die bei ihm
bestehende Erhöhung des Bilirubinspiegels im Blut, die Resistenzverminderung
der Erythrocyten, die Mikrocytose und die konstitutionellen Veränderungen
(Schädel usw.) leicht abzugrenzen.

Bei Eisenmangelzuständen und insbesondere bei den Infektanämien, die wie
die aplastische Anämie durch eine verminderte Blutbildung charakterisiert sind,
hat sich die Bestimmung des *Serumeisenspiegels* zu einem wichtigen Differentialdiagnosticum entwickelt. Er ergibt bei allen Eisenmangelzuständen wie Blutungsanämien, Eisenresorptionsstörungen und bei den Infektanämien, bei denen das
Eisen in das RES abwandert, erniedrigte Werte, während er bei Eisenverwertungs-
störungen wie der perniziösen Anämie und vor allem der aplastischen Anämie
mehr oder weniger stark erhöht oder doch zum mindesten normal ist. Selbst
wenn die Panmyelophthise mit Infektionen einhergeht, kommt es nach den
bisherigen Erfahrungen im allgemeinen nicht zu entsprechenden Senkungen des
Serumeisenspiegels, zum mindesten nicht zu so hochgradigen wie bei reinen
Infektanämien. Ob auch die Serumkupferwerte eine derartige differentialdiagnostische Bedeutung erlangen werden, läßt sich mangels größerer systematischer Untersuchungen bisher noch nicht entscheiden.

GARNASCHELLI-RAGGIO gab an, daß die Serumphosphatase bei primären Anämien vermindert, bei sekundären normal oder vermehrt sei, und empfahl, sie zur Differentialdiagnose
heranzuziehen. Während sie bei Prostatacarcinomen und anderen malignen Tumoren zunehmende Bedeutung gewinnt und auch bei Leukämien vermehrt gefunden wurde (RUPPERT),
ist über entsprechende Resultate bei essentieller Panmyelophthise noch nichts bekannt geworden. Dagegen stellten STODTMEISTER [4], sowie ARNOLD und SANDKÜHLER bei Knochen-
marksfibrosen stark erhöhte alkalische Phosphatasewerte fest, obwohl ein neoplastischer
Prozeß auszuschließen war.

Bei den Fällen, bei denen außer der Anämie die Thrombopenie führendes
Symptom ist, ist die Erkrankung gegen die essentielle Thrombopenie (WERLHOF)
abzugrenzen, die durch Blutungen ebenfalls zu einer schweren Anämie führen
kann. Diese ist jedoch als Blutungsanämie hypochrom mit Herabsetzung des
Färbeindexes und weist vor allem eine Vermehrung der Reticulocyten auf, die
meist um so größer ist, je schwerer die Blutverluste und die Anämie sind.
Wenn einmal durch sehr chronische, rezidivierende Blutungen sekundär ein
Eisenmangelzustand mit Absinken der Reticulocytenzahlen zustande kommt,

erleichert wiederum die Bestimmung des Serumeisenspiegels die Unterscheidung (s. oben). Schließlich findet sich im allgemeinen beim M. WERLHOF eine normale oder sogar deutlich vermehrte Zahl von Megakaryocyten (HEILMEYER), die nur qualitativ verändert sind, während sie bei Panmyelophthisen meist stark vermindert sind oder ganz fehlen.

Bei den vorwiegend leukopenischen Formen ist die Abgrenzung der SCHULTZ-schen Agranulocytose durch den klinischen, meist akuten Verlauf und die ungestörte Erythro- und Thrombopoese gegeben. Bei protrahierteren Fällen und Übergangsformen mit leichter Anämie oder Thrombopenie, wie sie nicht nur bei Salvarsan- und anderen Arzneimittelschädigungen (s. S. 326ff.), sondern auch bei unbekannter Ätiologie vorkommen können (LEON und ZADEK), ist allerdings eine scharfe Grenze gegenüber der Panmyelophthise nicht immer zu ziehen.

Bei voll entwickeltem klinischem Bild ist zu prüfen, ob die Panmyelophthise vielleicht Folge oder nur Begleitsymptom einer anderen Grundkrankheit ist. Praktisch, d. h. für die Therapie, wichtig ist die Klärung der Frage, ob einer Infektion ursächliche Bedeutung zukommt. Das gilt vor allem für die Lues. Die üblichen serologischen Syphilisreaktionen können wie bei anderen schweren Erkrankungen auch bei Panmyelophthisen unspezifische Ausschläge zeigen (eigene Beobachtung). Soweit die Anamnese und der klinische Befund keine Anhaltspunkte ergeben, hilft unter Umständen eine der spezifischen Spirochäten-antikörperreaktionen weiter. — Manchmal kann klinisch und bei der makroskopischen Sektion (Nekrosen der PEYERschen Plaques) ein typhöses Bild bestehen, ohne daß ein echter Typhus vorliegt. Aber auch beim Nachweis von Typhusbacillen müssen diese nicht die Ursache der Panmyelophthise sein. Darauf hat u. a. SCHULTZ [5] hingewiesen und die in der Literatur veröffentlichten Fälle (z. B. die von KRUMMEL und STODTMEISTER und TAMALET) einer entsprechenden Kritik unterzogen. Für die Frage, ob ein Typhus primär (FERRATA und STORTI, SCHULTEN) oder sekundär (SCHULTZ [5]), ob eine Sepsis Ursache (BARTA und ERÖS, GIMPLINGER, LOEPER und LOEWE-LYON, MARCHAND) oder Folge (MONDON, PIROT und ANDRÉ) ist, ist vielleicht die genaue Erfassung der Anamnese und des klinischen Verlaufs aufschlußreicher als der bakteriologische und der Obduktionsbefund, der nur noch das oft unentwirrbare Endstadium zeigt, in dem Infektion und Panmyelophthise sich gegenseitig ungünstig beeinflußt haben. FRANK hat angegeben, daß bei primären Sepsisfällen die Leukopenie mit einer Linksverschiebung bis zu den Myelocyten verbunden sei, die bei nicht infektiösen Panmyelophthisen fehle. Das ist für einen Teil der Fälle richtig (s. Fall 22), manchmal aber auch nicht (ULLRICH), und insbesondere in fortgeschrittenen Fällen verwischen sich alle klinischen Unterschiede. Der Zeitpunkt des Fieberbeginns kann insofern täuschen, als er nur das erste dem Kranken bewußt werdende Symptom der schon lange bestehenden Insuffizienz des Knochenmarks sein kann wie in folgendem Fall:

Bei einem 50jähr. Mann (Fall 30), der wegen seit 14 Tagen allmählich ansteigenden Fiebers eingeliefert wurde und innerhalb von 6 Tagen unter dem Bild einer foudroyant verlaufenden hämorrhagischen Aleukie starb, ergab sich erst auf Befragen, daß er bereits seit über einem halben Jahr an rezidivierenden Infektionen an der Hand, Furunkeln und Zahneiterungen gelitten habe. Da die erste Zellgewebsentzündung nach einer leichten Handverletzung im Betrieb aufgetreten war, stellten die Angehörigen Rentenansprüche wegen chronisch-rezidivierender tödlicher Sepsis durch Betriebsunfall. Bei den Ermittlungen ergab sich — was der wohl schon bei der Aufnahme geistig nicht mehr ganz klare Patient ausdrücklich bestritten hatte —, daß er seit Jahrzehnten als Anstreicher mit Benzol in Berührung gekommen und vor allem in den letzten Jahren mit der Tarnung von Fabrikanlagen beschäftigt gewesen war, wobei Tarnfarben und Lösungsmittel mit hohem Benzolgehalt im Spritzverfahren verwendet wurden. Es handelte sich somit um eine chronische Benzolvergiftung, auf deren Grundlage erst sich die Infektionen entwickelt hatten.

Andere symptomatische Panmyelophthiseformen, durch markverdrängende und -verödende Prozesse, wie Osteosklerosen, Carcinosen, Lymphogranulomatosen, chronische aleukämische Lymphadenosen und Myelosen, sind meist durch die Sternalpunktion zu unterscheiden, soweit nicht schon der übrige klinische Befund die Diagnose klärt.

Große Milztumoren kommen, außer bei Leukämien, vor allem bei dem noch zu besprechenden Formenkreis der splenopathischen Markhemmung vor. Da bei dieser die Splenektomie angezeigt sein kann, ist ihre Abgrenzung von Wichtigkeit. Wenn eine splenomegale Lebercirrhose zugrunde liegt, kann sie durch die Leber-funktionsprüfungen und -reaktionen sowie durch den Nachweis einer Stauung im Pfortaderkreislauf erkannt werden (s. S. 342ff.). Ist die Milz allein befallen (Milzvenenthrombose), kann die Diagnose recht schwierig und oft erst durch längere Beobachtung des Verlaufs möglich werden. SCHILLING gibt an, daß Milzvenenthrombosen und -sklerosen eine besonders starke Wirkung des Adre-nalins auf das Milzvolumen aufweisen. Auch die Milzpunktion zog er bereits zur Unterscheidung heran, bei der er außer dem erhöhten Widerstand beim Punktieren den Reichtum an Erythrocyten neben fast völligem Mangel an eigentlichen Milzzellen für charakteristisch hielt. Die Milzpunktion ist in den letzten Jahre zu einer diagnostisch wertvollen und bei richtiger Technik und Beachtung der Gegenindikationen (akute Kapselspannung, hämorrhagische Diathese) relativ ungefährlichen Methode ausgebaut worden (MOESCHLIN); die Beurteilung der Punktate erfordert jedoch erhebliche spezielle Erfahrung.

Relativ häufig sind Verwechslungen mit Leukämien, deren aleukämische Stadien unter dem Bild der Panmyelophthise verlaufen können. Generalisierte Drüsenschwellungen zusammen mit Milz- und Lebervergrößerung sind stets verdächtig auf eine lymphatische Leukämie.

So stimmen wir WINTROBE zu, wenn er bei einigen Fällen VAUGHANs wegen der bei diesen bestehenden Drüsenschwellungen die Diagnose anzweifelt. Die gleichen Zweifel haben wir auch bei einem Fall CICOVACKIs, bei dem dieser trotz Drüsenschwellungen und einer 21 cm breiten, bis zum Nabel reichenden Milz die Vermehrung des lymphatischen Gewebes für reaktiv hält und eine Panmyelophthise mit begleitender Sepsis annimmt. Zu den Aus-nahmen dürfte der Fall MARCHANDs gehören, bei dem trotz Leukopenie und Lymphocytose, Milz- und Drüsenschwellungen auch bei der Sektion kein sicherer Anhalt für eine Leukämie gefunden werden konnte. In unserem Fall 28, bei dem schon zu Beginn geringe Drüsen-schwellungen bestanden und im Verlauf die Leukopenie durch vorübergehende stärkere absolute Lymphocytosen (90% Lympho bei einer Gesamtleukocytenzahl bis über 10000) unterbrochen wurde, müssen wir mangels Sektion die Möglichkeit einer aleukämischen Lymphadenose durchaus offen lassen, obwohl der Zustand, vor allem gegen Ende der Er-krankung, sonst völlig dem einer echten Panmyelophthise glich. UGRIUMOW und IDELSOHN berichten über einen Fall mit 18 000 Leukocyten, davon 99% lymphoide Zellen, bei dem die Sektion eine geringe extramedulläre Blutbildung, aber angeblich keine Zeichen einer Leukämie ergab; das Knochenmark war völlig aplastisch (Fettmark). Die Literatur enthält zahlreiche Fälle, bei denen die Differentialdiagnose ohne Sektion schwierig oder unmöglich war (u. a. BÜTTNER und SCHMIDT, HIRSCHFELD, KAZNELSON, LARRABEE, LAWATSCHEK, LETTERER, SCHULTZ). Auch die Sternalpunktion bringt manchmal keine klare Entscheidung. Das liegt daran, daß einerseits bei der lymphatischen Leukämie das normale Mark nicht immer überall durch lymphatisches Gewebe ersetzt ist, sondern in manchen Bezirken eine Mark-aplasie, offenbar durch eine toxische Wachstumshemmung, entsteht, während andererseits bei Panmyelophthisen eine sekundäre Vermehrung lymphatischer Zellen im Mark auftreten kann (FRANK, s. oben), wenn sie auch niemals so hochgradig wird wie bei echter lymphatischer Leukämie (KLIMA und SEYFRIED [1]). BÜTTNER und SCHMIDT sind der Meinung, daß auch lymphatische Organinfiltrate nicht ohne weiteres Zeichen einer Aleukämie sind, wenn die Markschädigung im Vordergrund steht. THADDEA [5] macht darauf aufmerksam, daß bei lymphatischen Reaktionen im allgemeinen im Blut mehr Lymphocyten vorhanden sind als im Mark und die Gesamtzellzahl des Marks niedriger ist als bei einer lymphatischen Markmetaplasie. Riederzellen in größerer Zahl und pathologische Lymphocytenformen sprechen nach NAEGELI für lymphatische Leukämie, können aber ausnahmsweise auch ohne diese vorkommen (DAVID). Im allgemeinen wird der Verlauf der Blutbilder (lymphatischleukämische Schübe), der Sternalmarkbefund und das Auftreten von nicht infektiösen Drüsenschwellungen die Diagnose klären. Zum mindesten aber wird man bei der Sektion Drüsenschwellungen erwarten müssen. Rein medulläre, unter dem Bild der hämorrhagischen Aleukie verlaufende Formen mit vicariierender myeloischer Metaplasie in Leber und Milz, wie sie KLIMA [1] gesehen zu haben glaubt, dürften zu den größten Seltenheiten gehören.

Eine chronische myeloische Leukämie in aleukämischen Stadium zu erkennen, gelingt meist leicht. Die typische Vergrößerung von Milz und Leber fehlt nur selten; Verlauf, Sternalpunktion und notfalls Leber- oder Milzpunktion klären die Situation. Auch Erythroblastosen unter dem Bild der Panmyelophthise (PITTALUGA, LOEPER, LEMAIRE und MALLARMÉ) sind hierdurch, insbesondere die Sternalpunktion zu erfassen.

Die größten differentialdiagnostischen Schwierigkeiten entstehen gegenüber der akuten Leukämie, die anscheinend sowohl mit einem aleukämischen Vorstadium mit Anämie und Thrombopenie beginnen, als aus einer Panmyelophthise hervorgehen kann. Es ist immer wieder versucht worden, Kriterien zu finden, durch die die Panmyelophthise mit unreifem Mark und einigen unreifen Zellen im Blut mit finalem Myeloblastenanstieg abgegrenzt werden kann gegen die akute Leukämie, oder allgemeiner: Kriterien, die eine einwandfreie Unterscheidung zwischen echter akuter Leukämie und leukämoider Reaktion ermöglichen.

Die Ausschwemmung unreifer Zellen beweist noch nicht das Vorliegen einer echten Leukämie (BUTZENGEIGER [2]). Nach NAEGELI spricht eine anfängliche Granulopenie gegen akute Leukämie und für leukämoide Reaktion, während ein Hiatus leucaemicus und pathologische Reifungsbildungen an Kern und Protoplasma eine Leukämie sehr wahrscheinlich machen. Auch von anderen Autoren (BUDING, THADDEA) werden Strukturveränderungen der Zellen, pathologische Mitosen und Zelltypen, wie sog. Mikro- und Paramyeloblasten, bei denen MOESCHLIN und ROHR noch monocytoide, promyelocytoide und hochpolymorphe Paramyeloblasten unterscheiden, als typisch für die echte Leukämie und von den Anhängern der Tumortheorie der Leukämie als Ausdruck der malignen Zellentartung angesehen (HEILMEYER). Auch das Auftreten von Auerstäbchen soll charakteristisch sein. Das hat neben HASCHEN und LEITNER wiederum ARNETH [2, 3] bestritten, der auf Grund des Studiums der morphologischen und Granulationsverhältnisse (fehlende Oxydasereaktion bei erhaltenen Azurgranula) die sog. Mikro- und Paramyeloblasten meist für lymphatische Zellen hält. Er glaubt, durch genaue Analyse der Reifungsverhältnisse (Rechts- oder Linksverschiebung) mittels seines „qualitativen Blutbildes" leukämische Reaktionen von echten Leukämien abgrenzen zu können. Eigene Erfahrungen hierüber haben wir nicht, stimmen aber darin mit ihm überein, daß die beschriebenen morphologischen Merkmale nicht immer zuverlässig sind. Wir beobachteten vielmehr bei reinen, durch Sektion bestätigten Panmyelophthisen nicht nur unreife, sondern auch atypische Zellen, ohne daß Anhaltspunkte für eine Leukämie bestanden (s. S. 301, 309, 318, 327 u. Kap. C, sowie Abb. 3, 4, 13 u. 14).

Andere Autoren haben sich mehr auf die zahlenmäßigen Verhältnisse gestützt. So spricht nach GRUNKE ein zellarmes Myeloblastenmark für Panmyelophthise, ein zellreiches für Leukämie. KLIMA und SEYFRIED [2] geben an, daß bei der Panmyelophthise die Reifung immer mindestens bis zu den Myelocyten gehe und sich außerdem eine Vermehrung von Reticulum- und Plasmazellen und Lymphocyten im Mark finde, während ein Myeloblastenmark — vielfach nestförmig angeordnet — auch bei fehlender Organmetaplasie eine Leukämie anzeige (s. auch HEILMEYER). Diese nestförmige Anordnung bzw. ungleichmäßige Durchsetzung des Marks mit Myeloblastenwucherungen sieht auch WIENBECK auf Grund histologischer Schnitte als typisch für echte Leukämien an, während bei leukämoiden Reaktionen die normale Markraumanatomie erhalten bleiben soll. Diese ist aber nach unseren Erfahrungen auch bei Panmyelophthisen nicht immer deutlich erkennbar.

HEILMEYER [6] hat geglaubt, daß bei Zellvermehrungen und -atypien im Mark die Diagnose „Panmyelophthise" aufgegeben werden müsse. Er stützte sich hierbei auf ein — teilweise von JOCHUM ausführlich beschriebenes — Beobachtungsgut von 17 „scheinbaren Panmyelophthisen", unter denen nur einmal bei der Sternalpunktion bzw. Sektion das typische leere Mark nachweisbar war, während sich bei allen übrigen Fällen Wucherungen von atypischen Myelo- oder Lymphoblasten oder auch einzelnen Plasmazellnestern fanden, die er als Beweise einer aleukämischen Myelose oder Lymphadenose bzw. eines Myeloms ansah. Auf die Veröffentlichung HEILMEYERs hin haben wir unsere eigenen 36 Fälle und die davon noch vorhandenen Präparate nochmals eingehend durchgesehen, ohne aber dabei eine Bestätigung seiner Auffassung finden zu können (BUTZENGEIGER [2]).

Bei Fall 28 (zeitweilige, absolute Lymphocytose mit leichten Drüsenschwellungen; keine Sektion) ist, wie bereits erwähnt, zu vermuten, daß eine irrtümlich als Panmyelophthise gedeutete, aleukämische Lymphadenose vorgelegen hat. Im Fall 33 bestand Verdacht auf

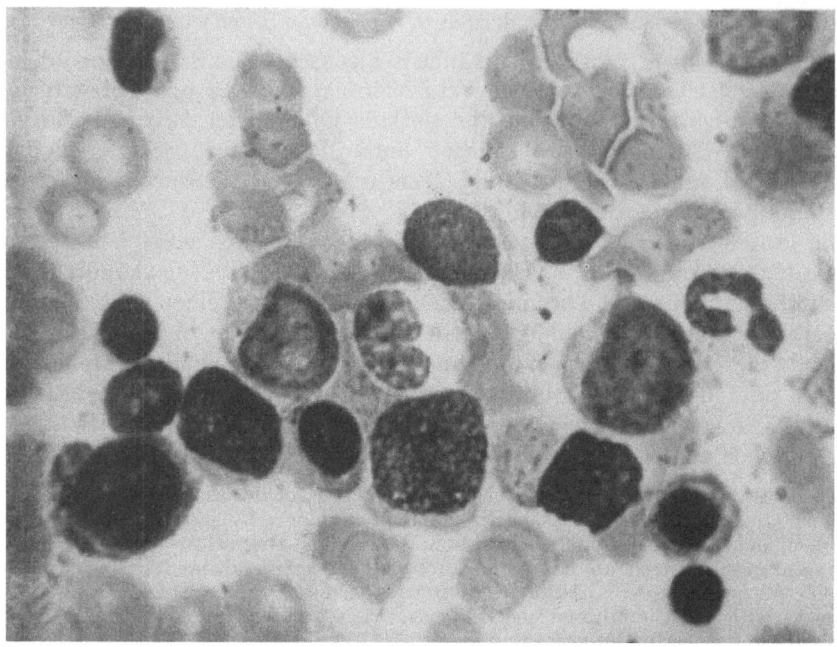

Abb. 13. Sternalpunktat bei chronischer Panmyelophthise (Fall Nr. 36, 66jähr. Mann, Verdacht auf Benzolschädigung). Im ganzen zellarmes, unreifes Mark. Leukopoetische Reifungszahl nach BOCK 507, erythropoetische Reifungszahl 325.

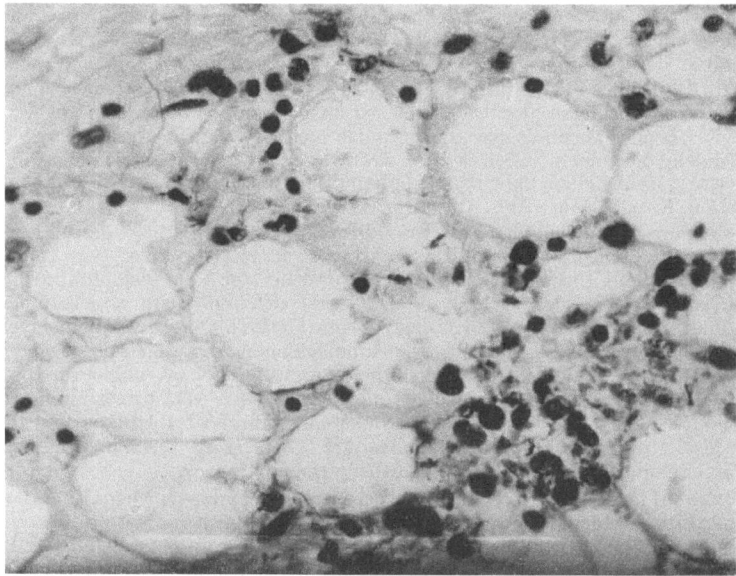

Abb. 14. Histologisches Präparat vom gleichen Fall (Sternum-Übersichtsbild). Sehr zellarmes, mit Fett durchsetztes Mark. Sehr spärliche Hämatopoese. Trotz der Unreife des Sternalpunktats im histologischen Schnitt kein Anhalt für Leukämie.

eine chronische Benzolschädigung (Kraftfahrer). Die Erkrankung verlief zunächst unter dem Bilde einer Aleucia haemorrhagica mit mäßiger Zellunreife im Mark (Abb. 1). Am Tage vor dem Tode setzte eine Myeloblastenausschwemmung ein, die wenige Stunden ante exitum mit einer Zellzahl von 111 000 ein typisch leukämisches Bild bot. Gleichzeitig hatten Zellreichtum und -unreife des Marks erheblich zugenommen (Abb. 2). Bei der Sektion fanden sich in mehreren Organen extramedulläre Blutbildungsherde, die jedoch nicht so umfangreich waren, daß der Pathologe mit Sicherheit eine akute Leukämie diagnostizieren konnte. Es handelte sich somit um einen der strittigen Fälle des „Übergangs einer Panmyelophthise in eine akute Leukämie". Bei diesen beiden Patienten ist die Diagnose der Panmyelophthise zweifelhaft (bezüglich der Deutung des letzteren s. Kap. C).

Unser übriges Beobachtungsgut bot keinerlei Anhalt für das Vorliegen einer aleukämischen Leukose. Bei 19 der älteren Fälle läßt sich einwenden, daß die von ihnen heute noch vorliegenden Untersuchungsbefunde nicht so ausführlich sind, um der Auffassung HEILMEYERs mit der nötigen Beweiskraft widersprechen zu können, obwohl sich bei ihnen irgendwelche Anhaltspunkte für eine Hämoblastose nicht finden lassen. Alle übrigen genauer untersuchten Kranken wiesen zu keinem Zeitpunkt ihrer Erkrankung irgendwelche Anhaltspunkte für das Vorliegen einer malignen Hämoblastose auf.

Es soll nicht bestritten werden, daß in praxi des öfteren lymphatische oder myeloische Leukämien im aleukämischen Stadium mit Panmyelophthisen verwechselt werden (ECKEY, Fall 28), und daß in manchen Krankheitsstadien selbst eine genaue Blut- und Knochenmarksdiagnostik die Situation nicht immer sofort klären kann. So waren in unserem Fall 36 (Verdacht auf chronische Benzolschädigung, s. S. 307) die Markzellen derart unreif, daß die Differentialdiagnose zwischen Panmyelophthise und beginnender Leukämie auch von maßgebenden Hämatologen (ROHR) nicht zu stellen war (Abb. 13); die Sektion zeigte jedoch in genauen histologischen Untersuchungen zahlreicher Markabschnitte eine eindeutige Panmyelophthise mit stark reifungsgehemmtem, d. h. unreifem, aber im Gegensatz zur Leukämie durchweg sehr zellarmem Knochenmark (Abb. 14). Daraus ergibt sich (ebenso wie aus Fall 29, s. S. 318), daß Zelltypie oder Zellunreife nicht gleichgesetzt werden darf mit der Diagnose einer Leukämie. (BUTZENGEIGER [2]). Zu ähnlichen Ergebnissen kamen auch HASCHEN und THIELE und MEISSNER.

Es läßt sich somit zeigen, daß keines der oben genannten Zellkriterien wirklich beweiskräftig ist. Auch nach Agranulocytosen entwickelt sich gelegentlich ein sehr zellreiches, unreifes Myeloblastenmark mit entsprechendem leukämischem Blutbild und Hiatus leucaemicus, teils mit tödlichem Verlauf, teils aber auch mit Übergang in Heilung. Je nach dem Ausgang nun von einer echten Leukämie oder einer leukämoiden Reaktion zu sprechen und analog die allerdings sehr seltenen geheilten Myeloblastenleukämien, z. B. der Fall von GLOOR, als leukämische Reaktion zu bezeichnen, kann nicht befriedigen.

Es bleibt noch die Bewertung des Milztumors bzw. der ihm zugrunde liegenden myeloischen Metaplasie. Daß beide auch bei reinen Panmyelophthisen auftreten, hier aber meist keinen sehr hohen Grad erreichen, wurde bereits erwähnt. Eine extramedulläre Blutbildung kann sich grundsätzlich immer dann entwickeln, wenn das Mark aus irgend einem Grunde den Anforderungen nicht mehr gerecht werden kann, sei es durch Verdrängung (Carcinose, Osteosklerose, Lymphogranulom, lymphatische Leukämie usw.), sei es infolge toxischer Schädigung und Reifungshemmung (Panmyelophthise) oder durch abnorm hohe Anforderungen wie bei schweren chronischen Blutungen und Infektionen (BRANNAN, JORDAN, LUBARSCH, MEYER und HEINEKE, PETRI). Neben BLOCK und JACOBSON haben neuerdings SCHULZE, FRANKE und KOCH über eine Reihe derartiger Fälle berichtet. Von dieser kompensatorischen Metaplasie, z. B. bei Blutungen und Osteosklerosen, unterscheidet sich die leukämische im histologischen Bild durch ihre mangelnde Ausreifung. Da aber der Panmyelophthise eine Reifungsstörung zugrundeliegt, ist eine Ausreifung der extramedullären Blutbildung hier ebenfalls nicht zu erwarten und tritt auch tatsächlich nicht ein, so daß dieses Unterscheidungsmerkmal ebenfalls versagt. Graduell ist die Entwicklung der Metaplasien bei akuten Leukämien und die Größe des Milztumors — wenn auch geringer als bei chronischen — zwar meist weitaus erheblicher als bei reinen Panmyelophthisen; die Festsetzung einer Grenze auf Grund quantitativer Unterschiede ohne entsprechende qualitative Kriterien wird jedoch immer etwas Willkürliches sein.

Wir müssen daher abschließend feststellen, daß es mit den bisher zur Verfügung stehenden diagnostischen Mitteln in gewissen Grenzfällen nicht möglich ist zu entscheiden, ob noch eine Panmyelophthise mit kompensatorischer Hyperplasie und Metaplasie und finaler Myeloblastenausschwemmung oder schon eine leukämoide Reaktion oder eine echte akute Leukämie vorliegt, eine recht unbefriedigende Situation, die aber an Bedeutung verliert, wenn wir uns die im nächsten Kapitel zu besprechenden, vorwiegend von HOFF und STODTMEISTER und BÜCHMANN entwickelten pathogenetischen Auffassungen zu eigen machen.

C. Die Beziehungen zwischen Panmyelophthise und Leukämie und der Begriff der essentiellen Knochenmarksinsuffizienz.

Die geschilderten, anscheinend fließenden Übergänge zwischen Panmyelophthise und akuter Leukämie werfen die Frage nach den Beziehungen dieser beiden Krankheiten zueinander auf. Daß irgendwelche inneren Zusammenhänge bestehen müssen, steht schon nach der relativ großen Zahl derartiger Beobachtungen außer Zweifel und wird noch weiter unterstrichen durch die ebenfalls gesicherte Tatsache, daß sowohl das Benzol wie die Röntgenstrahlen, also zwei der hauptsächlichen exogenen Ursachen der Panmyelophthise, beim Menschen und im Tierversuch gelegentlich zu Leukämien führen können[1]. Auch in einzelnen Fällen, in denen im Anschluß an Behandlungen mit Salvarsan, Goldsalzen und Sulfonamiden leukämische Bilder auftraten, sind ursächliche Zusammenhänge vermutet worden (Hoff [9]). Schließlich sah Büngeler bei Mäusen durch chronische Indolvergiftung teils Anämien, teils Leukämien entstehen.

Die einzelnen, in der Literatur geschilderten Fälle von Übergängen panmyelophthisischer Bilder in leukämische sind aufgefaßt worden teils als aleukämische Stadien der lymphatischen[2] oder der myeloischen Leukämie[3], teils als Übergänge in myeloische Leukämie[4] oder auch nur als myeloische oder leukämoide Reaktionen[5]. Relativ einfach sind die Verhältnisse bei den beiden ersten Gruppen, soweit tatsächlich eine chronische Leukämie vorlag und die Panmyelophthise sozusagen nur vorgetäuscht war durch deren aleukämisches Stadium. Diese Fälle scheiden aus unserer Betrachtung aus. Undurchsichtiger ist die Art der pathogenetischen Zusammenhänge bei sog. akuten Leukämien oder leukämoiden Reaktionen mit den fließenden Übergängen zwischen einer mäßigen Vermehrung unreifer myeloischer Zellen im Mark, geringen, als Kompensationsversuch deutbaren extramedullären Blutbildungsherden und Auftreten einiger unreifer Zellen im Blut einerseits und der Entstehung des voll entwickelten Bildes der akuten Leukämie im Verlauf einer Panmyelophthise andererseits. Da in manchen Fällen auch pathologisch-anatomisch keine sichere Entscheidung zu treffen ist, fragt es sich, ob dies nur daran liegt, daß unsere differentialdiagnostischen Mittel unvollkommen sind, oder ob eine Abgrenzung gar nicht möglich ist, weil alle derartigen Zustände eine Krankheitseinheit darstellen. Diese letztere Annahme wird von Hoff [9] eindeutig bejaht, während Henning, Herzog, Heilmeyer.

---

[1] Benzol-Leukämien: Deloré und Bergomano, Fabre und Boreau, Falconer, Heilmeyer, Herght, Herzog, Hunter, Loeper, Martland, Paniagua, Penati und Vigliano, Rachner, van Ravesteyn, Sabrazes, Bideau und Glannes, Schulten, Emile Weil [1]; experimentell: Lignac; Strahlenleukämien: Aubertin, Clerc, Engelbreth-Holm, Gloor, Maingot, Girard und Bousser, Laubry und Marchal, Nielsen (dort weitere Literatur), Weitz, Emile Weil [2]; experimentell: Furth und Furth, Krebs, Rask-Nielsen und Wagner.

[2] Büttner, Büttner und Schmidt, Denecke [1], Hotz, Klima [1], Klima und Seyfried [1], Schulten, Thaddea, Weber und Weisswange, Zadek.

[3] Eckey, Friedemann, Glanzmann [3], Grunke, Henschen und Jezler, Klima [1], Klima und Seyfried [2], Kraevskij und Nemenova, Lübbers [1], Meyer und Heineke, Mowinckel, P. Müller und Spröhnle, Quattrin, Rimbaud, Serre und Cazal, Santi, R. Schäfer, Schultz [3], Stodtmeister und Büchmann [1], Weber und Weisswange, Weil und Aschkenasy.

[4] L. Borchardt, de Candi, Chieffi, Duvoir, Derobert und Albahary (bei Benzol), Ederle und Esche, Gallenkamp, Heilmeyer, Jackson, Kaznelson, Loeper und Mallarmé, Lupu und Nicolau, Meuwsen, Milhit und Lamy, Muralter, Paniagua, Paroulek, Schäfer, Scharff und Neumann [1], Scholz, Segerdahl, Sonnenfeld, Szonell, Ullrich [1], Veil [2].

[5] Binder, Cicovacki [2], Grunke, Henning, Jagic und Spengler, Lübbers [1], Nordenson [2], Stodtmeister und Büchmann [2], Thaddea [4], Ugriumow und Idelsohn.

STODTMEISTER und BÜCHMANN, ULLRICH u. a. die beiden Krankheitsbilder nicht miteinander identifizieren, aber doch recht enge Beziehungen zwischen ihnen annehmen.

Im einzelnen ergeben sich somit folgende Fragen:

1. Entsprechen die leukämischen Bilder bei Panmyelophthisen einer echten, akuten Leukämie, bzw. ist überhaupt eine Trennung zwischen akuter Leukämie und leukämoider Reaktion angebracht?

2. Ist in solchen Fällen die akute Leukämie nur ein Symptom der Panmyelophthise oder umgekehrt diese das aleukämische Vorstadium der Leukämie, oder sind beide nur Erscheinungsformen ein und derselben Grundkrankheit, die sich in deren Verlauf beliebig abwechseln können (Phasenwandel nach HOFF [9])?

Der Versuch, diese Verhältnisse zu klären, wird dadurch erschwert, daß in der Auffassung des Wesens der Leukämie noch weitgehende Meinungsdifferenzen herrschen. Ursprünglich war die Leukämie als Hyperplasie bzw. Systemerkrankung der blutbildenden Organe angesehen worden (HIRSCHFELD, MORAWITZ, NAEGELI, PAPPENHEIM, M. B. SCHMIDT, SCHRIDDE), eine Meinung, der auch heute noch maßgebende Autoren anhängen (FIESCHI, FERRATA, HENNING, HOFF, THADDEA). FIESCHI, FERRATA und NAEGELI denken speziell an eine Korrelationsstörung, die nach NAEGELI innersekretorischer bzw. hormonaler Natur sein soll. SCHULTZ und KRÜGER, die über die trialistische Auffassung hinaus weitere, in der Entwicklung voneinander unabhängige Zellreihen annehmen (Polyphyletismus), glauben, daß das Wuchern einer Zellreihe und das Zurücktreten der anderen nicht auf einer mechanischen Verdrängung der letzteren beruht, sondern auf einer falschen Regulation der Blutbildung, die auch einen Systemwechsel oder zwei wuchernde Zellstränge (z. B. Monocytenleukämie mit myeloischer Metaplasie) möglich mache und erkläre. Eine infektiöse Genese ist vor allem für die akuten Leukämien angenommen worden (ARNETH, KREHL, NOPONEN, STERNBERG, VOIT und LANDES), teils wegen des oft septisch aussehenden klinischen Bildes, teils wegen des Nachweises einer übertragbaren Virusleukose beim Tier (ELLERMANN und BANG, ROUSSY und GUÉRIN, SCHULTEN). Demgegenüber ist in neuerer Zeit die bereits von älteren Autoren (BANTI, BENDA, RIBBERT) vertretene Tumorauffassung der Leukämie stark in den Vordergrund gerückt (APITZ, ASKANAZY, ENGELBRETH-HOLM, HEILMEYER, ISAACS, MOESCHLIN und ROHR, PINEY, STODTMEISTER und BÜCHMANN [1], TISCHENDORF, WIENBECK). Nach STODTMEISTER und BÜCHMANN soll die chronische Leukämie dem benignen, die akute dem malignen Tumor entsprechen. Ähnlicher Meinung sind LEITNER, MOESCHLIN [1] und TISCHENDORF [3], der in der Myeloblastenleukämie eine leukämische Sarkomatose und in der Panmyelophthise deren präblastomatöses Stadium sieht. GREIF wiederum hält die akute Myeloblastenleukämie für ein präblastomatöses Stadium, das eine Zwischenstellung zwischen den reaktiven Hyperplasien und den irreversiblen, echten Leukämien einnehmen soll. Die Tumortheorie gründet sich außer auf die besonders bei akuten Leukämien auffällige Atypie der Zellen vor allem auf Tierversuche, bei denen es gelang, Leukämien zu übertragen und mit Leukämiezellen beim Empfänger sowohl Tumoren als auch leukämieartige Bilder hervorzurufen (DOBBERSTEIN, FURTH, LIGNAC, STORTI). Aber ebenso wie die infektiöse Virusleukose der Tiere wesensverschieden sein dürfte von der menschlichen Leukämie, so ist deren Identität mit tumorartigen Tierleukosen ebenfalls noch nicht erwiesen. Außerdem treten andere Autoren wie KIRSCHBAUM, GARDNER, NAHIGIAN und STRONG, die bei der Übertragung von Lymphosarkomzellen auf Mäuse stets nur Sarkome, bei der von Zellen der lymphatischen Leukämie nur Leukämien entstehen sahen, nach wie vor für eine strenge Trennung zwischen Tumor und Leukämie ein.

Eine eingehende Erörterung der Gründe und Gegengründe für die verschiedenen Auffassungen über die Pathogenese der Leukämien würde den Rahmen dieser Arbeit überschreiten. Wir möchten hier nur betonen, daß wir ein gewichtiges Argument gegen die Tumortheorie in den eindeutigen Remissionen sehen, die bei akuten Leukämien ziemlich zahlreich beobachtet worden sind. MOESCHLIN [1], NAEGELI, PENATI und ULLRICH haben über 30 derartige Fälle zusammengestellt. Besonders beweiskräftig sind die Fälle von BERNARD, DE FILIPPI, HEMMELER und JÉQUIER-DOGE, HENNING, KIENLE, MAY, CATTAN, FRUMUSAN und BILSKI-PASQUIER, MOESCHLIN, ROTH und DE WEERDT, da sie durch Sternalpunktionen kontrolliert wurden. Dabei war die Übereinstimmung zwischen dem Verschwinden der Myeloblasten aus Blut und Knochenmark bis zur völligen

Normalisierung des Bildes bei gleichzeitiger klinischer Besserung — z. T. mit Rückbildung von „leukämischen" Haut-, Lungen- und Netzhautinfiltraten und Milztumoren — so vollkommen, daß an der Tatsache echter Remissionen nicht zu zweifeln ist. Bei einem Fall MOESCHLINs folgten drei solche Remissionen von teilweise mehrmonatiger Dauer aufeinander. Ein derartiger Verlauf ist bei einem malignen Tumor mit Metastasen kaum vorstellbar. Ebenso fehlen alle Anhaltspunkte, diese Fälle als leukämoide Reaktionen abzusondern, da sie die angeblich für echte Leukämien charakteristischen Zellatypien (s. Differentialdiagnose) und Organmetaplasien aufwiesen und schließlich unter dem vollentwickelten Bild der akuten Leukämie starben. Auch gewisse therapeutische Erfahrungen sind hier in Betracht zu ziehen: Unter der Vorstellung, irgendwelche toxischen Stoffe entfernen oder fehlende Substanzen zuführen zu können, haben BERNARD, BESSIS und PINEY bei akuten Leukämien große Entblutungstransfusionen von 5—6 Litern durchgeführt und über Erfolge (kurz- und langdauernde Remissionen) berichtet, welche allerdings speziell bezüglich der pathogenetischen Schluß-folgerungen noch weiterer Bestätigung bedürfen (BRAUNSTEINER). Wichtiger und ebenfalls gegen die Tumortheorie sprechend ist jedoch die vielfach be-stätigte Tatsache, daß gerade bei den akuten, also den bösartigsten Leukämien das Urethan und auch die Röntgenbestrahlung so wenig auszurichten vermögen (ARNETH, SANDKÜHLER, SCHULZE, FRITZE und MÜLLER), während sonst gerade die besonders malignen und rasch wachsenden Tumoren auch besonders emp-findlich gegen Strahlen (Sarkome), Urethan (Retothelsarkom) und andere antitumoröse Stoffe wie Lost usw. sind.

Für die Meinung, daß die „akute Leukämie" ein Syndrom darstellt, das als Reaktion auf alle möglichen Schädlichkeiten auftreten kann, sprechen zahlreiche Beobachtungen über die Entwicklung leukämischer Bilder im Verlauf schwerer Infektionen, bei Sepsis und Tuberkulose, insbesondere bei der als Typhobacillose Landouzy beschriebenen Tuberkelbacillensepsis (ARNETH, ECKEL, FRÄNKEL und ULRICH, HERZ, HEMMERLING und SCHLEUSSING, HIRSCHFELD, HOFF [9], SWIRTSCHEWSKAJA, STERNBERG [2], VOIT und LANDES). VEIL war sogar der Meinung, daß bei 30% der Myeloblastenleukämien eine Tuberkulose von Bedeu-tung sei. In einem wesentlichen Teil solcher Fälle dürften die Infektionen aller-dings erst die Folge der verminderten Abwehrkraft gewesen sein, da bei der akuten Leukämie ein ebenso großer Mangel an funktionstüchtigen Granulocyten herrscht wie bei Agranulocytosen und Panmyelophthisen. So möchten wir auch bei unseren Panmyelophthisefällen 29 und 36 die bei der Obduktion festgestellten tuberkulösen Prozesse und Aussaaten als sekundär auffassen, da hier im Verlauf des mehrmonatigen Klinikaufenthaltes der Lungenbefund wiederholt röntgeno-logisch kontrolliert worden war und erst gegen Krankheitsende Infiltrationen und katarrhalische Erscheinungen zum Vorschein kamen. Bei anderen Fällen muß dagegen die Infektion als Ursache des leukämischen Bilds angesehen werden, wie z. B. bei einem von uns beobachteten Tuberkulosekranken:

Es handelte sich um einen 16jähr. Jungen, bei dem wegen einer Ileocöcaltuberkulose mit erheblichem Befall der Mesenterialdrüsen eine ausgedehnte Darmresektion (unterste Ileum-schlinge, Coecum und Colon ascendens) ausgeführt worden war. Drei Wochen später traten hohe Temperaturen auf. Bei der Aufnahme in die Medizinische Klinik bestand neben einer Anämie von 32—30% Hb und 1,3—1,5 Mill. Ery eine Leukocytose von 36—45000. Im Differentialblutbild fanden sich 48—61% sehr unreifer, teilweise atypischer Myeloblasten. Während das Sternalmark ebenfalls 59% Myeloblasten und Promyelocyten enthielt, davon 6,5% mit Auerstäbchen, war bei der Sektion noch keine myeloische Metaplasie nachweisbar. Außer der Darm- und Mesenterialdrüsentuberkulose bestanden vereinzelte tuberkulöse Herde in den Lungenspitzen sowie konfluierende, eitrige und tuberkulöse Bronchopneumonien in sämtlichen Lungenlappen.

Nach EMILE WEIL (der die Leukämien als Tumoren auffaßt) enden alle chronischen Leukämien, wenn sie nicht an interkurrenten Erkrankungen sterben, unter dem Bilde der akuten Leukämie.

Experimentell konnte LÜDKE bei Affen, die mit Pyrodin anämisch gemacht worden waren, durch Kokkeninfektionen leukämieartige Bilder hervorrufen. Besonders interessant sind in diesem Zusammenhang die Versuche von HOFF [3], der mit Pyrifer-Injektionen, wenn er sie jeweils im Stadium der Leukocytose wiederholte, Leukocytenzahlen bis 215000 mit Myeloblasten und Mitosen im Blut, Schwund der Oxydasereaktion und Hyperplasie des Marks erzielen konnte, während bei Injektionsserien im Stadium der Leukopenie ein fortschreitender Granulocytenschwund im Blut und im Knochenmark zustande kam.

Dem vielfach vertretenen Standpunkt, daß ein großer Teil der in der Literatur beschriebenen Fälle als myeloische oder leukämoide Reaktionen von der echten Myeloblastenleukämie abgetrennt werden müßte, können wir uns noch nicht vorbehaltlos anschließen. Wie bereits bei der Besprechung der Differential-diagnose dargelegt wurde, sind alle bisher angegebenen Unterscheidungsmerkmale nicht zuverlässig. Da in dem klinischen Material der Literatur bei den verschiedenen Grundkrankheiten jeweils alle Schweregrade von der leichten leukämischen Reaktion bis zu ausgedehnten Organmetaplasien und Zellatypien vorkommen, zweifeln wir noch, ob lediglich unsere diagnostischen Mittel zur Unterscheidung nicht ausreichen und die leukämoiden Reaktionen etwas grundsätzlich anderes sind als die „endogenen" akuten Leukämien, deren Ursache wir noch nicht kennen. Es erscheint uns nach dem derzeitigen Stand unseres Wissens vorerst noch wahrscheinlich, daß alle derartigen Zustandsbilder keine malignen Degenerationen, sondern Reaktionen der blutbildenden Organe auf irgendwelche nur in einem Teil der Fälle exogene und bekannte Schädlichkeiten sind. STODT-MEISTER und BÜCHMANN haben zwar ganz ähnliche klinische und hämatologische Betrachtungen angestellt, konnten aber zu diesem letzteren Resultat nicht kommen, da sie an der Tumorgenese der akuten Leukämien festhalten möchten; sie bleiben daher bei der Trennung zwischen leukämoider Reaktion und akuter Leukämie (die sie allerdings beim praktischen Fall auch nicht durchführen können) und helfen sich damit, die leukämoiden Reaktionen, deren Kreis sie ziemlich weit ziehen, als das präblastomatöse Stadium der „echten" akuten Leukämie zu bezeichnen. Es soll nicht in Abrede gestellt werden, daß sich, wie in jedem — insbesondere einem chronisch erkrankten — Körpergewebe, auch im hämatopoetischen System primär oder sekundär eine maligne Zellwucherung entwickeln kann, ebenso wie es neben lymphatischen Leukämien auch primäre Lymphosarkomatosen und neben akuten Myelosen die allerdings sehr seltenen Myeloblastome (HEILMEYER, MOESCHLIN und ROHR) und andere von den Blutbildungsorganen und dem RES ausgehende Tumoren gibt. Für eine solche Annahme muß jedoch unseres Erachtens in jedem einzelnen Fall der Nachweis der Tumorbildung oder eines destruierenden oder infiltrierenden Wachstums erbracht werden. Wir stimmen in unserer Auffassung weitgehend überein mit der von HOFF, der die Myeloblastenleukämie für eine Phase des Versagens des Marks hält, das der Körper mit einem allerdings meist mißglückenden Regenerations- bzw. Kompensationsvorgang hintanzuhalten versucht.

Mit dieser Auffassung lassen sich nun auch die Grenzfälle und Übergänge der Panmyelophthise zur akuten Leukämie erklären. Bezüglich der myeloischen Metaplasie liegen bei der Panmyelophthise gleichartige Verhältnisse vor wie bei der Osteosklerose, schweren Blutungen usw. Auch bei der Panmyelophthise herrscht ein Mangel an Blutzellen in der Peripherie mit entsprechenden Anforderungen an das Mark, denen dieses nicht mehr gerecht werden kann. Es kommt daher zur Heranziehung extramedullärer Blutbildungszentren. Offenbar ist aber bei einem Teil der Fälle analog den Verhältnissen im Mark zwar die Fähigkeit zur Bildung extramedullärer Metaplasien erhalten, die Fähigkeit zu ihrer Ausreifung jedoch verlorengegangen, so daß sie für den Organismus praktisch wertlos bleiben. Unter der immer größeren Notlage kann in Fällen mit erhaltener Zellbildungsfähigkeit, aber gestörter Reifung eine immer umfangreichere myeloische Metaplasie entstehen, aus der immer mehr unreife Zellen in die Peripherie abgegeben werden. Da sich die gleichen Vorgänge auch im Mark abspielen, entsteht schließlich in jeder Hinsicht das Bild der akuten Leukämie, deren Entwicklung wir uns ganz allgemein in ähnlicher Weise vorstellen möchten. Dieses Geschehen haben, wie schon erwähnt, STODTMEISTER und BÜCHMANN, deren Darstellung wir weitgehend gefolgt sind, als „frustrane, kompensatorische Hyperplasie und Metaplasie" bezeichnet, um damit zum Ausdruck zu bringen, daß es sich grundsätzlich um einen Ausgleichsversuch handelt, der aber angesichts der verlorengegangenen Reifungsfähigkeit zum Scheitern verurteilt ist. Ihre Betrachtungsweise scheint den Verhältnissen besser gerecht zu werden als die Meinung GLANZMANNs, der einfach eine ungehemmte Teilungsfähigkeit der Myeloblasten durch das Ausbleiben der Differenzierung annehmen möchte. Es ist weiterhin HOFF [9] zuzustimmen, daß Markhyperplasie und myeloische Metaplasie grundsätzlich rückbildungsfähig sind, auch bei sog. akuter Leukämie, wenn die zugrunde liegende Schädlichkeit beseitigt werden kann. HOFF sah bei „leukämoiden Reaktionen" im Ausheilungsstadium der Agranulocytose bis 100000 Leukocyten, darunter massenhaft atypische Myeloblasten mit Hiatus leucaemicus auftreten, sowie eine erhebliche Milz- und Lebervergrößerung, die durch eine myeloische Metaplasie bedingt gewesen sein dürfte. Alle diese Veränderungen bildeten sich bei der anschließenden Heilung völlig zurück. Beim Myeloblastenschub von einer grundsätzlichen Heilung*tendenz* zu sprechen (HOFF [9]), erscheint aber nicht glücklich, eher von einem letzten Heilungs- oder Abwehr*versuch* (NORDENSON [4]), der aber bereits die Zeichen des Zusammenbruchs in sich trägt und nur, wenn die Noxe sich raschest behebt, wie bei manchen anaphylaktischen Agranulocytosen und anderen seltenen Fällen, noch zur Wiederherstellung führen kann.

Daß solche Hyper- und Metaplasien nur bei einem kleinen Teil der Panmyelophthisefälle auftreten, kommt wohl daher, daß bei den meisten Kranken die Reaktionsfähigkeit des hämatopoetischen Systems — auch extramedullär — durch den Krankheitsprozeß mehr oder weniger schwer beeinträchtigt ist. Die Reifungshemmung kann schließlich so weit gehen, daß es überhaupt nicht mehr zur Bildung hämatopoetischer Zellen kommt und ein zellarmes, vorwiegend Reticulum-, Endothel- und Bindegewebszellen enthaltendes Fett-, Gallert- oder Fasermark, also das Bild der Markphthise im pathologisch-anatomischen Sinn entsteht.

So klären sich auch die Beobachtungen über Übergänge der einen Panmyelophthiseform in die andere und die Remissionen, denen dann manchmal eine finale Leukämie folgt (s. S. 313). Wie bei anderen Krankheiten, deren letztere innere Ursache wir nicht kennen, so z. B. dem hämolytischen Ikterus und auch der perniziösen Anämie, können Spontanschwankungen mit verschieden tiefgreifender Störung durch das schädigende Agens auftreten. Dabei können Phasen, in denen die gesamte Zellbildung gehemmt ist, wechseln mit solchen, bei denen nur die Ausreifung mehr oder weniger stark behindert wird und schließlich mit — meist allerdings nur kurzen — Perioden, bei denen die Zellen wieder reifen und ausgeschwemmt werden können. In solchen Fällen kann auch das Sternalmark eine annähernd normale Zusammensetzung zurückgewinnen. Da aber die der Erkrankung zugrunde liegende Störung offenbar nur in den seltensten Fällen für die Dauer reversibel ist, kommt es früher oder später unter erneuter Reifungshemmung zum Rezidiv. Dieses kann dann auf dem beschriebenen Wege in das Bild der Myeloblastenleukämie übergehen. HENNING, der als erster einen solchen durch Sternalpunktion kontrollierten Fall beobachtet hat, bei dem zunächst eine Panmyelophthise, dann eine Remission mit Normalisierung des Sternalpunktats und schließlich eine akute Myeloblastenleukämie entstanden war, hat bereits auf die Notwendigkeit innerer Beziehungen hingewiesen, ohne aber auf die Art der Zusammenhänge näher einzugehen. Dies ist erst durch HOFF und STODTMEISTER und BÜCHMANN geschehen.

Fassen wir das Gesagte noch einmal kurz zusammen, so ergibt sich etwa folgendes Bild:

Die essentielle Knochenmarksinsuffizienz führt meistens zum klinischen Syndrom der Panmyelophthise (Panhämocytophthise nach STODTMEISTER) oder ihren Teilbildern (aplastische Anämie, aplastische Granulocytopenie, aplastische Thrombopenie). Diese kann entweder primär mit einer Aplasie des Marks einhergehen (Fettmark = Panmyelophthise im engeren pathologisch-anatomischen Sinn) oder über die zugrunde liegende Ausreifungshemmung und den Reiz des peripheren Zellmangels zu einer „frustranen kompensatorischen Hyperplasie", evtl. mit extramedullären Blutbildungsherden führen. Aus dieser letzteren wiederum kann sich entweder durch allmähliche Erschöpfung eine Markaplasie oder durch weitere Zellvermehrung — nach STODTMEISTER und BÜCHMANN: maligne Entartung — eine „akute Leukämie" entwickeln.

HOFF war bereits früher zu einer ähnlichen Zusammenfassung gekommen, die unseres Erachtens insofern besser als die von STODTMEISTER und BÜCHMANN ist, als sie nicht von der Tumorätiologie ausgeht und deshalb den Begriff der malignen Entartung als Ursache eines gelegentlich remittierenden Krankheitsbildes nicht einzuführen braucht. Der von HOFF verwendete Name „myeloische Insuffizienz" als Oberbegriff ist jedoch wegen des sonst für eine bestimmte Zellreihe vorbehaltenen Wortes „myeloisch" mißverständlich und die STODT-MEISTERsche Bezeichnung deshalb vorzuziehen. Nicht ganz zu folgen vermögen wir ferner HOFF in der straffen und engen Zusammenfassung der Panmyelophthise und akuten Leukämie in ein einziges Krankheitsbild, in dem diese nur noch verschiedene Phasen darstellen, die sich beliebig abwechseln können („Phasenwandel"). Die auch hier ausführlich geschilderten Beziehungen zwischen beiden Erkrankungen dürfen unseres Ermessens den Blick nicht trüben dafür, daß in der Mehrzahl der Fälle während des ganzen Krankheitsverlaufes keine Übergänge zwischen der akuten Myeloblastenleukämie und der meist ausgesprochen chronischen Panmyelophthise vorkommen. Der Begriff der essentiellen Knochenmarksinsuffizienz muß daher etwas weiter und lockerer gefaßt werden als Sammelbezeichnung für alle auf einer Hemmung der normalen Blutzellbildung und -reifung beruhenden Krankheiten. Die Panmyelophthise ist eine dieser Krankheiten; auf dem Boden der ihr zugrunde liegenden Knochenmarksinsuffizienz und Reifungsstörung und auf dem Wege über die geschilderten Vorgänge der kompensatorischen Hyperplasie und Metaplasie kann sich gelegentlich eine „akute Leukämie" entwickeln, ähnlich wie es manchmal auch bei schweren septischen Infektionen sowie in fortgeschrittenen Stadien der chronischen Leukämie, bei denen es ebenfalls zur Insuffizienz des Marks kommt, geschieht. Die Panmyelophthise bleibt somit ein eigenes Krankheitsbild oder zum mindesten — solange wir ihre eigentlichen Ursachen nicht kennen — ein klinisch fast immer scharf umrissenes Syndrom.

D. Sekundäre Panmyelophthise-Formen und verwandte Zustände von Knochenmarksinsuffizienz.

Neben der essentiellen Panmyelophthise und den in ihren hauptsächlichen Befunden gleichartigen, durch gewerbliche Gifte, Arzneimittel, Röntgenstrahlen oder Infektionen hervorgerufenen Fällen gibt es eine Reihe von verwandten Zuständen, die hinsichtlich der Pathogenese und des klinischen Bildes wesentliche Verschiedenheiten aufweisen.

Wir unterscheiden:

1. *chemisch-toxisch-infektiöse Schäden,*
    a) *echte Intoxikationen,* meist durch gewerbliche Gifte, vor allem Benzol,
    b) *vorwiegend allergische Schäden,* meist durch Arzneimittel, wie Salvarsan und andere Medikamente, insbesondere Chemotherapeutica,
    c) *Strahlenschäden,* durch Röntgenstrahlen und radioaktive Substanzen,
    d) *Infektionen;*
2. *die splenopathische Markhemmung;*
3. *aplastische Zustände infolge Verdrängung, toxischer Verödung oder Erschöpfung des Knochenmarks* durch Osteosklerosen, Carcinosen und konsumierende Allgemeinerkrankungen.

1. Chemisch-toxisch-infektiöse Schäden.

Die klinischen Befunde werden im nachfolgenden nur insoweit erwähnt, als sie in Beziehung zu pathogenetischen Besonderheiten stehen, zumal sie in den vorhergehenden Kapiteln bereits zu einem großen Teil mitbehandelt wurden.

a) Benzolvergiftung.

Nach der Erstbeschreibung SANTESSONS und der fast gleichzeitigen Beobachtung von LENOIR und CLAUDE ist aus gummiverarbeitenden Industrien. Lackiereleien (Spritzlackierung) und anderen Betrieben, in denen mit Benzol gearbeitet wird (Tiefdruck, Kraftfahrwesen), eine so große Zahl von Vergiftungen veröffentlicht worden, daß das Benzol als die häufigste äußere Ursache der Panmyelophthise gelten muß[1]. DIMMEL berichtete über eine Massenvergiftung. in der fast die ganze Belegschaft einer Gummifabrik erkrankte und unter 66 beschriebenen Fällen 5 tödlich endeten. Das zeigt, daß die Benzolintoxikation eine echte Vergiftung ist, von der alle Menschen ergriffen werden, wenn nur die Dosis genügend hoch ist. Die individuelle Disposition und die jeweilige Abwehrlage ist zwar für das Zustandekommen und den Verlauf der Vergiftung nicht ohne Bedeutung (BECK, S. MEYER), spielt aber demgegenüber eine wesentlich geringere Rolle. Das Krankheitsbild gleicht dem der idiopathischen Panmyelophthise in allen wichtigen Punkten. Ebenso wie bei ihr ist die Schädigung des Knochenmarks der ausschlaggebende Faktor des Krankheitsgeschehens. Daneben scheint aber auch eine Zerstörung der Zellen in der Peripherie vorzukommen. wofür das relativ häufige Auftreten toxischer Veränderungen an den Leukocyten

---

[1] ADLER-HERZMARK, BECK, BERNARD-PICHON, BORMANN, McCLURE, DANYSZ, DEBRAY und Mitarbeiter, DIECKHOFF, DIMMEL, v. DOMARUS, DUKE, DUVOIR, DEROBERT und ALBAHARY, ENGELHARDT (bei diesem weitere chronologisch geordnete Kasuistik), ERF und RHOADS, FELLINGER, FRIEMANN, GOLDWATER, GREENBURG und Mitarbeiter, HAYHURST und NEISWANDER, HEGLER, HOGAN und SCHRADER, HUMPERDINCK, LIND, LITZNER, MALLORY, GALL und BRICKLEY, KRACKE, MATTHES, S. MEYER, S. MEYER und SCHNEIDER, MYTNIK und GENKIN, A. H. MÜLLER, NIKULINA und TITOWA, PERLES und ASKANASY, RAMVAD, STODTMEISTER [1, 3], EMILE WEIL, eigene Beobachtungen; größere Zusammenstellungen bei BOWDITSCH und Mitarbeitern, SELLING und OSGOOD (100 Fälle) und HUNTER (1943).

und die gelegentlich beobachtete leichte Vermehrung der Reticulocyten spricht (STODTMEISTER [3]). Ob die mehrfach beschriebenen mäßigen Milzvergrößerungen hiermit zusammenhängen, ist zweifelhaft, da sie auch durch extramedulläre Blutbildungsherde (BOWDITSCH und Mitarbeiter) und die anderen auch bei der essentiellen Panmyelophthise maßgebenden Ursachen bedingt sein können. SELLING hat bereits 1910 auf Grund tierexperimenteller Befunde das Benzol nicht nur als Myelotoxin, sondern auch als Leukotoxin bezeichnet. ROBINSON und CLIMENKO stellten im akuten Versuch eine Zerstörung der Erythrocyten in der Peripherie mit entsprechendem Reticulocytenanstieg fest. PONTICACCIA hat die leukolytische Kraft von Serum und Organextrakten untersucht und bei Benzolvergiftung eine verstärkte Wirkung der Extrakte aus Leber und Knochenmark gefunden, die aber nicht auf einem Leukolysin im Sinne der Organhämolysine beruhen, sondern wahrscheinlich fermentativer Natur sein soll; eindeutig waren die Befunde jedoch nur im Beginn der Benzolvergiftung. Da Leukocytenzerfallsprodukte einen leukopoetischen Reiz ausüben sollen (HOFF [7], WALLBACH), ist daran zu denken, daß die im Frühstadium der Benzolschädigung gelegentlich beobachteten Leukocytosen (S. MEYER und SCHNEIDER) hierauf beruhen. Für die Meinung, daß auch die Benzolleukämien (s. S.328) auf einen chronischen Reizzustand durch dauernd leicht vermehrten Blutabbau zurückzuführen seien (HOFF [4]), fehlen jedoch bisher entsprechende Beweise. Im ganzen gesehen, ist die hämotoxische Komponente der Benzolwirkung gegenüber der myelotoxischen von untergeordneter Bedeutung; ausschlaggebend für den klinischen Verlauf ist wie bei der essentiellen Panmyelophthise die Schädigung des Marks, die auch nach scheinbar überstandener Vergiftung latent weiter bestehen bleiben kann. Die Ausscheidung des Benzols erfolgt teils unverändert durch die Lungen und die Nieren, teils erscheint es zu Phenol oxydiert und an Schwefel- und Glucuronsäure gepaart im Urin.

Von Interesse ist hier die Feststellung SIMMELs, daß bei der Oxydation von Phenylhydrazin Benzol gebildet wird, das SIMMEL zwar nicht bei der Vergiftung des Menschen, wohl aber in vitro und bei hochdosierten experimentellen Vergiftungen in Blut und Leber von Kaninchen nachweisen konnte, so daß er zur Vermutung kam, daß die Wirkung des Phenylhydrazins bei der Polycythämie auf der Abspaltung kleiner Benzolmengen, d. h. auf einer leichten chronischen Benzolvergiftung beruht.

Andere gewerbliche Gifte führen nur selten zu echten Panmyelophthisen. Xylol und Toluol rufen im allgemeinen eher eine Knochenmarksreizung hervor (DUVOIR und LEROUX); wo ein panmyelophthiseartiges Bild entsteht (KLIMA [3], S. MEYER), ist daran zu denken, daß beide Stoffe in ihrer industriellen Form meist Benzolbeimengungen enthalten (ADLERHERZMARK, HUMPERDINCK [1]). In Einzelfällen wurden nach Trinitro-Toluol (EDDY, EGGERS) Dinitrophenol (IMMERMAN und IMMERMAN), Trichloräthylen (HUBER, MATTHES) und Tetrachlorkohlenstoff (GÜNTHER) Panmyelophthisen beobachtet (experimentelle Befunde mit m-Dinitrobenzol bei KIESE); in den Fällen von MATTHES, der einen ähnlichen von GAENSSLEN zitiert, und von GÜNTHER ist der Zusammenhang jedoch nicht ganz sicher. Die Bedeutung des Benzins ist ebenfalls umstritten (BRUGSCH, ENGELHARDT, HEITZMANN); bei besonders empfindlichen Personen können ausnahmsweise schwerere Knochenmarksschädigungen auftreten (FRUMINA und FAINSTEIN, GRAN), die aber mehr mit Leukocytosen einhergehen. Das Saponin, mit dem ISAAK und MOECKEL Panmyelophthisen mit Fettmarkbildung erzeugen konnten, spielt in der menschlichen Pathologie keine Rolle.

In Rußland wird seit einigen Jahren eine Krankheit beobachtet, die nach Genuß von Getreide auftritt, das unter Schnee überwintert hat und schimmelig geworden ist. Nach BRUMPT beginnt sie mit einer Stomatitis. Nach deren Abheilung folgt ein leukopenisches Stadium, an das sich unter septisch-nekrotisierender Angina, Pharynxnekrosen und hämorrhagischer Purpura mit Massenblutungen eine Agranulocytose, aplastische Anämie und Thrombopenie anschließen, also das vollentwickelte Bild der akuten hämorrhagischen Aleukie. Die ersten Krankheitssymptome entwickeln sich nach Genuß von durchschnittlich 1—2 kg des schwarz aussehenden und fade schmeckenden Getreides, wobei die Zubereitung (Suppen, Brot) ohne Einfluß ist; nach Hirse oder Buchweizen können dieselben Erscheinungen auftreten. Seit Erkennung der ursächlichen Bedeutung des Getreidegenusses ist bei rechtzeitig, d. h. vor Beginn der Aleukie einsetzender Behandlung mit Magenspülungen, Brech- und Abführmitteln,

evtl. Bluttransfusionen die Letalität von anfänglich 100% auf etwa 32% zurückgegangen. Spontanrezidive können vorkommen. Als Krankheitsursache wird ein von
Schimmelpilzen gebildetes Toxin angenommen, das aber noch nicht isoliert werden konnte.
Die Tierpathogenität ist gering. Nach dem, was bisher bekannt geworden ist, handelt es
sich um eine Panmyelophthise auf dem Boden einer echten Intoxikation (Brumpt).

b) Arzneimittelschädigungen.

Während bei Benzol und den übrigen erwähnten Stoffen eine echte Vergiftung
mit einer relativ geringen individuellen Variation der toxischen Dosis vorliegt,
handelt es sich bei den Arzneimittelintoxikationen im wesentlichen um individuelle Überempfindlichkeiten, bei denen völlig normale therapeutische Dosen,
ja selbst kleinste Gaben, schwere Vergiftungsbilder hervorrufen können. Besonders charakteristisch und gut studiert sind diese Verhältnisse bei den Arznei-
mittelagranulocytosen (H. E. Bock) und der Sedormidpurpura, bei denen durch
$1/_2$—1 Tablette Pyramidon oder Sedormid per os schwere Leukocytenstürze bzw.
völliges Verschwinden der Thrombocyten hervorgerufen werden können (H. E.
Bock [5]). Selbst mit 0,0003 g Antipyrin (Damashek und Colmes) oder 0,000022 g
Neosalvarsan intracutan (Hansen) können bei sensibilisierten Menschen ähnliche
Reaktionen ausgelöst werden, so daß die allergische Natur dieser Krankheitsbilder unzweifelhaft ist. Nachdem neuerdings Moeschlin und Wagner durch
Übertragung des Blutes von Pyramidonagranulocytosen auch bei Gesunden Leukocytenstürze erzielen konnten, ist anzunehmen, daß das Blut solcher Kranker
spezifische Allergene enthält.

Während nach Sedormid nur reine Thrombopenien, nach Pyramidon und
Barbitursäurederivaten fast nur reine Agranulocytosen auftreten (Ausnahmen
vielleicht in 2 Fällen von Luchsinger und Matthes), führt das Salvarsan nicht
nur häufig zu Agranulocytosen, sondern neben selteneren isolierten Störungen
anderer Blutzellsysteme vor allem auch zum Vollbild der Panmyelophthise[1].
Im allgemeinen ist die Allergie streng spezifisch und tritt schon beim Übergang
zu verwandten Präparaten — z. B. Salvarsannatrium an Stelle von Neosalvarsan — nicht mehr in Erscheinung. Nach den Tierversuchen von Rosentul,
Winnikowa und Studnizyn kann Salvarsan allerdings auch als unspezifischer
Sensibilisator wirken. Vielfach besteht schon vorher eine Disposition bzw.
latente Markschwäche. Sie ist in dem Fall von Heinsen und Wachter, bei dem
nach einer einmaligen kleinen Neo-S-Dosis ein totaler Thrombocytenmangel
mit akut tödlichem Ausgang eintrat, möglicherweise in einer präexsistenten
Benzolschädigung zu suchen, da der Kranke Monteur gewesen war. Sonst kommen
außer einer familiären Markschwäche Infekte und andere interkurrente Erkrankungen als disponierende Momente in Betracht. Kuhl hält es für möglich, daß auch
die verschlechterte Ernährungslage für das vermehrte Auftreten von Salvarsan-
schädigungen in den Nachkriegsjahren von Bedeutung ist. Besonders Kranke
mit Fokalinfekten (Allergie! Kleine-Natrop) und alte Luiker mit Neigung zu
Leukopenie scheinen stärker gefährdet zu sein, so daß bei diesen die Indikation
zur spezifischen Kur sorgfältig abgewogen werden muß. Matthes berichtet
über einen Fall, bei dem sich während der Kur aus einer chronischen Leukopenie

---

[1] Reine aplastische Anämien: Scharff und Neumann [2], Severin; isolierte Thrombo-
penien: Heinsen und Wachter, Schürer und Waldheim; Panmyelophthisen: Bermier,
Biava und Lucrezi, H. E. Bock, Boon und Walton, Ciscar-Rius, v. Domarus, Farley,
Freeman, Gorke, Hart und Humble, Heckner, Kirkham und Perlmutter, Kleine-
Natrop, Kochs, Lachniet, Leger, Lellan und Buron, Lovisato, Luchsinger, Lundt,
Matthes, Moore und Keidel, Poli, Rof und Benito, Rosentul, Winnikowa und Stud-
nizyn, Semenza, Thums, Ugriumow und Idelsohn u. a.; Zusammenstellung von 200 Fällen
bei Kadin.

eine schwere Panmyelophthise entwickelte; nach Besserung des Zustandes blieb die Leukopenie weiter bestehen und führte im späteren Verlauf auch ohne Salvarsan zu zwei Agranulocytoserezidiven. Da die große Mehrzahl der Schädigungen bei kombinierten Kuren auftritt und auch Wismut (AUBERTIN und Mitarbeiter, DASSEN und RAY, RASTELLI, SÉZARY und BOUDIER) und Quecksilber (WIEDEMANN) hin und wieder zu ähnlichen Bildern geführt haben, kann die Erkennung der wirklichen Noxe im Einzelfall schwierig sein; im allgemeinen wird man bei der ganz überwiegenden Bedeutung des Salvarsans dieses als Ursache ansehen dürfen. Nach experimentellen Befunden von JANCSO wird das Arsenobenzol im Reticuloendothel und speziell im Knochenmark gespeichert. LANG glaubt, daß nur die Salvarsan-Agranulocytose, die meist bei der ersten Kur auftrete, allergischer Natur sei, während der bei der zweiten oder dritten Kur beginnenden Salvarsan-Panmyelophthise eine chronische Benzolintoxikation zugrunde liege. Nach unseren Erfahrungen kommen beide Erkrankungen vorwiegend bei Wiederholungskuren vor, und zwar so oft vergesellschaftet mit anderen Überempfindlichkeitsreaktionen — Dermatitis, Encephalitis, Hepatitis —, daß wir sie einheitlich als Folge einer meist bei den vorhergehenden Kuren erworbenen Allergie auffassen. Auch anorganische Arsenpräparate sind gelegentlich für das Auftreten aplastischer Knochenmarksschädigungen verantwortlich gemacht worden (ISAACS, LAWSEN, JACKSON und CATTANACH, LUCHSINGER, WHEELIHAN); da aber die Arsenkuren meist bei schweren Grundkrankheiten durchgeführt wurden, sollte ihre ätiologische Bedeutung nicht überschätzt werden.

Dagegen haben Goldpräparate (Solganal usw.) schon öfter schwere Panmyelophthisen hervorgerufen (BOON und WALTON, DAMASHEK, ELLMANN und LAWRENCE, GAUTIER, SEIDMANN und BAUDOUIN, HALBERKANN, KEMPF, KOPPENHÖFER, LEITNER, LOCKY, NORCROSS und GEORGE, LUCHSINGER, SAUERTEIG, SCHWARTZ und HEISE, ORESTANO, WEIL, OUMANSKY und LANGLOIS, WEISSENBACH und Mitarbeiter, WINTROBE, STOWELL und ROLL). Einen entsprechenden Fall nach Kollargol sahen HERZOG und ROSCHER.

Auch Atebrin scheint als Ursache in Frage zu kommen. Jedenfalls beobachteten DRAKE und MOON im Südwestpazifik zahlreiche Fälle von Atebrin-Dermatitis, von denen 7 durch eine nachfolgende aplastische Anämie tödlich endeten. Das gleiche kann bei Schwarzwasserfieber bzw. nach Chinin geschehen (CHAPUIS und HEMMELER, DITTRICH und HITTMAIR JR. (Togal), SCHULTZ [1, 2]). Auch hier dürften chronische Infekte eine begünstigende Rolle spielen (DITTRICH und HITTMAIR JR.). — W. FRANK sah bei einem 3$\frac{1}{2}$jähr. Mädchen mit Disposition zu toxisch-allergischen Reaktionen nach einer Santoninkur eine Panmyelophthise auftreten, die in Heilung ausging.

Bei Sulfonamiden sind Leukopenien häufig, Panmyelophthisen dagegen selten und setzen im allgemeinen eine bereits bestehende Schädigung des Marks voraus (GLANZMANN [2]); nach MARKOFF kommen Leukopenien, thrombopenische Purpura und aplastische Anämien (K. KLEIN) vor, wobei die Toxizität in der Reihenfolge Sulfanilamid — Sulfapyridin — Sulfathiazol abnehmen soll. Nach dem letzteren Präparat haben MEYER und PERLMUTTER eine aplastische Anämie mit Leukopenie, STRAUSS eine reine aplastische Anämie beobachtet. Im Tierversuch fanden MACHELLA und HIGGINS eine Verminderung der Erythrocyten, die am stärksten nach Sulfanilamid war. Die Überempfindlichkeit soll auch bei den Sulfonamiden so spezifisch sein, daß nicht nur gegen ihre allgemeine Anwendung bei Panmyelophthise keine Bedenken bestehen, sondern sogar bei Allergie gegen ein bestimmtes Derivat die Fortsetzung der Therapie mit einem anderen statthaft sein soll; durchweg wird man sich aber dazu doch nicht gern entschließen.

Bei den meisten Antibiotica scheint die Gefahr geringer. Nach Penicillin wurden flüchtige Leukopenien bis unter 2000 pro Kubikmillimeter mit Markhemmung beschrieben (LEHMANN), jedoch keine echten Agranulocytosen oder gar Panmyelophthisen. Auch nach Streptomycin treten (neben den bekannten

Schädigungen des N. Statoacusticus) meist nur Leukopenien, manchmal aber auch Thrombopenien (GILG) und vereinzelt Panmyelophthisen auf (im Falle HAIZMANN und HOMMEL mit günstigem, im Falle GAEDE und PALM mit tödlichem Ausgang). Ähnliches gilt für das Conteben (Agranulocytosen: HEILMEYER, KAHRS, MERKEL, STURM, WINDOLPH und ARNOLDS. Thrombopenien: KUHLMANN und KNORR, SCHMIDT-VOIGT und GENSCH. Aplastische Anämien: KUHLMANN und KNORR. Panmyelophthisen: SCHMIDT und BLAHA). Das Isonicotinsäurehydrazid scheint nach den bisherigen Erfahrungen die Blutbildung kaum zu beeinflussen. Dagegen sind in jüngster Zeit nach Chloromycetin in größerer Zahl tödlich verlaufene Panmyelophthisen mit Aplasie des Knochenmarks beobachtet worden (CLAUDON und HOLBROOK, HARGRAVES, MILLS, HECK, RHEINGOLD und SPURLING, HAWKINS, LEDERER und WOLMAN, LOYD, SMILEY, CARTWRIGHT und WINTROBE, STURGEON, WILSON, HARRIS u. a.); da sie durchweg erst nach wiederholter, langdauernder Anwendung mit entsprechend hohen Gesamtdosen aufgetreten sind und andererseits das Chloromycetin ein Nitrobenzolradikal enthält, ist es noch unentschieden, ob sie zu den Arzneimittelallergien oder mehr zu den echten Intoxikationen (Benzol) zu rechnen sind.

Die Thiourazilderivate führen ebenfalls öfters zu Leukopenien, spielen aber als Ursache vollentwickelter Panmyelophthisen keine allzu große Rolle; während MOORE bei 1091 Fällen 19 und SELIGMAN bei 1985 Fällen 31 Agranulocytosen, aber keine Panmyelophthisen beobachteten, erwähnen VAN WINKLE und Mitarbeiter auf Grund eines Beobachtungsgutes von 5745 Patienten neben 2,5% Granulopenien auch Anämien und Purpura. Ebenso sahen GENNES, BRICAIRE, COURJARET und DELTOUR, sowie GREENBERG und BRUGER nach Methyl-, Propyl- und Benzylthiourazil nur Leukopenien, während FEWELL, ENGEL und ZIMMERMANN auch eine thrombopenische Purpura erlebten. — Ausnahmsweise kann auch nach Colchizin eine Panmyelophthise auftreten (BOON und WALTON).

Dagegen hat die Therapie mit den moderneren cytostatischen Stoffen, insbesondere Urethan und Lost, wiederholt zu schweren Knochenmarksschädigungen geführt, die aber auch vorwiegend die Leukopoese betreffen. Speziell bei lymphatischen Leukämien, bei denen ohnehin die Granulocytenbildung geschädigt ist, scheint in der Urethananwendung nach unseren Erfahrungen besondere Vorsicht am Platze zu sein. Jedenfalls haben wir nach Urethanbehandlung lymphatischer Leukämien des öfteren schwere Granulopenien, z. T. mit tödlichen agranulocytotischen Pneumonien erlebt. Entsprechend den schweren Knochenmarksaplasien, die KRUMBHAAR im Ersten Weltkrieg nach Senfgasvergiftungen sah, und den Veränderungen an Blutzellen und Knochenmark, die KINDRED bei Ratten ähnlich wie mit Röntgenstrahlen auch mit Lost erzeugen konnte, haben sich bei der Losttherapie von malignen Tumoren, Lymphogranulomatosen usw. derart oft Leukopenien und panmyelophthiseartige Bilder mit entsprechenden klinischen Symptomen ergeben, daß der praktische Wert dieser Behandlungsmethode hierdurch wesentlich eingeschränkt wird. Auch von anderen Autoren sind nach Lost teils reversible (GOLDECK), teils irreversible Knochenmarksaplasien beobachtet worden (BATEMANN, KLOPP und CROMER, SWEITZER, CUMMING und MCAFEE; weitere Literatur bei HEILMEYER und BEGEMANN). Beim Triäthylenmelamin (TEM), das zum Lost chemische Beziehungen hat, scheint die Gefahr von Markschädigungen bis zur Panmyelophthise ebenfalls erheblich zu sein (KRAVITZ, DIAMOND und CRAVER; weitere Literatur bei L. und J. HEILMEYER und PRIBILLA). Schließlich können auch nach Aminopterin neben anderen toxischen Symptomen tödliche Knochenmarksaplasien auftreten (TAYLOR, HASS, CRUMRINE und SLAUGHTER).

Die cytostatischen Stoffe führen in hoher Dosierung bei vielen Menschen zu Störungen des Zellwachstums. Die individuelle Empfindlichkeit ist jedoch offenbar recht verschieden und kann sich im Behandlungsverlauf relativ plötzlich ändern, so daß die genannten Substanzen eine Mittelstellung zwischen den reinen Giftwirkungen (wie bei Benzol) und toxisch-allergischen Schäden einzunehmen scheinen.

Das aus Amerika stammende Antiepilepticum Mesantoin und andere Hydantoinpräparate haben desgleichen wiederholt zu schweren Blutbildungsstörungen mit hämorrhagischer Diathese und Exanthemen geführt, die teilweise überwunden wurden, vielfach aber auch unter autoptisch nachgewiesener Markaplasie tödlich endeten, so daß bei der Anwendung dieser Mittel besondere Vorsicht angebracht erscheint (BEST und PAUL, BLOOM, LYNCH und BRICK, BONDUELLE, DAVIES, FISCH und FISCHER, ENGLAND und EACHERN, FORSTER und FRANKEL, FRANK und HOLLAND, GARVIN und GIBBS, GAUSTAD, HARRISON, JOHNSON und AYER, JONES, KOZOL, MALAN und HARRISON, MANNHEIMER, PAKESCH, REIMER und VETTER, McKAY und GOTTSTEIN, NIELSEN, OLDENBERG, ROHRBACH, RUSKIN). — Schließlich sah WOLK nach BCG-Impfung eine akute allergische Panmyelophthise mit letalem Ausgang bei einem Patienten, bei dem anscheinend eine konstitutionelle Disposition (Anämien und Lymphocytosen in der Familie) bestand.

Wenn es sich bei den geschilderten Vorkommnissen auch meist um Einzelfälle handelt, so kann man sich doch des Eindruckes nicht erwehren, daß die Neigung zu medikamentösen Blutbildungsstörungen zugenommen hat. Es erscheint daher notwendig, bei der Anwendung der genannten Präparate und der Erprobung neuer chemotherapeutischer und cytostatischer Stoffe die Blutbefunde sorgfältig zu überwachen, damit die überragenden therapeutischen Fortschritte auf diesen Gebieten nicht durch üble, mit entsprechender Vorsicht meist vermeidbare Zwischenfälle beeinträchtigt werden.

c) Strahlenschäden.

Strahlenschädigungen des hämatopoetischen Systems sind schon verhältnismäßig bald nach Einführung der Röntgenstrahlen beobachtet und von HEINEKE ausführlicher beschrieben worden. Bei einem Teil der Fälle handelt es sich um berufliche Schädigungen (Ärzte, Schwestern, technische Assistentinnen, Röntgenröhrenarbeiter), bei einem anderen um Schäden bei der therapeutischen Strahlenanwendung, vor allem bei Tumordosen, aber auch bei Bestrahlung von Hauterkrankungen, Analfisteln usw.[1]. Über die dabei auftretenden Veränderungen am Mark haben DUNLOP, HAMPERL, HSÜ und MA, HENSHAW und WEGELIN berichtet, sowie ENGLMANN, der betont, daß bei den üblichen Tumordosen eine Dauersterilisierung des Marks mit Verschwinden des Markparenchyms entstehen kann. Experimentelle Untersuchungen ergaben, daß das hämatopoetische Gewebe bezüglich seiner Strahlenempfindlichkeit an der Spitze aller Gewebe steht (PFEIFFER). Dabei ist nach BAUER die Erythropoese etwa ebenso empfindlich wie die Leukopoese, jedoch gleichen sich die Schäden der ersteren schneller aus. Die Sensibilität der unreifen Zellen, insbesondere der Myeloblasten, ist relativ gering. Was die Zellsysteme im einzelnen betrifft, so werden nach TÖPPNER zuerst die Lymphocyten betroffen, dann folgen Leukocyten, Erythrocyten, Riesenzellen, Reticuloendothelzellen und schließlich die Plasmazellen. Dem Verschwinden der Granulocyten geht im akuten Versuch manchmal eine kurzdauernde Zunahme voraus, die möglicherweise wie beim Benzol durch einen Ausschwemmungsreiz durch den Zellzerfall hervorgerufen sein kann. Eine echte Wachstumsanregung ist im bestrahlten Gebiet nicht zu erkennen; andererseits

---

[1] BEHR, BOON und WALTON, COSTA, FIESSINGER, GAULTIER und LAUR, GAVAZZENI und MINELLI, GROEDEL und LOSSEN, HEGLER und GRIESBACH, DEN HOED, LEVIE und STRAUB, KOELSCH, LELLAN und BURON, LUCHSINGER, NISSEN und SCHILLING, ROLLESTON, SCHILLING [2], SCHRETZENMAYR, SCHULTEN [4], WEGELIN, ZACCARIA.

entwickeln sich im Tierversuch keine indirekten Schäden an unbestrahlten Markabschnitten. Das Auftreten eines Rö-Leukotoxins, das (nach KOELSCH) CURSCHMANN und GAUB, sowie LINSER und SELLER gefunden haben wollen, ist nach den sonstigen experimentellen Befunden und dem hämatologischen Bild nicht sehr wahrscheinlich. Histologisch kommt es bereits frühzeitig zu einer echten Entvölkerung des Marks mit Wucherung des Zwischengewebes. Nach FLORENTIN und BINDER beginnt die Regeneration nach akuten Schädigungen bei jugendlichen Organismen nach 3 Wochen, im Alter oft erst nach Monaten. Bei chronischen Einwirkungen kommen ziemlich große Intervalle bis zum Manifestwerden der Erkrankung vor (TELEKY). ZADEK hat auch im Experiment lange Nachwirkungen und Spätauslösungen gesehen; entsprechend dem meist zellarmen aplastischen Mark war die Zahl der irreversiblen Schädigungen und der Rezidive erheblich. Daß ausnahmsweise neben Markhyperplasien (LEUBNER, WEGELIN) auch Leukämien auftreten können, sowohl beim Menschen, wie im Experiment, wurde bereits erwähnt (s. S. 328). Durch die inzwischen entwickelten Schutzvorschriften haben sich die Gefahren der Röntgenstrahlen bei medizinischer Anwendung wesentlich vermindert.

Gleiche Erscheinungen wie die Röntgenstrahlen kann auch das Radium hervorrufen, und zwar sowohl aplastische Anämien und Leukopenien wie Leukämien (GOODFELLOW, GOUDSMIT und LEVIE, KOELSCH), jedoch kommen hier wesentlich häufiger ausgesprochen hyperplastische Markbefunde vor (ADAMS, MARTLAND, WEGELIN). Die größte Zahl der Schädigungen ereignete sich in der Leuchtfarbenindustrie (MARTLAND). Die dabei auftretenden Kiefernekrosen (CASTLE, DRINKER und DRINKER) sind außer auf die Agranulocytose vor allem auf lokale Strahlenwirkungen zurückzuführen, ähnlich wie die Radiumosteosarkome und der Röntgenkrebs. In der Thorium-X-Industrie kommen gleichfalls Schädigungen des hämatopoetischen Gewebes vor (WEIS und LACASAGUE; entsprechende experimentelle Befunde bei WALLBACH). Die Anwendung des thoriumhaltigen Thorotrasts hat ähnliche Schädigungen mit sich gebracht. SPIER, CLUFF und URRY sahen eine tödliche Aleucia haemorrhagica 9 Jahre nach einer Thorotrastdarstellung der Leber, bei der in der Milz und dem sehr zellarmen Knochenmark noch radioaktive Substanzen nachweisbar waren; ferner fanden sich Nekrosen in der Leber, sowie ein dunkelgraues Pigment in Leber, KUPFFERschen Sternzellen, Lymphknoten, Milz und Knochenmark. Nach diesen und ähnlichen Befunden anderwärts ist der Gebrauch thoriumhaltiger Kontrastmittel weitgehend wieder verlassen worden.

Schwere Markschäden wurden auch bei den Atombombenwürfen in Japan beobachtet. BECK und MEISSNER sahen bei 20 Fällen das typische Bild der Panmeylophthise, das durch 7 Obduktionen bestätigt wurde. Die Markschädigung erreichte ihren Höhepunkt nach 5 Wochen und führte zu Werten des Hb zwischen 70 und 13%, der Erythrocyten zwischen 3,0 und 0,6 Millionen, der Leukocyten zwischen 5100 und 125, ferner zu Thrombopenie und hämorrhagischer Diathese. Die gleichen Beobachtungen machte KELLER bei 21 Patienten. Ein Teil der Kranken hatte Fieber und Leber- und Nierenschädigungen. Es bestand starke Appetitlosigkeit mit häufigem Erbrechen wie bei Röntgenüberdosierung. Die Schäden waren außerordentlich hartnäckig und erforderten monatelange Krankenhausbehandlung. Bei 5 der 21 Fälle KELLERS trat der Tod ein (durchschnittlich nach 26 Tagen). Auch nach LASKIN erreichte die Leukopenie ihren Tiefpunkt erst am 28. Tage, während sich die meisten Todesfälle am Ende der 7. Woche ereigneten. In schwersten Fällen führt die hämorrhagische Diathese schon in 4—7 Tagen zum Tode, während Spättodesfälle noch nach 2—4 Monaten eintreten können (HEILMEYER, SCHLUNGBAUM). Im allgemeinen entwickelt sich nach LE ROY die Erythropenie erst nach 6—8 Wochen und kann ebenso wie die früher einsetzende und für die Prognose maßgebende Leuko- und Thrombopenie durch Transfusionen, Infusionen und Antibiotica (Penicillin) oft lebensrettend beeinflußt werden. Bei den Tierversuchen auf Bikini (CRONKITE, TULLIS und WARREN) wurden Ziegen und Schweine Strahlenintensitäten von 100—20000 r ausgesetzt. Bei mehr als 1000 r trat der Tod meist in einer Woche unter massiver hämorrhagischer Diathese mit Thrombo- und Leukopenie ein; aber auch bei weniger als 300 r wurden toxische Symptome beobachtet. Dagegen sind maligne Tumoren nach den Atombombenwürfen bis jetzt nicht aufgetreten (WARREN).

d) Infektionen.

Die foudroyant verlaufenden Allgemeinfunktionen im Rahmen der Panmyelophthise sind zum größten Teil als sekundär aufzufassen. Das gilt unter anderem auch für die Tuberkelbacillensepsis (HEILMEYER und BEGEMANN, A. H. MÜLLER, SIEGMUND, STEINBRINCK). Besonders eindrucksvoll ist ein Erlebnis von HOFF [9], der nach einer Blutentnahme aus der Fingerbeere eine von der Stichstelle ausgehende, durch nichts zu bekämpfende Phlegmone mit tödlicher Sepsis beobachtete. Umgekehrt sieht man aber bei manchen schweren, vor allem chronischen Infektionen erst in deren Verlauf allmählich hypoplastische Blutbefunde auftreten, die sich bis zu kompletten Panmyelophthisen weiterentwickeln können. Auch bei akuten Infektionen können, wenn sie genügend massiv sind oder eine schlechte Abwehrlage oder Allergie besteht, rapide Markinsuffizienzen auftreten, beispielsweise bei einer von PARCHATKA beobachteten otogenen Sepsis eines 13tägigen Kindes, das unter dem Bild der Agranulocytose starb, während sein eineiiges Zwillingsgeschwister völlig gesund war. Auch bei einem $3^1/_2$ Monate alten Mädchen (HOTZ) mit einer schweren Anämie und Leukopenie, Reifungsstörung im Mark und Leber- und Milztumor dürfte die dabei vorliegende Furunkulose das Primäre gewesen sein, da die Krankheit in Heilung ausging, was bei einer endogenen Panmyelophthise bei einem Säugling nicht zu erwarten gewesen wäre. Weitere Fälle von wahrscheinlich sekundärer Panmyelophthise wurden bei Streptokokken- und Staphylokokkensepsis beschrieben, die dann manchmal unter typhösen Bildern verlaufen und bei der Sektion aplastisches Fettmark ergeben (BARTA und ERÖS, LOEPER und LOEWE-LYON, LUCHSINGER, MARCHAND). Auch Puerperalfieber (BARBERIS) und Endokarditis (HEILMEYER [2]), LUCHSINGER) wurden als Ursachen angesprochen. Die chronische Osteomyelitis kann sowohl als septischer Prozeß wie als Focus eine Rolle spielen (s. Fall 22, S. 306). Relativ häufig sind Panmyelophthisen im Verlauf akuter und vor allem chronischer Polyarthritiden beobachtet worden (BAISCH, KAHLMETER und GUNNAR, LUCHSINGER, MATTHES, ROHR). ROHR nimmt an, daß bei diesen und bei der Lues (BENEDETTI und NUTI, HEILMEYER [2], LOTZ, LUCHSINGER, MATTHES, PRETI) die Panmyelophthise vielfach auf dem Wege über eine chronische Entzündung des Knochenmarks entsteht (hierüber und über die Rolle der Fokalinfekte s. S. 351 u. 357).

Eine nicht unwesentliche ursächliche Bedeutung scheint den Darminfektionen zuzukommen, worauf besonders BRUGSCH hinweist. Jedenfalls sollte bei Erhebung der Anamnese immer in dieser Richtung gefahndet werden (s. auch S. 353). Bei schweren Wurmerkrankungen sind gelegentlich aplastische Anämien mit Fettmarkbildung auch in den Rippen beobachtet worden (bei Ankylostomum duodenale von SCHRETZENMAYR, bei Bothriocephalus latus von KRANTZ und NAEGELI [2]). Eine tödliche, offenbar allergische Panmyelophthise sah MÜHLBAUER bei Trichinose. Aus der Leukopenie des Typhus kann sich manchmal das Bild der Panmyelophthise entwickeln. Während HEILMEYER [4] glaubt, daß die Typhusleukopenie mit dem Milztumor zusammenhängt, betont TISCHENDORF [1], daß sie auch bei milzlosen Menschen vorkommt und somit auf eine direkte Markschädigung hinweist; HOFF [3] nimmt an, daß die mangelhafte Marktätigkeit durch die Ansiedelung der Typhusbacillen im Mark verursacht wird. HIRSCHFELD konnte mit einem bestimmten Typhusbacillenstamm beim Kaninchen eine Umwandlung des hämatopoetischen Marks in Fettmark erzeugen. DE FILIPPI beobachtete eine hochgradige Verminderung der Leukocyten, Erythrocyten und Thrombocyten mit zellarmem Mark bei Maltafieber (der Kranke hatte allerdings vorher Arsenbenzol bekommen), und MARKOFF sah einen Morbus Bang unter dem Bild der Panmyelophthise tödlich enden; bei der Sektion fanden sich miliare Bangknötchen mit chronischer Osteomyelitis und Fibrose des Marks, das nur vereinzelt Blutbildungsherde enthielt. Allgemein scheinen Infektionen, die das RES besonders beanspruchen, die Entwicklung von Panmyelophthisen zu begünstigen (MATTHES). Das kann auch für die mit Hypoplasie und mesenchymaler Reaktion des Marks einhergehenden Fälle von chronischer Malaria zutreffen (BENEDETTI und MERLO, MATTHES). Bei diesen ist aber vor allem an die spezielle Rolle des Milztumors zu denken (splenopathische Markhemmung, s. unten).

Letzteres gilt besonders auch für das Felty-Syndrom, das im wesentlichen in einer chronischen Polyarthritis, Splenomegalie, hochgradiger Leukopenie und manchmal auch Anämie besteht und nach CURTIS und POLLARD eine Variante des chronisch-infektiösen Rheumatismus, nach BÜCHLER eine besondere Erscheinungsform der Viridans-Sepsis ist. Das Knochenmark ist hierbei teils unreif-hyperplastisch, teils zellarm (vielfach mit lymphatischer Infiltration), teils aber auch annähernd normal zusammengesetzt (CREMER [2]). Die vielfach beschriebene, allerdings häufig nur vorübergehende Besserung der Blutbefunde nach Milzexstirpation spricht dafür, daß auch hier eine splenopathische Markhemmung im Spiele ist (BÖHLKE, DONNER). Andere Beobachtungen, nach denen sich die Blutbefunde jeweils bei polyarthritischen Schüben verschlechterten (PETRIDES und SCHMENGLER), lassen an eine rheumatische Markerkrankung denken. Es ist aber noch nicht geklärt, ob die Gelenkerscheinungen Ausdruck eines rheumatischen Geschehens oder nicht vielmehr Symptom einer septischen Allgemeininfektion sind, der dann auch die Blut- und Knochenmarksveränderungen zur Last zu legen wären.

2. Die splenopathische Markhemmung.

Die Beobachtung, daß des öfteren panmyelophthisische Bilder mit mehr oder weniger hochgradiger Milzvergrößerung einhergehen, und die therapeutische Beeinflußbarkeit der Bluterscheinungen solcher splenomegaler Fälle durch operative Entfernung oder Bestrahlung der Milz haben zur Abtrennung eines gesonderten Syndroms, der *splenopathischen Markhemmung* geführt. In ausgeprägten Fällen geht der Milztumor den Blutveränderungen zeitlich voraus und beherrscht das Bild so sehr, daß er ohne weiteres als primäre Krankheitsursache imponiert. So ist es nicht verwunderlich, daß das Syndrom: Milztumor und Anämie eher bekannt war als die essentielle Panmyelophthise und bereits 1866 als „Anaemia splenica" beschrieben wurde (GRETSEL). Auch die von BANTI erstmals 1882 veröffentlichten Zustandsbilder — später meist als Banti-Syndrom oder Morbus Banti bezeichnet und in der Literatur sehr umstritten (CHANEY, EPPINGER, FRANK, HOWELL, NAEGELI, PATRASSI, VEIL) — dürften z. T. hier einzuordnen sein. Um ein einheitliches Krankheitsbild handelt es sich jedoch nicht. Vielmehr kann jeder Milztumor, gleich welcher Ätiologie, zu einer Markhemmung führen. Das trifft für alle infektiösen Milztumoren zu wie bei Typhus, Bang, chronischer Malaria, dem Felty-Syndrom (s. oben) und besonders ausgeprägt bei Kala azar. Auch bei Milztuberkulose (ENGELBRETH-HOLM), luetischer Perisplenitis (BEHR), M. GAUCHER, Leukämien (HEINLE und HOLDEN) und abdominellem Lymphogranulom mit isoliertem Befall von Leber und Milz (KUTSCHE, MARCHAL, MAHOUDEAU und FRESSINAUD, SCHOUSBOE, VANNOTTI) sind panmyelophthiseartige Bilder beobachtet worden. Die splenopathische Markhemmung im engeren Sinn, bei der die Blutveränderungen für den Krankheitsausgang bestimmend sind und die Milzexstirpation angezeigt sein kann, entsteht auf dem Boden von Milzvenenthrombosen, -sklerosen und angeborenen Gefäßanomalien („Milzvenenatresie") (WENDT und LANDES, eigene Beobachtung), splenomegalen Cirrhosen und den zum Formenkreis des Morbus Banti gehörenden

Erkrankungen mit teilweise noch ungeklärter Ätiologie (BRAUN, CHANEY [69 Fälle] GASBARRINI, HÖGLER, LIMARZI und Mitarbeiter, MOBITZ, NISSEN und SCHILLING, RAVENNA, ROUSSELOT u. a.). Gelegentlich kann die Milz gewaltiges Ausmaß erreichen; in einem durch Operation geheilten Fall wog sie 3100 g (LOTZ). Histologisch besteht neben der von BANTI als Fibroadenie bezeichneten Fibrose der MALPHIGHISCHEN Körperchen, die sich erst in fortgeschrittenen Stadien entwickelt und auch bei der Felty-Milz zustandekommt, allgemein eine starke Vermehrung des Reticulums, meist mit Hyperplasie der Sinusendothelien, während die übrigen Befunde uneinheitlich und uncharakteristisch sind (CHANEY, NAEGELI, W. SCHMIDT). In manchen Fällen weist auch das übrige RES Veränderungen auf (JASINSKI). Ebenso wie bei der Panmyelophthise liegt keine Aufhebung der Zellbildungsfähigkeit schlechthin, sondern eine Störung der Ausreifung und Ausschwemmung vor. Dementsprechend findet sich bei der Sternalpunktion sehr häufig ein ausgesprochen hyperplastisches Mark mit Vermehrung der unreifen Zellen (CICOVACKI [1], CREMER, HEILMEYER [2], SCHOUSBOE). Daneben kommen aber auch hypoplastische Befunde, reticuläres oder gelatinöses Fettmark vor (HÖGLER, KIENLE [3], VANNOTTI). Gemäß der etwas größeren Häufigkeit makrocytärer Anämien (CREMER [4]) treten manchmal megaloblastenähnliche Zellformen auf (REVOL). Die Megakaryocyten sollen nach FIESCHI und KIENLE stets vermehrt sein; CICOVACKI [1] und MALLARMÉ fanden jedoch auch eindeutige Verminderungen. Wo die Reticulocytenzahlen erhöht sind, ist damit zu rechnen, daß sich eine hämolytische Komponente als zweite Art pathologisch gesteigerter Milztätigkeit komplizierend hinzugesellt hat; zum reinen Bild der splenopathischen Markhemmung gehört sie nicht.

WISEMAN und DOAN haben unter dem Namen „primary splenic neutropenia" ein manchmal mit Fieber und Milzbeschwerden beginnendes Krankheitsbild beschrieben, das ebenfalls durch Milzexstirpation geheilt werden konnte. Da die entfernten Milzen eine hochgradige Phagocytose der Granulocyten aufwiesen, nahmen die Autoren als wesentlichen Krankheitsvorgang eine Auflösung der Leukocyten durch die Milz an. Ähnliche Beobachtungen machten LANGSTON und Mitarbeiter, MUETHER und Mitarbeiter, NORDENSON und ROEDEN und SALZER und Mitarbeiter. Später stellten DOAN und WRIGHT auch Fälle fest, bei denen nicht nur die Leukocyten, sondern auch die Erythrocyten und Thrombocyten in großem Ausmaß durch Makrophagen der Milz phagocytiert wurden („splenic panhaematopenia"). Auch sie ließen sich durch Milzexstirpation günstig beeinflussen (VAN CREVELD, DESA, HAUSER, WILLIAMS und RELSEY). Das Mark war stets zellreich, die Reticulocytenzahl und der Blutabbau aber nur in einem Teil der Fälle vermehrt. Diese letzteren Befunde stimmen mit der Deutung des Krankheitsbildes als durch vermehrte Zellzerstörung in der Milz bedingt nicht recht überein, und es erscheint noch nicht ganz sicher, ob die Abtrennung der splenic panhaematopenia, bzw. neutropenia von der splenopathischen Markhemmung als pathogenetisch andersartig gerechtfertigt ist. Auch bei der Milzvenenthrombose z. B. findet sich eine gesteigerte Makrophagenbildung (DOST), und zwar nicht nur in der Milz, sondern manchmal auch im Knochenmark (s. auch die eigenen Befunde über Erythrocytenphagocytose bei essentieller Panmyelophthise nach komplizierenden Infektionen und Bluttransfusionen, S. 319), ohne daß Anhaltspunkte für eine primäre Steigerung des Blutabbaues vorliegen.

Dagegen gibt es sicherlich auch Fälle, bei denen die splenopathische Markhemmung mit einer hypersplenischen Hämolyse im Sinne des hämolytischen Ikterus kombiniert ist (DOAN und WRIGHT, HEINLE und HOLDEN, HITTMAIR, NAGEL, ROHR, ROTH und JASINSKI, SCHULTEN). LEHNDORFF und PITKIN berichten über einen 11 jähr. Jungen mit „Pancytopenia splenica", bei dem schon mit 6 Monaten ein Milztumor festgestellt wurde und dessen Blutbefunde sich nach Splenektomie normalisierten; auch seine Tante war splenektomiert worden und seine Mutter an einer hämolytischen Krise gestorben.

Bei der splenopathischen Markhemmung soll nach DOST das Markreticulum durch die splenopathische Einwirkung in der normalen Differenzierungsrichtung gehemmt und so zum Makrophagenbildner werden. GUICHARD und JEUNE sehen das Wesentliche des Krankheitsvorganges in Hyperplasie und Reizzustand des RES und der Makrophagen. TISCHENDORF [1] spricht von einer korrelativen Erkrankung von Milz und Knochenmark und glaubt, daß die Leukopenie bei

Lebercirrhosen auf einer „Dysorose", d. h. einer serösen Entzündung der blutbildenden Organe beruhe. Wenn auch die Verhältnisse nicht so einfach liegen
dürften, wie es das Wort „splenopathische Markhemmung" zu besagen scheint,
so sprechen die Erfolge der Splenektomie (s. Kapitel F) doch eindeutig für eine
zentrale Stellung der Milz im Krankheitsgeschehen. Nach Reissmann liegt der
Erkrankung entweder die Produktion eines pathologischen Myelotoxins oder
eine Übersteigerung der schon normalerweise hemmenden Einflüsse der Milz
auf das Knochenmark zugrunde. Die letztere Auffassung, die schon Frank
vertrat, ist wohl zutreffender; für ein pathologisches Toxin haben sich jedenfalls
bisher keine Anhaltspunkte ergeben. Dagegen konnten Bock und Frenzel
zeigen, daß allein durch Unterbindung der zur Pfortader abführenden Milzvenen
das Bild der splenopathischen Markhemmung erzeugt werden kann; die Autoren
schlossen daraus, daß der hemmende Milzstoff normalerweise beim Passieren
der Leber weitgehend unwirksam wird, während bei einer Verlegung der Pfortader, bei der das Milzvenenblut über Kollateralen unmittelbar in den großen
Kreislauf gelangt, auch ohne gesteigerte Milztätigkeit eine starke Hemmung der
Knochenmarksfunktion zustandekommt. Derartige Kreislaufverhältnisse liegen
nun tatsächlich bei der Milzvenensklerose und -thrombose, sowie bei den splenomegalen Lebercirrhosen und dem M. Banti vor, bei dem Milzvenendrucke bis
500 mm Wasser gemessen worden sind (Wintrobe, ausführliche Darstellung bei
Ewerbeck). Bei anderen Fällen, insbesondere den infektiösen Milztumoren,
die auch bei der essentiellen Panmyelophthise zu einer zusätzlichen Markhemmung
führen können (s. S. 318 u. 364ff.), wird man dagegen ohne die Annahme einer
gesteigerten Tätigkeit des vergrößerten Organs nicht auskommen.

In Grenz- und Mischfällen kann die Unterscheidung zwischen splenopathischer
Markhemmung, Panmyelophthise und anderen Anämien, bzw. die richtige
Einschätzung der einzelnen pathogenetischen Faktoren schwierig sein (s. S. 365).

3. Aplastische Zustände durch Verödung, Verdrängung oder Erschöpfung des Knochenmarks.

a) Osteosklerotische Anämien.

Unter den knochenmarksverödenden Prozessen sind zunächst diejenigen zu
erwähnen, die mit ausgeprägten Veränderungen der Knochenstruktur einhergehen: „osteosklerotische Anämien". Auch bei ihnen finden sich manchmal — vor
allem in den Anfangsstadien — hyperplastische Markbilder, später vorwiegend
Knochenmarksaplasien, vielfach mit Vermehrung der reticulären Elemente und
Narbenbildungen (Markfibrose). Sie müssen jedoch pathogenetisch und klinisch
von den Panmyelophthisen im engeren Sinn abgetrennt werden. Obwohl für
diese Zustände eine große Zahl von Namen geprägt wurden — nach Heller,
Lewissohn und Palin sind es mehr als 25 —, können wir im wesentlichen
3 Hauptgruppen unterscheiden:

α) *Die juvenile Osteosklerose oder Marmorknochenkrankheit* (Albers-Schönberg).

Sie ist gekennzeichnet durch eine meist von frühester Kindheit an bestehende,
massive, strukturlose („marmorartige") Verdichtung der Knochen, die mit einer
erhöhten Brüchigkeit — multiplen Spontanfrakturen — und meist auch mit
einem Milztumor einhergeht. Hämatologisch besteht eine Anämie mit reichlichen
Erythroblasten im strömenden Blut; Sternalpunktionen sind wegen der weitgehenden Sklerosierung des Marks meist unmöglich. Eine luische Ätiologie,
wie sie nach der Erstbeschreibung von Albers-Schönberg zu vermuten war,

ist nach den späteren Veröffentlichungen (ALBRECHT und GEISER, CONRAD, FANCONI, HEINE, KRAUS und WALTER, LOREY und REYE, SCHULZE, VERCO, WORTIS) nicht mehr anzunehmen. Dagegen kommt eine gewisse familiäre Häufung vor (LAMB und JACKSON, THEILKÄS, WEICKER und SCHMITZ-CLIEVER), die für erbliche Faktoren spricht.

β) Die osteosklerotische Anämie der Erwachsenen (HEUCK-ASSMANN):

Sie ist nach den Erstbeschreibungen von HEUCK, SCHWARZ, SCHMORL, NAUWERCK und MORITZ, sowie ASSMANN Gegenstand zahlreicher Publikationen gewesen[1] und weist einen oft großen Milztumor und ungleichmäßige Knochenverdichtungen auf, die an einen M. Paget (BEGEMANN) oder Knochencarcinosen (FRANK und BREITKREUZ) erinnern und damit verwechselt werden können. Im Gegensatz zur Marmorknochenkrankheit ist die Neigung zu Spontanfrakturen gering und die durchschnittliche Lebensdauer größer (bis zu 16 Jahren). Neben Anämien mit auffälliger Vermehrung der Erythroblasten im Blut und Leukopenien kommen auch Monocytosen vor (BINDER und RIEDL). Da die Sternalpunktion auch hier vielfach an der Härte der Knochen scheitert, sind nähere Angaben über die Zusammensetzung des Marks und speziell über die Reifungsverhältnisse der Zellen spärlich. Im allgemeinen wird das Mark bei hochgradiger Einengung seiner Räume als zellarm, fibrös oder gelatinös beschrieben (APITZ [4], BINDER und RIEDL, FRANK und BREITKREUZ). GRIESHAMMER, HEILMEYER u. a. haben bei einigen Fällen aber auch relativ zellreiche, unreife Markbezirke gefunden, wobei besonders erythroblastische Herde auffällig waren. Es ist aber nicht so, wie man erwarten möchte, daß die verbliebenen Markreste generell eine besondere Aktivität entwickeln. Dies hat zu der Auffassung geführt, daß die eigentliche Ursache eine Markerkrankung sei und die Osteosklerose erst der Hypoplasie des Marks als Vernarbungsvorgang folge (v. BAUMGARTEN, CLAIRMONT und SCHINZ, MARKOFF). Ähnliche Bilder sollen nach PANTLEN auch auf dem Boden chronischer Entzündungen (rezidivierende, fibröse Osteomyelitis) entstehen können. APITZ [4] hat an eine primäre Gefäßerkrankung mit abnormer Durchlässigkeit der Capillaren und anschließender fibrinöser Entzündung gedacht und auch MARKOFF, der ziemlich allgemein in den Beziehungen zwischen Knochen und Mark dem letzteren das Primat einräumt, betont die Bedeutung von Gefäßveränderungen wie Sklerosen mit Verschluß der Sinuswände und Sauerstoffmangel des Marks. FERRATA und STORTI, HEILMEYER, M. B. SCHMIDT und ZADEK nehmen demgegenüber eine koordinierte Störung an, etwa im Sinne einer Fehldifferenzierung des Marks mit Bildung von Bindegewebe und osteoblastischen Zellen anstelle von blutbildendem Gewebe durch eine falsche Entwicklung der omnipotenten Zellen des Reticuloendothels. ACHENBACH glaubt, daß bei der Marmorknochenkrankheit die Blutveränderungen sekundär, bei der Osteomyelosklerose koordiniert mit den Knochenprozessen entstehen. Demgegenüber vertreten WEICKER und SCHMITZ-CLIEVER die Auffassung, daß auch die Marmorknochenkrankheit, die sie in einer Familie gehäuft beobachteten, auf einer — vielfach erblichen — zentralen Fehlsteuerung der Blutbildung und der enchondralen Ossifikation beruht.

Bemerkenswert ist, daß sich in der Mehrzahl der Fälle eine ausgedehnte extramedulläre Blutbildung entwickelt, die zu erheblichen Leber- und

---

[1] APITZ, W. ARNOLD und SANDKÜHLER, BEGEMANN, BINDER und RIEDL, BURKERT, CHAPMANN, CLAIRMONT und SCHINZ, CONRAD, FERRIMAN, FRANK und BREITKREUZ, GRASSER, GRIESHAMMER, HEILMEYER, LESZLER, LIÈVRE und MALLARMÉ, OVERGAARD, M. B. SCHMIDT, SCHULTZER und JOHANNSEN, SJÖRGREN, STORTI, WEICKER und SCHMITZ-CLIEVER, WINDHOLZ und FORSTER, WYATT und SOMMERS.

Milzvergrößerungen und zum Auftreten unreifer roter und auch weißer Zellen im peripheren Blut führen kann, so daß Bilder entstehen, die einer Leukämie oder einer Erythroblastose ähneln (ARNETH [3], ASSMANN [2], BEGEMANN [2], CARPENTER und FLORY, ROHR [6], VOGT). Sie haben aber zu den Leukämien keine inneren Beziehungen — zumal das Mark oft aplastisch bleibt (KLIMA [1], ROHR [6], STORTI [4]) —, sondern erklären sich offenbar aus einer Ausschwemmung unreifer Zellen aus den wahrscheinlich kompensatorisch entstandenen extramedullären Blutbildungsherden (s. unten).

γ) *Die Myelosklerose oder Anämie leukoerythroblastica* (VAUGHAN):

Sie hat enge Verwandtschaft zur osteosklerotischen Anämie (HEUCK-ASSMANN) und zeichnet sich röntgenologisch meist durch grobsträhnige Strukturverdichtungen in den Markräumen aus, wodurch ebenfalls Verwechslungen mit Knochencarcinosen möglich sind. Klinisch ist der Milztumor besonders hervorstechend (VAUGHAN und HARRISON, ROHLF, STODTMEISTER und SANDKÜHLER). Noch mehr als bei der Osteosklerose treten hier unreife Zellen der erythro- und leukocytären Reihe im peripheren Blut auf, vielfach ohne wesentliche Verminderung der Gesamtzellzahl. In den Anfangsstadien können sogar Polyglobulien und Leukocytosen mit Erythroblasten und Myeloblasten im Blut gefunden werden, wie sie sonst als charakteristisch für Erythroleukämien angesehen werden. ROHR nimmt wohl mit Recht an, daß manche Fälle von sog. „Erythroleukämie Di Guglielmo mit Myelosklerose" (DUBOIS-FERRIERE und DELLA-SANTA) in Wirklichkeit der VAUGHANschen Myelosklerose zuzurechnen sind.

Die Unterscheidung von echten Leukämien gelingt meist durch den histologischen Befund. Zur Untersuchung in vivo haben sich nach STODTMEISTER Probeexcisionen aus den Knochen, nach MOESCHLIN Milzpunktionen bewährt. Das Mark, das in fortgeschrittenen Stadien meist fibrös-aplastisch ist, kann anfangs zwar auch hyperplastisch aussehen, zeigt aber dann im Gegensatz zu Leukämien eine Vermehrung der Vorstufen aller aus dem Mesenchym stammenden osteo- und hämatoblastischen Zellreihen (VAUGHAN und MORRISON), wodurch die Annahme einer koordinierten Störung des Knochen- und Blutaufbaus durch eine Fehldifferenzierung der primitiven Stammzellen unterstrichen wird. Im Milzpunktat ist trotz ausgedehnter Metaplasien die lymphatische Grundstruktur und die Lymphocytenbildung erhalten (MOESCHLIN). Bei der Sektion sind oft in allen möglichen Organen in großem Umfang extramedulläre Blutbildungsherde nachweisbar, die gleicherweise erythro-, wie leukopoetische Zellen und manchmal auch reichlich Megakaryocyten enthalten (EMILE-WEIL, CHEVALIER und SÉE). Außerdem kommen Hämosiderosen vor, wie auch klinisch Zeichen gesteigerten Blutzerfalls — Vermehrung des Urobilinogens und des Blutbilirubins, Resistenzminderung der Erythrocyten — bestehen können (FIESSINGER und OLIVIER, ROHLF). Im übrigen erstreckt sich meist die Krankheitsdauer über Jahre bis Jahrzehnte und unterscheidet sich auch darin von dem Gros der Leukämien.

Neuerdings haben WYATT und SOMMERS eine zusammenfassende Darstellung der verschiedenen osteomyelosklerotischen Krankheitsbilder gegeben. Auf Grund großer eigener Erfahrungen und der Auswertung der Literatur stellen sie primär degenerative Prozesse mit Nekrosenbildung in den Vordergrund des pathologischen Geschehens, welche von reaktiven unreifen Hyper- und Metaplasien gefolgt oder begleitet sein können. Ähnlich wie bei der essentiellen Panmyelophthise (s. Kapitel E) rechnen sie bei ätiologisch unklaren Bildern mit einer endogenen Toxinbildung oder irgendwelchen Mangelzuständen, während sie für andere Fälle Schäden durch Benzol und andere Kohlenwasserstoffderivate verantwortlich machen konnten. Bei einem Kranken beobachteten sie den

Übergang in eine Leukämie. Trotz des klinisch recht verschiedenartigen Bildes ergeben sich somit eine Reihe sehr interessanter und bemerkenswerter Parallelen zur Panmyelophthise.

Entsprechend der oben (Kapitel C) vertretenen Auffassung über die Entwicklung der Blut-, Knochenmarks- und Organveränderungen bei der Panmyelophthise stellt — ebenso wie bei schweren Blutungsanämien — auch bei den Osteomyelosklerosen die extramedulläre Blutbildung einen physiologischen Kompensationsvorgang dar (TISCHENDORF und NAUMANN, WYATT und SOMMERS). Daß dieser bei den Osteomyelosklerosen wirksam wird und zur Bildung funktionstüchtiger Zellen führen kann, zeigen die üblen Folgen, die gelegentlich nach der Exstirpation oder Bestrahlung solcher Milztumoren entstanden sind; es kann danach, und zwar auch schon nach kleinen Strahlendosen, ebenso wie nach der Anwendung cytostatischer Stoffe, zu starken Leukocytenstürzen und Verschlimmerungen der Anämie, unter Umständen mit Übergang in eine rasch tödlich verlaufende Panmyelophthise kommen (BEGEMANN [2], MULLER, STODTMEISTER und SANDKÜHLER).

b) Knochencarcinosen und andere konsumierende Allgemeinerkrankungen.

Die gleichen Vorgänge liegen den leukämieähnlichen Bildern bei *Knochencarcinosen* zugrunde (ARNETH [3], DUCUING, MILETZKY und LAPEYRERE, KAST, LEITNER [3], RUNDLES und JONSSON, WEBER, YTREHUS), bei denen das Mark ebenso aplastisch sein kann wie bei den mit hochgradigem peripherem Zellmangel einhergehenden osteoblastischen Metastasierungen (SCHULTEN [5], SCHULTZ [3]). Nicht alle carcinomatösen Panmyelophthisen sind durch eine rein mechanische Markverdrängung erklärbar. Nicht nur bei ausgedehnten Carcinosen sind vielfach auch die frei gebliebenen Markabschnitte aplastisch; selbst in Fällen, in denen nur wenige Knochenmetastasen nachweisbar sind, kann eine allgemeine Markaplasie entstehen, so z. B. bei einem von HEILMEYER beschriebenen Prostata-Carcinom mit vereinzelten Knochenmetastasen, bei dem eine aplastische Anämie mit zellarmem, reticulärem Mark bestand. Am Ende dieser Reihe stehen die einfachen hypoplastischen Tumoranämien, die auch ohne Markmetastasen zustandekommen, wenn auch nicht so regelmäßig und ohne derart hohe Grade zu erreichen.

Welcher Art die toxischen Einwirkungen sind, die hier wie bei allen hypoplastischen Anämien auf dem Boden konsumierender Allgemeinerkrankungen angenommen werden müssen, ist noch völlig unbekannt. Bei diesen letzteren kommt es übrigens gelegentlich auch zu osteosklerotischen Veränderungen. So haben MARCHAL, MAHOUDEAU und FRESSINAUD eine Lymphogranulomatose beschrieben, in deren Endstadium eine schwere Anämie und hämorrhagische Aleukie auftrat und bei der die Sektion eine ausgeprägte Sklerose des Knochenmarks ergab. Andere Krankheiten, bei denen ausnahmsweise final schwere Aplasien mit und ohne sekundäre Sklerose vorkommen, sind die Polycythämie und die Leukämie. MARKOFF bezeichnet sie als Erschöpfungsreaktionen. Es ist jedoch höchst zweifelhaft, ob es eine echte, d. h. nicht durch toxische (oder therapeutische) Einwirkung, sondern nur durch chronische Überbeanspruchung bedingte Markerschöpfung (z. B. auf dem Boden chronischer Blutungen) gibt. Wo sie beobachtet worden ist, sei es klinisch (vor allem von den älteren Autoren wie KAZNELSON, neuerdings von HABELMANN) oder experimentell (BLUMENTHAL und MORAWITZ), ist sie wahrscheinlich durch Eisenmangelzustände vorgetäuscht worden (STODTMEISTER und BÜCHMANN [4]). Die wiederholt beobachteten Übergänge von perniciösen in aplastische Anämien (BÜTTNER, HIRSCHFELD,

HOFF [9], KAZNELSON, NAEGELI [2], SIEBERT und EBERHARD, WINTROBE) sind von anderen Autoren als Verwechslungen mit primär aplastischen makrocytären Anämien bezeichnet worden (GERSTENBERGER und LEONHARDI, STODTMEISTER [2]). Bei den mit Markaplasie endenden Polycythämien (MARKOFF [2], SCHULTEN [4]), Leukämien (BÜTTNER, FORCONI, KAZNELSON, SCHULTEN [4], WINTROBE) und Lymphogranulomatosen (JEZLER und SCHEIDECKER, MARCHAL, MAHOUDEAU und FRESSINAUD) sind vielfach Röntgenbestrahlungen oder andere cytostatische Maßnahmen vorhergegangen.

Bezüglich der pathogenetischen Zusammenhänge von Interesse sind schließlich noch die Anämien bei chronischer Nephritis und Urämie, soweit sie nicht durch Eisenmangel infolge chronischer Blutungen und Infekte, sondern durch toxische Hypoplasie des Marks bedingt sind. Wenn sie auch nur ausnahmsweise, wie z. B. in dem Fall von ALDER, zum Vollbild der Panmyelophthise führen, so können sie doch alle Züge aplastischer Anämien einschließlich der Erhöhung des Serumeisenspiegels aufweisen (CARTWRIGHT und Mitarbeiter, SAIFI und VAUGHAN, STODTMEISTER und BÜCHMANN [1]). Sie treten vor allem bei präurämischen und urämischen Zuständen ziemlich häufig auf und zeigen im Sternalpunktat eine fortschreitende Hypoplasie der blutbildenden Elemente mit Vermehrung der lymphoiden und histiocytären Zellen wie bei Panmyelophthisen (MERGONI). Während FAARUP und OHLSEN Beziehungen zwischen Blutharnstofferhöhung und Markaplasie gefunden haben wollen, geht die allgemeine Ansicht dahin, daß die Vermehrung von bei der Darmfäulnis entstehenden Phenolderivaten und aromatischen Aminen im Blut für die Anämie maßgebend ist (BECHER, STODTMEISTER und BÜCHMANN [1], LITZNER). Entsprechend den experimentell festgestellten Blutgifteigenschaften dieser Stoffe (s. Kapitel E) kommen auch bei Nierenkranken hämolytische Komponenten vor. MARCOLONGO und LEONE konnten mit Ultrafiltration von Urämieseren bei Kaninchen Anämien erzeugen. Es ist nicht ganz ausgeschlossen, daß derartige Stoffe auch bei der Entstehung der essentiellen Panmyelophthise eine Rolle spielen können (s. S. 353).

E. Pathogenetische Faktoren der essentiellen Panmyelophthise.

Es wurde schon dargelegt, daß der Panmyelophthise eine Markinsuffizienz zugrunde liegt, deren wesentliches Merkmal die Unfähigkeit zur Bildung reifer Blutzellen ist. Bezüglich der eigentlichen Ursachen dieser Störung ist man bei der essentiellen Panmyelophthise über Vermutungen bisher nicht hinausgekommen. MOESCHLIN und ROHR [2] haben als in Frage kommende Faktoren bezeichnet: heredo-degenerative, zentrale (Zwischenhirn oder innere Sekretion), entzündliche (Markentzündung), allergische und toxische Vorgänge, wozu noch die Möglichkeiten eines speziellen Mangelzustandes oder intermediärer Stoffwechselstörungen hinzuzufügen wären.

Konstitutionelle Faktoren: Die im Einzelfall mehr oder minder starke Beteiligung eines konstitutionellen Faktors im Sinne einer verminderten Widerstandskraft oder Leistungsfähigkeit des Marks wird von den meisten Autoren anerkannt (CURSCHMANN, FRANK, HEILMEYER, KLEINSCHMIDT, ROSENOW, SCHULTEN, STODTMEISTER und BÜCHMANN, SZONELL, TÜRK, VAQUEZ und AUBERTIN u. a.). Besonders evident ist er bei den angeborenen oder kindlichen Anämien von BENJAMIN, DIAMOND-BLACKFAN und FANCONI. Sie betreffen vorwiegend das erythropoetische System, sind mit anderen Fehlbildungen vergesellschaftet (ALTHOFF, CATHIE, VAN LEEUWEN, PALMÉN und VAHLQUIST, ROHR [8], É-WEIL) und treten familiär gehäuft auf (BAUMANN, DACIE und GILPIN, ESTREN und DAMASHEK). Hierher gehören offenbar auch die bereits erwähnten Fälle von ESSER und FREUDENBERG, HOYER, SARACOGLU und SAUERBREI. Es wurde wiederholt berichtet, daß mehrere Mitglieder einer Familie von Erkrankungen befallen wurden, die dem Formenkreis der Knochenmarksinsuffizienz (Panmyelophthise oder Agranulocytose und Leukämie) oder anderen z. T. konstitutionellen Blutkrankheiten wie dem hämolytischen Ikterus oder den osteosklerotischen Anämien angehören (BAUMANN, BICHEL, HIRSCHFELD, HOFF [6], KALLENBACH, KLIMA und SEYFRIED [2]; Zusammenstellungen bei PETRI und ROHR [4, 8 u. 9]). ANDERSON und MACCIOTTA beschrieben akute Leukämien bei je fünf Familienmitgliedern; DOXIADES, GÖTZ, ZINNINGER sahen familiär gehäufte Agranulocytosen. Diese Beobachtungen waren Veranlassung, Sippenuntersuchungen bei scheinbar gesunden Familienangehörigen Panmyelophthisekranker vorzunehmen. CICOVACKI, AUBERTIN, RAYNAUD-IMBERT und D'ESHOUGUES stellten dabei leichte Anämien oder Lymphocytosen, Thrombopenien und hämorrhagische Diathesen mit positivem RUMPEL-LEEDEschem Phänomen fest. HUBER fand in drei Sippen von Kranken mit essentieller Panmyelophthise gehäuft Leukopenien, während er in der Familie eines vierten Kranken, bei dem die Panmyelophthise auf dem Boden einer Trichloräthylenvergiftung entstanden war, keine entsprechenden Befunde erheben konnte. GAENSSLEN hat 31 Beobachtungen über Familien mit gehäuften Leukopenien, darunter einige mit Knochenmarksinsuffizienz, gesammelt; auf Grund dieser Untersuchungen nimmt er eine dominant vererbbare Anlage an. Im allgemeinen reichen aber die konstitutionellen Faktoren allein als Ursache für das Manifestwerden der Erkrankung nicht aus. Es müssen fast stets noch irgendwelche schädigenden Einflüsse hinzutreten, die dann, wenn sie stark genug sind, wie z. B. bei der Benzolvergiftung, auch bei nicht disponierten Individuen eine Panmyelophthise hervorrufen können. Immerhin wird eine konstitutionelle Disposition vielfach auch dann vorliegen können, wenn ihr unmittelbarer Nachweis nicht gelingt. So ist wohl der Anschauung GLANZMANNs zuzustimmen, daß bei einem großen Teil der Panmyelophthisefälle ein konstitutioneller Faktor im Sinne einer Schwäche des hämatopoetischen Systems mit schlechter Immunitätslage und erhöhter Anfälligkeit gegenüber schädigenden Einflüssen eine Rolle spielt, aber auch bei diesen meist ein zweiter Faktor zur Manifestierung der Krankheit hinzutreten muß.

Regulationsstörungen der Blutbildung:

Daß die Blutbildung neben zahlreichen innersekretorischen und humoralen Einflüssen (Literatur bei HEILMEYER und BEGEMANN) auch zentralnervösen Regulationen unterworfen ist, hat vor allem HOFF nachgewiesen (s. auch DENECKE [2], MARKOFF, OTTO, ROSENOW). Es hat sich aber bisher nicht wahrscheinlich machen lassen, daß die Entstehung der Panmyelophthise von *zentralnervösen Störungen* irgendwelcher Art abhängig ist. HOLLER hat zwar einmal die Vermutung ausgesprochen, daß bei Panmyelophthise die Ansprechbarkeit des Marks sowohl für die normale Regulation wie für Reize aller Art vermindert sei. BEGEMANN, HEILMEYER, MOESCHLIN und ROHR haben bei reinen Erythroblastophthisen an eine Regulationsstörung im Zwischenhirn gedacht. Schlüssige Beweise für ihre Auffassung haben sie jedoch nicht erbracht.

Dagegen sind bei *innersekretorischen Störungen* gelegentlich Panmyelophthisen bzw. ähnliche Zustandsbilder beobachtet worden:

Hypophyse: Tierexperimentell sinken nach Hypophysektomie Hämoglobin, Erythrocytenzahl und Reticulocyten für längere Zeit und unter Entwicklung einer Hypoplasie des Marks ab. SCHITTENHELM, der eine aplastische Anämie bei pluriglandulärer Insuffizienz beobachtete, führte sie auf die Atrophie des Hypophysenvorderlappens zurück. Einen ähnlichen Fall sah P. MÜLLER bei einer hypophysären Kachexie mit einer Anämie von 25% Hämoglobin und 1,2 Millionen Erythrocyten, sowie einer Leukopenie von 2000; er nahm an, daß sie durch das Fehlen der von dem Hypophysenvorderlappen ausgehenden innersekretorischen oder der vom Zwischenhirn kommenden nervösvegetativen Wachstumsreize für das Mark hervorgerufen wurde. Die noch unbestätigten Untersuchungen von CARSTENS, der bei Panmyelophthisen und anderen Blutkrankheiten eine Häufung von Abweichungen der Größe und Form der Sella turcica gefunden zu haben glaubt, wurden bereits erwähnt (S. 295).

Die *Schilddrüse* soll nach MANSFELD und SOS ein myelotropes Hormon produzieren, das aus der säureunlöslichen Thyroxinfraktion abgetrennt werden kann, so daß nach BANNES bei Ausfall der Schilddrüsenfunktion ihre physiologische Reizwirkung auf das Mark wegfällt. Nach UNVERRICHT haben CURSCHMANN, HOLBOLL u. a. über schwere Anämien bei Hypothyreosen berichtet, die sich nur auf Thyroxinzufuhr allmählich besserten, aber offenbar von der Panmyelophthise wesensverschieden sind, zumal diese auf Schilddrüsenpräparate nicht reagiert (weitere Literatur über die Blutbildveränderungen bei Schilddrüsenstörungen bei GEORGI und FISCHER, über die Knochenmarksbefunde bei AXELROD). Dagegen hat EPPINGER Zusammenhänge zwischen Schilddrüse und aplastischer Anämie angenommen. WEYENETH beobachtete eine tödliche aplastische Anämie mit hämorrhagischer Diathese bei Myxödem auf dem Boden einer atrophischen Thyreoiditis; dabei blieb die Granulopoese ungestört. Die Sektion ergab außer atrophisch-entzündlichen Schilddrüsenveränderungen eine Vermehrung der Hauptzellen der vergrößerten Hypophyse, eine Gefäßsklerose der Ovarien und eine Atrophie der Nebennieren. Einen ganz ähnlichen Fall, der unter dem vollentwickelten Bild der Panmyelophthise letal ausging, beschrieb JAFFÉ; auch ihm bestand eine lymphocytäre Infiltration der Schilddrüse mit Fibrose und Gefäßsklerose, sowie eine Vergrößerung der Hypophyse, in der allerdings diesmal die basophilen Zellen vermehrt waren. In beiden Fällen haben somit wohl innersekretorische Störungen vorgelegen, die aber mangels eingehender Hormonuntersuchungen und entsprechender Parallelfälle nicht näher analysiert werden können.

Auch der *Thymus* soll nach NAKAO (beim Tier) und FUGAZZOLA (beim Kleinkind) an der Blutregulation teilnehmen. In seltenen Fällen sind bei Thymusvergrößerungen und Thymuscarzinomen aplastische Anämien vorgekommen (WINTROBE).

Die Rindenhormone der *Nebenniere* sind nach HOFF neben der Schilddrüse für das Knochenmark besonders wichtig. LEWIS fand bei nebennierenlosen Tieren in Endstadien Leukopenien und Hypoplasie des Marks. Hinweise für Nebennierenstörungen als Ursache echter Panmyelophthise beim Menschen fehlen. Dagegen hat GASSER bei Fanconi-Anämien, bei denen er, ebenso wie ROHR [11], eine postfetale Adaptations- und Regulationsstörung annimmt, vorübergehende Besserungen nach Cortisone und ACTH gesehen.

Das *Ovarium*, aus dem SCHWARZHOFF und VOSSSCHULTE einen markanregenden Stoff isoliert haben wollen, hat nach FEUCHTINGER enge und vielfältige Beziehungen zur Hämatopoese. Nach großen Dosen weiblichen Sexualhormons (Oestradiolmonobenzoat, Progynon B-oleosum) sowie nach Diäthylstilböstrol fanden ARNOLD und Mitarbeiter im Tierversuch eine völlige Hemmung der Blutbildung. Dabei bestand im Mark oft eine starke Vermehrung unreifer Vorstufen der myeloischen Reihe mit Verminderung oder Veränderung der Riesenzellen und star-

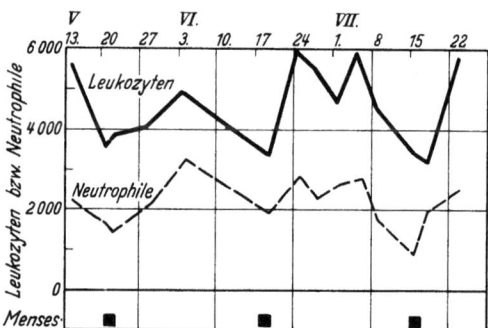

Abb. 15. Chronische Leukopenie mit menstruellen Verschlechterungen. H. Ju., 24 Jahre. Kompensierte Mitralinsuffizienz. Nahm früher bei jeder Periode 2—4 Tabletten Veralgit. Vor ¹/₄ Jahr bei stationärer Beobachtung eines Lungeninfiltrates Feststellung einer Granulopenie. Seitdem keine Tabletten mehr genommen. Trotzdem Fortbestehen der Leukopenie und während jeder Periode vorübergehender weiterer Abfall der Leuko- und Granulocytenzahlen.

ker Verminderung der Erythroblasten; in der Milz entwickelte sich manchmal eine myeloische und erythropoetische Metaplasie. An den innersekretorischen Organen fand sich histologisch außer einer gelegentlichen Hyperplasie der Nebennieren nichts Besonderes. Über eine gleichartige Schädigung beim Menschen hat BOKELMANN berichtet, der bei einer älteren Frau nach 140 mg Oestradiolmonobenzoat einen schweren aplastischen Zustand auftreten sah. Andererseits sind gelegentlich in der Schwangerschaft neben Anämien anderen Typs auch aplastische Anämien beobachtet worden (DÜPMANN, MASSARY und WEIL, STODTMEISTER und BAUM). Bei einer aplastischen Krise von STODTMEISTER und BÜCHMANN [3] kam die Dekompensation der Blutbildung erst im Wochenbett voll zum Ausdruck mit Absinken des Hämoglobins auf 10%, der Erythrocyten auf 300000 und Anstieg des Serumeisenspiegels bis auf 200 γ %; obwohl gleichzeitig noch Ödeme und Erhöhung des Reststickstoffs und des Bilirubins im Blut aufgetreten waren, wurde der Zustand überwunden; in der Rekonvaleszenz kam es noch zu einer Leukopenie bis 3000. Während CRAMER und BRODERSON bei Leukämien die Leukocytenzahlen prämenstruell ansteigen sahen, beobachteten wir längere Zeit eine Studentin mit einer chronischen Leukopenie unklarer Ätiologie, bei der die Granulocytenzahlen jeweils während der Menses noch weiter abfielen (Abb. 15); eine unmittelbare Medikamentwirkung kommt dabei nicht in Betracht, da die Patientin schon seit längerer Zeit alle Tabletten — die sie früher während der Periode regelmäßig nahm — weggelassen hat. Über mehrere Fälle von cyclischer Leukopenie, aber ohne nachweisbaren Zusammenhang mit den Menses oder sonstigen innersekretorischen Vorgängen, berichteten REIMANN und DE BERARDINIS, sowie COBET und SCHILLING.

Trotz einiger Einzelbeobachtungen sind also im ganzen doch nur recht *spärliche Beziehungen* zwischen innerer Sekretion und Panmyelophthise zu erkennen; auch da, wo sie etwas deutlicher erscheinen, wie bei der Schilddrüse und den weiblichen Sexualhormonen, beschränken sich die Beobachtungen auf relativ wenige Fälle. Wir haben bei einer Obduktion (Fall 29) alle innersekretorischen Organe außer dem Thymus histologisch untersucht und keine Abweichungen gefunden mit Ausnahme einer gewissen Hyperplasie der Nebennierenrinde, die, wie erwähnt, ARNOLD auch bei seinen tierexperimentellen Untersuchungen mit Progynon B festgestellt hat. Wir möchten aber aus diesem Befund keine Schlußfolgerungen ziehen, zumal er an einem Fall mit sehr langer Krankheitsdauer, langwierigen Infektionen und zahlreichen Bluttransfusionen erhoben wurde. Die übergroße Mehrzahl aller Panmyelophthisen entsteht offenbar nicht auf dem Boden innersekretorischer Störungen; auch für die Annahme einer innersekretorischen Komponente als disponierendem Moment fehlen genügende Anhaltspunkte.

Entzündliche und infektiöse Faktoren: Daß sich im Verlauf schwerer Infektionen das Bild der Panmyelophthise entwickeln kann und umgekehrt, steht nicht mehr zur Diskussion. Es ist aber vermutet worden, daß auch der sog. essentiellen Panmyelophthise infektiöse bzw. entzündliche Prozesse zugrunde liegen können. So vertritt ROHR die Auffassung, daß ein Teil der idiopathischen Panmyelophthisen durch eine unspezifische chronische Markentzündung (chronische Myelitis) bedingt sei. Er deutet so die bei manchen Panmyelophthisen gefundenen reticulären und lymphocytären Wucherungen und glaubt, daß sie eine allmähliche Verdrängung des myeloischen Gewebes, Narbenbildung, Verödung und Sklerosierung der Markhöhle hervorrufen. Eine ähnliche Vorstellung hat MARKOFF, der primär ein im Mark wucherndes Granulationsgewebe annimmt mit rarefizierender Ostitis, Vernarbungen, Markfibrose, Osteosklerose und schließlich Panmyelophthise. ORSOS hält Gefäßveränderungen für bedeutungsvoll, die bei chronischer Myelitis über eine vasculäre Sklerose mit Verschluß der Sinuswände zur Hypoplasie des Marks führen sollen. Nach ROHR entsteht. besonders bei chronischer Polyarthritis, Lues und Herdinfekten, auf diese Weise eine allmähliche Markinsuffizienz, die unter Umständen jahrelang latent bleiben kann und erst bei einer erhöhten Beanspruchung des Marks durch Infektionen, Schwangerschaft usw. manifest wird. Diese Auffassung verdient insbesondere für die mit einer Markaplasie einhergehenden Formen der Panmyelophthise weitere Beachtung, wenn wir auch in dem eigenen Material beweiskräftige Befunde in dieser Richtung nicht erheben konnten. Insbesondere haben wir Granulombildungen und vernarbende Stellen im Mark, wie sie ROHR abbildet, in unseren histologischen Markschnitten bisher nicht finden können. Es soll aber auch ohne entsprechendes histologisches Substrat entzündliche Mesenchymerkrankungen geben (seröse Entzündung), die zu Markinsuffizienzen insbesondere auch Erythropoesestörungen führen können (ROHR [11]). Wie oft einer scheinbar essentiellen Panmyelophthise Herdinfekte oder andere nicht erkannte chronische Infektionen zugrunde liegen (s. Fall 22) und welche Bedeutung ihnen allgemein zukommt, läßt sich generell nicht entscheiden. FERRATA und STORTI und VEIL schätzen sie sehr hoch ein; zahlenmäßiges Material darüber ist nicht vorhanden. Sehr eindrucksvoll ist der Bericht von FULD und LOEHR, die bei einer fortschreitenden Panmyelophthise, bei der die bisherigen therapeutischen Maßnahmen, u. a. auch eine Unterbrechung der Schwangerschaft, erfolglos blieben, nach Entfernung von Zahngranulomen und -eiterungen prompte Heilung eintreten sahen.

Für das Vorliegen einer spezifischen Infektionskrankheit, etwa durch ein Virus, bestehen keine Anhaltspunkte. Beim Tier haben KIKUTH, GÖNNERT und SCHWEIKERT eine durch ein Virus hervorgerufene Katzenaleukie beschrieben, die als akute Infektionskrankheit unter dem Bild der Panmyelophthise mit Zerstörung des Marks verläuft. In Amerika haben HAMMER und ENDERS und LAWRENCE und SYVERTON gleiche Beobachtungen gemacht. Ferner hat PETERS über eine infektiöse Pferdeanämie berichtet, die bei Übertragung auf den Menschen bei diesem die gleichen Erscheinungen hervorruft. Diese Krankheitsbilder dürften analog den Verhältnissen bei den Virusleukosen der Tiere von der menschlichen Panmyelophthise wesensverschieden sein.

Anaphylaxie: Daß bei den Arzneimittelschäden allergische Vorgänge von ausschlaggebender Bedeutung sind, wurde bereits besprochen. Auch bei manchen postinfektiösen Fällen dürften Allergien eine Rolle spielen. Das gilt vor allem für die zum rheumatischen Formenkreis gehörenden Erkrankungen (Polyarthritis) und die Fokalinfekte (VEIL). SEILER hat bei derartigen Zuständen von einem „Rheumatismus der blutbildenden Organe" gesprochen und auch MOESCHLIN und ROHR empfehlen, stets nach rheumatischen Erscheinungen in der Anamnese zu fahnden. SMITH neigt dazu, angeborene aregeneratorische Erythropoesestörungen auf das Vorhandensein von Anti-A-Agglutininen zurückzuführen. Experimentell hat SZORAY durch Kombination von Arsenobenzol und Streptokokkentoxin Agranulocytosen hervorrufen können. Bei essentiellen Panmyelophthisen sind allergische Symptome nur ausnahmsweise beobachtet worden. so in einem Fall von DAVID, bei dem sich zeitweilig im Mark bis zu 50% eosinophile Zellen fanden, und bei einigen Kranken von HEILMEYER und MATTHES, bei denen gleichzeitig chronische Ekzeme, bzw. Urticaria und QUINCKEsche Ödeme bestanden. Dafür, daß der essentiellen Panmyelophthise schlechthin eine allergische Reaktionslage zugrunde liegt, sind keine Beweise vorhanden.

Vermehrter Untergang von Blutzellen in der Peripherie: PAPPENHEIM hat bei einer der ersten Beschreibungen der Panmyelophthise neben der Schädigung des Marks einen hämotoxischen Faktor angenommen. Bereits FRANK, HIRSCHFELD und fast sämtliche späteren Autoren lehnen einen solchen für die essentiellen Krankheitsformen ab. Bei einigen Fällen symptomatischer Erkrankungen wie der Benzolvergiftung (PONTICACCIA, SELLING), der splenic panhematopenia bzw. neutropenia (WISEMAN und DOAN) und auch bei manchen anaphylaktischen Formen (akute Agranulocytose) ist ein vermehrter peripherer Leucocytenuntergang wahrscheinlich (MOESCHLIN und ROHR [2]). Das gleiche scheint für die Virusagranulocytose der Katze zu gelten (LAWRENCE). Bei der essentiellen Panmyelophthise ist bisher nur eine geringe sekundäre Vermehrung des peripheren Zellabbaus infolge Ausschwemmung weniger widerstandsfähiger Zellen angenommen worden. Im Gegensatz dazu hat FRANCKE auf Grund von Versuchen mit dem Serum mehrerer Panmyelophthisekranker das Vorkommen von leukocytenzerstörenden Toxinen im Blut behauptet.

Wir haben in der Absicht, die Natur dieser Stoffe näher aufzuklären, bei einigen unserer Fälle entsprechende Versuche angestellt und sind, den FRANCKEschen Angaben folgend, in der Weise vorgegangen, daß wir das Serum von Panmyelophthisekranken mit gruppengleichen Blutkörperchen oder Gesamtblut von Gesunden und von Kranken mit Leukocytosen und Leukämien unter sterilen Bedingungen zusammenbrachten und die Leukocytenzahlen sofort und nach 6—24 stündiger Aufbewahrung im Brutschrank bestimmten. Dabei ergaben sich bei 10 Versuchen von 4 Kranken (Fall 29, 32, 34, 35) in einzelnen Proben ziemlich große, auch durch sorgfältige Technik nicht vermeidbare und wahrscheinlich durch Verklumpungsvorgänge verursachte Schwankungen, die jedoch ohne Beweiskraft sind, da sie bei den stets gleichzeitig angesetzten Kontrollversuchen mit Normal-, Leukocytose- und Leukämieserum in der gleichen Weise vorhanden waren. Differentialblutbilder, die wir immer gleichzeitig mit der Leukocytenzählung machten, ergaben zwar ähnliche Zellauflösungsvorgänge, wie sie FRANCKE beschreibt, jedoch wiederum ohne sichere Unterschiede gegenüber denen der Kontrollversuche. Bei einem Teil der Versuche wurden auch Hämoglobin, Erythrocyten- und Reticulocytenzahlen sowie Blutkörperchenresistenz mitbestimmt — eine brauchbare Beurteilung der Thrombocyten ist mit der angegebenen Versuchsanordnung nicht möglich —, ohne daß sich Unterschiede herausstellten. Die gleichen negativen Resultate hatten Versuche mit Sternalpunktaten, sowie Milzvenenblut und Milzextrakten, die aus einem operativ entfernten Organ mit verschiedenen Extraktionsmethoden (Ringerlösung, Alkohol, Aceton) hergestellt worden waren (BUTZENGEIGER und GARTZ).

Es ergibt sich somit, daß Leukolysine zum mindesten nicht generell nachweisbar sind. Die von FRANCKE untersuchten Fälle waren auch dadurch auffällig, daß bei ihnen eine ausgesprochene toxische Granulation der Leukocyten bestand, die bei den meisten essentiellen Panmyelophthisen nicht vorhanden ist. Nach HEILMEYER hat die Weiterverfolgung der FRANCKEschen Befunde durch seine Mitarbeiter WEIGELIN und v. MUTIUS ebenfalls nicht zu eindeutigen Ergebnissen geführt.

Hemmende und toxische Wirkungen auf das Knochenmark: Im Gegensatz zur splenopathischen Markhemmung scheint die Milz für die Entstehung der essentiellen Panmyelophthise keine ursächliche Bedeutung zu haben. Dagegen ist damit zu rechnen, daß die manchmal im Verlauf der Erkrankung auftretenden, vorwiegend infektiösen Milztumoren sekundär zu einer zusätzlichen Hemmung des Knochenmarks und Verschlimmerung des Zustandes führen. Dafür sprechen die geschilderten histologischen Befunde, die auf eine gesteigerte Tätigkeit des Organs hinweisen, und vor allem die Besserungen, die in Einzelfällen durch die operative Entfernung solcher Milzen bei primär nicht splenogenen Erkrankungen wie essentieller Panmyelophthise, Röntgen- und Benzolschädigungen erzielt worden sein sollen (HEGLER und GRIESBACH, NISSEN und SCHILLING). Bei unkomplizierter Panmyelophthise, bei der die Milz ausgesprochen atrophisch werden kann, scheidet sie als pathogenetische Komponente aus.

Myelotoxische Faktoren haben bereits FRANK und HIRSCHFELD, später BEHR, BAKALOS und THADDEA angenommen, ohne daß ihr Nachweis oder gar die Aufklärung ihrer Natur gelungen wäre. Die Rolle von Darmgiften und pathologischen Produkten des intermediären Stoffwechsels, die unseres Erachtens Beachtung verdienen, ist noch nicht eingehender untersucht worden. Eine Reihe von Autoren (u. a. BRUGSCH, WEIL und Mitarbeiter) weisen darauf hin, daß in der Anamnese von Panmyelophthisekranken gehäuft schwere oder chronische Magendarmkrankheiten (u. a. auch Darmstenosen) vorkommen.

Auch die Entstehung der aplastischen Knochenmarkszustände bei chronischer Nephritis und Urämie (s. oben) wird zurückgeführt auf die Anhäufung von cyclischen Verbindungen im Blut, also von Stoffen, die bei pathologischen Stoffwechsel- und Zersetzungsprozessen vermehrt im Darm auftreten. LUPU, BRAUNER und MATICA konnten mit Coli-Autolysaten makrocytäre Anämien und Thrombopenien hervorrufen. ROSENTHAL und Mitarbeiter haben mit einer Reihe von aromatischen Aminen sowohl hämolytische wie aplastische Anämien, teils mit Leukocytose, teils mit Leukopenie verbunden, erzeugen können; insbesondere bei größeren Dosen von Oxyharnstoff entwickelten sich schwere aregeneratorische Anämien mit fast völligem Leukocytenschwund und blassem, zellarmem Fettmark.

Nach Ansicht der Autoren können diese Stoffe unter Umständen sowohl beim Eiweißabbau in der Leber gebildet werden und zu oxydativen Selbstvergiftungen führen, wie auch als bakterielle Abbauprodukte des Phenylalanins unter dem Einfluß von Darmbakterien auftreten. MEINERTZ nimmt an, daß solche oder andere Blutgifte dann entstehen, wenn irgendein Stoff fehlt, der zum normalen Abbau der Aminosäuren erforderlich ist. BOMFORD und RHOADS, sowie WYATT und SOMMERS vermuten, daß es sich um exogene oder endogen gebildete Benzolderivate handelt (s. auch die Erklärung der Phenylhydrazinwirkung bei Polycythämien S. 335), zu deren Entgiftung die Leber Panmyelophthise- bzw. Osteosklerosekranker nicht in der Lage ist. Tatsächlich konnten ABELS, BOMFORD, RHOADS und Mitarbeiter gewisse Störungen der Leberfunktion, des Pigmentstoffwechsels und der Inaktivierung und Ausscheidung aromatischer Kohlenwasserstoffe nachweisen. Die genannten Befunde sind zwar noch spärlich und bedürfen weiterer Bestätigung; auch die Anwendbarkeit der experimentellen Resultate (ROSENTHAL und Mitarbeiter) auf die menschlichen Verhältnisse ist vorerst hypothetisch. Trotzdem scheinen sie uns bei künftigen Untersuchungen über die Pathogenese der Panmyelophthise besonderer Berücksichtigung wert zu sein.

Mangel an Baustoffen der Blutbildung: WINTROBE führt als Faktoren der Hämatopoese auf: Aminosäuren und Proteine, Eisen, Kupfer, Kobalt, Nickel und andere Spurenelemente, Vitamine, vor allem aus dem Vitamin B_2-Komplex wie B_6, Riboflavin, Nicotinsäureamid, Folinsäure, Xanthopterin, Thymin, Extrinsik- und Intrinsik-Faktor und pyrrolhaltige Pigmente. Dazu kommen vielleicht noch einige, im einzelnen noch nicht näher bekannte Hämo- und Leukopoetine. Daß Eiweißmangel zu Anämien und Leukopenien führt, hat sich bei der Unterernährung der letzten Jahre wiederholt bestätigt (BERNING, FIESSINGER, TIFFENEAU und TRÉMOLIÈRES, FOY und Mitarbeiter, KLEIN, LOTZ, TÜNNERHOFF). Dies ist leicht verständlich, da das Hämoglobinmolekül zu über 95% aus Proteinen besteht und außerdem nach experimentellen Untersuchungen bestimmte Aminosäuren für die Blutzellbildung unentbehrlich sind; dazu gehören für die Erythropoese Histidin und Tryptophan (WHIPPLE und ROBSCHEIT-ROBBINS) sowie Lysin (LI), für die Leukopoese vor allem Tryptophan (CARTWRIGHT, WINTROBE und Mitarbeiter). K. LANG hat die bereits von SCHENCK festgestellte individuelle Verschiedenheit des Globinaufbaues näher untersucht und glaubt, bei verschiedenen Anämien zum Teil gesetzmäßige Veränderungen gefunden zu haben. Besonders bei Perniciosa und aplastischer Anämie ergaben sich stärkere Globinveränderungen, bei letzterer hauptsächlich Erniedrigungen des Tyrosin- und Histidingehalts. JACOBSEN und PLUM stellten fest, daß die Reticulocytenreifung nur durch Tyrosin und verwandte Stoffe, bei denen die Phenolgruppe in Parastellung zur Seitenkette steht, gefördert werden kann, nicht dagegen durch die übrigen Aminosäuren. Nachuntersuchungen auf breiterer Basis scheinen noch nicht vorzuliegen. Daß die alimentären Anämien nicht auf einem Eisenmangel beruhen, wie KLEIN meint, zeigen schon die begleitenden Leukopenien und der Färbeindex, der bei Eisenmangelanämien stets stark erniedrigt ist, während sich bei der alimentären Blutarmut meist normale oder nur leicht verminderte, manchmal auch deutlich erhöhte Werte ergeben (BERNING, FOY und Mitarbeiter). Es muß also nicht nur eine Störung der Hämoglobinsynthese, sondern auch der Zellbildung vorliegen. Entsprechend fand BERNING eine prozentuale Verminderung der Erythropoese und Unreife beider Zellsysteme im Sternalpunktat, sowie starke Erhöhungen des Serumeisenspiegels auf 185—286 γ-% im Blut, so daß der aplastische Charakter dieser Anämien gesichert ist.

Es war deshalb naheliegend, die Unterernährung, die SONNENFELD schon vor 20 Jahren als Teilursache der Panmyelophthise bezeichnet hat, für die Häufung der Erkrankung in den letzten Jahren verantwortlich zu machen. In unserem Material war jedoch auch die Zahl solcher Kranker vermehrt, bei denen alimentäre Schäden auszuschließen waren. Auch sind Übergänge einer schweren Eiweißmangelanämie in eine irreparable Panmyelophthise noch nie beobachtet worden. Immerhin erscheint es uns — wie auch anderen Autoren (LOTZ, TÜNNERHOFF) — möglich, daß einem chronischen Eiweißmangel eine gewisse disponierende Bedeutung zukommt.

Die Entwicklung einer echten, d. h. eisenrefraktären Panmyelophthise aus einem chronischen Eisenmangelzustand, wie sie HABELMANN behauptet, gibt es nach STODTMEISTER und BÜCHMANN [4] nicht. Von anderen für die Hämatopoese erforderlichen Metallen, wie Kupfer, Mangan und Kobalt, werden nur so kleine Mengen benötigt, daß Mangelerscheinungen beim Menschen kaum auftreten können (HEILMEYER, KEIDERLING und STÜWE, WINTROBE).

Vitaminmangel: Durch Vitaminmangel gelingt es, im Tierversuch Anämien zu erzeugen. Während FORNAROLI bei Vitamin B_1-arm ernährten Ratten nur verminderte Reticulocytenwerte fand, die nach SCHITTENHELM auch bei Mangel an Vitamin A und C vorkommen, erzielten FOUTS und GYÖRGY und Mitarbeiter bei B_6-freien Hunden panmyelophthiseartige Krankheitsbilder mit erhöhtem Eisenspiegel. MILLER und RHOADS beobachteten nach Vitamin B-armem Futter ebenfalls Markaplasien, die sie teils durch Zufuhr des aleukieverhütenden Vitamins M (DAY und Mitarbeiter), teils durch Nicotinsäureamid verhüten, bzw. beseitigen konnten. Auch bei PP-armen Hunden entstehen Anämien, die höhere Grade erreichen, wenn gleichzeitig Indol oder Pyramidon gegeben wird (CALTABIANO und VASTA). Nach ABRAMI führt B_2-Mangel ebenso wie ein Aminosäurendefizit zu schlechter Eisenausnützung. In der Schwangerschaft (ELSON und SAMPLE) und unter der Einwirkung von

Pyramidon und Darmfäulnisprodukten (Indol und Scatol) besteht ein erhöhter Vitamin B- bzw. Hämogenbedarf. Der Mangel an Folinsäure und gleichartigen Faktoren des B-Komplexes [B_c, B_{10}, B_{11} und Vitamin M (DOAN)] führt zur Insuffizienz der Zellbildung, bei Tieren zu Anämien, Leukopenien, Nekrosen und Resistenzschwäche und Hypoplasie des Marks; gleichzeitige Gaben von Sulfonamiden, die die Folinsäurebildung im Körper behindern, sollen die Leukopenie verschlimmern (ENDICOTT, DAFT und OTT; weitere Literatur bei RUDOLPH und TSCHESCHE).

Alle diese Befunde über den Einfluß von Vitaminmangelzuständen auf die Blutbildung sind am Tier gewonnen und scheinen für die menschliche Pathologie ohne allgemeine praktische Bedeutung zu sein, da es offenbar einen so hochgradigen Vitaminmangel auf alimentärer Grundlage beim Menschen nicht gibt. Nur in sehr seltenen Fällen von schwerstem Skorbut (BIERICH) und Ziegenmilchanämien hält HEILMEYER die Entwicklung echter Panmyelophthisen für möglich; er glaubt auch, daß die Knochenmarksaplasien, wie sie bei Darmstenosen (s. oben) und ausnahmsweise auch bei Sprue auftreten können, durch einen Vitamin B-Mangel mitbedingt und durch B-Zufuhr zu bessern sind. Bei essentiellen Panmyelophthisen sind Therapieversuche mit den genannten Vitaminen weitgehend negativ verlaufen.

Mangel an hämato- und leukopoetischen Substanzen: Die Natur der Hämatopoetine und Leukopoetine, zu denen neben Milzstoffen solche hormonaler Art gehören sollen (ROHR[6]) ist bisher weitgehend unbekannt. Die Existenz der Hämatopoetine nach CARNOT und DEFLANDRE war lange umstritten und wird ebenso wie die Bilirubinregulierung der Blutbildung nach VERZÁR und ZIH (durch ein Produkt des Bilirubins ohne Gallenfarbstoffreaktion) von SCHULTEN bezweifelt. Nach den Befunden von LOESCHCKE und Mitarbeiter, die wir in eigenen Versuchen (BUTZENGEIGER und LANGE) bestätigen konnten, sind jedoch die CARNOTschen Hämatopoetine als erwiesen anzusehen. PLUM fand im Blut Stoffe, die die Reticulocytenreifung förderten und sich beim Normalen im umgekehrten Verhältnis zur Zahl der Reticulocyten bewegten. Bei sekundären Anämien waren Reifungsstoffe und Reticulocyten vermehrt, während bei Panmyelophthisen analoge Untersuchungen noch fehlen. Die Reifungsstoffe werden in der Leber durch Thyrosin aktiviert, so daß JACOBSEN und PLUM die Hypothese aufgestellt haben, daß das RES durch Verbindung zweier Stoffe den Reifungsfaktor erzeuge.

Nach GLANZMANN bedürfen die angeblich dem Nicotinsäureamid nahestehenden Leukopoetine zur Erlangung ihrer Wirkung einer Kuppelung an einen endogenen Faktor, der bei der Panmyelophthise fehlen soll. Ähnlich rechnete auch HEILMEYER [2] mit der Hemmung eines für die Zellreifung notwendigen Ferments. MITCHELL hat festgestellt, daß durch X- und γ-Strahlen die Synthese der Thymonucleinsäure in den Kernen gestört wird, so daß es zu einer Ansammlung von Ribonucleotiden im Cytoplasma kommt. Über entsprechende Untersuchungen bei essentieller Panmyelophthise ist bislang nichts bekannt. BAUMANN konnte aus der Darmschleimhaut und anderen Organen einen antileukopenischen Stoff gewinnen, der bei Leukämie vermehrt sein, bei Panmyelophthise fehlen und nach GYÖRGY dem Vitamin B_6 nahestehen soll. SCHULTEN schließlich vermutet, daß bei der aplastischen Anämie ein spezieller Mangel vorliegt, ähnlich wie er in den letzten Jahrzehnten für die Perniciosa im Leberprinzip, für die asiderotischen Anämien im Eisen und für die hämorrhagische Diathese des Skorbuts im Vitamin C nachgewiesen worden ist. Tatsächlich ähnelt die heutige Situation der Panmyelophthiseforschung sehr der bei der Perniciosa vor der Entdeckung des Leberprinzips, bis zu der man bezüglich der Pathogenese über Vermutungen nicht hinausgekommen war. Infolgedessen entschloß man sich auch bei der Perniciosa — wie heute noch bei der Panmyelophthise — zu so verzweifelten therapeutischen Versuchen wie der Exstirpation der Milz, die in einzelnen Fällen durch eine gewisse Enthemmung der Knochenmarkstätigkeit zu Besserungen führte, an der wirklichen Krankheitsursache aber vorbeiging. Ob ein derartiger Mangelzustand bei der Panmyelophthise tatsächlich vorliegt und welcher Natur er sein könnte, wissen wir bis heute noch nicht.

Die Erörterung der Pathogenese mußte sich darauf beschränken, die verschiedenen Faktoren der Blutbildung und die mehr oder weniger theoretischen Möglichkeiten ihrer Störung aufzuzählen und zu besprechen, welche für die Entwicklung der Panmyelophthise nach dem heutigen Stand unseres Wissens keine Rolle zu spielen scheinen und welche bei zukünftigen Untersuchungen besonders berücksichtigt werden sollten. Dabei ergab sich zusammenfassend folgendes Bild:

Die wesentliche Störung bei der Panmyelophthise besteht in der Unfähigkeit, reife Zellen zu bilden und an das Blut abzugeben.

Bekannte Krankheitsursachen sind Gifte, allergische Vorgänge, Infektionen und Schädigungen des Marks durch Strahlen, Tumoren, Osteosklerose und andere schwere chronische Erkrankungen. Als Sonderform ist die splenopathische Markhemmung abzugrenzen, die durch vermehrte Abgabe knochenmarkshemmender Substanzen aus der Milz entstehen dürfte.

Für die Entwicklung einer Panmyelophthise scheinen in manchen Fällen konstitutionelle Faktoren im Sinne einer anlagemäßigen Schwäche oder Anfälligkeit der blutbildenden Organe Voraussetzung zu sein. Vielfach ist ein Zusammentreffen von endogenen und äußeren Faktoren für die Manifestierung der Erkrankung maßgebend.

Innersekretorische oder zentrale Störungen sind, wenn überhaupt, bei der essentiellen Panmyelophthise nur von untergeordneter Bedeutung. Auch hemmende Einflüsse der Milz sind bei dieser nur sekundärer Natur. Das Vorliegen einer chronischen Markentzündung ist für die Mehrzahl der Fälle noch unbewiesen, verdient aber weitere Beachtung. Ein primär vermehrter peripherer Zelluntergang durch abnorme Hämolysine oder Leukolysine oder -toxine liegt zum mindesten bei der Masse der essentiellen Fälle nicht vor.

Am wahrscheinlichsten ist die endogene Ursache der Panmyelophthise entweder in der Bildung myelotoxischer Stoffe, wie sie im Darm, beim Eiweißabbau oder — allgemeiner — im intermediären Stoffwechsel entstehen können, zu suchen oder aber in einem spezifischen Mangelzustand, dem — wie bei der Perniciosa — keine alimentäre, sondern wiederum eine endogene Stoffwechselstörung zugrundeliegt. Eine Aufklärung ihrer Natur, die die Voraussetzung einer erfolgversprechenden Therapie ist, oder auch nur eine Entscheidung in dem einen oder dem andern Sinne ist bis heute noch nicht gelungen.

F. Therapie der Panmyelophthise.

Entsprechend unserer Unkenntnis über die Pathogenese der Panmyelophthise gibt es auch noch keine kausale Therapie. Ein empirisches Specificum ist ebenfalls nicht bekannt. Demzufolge ist die Zahl der Mittel, die versucht worden sind, groß; nennenswerte Erfolge sind ihnen bislang versagt geblieben.

Relativ günstig ist die Lage nur da, wo es möglich ist, äußere Ursachen wie Gifte, Medikamente oder Infektionen auszuschalten. Stoffe, die zwar als Allergene wirken können, für den vorliegenden Fall aber als Ursache nicht in Frage kommen, müssen nicht unbedingt vermieden werden, da solche Allergien meist streng spezifisch sind. So haben HURIEZ und DUMONT bei Salvarsan-Agranulocytose Sulfonamide ohne Schaden angewendet und BICKEL und DUBOIS-FERRIERE haben sogar Agranulocytosen, die unter Sulfapyridinbehandlung entstanden waren, unter Fortsetzung der Behandlung mit Sulfathiazol heilen sehen. Immerhin wird man mit Rücksicht auf die erhöhte konstitutionelle oder erworbene Empfindlichkeit des Marks die Indikation zu solchen Mitteln sehr streng stellen und z. B. das Salvarsan, das für die Behandlung essentieller Panmyelophthisen wertlos sein dürfte, nur dann anwenden, wenn die Panmyelophthise luischer Ätiologie ist und mit deren Bekämpfung gebessert werden kann (HEILMEYER [2]). Zur rascheren Neutralisierung von Giften sind bei akuten Intoxikationen — speziell durch Salvarsan — Thiosulfatpräparate (Tecesal) (KOCHS) und andere entgiftende Mittel angewendet worden, ohne daß die Erfolge überzeugend waren. Dagegen scheint das britische Kampfstoffentgiftungsmittel Bal (2, 3,-Dimercaptopropanol) bei Salvarsanschäden einen Fortschritt zu bedeuten, der darauf beruhen soll, daß das Bal mit Arsen Ringverbindungen bildet, die wenig toxisch sind und leicht ausgeschieden werden (CISCAR-RIUS, LOCKIE, NORCROSS und GEORGE, SULZBERGER und BAER, sowie WATERS und STOCK). (Ausführliche Literatur über Bal und „Bal-Intrav", eine Glucoseverbindung, bei GIESEN und KOELZER und VONKENNEL und SCHÖBERL.) Bei Thiouracilschäden soll Pyridoxin nützlich sein (GREENBERG und BRUYER). In den seltenen Fällen, in denen eine aplastische Anämie während und wahrscheinlich infolge einer Schwangerschaft auftrat, ist gelegentlich die Schwangerschaft unterbrochen und damit der bedrohliche Zustand behoben worden (STODTMEISTER und BAUM).

Wichtig ist die *Bekämpfung und Verhütung von Infektionen.* Bei akuten Zuständen (z. B. Agranulocytosen und den Salvarsan-Panmyelophthisen) vermag das Penicillin die Infektion so lange hintanzuhalten, bis Granulopenie und Abwehrlage sich wieder gebessert haben (WINKLE und Mitarbeiter). Bei echten Panmyelophthisen haben wir keine dauernden Erfolge gesehen (Fall 29, 32, 33); das gleiche gilt für die übrigen Antibiotica und die Sulfonamide (Supronal, Fall 31). Trotzdem wird man diese Mittel bei allen mit Fieber komplizierten Fällen in möglichst großen Dosen anwenden, um die Entwicklung tödlicher Allgemeininfektionen wenigstens eine Zeitlang zu verhindern. Nur beim Chloromycetin dürfte eine gewisse Zurückhaltung am Platze sein, da dieses nitrobenzolhaltig ist und zu tödlichen Knochenmarksaplasien führen kann (s. S. 338). Bei der Auswahl des Antibioticums vermag im übrigen die Resistenzbestimmung der beim Patienten gefundenen Erreger wertvolle Hinweise zu geben, wobei man sich aber darüber klar sein muß, daß die in vitro gewonnenen Ergebnisse nicht immer mit der Wirksamkeit in vivo übereinstimmen. Vor allem sollte in akuten und schweren Fällen der Beginn einer antibiotischen Therapie nicht durch das Abwarten irgendwelcher Laboratoriumsbefunde verzögert werden. Vorbeugend darf die Entfernung von künstlichen Gebissen und Pessaren, unter denen sich Nekrosen und Infektionen entwickeln können, und eine sorgfältige Pflege des besonders gefährdeten Mundgebietes nicht vergessen werden. Wie wichtig strengste Asepsis bei allen Eingriffen ist, zeigt HOFFS Fall einer von einer Blutentnahmestelle an der Fingerbeere ausgehenden tödlichen Sepsis. Die Neigung zu Infektionen und Nekrosen erschwert auch die Indikationsstellung zur Sanierung herdverdächtiger Organe. DUKE und WARR warnen wegen der Blutungs- und Infektionsgefahr vor Sanierungen, und auch THADDEA hat nach chirurgischen und zahnärztlichen Eingriffen meist Verschlechterungen und Rezidive gesehen. SCHMIDTMANN, LINNIG und CAMERER erlebten nach einer diagnostischen Zahnfleischexcision eine unstillbare tödliche Blutung. Nicht streng indizierte Eingriffe sind daher zu unterlassen. Wie lebensrettend aber die Beseitigung von Infektionen gelegentlich sein kann, beweist die schon erwähnte Heilung einer aussichtslos erscheinenden Panmyelophthise nach Beseitigung ausgedehnter Zahneiterungen (FULD und LOEHR). Hierher gehört auch der nach Tonsillektomie geheilte Fall einer Panmyelophthise bei einem Kleinkind von LEIBER. BANNES, FERRATA und STORTI und VEIL betonen die Wichtigkeit der Suche nach Ursachen einer Allergie, die sich unter Umständen durch eine nur im Knochenmark nachweisbare Eosinophilie zu erkennen gibt, und treten auch bei schlechtem Zustand für die Tonsillektomie ein, soweit die Tonsillenveränderungen nicht nur als sekundäre Folge der Erkrankung anzusehen sind, was oft nicht leicht zu entscheiden ist. Auch wir vertreten die Aufassung, daß alle verdächtigen Herde so weit wie irgend möglich beseitigt werden müssen; der beste Zeitpunkt für den Eingriff ist allerdings manchmal schwer zu bestimmen.

Transfusionsbehandlung: Unter den Maßnahmen zur Besserung der Blutbefunde steht die Bluttransfusion an erster Stelle, wenn auch ihre Wirkung im wesentlichen symptomatisch ist und den Krankheitsablauf nur verzögern kann. In Fällen, in denen nicht Nekrosen und Infektionen infolge der Leukopenie oder Blutungen infolge der Thrombopenie die Aussichten trüben, sondern die Anämie das Bild beherrscht, kann die Lebensverlängerung immerhin erheblich sein (SÖDERSTRÖM und GRIPWALL). Fälle, wie der von HURST und KARK, der unter 290 Transfusionen 11 Jahre lang lebte, sind allerdings große Seltenheiten. Soweit nicht schließlich doch eine hämorrhagische Diathese mit deletären Blutungen oder Infektionen hinzukommen, die auch durch Blutübertragung meist nur wenig beeinflußbar sind, scheitern die Transfusionen manchmal zuletzt an dem Zustand der Venen. Die vor allem von HENNING eingeführte und seitdem wiederholt empfohlene intrasternale Infusion (HEINRICH, KÖNIG und DRASNAR, LAMPRECHT und RICHARD, NAEGELI, ROITH) vermag in solchen Fällen noch etwas weiter zu führen (BATTISTONI, GIRAUD und DESMONTS, HURIEZ und DUMONT, HECKNER, TRAUTWEIN), jedoch ist die Zahl der auf diese Weise durchführbaren Blutübertragungen doch relativ beschränkt und der Zeitgewinn gering. Außerdem stoßen gerade bei Panmyelophthisekranken intrasternale Transfusionen oft auf sonst ungewohnte Schwierigkeiten (s. S. 300), die mit einer Unwegsamkeit des Marks zusammenzuhängen scheinen. Ein anderes, auch bei guter Transfusionstechnik nicht vermeidbares Hindernis für weitere Blutübertragungen ist die Entwicklung von Überempfindlichkeitssymptomen, die trotz Vorproben gelegentlich zum tödlichen Schock führen können (MOESCHLIN und ROHR [2]). Ihre Ursachen sind noch nicht völlig geklärt. Von besonderer Wichtigkeit ist die Berücksichtigung des Rh-Faktors, da bei Übertragungen Rh-positiven Bluts auf rh-negative Kranke Anti-Rh-Agglutinine gebildet werden können. Aber auch durch wiederholte Transfusionen ungleicher Untergruppen, vielleicht auch verschiedener M- und N-Faktoren, können Antikörper gebildet werden. Deshalb sollte von vornherein bei solchen Kranken nur Blut gleicher Untergruppe und gleichen Faktors Verwendung finden. Anaphylaktische Zwischenfälle durch die menschlichen Eiweißeigenschaften bei wiederholten Transfusionen von demselben Spender sind nach PIETRUSKY unwahrscheinlich. Auch wir haben Spender, deren Blut einmal gut vertragen wurde, gerne wiederholt genommen, aber doch gelegentlich eine zunehmende Unverträglichkeit beobachtet. Bei einigen Kranken, bei denen sich zunehmend anaphylaktische Symptome entwickelt hatten, so daß die Transfusionen zuletzt meist vorzeitig abgebrochen werden mußten, haben wir weder eine Bildung von Anti-Rh- Agglutininen noch sonst eine Ursache dieser Erscheinungen nachweisen können. Es scheint also noch andere, uns bisher nicht bekannte, irreguläre Agglutinine zu geben, deren Auftreten durch keine der genannten Vorsichtsmaßnahmen verhindert werden kann.

Mit der Bluttransfusion wird in manchen Fällen nicht nur das fehlende Blut ersetzt, sondern darüber hinaus anscheinend auch eine vorübergehende Besserung der Blutbildung erzielt. So folgte auch bei einer unserer Kranken (29) auf eine Periode besonders zahlreicher, großer Transfusionen ein Zeitabschnitt, in dem sich die Blutwerte deutlich länger hielten als sonst. HABELMANN glaubt, daß es unter dem Einfluß von Transfusionen zu einer Erholung des Marks und zur

Lösung einer Ausschwemmungssperre kommt; er fand nach Transfusionen jeweils eine Abnahme der Zellzahl im Mark bei Besserung des Blutbildes. WEBER und WEISSWANGE weisen darauf hin, daß der Hämoglobin- und Erythrocytenanstieg oft größer ist, als der transfundierten Menge entspricht, und nehmen wie SÖDERSTRÖM und GRIPWALL einen spezifischen Markreiz an. Schließlich dürfte das übertragene Blut trotz der von GROSS und STODTMEISTR und BÜCHMANN [6] geäußerten Zweifel auch gewisse hämostyptische Effekte haben.

Manche Autoren halten sehr kleine Transfusionen für besonders wirksam (KOCHS, ROF und BENITO, VONKENNEL). VONKENNEL gibt bei Salvarsanschäden nur 50—100 cm³ und KOCHS will bereits mit 10 cm³ Blut (!) in 50 cm³ Traubenzucker überraschende Erfolge gesehen haben. Dem können wir nach unseren Erfahrungen nicht beipflichten. Auch Leukocytenstürze, wie sie BAISCH, BRUGSCH, CHASSEL und DIMMEL nach großen Transfusionen zu sehen glaubten, haben wir bei unseren Kranken niemals erlebt. Tatsache ist aber, daß durch Transfusionen nur das rote Blutbild eindeutig gebessert wird, während das weiße weitgehend unbeeinflußt bleibt. Die Abb. 16 zeigt diese Verhältnisse bei einer Salvarsan-Panmyelophthise: Während es durch tägliche Transfusionen möglich war, den Hämoglobinwert in 6 Tagen von 32 auf 76% zu steigern, blieb die Leukocytenzahl praktisch unverändert (6—800); im Blutausstrich waren außer am ersten Tag keinerlei Granulocyten nachweisbar. BOCK hat bei Agranulocytosen die transfundierten Leukocytenmengen errechnet, die, ohne zu einer Erhöhung der Leukocytenzahl im Blut zu führen, anscheinend spurlos verschwinden; er fand erstaunlich hohe Zahlen, die sich durch die im Vergleich zu den Erythrocyten wesentlich kürzere Lebensdauer der weißen Blutkörperchen allein nicht erklären lassen.

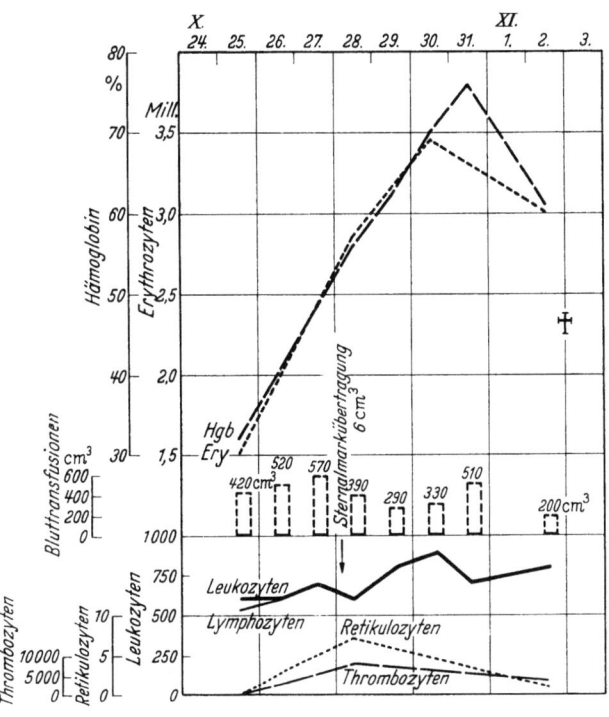

Abb. 16. Verhalten der Blutbefunde unter gehäuften Blutransfusionen bei akuter tödlicher Salvarsan-Panmyelophthise (Fall 31). Bei täglichen Transfusionen steiler Anstieg von Hämoglobin und Erythrocyten. Alle anderen Werte kaum beeinflußt.

Da bei der Panmyelophthise und den Agranulocytosen nicht nur ein hochgradiger absoluter Mangel, sondern infolge der meist begleitenden Infektionen ein stark erhöhter Bedarf an Leukocyten besteht, war daran zu denken, daß die übertragenen Zellen sofort von den Orten des Bedarfs in Anspruch genommen werden und in die Gewebe abwandern. Um den Leukocytenmangel auszugleichen, haben daher BOCK, LAINER und SCHITTENHELM die Übertragung von Leukämie- und Leukocytoseblut (das letztere soll nach LAINER auch durch seinen vermehrten Gehalt an leukopoetischen Reizstoffen wirken), KUHL die vorherige Behandlung der Spender mit Nucleotrat oder Granocytan, S. MEYER die Anwendung von Pyrifer beim Spender oder Transfusionen von Pneumonie- und Empyem-Kranken als angeblich erfolgreich vorgeschlagen. Da keine dieser Methoden überzeugende Ergebnisse erbracht hat und Blutübertragungen von Kranken nicht ohne Bedenken sind, haben sie sich nicht eingebürgert. Neuere Untersuchungen mit radioaktiv markierten, transfundierten Leukocyten haben nunmehr ergeben, daß diese, ebenso wie die Thrombocyten, im Empfängerorganismus meist rasch und zwar überwiegend in der Lunge abgefangen werden (WEISSBERGER und Mitarbeiter).

Blutbildungsfördernde Stoffe: Man hat versucht, die durch Transfusionen so wenig beeinflußbare Granulopenie durch Anwendung leukopoetischer Stoffe zu bessern. Leukocytenaufschwemmungen, wie sie MENKIN und LELLAN und BURON empfohlen haben, haben sich nicht bewährt (BORGHI, STRUMIA). Dagegen sind Nucleinsäurederivate (Nucleotrat) besonders in Amerika (dort unter dem Namen Pentosenucleotide) viel verwendet worden. Sie führen im Tierversuch und beim Normalen zu Leukocytenvermehrungen in Blut und Knochenmark (NAKAO), während rotes Blutbild und Reticulocytenzahl unbeeinflußt bleiben (NORDENSON [3]). Bei uns sind neben einigen Erfolgen (v. DOMARUS, GLANZMANN, HOTZ u. a.), deren Stichhaltigkeit aber zweifelhaft ist, da sie vor allem bei akuten Agranulocytosen, die auch spontan häufig ausheilen, erzielt wurden, vorwiegend Mißerfolge beobachtet worden. Dagegen sind nach amerikanischen Autoren die Resultate günstiger. DOAN hat an einem größeren Agranulocytosematerial bei unbehandelten Fällen eine Mortalität von 90% festgestellt, die unter Nucleotidanwendung (44 Fälle) auf 25% absank. Die Ursache dieser unterschiedlichen Beurteilung ist noch unklar, zumal die amerikanischen Präparate mit dem Nucleotrat angeblich identisch sind und DOAN die von LIBRACH und CRONIN empfohlene, wesentlich höher dosierte und vielleicht wirksamere Methode des intramuskulären Dauertropfs nicht angewendet hat. Wir sind ebenso wie ROHR[3] und FERRATA und STORTI schon bei Agranulocytosen wenig optimistisch und haben bei echten Panmyelophthisen zuletzt auf die Nucleotratanwendung meist verzichtet, da sie vielfach unangenehme lokale Infiltrationen, aber keine Besserung der Blutbefunde zur Folge hatte. Ein anderer leukocytärer Reizstoff, den BAUMANN aus Knochenmark, Darmschleimhaut, Leber und Blutserum gewonnen hat und der bei Leukämien stark vermehrt sein soll, ist das Granocytan. Es ist wasserlöslich und wärmestabil, gibt keine Eiweißreaktion und bewirkt beim Gesunden Leukocytenanstiege um 50—300% (BAYER). PFEIFFER glaubt, daß das Granocytan, prophylaktisch gegeben, Bestrahlungsleukopenien verhindert, aber bei bereits geschädigtem Mark nicht mehr wirkt. Die von BAYER geschilderten Effekte bei Agranulocytosen und Panmyelophthisen sind wenig überzeugend. ROHR und MARKOFF lehnen die Substanz als therapeutisch wertlos ab. Wir haben trotz systematischer, wiederholter Behandlung mit hohen Dosen ebenfalls keine nachhaltige Wirkung feststellen können.

Behandlung mit Knochenmark: Die therapeutische Anwendung von Knochenmark und Knochenmarksextrakten ist im Tierexperiment (NETTLESHIP, CALDWELL und Mitarbeiter) und auch beim Menschen wiederholt versucht worden. Bei der Agranulocytose und Panmyelophthise des Menschen ist teils gelbes Knochenmark (BERLIN, GIFFIN und WATKINS, MARBERG und WILES), teils rotes Mark von wachsenden Tieren (ABICHT und STEPHAN, BAUMANN, GIRAUD und DESMONTS [2], TUDYKA) verabreicht worden in täglichen Dosen von 50—200 g per os. Dabei wurden gute Erfolge angegeben, die nach W. BORCHARDT auf dem Gehalt des roten Rippenmarks junger Tiere an thermostabilen und nicht an Lipoidfraktionen gebundenen Hämatopoetinen beruhen sollen. Andere Autoren sahen keine Effekte (z. B. SELIGMAN bei Thiouracilgranulocytosen). Nach einer Empfehlung von SCHRETZENMAYR sind mit wechselndem Erfolg auch parenterale Applikationen von Markbrei vorgenommen worden (ABICHT und STEPHAN, GIRAUD, HOYER, MOESCHLIN und ROHR, MORRISON und SAMWICK), und zwar sowohl intramuskulär als auch als intrasternale Injektion, während OSGOOD, RIDDLE und MATHEWS den Markbrei direkt intravenös injizierten.

Wir haben bei einer Anzahl von auf Leber und Eisen schlecht reagierenden Anämien und mehreren Panmyelophthisen die intrasternale Knochenmarksübertragung erprobt und sind dabei so vorgegangen, daß wir von 2—3 Spendern je etwa 5 cm³ möglichst markreichen Bluts aus dem Sternum aspirierten und dem Empfänger intrasternal injizierten. Die danach auftretenden Fieberreaktionen entsprachen denen bei Bluttransfusionen, z. T. waren sie geringer; andere Nebenwirkungen traten nicht auf. Bei der Mehrzahl der Fälle war keine eindeutige Beeinflussung des Blutbildes zu erkennen. Bei einzelnen Fällen jedoch traten gewisse Effekte auf. Insbesondere bei Fall 29 kam es mehrfach zu einem Wiederauftreten der sonst fast dauernd fehlenden Reticulocyten und zu deutlichen Granulocytenanstiegen, die jeweils am 2.—4. Tag nach der Sternalmarkübertragung begannen und etwa 6—12 Tage anhielten (Abb. 17). Einige andere Knochenmarksübertragungen, auch eine intramuskuläre und alle gegen Ende der Erkrankung durchgeführten, blieben auch bei dieser Patientin ohne Erfolg.

Die Erklärung der Wirkung solcher Knochenmarksübertragungen als echte Transplantation funktionstüchtiger Knochenmarkszellen, die sich im Sternum des Empfängers weiterentwickeln können, hat sich als nicht haltbar erwiesen, da die übertragenen Mengen zu gering und die Markräume zur Ansiedlung von Transplantaten im Gegensatz zu der ursprünglichen Meinung von Josefson, sowie Roversi und Tanturri anatomisch ungeeignet sein dürften (Henning). Die Methode von Heinsen und Lezius, die bei einer Panmyelophthise zur Erzielung einer genügenden Depotwirkung mehrere fingerlange Stücke aus dünner Corticalis, Spongiosa und rotem Mark eines jungen Kalbes an der Vorderseite des Femurs inplantierten und danach bei wenig verändertem rotem Blutbild einen Anstieg der Thrombocyten von 6—56 000 auf über 200 000, der Leukocyten von 800—2800 auf 7400 mit prozentualer Zunahme der Segmentkernigen und Monocyten sahen, ist bisher noch nicht nachgeprüft worden und dürfte sich allein schon wegen der jedem Eingriff entgegenstehenden Blutungs-, Infektions- und Nekrosengefahr bei Panmyelophthisen kaum einbürgern. Van den Berghe hat geglaubt, eine bessere Wirkung zu sehen, wenn er alle 8 Tage 20 cm³ Mark ins Os ileum injizierte. Wir haben zu einer solchen größeren Injektion einmal die Tibia gewählt, jedoch ohne Erfolg. Die Latenz und die Dauer der gelegentlich beobachteten Effekte macht es wahrscheinlich, daß es sich nicht um Ausschwemmungen, sondern um echte hämatopoetische Reize handelt, wobei allerdings bisher unklar ist, weshalb die eine Injektion Wirkungen zeigt und die andere nicht, auch beim gleichen Patienten und in scheinbar wahlloser Abwechslung; auch ein Vergleich der Sternalmarkbefunde der Spender führte zu keiner Erklärung.

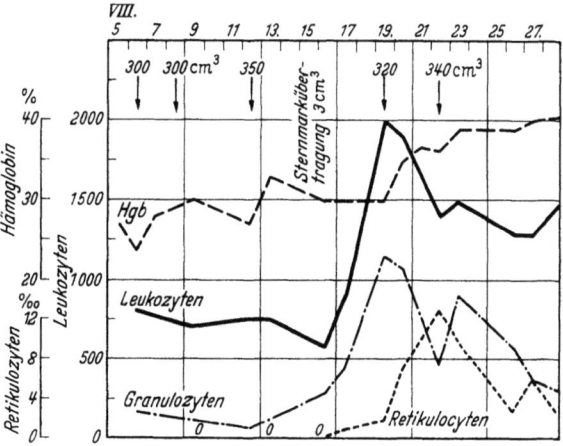

Abb. 17. Intrasternale Knochenmarksübertragung bei chronischer essentieller Panmyelophthise. (Fall 29). Deutlicher Anstieg der Granulocyten und Auftreten der vorher ständig fehlenden Reticulocyten für etwa 14 Tage. Bei Auswertung der Hämoglobinkurve sind die gleichzeitigen Bluttransfusionen zu berücksichtigen. Nach der Sternalmarkübertragung bleibt der sonst zwischen den Transfusionen stets eintretende Hämoglobinabfall trotz Herabsetzung der Transfusionshäufigkeit aus.

Die beobachteten Blutbildungsreize nach Knochenmarksübertragung sind somit zwar von theoretischem Interesse, in ihrem Auftreten aber zu inkonstant und zu wenig durchgreifend und anhaltend, als daß das Verfahren in der derzeitigen Form für die praktische Therapie von Wert sein könnte.

Der Versuch, die gelegentlich festgestellte Wirkung hämatopoetischer Stoffe aus dem Blut auf die Regeneration bei Anämien (Pirwitz, Sak-Gorki, Tanzi [2]) durch subcutane Injektionen von Fremdblut (Holler) oder Eigenblut (Nipperdey und Sakurai) ausnützen zu wollen, ist erst recht nicht aussichtsreich. Über im Ausland empfohlene Stoffe wie Reticulogen (Davis) und Lipoidextrakte aus Erythrocyten (Lacroix) fehlen uns eigene Erfahrungen.

Die Anwendung von Nabelschnurblut für Transfusionen soll nach Ellenbeck, Feuchtinger [2], Hechmann und Salkina nicht nur deshalb besonders wertvoll sein, weil es einen höheren Gehalt an roten und weißen Blutzellen hat, sondern weil ihm besondere immunbiologische und hormonale Wirkungen zugeschrieben werden; tatsächlich haben wir (Butzengeiger und Lange) nach Loeschcke und Mitarbeiter in Tierversuchen eine eindeutige hämatopoetische Wirkung des menschlichen Nabelschnurplasmas feststellen können. Während über Transfusionen von Nabelschnurblut, die ein verhältnismäßig kompliziertes Konservierungs- und Sammelverfahren voraussetzen, bei Panmyelophthise nichts

bekannt geworden ist, hat FREUDENBERG mit 10 intramuskulären Nabelschnur-
blutinjektionen von je 30—40 cm³ bei einem Kind mit angeborener Erythroblastophthise — nach 1¹/₄ jähriger erfolgloser Behandlung mit den verschiedensten
Mitteln — einen prompten Anstieg der monatelang fehlenden Reticulocyten auf
16⁰/₀₀ und eine entsprechende Besserung des roten Blutbildes gesehen; dabei
stieg der Prozentsatz der erythropoetischen Zellen im Mark von 12 auf 31, während
die Zahl der Reticulumzellen von 52 auf 2% absank. MOESCHLIN und ROHR [2]
haben dagegen bei einer reinen Erythroblastophthise eines Erwachsenen keinen
Erfolg erzielen können.

Auch wir haben eine unserer Panmyelophthisen (Fall 34) mit i.m.-Injektionen von 10 bis
30 cm³ frischen, unter Luftabschluß und in Natriumzitrat aufgefangenen Nabelschnurbluts
behandelt. Dabei stiegen zwar die Reticulocytenzahlen an, ohne daß jedoch eine wesentliche
Besserung des Krankheitsbildes erreicht werden konnte. Da die Injektionen zu recht schmerzhaften Infiltraten führten, war eine Fortsetzung der Behandlung oder gar eine weitere Steigerung der Einzeldosen auf die von FREUDENBERG gegebenen, erstaunlich großen Mengen
(bis 40 cm³ bei einem 3jähr. Kind) nicht möglich. Ob es gelingen mag, durch andere Appli-
kationsarten — Verwendung von Nabelschnurplasma oder -extrakten usw. — zu praktisch
nutzbaren therapeutischen Ergebnissen zu kommen, muß vorerst dahingestellt bleiben.

Metalle: Mit Eisen ist angesichts des ohnehin schon erhöhten Serumeisenspiegels der Panmyelophthise weder per os noch bei der als knochenmarkreizend
empfohlenen intravenösen Anwendung (BANNES, BEILICKE, CREMER [1], HEIL-
MEYER und PLOETNER, VUILLEUMIER) ein Erfolg zu erwarten. Auch mit Arsen
und Kupfer konnte eine eindeutige Anregung der Marktätigkeit bei Panmyelophthisen bisher nicht beobachtet werden. Das Kobalt, mit dem sich im Tierexperiment starke erythropoetische Reize bis zur Polycythämie (näheres bei
ASCHKÉNASY, STANLEY, HOPPS und HELLBAUM) und bei benzolvergifteten Tieren
kräftige Reticulo- und Erythrocytenanstiege mit Hyperplasie des bei Kontrolltieren hypoplastischen Marks (KLEINBERG, GORDON und CHARIPPER) erzielen
lassen, hat nach älteren Versuchen von WALTNER und WALTNER erst neuerdings
größeres therapeutisches Interesse gefunden (CAUSSADE und Mitarbeiter, WEISS-
BECKER und MAURER), zumal es sich unlängst als ein wesentlicher Bestandteil
des Antiperniciosastoffes herausgestellt hat. Mit Kobaltchlorid (150—200 mg
per os, bzw. 50 mg i.v.) konnten wir bei eisen- und leberrefraktären Fällen,
insbesondere Tumoranämien ebenfalls eindeutige Besserungen erreichen, während
eine Panmyelophthise (Fall 35) unbeeinflußt blieb. Über die jüngst auf den
Markt gebrachten, bezüglich der therapeutischen Breite günstigeren Komplexsalze fehlen noch entsprechende Erfahrungen.

Röntgenreizbestrahlungen: Röntgenreizbestrahlungen der Röhrenknochen,
nach denen FRIEDEMANN bei einer Dosis von 1—3 mal ¹/₂₀ HED erstmals 6 Agra-
nulocytoseheilungen gesehen zu haben glaubt, sind auch sonst noch gelegentlich
empfohlen worden (ABICHT und STEPHAN, DAVIS, KUHL, MICHELI, THADDEA [3],
TAUSSEG und SCHNOEBELEN, TUDYKA). Andere Autoren haben keine eindeutigen
Erfolge der Bestrahlung beobachtet oder halten sie für gänzlich wirkungslos
(CHASSEL, DIMMEL, KLIMA und SEYFRIED [1], PHILIPTSCHENKO), da die angeblich
günstigen Effekte vorwiegend bei akuten Agranulocytosen mit spontaner Hei-
lungsmöglichkeit oder bei gleichzeitiger Anwendung anderer Mittel erzielt wurden.
Nach experimentellen Untersuchungen ist es überhaupt zweifelhaft, ob Röntgenbestrahlungen zu einer echten Markanregung führen können. Nach TÖPPNER
entsteht bei kleinsten Dosen zwar ein indirekter Markreiz durch den Untergang
geschädigter Zellen, aber wahrscheinlich keine direkte Reizwirkung oder Wachstumsförderung. BANNES, HEILMEYER und andere warnen vor der Anwendung von
Röntgenstrahlen ausdrücklich, ein Standpunkt, den wir völlig teilen, da die
anregende Wirkung unbewiesen ist, während der verödende Einfluß feststeht

und die Empfindlichkeit des Marks individuell sehr verschieden sein kann, besonders bei Knochenmarksinsuffizienzen. Man wird also unter Umständen mehr schaden als nützen.

Leber, Vitamine und andere Mittel: Obwohl es als das Kennzeichen der aplastischen Anämie gilt, daß sie nicht nur eisen-, sondern auch leberrefraktär ist, wird die Anwendung von Leberpräparaten in sehr hohen Dosen mangels besserem gelegentlich empfohlen, wobei die Rohleber meist vorgezogen wird (CORELLI, WINTROBE). NELSON und UPHAM haben fetale Kalbsleber gegeben, und PINEY hält Leber- und Vitamin B-Komplex zusammen besonders bei Leukopenien für wirksam. Die bei Anämien empfohlenen Vitamine des B-Komplexes (BALZAR und GIOVANNI, NEUWEILER, SINGER), die teils in Form von Kombinationspräparaten, teils durch natürliche Vitaminträger wie Weizenkeime und Bierhefe (HEILMEYER, OLMER, WINTROBE), teils in ihren Einzelfaktoren wie der Pantothensäure (ANNONI) gegeben wurden, haben sich kaum bewährt; nur HEILMEYER glaubt, von Hefe in großen Dosen etwas Nutzen gesehen zu haben. DAVIS und DAVIDSON und WHITBY und BRITTON beobachteten mit proteolytisch aus Hefe und Leber gewonnenen Präparaten gewisse Besserungen, die jüngst von BEGEMANN bestätigt wurden und weiterer Prüfung wert zu sein scheinen (W 1-Aminohepan, 100 cm³ täglich per os). Eigene Erfahrungen stehen noch aus. Die bei Megaloblastenanämien ähnlich wie Leberpräparate wirkende Folinsäure ist bei echten aplastischen Anämien entgegen der Meinung GENDELs wohl unwirksam (FEDTKE, RUDOLPH, SPIES, ZUELZER, eigene Untersuchungen). Dagegen soll sie nicht nur Leukopenien im Verlauf von makrocytären Anämien günstig beeinflussen (HEILMEYER), sondern auch solche durch Röntgenstrahlen und Ernährungsschäden (HAEHNER, JUKES, v. KAULLA, SPIES, WATSON und Mitarbeiter). Bei Sulfonamidleukopenien sind die Meinungen über die Folinsäure geteilt; WINTROBE und AXELROD und DAFT halten sie für wirksam, v. KAULLA nicht. Bei echten Agranulocytosen ist ihr Wert ebenfalls zweifelhaft (FEDTKE, WINTROBE), wenn er auch von SPICER und Mitarbeiter anerkannt wird. Im ganzen scheint die Entdeckung der Folinsäure für die Therapie der aplastischen Knochenmarksinsuffizienzen ohne umwälzende Bedeutung zu sein. — Schließlich sind auch vom Vitamin C, das bei Benzolvergiftung (BORMANN, HAGEN, HUMPERDINCK), Salvarsanschäden (KUHL) und auch bei echter Panmyelophthise als Adjuvans empfohlen worden ist (HEILMEYER), ebenso wie von allen anderen Vitaminen keine sicheren Effekte zu erwarten. Mit Ovarialhormonen, die nach FEUCHTINGER und TANZI [1] die Knochenmarkstätigkeit anregen, glauben SOIKA und CRAMER und BRODERSEN bei aplastischen Anämien, Leukopenien und Thrombopenien befriedigende Erfolge gesehen zu haben, während FEUCHTINGER selbst zwar auf einige angeblich günstige Ergebnisse bei Agranulocytosen hinweist, aber bezüglich einer allgemeinen Therapie auf dieser Grundlage doch sehr zurückhaltend bleibt. Schilddrüsenpräparate vermögen zwar Anämien auf hypothyreotischer Grundlage zu bessern, entgegen der Meinung HOFFs [4] jedoch nicht solche, die zum Formenkreis der Panmyelophthise gehören (UNVERRICHT, ZONDEK). Der Effekt von ACTH und Cortisone ist zweifelhaft (WHITBY und BRITTON); bei FANCONI-Anämien sah GASSER vorübergehende Besserungen. Bei echten Panmyelophthisen erscheint die Anwendung dieser letzteren Hormone wegen ihrer hemmenden Wirkung auf Antigen-Antikörperreaktionen und damit auf die Infektionsabwehr nicht unbedenklich; dagegen könnten wir uns — allerdings vorerst ohne konkrete eigene Erfahrungen — vorstellen, daß sie sich bei akuten, auf allergischen Vorgängen beruhenden Zuständen (aplastischen Krisen, Arzneimittelschäden) als nützlich erweisen werden. GIBSON empfiehlt Adrenalin, das nach WALTERSHOEFER im chronischen Versuch eine Reizung des

Marks, insbesondere der Myelopoese herbeiführt. Die von KLIMA eingeführte
Stryphnonbehandlung der hämorrhagischen Diathese scheint mehr auf einer
Capillarwirkung als auf einer Förderung der Thrombopoese zu beruhen; ihre
Erfolge sind bisher unseres Wissens nur von REDONDO bestätigt worden. OKI-
NAKA, ASAI und INO haben außer bei anderen Anämien bei einer echten Pan-
myelophthise mit 45—225 mg Acetylcholin pro die eine Reticulocytenkrise von
7 auf 63%/$_{00}$ mit Anstieg von Hämoglobin, Erythrocyten, Leukocyten (besonders
Monocyten, Lymphocyten und Stabkernige) und Thrombocyten beobachtet.
CREMER [3] hat die gute Wirkung an zwei Fällen bestätigt, bei denen jedoch
wegen der relativ hohen Reticulocytenausgangswerte und vor allem des niedrigen
Serumeisenspiegels die Zugehörigkeit zu den aplastischen Anämien zweifelhaft
ist, so daß auch hier noch weitere Nachprüfungen abgewartet werden müssen.
Der Vollständigkeit halber sei noch erwähnt, daß NICK einen Patienten mit
intravenöser Lecithinbehandlung gerettet zu haben glaubt. Im ganzen gesehen
haben alle diese Mittel ebenso wie eine unspezifische Reizbehandlung mit Pyrifer
oder Terpentinabscessen (BAYER) bei exakter Nachprüfung, soweit eine solche
überhaupt schon erfolgt ist, bisher keinen Fortschritt gebracht.

Milzexstirpation: Mit der Milzexstirpation sind bei der splenopathischen
Markhemmung eindeutige Erfolge zu erzielen (BLACKBURN, CALOW, CARERE-
COMES, CREMER, DOAN, FERRATA, HANNEMA, HEILMEYER, HOFF, JASINSKI
NAGEL, LAUDA, LOTZ, MUETHER und Mitarbeiter, NISSEN und SCHILLING,
NORDENSON und ROEDEN, REISSMANN, ROEHR, SCHOONHOVEN und VAN BEURDEN,
SELANDER, UNDRITZ, VANNOTTI, VEIL, WISEMAN und DOAN). Das gilt auch für die
sog.„Pancytopenia splenica"(s.S.343,DOANu.a.,HEINLEundHOLDEN,LEHNDORFF)
und ganz besonders für die mit hämolytischer Hypersplenie kombinierten Fälle
(DOAN und WRIGHT, NAGEL, ROTH und JASINSKI). Die exstirpierten, bis zu 4 kg
schweren Milzen (HANNEMA) zeigten durchweg eine ausgeprägte follikuläre
Hyperplasie, manchmal auch vermehrte Phagocytose und Pigmentanhäufung.
Auch die bei Milzvenenstenosen und splenomegalen Cirrhosen sich entwickelnden
panmyelophthisischen Blutbilder können durch Milzexstirpation gebessert
werden (ANDRUS und HOLMAN, DOST, HEILMEYER, MOBITZ, PATRASSI, SCHILLING).
Die Wirkung der Operation auf den übrigen Krankheitsverlauf und die Lebenserwartung beim M. Banti wird allerdings verschieden beurteilt (BARG und DULIN,
HOWELL, KRUMBHAAR, ROUSSELOT). Während KRUMBHAAR und ROUSSELOT
bei Nachuntersuchungen Splenektomierter diese zu einem großen Teil erheblich
gebessert fanden, konnte HOWELL bezüglich der Lebensdauer keine wesentlichen
Unterschiede gegenüber den nicht Operierten feststellen. Ähnlich liegen die
Verhältnisse beim FELTYschen Syndrom, bei dem die Blutbildveränderungen
durch die Milzexstirpation meist zum Rückgang gebracht werden können (BÜCH-
LER, CREMER [2], CRAVEN, DONNER, GYNTELBERG, HANRAHAN und MILLER,
ROGERS und LANGLEY), während der Krankheitsverlauf im übrigen ziemlich
unbeeinflußt bleibt; manchmal ist allerdings auch die Besserung des Blutbildes
recht ungenügend (BÖHLKE, HATCH, HIRSCHBOECK, WINTROBE).

Bei essentieller Panmyelophthise ist die Lage wesentlich ungünstiger. Während FERRATA und FIESCHI, neuerdings auch BOCK und UNDRITZ [2] die Operation
gelegentlich für erfolgreich halten und bei mehreren Fällen eine Heilung bzw.
weitgehende Besserung beobachtet haben wollen, verhält sich die Mehrzahl der
Autoren ablehnend, da ganz überwiegend über Mißerfolge berichtet wurde
(ANDRUS und HOLMAN, ANSCHÜTZ, GORKE, HENSCHEN und JEZLER; eigene Fälle:
weitere Angaben bei HEGLER und GRIESBACH). In fast allen Fällen, in denen
wesentliche Besserungen erzielt wurden, bestand ein mehr oder weniger deutlicher
Milztumor, so daß es sich nicht um unkomplizierte essentielle Panmyelophthisen

gehandelt haben dürfte (BOCK und WIEDE, CATTANEO, GERLACH, GOTTLIEB, NISSEN und SCHILLING, SCHULTEN). Einzelerfolge sind schließlich bei Benzol- und Röntgenschädigungen mit (sekundärer?) Milzvergrößerung beobachtet worden (HEGLER, HEGLER und GRIESBACH, SCHILLING, SCHULTZ); sie sind aber als seltene Ausnahmen anzusehen.

Die Indikation zur Operation ist somit am klarsten bei allen Formen der splenopathischen Markhemmung, bei Milzvenenstenosen und anderen isolierten Milzerkrankungen; in den Frühstadien des M. Banti soll sie die Entwicklung einer fortschreitenden Lebercirrhose manchmal hintanhalten können. Wo eine solche bereits besteht, wird man sich zur Operation nur dann entschließen, wenn die Blutveränderungen so schwer sind, daß eine vitale Indikation vorliegt. Überhaupt sollte die Entscheidung für oder gegen eine Operation möglichst früh getroffen werden, da die Mortalität mit zunehmender Krankheitsdauer und Milzgröße erheblich ansteigt. In Fällen, in denen die Milz wegen ihrer Größe oder Verwachsungen nicht mehr entfernt werden konnte, ist die Unterbindung der Milzarterie (BLAIN und BLAIN, eigener Fall) oder die Milzbestrahlung versucht worden. Die Erfolge sind unsicher (in unserem Fall negativ). CREMER sah ausnahmsweise bei einer schweren Panmyelopathia splenica (Hb 19%, 2000 Leukocyten, 26000 Thrombocyten) mit zellreichem Mark nach Bestrahlung des großen Milztumors eine völlige Normalisierung des Blutbildes. Kontraindiziert ist die Exstirpation der kompensatorisch vergrößerten Milz bei Osteosklerose (extramedulläre Blutbildung); von 27 operierten Fällen HICKLINGs starben 24 innerhalb eines Jahres. Milztumoren auf dem Boden primärer Infektionen wird man ebenfalls im allgemeinen nicht angehen, mit Rücksicht auf die Rolle der Milz bei der Infektionsabwehr und wegen des häufig gleichzeitigen Befallenseins des übrigen RES und des Knochenmarks (z. B. bei Kala azar). Auch die Entfernung sekundär vergrößerter Milzen (Begleitinfektionen, spodogene Milzvergrößerungen) wäre kaum zu diskutieren, wenn nicht alle übrige Behandlung so aussichtslos wäre; unter diesem Gesichtspunkt wird man gelegentlich den Versuch wagen dürfen. Wir haben bei vier solchen Kranken die Indikation zur Splenektomie gestellt. Drei Kranke starben 4—16 Tage nach der Operation, ohne daß eine nennenswerte Besserung der Blutbefunde eingetreten wäre. Bei dem vierten, bei dem die hämorrhagische Diathese vorherrschend war, ging diese weitgehend zurück, so daß der Patient — allerdings bei niedrig bleibenden Zellzahlen (Erythrocyten um 1,5 Mill., Leukocyten um 3000, davon 70—80% Lymphocyten, Thrombocyten um 30000) — noch ein halbes Jahr erträglich leben konnte; dann starb er unter erneuten Blutungen. Sind schon diese Erfolge sehr dürftig, so ist die Entfernung nicht hyperplasierter Milzen — etwa zur Ausschaltung der experimentell gefundenen Hemmungswirkung der normalen Milz (BOCK und FRENZEL, EPPINGER, HIRSCHFELD, NAKAO, PELLOJA, REISSMANN) — als gänzlich aussichtslos anzusehen.

In Grenzfällen ist die richtige Einschätzung der Erfolgsaussichten der Operation recht schwierig und verantwortungsvoll. Der Adrenalinversuch, den SCHILLING heranziehen möchte, dürfte ein zu unsicheres Kriterium sein. Der Nachweis einer Reifungshemmung im Mark (MICHEL) bietet erst recht keinen ausreichenden Operationsgrund, da diese ja auch bei essentieller Panmyelophthise die Regel ist. Dagegen ergab sich uns aus der Sichtung der histologischen Milzbefunde, daß fast stets bei den erfolgreich operierten Fällen eine ausgesprochene Reticulumhyperplasie, z. T. mit Phagocytose und sonstigen Zeichen einer gesteigerten Tätigkeit bzw. eines Reizzustandes der Milz nachweisbar war. Es erscheint uns danach empfehlenswert, jeder Milzoperation, soweit die Diagnose der primären oder zusätzlichen splenopathischen Markhemmung nicht schon klinisch völlig gesichert oder die Entfernung der Milz noch aus anderen Gründen (Raum-beengung) erforderlich ist, eine Milzpunktion vorauszuschicken, um durch den Nachweis des Grades der Hyperplasie die Indikation zu festigen. Falls sich dabei eine als kompensatorisch zu deutende Myelopoese der Milz findet, so sollte die Operation unterbleiben (Bock [6]). Selbstverständlich darf die Punktion bei Panmyelophthisen mit hämorrhagischer Diathese nur dort durchgeführt werden, wo die Operation notfalls gleich angeschlossen werden kann. Im ganzen ist bezüglich der Operationsindikation bei der essentiellen Panmyelophthise größte Zurückhaltung am Platze. Die akzessorischen Hemmungen durch sekundäre Milzveränderungen sind meist von so untergeordneter Bedeutung, daß der große, bei Blutkrankheiten besondere gefährliche Eingriff viel häufiger zu einer Lebens-verkürzung als zu einer Erholung führt.

Das Ergebnis unserer gesamten bisherigen Therapie ist somit noch äußerst dürftig. Die Anwendung hämatopoetischer Substanzen, wie sie bei uns in Form von Sternalmarkübertragungen und Behandlungen mit Nabelschnurblut und Kobaltchlorid durchgeführt wurde, ist ebenso wie alle bislang erprobten Verfahren der Literatur ohne durchgreifende Wirkung geblieben. Wenn den verschiedensten Versuchen therapeutischer Beeinflussung aus Schrifttum und eigenen Erfahrun-gen trotz ihres durchweg negativen Resultats ein verhältnismäßig großer Raum zugebilligt wurde, so deshalb, um dem Rahmen dieser Arbeit entsprechend einen möglichst vollständigen Literaturüberblick zu geben und etwaige Möglichkeiten einer zukünftigen Weiterentwicklung aufzuzeigen. Es muß aber von vornherein zweifelhaft bleiben, ob ein Knochenmark, das auf physiologische Reize und auf Infektionen nicht mehr entsprechend zu reagieren vermag, durch irgendwelche unspezifische Maßnahmen zu erhöhter Tätigkeit angeregt werden kann. Eine wirklich wirksame Therapie wird wahrscheinlich erst nach Aufdeckung der eigentlichen Krankheitsursache der Panmyelophthise möglich werden. Vorerst sind noch häufige, große Bluttransfusionen und beim Auftreten von Infektionen und Nekrosen massive Dosen von Antibiotica die einzigen Mittel, mit denen wenigstens in einem Teil der Fälle von „essentieller Panmyelophthise" eine nennenswerte Lebensverlängerung erzielt werden kann.

Zusammenfassung.

Nach kurzer geschichtlicher und statistischer Einleitung werden die klinischen und hämatologischen Befunde der Panmyelophthise eingehend dargestellt. Dabei ergibt sich insbesondere in den Knochenmarksbefunden eine große Variabi-lität, die vom „scheinbar reifen" Mark über das unreife (zum Teil hyperplastische) und das zellarme (lymphatische oder reticuläre) Mark bis zum Fett-, Gallert- oder Fasermark reicht. Alle diese Marktypen werden als verschiedene Stufen eines einheitlichen Grundvorgangs, nämlich einer *Reifungshemmung des Knochenmarks* aufgefaßt. Aus diesem Grunde wird auch — an Stelle zahlreicher anderer Namens-gebungen — das Wort „Panmyelophthise" nicht mehr im ursprünglichen, eine anatomische Aplasie des Marks bezeichnenden Sinne gebraucht, sondern als Sammelbegriff für alle klinischen Zustände, die durch einen primären *Schwund aller* aus dem *Mark* stammenden Zellen im *peripheren Blut* gekennzeichnet sind. Die Reifungshemmung kann die drei bei der Panmyelophthise stets betroffenen Zellreihen — Erythro-, Leuko- und Thrombopoese — in unterschiedlichem Grad befallen und im Verlauf der Erkrankung verschiedene Stadien und auch Remis-sionen durchlaufen, führt aber fast immer zum letalen Ausgang.

Unter den pathologisch-anatomischen Befunden ist die vielfach entstehende Hämosiderose bemerkenswert. Gelegentlich kommt es auch zur Entwicklung extramedullärer Blutbildungsherde, die zu differentialdiagnostischen Schwierigkeiten gegenüber leukämischen Prozessen führen können.

Die gelegentlich beobachteten Übergänge zwischen Panmyelophthise und akuter Leukämie lassen sich erklären, wenn man beide Krankheitsbilder in den Formenkreis der Knochenmarksinsuffizienz (HOFF, STODTMEISTER und BÜCHMANN) einordnet. Das Auftreten von Zellatypien und Unreife und Hyperplasie des Marks bedeutet — wie auch das Beispiel der dekompensierten perniziösen Anämie zeigt — noch nicht das Vorliegen einer Leukämie oder einer malignen Zelldegeneration. Eine extramedulläre Blutbildung kann immer dann entstehen, wenn im peripheren Blut ein Mangel an funktionstüchtigen Zellen herrscht, der vom Knochenmark nicht gedeckt werden kann.

Das gilt insbesondere für die verschiedenen Formen der Osteosklerose und auch die Knochencarcinosen, bei denen durch Ausschwemmung unreifer Zellen aus extramedullären Blutbildungszentren leukämische und erythroleukämische Bilder vorgetäuscht werden können. Wenn diese „kompensatorischen Organmetaplasien" nicht zustandekommen oder beseitigt werden — etwa durch Exstirpation der metaplastischen Milz —, so entsteht das Vollbild der Panmyelophthise.

Andere sekundäre Panmyelophthiseformen beruhen auf exogenen Intoxikationen (Benzolvergiftung), Arzneimittelallergien (Salvarsan u. a.), Strahlenschäden (Röntgen, Radium u. a. Atomzerfallsprodukte) und schweren oder chronischen Infektionen. Bei den Arzneimittelschädigungen kommt den modernen Cytostatica und z. T. auch den Antibiotica eine zunehmende Bedeutung zu.

Die splenopathische Markhemmung, die grundsätzlich bei allen mit Splenomegalie oder gesteigerter Milzfunktion einhergehenden Krankheiten entstehen kann, nimmt in pathogenetischer und therapeutischer Hinsicht eine Sonderstellung ein, da sie offenbar durch knochenmarkshemmende Einflüsse der Milz verursacht wird und durch Milzexstirpation zu beheben ist.

Für die Pathogenese der echten Panmyelophthise spielen derartige Milzwirkungen keine ausschlaggebende Rolle. Das gleiche gilt für nervale, humorale und hormonale Einflüsse; auch ein Mangel der bisher bekannten Vitamine kommt für die Entstehung der menschlichen Panmyelophthise nicht in Betracht. Dagegen ist mit konstitutionellen Momenten im Sinne einer anlagemäßigen Schwäche oder Anfälligkeit der blutbildenden Organe zu rechnen, die beim Hinzutreten anderer endogener oder exogener Faktoren die Manifestierung der Erkrankung begünstigen können. Als solche endogene Faktoren kommen einmal — nach gewissen tierexperimentellen Befunden — toxische Produkte aus einem pathologischen Intermediärstoffwechsel, zum anderen der Mangel an einem noch unbekannten spezifisch blutbildenden Stoff in Frage — ähnlich etwa, wie er für die Perniciosa im Leberprinzip gefunden wurde; Beweise hierfür stehen jedoch noch aus.

Infolgedessen ist auch die Therapie bisher noch vorwiegend symptomatisch. Die Milzexstirpation, die bei der splenopathischen Markhemmung Gutes zu leisten vermag, versagt bei der echten Panmyelophthise weitgehend. Die Behandlung mit irgendwelchen blutbildenden Stoffen, Leberpräparaten, Hormonen hat ebenfalls nicht weitergebracht. Wichtig hingegen ist, speziell bei den sekundären Panmyelophthiseformen, die Ausschaltung aller exogenen Noxen sowie die Bekämpfung von primären oder komplizierenden Infektionen unter Heranziehung der modernen Chemotherapie. Hierdurch und insbesondere durch eine intensive Transfusionsbehandlung, der nach wie vor das Hauptgewicht der Therapie zukommt, können wenigstens manchmal gewisse Remissionen mit Erholung des Knochenmarks und entsprechender Verlängerung des Lebens, ausnahmsweise, z. B. bei sekundären Panmyelophthisen, anscheinend auch Dauererfolge erreicht werden.

V. Kinder diabetischer Mütter[1].

Von

J. B. Mayer-Homburg-Saar.

Inhalt.

Literatur.

v. Allen, E.: The Glycosurias of Pregnancy. Amer. J. Obstetr. 38, 982 (1939).

Bamatter, F.: La Toxoplasmose. Ann paediatr. (Basel) 167, 347 (1946).

— La choriorétinite toxoplasmique. Ophtalmologica (Karger) (Span.) 114, 260 (1947).

— Assoc. Franc. p. l'avancement d. Sciences, Congr. Genève du 12/16 juillet 1948. Soc. Suisse Psych. 19/20 Juin 1948.

— Acquisitions récentes concernant les hydrocéphalies inflammatoires chez l'enfant. Recherches sur les principaux syndromes ophtalmo-neurologiques infectieux chez le nouveau-né. Thèse d'agrègation Genève, 1948 (litterature complète).

— Répercussions sur l'enfant des maladies infectieuses de la mère pendant la grossesse (Toxoplasmose et embryopathie rubéoleuse en particulier). Basel: Karger-Verlag 1949. Ann. paediatr. (Basel), Suppl. Bibl. paediatr. No. 48 (1949).

— et A. Franceschetti: Soc. Suisse Pediadr. Sion, 10/11 mai 1947.

— F. Wenger et J. B. Bourquin: Soc. Med. Geneve, 28 nov. 1946.

— E. Suter, M. Leuenberger u. W. Roth: Demonstration über tierexperimentelle Untersuchungen mit Toxoplasmose. Schweiz. Z. Path. 1948 II, 531.

Barns, H. H.: Diabetes mellitus and pregnancy. J. Obstetr. 48, 707 (1941).

— and Morgans: Pregnancy complicated by Diabetes mellitus. Brit. Med. J. 49, 51 (1949).

— H. H. F., O. Lindau, M. E. Morgans and G. T. M. Swyer: Foetal Mortality in Pregnant Rats treated with Anterior-Pituitary Extracts and in Alloxan-Diabetic-Rats. Lancet 23, 841 (1950).

Bartelheimer, H.: Diabetes und Schwangerschaft. Ärztl. Wschr. 5, 51 (1950).

— u. Kloos: Tagungsber. dtsch. Ges. inn. Med. Wiesbaden. Med. Klin. 21, 624 (1951).

Bautzmann, H.: Natur und Entfaltung organischer Gestalten. Hamburg: Claassen Goverts 1948. Diskussionsbem. zum Vortrag von F. Bamatter am 11. März 1951 in Hamburg über die Rötelnembryopathie.

Bayer: Die Hypertrophie der Pankreasinseln bei Neugeborenen diabetischer Mütter in ihren Beziehungen zu den anderen Regulatoren des Zuckerstoffwechsels. Virchows Arch. 308, 659—675 (1942).

Bennewitz, H. G.: (1826) s. Skipper.

---

[1] Aus der Universitäts-Kinderklinik des Saarlandes im Landeskrankenhaus Homburg-Saar (Direktor: Prof. Dr. J. B. Mayer).

BERTRAM, F.: Die Zuckerkrankheit. 3. Auflage. Stuttgart: Georg Thieme 1947.

BILL and POSEY: Pregnancy and diabetes. Amer. J. Obstetr. 48, 405 (1944).

BIX: Über Beziehungen zwischen mütterlichen Diabetes und Riesenkindern. Med. Klin. 1933, 50.

BOWCOCK u. GREENE: Zit n. NAVRATIL.

BOWEN, B. D.: Primipara with diabetes and mild toxemia treated successfully with diethylstilbestrol. J. Amer. Med. Assoc. 126, 98 (1944).

BUU-HOI: s. TOBIASCH.

BÜCHNER: Experimentelle Entwicklungsstörungen durch allgemeinen Sauerstoffmangel. Klin. Wschr. 1948, 38; Allgem. Pathologie, München-Berlin 1950.

CASA GRANDE, J.: The postmature fetus. Amer. J. Obstetr. 37, 1028 (1939).

DUBREUIL and ANDERODIASIS: Zit. n. CORNELIA DE LANGE.

DUNCAN, J. M.: On puerperal diabetes. Trans. Obstetr. Soc. Lond. 24, 256 (1882).

DURAISWAMI, P. K.: Insulin-Induced Skeletal Abnormalities In Developing Chickens. Brit. Med. J. 12, 384 (1950).

ELLENBERG, M., and H. POLLACK: Convulsive state in diabetes (Krampfanfälle bei Diabetes). Amer. J. Med. Sci. 214, 503 (1947).

ERBSLÖH, F.: Fortschritte in der Pathologie der cerebralen Hypoglykämiefolgen, unter besonderer Berücksichtigung neuerer stoffwechsel- und neurohistopathologischer Untersuchungen. Fortschr. Neur. 17, 412 (1949).

ESCH, G. Ü.: Schwangerschaftsverlauf und Geburtsleitung beim Diabetes unter besonderer Berücksichtigung der Frage: Normale Entbindung oder Schnittentbindung. 72 gez. Bl. Kiel, Med. Diss. vom 9. 7. 1951.

EWALD, P.: Pregnancy and diabetes. Lancet 65, 13 (1945).

FERNER, H.: Verh. Ber. Dtsch. Ges. inn. Med. 57. Kongr. 1951.
— Vortrag Nordwestdtsch. Internisten-Kongr. Hamburg 1950.
— Die spezifischen Veränderungen des Inselsystems beim Diabetes mellitus und ihre Bedeutung. Verh. Ber. Dtsch. Ges. inn. Med. 57. Kongreß 1951, 191.

FERRI, U., and E. GIUDILLI: Ricerche sulla glicemia del neonato (Untersuchungen über den Blutzucker bei Neugeborenen). Pediatria 43, 298 (1935).

FRANCESCHETTI, A.: Rétinite pigmentaire après vaccination antivariolique. Ann. paediatr. (Basel) 165, 200 (1945).
— Rubéole pendant la grossesse et cataracte congénitale chez l'enfant, accompagnée du phénomène digito-oculaire. Soc. Suisse Ophtalm. 21/22 Sept. 1946.
— Embriopatia da rubeola in gravidanza. Ann. Ottalm. ecc. 73, 1 (1947).
— et F. BAMATTER: L'importance des lésions oculaires pour le diagnostic de la toxoplasmose chez l'homme. Soc. Franç. d'Ophtalm. C. r. Congr. Paris 1947. — Atti del 36 Congr. Roma 1947 delle Soc. oftalm. ital. Vol. IX.
— BAMATTER et J. B. BOURQUIN: Embryopathie rubéoleuse. (Malformations congénitales multiples après rubéole de la mère au début de la grossesse. Helvet.) paediatr. Acta 2, 339 (1947).
— et J. B. BOURQUIN: Rubéole pendant la grossesse et malformations congénitales de l'enfant. Ann. d'Ocul. 179, 623 (1946).

FRERICHS: s. NEVINNY u. SCHRETTER.

GAEDE, K., H. FERNER u. H. KASTRUP: Über das zweite Kohlenhydratstoffwechselhormon der Bauchspeicheldrüse (Glucagon) und seine Herkunft aus dem Zellensystem. Klin. Wschr. 1950, 388.

GELMANN, R. M.: Zit. n. HÖPKER.

GILBERT: The association of maternal obesity, large babies and diabetes. (Das Zusammentreffen von mütterlicher Fettsucht, schweren Kindern und Diabetes.) Brit. Med. J. 1949, No. 4607, 702.
— u. DUNLOP: Diabetic Fertility, Maternal Mortality, and Foetal Loss Rate. (Fetalmortalität und Riesenkinder bei Diabetes mellitus). Brit. Med. J. 1949, No. 4592, 48.

GIVEN, W. P., R. G. DOUGLAS and E. TOLSTOI: Pregnancy and diabetes (Schwangerschaft und Diabetes). Amer. J. Obstetr. 59, 729 (1950).

GOODMANN, S. Z.: Diabetes in Pregnancy. Ref. Zbl. inn. Med. 127, 176 (1950—51).

GRAY u. FEEMSTER: Compensatory hypertrophy a. hyperplasia of the Islands of Langerhans in the Pancreas of a child born of a diabetic mothers. Arch. of Path. 1926, 348.

HANHART, E.: Erbpathologie des Stoffwechsels. Handbuch der Erbpathologie des Menschen v. K. H. BAUER, E. HANHART, J. LANGE, G. JUST. 4. Bd. Berlin: Julius Springer 1940.
— u. R. LUCHSINGER: Über die Bedeutung der erbmäßigen Gleich- bzw. Ungleichheit (Homo- und Heterogenie) für die Erbprognose klinischer Merkmale, insbesondere des Diabetes mellitus und der rezessiven Taubstummheit. Schweiz. med. Wschr. 81, 726 (1951).

HANSEN: Zit. n. NOTHMANN u. HERMSTEIN.

HARRIS, H.: The familial distribution of diabetes mellitus: a study of the relatives of 1241 diabetic popouli. Ann. of Eugen. 15, 95 (1950).

Heatley, N. G.: The Distribution of Glycogen in the regious of the amphibian gastrula; with a Method for the micro-Determination of Glycogen. Biochemic J. **29**, 2568 (1935).
— u. P. E. Lindahl: The Distribution and Nature of Glycogen in the Amphibian Embryo. Proc. Roy. Soc. (Lond.) **122**, 395 (1937).
Henley, W. E.: Diabetes and Pregnancy. New Zeeland Med. J. **46**, 386 (1947).
Herrick and Tillmann: Diabetes and Pregnancy. Surg. etc. **66**. 37 (1938).
Hertig, A. T., and J. Rock: Carnegie Contr. to Embryol. **29** (1941); **31**, (1945).
Heynemann, Th.: Die Schwangerschaftsglykosurie und der Diabetes in der Schwangerschaft. Z. Geburtsh. **3**, 149 (1935).
Himwich, H. E., u. Mitarb.: Zit. n. Höpker.
Holtfreter, J.: Zit. n. Rotmann.
Höpker, W.: Beiträge zum Hypoglykämieproblem. Ärztl. Forsch. **4**, I, 641 (1950).
Hörmann, G.: Schwangerschaft und Geburtsleitung bei Diabetes mellitus. Dtsch. med. Wschr. **75**, 1741 (1950).
Hurwitz u. Irwing: Diabetes and pregnancy. Amer. J. Med. Sci. **194**, 85—92 (1937).
Jaeger, L.: Glycogen utilization by the amphibian gastrula in relation to invagination and induction. J. Cellull. a. Comp. Physiol. **25**, 97 (1945).
Jakobson: Zit. n. Meythaler.
John, H. J.: Diabetes und Gravidität. Inaug.-Diss. Greifswald 1943.
Jordan, W. R.: Pregnancy and Diabetes. Virginia Med. Monthly **75**, 325 (1948).
Joung, F. G.: The diabetogenic action of crude anterior pituitary extracts (Die diabetogene Wirkung von rohen Hypophysenvorderlappenextrakten). Biochemic. J. **32**, 513 (1938).
— Anterior pituitary fractions and carbohydrate metabolism. I. The preparation and properties of diabetogenic extracts (Hypophysenvorderlappenfraktion mit Kohlenhydratstoffwechsel). Endocrinology (Springfield, Ill.) **1**, 339 (1939).
— Growth and diabetogenic action of anterior pituitary preparations. Brit. Med. J. **2**, 897 (1941).
Karlström, F.: Sv. Läkartidn. **42**, 1916 (1945); Ref. Kinderärztl. Prax. **18**, 67 (1950).
Katsch: Über die prodiabetische Phase der Zuckerkrankheit. Dtsch. med. Wschr. **1950**, 1331.
Kerr: Zit. n. F. Bertram.
Kloos: Pathologisch-anatomische Grundlagen der Embryopathia diabetica. Klin. Wschr. **1951**, 557.
— Die spezifischen Veränderungen des Inselsystems beim Diabetes mellitus und ihre Bedeutung. Virchows Arch. **321**, 177 (1952)..
Kramer: Diabetes and pregnancy; survey of 665 cases. Ref. Ber. Gynäk. **30**, 584 (1936).
McKittrick, J. B.: Serial Blood Sugar Determinations in Normal Newborn Infants. J. of Pediatr. **16**, 151 (1940).
Köhler, A.: Der Blutzuckerspiegel während der Neugeborenenperiode und seine Beziehungen zum physiologischen Gewichtsverlust. Arch. Gynäk. **149**, 421 (1932).
Kriss, J. P., and P. H. Futcher: Relation between infant birth-weight and subsequent development of maternal diabetes mellitus. J. Clin. Endocrin. 8, 380 (1948).
Kommissarenko, V.: Zit. n. Höpker.
De Lange, Cornelia: Contribution to the pathology of the new-born child and of the young infant. Ann. paediatr. (Basel) **173**, 345 (1949).
Lavietes, P. H., D. C. Leary, A. W. Winkler and J. P. Peters: Diabetes mellitus and Pregnancy. Yale J. Biol. a. Med. **16**, 151 (1943).
Lawrence, R. D., and W. Oakley: Pregnancy and Diabetes. Quart. J. Med. **2**, 45 (1942).
Lécorché: s. Nevinny u. Schretter.
Lehmann, F. E.: Spez. Stoffwirkungen bei der Induktion des Nervensystems der Amphibien. Naturwiss. **30**, 515 1945).
— Einführung in die physiologische Embryologie. Basel: Birkhäuser 1945.
Liebegott: Zur Pathogenese des Hydrops congenitus. Beitr. path. Anat. **101**, 319 (1938).
Lomann, J.: Zit. n. Höpker.
Loraine, J. A.: Die Ausscheidung von gonatropem Chorionhormon (G.CH.) bei schwangeren Diabetikerinnen. Brit. Med. J. **1949**, No. 1496.
Martinolli, A.: Sul tasso glicemico del neonato e della madre (Nota prev.) (Über den Blutzuckergehalt des Neugeborenen und der Mutter). Jb. Kinderheilk. **20**, 657 (1927).
— Ersch.: Ann. fac. di med. e chir. (Perugia) Bd. 29, Boll. d. acad. med., Perugia 1926, 45—50.
Mayer, J. B.: Zur Ätiologie der angeborenen Herzfehler; Diskussionsbemerkung. Mschr. Kinderheilk. **100**, 146 (1952).
— Embryopathia diabetica. Z. Kinderheilk. **71**, 183—201 (1952).
Menenghini: Considerazioni anatomo-patologiche sul pancreas di nati da madre diabetica. Pathologisch-anatomische Pankreasuntersuchungen beim Kinde einer Diabetikerin. Arch. ital. Anat. e Istol. pat. **15**, 203 (1942); Ref. Kongreßzbl. inn. Med. **116**, 527 (1942).

MENGERT and LAUGHLIN: Thirty-three pregnancies in diabetic women. Surg. **69**, 615 (1939).

MEYTHALER, F., u. R. FISCHER: Der Hypoglykämie-Symptomenkomplex im Säuglings- und Kindesalter. Dtsch. med. Wschr. **76**, 69 (1951).

MILLER, H. C., D. HURWITZ and K. KUDER: Fetal and Neonatal Mortality in Pregnancies complicated by Diabetes mellitus. J. Amer. Med. Assoc. **124**, 271 (1944).

— and H. M. WILSON: Macrosomia, Cardiac Hypertrophy, Erythroblastosis, and Hyperplasia of the Islands of Langerhans in Infants Born to diabetic Mothers. J. of Pediatr. **23**, 251 (1943).

— and R. A. ROSS: Relation of hypoglycemia to symptoms observed in infants of diabetic mothers; report of 6 cases. J. of Pediatr. **16**, 473 (1940).

MOSS, J. H., and H. B. MULHOLLAND: Diabetes and pregnancy: with special reference to the prediabetic state. Ann. Int. Med. **34**, 678 (1951).

MURPHY: Zit. n. BARTELHEIMER.

NAVRATIL, E.: Diabetes und Schwangerschaft. Med. Klin. **45**, 1193 (1950).

NEVINNY, H., u. G. SCHRETTER: Zuckerkrankheit und Schwangerschaft. Arch. Gynäk. **140**, 397 (1930).

v. NOORDEN: Handbuch der Pathologie des Stoffwechsels 1917.

NORVAL, M. J., KENNEDY and J. BERKSON: Blood Sugar in Newborn Infants. J. of Pediatr. **34**, 342 (1949).

NOTHMANN, M., u. A. HERMSTEIN: Diabetes und Gravidität. I. Mitt. Arch. Gynäk. **150**, 287 (1932).

OAKLEY u. PEEL: Pregnancy in diabetes. Introductory Papers, XII. Brit. Congress Obstetrics and Gynaecology, London July 1949. Brit. Med. J. **16**, 150 (1949).

OFFERGELD, WILLIAMS, COLORNI: Zit. n. NAVRATIL, Med. Klin. **45**, 1194 (1950).

OKKELS u. BRANDSTRUP: Studies in thyroid gland; pancreas, hypophysis and thyroid in children of diabetic mothers. Acta path. et microbiol. scand. (Copenh.) **15** (1938).

PALMER, L. J., J. H. CROMPTON and R. H. BARNES: Pregnancy in diabetic. West. J. Surg. (Am.) **56**, 175 (1948).

PANNHORST, R.: Der Diabetes mellitus als Regulationsstörung und Erbkrankheit. Ärztl. Wschr. **3**, 7 (1948).

PATON, D. M.: Pregnancy in diabetic. South. Med. J. **41**, 1118 (1948).

PATTERSON, MCLEOD, and N. BURNSTEIN: Diabetes and pregnancy. A clinical analysis. Arch. Ind. Med. **83**, 390 (1949).

PEASE, J. C., V. SMALLPEICE and J. MACDOUGALD: Diabetes and Pregnancy. Brit. Med. J. **1951**, 1926.

PENTSCHEW: Zit. n. ERBSLÖH.

PERRAULT: s. TOBIASCH.

PETERSEN: Zit. n. NAVRATIL, Med. Klin. **45**, 1193 (1950).

PÜSCHEL, L.: Größen und Gewichtsverhältnisse bei Kindern diabetischer Eltern. Inaug.-Diss. Hamburg 1951.

RANDALL: Pregnancy associated with diabetes (Schwangerschaft und Diabetes). Amer. J. Obstetr. **54**, 618 (1947).

— u. RYNERSON: Delivery and care of newborn infant of diabetic Mother. J. Amer. Med. Assoc. **107**, 918 (1936).

RASCOF, BEILLY u. JAKOBI: Hypoglycemia of the new-born associated with hypertrophy and hyperplasia of the islands of Langerhans (Hypoglykämie bei Neugeborenen bei gleichzeitiger Hypertrophie und Hyperplasie der LANGERHANSSchen Inseln). Amer. J. Dis. Childr. **55**, 330 (1938).

REIFFERSCHEIDT: Über die Ursachen des intrauterinen Fruchttodes beim Diabetes und ihre Verhütung. Zbl. Gynäk. **1943**, 153.

RIKE and FAWCETT: Diabetes in Pregnancy. Amer. J. Obstetr. **56**, 484 (1948).

ROHRACHER, T.: Spätschicksale zuckerkranker Kinder. Wien: Wilhelm Maudrich 1951.

ROSENBERG, E.: Biochemical observations in hypoglycemia induced by insulin. II. Behavior of blood gases to the hypoglycemic state (Biochemische Beobachtungen über die durch Insulin hervorgerufene Hypoglykämie. II. Verhalten der Blutgase in Beziehung zur Hypoglykämie. J. Labor. a. Clin. Med. **24**, 809 (1939).

ROTMANN, E.: Das Induktionsproblem in der tierischen Entwicklung. Ärztl. Forsch. **3**, 209 (1950).

RÖSSLE: Bemerkungen zu der Arbeit von J. BAYER: Die Hypertrophie der Pankreasinseln bei Neugeborenen diabetischer Mütter. Virchows Arch. **308**, 678 (1942).

SAGAL, S.: Ginek. (russ.) **7**, 697 (1928).

— Ref. Ber. Gynäk. **16**, 187 (1929).

SEITZ: Konstitutionskrankheiten und Störungen der innern Sekretion in ihren Beziehungen zu den Gestationsvorgängen. Handbuch der Geburtskunde. Bd. 2, S. 306, Wiesbaden 1916.

SHIR: Diabetes in Pregnancy with Observations in 28 cases. Amer. J. Obstetr. **37**, 1032 (1939).

SKIPPER, E.: Diabetes mellitus and pregnancy, clinical and analytical study, with special observations upon 33 cases. Quart. J. Med. N. s. **2**, 353 (1933).

SMITH, O. W., G. V. S. SMITH and D. HURWITZ: Increased excretion of pregnanediol in pregnancy from diethylstilbestrol with special reference to prevention of late pregnancy accidents. Amer. J. Obstetr. 51 (1946).
— Diethylstilbestrol in the prevention and treatment of complications of pregnancy. Amer. J. Obstetr. 56, 811 (1948).
SMITH, G., and O. W. SMITH: Estrogen and progestin metabolism in pregnancy; endocrine imbalance of preeclampsia and eclampsia. Summary of findings to February 1941. J. Clin. Endocrin. 1, 470 (1941).
SNYDER u. HOPES: Zit. n. BARTELHEIMER.
SOTGIU, BRUNI u. CLEMENTI: Schwere Hypoglykämie des Neugeborenen zuckerkranker Mutter und die physiologische postnatale Hypoglykämie mit Beitrag zum Studium der Beziehungen zwischen Schwangerschaft und Diabetes vom Standpunkt des Internisten aus. Riv. clin. med. 42, (1941); Ref. Zbl. Kinderheilk. 39, 13 (1942).
SPEMANN, M.: Experimentelle Beiträge zu einer Theorie der Entwicklung. Berlin: Springer 1939; Roux. Arch. 1942.
SPRINGER, A.: Zur Frage: Diabetes und Schwangerschaft. Zbl. Gynäk. 48, 2642 (1924).
SPRATT, N. T.: Development of the early chick blastoderm on synthetic media. J. Exper. Zool. 107, 39 (1948).
— Nutritional requirements of the early chick embryo; the utilization of carbohydrate subtrates. J. Exper. Zool. 110, 273 (1949).
SCHLOSSMANN, H.: Der Stoffaustausch zwischen Mutter und Frucht durch die Placenta. München: J. F. Bergmann 1933.
SCHRETTER, G., u. H. NEVINNY: Der Blutzucker in den ersten Lebenstagen. Z. Geburtsh. 98, 258 (1930).
SCHÜTZBERG: s. NEVINNY u. SCHRETTER.
STEINER, F.: Untersuchungen zur Frage der Erblichkeit des Diabetes mellitus. Dtsch. Arch. klin. Med. 178, 497 (1936).
— Diabetes mellitus und Erbanlage. Die Erkrankungswahrscheinlichkeit für die Kinder von Zuckerkranken. Dtsch. Arch. klin. Med. 182, 231 (1938).
TOBIASCH, V.: Vortr. Der heutige Stand der Diabetesforschung, gehalten am 5. 3. 52 vor der Med. Ges. Frankfurt a. M., Nordmark IV/4. April 1952.
TÖNDURY, G.: Über die Wirkungsweise der Gene auf die Embryonalentwicklung. Schweiz. Rdsch. Med. 20 (1947).
— Normale und abwegige Entwicklung des ZNS im Lichte neuerer Amphibienexperimente. Arch. f. Psychiatr. 43, 360 (1939).
UMBER, F.: Diabetes und Erbanlage. Münch. med. Wschr. 1939 II, 1479.
— u. H. LEMSER: Der Diabetes im Hinblick auf Eheberatung und Erblichkeit. Öff. Gesdh.-dienst 3a, 932 (1938).
— u. ROSENBERG: Diabetes und Schwangerschaft. Z. klin. Med. 108, 33 (1928).
WARKANY, J., and R. C. NELSON: Appearence of skeletal abnormalities in offspring of rats reared on deficient diet. Science (Lancaster, Pa.) 92, 383 (1940).
— and R. C. NELSON: Skeletal abnormalities induced in rats by maternal nutritional deficiency; histologic studies. Arch. of Path. 34, 375 (1942).
— and E. SCHRAFFENBERGER: Congenital malformations induced in rats by maternal nutritional deficiency; malformations of extremities. J. Bone II Surg. (Am.) 25, 261 (1943).
WATTS, R. M.: The Effect of administration of preparations of growth Hormon of the Anterior Lobe of the pituitary upon gestation and the weight of the Newborn (Albino Rats). Amer. J. Obstetr. 30, 174 (1935).
WEISSE, K.: Behandlung diabetischer Kinder. Stuttgart: Georg Thieme 1951.
WHITE, P.: Proc. III Amer. Congr. Obstetr. a. Gynec. 1947. In JOSLIN, ROOT, WHITE, MARBLE, BAILEY: The treatment of Diabetes mellitus. Philadelphia: Lea and Febiger 1948.
— and C. C. BALLEY: Pregnancy complicating diabetes. Pennsylv. Med. J. 50, 705 (1947); Ref. Ber. Gynäk. 31, 217 (1936).
— Diabetes complicating pregnancy. Ref. Ber. Gynäk. 34, 633 (1937).
— Symposium. on diabetes mellitus; pregnancy complicating diabetes. Amer. J. Med. 7, 609 (1949).
WILDER, R. M.: Symposium on Diabetes mellitus. Amer. J. Med. Nov. 1949.
WILKERSON u. KRALL: s. P. HENDERSON, Incidence of diabetes mellitus in children and Need for Hostels. Brit. Med. J. 1949, 478.
WILLIAMS, J. WHITRIDGE: The clinical significiance of Glycosuria in Pregnant Women. Amer. J. Med. Sci. 137, 1 (1909).
WILLSON, J. R.: Hypertensive Cardiovascular Disease in Pregnancy (Persönliches Manuskript).
WOERDEMANN, M. W.: Sur le parallélisme entre régénération et développement embryonnaire. Proc. Amsterdam Acad. Sci. 36, 189 (1933).
ZILLIACUS, H.: Pregnancy and diabetes mellitus. Acta endocrinol. (Copenh.) 4, 63 (1950).

1. Die Fruchtbarkeit der diabetischen Frau.

Die Schwangerschaft einer diabetischen Frau war in der Vor-Insulin-Ära ein seltenes Ereignis (GILBERT u. DUNLOP). BENNEWITZ (s. SKIPPER) soll 1826 über den ersten Fall berichtet haben. Nach SEITZ wurden nur 5%, nach JOHN an der KATSCH'schen Klinik ebenfalls nur 5%, nach ROSENBERG 8% aller Frauen mit einem Diabetes mellitus gravide. Ähnliche oder noch kleinere Prozentzahlen werden von v. NOORDEN, LECORCHÉ, SKIPPER, SCHÜTZBERG u. a. angegeben. WILLIAMS berichtet 1909 während einer dreizehnjährigen Tätigkeit am John-Hopkins-Hospital, daß er nur „eine" schwangere diabetische Frau gesehen habe und fand in einer Literaturübersicht nur 65 Fälle erwähnt.

VON NOORDEN, SKIPPER und SPRINGER geben als Grund für das spärliche Vorkommen der Schwangerschaft die Amenorrhoe, Dysmenorrhoe, Polymenorrhoe und Atrophie des Genital-apparates, UMBER die Vulvitis und Endometritis, LECORCHÉ die Metritis diabetica, NOTH-MANN und HERMSTEIN dazu die Anovulie an.

Seit Einführung des Insulins in die Diabetesbehandlung hat sich diese Situation grundlegend geändert. Nach JOHN ist die Sterilität der diabetischen Frauen von 95% auf 15% gesunken. Nach ESCH steigt die Häufigkeit des Eintritts einer Gravidität mit verbesserter Einstellung des Stoffwechsels. PATTERSON und BURNSTEIN fanden die diabetische Frau gleichen Alters ebenso fruchtbar, wie die normale Frau gleichen Alters. Nach P. WHITE stellt die Sterilität heute bei gut kontrollierten Fällen die Ausnahme dar. NAVRATIL betont, daß durch eine ent-sprechende Insulinbehandlung schwere regressive Veränderungen an den Ovarien, die zur Amenorrhoe und Sterilität führen können und die besonders bei längerer Dauer der Erkrankung entstehen, behoben bzw. ihr Zustandekommen verhindert wird. Ähnliches betonen auch GILBERT und DUNLOP.

2. Die Sterblichkeit der diabetischen schwangeren Frau.

Die mütterliche Sterblichkeit betrug in der Vor-Insulin-Ära nach GILBERT u. DUNLOP 25—30%, nach WHITE 25—60%, nach DUNCAN, OFFERGELD, WILLIAMS u. COLORNI 30—50%, die vor allem durch ein Coma diabeticum bedingt wurde. Heute ist das Leben einer schwangeren diabetischen Frau bei intensiver Zusammen-arbeit von Internisten und Gynäkologen verhältnismäßig wenig gefährdet. Nach BARTELHEIMER, der in letzter Zeit die Beziehungen zwischen Gravidität und Diabetes umfassend darstellte, und auch nach HÖRMANN, liegt die mütterliche Mortalität bei 5%, nach KRAMER bei 3,4%, nach LAWRENCE u. OAKLEY, OAKLEY u. PEEL bei einem Krankengut von 458 Schwangerschaften bei 2,8% und bei einem anderen Krankengut von 141 Schwangerschaften bei 1,4%; P. WHITE hat unter erschöpfender Ausnützung aller modernen therapeutischen Möglichkeiten in einem Zeitraum von 15 Jahren von 439 Fällen nur einen Fall verloren, also nur 0,2%. Eine Reihe von Autoren (HERRICK, TILLMANN, SHIR, MENGERT, LAUGH-LIN, RANDALL, PETERSEN u. a.) hatten sogar keinen mütterlichen Todesfall zu beklagen.

3. Die Sterblichkeit der Kinder diabetischer Mütter.

Während also die diabetische Frau bei Insulinapplikationen und entsprechen-der Überwachung einer Schwangerschaft fast ohne Gefahr für ihr Leben entgegen-sieht, sind die Aussichten für das Kind, dem Ziel der Gravidität, nach wie vor recht düster. Selbst durch eine optimale Diät mit entsprechender Insulinzufuhr, die den veränderten Stoffwechselbedingungen der Schwangerschaft angepaßt war, ließen sich die Aussichten auf ein lebendes gesundes Kind nicht bessern.

Der *Verlust an Kindern* betrug nach der Weltliteratur von P. WHITE von 1932 bis 1945 25—60%; ZILLIACUS verlor sogar 73% der Kinder. Eine englische Sammelstatistik aus dem Jahre 1949 von OAKLEY u. PEEL ergab 40,3%; am eigenen Krankenmaterial verloren OAKLEY u. PEEL 24,9%. SEITZ gibt den Verlust an Kindern aus einer diabetischen Schwangerschaft ebenso wie BARTELHEIMER u. HÖRMANN mit etwa 50% an. PATTERSON u. BURNSTEIN verloren 35%. Die Zahlen von HANSEN, GIVEN, DOUGLAS u. TOLSTOI, LAWRENCE u. OAKLEY, BILL u. POSEY, PATON, PALMER, LAVIETES, HENLEY, GILBERT u. DUNLOP bewegen sich etwa in diesen Bereichen. Eine Ausnahme macht die Statistik von P. WHITE, auf die später einzugehen sein wird. Sie verlor bei 300 Fällen nur 17%.

Allgemein wird berichtet, daß *mit zunehmendem Alter des Diabetes die kindlichen Verluste steigen.* Je älter der Diabetes wird, desto größer die Gefahr der Arteriosklerose und Glomerulosklerose für die Mutter. Wenn nach P. WHITE bei jungen Diabetikerinnen bereits die Beckengefäße verkalkt sind, überleben nur 10% der Kinder die Schwangerschaft. Diese traurigen Ergebnisse erinnern an die Befunde von WILLSON beim Hochdruck der schwangeren Frau. Er stellte fest, daß eine Frau, die zu Beginn der Schwangerschaft einen systolischen Blutdruck von etwa 200 hat, nur eine Chance von etwa 50% habe, ein gesundes Kind zu bekommen.

Diese hohen Verluste an Kindern werden nach NAVRATIL und vielen anderen nicht so sehr durch Fehlgeburten, deren Frequenz beim Diabetes (14%) jener nicht diabetischer Graviden (11,8%) entspricht (BARNS u. MORGANS), als vielmehr durch den späteren intrauterinen Fruchttod, den Tod intra partum, Frühgeburten und den neo- und perinatalen Tod Neugeborener innerhalb der ersten 14 Tage und nicht zuletzt durch die beim Diabetes häufigen Mißbildungen bedingt. Auffallend ist, daß rund die Hälfte aller Kinder im letzten Schwangerschaftsdrittel verlorengeht.

4. Die Ursachen für das Absterben der Kinder.

Welches sind nun die Ursachen für diese hohen Säuglingsverluste? Ein Überblick über die Literatur läßt folgende führende Situationen erkennen:

1. Die Ketoacidosis.
2. Die Schwangerschaftstoxikose.
3. Das zu große Kind, das zu Geburtskomplikationen führt.
4. Die ungeklärte Lebensinsuffizienz des normal scheinenden neugeborenen Kindes.
5. Das mißbildete Kind.

Die *Ketoacidosis* läßt sich heute bei entsprechender Diät und Insulinapplikation unter dauernder Kontrolle weitgehend vermeiden. Leider kommen nicht alle schwangeren Diabetikerinnen in den Genuß derart günstiger Bedingungen. GIVEN, DOUGLAS, TOLSTOI hatten unter ihren 131 Pat. 20, die sie wegen Ketoacidosis, 2mal mit Koma, in klinische Behandlung nehmen mußten. Sie fanden bei diesen 20 Pat. 11mal eine Infektion als auslösende Ursache der Ketoacidosis. Der Diabetes der meisten dieser Pat. war nicht richtig eingestellt. Diese Pat. laufen große Gefahr, ihre Kinder in der 32. Schwangerschaftswoche zu verlieren. GIVEN, DOUGLAS, TOLSTOI fanden, daß bei ihren 32 gestorbenen Kindern 8mal das Absterben des Kindes bei Ketoacidosis vorkam. Bei RANDALL lag 5mal eine Acidose vor bei 9 Verlusten vaginal entbundener Kinder.

Einen Wendepunkt in der Behandlung der schwangeren Diabetikerin bezüglich der Aussicht auf ein lebendes normales Kind brachten die Forschungen von SMITH u. SMITH, P. WHITE und LORAINE. Die auslösende Ursache der *Toxämien,* die nach HÖRMANN bei der schwangeren Diabetikerin in einer Häufigkeit bis zu 85% angegeben werden, und als deren Folge häufig der intrauterine Fruchttod auftritt, wird von SMITH u. SMITH „in einer hormonalen Gleichgewichtsstörung" gesehen.

Sie fanden bei vermehrter Bildung des choriogenen gonadotropen Hormons bei gleichzeitiger verminderter Inkretion von Progesteron und Follikelhormon in der Placenta Toxikosen, Frühgeburten und intrauterinen Fruchttod. Nach SMITH u. SMITH vermag in Fällen von Toxikosen die Placenta das choriogene gonadotrope Hormon zur Bildung von Progesteron und Follikelhormon nicht nutzbar zu machen. Durch *zusätzliche Östrogenbehandlung* mit oder ohne Progesteron läßt sich eine starke Verminderung der Toxämien bei gleichzeitiger Herabsetzung des Verlustes an Kindern erzielen (SMITH u. SMITH, WHITE u. a.). Während WHITE die von ihr empfohlene Hormontherapie als Substitutionsbehandlung auffaßt, glauben SMITH u. SMITH durch die Verabreichung von Östrogenen über die erhöhte Vascularisation der Placenta eine Wiederherstellung des hormonalen Gleichgewichtes zu erreichen.

P. WHITE stellte fest, daß bei 71 schwangeren Müttern, die einen normalen Hormonspiegel hatten, die Schwangerschaft normal verlief; die Kinder lebten in 97%, zu einer Präeklampsie kam es nur in 2%. Bei 61 Müttern, bei denen die Hormonausscheidung erhöht war und die nicht zusätzlich mit Hormon behandelt wurden, überlebten nur 47% der Kinder, die Präeklampsie war in 50% vorhanden. Bei 204 Frauen mit einem abnormen Hormonspiegel führte die frühzeitig einsetzende Östrogen- und Progesteron-Therapie zu 90,5% überlebenden Kindern. Die Präeklampsie sank auf 5%, außerdem waren dann bei der Geburt auch die Kinder „normal groß". Über ähnliche Ergebnisse berichten auch BARNS u. MORGANS und in jüngster Zeit MOSS u. MULHOLLAND.

Die etwas weniger günstigen Nachuntersuchungen von PALMER, CRAMPTON u. BARNES, OAKLEY u. PEEL, SMITH u. SMITH an einem kleineren Krankengut durchgeführt, sprachen nicht gegen die überzeugenden Ergebnisse mit der prophylaktischen Östrogentherapie, zumal da auch von anderen Autoren (REIFFERSCHEID, GOODMAN, RANDALL, RIKE u. FAWCETT) über gute Ergebnisse berichtet wurde. PEASE, SMALLPEICE u. LENNON sind auf Grund einer Serie von 25 Entbindungen bei diabetischen Müttern sogar der Ansicht, daß die Erfolge bei intensiver Zusammenarbeit zwischen Internisten, Gynäkologen u. Pädiatern auch ohne Hormontherapie während der Gravidität ebenso gut seien.

In den letzten Jahren wurden verschiedenste Schemata der Hormonbehandlung überprüft. Fortlaufende Studien von SMITH, SMITH u. HURWITZ haben gezeigt, daß Diethylstilbestrol allein bei der Korrektion der Hormondysregulation ebenso wirksam ist wie die ursprüngliche Verabreichung von Östrogen und Progesteron zusammen (WHITE, JORDAN, BOWEN, PALMER, CRAMPTON u. BARNES). Folgendes Schema von SMITH, SMITH u. HURWITZ hat sich bewährt, wobei zu erwähnen ist, daß Mütter mit latentem Diabetes ebenso zu behandeln sind (Tab. 1).

Tabelle 1. *Schema für die Diethylstilbestroltherapie während der Schwangerschaft.*

Schwangersch. Woche	Tägl. Dosis in mg	Zahl d. Tabl. 5 mg	25 mg	Schwangersch. Woche	Tägl. Dosis in mg	Zahl d. Tabl. 5 mg	25 mg
7	5	1	—	22	60	2	2
8	5	1	—	23	65	3	2
9	10	2	—	24	70	4	2
10	10	2	—	25	75	—	3
11	15	3	—	26	80	1	3
12	15	3	—	27	85	2	3
13	20	4	—	28	90	3	3
14	20	4	—	29	95	4	3
15	25	—	1	30	100	—	4
16	30	1	1	31	105	1	4
17	35	2	1	32	110	2	4
18	40	3	1	33	115	3	4
19	45	4	1	34	120	4	4
20	50	—	2	35	125	—	5
21	55	1	2	36	absetzen:		

Gesamtzahl der 25 mg-Tabl. 385
Gesamtzahl der 5 mg-Tabl. 420.

Die Behandlung nach diesem Schema durch die ganze Schwangerschaft kostet etwa 50 Dollar.

ALLEN u. EWALD berichten, daß Frauen mit renaler Glykosurie die gleich große Zahl von Komplikationen haben wie Frauen mit einem Diabetes. Bei 12 Patienten mit Glykosurie, aber normaler Glucosetoleranz-Kurve fanden MILLER, HURWITZ und KUDER eine fetale Mortalität von 32%. MOSS u. MULHOLLAND weisen auf die Schwierigkeiten der Diagnose zwischen renaler Glykosurie und leichtem Diabetes hin.

Die Erzielung eines *normal großen* Kindes ist neben der Verminderung der Toxämien durch die Sexualhormon-Therapie ein ebenso wertvoller Gewinn.

Ein *abnorm großes frühreifes* Kind gibt häufig Anlaß zu geburtshilflichen Komplikationen und führt häufig zum Tode des Kindes.

Die Mortalität der übergroßen Kinder von diabetischen Müttern und von Müttern in der prädiabetischen Phase soll nach CASA GRANDE nicht höher sein, als von übergroßen Kindern nicht diabetischer Mütter; doch ist die Mortalität von übergroßen Kindern etwa 3mal so groß wie von normal großen Kindern.

Es bestehen sicher keine Beziehungen zwischen einem *hohen Blutzuckerspiegel* und einem *übergroßen Kind*, worauf zuletzt GIVEN, DOUGLAS u. TOLSTOI, WHITE, PALMER u. a. hingewiesen haben. Diabetische Frauen mit dauernd normalem Blutzuckerspiegel haben übergroße und diabetische Frauen mit dauernd erhöhtem Blutzuckerspiegel normal große Kinder, wobei der Blutzuckerspiegel des Feten in der Regel etwas unter dem Blutzuckerspiegel der Mutter liegt, wie schon SCHLOSSMANN und viele andere festgestellt haben; die Höhe des Blutzuckerspiegels des Fetus hat also mit einer durch den Diabetes der Mutter bedingten Wachstumsbeschleunigung nichts zu tun. Dies geht schon daraus hervor, daß gerade Gravide in der *prädiabetischen Phase* eine erhöhte Neigung zur Geburt überentwickelter Kinder haben (ALLEN, BOWCOCK u. GREENE, SKIPPER, BIX, BARNS u. MORGANS, KRISS u. FUTCHER, KATSCH u. v. a.).

Diese Autoren fanden in 35% bei den oft Jahre vor der Entstehung der Zuckerkrankheit geborenen Kindern schon Gewichte von 4 und mehr Kilogramm. PATON, GILBERT u. DUNLOP sahen dazu in jenen Schwangerschaften, die noch vor Manifestwerden der Zuckerkrankheit lagen — PATON bis zu 40 Jahren vor Beginn des Diabetes —, viel häufiger übergroße Kinder und Neugeborenentod als später nach Manifestation der Stoffwechseldekompensation. Das Maximum des Verlustes an Früchten (Früh-, Todgeburt, intrauteriner Fruchttod und postpartaler Tod) liegt innerhalb der 2 dem Diabetes vorangehenden Jahre (GILBERT u. DUNLOP, OAKLEY u. PEEL) und ist höher bei den Frauen, deren Diabetes sich vor dem 45. Lebensjahr entwickelt (GILBERT). GILBERT weist auf die Beziehungen zwischen zunehmender mütterlicher Fettsucht, der Geburt von ungewöhnlich großen Kindern und folgendem mütterlichem Diabetes hin.

Es geht also der Diabetes-Manifestation häufig die auslösende Steigerung der Hypophysen-Vorderlappen-(HVL)Tätigkeit voraus. Nach BARTELHEIMER u. a. ergibt sich aus diesen Beobachtungen die Notwendigkeit, bei übergroßen Kindern an die Möglichkeit eines drohenden oder latenten Diabetes der Mutter zu denken. Hier wird die Dysregulation des endokrinen Systems besonders deutlich. Die vermehrten Wachstumsimpulse, die zur Übergröße und den dazugehörigen Störungen führen, stammen aus demselben Teil des endokrinen Systems, wie die diabetogenen (BARTELHEIMER u. v. a.). BARNS u. MORGANS sprachen von einer Überproduktion des „Diabetogenic-growth complex" durch den HVL. WATTS u. a. erzielten bei schwangeren Ratten durch Injektion von Hypophysen-Vorderlappextrakt eine ungewöhnliche Zunahme des Gewichtes der Mutter und des Feten. SNYDER u. HOPES konnten durch Injektion von Prolan bei Ratten und

Kaninchen Überentwicklung, Absterben und Maceration von Riesenfrüchten erzeugen.

BARNS, LINDAU, MORGANS u. SWYER konnten zeigen, daß die Injektion mit entsprechenden Dosen des diabetogenen HVL-Extraktes von YOUNG in 100% zur Todgeburt der Feten führt, während bei alloxandiabetischen Ratten nur 18% tot geboren wurden und 19% in den ersten Stunden und Tagen starben. Von den lebend geborenen überlebten überhaupt etwa 50%. Es wird offen gelassen, ob der Tod der zunächst noch lebenden Ratten durch mangelhafte Laktation der mütterlichen Ratten oder durch einen Letalfaktor bei diabetischen und prädiabetischen Schwangerschaften zustandekommt, wie BARNS u. MORGANS vermuten.

Über ähnliche Beobachtungen berichten auch BARTELHEIMER u. KLOOS bei ihren Versuchen an alloxandiabetischen Ratten.

Der Erfolg einer den HVL dämpfenden und damit das übermäßige Wachstum des Kindes hemmenden konsequenten Sexualhormon-Therapie in der Schwangerschaft zeigt nach BARTELHEIMER die Bedeutung einer derartigen Gleichgewichtsstörung des hormonalen Systems. Eine solche „hormonal imbalance" bestand in großen Untersuchungsreihen von P. WHITE in 75%, ähnlich wie in denen von WILDER, MURPHY u. a.

Es ist allerdings nicht ganz verständlich, warum P. WHITE in Ergänzung der Hormontherapie bei 85% ihrer Pat. die Gravidität durch eine Sectio caesarea in der 37. Woche beendete, worauf schon GIVEN, DOUGLAS u. TOLSTOI hinwiesen. Anscheinend gelang es ihr erst dadurch, bei einer Gruppe von 174 hormonal behandelten Pat. die Mortalität der Kinder auf 10% zu senken. OAKLEY u. PEEL hatten festgestellt, daß von insgesamt 85 Fällen mit intrauterinem Absterben des Kindes 22mal der intrauterine Fruchttod in der 30. bis 35. und 63mal in der 36. bis 40. Schwangerschaftswoche eintrat. Durch die Schnittentbindung in der 37. Woche versuchte P. WHITE trotz Hormonbehandlung dieses mögliche Risiko zu umgehen.

Dies zeigt deutlich, daß wir noch nicht alle Faktoren, die zum Absterben der Kinder, zum übergroßen Kind oder zum mißbildeten Kind führen, kennen. Der Beweis ist noch nicht erbracht, daß z. B. in der prädiabetischen Phase bei der Geburt eines übergroßen Kindes auch tatsächlich eine hormonelle Dysregulation bei der Mutter vorliegt. Außerdem zeigen nicht alle diabetischen Mütter mit übergroßen Kindern eine hormonelle Dysregulation (GIVEN, DOUGLAS u. TOLSTOI).

Es wäre interessant zu erfahren, ob in der prädiabetischen Phase bei der schwangeren Frau durch den alphacytotropen Faktor der Hypophyse in den Pankreasinseln eine Zunahme der das blutzuckersteigernde Prinzip (Glukagon) erzeugenden A-Zellen erfolgt. Der Diabetes wäre dann solange latent, solange die B-Zellen den an sie gestellten erhöhten Anforderungen gewachsen sind. Kommt es zum Untergang der B-Zellen durch Erschöpfung, so wird der Diabetes manifest. Für diese zentrale Entstehung des Diabetes nach FERNER sprechen zahlreiche Tierversuche. Für den Menschen gibt es meines Wissens in der prädiabetischen Phase bisher in dieser Richtung keine morphologischen Unterlagen.

Interessant sind Arbeiten französischer Autoren (BUU-HOI, PERRAULT), die vom p-Oxypropiophenon als einem Zügler der Hypophyse (frénateur hypophysaire) berichten. Dieser von PERKIN 1889 entdeckte Stoff wurde von BUU-HOI synthetisiert und von PERRAULT mit gutem Erfolg besonders bei Fällen von Überproduktion gonadotroper Wirkstoffe·und thyreotropem Hormon verwandt. TOBIASCH konnte mit dieser Substanz bei einigen Diabetesformen eine günstige Wirkung erzielen. Ob dieser Stoff bei der diabetischen schwangeren Frau einen Erfolg im Sinne einer Bremsung des übermäßigen Wachstums des Kindes hat, steht noch völlig offen. Es gibt hier noch eine Reihe zu klärender Fragen. So ist z. B. der Einfluß der Nebennierenrindenhormone, denen im Stoffwechsel-geschehen des Diabetes mellitus eine wichtige Funktion zukommt, auf den Ablauf der diabetischen Schwangerschaft noch keineswegs klar.

Hat ein normal aussehendes oder auch ein übergroßes Kind nach mehr oder weniger gefahrenreicher Schwangerschaft auf natürlichem Wege oder durch Kaiserschnitt das Licht der Welt ohne erkennbare Schädigungen erblickt — die hohen möglichen Verluste übergroßer Kinder durch die Geburt auf natürlichem Wege (Mißverhältnis zwischen Kopf und Becken, Wehenschwäche usw.) wurde verschiedentlich angedeutet —, so zeigen uns die ersten Stunden oder Tage, daß *viele dieser scheinbar gesunden Kinder nicht lebensfähig* sind. Das Absterben dieser Kinder in der ersten Lebensperiode ist ein ebenso häufiges Ereignis wie das Absterben während der Schwangerschaft, wie vor allem die hinsichtlich der Lebenserwartung des Kindes günstigste Statistik von P. WHITE aufzeigt.

Sie hatte nur 18%, das sind 78 von 439 Kindern, verloren. 34 von diesen Kindern wurden tot geboren und 44 starben in den ersten Lebenstagen. Die meisten Statistiken sind ähnlich, teils günstiger, teils ungünstiger. Hier wird die schädigende Einwirkung des diabetischen Stoffwechsels auf das Kind im Sinne einer „Embryopathia diabetica" besonders deutlich. Und zwar entspricht die kindliche Mortalität keineswegs der Schwere des mütterlichen Diabetes, gemessen am Insulinverbrauch vor und während der Gravidität, wie immer betont wird (WHITE, GIVEN, DOUGLAS u. TOLSTOI, BARTELHEIMER u. a.).

Das *klinische Bild* ist, wie die verschiedensten Beobachter berichten, nicht immer einheitlich. Nach P. WHITE schreien die Kinder bei der Geburt kräftig und atmen gut. Nach ein bis zwei Stunden kommt plötzlich ein klagender Schrei; es tritt ein krampfartiger Zustand ein, die Kinder werden cyanotisch, apnoisch, schwitzen und der Tod tritt ein.

Wenn man dies liest, so denkt man sofort an ein Absterben im hypoglykämischen Schock. Dazu ist jedoch folgendes zu sagen:

Der *Blutzuckerspiegel von gesunden Neugeborenen* von gesunden Müttern ist dadurch, daß sich der Kohlenhydratstoffwechsel erst innerhalb der ersten Lebenstage einspielen muß, starken individuellen Schwankungen unterworfen (SCHRETTER, NORVAL, KENNEDY, BERKSON u. a.). MARTINOLLI, KÖHLER, FERRI u. a. berichten mit wenigen Ausnahmen von einem starken Absinken des Blutzuckers des Neugeborenen, das mit dem physiologischen Gewichtssturz in etwa parallel geht. CORNELIA DE LANGE fand bei gesunden Neugeborenen von gesunden Müttern Werte von 6 bis 13 mg-%, ohne daß die Kinder klinisch die geringsten Krankheitssymptome boten. NORVAL, KENNEDY u. BERKSON fanden vom ersten bis zum sechsten Lebenstag einen langsamen Anstieg von 54 auf 68 mg-%, im Durchschnitt 61,1 mg-%. Es sind Mittelwerte von Schwankungen zwischen 15 und 120 mg-%. Bei den niederen Werten fanden sie ebenfalls keine klinischen Zeichen für Hypoglykämie. Ähnliche Verhältnisse fanden auch RANDALL u. RYNERSON, SOTGIU, MENGERT u. LAUGHLIN. CORNELIA DE LANGE fand beim gesunden Kind einen Anstieg des Blutzuckers vom dritten Lebenstag ab. Die Blutzuckerregulation wird erst am Ende der ersten Lebenswoche etwas beständiger, um sich in der zweiten Hälfte zu stabilisieren (SCHRETTER, MC KITTRICK).

Nun wissen wir seit DUBREIL u. ANDERODIASIS aus dem Jahre 1920, daß Kinder von diabetischen Müttern eine *kompensatorische Hypertrophie und Hyperplasie der* LANGERHANS*schen Inseln des Pankreas* aufweisen. Das diaplacentar hyperglykämisch gewordene Blut treibt als adäquater Reiz den Inselapparat zur Hypertrophie (BAYER). Dieser Befund wurde vielfach bestätigt. KLOOS spricht von einem deutlichen Überschuß von insulinproduzierendem Gewebe sowie einem Defizit für das Glukagon bildende System. Die Ansicht FERNERs, daß die B-Zellen

(Insulinproduzenten) sich aus den A-Zellen (Glukagonproduzenten) entwickeln, wird von KLOOS bezweifelt. Er glaubt nachgewiesen zu haben, daß sowohl die A-Zellen wie die B-Zellen aus indifferenten „inselpotenten" Zellen stammen. Nach OKKELS u. BRANDSTRUP hat der Fetus drei Möglichkeiten, das hohe mütterliche Blutzuckerangebot zu kompensieren: 1. Die Hyperglykämie übt einen stimulierenden Reiz direkt auf die in der Entwicklung befindlichen Inseln aus und bewirkt ihre Hyperplasie und Hypertrophie. 2. Die Hyperglykämie wirkt primär auf die cerebralen Zentren und stimuliert auf diesem Wege, wahrscheinlich über den Vagus, das Pankreas. 3. Die Hyperglykämie regt die Hypophyse an. Durch die Hypersekretion des pankreatogenen Faktors wird der Inselapparat stimuliert. Die Hypertrophie und Hyperplasie kann so extreme Formen annehmen, daß diffuses Inselzellgewebe das exkretorische Parenchym um ein Mehrfaches überwiegt und stellenweise ganz verdrängt. Das Gewebe wird dann einem Inseladenom ähnlich (MENENGHINI).

Während GRAY u. FEEMSTER, RASCOF u. BEILLY u. a. der Ansicht sind, daß viele Kinder diabetischer Mütter in den ersten Lebenstagen an ihrem hormonell bedingten Blutzuckersturz ad exitum kommen, wird dies in neuester Zeit für einen großen Teil dieser Kinder abgelehnt, da die Breite der Werte bei Kindern von nichtdiabetischen Müttern genau so groß sein kann. Es gibt auch Kinder von diabetischen Müttern, die in den ersten Lebensstunden ohne eine geburtstraumatische Schädigung zu haben, sterben und keine Inselveränderungen aufweisen (F. MEYTHALER u. R. FISCHER).

P. WHITE hält eine Unbeständigkeit in den Blutzuckerwerten für charakteristischer als die Hypoglykämie. Sie hat deshalb auch bei derartigen Kindern seit 1940 von Glucosegaben Abstand genommen. Auch OAKLEY u. PEEL sind von der Bedeutung der Hypoglykämie für den postpartalen Tod auf Grund ihrer Erfahrungen nicht ganz überzeugt. Gegen die der Hypoglykämie eingeräumte führende Rolle sprechen nach NAVRATIL auch die im prädiabetischen Stadium der Mütter gesammelten Erfahrungen, da diese kindlichen Todesfälle nicht auf eine Hypoglykämie zurückgeführt werden können. MILLER u. WILSON fanden bei 6 Kindern ebenso wie früher MILLER u. ROSS keine Beziehungen zwischen Höhe des Blutzuckers und den schweren klinischen Symptomen der Kinder. GIVEN, DOUGLAS u. TOLSTOI lehnen die Beziehungen zwischen Hypoglykämie und Tod des Kindes ebenso ab wie KARLSTRÖM. Letzterer sieht die Ursache für den plötzlichen Tod dieser Kinder in einer ausgesprochenen hormonellen Disharmonie mit daraus folgenden Kreislaufstörungen, deren Ursachen jedoch noch im Dunkeln lägen.

Für die Ansicht KARLSTRÖMs spricht, daß auch andere inkretorische Drüsen erhebliche Veränderungen aufweisen. Mit großer Regelmäßigkeit scheint der Hypophysen-Vorderlappen eine Entwicklungsbeschleunigung aufzuweisen, wie OKKELS u. BRANDSTRUP, NEVINNY u. SCHRETTER und KLOOS berichten. Die Schilddrüse zeigt nach OKKELS u. BRANDSTRUP, NEVINNY u. SCHRETTER und SCHRETTER u. NEVINNY eine gesteigerte Aktivität, während KLOOS die Schilddrüse und die Thymusdrüse fast immer unterentwickelt fand. Der Hinweis von JOSLIN u. Mitarb. auf das Vorkommen von Kretinismus bei Kindern von diabetischen Müttern könnte für diesen Befund sprechen. Die Nebennieren zeigen meist ein wenig entwickeltes Mark (ROESSLE) und zentrale Nekrosen und Hämorrhagien (JAKOBSEN) und eine verhältnismäßig breite Rinde (ROESSLE). Nach KLOOS war die äußere Rinde teils breit und proliferierend, teils schmal. Im letzteren Fall war eine besonders hochgetriebene innere Rinde bezeichnend.

Im Ganzen gesehen sind die Befunde der einzelnen Autoren nicht einheitlich. Das ist nicht erstaunlich, da ja auch im Ablauf des mütterlichen Diabetes große Unterschiede zu erkennen sind.

Neben den von P. White angegebenen Symptomen in den ersten Lebensperioden finden wir immer wieder Aufzeichnungen über Ödeme, über das Unvermögen der Kinder die Temperatur zu halten, über die zunehmende Cyanose mit Atemstörungen, die häufige Aspiration von Fruchtwasser oder die Aspiration bei der Nahrungsaufnahme, über eine Lethargie, Trink- und Schreifaulheit. Es wird immer von Sekretabsaugen, Sauerstoffbeatmung, Kreislauf- und Atmungsstimulantien gesprochen. Nur ein Teil der Kinder erholt sich wieder.

Diese Symptome weisen darauf hin, daß diese Kinder sehr viel schwerer geschädigt sind als man ihnen zunächst bei der Geburt ansieht. Erst weitere klinische Untersuchungen oder die Autopsie der Kinder brachten hier Aufklärung.

Warum starben diese Kinder, die normal großen und noch mehr die übergroßen, schon in utero oder kurz nach der Geburt ab? Viele der totgeborenen, wie die in den ersten Tagen gestorbenen Kinder, zeigten *schwerste mit dem Leben nicht vereinbare Entwicklungsstörungen*, die wir oft erst nach der Sektion zu Gesicht bekommen.

In der Literatur finden sich zunehmend häufiger Berichte über Mißbildungen bei Kindern von diabetischen Müttern. Es ist alarmierend, zu hören, wie schon Bartelheimer mitteilt, daß kongenitale Mißbildungen in leichtesten Graden in einer Häufigkeit von 80%, in schweren nach White von 12%, nach Hurwitz von 6% vorkommen. Besonders Sagal hatte schon auf die Häufigkeit von Anomalien und Mißbildungen bei Kindern von diabetischen Müttern aufmerksam gemacht.

Miller u. Ross und Miller u. Wilson fanden bei 10 Kindern, die das beschriebene erste schwere Stadium nach der Geburt überstanden, röntgenologisch eine *erhebliche Herzvergrößerung in 7 Fällen*, so daß sie den schweren Zustand, vor allem die Cyanose für herzbedingt hielten, da in keinem Falle eine Beziehung zwischen dem klinischen Bild und der Blutzuckerhöhe bestand.

Bei fast allen Kindern war bei der Geburt ein teils sehr lautes systolisches Herzgeräusch zu hören, das mit einer Ausnahme im Laufe von Tagen oder Wochen wieder verschwand. Dieses eine Kind hatte bei der Nachuntersuchung im zweiten Lebensjahr sein Herzgeräusch behalten, hatte also ein echtes *Vitium cordis congenitum*. Als weitere Mißbildung zeigte es *persistierende Pupillar-Membranen* auf beiden Augen. Die klinische Diagnose Atelektase oder Pneumonie als Erklärung für die Symptome des Respirationstraktes und der Cyanose konnte durch häufige röntgenologische Untersuchungen bei keinem der 10 Kinder bestätigt werden.

Bei 18 gestorbenen Kindern fanden sie auffallend häufig eine *Herzhypertrophie* und *Hypertrophie* der Langerhansschen *Inseln* und *dreimal die Kombination: abnorme Größe, abnorme Länge, Herzhypertrophie* und *auffallend zahlreiche Blutbildungsherde in der Leber*. Sie glauben, daß das Herz vor allem bei den großen Kindern größer ist als es dem großen Kind entsprechen dürfte. Sie glauben nicht, daß bei der auffallenden Häufung der Blutbildungsherde in der Leber der Rh-Faktor eine Rolle spielt, da die Mütter alle Rh-positiv waren. Ein Kind einer diabetischen Rh-positiven Mutter, das nicht in diese Gruppe gehörte und am Leben blieb, hatte ohne Anämie und Gelbsucht 60000 kernhaltige rote Blutkörperchen pro mm³. Etwa am 10. Lebenstag waren die Werte normal.

Given, Douglas u. Tolstoi berichten ebenfalls von ihrem großen Material (106 Kinder), daß sie röntgenologisch eine allgemeine *Herzverbreiterung* und fünfmal intra vitam im *Blutbild* eine abnorm *hohe Zahl von kernhaltigen roten Blutkörperchen* gefunden hätten. Bei 13 sezierten Kindern sahen sie *viermal eine Herzerweiterung*, davon *zweimal* eine *Hypertrophie* und *einmal* eine *Atresie der Pulmonalklappen*. *Sechsmal* fanden sie eine *vergrößerte Leber* mit einer *fettigen Degeneration*, *einmal* eine *lokale Nekrose* und *fünfmal* überdurchschnittlich zahlreiche *erythropoetische Herde, siebenmal* eine *Hypertrophie* oder *Hyperplasie der Pankreasinseln, zwölfmal Lungenkomplikationen,* wie *Atelektasen, Bronchopneumonien, Hämorrhagien* und *zwölfmal intrakranielle Blutungen.* Sie glauben, daß ihre Kinder vorwiegend an Geburtstraumen gestorben seien.

Wenn wir die Schwangerschaftsanamnese von diabetischen Müttern durchsehen, so finden wir am häufigsten (P. WHITE, MILLER u. WILSON, GIVEN, DOUGLAS u. TOLSTOI, HÖRMANN, BARTELHEIMER, NAVRATIL u. a.) das Auftreten eines *Hydramnion,* also eine Entwicklungsstörung, die schon in den ersten Tagen nach der Befruchtung beginnt, wie wir aus den Entwicklungsstudien beim menschlichen Embryo von HERTIG u. ROCK an $7^1/_2$ und $9^1/_2$ Tage alten menschlichen Eiern wissen. Das Unglück kann also schon geschehen sein, wenn die diabetische Frau zum ersten Mal ihre Gravidität bemerkt. Die Häufigkeit des Auftretens eines Hydramnions bei der diabetischen schwangeren Frau ist schwer anzugeben, da es gewöhnlich nicht möglich ist, die Menge des Fruchtwassers zu messen (MOSS u. MULHOLLAND). Entsprechend dieser Situation differieren die Angaben über die Häufigkeit dieser Fehlentwicklung außerordentlich. Sie schwanken zwischen 2,3 (BILL u. POSEY) und 29% (BARNS u. MORGANS). HEYNEMANN berichtet vom Hydramnion als einer häufigen geburtshilflichen Komplikation bei Zuckerkranken. Der Zuckergehalt des Fruchtwassers übersteige oft den des Blutes. Er schreibt weiter, daß die Hälfte der Kinder nach der Geburt sterben.

Auch in der *Placenta* findet man bei der Geburt des ausgetragenen *mißbildeten Kindes schwere Veränderungen,* wenn man danach sucht. HÖRMANN beschreibt: „Eine weißliche, formlose hochgradig ödematöse Placenta mit einem ungewöhnlichen histologischen Bild. Der größte Teil der Zotten zeigt bei hochgradigem Ödem im Stroma mit entsprechender Zunahme der Zottendurchmesser eine altersgemäße Differenzierung mit allen Kriterien der Reife. Dazwischen findet man aber immer wieder einzeln oder in kleineren Gruppen jugendliche Zotten, die ihrer Differenzierung nach etwa dem zweiten oder dritten Monat entsprechen. In einem lockeren embryonalen Maschenstroma liegen nur vereinzelt Capillaren und zahlreiche große Stromazellen mit großen zum Teil exzentrischen Kernen und reichlich dunkel tingiertem Protoplasma (sog. Hofbauerzellen); in einigen dieser Zotten erkennt man ferner noch sichere Reste der LANGHANSschen Zellschicht. Entweder handelt es sich hier um eine Entwicklungshemmung des Zottenapparates oder wahrscheinlicher um Kompensationsversuche des schwergeschädigten fetalen Stoffwechselorgans mit einer für dieses Alter ungewöhnlichen Neubildung resorbtiv tätiger Zottenelemente".

Über ähnlich schwere Placentaveränderungen berichten in jüngster Zeit BARTELHEIMER u. KLOOS. Sie machen außerdem auf die zahlreichen Blutbildungsherde in der Placenta aufmerksam.

Unter günstigsten Bedingungen — laufende Überwachung der Stoffwechsellage, Insulinapplikation, intensive Sexualhormonbehandlung und rechtzeitige Schnittentbindung — verlor P. WHITE noch 10% der Kinder. Von den *Totgeborenen* hatten *11%,* von den *Frühverstorbenen 15% kongenitale Defekte.* Im Vordergrund stehen *multiple Skeletdefekte, Schädeldefekte, Herzfehler,* dann *Anencephalie* und *Pneumomediastinum.* Die Todesursache der übrigen läßt sich nicht immer finden.

BARTELHEIMER berichtet von einer diabetischen Frau, die in 4 aufeinanderfolgenden Schwangerschaften ihre Kinder verloren habe; das *erste* Kind im *siebten Monat;* es war *mißbildet* und lebte nur 12 Std.; das *zweite* durch *Fehlgeburt* im zweiten Monat; das dritte wog im zehnten Monat 3,19 kg; die Schwangerschaft war durch ein *Hydramnion* kompliziert; es starb am sechsten Tag und zeigte bei der Sektion einen *Septumdefekt* und eine *Hypoplasie des Pankreas* mit *Vergrößerung des Inselorgans.* Januar 1950 Geburt eines weiteren toten Kindes mit *Hasenscharte, Wolfsrachen* und *inneren Mißbildungen;* es hat wiederum ein *Hydramnion* bestanden.

Bartelheimer u. Kloos weisen neben den Mißbildungen auf die zahlreichen *extramedullären Blutbildungsherde* besonders im Herzmuskel hin.

Hörmann berichtet über eine 27jährige Mutter, die nach 2 Fehl- bzw. Frühgeburten ein reifes weibliches Kind gebar, das nach 6 Tagen starb und bei der Sektion einen *Septumdefekt* im Bereich des *Septum membranaceum, offene fetale Kreislaufwege* und eine *Hypoplasie* des *Pankreas* bei gleichzeitigem *Hyperinsulismus* zeigte. Bei der nächsten Schwangerschaft bestand ein *Hydramnion*. Das Kind starb während der Geburt. Es zeigte eine *Hasenscharte* mit *Wolfsrachen* und bei der Sektion wiederum eine *Herzmißbildung*, sowie eine *hochgradige Pankreashypoplasie* und eine Reihe weiterer *hochinteressanter Veränderungen* der *innersekretorischen Drüsen* und vor allem an den Knochen, über die noch zu berichten sein wird.

Zwei klassische hierher gehörige Fälle erwähnen Nevinny u. Schretter. Bei dem einen handelt es sich um das dritte Kind einer Diabetikerin mit dekompensiertem Stoffwechsel. Es wog bei der Geburt 5730 g, war kräftig, aber cyanotisch und atmete zunächst nicht; nachdem die Atmung in Gang kam, wurde es wegen eines *kongenitalen Vitiums* zur Kinderklinik verlegt, wo es am 28. Lebenstag durch das Hinzutreten einer Pneumonie mit Pleuritis ad exitum kam. Bei der Sektion fand sich neben der Pneumonie und Pleuritis ein *offenes Foramen ovale* (kleinfingergroß) und ein *offener Ductus Botalli*, Hyperämie der Gefäße der Hirnoberfläche, ein *geringgradiger Hydrocephalus internus* und eine *Nebennierencyste*.

Bei dem zweiten Fall handelt es sich um das Kind einer 8-Gebärenden. 7 Schwangerschaften erfolgten in der prädiabetischen Phase; kurz vor der achten wurde der Diabetes manifest. Ausgang der Schwangerschaften: erste Fehlgeburt, zweiter Monat, zweite, dritte, vierte, normale Geburten. Fünfte Fehlgeburt, vierter Monat, sechste und siebente, normale Geburten. Kinder 2 und 4 wogen je 4 kg, alle anderen Kinder 6 kg und darüber. Kinder 6 und 7 starben an Geburtstrauma. Achtes Kind, 4750 g, hatte die Nabelschnur einmal um den Hals. *Herzdämpfung stark nach links verbreitert, lautes systolisches Geräusch über dem ganzen Herzen*, hochgradige Cyanose. Das Kind starb unter den Symptomen eines kompletten Herzblockes am 32. Lebenstag.

Sektion: *Mächtige Hypertrophie des Herzens* bei angeborenem *Defekt in der Kammerscheidewand*; *Anomalie im Abgang der Arteria pulmonalis* und *Hypertrophie der Langerhansschen Inseln*. Mächtige *Vergrößerung des Hypophysen-Vorderlappens*; *vergrößerte Schilddrüse*. *Breite Nebennierenrinde, geringe physiologische Markentwicklung*. *Grobtropfige Verfettung der Leber*. Auch der *Reichtum der Eierstöckchen an Follikelcystchen* sprach für eine gesteigerte Produktion von Prolan A. Der Blutzuckerspiegel des Kindes schwankte in den ersten 8 Tagen zwischen 52 und 62 mg-%. Dann stieg er auf 106 mg-% an. Nach weiteren 8 Tagen bewegte er sich zwischen 162 und 172 mg-% und hielt sich bis zum Tode in dieser Höhe. Wahrscheinlich ist hier die Hypertrophie des Hypophysen-Vorderlappens für die Hyperglykämie verantwortlich zu machen. Nevinny u. Schretter glauben auch die Makrosomie damit erklären zu können.

Kloos registriert in neuester Zeit 4 derartige Beobachtungen:

Fall 1: 26jährige Zweitgebärende mit leichtem Diabetes mellitus, der im 2. Schwangerschaftsmonat zum erstenmal in Erscheinung trat, Kind wog 3900 g. Hautweichteile pastös gequollen. Nach 24 Std. Cyanose, Atmung oberflächlich, Bewußtsein getrübt. Nach weiteren 12 Std. tonisch-klonische Krämpfe, die sich auf perorale Glucosezufuhr besserten. Nach weiteren 12 Std. wieder leichte Krämpfe, die nach Rohrzuckergabe verschwanden. Am 3. Tag plötzlich tiefe Asphyxie, Exitus. Sektion: Tod an Aspirationspneumonie, *fetale Erythroblastose, Herzhypertrophie, Hypoplasie des Pankreas*. Histologisch: *Vergrößerte Inseln* mit reichlichen zum Teil *hypertrophischen B-Zellen, zahlreiche Inselsprossen* und *Inselfelder* mit auffallend viel ausdifferenzierten Elementen und teilweise hypertrophischen B-Zellen.

Fall 2: 28jährige Frau; Diabetes seit dem 18. Lebensjahr. Mit 26 Jahren Frühgeburt im 7. Monat. Kind hat 12 Std. gelebt. Mit 28 Jahren Fehlgeburt im 2. Monat. Mit 29 Jahren 3. Gravidität. *Hydramnion*. Kind kam 3 Wochen zu früh. 3190 g schweres Mädchen, war vom 1. Tag an cyanotisch, Atmung oberflächlich, pastös aufgetriebene Weichteile. Tod unter den Zeichen zunehmender Somnolenz am 6. Lebenstag. Sektion: Allgemeiner *Hydrops congenitus*, geringer *Microcephalus, Brachycollis, Vitium cordis congenitum*: Kleinfingernagelgroßer Defekt des *Septum membranaceum, Hypertrophie und Verfettung des Herzmuskels, fleckförmige Verfettung der Leber, Milztumor, Verfettung der Nieren, Hypoplasie des Pankreas* und des *Thymus*, leichter *Hydrocephalus* externus und internus. Hypostase und Atelektase der hinteren Lungenabschnitte; histologisch: Spärliche *extramedulläre Blutbildungsherde* in der *Leber*.

Fall 3: 4. Gravidität der unter Fall 2 erwähnten Frau. Januar 50, Ende des 8. Schwangerschaftsmonates Spontangeburt einer toten *mißbildeten* männlichen Frucht, Gewicht 1790 g. Die kindlichen Herztöne waren kurze Zeit vor der Blasensprengung noch nachweisbar; *Hydramnion, große, ovale* und glatte sowie *ödematöse Placenta*. Nabelschnur mit porzellanartig verdichtetem Gewebe. Sektion: *Allgemeiner Hydrops, Adipositas, Osteosklerose, allgemeine*

Anämie. Multiple Mißbildungen: Lippenspalte rechts, doppelseitige Gaumenspalte, Brachycephalie. Hydrocephalus externus und *internus. Vitium cordis: Truncus arteriosus communis, Defekt des Kammerseptums, Persistenz der Vena cardinalis inferior, Hypoplasie der Vena cava inferior, Hypertrophie der rechten Kammermuskulatur,* Anämie des Herzmuskels. *Darmstenose* an der Flexura duodeno-jejunalis, *Dilatation des Duodenums, Milztumor.* Abnorme Lappung der Milz. Insertion des großen Netzes an der Milzvorderseite, erbsengroße Nebenmilz, Verkürzung des kleinen Netzes und des Ligamentum hepato-duodenale. *Lebertumor* mit besonders starker Ausprägung des Lobus caudatus, *Hyperplasie der Nieren,* der *Nebennieren* und der *Hypophyse. Hypoplasie des Pankreas* und *des Thymus. Hypoplasie des Penis.* Histologisch: *Hyperplasie des Inselapparates.* Starker Glykogengehalt im Plasma und vereinzelt im Kern der Leberzellen und der Tubulus-Epithelien der Nieren. Umfangreiche *extramedulläre Blutbildungsherde* besonders in *Milz* und *Leber* sowie im Bereich der *Herzmuskulatur* bei *hochgradiger Verzögerung* der *enchondralen Ossifikation mit Marksklerose.* Starke *Entwicklungsverzögerung* der *Schilddrüse.*

Fall 4: 40 Jahre, seit 19 Jahren Diabetes. 9 Schwangerschaften. Erste: 4 Jahre nach Beginn des Diabetes. Frühgeburt Mens VII. Kind hat nur kurze Zeit gelebt. Zweite: Spontangeburt eines übergroßen toten Kindes. Dritte: Frühgeburt Mens VIII, Tod nach 2 Std. Vierte: Gesundes 4250 g schweres Mädchen, blieb gesund. Fünfte: 5250 g schweres Mädchen, ebenfalls gesund. Sechste: 6000 g schweres gesundes Mädchen. Siebte: Abort Mens IV. Häufige hypoglykämische Schocks. Achte: Abort Mens IV bis V. Häufige hypoglykämische Schocks. Neunte: Schockneigung, Insulinmenge reduziert, trotzdem ernstere häufige Schockzustände (Mens IV bis V). Spontangeburt von 1260 g. Mens VIII. Leichter, allgemeiner *Hydrops, Splanchnomegalie* (Herz, Leber, Nebennieren, Hypophyse, Hoden). *Hypoplasie des Thymus* und der *Thyreoidea.* Leichter *Hydrocephalus internus. Coecum* und *Colon ascendens mobile* mit leichter Formbildungsstörung. *Pleurapetechien,* kleine *Blutung* des *Epikards* und der *Thymuskapsel.* Relativ *großes Pankreas* mit auffallend zahlreichen *Inselfeldern, Inselknospen* und *-sprossen.* Fortgeschrittene Differenzierung der Inselzellen vorwiegend zu B-Zellen, nur gelegentlich A-zellenreiche Syncytien oder kompakte Haufen plasmareicher A-Zellen in Ganginseln. Große *Hypophyse,* histologisch mit Zeichen fortgeschrittener Ausreifung aller Teile. In der *Leber* neben verstreut angeordneten größeren *Blutbildungsherden* Zeichen einer schweren in den Läppchenzentren bis zur Nekrose gesteigerten *Parenchymschädigung.* Starkes *Überwiegen der Blutbildungsleistung des Knochenmarks* auf Kosten seiner osteoblastischen Potenz, sowie mit hochgradiger *Beeinträchtigung* der *Osteoclastenbildung* (Verzögerung der Knochenbildung und Osteosklerose im Röhrenknochenschaft infolge permanentem Knochenaufbau bei fehlendem Abbau).

ROHRACHER erwähnt eine 2380 g schwere Frühgeburt mit einem *Vitium cordis congenitum,* die bald nach der Geburt gestorben war.

NAVRATIL weist neben den Mißbildungen, Aspirationspneumonien und Infektionen der Kinder darauf hin, daß für die beträchtliche postpartale Mortalität der Kinder eine angeborene Minderwertigkeit verantwortlich zu machen sei. KARLSTRÖM spricht, wie schon erwähnt, von hormonellen Disharmonien mit daraus folgenden Kreislaufstörungen.

5. Die Embryopathia diabetica.

Die aufgezeichneten Beispiele zeigen uns die vielfältigen Erscheinungsformen der *Embryopathia diabetica,* die im Entwicklungsgang über das *Hydramnion,* die *Fehlgeburt,* das *Riesenkind,* die *Herzmißbildung* sich bis zu schwersten mit dem Leben nicht mehr vereinbarenden *multiplen Mißbildungen* ausweitet.

Wir müssen versuchen, die hormonelle Fehlsteuerung des mütterlichen Stoffwechsels und als Entgleisung die Toxämie und die Acidosis mit dem entwicklungsmechanischen Ablauf des werdenden Kindes in Beziehung zu bringen.

Die *Toxämie* steht in enger Beziehung zur „Hormonal imbalance", deren Steuerung bzw. Normalisierung mittels hoher Dosen von Sexualhormonen SMITH u. SMITH, P. WHITE u. a. sich zum Ziel gesetzt haben. Die Erfolge sind außerordentlich verheißungsvoll. Die kindliche Todesrate konnte von etwa 50% auf 10% gesenkt werden. Durch den hemmenden Einfluß der Sexualhormone auf die gonadotropen Hormone der Hypophyse und des Chorions scheint auch deren wachstumsfördernder Einfluß auf das Kind kupiert zu sein.

Diese Tatsache beweist deutlich, welch führende Rolle diesem *Gegenspieler des Insulins,* der Hypophyse, und vielleicht auch der von der Hypophyse gesteuerten Glukagonproduktion der A-Zellen des Inselsystems (Ferner) zukommen kann. Auf das Wirken dieser Kräfte bei der Entstehung des Diabetes haben Bartelheimer, Bertram u. v. a. immer wieder hingewiesen. Daß sie die Hauptrolle bei der Schädigung des Kindes im Rahmen der hormonellen Fehlsteuerung übernehmen, haben Smith u. Smith, P. White u. Joslin bewiesen. Nach Smith u. Smith und Joslin beginnt die Sexualhormonbehandlung der graviden Diabetikerin in der sechsten Schwangerschaftswoche. White beginnt erst in der 20. Schwangerschaftswoche. Die Toxämie als eine Hauptursache des intrauterinen Fruchttodes wird dadurch weitgehend beseitigt. Beseitigt wird nach P. White auch die Entwicklung eines übergroßen Kindes, das zu schweren Geburtskomplikationen und damit zum Tode oder zu schweren Schädigungen dieser überreifen Kinder führt (Mißverhältnis zwischen kindlichem Kopf und mütterlichem Becken, Wehenschwäche, Zangenextraktion, geburtstraumatische Blutungen oder andere Verletzungen des Kindes). Ich kann Bartelheimer nur beipflichten, wenn er schreibt, ,,es wäre sinnvoll, den Schwangerschaftsablauf bei verschiedenen Diabetesformen untereinander zu vergleichen''. Sind es etwa nur die vorwiegend hypophysär induzierten Diabetesformen, die zur beschriebenen Hormonal-Imbalance, zur Toxämie und zum mißbildeten Kind führen und die die hohe Todesrate der Früchte ausmachen ? Denn nicht alle graviden Diabetikerinnen zeigen eine hormonelle Dysregulation und haben ein zu großes Kind, wie aus vielen Statistiken ersichtlich ist. Diese Situation zu überprüfen, wäre eine lohnende Aufgabe.

Wenn wir dies bedenken, dann kommt die Sexualhormontherapie in der sechsten oder gar in der 20. Schwangerschaftswoche viel zu spät. Die Schädigung für eine Entwicklungsstörung, wie Hydramnion, Herz-, Skelet- und andere Mißbildungen, muß sehr viel früher einsetzen und zwar bevor die sekundäre hormonelle Dysregulation ,,erhöhter Choriongonadotropinspiegel im Serum und verminderte Ausscheidung von Oestrogen und Pregnandiol im Urin'' deutlich wird.

Auf dem Wege über die Blastogenese bis zur Organogenese ist der sich differenzierende Keimling außerordentlich anfällig. Der Bauplan kann durch verschiedenste Faktoren nichtgenetischer Natur gestört werden, wie im Tierversuch St. Hilaire, Spemann, Töndury, Lehmann, Holtfreter, Rothmann, Büchner u. v. a. gezeigt haben. Die Art des Stoffes ist nicht so wichtig wie vielmehr der Zeitpunkt der Entwicklung im Moment der Schädigung, so daß wir von einer ausgesprochenen Phasenspezifität der Entwicklung sprechen müssen. *Der Grad und die Art der Mißbildung hängen also vom Zeitpunkt und der Schwere der Schädigung ab.*

Auf Grund der experimentellen Forschung obengenannter Autoren ist die Schädigung des sich entwickelnden Keimlings in irgendeiner Phase der frühen Entwicklung durch die *primäre Hormondysregulation* der Mutter nicht von der Hand zu weisen. Ein besonders empfindlicher Zeitpunkt in der Entwicklung ist zweifellos dann erreicht, wenn sich in der dorsalen Urmundlippe das Organisationszentrum (Spemann) ausbildet, das die weitere Entwicklung des Keimlings induziert und steuert. Von hier aus werden weitere Zentren induziert, die wiederum für den ihnen zukommenden Entwicklungsbereich verantwortlich sind. So entsteht eine Kette von Organisationswirkungen (Bautzmann). Es ist nicht richtig, wenn immer nur von Entwicklungshemmung oder von Hemmungsmißbildung in üblicher Weise gesprochen wird. Vom Zeitpunkt der Schädigung ab geht die Entwicklung nach eigengesetzlichen induktiven Bestimmungen in fehlerhafter Richtung weiter, genau so wie eine Normalentwicklung nach der normalen

Gesetzlichkeit weiter geht. Das Entwicklungssystem ist von einem bestimmten Zeitpunkt ab fehlgesteuert.

Wenn wir in Betracht ziehen, daß es HOLTFRETER in experimentellen Studien gelungen ist, lediglich durch eine p_H-Verschiebung präsumptives Ektoderm wahlweise zu neuraler oder epidermaler Differenzierung zu veranlassen, könnte man sich vorstellen, daß eine acidotische Stoffwechsellage der diabetischen Frau in die Kette der Entwicklungsmechanik störend eingreift (BAUTZMANN).

Bei diesen Betrachtungen ist das Auftreten einer Fehlentwicklung oder Mißbildung verständlich.

Eine weitere Gefahrenperiode besteht für den sich entwickelnden Embryo und Feten durch die Entwicklung einer pathologischen Placenta, wie sie HÖRMANN u. KLOOS beschrieben. Es handelt sich um ein Ausbleiben bzw. eine der Ausreifungsverzögerung der Zotten parallelgehende Beeinträchtigung ihrer „Fetalisierung". Vermutlich sind es nach KLOOS die Fälle, bei denen die physiologische Abnahme des Choriongonadotropinspiegels am Ende des 1. Schwangerschaftsdrittels ausbleibt und bei denen eine Oestrogenbehandlung so gute Erfolge zeigt (WHITE). SMITH u. SMITH haben gezeigt, daß mit dem Verschwinden der hormonalen Balancestörung durch die Zufuhr des Oestrogens auch die Ausreifung der Zotten Platz greift.

KLOOS beschreibt in einem Fall auch eine vorzeitige Ausreifung der Placentarzotten und vermutet einen weitgehenden Ausfall ihrer Sperrfunktion, z. B. für den vermehrten Einstrom von Insulin oder funktioneller Äquivalente. Der Entwicklungsstörung der Placenta mit Verzögerung der Vascularisation kommt seines Erachtens eine gewisse Bedeutung für die abnorm gesteigerte und persistierende extramedulläre Hämatopoese bei Kindern diabetischer Eltern zu, die vielfach beobachtet und beschrieben wurde. Man kann sie in diesem Zusammenhang als Ausdruck einer Anpassungshyperplasie des hypoxämischen Feten verstehen. Auch der Hydrops (LIEBEGOTT, JOSLIN, KLOOS) ist zum Teil als Folge einer hypoxämischen Capillarwandschädigung erklärbar (BÜCHNER u. Mitarb.). Ebenso sei die Entwicklungsverzögerung des zentralen Nervengewebes, die schon JOSLIN u. Mitarb. beschrieben, die Folge der hypoxämischen Schädigung (s. später).

6. Die Embryopathia hypoglycaemica als Sonderform der Embryopathia diabetica.

Ein Problem wurde bisher nicht besprochen, und zwar das *Auftreten einer Hypoglykämie, bei der mit Insulin behandelten diabetischen Frau* und deren Beziehung zur Embryopathia diabetica. Eine *klinische Beobachtung* mag zum Verständnis beitragen.

Ein jetzt fast $2^1/_2$ Jahre altes Kind, R. F., wurde uns wegen geistiger und körperlicher Unterentwicklung überwiesen.

In der Anamnese ist besonders bemerkenswert, daß die jetzt 24jährige Mutter seit ihrem 15. Lebensjahr an einem Diabetes mellitus leidet und bei einer Einstellung von 2×20 E. Altinsulin häufig zu hypoglykämischen Schocks neigte. In der Schwangerschaft nahm diese Schockneigung zu. Der hypoglykämische Zustand trat meist in den frühen Morgenstunden auf, Frau F. war dabei öfters bewußtlos, so daß der Ehemann ihr Zucker in den Mund gab. Sie wachte erst spät am Morgen auf, war verschwitzt und hinfällig und hatte keine Erinnerung an den Schock. Im Wachsein bemerkte sie den kommenden Schock (Hitze, taubes Gefühl am Mund, Schwitzen, Schwindel). Zittern und Augenverdrehen wurden vom Ehemann öfter nachts beobachtet; bei Tage wurde der Schock durch Zuckeraufnahme abgefangen. Am Ende des dritten Monats hatte sie einen schweren hypoglykämischen Schock, war 4 Std. bewußtlos und wurde in diesem Zustand in ein auswärtiges Krankenhaus eingeliefert; nach parenteraler Traubenzuckerinjektion kehrte das Bewußtsein wieder. 4 Wochen später traten Wehen auf. Nach 8 Injektionen (?) sistierten die Wehen. Die Insulinmenge war von 2 × 20 E. Altinsulin auf 2 × 12 E. Altinsulin herabgesetzt worden. Im siebenten Monat wieder im gleichen Krankenhaus wegen erneutem schwerem hypoglykämischem Schock; die Frau war diesmal 7 Std. lang bewußtlos. Sie hatte nur Haferflocken wegen Appetitlosigkeit gegessen.

Das Kind kam dann 4 Wochen zu früh, wog bereits 3700 g und war 51 cm groß. Die Geburt verlief glatt und ohne Komplikationen; das Kind sei furchtbar dick gewesen und habe an Kopf und Armen rotblau ausgesehen; es wollte von Anfang an nicht trinken, verweigerte die Brust, schluckte nur, wenn die Mutter ihm die Nahrung in den Mund spritzte. Es mußte deshalb schon mit 12 Tagen mit einer Gewichtsabnahme von 800 g in ein Kinderkrankenhaus eingeliefert werden. Außer diesen Trinkschwierigkeiten, die auf Lebensschwäche zurückgeführt wurden, konnte kein krankhafter Befund erhoben werden.

Nach 10 Tagen trank das Kind besser und konnte mit einer Gewichtszunahme von 120 g entlassen werden.

4 Monate später wurde es dort wieder aufgenommen wegen seines auffallenden Verhaltens. Das Kind war sehr unruhig, schrie sehr viel und machte einen abwesenden Eindruck. Eine eigentümliche Starre wechselte mit starker motorischer Unruhe, wobei das Kind choreatiforme Bewegungen ausführte. Reflexe lebhaft, Sensibilität erhalten. Der Augenhintergrund zeigte an mehreren Stellen feine Pigmentkörner. Liquor und übrige Befunde normal. Wegen der Starre des Gesichtes und der muskulären Hypertonie wurde an einen postencephalitischen Zustand gedacht.

Das Kind lernte mit $1^1/_4$ Jahren sitzen, konnte mit 2 Jahren erstmalig frei stehen und kann jetzt mit $2^1/_2$ Jahren noch nicht ohne Unterstützung laufen. Einzelne Worte, wie Mama, Papa, Opa, werden seit einem halben Jahre gesprochen. Andere Lautäußerungen sind nicht zu verstehen. Es spielt gelegentlich mit Spielsachen, wirft sie aber meist unvermittelt weg. Es ißt sehr wechselnd, mitunter für 3, mitunter überhaupt nicht, trinkt sehr viel, verlangt auch nachts 2 bis 3mal zu trinken. Die Zuckerproben im Urin, die häufiger angestellt wurden, waren nur einmal, einen Tag nach Ostern (1949) positiv. Das Kind wurde wegen Verdacht auf einen beginnenden oder latenten Diabetes eingeliefert.

Es handelt sich um einen $2^4/_{12}$ Jahre alten, zarten, schmächtigen (nach Länge — 3 cm, Gewicht — 1,8 kg) debilen Jungen, der frei unsicher sitzt und nicht ohne Unterstützung stehen und gehen kann. Greifbewegungen nach vorgehaltenen Gegenständen sind unsicher ataktisch, dabei werden vor allem von den Fingern, aber auch von den Armen, Beinen und vom Rumpf sowie besonders vom Kopf eigenartige, drehende choreatiforme Bewegungen ausgeführt. Diese unkoordinierten Bewegungen, besonders des Kopfes, werden auch ausgeführt, wenn das Kind in Ruhe gelassen wird. Häufig beobachten wir auch ein schnäuzchenförmiges Spitzen des Mundes. Auffällig sind die immer wiederkehrenden, winkenden Bewegungen der rechten Hand bzw. der Finger über die Augen, ähnlich wie beim digitooculären Phänomen nach Franceschetti bei der Rubeolen-Embryopathie. Das Kind fixiert gut, kann gut sehen und hören.

Die Reflexe sind lebhaft, aber nicht gesteigert, keine pathologischen Reflexe. Intern war kein pathologischer Befund zu erheben.

Nachdem sich das Kind bei uns eingewöhnt hatte, war es zugewandt, lebhaft und scheint uns geistig noch gut entwicklungsfähig, wenn es auch in der Sprache und im Spiel noch um etwa 8 bis 10 Monate zurück ist. Wir konnten keinen Anhalt für einen beginnenden oder latenten Diabetes mellitus gewinnen. Die Blutzuckerbelastung nach Staub-Traugott zeigte nur einmal 2 Tage nach dem Encephalogramm eine auf Diabetes verdächtige Kurve, war dann aber bei 2maliger Wiederholung normal. Während auf Suprarenin bei 3maliger Kontrolle kein Blutzuckeranstieg erfolgte, war die Insulinbelastung normal. Auch die Liquor-Verhältnisse waren normal. Das Encephalogramm ergab keinen Anhalt für einen pathologischen Befund. Röntgenologisch waren Schädel, Thorax und Extremitäten ohne pathologischen Befund. Am Augenhintergrund fand sich eine feine Pigmentierung (Pfeffer- und Salzfundus). Wa. negativ, der Sabin-Feldman-Test auf Toxoplasmose war beim Kind 2mal negativ, bei der Mutter 1:50 positiv, was man bei der Unsicherheit dieses Testes, laut unseren Erfahrungen, nicht als beweisend ansehen kann.

Bei den häufigen schweren hypoglykämischen Zuständen während der Schwangerschaft, die besonders im dritten und siebenten Monat zu stundenlanger Bewußtlosigkeit führten, scheint es uns erlaubt, dieses cerebrale Bild, das das Kind bietet, als „Embryopathia diabetica" oder besser als „Embryopathia hypoglycaemica" aufzufassen, ohne hierfür den sicheren Beweis antreten zu können. Es ist schwer zu entscheiden, in welcher Periode der Entwicklung das Kind eine Schädigung durch die Hypoglykämie erlitten hat. Es sind zwei Möglichkeiten denkbar:

1. Eine Schädigung des Organisationszentrums in der Gastrulationsperiode, wodurch eine primäre Fehlentwicklung induziert sein könnte.

2. Eine Schädigung des vollausgebildeten Kindes.

Zu 1. muß man sagen, daß nach WOERDEMANN, HEATLEY u. LINDAHL und JAEGER unter normalen Bedingungen im Organisationszentrum der Amphibiengastrula im Vergleich zu den übrigen Keimteilen ein 3mal größerer Glykogenabbau festgestellt ist. Es fragt sich, ob man diese Verhältnisse auf die menschliche Entwicklung mit ihren vielleicht anderen Stoffwechselbedingungen übertragen kann. Dann könnten sich nämlich wahrscheinlich schwere mütterliche Hypoglykämien in diesem empfindlichen Stadium der Entwicklung mit gesteigertem Kohlenhydratverbrauch besonders auswirken. DURAISWAMI konnte im Tierversuch folgendes zeigen: Durch Insulininjektion in den Dottersack des Hühnereies in den ersten Tagen der Bebrütung konnte er beim Hühnchen beliebige Mißbildungen regelmäßig erzeugen. Die Art der Mißbildung, vor allem am Skeletsystem und an den Augen, die immer gleichartig war, war abhängig vom Zeitpunkt der Injektion (erster bis sechster Tag). Beim Beginn der Injektionen vom 11. Tag ab gelang es nicht mehr, mit der gleichen Dosis Insulin eine Mißbildung zu erzeugen, weil die Leber des Kükens bis dahin genügend Glykogen gespeichert hatte, um die durch die Insulininjektion entstehende Hypoglykämie kompensieren zu können. Der Zellstoffwechsel war eben so lange pathologisch, solange die Hypoglykämie dauerte.

WARKANY u. NELSON konnten bei der Ratte durch Riboflavinmangel ähnliche Knochenmißbildungen erzeugen, wie sie DURAISWAMI mit Insulin erzeugte.

Es ist bekannt, daß das gelbe Atmungsferment, das Co-Enzym I, das Riboflavin enthält, und das Co-Enzym II, das Nicotinamid enthält, am Abbau der Kohlenhydrate im Gewebe teilnehmen.

SPRATT hat experimentell das Vorhandensein des typischen Phosphorylierungs-Systems beim frühen Hühnerembryo nachgewiesen. Man kann deshalb annehmen, daß ein Mangel an phosphorylierenden Enzymen, hervorgerufen durch einen Mangel an Vitamin B-Komplex, in derselben Weise Mißbildungen erzeugen kann, wie eine Insulin-Hypoglykämie, nämlich durch Störung des cellulären Kohlenhydrat-Stoffwechsels in den kritischen Perioden der Entwicklung.

Die zweite Möglichkeit, die Schädigung des Kindes nach der Embryogenese, kann man sich leicht vorstellen, wenn man die vielfach beschriebenen Schäden, die vor allem eine *lange dauernde Hypoglykämie* selbst beim Erwachsenen erzeugen kann, kennt. KERR macht für die cerebralen Symptome einer Hypoglykämie einen Glykogenabbau im Gehirn verantwortlich.

Beim kindlichen Diabetes kann es durch wiederholte Schocks zu einer Verringerung der geistigen Leistungsfähigkeit mit deutlich verlangsamten Reaktionen kommen, so daß die Kinder einen debilen cerebral geschädigten Eindruck machen (JOSLIN u. K. WEISSE).

Nach BERTRAM werden als anatomisches Substrat dieser Veränderungen Blutungen und Untergang von Nervenzellen als Folgen funktioneller Zirkulationsstörungen im Sinne von Spasmen oder Stasen im Gebiete der gesamten Cortex und des Striatum gefunden.

Nach HÖPKER kommt es beim raschen Absinken des Blutzuckers zu einem Glucosemangel in der Zelle und damit zu einem vollständigen Sistieren aller Abbauvorgänge, wenigstens in der Nervenzelle, an der wir das Versagen der Funktion durch das Auftreten klinischer Symptome am besten verfolgen können. Bei *längerem Bestehen dieses Zustandes* resultiert der *Zelltod.* Alle Untersucher fanden in der Schockphase eine Abnahme des Sauerstoffverbrauches im Gehirn und den übrigen Organen und versuchten damit die klinischen Symptome zu erklären (KOMMISSARENKO, ROSENBERG, HIMWICH u. Mitarb., LOMANN, GELMANN).

Erbslöh spricht von einer hohen Vulnerabilität des Hirnstammes bei schweren und wiederholten hypoglykämischen Zuständen und sieht darin eine wesentliche Bedeutung für das Auftreten klinischer Dauerschäden, besonders nach längeren Comata.

Ellenberg u. Pollack fanden bei der Sektion einer Frau, die mehrere Jahre häufige und schwere hypoglykämische Schocks erlitten hatte, das Bild einer degenerativen Encephalopathie hauptsächlich in Stirnhirn, Haube, Brücke und verlängertem Mark mit Degeneration der Nervenzellen, Wucherung der Glia und Blutfülle der Gefäße. Ätiologisch halten die Verfasser es für das wahrscheinlichste, daß die zahlreichen hypoglykämischen Schocks zu irreversiblen Schädigungen im Gehirn geführt haben.

Pentschew stellt dem allgemein pathogenetischen Prinzip der Sauerstoffmangel-Hypoxydose das Prinzip einer Wirkstoffmangel-Hypoxydose gegenüber. Er spricht von einem hypothetischen Wirkstoff, dem Antihypoxidin, welches, in der Leber produziert, die Oxydation im Hirngewebe sichern soll. Über die funktionelle Alteration des Leberparenchyms in der Hypoglykämie käme es dann zu einem Mangel an diesem Stoff, mit den entsprechenden Auswirkungen an der Hirnsubstanz in Gestalt diffuser Veränderungen am Gefäßsystem, dem Glia-Apparat und an den Ganglienzellen.

Es dürfte verständlich sein, daß derartige durch eine *lange dauernde* oder *häufig auftretende Hypoglykämie* beim Erwachsenen erzeugten cerebralen Schädigungen sich im Gehirn des empfindlicheren werdenden Organismus, der an der Hypoglykämie der Mutter teilnimmt, erheblich stärker auswirken können. So auch im Fall 4 von Kloos, wo die Mutter während der ganzen Schwangerschaft hindurch häufige hypoglykämische Schockzustände hatte und im 8. Monat einen Hydrops congenitus mit vielfältigen Mißbildungen gebar.

In der Stoffwechselumstellung vom intrauterinen zum extrauterinen Leben scheint das Neugeborene mit seinen Glykogendepots gegen kurzdauernde hypoglykämische Zustände wenig empfindlich zu sein.

Der Diabetes mellitus ist ein klassisches Beispiel für eine Hormondysregulation, in der wir alle Schicksalsgrade der menschlichen Entwicklung in einzigartiger Folge vor uns sehen, je nach dem Grad der Fehlsteuerung und dem Vermögen der menschlichen Einflußnahme: die *Sterilität*, den *Abort*, die *Totgeburt*, die *Frühgeburt*, das *mißbildete Kind* und auch das *gesunde Kind*.

Für derartige nicht genetisch bedingte Entwicklungsstörungen und Schädigungen des werdenden Kindes hat Bamatter ganz allgemein den Begriff „*Embryopathie*" geprägt. Dieser kann im wahrsten Sinne des Wortes nur für einen Teil der hierfür gehörigen Entwicklungsstörungen und Krankheitsbilder Verwendung finden. Er umfaßt die Entwicklungsstörungen des Embryos, also die Störungen in der Zeitspanne der Embryogenese, die durch verschiedenste Ursachen bedingt sein können. Er sagt nichts aus über eine Störung der Entwicklung vor dieser Periode und eine Erkrankung nach dieser Periode.

Es ist aber das große Verdienst von Bamatter, für die *Störungen* der *ganzen Periode* der menschlichen Entwicklung einen Namen gefunden zu haben, der sich in der ganzen Welt durchgesetzt hat und der für das ganze krankhafte Geschehen zum Begriff geworden ist.

Mit der von mir als *Embryopathia diabetica* bzw. *hypoglycaemica* bezeichneten kindlichen Schädigung wollte ich nur aus der großen Vielheit der schädigenden Noxen ein Beispiel herausgreifen, das uns aufzeigen soll, wie sich eine Hormondysregulation, die zu einer Balancestörung des Stoffwechselgleichgewichtes führt, in diesem Falle der Diabetes mellitus, auf das werdende Kind auswirken kann.

Vor kurzer Zeit habe ich auf eine ähnliche Hormondysregulation der schwangeren Frau, bei der es ebenfalls zu Entwicklungsstörungen der Kinder, besonders gehäuft zu angeborenen Herzfehlern kommt, hingewiesen. Es handelt sich um die Hormondysregulation bei der Hyperthyreose und wir müssen beim Kind von der „*Embryopathia hyperthyreotica*" sprechen.

Weiter schwierig zu suchende Einzelergebnisse werden notwendig sein, um die Auswirkungen der verschiedenen Hormondysregulationen der Frau beim Kind zu erkennen. Dann erst können wir daran denken, durch entsprechende Betreuung der Frau zum Zeitpunkt der Konzeption und vor allem in den ersten Wochen der Gravidität die Bedingungen für die Entwicklung von gesunden Kindern optimal zu gestalten.

7. Erbbiologische Betrachtungen.

Es darf aber in diesem Rahmen nicht vergessen werden, darauf hinzuweisen, wohin letzten Endes unsere therapeutische Kunst, angewandt bei der diabetischen Frau, führt. Nicht mit ungetrübter Freude blicken wir auf die großartigen therapeutischen Erfolge, die dem einzelnen zum Segen gereichen, übergeordnet betrachtet aber einen gewissen Fluch in sich bergen.

In der Vor-Insulin-Ära wurden nur 5% aller diabetischen Frauen gravid. Von diesen graviden diabetischen Frauen sind etwa 30—50% gestorben. Seit Einführung des Insulins ist die diabetische Frau ebenso fruchtbar wie die nicht diabetische gleichaltrige Frau. Dabei ist die Mortalität dieser graviden Diabetikerin außerordentlich gering, nach WHITE beträgt sie nur noch 0,2%. Bis zur Einführung der Hormontherapie mit Sexualhormonen während der Schwangerschaft haben diese Frauen allerdings noch etwa 50% ihrer Kinder verloren. Wenn sich die günstigen Erfolge von SMITH u. SMITH und WHITE durch diese Hormonbehandlung während der Gravidität, verbunden mit der vorzeitigen Schnittentbindung in der 37. Schwangerschaftswoche, ganz allgemein durchführen lassen, sinkt die Mortalität der Kinder bei dieser Behandlung von 50 auf 10% ab. *Es läßt sich unschwer berechnen, wie viel häufiger wir mit der Weitergabe der diabetischen Erbanlage in der Zukunft rechnen müssen.*

Nach R. M. WILDER stieg der prozentuale Anteil der Diabetiker an der Gesamtbevölkerung in den USA von 0,6% im Jahre 1920 auf 2% im Jahre 1941 und fiel bis zum Jahre 1948 wieder auf 1,375% ab. WILKERSON und KRALL schätzen den Anteil der Diabetiker im Jahre 1949 auf 1,7% der Gesamtbevölkerung. Es darf nicht überraschen, wenn uns schon die nahe Zukunft vor ganz neue erbbiologische Gegebenheiten stellt.

STEINER fand unter insgesamt 411 Kindern, die *einen* zuckerkranken Elter haben, 16 Fälle von Diabetes mellitus. Das entspricht einer unkorrigierten Erkrankungsziffer von 3,9%. Die nach dem Berechnungsverfahren von STRÖM-GREEN (Gefährdungsalter nach dem 40. Lebensjahr) korrigierte Erkrankungsziffer für Nachkommen eines diabetischen Elters beträgt nach diesen Erhebungen 22,2%±5,4%. Bei der Feststellung der Erblichkeit muß berücksichtigt werden, daß der Diabetes erst in höherem Alter manifest wird und daß die verschiedenen klinischen Formen der Zuckerkrankheit in die erbgenetische Betrachtung mit einbezogen werden. Daß die Form des Diabetes (jugendl./Altersdiabetes) für die Erblichkeit der Erkrankung keine Rolle spielt, spricht nach BERTRAM für die pathogenetische Einheit aller Diabetesformen.

Von unseren eigenen 126 Kindern diabetischer Eltern (PÜSCHEL) hatte bisher nur eines einen Diabetes. Die Kinder der von HARRIS untersuchten 1241 Diabetiker hatten kaum in 1% der Fälle einen Diabetes. Die Eltern dieser 1241 Diabetiker waren zu 5,03% zuckerkrank.

Erst die Erforschung der Sippen deckt den wahren Sachverhalt auf und ergibt nach Pannhorst eine familiäre Belastung von etwa 28%, nach Umber von 26%. Da hierbei nur die manifesten Fälle erfaßt sind, ist damit über die wirkliche Verbreitung der diabetischen Erbanlage sehr wenig ausgesagt. Versucht man mit Hilfe von Belastungsversuchen auch die Anlageträger ohne bisher manifeste Erkrankung zu erfassen, so ergeben sich je nach der Methode und auch nach Bewertung der erhobenen Befunde wechselnd hohe Belastungszahlen. Pannhorst fand in Diabetikerfamilien auf Rügen in 32% der Familienmitglieder die Symptome eines latenten Diabetes. Sind *beide* Eltern zuckerkrank, so sind nach Steiner auch $1/4$ bis $1/3$ der Kinder zuckerkrank. Die Zahlenangaben der verschiedenen Autoren schwanken sehr. Dies erklären Hanhart und Luchsinger mit der Verschiedenartigkeit der Heterogenie bei der Vererbung des Diabetes mellitus. Für die Bedeutung von Penetranzunterschieden spricht nach Hanhart u. Luchsinger, daß sich unter 110 über 40jährigen Nachkommen aus 32 Diabetikerehen (beim sog. konjugalen Diabetes) bloß 16 Zuckerkranke fanden, dagegen in USA mehr als doppelt so viele, nämlich 39 unter den 114 Kindern aus 35 Ehen von Diabetikern.

Hanhart hat in eigenen Arbeiten und aus der zahlreichen Literatur die Befunde über die Erblichkeit des Diabetes mellitus zusammengetragen und kommt etwa zu folgendem Schluß: Die Familienforschung ergibt, daß beim Diabetes im Erwachsenenalter in durchschnittlich mehr als einem Viertel und bei demjenigen im Kindesalter in 40% aller Spitalfälle eine gleichartige Belastung gefunden wird. Ein *dominanter Erbgang* kommt vor, und zwar nicht ausschließlich bei den gutartigen Formen des mittleren und vorgerückten Alters. Die *weitaus meisten schweren Fälle,* vor allem die bereits in der Jugend manifest werdenden, werden mit an Sicherheit grenzender Wahrscheinlichkeit *einfach recessiv vererbt.*

Durch eine optimale Behandlung der diabetischen Frau vor und während der Schwangerschaft ist die Embryopathia diabetica weitgehend ausgeschaltet. Damit kann man mit einiger Reserve annehmen, daß im Erbgut der diabetischen Frau keine Letal- oder Subletal-Faktoren verankert sind.

Es fragt sich, ob im Erbgut des Vaters derartige Faktoren enthalten sind. Für solche würde sprechen, wenn auch die Kinder diabetischer Väter und erbgesunder Mütter Entwicklungsstörungen im Sinne einer Embryopathia diabetica aufweisen würden. Bisher ist über eine derartige Situation nichts bekannt geworden. Wir wissen wohl, daß der unbehandelte diabetische Mann seine generative Fähigkeit ebenso verliert wie die unbehandelte diabetische Frau. Man wird in Zukunft darauf achten müssen, wie die Kinder diabetischer Väter und gesunder Mütter aussehen. Rohracher berichtet von 20 Ehen von diabetischen Männern mit gesunden Müttern: 10 Ehen waren kinderlos. Eine Frau gebar eine nicht lebensfähige Frühgeburt und hatte ein Jahr später einen Abort im 4. Monat; sie wurde später nicht mehr gravid. 5 Diabetiker haben je 1 Kind, 4 je 2, ein einziger hat 3 Kinder. Ein unverheirateter Diabetiker hatte ein Kind, welches ihn nur kurze Zeit überlebte. Es starb 3 Wochen alt; die Todesursache wurde nicht bekannt. Die Zahlen sind viel zu klein, um über das angeschnittene Problem eine Auskunft zu erhalten. Eine eingehende Prüfung dieser Verhältnisse ist aber dringend erforderlich.

Zusammenfassung.

Die diabetische Frau war in der Vor-Insulin-Ära mit wenigen Ausnahmen steril, wurde sie doch gravid, so hatte sie mit einer Mortalität von 25 bis 60% zu rechnen. Seit Einführung des Insulins in die Behandlung ist sie ebenso fruchtbar geworden wie die nicht diabetische Frau gleichen Alters. Die Mortalität der graviden Diabetikerin hat sich auf ein Minimum gesenkt. Der Verlust an Kindern blieb jedoch in der Insulin-Ära genau so hoch wie in der Vor-Insulin-Ära. Er betrug durchschnittlich 50%.

Die Ursachen für das Absterben der Kinder werden eingehend erörtert. Die verschiedenen Grade der Entwicklungsstörungen des werdenden Kindes — von leichtesten Schädigungen bis zu schwersten Mißbildungen — werden als Embryopathia diabetica, eine Sonderform als Embryopathia hypoglycaemica bezeichnet. Als Hauptursache für die Erzeugung von Fehlentwicklungen ist die Hormondysregulation der diabetischen Frau anzusprechen, die schon in der prädiabetischen Phase ihre unheilvolle Wirkung entfaltet.

Durch die Behandlung der Hormondysregulation der diabetischen schwangeren Frau mittels Sexualhormonen, verbunden mit der vorzeitigen Entbindung in der 37. Schwangerschaftswoche, konnte die Sterblichkeit der Kinder von 50 auf 10% gesenkt werden.

Die überragenden Erfolge in der Behandlung der diabetischen Frau, die zu normaler Fruchtbarkeit und zur weitgehenden Ausschaltung des kindlichen Todes durch Ausschaltung von Fehlentwicklungen führte, werden von der Tatsache überschattet, daß in gleichem Maße die diabetische Erbanlage weitergegeben wird.

Die durchschnittliche familiäre Belastung beim Diabetes mellitus beträgt 28%.

Der Diabetes mellitus wird in den weitaus meisten Fällen einfach recessiv, in seltenen Fällen auch dominant vererbt.

Für das Vorhandensein von Letal- und Subletalfaktoren im Erbgut sowohl der weiblichen wie auch der männlichen Diabetiker gibt es keinen sicheren Beweis.

Die Embryopathia diabetica ist somit als exogen bedingte Schädigung der werdenden Frucht aufzufassen.

VI. Das Syndrom Mauriac.

(Diabetes im Kindesalter mit sekundärer Glykogenose)[1].

Von

A. WINDORFER-Stuttgart.

Mit 26 Abbildungen.

Inhalt.

Literatur.

ABDERHALDEN, E.: Ist Cholin ein Vitamin? Schweiz. med. Wschr. **1947** II, 629.

ANDERSON, D.: Glykogen-Krankheit. Ref. in Kinderärztl. Prax. **16**, 313 (1948).

ANSELMINO u. HOFFMANN: Über einen hypophysären Regulationsmechanismus im Kohlenhydratstoffwechsel und seine Störung beim Diabetes mellitus. Klin. Wschr. **1934** II, 1048.

ASKANAZY u. MENTHA: Glykogenkrankheit bei einem diabetischen Kind. Schweiz. med. Wschr. **1938** II, 1284.

BALDWIN: Zit. nach RICHARD.

BARTELHEIMER: Zit. nach BERTRAM.

BAILEY: In E. P. JOSLIN, The Treatment of Diabetes mellitus. Philadelphia: Lea & Febiger 1947.

BAUER u. JELLINGHAUS: Das CUSHING-Syndrom. Eine Auswertung an Hand von 175 beschriebenen und 2 eigenen Fällen. Arch. inn. Med. **1**, 320 (1949).

BAYER: Zit. nach MEYTHALER.

BEASER, S. B.: Medizinischer Fortschritt: Diabetes mellitus. Ref. in Dtsch. med. Wschr. **1950** II, 1755.

BEHRINGER, A.: Über das Glykogen und seinen Einfluß auf den Stoffwechsel der Leber bei Gesunden und Diabetikern. Dtsch. med. Wschr. **1950** II, 1715.

BERTRAM, F.: Die Zuckerkrankheit. Stuttgart: Georg Thieme 1947.

— Zur Pathogenese der Regulationskrankheiten. Dtsch. med. Wschr. **1950** I, 97 u. 134.

BEUMER, H., u. A. LOESCHKE: Zum Stoffwechsel bei der Glykogenspeicherkrankheit. Klin. Wschr. **1932** II, 1824.

---

[1] Aus der Kinderklinik der Stadt Stuttgart (Direktor: Prof. Dr. A. WINDORFER).

BEUMER, H., u. A. LOESCHKE: Zum Stoffwechsel und zur Differentialdiagnose der Glykogen-speicherkrankheit. Münch. med. Wschr. **1933** I, 377.
— Die Glykogenspeicherkrankheit. Klin. Fortbild. 1, 327 (1933).
BIEDERMANN u. HERTZ: Der Einfluß des Adrenalin und Insulin auf den Kohlenhydratstoffwechsel bei Glykogenspeicherkrankheit. Dtsch. Arch. klin. Med. **176**, 272 (1934).
BISSINGER u. LESSER: Zit. nach SCHÄFER.
BOLLER, R.: Diabetes mellitus. Wien: Urban & Schwarzenberg 1950.
BOSSERT, O.: Über Glykogenose. Handbuch der Kinderheilkunde, Erg.-Bd. Berlin: Springer 1942.
BOUCOMONT, J., et M. SERRE: Zit. nach HOUET.
BRENNEMANN: Practice of Pediatrics. Bd. III.: W. F. Prior Comp. Inc. 1950.
BRIAN, E. W., A. J. SCHECHTER and E. L. PERSON: Unusual Glycogen Storage in a Case of Diabetes mellitus. Arch. Int. Med. **59**, 685 (1937).
BROCK, J.: Biologische Daten für den Kinderarzt. Teil II. Berlin: Springer 1934.
BURGER: Zit. nach FERNER.
CHIARI, H.: Pathologische Anatomie in: BOLLER, Diabetes mellitus. Wien: Urban & Schwarzenberg 1950.
CLÉMENT, R.: Syndromes pathologiques du nourissons et de l'enfant. Paris: Masson & Cie. 1952.
CORKHIL, MARKS and WHITE: Zit. nach ROSENBUSCH.
VAN CREVELD, S.: Glykogenspeicherkrankheit. Médicine 18, 1 (1939).
— in FANCONI/WALLGREN, Lehrbuch der Pädiatrie. Basel: Benno Schwabe & Co. 1950.
CUTTLE: In DUNCAN, Diseases of Metabolism. 2. Aufl. Philadelphia: Sanders Comp. 1947.
DEBRÉ, R.: Les Polycories. Presse méd. **43**, 801 (1935).
— et SÉMELAIGNE: L'hépatomégalie polycorique. Presse méd. **43**, 857 (1935).
DEPISCH, F., u. R. HASENÖHRL: Über die Funktionsprüfung des Inselorgans bei Diabetikern. Untersuchungen im capillaren und venösen Blut nach Zuckerbelastung und nach Insulinzufuhr. Klin. Wschr. **1929** II, 1943.
DIAZ, J., J. DE ORGATE et CASTRO MENDOZA: Zit. nach HOUET.
DRAGSTEDT: The present status of lipocaic. J. Amer. Med. Assoc. **114**, 29 (1940).
DUPÉRIE, R., et MAUPETIT: Zit. nach HOUET.
EWANS u. Mitarb.: Zit. nach FERNER.
FANCONI, G.: Diskussionsbemerkung zum Vortrag FREUDENBERG. Ann. paediatr. (Basel) **164**, 58 (1945).
FERNER, H.: Diabetes und Inselzellen. Dtsch. med. Wschr. **1947** I, 540.
— Über die zweifache inkretorische Leistung des Inselsystems bei normalen und pathologischen Zuständen des Kohlenhydratstoffwechsels. Klin. Wschr. **1951** I, 397.
— Zur Bedeutung des Glucagons. Ärztl. Prax. 4, Nr. 6 (1952).
FISHER, ALLAN and DRAGSTEDT: Zit. nach GRAYZEL und RADWIN.
FLIEDERBAUM, J.: Infantilismus insulinogenes. Z. klin. Med. **124**, 89 (1933).
FLUCH, GREINER u. LOEWY: Hypophysenvorderlappen und Glykogenolyse. Klin. Wschr. **1934** I, 883.
FRANK, E.: Pathologie des Kohlenhydratstoffwechsels. Basel: Benno Schwabe & Co. 1949.
FREUDENBERG, E.: Über eine Sondergruppe jugendlicher Diabetiker. Ann. paediatr. (Basel) **164**, 53 (1945).
— Demonstration eines Falles von „Syndrome MAURIAC" auf der Tagg. d. Basler Kinderärzte 11. 7. 1947. Ann. paediatr. (Basel) **169**, 435 (1947).
FRIEDMAN, N. B.: Insulin Hypoglycaemie and Glycogenic Hepatomegaly in Diabetes mellitus. Arch. of Path. **29**, 415 (1940).
FUCHS: Zit. nach RICHARD.
GAEDE, K., H. FERNER u. H. KASTRUP: Über das zweite Kohlenhydratstoffwechselhormon der Bauchspeicheldrüse (Glucagon) und seine Herkunft aus dem α-Zellensystem. Klin. Wschr. **1950** I, 388.
— Zit. nach FERNER.
GLANZMANN, E.: Einführung in die Kinderheilkunde. Wien: Springer 1949.
— Das CUSHING-Syndrom in: E. ROMINGER, Lehrbuch der Kinderkrankheiten. Heidelberg-Berlin: Springer 1950.
GJURIC: Zit. nach BRIAN, SCHECHTER u. PERSON.
GRAYZEL, H., and L. RADWIN: Hepatomegaly in juvenile diabetes mellitus treated with pancreatic extract. Amer. J. Dis. Childr. **56**, 22 (1938).
GREIF, ST., u. E. MORO: Der HOUSSAY-Effekt in der Klinik des Diabetes mellitus. Klin. Med. **5**, 304 (1950).
— — Die Bedeutung der Albuminurie beim Diabetes mellitus. Wien. klin. Wschr. **1950** I, 1.
— — Zur Kohlenhydratfunktion der Nebennierenrinde. Med. Klin. **1951** I, 426.
HADORN, W.: Bemerkungen zum Syndrom von PIERRE MAURIAC (F.P.M.). Hepatomegalie der Kindheit mit Störungen des Wachstums und des Zuckerstoffwechsels. Praxis (Bern) **38**/II, 839 (1949).

HANHART, E.: Über die Erbbedingtheit der Glykogenosen und deren Beziehungen zum Diabetes mellitus. Schweiz. med. Wschr. 77, 163 (1947).
— Neue Beiträge zur Kenntnis der Vererbung des Diabetes mellitus. Helvet. med. Acta 14, 243 (1947).
— Zur Vererbung des Diabetes mellitus. Schweiz. med. Wschr. 1951 II, 1127.
HANNS, A.: Syndrome de MAURIAC: Glycogénose et hépatomégalie polycorique. Presse méd. 1948, 339.
HANSEN, P.: Enlargement of the Liver in Diabetes mellitus. J. Amer. Med. Assoc. 106, 914 (1936).
HARNAPP, G. O.: Zur Klinik der Hepatomegalien mit Kohlenhydratstoffwechselstörungen. Mschr. Kinderheilk. 66, 169 (1936).
HAUSBURGER: Zit. nach GREIF u. MORO.
HAVRANEC: Zit. nach SCHÄFER.
HEINSEN, A.: Vitamin E und Kohlenhydratstoffwechsel. Dtsch. med. Wschr. 1949 I, 908; 1951 I, 73.
HELMREICH, E., u. R. WAGNER: Über die Phasen des Kohlenhydratumbaues. Z. exper. Med. 45, 490 (1925).
HERBRAND, W.: Die Bedeutung des Endocriniums bei Infekten und Intoxikationen. Med. Klin. 1950 I, 41.
HERTZ, W.: Speicherkrankheiten im Kindesalter. Arch. Kinderheilk. 104, 106 (1935).
— Untersuchungen über das „Kohlenhydrat"hormon des Hypophysenvorderlappens im Blut bei Glykogenspeicherkrankheit. Z. Kinderheilk. 57, 525 (1936).
— u. E. JAECKELN: Glykogenspeicherkrankheit unter dem Bild des Myxödems. Z. Kinderheilk. 148, 247 (1937).
HILDEBRANDT, K. H.: Glykogenspeicherkrankheit und Hypophyse. Münch. med. Wschr. 1935 I, 694.
HOFF, F.: Klinische Physiologie und Pathologie. Stuttgart: Georg Thieme 1950.
HÖPKER, W.: Behandlung des Diabetes mellitus. Kartei ärztl. Fortbild. 1949/I, Samm. Karte I/1.
— Physiologie der Leber beim Diabetes mellitus. Kartei ärztl. Fortbild. 1950, 3. Lief. Ber. Karte X.
— Hypophyse und Nebennierenrinde. Kartei ärztl. Fortbild. 1950, 7. Lief. Ber. Karte XI.
— Kohlenhydratkost bei Diabetes mellitus. Kartei ärztl. Fortbild. 1950, 2. Lief. Ber. Karte I.
— Zuckerausscheidung der Niere bei Diabetes. Kartei ärztl. Fortbild. 1950, 3. Lief. Ber. Karte X.
HOLLSTEIN, K.: Zur Frage weiterer Schwangerschaften nach der Geburt von mißbildeten und kranken Kindern. (Beobachtungen über Glykogenspeicherkrankheit und angeborene Myatonie.) Dtsch. med. Wschr. 1950 II, 970.
ZUR HORST-MEYER, H.: Über die Beeinflussung der Kohlenhydratstoffwechselregulation durch Hypophysentransplantation. Dtsch. med. Wschr. 1951 I, 401.
HOUET, R.: Le syndrome de MAURIAC (retard de taille avec hépatomégalie et troubles de la répartition des graisses chez l'enfant diabétique) et ses rapports avec la maladie glycogénique de VAN CREVELD-VAN GIERKE. Ann. paediatr. (Basel) 168, 113 (1947).
— Syndrome de PIERRE MAURIAC Glycogénose et Hépatomégalies Polycoriques. Presse méd. 57, 159 (1949).
HOUSSAY: Zit. nach GREIF u. MORO.
INGLE: Zit. nach GREIF u. MORO.
— LI u. EWANS: Zit. nach GREIF u. MORO.
JACKSON and KELLEY: Growth of children with Diabetes mellitus in relationship to level of control of the disease. J. of Pediatr. 29, 316 (1946).
JORES, A.: Klinische Endokrinologie. Berlin-Heidelberg: Springer 1949.
— Beziehungen zwischen Hypophyse und Nebennierenrinde. Vortrag, gehalten auf d. 53. Tagg. Dtsch. Ges. inn. Med. Wiesbaden. 1951; ref. in Dtsch. med. Wschr. 1951 I, 842.
JOSLIN, E. P.: The Treatment of Diabetes mellitus. Philadelphia: Lea & Febiger 1947.
JUNKERSDORF: Glykogenspeicherung und Glykogenspeicherungskrankheit. Klin. Wschr. 1933 I, 899.
KATSCH, G.: Regulationskrankheit Diabetes. Med. Klin. 1946, 17.
KLINGMÜLLER, V.: Die Physiologie des adrenocorticotropen Hormons. Arzneimittelforsch. 1, 55 (1951).
KLOOS, K.: Pathologisch-anatomische Grundlagen der Embryopathia diabetica. Klin. Wschr. 1951 I, 559.
KNICK, B.: Wandlung von Art und Häufigkeit der Komplikationsleiden bei Diabetes. Dtsch. med. Wschr. 1951 I, 122.
KÜHNE, P.: Hormone der Nebennierenrinde. Grundlagen der künftigen Therapie rheumatischer und allergischer Krankheiten. Ärztl. Forsch. 5, 80 (1951).

KÜCHMEISTER, H., u. W. GENSLER: Zur Nebennierenfunktionsprüfung nach ROBINSON, POWER und KEPLER. Klin. Wschr. 1951 I, 274.

KUSKE, F. A.: Klinischer Beitrag zur Leberpathologie im Säuglingsalter. Arch. Kinderheilk. 142, 132 (1951).

LANCET: Ätiologie des Diabetes. Ref. in Med. Klin. 1951 II, 1140.

LEUTHARDT: Zit. nach HANHART.

LEWY, RYAN u. FINEBERG: Diabetes mellitus und Leberdysfunktion. Ätiologische und therapeutische Betrachtung. Ref. in Dtsch. med. Wschr. 1950 II, 1352.

LINNEWEH, F.: Zur Differentialdiagnose kindlicher Lebertumoren. Mschr. Kinderheilk. 67, 422 (1936).

— Ref. 45. Kongreß Dtsch. Ges. Kinderheilk. Würzburg 1936, in Klin. Wschr. 1936 II, 1379.

LONG: Zit. nach GREIF u. MORO.

LOESCHKE, A.: Zur Klinik der Glykogenspeicherkrankheit. Z. Kinderheilk. 53, 553 (1932).

LUCKE: Hypophysenvorderlappen und Kohlenhydratstoffwechsel. Das kontrainsuläre Vorderlappenhormon. Erg. inn. Med. 46, 194 (1934).

MARBLE, A., P. WHITE, I. K. BOGAN and R. M. SMITH: Enlargement of the liver in diabetic children. I. Its incidence, etiology and nature. II. Effect of raw pancreas, Betaine, Hydrochloride and Protamin Insuline. Arch. Int. Med. 62, 740 (1938).

MARX: Zit. nach WERNER.

MAURIAC, A.: Hépatomegalie, Nanisme et Obésité dans le diabète juvenil. (Syndrome de PIERRE MAURIAC.) Thèse Bordeaux 1945.

MAURIAC, P.: Gros ventre, hépatomégalie, troubles de la croissance chez les enfants diabétiques traités depuis plusieurs années par l'insuline. Gazette Sci. méd. Bordeaux 51, 402 (1930).

— Hépatomégalie de l'enfance avec troubles de la croissance et du métabolisme des glucides. Paris méd. 93, 525 (1934/II).

— Le diabète sucré. Paris: Masson & Cie. 1935.

— La cure prolongée par l'insuline peut-elle faire espérer une amélioration du diabète? Schweiz. med. Wschr. 67, 1176 (1937).

— Le diabète juvenil et son traitement. Presse méd. 1940, 1.

— Pathogénie du diabète. J. Méd. Bordeaux 121, 509 (1945).

MEYTHALER, F., u. R. FISCHER: Der Hypoglykämie-Symptomenkomplex im Säuglings- und Kindesalter. Dtsch. med. Wschr. 1951 I, 69.

MOHNIKE, G.: Klinisches und Experimentelles zum Insulinglucagon-Problem. Klin. Wschr. 1951, 674.

MOURIQUAND, G., u. G. CHARLEUX: Le diabète infantile. Paris: G. Doin & Cie. 1936.

MURY, J.: Le syndrome de VON GIERKE. Ann. paediatr. (Basel) 158, 177 (1942).

NOBÉCOURT, P., D. DUCAS et M. LAROCHE: Développement d'une hépatomégalie avec retard de la croissance staturale. Arch. Méd. Enfants 39, 697 (1936).

NOORDEN: Zit. nach HERTZ u. JAECKELN.

ODERMANN, E.: Auslösung eines Diabetes mellitus durch Polyarthritisbehandlung mit Desoxycorticosteron und Vitamin C. Eine kasuistische Mitteilung. Med. Klin. 1951 I, 550.

PFEFFER, K. H., u. H. J. STAUDINGER: Ausscheidung von Nebennierenhormon bei Polyarthritis rheumatica. Klin. Wschr. 28, 451 (1950).

— E. SCHERER u. H. J. STAUDINGER: Nebennierenfunktion und Tuberkulose. Dtsch. med. Wschr. 1951 I, 727.

POIRIER, P.: Diabetes-Probleme in Amerika. Med. Klin. 1950 II, 977 u. 1012.

POPPER, H., u. O. WOZASEK: Zur Kenntnis des Glykogengehaltes der Leichenleber. Virchows Arch. 279, 819 (1931).

— — Zur Kenntnis des Glykogengehaltes der Leichenleber. II. Mitt. Z. exper. Med. 77, 414 (1931).

PRIESEL u. R. WAGNER: Körperbau, Wachstum und Entwicklung diabetischer Kinder. Z. Kinderheilk. 41, 265 (1926).

— In R. BOLLER, Diabetes mellitus. Wien: Urban & Schwarzenberg 1950.

RAIHA, C. E.: Über Zuckerkrankheit und Wachstumshemmung mit und ohne Lebervergrößerung. Acta paediatr. (Stockh.) 24, 184 (1939).

RICHARD, M.: Basedow und Hyperthyreose. Schweiz. med. Wschr. 81, 1165 (1951).

RIESSER, O.: Glykogenbildung (Einfluß von Hypophyse und Nebenniere). Kartei ärztl. Fortbild. 1949/I, Ber. Karte X/8.

— Zit. nach HOFF.

ROSENBUSCH, H.: Prognose und Spätkomplikationen des Diabetes mellitus im Kindesalter. Ann. paediatr. (Basel) 164, 225 (1945).

RUDOLPH, W.: Vitamine. Stuttgart: Kosmos Verlag 1951.

SALDUN DE RODRIGUEZ, M. L.: Neuf cas de syndrome de MAURIAC. Arch. Pediatr. Uruguay 20, 587 (1949); ref. Ann. Nestlé Septembre 1951.

Saldun de Rodriguez, M. L.: Allgemeine vollständige Behandlung des Diabetes beim Kind mit Spezialstudien der Spätkomplikationen. Internat. Pädiater-Kongreß, Zürich, Juli 1950. Résumé des Communications No. 1, p. 105.

Schäfer, H.: Das Mauriac-Syndrom. Diabetes mellitus mit Hepatomegalie und Kleinwuchs. Seltene Klinische Fälle 2. Heft (im Druck).

Schinz-Baensch-Friedl-Uhlinger: Lehrbuch der Röntgendiagnostik. Band II, Skelet Teil 2. Stuttgart: Georg Thieme 1952.

Selberg, W: Zur Klinik und Pathologie der Glykogenspeicherungskrankheit. Dtsch. med. Wschr. 1952 II, 1020.

Sendrail, M., u. A. Bazex: Zit. nach Houet.

Smith u. O'Flynn: Zit. nach Harnapp.

Soderling, B.: Pankreatogene excessive Lebervergrößerung bei Kindern.   Nord. Med. 4, 3001 (1939).

Stetson, R. P., and W. R. Ohler: Hepatomegaly and jaundice in a juvenile diabetic. New England J. Med. 217, 627 (1937).

Stolte, K.: Behandlung und Prognose des Diabetes im Kindesalter. Med. Welt 1942, 930.

Sturm, A.: Der Stoffwechsel. Lehrbuch der speziellen Physiologie und Pathologie. Jena: Fischer 1937.

Sundal, A.: Diabetes mellitus with Retardation of Growth and Enlargement of the Liver. Acta paediatr. (Stockh.) 24, 196 (1939).

Talbot u. Sobel: Zit. nach Boller.

Thomas, E.: Die innersekretorischen Krankheiten des Kindes und ihre Behandlung. 26. Beih. z. Arch. Kinderheilk. S. 15.

Toverud, G.: Zit. nach Houet.

Uhry, P., P. Ducas et S. Zambrowsky: Une forme particulière d'infantilisme diabétique: le syndrome de Mauriac (diabète infantile avec hépatomégalie, retard somatique et génital et anomalies de la distribution des lipides). Semaine Hôp. 26, 1048 (1950).

Unshelm: Die Glykogenspeicherkrankheit (zugleich ein Beitrag zur Frage des hepatogenen Infantilismus). Jb. Kinderheilk. 137, 257 (1932).

Utheim-Toverud, K. E. Austad-Kjones et G. Toverud: Zit. nach Houet.

Verzár, F.: Stoffwechselwirkungen des Nebennierenrindenhormons. Schweiz. med. Wschr. 80, 468 (1950).

Vignoli-Lutati: Zit. nach Schäfer.

Wagner, R., u. Parnass: Über eine eigenartige Störung des Kohlenhydratstoffwechsels und ihre Beziehung zum Diabetes mellitus. Eine klinisch-experimentelle Studie. Z. exper. Med. 25, 361 (1921).

— — Beobachtungen über Zuckerneubildungen. Biochem. Z. 127, 55 (1922).

— Die Speicherungskrankheiten (Thesaurismosen). Erg. inn. Med. 53, 586 (1937).

Warren: Zit. nach Chiari.

Weisse, K.: Diabetische Kinder in Notzeiten. Dtsch. med. Wschr. 1949, 1128 u. 1171.

— Behandlung diabetischer Kinder. Stuttgart: Georg Thieme 1951.

Wenderoth, H.: Zum sogenannten Syndrom Mauriac [Bemerkungen zur Arbeit von A. Windorfer, Dtsch. med. Wschr. 76, 1583 (1951); Dtsch. med. Wschr. 1952 I, H. 22, 719.

Wenig: Zit. nach Hollstein.

Werner, M.: Diabetes mellitus und Thesaurismosis glycogenica. Dtsch. Arch. klin. Med. 187, 172 (1941).

— Die pathologische Anatomie eines Diabetes mellitus mit sekundärer Thesaurismosis glycogenica. Virchows Arch. 312, 258 (1944).

White, P.: s. Marble u. Mitarb.

— In Joslin, The Treatment of Diabetes mellitus. Philadelphia: Lea & Febiger 1947.

Wilkins, L.: Nebennierenerkrankungen beim Kinde. Schweiz. med. Wschr. 1950, 766.

Windorfer, A.: Das „Syndrom Mauriac" beim diabetischen Kind. Dtsch. med. Wschr. 1951 II, 1583.

— Schlußwort. Dtsch. med. Wschr. 1952 I, 720.

Wolff, H.: Über Spurenelemente. Med. Mschr. 2, 90 (1949).

Zimmermann, W.: Die Ausscheidung der 17-Ketosteroide im Harn als Methode zur Beurteilung der Nebennierenrindenaktivität. Klin. Wschr. 1951, 371.

I. Historische Entwicklung des Krankheitsbildes.

1. Einführung und Definition.

Unter dem Syndrom Mauriac versteht man in der ausländischen medizinischen Literatur einen Komplikationsverlauf beim Diabetes im Kindes- und Jugendalter.

Nach längerem Bestehen des Diabetes treten Sekundärerscheinungen auf, die nicht nur das Krankheitsbild, sondern auch den Phänotypus der Kranken verändern: es kommt durch Wachstumsstillstand zu einem ausgeprägten *Kleinwuchs*, durch lokalisierte Fettansammlung zu einer *Stammfettsucht* mit *Vollmondgesicht* und durch eine riesige *Lebervergrößerung* zu einem abnorm *dicken, vorstehenden Bauch*. Vielfach entwickelt sich eine *Venenstauung der Bauchhaut*. Die Milz ist nicht vergrößert, Ascites besteht nicht. Die *Geschlechtsreifung* ist erheblich *verzögert*, ebenso oftmals die *Ossifikation*. Am Skeletsystem besteht eine *Osteoporose*. Die Intelligenz ist normal, jedoch wird mehrfach ein *kindisches Verhalten* beobachtet. Fast immer handelt es sich um einen sehr *schwer einstellbaren Diabetes*, wobei die Kranken zwischen Hyper- und Hypoglykämie hin- und herpendeln. In der *Leber* findet sich histologisch eine *starke Glykogenanhäufung*, gelegentlich eine Fettvermehrung.

Das Krankheitsbild ist wenig bekannt, außerdem voller Probleme und in seiner Pathogenese keineswegs geklärt. Dies bedingt es, daß noch manches Hypothese ist, daß die Ansichten vielfach auseinandergehen und daß eine Reihe von offenen Fragen bleibt. Trotzdem erscheint es angebracht, eine Übersicht über das bisher Bekannte zu geben, in dem Bestreben, zu weiteren Beobachtungen und Untersuchungen anzuregen. Es ist deshalb Zweck dieser Arbeit, das Bekannte darzulegen, Fragen aufzuwerfen und Zusammenhänge zwischen den Erscheinungsformen der Kohlenhydrat-Stoffwechsel-Störungen bei Kindern aufzuzeigen. Denn sicher ist das Krankheitsbild gar nicht so selten, wie es den spärlichen Publikationen nach erscheinen möchte. Ist das Augenmerk auf das Syndrom gelenkt, so dürfte es bei der großen Zahl diabetischer Kinder vielleicht öfter gesehen werden. In der Literatur sind rund 60 genau beobachtete Fälle mitgeteilt. Nur 4 davon stammen aus Deutschland. 110 Fälle, über die allerdings mehr kursorisch aus der Joslin-Klinik berichtet ist, dürften zum Teil dem Krankheitsbild zuzurechnen sein.

Die Bezeichnung Syndrom Mauriac ist allgemein üblich nach dem Autor, der auf das Krankheitsbild erstmals aufmerksam machte. Doch sollte man auch eine medizinische Bezeichnung finden, die das Wesen der Erkrankung möglichst prägnant ausdrückt. Diese erscheint mir als *Diabetes mit sekundärer Glykogenose* am besten gegeben (Werner, Fanconi u. a.), wie in der Folge noch begründet wird. Eine derartige erklärende Benennung ist aus didaktischen Gesichtspunkten notwendig. Hier wird der Kürze halber die Bezeichnung Syndrom Mauriac gebraucht.

Im *I. Teil* der Arbeit wird die *klassische Beschreibung* des Krankheitsbildes durch Pierre Mauriac wiedergegeben und an Hand der bisherigen *Kasuistik* mittels 54 genau mitgeteilten, im Schrifttum erreichbaren Fällen dargestellt. Eingehend beschrieben werden ferner *zwei eigene Beobachtungen*. Außerdem sind die nicht ins Detail gehenden Schilderungen von 110 Patienten aus der Joslin-Klinik angeführt, die White kursorisch dargestellt hat.

Im *II. Teil* wird die *Klinik des Krankheitsbildes* besprochen, wiederum an Hand der bisher bekannten Fälle: Die Symptome, die biochemischen Befunde, die pathologische Anatomie und schließlich Therapie und Prognose.

Der *III. Teil* gilt der *Pathogenese* und *Problematik* des Syndrom Mauriac. Es wird der Versuch unternommen, an Hand der bisherigen Tatsachen und Theorien sowie mit Hilfe von genealogischen Untersuchungen Hanharts von Diabetes- und Glykogenose-Patienten die Beziehungen zu den anderen Kohlenhydrat-Stoffwechsel-Störungen aufzuzeigen.

2. Beobachtung des Krankheitsbildes durch Pierre Mauriac und erste Beschreibung.

Durch die Entdeckung und Anwendung neuer Heilmittel entstehen häufig andersartige Krankheitsverläufe, als man sie bislang gewohnt war; ja vielfach treten durch die Lebensverlängerung von Kranken sogar neue Symptome und Spätkomplikationen auf, so daß man von neuen Krankheitsbildern sprechen kann. Hierzu gehört auch der Diabetes, besonders der Diabetes im Kindesalter. Während früher die diabetischen Kinder infolge der Schwere der Krankheit in diesem Alter bald starben, hat sich dies seit der Insulinanwendung gewandelt. Die Kinder bleiben am Leben und *erleben* somit Symptome und Komplikationen, von denen man früher nichts wußte. Es ist also kein Zufall, daß das hier zu beschreibende Krankheitsbild erstmalig *nach* Entdeckung des Insulins beobachtet wurde; denn früher hatten die Kinder offenbar nicht die Möglichkeit, die Entwicklung dieser Komplikation zu erleben.

1930 beschrieb der französische Kliniker Pierre Mauriac aus Bordeaux erstmals ein eigenartiges Syndrom bei einem diabetischen Kind; 3 weitere Berichte folgten. Es erscheint am einfachsten, diese ersten, sehr charakteristischen Fälle in kurzen Zügen wiederzugeben, um eine Illustration der Krankheit zu vermitteln.

1. Ein $4^1/_2$jähriges Mädchen kam 1924 wegen eines Diabetes mellitus in Behandlung und wurde, da das Insulin zwar bereits bekannt (Entdeckung 1923), aber noch nicht im Handel war, mit einem von Mauriac selbst hergestellten Insulin behandelt. Als das Kind dieses noch sehr unvollkommene Insulin nach einem halben Jahr nicht mehr vertrug (Absceß-bildungen), kam das Insulin Lilly in den Handel, das dann mit gutem Erfolg angewandt werden konnte. Masern, Varicellen und Keuchhusten wurden mit normalem Verlauf durchgemacht. 5 Jahre später wurde das Mädchen wieder gebracht, da der Mutter auffiel, daß es *im Wachstum stark zurückblieb*. Mauriac stellte jetzt aber außer dem *Minderwuchs* noch einige weitere auffallende Symptome fest; einen „*Buffo-Ausdruck*" der *Physiognomie* und einen *Ballonbauch*; dieser war durch eine *vergrößerte Leber* bedingt, die 4 Querfinger über den Rippenbogen ragte. Zur Behandlung wurden außer Insulin, Vitamin D, Schilddrüsen- und Pankreasextrakt gegeben. Nach einem Jahr war zwar eine Größenzunahme um 3 cm zu verzeichnen, aber die Leber war noch größer geworden und reichte jetzt bis zum Nabel. Dazu hatte sich ein *Kollateralkreislauf der Bauchhaut* eingestellt. Nach quecksilberhaltigen Einreibungen war einen Monat später die Leber nur noch 3 Querfinger unter dem Rippenbogen, die Venektasien verschwunden. Aber bei der nächsten Kontrolle, ein Jahr später, war das frühere voll ausgeprägte Bild wieder vorhanden. Die Glykosurie hielt sich zwischen 15 und 35 g bei 40 E. Insulin täglich. Ein halbes Jahr später kam es zu einer hypoglykämischen Krise. Die Leber war wieder sehr groß geworden; auch der Kollateralkreislauf hatte sich wieder eingestellt. Quecksilbereinreibungen blieben jetzt ohne Wirkung auf die Hepatomegalie. Das Kind wurde kurzatmig. Die Leber blieb sehr groß. Es bestand keine Milzvergrößerung. Der Diabetes wurde schwerer (60 E. Insulin bei 15 g Glykosurie). Außer Insulin wurden alle Medikamente abgesetzt. Im Alter von $13^1/_2$ Jahren war das Kind 134 cm groß und wog 34 kg. Es bestand *Atemnot* beim Laufen und Radfahren. Nach Insulininjektionen traten Eiterungen auf. Ein halbes Jahr später war das Kind *nicht gewachsen*, immer aufgebläht, neigte zu Durchfällen und zeigte eine *Fettansammlung in den Bauchdecken*. Der Diabetes hielt sich mit 60 E. Insulin tgl. bei 20 g Glykosurie. Im Alter von 15 Jahren wog das Mädchen 40 kg bei 138 cm Größe und wurde mehr und mehr *pausbackig*, der „*Hals sitzt zwischen den Schultern*". Das Gesicht war leicht cyanotisch; es bestand Kurzatmigkeit; die Leber war sehr groß; Menses waren noch nicht eingetreten. Mit $17^1/_2$ Jahren zeigte sich der *Beginn der Pubertät* mit Entwicklung der sekundären Geschlechtsmerkmale, jedoch noch ohne Menses. Die Zuckertoleranz hatte sich gebessert, der Diabetes blieb schwer, und die Patientin brauchte 3×40 Einheiten Insulin täglich, jedoch war zuletzt eine Besserung der endokrinen Funktionen festzustellen.

In den folgenden Jahren beobachtete Mauriac dieses Symptomenbild *noch dreimal:*

2. 1933 bei einem 4jährigen Jungen, der einen sehr schwer einstellbaren Diabetes hatte. Ein Jahr später fand sich eine *Hepatomegalie bis zum Nabel* und ein *Kollateralkreislauf*; außerdem war das Kind seit einem Jahr *nicht mehr gewachsen*. Es bestand keine Fettinfiltration der Gewebe.

3. 1935 sah Mauriac ein 16jähriges Mädchen, das seit dem 6. Lebensjahr einen Diabetes hatte. Es war 120 cm groß und wog 20 kg. Das Mädchen war ein *ausgesprochener Zwerg*. Es hatte Durchfall und eine *Leber*, die *bis zum Nabel* herabreichte, keine Fettverteilungsstörung, aber *Kollateralkreislauf*. Blutzucker 380 mg-%. Im Urin schied das Kind 150 g Zucker täglich aus und Aceton. Es kam zu *hypoglykämischen Anfällen* nachmittags und nachts. Es war äußerst schwierig, die Patientin ins Gleichgewicht zu bringen. Dies ließ sich nur während des Klinikaufenthalts ermöglichen. Schon wenige Wochen nach Entlassung aus dem Spital starb die Kleine im Koma.

4. 1935 behandelte Mauriac ein weiteres Mädchen: Sie war 15 Jahre alt. Seit dem 12. Lebensjahr bestand der Diabetes, der sehr unregelmäßig behandelt worden war. In 3 Jahren traten 3mal Komazustände auf. Das Mädchen vertraute sich, wie es heißt, bald dem Insulin, bald der Homöopathie und dann wieder der Zauberei an. Im Urin fanden sich 63 g Zucker, 1,69 g Aceton. Das Kind wog 28 kg. Es machte den Eindruck einer *Frau im Kleinen*, jedoch war es *mager*, der *Leib groß*; die *Leber* überragte den Rippenbogen um 2 *Querfinger*. Es bestand eine über den ganzen Körper verbreitete *Hypertrichose*. Schamhaare normal, keine Achselbehaarung, keine Menses. Normale Intelligenz. Nach schwierigen Einstellmaßnahmen kam das Mädchen ins Gleichgewicht und nahm während des Klinikaufenthaltes um 7 kg an Gewicht zu, Größe 148 cm. Sie behielt jedoch eine große Leber und einen großen Leib. Insulindosis 125 Einheiten täglich, auf 3 Injektionen verteilt. Zu Hause besserte sich der Allgemeinzustand weiter, so daß sie in 6 Monaten 19 kg an Gewicht zunahm; sie wuchs aber nicht. Die Insulindosis konnte etwas vermindert werden. Nach einem Jahr war die Patientin noch *nicht gewachsen*, hatte aber insgesamt 22 kg zugenommen. Sie erhielt nun regelmäßig Follikelhormon. Die Hypertrichose verschwand jetzt, die Achselhaare traten auf. Nach $^3/_4$ Jahr erschien die Periode; die *Pubertät trat ein* und der *dicke Leib wurde kleiner*. Nach einem weiteren Jahr war die Patientin um 3 cm gewachsen. Sie führte zu Hause ein normales Leben.

Das sind die Fälle, die Mauriac selbst beobachtet hat und die ihn zur Mitteilung und Aufstellung des Krankheits-Syndroms führten. Dadurch aufmerksam gemacht, beschrieben nun auch andere Autoren derartige Bilder:

3. Das Krankheitsbild an Hand der bisherigen Kasuistik.
Übersicht der Publikationen.

Seit dieser klassischen Mitteilung Mauriacs wurden gleiche Beobachtungen aus den meisten Ländern, teilweise unabhängig davon, veröffentlicht. Im folgenden findet sich eine Übersicht nach dem Termin, Autor, Zahl der beschriebenen Fälle und dem Land, aus dem die Mitteilung erfolgte:

Syndrom Mauriac-Fälle

1930 Mauriac (Frankreich	1. und 2. Fall
1934 Mauriac (Frankreich)	3. Fall
1937 Mauriac (Frankreich)	4. Fall
1936 Nobécourt, Ducas und Laroche (Frankr.)	1 Fall
1936 Per Hansen (Skandinavien)	12 Fälle (von denen jedoch nur 2 typisch sind)
1936 Mouriquand und Charleux (Frankreich) (Milz und Ascites!?)	3 fragliche Fälle
1937 Brian, Schechter und Person (Amerika)	1 Fall
1937 Stetson und Ohler (Amerika)	1 Fall
1938 Grayzel und Radwin (Amerika)	3 Fälle
1938 Sundal (Skandinavien)	1 Fall
1938 Marble, White, Bogan und Smith (Amerika)	60 Fälle (unklar, wieviele typisch sind)
1938 Askanazy und Mentha (Schweiz)	1 Fall
1939 Soderling (Skandinavien)	2 Fälle
1939 Räihä (Skandinavien)	2 Fälle
1939 Toverud (Skandinavien)	4 Fälle (nach Houet)
1940 Friedman (Amerika)	2 Fälle

1940 DIAZ, DE ORGATE und CASTRO MENDOZA (Span.)	1 Fall (nach HOUET)
1941 WERNER (Deutschland)	1 Fall
1942 MURY (Schweiz)	1 Fall
1943 UTHEIM-TOVERUD (Skandinavien)	2 Fälle
1944—46 SENDRAIL und BAZEX (Frankreich)	3 Fälle (nach HOUET)
1945 ROSENBUSCH (Schweiz)	1 Fall
1945 FANCONI (Schweiz)	1 Fall
1946 BOUCOMONT und SERRÉ (Frankreich)	1 Fall (nach HOUET)
1947 ENGELS (Skandinavien)	1 Fall (nach SCHÄFER)
1947 FREUDENBERG (Schweiz)	1 Fall
1947 KAISER (Skandinavien)	1 Fall (nach SCHÄFER)
1947 HOUET (Belgien)	2 Fälle
1947 WHITE (Amerika)	110 fragliche Fälle, einschl. der 60 fraglichen v. 1938
1947 BAILEY-JOSLIN (Amerika)	1 Fall
1948 HANNS (Frankreich)	1 Fall
1949 VIGNOLI-LUTATI (Italien)	1 Fall (nach SCHÄFER)
1949 HADORN (Schweiz)	1 Fall
1950 SALDUN DE RODRIGUEZ (Uruguay)	9 Fälle
1950 HAVRANEC (Tschechoslowakei)	1 Fall
1950 UHRY, DUCAS und ZAMBROWSKY (Frankreich)	2 Fälle (und Fall NOBÉCOURT)
1951 WINDORFER (Deutschland)	2 Fälle
1951 SCHÄFER (Deutschland)	1 Fall[1]

Die meisten Autoren haben zwischen 1 und 3 Fälle mitgeteilt, SALDUN DE RODRIGUEZ sogar 9 Fälle. Besonders eingehend hat sich HOUET aus Lüttich mit diesem Krankheitsbild befaßt und selbst zwei Fälle beigetragen. PER HANSEN berichtet über 12 Beobachtungen, die allerdings nicht alle die typische Symptomatologie zeigen; nur bei zweien besteht das charakteristische Syndrom. Die Fälle sind nicht bis ins einzelne analysiert. Desgleichen ist nicht klar ersichtlich, wieviel typische Fälle von Syndrom Mauriac unter den 110 Kindern mit Hepatomegalie waren, über die WHITE berichten kann. Wir werden noch darauf zurückkommen. Es läßt sich deshalb schwer die genaue Zahl der bisher mitgeteilten Fälle festlegen. An *eingehend beschriebenen Einzelbeobachtungen* ließen sich *etwa* 60 finden; hinzu kommen die mehr kursorischen Berichte von WHITE und 10 fragliche Fälle von PER HANSEN. Aus Deutschland wurde der erste Fall 1941 von MAX WERNER unter der Bezeichnung ,,Thesaurismosis glycogenica secundaria'' sehr ausführlich und· gründlich beschrieben. Wir selbst (WINDORFER) haben 1951 einen Fall mitgeteilt und zu dem Problem Stellung genommen. Einen weiteren Fall können wir heute beifügen. Neuerdings konnte H. SCHÄFER-Berlin einen Beitrag durch einen typischen Fall liefern[1].

Da die meisten Fälle in fremden Sprachen und zum Teil in schwer erreichbaren medizinischen Zeitschriften veröffentlicht sind, scheint es berechtigt, die Kasuistik zu Orientierungszwecken gekürzt hier anzuführen. Daraus ist das Typische und das Problematische des Krankheitsbildes am besten erkennbar.

Weitere Kasuistik.

1936 teilten NOBÉCOURT, DUCAS und LAROCHE folgenden Fall mit:

Bei einem Kleinkind (G. P.) trat *im Alter von 23 Monaten* (1933) nach Varicellen ein *Diabetes* in Erscheinung. In der Familie bestand kein Diabetes. Die Glykosurie betrug

---

[1] *Nachtrag bei der Korrektur:* Ein neuer Fall wurde in Deutschland noch von HUNGER-LAND-Gießen 1952 mitgeteilt, ein weiterer Fall von FALK aus Österreich.

5—22 g pro Tag. Der Blutzucker 72—82 mg-%. Aceton stark positiv. Die Leber und Milz waren normal groß; Größe und Gewicht normal. Die Behandlung erfolgte mit Diät allein. Da aber Aceton- und Zuckerausscheidung zunahmen (bis 42 g täglich), wurde Insulin dazu gegeben. Das Kind magerte ab, Aceton blieb positiv. *Etwa ein Jahr nach Diabetesbeginn* (1934) erschien eine *Hepatomegalie*, die bis 3 Querfinger unter den Rippenbogen reichte. Die Oberfläche der Leber war glatt, regelmäßig und hart. Kein Druckschmerz, keine vergrößerte Milz, kein Ascites, kein Ikterus, keine Leber-Insuffizienz, jedoch *leichter Kollateralkreislauf*. Es kam zu *hypoglykämischen Erscheinungen*, die immer häufiger auftraten: Reizbarkeit, Zornausbrüche, nächtliches Schreien, Zähneklappern und Krämpfe. In einem hypoglykämischen Anfall betrug der Blutzucker 40 mg-%. Die Hypoglykämiezustände besserten sich erst, als zu drei Insulin-Injektionen täglich übergegangen wurde. 2mal trat ein Koma auf. Der Blutzucker stieg bis 398 mg-%. Die Lebervergrößerung traf zeitlich zusammen mit einer *Verlangsamung des Größenwachstums*. Noch mit $4^1/_4$ Jahren war das Kind normal groß (93 cm), aber mit 5 Jahren war es nur 95 cm gegenüber 98 cm Sollgröße; das Gewicht betrug 15 kg. Der Bruder von $3^1/_2$ Jahren war bereits 99 cm groß. Es bestand keine Störung in der Fettverteilung. Cholesterin mehrmals normal (158—200 mg-%). Die Behandlung erfolgte mit Insulin und mit 6 Injektionen von Hypophysen-Vorderlappen-Extrakt. Dies verstärkte die Ketonurie und mußte abgesetzt werden. Außerdem wurde Thymusextrakt (10 Tage lang 0,2 g) dazugegeben, ohne merkbaren Erfolg. Die Hepatomegalie bestand 1936 noch. Das Kind befand sich aber wohl.

Dieses Kind konnte später weiter beobachtet werden von UHRY, DUCAS und ZAMBROWSKY. 1940 wurde versucht, auf Zink-Protamin-Insulin umzusetzen, jedoch kam es zu hypoglykämischen Anfällen, so daß wieder auf Altinsulin zurückgesetzt werden mußte. Das gleiche ereignete sich 5 Jahre später nochmals. 1945, im Alter von *14 Jahren*, war das Kind *117 cm groß*, Diabetes gut eingestellt, Bauch nicht mehr so groß, *Leber 3 Querfinger unter dem Rippenbogen*. Mit *17 Jahren* (1948) waren noch *keine Menses* aufgetreten. Größe 122 cm, Gewicht 28 kg. Verzögerte Intelligenzentwicklung und Offenbleiben der Epiphysenfugen. Therapieversuche mit gonadotropem Hormon, Thyreoidea-Extrakt, vagotonischen Mitteln und Cholin waren ohne Erfolg. —

PER HANSEN behandelte 44 jugendliche Diabetiker unter 20 Jahren. *12 von ihnen hatten eine Lebervergrößerung*, während in der gleichen Zeit bei 231 erwachsenen Diabetikern nur einmal eine vergrößerte Leber festgestellt wurde. 10 von den Jugendlichen waren *unter 15 Jahren*. Sie waren alle in gutem Ernährungszustand, nur *2 waren kleiner als ihrem Alter entsprach*. Die Lebervergrößerung war: in 2 Fällen bis 2 Querfinger oberhalb des Nabels, bei einem Fall bis zum Nabel, bei 5 Fällen 2 Querfinger unter dem Rippenbogen und bei 2 einen Querfinger unter dem Rippenbogen. Die Leber war in allen Fällen weich, weicher als bei anderen Lebervergrößerungen; die Oberfläche glatt, die Kante nur selten tastbar, die Leber selbst nicht schmerzhaft. Es fand sich keine Milzvergrößerung, kein Ascites, keine Gelbsucht, keine Kreislaufstörung. Allen Fällen gemeinsam war, daß es sich um einen *schweren Diabetes* handelte, der *schwierig zu kontrollieren* war. Der Diabetes bestand bereits 4—8 Jahre, die Insulinbehandlung 2—7 Jahre. Alle Patienten außer einem erhielten 2mal im Tag Insulin in sehr hohen Dosen, der eine Patient nur einmal. Das *Alter der Kinder* war in Jahren: 6, 8, 9, 12 (3 Patienten), 13 (2 Patienten), 14, 15, 18, 20, 26 (je 1 Patient). *Während der Klinikbehandlung verschwand die Lebervergrößerung*. Bei dem schwersten Fall dauerte dies 10 Wochen, bei 3 Patienten 6 beziehungsweise 15 und 17 Wochen. Die Behandlung bestand in kohlenhydratarmer Diät und zweimaligen Insulindosen täglich. Da das Altinsulin nicht den gewünschten Erfolg hatte, wurde auf *Zink-Protamin-Insulin umgesetzt*, das sehr gut wirkte. Die Leberfunktionsproben waren normal. Der Verfasser nimmt an, daß die Lebervergrößerung durch eine fettige Infiltration bedingt war, dies passe zu dem Vorgang, daß die Vergrößerung so schnell verschwinden konnte. Die Annahme einer Cirrhose, einer Stauung oder einer Glykogenose passe nicht dazu. Anatomische Befunde liegen jedoch nicht vor.

— BRIAN, SCHECHTER und PERSON berichteten 1937 über einen Fall bei einem Erwachsenen: „Ungewöhnliche Glykogenspeicherung in einem Fall von Diabetes mellitus".

Es handelte sich um einen 24jährigen Studenten (M. R.), der zufällig bei Arbeiten im Laboratorium entdeckte, daß sein Urin Zucker enthielt. Nachdem sich auch bald die klinischen Krankheitssymptome eines Diabetes eingestellt hatten, erfolgte Behandlung mit Diät und Insulin. Der Patient hielt aber die Vorschriften nicht genau ein. Nach einem Jahr trat eine Acidose auf, ausgelöst durch einen Infekt. Die *Leberdämpfung* reichte bis *11 cm unter den Rippenbogen.* Blutzucker betrug 480 mg-%, Cholesterin 214 mg-%. Der *Diabetes war schwierig einzustellen.* Nach 2 Jahren kam der Patient ambulant in Behandlung. Außer Zucker fand sich im Urin auch *Aceton.* Auch jetzt gab der Kranke zu, daß er die vorgeschriebene Diät nicht regelmäßig befolgen konnte und die Insulindosen wesentlich erhöht hatte. Bald darauf wurde der Patient im *Koma* eingeliefert; es war eine Verdauungsstörung mit Übelkeit, Erbrechen und Bauchkoliken vorhergegangen. Der Kranke war bewußtlos, schied 5% Zucker und große Mengen Aceton aus, Blutzucker 320 mg-%. Der untere Leberrand war 8 cm unter dem Rippenbogen. Trotz aller Bemühungen *starb der Kranke im Koma.*

Von diesem Patienten liegt ein genauer *Obduktionsbefund* vor. Die Untersuchung 9 Std. nach dem Tode ergab: Die Leber dehnte sich bis 9 cm unter den rechten Rippenbogen aus und wog 2800 g. Die Oberfläche war weich. Auf dem Schnitt war sie wachsgelb und hervorquellend. Mikroskopisch waren die Leberzellen stark vergrößert und die Zellmembranen durch Eosin gut sichtbar zu machen. Das Cytoplasma war vollgestopft mit feinen Granula. Einige der Kerne waren vergrößert und hatten ein ringähnliches Aussehen. Einige Leberzellen, besonders die um die Venen lagen, waren leer. Es bestand keine Blutstauung, keine Cirrhose, keine Hämochromatose. Leberstücke, Nierenteile und Teile des Myokards wurden nach zweimonatigem Liegen in Formalinlösung mit absolutem Alkohol dehydriert, mit Pyroxilin behandelt und nach Best auf Glykogen gefärbt. *Die starke Ausdehnung der Leberzellen war durch die Anwesenheit großer Mengen Glykogen im Cytoplasma bedingt.* Die Zellen um die Zentralvenen enthielten etwas weniger Glykogen als die in der Nähe der Pfortader. Es fand sich auch *etwas Glykogen* in den ringförmigen Kernen. Die Niere enthielt große Mengen Glykogen. Das Myokard enthielt kein Glykogen. *Nachdem die Gewebe 18 Monate* in einer modifizierten Kaiserling-Lösung *aufbewahrt* waren, wurden mehrere Schnitte gemacht und wie oben behandelt. *Leber und Nieren enthielten immer noch große Mengen Glykogen,* obgleich die Menge jetzt verringert schien. Auf Gefrierschnitten der Leber konnte besonders um die Zentralvenen herum *geringe Anhäufung von Fett* in den Leberzellen festgestellt werden. Herz und Nieren enthielten kein Fett. Die *anatomische Diagnose* lautete: *Hepatomegalie mit abnormer Glykogenspeicherung in Leber und Nieren.*

Die *chemische Untersuchung* ergab: Die aufbewahrte Flüssigkeit erschien nach 2 Monaten milchig. Ein qualitativer Test auf Glykogen mit der Jodin-Methode war stark positiv. *Nach 18 Monaten* Aufbewahrung in der Kaiserling-Lösung wurden Teile aus verschiedenen *Leberpartien zur Glykogenbestimmung* entnommen. Der Durchschnitt von 6 Untersuchungen war *3,18% Glykogen.* Der Flüssigkeitsgehalt war zwischen 71—72%. Der durchschnittliche *Glykogengehalt der Trockenleber* war 11,2%.

Die Autoren diskutieren zwei Möglichkeiten: entweder handelte es sich um eine primäre Glykogenose, zu der sich ein Diabetes hinzugesellte, oder aber die Glykogenstapelung in der Leber war unter dem Einfluß großer Insulindosen und einer kohlenhydratreichen Kost erfolgt. —

Stetson und Ohler beobachteten einen Jungen, der im Alter von 17 Jahren wegen einer Acidose in die Klinik gebracht wurde.

Das Kind hatte *seit dem 7. Lebensjahr einen Diabetes.* Ein halbes Jahr später erfolgte neuerliche Aufnahme wegen einer Acidose mit Acetonurie. Zu Hause hatten leichte hypoglykämische Zustände bestanden. Jetzt war zum ersten Mal die *Leber* unterhalb des Rippenbogens *tastbar.* Einen Monat später erneut eine Acidose mit Nüchtern-Blutzucker von 250 mg-%, Blutcholesterin 115 mg-%. Im Laufe des nächsten Monats fiel das *Anwachsen des Bauches,* auf. Auch bestanden *Attacken von Bauchschmerzen.* Das Gewicht ging um 10 Pfund zurück stieg aber innerhalb eines Monats wieder auf 80 Pfund an (+ 15 Pfund). Jetzt war besonders das *vorstehende Abdomen* in die Augen fallend; es bestand leichte Schmerzhaftigkeit; der *Leberrand war 5 cm unter dem Rippenbogen;* die Leber war weich und nicht druckempfindlich; RR 110/85; Blutbild normal; im Urin Zucker und *Aceton.* Es bestanden in der Klinik leichte *hypoglykämische Reaktionen.* Der Nüchternblutzucker schwankte zwischen 280 und 570 mg-%. Die *Leber* wuchs im Umfang im Verlaufe des nächsten Monats und zog sich *bis herab zum Nabel* und nach links bis zur Mittellinie. Milz bei Einatmung eben palpabel. Außerdem trat eine *Gelbsucht* auf. Eine *Probe-Laparatomie* ergab „etwas gelbe Flüssigkeit im Peritonealraum". Die Leber war merklich vergrößert, dunkelrot, weich, von normaler Konsistenz. Die Milz war leicht vergrößert. Ein Stück *Leber* wurde entnommen und *pathologisch-anatomisch* untersucht. Die Leber blutete stark. Das Leberstück war hellbraun. Mikroskopisch mit Best's Karminfärbung fand sich „ganz normale Leberstruktur mit einer kolossalen Menge von *intracellulärem Glykogen"*. Die Kerne enthielten kein Glykogen und über das Bindegewebe waren nur kleine Mengen verstreut. Es bestanden keine Vacuolen, die auf eine Vermehrung des Fettdepots hinwiesen. Die Gelbsucht verschwand eine Woche nach der Operation. Ein Jahr später neuerlich Acidose. Leber in Nabelhöhe. 2 Jahre nach der Operation war die Leber nicht mehr palpabel. Die Insulinmenge, die früher 60 Einheiten betragen hatte, konnte jetzt auf 30 Einheiten reduziert werden. Gleichzeitig Diät. Die Regulierung des Diabetes war leichter, jedoch bestand weiter *häufig* Glykosurie und *Acetonurie*. Im späteren Verlauf blieb der Diabetes schwer und auch schwer einzustellen, aber die Leber vergrößerte sich nicht mehr. —

GRAYZEL und RADWIN teilten 1938 *drei genau untersuchte Fälle* mit:

1. Fall S. C.: 1926 sahen Verfasser einen 6jährigen Jungen. Sein *Diabetes* bestand *seit dem 4. Lebensjahr*. Er war mit strenger Diät und Insulin behandelt worden und wurde regelmäßig kontrolliert. Urinzucker war durchschnittlich 13 g täglich, Insulindosis 2mal 20 Einheiten. Seit Einsetzen des Diabetes war eine deutliche *Wachstumsverzögerung* zu verzeichnen. Jährliches durchschnittliches Wachstum betrug 4 cm. Im Alter von 13 Jahren (1933) wurde der Patient ins Spital gebracht wegen immer wieder auftretender *Leibschmerzen*, die sich um den Nabel lokalisierten. Es ließ sich keine Ursache finden. Ein Jahr später trat eine *Gelbsucht* auf, die nach 3 Wochen abgeheilt war. Zwei Jahre später klagte Patient nach einem fieberhaften Infekt der Luftwege wieder über Leibschmerzen und Übelkeit. Am Tage darauf trat eine *Gelbsucht mit Lebervergrößerung* ein. Der *untere Leberrand* war 7,6 cm unter dem rechten Rippenbogen in der Medioclavicularlinie tastbar. Innerhalb von 2—3 Wochen verschwanden alle Symptome, mit Ausnahme der *Lebervergrößerung*; sie bildete sich nur bis 2,3 cm unter den rechten Rippenbogen zurück. Kurz danach entwickelte sich aber eine *fortschreitende Lebervergrößerung* trotz einer nur geringen Urinzuckerausscheidung von 3—10 g täglich. Therapeutisch wurde Lecithin und Cholin gegeben, ferner Pankreas-Extrakt. Die Leber blieb aber vergrößert. Ein halbes Jahr später war die untere Lebergrenze 9,5 cm unter dem Rippenbogen. Die Leberfunktionsproben waren normal. 5 Monate nach Einnahme eines besonders präparierten salzigen Pankreasextraktes war die Leber soweit verkleinert, daß sie kaum noch palpabel war. Nach 2 Monaten ohne Therapie war die Leber wieder vergrößert, bis 5,7 cm unter dem Rippenbogen. Nun wurde neuerdings Pankreas-Extrakt verabreicht, jetzt in Gelatine-Kapseln. 4 Monate danach war die Leber nicht mehr tastbar. Mit 17 Jahren war Patient 156,5 cm groß und wog 47,6 kg.

2. Fall A. E.: 1925 wurde der Junge im Alter von 8 Jahren erstmals ins Spital gebracht und zwar im diabetischen Koma. Der *Diabetes* bestand *seit dem Alter von 3½ Jahren*. In den ersten Jahren hatte das Kind kein Insulin erhalten, später Diät und Insulin. Insgesamt 15mal wurde das Kind ins Spital gebracht, entweder wegen einer Acidose oder zur Einstellung. Der *Diabetes* war immer *schwer*. Die durchschnittliche Urinzuckerscheidung war 18 g täglich, der durchschnittliche Insulinverbrauch 2 × 42 Einheiten, manchmal mehr als 100 Einheiten. Der Junge war immer klein gewesen, sein durchschnittliches jährliches Längenwachstum betrug 3,4 cm. Im Jahre 1935, also im Alter von 18 Jahren, wurde eine *fortschreitende Vergrößerung des Abdomens und der Leber* beobachtet. *Die Leber erreichte die Nabellinie.* Es entwickelte sich eine *Schmerzhaftigkeit* und *Gelbsucht*. Die Gelbsucht ging zurück, aber die Hepatomegalie blieb. Die Leberfunktionsproben waren normal. Es wurde die Diagnose gestellt: „Hepatomegalie durch sekundäre fettige Infiltration bei Diabetes mellitus". Trotz genauer Behandlung des Diabetes und Zufuhr von Lecithin und Cholin und käuflichem Pankreasextrakt schritt die Lebervergrößerung weiter fort. Ein halbes Jahr später wurde ein selbst hergestellter Pankreassaft in Salzlösung verabreicht. Die Leber war 8,9 cm unter dem Rippenbogen. Wegen des schlechten Geschmackes wurde das Präparat nicht regelmäßig genommen und schließlich abgesetzt. Die Leber blieb groß. Wieder ein halbes Jahr später wurde mit Protamin-Zink-Insulin begonnen, täglich 100 Einheiten. 6 Wochen später war die Leber 9,1 cm unter dem Rippenbogen, trotz der ausgezeichneten Wirkung des Insulins auf den Diabetes. Nun wurde neuerdings Pankreas-Extrakt gegeben und zwar in Kapseln. Nach regelmäßiger Einnahme war der untere Leberrand nach 2 Wochen nur noch 1,9—2,5 cm unter dem Rippenbogen. Knapp 3 Monate nach Medikationsbeginn war der Leberrand kaum noch tastbar und weitere 5 Wochen später überhaupt nicht mehr fühlbar. Im Alter von 20 Jahren war der Kranke 155,6 cm groß.

3. Fall W. S.: 1926 wurde ein *3jähriger Junge* ins Spital gebracht, einige Tage nachdem *Zucker im Urin festgestellt* worden war. Im Alter von 8 Jahren machte das Kind eine tuberkulöse Infektion durch, die abheilte. Der *Diabetes* war *mittelschwer* und leicht zu kontrollieren. Der Junge erhielt 2mal täglich 18 Einheiten Insulin. Er hielt jedoch nicht streng an seiner Diät fest, so daß eine Glykosurie von 25 g täglich bestand. Dreimal trat nach einem Infekt eine Acidose ein, wobei Behandlung im Spital erfolgte. Der Junge war *klein*, seine durchschnittliche Größenzunahme betrug 4,2 cm pro Jahr. Im Alter von 9 Jahren wurde beobachtet, daß die *Leber 5,1 cm unter den rechten Rippenbogen* reichte, ein halbes Jahr später

entwickelte sich eine *Gelbsucht*. Die Leber überschritt den Rippenbogen um 6,3 cm. Zwei Wochen danach hatte sich die Leber spontan bis 3,8 cm unter den Rippenbogen verkleinert, die Gelbsucht war abgeheilt. Kurz danach begann jedoch die Leber wieder an Größe zuzunehmen. 4 Jahre nach der erstmalig beobachteten *Lebervergrößerung* reichte sie *bis 12,7 cm unter den Rippenbogen*. Mit 13 Jahren war der Junge 141,6 cm groß. Im Sommer 1936 wurde mit Pankreasextrakt-Medikation begonnen. Die Leber bildete sich langsam zurück und reichte im November, also etwa 3 Monate später, nur noch 3,8 cm unter den Rippenbogen. Infolge von Leibbeschwerden wurde Ende November mit der Verabreichung des Präparates aufgehört. 5 Wochen später war die Leber wieder 6,3 cm unter dem Rippenbogen. Dann wurde der Pankreasextrakt in Kapseln gegeben. Unter dieser Therapie hörte die Größenzunahme der Leber auf; im Mai, also 5 Monate später, war sie nicht mehr tastbar.

Die Autoren sind der Ansicht, daß es sich um eine fettige Degeneration der Leber gehandelt habe, bedingt durch eine Fettstoffwechselstörung. Ein anatomischer Befund liegt jedoch nicht vor. Verfasser betonen die günstige Wirkung des Pankreasextraktes auf die Rückbildung der Leber. Lecithin- und cholinreiche Kost war ohne Erfolg geblieben. —

SUNDAL beschrieb 1938 einen typischen Fall:

Der Großvater des Kindes hatte Diabetes. Der Junge ist 1931 geboren. *Im Alter von 2½ Jahren* begann der *Diabetes*. Mit 3 Jahren wurde Patient wegen eines Koma ins Krankenhaus gebracht. Nach 5 Tagen war das Koma behoben. Bei der Untersuchung fiel der *große Bauch* auf, der *untere Leberrand* war scharfkantig und reichte bis *zur Nabelhöhe*. Die Milz war nicht tastbar. Es bestand eine Glykosurie von 30 g täglich. Der Diabetes wurde mit Diät und 6 Einheiten Insulin täglich eingestellt. Bei Entlassung enthielt der Urin weder Zucker noch Aceton, Nüchternblutzucker war 100 mg-%; die Lebergröße war unverändert. 16 Monate später kam der Junge wieder. Die Diät war nicht eingehalten, der *Diabetes nicht kontrolliert* worden. Der Junge war mager und blaß, *in 1½ Jahren* war er *nur 2 cm gewachsen*. Die Unter-

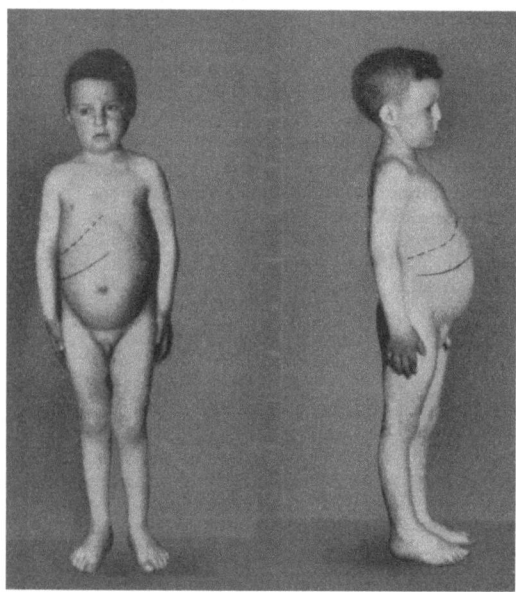

Abb. 1. Kind B. J. mit Syndrom Mauriac. 6½ J. alt; Entwicklungszustand eines 4½jähr. Kindes. (Nach SUNDAL.)

suchung ergab eine *Lebervergrößerung bis Nabelhöhe*. Außer Diät erhielt das Kind 3mal 12 Einheiten Insulin täglich. Nach 1½ Monaten wurde Patient mit einer Tagesglykosurie von rund 20 g gut eingestellt entlassen. Zu Hause hatte er mehrfach *hypoglykämische Zustände*, so daß die Insulindosis vermindert werden mußte. Im Alter von 6 Jahren war der untere Leberrand in Nabelhöhe. Das Kind wurde wieder eingestellt mit 22 Einheiten Depot-Insulin, auf 2 Injektionen verteilt. Glykosurie 20 g in 24 Std. Die *Photographie* des Kindes (Abb. 1) zeigt den dicken Bauch mit Lebervergrößerung und ein Vollmondgesicht. Im Alter von 6½ Jahren war das Abdomen unverändert groß; es fand sich keine Milzvergrößerung, kein Ascites. Die Leber war unempfindlich, die Oberfläche glatt. Patient erhielt 2mal 16 Einheiten Insulin und Diät. Nüchternblutzucker 160—270 mg-%. Im Röntgenbild zeigte sich *Verzögerung der Knochenkernentwicklung*, statt 7 waren nur 4 Knochenkerne vorhanden (Status eines 4½jährigen). Blutcholesterin 180 mg-%. Trotz Behandlung des Diabetes *blieb die Lebervergrößerung 4 Jahre lang unverändert*; in dieser Zeit entwickelte sich eine *Wachstumsverzögerung*, so daß der 6½jährige die Größe eines 4jährigen hatte. —

Über die größte Zahl von diabetischen Kindern mit Lebervergrößerung berichten MARBLE, WHITE, BOGAN und SMITH 1938 und WHITE 1947; allerdings geht aus den Arbeiten nicht klar hervor, wieviele der Patienten dem Syndrom Mauriac im wirklichen Sinne zuzurechnen sind:

1938 sind es 60 *Kinder* von 1077 Diabetes-Patienten, die als Komplikation ihres Diabetes eine *Hepatomegalie* aufwiesen. 54 blieben am Leben, *6 waren gestorben.* Es handelte sich um 30 Knaben und 30 Mädchen. Das Alter der Patienten war zur Zeit der Feststellung der Hepatomegalie zwischen 4 und 21 Jahren. Von dem Beginn des Diabetes bis zum Auftreten der Lebervergrößerung vergingen 5—17 Jahre. Die Beobachtung der Kinder mit Hepatomegalie währte 3—16 Jahre. Von den 54 Lebenden hatten 38 schwere Acidose- oder Komazustände, 42 häufige *Anfälle von Hypoglykämie, 26 waren richtige Zwerge.* 14 andere zeigten einen *Infantilismus* ohne Zwergwuchs. Von den 6 *verstorbenen* Kindern *waren 4 Zwerge* gewesen.

Die *Lebervergrößerung war der regelmäßige Faktor.* Bei den meisten Patienten war der untere Leberrand in Nabelhöhe tastbar; in 18 Fällen wurde die Leber röntgenologisch bis ins Becken reichend nachgewiesen. In manchen Fällen war der Leberrand fest, hart und oft schmerzhaft. Ascites war mit einer Ausnahme nicht vorhanden. 31 Kranke hatten eine *Splenomegalie*, die durch Palpation und Röntgenbild festgestellt wurde. Die Leberfunktion war bis auf 2 Fälle immer normal. In diesen beiden Fällen bestand eine *Gelbsucht*, wobei die Serumbilirubinwerte erhöht waren. Aus Analysen des Duodenalinhaltes war eine Störung in der äußeren Pankreassekretion festzustellen. Der *Leib* war bei 44 Kranken *groß* und vorstehend. 30 von den 60 waren diabetische *Zwerge. Anfälle von Leibschmerzen* waren häufig (55%). Die Beschwerden waren so heftig, daß mehrmals ein chirurgischer Eingriff erwogen, 2mal sogar durchgeführt wurde; einmal wegen Verdacht auf eine akute Gallenblasenerkrankung, sie bestätigte sich nicht; beim 2. Patienten wegen Leibschmerzen, es fanden sich verkalkte Lymphknoten.

In *4* von den 6 *Todesfällen* wurde eine *Autopsie* vorgenommen. Es lagen jedoch bei diesen Kranken wesentliche Infektionen als Komplikation vor, so daß die Beurteilung des Leberbefundes nicht dem Diabetes allein zugerechnet werden darf.

Autopsiebefunde:

1. Ein 16jähriger Knabe starb im diabetischen Koma. Die mikroskopische Leberuntersuchung ergab „feine *Fettvacuolen* in den Endothelien der Sinus; die *Leberzellen* waren *vacuolig*".

2. Eine diabetische Frau von 23,6 Jahren starb an einer Pneumokokken-Meningitis. Die Leber wog 1900 g. Sie war leicht rotbraun und gelb gemischt, die Kapsel weich. Beim Schnitt war sie weich und bröckelig, die Schnittfläche grau. Die mikroskopische Untersuchung der Leber ergab *feine Vacuolisierung vieler Leberzellen.* Die periportalen Kerne waren vacuolig.

3. Ein diabetischer Junge von 14,8 Jahren, dessen Gewicht nur 18 kg betrug, starb an einer ausgedehnten Lungentuberkulose. Lebergewicht 1520 g. Die Leberoberfläche war braun und mit roten Herden gemischt. Die Schnittfläche war gelbbraun, zeigte leichte Stauung um die Zentralvene. Die mikroskopische Untersuchung zeigte „ausgedehnte fettige *und Glykogeninfiltration.* Es bestand eine bemerkenswerte Stauung um die Zentralvene. Rundzelleninfiltration wurde an periportalen Abschnitten festgestellt. Es bestanden herdförmige Nekrosen mit LANGERHANSschen Riesenzellen".

4. Ein Mädchen von 16,8 Jahren starb im diabetischen Koma. Lebergewicht 1980 g. Die Leber war gelblich, aber durchzogen von roten Punkten und Streifen, auf dem Schnitt mit roten Streifen um die Läppchen. Im Parenchym war ein gelblicher Kern sichtbar. Mikroskopisch zeigten die *Leberzellen deutliche fettige und granulierte Degeneration.* Viele von den Kernen waren breit und hyalinisiert und ergaben das Bild, wie es gewöhnlich bei *Glykogendegeneration* ist.

Verfasserin ist der Meinung, daß die anatomischen Befunde insofern nicht dem Diabetes allein zur Last zu legen seien, als die Patienten zum Teil auch schwere andere Erkrankungen hatten, die den Leberstoffwechsel stören konnten. Trotzdem hält sie *für die Größe der Leber* die fettige Degeneration für wesentlicher als die Glykogeneinlagerung. Eine Rolle könne ferner die hydropische Degeneration mit Wasser-Retention spielen. —

Askanazy und Mentha berichteten 1938 über *Glykogenkrankheit bei einem diabetischen Kinde*. Sie wiesen besonders auf die ungewöhnliche Kombination von Glykogenkrankheit und Diabetes bei einem 12jährigen Knaben hin. Der *Diabetes* war *seit dem 2. Lebensjahr* vorhanden. Tod im Coma diabeticum.

Bei der *Autopsie* wurde eine *Glykosurie* von 2,1 %, Acetonurie von 0,5% und Blutglucose von 594 mg-% festgestellt. Der Knabe hatte eine *große Leber* gehabt. Die Körpergröße war 138 cm, das Gewicht 28 kg gewesen. Das *Gewicht der Leber* betrug 2495 g. Im frischen Zupfpräparat waren alle Leberzellen abnorm scharf konturiert, glasig hell und mit einigen Fetttröpfchen erfüllt und zeigten positive Glykogenreaktion. Im Leberschnittpräparat lagen *Glykogenschollen und -tropfen* nicht nur *massenhaft in den Leberzellen*, sondern auch *im periportalen Bindegewebe* und in den portalen und zentralen *Lebervenen*. Das untergewichtige Pankreas zeigte Hypoplasie des Inselapparates. Die *Hypophyse wog 0,28 g, weniger als im Durchschnitt*.

Genauere klinische Angaben fehlen. Es ist wahrscheinlich, daß es sich hierbei um einen Fall von Syndrom Mauriac gehandelt hat, da die typischen Kardinalsymptome laut Bericht vorhanden waren. —

Soderling beschreibt 1939 drei Kinder mit Diabetes, die 10, 2 und 9 Jahre alt waren. 5 bzw. $5^1/_2$ und 1 Jahr nach Beginn des Diabetes trat die *excessive Lebervergrößerung*, Störung des Fettstoffwechsels und in 2 Fällen eine *Hemmung des Größenwachstums* ein. Es bestand keine Leberfunktionsstörung. Die Milz war nicht vergrößert. Die *Leberpunktate* zeigten in 2 Fällen eine *Verfettung der Leberzellen* und im 3. Fall eine Verfettung der Kupfferschen Sternzellen. Alle 3 Fälle wiesen einen *erhöhten Blutcholesteringehalt* mit Werten von 443, bzw. 315 und 263 mg-% auf. Ebenfalls bei allen fand sich eine *abnorme Fettverteilung* an der Körperoberfläche. Im ersten Fall, bei dem die Symptome am ausgeprägtesten waren, war die Zuckerkrankheit leicht zu behandeln, bei den *beiden* übrigen lag eine merkliche *Hypoglykämie-Neigung* vor. — Zwei Fälle hatten Fett im Stuhl, ferner zwei eine erhöhte Blutsenkung. Alle drei Fälle reagierten prompt auf Pankreas-Extrakt-Tabletten, wobei die Lebervergrößerung und die übrigen Symptome verschwanden. Bei dem ersten Fall, bei welchem sich die Leber zur Normalgröße zurückbildete und bei dem sämtliche Symptome vollständig verschwanden, hat sich während einer 6monatigen Beobachtung kein Rezidiv eingestellt. Infolge schlechter Pflege ist ein Kind noch 2mal im Präkoma eingeliefert worden, jedoch das Syndrom nicht mehr aufgetreten.

Verfasser schlägt die Bezeichnung „pankreatogene excessive Lebervergrößerung" vor, da außer der inneren auch die äußere Sekretion gestört sei (Fett im Stuhl). —

Räihä beschrieb 2 Fälle (Abb. 2):

1. Das *6jährige Mädchen* (A. Le.) wurde 1927 in die Universitäts-Kinderklinik Helsinki aufgenommen. Patientin war Zwillingskind. Seit 2 Wochen bestand Durst, Polyurie und Abmagerung. Das Kind wog nur 12,7 kg bei einer Größe von 109 cm. 4 Monate später wurde die Patientin in gutem Zustand entlassen. Nach einem halben Jahr Wiederaufnahme mit *Acetonurie* und Glykosurie, Gewicht 15,2 kg, Leber war nicht vergrößert. Nach einem Jahr neuerlich Aufnahme im Koma. Gewicht 17,4 kg. Länge noch immer 109 cm, Leber normal groß. Wiederaufnahme nach $1^1/_2$ Jahren: Gewicht 16,1 kg, Größe jetzt 116 cm. Der Bauch war aufgetrieben. Es bestand ein Präkoma und leicht schuppender Hautausschlag an Armen und Beinen. Nach 3 Monaten wurde Patientin wieder entlassen. Ein halbes Jahr später nochmalige Einlieferung: Größe 118 cm bei 18,5 kg Gewicht. — Es bestand eine eigentümliche Dysproportion zwischen Gesichtsausdruck und psychischer Entwicklung sowie Körperkonstitution. Der *untere Leberrand* war in *Nabelhöhe*, die Oberfläche der Leber glatt. Vor den Ohren fand sich eine etwa fingerdicke harte *Schwellung der Parotis*. Röntgenologisch war der *Kalkgehalt des Skeletsystems herabgesetzt*. Das Kind erhielt freie Kost und 2mal 40 Einheiten Insulin. Bei Entlassung 3 Monate später war die Lebergröße und die Parotisschwellung unverändert. Das Mädchen *wog mit 14 Jahren 25 kg*.

2. Das 14jährige Mädchen (A. Li.) wurde 1937 in die Universitäts-Kinderklinik Helsinki aufgenommen. Das Kind war bereits 1925 wegen des Diabetes in der Klinik, erhielt Diätvorschrift und Insulin. Drei Jahre lang wurden die Vorschriften befolgt, dann selbständige

Änderung. Der Urin wurde nur hin und wieder kontrolliert. Die Patientin kam jetzt zur Untersuchung der bestehenden *Wachstumshemmung* in die Klinik. Sie sah frisch und geweckt aus, war klein, 117 cm, und wog 24,7 kg. An den Injektionsstellen beiderseits lateral Schwellungen nach Injektionen. Die *Leber* war deutlich *vergrößert*, der untere Rand reichte *bis zur Nabelhöhe*. Auch bei der Röntgenaufnahme des Abdomens sah man eine abnorm große

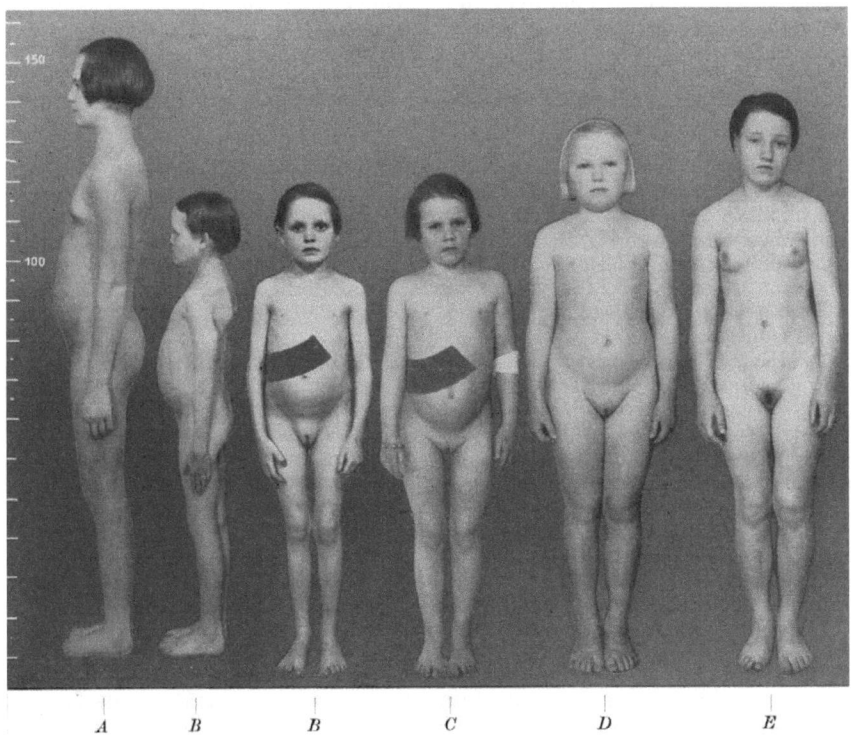

Abb. 2. Instruktiver Vergleich der Patienten von RÄIHÄ. Die Kinder stellen von links nach rechts dar: *A* Normalkind; *B* Kind A. Le. mit Syndrom Mauriac von Seite und von vorne (Fall 1); *C* Kind A. Li. mit Syndrom Mauriac (Fall 2); *D* und *E* Diabeteskinder mit Wachstumsstörung ohne Hepatomegalie. Zu beachten ist bei den Kindern mit Syndrom Mauriac die Hepatomegalie und die besonders starke Wachstumsstörung mit Abmagerung.

Leber, die sich bis an die rechte Crista iliaca erstreckte. Die *Ossifikation* der Handwurzelkerne war deutlich *verzögert*.

Die *Abb.* 2 zeigt die beiden Patientinnen mit Syndrom Mauriac neben einem Normalkind und zwei diabetischen Patienten. —

TOVERUD beschrieb 4 Fälle (zitiert nach HOUET):

1. Es handelte sich um einen Jungen, bei dem der *Diabetes mit 2¹/₂ Jahren erstmals auftrat*. Der Diabetes wurde 7 Jahre streng kontrolliert, dann nicht mehr. Das Wachstum betrug 4,7 cm im Jahresdurchschnitt, ging dann aber auf 1,4 cm im Mittel zurück. Im Alter von 16,5 Jahren kam der Junge in ein Diabetikerheim. Er war 126 cm groß und wog 27,7 kg. Es bestand ein großes Abdomen mit einer *Leber*, die *bis zur Nabelhöhe* herabreichte, ferner ein *starker Kollateralkreislauf* über Thorax und Abdomen. Zur Behandlung erhielt der Junge eine Diät, 44 Einheiten Insulin täglich und ein wenig Thyreoidin. Der Junge wuchs 4¹/₂ cm in 6 Monaten.

2. Ein 8¹/₂jähriger Junge, der *seit seinem 5. Lebensjahr an Diabetes litt*, war 107 cm groß und wog 17,5 kg. Seine *Leber* überragte den unteren *Rippenbogen um 4 cm*. Es bestand kein sichtbarer Kollateralkreislauf, sehr schlechtes Gebiß. Mit einer entsprechenden Diät, die neu eingestellt wurde, wuchs der Junge 3 cm in 6 Monaten.

3. Es handelte sich um einen Jungen, der *seit seinem 5. Lebensjahr an schwerem Diabetes litt*. Das Kind brauchte 2mal 32 Einheiten Insulin täglich. Im Alter von 13¹/₂ Jahren kam es in ein Diabetikerheim. Der Junge war 132 cm groß und wog 23,3 kg. Der untere *Leberrand war in Nabelhöhe*, das Gebiß in sehr schlechtem Zustand. Durch eine bessere Einstellung wuchs der Junge um 5 cm in einem Monat.

4. Ein Junge, bei dem *seit dem 10. Lebensjahr der Diabetes* bestand. Das Kind ernährte sich nach eigener Kostwahl und erhielt bis zu 120 Einheiten Insulin täglich. Während der letzten 6 Jahre hatte er im Durchschnitt jährlich 0,8 kg an Gewicht zugenommen und war dabei um 1,2 cm jährlich gewachsen. Seine *Größe war 30 cm unter dem Soll.* Es bestand schlechter Allgemeinzustand. Die *Leber* war an Umfang *stark vergrößert.* Durch eine besser eingestellte Diät und entsprechende Insulinmenge besserte sich sein Allgemeinzustand, so daß er in 4 Jahren um 14 cm wuchs und um 10 kg an Gewicht zunahm. Im Alter von 20 Jahren war er 152 cm groß, wog 40 kg und war in arbeitsfähigem Zustand. —

FRIEDMAN beobachtete 2 Fälle, über die allerdings, da sie vom Pathologen mitgeteilt sind, mehr über die pathologische Anatomie als über die klinischen Symptome bekannt ist.

1. Ein $3^1/_2$jähriger Knabe wurde im diabetischen Koma in die Klinik gebracht. Blutzucker 600 mg-%. Leber kaum palpabel. Der Knabe erhielt Insulin in hohen Dosen und parenterale Infusionen, alle 8 Std. Der Blutzucker schwankte zwischen 196 bis 500 mg-%. Zucker blieb im Urin, Aceton verschwand. Der Patient blieb im Halbkoma und hatte zwei Anfälle mit Krämpfen und Extremitätenstarre. 12 Std. vor dem Tode war der Blutzucker 285 mg-%. Liquorzucker 222 mg-%. 6 Std. später Blutzucker auf 17 mg-% gesunken. Das Kind starb trotz Unterbrechung der Insulinzufuhr und Gabe von 5%iger Dextroselösung zu der fortlaufenden Infusion.

Pathologische Beobachtungen: Der Körper wog 11,5 kg und war 94 cm lang. Die Leber wog 650 g (normal 400—500 g), war tiefrot und ließ sich nur schwer schneiden. Pankreasgewicht 5 g (normal 17—18 g). Das Gehirn war gestaut und enthielt einige herdförmige meningeale Hämorrhagien. Bei der *mikroskopischen Untersuchung* fand sich: Die *Leberzellen* waren vacuolisiert, mit *Glykogen beladen* und zeigten relativ *wenig Fett.* — Das Pankreas-Acinus-Gewebe schien normal, aber die Inseln waren spärlich. Im Kopf und Körper waren die Inseln praktisch nicht vorhanden; im Schwanz näherten sie sich der normalen Anzahl und Größe. Ihre Zellstruktur schien normal zu sein.

2. Ein 22jähriger Mann wurde in die Klinik gebracht mit Hämaturie und einem schmerzhaften Tumor in der rechten Abdomenseite. *Diabetes* bestand *seit dem 15. Lebensjahr.* Die Laparatomie zeigte eine große pyonephrotische Niere rechts mit aberrierender Arterie über dem Ureter; die Niere wurde entfernt; hierauf traten septische Temperaturen auf, im Blut Staphylococcus aureus. Der Patient bekam täglich 40—120 Einheiten Insulin. Der Blutzucker blieb hoch (201—470 mg-%), Glykosurie von 2%. Am 5. postoperativen Tag kam es zu Verwirrtheit und Zuckungen. Durch die Lumbalpunktion wurde eine Meningitis ausgeschlossen. Am 12. postoperativen Tag wurden 60 Einheiten Insulin verabreicht. Der Urin war zuckerfrei. Nun entwickelte sich ungenaues Sehen, positiver Babinsky, Kälte der Extremitäten, Atmungsverlangsamung mit Perioden von Apnoe. Nach Zuführung von 50 cm³ 50%iger Dextroselösung erlangte der Patient wieder das Bewußtsein, die Muskeln entspannten sich und die Atmung wurde wieder normal, alles innerhalb von 5 min. Nach 3 Std. etwa, nachdem zusätzlich 20 Einheiten Insulin gegeben waren, starb der Patient.

Pathologische Befunde: 167,5 cm Länge, Gewicht 55 kg. Die *Leber* wog 3100 g (normal 1500—1700 g), war weich, blaß und durchscheinend. Gewicht des Pankreas war 47 g (normal 70—90 g).

Mikroskopische Befunde: Die merkbar *vacuolisierten Zellen der Leber* waren *mit Glykogen beladen* und enthielten *praktisch kein Fett.* Die KUPFERschen Sternzellen enthielten Fett. — Die Pankreasinseln waren klein und nicht zahlreich, in den Zellen zeigten sich kleine dunkle Kerne und kaum definierbares kärgliches Cytoplasma.

Da weitere klinische Angaben fehlen, ist nicht sicher, ob es sich bei diesen Fällen um einwandfreie Syndrom Mauriac-Patienten gehandelt hat. Die Möglichkeit besteht jedoch, so daß sie der Vollständigkeit halber mit aufgeführt werden. —

DIAZ, DE ORGATE und CASTRO MENDOZA (nach HOUET) behandelten einen 8jährigen Jungen, der *seit seinem 3. Lebensjahr* an *Diabetes* litt. Sein Diabetes war schwer einzustellen, infolge einer sehr ausgeprägten *Tendenz zu Hypoglykämien.* Das Kind zeigte infolge einer *starken Hepatomegalie* einen vorstehenden Bauch.

Besonders ausführlich und gründlich ist eine Patientin von MAX WERNER untersucht und beobachtet worden:

Die Mutter und der Bruder der Patientin hatten Diabetes. Die Kranke wurde 1931, 11jährig, erstmals im Präkoma in eine Kinderklinik eingeliefert. Damals bestanden typische Symptome für Diabetes mit Polydypsie, Polyphagie und Polyurie und Abmagerung. Körperlänge 140 cm. Entlassung mit 2 × 4 Einheiten Insulin und Diät. 1932, also ein Jahr später, erneute Aufnahme wegen fieberhafter Pyelitis. Entlassung mit 2 × 15 Einheiten Insulin.

Im Mai des gleichen Jahres war Wiedereinstellung erforderlich. Diese Neueinstellungen wiederholten sich in den folgenden Jahren immer wieder. Die Insulinmenge stieg schließlich bis auf 80 Einheiten pro Tag. 1934, im Alter von *14 Jahren*, wurden erstmals *Oberbauchschmerzen* mit Bauchdeckenspannung beobachtet. Das Kind wurde im Verlauf von 9 Jahren 13mal stationär in einem Krankenhaus behandelt. Meist kam es im Präkoma oder Koma dorthin. Die Nüchternblutzuckerwerte lagen zwischen 200 und 400 mg-%. Der Blutdruck war 140/90, später 120/80.

Bei der Aufnahme im Juli 1940 berichtete die 20jährige Patientin, daß sie sich seit einem halben Jahr nicht mehr wohl fühle. Die Diät war nicht streng eingehalten worden, 2 × 40 Einheiten Insulin täglich; es trat ohne ersichtlichen Grund eine *Gewichtsabnahme* auf; alle 6 bis 8 Wochen *schwollen die Beine* und das *Gesicht* vorübergehend 4—5 Tage lang an. Die sonst regelmäßige Periode blieb aus. Die *Haare gingen stark aus*. Auch die Scham- und Achselhaare waren dünner geworden. Ferner traten häufig kleine *hypoglykämische Zustände* auf, die sich in Schwindelgefühl, unsicherem Gang, Willenlosigkeit und Unbeherrschtheit äußerten. Sie hatte zu Hause den väterlichen Haushalt versorgen können.

Das *20*jährige Mädchen war 155,3 cm groß, in reduziertem Allgemeinzustand; die Extremitäten fettfrei und zeigten eine *Akrocyanose*; mäßiger *Fettansatz am Stamm* mit gleichmäßiger Verteilung. Es bestand ein *kindliches*, fast säuglingshaftes *Gesicht* mit angedeuteten *Pausbacken* und eine Rubeosis diabetica, ferner *Chloasma-ähnliche Pigmentierung der Stirnhaut*, ein Subikterus der Haut, dünnes, strähniges, struppiges Haar, ganz *geringe Scham- und Achselbehaarung*, brüchige Fingernägel, *Xanthelasmen* des Gesichts, weiche Ödeme der Augenlider. RR 96/75. Der Leib zeigte straffe Bauchdecken. Das Abdomen überragte das Thoraxniveau beträchtlich. Die *Leber* reichte mit ihrem plumpen Rand bis *in Nabelhöhe* und weit in den linken Oberbauch, so daß an einen Milztumor gedacht werden konnte. Kein Ascites. *Normale Intelligenz*. Leichte Ödeme der Fußrücken. Senkung 36/64 mm. Blutzucker 185 mg-%. Gesamt-Cholesterin 407 mg-%. Glykogen im Gesamtblut 28,3 mg-%; Blut-Diastase 32 Einheiten nach WOHLGEMUTH. Der Urin enthielt am Aufnahmetag 8,7 g Zucker, Liquorzucker 88 mg-%. Pankreasverdauung normal. Grundumsatz + 0,6%. Die Röntgenuntersuchung des Knochensystems ergab eine ausgesprochene *Osteoporose*, ein voll ausgereiftes Handskelet, am Schädel eine tiefe Sella. *Körpermaße:* Die Patientin war die Kleinste unter ihren Geschwistern. Der Zwillingsbruder war 175 cm groß, die 3 Jahre jüngere Schwester 14 cm größer als die Patientin, der Vater 172 cm, die Mutter 169 cm groß. Die Körpergröße der Patientin entsprach der *Größe eines 14jährigen Mädchens*. Die Extremitäten waren proportional zu lang und entsprachen ihrem Alter. Es bestand eine nicht in allen Größenmaßen proportionierte *Wachstumsstörung*.

Belastungsproben: Die Prüfung des Wirkungseffektes von Insulin auf den capillaren und venösen Blutzucker (erweiterter Radoslaw-Versuch) zeigte einen rapiden, tiefen Abfall der Blutzuckerwerte. Es bestand eine *starke Insulinempfindlichkeit* und ein Überwiegen der Insulinwirkung auf das capillare Blut. Die Insulinwirkung unterschied sich nach Ansicht des Verfassers nicht nur quantitativ, sondern auch qualitativ von einem normal empfindlichen Diabetiker. Die Blutzucker-Hunger-Kurve zeigte *nach 4 Std.* schon *hypoglykämische Werte*, woraus der Autor ein *Überwiegen des insulären Systems* ableitet, ohne Zeichen eines Gegenregulationseffektes. Der Adrenalineffekt auf den Blutzucker ergab, daß das Glykogen gering mobilisierbar war. Eine derartige Fixation des Glykogens, wie bei einigen Fällen der echten Glykogenose beschrieben, lag nicht vor. — Prüfung des sympathischen Nervensystems: Der *Blutdruckanstieg* war sowohl nach subcutaner als nach intravenöser Adrenalin-Injektion *gering*, so daß eine *eingeschränkte Adrenalinempfindlichkeit* bestand (Anstieg von 100 bis 110). Belastungsproben des Hypophysen-Zwischenhirnsystems: Bei der Zuckerbelastung und dem Wasserversuch traten alle Kriterien auf, die MARX als typisch für eine hypophysäre Erkrankung forderte. Es zeigten sich drei Diuresewellen und eine Hyposthenurie, ferner stieg der Grundumsatz nach einem eiweißreichen Frühstück von 0,6% nüchtern auf 23,4%, so daß die spezifisch dynamische Eiweißwirkung an der unteren Normgrenze lag. — Bei der Prüfung der exkretorischen Funktion des Pankreas zeigten sich im Stuhl ganz vereinzelt Spuren von freiem Fett und Fettsäuren, die noch als normal bezeichnet werden können.

Verlauf: Der Diabetes ließ sich ohne Schwierigkeit beherrschen. Der Nüchternblutzuckerwert schwankte zwischen 60 und 200 mg-% bei Diät und Insulin.

Eine *Probelaparotomie* ergab eine bis zum Nabel reichende Leber mit festem Rand. Es wurde eine *Probeexcision* durchgeführt. Innerhalb 4 Wochen nach der Probelaparatomie bildete sich die Leber zurück, so daß sie nur noch zwei Querfinger unter dem Rippenbogen tastbar war. Es traten in dieser Zeit gehäuft *hypoglykämische Zustände bis zur Bewußtlosigkeit* auf.

Die *histologische Untersuchung der Leber* ergab im Hämatoxylineosinpräparat unscharfe Begrenzung der Leberläppchen, große blasige Zellen mit deutlicher, scharfer Zellgrenze und wabig-schaumiger Protoplasmastruktur, eng aneinander gedrängt. Die Größe der Zellen variierte, war aber ohne Beziehung zur Lage der Zellen. Viele doppelkernige Zellen. —

Fettpräparat: Deutliche Fettfärbung der Kupfferschen Sternzellen, *in einigen Leberläppchen geringe feintropfige Verfettung der Leberzellen.* — Bestsche Glykogenfärbung: *Im ganzen Leberstück* Zellen erfüllt von feinen bis mittelgroßen kernigen Tröpfchen, die sich nach Best angefärbt haben. Besonders intensive Färbung in den subkapsulären Leberläppchen, vereinzelt auch scholliges *Glykogen,* ganz vereinzelt *Kernglykogen.* Eine bevorzugte Anhäufung des Glykogens in bestimmten Leberläppchen war nicht feststellbar.

2 Jahre später kam die Patientin erneut ins Krankenhaus. Sie litt an einer aufsteigenden Cystopyelitis mit septischem Krankheitsbild, dem sie bald *erlag.* Der Diabetes konnte damals beherrscht werden. Die *Leber überragte handbreit den Rippenbogen,* Milz nicht vergrößert.

Die *Obduktion* der hier interessierenden Organe ergab als makroskopischen Befund: Der *rechte Leberlappen überragte den Rippenbogen in der Mamillarlinie handbreit. Lebergewicht* 2250 g. Glatte, gespannte Kapsel. Schnittfläche von opalem Glanz, rötlich-grau. Normale Lappung der Leber. Läppchenstruktur nicht deutlich ausgeprägt. Sehr spärliches Fettgewebe um das *Pankreas,* das auffallend schmal ist. Gewicht 30 g. Harte, feste Konsistenz. Schnittfläche grau-gelblich, gekörnt. *Milz regelrecht. Hypophyse* von normaler Größe. *Schilddrüse* auffallend klein, Gewicht 8 g. *Thymusdrüse* nicht auffindbar. *Nebennieren* sehr flach. Gewicht rechts 7 g, links 5 g. Rinde und Mark auf dem Schnitt schmal, aber deutlich gegeneinander abgesetzt. — Kleine infantile *Geschlechtsorgane.* Kleiner Uterus. Kleine, schmale Ovarien, Gewicht rechts 4 g, links 3,5 g.

So stellte Verfasser die *makroskopisch-pathologisch-anatomische Diagnose: Diabetes mellitus mit Lebervergrößerung.* Ascendierende Cystopyelitis und Pyonephrose mit Papillennekrose. Pyämie mit Abszeß im rechten Lungenunterlappen und mit eitrigem Pleuraerguß. Atrophie des Pankreas, der Schilddrüse und der Ovarien. Mangelnde Geschlechtsbehaarung. Chloasmaartige Pigmentierung des Gesichts. Anämie.

Die *histologische Untersuchung* ergab: Leberzellen völlig fettfrei. In einigen Kupfferschen Sternzellen findet sich feintropfiges Fett. Die Bestsche Karminfärbung zeigte die *Leberzellen strotzend mit leuchtend rotgefärbten, zum Teil scholligen, zum Teil feinkörnig-konglomerierenden Massen angefüllt.* Viele Zellkerne enthalten rote Schollen, doch gibt es auch solche ohne diese Veränderung. *Hypophyse:* Der Vorderlappen besteht überwiegend aus wenig differenzierten protoplasmaarmen chromophoben Zellen, die zu Balken und Vacuolen angeordnet sind. Basophile Zellen fehlen fast völlig. Die eosinophilen Zellen liegen zu Gruppen vereint, gehäuft im hinteren Abschnitt des Vorderlappens. Auffallend ist das Vorkommen eines oder mehrerer granulafreier Bezirke, die als Vacuolen imponieren. Im Zwischenteil der Hypophyse wenige mit hellrotem Kolloid gefüllte Cysten. *Zwischenhirn:* Im Nucleus paraventricularis um einzelne unscharf begrenzte Nervenzellen mit scholligem Protoplasma und pyknotischem Kern vermehrt Gliazellen. Auch im Tuber cinereum sind einige hyalinverquollen erscheinende Nervenzellen von gliösen Zellen, vereinzelten Leukocyten und spindelzelligen Elementen umgeben. Daneben vereinzelt knötchenförmige Anhäufung von Gliazellen. *Nebennieren: Auffallend breite Rinde bei schmalem Nebennierenmark.* Zona reticularis und fasciculata gut ausgebildet, dichte Fettfärbung. Dagegen ist die Zona glomerulosa in beiden Nebennieren fettfrei und besteht aus kleinen, vereinzelt liegenden Rundherden kleiner Zellen. Zwischen diesen Rundherden breite Züge lockeren Bindegewebes. Bei den mit Hämatoxylin-Eosin gehärteten Schnitten deutliche Markhypertrophie. — Die *Schilddrüse* läßt zwei verschiedene Anteile erkennen: gut entfaltete Bläschen, die Kolloid enthalten und schlecht entfaltete Follikel. Die Cysten enthalten kein Kolloid. Dem Bau nach ähneln diese Organveränderungen kleinfolliculären Adenomen. Sie sind aber gegen die entfalteten Bläschen nicht abgesetzt, sondern gehen ohne Grenze ineinander über. — *Pankreas:* Die Zahl der Langerhansschen Inseln ist auch in den Schnitten aus dem Schwanzteil relativ gering. Sie sind gut gegen das exkretorische Parenchym abgesetzt. Die Inseln erscheinen klein und haben kleine lymphocytenartige Epithelien. Hydropische oder hyaline Degeneration besteht nicht. Der exkretorische Drüsenanteil ist normal gebildet. — *Ovarien:* In dem zellreichen dichten Stroma der Rinde finden sich Primordialfollikel mit zum Teil schlecht anfärbbaren Eizellen. *Reife oder wachsende Follikel fehlen völlig.* In den oberen Rindenschichten zahlreiche atretische Follikel, in den tiefen Rindenschichten einzelne Corpora fibrosa.

Die *mikroskopischen Befunde* faßte der Autor zu folgender Diagnose zusammen: *Hochgradige Glykogenspeicherung der Leberzellen.* Spärliche Verfettung der Kupfferschen Sternzellen. Ausgedehnte *Glykogenschwellung der Leberzellkerne* (Askanazy und Hübschmann). Mäßige Fett- und Glykogenablagerung in den Epithelien der Hauptstücke der Nieren. Vereinzelte *neuronophagieähnliche Veränderungen im Nucleus paraventricularis* neben „gliösen Restknötchen" auch in der Gegend des *Tuber cinereum* des Zwischenhirns. *Mangelhafte Differenzierung des Vorderlappens der Hypophyse mit Schwund der basophilen Zellen. Vacuolisierung der eosinophilen Vorderlappenzellen.* Markhypertrophie der Nebennieren mit Hypertrophie und Sklerose der Keimschicht der Nebennierenrinde. „Lymphocytenähnliche" Epithelveränderung der Inselzellen des Pankreas. Teilweise geringe Entfaltung der Schilddrüsenfollikel, teilweise Eindickung des Kolloids in normal erscheinenden Bläschen. Fehlende

Reifung und fehlendes Wachstum der Primordialfollikel des Eierstockes. Die *Glykogenbestimmung* nach PFLÜGER ergab in der *Leber* einen *Glykogengehalt von* 11,8%, berechnet auf die Feuchtsubstanz.

WERNER hebt außer der *starken Glykogenspeicherung* die *Neuronophagie im Nucleus paraventricularis* neben gliösen *Restknötchen in diesem Kern* und im *Tuber cinereum hervor.* Die Bedeutung dieses Befundes geht daraus hervor, daß Körpertemperatur, Schlaf-Wach-Funktion, Fett-Zuckerstoffwechsel und Wassergleichgewicht durch den Hypothalamus und das Tuber cinereum maßgebend reguliert werden; diese Zentren sind auch für Wachstum und Geschlechtsentwicklung von wichtigem Einfluß. SIEGMUND schreibt dem Tuber cinereum außerdem eine Bedeutung auf die Stabilität des Leberglykogens zu. Weiterhin weist die *Hypophyse Veränderungen auf, die sowohl bei der Glykogenspeicher-Krankheit, als auch beim Diabetes beschrieben sind; daneben degenerative Protoplasmaveränderungen der eosinophilen Zellen, die bei beiden Kohlenhydrat-Stoffwechselstörungen bisher nicht bekannt waren.* Die *Korrelationsstörungen zwischen dem Adrenalin und dem Insulin* finden ihr *morphologisches Substrat in den Veränderungen des Nebennierenmarks.*

So ist es WERNER gelungen, durch die pathologisch-anatomischen Befunde die klinischen Symptome seines Falles zu erklären. Es ist dies wohl der am eingehendsten untersuchte Fall, bei dem außerdem ein bioptischer und autoptischer Befund vorliegt; deshalb wurde dieser Fall so ausführlich geschildert. —

MURY beschrieb einen charakteristischen Fall aus der Universitäts-Kinderklinik Zürich bei einem Mädchen, das seit dem 3. Lebensjahr einen Diabetes hatte.

Eine Kusine des Vaters war Diabetikerin. — Behandlung erfolgte mit Zink-Protamin-Insulin. 1938 trat ein Koma auf; seit dann war das Kind *nicht mehr gewachsen*, hatte intensiven Durst, Kopfweh, Appetitlosigkeit im Wechsel mit großem Hungergefühl. Das *Abdomen* wurde *groß*. Mit 6 Jahren 11 Monaten bestand eine Größe von 105 cm (— 8 cm), ein Gewicht von 17,5 kg (+ 500 g). Abdomen vorgewölbt, Umfang 58 cm. Fettpolster am Abdomen gut entwickelt, weniger an den Extremitäten. An der Oberschenkelaußenseite Lipomatose. Das Skelet zeigte röntgenologisch beträchtliche *Osteoporose*; Handwurzelkerne normal. Muskulatur hypotonisch; Augenhintergrund o. B. Intelligenz normal. Die *Leber* überragte den Rippenbogen in der Mamillarlinie um 7 cm, *erreichte fast den Nabel*; feste Konsistenz; Oberfläche glatt; Milz nicht palpabel. Kein Ascites. Keine Venektasien. Im Urin Zucker und *Aceton positiv. Aceton* wurde in der Folge *sehr oft positiv.* — Nüchtern-Glykämie von 466 mg-%. Schwankung zwischen 320 und 476, trotz 20 Einheiten Zink-Protamin-Insulin und Diät. Blut-Cholesterinwerte: 1025, 375, 320, 335 mg-%. Takata Ara immer positiv. Urinzucker in den ersten Tagen 31,8 g pro Tag.

Verlauf: Die Leber verminderte sich fortschreitend. Am Ende von 6 Monaten überragte sie den Rippenbogen nur um 2 Querfinger Breite. Die *Größe* des Kindes hatte *nicht zugenommen.* Der *Diabetes* zeigte eine *starke Labilität. Hypoglykämische Anfälle* waren häufig. Am Ende eines Jahres Größenzunahme um 1,5 cm (106,5 cm, das ist 14 cm unter Altersnorm). Gewicht 19,4 kg. Leber unter dem Rippenbogen tastbar. Glykämie zwischen 300 und 400 mg-%. Im Blutbild eine relative Lymphocytose. Es bestand somit ein *Diabetes beim Kind mit Wachstumsstillstand, beträchtlicher Hepatomegalie, wiederholten hypoglykämischen Anfällen, unnormaler Verteilung der Fettgewebe, Osteoporose, relativer Lymphocytose, Zucker-Labilität, mäßiger Acetonurie, bemerkenswert hoher Cholesterinämie.*

Verfasser nimmt einen besonderen Diabetestyp an, das heißt einen hypophysären Diabetes, der mit Glykogenose kombiniert ist. —

UTHEIM-TOVERUD, AUSTAD-KJONES und TOVERUD (nach HOUET) berichten 1943 über zwei einschlägige Patienten:

1. Es handelt sich um ein 15jähriges Mädchen, das *seit dem 4. Lebensjahr an Diabetes litt.* 4 Jahre lang hielt sie eine gut eingestellte Diät ein. Dann aß sie 7 Jahre lang nach eigenem Gutdünken bei gleichbleibenden Insulindosen. Mit 15 Jahren kam sie in ein Diabetikerheim. Sie war *118 cm groß* und wog 20,5 kg. Das Mädchen war *infantil*; die Brüste nicht entwickelt. Das *Abdomen vorstehend* und aufgetrieben, die *Leber bis in Nabelhöhe* herabreichend, in der Bauchhaut ein *Kollateralkreislauf.* Beim Einliefern in das Diabetikerheim bestand ein Koma. Durch Behandlung besserte sich der Zustand. HOUET schließt aus einer Abbildung des Kindes, daß eine Störung der Fettverteilung vorlag, die jedoch vom Autor nicht erwähnt wurde.

2. Das 18jährige Mädchen war Diabetikerin seit dem 11. Lebensjahr. Zwei Jahre hielt sie die Diät gut ein. Dann nahm sie 5 Jahre lang Nahrung nach eigenem Geschmack zu sich. Beim Eintritt in die Klinik bestand ein *infantiler Ausdruck, keine* Entwicklung der Brüste, *keine Scham- und Achselhaare; Abdomen hervorstehend,* der *untere Leberrand in Nabelhöhe.* Zahlreiche Zähne waren cariös, dabei eine *Paradentose.* —

Sendrail und Bazex (nach Houet) berichten 1944 über 3 Patienten:

1. Der Junge wurde *mit 8 Jahren diabeteskrank*, war anfangs leicht einzustellen. Der Diabetes wurde aber mehr und mehr unstabil, es kam häufig zu *hypoglykämischen Anfällen*. Mit 18 Jahren zeigte der Junge eine sehr starke somatische *Entwicklungsverzögerung*. Er war 135 cm groß, wog 31,5 kg und zeigte ein vollkommen *kindliches Aussehen*; *kleine Hoden*, Achsel-, Scham- und Bartbehaarung fehlte. Die *Leber überragte die Rippen handbreit*; es bestand ein stark sichtbarer *Kollateralkreislauf*. Kein Ascites. Die Milz sei tastbar gewesen, jedoch fehlen genauere Angaben. Es bestand eine starke Hyperlipoidämie von 1890 mg-% und eine Cholesterinämie von 375 mg-%. Die Röntgenaufnahme des *Skelets* zeigte eine allgemeine *Entkalkung*. Die Intelligenzentwicklung war normal, das *Gefühlsleben knabenhaft*.

2. Ein 16jähriger Junge, der *seit dem 5. Lebensjahr an Diabetes litt*. Das *Wachstum hörte um das 12. Lebensjahr auf*. Im Alter von 16 Jahren entsprach der Junge in Größe und Gewicht einem 13jährigen (114 cm groß und 42 kg schwer). Es bestand ein *Infantilismus*, kleine Hoden. Das *Abdomen* war *groß*, die *Leber überragte um 3 Querfinger die Rippen*. Kein Ascites, kein Kollateralkreislauf. Es bestand ein dickes *Vollmondgesicht*. Die Intelligenz war normal; der Junge zeigte ein *knabenhaftes Gefühlsleben*.

3. Das 18jährige Mädchen war *seit dem 14. Lebensjahr Diabetikerin*. Sie war nur 156 cm groß und wog 58 kg. Die *Leber überragte handbreit den Rippenbogen*. Es bestand ein leichter *Kollateralkreislauf*, kein Ascites, keine Milzvergrößerung. Die Zeichen der Pubertät waren vorhanden, jedoch hatte das Mädchen eine *Amenorrhoe*, die allen therapeutischen Versuchen trotzte. Blutcholesterin 215 mg-%.

Sendrail und Bazex prägten für das Krankheitsbild die *Bezeichnung ,,Syndrom Mauriac"*. —

Rosenbusch beschrieb 1945 folgenden weiteren Fall aus der Universitäts-Kinderklinik Zürich:

Der Säugling, in dessen Familie kein Diabetes vorhanden war, gedieh bis zum 8. Monat gut. *Mit 8½ Monaten* fiel der reichliche, helle Urin auf; es fand sich 7% *Zucker*. Durch Infekt ausgelöst kam es zum Koma. Im Kinderspital wurde 4,6% Zucker und viel Aceton festgestellt. Blutzucker zwischen 80—420 mg-% schwankend bei 8 und 6 Einheiten Insulin. Behandlung mit Fanconi-Diät und Insulin. Nach 6 Monaten Spitalaufenthalt wurde das Kind mit 9,75 kg (+ 2 kg) nach Hause entlassen. 1½ Jahre später nach Pneumonie trat stärkere Polyurie, Polydypsie und vermehrter Zuckergehalt im Urin auf. Erneute Klinikaufnahme mit Umstellung auf Protamin-Zink-Insulin, wobei *starke Blutzucker-Tagesschwankungen* mit *erheblichen hypoglykämischen Werten* bestanden (Blutzucker 50 mg-%). Deshalb wieder Zurückgehen auf gewöhnliches Insulin (10 und 8 Einheiten). Gesamtcholesterin im Blut 170 mg-%. Mit 6 Jahren wurden Masern, mit 8 Jahren Keuchhusten durchgemacht. Den Eltern fiel auf, daß das *Kind sehr wenig wuchs*. Neuerliche Klinikaufnahme zur Kontrolle. Mit 7¾ Jahren bestand ausgesprochener *Kleinwuchs* (107,5 cm bei 16,9 kg Gewicht), reduzierter Ernährungszustand, dünne, schmale Extremitäten, *pausbackiges Gesicht (Puppengesicht)*, Hypotonie der Muskulatur, *großes ausladendes Abdomen*, hochgradige Lipodystrophie beider Oberschenkel, gute Intelligenz, Mattigkeit und Apathie; Gebiß cariös; Abdomen mit dünnen, schlaffen Bauchdecken, *Lebervergrößerung bis 7 cm unter den Rippenbogen*, Milz nicht vergrößert. Röntgenbild der Hand: *Zurückbleiben der Knochenkerne* sowie deutliche *Osteoporose*. Normale Sella. Grundumsatz um 135% gesteigert. Die Blutzucker-Tageskurve wies bei 10 und 8 Einheiten Insulin starke Schwankungen (138—464 mg-%) auf. Gesamtcholesterin mit 219 mg-% leicht erhöht. Lecithine und Phosphatide deutlich erhöht. Augenfundus o. B. Biopsie konnte nicht vorgenommen werden.

Außerdem verfügte Verfasser unter seinen Diabetikern über *drei weitere Fälle* von nennenswerter *Hepatomegalie*, welche aber nicht alle weiteren Symptome nach Art des Syndrom Mauriac boten. In dem Fall R. E. mit *auffallendem Kleinwuchs* waren die Gesamtcholesterine nicht erhöht (167 mg-%), dafür aber die Phosphatide (23 statt 7—12) und das Lecithin (575 statt 185—300). —

Fanconi zeigte 1945 anläßlich einer Kinderärzte-Tagung in Basel histologische Bilder eines typischen Falles. Diese waren durch Probeexcision aus der Leber einer *kleinwüchsigen Diabetikerin mit gewaltigem Lebertumor* gewonnen. Wie bei der Glykogenspeicherkrankheit waren die *Leberzellen mit Glykogen* und *zum Teil auch mit grobtropfigem Fett vollgepfropft*.

Damit sieht Fanconi den Beweis erbracht, daß auch der kindliche Diabetes sich mit einer Glykogenose komplizieren kann. Infolge einer diencephalhypophysären Regulationsstörung sei die Glykogenolyse vermindert. Diese Erscheinungen addieren sich der für Diabetes typischen Störung der Glykogensynthese hinzu. —

BOUCOMONT und SERRE (nach HOUET) sahen 1946 einen 16jährigen Jungen, der *seit dem 6. Lebensjahr Diabetiker* war.

Er befolgte seine Diät nicht und *schwankte zwischen acidotischem Koma und hypoglykämischen Krisen.* Mit *16 Jahren* bestand eine starke körperliche *Entwicklungsverzögerung* (Größe 140 cm, Gewicht 32 kg). Die *Pubertät* war noch *nicht eingetreten*; das *Abdomen* war *umfangreich*, aber ohne Ascites, die *Leber sehr groß*; ferner bestand ein starker, venöser *Kollateralkreislauf*. Die Milz war 6 cm breit perkutabel, *Parotis* und *Submaxillardrüsen* chronisch *angeschwollen*. Die Intelligenz war normal, aber die Spiele, die Lektüre und das *Benehmen* waren das *eines 10jährigen Kindes.* Blutcholesterin 184 mg-%. —

FREUDENBERG stellte 1947 auf der Tagung der Baseler Kinderärzte einen typischen Fall vor:

Der *Diabetes* des Jungen hatte *im zweiten Lebensjahr begonnen.* Der Insulinbedarf wurde schlecht kontrolliert. Der Junge war besonders an Fett und Eiweiß unterernährt. Es bestand ein hochgradiger *Zwergwuchs*; bei dem jetzt 9jährigen Knaben hatte das Wachstum im Alter von 4 Jahren aufgehört. Es fand sich ein *großer, schlaffer Bauch* mit einem *gewaltigen Lebertumor.* — Durch Biopsie wurde erwiesen, daß dieser durch *Fettinfiltration der Leberzellen bei schwacher Glykogeneinlagerung* bedingt war. Der *histologische Aufbau der Leber war intakt*; die Leberfunktionsproben normal; es bestand *kein Leberschaden.* Ferner fand sich ein *Vollmondgesicht.* Die Extremitäten waren mager, so daß eine *abnorme Fettverteilung* vorlag. Nachdem das Kind richtig eingestellt war, wurde versucht, durch Transplantation einer Kalbshypophyse die Fetteinlagerung zu bekämpfen. Die Stoffwechsellage wurde hierdurch aber derart verschlechtert, daß sich in diesem Fall das Vorgehen nicht bewährt hat. —

HOUET, der sich eingehend mit diesem Fragenkomplex beschäftigt hat, verfügt über eine besondere Erfahrung und hat selbst *zwei Fälle* beigetragen:

1. Bei einem Mädchen begann *im Alter von 2 Jahren ein Diabetes.* Das Kind bekam Diätvorschrift und 20 Einheiten Insulin. 3 Monate später hörte die Glykosurie auf und das Insulin konnte abgesetzt werden. Wieder ein Vierteljahr später trat neuerdings Glykosurie auf. Das verordnete Insulin wurde ganz unregelmäßig gespritzt, so daß nach einem weiteren Vierteljahr der Arzt die Behandlung ablehnte. Die Eltern gaben kein Insulin mehr. Bald darauf wurde das Kind im Präkoma in die Klinik gebracht. Es war nicht schwierig, das Kind aus dem Koma herauszubekommen. Es wog jetzt im Alter von 3 Jahren 14 kg und war 91 cm groß. Zunächst kam das Mädchen monatlich zur Kontrolle. Zu Hause traten *häufig Hypoglykämien* auf. Es wurden 10 Einheiten Insulin früh und abends gegeben. Schließlich wurde das Kind von den Eltern nicht mehr gebracht. Erst ein Jahr später kam die Mutter wieder und berichtete, daß *häufig nachts leichte Hypoglykämien* in Form von Schwächegefühl, Hungergefühl und Schwitzen auftraten. Das Kind wog 14,7 kg und war 94,5 cm groß. Die *Leber überragte um 2 Querfinger den Rippenbogen.* Das Kind hatte somit in einem Jahr um 400 g zugenommen und war 3,5 cm gewachsen, während das normale Wachstum 7 cm betragen sollte. Mit 2 × 30 Einheiten Insulin eingestellt, wurde die Patientin nach Hause entlassen. Die Mutter brachte sie erst wieder nach einem Jahr. Jetzt zeigte sich ein *großer Bauch* mit einer *sehr starken Lordose.* Es bestand ein *Vollmondgesicht mit Pausbacken*, das im Kontrast stand zu den mageren Gliedmaßen. Die Patientin wog nur noch 13 kg. Das Abdomen war tympanitisch, weich, ohne Ascites. Es bestand kein Kollateralkreislauf. Die Milz war nicht tastbar. Die *Leber überragte um 17 cm den Rippenbogen* und war nicht schmerzhaft, die Konsistenz weich. Das Kind war 95,5 cm groß, also nur um 1 cm in einem Jahr gewachsen. Die Mutter gab zu, daß das Mädchen 2mal 20 Einheiten Insulin bekommen sollte, es aber nicht immer bekommen hatte. Es bestand eine Nüchternglykämie von 270 mg-%, eine starke Glykosurie ohne Acetonurie. Mit 30 und 20 Einheiten Insulin wurde die Patientin wieder entlassen. Ein Jahr später erneut Kontrolle. Mittags bestanden leichte Hypoglykämien; Gewicht 16 kg, Größe 96,5 cm, somit um 1 cm gewachsen. Der Bauch war etwas weniger dick, die Leber 14 cm unter dem Rippenbogen. Wegen der Hypoglykämien wurde das Insulin auf 25 und 17,5 Einheiten reduziert. Aber einen Monat später brachte die Mutter das Kind in der Acidose, denn sie hatte wegen der hypoglykämischen Zustände das Insulin weggelassen. Die Leber überragte um 15 cm den Rippenbogen. Mit 2 × 20 Einheiten wurde das Kind wieder entlassen. Nach einem Monat kam das Mädchen zur Kontrolle, hatte 800 g an Gewicht zugenommen und war um 2,5 cm gewachsen. Die Leber überragte den Rippenbogen nur um 2 Querfinger. Nach einem weiteren Monat nochmals 800 g Gewichts- und 1 cm Längenzunahme. Das Kind war im Alter von 5 Jahren 1 m groß und wog 17,6 kg. Der

Leibumfang hatte sich *wesentlich vermindert*. Die *Leber überragte die Rippen nicht mehr*. Geblieben war das *pausbackige, vollmondartige Gesicht*.

Die Abb. 3 zeigt als erstes Kind das hier von HOUET beschriebene Mädchen im Stadium der maximalen Hepatomegalie und nach Rückbildung der Leber.

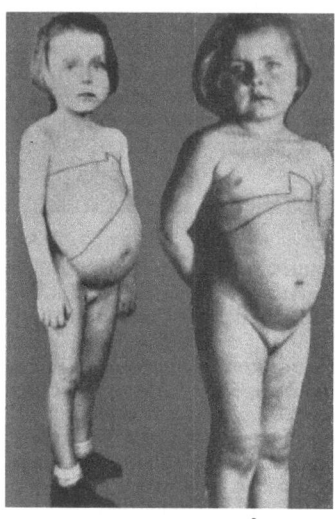

a   *b*
Abb. 3a u. b. Kind H. D. mit Syndrom Mauriac. *a* vor Behandlung, *b* nach Behandlung (Nach HOUET.)

Die Röntgenaufnahme der Sella turcica war normal, ebenso die Knochenkerne der Handwurzel. Da die Mutter zu Hause die abendliche Einspritzung wegließ, wurde das Kind nach 2 Monaten schon wieder im Koma gebracht. Die Leber überragte handbreit den Rippenbogen, im Urin war Aceton und Acetessigsäure. Es stellte sich eine Anurie ein, die trotz aller Bemühungen nicht zu beheben war. Das Kind kam im Koma ad exitum. *Pathologisch-anatomischer Befund* durch Autopsie: Die Leber wog 1310 g, war blasser als normal. Die Schnittflächen der Leber zeigten Zellen, die bis zum äußersten *mit Tröpfchen vollgepfropft* waren, welche sich *nach Best färbten*. Die Zellgrenzen waren schwer zu erkennen, der *Kern* immer sehr mit *Glykogen* imprägniert. Die durch gewöhnliche Fixiermittel behandelten Schnittflächen zeigten, nachdem sie eine Zeit gelegen hatten, nicht mehr die geringsten Glykogenspuren. Die anderen Organe enthielten kein Glykogen außer den Nieren. *Die Hepatomegalie war somit die Folge einer ungeheuren Glykogenanhäufung.* Das *Glykogen* war im Gegensatz zu dem der Glykogenose *normal labil*.

2. Der Junge wurde 1941 geboren und 1945 im Alter von 4 Jahren gebracht. Eine Großtante des Kindes war Diabetikerin. Nach einem heftigen Sturz trat 1943 außer einer Urticaria ein *Ikterus* auf. 3 Wochen später kam es zu abnormem Durst; es wurde ein *Diabetes* festgestellt. Mit Diät und 3mal 10 Einheiten Insulin wurde der Diabetes eingestellt. Die Eltern verminderten das Insulin. Das Kind verschaffte sich heimlich Zuckerwaren. Nach zwei Jahren wurde der Junge in die Klinik gebracht, da der Mutter auffiel, daß der *Bauch* des Kindes sich *vergrößert* hatte und außerdem *Bauchschmerzen* bestanden.

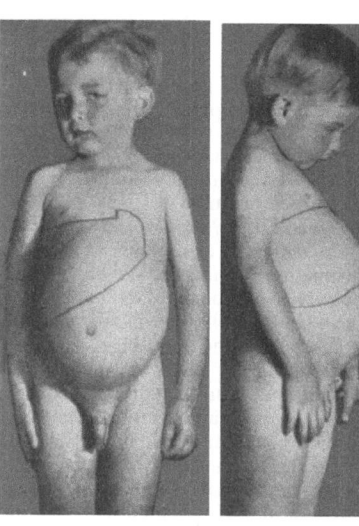

Abb. 4. Kind Ch. R. mit Syndrom Mauriac. (Nach HOUET.)

Abdomen war groß aber straff, tympanitisch, ohne Ascites, ohne Kollateralkreislauf. Die *Leber überragte den Rippenrand um 8 cm*. Die Oberfläche war glatt, fest und schmerzfrei. Die Milz nicht vergrößert. Das Kind war für sein Alter *klein* (96 cm — 4 Jahre alt). Zu Hause wurde ein Impetigo und eine Nephritis mit Ödemen durchgemacht, sowie *neuerdings ein Ikterus*. Mit 5 Jahren wog der Junge 20,5 kg und war 98 cm groß. Der Diabetes war gut eingestellt. Das Kind erhielt zusätzlich Cholin. Die Knochenkernentwicklung war normal. Es bestand keine Hyperlipidämie, keine Hypercholesterinämie, normales Blutglykogen, normale Reaktionen auf Adrenalin und Insulin.

In Abb. 4 ist die Photographie dieses Knaben (Ch. R.) wiedergegeben.

HOUET ist der Ansicht, daß das normale Verhalten des Glykogens in seinem Fall eine Abtrennung von der Glykogenose nötig macht. Er betrachtet das Syndrom Mauriac als sekundäre Polycorie des Diabetes, die beim Kind zu einem klinischen Bild führt, das der Glykogenspeicherkrankheit ähnlich ist. —

1947 berichtet WHITE in JOSLINs Buch: „Die Behandlung des Diabetes" nochmals zusammenfassend *über 110 diabetische Kinder mit Lebervergrößerung*. Unter 2191 diabetischen Kindern hatten 145 eine Wachstumsverzögerung.

Am häufigsten kam Wachstumsverzögerung bei denjenigen diabetischen Kindern vor, die bei Beginn des Diabetes unter 5 Jahren waren. Die Knaben waren mit 92 hinsichtlich des Minderwuchses in der Überzahl. Manchmal trat Fettleibigkeit auf. Die *wachstumsverzögerten Kinder* zeigten außerdem *zum Teil infantile Proportionen, vorgewölbtes Abdomen, Hepatomegalie, verzögerte Knochenkernentwicklung, Verzögerung der sexuellen Entwicklung, normale Intelligenz, ausgeprägt kindliches Benehmen*, ferner Erhöhung des Grundumsatzes mit normaler spezifisch-dynamischer Reaktion, Erniedrigung der 17-Ketosteroide (bei 8 von 9 Getesteten), niedriges Calcium (bei 2 von 11 untersuchten) und niedrigen Phosphor (bei 3 von 17 untersuchten). Der hohe Titer an follikelstimulierenden Hormonen, der bei einigen Patienten festgestellt wurde, zeigte an, daß die Hypophyse nicht inaktiv ist. Die Leberfunktion war normal. Zur Therapie wurde Rohpankreas verwendet, das „wahrscheinlich" in zwei Fällen Erfolg hatte. *Betaïn* brachte in der Hälfte der damit behandelten Fälle eine Rückbildung der Leber. Protamin-Zink-Insulin hatte stets Erfolg hinsichtlich der Leberrückbildung. Der Minderwuchs wurde gebessert durch Thyreoidin, Hypophysenvorderlappenextrakt (wenn Epiphysenfugen offen waren) und Sexualhormone. Diese wirkten am besten auf das Wachstum. Die Kost soll eiweißreich und vitaminreich sein. Es fehlen hier die Angaben über die einzelnen Kranken, so daß nicht genau ersichtlich, wie viele Kinder dem Syndrom Mauriac zuzurechnen sind und wieviele von ihnen nur Einzelsymptome aufwiesen. —

BAILEY (in JOSLIN) betont, daß alle diabetischen Kinder mit Hepatomegalie einen schweren, kaum einstellbaren Diabetes hatten. Eine mäßige Hypercholesterinämie bestand in der Regel. Verfasser teilt einen Fall eingehender mit:

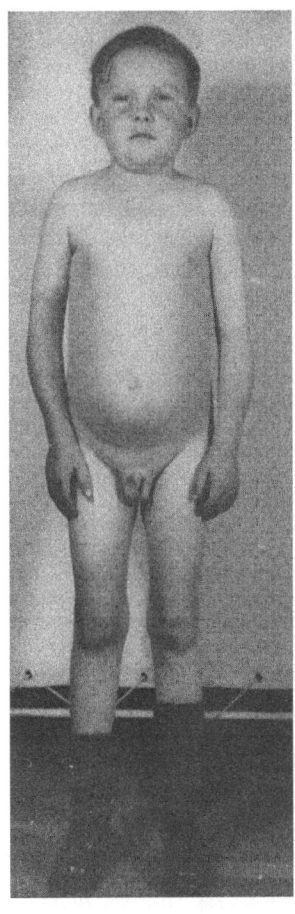

Abb. 5. Kind S. mit Syndrom Mauriac, 14 Jahre alt: Zwergwuchs, Puppengesicht, Unterentwicklung der Genitalien. Cyanose des rechten Armes nach Stauung zur Blutentnahme. (Nach HANNS.)

Eine 25jährige Frau, deren *Diabetes seit 11 Jahren bestand*, wurde wegen *Leibschmerzen* aufgenommen. Der Diabetes war die meiste Zeit *schlecht kontrolliert* worden. Sie hatte einigemale ein Koma gehabt. Die *Leber war stark vergrößert*. Aus besonderen Gründen wurde eine *Laparotomie* durchgeführt und dabei auch ein Leberschnitt gemacht. Es fand sich in der Leber eine *Fettanhäufung von 10,5%* und ein *Glykogengehalt von 12,1 %*. Der Nüchternblutzucker am Operationsmorgen war nur 30 mg-%. Die Patientin starb an einer Pneumonie. —

HANNS beschreibt einen 14jährigen Jungen, dessen *Diabetes im Alter von 6 Jahren begann* (Abb. 5).

Der Bauch war damals nicht dick. Er vergrößerte sich erst 3 Jahre später. Die körperliche Entwicklung zeigte vom 7. Lebensjahr ab einen Stillstand. Mit 10 Jahren war das Kind kleiner als seinem Alter entsprechend. *Von 10—14 Jahren wuchs der Junge nicht mehr*. Er vertrug das Insulin sehr schlecht, so daß die *Behandlung* von Anfang an *recht schwierig* war. Trotzdem der Junge schwach war, *sah er dick und blühend aus*. In letzter Zeit magerte er ab. *Mit 14 Jahren* war er 118 cm groß (statt 149 cm), wog 21,8 kg, hatte ein *kindliches Aussehen, eine kindliche Stimme und eine dicke Figur*, sehr rote Lippen. Die *Haut* zeigte eine breite *Fettschicht*, ohne Behaarung, der *Bauch* war *stark vorspringend* mit einem *Kollateralkreislauf*. Die *Genitalorgane* waren *klein*, die Testes kaum entwickelt, die *Leber sehr groß* und glatt, die

Milz nicht vergrößert, kein Ascites. Das Kind war intelligent, in seinem Verhalten *kindlich*, sehr leicht zum Weinen geneigt. 40 g Zucker im Urin täglich, *Aceton stark positiv*. Die Behandlung erfolgte mit Diät und Insulin, Hypophysenextrakt-Injektionen und Thyreoidin-Pulver. Der Diabetes besserte sich, jedoch traten leichtere hypoglykämische Zustände auf. Nach der Besserung kam es fast täglich zu Anfällen, wobei man nicht unterscheiden konnte, ob sie acidotischer oder hypoglykämischer Natur waren. Doch traten *hypoglykämische Zustände* immer mehr in den Vordergrund. Trotz 60 Einheiten Insulin trat *Aceton* auf und es kam zu einem Präkoma. Unter Hafertagen ließ sich der Zustand bessern.

Nun trat ein generalisiertes *Ödem* mit Albuminurie auf, ohne Reststickstoff-Erhöhung. Die hypoglykämischen Zustände blieben. Es kam zu Schmerzen in Kopf, Brust, Lende und Waden. Der Junge hatte *Erstickungsanfälle* und *Herzbeklemmung*. Es kam zu einer Urinverminderung, Reststickstoff blieb normal. In den Gliedmaßen traten starke Schmerzen auf. Trotz weiterer Senkung des Insulins leichte Hypoglykämien. Das Kind wurde nach Hause entlassen, wo es bald darauf starb.

Es handelte sich somit um einen *schweren Diabetes*, der *insulinüberempfindlich* und *zugleich insulinresistent* war, mit einer *Entwicklungsstörung*, mit *Hepatomegalie* ohne Milzvergrößerung, mit *nephrotischen Syndromen, Vollmondgesicht*. Das Kind ist auf Abb. 5 dargestellt. —

Hadorn gab eine der letzten und eingehenden Schilderungen des Krankheitsbildes:

Im Alter von 2 Jahren (1930) wurde bei einem Jungen ein *schwerer, acetonurischer Diabetes* mit Glykosurie von 9% festgestellt. Eine Großtante mütterlicherseits hatte Diabetes, Eltern und zwei Brüder waren gesund. Ein Jahr später kam der stark abgemagerte, elend aussehende Knabe in die Klinik, wurde während eines Jahres diätetisch und mit Insulin behandelt. Mit 3 Jahren Körpergröße 93 cm, Gewicht 14 kg (— 0,7 kg). Leber war eben fühlbar, nicht derb, cariöse Zähne. Genitalien normal. Röntgenbild ergab eine Primärtuberkulose rechts. Glykosurie von 5%. Nüchternglykämie 300 mg-%. Die Behandlung erfolgte mit verschiedenen Diätformen und täglich 20—30 Einheiten Insulin. Die *Einstellung war schwierig* infolge des *Hin- und Herpendelns zwischen hypoglykämischen Zuständen und Präkoma*. Es entwickelten sich faustgroße Insulinlipome an beiden Oberschenkeln. Schuleintritt mit 7 Jahren. Geistige Entwicklung normal. Gewicht 22 kg (— 1,0 kg), Größe 112 cm (— 3 cm). *Täglich hypoglykämische Zustände*. In den nächsten Jahren, im 8. und 9. Lebensjahr, entwickelte sich ein *großer Rundbauch* mit sehr derber, glatter Leber, die auch spontan *anfallsweise äußerst schmerzhaft* war. Die *Leber reichte bis zur Crista ossis ilii, füllte den ganzen Bauch aus*. Die *Bauchhaut* war glänzend, gespannt, zeigte *Kollateralen*. Keine Milzvergrößerung. Kein Ascites. *Vollmondgesicht. Genitalien blieben in der Entwicklung zurück. Wachstumsrückstand. Normale Intelligenz.* Behandlung mit Pancresal, Präphyson, Schilddrüsenpräparaten und Vitamin A. Öfters traten unvermittelt heftige *Schmerzattacken in der Lebergegend* auf, wobei dann die Leber auf Druck und Klopfen sehr schmerzhaft war. Nie bestand perihepatitisches Reiben oder Zeichen der Leberschädigung. Mit 8 Jahren wurde wegen 500 mg-% Nüchternglykämie bei *bedeutender Ketonurie* und *täglich schwersten hypoglykämischen Zuständen* (Blutzucker 40—50 mg-%) auf *Protamin-Zink-Insulin* umgestellt. Darauf waren die hypoglykämischen Zustände noch vermehrt. Der Bauch schrumpfte jedoch zusammen. Innerhalb von 3—4 Wochen *verschwand die große Leber vollständig*, ebenso die Kollateralen. Leberschmerzen hörten auf. — *Im Alter von 10 Jahren* mußte wegen gehäuften Hypoglykämien wieder auf Altinsulin umgestellt werden. Erneute *Anschwellung der Leber*, die nach 4 Wochen als großer, platter, derber Tumor den Bauch ausfüllte und ungefähr in gleichem Ausmaß jahrelang bestehen blieb. Vom 9. Lebensjahr ab *stand das Körperwachstum fast still*. Mit 10 Jahren: 26,2 kg (— 3,8 kg), 124 cm (— 6 cm). Mit 13 Jahren: 29,4 kg (— 8,1 kg), 127 cm (— 18 cm); mit 16 Jahren: 136 cm (— 28 cm); mit 20 Jahren: 55,5 kg, 160 cm.

Mit 14 Jahren (1942) begann eine Behandlung mit Löwenzahnwurzelsalat, der als Volksheilmittel von Bekannten den Patienten-Eltern empfohlen worden war. Nach 3—4 Wochen war die Lebervergrößerung verschwunden. Seither wurde Behandlung mit Löwenzahn intermittierend durchgeführt. Allmählich besserte sich die diabetische Stoffwechsellage. *Zwischen 15. und 20. Lebensjahr* trat *nahezu normales Körperwachstum und normale genitale Entwicklung* ein. Mit 19 Jahren erfolgte der Stimmbruch. Patient studierte mit gutem Erfolg Medizin. Mit 20 Jahren bestand subjektives Wohlbefinden. Nur mittags traten leichte hypoglykämische Symptome auf, die durch Zucker ausgeglichen wurden. Das Hochschulstudium wurde ohne Schwierigkeiten bewältigt. Patient unternahm strapaziöse Bergtouren. Körpergröße 160 cm. Gewicht 55,5 kg. Normale Genitalien. Leber 1—2 Querfinger unter dem Rippenbogen, nicht derb, nicht schmerzhaft. Nüchternglykämie 200 mg-%. Glykosurie 1—2%, keine Ketonurie. Grundumsatz + 32%. *Sella turcica auffällig klein*. Verkalkung des Pinealorgans. Normale Leberfunktionsproben.

HADORN ist der Meinung, daß die derbe Konsistenz zur Zeit der Hepatomegalie auf eine Glykogeninfiltration hinweist; in der 2. Phase, in der die Leber den Rippenbogen nur um 1—2 Querfinger überragte, fand sich eine weiche Konsistenz, vielleicht dann bedingt durch eine Fetteinlagerung.

Einen weiteren, jedoch fraglichen Fall teilt HADORN noch mit:

Es handelt sich um einen 54jährigen Mann mit Diabetes und Ketonurie. Es bestand eine gewisse Resistenz gegenüber Altinsulin, gleichzeitig eine Neigung zu schwerer Hypoglykämie. Der Patient zeigte einen *körperlichen und psychischen Infantilismus* mit *femininem Behaarungstypus*. Es traten Beinödeme und eine *enorme Leberschwellung bis 5 Querfinger unter den Rippenbogen* hinzu. Nach Umstellung auf Protamin-Zink-Insulin besserte sich die diabetische Stoffwechsellage rasch, die Lebervergrößerung bildete sich im Verlaufe von 3 Wochen vollständig zurück. Als Zeichen einer Leberschädigung fand sich ein *Subikterus*, Gesamtbilirubin mit 2,3 mg-% erhöht, leichte Urobilinurie.

HADORN hält es für möglich, daß auch beim Erwachsenen häufiger Anklänge an das Syndrom Mauriac anzutreffen sind, wenn das Augenmerk auf diese Konstellation gerichtet wird. —

SALDUN DE RODRIGUEZ fand unter 200 Diabetesfällen *9* mit dem Mauriac-Syndrom. Der Beginn des Diabetes war zwischen dem 1. und 4. Lebensjahr, das Einsetzen des Syndrom Mauriac später. Es konnte in einem Fall *in der gleichen Familie ein Syndrom Mauriac und eine Glykogenose bei verschiedenen Familienangehörigen* beobachtet werden. Die Krankheitserscheinungen des Syndrom Mauriac bildeten sich zurück, wenn die Kinder streng mit Insulin und Diät behandelt wurden. Das Syndrom Mauriac ist ihrer Ansicht nach nicht durch Insulin hervorgerufen, sondern durch mangelhafte Diabetesbehandlung. —

UHRY, DUCAS und ZAMBROWSKY berichteten 1950 über 3 Fälle.

Der 1. Fall ist derjenige, den NOBECOURT und Mitarbeiter 1936 schon mitgeteilt hatten und den die Autoren weiterverfolgen konnten (S. 400/401).

2. Fall: Bei einem Kleinkind (Mädchen) trat nach einer Traubenzuckerinjektion ein Koma auf. Trotz Insulin und strenger Diät blieb der Diabetes labil mit *häufigen Hypoglykämie-Anfällen* und *Wachstumsverzögerung*. Mit 7 Jahren bekam das Kind im Verlaufe einer Bronchopneumonie 2mal komatöse Zustände, aus denen es mit Insulin wieder herausgebracht werden konnte. Während dieser ganzen Zeit, wobei der Diabetes *bald insulinüberempfindlich, bald insulinresistent* war, konnte eine *fortlaufende Vergrößerung des Bauches* festgestellt werden, mit leichtem *Kollateralkreislauf*. Die Ursache war eine *Hepatomegalie*. Es machte sich ein gut proportionierter *Zwergwuchs* bemerkbar; im Alter von *14 Jahren* war die *Pubertät noch nicht eingetreten*. Es bestand eine Hepatomegalie ohne Ascites und Milzvergrößerung und *ohne Fettinfiltration*; dazu konnte man eine leichte *Schilddrüsenunterfunktion* bemerken.

3. Fall: *Im Alter von 8 Jahren* (1939) wurde bei einem Mädchen ein Diabetes festgestellt. Man versuchte nach leicht erfolgter Einstellung des Diabetes das Alt-Insulin gegen Depot-Insulin auszutauschen, aber ohne Erfolg. Der Diabetes blieb instabil und es wurden *häufige hypoglykämische* und *6 komatöse Anfälle* beobachtet. Mit *16 Jahren* wog das Mädchen 32 kg und war 132 cm groß (normal 45 kg und 153 cm). Gleichzeitig bemerkte man eine *Verzögerung der sexuellen Entwicklung* und eine *Hepatomegalie ohne Ascites*. Die Intelligenz war normal entwickelt. Das *Gefühlsleben* entsprach demjenigen *jüngerer Kinder*. —

Die letzte Mitteilung eines Falles ist, außer den beiden eigenen, diejenige von H. SCHÄFER-Berlin (1951):

Bei einem *6jährigen Mädchen* wurde ein Diabetes mellitus festgestellt. In der Familie kein Diabetes. Bis zum 5. Lebensjahr normale körperlich-geistige Entwicklung. Plötzlich mußte das Kind viel trinken und näßte ein. Hierbei wurde der Diabetes diagnostiziert. Einstellung in der Kinderklinik mit 12 Einheiten Altinsulin täglich. Das *Wachstum blieb nun stark zurück*. Ein Jahr später wieder Krankenhausaufnahme wegen eines hypoglykämischen Schocks. Kind hatte vorher 15 + 15 Einheiten Protamin-Zink-Insulin erhalten. Aufnahmegewicht 16,5 kg (Soll 21,6 kg), Länge 101 cm (Soll 117 cm). Bauchumfang 53 cm. Abdomen im Thoraxniveau, *Leber und Milz nicht tastbar* vergrößert. Aceton negativ. Nach Beseitigung des hypoglykämischen Zustandes Einstellung auf täglich 10 + 12 Einheiten Depot-Insulin. Im 8. Lebensjahr bemerkte die Mutter *starke Zunahme des Leibesumfanges*. Zeitweilig *starke Schmerzen im rechten Oberbauch*. *Geistige Leistungen gut*. Insulinmenge schwankte zwischen 5 und 20 Einheiten Altinsulin täglich. Kind neigte zu *Schockzuständen*, die mit Zuckergaben behoben wurden. Mit 12 Jahren wieder Krankenhausaufnahme im

Koma. Nach 50 Einheiten Altinsulin Abklingen des Zustandes. Nach schwieriger Umstellung erfolgte Behandlung mit Depot-Insulin. Körpergröße jetzt 103 cm (Soll 140 cm), Gewicht 16,0 kg (Soll 33,0 kg). Die *Leber überragte den Rippenbogen um 4 Querfinger* und zeigte auch nach Beseitigung des Komas nur geringe Verkleinerung. Im folgenden Jahr wurden täglich morgens 20 Einheiten, abends 10 Einheiten Protamin-Zink-Insulin gespritzt.

1950 stationäre Aufnahme in der Kinderklinik der Charité Berlin. Befund: 13jähriges Mädchen, Länge 109 cm (Soll 145 cm), Gewicht 22,9 kg (Soll 36,3 kg). *Adipöses Kind mit Anhäufung des Fettes am Stamm. Vollmondgesicht.* Stark vorgewölbter Leib *(Leibesumfang 68 cm).* Leber *bis 4 Querfinger unterhalb des Rippenbogens* verbreitert (in Medioclavicularlinie 10 cm unter dem Rippenbogen und 13 cm unterhalb des Processus ensiformis). Die Leber hatte einen plumpen Rand, reichte bis weit in den linken Oberbauch und wies eine glatte Oberfläche auf. Deutlich *vermehrte Venenzeichnung am Oberbauch.* Noch *keine Entwicklung der sekundären Geschlechtsmerkmale.* Milz nicht palpabel. Geistige Entwicklung altersentsprechend.

RR 110/70. WaR. und Nebenreaktionen negativ. *Cholesterin* 392 mg-%. Die speziellen Untersuchungen der Lipoidfraktionen, allerdings erst nach Normalisierung des Stoffwechsels, ergaben: Gesamtfett 1175 mg-%, freies Cholesterin 48 mg-%, Estercholesterin 107 mg-%, Lipoidphosphor 8,2 mg-%, Phosphatide 206 mg-%, Neutralfett 731 mg-%. Die anfängliche Hypercholesterinämie zeigte im Verlaufe der Behandlung langsamen Rückgang: 280 — 248 — 208 mg-%. Der Keplertest weist mit seinem Index von 4,4 auf eine Nebennieren-Insuffizienz hin. Blutzucker bei Aufnahme 445 mg-%, bei Entlassung 341 mg-%. Den von HOUET angegebenen initialen Blutzuckeranstieg nach i.v. Insulingabe konnte Verfasser 2mal bestätigen. Grundumsatz + 24.

Röntgenaufnahmen des Skelets zeigten *deutliche Osteoporose,* normale Sellakonfiguration, *10 Handwurzelkerne statt 11.*

Laparaskopie: Leber erheblich vergrößert, rechte vordere Kante handbreit unter dem Rippenbogen, in der Mittellinie bis Nabelhöhe. Oberfläche glatt und spiegelnd, Farbe gleichmäßig gelbrot-bräunlich. Keine Kapseltrübung. — *Histologischer Leberbefund nach Leberpunktion:* 8 mm langer Gewebszylinder aus dem linken Leberlappen ausgestanzt. Farbe weißlich-gelblich. Konsistenz der Leber prall elastisch. Milz nicht vergrößert. *Sehr reichliche,* vorwiegend feintropfige *Lipoidablagerung nahezu in allen Leberzellen,* die damit vollgestopft erscheinen, stellenweise zusammenfließend zu größeren Tropfen. Im ganzen *mehr das Bild einer Speicherkrankheit* als einer degenerativen Verfettung im üblichen Sinne.— GLISSONsche Scheide nicht verbreitert, auch nicht entzündlich infiltriert. Stellenweise Dissoziation des Lebergewebes. Fettfärbung: *sehr reichlich feintropfiges Lipoid in den Leberzellen,* die vielfach vollgestopft mit ihm erscheinen. Die KUPFFERschen Zellen sind im großen und ganzen frei von fettigen Substanzen. Bei der Anwendung der Nilblau-Sulfatfärbung ergibt sich, daß es sich in der Hauptsache nicht um Neutralfette, sondern um *Lipoide im engeren Sinne* handelt. Das Lebergewebe ist im ganzen etwas in seinem Gefüge gelockert. In der GLISSONschen Scheide, die nicht verbreitert ist, vereinzelt kleine Lymphocyteninfiltrate. Die Kerne der Leberzellen sind gut erhalten. Bei Anwendung von Versilberungsmethoden zeigt sich, daß das feine Reticulum im wesentlichen intakt ist. Abschließend läßt sich sagen, daß es sich *nicht um einen Degenerationsvorgang, sondern um einen Speicherungsvorgang handelt,* bei dem *lipoide Substanzen in meist feintropfiger Form in den Leberzellen abgelagert sind.*

Verlauf: Die *Einstellung des Diabetes* bereitete *Schwierigkeiten.* Urinzuckerausscheidung täglich anfangs 40 g, schwankte im Verlauf sehr. Bei Entlassung 10 g Urinzucker täglich. Insulin 28 und 8 Einheiten. *Aceton mehrfach positiv.* Ernährung: relativ freie Kost; Kohlenhydrate: Fett: Eiweiß im Verhältnis 3 : 1 : 1. Therapie: Außer Insulin Thyreoidin und Präloban. Es konnte keine Besserung erzielt werden. *Hepatomegalie und Kleinwuchs blieben.*

H. SCHÄFER betont, daß die Symptome Beziehungen zum Hypophysen-Zwischenhirn-System aufweisen. Die Störung des Hypophysen-Zwischenhirns ziehe andere Funktionsausfälle nach sich. —

Schließlich wurde noch je ein Fall beschrieben von KAISER (1947), von ENGELS (1947) aus Skandinavien, von VIGNOLI LUTATI aus Italien und von HAVRANEK (Tschechoslowakei). Die Fälle waren mir weder im Original noch im Referat zugänglich. —

MOURIQUAND und CHARLEUX beschrieben 1936 *zwei fragliche Fälle* mit tödlichem Ausgang. Es bestand *Lebervergrößerung,* dann Milztumor und schließlich ante exitum Ascites mit Kollateralkreislauf. Eine Obduktion fand nicht statt. In einem *dritten Fall* ergab erst die Sektion „eine weitgehende Degeneration der Leberzellen". Es ist sehr fraglich, ob diese Fälle echte Syndrom Mauriac-Patienten waren, da Milzvergrößerung und Ascites nicht zum Symptomenbild gehören; eine eingehende Beschreibung über die Fälle liegt nicht vor; der Vollständigkeit halber werden sie hier erwähnt[1].

4. Beitrag zu dem Krankheitsbild durch 2 eigene Fälle.

Wir selbst wurden im Jahre 1950 auf ein Kind aufmerksam, das uns zur Einstellung eines schweren Diabetes in die Klinik eingewiesen wurde.

Der 1. selbst beobachtete Fall M. B. betraf ein $9^1/_4$jähriges Mädchen (geb. 11. 12. 40). In der Familie des Vaters, der 1944 gefallen ist, war Diabetes und zwar hatte die Urgroßmutter des Kindes einen Altersdiabetes. Eines ihrer Kinder starb im Kleinkindesalter an Diabetes. Ein weiteres Kind hatte als Erwachsener Diabetes.

Im Alter von *5 Jahren* (Januar 1945) trat bei der Patientin erstmals ein Koma auf, wobei der *Diabetes festgestellt* wurde. Einstellung erfolgte mit Depot-Insulin. In diese Zeit fällt infolge der Kriegsereignisse die Flucht der Mutter und des Kindes aus Danzig, wo sie ansässig waren. Das Kind hatte immer heftigen Durst, war müde und ablehnend. Die Behandlung konnte nur sehr unregelmäßig mit verschiedensten Insulin-Sorten durchgeführt werden. Auch die Diät konnte begreiflicherweise nicht eingehalten werden. Im März 1945, also 2 Monate später, als sich Mutter und Kind noch auf der Flucht befanden, wurden täglich 20 Einheiten Insulin gespritzt. Es kam zu *schweren hypoglykämischen Zuständen*, da das Kind nicht genügend zu essen hatte. Auf dem Schiff machte das Kind Masern, Scharlach mit Mittelohreiterung und schließlich Keuchhusten durch. Zum Skelet abgemagert kam die Kleine in Dänemark an. Dort wurde sie von einem Arzt mit Insulin-Novo 3mal täglich gespritzt und erhielt eine gemischte Kost. Sie erholte sich dabei zusehends. Im Juli 1945 ($5^1/_2$ Jahre alt) kam das Kind in Deutschland in ein Krankenhaus, wegen eines *besonders schweren hypoglykämischen Anfalls mit Krämpfen*. Dort lag es ein Vierteljahr, nahm neuerdings stark ab und machte einen *Ikterus* durch. Nach Entlassung behandelte die Mutter mit Depot-Insulin weiter. *Seit dieser Zeit* etwa fiel der Mutter

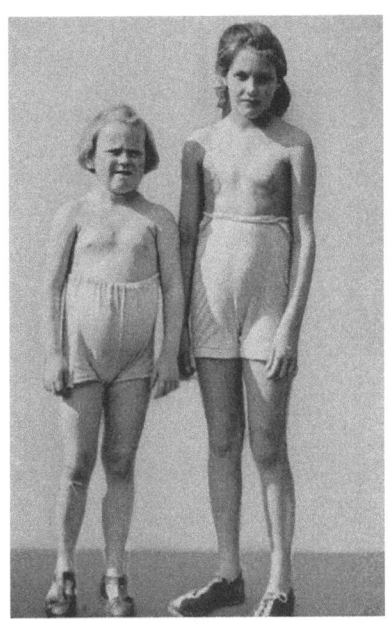

Abb. 6. Kind M. B. mit Syndrom Mauriac neben gleichaltrigem Mädchen. (Eigener Fall Nr. 1). Deutlich sichtbar: Minderwuchs, Vollmondgesicht, dicker Bauch, schlanke Extremitäten.

auf, daß der *Leib immer größer* wurde. Im November 1946, im Alter von 6 Jahren, trat nach einer Halsentzündung ein Koma auf, weshalb das Kind wieder in ein Krankenhaus kam und dort mit 2×50 Einheiten Altinsulin behandelt wurde. Im Alter von 7 Jahren (1947) stellte ein behandelnder Arzt den *großen Leibumfang* fest und riet der Mutter, daß eine Klärung des Krankheitsbildes in einer Klinik erfolgen müsse. Dies unterblieb jedoch.

Die Insulinbehandlung durch die Mutter erfolgte im allgemeinen schätzungsweise, je nach Ausfall der Zuckerprobe. Am meisten fürchtete die Mutter die hypoglykämischen Zustände, die besonders häufig waren, manchmal sogar mit Krämpfen.

In den folgenden Jahren wurde die Diabetes-Kontrolle durch die häuslichen Verhältnisse erschwert, da die Mutter arbeiten mußte und früh 6 Uhr schon die Wohnung verließ. Tagsüber war nur die Großmutter des Kindes zu Hause, die die Einspritzungen nicht vornehmen wollte. So machte die Mutter die Frühinjektion um $^1/_2$6 Uhr vor ihrer Abfahrt an die Arbeitsstelle und die zweite Injektion abends nach ihrer Rückkehr um 19 Uhr. Durch diese unglückliche Einteilungsweise traten oft *hypoglykämische Zustände* auf, in leichter Form fast täglich, wenn das Kind frühmorgens kein Frühstück einnahm. Nachmittags wurde das Kind in der Schule müde, apathisch, weinerlich und mißmutig. Häufig bestanden *heftige Bauchschmerzen*.

Bei der Aufnahme in die Klinik am 11. 4. 1950 erhoben wir folgenden *Befund:*

Das $9^1/_4$jährige Mädchen ist 118 cm groß (Größe eines $7^1/_2$jährigen) und wiegt 21,5 kg (Gewicht eines $7^1/_2$jährigen). Der *Minderwuchs* wird auf Abb. 6 deutlich, wo die Patientin

---

[1] *Nachtrag bei der Korrektur:* Kürzlich berichtete HUNGERLAND auf der Tagung der Südwestdeutschen Kinderärzte 1952 (Stuttgart) über einen weiteren Fall, ein 3jähr. Kind mit Syndrom Mauriac; ferner W. FALK über einen Fall in Österreich. Z. Kinderheilk. 7, 355 (1952).

neben einem gleichaltrigen Mädchen steht. Das Kind hat ein pausbackiges, rundes gerötetes Gesicht *(Vollmondgesicht)* und einen *stark vorgetriebenen Bauch* (Umfang 70 cm) (Abb. 7). Die *Leber* reicht *fast bis zum Nabel,* die Oberfläche ist glatt, scharfrandig, nicht druckschmerzhaft, der linke Leberlappen ist im linken Hypogastrium tastbar. Die Milz ist nicht vergrößert, kein Ascites. Das Kind klagt über *Bauchbeschwerden.* In der *Bauchhaut* treten *Venektasien* deutlich hervor. Auffallend ist die *Fettverteilung:* Außer an den *Backen* findet sich eine Fettschicht am *Nacken,* an der *Brust,* den *Bauchdecken* und am *mons pubis.* Die Extremitäten sind zierlich und mager. Das runde Gesicht und der dicke Bauch täuschen bei dem bekleideten Kind eine Körperfülle vor, die in der Tat nicht besteht. Am Gesäß ist beidseits oberhalb des tuber ischii eine Schwellung und Rötung der Haut mit zahlreichen Stichstellen. Hier wurden daheim die Insulininjektionen vorgenommen.

Mundhöhle und Zähne o. B. Parotis und Schilddrüse normal. Herz, Lunge o. B. *Röntgenologisch* am Skeletsystem eine *mäßige Osteoporose.* Handwurzelkerne normal. — RR 120/80.

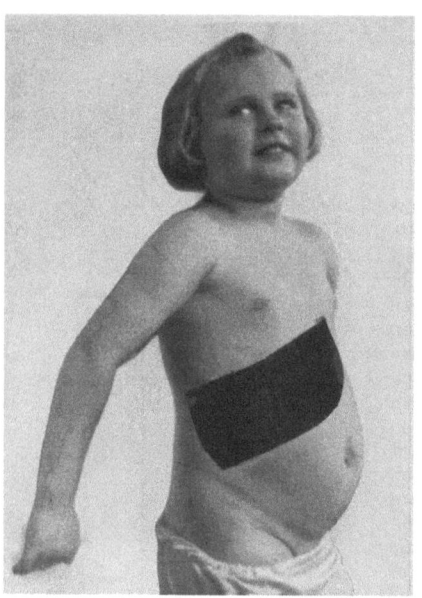 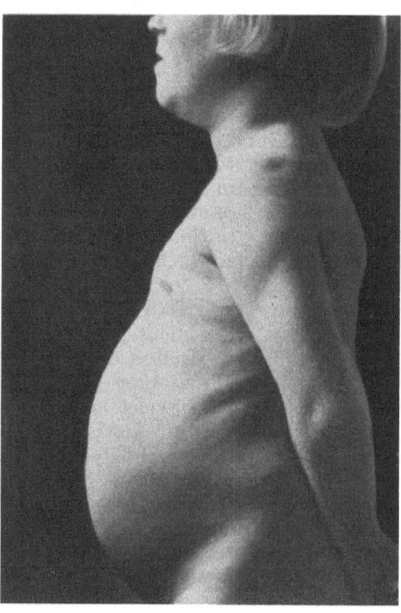

Abb. 7. Kind M. B. mit Syndrom Mauriac, von vorne und von der Seite. Deutlich sichtbar: dicker Bauch durch Hepatomegalie, Kollateralkreislauf am Bauch; Pausbacken. (Fall Nr. 1 von WINDORFER.)

— Wassermann-Reaktion negativ. Mantoux 1:1000 positiv. — Takata Ara negativ. GROSSsche Probe positiv. Serumbilirubin mit 1,1 mg-% nach CRECELIUS-SEIFFERT noch normal. — Es besteht eine leichte sekundäre Anämie von 75% Hb.

Eigenartig ist das *psychische Verhalten:* Das Mädchen ist ausgesprochen *kindisch,* sehr unruhig und zappelig, geniert sich bei der Untersuchung. Die *Intelligenz* ist *normal;* allerdings hat die Kleine Schwierigkeiten, in der Schule zu folgen; dies dürfte aber mehr durch häufiges Fehlen, körperliche Müdigkeit und damit herabgesetzte Aufmerksamkeitsmöglichkeit zurückzuführen sein. Es zeigt sich eine große *psychische Empfindlichkeit;* sie bevorzugt jüngere Spielgefährten, da sie sich Gleichaltrigen gegenüber unterlegen fühlt. Auch der Mutter ist das *kindische* und *naive Benehmen* daheim aufgefallen.

Biochemische Befunde: Im Urin ist 3,4% Zucker, *Aceton stark positiv.* Nüchtern-Blutzucker 108 mg-%. Die Patientin befindet sich in einem *präkomatösen Zustand* mit Mattigkeit und Apathie. Die Einstellung des Diabetes gelingt nach Beseitigung der Ketonurie durch einen Hafertag mit 3mal 15 Einheiten Altinsulin. Nach 2½ Wochen konnten wir auf Di-Insulin-Novo übergehen (früh 25 Einheiten, abends 20 Einheiten bei gemischter Kost). Der Nüchtern-Blutzucker schwankte in den ersten Tagen stark zwischen 190 und 720 mg-%; die tägliche Harnzuckermenge zwischen 35 und 95 g. Allmählich balancierten sich die Werte aus, so daß der Blutzucker zwischen 300—400 mg-% und die Tagesurinzuckermenge zwischen 13 und 45 g blieb. Das Kind erholte sich zusehends, anfangs bestanden noch Leibschmerzen. Die Kleine hatte einen *Heißhunger.* Sie nahm *in 3 Wochen um 3,7 kg an Gewicht zu.* Nach 5 Wochen war dieser Heißhunger gestillt, sie aß dann normal. Eine interkurrente Angina bedingte sogleich eine zweitägige Acetonurie. Die *Blutzucker-Tageskurve* (Abb. 8) ergab einen Nüchtern-wert von 400 mg-%, der nach 25 Einheiten Di-Insulin-Novo nach anfänglicher Steigerung bis 420 mg-% auf 140 mg-% absank und 10 Std. nach Insulingabe bis 425 mg-% anstieg. Die *Zuckerbelastungsprobe* (Abb. 9) mit 50 g Traubenzucker zeigte einen Blutzuckeranstieg von 375 mg-% bis 720 mg-%, danach ein geringes Absinken innerhalb von 2 Std. bis 620 mg-% (Plateaubildung) und dann ein rasches Absinken bis 380 mg-%. Mittags nach 12 Uhr und abends wurden je 20 Einheiten Di-Insulin-Novo gegeben. Da das Kind keinen Appetit hatte und sehr wenig aß, kam es nachts zu einem *schweren hypoglykämischen Schock* mit Krämpfen und lautem Schreien.

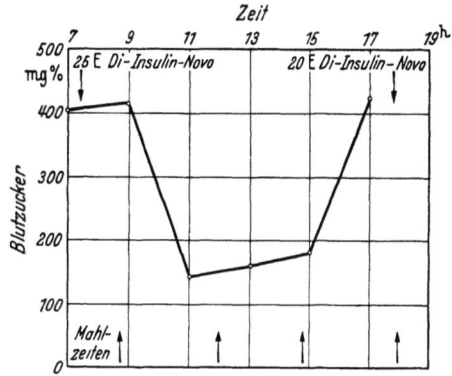

Abb. 8. Tagesblutzuckerkurve: Hoher Ausgangswert und starke Schwankung (15. 6. 50.)

Nach 8 Wochen Behandlung ist eine *deutliche Verkleinerung der Leber* festzustellen; sie überragt den Rippenbogen nur noch um $2^1/_2$ Querfinger. Das Abdomen hat sich verkleinert, der linke Leberlappen zusückgebildet. Das Kind ist sehr munter und ausgelassen, spielt viel im Garten. Vor der Entlassung, 11 Wochen nach Aufnahme, werden die Insulin-Injektionen so durchgeführt, wie sie zu Hause gegeben werden, früh $^1/_2$6 Uhr und abends 18 Uhr, 28 Einheiten und 20 Einheiten Di-Insulin-Novo. Die Tageszuckerausscheidung beträgt 10 g bis 25 g; das Hämoglobin 82%, Bauchumfang 67 cm. Die Venenzeichnung tritt nicht mehr deutlich hervor.

Drei Monate nach Entlassung (Oktober 1950) wird das Kind zur *Kontrolle* gebracht *(2. Untersuchung)*. Die Mutter hat die Insulinmenge daheim reduziert und wöchentlich einen Hafertag gemacht, da in der Schule und nachts *hypoglykämische Anfälle* auftraten. Kind hat dabei erbrochen und gekrampft. Das Mädchen ist in diesen 3 Monaten nicht gewachsen, hat aber um 2 kg an Gewicht zugenommen. Das Abdomen ist wie bei der Entlassung. Blutzucker-Tageskurve zwischen 420 mg-% und 156 mg-%. Aceton negativ. Größe 118 cm (— 12 cm), Gewicht 27,3 kg (— 1,1 kg). Insulin: 24 und 16 Einheiten Di-Insulin-Novo täglich.

Die *3. Untersuchung* ist 9 Monate nach der 1. Aufnahme (Januar 1951) (Abb. 10). Das Kind ist jetzt 10 Jahre alt, sehr frisch und munter. Der Bauch ist nicht mehr stark vorspringend, die Leber überragt den Rippenbogen um $1^1/_2$ Querfinger. *Bauchumfang 65 cm*, keine auffallende Bauchvenenzeichnung. Seit der ersten Untersuchung ist das Kind um *5 cm gewachsen* und hat insgesamt *6 kg* an Gewicht *zugenommen*. Größe 123 cm.

RR 115/80. Senkung 12/30 mm. Hb 80%. Leberfunktionsproben normal. Serumbilirubin nach CRECELIUS-SEIFFERT 1 mg-%, normal. Glykogen in Glucose umgewandelt 37 mg-% (bis 20 mg-% normal). Blutdiastase im Serum 32 Einheiten (normal). *Blutcholesterin* 185,5 mg-% (normal). Blutcalcium 9,29 mg-%. Rest-Stickstoff 23 mg-%. Urinzucker 3,2%. *Aceton positiv.* Der Blutzucker schwankte während der Beobachtung zwischen 140 und 340 mg-%. Tages-urinzuckerausscheidung 7—24 g. — Die *Tages-blutzuckerkurve* (Abb. 11) zeigt jetzt ein gut aus-

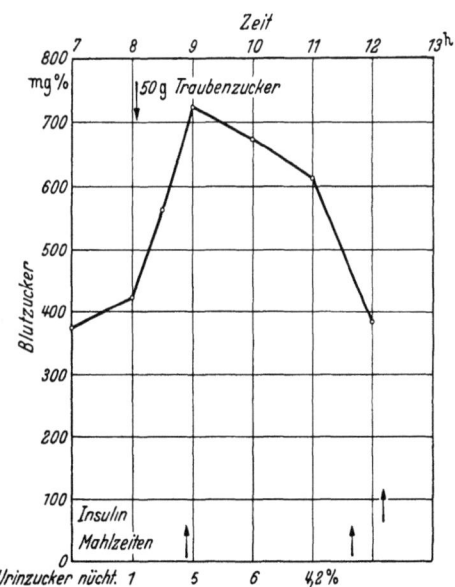

Abb. 9. Zuckerbelastungskurve (20. 6. 50) mit 50 g Traubenzucker. Steiler Anstieg, „Plateaubildung", dann rasches Absinken. In der folgenden Nacht hypoglykämischer Schock mit Krämpfen.

geglichenes Bild mit Werten von 150—340 mg-%. Die *Belastung mit Traubenzucker* (Abb. 12) wurde diesmal besonders vorsichtig mit 2mal 10 g Traubenzucker durchgeführt. Es ergab sich nach anfänglich geringem Abfall ein Blutzuckeranstieg von 119 bis 187 mg-%, mit einem Plateau, dann ein allmähliches Absinken bis zu einem hypoglykämischen Wert von 45 mg-%. Urinzucker ab 12 Uhr mittags negativ. Am nächsten und übernächsten Tag trat *Aceton* im Urin auf. 40 Einheiten Di-Insulin-Novo auf 2mal täglich verteilt.

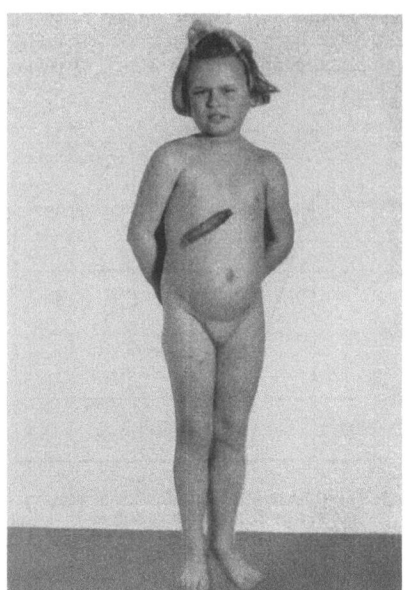

Abb. 10. Kind M. B. 10 J. alt, 9 Monate nach Behandlungsbeginn: Bauch wesentlich verkleinert, Kollateralkreislauf nicht mehr vorhanden, Gewichtszunahme 6 kg, Größenzunahme 5 cm.

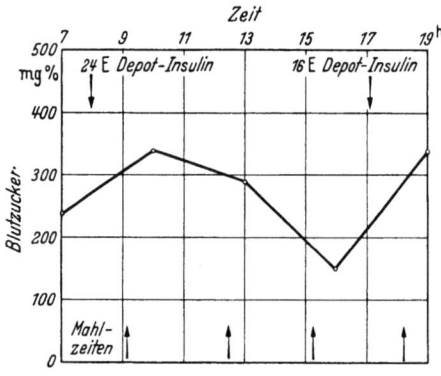

Abb. 11. Zweite Tagesblutzuckerkurve (3.1.51); 7 Monate nach der ersten: niedrigerer Ausgangswert und geringere Schwankung trotz weniger Insulin. Deutliche Besserung der Befunde.

Das *psychische Verhalten* des Kindes hat sich gebessert. Das kindische Benehmen steht nicht mehr so im Vordergrund.

4. Aufnahme zur Kontrolle — März 1951:

Die Mutter hat *häufig Aceton* im Urin festgestellt. Ein echter hypoglykämischer Anfall sei seit letzter Kontrolle nicht mehr aufgetreten, jedoch öfter Müdigkeit, Reizbarkeit. Auch hat Kind wieder öfter über *Leibschmerzen* im rechten Oberbauch, besonders beim Laufen, geklagt. Insulin daheim früh 7 Uhr 20 Einheiten, abends 18 Uhr 16 Einheiten Di-Insulin-Novo. Geht in die Schule, kommt aber nur mäßig mit.

Befunde: Blutzucker bei Aufnahme 569 mg-%. Nüchtern-Blutzucker schwankt zwischen 136 mg-% und 249 mg-%. Urinzucker 38,8 g am ersten Tag, fällt auf 17,6 g nach 3 Tagen. Blutzucker-Tageskurve in zweistündigem Abstand: 182 — 260 — 284 — 329 — 290 — 236 — 143 mg-%. Dazwischen liegen die drei normalen Mahlzeiten. Adrenalinbelastung mit 0,3 cm³: Blutzucker steigt von 250 bis 290 mg-%; RR von 120/90 bis 125/95 nach 3 und 5 min. Nach Adrenalinbelastung 2 × *Aceton im Urin* positiv! Blutcholesterin 256,08 mg-% (erhöht). Senkung: 14/28 mm. Blutbild: Hb 80%; Leuko 5950, Lympho 45%, Eos 11%. Größe 125 cm *(2 cm gewachsen)*, Gewicht 28,3 kg. Bauchumfang 68,5 cm. Brustumfang 66 cm. Temperatur und Puls normal.

Lokalisierte Fettverteilung wie beschrieben. Capillarerweiterung an den Wangen. Bauchvenen deutlich sichtbar, aber nicht mehr auffallend erweitert. *Bauchdecken adipös.* Leber überragt um 2 Querfinger den Rippenbogen, im Hypogastrium noch tastbar, Mittellinie wird nicht überschritten. Kind erhält 20 und 16 Einheiten Di-Insulin-Novo.

5. Aufnahme: (Juli 1951). Patientin hatte daheim stärkeren Durst und öfter Übelkeit. Blutzuckerschwankungen 180 mg-%—600 mg-%. Cholesterin 296 mg-% (erhöht). Glykogen umgewandelt in Glucose 6,6 bzw. 8,0 mg-% (normal), Calcium 9,2 mg-%. Bauchumfang 69 cm. *Leber 2 Querfinger unter dem Rippenbogen.* Leberproben normal. Größe 128 cm *(3 cm gewachsen)*, Gewicht 28,2 kg. Insulin: 20 und 20 Einheiten Di-Insulin-Novo. Rest-Stickstoff 38 mg-%. Die Tagesblutzuckerkurven ergeben immer noch starke Schwankungen (am 26. 7. 51: 602 (nüchtern) — 175 — 470; am 1. 8. 51: 180 — 85 — 230 — 75 — 296 mg-%; am 15. 8. 51: 180 — 235 — 175 — 294 —

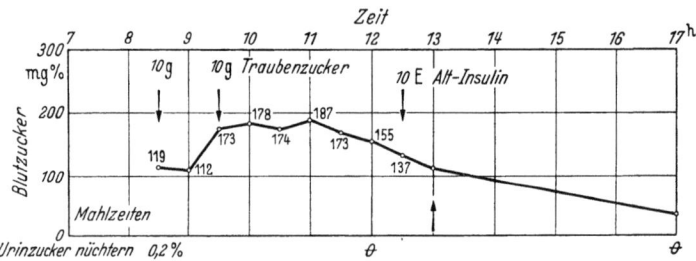

Abb. 12. Zuckerbelastungskurve (4.1.51), 7 Monate nach der ersten: mit nur 2 × 10 g Traubenzucker. Niedrigerer Ausgangswert, geringerer Anstieg, Plateaubildung, Staueffekt, langsames Absinken mit folgender Hypoglykämie ohne klinische Symptome.

175 — 210 — 95 — 140 mg-%). Deshalb wird auf Depot-Insulin Höchst umgestellt. Nach Adrenalinbelastung mit 0,5 mg subcutan zunächst Abfall von 260 auf 245 und Anstieg auf 315, dabei Blutdruck: 115/75 — 100/75 — 120/70 — 115/75.

6. *Aufnahme* im April 1952: Das Mädchen ist ausgesprochen *grazil* und *schlank*. Bauch normal, Umfang 64,5 cm, Leber knapp unter dem Rippenbogen tastbar. Keine Bauchvenenerweiterung, keine Fettansammlung mehr im Gesicht, an Brust und Bauch. Alter $11^4/_{12}$ Jahre. Größe 133 cm (— 5 cm), Gewicht 28,8 kg (— 3,7 kg) (Abb. 13).

Nüchtern-Blutzuckerwerte: 480 — 340 — 180 — 555 — 344 — 308 — 262 — 178 mg-%; Urinzucker pro Tag: 15—50 g; Aceton negativ. Zweimalige Blutzucker-Tageskurven ergeben eine ausgezeichnete *gleichmäßige Stoffwechsellage:* 1. 262 — 262 — 306 — 300 — 266 — 178 mg-%; 2. 480 — 482 — 464 — 460 — 440 — 384 mg-%.

Das Kind erhält 30 und 14 Einheiten Depot-Insulin Höchst und ist subjektiv und objektiv sehr wohl. Das psychische Verhalten des Kindes ist jetzt vollkommen normal. Der Diabetes gut eingestellt. Die *körperliche Entwicklung des Kindes im Verlauf der zweijährigen Beobachtungszeit wurde zur Veranschaulichung durch Somatogramme festgehalten* (Abb. 14 [1]). Es zeigt sich zunächst eine Zunahme des Gewichtes, der im weiteren Verlauf die Größenzunahme folgt. So hat die Patientin den Wachstumsrückstand von 2 Jahren jetzt bis auf 1 Jahr aufgeholt. Dasselbe gilt für den Gewichtsrückstand. Somatogramme und Photos veranschaulichen so am besten die fortschreitende Besserung des Krankheitsbildes mit Rückbildung der Mauriac-Symptome.

Zusammenfassend handelt es sich bei dem Mädchen, das im Alter von $9^1/_4$ bis 11 Jahren beobachtet werden konnte, um ein typisches Syndrom nach MAURIAC bei bereits seit 6 Jahren bestehendem Diabetes. Die charakteristischen Symptome haben sich allmählich entwickelt, während das Kind ganz ungenügend behandelt und unzureichend ernährt wurde: Minderwuchs, Hepatomegalie, dicker Bauch mit Kollateralkreislauf der Bauchhaut, Vollmondgesicht und spezifisch verteilte Fettansammlung, Infantilismus mit kindischem Benehmen aber normaler Intelligenz. Der Diabetes ist schwer und schwer einstellbar, wobei besonders die häufigen hypoglykämischen Zustände Schwierigkeiten bereiten. Unter der Einstellung mit Di-Insulin-Novo, später Depot-Insulin Höchst bessert sich die Stoffwechsellage, es bildet sich die Hepatomegalie und Fettansammlung zurück, das Kind wächst in 2 Jahren um 15 cm und nimmt 7,2 kg an Gewicht zu. Die charakteristischen Symptome des Mauriac-Syndroms sind völlig zurückgebildet, der Diabetes noch schwankend, jedoch zufriedenstellend ausgeglichen.

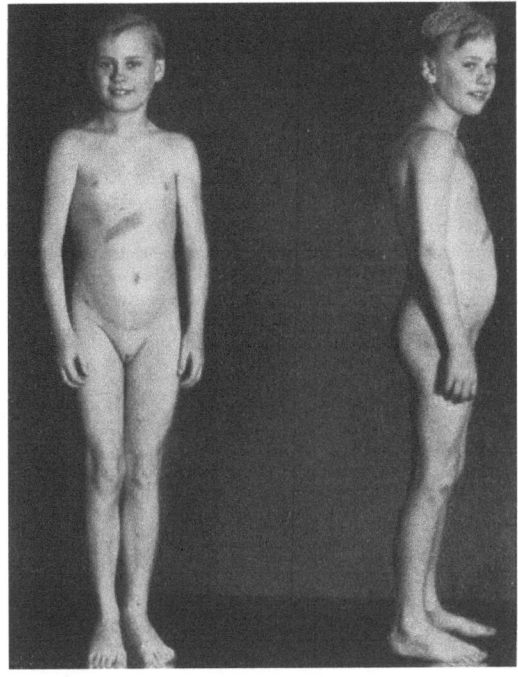

Abb. 13. Kind M. B. nach Abheilung des Syndrom Mauriac. Alter $11^1/_4$ J. Gewicht eines 10jähr. (Vergl. dazu Abb. 6 und 7.)

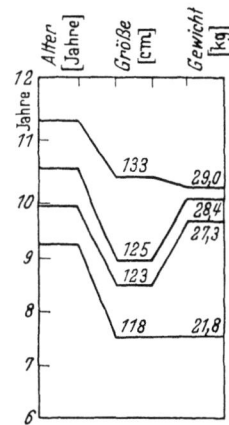

Abb. 14. Die körperliche Entwicklung des Kindes M. B. (Mädchen) mit Syndrom Mauriac an Hand von *Somatogrammen* dargestellt. Beobachtungszeit 2 J. Der Wachstumsrückstand wird mit Besserung der Stoffwechsellage mehr aufgeholt. Vgl. Photos.

---

[1] In den Abbildungen 14, 17 und 19 mußten der Einfachheit halber Normalmaße deutscher Kinder zu Grunde gelegt werden.

2. Fall: 1951 konnten wir einen weiteren Patienten mit charakteristischem Krankheitsbild beobachten:

Der jetzt 15jährige Junge H. R. ist 1937 geboren; Vater im Krieg gefallen; Mutter gesund; 2 Schwestern des Jungen sind gesund. Kein Diabetes in der Familie. Der *Diabetes* wurde bei dem Kind im Alter von *2½ Jahren festgestellt.* Nach 12 Wochen Behandlung in einer Kinderklinik brauchte zu Hause kein Insulin mehr gespritzt zu werden. Offenbar war das Kind nur mit Diät eingestellt. 7 Wochen nach Entlassung kam der Junge wieder in die Kinderklinik und wurde jetzt mit 10 Einheiten Depot-Insulin eingestellt. 6 Jahre sei es dann gut gegangen. 1946 trat eine Verschlechterung ein. Das Kind war sehr müde und hatte an Gewicht abgenommen. Die Einweisung erfolgte wegen drohendem Koma im Februar 1946. Aus den alten Krankenakten ließ sich folgender Befund entnehmen:

Der $8^{10}/_{12}$ Jahre alte Junge ist matt und elend, sehr zart, hat ein spitzes Gesicht, rote Wangen, sehr trockene Haut ohne Fettpolster, tiefe Atmung. Herztöne paukend, Aktion

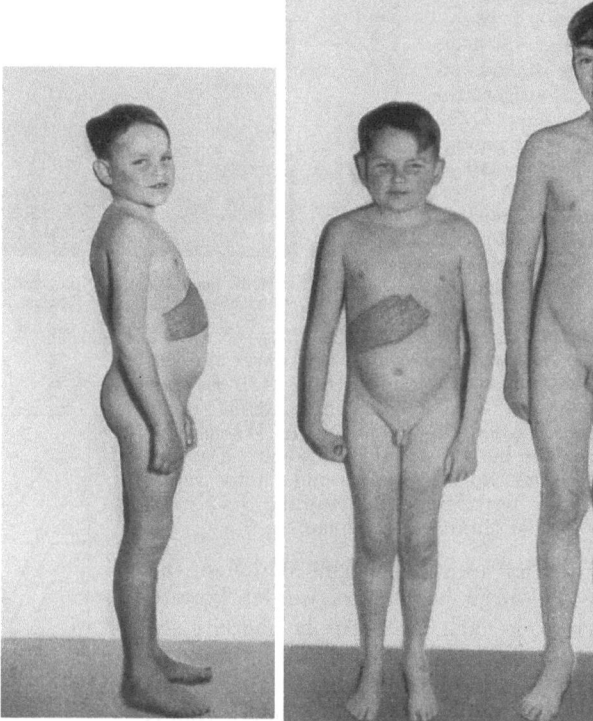

Abb. 15. Kind H. R. mit Syndrom Mauriac (eigener Fall, Nr. 2) 14 J. alt, neben gleichaltrigem Jungen. Patient von der Seite und von vorn. Deutlich sichtbar: Kleinwuchs, Vollmondgesicht, Hepatomegalie, verzögerte Sexualentwicklung, lokalisierte Fettansammlung, schlanke Extremitäten.

langsam. *Leib weich, aufgetrieben.* Kind ist nachts benommen, unruhig und unorientiert und schreit auf. Gewicht 16,8 kg (— 9 kg). Blutbild 3450 Leukocyten (47 Lymphocyten), Erythrocyten 3,8 Millionen. Hämoglobin 80%. Blutdruck 120/80. *Aceton positiv. Acetessigsäure positiv.*

Verlauf: Temperaturen subfebril zwischen 36,7° und 37,8°. Behandlung erst mit 3 × 30 Einheiten, später mit 2 × 30 Einheiten Insulin. Der Blutzucker schwankt zwischen 48 und 560 mg-%. Urinzucker 3—8%. Die *Leber ist handbreit unter dem Rippenbogen* tastbar. In 4 Wochen hat der Junge um 4 kg zugenommen. Blutzuckerwerte zwischen 290 und 600 mg-%. 6 Wochen nach Aufnahme ist die Leber unverändert stark vergrößert, nicht druckempfindlich. Ein fieberhafter Infekt verursacht Temperaturen bis 39°. Im Blutbild 8800 Leukocyten mit 44% Lymphocyten. Bauchumfang 63,5 cm. Gewicht 20,7 kg (— 6 kg). Mantoux 1:1000 negativ. *Die Leber wird deutlich kleiner,* überragt den Rippenbogen um 3 Querfinger. Der Bauchumfang ist nur noch 59,5 cm. 4 Wochen später ist der Bauchumfang wieder 62 cm, das Gewicht 21,8 kg. Es werden 2 × 40 Einheiten Depot-Insulin gegeben. Es tritt ein Koma auf, das durch Infusionen und Steigerung von Insulin behoben wird. Weitere Gewichtszunahme bis 22,7 kg. Es traten nachts mehrfach *hypoglykämische Zustände* ein, die sich auf Zuckerwasser rasch bessern. Nüchternblutzucker 70 mg-%. Maximaler Blutzucker-Anstieg bis 660 mg-%. Blutdruck 110/75. Der Junge treibt Gymnastik. Im Blutbild 5000 Leukocyten mit 52% Lymphocyten. Durch einen Infekt treten Temperaturen bis 40,2° auf. Im Urin wird *Aceton* stark positiv. Der Blutzucker ist 650 mg-%. In der folgenden Zeit wird *häufig Aceton im Urin* gefunden. Durch den fieberhaften Infekt hat der Junge von 22,4 auf 20 kg abgenommen. — Bei Entlassung nach 7 Monaten (August 1946) wiegt das Kind 22,2 kg, d. i. eine Gewichtszunahme von 3,4 kg, gegenüber dem Altersdurchschnitt ein Rückstand von 5,3 kg und ist 114 cm groß. Die *Leber* überragt den Rippenbogen um 2 Handbreit und *reicht fast bis zum Nabel*. Es besteht keine Milzvergrößerung. Als Behandlung wurde für zu Hause festgelegt: 2 × 20 Einheiten Depot-Insulin bei fettreicher und eiweißreicher Kost, völligem Zuckerentzug und Kohlenhydratbeschränkung. Bei Entlassung kein Aceton. Urinzucker 3—5%. Blutzucker 300—500 mg-%.

Wiederaufnahme am 25. 5. 47 im Alter von 10¹/₁₂ Jahren. Zu Hause ist 2 × 20 Einheiten Insulin täglich gegeben worden. Seit 8 Tagen Verschlechterung des Befindens. Wegen Rippenfellentzündung mit 40,5° Fieber eingewiesen, die klinisch und röntgenologisch bestätigt wird. Es besteht schlechter Allgemeinzustand mit Cyanose und Dyspnoe. Die Haut ist rein, das *Gebiß cariös*. *Abdomen gespannt. Leberrand 2¹/₂ Querfinger unter dem Rippenbogen*, derb, Milz nicht tastbar. Gewicht 19,7 kg (— 10 kg). Blutzucker 450 mg-%. Im Blutbild 10500 Leukocyten mit 25% Lymphocyten, *schwere Anämie* mit 1,88 Millionen Erythrocyten, 38% Hämoglobin. Behandlung mit Eleudron und Pyramidon sowie 2 × 20 Einheiten Depot-Insulin. Nach 10 Tagen ist das Kind abgefiebert. Der Blutzucker schwankt in der Folge zwischen 370 und 510 mg-%. Das Hämaglobin bessert sich auf 50%. Gewicht 20,8 kg. Urinzucker pro Tag 26—87 g. Laufend wurden Hafertage eingeschaltet. 2 Monate nach Aufnahme ist das Gewicht 23 kg. Die Tuberkulinprobe 1:10 negativ. Blutzucker 700 mg-%. Bei Entlassung im Alter von 10³/₁₂ Jahren (Juni 1947) wiegt das Kind 22 kg (— 7 kg) und ist 122 cm groß (— 10 cm). Der *Leib ist aufgetrieben*. Der *untere Leberrand* steht *2 Querfinger oberhalb des Nabels*, ist nicht scharf abgrenzbar. Die geistige Entwicklung ist altersgemäß. 2 × 20 Einheiten Depot-Insulin. Im Urin 28 g Zucker pro Tag.

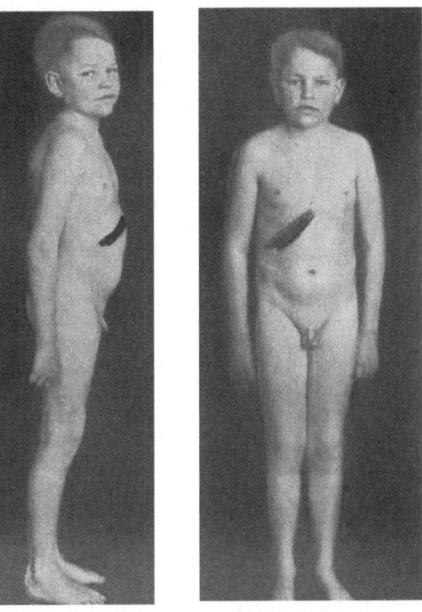

Abb. 16. Kind H. R. mit Syndrom Mauriac. Leber deutlich verkleinert. In 11 Monaten um 5 cm gewachsen, um 6,5 kg zugenommen. (Vgl. hierzu Abb. 15.)

Bei der *Aufnahme am 16. 5. 51* sah ich den Jungen erstmals. Es sei seit 1947 gut gegangen. Kind kommt zur Einstellung und Kontrolle des Diabetes. In letzter Zeit Kopfschmerzen, sonst keine Beschwerden. Kommt in der Schule gut mit. Der Wachstumsrückstand wird deutlich durch die Abb. 15, wo sich der Patient neben einem gleichaltrigen Jungen befindet.

Im Alter von 14¹/₂ Jahren hat der Junge die Größe eines 10jährigen und das Gewicht eines nicht ganz 11jährigen, 132 cm groß (22 cm unter Altersnorm), 29 kg Gewicht (der Größe entsprechend, aber 17,8 kg unter Altersnorm). Der Allgemeinzustand ist dürftig, die Haut rauh. Reflexe normal. *Bauch deutlich vorgetrieben*. *Leber* überragt den *Rippenbogen um 4 cm*, ist nicht druckempfindlich, Rand scharf. Milz nicht tastbar. Kein Ascites.

Im Urin Aceton negativ. Harnzucker-Ausscheidung in den ersten Tagen zwischen 50 bis 70 g. Blutzuckerwerte zwischen 64 und 584 mg-% schwankend. Beginn der Behandlung mit 2 × 20 Einheiten Depot-Insulin (Bayer). Leberfunktionsproben normal. Blutglykogen umgewandelt in Glucose 19,7 mg-% (normal). Serum-Cholesterin 226,9 mg-% (erhöht); Rest-Stickstoff 27 mg-%. Die Blutzucker-Tageskurve zeigt folgende Werte: 150 — 310 — 280 — 490 — 390 — 290 — 320.

Es finden sich im Verlauf *starke Blutzuckerschwankungen zwischen hypo- und hyperglykämischen Werten*. Gelegentlich kommt es zu leichten *hypoglykämischen Erscheinungen* mittags, mit Schweiß und Übelkeit, die nach Zuckergabe verschwinden. Der Blutzucker beträgt dann 77 mg-%. Deshalb wird auf 3 × 15 Einheiten Alt-Insulin umgesetzt. *Bauch-umfang 76 cm.* Nach 2 Wochen kann auf Depot-Insulin (Höchst) 2 × 25 Einheiten über-gegangen werden. Die Röntgenaufnahme des Skelets zeigt eine deutliche *Osteoporose* und *Rückständigkeit der Handwurzelkernentwicklung,* entsprechend einem 10jährigen Jungen. Immer wieder leichte hypoglykämische Zustände. Die Leber wird kleiner (3 cm unter dem Rippen-bogen). — *Größe der Testes:* links 2,1 cm zu 1,2 cm, rechts 1,8 cm zu 1,1 cm. Durchschnitts-größe nach Brock: links 2,8 cm zu 1,4 cm, rechts 2,9 cm zu 1,5 cm. Es besteht somit eine *für das Alter zu geringe Größe der Testes.*

Verlauf: Eine zweite Glykogenbestimmung ergibt 8,4 mg-%. Eine Adrenalinbelastung mit 1 mg subcutan zeigt einen Blutzucker-anstieg von 160 auf 270 mg-%, dann kurze Remission bis 195 mg-% und wieder Anstieg bis 300 mg-%. Leukocyten-Anstieg von 7000 auf 12500. Blutdruckanstieg systolisch von 120 bis 160, diastolisches Absinken von 90 auf 75. Eine *Blutzucker-Hungerkurve* zeigt gerin-ges Ansteigen des Blutzuckers im Hunger (im Gegensatz zum gesun-den Vergleichskind). Der *Bauchumfang* hat um *3 cm abgenommen.* Insulin 20 Einheiten früh und 60 Einheiten abends. Eine *Insulin-belastung* mit 10 Einheiten Alt-Insulin i.v. muß vorzeitig abgebrochen werden, da der Junge *hypoglykämisch* wird. Die Bestimmung des venösen und capillaren Blutzuckers (erweiterter Radoslaw-Versuch) ergibt parallel verlaufende Kurven. In der 2. Stunde liegt der capillare Blutzucker tiefer als der venöse (normal). Bestimmung des *Fermentvermögens des Blutes* gegenüber fremdem Glykogen normal (nach Houet): Blut nach 48 Std. plus Glykogenlösung: 3,4 mg-%. Blut und Glykogenlösung zusammen nach 48 Std.: 12,6 mg-%. Wei-tere Untersuchungen: Takata Ara und Groß negativ, Rest-Stickstoff 27 mg-%. Xanthoprotein 67,9 mg-%. Cholesterin 226,9 mg-% (erhöht), Serum-Bilirubin 0,84 mg-%. Serum-Calcium 9,9 mg-%. Wassermann-Reaktion negativ. Urin: Urobilin, Urobilinogen und Bilirubin negativ. Stuhl: Fett negativ. Trypsin und Lipase positiv. Glykogen im Blut: bei der Aufnahme 19,7 mg-% (normal), bei Besse-rung des Befindens und Rückgang der Lebervergrößerung 8,4 mg-% (normal), bei Entlassung 11,2 mg-% (leicht erhöht). Wasserstoß: 1000 cm³ Aufnahme. Ausscheidung nach 4 Std. 1360, nach 24 Std. 2400 cm³. Spezifisches Gewicht 1008 bis 1028. Augenhintergrund o. B.

Bei Entlassung im Juni 1951 erhält das Kind 20 und 16 Einheiten Depot-Insulin (Bayer) täglich. Der Junge hat sich gut erholt, ist munter. Die *Leber überragt den Rippenbogen noch um 2 Querfinger. Bauchumfang um 5 cm insgesamt abgenommen.* Gewichtszunahme 800 g.

2 Monate später Einlieferung im *hypoglykämischen Schock.* Die Mutter hatte frühmorgens 20 Einheiten Depot-Insulin gegeben, der Junge aber danach nichts gegessen. Er wurde um 11 Uhr bewußtlos und in somnolentem Zustand eingeliefert. Auf Traubenzucker- und Kochsalz-Infusion rasche Erholung. Blutzucker 65 mg-%, Harn-zucker 1,6%, Aceton negativ. Bei Entlassung am gleichen Tage *Leber* jedoch fast *handbreit unter dem Rippenbogen. Bauchumfang 71 cm.* Länge 132 cm.

Kontrolluntersuchung 2 Monate später (am 29. 10. 51): Der Junge ist um *3 cm gewachsen* (135 cm, d. i. 22 cm unter der Norm). Die *Leber* überragt den *Rippenbogen* nur noch *um 2 cm* im Epiga-strium. Der Bauchumfang ist 65 cm; das Gewicht 33,5 kg (14,2 kg unter der Norm). Die tägliche Insulin-Dosis: 20 Einheiten und 16 Einheiten Depot-Insulin (Bayer).

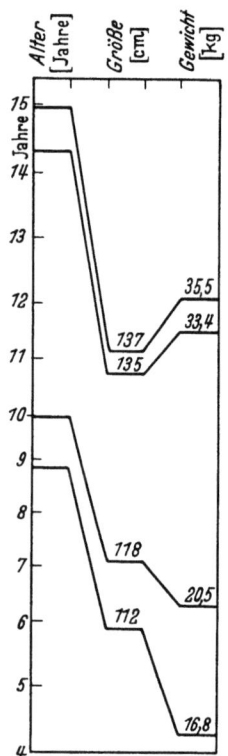

Abb. 17. Die körperliche Entwicklung des Kindes H. R. (Knabe) mit Syn-drom Mauriac an Hand von *Somatogrammen* dar-gestellt. Beobachtungszeit 6 J. Bei langsamer Län-genzunahme bleibt ein erheblicher Wachstums-rückstand. Das Gewichts-defizit wird mehr aufge-holt. Deutliche Besserung in den letzten beiden Jah-ren, bei exakter Einstel-lung und Kontrolle des Diabetes.

Kontrolle am 4. 4. 52: (Abb. 16); jetzt *15 Jahre alt;* Größe 137 cm (2 cm gewachsen in 5 Monaten), *Größe eines 11jährigen,* 23 cm unter der Norm, Gewicht 35,5 kg (Zunahme um 2 kg), Gewicht einem 12jährigen entsprechend, 15 kg unter der Norm; Bauchumfang 70 cm; Leber 1½ Querfinger unter dem Rippenbogen. Keine Geschlechtsentwicklung. Gutes Allgemeinbefinden. Spritzt 20 und 16 Einheiten Depot-Insulin (Bayer).

Zur Veranschaulichung der *körperlichen Entwicklung des Jungen* werden die *Somatogramme aus 4 verschiedenen Altersstufen* nebeneinander gestellt (Abb. 17). Trotz Besserung der Stoffwechsellage und Rückbildung der Lebervergrößerung bleibt der Kleinwuchs und Gewichtsrückstand sehr ausgeprägt. Eine gewisse Tendenz zur Besserung ist jedoch unverkennbar.

Zusammenfassung: Typisches Syndrom Mauriac, das etwa im Alter von $8^1/_2$ Jahren begonnen hat, bei einem jetzt 15jährigen Jungen. Der Diabetes wurde bereits mit $2^1/_2$ Jahren festgestellt. Das Kind war trotz der schweren Stoffwechselstörung nur selten in klinischer Behandlung. Die Diabeteseinstellung war, wie aus alten Krankengeschichten ersichtlich, schwierig. Der Junge blieb im Wachstum zurück. Es entstand eine riesige Leber mit vorstehendem Bauch. Die Geschlechtsentwicklung blieb zurück. Im Laufe von 5 Jahren haben sich die Erscheinungen erheblich zurückgebildet, dabei im letzten Jahr, in dem wir selbst den Jungen einstellen und verfolgen konnten, besonders rasch, jedoch ist die Pubertät noch nicht eingetreten und es besteht noch ein Wachstumsrückstand von 23 cm. Der Junge hat die Größe eines 11jährigen und das Gewicht eines 12jährigen (— 15 kg gegenüber der Norm).

II. Klinik des Krankheitsbildes.

Die hier aufgeführten Krankengeschichten geben einen allgemeinen Überblick über das Krankheitsbild und lassen bereits Variationen in Symptomatologie und Verlauf erkennen. Immer wieder kehren dabei aber die typischen Krankheitszeichen, die die Diagnose ermöglichen. Um zu einer raschen Orientierung und zu einem Vergleich der Symptomenbilder zu kommen, wurde von *39 eingehend beschriebenen Fällen eine Übersicht zusammengestellt,* in der die Symptome einzeln aufgeführt sind. Allerdings sind die früheren Fälle und diejenigen, die nicht im Original erreichbar waren, öfter unvollständig, so daß das Fehlen des Symptoms in der Tabelle noch nicht das Fehlen beim Krankheitsbild bedeutet. Trotzdem gibt die Tafel eine gute Beurteilungsmöglichkeit über die Häufigkeit der Einzelsymptome (Tab. 1).

Zur Erfassung des Krankheitsbildes müssen wir uns zunächst mit den *einzelnen Symptomen* auseinandersetzen.

1. Symptomatologie und Diagnose.

Im Mittelpunkt stehen die *3 Kardinalsymptome: Diabetes* im Kindes- oder Jugendalter, *Hepatomegalie* und *Minderwuchs.*

1. Der **Diabetes** dieser Kranken *beginnt meist in früher Kindheit.* Eine *Aufstellung nach dem Alter,* in welchem der Diabetes bei 39 Kranken eingesetzt hat,

stellt die Abb. 18 dar: In 30 Fällen lag das erste Auftreten schon vor dem 6. Lebensjahr, in 8 Fällen zwischen dem 6. und 14. Jahr und in 1 Fall erst nach dem 15. Jahr. Der *sehr frühe Beginn des Diabetes scheint somit ein wesentlicher Faktor für die Entwicklung des Syndrom Mauriac zu sein.*

Der Diabetes dieser Kinder war in den allermeisten Fällen *sehr schwer* und sehr *schwer einstellbar.* Und zwar ist diese Schwierigkeit offenbar schon vorhanden, noch bevor die Lebervergrößerung auftritt,

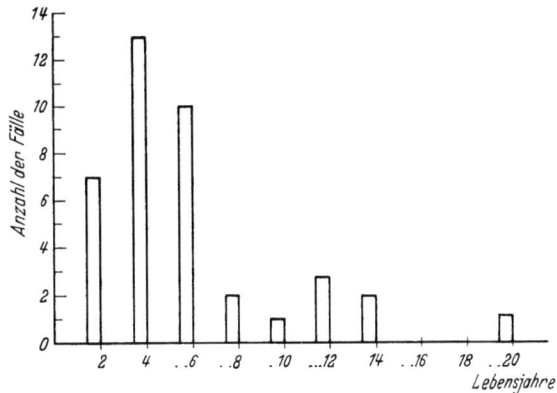

Abb. 18. Beginn des Diabetes beim Syndrom Mauriac; nach Alter aufgeteilt an Hand von 39 Fällen.

also schon im Vorstadium des typischen Krankheitsbildes. Denn es liegen Beobachtungen vor, wobei die Kinder schon vor Ausprägung des Syndrom-

Tabelle 1. *Symptomatologie von 39 Krankheitsfällen mit Syndrom Mauriac.* Vorhandene Sym-
Die freien Spalten bedeuten, daß über das betreffende

#	Autor	Fall	Geschlecht	Alter b. Diag. d. Diabetes in Jahr.	Syndr. M.	Familiäre Belastung	Lebervergrößerung	Kleinwuchs	Vollmondgesicht	Lokalisierte Fettansammlung	Kollateralkreislauf	Osteoporose	Verzög. Knochenkern-Entwickl.	Verzögerte Sex.-Entwicklung	Schwere des Diabetes
1	MAURIAC, P.	1. Fall	w.	4½	9½	⊙	b.z.Nab.	++	+	+	+			+	schwer
2	MAURIAC, P.	2. Fall	m.	3	4		b.z.Nab.	+		⊙	+				sehr schwer
3	MAURIAC, P.	3. Fall	w.[Pau]	6	10		b.z.Nab.	+			+				schwer
4	MAURIAC, P.	4. Fall	w.	12	14		b.z.Nab.	+						++	schwer
5	NOBÉCOURT, DUCAS u. LAROCHE		w.	2	3	⊙	3 Querf. u. Rippb.	++			+				mittelschwer
6	BRIAN, SCHECHTER u. PERSON		m.	20	21		11 cm u. Rippenb.								sehr schwer
7	STETSON u. OHLER		m.	7	12		b.z.Nab.	+							schwer
8	GRAYZEL u. RADWIN	1. Fall	m.	4	15		9,5 cm u. Rippenb.	+							schwer
9	GRAYZEL u. RADWIN	2. Fall	m.	3½	18		b.z.Nab.	+						+	schwer
10	GRAYZEL u. RADWIN	3. Fall	m.	3	9		12,7 cm u. Rippenb.	+							mittelschwer
11	SUNDAL		m.	2½	4	Großv. Diab.	b.z.Nab.	+	+				⊙	++	+	schwer
12	SÖDERLING	1. Fall	m.	5	10		+		+	+	+				leicht
13	SÖDERLING	2. Fall		1	2		+		+	+					mittelschw.
14	SÖDERLING	3. Fall		3½	9		+		+		+				mittelschw.
15	RAIHA	1. Fall	w.	3	9	⊙	b.z.Nab.	++			+		⊙		schwer
16	RAIHA	2. Fall	w.	3	14		b.z.Nab.	++			⊙	⊙	+	+	mittelschw.
17	TOVERUD	1. Fall	m.	2½	16½		b.z.Nab.	+			++			+	mittelschw.
18	TOVERUD	2. Fall	m.	5	8½		4 cm u. Rippenb.	+			⊙				schwer
19	TOVERUD	3. Fall	m.	5	13½		b.z.Nab.								schwer
20	TOVERUD	4. Fall	m.	10	14		+		+						schwer
21	DIAZ, ORGAC u. a.		m.	3	8		++		+						schwer
22	WERNER		w.	11	20	Mutter u.ält.Br Diab.	b.z.Nab.	+	+	+		⊙	++		+	sehr schwer
23	MURY		w.	3	7	Kus.d. Va.Dia.	7 cm u. Rippenb.	+		+	⊙	++	⊙		mittelschw.
24	UTHEIM-TOVERUD	1. Fall	w.	4	15		b.z.Nab.	+		+	+			+	schwer
25	UTHEIM-TOVERUD	2. Fall	w.	11	18		b.z.Nab.							++	
26	SENDRAIL u. BAZEX	1. Fall	m.	8	18		hdbr.u.d.Rippenb.	+		+	++	+		+	schwer
27	SENDRAIL u. BAZEX	2. Fall	m.	5	16		3 Querf. u.Ripp.bg.	+	+		⊙			+	
28	SENDRAIL u. BAZEX	3. Fall	w.	14	18		hdbr.u.d.Rippenb.	+			+			+	
29	ROSENBUSCH		m.	1	8	⊙	7 cm u.d. Rippenb.	+	+	+	++	+	+		schwer
30	BOUCOMONT u. SERRE		m.	6	16		++		+			++		+	schwer
31	FREUDENBERG		m.	2	4		++		+	+	+				schwer
32	HOUET, R.	1. Fall	w.	2	5	⊙	hdbr. u. d. Rippenb.	+	+	+					schwer
33	HOUET, R.	2. Fall	m.	2	4	Großtan. Diab.	8 cm u.d. Rippenb.	+	+	+	⊙				mittelschw.
34	BAILEY-JOSLIN		w.	13¼	24		+								schwer
35	HANNS, A.		m.	6	10		+		+	+	+			+	schwer
36	HADORN		m.	2	9	Großtan. Diab.	bis crista iliaca	+	+	+	+			+	schwer
37	SCHÄFER, H.		w.	6	12	⊙	4 Querfi. u. d. Rbg.	++	+	+	+	++	+	+	schwer
38	WINDORFER	1. Fall	w.	5	6½	i. d. Fa. d. Vat. Diab.	b.z.Nab.	+	+	+	++	+			schwer
39	WINDORFER	2. Fall	m.	2½	9	⊙	hdbr. u. d. Rippenb.	++	+	+	⊙	+	+	+	schwer

ptome sind einzeln angeführt, das Fehlen von Symptomen durch ein Negativ-Zeichen angegeben.
Symptom keine Angaben in der Arbeit vorliegen.

Hyper-glykämie Präkoma Koma	Hypo-glykämische Zustände	Niederste und höchste Blut-zuckerwerte mg%	Blut-cholesterin mg%	Angegebene Urinzucker-werte	Urin-aceton	Histologischer Leberbefund	Bemerkungen
Koma	aufgetreten			30 g pro Tag			Tiefe Geschwüre (18) nach Insulinspritzen
mehrmals Koma	nachts aufgetreten			150 g p. Tag	+ +		
stark schwankend		210-336		42 g pro Tag	+ +		Hypoglykämische Krisen epileptiformer Art; 2 Zähne fallen ohne Grund aus
stark schwankend		480	214	5%	+ + +	*Autopsie:* Lebergewicht 2700 g. Zellen stark vergr. und voll Glykogen gestopft ; geringe Fettanhäufung; mäßige Glykogenansammlung in den Kernen	
stark schwankend		280-570	normal		+ + +	*Biopsie;* Kolossale Menge intracelluläres Glykogen, kein Glykogen in den Kernen, keine Fettablagerung nachweisbar	Leibschmerzen, Ikterus. Bei tiefer Inspiration Milz palpabel. Etwas gelbe Flüssigkeit im Peritonealraum
			noch normal	13 g pro Tag			Leibschmerzen, Ikterus, starke Hyperlipoidämie
stark schwankend (15mal)			noch normal	18 g pro Tag			Gelbsucht, Leibschmerzen, starke Hyperlipoidämie
stark schwankend			noch normal	25 g pro Tag			Ikterus
stark schwankend		270	180	30 g pro Tag			
2 × Präkoma			443			*Leberpunktat;* Verfettung der Leberzellen	Fettfáces, erhöhte Blutsenkung
	mehrfach aufgetreten		315			*Leberpunktat;* Verfettung der Leberzellen	
	mehrfach aufgetreten		263			*Leberpunktat;* Verfettung der KUPFFERschen Sternz.	Fettfáces, erhöhte Blutsenkung
Koma				6%	+		Beidseitige chronische Parotisschwellung Epiphysenverbindung noch offen
					⊕		sehr schlechter Gebißzustand
							sehr schlechter Gebißzustand
sehr stark stark schwankend Koma 13mal		60-400	407	8,7 g p. Tag		1. *Biopsie;* Viel Glykogen u. etwas Fett in den Zellen, vereinzelt Kernglykog. 2. *Autopsie;* hochgradige Glykogenstapelung in Leberzellen und Kernen, spärliche Verfettung der KUPFFERschen Sternzellen	Leibschmerz., verzög. Adrenalin-reaktion, erhöhtes Blutglykogen, tiefe Sella turcica. Chloasma-artige Pigmentierung an der Stirn. Acrocyanose
schwankend		60-466	320 bis 1025	31,8 g p. T.	+ + +		
Koma 1 ×							
schwankend				3,75 g pro L.			Zahlr. car. Zähne u. Paradentose starke Hyperlipoidämie
schwankend		50-420	215 219	7%	+ +		Milz perkutabel, Parotisschwell. stark cariöse Zähne
schwankend			184				Parotis und Submaxillaris chronisch angeschwollen
schwankend		500			+	*Biopsie;* Fettinfiltration der Leberzellen mit schwacher Glygogeneinlagerung + *Autopsie;* Leberzellen und Kerne m. Glykogen vollgepfropft. Glykogen norm. labil	
schwankend		400	normal	6%			Diabetes nach Trauma
schwankend						*Biopsie;* Lebergewebe 10,5% Fett und 12,1% Glykogen	
schwankend		244	255	3—4%	+ +		Angina pectoris-ähnliche Zu-stände. Heftige Gliedmaßenschmerzen, generalis. Ödem mit Albuminurie; Insulinuberempfindlichkeit; Exitus.
schwankend		40-500	146	9%	+		schmerzhafte Leberkrisen Behandlung mit Löwenzahn
schwankend		445	392		⊕	*Biopsie;* Lipoidablagerung in der Leber; Leberzellen vollgestopft. Bild einer Speicherkrankheit	
schwankend		45-720	185,5	95 g pro Tag	+ +		
schwankend		70-700	226,9	87 g pro Tag	+		

Mauriac-Bildes, insbesondere der Hepatomegalie, längere Zeit verfolgt werden konnten (Houet).

Ein besonderes Charakteristikum dieser Diabetesform ist nicht nur eine hohe Hyperglykämie, sondern die *große Neigung, rasch in eine hypoglykämische Phase umzuschlagen*. So schwanken die Kranken zwischen diesen beiden Extremen hin und her und kommen kaum zu einer leidlichen Mittellage. Die Mutter unserer Patientin erzählte, daß sie die hypoglykämischen Zustände mehr fürchtete als das Koma; ein Koma trat nur sehr selten auf, während die Hypoglykämie fast täglich in leichter oder schwerer Form Erscheinungen machte, wobei nachts mehrmals schwere Krämpfe aufgetreten waren. Gleiches berichten die meisten Autoren. White hatte bei 54 Patienten 38 mit Attacken von schwerer Acidose oder Koma und 42 mit häufigen hypoglykämischen Anfällen. Bei den 39 Syndrom-Mauriac-Patienten fanden sich 24mal Koma und 24mal Hypoglykämie. Wir selbst fanden Blutzuckerwerte zwischen 45 und 700 mg-%, am gleichen Tag schwankend zwischen 175 und 602 mg-% bzw. 75 und 296 mg-%.

Auf die Schwere des Diabetes weist ferner die *Acetonurie* hin, die hartnäckig wiederkehrt. Jede kleine Störung führt bei diesen Patienten eine Acetonausscheidung herbei. Die Belastungsproben, kleine Infekte und dergleichen waren bei unseren Patienten mit Acetonurie verbunden. Stetson und Ohler fanden dieses Symptom bleibend, auch als die Hepatomegalie zurückgebildet war.

Das wesentliche Symptom, das die Krankheit erst zum Syndrom Mauriac stempelt und die Aufmerksamkeit der Autoren anzog, ist die **Lebervergrößerung**. Und zwar handelt es sich meist um eine *sehr starke Vergrößerung*, so daß die *Leber bis in die Nabelgegend* herabreicht. So entsteht das dicke, *vorgetriebene Abdomen*, das als auffallendster Befund die Augen auf diese Diabetes-Komplikation lenkt. Die *Leber* reicht mit ihrem linken Lappen gewöhnlich über die Mittellinie bis *ins linke Epigastrium* und es ist verständlich, wenn einzelne Autoren die Ansicht vertreten, die Fälle von Milzvergrößerung (Mouriquand und Charleux; White) seien vielleicht nur Vergrößerungen des linken Leberlappens gewesen.

Die *Konsistenz* der Leber ist in den meisten Fällen als fest oder derb bezeichnet. Demgegenüber weisen Houet und auch Sundal auf eine *weiche Konsistenz bei ihren Patienten* hin und auch Per Hansen erwähnt, daß bei allen seinen Fällen eine weiche Leber bestand, ja sie sei sogar weicher gefunden worden als gewöhnlich. Wir müssen also annehmen, daß die Konsistenz nicht immer in der gleichen Art vorgefunden wird und daß Unterschiede bestehen können. Möglicherweise hängt die verschiedene Derbheit von dem Inhalt der Leber ab, so daß Fettinfiltrierung eher zu weicher Leber, Glykogeneinlagerung zu fester Leber führt (Sundal, Hansen, Hadorn). Der *Rand* der Leber ist meist scharf abgrenzbar, doch wird er einigemale auch als plump angegeben (Werner, Schäfer), und Hansen berichtet, daß die Kante selten tastbar gewesen sei. Die *Oberfläche* wird immer als glatt bezeichnet. Dagegen finden sich Unterschiede hinsichtlich der *Empfindlichkeit* des Organs. Die größere Anzahl der Autoren fand keine Druck- und Tastempfindlichkeit. White und Hadorn jedoch stellten eine schmerzhafte Leber fest. Mehrfach verursachte die große Leber *heftige Spontanschmerzen*, so daß die *Leibschmerzen* dieser Kinder als ein charakteristisches Symptom gefunden wurden, das wir an Hand unserer beiden Fälle nur bestätigen können. Es ist anzunehmen, daß die Kapselspannung der Leber zu diesen Beschwerden führt.

Die *Größe der Leber* ist nun kein bleibendes Symptom, sondern sie kann sich *verändern*. In Zeiten der Besserung der Stoffwechsellage wird die Leber kleiner, um sich jedoch bei Verschlechterung des Zustandes wieder zu vergrößern. Diese Beobachtung hat Mauriac schon gemacht und deshalb den treffenden Ausdruck

„*Ziehharmonika-Leber*" geprägt. Dieser Vorgang der Verkleinerung und Vergrößerung kann sich bei ein und demselben Patienten mehrmals wiederholen.

Die *Leberfunktionsproben* fielen meist *normal* aus, worauf später noch eingegangen wird.

Eine *Milzvergrößerung* gehört *nicht zum Syndrom Mauriac*, ja sie scheint sogar eher gegen das klassische Bild zu sprechen. Nur MOURIQUAND und CHARLEUX sprechen von einer Milzvergrößerung, aber auch von einem Ascites, so daß nicht sicher ist, ob diese 3 Fälle charakteristische Syndrom-Mauriac-Fälle waren. Weiter erwähnt WHITE, daß von 60 ihrer Fälle mit Lebervergrößerung 31 eine Milzvergrößerung hatten. Doch auch hier sind die Einzelfälle nicht derart beschrieben, daß sich eine Differenzierung in typische Mauriacfälle und andere Komplikationen vornehmen ließe. Lediglich im Fall von STETSON und OHLER ist durch Biopsie sichergestellt, daß ein Syndrom Mauriac mit Glykogenspeicherung in der Leber vorlag, wobei die Milz „bei Inspiration palpabel und im Peritonealraum etwas gelbe Flüssigkeit" war; also offenbar ein sehr geringer Befund. SENDRAIL und BAZEX, sowie BOUCOMONT und SERRE sprechen von einer tastbaren, bzw. perkutablen Milz. Nach den bisherigen Berichten muß man den Fällen jedoch etwas skeptisch gegenüberstehen, die eine wesentliche Milzvergrößerung mit angeben.

Ebenso *fehlt Ascites* in fast allen Fällen. Ausnahmen bilden wieder die fraglichen Fälle von MOURIQUAND und CHARLEUX, sowie ein Fall von WHITE.

Der *Beginn der Lebervergrößerung* ist immer erst einige Jahre nach Auftreten des Diabetes festgestellt worden. HANNS diskutiert die Möglichkeit, daß die Hepatomegalie eventuell schon seit Geburt bestehen könne, da die meisten Patienten erst mit dem ausgeprägten Syndrom in Beobachtung kamen, und die Hepatomegalie erst bei dieser Untersuchung entdeckt worden sei. Diese Möglichkeit lehnt HOUET, der über eine besondere Erfahrung über das Syndrom Mauriac verfügt, ab. Und es sprechen in der Tat auch eine ganze Reihe von Beobachtungen dagegen, die über den Ablauf des Diabetes und das Entstehen der Hepatomegalie berichten, während genaue klinische Kontrollen durchgeführt worden waren. So haben MAURIAC, NOBECOURT, HOUET, ROSENBUSCH die Entwicklung der enormen Lebervergrößerung genau mitverfolgen können.

Unter den 39 genau beschriebenen Fällen ist 6mal eine *Gelbsucht* angeführt. GRAYZEL und RADWIN berichten über 3 Fälle, bei denen die Lebervergrößerung sich während einer Gelbsucht einstellte und sich dann nicht mehr zurückbildete. HOUET hatte bei einem Patienten 2mal einen Ikterus festgestellt; ebenso berichten STETSON und OHLER darüber. Bei unserem Mädchen wird in der Anamnese ebenfalls 2mal eine Gelbsucht angegeben. Da jedoch Gelbsucht bei den Diabetes-Patienten eine besonders häufige Komplikation darstellt — wie wir heute wissen, durch die Virus-Hepatitis bedingt —, dürfte sie für das Syndrom Mauriac im speziellen nicht von Bedeutung sein.

Der **Minderwuchs** *ist das 3. Charakteristikum* des Syndrom. Unter den 39 typischen Fällen der Tabelle ist er 7mal nicht erwähnt (das bedeutet nicht, daß er fehlte), in allen anderen Fällen ausdrücklich betont. WHITE spricht in 30 von ihren 60 Diabetes- und Hepatomegaliefällen von „richtigen Zwergen". Der Kleinwuchs ist immer *sehr erheblich*. In mehreren Fällen war es den Eltern aufgefallen, daß das diabetische Kind klein blieb, und deshalb suchten sie den Arzt auf. So wurde erst das Syndrom Mauriac als Komplikation des Diabetes entdeckt. Der *Zeitpunkt*, zu dem das Wachstum aufhörte, liegt meist einige Jahre nach Beginn des Diabetes.

Hierzu einige Beispiele: Im ersten Fall von MAURIAC trat der Diabetes mit $4^1/_2$ Jahren, der Wachstumsstillstand mit 9 Jahren auf. — Im Fall von

Rosenbusch begann der Diabetes mit 1 Jahr, erst mit 5 Jahren fällt den Eltern der Wachstumsstillstand auf. — Im Fall von Hadorn trat der Diabetes mit 2 Jahren ein, vom 9. Lebensjahr ab steht das Wachstum still. Der Patient von Nobecourt hatte vom 2. Lebensjahr ab den Diabetes, vom 4. ab die Wachstumsverzögerung.

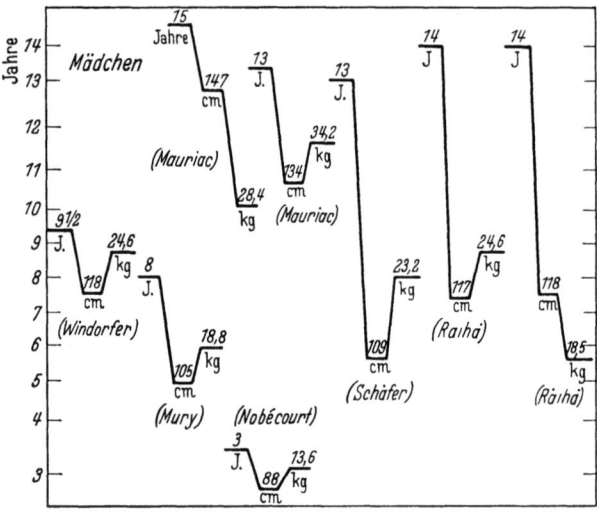

Nur Grayzel und Radwin geben an, daß seit Einsetzen des Diabetes ein Wachstumsstillstand zu verzeichnen gewesen sei.

Die Wachstumsverzögerung ist umso ausgeprägter, je früher der Diabetes begonnen hat (Houet). Auch White stellt fest, daß diejenigen Diabeteskinder am meisten im Wachstum zurückbleiben, bei denen der Diabetes vor dem 5. Lebensjahr auftritt. Schäfer fand eine Parallelität zwischen Grad des Minderwuchses und Dauer des Diabetes. Bei Besserung der Stoffwechsellage macht das Wachstum Fortschritte, bei Verschlechterung tritt wieder Stillstand ein. Am deutlichsten tritt der *Minderwuchs dieser Kranken auf einer kurvenmäßigen Abb. 19* hervor, die die *Somatogramme von 14 Kindern* wiedergibt. In der oberen Reihe sind die Kurven von 8 Mädchen, in der unteren die von 6 Knaben dargestellt. Es ist daraus ersichtlich, daß der *Wachstumsrückstand umso ausgeprägter* wird, *je älter die Kinder werden.*

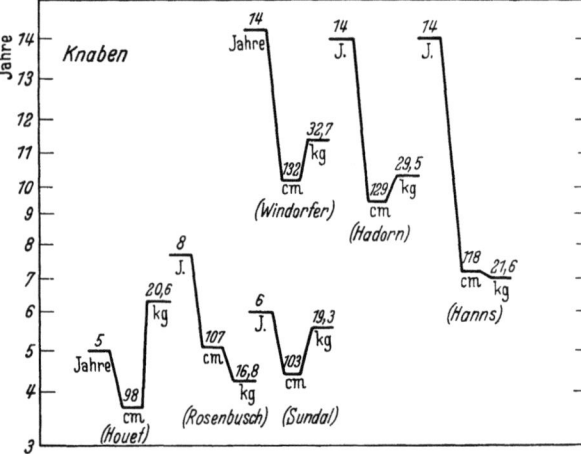

Abb. 19. Übersicht über den Minderwuchs von 14 Patienten mit Syndrom Mauriac, dargestellt nach den Angaben der Autoren an Hand von Somatogrammen. Jeder Fall ist durch den Namen des Autors gekennzeichnet. Obere Reihe: 8 Mädchen; untere Reihe: 6 Knaben. — Bei den älteren Patienten ist der Wachstumsrückstand am ausgeprägtesten.

Der Minderwuchs ist immer *proportioniert*. Nur Werner hält bei seiner Patientin den Kleinwuchs nicht für gleichmäßig proportioniert. Auf die Besonderheiten der Statur wird noch später einzugehen sein. Die Bilder der Patienten zeigen die charakteristische Figur und Physiognomie.

Beim kindlichen Diabetiker gibt es eine Wachstumsverzögerung, auch ohne daß das Syndrom Mauriac bestehen muß. Während *vor* Auftreten und kurz nach Beginn des Diabetes häufig ein gesteigertes Größenwachstum gefunden wird, tritt bei schwerem Diabetes nach längerer Zeit eine Verzögerung und sogar ein Stillstand ein. Talbot und Sobel geben dies in 10—15% der Fälle an, wobei das Alter zwischen dem 2. bis 6. und 12. bis 16. Lebensjahr am meisten betroffen wird.

Knaben sind dazu mehr disponiert als Mädchen. Als Erklärung wird angenommen, daß der Aufbau der Polysaccharide, die zusammen mit den Proteinen die Knochenmatrix bilden, gestört sei. So entsteht eine Reduktion des Knochenaufbaus, der im wachsenden Organismus zu Minderwuchs und Osteoporose, im Erwachsenenalter zu Osteoporose allein führt (SCHINZ-BÄNSCH-FRIEDL-ÜHLINGER). P. WHITE fand an der JOSLINschen Klinik unter 2191 diabetischen Kindern 145 mit Minderwuchs. Davon waren 92 Knaben und 53 Mädchen. Es bestätigt sich damit, daß *für die Knaben eine größere Gefahr des Wachstumsrückstandes besteht.* Von den 145 waren bei Beginn der Krankheit 144 normal groß, nur ein Kind kleiner als normal. SALDUN DE RODRIGUEZ fand unter 200 kindlichen Diabetikern in 15% mäßige Wachstumsverzögerung, in $1\frac{1}{2}\%$ der Fälle schweren Wachstumsrückstand, letzteren besonders bei frühzeitigem Ausbruch der Krankheit und ungenügender Kontrolle. Von 8 mit genauem Somatogramm angegebenen Kindern K. WEISSEs zeigen 6 einen Wachstumsrückstand.

Von Interesse ist der *Zusammenhang zwischen der Hepatomegalie und dem Minderwuchs.* Treten diese Symptome gleichzeitig oder nacheinander auf? Sind sie voneinander abhängig? HOUET ist der Ansicht, da Fälle von rasch einsetzendem Syndrom Mauriac kaum eine Wachstumsverzögerung aufwiesen, daß man Kleinwuchs und Infantilismus als Folgen der Leberfunktionsstörung ansehen könne. NOBECOURT gibt für seinen Patienten genaue Daten: Das Kind wurde mit 2 Jahren diabetisch, mit $3\frac{1}{2}$ Jahren fiel die Hepatomegalie auf, mit 4 Jahren wurde der Wachstumsrückstand beobachtet. Diese Beobachtung würde auf ein etwa gleichzeitiges Einsetzen der beiden Störungen schließen lassen, denn wenn das Nichtwachsen bemerkt wird, muß es bereits eine Zeitlang bestanden haben. MAURIAC betont, daß mehrere Monate oder Jahre nach Beginn des Diabetes die Hepatomegalie auftritt und zu gleicher Zeit das Wachstum einen Stillstand macht. Zweifellos ist dieser Befund auch am leichtesten erklärbar, nämlich dahingehend, daß die schwere Stoffwechselstörung sowohl die Hepatomegalie als auch den Wachstumsstillstand als gleichzeitige Störung bedingt.

Neben diesen 3 Kardinalsymptomen gibt es noch eine Reihe von **Begleitsymptomen**, die das Bild vervollständigen, die aber nicht in allen Fällen ausgeprägt vorhanden sein müssen.

Im Zusammenhang mit der ungewöhnlichen Lebervergrößerung steht der oftmals beschriebene *Kollateral-Kreislauf der Bauchhaut,* der sich auch bei unserer einen Patientin sehr ausgeprägt fand. Er ist durch Stauung verursacht. Eigenartigerweise kann aber auch eine Hepatomegalie mit dickem Bauch ohne Venektasien bestehen, denn einige Autoren weisen ausdrücklich auf das Fehlen dieses Symptoms hin. Unter den 39 genauer beschriebenen Fällen ist eine Beschreibung, ob ein Kollateralkreislauf besteht, 20mal erwähnt. 13mal war er vorhanden, 7mal nicht. Bereits MAURIAC hat Hervortreten und Zurückgehen dieser Venenstauung gleichlaufend mit der Zu- und Abnahme der Leber beobachtet. Dasselbe war bei unserer Patientin der Fall. Nach Rückbildung der Leberschwellung ist der Kollateralkreislauf verschwunden.

Als auffallend und recht typisch tritt die *besondere Form der Fettverteilung* in Erscheinung. Sie ist nicht gleichmäßig. Vielmehr bedingen gerade die Prädilektionsstellen der Fettansammlung ein spezifisches Aussehen. Die dicken, runden Backen führen im Verein mit der Röte der Wangen zu dem *Puppen- oder Vollmondgesicht,* wie es auf den Abbildungen deutlich hervortritt. Die übrige Fettansammlung betrifft den *Nacken, die Brust, die Bauchdecken und den Mons pubis,* so daß ein korpulenter Rumpf imponiert. Hierzu stehen die schlanken, ja oft mageren Extremitäten in Kontrast. Unsere kleine Patientin wirkte in Kleidung auffallend dick und rund — mitbedingt durch den großen Bauch —, unbekleidet jedoch abgemagert. 18 Autoren (unter den 39 Fällen der Tabelle) setzen sich in ihren Schilderungen mit diesem Symptom auseinander. Nur in einem Fall (Nr. 2) von MAURIAC selbst ist es als fehlend bezeichnet und in den übrigen 17 Fällen als vorhanden aufgeführt worden. Da's Vollmondgesicht wurde in 15 Fällen besonders betont. Die Figur dieser Kinder ähnelt sehr derjenigen von Patienten mit Glykogenspeicherkrankheit, oder wie manche Autoren meinen, dem adiposogenitalen Syndrom. Die Fettinfiltration tritt nach MAURIAC zu gleicher Zeit auf, zu der auch Hepatomegalie und Wachstumsstillstand einsetzen.

Die *Entwicklung der Geschlechtsmerkmale* bleibt zurück, wenn die Patienten in die Altersperiode der Pubertät kommen. So berichten MAURIAC, GRAYZEL und RADWIN, UTHEIM-TOVERUD, SENDRAIL und BAZEX, HANNS, HADORN über ein verzögertes Eintreten der Pubertät. Diese erscheint in die Länge gezogen, so daß sich die Entwicklungsperiode über mehrere Jahre ausdehnen kann. So tritt bei den Mädchen die sekundäre Geschlechtsbehaarung ein, danach die Entwicklung der Brüste, während das Einsetzen der Periode noch weiter auf sich warten ließ. Auf diese Weise ist die Pubertät erst im Alter von 18—19 Jahren abgeschlossen. WHITE fand unter ihren 60 Kindern mit Hepatomegalie 14mal einen Infantilismus, SALDUN DE RODRIGUEZ stellte bei 60% ihrer diabetischen Mädchen (unter 200 diabetischen Kindern) Amenorrhoe und Dysmenorrhoe fest. Auch in unserem Fall 2 (H. R.) ist der Junge mit 15 Jahren noch ausgeprägt infantilistisch, wie die Abb. 11 zeigt und ohne Stimmbruch. Die Testes sind gegenüber dem Durchschnittswert von Gleichaltrigen deutlich rückständig, wie in der Kasuistik dargelegt ist. Unter den genau beschriebenen Fällen konnten wir Mitteilungen über den Verlauf der Pubertät 16mal finden. In all diesen Fällen ist der Infantilismus und die verspätete Pubertät ausdrücklich hervorgehoben. Interessant ist die Tatsache, daß sich nach vollzogener Geschlechtsreifung die Einzelsymptome des Syndrom Mauriac bessern; insbesondere bildet sich die Lebervergrößerung ganz oder teilweise zurück, und das Wachstum macht Fortschritte. Die *Geschlechtsreifung* übt somit einen *günstigen Einfluß auf das Krankheitsbild* aus.

Typische *Veränderungen* wurden vielfach am *Skeletsystem* der Patienten festgestellt. Und zwar handelt es sich erstens um eine *Osteoporose*, die als Ausdruck eines ungenügenden Kalkeinbaus zu werten ist. Unter den aufgeführten Fällen ist das Symptom 8mal vorhanden, 2mal ist es ausdrücklich als nicht bestehend erwähnt. Die übrigen Krankengeschichten gaben darüber keine Auskunft. Nicht parallel damit geht die zweite Skeletveränderung, die seltener angetroffen wird, die *Verzögerung in der Ossifikation der Handwurzelknochen*. SUNDAL gibt bei seiner Patientin eine Rückständigkeit der Handwurzelkerne an, jedoch keine Osteoporose. Ebenso fand RÄIHÄ in dem einen Fall verzögerte Knochenentwicklung und Epiphysenverbindung ohne Osteoporose, dagegen im andern Fall Osteoporose bei normaler Knochenentwicklung; ebenfalls hatte SENDRAIL Osteoporose und normale Knochenentwicklung beobachtet. WERNER fand ausgesprochene Osteoporose bei normaler Knochenkernentwicklung. An der Epiphyse Verdichtungslinien. Nur verzögerte Knochenkernentwicklung ohne Osteoporose beschreibt HOUET in seinen beiden Fällen. Osteoporose und Verzögerung der Knochenkernentwicklung zugleich fanden ROSENBUSCH, SCHÄFER und *wir* selbst bei dem Pat. H. R. Bei dem Mädchen (M. B.) bestand nur eine Osteoporose.

Über die *Sella turcica* wird mehrmals berichtet: WERNER gibt als einziger eine ausgesprochen tiefe Sella an, fand aber bei der späteren Obduktion eine normalgewichtige Hypophyse. ROSENBUSCH und auch HADORN erwähnen eine auffällig kleine Sella (2—3 mm unter Norm). Die übrigen Autoren berichten über normale Sellagröße.

Als seltene Nebensymptome sind 3mal *Parotisschwellungen* und 1mal Nephromegalie mitgeteilt.

Übereinstimmend sind die Beobachtungen über die *Intelligenz* dieser Kinder, die *immer normal* war. Nur UHRY, DUCAS und ZAMBROWSKY sprechen 1mal von „verzögerter Intelligenzentwicklung". HOUET fand in seinen beiden Fällen sogar eine überdurchschnittliche Intelligenz.

Anders verhält es sich jedoch mit dem *Gefühlsleben* (psychische Entwicklung). In der französischen Literatur wird in einigen Fällen von *Puerilismus* gesprochen: SENDRAIL stellte bei seinen 16- und 18jährigen Patienten ein knabenhaftes Gefühlsleben und kindliches Verhalten fest. BOUCOMONT und SERRE fanden bei ihrem 16jährigen Jungen, daß bei normaler Intelligenz Spiele, Lektüre und Benehmen das eines 10jährigen Kindes waren. HANNS spricht bei seinem 14jährigen Jungen von einem kindlichen Verhalten und von weinerlicher Stimmung. *Wir* konnten bei unserem 10jährigen Mädchen ein recht kindisches Benehmen feststellen. Es

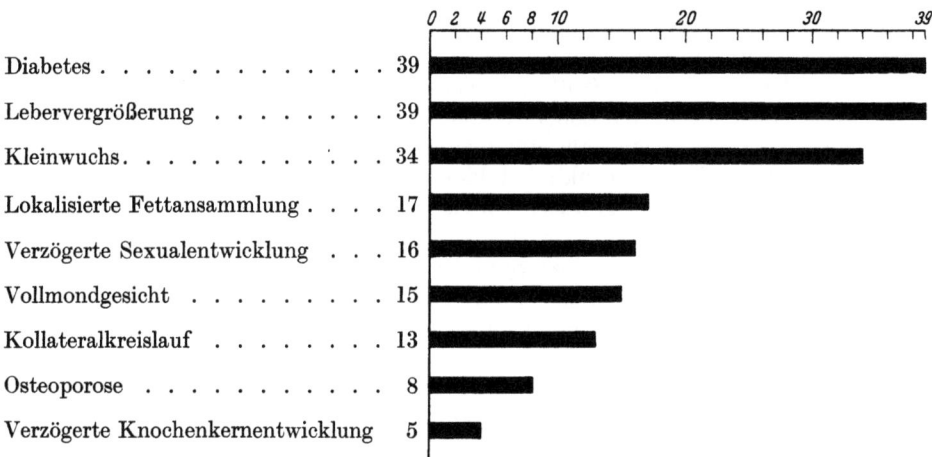

Abb. 20. Die Häufigkeit der Symptome ist an Hand von 39 Fällen dargestellt. Die charakteristische Trias der Hauptsymptome tritt klar hervor, während die fakultativen Symptome in Abstand folgen. Da die Intelligenz immer als normal angegeben ist, wurde sie nicht mit aufgeführt.

war psychisch sehr empfindlich, bevorzugte jüngere Spielgefährten. Selbst die Mutter gab von sich aus an, die Kleine benehme sich daheim auffallend naiv, kindisch und nicht altersgemäß. Die Erklärung für dieses Verhalten scheint mir in der allgemein verzögerten Entwicklung zu liegen. So wie die Kinder in Aussehen, Habitus und Geschlechtsentwicklung einem mehrere Jahre jüngeren entsprechen, so auch in psychischer Beziehung. Es handelt sich um eine verspätete Reifung. Bei unserer Patientin verlor sich das kindliche Verhalten im Verlaufe von $2^1/_2$ Jahren völlig, gleichzeitig mit Rückbildung der übrigen Symptome und Besserung der Stoffwechsellage.

Die hier besprochenen klinischen *Symptome* des Krankheitsbildes sind ausgehend von den 39 genau beschriebenen Fällen in einer Übersicht (Abb. 20) ihrer *Häufigkeit nach zusammengestellt:* Diabetes und Lebervergrößerung waren immer vorhanden, auch der Kleinwuchs in den allermeisten Fällen (4mal nicht ausdrücklich erwähnt, 1 Patient war Erwachsener). Es folgen dann in deutlichem Abstand lokalisierte Fettansammlung, Kollateral-Kreislauf. Die verzögerte Sexualentwicklung ist nur bei denjenigen Patienten angeführt, die über das Pubertätsalter hinaus weiter verfolgt werden konnten. Die typische Physiognomie ist in einem Drittel der Fälle beschrieben. Osteoporose und verzögerte Knochenkernentwicklung treten am meisten zurück.

Das Syndrom Mauriac fand sich in 37 Fällen, in denen das *Geschlecht der Kinder* angegeben wurde, 22mal bei Knaben und 15mal bei Mädchen. Dies würde dem Überwiegen des diabetischen Minderwuchses bei Knaben entsprechen, den White an großem Krankengut nachwies.

2. Differentialdiagnose.

Die *Differential-Diagnose* des Syndrom Mauriac ist klinisch nicht schwierig, denn Leitsymptom ist der *Diabetes.* Als zweiter wichtiger Anhaltspunkt ist das *Fehlen des Milztumors* von Bedeutung. Zwar geben White, sowie Boucomont und Serre und Sendrail und Bazex an, eine Milzvergrößerung beobachtet zu haben. Dies steht aber im Gegensatz zu allen anderen Beschreibungen. Wir dürfen deshalb das Fehlen des Milztumors beim Syndrom Mauriac als Diagnosticum werten. Damit entfallen in der Differentialdiagnose alle Hepatomegalien ohne die Symptome Diabetes und normale Milz, so die Hepatomegalien durch venöse Stauung, durch entzündliche Prozesse, durch Lebercirrhose, Gallengangsverschluß, Lebertumor oder -cyste, durch Lipoidosen, Reticulosen und Blutkrankheiten. Bleiben noch die Stoffwechselerkrankungen mit Lebervergrößerung: 1. Die Fettinfiltration in der Leber. Sie kommt vor bei Diabetes, im Hunger, bei Fettsucht, bei Infektionen, als kongenitale Fettleber und als idiopathische, familiäre Lipämie. Diese Krankheitsbilder sind vom Syndrom Mauriac abgrenzbar, jedoch können hierbei gewisse Schwierigkeiten auftreten, so bei einem Diabetes oder aber bei Fettsucht. Da aber zum Syndrom Mauriac noch der Minderwuchs und eine Reihe fakultativer Symptome gehören, die das Bild vervollständigen, läßt sich eine Unterscheidung klinisch leicht treffen. Jedenfalls sind von den Autoren bisher keine differentialdiagnostischen Schwierigkeiten mitgeteilt worden.

Debré hat unter dem Begriff der „Steatose polycorique" eine Gruppe von kindlichen Hepatomegalien zusammengefaßt. Die Kennzeichen dieser Krankheitsgruppe sind: Lebervergrößerung ohne Milzvergrößerung, Zurückbleiben im Wachstum und in der sexuellen Entwicklung, abnorme Fettverteilung am Körper sowie Störung des Zuckerstoffwechsels. Debré unterscheidet dabei 2 Formen: nämlich die Glykogenose und eine zweite Gruppe mit Fettinfiltration der Leber. Stoffwechselchemisch kann dabei sowohl Hypo- als Hyperglykämie mit Glykosurie bestehen. Der Unterschied zum Syndrom Mauriac liegt darin, daß die „Hepatomegalie polycorique" nach Debré ein angeborenes Leiden ist oder in der allerersten Lebenszeit entsteht; das Syndrom Mauriac entwickelt sich erst allmählich auf dem Boden eines Diabetes. Die Einteilung hat sich insofern nicht durchgesetzt, als man die Glykogenose als eigenes allgemeines Krankheitsbild abtrennt; die angeborene Fettleber stellt aber kein einheitliches Bild dar; deshalb gehört es nicht in den Rahmen dieser Arbeit, auf die Steatose der Leber näher einzugehen. Es ist nur von Bedeutung, sie differentialdiagnostisch zu kennen. Ihr fehlt der Diabetes.

Die 2. Krankheit, die im Rahmen der Differentialdiagnose aus klinischen und pathogenetischen Beziehungen heraus mehr interessiert, ist die **Glykogenose.**

Das Syndrom Mauriac hat als Grundlage einen Diabetes; darüber hinaus gesellen sich aber eine Reihe von Symptomen dazu, die das Bild vom gewöhnlichen Diabetes abheben. Es sind dies die Charakteristica: Hochgradige Hepatomegalie, erheblicher Minderwuchs und lokalisierte Fettansammlung, die zu der typischen Figur mit rundem Gesicht, dickem Bauch und schlanken Extremitäten führt. Venektasie, Osteoporose, verspätete Ossifikation und verspätete Pubertät sind fakultativ. Diese Symptome und der starke Glykogengehalt der Leber haben die

Autoren seit MAURIAC veranlaßt, bei den differentialdiagnostischen und pathogenetischen Betrachtungen des Syndrom Mauriac die v. GIERKESCHE Glykogenose miteinzubeziehen. Wir müssen deshalb im Folgenden besprechen, *welche klinischen Symptome das Syndrom Mauriac und die v.*GIERKE*sche Glykogenose verbinden und welche sie trennen:*

In vielen Punkten findet sich eine weitgehende *Übereinstimmung der beiden Krankheitsbilder:* die erhebliche Hepatomegalie mit abnormem Leibumfang und Kollateralkreislauf, der bedeutende Minderwuchs und das Vollmondgesicht mit regionärer Fettansammlung. Es besteht also eine auffallende *Ähnlichkeit im Phänotypus*. Auch die Begleiterscheinungen des Wachstumsrückstandes (Osteoporose, Ossifikations-Verzögerung) und die verspätete Geschlechtsentwicklung sind bei beiden vorhanden. Pathologisch-anatomisch besteht meist Übereinstimmung durch den *massiven Glykogengehalt der Leber*. Auch die biochemischen Symptome nähern sich bei beiden Krankheiten vielfach; so in der Neigung zur Acetonurie, zur Hypoglykämie, zu einer fakultativen Insulin-Überempfindlichkeit und gegebenenfalls verminderten Adrenalin-Ansprechbarkeit.

Unterschiedlich ist in erster Linie der zum Syndrom Mauriac gehörige *Diabetes*, der zur Glykosurie und Hyperglykämie führt, während die Glykogenose mit Hypoglykämie einhergeht. Beim Syndrom Mauriac kommt es zu starkem Schwanken zwischen Hypo- und Hyperglykämie. Bei Hypoglykämie treten die charakteristischen Zeichen (Zittern, Ohnmacht, Krämpfe) auf, während der Glykogenose-Patient die Hypoglykämie ohne diese klinischen Erscheinungen meist glatt erträgt.

HOUET sieht als wesentlichen Unterschied den fehlenden postmortalen Glykogenabbau bei der v. GIERKESCHEN Krankheit an, während in seinem Fall von Syndrom Mauriac diese Glykogenautolyse normal rasch eintrat. Demgegenüber haben BRIAN, SCHECHTER und PERSON bei ihrem Patienten in der Leber noch $1^1/_2$ Jahre später große Glykogenmengen nachgewiesen. Diese Frage scheint noch nicht eindeutig geklärt zu sein.

Um einen *Überblick über die Symptomatologie des Diabetes, des Syndrom Mauriac und der Glykogenose* zu gewinnen, wurden in Tab. 2 die drei Krankheitsbilder mit ihren Einzelerscheinungen nebeneinandergestellt. Der erste Teil umfaßt die klinischen Symptome, der zweite Teil die biochemischen Befunde, der dritte den pathologisch-anatomischen Befund. Diese Nebeneinanderstellung ist sehr aufschlußreich, denn es lassen sich so die *Unterschiede und Ähnlichkeiten der drei Krankheitsbilder* ablesen. Es ist zu ersehen, worin Diabetes und Syndrom Mauriac miteinander übereinstimmen und voneinander abweichen; es ist ferner die zunächst rein phänologische und biochemische Ähnlichkeit des Syndrom Mauriac mit der Glykogenose zu erkennen, ebenso aber die Differenzen beider. Auf diese Fragen wird später noch mehr eingegangen.

Im Zusammenhang mit Krankheitsbildern, die dem Syndrom Mauriac an die Seite zu stellen sind, ist noch der in der Literatur berühmt gewordene *Fall von* PARNASS *und* WAGNER aus dem Jahre 1921 zu erwähnen. Die Verfasser beobachteten ein 9jähriges Mädchen, das seit dem 3. Lebensjahr eine starke Lebervergrößerung aufwies und im Wachstum und Gewicht erheblich zurückblieb. Es bestand eine Nüchternhypoglykämie mit Acetonurie, die nach Zuckergaben in extreme Hyperglykämie mit Glykosurie umschlug. Die Adrenalinbelastung ergab eine Adrenalinresistenz. Erst auf große Dosen Schilddrüsensubstanz kam eine Blutzuckererhöhung zustande, auf dem Wege der Zuckerneubildung aus Aminosäuren. Kurz darauf trat eine Lipämie, Lipurie und Steatorrhoe auf, die nach Absetzen der Schilddrüsensubstanz wieder aufhörten. Die Verfasser schließen, daß die Fähigkeit, aus Eiweißstoffen Zucker zu bilden, erhalten war, aber der regulierende Faktor fehlte, der die Einschmelzung von Körpereiweiß für die

Tabelle 2. *Symptomatologie der drei Krankheitsbilder: Diabetes, Syndrom Mauriac und Glykogenose.*
A) klinische Symptome, B) biochemische Befunde, C) pathologisch-anatomische Befunde.
Aus der Aufstellung geht einerseits die Ähnlichkeit zwischen Diabetes und Syndrom Mauriac,
andrerseits zwischen Syndrom Mauriac und Glykogenose hervor. Eine Reihe von Symptomen
trennen die Krankheitsbilder deutlich voneinander ab.

Symptome	Diabetes	Syndrom Mauriac	Glykogenose
A) *Klin. Symptome*			
Erstes Auftreten	meist nach dem 2. Lebensjahr	immer erst nach einig. Jahren Diabetes bei Kindern u. Jugendl.	Säuglings-, Kleinkindesalter
Erbgang	recessiv	—	recessiv
Wachstum	Vor Ausbruch oft gesteigert, später normal oder verzögert (10—15%)	starker Minderwuchs	starker Minderw.
Gesicht	gelegentlich Rubeosis diabetica	Vollmondgesicht	Vollmondgesicht
Fettverteilung	uncharakteristisch	lokalisierte Fettsucht (Hals, Rumpf, Mons pubis, Bauch, ohne Extremitäten!)	lokalis. Fettsucht (Hals, Rumpf, Mons pubis, Bauch, ohne Extremität.!)
Leber	normal bis klein, in Ausnahmefällen vergr.	starke Hepatomegalie	starke Hepatomeg.
Bauchvenen-Kollateralkreisl.	fehlt	oft vorhanden	vorhanden
Knochen röntgenologisch	normal	teils normal, teils Osteoporose	Osteoporose
Ossifikation	normal	teils normal, teils Verzögerung	Verzögerung
Pubertät	normal od. gering versp.	sehr verspätet	sehr verspätet
B) *Biochem. Sympt.* Urinzucker	positiv	positiv	negativ
Aceton	Acetonurie u. Acetonämie nur bei schlechter Stoffwechsellage	große Neigung zu Acetonurie	Acetonurie, Acetonämie
Blutzucker	erhöht	erhöht, rasch in Hypoglykämie umschlagend	erniedrigt (Spontan-Hypoglykämie, meist ohne klin. Symptome)
Glykogen i. Blut	erhöht	teils normal, in einig. Fällen erhöht	meist erhöht
Cholesterin i. Blut } Lipoide im Blut }	im Koma erhöht	häufig erhöht	immer erhöht
Traubenzuckerbelastung Staub-Effekt	hohe, langdauernde Hyperglykämie Staub-Effekt fehlt	Hyperglykämie m. hoh. Spitze od. Plateaubild., Staub-Effekt fehlt	gering. Blutzuckeranstieg, Staub-Effekt ungenügend
Insulinbelastung	Blutzuckersenkung	anfänglich leichter Blutzuckeranstieg, dann Abfall; einige Male Insulinüberempfindlichkeit	Insulin-Überempfindlichkeit
Adrenalinbelastung	Blutzuckeranstieg	normale oder verminderte Ansprechbarkeit	oft Adrenalin-Resistenz
C) *Path.-anat. Bef.:* Histologischer Leberbefund	häufig Fettansammlung, meist Glykogenarmut	starke Glykogenspeicherung, mehrmals kombiniert mit Fett, gelegentlich Fett allein	starke Glykogenspeicherung, gelegentlich kombiniert mit Fett

Zuckerneubildung bedingt. *6 Jahre später* trat bei dem Kind ein *Diabetes* auf. Dieser Fall wird in der Literatur gewöhnlich als erster beschriebener Fall von Glykogenose aufgefaßt. ALAIN MAURIAC bezeichnet ihn ganz richtig als *prädiabetische hepatische Glykogenose*. Das Interessanteste an diesem Krankheitsbild ist für uns die spätere Entwicklung eines Diabetes. Sie wird uns noch näher beschäftigen.

Eine übersichtliche und gute Einteilung der polykorischen Hepatomegalien gibt ALAIN MAURIAC, indem er in folgende Gruppen unterteilt:

a) Die hypertrophische Steatose der Leber nach DEBRÉ;

b) die Glykogenspeicherkrankheit mit Störung des Zuckerstoffwechsels in Nebennierenform (GIERKE-CREVELD);

c) Glykogenspeicherkrankheit der Leber mit Störung des Zuckerstoffwechsels in prädiabetischer Form (Typ PARNASS und WAGNER);

d) die Glykogenspeicherkrankheit der Leber mit Störung des Zuckerstoffwechsels in diabetischer Form (Syndrom Mauriac).

Von großem Interesse ist die *Frage, ob es abortive Formen des Syndrom Mauriac gibt*. Es kann beim kindlichen Diabetes zu einer Wachstumsverzögerung mit oder ohne verspätete Geschlechtsentwicklung, zu Lebervergrößerung allein und zu Fettsucht kommen. Stellt nun das Auftreten dieser Symptome, wenn sie einzeln oder in unvollständiger Kombination vorhanden sind, schon das Vorstadium des Syndrom Mauriac dar? Die Frage ist deshalb von Bedeutung, weil dann das Krankheitsbild ganz erheblich erweitert würde. WENDEROTH ist der Ansicht, daß Diabetes-Komplikationen genannter Art prinzipiell zusammengehören. Das Syndrom Mauriac stelle dann nur den Sonderfall als seltene Kombination aller dieser Komplikationen dar. Seiner Meinung nach ist das Syndrom Mauriac ein Pseudozwergwuchs, der durch exogene Schäden wie Unterernährung und ungenügende Insulingabe, ebenso wie die anderen Symptome entsteht. So beobachtete WENDEROTH besonders in den Nachkriegsjahren derartige Diabetes-Komplikationen häufiger.

Unter 20 Patienten von 14—19 Jahren fand er bei 12 Mädchen 9mal Kleinwuchs, 8mal verspätete sexuelle Reifung, 3mal Hepatomegalie; bei 8 Knaben 8mal Kleinwuchs, 3mal verspäteten Stimmwechsel und 3mal Hepatomegalie. 8 Patienten waren für ihre Größe untergewichtig, mehrere adipös. Die Einzelfälle sind nicht genauer beschrieben. Auch ein Teil der Fälle von WHITE dürfte diesen Einzelkomplikationen zuzurechnen sein. Auch hier fehlen genaue Krankengeschichten.

Die Annahme von Vorstadien oder nicht voll ausgeprägten Formen von Syndrom Mauriac ist wohl berechtigt, weil man gleiches bei allen hormonalen Krankheiten findet. Aber es scheint mir für eine Klärung des Krankheitsbildes zunächst zweckmäßig, wenn man das scharf umrissene Syndrom Mauriac nicht zu sehr verwischt, sondern an der charakteristischen Symptomatologie festhält. Vor allem ist im Einzelfall eine genaue Kenntnis des Verlaufes notwendig, denn aus den Krankengeschichten der Syndrom-Mauriac-Patienten geht hervor, daß die Kardinalsymptome zeitlich in ziemlich enger Folge auftreten. Längeres Bestehen eines Einzelsymptoms, ohne daß die anderen folgen, spricht wohl nicht für ein Syndrom Mauriac. Weiteres Sammeln in dieser Richtung muß hier noch Klarheit schaffen.

3. Biochemische Befunde.

Für die Erforschung des Krankheitsbildes sind die *biochemischen Befunde* von Wichtigkeit. Über diese Untersuchungen besteht Einigkeit der Autoren, soweit es sich um Zucker-, Aceton- und Lipoidbestimmungen handelt. Anders verhält es sich jedoch mit den Belastungsproben, von denen ohnedies bekannt ist, daß sie selbst bei ein- und demselben Patienten bei Wiederholungen verschieden ausfallen können. Hinzu kommt noch, daß ein Teil der differenzierten Untersuchungen und

Belastungsproben erst im Laufe der Behandlung durchgeführt wurden, so daß die Ergebnisse der Autoren nicht ohne weiteres miteinander vergleichbar sind. Im Folgenden wird versucht, einen Überblick über die bisherigen Befunde zu geben, ohne dabei Einzelergebnisse zu sehr zu bewerten.

Immer vorhanden ist die *Glykosurie*, da es sich um einen Diabetes handelt. Die Glykosurie schwankt je nach dem Zustand des Patienten. Angaben darüber, welche höchsten Werte beobachtet wurden, finden sich kaum. In unseren beiden Fällen fanden sich Maximalwerte von 87 g pro Tag (H. R.) und 95 g bei M. B.

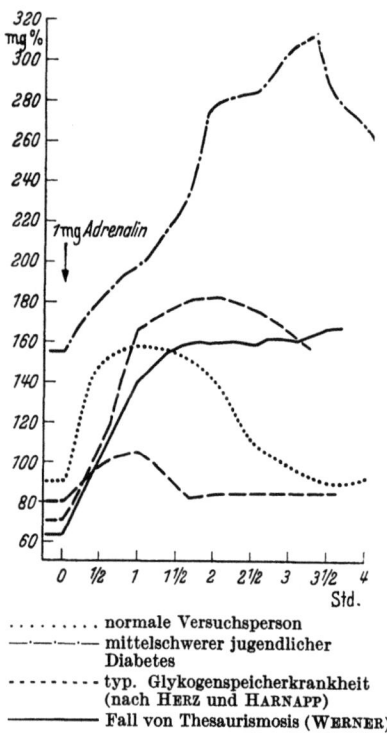

.... normale Versuchsperson
—·—·— mittelschwerer jugendlicher
Diabetes
-------- typ. Glykogenspeicherkrankheit
(nach Herz und Harnapp)
——————— Fall von Thesaurismosis (Werner)

Abb. 21. Blutzuckerkurven nach Belastung mit 1 mg Adrenalin subcutan. Vergleichskurven: Normale Versuchsperson, mittelschwerer jugendlicher Diabetes; typische Glykogenspeicherkrankheit (2 Kurven) und Fall von Thesaurismosis glycogenica (Syndrom Mauriac). (Nach Werner.)

Diese Werte fallen jedoch nicht aus dem Rahmen der Zuckerausscheidung bei diabetischen Kindern.

Stets wiederkehrend sind die Angaben, daß diese Patienten stark zur *Acetonurie* neigen. Unter den 39 gut beobachteten Fällen wird sie 13mal ausdrücklich als intensiv und häufig auftretend angegeben. In 2 Fällen wird ihr Fehlen betont. Bei unserer Patientin M. B. wurde bei den ersten 3 Klinikaufnahmen immer wieder eine Acetonurie gefunden, ebenso trat sie sofort bei kleinen Störungen im Befinden auf, so bei leichten Infekten und nach Belastungsproben. Dieses rasche Auftreten einer Ketonurie wird allgemein betont.

Die *Blutzuckerwerte* dieser Patienten geben uns guten Einblick in den Stoffwechselablauf. Hierbei finden sich 2 kardinale Erscheinungen: einmal starke *Hyperglykämie*, die bis zu 600—700 mg-% ansteigen kann. Der Umstand aber, der diese Kranken so schwierig in der Behandlung macht, ist die 2. Tatsache, nämlich die gleichzeitige *Neigung zu Hypoglykämie*.

So schwankte die Patientin von Friedman rapid zwischen 500 mg-% und 17 mg-%, Fall Mury zwischen 400 mg-% und 70 mg-% in einem Tag, Fall Rosenbusch zwischen 138 mg-% und 464 mg-%, Fall Hadorn zwischen 500 mg-% und 40 mg-%. Gleiches sahen wir bei unseren beiden Patienten: 45—720 mg-% und 70—700 mg-%.

Auch beim Fasten tritt eine stärkere Hypoglykämie auf als beim gewöhnlichen Diabetes. Fast alle Autoren führen dieses starke Schwanken der Blutzuckerwerte an und betonen die häufig auftretenden leichten und schweren klinischen Hypoglykämiesymptome, wie Schwindel, Müdigkeit, Zittern, Reizbarkeit, Zornausbrüche, Bewußtlosigkeit mit gelegentlichen epileptiformen Krämpfen. Auch die Mutter unserer Patientin gab spontan an, daß sie die hypoglykämischen Zustände des Kindes, die in leichter Form fast täglich, in schwerer Form in Abständen von Wochen auftraten, viel mehr fürchtete als ein Koma.

Blutlipoide (Cholesterin, Fett, Lecithin und Phosphatide) zeigten in manchen Fällen eine Erhöhung.

So fanden Grayzel und Radwin in ihren 3 Fällen eine Hyperlipoidämie; Schäfer fand Gesamtfett auf 1175 mg-% erhöht; freies Cholesterin 48 mg-%, Estercholesterin 107 mg-%; Lipoidphosphor 8,2 mg-%; Phosphatide 206 mg-%; Neutralfett 731 mg-% (erhöht); hierzu ein Blutcholesterin von 392 mg-% im akuten Stadium, also wesentlich erhöht; dies ging im

Laufe der Behandlung bis 208 mg-% zurück. Die Lipoidfraktionen dagegen wurden von SCHÄFER erst 2 Monate später untersucht, als sich das klinische Befinden bereits wesentlich gebessert hatte und das Blutcholesterin dann 208 mg-% betrug. Auch MURY gibt eine Hyperlipoidämie von 1025 mg-% an, die sich im Laufe der Zeit auf 335 mg-% senkte. Freies Cholesterin von 309 mg-% auf 65 mg-% absinkend. So fanden sich insgesamt die *Cholesterinwerte im Blut* mehrfach erhöht bis maximal 443 mg-% (12mal). In einigen Fällen (8mal) sind jedoch auch normale Werte gefunden worden. *Blutglykogen* fand WERNER erhöht mit 28,3 mg-%, *wir* selbst bei Patientin M. B. bis 37 mg-%, HOUET und die übrigen Autoren fanden es normal.

Von mehreren Autoren wurden *Belastungsproben* durchgeführt:

Nach *peroraler Zuckerbelastung* fand HOUET eine hohe Spitzenbildung; *wir* sahen bei unserer Patientin M. B. eine Plateaubildung mit nachfolgender starker Hypoglykämie (vgl. S. 422, Abb. 11 u. 12).

Nach *Adrenalinbelastung* (0,5 mg subcutan) trat beim Fall von HOUET eine wesentliche Glykämiesteigerung ein (von 225 auf 328 mg-%). WERNER spricht jedoch von einer *ungenügenden Adrenalinwirkung*; nach 1 mg Adrenalin subcutan kam es zu einem Anstieg von 60 auf 170 mg-%, während ein diabetischer Vergleichspatient auf dieselbe Dosis von 155 auf 320 mg-% anstieg. Dies zeigt sehr anschaulich die Abb. 21, wobei WERNER vergleichende Adrenalinbelastungskurven für gesunde Personen, jugendliche Diabetiker, Glykogenose- und seinen eigenen Patienten mit sekundärer Glykogenose gegenüberstellt.

Nach *Insulinbelastung* (10 Einheiten i.v.) fand HOUET zuerst einen leichten Blutzuckeranstieg (von 185 auf 222 mg-%) und dann länger folgende Hypoglykämie (nach 1½ Std. 95 mg-%). SCHÄFER fand diesen anfänglichen Anstieg nach Insulin in 2 von 3 derartigen Versuchen, während WERNER einen sofortigen starken Abfall fand (Abb. 22) (von 360 auf 160 mg-% in 1 Std., bis 120 mg-% in 3 Std.).

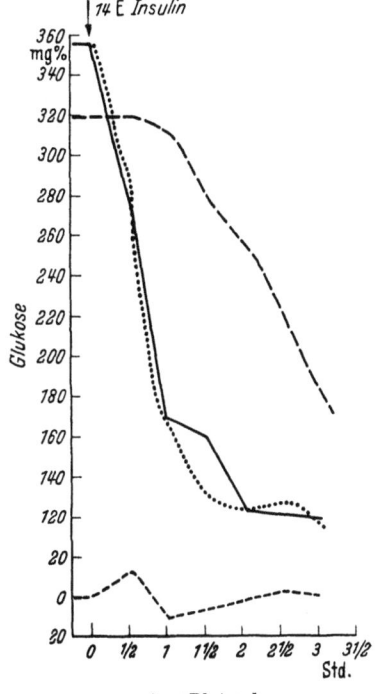

Abb. 22. Erweiterter Radoslav-Versuch. Belastung mit 14 E Insulin (Nach WERNER)

Die *Blutzuckerhungerkurve* fiel im Fall von WERNER rascher als beim Diabetiker und erreichte nach 4 Std. hypoglykämische Werte, als Ausdruck des Überwiegens des insulären Systems, ohne daß gegenregulatorische Wirkung eintrat.

RÄIHÄ führte eine *Belastung mit Dioxyaceton* nach LINNEWEH durch. Sein Patient zeigte im Gegensatz zu einer Glykogenose-Patientin und zu einem gesunden Kind und zu einem Diabetes-Kind *keinen* Anstieg von Glykose und von Dioxyaceton. Von anderen Autoren wurde diese Belastung nicht ausgeführt, da das Dioxyaceton nicht beschaffbar war.

Insgesamt ist über die beobachteten chemischen Befunde zu sagen: Charakteristisch ist der häufige und schnelle Wechsel zwischen hoher Hyperglykämie und Hypoglykämie, wobei letztere im Gegensatz zur Glykogenose hier auch immer klinische Symptome macht. Ist dieses Schwanken beim kindlichen Diabetes allgemein schon relativ häufig zu finden, so tritt es beim Syndrom Mauriac besonders hervor. Hierher gehört ferner das rasche Auftreten von Aceton im Urin. Alle übrigen pathophysiologischen Tatsachen sind nicht einheitlich, nicht typisch und bisher auch noch zu wenig häufig verfolgt. Bei den biochemischen Befunden ist vor allem zu beachten, daß sie nur zum Teil im schwersten Stadium des Syndrom Mauriac-Bildes, vielmehr großenteils erst nach Besserung oder gar Rückgang des Zustandes erhoben wurden. So ist aus diesen Angaben kein zu weittragender Schluß möglich und weiteres Sammeln von entsprechenden Befunden notwendig.

Da bei dem Krankheitsbild die Hepatomegalie im Mittelpunkt des Interesses steht, haben die meisten Autoren *Leberfunktionsproben* durchgeführt, um festzustellen, ob die Lebertätigkeit gestört ist. Angewandt wurden meist: Takata-Ara, Galaktosetest, Weltmann-Band, Gallenfarbstoffproben und Serumbilirubinbestimmung. Nobecourt, Per Hansen, Grayzel und Radwin, Sundal, White, Werner, Houet, Hadorn, Schäfer und *wir* selbst stellten normalen Ausfall dieser Funktionsteste fest. Freudenberg führte außerdem noch die Nephrelometerkurve mit Hayemlösung durch und fand ebenfalls normale Werte. Nur Mury fand die Takata-Ara-Reaktion immer positiv.

Clément vertritt die Ansicht, daß die normale Leberfunktion bei riesiger Leber das Syndrom Mauriac von den vorübergehenden Hepatomegalien bei Diabetikern unterscheidet. Bei Diabetikern findet sich nach Boller in $^1/_4$—$^1/_3$ der Fälle ein pathologischer Befund der Leberfunktionsproben. Insbesondere erhöht sich der anomale Ausfall bei acidotischen Diabetikern.

4. Pathologische Anatomie.

Einen Einblick in das Wesen der Krankheit erwartete man mit Recht von dem *pathologisch-anatomischen Befund*. Derartige Untersuchungen wurden mehrfach durch Autopsie, aber auch einige Male durch Biopsie erhoben. In zwei Fällen stellte die Biopsie allerdings nur eine Leberpunktion dar.

So haben insgesamt 13 Autoren über anatomische Befunde bei ihren Patienten berichtet. Das Organ, das hierbei am meisten interessierte, war die *Leber*. Die *Ursache der riesigen Hepatomegalie* fand eine Reihe von Autoren in einer *massiven* **Glykogenspeicherung**.

Stetson und Ohler stellten bei der Biopsie normale Leberstruktur und eine *kolossale Menge von intracellulärem Glykogen* fest. In den Zellkernen kein Glykogen; geringe Mengen Glykogen im Bindegewebe. Keine Fettablagerung. Houet fand in seinem ersten Fall, der verstarb, ein Lebergewicht von 1310 g. Die Zellen der Leber waren *bis zum äußersten mit Glykogen vollgepfropft*. Auch die *Kerne* waren stark *mit Glykogen imprägniert*. Die mit gewöhnlichen Fixiermitteln behandelten Leberteile zeigten nach kurzer Lagerung nicht mehr die geringsten Glykogenspuren. Dieser Umstand ist besonders bemerkenswert und wird von Houet hervorgehoben; denn der Befund steht im Gegensatz zu dem Verhalten des Glykogens bei der Glykogenspeicherkrankheit, wobei das Glykogen abnorm stabil ist. Auch Askanazy und Mentha berichten über eine *Leber*, die *mit Glykogen überladen* war. In zwei Fällen von Friedman war die Leber „*stark glykogenhaltig* und arm an Fett". Brian, Schechter und Person fanden eine Leber von 2700 g, die Leberzellen stark vergrößert, das Cytoplasma vollgestopft mit feinen Granula. Nach zweimonatigem Aufbewahren in Formalinlösung zeigte sich eine *große Menge von Glykogen* im Cytoplasma. Die Zellen um die Zentralvenen enthielten etwas weniger *Glykogen* als die in der Nähe der Pfortader. Es fand sich auch etwas Glykogen in den ringförmigen *Kernen. Nach 18monatiger Aufbewahrung* in Kaiserling-Lösung fanden sich *immer noch große Mengen von Glykogen*, obgleich die Menge jetzt verringert schien. Auf Gefrierschnitten konnte *um die Zentralvenen geringe Anhäufung von Fett in den Leberzellen* festgestellt werden. Anatomische Diagnose: *Hepatomegalie mit abnormer Glykogenspeicherung in Leber und Nieren.* Quantitative Glykogenbestimmung nach 18monatiger Aufbewahrung in Kaiserling-Lösung 3,09 bis 3,56% im Durchschnitt 3,18% Glykogen. Durchschnittlicher Glykogengehalt der Trockenleber auf 100 g 11,2 g.

Besonders interessant ist der Fall von WERNER. Der Verfasser konnte sowohl eine Biopsie als auch mehrere Jahre später den Befund einer Autopsie erhalten. Die *Biopsie* ergab *starke Glykogenansammlung* in der Leber, ganz vereinzelt auch scholliges und Kern-Glykogen. Keine lokalisierte Anhäufung in besonderen Läppchenabschnitten. Ferner zeigte die Untersuchung deutliche Färbung der KUPFFERschen Sternzellen. In einigen Leberläppchen geringe feintropfige Verfettung der Leberzellen. — Bei der *Autopsie* stellte der Verfasser „*hochgradige Glykogenstapelung* in den Leberzellen" fest. Ausgedehnte Glykogenschwellung der Leberzellkerne, spärliche Verfettung der KUPFFERschen Sternzellen.

2. Eine 2. Gruppe von Autoren fand *neben starker* **Glykogenüberfüllung gleichzeitig Fettanhäufung** *in der Leber.* — FANCONI fand in einem Fall eine enorm große Leber, deren Zellen mit *Glykogen und Fett* vollgestopft waren. — BAILEY stellte bei der Biopsie seiner Patientin einen *sehr hohen Glykogengehalt* der Leber von 12,1% und eine große *Fettanhäufung* von 10,5% fest.

P. WHITE konnte von 4 Todesfällen bei Diabetes-Patienten mit Hepatomegalie die Autopsie durchführen: Ein 14³/₄jähriger Junge mit Diabetes starb an einer Lungentuberkulose. Die Leber wog 1520 g. Die mikroskopische Untersuchung ergab *ausgedehnte Fett- und Glykogeninfiltration.* — Ein 16³/₄jähriges Mädchen verstarb im Diabetes-Koma. Lebergewicht 1980 g. Mikroskopisch zeigten die *Leberzellen deutliche fettige und granulierte Degeneration.* Viele von den Kernen waren breit und hyalinisiert und ergaben das *Bild*, wie es gewöhnlich bei *Glykogendegeneration* ist. — Bei einem 16jährigen Knaben ergab die mikroskopische Leberuntersuchung *feine Fettvacuolen* in den Endothelien der Sinus, die *Leberzellen waren vacuolisch.* — Bei einer 23¹/₂jährigen Frau, die einen Diabetes hatte und an einer Pneumokokken-Meningitis verstarb, fand sich eine Leber von 1900 g. Die mikroskopische Untersuchung ergab feine *Vacuolisierung vieler Leberzellen*, die periportalen Kerne waren vacuolisch. — Die Zugehörigkeit dieser Fälle zum Syndrom Mauriac ist klinisch nicht gesichert.

3. Eine dritte Gruppe umfaßt pathologisch-anatomische Befunde, wobei vorwiegend oder ausschließlich eine **Verfettung der Leber** festgestellt wurde, so daß die Glykogenspeicherung in den Hintergrund trat.

So hatte FREUDENBERG durch Biopsie (Leberpunktat) erwiesen, daß der Lebertumor bei seinem Patienten durch Fettinfiltration der Leberzellen bei schwacher Glykogeneinlagerung bedingt war. Der histologische Aufbau der Leber war intakt. — GRAYZEL und RADWIN berichten über eine starke Fettinfiltration der Leber. — SODERLING hatte bei 3 Fällen Leberpunktionen durchgeführt; in 2 Fällen zeigte sich eine Verfettung der Leberzellen, im 3. Fall eine Verfettung der KUPFFERschen Sternzellen. — SCHÄFER fand bei der Leberpunktion seines Falles (8 mm langer Gewebszylinder) *feintropfige Lipoidablagerung* nahezu in allen Leberzellen. Es handelte sich, wie er betont, mehr um das Bild einer Speicherkrankheit als einer degenerativen Verfettung. In der Hauptsache fanden sich nicht Neutralfette, sondern *Lipoide im engeren Sinn*. Die KUPFFERschen Sternzellen waren frei von fettigen Substanzen.

Überblickt man diese Berichte der pathologisch-anatomischen Ergebnisse, so zeigt sich, daß die Mehrzahl der Untersuchten eine *starke Glykogenspeicherung* in der Leber als auffallenden Befund erhoben hat, in einigen Fällen teilweise mit Fetteinlagerung. 3 Autoren verzeichnen Fettspeicherung allein. H. SCHÄFER fand als Speicherungsprodukt Lipoide im engeren Sinne. Ein gewisser Vorbehalt muß gerade bei den Leberpunktaten von FREUDENBERG, SODERLING, SCHÄFER gemacht werden, da der histologische Befund eines so kleinen Gewebszylinders keine bindenden Schlüsse über den Gesamtaufbau des großen Organs erlaubt.

Während nun White, Grayzel und Radwin sowie Saldun de Rodriguez auf Grund ihrer Fälle die Ursache der Hepatomegalie in der Fettansammlung der Leber sehen, scheint mir in Übereinstimmung mit den meisten Untersuchern die *Glykogenspeicherung* das vorherrschende Moment zu sein. Denn die starke Fettansammlung wurde seltener gefunden als die massive Glykogenablagerung. Außerdem bedeutet eine Verfettung der Leber bei Diabetikern nichts Abnormes. Chiari betont, wie besonders reich an Fett die Leber bei kindlichen und jugendlichen Diabetikern gefunden wird. Während der Normalfettgehalt des Organs zwischen 1—4% schwankt, beträgt er bei Diabetikern zwischen 4 und 10,8%; die Phosphorlipoide ungefähr 1,8%. Das fettig-gelbe Kolorit sowie die teigige Konsistenz des Organs sind ebenfalls durch die Fetteinlagerung bedingt.

Ganz anders verhält es sich mit dem *Glykogen*. Der Glykogengehalt der Leber im Koma verstorbener Diabetiker ist im allgemeinen hochgradig vermindert (Chiari). Dies gilt vor allem für das im Zelleib befindliche Glykogen, während Kernglykogen nicht so selten zu finden ist.

Anders lautende Befunde von Popper und Wozasek, die bei Diabetikern 1,24—6,21% Glykogen in der Leber fanden, sowie von Beringer, der durch Leberpunktate bei präkomatösen Patienten reichlich Glykogen in den Leberzellen feststellte, dürften Ausnahmen darstellen.

Die Feststellungen Chiaris scheinen mir in Verbindung mit den mitgeteilten Biopsien und Autopsien für die Beurteilung der Leber beim Syndrom Mauriac von Wichtigkeit zu sein: Es kann demnach nicht überraschen, wenn in der Leber dieser Patienten Fettanhäufung gefunden wird. Denn das Fett tritt nach Sturm an die Stelle des geschwundenen Glykogens in der Leber. Es muß jedoch als ein auffallender Befund gewertet werden, wenn große Mengen Glykogen in der Leber vorhanden sind, denn diese finden sich beim komplikationslosen Diabetes gewöhnlich nicht.

Auch bezüglich der Beurteilung des Glykogen selbst besteht noch keine einheitliche Auffassung. Denn Brian, Schechter und Person fanden noch nach 1½ Jahren große Glykogenmengen in der konservierten Leber. Das Organ entsprach damit dem Verhalten einer Glykogenspeicherleber. Demgegenüber machte Houet die Beobachtung, daß in seinem Fall postmortal eine normale Glykogenautolyse stattfand. Dies unterscheidet nach seiner Ansicht das Glykogen der Glykogenspeicherkrankheit von dem beim Syndrom Mauriac in prinzipieller Weise.

In diese Gedankengänge lassen sich auch die klinischen Befunde über verschiedene Grade der Derbheit der Leber einfügen. Es ist naheliegend, anzunehmen, daß diejenigen Untersucher, die eine derbe, harte Leber tasteten, ein glykogenbeladenes Organ vor sich hatten; dagegen könnte der Tastbefund einer weichen, unscharf abgrenzbaren Leber auf Fetteinlagerung im Organ beruhen. Die wechselnde Größe der Leber, die Mauriac zu dem Ausdruck „Ziehharmonikaleber" veranlaßte, ist pathologisch-anatomisch nicht geklärt. Es müßten hierzu histologische Befunde vorliegen aus der Zeit der starken Lebervergrößerung *und* aus der Zeit einer wieder klein gewordenen Leber; das ist bis jetzt nicht der Fall. Warren ist der Ansicht, daß die rasch vor sich gehenden Größenveränderungen der Leber beim Diabetiker auf einen Wechsel des Wassergehaltes zurückzuführen seien. Er vermutet einen „Hydrops der Leberzellen".

Die Frage, warum meist nur Glykogenablagerung, mehrmals viel Glykogen und mäßig Fett, und einige Male nur Fetteinlagerung in der Leber gefunden wurde, dürfte sich ohne große Schwierigkeiten klären lassen: Maßgebend für den Befund ist offenbar das *Stadium der Krankheit*, in dem die Untersuchung gemacht wurde. Aus den Größenveränderungen, die die Leber solcher Patienten durchmachen, können wir schließen, daß der zur Hepatomegalie führende Stoff teilweise oder ganz abgegeben werden kann. Es wird also auf dem Höhepunkt der Krankheit vorwiegend eine Glykogeninfiltration zu finden sein, während in späteren Stadien nach teilweiser Abgabe des Glykogens die Diabetesleber mit Fetteinlagerung vorherrscht. Daß mit Schwinden des Glykogens erhebliche Fetteinwanderung in die Leber erfolgen kann, die zur Fettleber führt, betont BERTRAM. Solche Lebervergrößerungen beobachtete BERTRAM bei Diabetikern in den ersten beiden Lebensjahrzehnten. Dieser Meinung, daß *die unterschiedlichen histologischen Leberbefunde auf verschiedene Stadien des Krankheitsbildes zurückzuführen sind*, ist auch H. SCHÄFER. Er weist in dem Zusammenhang auf Untersuchungen von JUNKERSDORF hin, der durch Glykogenmast bei Tieren zunächst eine Glykogenstapelung, später aber eine Fettstapelung erzielen konnte. Auch die Tierversuche von BISSINGER und LESSER sind in diesem Zusammenhang interessant. Die Autoren konnten durch geringe Insulinmenge Glykogenanhäufung in der Leber, durch Überdosierung des Insulins eine Glykogenverarmung und Fetteinlagerung erzeugen. Außerdem ist von der Glykogenspeicherkrankheit her bekannt, daß dabei außer Glykogen auch reichlich Fett in der Leber gefunden werden kann. HARNAPP weist auf einen Zusammenhang der beiden Reservestoffe hin und hebt den Glykogenose-Fall von SMITH und O'FLYNN hervor: Dabei hatte ein Kind eine Glykogenose, die Schwester dieses Patienten starb an einer Fettleber, die pathologisch-anatomisch gesichert wurde.

5. Die Behandlung.

Über die beste Behandlungsmethode besteht noch keine Klärung. Denn die relativ wenigen Fälle verteilen sich über rund 20 Jahre, so daß noch keine großen Erfahrungen gesammelt werden konnten. Die größten Zahlen gibt WHITE an, doch sind ihre Krankheitsfälle auch therapeutisch nicht im einzelnen analysiert.

Sicher ist zunächst soviel, daß die *Hauptaufgabe eine Besserung der diabetischen Stoffwechsellage sein muß, denn in vielen Fällen* wird darauf hingewiesen, daß die dem Syndrom Mauriac vorausgehende *Behandlung* des Diabetes recht *unregelmäßig* durchgeführt wurde, sei es, daß die Diät nicht eingehalten oder das Insulin nicht nach Vorschrift gegeben wurde. Auch bei unserer kleinen Patientin M. B. ging eine Periode sehr unzulänglicher Behandlung voraus, bedingt durch die Flucht aus dem Osten, die ganz unregelmäßige Insulinversorgung und die unzureichende Ernährung auf dem monatelangen Schiffstransport. Deshalb ist zur Behandlung ausreichend und zeitlich richtig dosiertes Insulin notwendig, sowie eine genügende Ernährung. Es geht aus vielen Beschreibungen hervor, daß in der Zeit vor Auftreten des Krankheitsbildes Insulintherapie und Ernährung teils aus Mangel, teils aus Unachtsamkeit ungenügend waren. Primär ist also eine Besserung des Diabetes anzustreben.

Die 2. Forderung der Behandlung gilt den aufgepfropften Mauriac-Symptomen, besonders der extremen Lebervergrößerung mit den Leibschmerzen und der Wachstumshemmung. Da viele Autoren, als erster bereits MAURIAC selbst, eine pluriglanduläre Störung als Ursache der Krankheit annahmen, wurde eine Reihe von Hormonen versucht: so Thyreoideaextrakt, Pankreasextrakt, Hypophysenpräparate, Follikelhormon und Testis-Präparate. Nach Thyreoidinfütterung beschreibt WHITE Wachstumsfortschritt in einigen Fällen. Gute Resultate erzielte sie nach intramuskulären Hypophysenextraktgaben, solange die Epiphysenfugen noch offen waren. Die beste Wachstumsbeschleunigung sei erfolgt nach Testosterongaben bei Knaben mit Minderwuchs (25 mg i.m. 2—3mal wöchentlich, 2—3 Jahre lang). Bei Mädchen kann es zu Maskulinisierung kommen. NOBECOURT und Mitarbeiter sahen nach 6 Injektionen von Hypophysenvorderlappen-Hormon eine Steigerung der Acetonurie, so daß sie die Behandlung abbrechen mußten. FREUDENBERG ließ eine Kalbshypophyse transplantieren, stellte aber danach in seinem Fall eine Verschlechterung fest.

GRAYZEL und RADWIN führten andere Therapieversuche durch, gestützt auf Tierexperimente von FISHER, ALLEN und DRAGSTEDT: Deprankreatisierte Hunde reagierten trotz Insulin mit Fettinfiltration und -Degeneration der Leberzellen. Diese Reaktion blieb aus, wenn den depankreatisierten Tieren rohes, ganzes Pankreas zusätzlich verfüttert wurde. — So stellten die Autoren selbst einen Rinderpankreasextrakt her und gaben ihn neben Insulin ihren 3 Patienten. Nach ihrem Bericht trat regelmäßig danach eine Verkleinerung der Leber ein, während nach Absetzen des Präparates die Hepatomegalie wieder einsetzte. Auch SODERLING verzeichnete in 3 Fällen prompte Besserung der Lebervergrößerung nach Pankreasextrakt-Tabletten. Er schloß auf eine Störung der äußeren Pankreasfunktion, da Fettstühle in 2 Fällen bestanden. ROSENBUSCH bestätigte Erfolge mit Vollpankreasextrakt, allerdings neben der Therapie mit Protamin-Zink-Insulin und FANCONI-Diät.

Vitamin versuchte bereits MAURIAC, insbesondere A und D. Ein sichtbarer Fortschritt war offenbar nicht zu erzielen.

FREUDENBERG empfiehlt aus der Vorstellung heraus, daß diese Patienten durch den Verlust an Ketonkörpern methylreiche Eiweißverbindungen nicht genügend aufbauen können, diese Stoffe in Form von Cholin, Cystin und Methionin zu geben. JOSLIN sah in 50% seiner Fälle von Hepatomegalie bei kindlichem Diabetes nach Betainbehandlung Verkleinerung der Leber. Betain ist nach ABDER-HALDEN ebenfalls als Methylgruppe wirksam, wenn auch nur in $1/3$ der Stärke wie Cholin. Eiweißreiche Kost empfiehlt auch WHITE. Da bei mehreren Patienten eine Mangel-Kost vorangegangen war, scheint eine *eiweißhaltige Kost* sicher angezeigt, zumal die starke Glykoneogenie viel Eiweiß vom Körper verbraucht.

Einen *wesentlichen Fortschritt* brachte erst die Anwendung des *Protamin-Zink-Insulin*. HOUET, WHITE-JOSLIN, HANSEN und HADORN loben die ausgezeichnete Wirkung dieses Präparates. Wir selbst können dies bestätigen im Fall H. R. mit Depot-Insulin (Hoechst), aber auch bei Anwendung von Di-Insulin-Novo[1] hatten wir im Fall M. B. einen ausgezeichneten Erfolg.

Wir gingen bei unseren beiden Kranken nach anfänglicher Einstellung auf Altinsulin bei gemischter Kost, wonach sich die Kinder sichtlich erholten und aus der Koma-Gefahr entfernt waren, nach 2—3 Wochen auf Di-Insulin-Novo bzw. Depot-Insulin (Hoechst) über. Die Stoffwechsellage blieb dabei gut, die Patienten erholten sich bei gleichzeitiger gemischter Kost sehr gut, nahmen an Gewicht zu, während die Leber zurückging. Das eine Kind, M. B., hatte 2 Monate lang einen Heißhunger, solange, bis der Nahrungsbedarf gestillt war. Dann blieb ein normaler Appetit zurück. Wir blieben bei dieser Einstellung. Die Patientin wurde 2 Jahre lang kontrolliert, der Junge über 1 Jahr. Die Hepatomegalie ist nicht wieder aufgetreten, das Wachstum langsam vorwärtsgeschritten. Der Diabetes blieb gut eingestellt (vgl. Somatogramme Abb. 14 u. 17).

H. SCHÄFER sowie UHRY und Mitarbeiter sahen vom Protamin-Zink-Insulin keinen deutlichen Erfolg bei ihren Patienten; GRAYZEL und RADWIN in einem Fall Besserung des Diabetes ohne Rückbildung der Hepatomegalie.

Die Wirkungsweise des Protamin-Zink-Insulin wird noch lebhaft diskutiert. Sind es die Spurenelemente des Zink (WOLFF, HADORN), die vielleicht als Katalysatoren wirken, wie FREUDENBERG meint? Meiner Meinung nach dürfte die günstige Wirkung mehr dem verlangsamten Ablauf und damit dem besseren Funktionieren der assimilatorischen und dissimilatorischen Kohlenhydrat-Stoffwechsel-Vorgänge zuzuschreiben sein. Es wird damit das unökonomische Hin- und Herpendeln des Blutzuckers ausgeglichen und eine brauchbare Bilanz zwischen Aufbau und

---

[1] Di-Insulin-Novo enthält 1 T Alt-I. und 1 T Isocyanat-Insulin.

Abbau erreicht. Dies mag die Folge der protrahierten Insulinresorption sein. Dafür spricht auch die gute Wirkung des Di-Insulin-Novo, das kein Zink-Protamin enthält.

Eine neue Behandlungsmethode auf Grund volksmedizinischer Beobachtungen gibt HADORN an, in Form eines Salates von *Löwenzahnwurzeln*. Bei seinem Patienten trat dadurch eine Besserung und Verkleinerung der Leber ein.

6. Die Prognose.

In jedem Fall stellt das Syndrom Mauriac eine ernste Erkrankung dar. Denn einmal wissen wir, daß es sich bei diesen Patienten fast immer um einen schweren und schwer einstellbaren Diabetes handelt. So bedrohen allein schon die Auswirkungen der ungenügenden Stoffwechselbalance, die Hyperglykämie mit Ketonurie und besonders auch die Hypoglykämie das Leben dieser Kranken. Andererseits haben sich diesem schweren Diabetes die charakteristischen Komplikationssymptome des Syndrom Mauriac aufgepfropft, die das Befinden der Patienten durch Leibschmerzen, Atemnot, Abmagerung, Wachstumsrückstand weiter beeinträchtigen.

Man muß daher bei der *Prognose* unterscheiden zwischen derjenigen *für das Leben* und derjenigen *für die Sekundärsymptome*. Über *Todesfälle* berichten MAURIAC (1), HOUET (1), HANNS (1), WERNER (1), WHITE (4 von 110 einschlägigen Fällen), BRIAN, SCHECHTER und PERSON (1). Diese erscheinen somit nicht besonders gehäuft. Wie sich aus den Behandlungsberichten ergibt, ließ sich die Stoffwechsellage der Syndrom-Mauriac-Kranken dann bessern, wenn mit Sorgfalt behandelt wurde. Voraussetzung dafür sind planmäßige und regelmäßige Zufuhr von ausreichend Nahrung und ausreichend Insulin, wobei sich Verzögerungsinsuline am besten bewährten. Die Prognose hinsichtlich des Lebens ist also mit einer gewissen Vorsicht, aber nicht als schlecht zu betrachten.

Bei der *Prognose der Syndrom-Mauriac-Symptome* läßt sich eine gewisse Reihenfolge beobachten: die für den Körper schwersten Symptome bilden sich zuerst zurück, wenn der Diabetes richtig behandelt wird: Die Kinder nehmen an Gewicht zu, die Atemnot und die Leibschmerzen schwinden, schließlich bildet sich die Hepatomegalie zurück. Sehr spät und verzögert kommt dann erst die Pubertät in Gang; das Wachstum macht allmählich Fortschritte. Es bleibt jedoch nicht immer bei einer eingetretenen Besserung, sondern es kann jederzeit zum Stillstand und Rückschritt kommen: Dabei wird die Leber wieder groß — deshalb sprach MAURIAC von einer Ziehharmonikaleber —, der Kollateralkreislauf tritt in Erscheinung, das Wachstum hält ein. Solche Perioden der Besserung und Verschlechterung haben sich bei einigen Patienten mehrmals ereignet. Der Wachstumsrückstand dürfte das hartnäckigste Symptom sein; es tritt um so ausgeprägter in Erscheinung, je älter die Kinder werden. Eine deutliche Wendung zum Besseren bringt die Pubertät, sowohl für die Stoffwechsellage — wie ja auch beim kindlichen Diabetes — als auch für die eigentlichen Mauriac-Symptome. Die Einschaltung der Keimdrüsen in das Hormonsystem wirkt sich dabei günstig aus.

Insgesamt läßt sich sagen, daß eine Besserung der diabetischen Stoffwechsellage das Entscheidende für die Prognose ist. Läßt sich hierbei ein Umschwung erzielen und bleibt die Besserung anhaltend, dann ist auch die Prognose hinsichtlich der eigentlichen Komplikations-Symptome des Syndrom Mauriac günstig.

III. Pathogenese und Problematik des Krankheitsbildes.

1. Deutungs- und Erklärungsversuche.

Nach Herausstellung des Syndrom Mauriac als eigenes Krankheitsbild haben sich sowohl der erste Autor als ebenso alle weiteren Beobachter mit der ursächlichen Klärung dieser Diabetes-Komplikation eingehend befaßt. Dazu wurden tierexperimentelle Ergebnisse aus der Diabetesforschung, sowie stoffwechsel-chemische und pathologisch-anatomische Befunde bei den Patienten mit dem Syndrom Mauriac herangezogen. Die *Ansichten der Autoren* über die Genese der Erkrankung gehen zum Teil erheblich auseinander, lassen sich aber, wie wir sehen werden, doch auf wenige übergeordnete Gesichtspunkte zurückführen.

Aus tierexperimentellen Untersuchungen ist bekannt, daß es bei pankreas-ektomierten Tieren zu einer Lebervergrößerung mit fettiger Degeneration kommt. Gleiches ereignet sich bei Hunden, bei denen nur der Ductus pancreaticus unter-bunden wird. So schien der Schluß naheliegend, daß das *Fehlen der äußeren Pankreas-Sekretion* für die Hepatomegalie verantwortlich sein könne. Dies erwog MAURIAC selbst. Diese Ansicht wurde unterstützt durch SODERLING, der in seinen beiden Fällen von Syndrom Mauriac Fettstühle beobachtete. Doch kam MAURIAC selbst schließlich zu der Ansicht, daß die Parallele pankreasloser Tiere mit dem beobachteten Krankheitsbild nicht aufrecht zu erhalten sei. Sondern man kann zunächst nur folgern, daß Unterdrückung der äußeren Pankreas-Sekretion zu schweren Leberschäden führt. Die Beobachtung SODERLINGs von Fettstühlen wurde auch von den übrigen Autoren, die über das Syndrom Mauriac berichteten, nicht bestätigt. Lediglich WHITE fand 2mal Störung der äußeren Pankreas-sekretion.

DRAGSTEDT konnte nun aus dem Pankreas einen Wirkstoff isolieren, der beim pankreaslosen Tier die fettige Degeneration der Leber verhindert. Er betrachtet ihn als einen zweiten innersekretorischen Stoff, den er „*Lipocaic*" nannte. Pan-kreaslose Tiere ohne Lipocaic-Zufuhr werden in ihrem Kohlenhydrat-Stoffwechsel schwer gestört und insulinüberempfindlich. DRAGSTEDT glaubt, daß das Syndrom Mauriac durch mangelhafte Lipocaic-Sekretion bedingt sei. GRAYZEL und RAD-WIN konnten in der Tat bei ihren 3 Patienten einen raschen Rückgang der Leber-vergrößerung und eine Erniedrigung des Blutlipoidgehaltes nach Gaben von Rohpankreasextrakt erzielen. Bei Aussetzen der Therapie kehrte die Hepato-megalie zurück. Über das anatomische Substrat der Leber liegt in diesen Fällen jedoch kein Befund vor; die Autoren nehmen eine fettige Infiltration lediglich an. Auch MURY berichtet über gute Erfahrungen mit Vollpankreasextrakt bei gleich-zeitiger genauer Diabetes-Einstellung. Wir müssen allerdings erklärend hinzu-fügen, daß DRAGSTEDT nur von fettiger Degeneration der Leber bei seinen Dia-betes-Patienten und bei seinen Versuchstieren spricht. Wir wissen also nicht, wie der Pankreasauszug auf die glykogenotische Leber wirkt.

Die freie Kost mit ihrer ungleichmäßigen Kohlenhydratzufuhr schuldigt UTHEIM-TOVERUD als Ursache der Erkrankung an; sie schädige auf die Dauer das neuro-endokrine Gleichgewicht. Eine Reihe von Autoren hebt ferner die *ungenügende Ernährung* dieser Kranken hervor, die der Manifestierung des Syndrom Mauriac vorausging. *Wir* können dies in einem Fall bestätigen, denn bei dem Mädchen M. B. entwickelte sich das Krankheitsbild während der Hunger-periode der Nachkriegszeit von 1945 ab. Auch FREUDENBERG schuldigt bei seinem Patienten die Fett- und Eiweißunterernährung ursächlich an.

Auch eine *ungenügende Insulinzufuhr* wird für das Entstehen der Diabetes-Komplikation mehrfach verantwortlich gemacht. So beschreibt HOUET die Vernachlässigung der Insulinbehandlung bei einem seiner Kinder; SALDUN DE RODRIGUEZ hält eine mangelhafte Diabetesbehandlung für ausschlaggebend. Desgleichen führt WENDEROTH die große Zahl von Kleinwuchs mit Hepatomegalie bei jugendlichen Diabetikern nach dem Krieg auf die völlig ungenügende Insulin-versorgung zurück. Bei *unserer* Kranken M. B. konnte ebenfalls nur eine ganz unregelmäßige und unzureichende Insulinbehandlung auf der Flucht und in der Folgezeit durchgeführt werden.

Eine andere Gruppe von Klinikern ist der Ansicht, daß die *chronische Insulin-Zufuhr* verantwortlich sei für die Glykogenanhäufung in der Leber (WERNER, HADORN). BRIAN, SCHECHTER und PERSON erwägen ebenfalls die Möglichkeit, daß bei ihrem Patienten durch die Wirkung hoher Dosen Insulin bei kohlenhydrat-reicher Diät die Glykogenspeicherung der Leber entstanden sei; doch lassen sie auch die Möglichkeit offen, daß sich auf eine Glykogenspeicherkrankheit ein Diabetes aufpfropfte.

Auf eine interessante stoffwechselchemische Erklärung macht FREUDENBERG aufmerksam: Bei schlechter Einstellung des Diabetes werden Acetessigsäure und β-Oxybuttersäure ausgeschieden, die besonders bei Fettmangel den lebenswichtigen Aminosäuren entzogen werden. Durch diesen Verlust wächst der Körper nicht mehr. Die Aminosäuren sind aber auch Träger von Methylgruppen, die mit den Ketonkörpern verlorengehen und nicht synthetisiert werden können; so fehlen methylreiche Verbindungen wie das Cholin, das durch den Einbau in Lecithin den Fett-Transport beherrscht. Es entsteht als Folge eine Fettleber und eine Störung im Fett-Transport; deshalb sei als Therapie Cholin, Methionin und viel Eiweiß zu geben. GRAYZEL und RADWIN hatten jedoch mit Cholin allein keinen Erfolg.

Es ist richtig, daß bei der Mehrzahl der mitgeteilten Mauriac-Fälle ein recht *unregelmäßiges Behandlungsregime* durchgeführt wurde. Dies betraf jedoch *sowohl die Ernährung als auch die Insulingabe.* Erst nach richtiger Einstellung beider Behandlungsmaßnahmen mit ausreichend Insulin und Nahrung ließ sich eine Besserung erzielen; dabei hat sich das Protamin-Zink-Insulin am besten bewährt. Wir können dies für unsere beiden Patienten auch feststellen, die sich bei gemischter Kost und kombiniertem Insulin sehr gut erholten.

HOUET, der außer MAURIAC sicher über die umfassendsten Erfahrungen über das Krankheitsbild verfügt, bleibt hinsichtlich einer pathogenetischen Erklärung äußerst kritisch. Er fußt auf den vorhandenen Befunden und läßt sich von der Tatsache leiten, daß das Glykogen autolytisch abgebaut wird, seiner Ansicht nach ein prinzipieller Unterschied zum Glykogen der v. GIERKESCHEN Krankheit.

MAURIAC selbst betont bereits 1935, daß es unmöglich sei, einen derartigen Krankheitszustand nur mit einer hepatischen Ursache zu erklären, sondern daß man eine *pluriglanduläre Störung* annehmen müsse. Sein Sohn, ALAIN MAURIAC, stellt in seiner Dissertation ,,Hepatomegalie, Zwergwuchs und Fettsucht beim kindlichen Diabetes'' 1946 die Hypophyse in den Vordergrund. Er hält den hypophysären Ursprung der Störungen für wahrscheinlich. Insulin- und Fett-sekretion wird gehemmt, so daß durch Pankreasüberanstrengung ein Insulin-instabiler Diabetes entstehe, ferner eine Hepatomegalie durch glykogenotrope Wirkung, sowie Wachstumsstillstand und Stammfettsucht. Auch WERNER sieht die Ursache des Krankheitsbildes in einer Störung der Korrelation zwischen Insulin und Adrenalin und zwar im Sinne eines Prävalierens des Insulin bei ver-mindertem Tonus im sympathischen Nervensystem. Gleichzeitig komme dem Hypophysenzwischenhirnsystem eine wichtige Rolle bei der Entstehung des Krankheitsbildes durch hormonale Regulationsstörung zu. Ebenso spricht sich ROSENBUSCH für eine Dysfunktion der hypophysär-diencephalen Zentren aus, wobei die Glykogenose sekundär durch den Diabetes entstehe. MURY ist auch der Ansicht, daß hier ein besonderer Diabetestyp vorliegt, d. h. ein hypophysärer Diabetes, der mit dem Syndrom v. GIERKE kombiniert ist; doch sei die Glyko-genose eine Begleiterscheinung des Diabetes, aber unabhängig von ihm. Für SUNDAL ist die verständlichste Erklärung die Annahme, daß es sich um eine Speicherkrankheit handelt, und da keine Zeichen (in seinem Fall) von Fettstoff-wechselstörung bestehen, ist sie als Glykogenspeicherung anzusehen. Da es sich um einen echten Diabetes handelt, werden verständlicherweise die charakteristischen Veränderungen im Kohlenhydrat-Stoffwechsel, die man bei der Glykogenose sieht, vermißt. Sundal weist noch darauf hin, daß Diabetes und Glykogenose Konstitutionskrankheiten sind und daß zwischen dem beschriebenen Fall und der Glykogenose Beziehungen bestehen. Fanconi nimmt auf Grund eines selbst beobachteten Falles an, daß infolge einer Störung der diencephal-hypophysären Regulation die Glykogenolyse gehemmt sei. Diese Dysfunktion kommt zu der beim Diabetes typischen Störung der Glykogensynthese hinzu. Er schließt daraus, daß sich demnach der kindliche Diabetes mit einer Glykogenose komplizieren kann.

So lassen sich die vielen Einzelansichten, die hier nicht alle angeführt werden können, auf *3 hauptsächliche Gruppen* zusammenfassen:

1. Ursache des Syndrom Mauriac sei eine *im Pankreas gelegene Störung*; neben der Inselinsuffizienz vielleicht ein Fehlen der äußeren Sekretion oder das Fehlen einer zweiten inneren Sekretion (Lipocaic);

2. Ursache sei eine *mangelhafte Ernährung* oder eine *Insulinüber-* oder *-unterdosierung*; das bedeutet, ein ganz unausgeglichener Kohlenhydrat-Stoffwechsel;

3. Ursache sei eine *pluriglanduläre hormonale Dysfunktion*, wobei neben dem Pankreas die Hypophyse der wichtigste Faktor ist.

Es erscheint mir nun nicht allzu schwierig, diese drei Hauptgesichtspunkte unter Beiseitelassen von Einzelheiten zu einer Gesamtschau zu verbinden. Außer Zweifel steht wohl, daß es sich um eine hormonale „Entgleisungskrankheit" (Meythaler) handelt, wobei man das Augenmerk auf das Zusammenspiel im neuro-endokrinen Apparat richten muß. Daß dann einmal der Anstoß zur „Entgleisung" vom Pankreas selbst, das andere Mal von der Unterernährung oder von Insulinüber- bzw. -unterdosierung und wieder ein anderes Mal von einer sekundären Hypophysenstörung ausgehen kann, dürfte bei den zahllosen Möglichkeiten im Stoffwechsel- und Hormongeschehen leicht vorstellbar sein. So wie innersekretorische Erkrankungen durch Hormonstoffe, durch verschiedene Nahrung, durch chemische Stoffe, durch die körperlichen Funktionen gebessert oder verschlechtert werden können, so können die gleichen Ursachen für die Manifestation solcher Krankheiten verantwortlich gemacht werden. Eine derartige *Manifestation weiterer hormonaler Dysfunktionen in einer bestimmten Richtung bei diabetischen Kindern ist aber das Syndrom Mauriac*.

2. Das Syndrom Mauriac im Rahmen der Kohlenhydrat-Stoffwechsel-Störungen und der hormonalen Steuerung.

Wir knüpfen nun, um unsererseits zu einer *Erklärung des Syndrom Mauriac* beizutragen, zuerst an den Diabetes und die dabei vorherrschenden hormonalen Vorgänge an: Immer mehr hat sich gezeigt, daß Krankheiten, deren Ursprung Hormon-Organe sind, als *Regulationsstörungen* im hormonalen Gleichgewicht anzusehen sind, wobei dann der Schwerpunkt in einer speziellen Hormondrüse liegt (Bertram). So wird auch der Diabetes heute als Regulationskrankheit (Katsch) aufgefaßt und nicht mehr als alleinige Pankreasinselinsuffizienz. Auf diese moderne Betrachtungsweise muß hingewiesen werden, denn sie bildet den Schlüssel für das Verständnis vieler Zusammenhänge.

Zum *Überblick über die hormonalen Vorgänge beim Kohlenhydrat-Stoffwechsel und dessen Störungen* bedienen wir uns eines vereinfachten *Schemas* (Abb. 23). Dies stellt in wesentlichen Zügen die Verbindung und *Wechselwirkung der hierfür maßgebenden Inkretorgane aufeinander* unter normalen Verhältnissen und bei den uns interessierenden Krankheitsbildern dar: Wir teilen mit Hoff ein: in die *insuläre Wirkungsgruppe,* bestehend aus Inselzellen, dem pankreotropen Hypo-physenvorderlappen-Wirkstoff und dem Parasympathicus; und in die Antago-nisten, die *kontrainsuläre Wirkungsgruppe,* bestehend aus einer Reihe von Hypo-physenvorderlappen-Wirkstoffen (insbesondere dem kontrainsulären, dem cortico-tropen, dem Wachstums- und dem Kohlenhydratstoffwechsel-Hormon), Neben-niere, Schilddrüse und Sympathicus. Das Insulin setzt den Blutzucker herab (angeregt durch das pankreotrope Hormon) und vermehrt das Leberglykogen

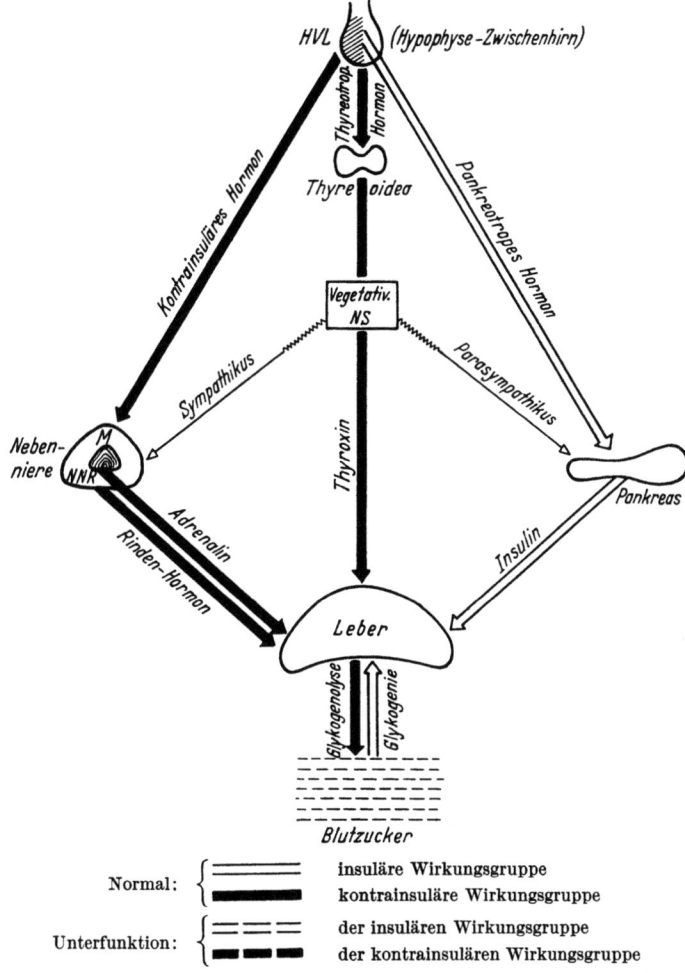

Abb. 23. Normal: Die hormonale Regulation des Kohlenhydratstoffwechsels beim normalen Menschen (schema-tisch). Insuläre Wirkungsgruppe (pankreotropes Hormon, Insulin, Parasympathicus) bewirkt Glykogenie. Kontrainsuläre Wirkungsgruppe (kontrainsuläres Hormon, Adrenalin, thyreotropes Hormon, Sympathicus) bewirkt Glykogenolyse. Nebennierenrindenhormon führt zur Glykoneogenese.

(Glykogenie). Das Adrenalin, dessen Produktion durch kontrainsuläres Vorder-lappenhormon angeregt wird, vermindert die Glykogenbestände durch Glykogeno-lyse und erhöht dabei den Blutzucker. Das Nebennierenrinden-Hormon, das seine Impulse ebenfalls vom Vorderlappen durch das corticotrope Hormon erhält, wirkt zwar insulinantagonistisch und diabetogen, erhöht aber die Glykogen-bestände durch Glykogen-Neubildung aus Fett und Eiweiß (Glykoneogenese). RIESSER spricht der Nebennierenrinde mit ihrem den Glykogenaufbau in der

Leber beherrschenden Hormon, dem Desoxycorticosteron, eine wichtige Rolle
im Kohlenhydrat-Stoffwechsel zu. Auf die Glykogenbestände der Leber wirken
somit Adrenalin und Rindenhormon antagonistisch, denn das Adrenalin vermindert die Leberglykogenbestände durch Glykogenolyse, während das Rindenhormon
sie (unter besonderen Umständen) durch Neubildung aus Fett und Eiweiß erhöhen
kann. Bezüglich des Blutzuckers sind aber Mark- und Rindenhormone Syner-
gisten; denn das Adrenalin erhöht den Blutzucker, wozu das Rindenhormon durch
Glykoneogenie Material zur Verfügung stellen kann (Hoff). Die Glykogenie ist
mit Hypoglykämie gekoppelt, die Glykogenolyse dagegen mit Hyperglykämie.
Schließlich fördert das Thyroxin, angeregt durch thyreotropes Vorderlappenhormon, die Glykogenolyse, so daß es blutzuckersteigernd wirkt (Lucke). So
kommt die Glykogenie und -neogenie durch Insulin und Nebennierenrinden-
hormon zuwege, die Glykogenolyse durch Adrenalin und Thyroxin. Wichtig ist
die Tatsache, daß Zufuhr von geringen Insulindosen die Glykogenspeicherung
fördert, Zufuhr von viel Insulin sie dagegen vermindert (Leberbalance) (Thomas).

Bei **Diabetes** bestehen *häufig ererbte Korrelationsstörungen mehrerer endokriner Drüsen*,
wodurch das klinische Bild modifiziert werden kann. Es sei an den akromegalen, den Morga-
gni- und den Cushing-Typ erinnert (Bartelheimer). Katsch zählt 11 verschiedene Kombinationen auf, wobei sich bei Diabetikern hormonale Stigmata zeigen, die auf eine Miterkrankung der Hypophyse hinweisen; so außer den bereits genannten den hypophysären Zwerg,
die Dystrophia adiposogenitalis, die Simmondssche Kachexie, Diabetes insipidus und andere
mehr. Er betont, daß es dabei zu *diencephalhypophysären Wuchs- und Funktionsstörungen
teilweise gegensätzlicher Art* kommen kann. Das Hypophysenvorderlappen-Nebennieren-
rindensystem als kontrainsulärer Teilfaktor im Kohlenhydrat-Stoffwechsel steht durch die
Ergebnisse der Nebennieren-Steroidforschung zur Zeit im Vordergrund des Interesses. Bertram ist der Ansicht, daß die Nebennierenrinde die wichtigste Rolle in der Pathogenese des
Diabetes spielt, da die vermehrte Produktion von Corticosteron zu verstärkter Glykogenie
und Glykoneogenie führt. Durch erhöhten Glykogenabbau beim Diabetiker entsteht die
Hyperglykämie, die ein erbunterwertiges Pankreas auf die Dauer nicht kompensieren kann.
Es kommt nach einer erst funktionellen später zu einer organischen Schädigung der β-Zellen.
Wurde durch die Experimente von Houssay (Milderung des experimentellen Pankreas-
Diabetes durch Hypophysenexstirpation) und Young (Erzeugung eines Diabetes durch
Injektion von Hypophysenextrakten) gesichert, daß die Hypophyse als Gegenspieler des
Inselorganes von großer Bedeutung ist, so konnte gleiches durch Long, Ingle, Hausburger
für die Nebennierenrinde nachgewiesen werden, da durch Injektion von Hydrooxycortico-
steron ein Diabetes zu erzeugen ist. Erfahrene Autoren wie Katsch, Joslin haben gezeigt,
daß beim jugendlichen Diabetes im Anfang fast stets Zeichen einer Hypophysenvorderlappen-
Nebennierenrinden-Störung vorliegen. 85% aller diabetischen Kinder zeigen vor dem Manifestwerden des Diabetes eine Fettsucht und häufig einen Wachstumsschub und verstärkte
Knochenentwicklung. Die Entstehung eines Diabetes beruht demnach auf einer Gleichgewichtsstörung zwischen Regulation (Inselorgan) und Gegenregulation (Hypophysenvorderlappen und Nebennierenrinde). Die Insuffizienz des Pankreas ist dabei eine relative. Das
Nebennierenrinden-Hormon wird vermehrt gebildet (Höpker, Bartelheimer). *Im Mittelpunkt der diabetischen Stoffwechselstörung* mit der gesteigerten Zuckerbildung steht die *Leber*,
und zwar handelt es sich um eine *Glykogenbildungsschwäche und eine mangelhafte Glykogen-
fixierung* in der Leber mit Anhäufung von Zucker im Blut und Verlust desselben durch die
Nieren. Im Bestreben, den Ausfall der Kohlenhydrate für den Energiestoffwechsel zu kompensieren, entsteht ein Überangebot an Ketonkörpern, das zu Acidose und Koma führt
(Poirier). Das Auftreten von Ketonkörpern ist nach Höpker nicht Zeichen einer unvoll-
ständigen Verbrennung der Fette in der Peripherie, sondern Maßstab der Zuckerneubildung
aus Fett in der Leber.

Die Darstellung in Abb. 24 läßt folgende Vorgänge erkennen: Es besteht beim
Diabetes eine *Unterfunktion der insulären Wirkungsgruppe* gegenüber der kontrainsulären. Die Hypophysenvorderlappen-Adrenal-Komponente ist im Übergewicht. Einer *verminderten Glykogenie* steht zwar eine kompensatorische Glykoneogenie, aber auch eine stark erhöhte Glykogenolyse gegenüber. Denn nicht nur
das Adrenalin, sondern auch das Thyroxin und der Sympathicus wirken glykogenolytisch. Es kommt zu einer *Hyperglykämie, meist mit glykogenarmer Leber*.

Um das **Syndrom Mauriac** unserem Verständnis näher zu bringen, wollen wir von diesem Diabetes-Schema ausgehen und Symptome und biochemische Befunde des Krankheitsbildes mit den hormonalen Vorgängen in Beziehung setzen: Die *insuläre Wirkungsgruppe* ist, da ein *Diabetes* besteht, funktionell vermindert. Nun kommt es aber nach einigen Jahren Diabetes zu Symptomen wie Wachstumsstillstand, stark verzögerter Pubertät, die auch auf eine *Dysfunktion derHypophyse* hinweisen. Ein weiteres Kardinalsymptom, die maximale Leberglykogenstapelung, ist durch eine *Minderfunktion der kontrainsulären Komponente* mitbedingt,

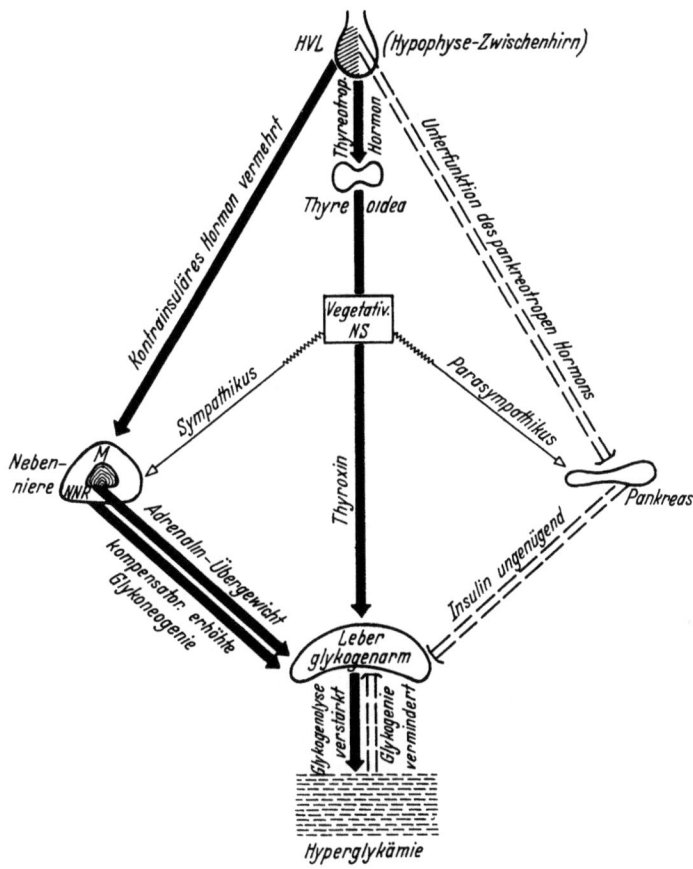

Abb. 24. Diabetes. Hormonale Regulation des Kohlenhydratstoffwechsels beim *Diabetes* (schematisch). Unterfunktion der insulären Gruppe; Überfunktion der kontrainsulären Gruppe. Glykogenie vermindert. Kompensatorische Erhöhung der Glykoneogenie. Übergewicht der Glykogenolyse. Es kommt zur Hyperglykämie bei meist glykogenarmer Leber.

da hierbei die Glykogenolyse Not leidet. Viele Autoren betonen, daß die Kinder mit Syndrom Mauriac an Patienten mit Dystrophia adiposogenitalis erinnern. So weist auch der Phänotypus auf die Wahrscheinlichkeit einer Hypophysen-Miterkrankung hin. Auch einige Untersuchungsergebnisse bei Patienten deuten auf eine vorhandene Schädigung des Insulin-Gegenspielers hin: So fand WERNER bei der Adrenalinbelastung trotz des schweren Diabetes einen auffallend *geringen und langsamen Blutzuckeranstieg* (bis maximal 160 mg-%). Er folgert daraus, daß die Glykogenmobilisation zwar möglich, aber deutlich schwerer ist als beim gewöhnlichen Diabetes. Außerdem fand er den *Blutdruckanstieg nach Adrenalin minimal* und schließt deshalb auf eine Herabsetzung der Reizbarkeit und des

Tonus des Sympathicus. Die Funktionstüchtigkeit des Adrenalsystems ist aber
an die Intaktheit der Verbindung Nebennierenmark mit dem sympathischen
Nervensystem geknüpft. Und schließlich fand WERNER als weiteres Kriterium
für eine hypophysäre Erkrankung eine *Hyposthenurie*.

Ein wesentliches Symptom des Syndrom Mauriac ist die starke *Labilität des
Kohlenhydrat-Stoffwechsels*. Die meisten Verfasser betonen die schwere Einstell-
barkeit dieser diabetischen Kinder. Auch wir haben erhebliche Hyperglykämien
erlebt, die von ebensolchen Hypoglykämien gefolgt wurden, die rasch zu Acetonurie führten. Einen Anhalt für solches Verhalten finden wir vielleicht durch die
Tierversuche von LUCKE, der mitteilt, daß Tiere, die weder ein Pankreas, noch
einen funktionierenden Hypophysenvorderlappen besitzen, zwar einen leichten
Diabetes, aber eine besonders unausgeglichene Stoffwechsellage zeigen. Da die
beiden antagonistischen Regulationshormone fehlen, tritt der Stoffwechsel in
absolute Abhängigkeit von Kohlenhydratzufuhr und -verbrauch. So wird die
Gefahr des sprunghaften Umschlagens von einem Extrem ins andere sehr groß.
Dies kommt dann besonders zum Ausdruck, wenn man den Kohlenhydrat-Stoff-
wechsel dieser Tiere in irgend einer Form belastet. Es kann zu abnorm starker
Hyperglykämie und Glykosurie, sowie durch Insulinüberempfindlichkeit zu
tödlichen hypoglykämischen Krisen kommen. Diese Befunde legen eine gewisse
Ähnlichkeit zu den Patienten mit dem Syndrom Mauriac nahe. Auch die *Insulin-
Überempfindlichkeit*, die von vielen Autoren bei den Kindern mit Syndrom
Mauriac hervorgehoben wird, ist ein Charakteristikum der hypophysektomierten
Tiere. So wird verständlich, warum das normale „Prinzip der Zweiphasenwirkung
der Hormone" (HOFF), die sogenannte Gegenregulation, beim Syndrom Mauriac
nicht mehr ausgleichend wirken kann und beim Versuch dazu oft weit übers Ziel
schießt.

So erscheint es naheliegend, eine *sekundär entstandene Schädigung der Hypo-
physe* anzunehmen, ausgehend von dem schweren Diabetes dieser Kinder. Welcher
Faktor in diesen Fällen zu der Hypophysenvorderlappen-Störung führt, ist im
Einzelfall zu erforschen und nicht generell festzulegen, wie bereits dargelegt wurde.

Eine Schädigung der Hypophyse konnte WERNER pathologisch-anatomisch
nachweisen, da er eine mangelhafte Differenzierung des Hypophysen-Vorderlappens mit Schwund der basophilen Zellen und Vacuolisierung der eosinophilen
Zellen in seinem Fall fand. Ferner bestand eine Neuronophagie im Nucleus paraventricularis sowie einzelne gliöse Restknötchen in diesem Kern und im Tuber
cinereum. Da der Hypothalamus Fett- und Zuckerstoffwechsel mitreguliert, das
Tuber cinereum auf Wachstum und Geschlechtsentwicklung einen wichtigen
Einfluß ausübt, sind diese pathologisch-anatomischen Befunde für die Beurteilung
des Krankheitsgeschehens von großer Bedeutung. SIEGMUND schreibt dem Tuber
cinereum auch einen Einfluß auf die Stabilität des Glykogens in der Leber zu.
ASKANAZY und MENTHA fanden bei der Autopsie ihres Kranken eine Hypophyse,
die kleiner war als normal, sie wog 0,28 g.

Jedoch muß auf eine wesentliche Tatsache hingewiesen werden, die für die
Entstehung des Syndrom Mauriac von ausschlaggebender Bedeutung sein dürfte:
Es handelte sich *bei allen Patienten* zur Zeit der Entwicklung des Krankheitsbildes
um Kinder und Jugendliche. Dies ist kein Zufall. Sondern wir wissen, daß sich
die hormonalen Entgleisungskrankheiten ganz allgemein für den noch wachsenden
Organismus anders und meist viel schwerwiegender auswirken als für den in der
Entwicklung abgeschlossenen. Treten also bei einem ohnedies schon schweren
kindlichen Diabetes Faktoren hinzu, die zu einer erheblichen Miterkrankung des
Hypophysenvorderlappens führen, so kommt es zu weiteren Komplikationen,
denn die Hypophyse ist dirigierendes Organ für die übrigen Hormondrüsen,

gleichzeitig aber auch maßgebend für das Wachstum des Organismus. So wird eine Schädigung der Hypophyse im Stadium stärkster Beanspruchung während der Wachstumsphase — und gerade dann ist sie ja am empfindlichsten — ganz andere Folgen zeitigen (Wachstumsstillstand, Infantilismus), als dies bei Erwachsenen der Fall sein kann. Es wird damit verständlich, weshalb das komplexe Krankheitsbild fast ausschließlich im Kindes- und Jugendalter beobachtet wurde und es ergänzt unser Verständnis über diese hormonalen Zusammenhänge,

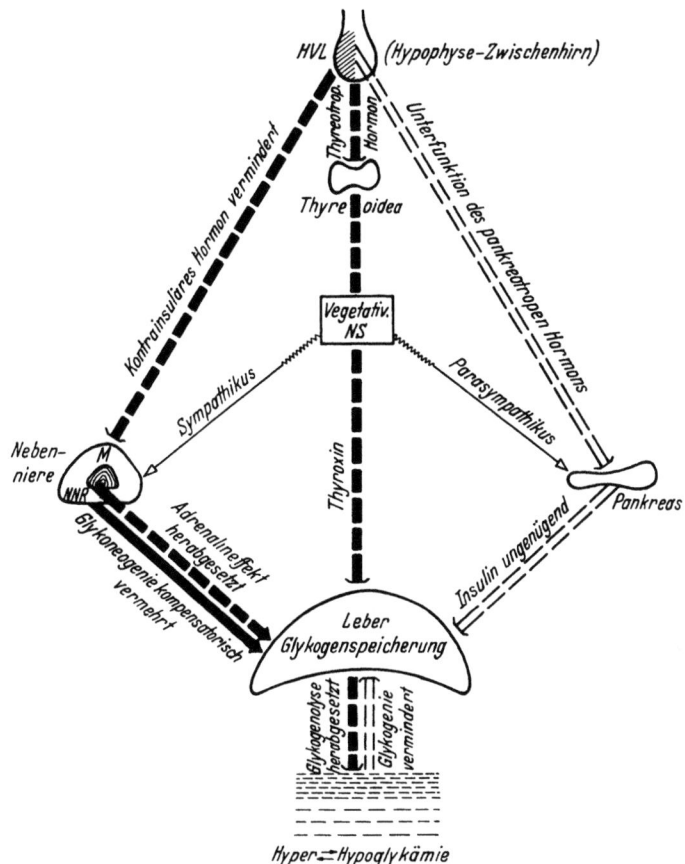

Abb. 25. Syndrom Mauriac. Hormonale Regulation des Kohlenhydratstoffwechsels beim *Syndrom Mauriac* (schematisch): primäre Unterfunktion der insulären *und* sekundär auch der kontrainsulären Gruppe; kompensatorische Hyperfunktion der Nebennierenrinde. Die Glykogenie ist vermindert, desgleichen die Glykogenolyse. Kompensatorisch erhöhte Glykoneogenie. Dadurch Glykogenspeicherung in der Leber. Durch ungenügende Hypophysenvorderlappen-Funktion rasches Umschlagen von Hyper- in Hypoglykämie.

wenn wir hören, daß sich das Syndrom nach Abschluß der Pubertät, d. h. mit Einsetzen der Funktion der Gonaden, meist deutlich gebessert hat.

Nun spielt aber neben der Dysfunktion von Pankreas und Hypophyse noch eine Hormondrüse mit herein, die ohnedies beim Diabetes in letzter Zeit stark beachtet wurde, die *Nebennierenrinde*. Die Nebennierenrinde führt die *Glykoneogenie* herbei. Ist diese beim gewöhnlichen Diabetes schon erhöht, so offenbar beim Syndrom Mauriac noch mehr, so daß verminderte Glykogenolyse und vermehrte Glykoneogenie zu der starken Glykogenspeicherung in der Leber führen. WERNER fand in seinem genau durchuntersuchten Fall bei der Obduktion eine auffallend breite Nebennierenrinde bei schmalem Nebennierenmark. Normale Tiere, denen

Nebennierenrinden-Extrakte injiziert wurden, bekamen ein diabetisches Zustandsbild mit Insulinresistenz und abnorm glykogenhaltiger Leber (INGLE, LI und
EWANS), ein Befund, der an das Syndrom Mauriac anklingt. Es wird auch von
manchen Autoren (ROSENBUSCH, MURY) an eine Ähnlichkeit dieser Kinder mit
dem Cushing-Syndrom erinnert; hierzu würde die lokalisierte Fettansammlung,
die Osteoporose und verzögerte Knochenentwicklung bei gleichzeitigem Diabetes
passen und eine Mitbeteiligung der Nebennierenrinde nahelegen.

Die Abb. 25 soll die hormonalen Vorgänge, wie wir sie uns beim Syndrom
Mauriac vorstellen können, aufzeigen: Nach den beschriebenen Symptomen und
Befunden besteht eine *Störung der insulären Wirkungsgruppe, der sich später eine
solche der kontrainsulären zugesellt.* Es kommt infolge primärer insulärer Unterfunktion zum Diabetes mit Hyperglykämie und verminderter Glykogenie. In
dem Maße aber, wie die Glykogenie absinkt, steigt die Glykoneogenie (STURM),
die durch das Nebennierenrinden-Hormon in erhöhtem Maße erfolgt. Nach
längerer Zeit tritt eine offenbar erhebliche Schädigung des Hypophysenvorder-
lappen-Zwischenhirns ein, da jede Hormonerkrankung rückwirkend die Hypophyse in Mitleidenschaft zieht. Dies ist in den Fällen von Syndrom Mauriac um so
verständlicher, als es sich stets um schwere Diabetiker, oft mit ungenügender
Insulinzufuhr und vor allem um *Kinder* handelt. Dadurch entsteht die Minderfunktion der kontrainsulären Wirkungsgruppe mit Herabsetzung der Glykogenolyse. Verstärkte Glykoneogenie bei verminderter Glykogenolyse führt im
Laufe der Zeit zwangsläufig zur Glykogenspeicherung in der Leber. Schädigung
des Hypophysenvorderlappens bedingt Störung des Wachstums- und gonadotropen Faktors, wodurch der Minderwuchs und Infantilismus entsteht. Fehlende
zentrale Regulation führt zu Automatie der Hormonorgane ohne geordnetes
Zusammenspiel, daher absoluter Abhängigkeit des Kohlenhydrat-Stoffwechsels
von der Zufuhr von Kohlenhydraten und Insulin.

Bei den Gedankengängen über die Entstehung des Syndrom Mauriac müssen
auch die interessanten neuen Befunde der *α- und β-Zellen der Pankreas-Inseln*
Berücksichtigung finden. Beim gesunden Erwachsenen finden sich 20% α-Zellen,
die das blutzuckersteigernde Glucagon abgeben, und 80% β-Zellen, die das Insulin
produzieren. Nun besteht aber zwischen Erwachsenem und Kind ein Unterschied
in dem gegenseitigen Verhältnis beider Zellarten: Im Embryonalleben überwiegen
die α-Zellen absolut; beim Neugeborenen ist das Verhältnis noch 50:50%; in
der Kindheit nehmen die α-Zellen weiter ab, aber erst bei Beendigung des Wachstums ist das Verhältnis 20:80% erreicht (FERNER). Beim Diabetiker ist das
Verhältnis zu Gunsten der α-Zellen verschoben und beim diabetischen Kind ist
das α-Zellen-Übergewicht noch stärker ausgeprägt, so daß eine völlige Umkehrung
des Verhältnisses bis 20% β- und 80% α-Zellen bestehen kann. Nun bedingt das
Glucagon nicht nur Blutzuckersteigerung, sondern gleichzeitig Glykogenolyse.
So besteht ein Antagonismus zwischen α- und β-Zellen, der sich im Endeffekt
aber als Synergismus auswirkt (BÜRGER); denn das Glucagon stellt die Glucose
bereit, die in der Peripherie unter Mitwirkung von Insulin verbraucht wird.
Damit wäre vielleicht das Glucagon der physiologische Gegenspieler des Insulin,
und das Pankreas selbst in der Lage, den Blutzucker in zweierlei Richtung zu
verändern. Die α-Zellen stehen weiterhin unter dem Einfluß des Sympathicus,
die β-Zellen unter dem des Parasympathicus. Es wird nun das α-Zellsystem und
damit die Glucagonausschüttung von der Hypophyse stimuliert, so daß nach
Ansicht von FERNER ein alphacytotroper Faktor der Hypophyse existieren muß.
Dieser würde dann die bisher sogenannte „Gegenregulation" darstellen. Zu dieser
Annahme kommt FERNER auf Grund der Tatsache, daß hypophysektomierte
Tiere zu Hypoglykämie neigen, wobei Adrenalin unwirksam bleibt, trotzdem die

Leber voll von Glykogen ist. Es fehlt an dem Stimulator für die Glucagonausschüttung aus den α-Zellen; damit ist die Glykogenolyse gehemmt.

FERNER schließt weiterhin, daß dieser alphacytotrope Faktor der Hypophyse mit dem Wachstumshormon eng vergesellschaftet, ja wahrscheinlich sogar identisch sei. Denn mit gereinigtem Wachstumshormon konnte bei Hunden ein Diabetes erzeugt werden (EWANS und Mitarbeiter). Dasselbe ist mit Zufuhr großer Dosen von Hypophysenvorderlappen-Extrakten zu erreichen (Hypophysendiabetes). Auch das beschleunigte Wachstum von Kindern vor Manifestwerden ihres Diabetes, so daß sie ihre Altersgenossen um 6,5—8,1 cm überragen (JOSLIN, WHITE), könnte in dieser Richtung sprechen.

Wieweit diese neuen Befunde und Gedankengänge unsere Vorstellung über die hormonalen Vorgänge bei den Kohlenhydrat-Stoffwechsel-Störungen ändern werden, ist jetzt noch nicht abzusehen. Hinsichtlich des Syndrom Mauriac finden wir in den Untersuchungen FERNERs und GAEDEs eine Stütze, da auch von diesen Autoren die Hypophyse als maßgebendes Organ angesprochen wird, ohne deren normales Funktionieren die Glykogenolyse leidet. Aufschlußreich.in dieser Hinsicht wären histologische Untersuchungen über die α- und β-Zellen bei Patienten mit dem Syndrom Mauriac. Sie könnten zur Klärung der Pathogenese wesentlich beitragen.

Die Feststellung einer eigenen Regulationsfähigkeit des Hormonorgans, des Pankreas, ist wichtig und einleuchtend. Für diese Möglichkeit spricht sich auch HOFF aus, wenn er *Sicherungsvorrichtungen als selbstregulatorische Vorgänge in den Funktionskreisen des endokrinen Systems* hervorhebt. Genügt nun die pankreatische Regulation allein nicht mehr, wie beim Diabetes, so kann man sich vorstellen, daß als nächste Stufe die Hypophyse zur Hilfe herangezogen wird. Ist der Hypophysenvorderlappen aber auch funktionell schwer geschädigt, so daß er den Kohlenhydrat-Stoffwechsel nicht mehr dirigieren kann, so fehlt das gesteuerte Zusammenspiel der Hormondrüsen. Es kommt dann zu einer mehr oder weniger ungeordneten Automatie der Einzelorgane. Einen derartigen Zustand haben wir dann beim Syndrom Mauriac vor uns.

So scheint mir ein *Beitrag zur Lösung des Problems* darin zu bestehen, daß man nicht die eine *oder* die andere Ursache annimmt; vielmehr ist es notwendig, die verschiedenen angeschuldigten Momente miteinzubeziehen. *Grundlage ist der Diabetes, aus dem sich über eine sekundäre Schädigung der kontrainsulären Gruppe, insbesondere von Hypophyse und Nebennierenrinde, das kombinierte aber typische Krankheitsbild entwickelt. Eine Reihe von Manifestationsfaktoren wirken auslösend.*

Betrachten wir unter gleichem Gesichtswinkel noch die **Glykogenose**, von der die meisten Autoren (BIEDERMANN und HERTZ, v. CREVELD, FANCONI, GLANZMANN, HILDEBRANDT, LOESCHKE, MEYTHALER) eine Störung des Hypophysenvorderlappens als Ursache annehmen, so ergibt sich aus Klinik und Symptomatologie:

Insulin ist reichlich vorhanden; ja, es besteht sogar eine Überempfindlichkeit gegen Insulin. Diese Erscheinung ist damit erklärt, daß bei normaler Funktion der insulären Gruppe die kontrainsuläre in Unterfunktion steht. Durch Insulin wird also die ohnedies relativ überwertige Gruppe verstärkt, es kommt zur Hypoglykämie. Dagegen fehlt die Adrenalinansprechbarkeit oder ist herabgesetzt, wie aus zahlreichen Belastungsversuchen hervorgeht. Durch Insulin wird Glykogen aufgebaut, dagegen fehlt die Glykogenolyse, wie wir aus der Adrenalinresistenz schließen können. Die dissimilatorischen Funktionen des sympathischadrenalen Systems sind gegenüber den assimilatorischen des Insulin-Vagus-Systems in den Hintergrund gedrängt (MEYTHALER). Es muß somit zur Glykogenstapelung in der Leber kommen. Zusätzlich kommt nun noch eine erhebliche Glykoneogenie durch die Nebennierenrinde hinzu. Diese findet ihre Erklärung in der unregulierten autonomen Funktion der Nebennierenrinde, die nicht von dem insuffizienten Hypophysenvorderlappen-Zwischenhirn gesteuert wird. Die lokalisierte *Adipositas mit dem Phänotypus* der Dystrophia adiposogenitalis weist darauf hin. CORKHILL, MARX und WHITE konnten zeigen, daß hypophysektomierte

Kaninchen trotz besonders niedrigen Blutzuckerwerten einen hohen Leberglykogengehalt haben und daß das Leber-Glykogen nicht mit Adrenalin mobilisiert werden kann, so daß das Bild der Glykogenose vorliegt. Diese Versuche sind zur Frage der hypophysären Ursache der Glykogenose äußerst aufschlußreich. Die primäre Erkrankung dürfte bei der Glykogenose im Hypophysenvorderlappen-Zwischenhirn gelegen sein, so daß der Minderwuchs als hypophysär anzusehen ist.

VAN CREVELD erklärt den Glykogenhunger der Glykogenose-Patienten trotz Überflusses an Glykogen mit dem Fehlen eines Enzyms, das diese Umwandlung auszuführen habe. Denn das Fehlen der postmortalen Autolyse kann durch Zusatz eines Stückchens Normalleber

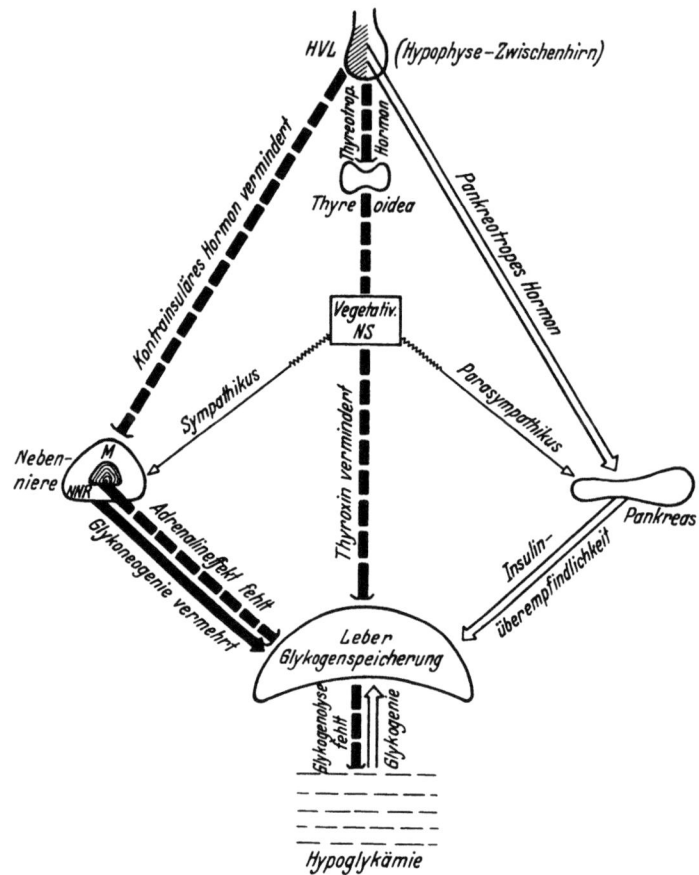

Abb. 26. Glykogenspeicherkrankheit (GIERKE-CREVELD). Hormonale Regulation bei der *Glykogenspeicherkrankheit* (schematisch). Überfunktion der insulären Gruppe, Unterfunktion der kontrainsulären Gruppe, verstärkte Nebennierenrinden-Funktion durch primären Ausfall der dämpfenden Funktion des Hypophysenvorderlappens. Normale Glykogenstapelung in der Leber. Herabgesetzte Glykogenolyse. Dadurch maximale Glykogenstapelung in der Leber.

ausgeglichen werden. GLANZMANN sagt sehr anschaulich, es fehle der vom Hypophysenzentrum ausgehende „zündende Funke", der normalerweise das Glykogen und das Fett nach Bedarf mobilisiere. Dieser zündende Funke wäre unseren Gedankengängen nach das kontrainsuläre Hormon, wie aus Abb. 26 hervorgeht. Die Möglichkeit, daß das Hormon ein Enzym aktiviere, steht natürlich offen. Die Annahme eines verschiedenartigen Glykogens bei Gesunden und bei Glykogenose-Patienten und Syndrom-Mauriac-Patienten, die HOUET vertritt, aber chemisch und biologisch bisher nicht gesichert werden konnte, wird damit unnötig.

Die Abb. 26 stellt dar, wie wir uns die Störung der endokrinen Funktionen bei der Glykogenose vorstellen können. Primär insuffizient ist das Hypophysenvorderlappen-Zwischenhirn, so daß das kontrainsuläre und Kohlenhydrat-Regulationshormon darniederliegen, sowie offenbar auch in einem Teil der Fälle das thyreotrope Hormon. Darauf weisen die von HERTZ und JECKELN sowie von

GLANZMANN mitgeteilten Beobachtungen hin, wobei Glykogenosepatienten gleichzeitig Myxödem-Erscheinungen hatten. Da Thyroxin glykogenolytisch wirkt, muß das Fehlen oder die Unterfunktion der Schilddrüse für die fehlende Glykogenolyse *mit*verantwortlich gemacht werden. Die Nebennierenrinden-Funktion ist ohne die Lenkung des Hypophysenvorderlappens kompensatorisch erhöht und bedingt vermehrte Glykoneogenie bei gestörter Glykogenolyse. Die insuläre Wirkungsgruppe arbeitet normal, ist somit im Übergewicht gegenüber der kontrainsulären und führt ihrerseits zur Glykogenie. Der Erfolg ist maximale Glykogenstapelung.

3. Syndrom Mauriac, Diabetes und Glykogenose in ihren Beziehungen zueinander.

Wenden wir die hier verfolgten Gedankengänge auf die uns beschäftigenden Krankheitsbilder an, so scheint eine *Verbindung zwischen Diabetes und Syndrom Mauriac* einerseits, zwischen *Glykogenose und Syndrom Mauriac* andererseits nicht von der Hand zu weisen zu sein.

In allen Fällen von Syndrom Mauriac bestand erst jahrelang ein Diabetes, bis die übrigen Symptome — die an eine Glykogenose erinnern — auftraten. Umgekehrt wissen wir, daß *in 4 Fällen* (PARNASS und WAGNER, DUPÉRIE und MAUPETIT, GJURIC (2mal) *eine Glykogenose später in einen Diabetes übergegangen ist*. UNSHELM beschrieb ein Kind mit Glykogenspeicherkrankheit, bei dem nach der Mahlzeit eine Glykosurie auftrat. Er vertritt deshalb die Ansicht, daß die Zuckerstoffwechselstörungen bei ein und demselben Kind im Laufe des Lebens wechseln können. NOORDEN charakterisiert den Stoffwechsel der Glykogenose-Kranken dahingehend: die Patienten seien eigentlich zuckerkrank, aber sie entleeren den Zucker nicht durch den Harn, sondern in die Fettpolster. *Bei Glykogenose-Patienten* konnten BAYER, VAN CREVELD, HANHART, HARNAPP, MURY, PARNASS und WAGNER, SELBERG, SUNDAL, WENIG *in der Aszendenz einen Diabetes* nachweisen. SALDUN DE RODRIGUEZ fand in einer Familie bei verschiedenen Mitgliedern einen Patienten mit Syndrom Mauriac und einen Patienten mit Glykogenose.

Besonders interessant und aufschlußreich sind in diesem Zusammenhang die genealogischen Studien HANHARTs. Er fand, daß *unter 15 lebenden Glykogenose-Patienten der Schweiz 3 gleichzeitig zuckerkrank* sind. Deshalb „kann an einer echten Korrelation zwischen diesen beiden nur scheinbar pathogenetisch so entgegengesetzten Stoffwechselleiden nicht gezweifelt werden". In einem weiteren Fall von Glykogenose mit Diabetes liegt eine nahe Belastung mit Zuckerkrankheit vor, ebenso bei drei einstweilen noch nicht diabetisch gewordenen Probanden. Ferner besteht ein relativ häufiges Vorkommen von Glykogenose bei Geschwistern und eine mehrmals nachgewiesene elterliche Konsanguinität mit einfach-recessivem Erbgang. Ebenfalls einfach recessiv vererbt wird der Diabetes, der sich „weit über die Erwartung mit Glykogenose kombinierte".

HANHART stellt danach die Arbeitshypothese auf, „daß ein und derselbe, meist nur zur Zuckerkrankheit führende, krankhaft mutierte Erbfaktor in einem noch zu bestimmenden, besonderen Genmilieu zugleich eine Glykogenose oder auch nur eine solche bedingen kann, weil sich seine Wirkung auf ein übergeordnetes, nicht nur die Assimilation, sondern auch die Dissimilation des Glykogens kontrollierendes, ins Zwischenhirn zu lokalisierendes Regulationszentrum bezieht". LEUTHARDT stellte zu dieser Annahme von HANHART fest, daß man vom physiologisch-chemischen Standpunkt aus ohne Schwierigkeit verstehen kann, daß sowohl die Assimilation als die Dissimilation des Glykogen durch dieselbe zentrale Regulation gesteuert wird und somit auf Grund ein und desselben mutierten Erbfaktors gestört sein kann.

Diabetes und Glykogenose sind zwar 2 Krankheitsbilder, die sich von vorneherein auszuschließen scheinen, denn sie stellen die beiden Extreme der Kohlenhydrat-Stoffwechselstörungen dar. Doch kennt man den Übergang von Unter- in Überfunktion auch bei anderen hormonalen Erkrankungen: So hat schon Baldwin erstmals festgestellt, daß Basedow in Myxödem übergehen kann; Fuchs zeigte umgekehrt, daß hypothyreote Strumen und selbst Myxödem in Hyperthyreose umschlagen können. Desgleichen erwähnen Hoff sowie Jores, daß die Dystrophia adiposogenitalis im späteren Verlauf in eine Simmondsche Krankheit übergehen kann. Wir wissen gleiches von dem Umschlagen von Magersucht in Fettsucht, wie es vielfach in der Nachkriegszeit beobachtet wurde. Soviel nur als Hinweise, daß gegensätzliche hormonelle Fehlsteuerungen einander ablösen können. Meythaler betrachtet Diabetes und Hypoglykämie unter dem übergeordneten Begriff der „Balance-Störung im Stoffwechselgleichgewicht", eine Vorstellung, die sich in ähnlicher Weise auch auf Diabetes und Glykogenose anwenden läßt.

Houet ist dem Gedanken einer Zusammenfassung dieser drei Kohlenhydrat-Stoffwechselstörungen nicht näher getreten und hält die Annahme einer Hypophysenstörung beim Syndrom Mauriac für nicht bewiesen. Für ihn steht das verschiedene Verhalten des Glykogen bei Syndrom Mauriac und bei Glykogenose einer vereinheitlichenden Auffassung entgegen. Fanconi hält jedoch auf Grund seines Falles mit Biopsiebefund der Leber den Beweis für erbracht, daß der kindliche Diabetes sich mit einer Glykogenose komplizieren kann. Werner stellte bei seinem eingehend obduzierten Fall fest, daß die Hypophyse Veränderungen aufwies, die sowohl bei der Glykogenspeicherkrankheit als auch beim Diabetes beschrieben sind, daneben aber auch degenerative Protoplasmaveränderungen der eosinophilen Zellen, die bei beiden Kohlenhydrat-Stoffwechselstörungen nicht bekannt sind.

Sprechen sich bei der Glykogenose alle neueren Autoren für die Annahme einer hypophysären Erkrankung aus und kennen wir ebenfalls die wichtige Rolle, die die Hypophyse beim Diabetes spielt, so fügen sich die klinischen und pathologisch-anatomischen Befunde über Hypophysenstörungen beim Syndrom Mauriac hier zwanglos ein. Damit könnte *das Syndrom Mauriac als Bindeglied zwischen den beiden extremen Kohlenhydrat-Stoffwechselerkrankungen* hormonalen Ursprungs angesehen werden. So besteht die Möglichkeit, die drei Krankheitsbilder ihrer Genese nach unter einem einheitlichen Gesichtswinkel zu betrachten.

Von Bedeutung ist für diese Überlegungen die von Mohnike herausgestellte Tatsache der „*Metamorphose*" bei den Regulationskrankheiten. Sie besagt, daß es im Ablauf endokriner Krankheiten durch Änderungen im Zusammenspiel der Hormondrüsen zu *Änderungen im klinischen Bild der Erkrankungen* kommen kann. Beim Übergang des Diabetes in ein Syndrom Mauriac und beim Übergang einer Glykogenose in einen Diabetes haben wir solche Metamorphosen vor uns. Der übergeordnete Vorgang ist die Kohlenhydrat-Stoffwechselstörung, die hormonal gesteuert wird. Das hierfür maßgebende Hormonorgan ist der Hypophysenvorderlappen, der offenbar bei der Glykogenose von Geburt an eine Schädigung aufweist, die in frühester Kindheit zur Dysregulation führt; es kann sich später ein Diabetes dazugesellen; beim Syndrom Mauriac dagegen kommt es wahrscheinlich sekundär auf dem Boden des Diabetes zu einer Schädigung des Hypophysenvorderlappens.

So stellt das relativ seltene Krankheitsbild des Diabetes mit sekundärer Glykogenose (Syndrom Mauriac) möglicherweise eine Verbindung her zwischen zwei bisher gegensätzlich erscheinenden Hormon-Regulationskrankheiten. Auf dem Wege über die „Metamorphose" kann das charakteristische Syndrom entstehen. Dieses ist nicht nur wegen seiner komplizierten stoffwechselchemischen, hormonal gesteuerten Vorgänge sehr interessant, sondern es gibt uns vielleicht gleichzeitig den Schlüssel für das Verständnis von Diabetes und Glykogenose zueinander und deren Metamorphose-Möglichkeiten.

IV. Zusammenfassung.

Der Kliniker PIERRE MAURIAC beschrieb 1930 ein Krankheitsbild, das eine Komplikation des Diabetes beim Kind und jungen Menschen darstellt. Das Syndrom entwickelt sich erst nach mehreren Jahren schweren Diabetes. Es entstehen dann ziemlich gleichzeitig als typische Symptome: eine Hepatomegalie mit dickem Bauch und Venektasie und ein Wachstumsrückstand. Dazu tritt eine Stammfettsucht mit Vollmondgesicht. Die Geschlechtsreifung verzögert sich erheblich. Als Fakultativ-Symptome sind Osteoporose und verzögerte Ossifikation vorhanden. Der Diabetes ist schwer einstellbar, besonders durch ein Hin- und Herpendeln zwischen Hyper- und Hypoglykämie und häufige Acetonurie. In der Leber findet sich starke Glykogen- und gelegentlich Fettinfiltrierung. Milztumor fehlt im allgemeinen.

Es sind rund 60 Fälle dieses Syndroms eingehend beschrieben worden. Davon werden 54 auszugsweise wiedergegeben — 39 mit genauer Symptomatologie in tabellarischer Übersicht —, da mit Ausnahme von 4 Fällen alle aus dem Ausland stammen. Zwei eigene Fälle werden eingereiht. Es soll mit dieser Übersicht die Möglichkeit einer Orientierung gegeben werden. Eine größere Zahl von Fällen (rund 110) wurde mehr kursorisch in der amerikanischen Literatur mitgeteilt. Sicher ist das Bild nicht so selten; es dürften sich mehr Fälle finden, wenn darauf geachtet wird.

Die Behandlung hat in erster Linie eine Einregulierung des schweren Diabetes zu erstreben. Nach Einstellung mit Altinsulin hat sich das Protamin-Zink-Insulin am besten bewährt, wobei die typischen Symptome meist zurückgehen. Wir hatten in einem Fall mit Di-Insulin-Novo, im anderen mit Depot-Insulin Hoechst Erfolg. Der Diabetes bleibt. Andere Therapievorschläge (Roh-Pankreas-Extrakt, Löwenzahnwurzeln) müssen noch mehr erprobt werden.

Die Prognose ist mit Vorsicht zu stellen, da dem Syndrom Mauriac fast stets ein schwerer Diabetes zugrunde liegt, wobei die Hypoglykämieneigung oft besondere Schwierigkeiten macht. Unter richtiger Einstellung kann die Lebervergrößerung schwinden, aber auch wiederkehren (Ziehharmonikaleber). Am schwierigsten ist es, das Wachstum und die Entwicklung der Patienten zu beeinflussen. Ist die Pubertät vollzogen, schreitet das Wachstum besser fort und der Diabetes entwickelt sich günstiger.

Die Frage der Entstehung dieses Krankheitsbildes ist noch nicht klar. Ursächlich angeschuldigt werden das Fehlen der äußeren Pankreassekretion, das Fehlen einer zweiten inneren Sekretion, das Fehlen freier Methylgruppen, die chronische Insulinzufuhr, der Insulinmangel, die freie Kost und die Unterernährung. Ziemlich sicher scheinen zwei Punkte zu sein: Ohne Insulin würden die Patienten diese Komplikation nicht erleben. Aber die meisten Patienten hatten auch ungenügend Insulin und ungenügend Nahrung erhalten, bevor das Syndrom auftrat. Die meisten Autoren nehmen eine hypophysäre Ursache des Syndroms an. Diese Erklärung erscheint am einleuchtendsten. Alle Symptome weisen auf eine Schädigung des Hypophysenvorderlappen-Zwischenhirn-Systems hin. Die hierbei möglichen hormonalen und stoffwechselchemischen Vorgänge, besonders unter Mitwirkung der Leber, werden schematisch aufgezeigt und auch für den Diabetes und die Glykogenose mit erwähnt.

Es wird ferner auf die Möglichkeit von Beziehungen zwischen Diabetes, Syndrom Mauriac und Glykogenose hingewiesen. Diabetes und Glykogenose sind die beiden Antipoden der Kohlenhydrat-Stoffwechselstörung. Dazwischen steht das Syndrom Mauriac, das zwar stets auf dem Wege über den Diabetes auftritt; doch sind 4 Fälle mitgeteilt, wobei erst eine Glykogenose bestand, der sich später ein Diabetes zugesellte. Genealogische Erfahrungen, daß in der gleichen Familie Glykogenose und Diabetes vorkommen, sowie in der Aszendenz von Glykogenose-Patienten Diabeteskranke und bei Glykogenosekranken gleichzeitig ein Diabetes vorlag, nähern die beiden Krankheitsbilder in mancher Beziehung einander. Der Vorgang der „Metamorphose" hormonaler Krankheiten scheint auch auf Diabetes, Syndrom Mauriac und Glykogenose anwendbar. Der übergeordnete Begriff ist die *Kohlenhydrat-Stoffwechselstörung*, die durch verschiedene hormonale Dysfunktionen die genannten Krankheiten manifestieren und zum Teil ineinander überführen kann. Wir befinden uns erst im Beginn über die Erkenntnisse zu diesen Fragen. Durch Beobachtung weiterer Fälle mit genauen Untersuchungen und durch Verfolgen der hier angedeuteten Fragen werden sich Fortschritte in der Aufklärung dieser interessanten Zusammenhänge erzielen lassen.

VII. Die Klinik der Capillarfunktionen[1].

Von

H. Küchmeister-Hamburg.

Mit 26 Abbildungen.

Inhalt.

Literatur.

Allen, E. V.: Symposium on Edema. Proc. Staff Meet. Mayo Clin. **27**, 1 (1952).

Amsler, M., u. A. Huber: Methodik und erste klinische Ergebnisse einer Funktionsprüfung der Blutkammerwasserschranke. Ophthalmologica (Basel) **111**, 155 (1946).

Anderson, G. K., E. E. Hawley and D. J. Stephens: Capillary fragility and Vitamin C. Proc. Soc. Exper. Biol. a. Med. **34**, 778 (1936).

Anderson, M. W.: Cardiac Edema. Proc. Staff Meet. Mayo Clin. **27**, 13 (1952).

Auspitz, A.: Studie über capilläre Hautblutungen. Arch. f. Dermat. **6**, 275 (1874).

Bartels, P.: Das Lymphgefäßsystem. Jena: Gustav Fischer 1909.

Bartelheimer, H.: Die Capillardichte in der Hypoglykämie. Klin. Wschr. **51/52**, 815 (1947).

— Fraktion. Gewebssaftuntersuchung. Z. exper. Med. **117**, 364 (1951) und **119**, 476 (1952).

Bayer, W.: Das Endothelsymptom und seine Beeinflußbarkeit. Die Endothelasthenie. Jb. Kinderheilk. **128**, 311 (1930).

Bayer, O.: Der Muskelinnendruck bei den Konstitutionstypen. Z. menschl. Vererbgs- u. Konstit.lehre **27**, 636 (1944).

Beck: Nachprüfungen des Rumpel-Leedeschen Scharlachphänomens. Jb. Kinderheilk. **75**, 634 (1912).

---

[1] Aus der II. Medizinischen Universitäts-Klinik und Poliklinik Hamburg-Eppendorf (Direktor: Professor Dr. A. Jores).

Beckmann, K.: Ödemstudien. Dtsch. Arch. klin. Med. **135**, 39 (1921).

Beiglböck, W., u. H. Junk: Muskeltonus und peripherer Kreislauf. Z. klin. Med. **131**, 241 (1937).

Benda, L., u. L. Loukopoulos: Einfluß des Insulins auf die Capillardurchlässigkeit. Z. klin. Med. **143**, 718 (1944).

— Über die gefäßdichtende Wirkung von Pyrazolonderivaten. Klin. Wschr. **1944**, 386.

Bennecke: Zur Bestätigung des Rumpel-Leedeschen Phänomens bei Scharlach. Münch. med. Wschr. **58**, 740 (1911).

Bexelius, G.: Studien über die Blutungstendenz der Hautcapillaren bei künstlicher venöser Stauung. Acta med. scand. (Stockh.) **80**, 281 (1933).

Bielkievicius, A.: Über die Messungen der Capillarresistenz bei Gesunden und Kranken unter Berücksichtigung des 24 Stundenrhythmus. Inaug.-Diss. Hamburg 1951.

Bladergroen, W.: Physikalische Chemie in Medizin und Biologie. Basel: WEPF. Cie. 1945.

Böck, J. H., H. Kaunitz u. H. Popper: Zur Wirkung von Pyrazolonderivaten auf die Gefäße. Naunyn-Schmiedebergs Arch. **179**, 170 (1935).

Bödecker, H.: Zur Methodik der Capillarresistenzbestimmung. Z. Kreislaufforsch. **39**, 540 (1950).

Boeke, J.: Innervationsstudien. Z. mikrosk.-anat. Forsch. **33**, 233, 276 (1933).

Boldt, H. J.: Die Capillarresistenz bei den verschiedenen Purpuraformen und die Behandlung der herabgesetzten Resistenz mit Rutin. Inaug.-Diss. Hamburg 1950.

v. Borbely, F.: Über die Blutungsbereitschaft der Haut. Münch. med. Wschr. **1930**, 886.

Bronn, D., et A. Beane: Über die Gefäßwirkung der ionisierbaren Calciumsalze. C. r. Soc. Biol. (Paris) **121**, 838 (1936).

Budelmann, G.: Der Muskeltonus und seine Beziehungen zum peripheren Kreislauf. Arch. Kreislaufforsch. **5/9**, 188 (1941).

Cachera, R., et F. Darnis: Etude des troubles de la Perméabilité capillaire en Pathologie hépatique. Arch. des Mal. Appar. digest. **39**, 1221 (1950).

— Etude de la Perméabilité capillaire chez le sujet normal. Ann. de Méd. **51**, 6 (1950).

— M. Lamotte, F. Darnis et J. Raynaud: Le volume des liquides extra-cellulaires dans l'Hyperthyroïdie. Semaine Hôp. **25**, 39 (1949).

Carrier, E., u. P. B. Rehberg: Capillary and venous pressure in man. Skand. Arch. Physiol. **44**, 20 (1923).

Chambers, R., and B. W. Zweifach: Intercellular cement and capillarypermeability. Physiologic. Rev. **27**, 436 (1947).

Chesley, L. C.: Weight changes and water balance in normal and toxic pregnancy. Amer. J. Obstetr. **48**, 565 (1944).

Clark, W. G., and E. M. MacKay: Report to the Council on Pharm. and Chem. The absorption and excretion of rutin and related flavonoid substances. J. Amer. Med. Assoc. **143**, 1411 (1950).

Clure, W. B., u. A. C. Aldrich: Zit. nach Gülzow, Hautlymphströmung. Ihre Beeinflußbarkeit und Beziehung zum Ödem. Dtsch. Arch. klin. Med. **192**, 65 (1944).

Cutter, J. S., and C. A. Johnson: Studies on capillary fragility; a device for the study of capillary hemorrhage. J. Amer. Med. Assoc. **105**, 505 (1935).

— and Marquardt: Studies on capillary fragility. Proc. Soc. Exper. Biol. a. Med. **28**, 113 (1930).

Danielli: Zit. nach Chambers and Zweifach.

Da Silva Mello, A.: Untersuchungen über die Widerstandsfähigkeit der Blutcapillaren. J. Physiol. et Path. gén. **28**, 377 (1930) (Ref.).

Darnis, F.: Les méthodes de mesure de la perméabilité capillaire. Presse méd. **59**, 44, 917 (1951).

Dawson: Zit. nach Darnis.

Del Baere, L. J.: Wasserverteilung zwischen Blut und Gewebe als eine Funktion des kolloidosmotischen Druckes im Blute und des Capillardruckes. Z. exper. Med. **78**, 590 (1931).

Delius, L., F. Odenthal u. G. Homann: Über den Einfluß der Skeletmuskulatur auf den venösen Rückfluß. Z. klin. Med. **146**, 237 (1950).

— — C. H. Keller u. J. Schleip: Über Eigenfunktionen im Bereich des Venensystems. Z. klin. Med. **146**, 224 (1950).

Demand, A.: Die Bedeutung der Nebennierenrindenhormone für den Muskelinnendruck. Inaug.-Diss. Hamburg 1952.

Diem, E.: Über die klinische Bedeutung der Capillarresistenz. Inaug.-Diss. Zürich 1945.

Döring, G., u. H. Riecke: Der 24 Stundenrhythmus der Capillarresistenz. Klin. Wschr. **1952**, 1098.

Dogliotti et Taglione: Zit. nach Darnis.

Dworacek, E.: Über die Beeinflussung der Durchlässigkeit des Knorpelgewebes durch Pyrazolon-Salicylsäurepräparate und Atophan. Klin. Wschr. **1943**, 696.

Ellegast: „Nebenierenhormone und extrazelluläre Flüssigkeit." Ärztetagung van Swieten Ges. Salzburg 1952.

EPPINGER, H.: Zur Pathologie und Therapie der menschlichen Ödeme. Berlin: J. Springer 1917.— Die seröse Entzündung. Wien: J. Springer 1935. — Die Sauerstoffversorgung des normalen und pathologischen Gewebes. Erg. inn. Med. 51, 185 (1936). — Über Permeabilitätsänderungen im Capillarbereich. Verh. dtsch. Ges. Kreislaufforsch. 11. Tagg., 1938, S. 166. — Die Permeabilitätspathologie als die Lehre vom Krankheitsbeginn. Wien:J. Springer 1949.

ESTES, J. E.: Lymphedema. Proc. Staff Meet. Mayo Clin. 27, 1, 15 (1952).

EVANS and WHIPPLE: Zit. nach DARNIS.

FEYRTER, F.: Über den Bauplan der nervösen Peripherie. Virchows Arch. 318, 1 (1950).

FIEBER, E., u. D. ROLLER: Die Permeabilitätsänderung von Erythrocyten gegenüber Rhodanverbindungen und der hierdurch mögliche Nachweis permeabilitätssteigernder Stoffe. Klin. Wschr. 1942, I, 849.

FIELD, J., and J. DRINKER: The rapidity of interchanges between the blood and lymph in the dogs. Amer. J. Physiol. 98, 378 (1931).

FISCHER, L.: Elektroosmotische Prüfung der Capillarpermeabilität. Z. Biol. 87, 197 (1928).

FRANKE, H.: Infektion und Capillarwanddichte. Z. klin. Med. 140, 343 (1942).

FRERICKS, C. T., J. C. TILLOTSON and J. M. HAYMAN jr.: The effect of rutin on capillary fragility and permeability. J. Labor. a. Clin. Med. 35, 933 (1950).

FREY, J.: Experimenteller Beitrag zur Wirkung der Hypoxämie auf die Gefäßweite. Klin. Wschr. 34, 3/4 (1948). — Über Beeinflussung des Muskeltonus beim Menschen. Arch. exper. Path. u. Pharmakol. 204, 586 (1947).

FREY, W., u. F. SUTER: Handbuch der inneren Medizin. Bd. 8. Nieren und ableitende Harnwege. 4. Aufl. 1951.

FRIMBERGER, F.: Untersuchungen über die reversible Ballung und Sedimentierung der roten Blutkörperchen. Erg. inn. Med. 61, 680 (1942).

GÄNNSLEN, M.: Über die Durchlässigkeit der Haargefäßwand beim Menschen. Münch. med. Wschr. 69, 263 (1922).

GAUNT, R., u. J. H. BIRNIE: Hormones and Body water C. C. Thomas Springfield 1952.

GELLHORN, E.: Das Permeabilitätsproblem. Berlin: J. Springer 1929.

— et J. REGNIER: La Perméabilité en Physiologie et en Pathologie générale. Paris: Masson & Cie. 1936.

GEYER, G., u. E. KEIBL: Über den Einfluß von Cortison und ACTH auf die Permeabilität der Capillaren. Wien. Z. inn. Med. 4, 148 (1952). — Zur Frage des Einflusses des Desoxycorticosteron auf die Permeabilität der Capillaren. Klin. Wschr. 1952, 1103.

GILDEMEISTER, M.: Die elektrische Beeinflussung der Capillarpermeabilität. Münch. med. Wschr. 1913 II, 2389. — Elektrische Messung der Permeabilität. Ber. Physiol. 2, 182 (1920).

GÖTHLIN, G. F.: Methode zur Bestimmung der Festigkeit der Hautcapillaren und zur indirekten Beurteilung des individuellen C-Vitaminstandards. Klin. Wschr. 1932, 1469.

GOLLWITZER-MEIER, K.: Venensystem und Kreislaufregulierung. Erg. Physiol. 34, 1241 (1932).

GRABKE: Experimentelle Untersuchungen über die Beziehungen zwischen Capillar- und Gewebsinnendruck. Inaug.-Diss. Hamburg 1953.

GREILING, G.: Über die Kombinationswirkung von Rutin und Calcium. Med.Mschr.11, 775 (1951).

GÜLZOW, M.: Hautlymphströmung. Ihre Beeinflußbarkeit und Beziehung zum Ödem. Dtsch. Arch. klin. Med. 192, 65 (1944).

GUGGENHEIMER, H., u. P. HIRSCH: Über den Nachweis latenten Ödems aus dem Verhalten intracutaner Quaddeln einer Normosallösung. Klin. Wschr. 1926, 704.

HABELMANN, G.: Noxine in Experiment und Klinik. Leipzig: Georg Thieme 1948. — Nebenschilddrüsenhormon in der Therapie postoperativer und traumatischer Krankheitsbilder. Z. Chir. 72, 137 (1947).

HABERSANG, S.: Die Beeinflussung des Serumcalciums durch Na-phytat und Rutin. Inaug.-Diss. Hamburg 1949.

HACKETHAL: Der Einfluß der Nebennierenrindenwirkstoffe auf die Capillarpermeabilität. Inaug.-Diss. Hamburg 1953.

HAEFELI: Zit. nach RUEGSEGGER.

HAHN, F., u. F. BRUNS: Modellversuche zur therapeutischen Wirkung organischer und anorganischer Calciumpräparate. Arch. exper. Path. u. Pharmakol. 205, 189 (1948).

HAMBURGER, H. J.: Die zunehmende Bedeutung der Permeabilitätsprobleme für Physiologie und Pathologie. Erg. Physiol. 23, 77 (1924).

HARTMANN: Die Wirkung von C-P-Rutinkombinationspräparaten auf die Capillarresistenz. Inaug.-Diss. Hamburg 1953.

HECHT, A. F.: Experimentelle klinische Untersuchungen über Hautblutungen im Kindesalter. Jb. Kinderheilk. 65, 113 (1907).

HEILMEYER, L.: Allgemeine klinische Bedeutung des Hypophysen-Nebennierenrindensystems. Klin. Wschr. 1952, 865.

HEIN, H.: Die Capillarresistenz bei Hypertension und der Versuch einer Behandlung mit Rutin. Klin. Wschr. 1948, 466.

Heite, H. J.: Über die statistische Beurteilung klinischer Erfolge. Klin. Wschr. 1949, 289.
— Math. stat. Untersuchungen zur Bestimmung der mittleren wirksamen Dosis. Arch. exper. Path. u. Pharmakol. 205, 524 (1948).
— Über den cutanen Lymphstrom, seine Darstellung und sein Verhalten in verschiedenen Bädern. Dermat. Wschr. 119, 385 (1947).
Henderson, Y.: Adventures in respiration. Übers. O. Klimmer. Leipzig: Tob. Ambr. Barth 1941.
Henning, N.: Die Therapie der hämorrhagischen Diathesen. Verh. dtsch. Ges. inn. Med. 1952, 531.
Herrnring, G.: Die Eiweißwerte im Serum beim Hungerschaden. Klin. Wschr. 1948, 641.
— u. H. Küchmeister: H-Ionenkonzentration und Capillarpermeabilität bei der Dekompensation des Herzens. Klin. Wschr. 1950, 269.
— — Die Bedeutung der Rhodanmethode für die Prüfung des Wasserhaushalts und der Permeabilität. Z. exper. Med. 117, 211 (1951).
— — u. R. Pirtkien: Eine neue Methode der Capillarphotographie. Klin. Wschr. 1952, 897.
Heuchel, G., u. R. Zippel: Muskelinnendruck und Muskeltonus bei neurologischen Erkrankungen. Klin. Wschr. 1951, 178.
— — Das Verhalten des Muskelinnendrucks bei Kreislaufstörungen sowie unter Prostigminwirkung. Z. inn. Med. 7, 5, 199 (1952).
Hitzenberger, K.: Behandlung der Resthämaturie nach akuter Nephritis mit Pyramidon. Med. Klin. 41, 1331 (1935).
Hoff, F.: Wasserhaushalt und Säurebasenhaushalt. Dtsch. med. Wschr. 19, 741 (1935); 20, 789 (1935).
— Die Wassersucht. Münch. med. Wschr. 19, 829 (1928).
Hoff, H., u. L. Schönbauer: Über das postoperative Hirnödem. Dtsch. med. Wschr. 20, 786 (1935).
Humble, J. G.: The mechanism of petechial hemorrhage formation. Blood 4, 69 (1949) (Brit.).
Jepsen, G.: Untersuchungen über die Beeinflussung des Capillardrucks durch die Präparate Tactocut, Ichthyol, Leukichthyol, Plesiocid, Neo-Plesiol und Praecutan. Inaug.-Diss. Hamburg 1951.
Johow, R.: Die Bekämpfung der Capillarschäden und der dadurch bedingten Blutungen bei der Behandlung der Thrombose mit Dicumarinen. Med. Klin. 40, 1280 (1949).
Jores, A.: Physiologie und Pathologie der 24 Stunden-Rhythmik des Menschen. Erg. inn. Med. 48, 574 (1935).
Jossifow, G. M.: Das Lymphgefäßsystem des Menschen. Übers. aus dem Russischen von J. W. Avtokratow. Jena: Gustav Fischer 1909.
Jürgens, J.: Hämorrhagische Diathesen. Schweiz. med. Wschr. 36, 817 (1949).
Keeser, E.: Grundlagen und Grenzen der Kalktherapie. Fortschr. Ther. 4, 189 (1939).
Keller u. Gicklhorn: Handbuch der Arbeitsmethoden. Bd. V/2, 1928.
Klingmüller, M.: Capillarstudien II. Mitt. über Capillardruck. Z. exper. Med. 47, 245 (1925).
Knoll, H., W. Wilbrandt u. F. Wyss: Was bedeuten kurzfristige Capillarresistenzänderungen? Helvet. med. Acta 16, 443 (1949).
Kohl, H.: Über eine orale Behandlung der erhöhten Capillarbrüchigkeit bei Hypertonie und postapoplektischen Zuständen mit l-Glutaminsäure. Med. Welt 20, 183 (1951).
— Die Einwirkung einzelner und kombinierter Aminosäuren auf die Capillarfunktion. Dtsch. Z. Verdgs.- usw. Krkh. 10, 6 (1950).
Koller, F.: Die Klinik der hämorrhagischen Diathesen. Verh. dtsch. Ges. inn. Med. 1952, 508.
— A. Loeliger, F. Duckert u. H. Hu-Wang: Über einen neuen Gerinnungsfaktor (Faktor VII) und seine klinische Bedeutung. Dtsch. med. Wschr. 77, 528 (1952).
— u. E. Diem: Die Beeinflussung der Capillarresistenz durch exogene und endogene Faktoren. Schweiz. med. Wschr. 75, 753 (1945).
Koller, S.: Graphische Tabellen zur Beurteilung statistischer Zahlen. Leipzig-Dresden: Theodor Steinkopff 1943.
Kopp, H., u. F. Jung: Lymphstromgeschwindigkeit und Feldnephritis. Klin. Wschr. 1944, 31/39.
Krauss, H.: Der Capillardruck. Slg. klin. Vortr. 13, 315 (1914/18).
v. Kries: Über den Druck in den Blutcapillaren der menschlichen Haut. Verh. Ges. Wiss. Berlin, math.-phys. Kl. 27 (1875).
Krogh, A.: Anatomie und Physiologie der Capillaren. Berlin: J. Springer 1929.
— Die Ödemtheorie. Klin. Wschr. 1927, 6, 17.
— E. M. Landis and A. H. Turner: The movement of fluid through the human capillary wall in relation to venous pressure and to the colloid osmotic pressure of the blood. J. Clin. Invest. 11, 63 (1932).
— u. Nakazawa: Beiträge zur Messung des kolloidosmotischen Druckes in biologischen Flüssigkeiten. Biochem. Z. 188, 241 (1927).

KÜCHMEISTER, H.: Beziehungen zwischen Capillarwand und Gewebe. Verh. dtsch. Ges. inn. Med. **1949**, 640.
— Die Wirkung des Rutins auf die Capillarpermeabilität. Klin. Wschr. **1949**, 297.
— Die klinische Bedeutung des Rutins. Mercks Jber. **1947/48**, 25.
— Die Pathogenese des Ödems. Med. Klin. **21**, 701 (1952).
— La pathogénèse de l'oedème. Bull. Soc. franç. Phlébol. Jan.—Mars 1952.
— Muskeltonus und Ernährung. Klin. Wschr. **1949**, 79.
— Die Bedeutung der Nebenniere für den Muskelinnendruck. Verh. dtsch. Ges. inn. Med. **57**, 62 (1951).
— Die Capillarpermeabilitäts- und -resistenzprüfung in der Diagnostik und therapeutischen Erfolgsbeurteilung innerer Erkrankungen. Arch. Kreislaufforsch. **18**, 395 (1952).
— Gewebsinnendruck- und Capillardruckmessungen zur Objektivierung der Wirkung eines Kreislaufmittels aus der Adrianolreihe. Klin. Wschr. **1952**, 944.
— Läßt sich die Wirkung des Roßkastanienextraktes auf die Kapillarwandfunktionen objektivieren? Ärztl. Forsch. **3**, 102 (1953).
— J. MEINECKE u. H. W. MEYER: Der 24 Stundenrhythmus des Muskelinnendruckes und seine Beziehungen zum Wasserhaushalt. Z. exper. Med. **118**, 296 (1952).
— u. G. HERRNRING: Eine neue Apparatur zur Capillardruckmessung und ihre klinische Anwendung. Verh. dtsch. Ges. Kreislaufforsch. **16**, 241 (1950).
— u. W. SCHÄRFE: Das Capillarresistometer, ein Apparat zur Messung der Capillarresistenz, und seine klinische Anwendung. Dtsch. med. Wschr. **10**, 316 (1950).
— u. I. TAUBE: Capillarpermeabilität und Mangelernährung. Ärztl. Forsch. **1947**, 278.
— u. H. PIEL: Über Messung der Lymphstromgeschwindigkeit nach intracutanen Adrenalininjektionen. Ärztl. Forsch. **1948**, 141.
— R. PIRTKIEN: Die Wirkungen der Nebennierenrindenhormone im Capillarbereich. Tagg. Nordwestd. Ges. inn. Med. Hamburg 1953; und Folia clinica internacional 1953.
— u. GNASS: Der Einfluß der Nebennierenrindenwirkstoffe auf den Capillardruck (noch unveröffentlicht).
KÜHNAU, J., W. STEPP u. H. SCHRÖDER: Die Vitamine und ihre klinische Anwendung. Stuttgart: F. Enke 1944 und 1952.
— Rutin, ein neuer wasserlöslicher Wirkstoff von Vitamincharakter. Klin. Wschr. **1949**, 294.
KÜNKEL, H. A., u. H. J. SCHMERMUND; Clearance-Untersuchungen mit Na²⁴ in der Haut und im subcutanen Gewebe. Klin. Wschr. 1953.
KYLIN, E.: Die Bedeutung des kolloidosmotischen Druckes für die Ödempathogenese. Z. exper. Med. **73**, 328 (1930).
— Zur Pathogenese des Nephroseödems. Arch. exper. Path. und Pharmakol. **168**, 121 (1932).
— Studien über das Verhalten des Capillardruckes, im besonderen bei arteriellen Blutdrucksteigerungen. Zbl. inn. Med. **29**, 505 (1920).
LANDERER, R.: Zur Frage des Capillardruckes. Z. klin. Med. **78**, 91 (1913).
LANDIS, E. M.: The capillary pressure in frog mesentery as determined by microinjection methods. Amer. J. Physiol. **75**, 548 (1925/26).
— and W. D. STROUD: Pathogenesis and treatment of edema. Cardiovascular disease. Philadelphia: F. A. Davis C. 1946.
— Microinjection studies of capillary blood pressure in human skin. Heart **15**, 209 (1930).
— L. JONAS, M. ANGEVINE and W. ERB: The passage of fluid and Protein through the human capillary wall during venous congestion. J. Clin. Invest. **2**, 717 (1932).
LANGE, K.: The use of Fluorescent Dyes as Tracers in Biology and Medicine. J. Electrochemic. Soc. **95**, 6 (1949).
— and S. E. KREWER: The dermofluorometer. J. Labor. a. Clin. Med. **28**, 14, 1746 (1943).
— u. F. SEBASTIAN: Die Durchlässigkeit der Arterienwand. Z. Kreislaufforsch. **27**, 237 (1935).
— D. SCHWIMMER and J. LINN: Alterations in capillary permeability in meningeal irritations. Amer. J. Med. Sci. **211**, 611 (1946).
LASCH, F., u. H. KALOUD: Klinisch experimentelle Untersuchungen über die capillardichtende Wirkung des Calciums. Schweiz. med. Wschr. **18**, 428 (1951).
LEEDE, C.: Zur Beurteilung des RUMPEL-LEEDEschen Scharlachphänomens. Münch. med. Wschr. **58**, 1673 (1911).
— Hautblutungen durch Stauung hervorgerufen als diagnostisches Hilfsmittel bei Scharlach. Münch. med. Wschr. **58**, 293 (1911).
LEONHARDT, L.: Mschr. Kinderheilk. **39**, 293 (1928).
LEVRAT, M., L. ROCHE et P. BRUEL: Le signe du lacet test précoce des lésions vasculaires des Diabétiques. Presse méd. **59**, 890 (1951).
LEWIS, TH.: Die Blutgefäße der menschlichen Haut. Berlin: Karger 1928.
LEZIUS, A., u. E. GADERMANN: Chirurgische und cardiologische Probleme bei der operativen Beseitigung stenosierter Mitralklappen. Dtsch. med. Wschr. **16**, 491 (1952).

Lombard, W. P.: The blood pressure in the arterioles, capillaries and small veins of the human skin. Amer. J. Physiol. 1912, 293.

Lovett, R.: The intradermal salt solution test in scarlet fever. Amer. J. Med. Sci. 173, 539 (1927); zit. nach Zbl. Kinderheilk. 20, 781 (1927).

Mark, H., u. A. v. Wacek: In H. Eppinger, Die seröse Entzündung. Wien: Springer 1935.

Martini, G. A., u. H. Engelkamp: Capillarschäden durch Dysproteinämie und ihre Behandlung durch Rutin. Dtsch. med. Wschr. 26, 833 (1952).

Marx, H.: Der Wasserhaushalt in gesunden und kranken Tagen. Berlin: J. Springer 1935.

Matis, P.: Verhütung dicumarolbedingter Gefäßschädigung durch Rutin unter besonderer Berücksichtigung der Thromboembolieprophylaxe. Dtsch. med. Wschr. 1949, 1576.

McCarrell and Drinker: Zit. nach Darnis.

Mende, D.: Über Hyperämie und Ödem bei der Hemmung des Rückflusses des venösen Blutes durch die Staubinde. Dtsch. Z. Chir. 150, 379 (1919).

Menkin, Y.: Effect of adrenal cortex extract on capillary permeability. Amer. J. Physiol. 129, 691 (1940) (Ref.).

Menzel, W.: Der 24 Std.-Rhythmus des menschlichen Blutkreislaufs. Erg. inn. Med. 61,1 (1942).

Meyer, F., u. G. Holland: Die Messung des Druckes in den Geweben. I. Der Gewebsdruck beim Ödem. II. Arch. exper. Path. u. Pharmakol. 168, 580 (1933).

Morel, F., et M. Marvis: La perméabilité capillaire au sodium chez le lapin, mesurée à l'aide du radio sodium. C. r. Soc. Biol. [Paris 142, 1366 (1948); zit. nach Cachera et Darnis: Ann. de Méd. 51, 6 (1950)].

Müller, O.: Die feinsten Blutgefäße des Menschen in gesunden und kranken Tagen. Stuttgart: F. Enke 1937.

Nitsch, K.: Das Verhalten der Capillarpermeabilität unter ACTH. Klin. Wschr. 1952, 228.

Nonnenbruch, W.: Die doppelseitigen Nierenkrankheiten. Stuttgart: F. Enke 1949.

— Das nephrotische Syndrom. Klin. Wschr. 1942 II, 37.

Opsahl, J. C.: The role of certain steroids in the adrenal-Hyaluronidase relationship. Yale J. Biol. a. Med. 22, 115 (1949).

— Chorionic Gonadotrophin, ACTH and the adrenal-Hyaluronidase relationship. Yale J. Biol. a. Med. 23, 5, 399 (1951).

Overman: Permeability alterations and diseases. J. Labor. a. Clin. Med. 31, 1170 (1946).

Peck, S. M., N. Rosenthal and L. A. Erf: The Value of the prognostic venom reaction in thrombocytopenia purpura J. Amer. Med. Assoc. 106, 1783 (1936).

v. Pein, H.: Über Ödementstehung. Klin. Wschr. 1937 II, 1486. — Die physikalisch-chemischen Grundlagen der Ödementstehung. Erg. inn. Med. 56, 461 (1939).

Pichotka: Vortrag Symposium Hypophysen-Nebennierenrindensystem. Freiburg 1952.

Pincus, G.: Recent Progr. in Hormone Res. 1, 123 (1947).

Plass, E. D., and M. D. Rourke: The effect of venous stasis on the proteine of blood plasma and on the rate of sedimentation of the red blood corpuscles. J. Labor. a. Clin. Med. 12, 735 (1927).

Popper, H., u. E. Mandel: Filtrations- und Resorptionsleistung in der Nierenpathologie. Erg. inn. Med. 53, 685 (1937).

Pruitt, R. D.: Edema of renal origin. Proc. Staff Meet. Mayo Clin. 27, 11 (1952).

Reinhard, E., u. G. Ricker: Kritik der Lehre von der cellulären und der humoralen Reizung der Hautstrombahn. Virchows Arch. 288, 393 (1933).

Reiser, K. A.: Über die Endausbreitung des vegetativen Nervensystems. Z. Zellforschg. 17, 610 (1933).

Ricker, G., u. P. Regendanz: Beiträge zur Kenntnis der örtlichen Kreislaufstörungen. Virchows Arch. 231, 1 (1921).

Roller, D.: Zur Frage der interstitiellen Flüssigkeit. Verh. dtsch. Ges. inn Med. 1940, 493.

— u. B. Schober: Über Begleitstreifen der Lebergefäße bei seröser Entzündung. Z. exper. Med. 100, 547 (1937).

Rosenow: Der Einfluß parenteraler Calciumzufuhr auf die Durchlässigkeit der Gefäßwand. Z. exper. Med. 4, 427 (1916).

Rothlin, E.: Experimenteller Beitrag zur Pathologie und Therapie der Spätfolgen des durch Phosgen erzeugten Lungenödems. Schweiz. med. Wschr. 27, 641 (1940).

Ruegsegger, P.: Die Fluoresceinpermeabilität der Blutkammerwasserschranke bei hämorrhagischen Diathesen. Inaug.-Diss. Zürich 1947.

Rumpel: Ärztl. Verein. Hamburg. Sitzung v. 15. Juni 1909. Münch. med. Wschr. 27, 1404 (1909).

Sack, G.: Ein neues Verfahren zur Prüfung der Zerreißlichkeit der kleinen Hautgefäße. Klin. Wschr. 44, 1539 (1938).

Sarre, H., u. H. Sostmann: Capillarpermeabilität bei akuter und chronischer Nephritis. Klin. Wschr. 1942, 1. 8.

Schade, H.: Die physikalische Chemie in der inneren Medizin. Dresden-Leipzig: Theodor Steinkopff 1923.

SCHADE, H., u. H. MENSCHEL: Über die Genese der Gewebsquellung und ihre Bedeutung für klinische Fragen. Z. klin. Med. **96**, 279 (1923).

SCHAEFER, W.: Untersuchungen über die Gefäßzerreißlichkeit bei internen Erkrankungen. Z. exper. Med. **108**, 725 (1941).

SCHAUER, L.: Der klinische Wert der Quaddelprobe bei den Ernährungsstörungen des Säuglings. Z. Kinderheilk. **59**, 262 (1938).

SCHLEGEL, H., u. R. HENTSCHEL: Zur Bewertung des RUMPEL-LEEDEschen Phänomens. Z. inn. Med. **1951**. 207.

SCHMERMUND, J.: Mündliche Mitteilung (noch nicht veröffentlicht).

SCHMID: Helvet. Physiol. Acta **7**, 267 (1949).

SCHMIDT, H., R. MARX u. B. FESTL: Untersuchungen über Capillarfragilität und deren Beeinflussung durch Rutintherapie. Dtsch. med. Wschr. **23**, 790 (1950).

SCHMÜCKING, C. G.: Die Bestimmung der Quaddelresorptionszeit mit Hilfe radioaktiver Kochsalzlösung. Arch. f. Dermat. **193**, 35 (1951).

SCHNELL, J.: Über das Verhalten des Muskeltonusdruckes bei akutem Sauerstoffmangel. Kongreßzbl. inn. Med. **114**, 641 (1943).

SCHOUR, M.: Untersuchungen über den R. L. Stauungsversuch insbesondere bei inneren Erkrankungen. Klin. Wschr. **1929**, 213.

SCHRADER, R.: Über das Endothelsymptom. Mitt. Grenzgeb. Med. u. Chir. **1921**, 260.

— Über Veränderungen im Verhalten der Dichte der Capillarwandung und deren Nachweis durch das Endothelsymptom. Mitt. Grenzgeb. Med. u. Chir. **34**, 260 (1922).

SCHULTZ, W., u. G. WAGNER: Über den Flüssigkeitsaustausch zwischen Blut und Geweben unter der Einwirkung von thermischen und anderen Einflüssen. Fol. serol. **1909**, III, 1934 (Ref.).

SCHULTZER, P.: Herabsetzung der Resistenz bei C-Mangel und anderen Zuständen. Acta med. scand. (Stockh.) **81**, 113 (1934).

SCHUMANN, H.: Der Muskelstoffwechsel des Herzens. Darmstadt: Dietrich Steinkopff 1950.

SEYDERHELM, R., u. M. HEINEMANN: Die Bedeutung des Endothelsymptoms für die Diagnostik und Therapie endokriner Störungen, insbesondere der ovariellen Insuffizienz. Dtsch. med. Wschr. **56**, 860 (1930).

STEAD and WARREN: Zit. nach DARNIS.

STEPHAN, R.: Die diagnostische Bedeutung des Endothelsymptoms. Münch. med. Wschr. **72**, 2223 (1925).

SILVER, A., J. E. STECK and C. E. REED: A study of the effects of Vit. D on capillary permeability by the use of the dye F 1824. J. Labor. a. Clin. Med. **19**, 48 (1944).

SIMICI, D., M. POPESCO, G. BOSCAN: Considérations sur la résistance, des capillaires à la constriction et à la stase, à l'état normal et pathologique étudiée par les procédés de GÖTHLIN et de HESS. Presse méd. **1934** I. 317.

SMIRK, F. H.: Beobachtungen über Capillardurchlässigkeit bei Fällen von Nephritis und Lebercirrhose mit Hypoproteinämie. Clin. Sci. **2**, 57, 317 (1935) (Ref.).

SOULIER, J. P.: Introduction à l'étude de la perméabilité capillaire par les colorants vitaux. Paris méd. **36**, 28 (1946).

SPRAGUE, R. G.: Hormonal edema. Proc. Staff Meet. Mayo Clin. **27**, 9 (1952).

SPÜHLER, O.: Zur Pathophysiologie der Niere. Huber-Verlag Bern 1946.

— Calcium in der Behandlung von Nierenkrankheiten. Schweiz. med. Wschr. **72**, 1431 (1942).

STÖHR, P.: Beobachtungen und Bemerkungen über die Endausbreitung des vegetativen Nervensystems. Z. Anat. **104**, 135 (1935).

STORCK, H., R. HOIGNÉ u. F. KOLLER: Zur Pathogenese der Purpura. Schweiz. med. Wschr. **8**, 195 (1951).

STRAUCH, W.: Über Stauungsblutungen in der Haut (Zur Kritik des RUMPEL-LEEDEschen Phänomens). Münch. Med. Wschr. **58**, 1716 (1911).

STREHLE, J.: Unveröffentlicht. Med. Univ. Klin. Freiburg.

STRÖDER, J.: Über den Einfluß des Ditoxins auf die Permeabilität der Blutgefäßwand für Wasser und Salze. Naunyn-Schmiedebergs Arch. **198**, 604 (1941).

— Untersuchungen über Permeabilitätsprobleme bei diphtherischer Intoxikation. Erg. inn. Med. **62**, 532 (1942).

STURM, H.: Die Permeabilität der Gefäße. Z. exper. Med. **112**, 78 (1943). II. Mitt. Die Resorption. Pflügers Arch. **249**, 480 (1947).

SÜNDERHAUF, R.: Untersuchungen über den Permeabilitätsquotienten mittels der WALTERschen Brommethode. Z. exper. Med. **55**, 378 (1927).

SUNDER-PLASSMANN, P.: Durchblutungsschäden und ihre Behandlung. Stuttgart: F. Enke 1943.

TACKENBERG: Die Wirkung des Calciums auf die Capillarpermeabilität und -resistenz. Inaug.-Diss. Hamburg 1951.

TEICHMANN, K.: Beobachtungen über Stoffaustausch im Capillargebiet mit Hilfe der intravitalen Fluorescenzmikroskopie. Z. exper. Med. **110**, 732 (1942).

Thieme, J.: Untersuchungen über die capillardrucksteigernde Wirkung von Mineralöl- und Schwefelölsulfonaten. Inaug.-Diss. Hamburg 1951.

Terbrüggen, A.: Über die seröse Entzündung, parenchymatöse Degeneration und Nekrose auf Grund von quantitativen Eiweißbestimmungen in der Leber. Z. inn. Med. **2**, 23/24 (1947).

Tey, A.: Die normale Capillarfragilität beim Menschen. Eine neue Methode zu ihrer Bestimmung. Schweiz. med. Wschr. **22**, 685 (1941).

Thompson, W., P. K. Thompson a. M. E. Dailey: The effect of posture upon the composition and volume of the blood in man. J. Clin. Invest. **1928**, 573.

Thorn, G. W., P. H. Forsham, G. Prunty, A. G. Hills: A test for adrenal cortical insufficiency: The reponse to pituitary adrenocorticotropic hormone. J. Amer. Med. Assoc. **137**, 1005 (1948).

Tönges: Endothel und parenterale Calciumzufuhr. Fortschr. Ther. **6**, 347 (1933).

Verzár, F.: Die Funktion der Nebennierenrinde. Basel: Benno Schwabe & Co. 1939.

Vonwiller, P.: Lebendige Gewebelehre. Eine Histophysiologie auf neuer Grundlage. St. Gallen: Zollikofer-Verlag 1945.

— u. A. Vannotti: Capillaroskopie mit starken Vergrößerungen. Handbuch biologischer Arbeitsmethoden Abderhalden Abt. V, 1529, 1929.

Volhard, F.: Nierenkrankheiten. 2. Aufl. Berlin: J. Springer 1931.

— Nierenerkrankungen und Hochdruck. Leipzig: Joh. Ambr. Barth 1949.

Walter, F. K.: Theorie und Praxis der Permeabilitätsprüfung mittels der Brommethode. Arch. f. Psychiatr. **79**, 363 (1927).

Walterhöfer: Experimentelle Untersuchungen über das Endothelsymptom. Münch. med. Wschr. **43**, 1819 (1925).

Wendenburg, W., u. E. Zillmer: Klinisch experimentelle Untersuchungen bei Dystrophie mit besonderer Berücksichtigung der capillaren Resistenz. Z. klin. Med. **146**, 561 (1950).

Wendt, L.: Über die Pathogenese verschiedener Diabetesformen. Arch. inn. Med. **1**, 273 (1949).

Wiede, M.: Muskelinnendruck und Nebennierenrindenfunktion. Inaug.-Diss. Hamburg 1952.

Wiedmann, A., W. Lindemayr u. B. Watschinger: Über Arteriosklerose der Haut. Arch. Kreislaufforsch. **1951**, 17.

Wiemer, P.: Das Endothelsymptom. Z. exper. Med. **78**, 229 (1931).

Wies, C. H., and J. P. Peters: The osmotic pressure of proteins in whole serum. J. Clin. Invest. **16**, 93 (1937).

Wilbrandt, W.: Die Permeabilität der Zelle. Erg. Physiol. **1938**, 204.

— Über die Physiologie der Zell- und Capillarpermeabilität. Helvet. med. Acta **13**, 143 (1946).

Wilbrand, U.: Das funktionelle Verhalten der extragenitalen kleinen Gefäße während der Menstruation. Arch. Gynäk. Bd. **182**, 25 (1952).

Wood, E. H.: Physiologic Mechanisms for preventing edema of the lower extremities. 27. 1. 2. 1952.

Wuhrmann, F.: Schweiz. med. Wschr. **38**, 937 (1952).

— u. Ch. Wunderly: Die Bluteiweißkörper des Menschen. 2. Aufl. Basel: Benno Schwabe & Co. 1952.

Wyss, F., u. H. Matti: Über eine neue Apparatur zur Bestimmung der Capillarresistenz. Schweiz. med. Wschr. **28**, 644 (1949).

Zothe, H.: Zur Pathogenese des Ödems. Dtsch. Arch. klin. Med. **189**, 253 (1942).

Einleitung.

Wenn ich die Klinik der Capillarfunktionen vom heutigen Standpunkt in einer gedrängten Übersicht zu entwickeln versuche, so scheint es mir zweckdienlich zu sein, zwei Aufgaben herauszustellen:

1. Die methodischen Möglichkeiten zur Erfassung einzelner Funktionen und ihre Grenzen zu beschreiben und 2. die Ansätze einer experimentellen Bearbeitung der funktionellen Beziehungen der Kräfte des Capillarbereiches zueinander aufzuzeigen. Erst hieraus ergibt sich die Möglichkeit einer Klärung klinischer Probleme des peripheren Territoriums vom diagnostischen und therapeutischen Standpunkt.

Eine moderne Betrachtung dieses bereits oft bearbeiteten Gebietes ist erst auf dem Boden einer Auswertung der anatomisch-morphologischen, physiologischen und klinischen Untersuchungen möglich. Ein historischer Überblick erübrigt sich durch den Hinweis auf die einschlägigen großen Arbeiten besonders auf klinischem Gebiete, von O. MÜLLER über die feinsten Blutgefäße des Menschen und H. EPPINGER über die Permeabilitätspathologie als die Lehre vom Krankheitsbeginn.

Inzwischen sind einerseits weitere experimentelle Fortschritte erzielt worden und andererseits ist der Blickpunkt, wie so oft in der inneren Medizin, ein anderer geworden. Vor allem ist die Forschungsrichtung auf dem Gebiete der Capillaren, so sehr sie auch bei O. MÜLLER in der Ganzheitsbetrachtung gestanden hat, von der klinischen Sammlung charakteristischer Capillarbilder, von der Morphologie zur Funktion der lebenden Capillare hin verschoben worden. Man hat versucht, die Störung der Blutzusammensetzung mit den Störungen der Gefäßwandfunktionen und des Gewebsverhaltens in Beziehung zu setzen. Eine solche Möglichkeit der Bearbeitung war dem Kliniker jedoch erst gegeben, als die experimentellen methodischen Voraussetzungen geschaffen worden waren. So führten beispielsweise die früher vorgenommenen Capillardruckmessungen in ein Labyrinth subjektiv gebundener Ergebnisse, die sich zum Teil nicht einmal in den Rahmen der übrigen Kreislaufgrößen einordnen ließen. Es war daher nicht verwunderlich, daß die einzelnen Bestimmungsmethoden sich nicht in das klinische Rüstzeug einfügten. Dieses galt auch für die Bestimmung des kolloidosmotischen Druckes und für die verschiedenen Verfahren zur Erfassung der Capillarpermeabilität. Noch eine andere Tatsache störte die funktionelle Betrachtung des Capillarbereiches, nämlich die Zuordnung einzelner Capillargrößen zu bestimmten Forschungsrichtungen, wie z. B. die Zuordnung des Capillardruckes zum Kreislauf, der Capillarpermeabilität zum Wasserhaushalt und der Capillarresistenz zu den hämorrhagischen Diathesen usw. Bei der heutigen Spezialisierung der Forschung stand der engsten Verwandtschaft der einzelnen Capillargrößen die Verschiedenheit ihrer sich für sie interessierenden Fachrichtungen entgegen. So schrieb O. MÜLLER: „Man war zu sehr auf den Kreislauf als solchen eingestellt. Man sah zu sehr im wesentlichen die Blutgefäße. Was in ihnen kreist und was außer ihnen liegt, erschien für die Tätigkeit der Gefäßwand von geringerer Bedeutung." Die Betrachtung dieser Wechselbeziehungen und die Erkenntnis, daß die Capillarschlinge als ein selbständiges Gebilde aufzufassen ist, das aktive Bewegungen zeigt, wobei die Capillarweite schwankt — man spricht von Vasomotion — bestimmt die moderne Betrachtung dieses klinischen Problems. Bereits O. MÜLLER war der Ansicht, daß der Eigentonus der Capillarwand wichtiger sei als ihr passiver Dehnungszustand. Auch hier findet sich CLAUDE BERNARDs Wort bestätigt: „L'élément ultime du phénomène est physique, l'arrangement est vital." Daher kann auch die Frage nach den Beziehungen zwischen den einzelnen Capillarfunktionen besonders auch unter krankhaften Bedingungen nur vom Kliniker beantwortet werden.

Anatomie und Physiologie des Capillarbereiches.

Um die den Capillarbereich betreffenden Eigenschaften verständlich zu machen, soll auf die anatomischen und neueren physiologischen Vorstellungen in Kürze eingegangen werden.

Die Capillaren selbst bestehen aus rohrartig angeordneten Endothelzellkomplexen, die nach neuerer Ansicht durch eine spezifisch anfärbbare Kittsubstanz zusammengehalten werden. Da man sich das hinter den Endothelien gelegene Grundhäutchen nach BENNINGHOFF u. a. als Gebilde netzartiger Struktur mit sogar mikroskopisch nachweisbaren Stomata vorstellt, scheint das Grundhäutchen unter physiologischen Bedingungen für den Stoffaustausch keine wesentliche Schranke darzustellen. Außerhalb des Grundhäutchens liegen Pericyten oder Rougetzellen, die bei der Kontraktion von Bedeutung sein sollen. Das gesamte Capillargebiet wird von einem zentralgesteuerten, terminalen Neuroreticulum umsponnen (STÖHR, SUNDER-PLASSMANN, BOEKE, REISER, FEYRTER). Die Capillaren sind in das Gewebe überall eingebettet, stehen mit ihm in engster Wechselbeziehung, werden von ihm beeinflußt, so wie sie selbst das Gewebe beeinflussen. Es findet ein ständiger Austausch statt, woran die Aktivität der Capillare sowie die des Gewebes in gleicher Weise beteiligt sind. Inter- und percelluläre Passage wurden immer wieder diskutiert. Der intercelluläre Austausch steht im Vordergrund (Sturm, Teichmann, Chambers und Zweifach). Von Danielli wurde eine kontinuierliche Plasmamembran gefordert. Gegen die percelluläre Passage (Müller) spricht die höhere Permeabilität jüngerer Capillarsprossen, die durch eine sich erst allmählich entwickelnde Intercellulärsubstanz erklärt wird. Die Endothelzellen sollen durch Bildung der Intercellulärsubstanz die Capillarwand in einem physikochemischen Gleichgewicht halten. Auch die Berechnung der Filtrationsrate für Wasser (Landis) und die Tatsache, daß die Adhäsion gröberer Partikelchen entlang der interendothelialen Linien geschieht, spricht für einen vorwiegenden intercellulären Austausch. Eine dünne endocapilläre Schicht, die aus adsorbierten Blutproteinen bestehen soll, dient der Aufrechterhaltung der intercellulären Substanz. Die pericapilläre Hülle soll der Regulation der Capillarweite dienen.

Die Capillarweite ist erheblichen Schwankungen unterworfen. Ihr Wechsel in nicht konstant durchströmten Organen wird als *Vasomotion* bezeichnet. Sie wird von sympathischen und parasympathischen Einflüssen gesteuert und ist am Flüssigkeitsaustausch beteiligt.

Nach den Untersuchungen von Krogh, Gellhorn, Schade, Eppinger, Müller u.a. ist die Capillarzellschranke unter physiologischen Bedingungen im Bereiche der Muskulatur und des subcutanen Gewebes in der Ruhe praktisch eiweißundurchlässig. Die Ansichten Field und Drinkers, als auch Plass und Rourkes sind inzwischen widerlegt. Wenn überhaupt Eiweiß durchtreten kann, so ist die Menge so geringgradig, daß sie für die Lebensvorgänge nicht bedeutend ist. Selbstverständlich ist die Eiweißdichte der Capillarendothelschranke in verschiedenen Blutstromgebieten, beispielsweise einzelner Organe, unterschiedlich.

Aus der Tatsache, daß alle Ödemflüssigkeiten in wechselndem Grade Eiweiß enthalten, geht hervor, daß bei der pathologischen Filtration die Capillarwand im Sinne einer gesteigerten Durchlässigkeit verändert sein muß. So vermutet Volhard ebenso auch Nonnenbruch entgegen der Ansicht von Peins, daß die Ödembereitschaft auf einer primären oder sekundären Funktionsstörung der Blut- und Lymphcapillarendothelschranken beruhe. Er meint, daß jene ihre Fähigkeit verlieren müßten, eine passive Filtration nach außen zu verhindern, und die Lymphcapillaren die Fähigkeit der nach innen gerichteten Permeabilität. Auch Marx hält die Schädigung der Capillarwand für den wichtigsten Faktor bei der Ödementstehung, und Spühler nimmt bei allen Formen des Ödems eine Beteiligung der Capillarwände an. Welche Vorgänge sich an der Capillarwand bei gestörter Permeabilität abspielen, ist nicht bekannt. Sie läßt sich vielleicht erklären durch eine Änderung der Struktur der Intercellularräume. Die Intercellularsubstanz, die man sich vorwiegend aus Eiweißmolekülen aufgebaut vorstellen könnte, wobei Bindungen an Calcium und bestimmte Vitamine von Bedeutung zu sein scheinen, weist unter der Steuerung durch endokrine und nervöse Faktoren eine unterschiedliche Durchlässigkeit auf, die aus den Vorstellungen Marks und Waceks verständlich wird.

Auch für Erythrocyten ist die Capillarwand des Hautbereiches unter physiologischen Verhältnissen nicht durchlässig. Die alte Diskussion nach dem Vorgang der unter pathologischen Bedingungen auftretenden Hautblutungen ist noch nicht endgültig abgeschlossen.

I. Die klinischen Untersuchungsmethoden und ihre Anwendung.

1. Der mechanische Capillardruck.

Eine historische Übersicht der verschiedenen Capillardruck-Bestimmungsmethoden, wie sie im Laufe der letzten 80 Jahre seit von Kries entwickelt worden sind, geht aus der großen Zusammenstellung der Ergebnisse unblutiger und blutiger Methoden von Krauss hervor, der die wesentlichsten Verfahren, wie die von Lombard, Basler, Landerer u. a. eingehend beschrieb, alle sonst noch entwickelten erwähnte und die Methoden durch eine eigene bereicherte. Allen diesen Verfahren haften viele Fehlermöglichkeiten an, deren hauptsächlichste darin besteht, daß der Eintritt einer Hautblässe bzw. das Verschwinden einer Capillarschlinge den Augenblick der Ablesung bestimmt. Der Augenblick des Abblassens kann jedoch nicht dem Capillardruck gleichgesetzt werden. O. Müller stellte die Frage, welches Kriterium man zur Grundlage der Messungen nehmen sollte, das eben beginnende oder deutliche Abblassen der Haut, das Verschwinden einzelner Capillarschlingen oder das Verschwinden der Mehrzahl der Capillarschlingen ? Nach unseren Erfahrungen ist der Capillardruck jedoch nicht durch eines dieser vier Merkmale bestimmt, sondern allein durch das Verhalten der Erythrocyten in den Capillarschlingen. Verfolgt man nämlich unter steigendem Druck die verschwundene Capillarschlinge mit dem Objektiv, so findet man sie in einer tieferen Schicht wieder, wobei die Erythrocyten noch immer die Schlingenbahn passieren. Daher ist das einzige Kriterium, das dem Druck in der Capillarschlinge gerecht wird, die Unterbrechung der Strömung.

Die Werte, die nach den verschiedenen Methoden bestimmt worden sind, variieren daher erheblich. Gewöhnlich liegen sie außerordentlich niedrig. Das liegt in der Ungenauigkeit der Methoden begründet, in der verschiedenen Höhe der gemessenen Capillarschicht, und in der Art des angewandten Manometers, so daß die von KLINGMÜLLER vorgebrachten Einwände begründet sind. Die Ergebnisse, die mit diesen verschiedenen Methoden, sogar auch mit gleichen Apparaten von verschiedenen Untersuchern gefunden worden sind, sind in Tab. 1 zusammengefaßt.

Tabelle 1.

Autoren	Hg. mm	H$_2$0 mm	Bemerkungen
VON KRIES	37,7	513	49 cm unterhalb des Scheitels an der Streckseite des Nagelgliedes (Glasplatte)
NATANSON	70,5	945	bis zur Entfärbung der Haut (Glasplatte)
ROTERMUND			
sehr gut ernährt . .	28,8		bis zum völligen Erblassen der Haut
gut ernährt	27		(Glasplatte)
schlecht ernährt . .	20,7		
ROY und BROWN . .		100—150	mikroskopische Betrachtung an der Schwimmhaut des Frosches
VON BASCH	25—30		Capillarmanometer
VON RECKLINGHAUSEN		750—925	bis zum völligen Weißwerden d.Haut
LOMBARD			direkte Betrachtung, mikroskopisch, am Finger des Menschen
BASLER		94	Ochrometer, Farbvergleich, Goldschlägermembran
LANDERER	18—25		
KRAUSS			
indirekt	13—17	75—110	Lupenvergrößerung 10
direkt		80—110	grob mech. blut. Methode
BASLER		80—120	„scharfe Methode"

Capillardruckmeßergebnisse (zusammengestellt nach KRAUSS)

Ein wesentlicher Fortschritt bedeutete die direkte Messung des Capillardruckes durch die Mikromanipulatoruntersuchungen LANDIS. LANDIS führte Glascapillaren mit einem Durchmesser von 2 μ, die an ein Manometersystem angeschlossen waren, mit Hilfe eines Mikromanipulators direkt in die Capillaren des Fingernagelfalzes ein und bestimmte den Druck, der notwendig war, um die Strömung der Erythrocyten in den Capillaren zu beeinflussen.

Die von ihm durchgeführten Messungen im arteriellen und venösen Schenkel der Capillaren, ebenso wie am Mittelpunkt der Capillarschlinge, sind unseres Erachtens bisher als die genauesten anerkannt worden, obwohl sie, soweit bekannt, niemals reproduziert werden konnten. Selbstverständlich muß bei diesen diffizilen Messungen die große Geschicklichkeit anerkannt

Tabelle 2.

Druckmessung im	Zahl der Beobachtungen	Capillardruck			
		Grenzwerte		Mittelwerte	
		in mm Hg	in mm H$_2$O	in mm Hg	in mm H$_2$O
Arteriellen Capillarschenkel	125	21—48	285—650	32	430
Mittelstück	19	15—32	200—430	20	270
Venösen Capillarschenkel	99	6—18	80—240	12	160

Capillardruckwerte nach LANDIS (direkte Methode).

werden, und wenn auch die Capillarwandschädigung durch den Einstich von kritischen Autoren als sichere Fehlerquelle hingestellt worden ist (GOLLWITZER-MEIER, O. MÜLLER), so scheinen doch diese Werte durch die große Exaktheit ihrer Gewinnung den wahren Druckverhältnissen noch am nächsten zu kommen. Die von LANDIS gefundenen Werte sind in Tab. 2 zusammengefaßt.

Nachdem wir uns anfänglich vergebens bemüht hatten, Capillardruckmessungen nach der LANDISschen Methode vorzunehmen, entschlossen wir uns, eine neue indirekte Methode zu entwickeln. Diese mußte, um exakte Werte zu gewinnen, eine mikroskopische Methode sein, da uns das Verhalten der Erythrocyten in den einzelnen Capillarschlingen unter steigendem Druck interessierte. Es wurde daher ein Apparat entwickelt, der die Genauigkeit der LANDISschen Versuchsanordnung mit einfacher Handhabung verbindet und dabei die Capillaren uneröffnet läßt (KÜCHMEISTER und HERRNRING).

Der Apparat hat gewisse gemeinsame Züge mit dem von KRAUSS angegebenen, nur daß wir, und das ist das Wesentliche, mikroskopisch das Verhalten des Blutstromes unter veränderten Druckverhältnissen beobachten können. Das Prinzip unserer Versuchsanordnung

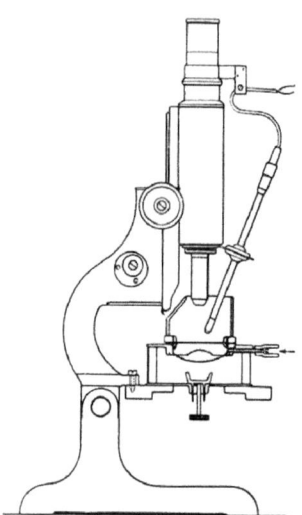

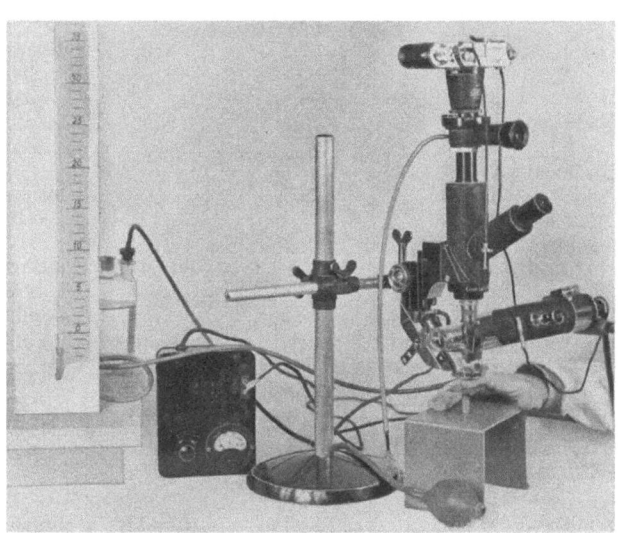

Abb. 1.
Prinzip der Capillardruckmessung.

Abb. 2. Capillardruckapparat mit photographischer Registrierung.

ist in Abb. 1 wiedergegeben. Abb. 2 zeigt das heutige Modell, wie es zur photographischen Registrierung der Capillarwerte unter Elektronenblitz verwendet wird (HERRNRING, KÜCHMEISTER und PIRTKIEN).

KRAUSS fand mit seinem nach dem LOMBARDschen Prinzip gebauten Apparat einen Mittelwert von 8,5 cm Wasser. Die Fehlerquellen seines Systems bestehen darin, daß die Beleuchtung mit einer Sammellinse durch Erwärmen des Fingers möglicherweise eine Irritation des Capillartonus bedingt und zum anderen, daß die Capillarschlingen bisweilen nur in die Tiefe des Gewebes gedrückt und dort von der Lupe nicht mehr erfaßt werden können, ohne daß der Blutstrom verändert worden zu sein braucht.

Der KYLINsche Apparat arbeitet nach dem gleichen Prinzip, nur daß die Beobachtung durch eine kleine Vergrößerung des Mikroskops vorgenommen wird. Auch er las den Augenblick des Verschwindens der ersten Capillaren ab und fand Normalwerte von 11—19 cm Wassersäule. Er stellte eine Abhängigkeit des Capillardruckes von der Höhe des Meßortes im Verhältnis zur Herzhöhe fest, die auch wir nach neueren Untersuchungen bestätigen können, so daß an den unteren Extremitäten im Stehen sicher mit höheren Capillardruckwerten gerechnet werden muß. CARRIER und REHBERG wählten das starke Auftreten der Capillarpulsation als Ablesezeitpunkt für den Capillarpuls und das Aufhören der Strömung für die Höhe des Arteriolendruckes. Sie wiesen aber gleichzeitig darauf hin, daß der Augenblick der stärksten Pulsation oft schwer festzulegen war.

Versuchsanordnung:

Von einem monokularen Mikroskop mit Grob- und Feintrieb wird, falls kein versenkbarer Objekttisch vorhanden ist, der Objekttisch abgeschraubt und umgekehrt unterhalb des

Tischträgers angebracht, weil wegen der Höhe der zwischengeschalteten Druckvorrichtung der Raum sonst nicht ausreicht. Objektteller, Beleuchtungsspiegel, Kondensor und Objektrevolver werden abgenommen.

Als optisches System zeigte sich nur eine schwache bis mittelstarke Wasserimmersion als verwendbar, da die Trockensysteme wegen der zu durchdringenden, brechenden Medien ein zu unscharfes Bild ergaben und Ölimmersion wegen des zu kleinen Objekt-Objektiv-Abstandes und der zu geringen Tiefenschärfe nicht in Betracht kamen.

(Brechungsexponenten: Luft 1, Glas 1,5, Wasser 1,33, Cellophan 1,4, Öl 1,5.) Wegen des geringen Objekt-Objektiv-Abstandes waren auch die starken Wasserobjektive nicht zu verwerten.

Um ein weitgehend homogenes optisches System zu erlangen, wurde oberhalb der Glasplatte ein Immersionstrog angebracht und dieser wie das Meßsystem und die Druckkammer mit Wasser gefüllt. Damit wurde gleichzeitig eine Erwärmung der Hautoberfläche verhindert, wie sie bei einer stärkeren Beleuchtung sonst zu befürchten gewesen wäre. Die Wirkung des Lichtes selbst ist als gleichmäßiger Fehler nicht zu vermeiden.

Als Wasserimmersionsobjektiv wurde der Planktonsucher von Zeiß (Brennweite 25 mm, freier Objektabstand 36 mm, numerische Apertur 0.11, Eigenvergrößerung 6fach, Durchmesser des objektiven Sehfeldes 4 mm) gewählt. Eine 8fache Vergrößerung wäre wahrscheinlich noch geeigneter, war aber leider nicht zu beschaffen. Da das Auflösungsvermögen eines Objektives seiner numerischen Apertur, d. h. dem Brechungsindex des Zwischenmediums mal dem Sinus des halben Öffnungswinkels des Systems direkt proportional ist und die nutzbare Gesamtvergrößerung eines Mikroskops durch das Auflösungsvermögen des Objektivs bedingt wird, ergibt sich eine 55fache optimale und eine 110fache maximale Gesamtvergrößerung. Wir verwendeten ein Zeißsches orthoskopisches Okular 12fach und erzielten ein scharfes Bild mit gutem Durchdringungsvermögen.

Durch Verkürzung des Tubus konnte der Einfluß der Planglasscheibe und des Cellophanhäutchens korrigiert werden.

Die Beleuchtung mit auffallendem Licht wird entweder durch eine am Kugelgelenk angebrachte Stabbirne oder durch eine gezielte Lichtquelle, wie es aus Abb. 2 hervorgeht, besorgt.

Der Trog, ebenso wie das ganze Meßsystem, werden mit aqua dest. gefüllt. Er ist unten durch eine planparallele Glasscheibe von 1,5 mm Dicke begrenzt und bildet damit das Dach der Druckkammer. Diese ist ringsum durch einen Messingring und nach unten durch eine bewegliche Membran abgeschlossen und steht durch ein Röhrchen mit der Meßvorrichtung in Verbindung. Eine Viskosefolie erwies sich als am geeignetsten, da sie genügend haltbar, anschmiegsam in ihren optischen Eigenschaften dem von LOMBARD verwendeten Goldschlägerhäutchen überlegen zu sein schien.

Es wurde darauf geachtet, daß das Wasser Zimmertemperatur hatte und die zu Untersuchenden sich einige Zeit im gleichen Raum aufgehalten hatten, um thermische Einflüsse auszuschließen.

Die Meßtechnik:

Der zu untersuchende Finger lagerte stets genau in Herzhöhe und ruhte in der U-Schiene unter der Druckkammer. Zur Aufhellung des mikroskopischen Bildes wurde nach VONWILLER, um die Strömung in den Capillaren besser sichtbar zu machen, ein kleines glattes Zinnfolienblättchen als Reflektor zwischen Nagelwall und Eponychium der Nagelplatte eingeschoben.

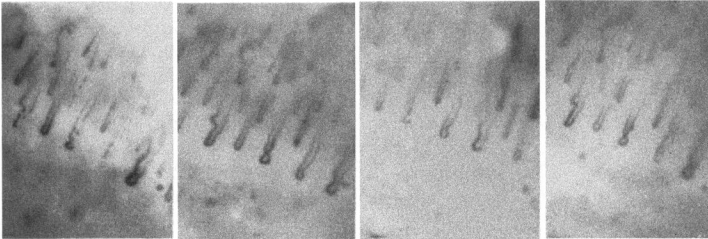

Abb. 3. Capillarschlingen unter verschiedenem mechanischen Druck bis zur Stase der Erythrocyten.

Da wir nicht, wie MÜLLER vermutete, durch die Maßnahmen Störungen des Objektes erlebten und Messungen ohne Folie die gleichen Ergebnisse zeigten, wurde diese Methode wegen der deutlicheren Beurteilung bevorzugt. Zur optischen Einebnung der unregelmäßigen Hautoberfläche wurde der Nagelfalz mit Flüssigkeit benetzt. Dünnflüssiges Zedernöl ist wegen seines Brechungsexponenten, seiner Viscosität und der geringen Reizfähigkeit auf das Gewebe gut geeignet. Glycerin, das wegen seines Brechungsexponenten geeigneter wäre, könnte

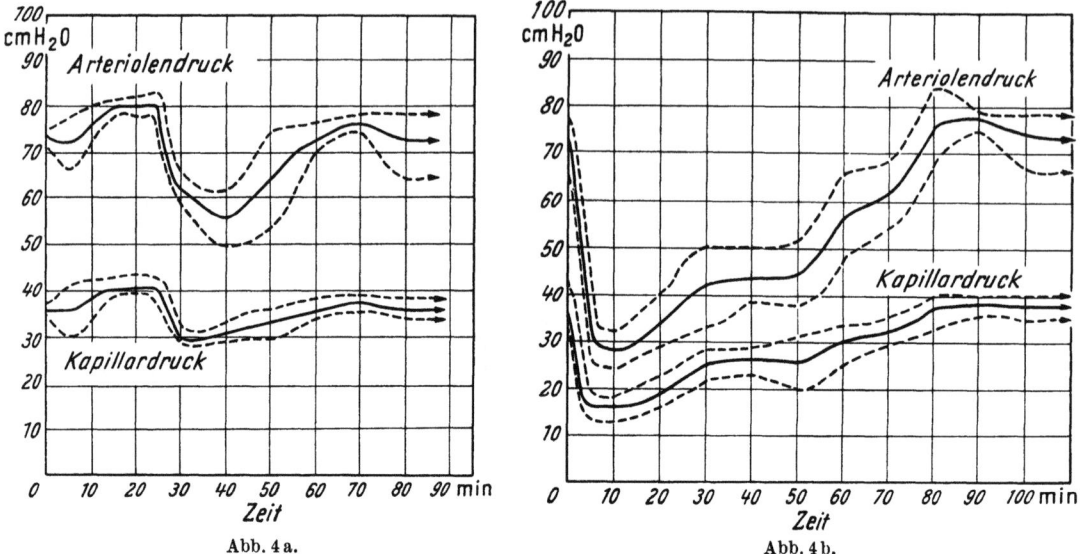

Abb. 4a.   Abb. 4b.

Abb. 4a und b. Die Wirkung von Effortil und Acetylcholin auf die Höhe des Capillar- und Arteriolendruckes nach intravenöser Verabreichung.

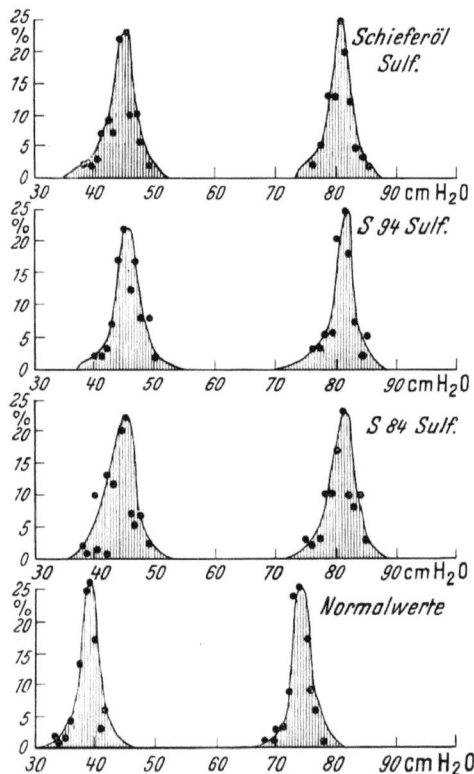

Abb. 5. Die Wirkung von Schieferöl- und Mineralölsulfonaten bei lokaler Anwendung auf den Capillar- und Arteriolendruck.

dagegen wegen seiner dehydrierenden und damit reizenden Eigenschaften zu falschen Ergebnissen führen (MÜLLER).

Man erkennt bei Scharfeinstellung des Mikroskops auf gräulichem oder hellgelbem Untergrund 10, bisweilen auch noch mehr rote Schlingen, deren arterieller wie venöser Schenkel sich ein Stück verfolgen lassen. Abb. 3 läßt deutlich das Verhalten der Erythrocyten in den Capillarschlingen unter verschiedenem mechanischen Druck erkennen (nach HERRNRING, KÜCHMEISTER, PIRTKIEN).

Nach dieser Methode wurden inzwischen mehrere tausend Messungen durchgeführt. An Hand von 2500 Messungen an Gesunden fanden wir einen Capillardruck von 37 ± 6 und einen Arteriolendruck von 64 ± 3 cm Wassersäule. Damit stimmen unsere Ergebnisse mit denen, wie sie von LANDIS mit der direkten Methode gefunden worden sind, überein. Ob hier Beziehungen zum systolischen und diastolischen Blutdruck bestehen, ist noch nicht sicher geklärt. Selbstverständlich handelt es sich um relative Werte, da manche Fehlerquelle, z. B. das Verhalten des Gewebes, nicht auszuschließen ist.

Diese Methode wurde im Rahmen verschiedener klinischer Fragestellungen angewendet. Es konnte die Wirkung sympathicomimetischer und parasympathicomimetischer Stoffe auf den Capillardruck untersucht werden, so daß diese Methode zur Prüfung von Kreislaufmitteln verwendet werden kann. Aus dieser Untersuchungsreihe sei die folgende Abbildung wiedergegeben (Abb. 4a und 4b).

Weiterhin konnte die Methode für kreislaufanalytische Studien herangezogen werden, wie wir sie z. Z. mit GADERMANN durchführen. Auch die Bestimmungen des Capillardruckes vor und nach Mitralstenosenoperationen erlaubten die kreislaufverbessernde Wirkung des Eingriffes mit zu objektivieren (LEZIUS und GADERMANN).

Weiterhin konnte auch die Wirkung lokaler Reizstoffe untersucht werden (THIEME und JEPSEN). Es wurden unter der Wirkung von 40 verschiedenen Präparaten 7110 Capillar- und Arteriolendruckmessungen vorgenommen. Schwefelhaltige Substanzen wiesen beispielsweise keine Wirkung auf den Capillar- und Arteriolendruck auf, ebenfalls nicht die unsulfurierten Öle. Schieferöl- und Mineralölsulfonate zeigten dagegen bei lokaler Anwendung eine deutliche den Capillar- und Arteriolendruck steigernde Wirkung. Aus diesen Untersuchungen sei das folgende Beispiel herausgestellt (Abb. 5).

Auch für die Erfassung der funktionellen Beziehungen zwischen den Faktoren der Blutstrom- und Gewebsseite spielt die Methode eine Rolle, so daß sie auch im Rahmen unserer Untersuchungen der Ödempathogenese angewendet worden ist. Hierauf wird später noch zurückzukommen sein. Damit ist ein weites Feld der funktionellen Betrachtung des peripheren Capillarbereiches erschlossen, das noch weiterer Bearbeitung bedarf.

2. Der kolloidosmotische Druck des Blutes.

Die Bestimmung des onkotischen Druckes hat im Rahmen einer Besprechung der Klinik der Capillarfunktionen nur insofern eine Bedeutung, als dieser Druck den Wasseraustausch in der Peripherie ebenfalls mit zu regulieren vermag. Die Einordnung der einzelnen Größen entspricht jedoch nur einer gewissen Schätzung, da das vitale Geschehen nur schwer gewertet werden kann. Eine Besprechung des Ödemproblems ist ohne Erwägung des kolloidosmotischen Druckes nicht möglich.

Es scheint mir wichtig zu sein zu betonen, wie außerordentlich problematisch es ist, den kolloidosmotischen Druck exakt anzugeben. Die Schwierigkeit der Bestimmung liegt darin, gleichmäßige Membranen zur Verfügung zu haben. Wir selbst führten nach der Methode von KROGH und NAKAZAWA solche Bestimmungen beim Eiweißmangelödem durch und verglichen unsere Ergebnisse mit den Befunden von KROGH und SCHADE.

Tabelle 3. *Der kolloidosmotische Druck in mm* H_2O *bei Gesunden und Unterernährten mit Ödemen.*

Name	Mittelwert des kolloid-osmot. Drucks in mm H_2O	Durchschnittl. Eiweißwert in %	Kolloid-osmot. Druck pro % Eiweiß in mm
KROGH	335	7,4	45
KYLIN	336	8,14	41
SCHADE	340		
unsere Normal-Fälle . .	357	7,3	48
unsere pathol. Fälle . .	320	7,17	44

Diese Werte geben uns gewisse Anhaltspunkte. Es ist jedoch nicht möglich, nach dieser Methode auch die einzelnen Eiweißfraktionen zu trennen. Wir möchten uns der Skepsis MÜLLERs anschließen, womit jedoch nach unserem

Dafürhalten die SCHADEschen Vorstellungen nicht widerlegt sind. Sicher kann man im Einzelfalle nicht den Standpunkt vertreten, daß das „Blutwasser" grundsätzlich im arteriellen Schenkel die Capillare verläßt, um im venösen wieder in sie hinein zu diffundieren. Auch bei capillarmikroskopischen Betrachtungen stellt man fest, daß dieses an sich nicht den Tatsachen des Durchtritts normalerweise passierender Stoffe in jedem Falle entspricht. Dennoch aber scheinen mit dieser Ansicht Anhaltspunkte gegeben zu sein, womit dem Verständnis des Wasseraustausches in der Peripherie gedient ist. Schon die Verschiebung des „Umkehrpunktes" nach SCHADE wird einer solchen funktionellen Betrachtung gerecht, so daß es durchaus verständlich erscheint, daß im ganzen Capillarschlingenbereich ein Farbstoffaustritt beobachtet werden kann. Auch die „Nebenschlüsse" einer direkten arteriovenösen Verbindung, wie sie von CHAMBERS und ZWEIFACH herausgestellt worden sind, komplizieren die Vorstellung von der Vasomotion und damit auch die der Druckverhältnisse und der Festlegung des Ortes für den Flüssigkeitsaustritt.

Die Errechnung des kolloidosmotischen Druckes nach den verschiedenen Formeln, wie die von FRIMBERGER angewandte oder die von WIES und PETERS, stellen lediglich eine Hilfslösung dar.

Soviel läßt sich jedenfalls bisher sagen, daß die Herabsetzung oder Erhöhung des kolloidosmotischen Druckes *ein* Faktor ist, der den Flüssigkeitsaustausch reguliert und in das funktionelle Geschehen der Peripherie eingreift. Es sei jedoch darauf hingewiesen, daß nach FREY der onkotische Druck jeweils auf die vorhandene Eiweißmenge bezogen werden sollte.

3. Der Gewebsinnendruck.

Ausgehend von der Bedeutung des „Gewebsfaktors" für die Genese des Ödems überlegten wir uns, mit welcher Methode Messungen des mechanischen Gewebsinnendruckes durchgeführt werden können. Zuerst führten wir zur Erfassung des Gewebsverhaltens Untersuchungen der Quaddelresorptionszeit, wie sie von CLURE und ALDRICH angegeben worden war, durch.

Obwohl diese Untersuchungsergebnisse bereits darauf hindeuteten, daß man es bei einzelnen Ödemformen und bestimmten Infektionskrankheiten mit einem veränderten Gewebsverhalten zu tun hat, genügte uns diese Methode zur Beurteilung des Gewebsverhaltens nicht, da es schwierig war, den genauen Zeitpunkt der Quaddelresorption zu bestimmen. Diese Schwierigkeit ist der Methode durch Untersuchungen mit radioaktivem Natrium und physiologischer Kochsalzlösung, worauf später noch zurückzukommen sein wird, genommen (KÜNKEL und SCHMERMUND, SCHMÜCKING).

In der von BEIGLBÖCK und JUNK angegebenen Apparatur für „Muskeltonusmessung", die eine Modifikation der von HENDERSON angegebenen Technik darstellt, war uns daher ein geeigneteres Verfahren zur Beantwortung der Frage nach dem Gewebsinnendruck gegeben.

Auf die Bedeutung des Muskelinnendruckes für den peripheren Kreislauf war von HENDERSON, BEIGLBÖCK und BUDELMANN hingewiesen worden. Weitere Bestimmungen bezogen sich auf den Einfluß des akuten Sauerstoffmangels auf den intramuskulären Gewebsdruck (SCHNELL) und die Bedeutung der Konstitution und der Körperlage auf seine Höhe (BAYER), die auch wir bestätigen konnten. HEUCHEL und ZIPPEL fanden den Muskelinnendruck bei neurologischen Störungen verschiedener Art, unabhängig vom Tonus der betroffenen Muskulatur, herabgesetzt und prüften, wie auch andere Untersucher, die Wirkung verschiedener Medikamente auf seine Höhe (DELIUS und Mitarbeiter).

Die von uns festgestellten Normalwerte des Muskelinnendruckes lagen bei 20 Gesunden, mit einem Durchschnittsalter von 35 Jahren, bei 75,5 ± 12 und entsprachen damit dem von FREY 1947 gefundenen Wert, während die Durchschnittswerte von BEIGLBÖCK und JUNK, ebenso wie die von BUDELMANN in den Jahren besonderer Ernährungsverhältnisse mit 90 mm H₂O wesentlich höher lagen. Die Unterteilung der Gewebsinnendruckwerte nach Geschlechtern deckte zwar Unterschiede auf, die jedoch nicht als echte Unterschiede statistisch wahrscheinlich gemacht werden konnten.

Unsere Untersuchungen über den Einfluß der Konstitution auf den Muskelinnendruck hatten ergeben, daß die Unterschiede zwischen den einzelnen Gruppen nur soweit statistisch zu sichern waren, als die Werte der Versuchspersonen mit athletischem Habitus außerhalb der Fehlerbreite lagen, während Astheniker und Pykniker sich im Bereiche der gleichen Fehlerbreite befanden. Der subcutane Gewebsinnendruck wies keine wahrscheinlich zu machenden Differenzen zwischen den einzelnen Gruppen auf.

Zur Bestimmung der Fehlerbreite war es wichtig festzustellen, ob der mechanische intramuskuläre Gewebsinnen-

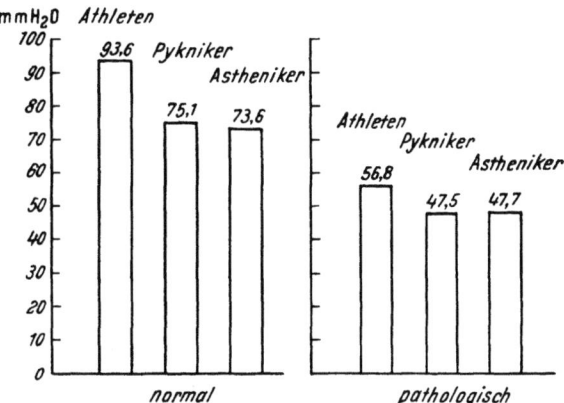

Abb. 6. Intramuskulärer Gewebsinnendruck in Abhängigkeit von der Konstitution.

druck tagesperiodischen Schwankungen unterworfen ist, um bei vergleichenden Untersuchungen die Notwendigkeit der tageszeitlichen Determination zu belegen.

Hierbei stellte sich heraus, daß der Muskelinnendruck einem 24stündigen Rhythmus unterworfen ist, wie es für andere Lebensvorgänge, besonders von JORES, MENZEL u. a., nachgewiesen werden konnte. Während in den Vormittagsstunden zwischen 8 und 12 Uhr jeweils die höchsten Werte gefunden werden konnten, sanken die Muskelinnendruckwerte im Verlaufe des Nachmittags allmählich ab, um nachts zwischen 1 und 3 Uhr ein Minimum aufzuweisen (KÜCHMEISTER, MEIER, MEINECKE). Da der Muskelinnendruck ein Maß

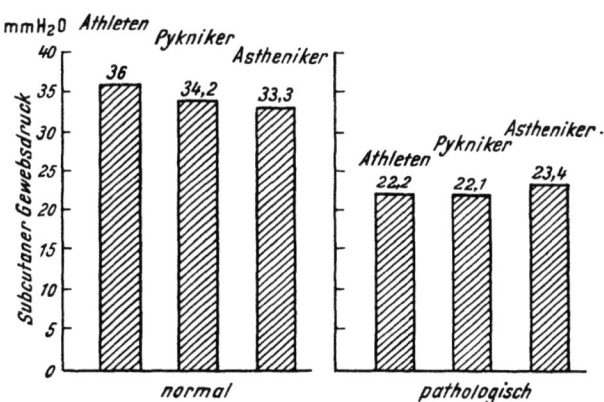

Abb. 7. Subcutaner Gewebsinnendruck in Abhängigkeit von der Konstitution.

für die körperliche Leistungsbereitschaft abgibt und eine Herabsetzung des Muskelinnendruckes ein objektives Maß der Adynamie darstellt, nahm es nicht wunder, daß PINCUS eine dem Muskelinnendruckrhythmus parallelgehende Kurve der 17-Ketosteroidausscheidung finden konnte, womit Beziehungen zur Nebennierenrindenaktivität wahrscheinlich werden.

Die Methodik der Gewebsinnendruckmessung sei, da sie aus den verschiedenen Veröffentlichungen hervorgeht, nicht noch einmal beschrieben.

Dieser mechanische intramuskuläre Druck ist nun bei den verschiedenen Ödemformen und einzelnen Krankheiten deutlich herabgesetzt. Das Ödem kann mit einem erhöhten, normalen oder herabgesetzten Capillardruck einhergehen, der Gewebsinnendruck ist dagegen grundsätzlich herabgesetzt, es sei denn, daß sich im weiteren Gefolge einer Wasserhaushaltsstörung ein Quellungsödem entwickelt hat. In diesem pathologischen Bereiche gibt es keine sicheren Beziehungen zwischen der Höhe des Capillar- und Gewebsinnendruckes.

Der mechanische Gewebsinnendruck ist jedoch nur als *ein* Faktor der Gewebsseite herausgegriffen worden. Daneben spielen der kolloidosmotische Druck des Gewebes, wie ihn DEL BAERE versucht hat zu objektivieren, die Quellung des

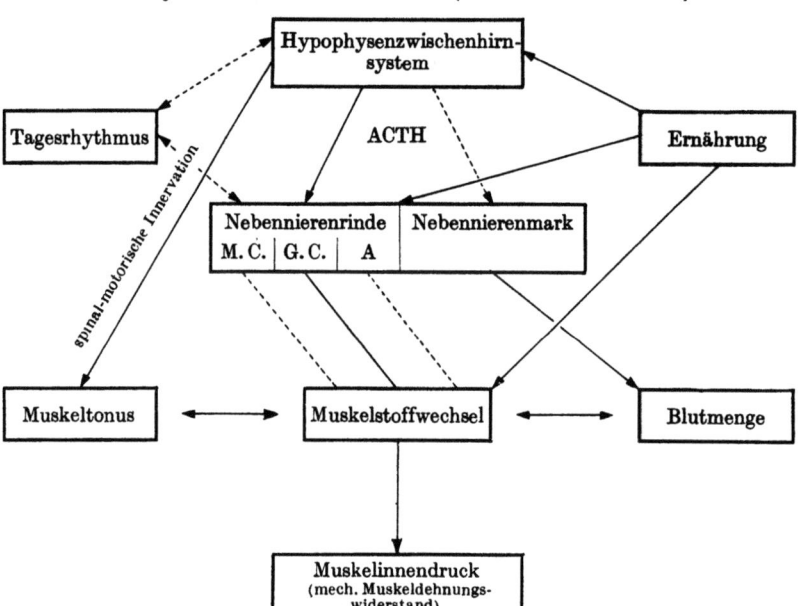

Die Regulation des Muskelinnendrucks (modifiziert nach DELIUS).

Abb. 8. Die Steuerung des Muskelinnendruckes.

Gewebes in Abhängigkeit vom Säure-Basen-Gleichgewicht (M. H. FISCHER, SCHADE und MENSCHEL) und die elektrischen Gefälle (KELLER und GICKLHORN) eine Rolle. Da diese Untersuchungen von theoretischer Seite vorgenommen worden sind, scheint es mir eher angebracht zu sein, in diesem Zusammenhang die von klinischer Seite erhobenen Befunde mitzuteilen.

Auf Grund unserer Untersuchungen, besonders auch über die Bedeutung der Nebennierenrinde für den Gewebsinnendruck, sind wir in Abwandlung des DELIUSschen Schemas zu folgender Vorstellung von der Steuerung des Muskelinnendruckes gekommen.

Es sind also zentralnervöse, peripherzirkulatorische und stoffwechselbedingte Einflüsse, welche die Höhe des Muskelinnendruckes bestimmen. Es scheint so zu sein, daß der Nebenniere in der Steuerung eine zentrale Bedeutung zukommt, wie es von VERZÁR, SCHUMANN, EPPINGER u. a. für die Muskelleistung angenommen worden ist und von uns klinisch experimentell bestätigt werden konnte (KÜCHMEISTER).

4. Der Strömungswiderstand des Gewebes.

Untersuchungen zur Klärung einer regelrechten Strömung der Gewebsflüssigkeit im Interstitium, auf die EPPINGER immer wieder besonders hingewiesen hat, wurden erstmalig von MEYER und HOLLAND in der Cutis und Subcutis durchgeführt. Sie setzten dabei vorgebildete Kanäle im Gewebe voraus (Gewebsspalten), deren lichte Weite einen Mindestwert nicht unterschreiten darf. Sie schlossen aus dem linearen Verlauf einer Durchströmungskurve, daß die Gewebsflüssigkeit sich verhalten müßte, als ob sie sich in capillären Spalträumen befände, deren Größenordnung in den Gültigkeitsbereich des HAGEN-POISEUILLEschen Gesetzes fällt, das besagt, daß die Flüssigkeitsmenge, die durch eine gerade Röhre fließt, direkt proportional sei dem Druck p, der Zeit t und der 4. Potenz des Radius r der Röhre, umgekehrt proportional der Länge l der Röhre und der Viscosität der Flüssigkeit.

Da diese Untersuchungen wenig Beachtung gefunden hatten und derartige Bestimmungen für das Muskelgewebe bisher nicht vorlagen, haben wir den Strömungswiderstand des Muskelgewebes untersucht und geprüft, ob das HAGEN-POISEUILLEsche Gesetz hier ebenfalls Gültigkeit hat. Es wurde jedesmal bei verschiedenen Druckwerten die in der Zeiteinheit in das Gewebe einfließende Flüssigkeitsmenge bestimmt. Als Ausgangswert wurde zuerst der jeweilige intramuskuläre Gewebsdruck ermittelt und dazu die pro Minute einströmende Flüssigkeitsmenge in mm³. Dann wurde der Druck im Meßsystem jeweils um 20 mm Hg vom Ausgangsdruck ausgehend gesteigert und die jeweilig pro Zeiteinheit ins Gewebe fließende Flüssigkeitsmenge abgelesen. Gewöhnlich wurden 2 Drucksteigerungen durchgeführt. Zuerst wurde der Strömungswiderstand bei 40 gesunden Versuchspersonen gemessen. Dabei wurde zwischen beiden Geschlechtern unterschieden, um evtl. durch das Geschlecht bedingte Differenzen erkennen zu können. Für die eingeströmten Flüssigkeitsmengen finden wir keine wesentlichen Differenzen zwischen beiden Geschlechtern. Aus dem Verhalten des Stromvolumens zum jeweiligen Druck ist jedoch der Schluß erlaubt, daß auch für den extracapillären Flüssigkeitsstrom das HAGEN-POISEUILLEsche Gesetz gültig ist.

Die Differenz der intramuskulären Gewebsdrucke als auch der Stromvolumina zwischen den normalen und pathologischen Werten läßt sich in allen Fällen statistisch sichern. Die Strömungswiderstände liegen bei den Normalpersonen doppelt so hoch als bei den kranken Versuchspersonen, wobei sich jedoch die prozentuale Steigerung der eingeströmten Flüssigkeitsmenge, das Verhältnis des Stromvolumens zum Druck nicht ändert, sondern 1:2:4 für die normalen wie pathologischen Werte bleibt.

Verschieden ist nur die absolute Steigerung.

Diese Ergebnisse sprechen mit einer gewissen Sicherheit dafür, daß in den Geweben tatsächlich capilläre Spalträume vorhanden sind, in denen eine Flüssigkeitsbewegung entsprechend dem HAGEN-POISEUILLEschen Gesetz stattfindet. Maßgebend ist der Gewebsdruck, der einen Gegendruck auf die einströmende Flüssigkeit ausübt, so daß ein lockeres weiches Gewebe mit niedrigem Druck einer Flüssigkeitsbewegung weniger Widerstand entgegensetzt als ein straffes Gewebe. So wird der Gewebsdruck mengenmäßig den Flüssigkeitsaustritt aus der Blutstrombahn regulieren können.

Bringt man die normalen und pathologischen Werte des intramuskulären Strömungswiderstandes von männlichen und weiblichen Untersuchungspersonen getrennt in ein Koordinatensystem, wobei auf der Ordinate die eingeströmte Flüssigkeitsmenge und auf der Abszisse die Gewebsdruckwerte aufgetragen sind, und berücksichtigt man dabei die zweimalige Drucksteigerung um 20 mm H₂O nicht, sondern nimmt den einmaligen Wert des intramuskulären Gewebsdruckes zum Ausgang und trägt dazu die eingeströmten Flüssigkeitsmengen aus allen drei Messungen auf, so erhalten wir an Stelle einer schrägen linearen Geraden auf einer Senkrechten die übereinanderliegenden Mengenbestimmungen der eingeströmten Flüssigkeit. Entsprechend den Drucksteigerungen liegen jeweils drei Werte übereinander. Zwischen männlichen normalen und pathologischen Werten, ebenso wie zwischen weiblichen normalen und pathologischen Werten lassen sich die zahlenmäßigen Unterschiede statistisch sichern. Die Werte der männlichen und weiblichen normalen bzw. pathologischen unter sich ließen sich dagegen nicht sichern. In Abb. 9 sind die intramuskulären Strömungswiderstände bei männlichen normalen und kranken Versuchspersonen mit Mittelwerten zusammengestellt.

Aus den einzelnen gemessenen Muskelinnendruckwerten sind nach ihrer Höhe gestaffelt immer die Werte zu Gruppen zusammengefaßt, die innerhalb einer Zehnergrenze liegen, die Werte zwischen 30—40, 40—50, 50—60 usw. Dazu sind die errechneten Mittelwerte des intramuskulären Gewebsdruckes und der eingeströmten Flüssigkeitsmenge eingezeichnet.

Die Mittelwerte sind jeweils zu einer Kurve verbunden. Kurve 1 entspricht somit der eingeströmten Flüssigkeitsmenge beim Ausgangsdruckwert. Kurve 2 bei Drucksteigerungen um 20 mm H_2O und Kurve 3 bei weiterer Drucksteigerung um 20 mm H_2O. Die Kurven beginnen jeweils bei männlichen pathologischen Fällen mit pathologisch niedrigen Druckwerten und hohen eingeströmten Flüssigkeitsmengen, um allmählich zu höheren Druckwerten mit niedrigen Stromvolumina überzugehen. Unsere Normalfälle setzen etwa dort an, wo die pathologische Kurve aufhört. Innerhalb eines bestimmten Druckbereiches finden wir bei unseren Normalfällen einen geringen Wiederanstieg des Stromvolumens, um jedoch bei steigenden Druckwerten wieder in Richtung auf den Nullwert abzufallen. Auffallend ist, daß die Kurven der pathologischen Fälle direkt in die der normalen übergehen.

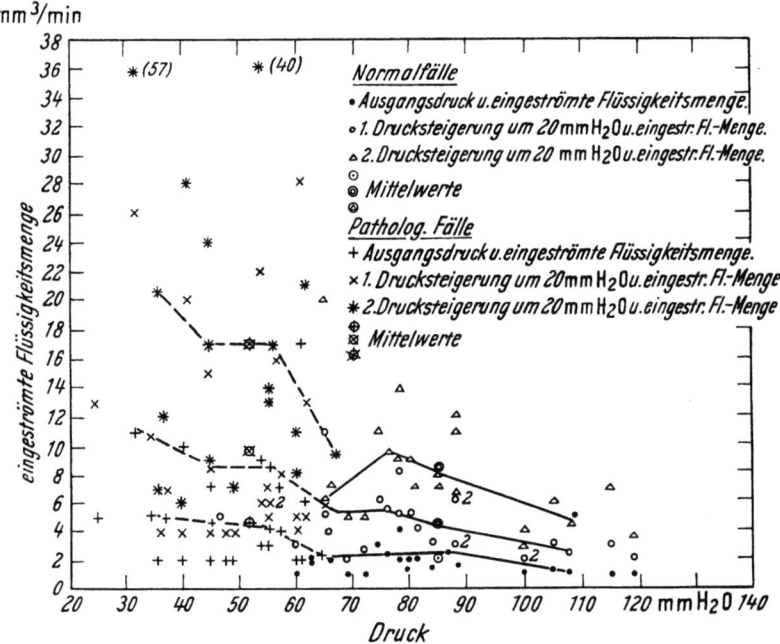

Abb. 9. Intramuskuläre Strömungswiderstände bei männlichen normalen und pathologischen Versuchspersonen.

Die Zahlen, die wir bei gesunden und kranken Frauen gewinnen konnten, sind in der gleichen Weise ausgewertet worden und in Abb. 10 graphisch dargestellt.

Wir finden hier ein geradezu gegensätzliches Verhalten zu unseren bei Männern gewonnenen Beobachtungen. Während bei unserem männlichen Beobachtungsgut die Kurven von hohen Werten ausgehend sofort abfallen, beginnen die Kurven bei den Frauen mit weniger hohen Werten, steigen dann an, um daraufhin allmählich zu normalen Werten abzufallen. Bei dem normalen weiblichen Patientengut sinken die Werte der eingeströmten Flüssigkeitsmenge mit steigendem Druck weiter ab, um schließlich jedoch bei einem bestimmten Muskelinnendruckwert wieder etwas anzusteigen.

Der Bereich des normalen Widerstandes bei hohen Druckwerten scheint bei Frauen enger begrenzt zu sein, was durch eine Zunahme der einströmenden Flüssigkeit bei hohen Normalwerten zum Ausdruck kommt. Die Männer zeigen dieses Verhalten im untersuchten Druckbereich nicht. Vielleicht mag daraus der

Schluß erlaubt sein, daß das Muskelgewebe der Frau bei hohen Druckwerten leichter als das des Mannes in seinem Gefüge geschädigt werden kann, so daß die Zunahme der einströmenden Flüssigkeit bei höchsten Druckwerten durch eine Schädigung der elastischen Fasern im Sinne einer Überdehnung denkbar wäre. Die elastischen Elemente der Muskulatur des Mannes scheinen anpassungsfähiger zu sein.

Es wäre möglich, daß auch die Muskulatur des Mannes durch eine sehr starke Druckerhöhung über den Möglichkeitsbereich des normalen intramuskulären Gewebsdruckes hinaus so geschädigt wird, daß eine Gewebszerreißung durch die einströmende Flüssigkeit einsetzt, so daß die Menge der einströmenden Flüssigkeit wieder ansteigt.

Aus diesen Untersuchungen über die Bedeutung des intramuskulären Gewebsdruckes für den Strömungswiderstand ist zu folgern, daß dem mechanischen

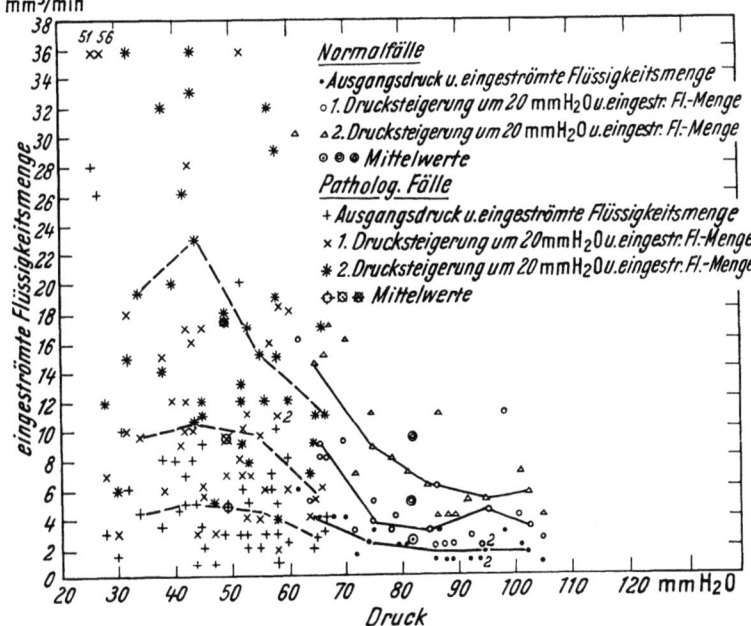

Abb. 10. Intramuskuläre Strömungswiderstände bei weiblichen normalen und pathologischen Versuchspersonen

Gewebsdruck eine sichere Bedeutung für den Flüssigkeitsverkehr zwischen Blutstrombahn und Gewebe zukommt, wenn es erlaubt sei, diese Untersuchungen über den Widerstand des Muskelgewebes auf eine von außen einströmende Flüssigkeitsmenge in Parallele zu setzen zu einem Einstrom von Flüssigkeit aus der Blutstrombahn ins Gewebe.

Der Hauptfaktor eines hohen Widerstandes scheint in der Muskelfaser selbst zu liegen, wobei der Ernährungszustand von wesentlicher Bedeutung ist. Bei pathologisch geschwächten, schlaffen Muskeln ist dieser Widerstand nur gering, das Gewebe ist lockerer, weitmaschiger und kann damit leicht und mehr Wasser aufnehmen.

Gleiche Untersuchungen wurden von uns subcutan vorgenommen. MEYER und HOLLAND hatten für das subcutane Gewebe Durchschnittswerte von 30 mm H_2O, das ist die Hälfte des cutanen Druckwertes und weniger als die Hälfte des intramuskulären, gefunden, und keine Differenzen im Druckwert bei gesunden und kranken Versuchspersonen. Sie fanden auch keinen Einfluß des Blutdruckes und der Ernährung (nach dem Kaupschen Index berechnet) auf den subcutanen Gewebsdruck. Die Ergebnisse, die bei gleicher Technik und gleichem Untersuchungsort gewonnen werden konnten, sind in Tab. 4 zusammengefaßt.

Tabelle 4. *Intramuskulärer und subcutaner Gewebsdruck bei Gesunden und Kranken.*

Zahl der Beobachteten	Durch-schnitts-alter	Muskelgewebs-innendruck Mittelwert mm H_2O	subcutaner Gewebsdruck in mm H_2O
Männlich:			
20 normale . . .	33	85 ± 12	35 ± 4
15 pathologische .	48	51 ± 10	23 ± 4
Weiblich:			
20 normale . . .	24	82 ± 10	35 ± 4
29 pathologische .	47	45 ± 8	22 ± 4
Gesamt:			
40 normale . . .	29	83 ± 8	35 ± 2
44 pathologische .	48	48 ± 6	22 ± 3

Hieraus geht hervor, daß sich ein Unterschied im subcutanen Gewebsdruck zwischen männlichen und weiblichen Versuchspersonen nicht feststellen läßt. Der Mittelwert bei Gesunden liegt mit 35 mm H_2O etwas höher als der von Meyer und Holland angegebene Normalwert von 30 mm H_2O.

Die Mittelwerte bei unseren pathologischen Fällen liegen wesentlich niedriger als die Werte der Normalfälle. Die Druckunterschiede lassen sich statistisch wahrscheinlich machen.

Aus diesen Untersuchungen geht hervor, daß nicht allein der intramuskuläre, sondern auch der subcutane Druck des Gewebes pathologisch herabgesetzt sein kann, wobei wir als untere Grenze der Norm einen Mittelwert von 30 mm H_2O annehmen können. Entsprechend den Messungen des intramuskulären Strömungswiderstandes wurden ebenfalls Messungen des subcutanen bei gesunden und erkrankten Personen durchgeführt, um auch die Bedeutung des subcutanen Gewebsdruckes für die Ödembereitschaft zu sichern. Die Ergebnisse, die wir bei 40 gesunden und 38 kranken Personen finden konnten, sind in Tab. 5 zusammengestellt.

Tabelle 5. *Subcutaner Strömungswiderstand bei Gesunden und Kranken.*

Zahl der Beobachtungen	Alter	subcutaner Druck	Eingeströmte Flüssigkeitsmenge		
			beim Ausgangsdruck	1. Steigerung	2. Steigerung
Männlich:					
20 normale . . .	33	35 ± 4	$2,3 \pm 1,5$	$4,8 \pm 2,9$	$8,3 \pm 5,8$
13 pathologische	47	23 ± 4	$3,4 \pm 3,3$	$7,8 \pm 7,3$	$13,7 \pm 22,1$
Weiblich:					
20 normale . . .	24	35 ± 4	$1,7 \pm 0,8$	$4,2 \pm 2,1$	$8,0 \pm 5,5$
25 pathologische .	46	22 ± 4	$3,8 \pm 2,5$	$8,7 \pm 6,0$	$13 \pm 9,2$
Gesamt:					
40 normale . . .	29	35 ± 2	$2,0 \pm 0,8$	$4,5 \pm 1,7$	$8,2 \pm 3,7$
38 pathologische .	46	22 ± 3	$3,8 \pm 2,0$	$8,3 \pm 4,6$	$13,1 \pm 8,3$

Trägt man die Ergebnisse sowohl von gesunden als auch von kranken Versuchspersonen in ein Koordinatensystem ein, wobei die eingeströmte Flüssigkeitsmenge auf der Ordinate und der Druck auf der Abszisse liegt, so bestätigen die Werte die von Meyer und Holland gefundene regelrechte Strömung nach dem Hagen-Poiseulleschen Gesetz, daß die einströmende Flüssigkeitsmenge proportional der Drucksteigerung zunimmt.

Obwohl die Differenz der Druckwerte zwischen gesunden und kranken Personen statistisch wahrscheinlich gemacht werden kann, ist es nicht möglich, die Unterschiede der eingeströmten Flüssigkeitsmengen zwischen normalen und pathologischen Fällen zu sichern, obwohl ein verhältnismäßig großer Unterschied vorhanden ist.

Es kann jedoch angenommen werden, daß auch der subcutane mechanische Gewebsdruck für den Flüssigkeitsaustausch zwischen Blutstrombahn und Gewebe von Bedeutung ist, in der Weise, daß ein niedriger mechanischer Druck des subcutanen Gewebes einen Übertritt von Flüssigkeit ins Gewebe begünstigt.

Die Messungen des intramuskulären und subcutanen Strömungswiderstandes bestätigen die Ansicht einer regelrechten Strömung bei Gültigkeit des HAGEN-POISEULLEschen Gesetzes. Während das Gewebe von gesunden Untersuchungspersonen einer einströmenden Flüssigkeit einen hohen Widerstand entgegensetzt, findet man bei kranken Versuchspersonen einen niedrigen Strömungswiderstand, so daß auf ein flüssigkeitsaufnahmebereites Gewebe geschlossen werden kann.

5. Die Lymphstromgeschwindigkeit.

Wichtig ist die Erkenntnis, daß die Anfänge der Lymphbahnen nicht in offener Verbindung mit den Gewebsspalten stehen, sondern ein geschlossenes System von Endothelschläuchen darstellen, die aus dem Interstitium durch Wahlresorption Flüssigkeit und Stoffwechselschlacken aufnehmen können. Das Produkt der Capillarfiltration stellt nicht die Lymphe dar, sondern die interstitielle Flüssigkeit. Auf die Bedeutung dieser interstitiellen Flüssigkeit und ihrer dauernden Bewegung, dem sog. inneren Kreislauf, hat EPPINGER hingewiesen. Ob die Tätigkeit des Lymphgefäßsystems auf der Höhe des Ödemstadiums gestört ist, wie es VOLHARD annimmt, ist schwer zu entscheiden. Jedenfalls sollen die Lymphgefäße Stoffwechselschlacken und Eiweißprodukte abtransportieren. Dieser Vorgang muß sich dabei gegen die physikalischen Kräfte mit entsprechendem Energieaufwand abspielen. Das Ödem, das bei Entzündungen der Lymphwege entsteht, ist pathogenetisch sicher von der landläufigen Wassersucht zu unterscheiden.

Durch experimentelle Untersuchungen hat man sich bemüht, ein Maß für die Tätigkeit des Lymphgefäßsystems zu finden, um damit gleichzeitig die Bedeutung der Lymphe für Entstehung und Abtransport der intercellulären Flüssigkeit festzulegen.

Nachdem von der Resorption einer Kochsalzlösungsquaddel ausgegangen worden war (EPPINGER), wurde die Resorptionszeit einer subcutan injizierten Kochsalzlösung auf die verschiedenen Ödemformen ausgedehnt und als „Quaddelzeit" verwertet.

Ob dabei die Zellen des Gewebes die injizierte Flüssigkeit aufnehmen, oder ob die Lymphcapillaren sie resorbieren, oder ob beide Faktoren zusammenwirken, ist nicht zu entscheiden. Da eine Quaddel ischämisch ist, scheint das Blutcapillarsystem für die Resorption nicht in Betracht zu kommen (ZOTHE).

Um eine Ischämie durch Capillarkontraktion zu verstärken, setzte ZOTHE der physiologischen Kochsalzlösung Adrenalin in einer Verdünnung 1:10000 hinzu und beobachtete dabei, daß sich nach intracutaner Injektion von 0,1 cm³ ein anämischer Streifen allmählich von der Quaddel ausgehend cubitalwärts entwickelte und in fast allen Fällen nach einer gewissen Zeit die Ellenbeuge und oft sogar die axilla erreichte. Aus der Lokalisation des Streifens schloß er, daß die injizierte Flüssigkeit mit der Lymphe in die Lymphgefäße abfließt. Außerdem nahm er an, daß eine rasche Streifenbildung für einen beschleunigten Hautlymphstrom und eine träge für einen langsamen spräche. Bei Ödemkranken entwickelte sich dieser Streifen nach ZOTHE in einer sehr viel kürzeren Zeit, so daß er hieraus auf einen beschleunigten Lymphstrom in jedem Stadium des Ödems geschlossen hat. Da diese Ergebnisse für das Verständnis des Ödemgeschehens von besonderer Bedeutung sind, wurden von uns ebenfalls solche Messungen durchgeführt, um zu klären, ob die Methode geeignet ist, die Funktionen des Lymphgefäßsystems für Ödementstehung und -resorption zu erfassen. Unsere Versuchsanordnung (KÜCHMEISTER und PIEL) bezog sich auf die von

Zothe angegebene Technik, die auch von späteren Untersuchern (Kopp und Jung, Gülzow und Ortmann, Heite) angewandt worden ist. In bezug auf die Durchführung sei auf die angegebene Literatur verwiesen.

Nach unseren Untersuchungen ist die Methode nicht geeignet, aus den Ergebnissen gültige Schlüsse auf das Verhalten des Lymphgefäßsystems bei den verschiedenen Ödemformen zu ziehen, da wir eine Bildung des anämischen Streifens nur in einem Teil unserer untersuchten Fälle feststellen konnten. Wir waren daher bei der großen Fehlerbreite der Methode nicht in der Lage, die Ergebnisse dieser Lymphstrommessungen mit der Ödementstehung und -resorption in Zusammenhang zu bringen, zumal es sich nicht, wie Zothe angenommen hatte, nach anatomischer Überlieferung (Jossifow, Bartels) um einen cutanen, sondern um einen subcutanen Lymphstrom handelt.

Es ist daher sehr schwer, sich vom klinischen Standpunkt aus ein Urteil über die Funktionsfähigkeit des Lymphgefäßsystems zu erlauben.

6. Die Capillarpermeabilität.

Da die Permeabilitätsvorgänge an der Capillarwand sich im submikroskopischen Bereiche abspielen, sind bis heute die Ansichten über den Ort des Durchtritts nicht einstimmig. Wie oben angeführt, stehen die Ansichten eines intercellulären Austausches im Vordergrund. Chambers und Zweifach nehmen zwischen den Endothelzellen eine interzelluläre Substanz an, während Sturm vermutet, daß lediglich Adhäsionskräfte zwischen den einzelnen Endothelien diese zusammenhalten.

Der klinische Begriff der Capillarpermeabilität ist folgendermaßen zu definieren:

Unter Capillarpermeabilität ist die Durchlässigkeit der Capillarwand für Wasser mit echt und unecht gelösten Substanzen zu verstehen.

Bei einer gesteigerten Capillarpermeabilität kann daher sowohl an eine erhöhte Durchlässigkeit für Wasser mit echt gelösten Substanzen als auch an eine Durchlässigkeit für unecht gelöste Substanzen gedacht werden, so daß es jeweils notwendig ist anzugeben, worauf sich die Durchlässigkeit bezieht. Eine erhöhte Durchlässigkeit für Wasser kann allein über eine veränderte Vasomotion zustandekommen, ohne daß die Struktur der Intercellulärräume sich verändert zu haben braucht.

Eine pathologische Durchlässigkeit für Eiweiß beispielsweise scheint an eine veränderte Struktur der Capillarwand gebunden zu sein. Die Intercellularsubstanz, die man sich vorwiegend aus Eiweißmolekülen aufgebaut vorstellen kann, weist eine unterschiedliche Durchlässigkeit auf, die aus den Vorstellungen Marks und Waceks verständlich wird.

Wenn man den Begriff der Capillarpermeabilität definiert hat, ist es notwendig, in jedem einzelnen Falle die Einheit der permeierenden Substanz festzulegen. Es ist dabei zu berücksichtigen, daß das Capillarwandverhalten selbst nicht der einzige Faktor ist, der quantitativ den Austausch von Wasser, Gasen, Elektrolyten, Harnstoff und Glucose kontrolliert. Auch die Capillar- und Arteriolenbeweglichkeit unter Veränderungen des hydrostatischen- und kolloidosmotischen Druckes können gleiche quantitative Veränderungen bewirken, ohne daß die Qualität der Membran verändert zu sein braucht. Selbst bei der Durchlässigkeit der Capillarwand für Erythrocyten unter einem bestimmten Unterdruck sind neben den Veränderungen der Capillarwand selbst Druckänderungen in der Capillare von Bedeutung. Zum Übertritt von Proteinen ins Gewebe kommt es jedoch erst bei einer quantitativen Veränderung der Capillarwand, wie man bei

Untersuchungen markierter Proteine feststellen konnte, so daß eine Eiweiß-durchlässigkeit unabhängig von jeder osmotischen und hämodynamischen Störung eine qualitative Veränderung der Capillarwand ausdrückt.

Die klinischen Methoden zur Objektivierung der Capillarpermeabilität sind außerordentlich mannigfaltig. Von der einfachen Betrachtung von Haut- und Schleimhäuten, den Belastungsversuchen zur Erfassung latenter Ödeme und der Beobachtung des Dermographismus (LEWIS) führte der Weg über die elektrische Prüfung (GILDEMEISTER) und die elektroosmotische (FISCHER) zu einer großen Zahl weiterer Funktionsprüfungen.

Eine Übersicht hat folgende Methoden zu berücksichtigen:

1. Untersuchungen provozierter entzündlicher Hautblasen (GÄNNSLEN, MÜLLER).

Man kann entweder die Zeit bis zur Entwicklung der Blase bestimmen (die Blasenzeit), wie es auch neuerdings von WENDT für die Differenzierung der einzelnen Diabetesformen getan worden ist, oder man bestimmt den Eiweißgehalt des Serums und vergleicht ihn mit dem Eiweiß-gehalt der Blase nach festgelegter Zeiteinheit (STRÖDER, EPPINGER, KÜCHMEISTER, WUHRMANN). In die Beurteilung der Ergebnisse geht das Verhalten des Gewebes und der Capillarwand ein, weiterhin eine als Entzündungsfolge aufzufassende capilläre und arterioläre Vasodilatation, eine Veränderung der pericapillären Schicht und eine Blockade des Lymphflusses. Daher sind die Rückschlüsse aus den Ergebnissen nur vorsichtig zu ziehen, wobei die Durchlässigkeit des Gewebes an sich beurteilt werden kann. Nach O. MÜLLER sind bei vergleichenden Unter-suchungen folgende Voraussetzungen zu erfüllen:

1. Ein Vergleich ist nur möglich mit einer konstitutionell einwandfreien Persönlichkeit bei gleichen physikalischen Normalbedingungen und gleicher Lebensweise.

2. Es muß stets ein Blasenpflaster gleicher Zusammensetzung und gleicher Lagerungszeit benutzt werden[1]. Die Größe des Pflasters und die Lokalisation der Applikation müssen gleich sein.

3. Die Blasenbildung muß bei Bettruhe, gleichmäßiger Temperatur und Nahrung erfolgen. Zeitliche genaue Überwachung ist notwendig.

2. Vergleichende Analysen des arteriellen und venösen Blutes.

Mit der Frage nach der Glucosepermeabilität wurden solche Untersuchungen u. a. von DOGLIOTTI und TAGLIONE durchgeführt. EPPINGER ließ dabei den Einfluß des Histamins auf die Eiweißpermeabilität der Capillarwand untersuchen. Die vergleichenden Analysen von Blut und Lymphe besitzen dagegen nur theoretisches Interesse.

3. Ausscheidungsuntersuchungen.

Hier sei die Brommethode, die von psychiatrischer Seite angewendet wurde, erwähnt (WALTER, SÜNDERHAUF). Weiterhin seien in diesem Zusammenhang aufgeführt:

4. Die Farbstoffausscheidungen.

a) Farbstoffe, die langsam das zirkulierende Blut verlassen, also aus großen Molekülen bestehen: Kongorot, Evansblue u. a. (DAWSON, CACHERA und DARNIS u. a.).

b) Farbstoffe, die schnell ausgeschieden werden und damit für die klinische Prüfung der Permeabilität ungeeignet sind.

c) Farbstoffe, die schnell aus der Blutstrombahn verschwinden, wie Trypanblau und Kongoblau, aber langsam ausgeschieden werden.

Man kann beispielsweise Trypanblau intravenös injizieren und eine intracutane Hista-minquaddel setzen. Dann wird die Schnelligkeit und Intensität der Farbstoffbildung in der Quaddel bestimmt. Verabreicht man nun ein Medikament intravenös und wiederholt den Versuch, so bekommt man in der Verlängerung der Zeitspanne oder der geringeren Intensität der Farbstoffbildung ein Maß für seine gefäßabdichtende Wirkung. Dieses Verfahren ist ebenso wie das der Injektion des Farbstoffes in die Histaminquaddel und seine Bestim-mung in der Blutstrombahn für Untersuchungen am Menschen wenig geeignet. Auch hat man die Größe der Histaminquaddel als Gradmesser der Capillar-Gewebspermeabilität auszu-werten versucht. Hierbei ist zu berücksichtigen, daß eine lokale Irritation mit allen ihren hämodynamischen Konsequenzen vorliegt.

Man kann auch eine Ausscheidungskurve eines Farbstoffes anlegen, der schnell aus der Blut-bahn verschwindet und die Ausscheidung elektrophotometrisch verfolgen (SOULIER, CACHERA

---

[1] Das von uns angewendete Cantharidenpflaster enthielt 0,1% Cantharidin und wurde von den Pharm. Werken Beiersdorff, Hamburg, freundlicherweise zur Verfügung gestellt.

und Darnis). Der Nachteil dieser gefahrlosen, die allgemeine Permeabilität prüfenden Methode ist der, daß Trypanblau an sich schnell auch bei normaler Permeabilität aus der Blutstrombahn verschwindet, so daß schon geringste Veränderungen hämodynamischer Faktoren das Ergebnis beeinflussen.

Führt man solche Studien mit einem langsam aus der Blutstrombahn eliminierten Farbstoff durch, wie z. B. Chicagoblue 63 oder Evansblue, so bekommt man nach Darnis schon eher einen Nachweis für eine gestörte Permeabilität, da diese Farbstoffe bei geringer Konzentration vollständig an Eiweiß gebunden sein sollen. Bei höherer Konzentration dagegen soll ein Teil des Farbstoffes frei bleiben und leicht durch die Capillarwand diffundieren können (Cachera und Darnis, Silversteck und Reed).

5. Plethysmographische Methoden.

Es wird die zu untersuchende Extremität in einen mit 36° warmem Wasser gefüllten Plethysmographen gegeben und die Zunahme des Volumens unter halbstündiger Stauung gemessen. Der Druck der Flüssigkeit des Plethysmographen ist standardisiert (Krogh, Landis und Turner). Bei diesen Untersuchungen handelt es sich um quantitative Resultate, wobei nichts über die Qualität der filtrierten Flüssigkeit ausgesagt werden kann.

Eine Abwandlung stellt die von Landis angegebene Methode dar. *Die Landissche Methode:* Diese von Landis, Jonas, Angevine und Erb angegebene Methode beruht auf der Feststellung, daß während einer venösen Stauung schon bei Gesunden Flüssigkeit aus der Blutstrombahn in das Gewebe übergeht. Diese Tatsache wurde durch vergleichende Untersuchungen des Blutes während Normalströmung und venöser Stauung erhoben (Schultz und Wagner, Mende). Die zirkulierende Blutmenge wird unter der Stauung reduziert (Thompsen, Thompson und Dailey). Krogh, Landis und Turner, ebenso Smirk fanden durch eine plethysmographische Methode, wie oben aufgeführt, eine Zunahme des Extremitätenvolumens unter der Stauung. Nach Landis bestimmt der Grad der venösen Stauung die Filtrationsrate. Eine halbstündige Stauung von 40 mm Hg bewirkt nur einen geringgradigen Flüssigkeitsverlust, jedoch noch keinen Eiweißverlust. Die Capillaren werden kaum beeinflußt. Bei gestörter Capillarpermeabilität kommt es jedoch unter diesen Bedingungen auch zu einem Eiweißverlust aus der Blutstrombahn.

Zur Bestimmung sei auf die Zusammenfassung über die Capillarpermeabilität und -resistenz in ihrer klinischen Bedeutung verwiesen, in der auch die Fehlerbreite der Methode eingehend erörtert wird (Küchmeister). Nach der Kollerschen statistischen Methode und nach dem Heite-Gebeleinschen Transponierungsschluß ist diese Capillarpermeabilitätsprüfung bei exakter Technik und gewissenhafter Bestimmung der einzelnen Blutwerte nach unseren Erfahrungen über nahezu 500 Untersuchungen mit einer Fehlerbreite behaftet, die es nicht erlaubt, aus dem einzelnen Meßergebnis ohne Beziehung zum kranken Menschen und damit zum klinischen Bilde bindende Rückschlüsse zu ziehen. Sie ist jedoch geeignet, bei der Beurteilung von Krankheitsgruppen eine gültige Aussage über das Verhalten der Capillarwand vom klinischen Standpunkt aus zu machen. Andererseits ist man mit Hilfe dieser Methode in der Lage, nicht allein quantitative Resultate zu vermitteln, sondern auch qualitativ etwas über die Capillarpermeabilität auszusagen.

Mit dieser Methode wurden Untersuchungen bei den verschiedenen Krankheitszuständen durchgeführt und therapeutische Maßnahmen beurteilt (Eppinger, Benda und Loukopoulos, Sarre und Sostmann, Habelmann, Marx, Cachera und Darnis, Küchmeister u. a.). Die Bingsche Kritik wurde durch die Fehlerbreitenbestimmung der Methode hinfällig,

6. Fluoreszinmethode.

Es wurde der Austritt von 1—10%iger Fluoreszinlösung aus der Blutstrombahn ins Gewebe (Roller, Schober), in den Liquorraum (Lange, Schwimmer und Linn), in das Kammerwasser des Auges (Amsler und Huber, Haefeli, Ruegsegger) und in die Haut (Lange und Mitarbeiter), geprüft. Die Chamberssche Kritik betont vor allem, daß die Kleinheit der Fluoreszinmoleküle ein zwangloses Passieren der Gefäßwand erlaubt. Auch Lange hatte durch Capillarmikroskopie beobachtet, daß Fluoreszin sofort die Capillarwand passiert, so daß Änderungen der Vasomotion den Fluoreszinaustritt erhöhen können. Im Salamandertest konnte Roller nachweisen, daß 0,1 cm³ einer 1—5%igen Uraninlösung die Capillare nur dann verläßt, wenn gleichzeitig Allylformiat zur Schädigung der Capillarwand verabreicht wurde.

7. Immunbiologische Methoden.

Hopps und Lewis benutzten eine sinnreiche Methode zur Erfassung der Capillarpermeabilität. Sie untersuchten den Globulinantikörperdurchtritt durch die Capillarwand. Ein passiv sensibilisierter Organismus bildet Antikörper. Injiziert man Antigen, so vergeht eine bestimmte Zeit, bis die anaphylaktische Reaktion einsetzt. Die Antikörper müssen für die Antigen-Antikörperreaktion die Gefäßwand passieren. Ist die Latenzperiode verkürzt, so wird daraus auf eine erhöhte Capillarpermeabilität für Eiweiß geschlossen.

8. Die Rhodanmethode.

Man hat sich bemüht, mit Hilfe dieser Methode einen Einblick in den Wassergehalt des Interstitiums zu gewinnen, um damit auch Rückschlüsse auf die Capillarpermeabilität zu ziehen (CHESLEY, ROLLER, ROLLER und FIEBER, HERRNRING und KÜCHMEISTER, ELLÉGAST).

Die von uns durchgeführten Untersuchungen mit der Rhodanmethode führten jedoch zu der Erkenntnis, daß die „Rhodanzahl" als Resultante aus drei Faktoren anzusehen ist, nämlich der Adsorption an Wänden und Inhaltsstoffen, der Diffusion durch die Capillarwand und der Permeation durch die Zellwand selbst. Gültige Rückschlüsse auf das Verhalten der Capillarwand konnten nicht gezogen werden.

9. Gewebsflüssigkeitsuntersuchungen.

Solche Untersuchungen wurden nach Gewebsreiz von BARTELHEIMER vorgenommen und stellen eine Weiterentwicklung der Cantharidenblasenmethode dar. Auch der Schlangengifttest von PECK, ROSENTHAL und ERF sei hier erwähnt.

10. Untersuchungen mit radioaktiven Proteinen.

Solche Untersuchungen sollen nach DARNIS die weitere Capillarpermeabilitätsforschung bestimmen. Während radioaktive Salze für das Studium der Permeabilität derselben Kritik unterliegen wie die Fluoreszinuntersuchungen, da sie nach MOREL und MARVIS ungehindert die Capillarwand passieren, scheint die Arbeit mit radioaktiven Proteinen nach DARNIS die Methode der Zukunft zu sein. Bisher stößt sie jedoch noch auf erhebliche technische Schwierigkeiten, so daß sie z. Z. für die Klinik noch keine Bedeutung besitzt.

Grundsätzliches zu den Methoden.

Eine ideale klinische qualitative Bestimmungsmethode der Capillarpermeabilität ist nicht bekannt. Alle Methoden haben ihre Nachteile. Es ist stets wichtig, größere Erfahrungen mit der einen oder anderen Methode zu sammeln. Nur wenn man größere Untersuchungsreihen auswerten kann, wird es möglich sein, durch einen Vergleich bei entsprechender statistischer Bearbeitung diesen schwer zu erfassenden klinisch oft wichtigen Faktor zu objektivieren. Und dennoch wird man jeweils nur Anhaltspunkte gewinnen können, wird einen Komplex von Wirkungen gleichzeitig erfassen und sich daher nur entsprechend zurückhaltend äußern müssen.

7. Die Capillarresistenz und -fragilität.

Der klinische Begriff der Capillarresistenz ist folgendermaßen zu definieren:

Unter dem klinischen Begriff der Capillarresistenz ist die Widerstandskraft der Capillarwand zu verstehen, mikroskopisch sichtbare korpuskuläre Elemente in der Blutstrombahn zu halten, gemessen an der Durchlässigkeit der Capillarwand für Erythrocyten während eines bestimmten Unter- oder Überdruckes.

Zum Verständnis des Begriffes Capillarfragilität sei auf die Ansicht EPPINGERs vom Altern hingewiesen. Er nahm an, daß das Alter selbst ebenso wie die im Leben überstandenen Infektionen und Intoxikationen an den Capillaren zu Veränderungen führen wie an den großen Gefäßen, die im Gefolge einer Schwellung als sekundäre Veränderungen der Eiweißkörper, als *Synäresis* aufgefaßt werden können. Die Folge ist nach SCHADE eine Abnahme der Wasserbindung, Zunahme der Härte, Abnahme der Elastizität und Bruch-Reißfestigkeit. Damit nimmt die Diffusionsfähigkeit ab. Diese Vorstellung entspricht der von CHAMBERS und ZWEIFACH, die annehmen, daß diese Veränderung, die Hyalinisierung der pericapillären Hüllen, den Grad der Fragilität bestimmt. Solche Veränderungen wurden neuerdings von WIEDMANN, LINDEMAYR und WATSCHINGER beschrieben.

Unter Capillarfragilität ist daher die Brüchigkeit der Capillarwand als eine Sonderform der Capillarresistenzschwäche zu verstehen, möglicherweise die Resistenz der synäretisch gewordenen, gealterten Capillare, die ihre Elastizität eingebüßt hat.

Im Einzelfalle wird es vom klinischen Standpunkt aus nicht möglich sein, sicher zu entscheiden, ob die Erythrocytendurchlässigkeit durch Diapedesis oder

Rhexis bedingt ist. Wir fassen daher alle petechialen Hautblutungen als Folge einer herabgesetzten Capillarresistenz zusammen. CUTTER und MARQUARDT haben durch capillarmikroskopische Beobachtungen bei einem bestimmten Unterdruck feststellen können, daß sich sowohl Diapedesis- als auch Rhexisblutungen beobachten ließen. WILBRAND fand bei jugendlichen Patientinnen in histologischen Untersuchungen der Petechien-Hautstücke keine mikroskopisch sichtbaren Veränderungen an den Capillaren. HUMBLE hat in neuerer Zeit mit einem Leitz-Ultrapakmikroskop den Vorgang genauer studiert.

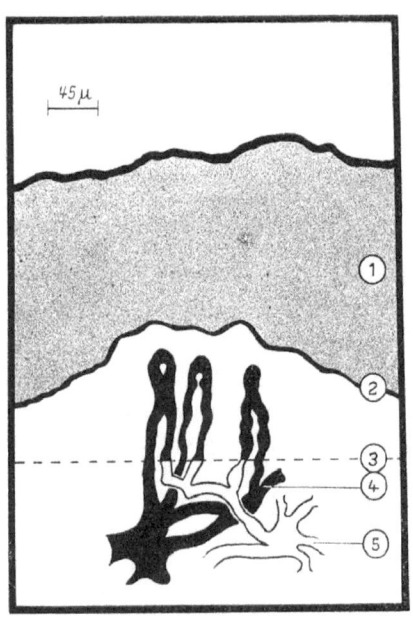

45 μ

Abb. 11. Schematische Darstellung des Ortes der Erythrocytenauswanderung durch die Capillarwand (nach HUMBLE).

Die Art des Blutaustrittes ist nach seinen Untersuchungen unterschiedlich. Er stellte fest, daß die Erythrocyten immer an derselben Stelle der Capillarschlinge und zwar dort die Blutstrombahn verlassen, wo der arterielle Schenkel beginnt. Hier werden bei einer Oberarmstauung die Erythrocyten scheibenförmig herausgeschleudert, so daß sie in einem dreifachen Erythrocytenabstand von der Schlinge im Gewebe liegen bleiben. LEVRAT, ROCHE und BRUEL beobachteten die Blutpunkte vorwiegend im Bereiche der Arteriolen und Venolen, gelegentlich der Capillarschlingen. Der Blutstrom wird durch den Erythrocytenaustritt gewöhnlich nicht unterbrochen, noch wird die Capillare durch den Druck von außen komprimiert. Die ausgetretenen Erythrocyten werden von den Lymphbahnen allmählich aufgenommen. Bei allen Purpuraformen beobachtete HUMBLE gelegentlich auch einen Leukocytenaustritt, einen Flüssigkeitsaustritt mit Ödembildung jedoch nur bei einer allergischen Purpura. Da auch CHAMBERS und ZWEIFACH durch ihre Mikromanipulatorstudien gefunden hatten, daß die Capillarendothelien sich reversibel voneinander entfernen können, geht aus diesen Beobachtungen hervor, was RICKER aus tierexperimentellen Untersuchungen schließen konnte, daß der Austritt von Erythrocyten ohne einen bleibenden Bruch der Capillarwand gesehen werden kann.

Die klinische Prüfung der Capillarresistenz.

Seit AUSPITZ ist eine große Zahl von Untersuchungsmethoden bekannt geworden. Von den Autoren, die im Gefolge von RUMPEL und LEEDE sich mit dem Endothelsymptom beschäftigt haben, seien genannt: BENNECKE, STRAUCH, BECK, SCHOUR, STEPHAN, MÜLLER, WALTERHÖFER u. a. Es wurde festgestellt, daß das Endothelsymptom nicht für eine bestimmte Krankheit charakteristisch, sondern unspezifisch ist. SCHLEGEL und HENTSCHEL bestätigten noch einmal in einer neueren Arbeit, daß dem RUMPEL-LEEDEschen Phänomen keine differentialdiagnostische Bedeutung zugesprochen werden kann.

Eine besondere Präzisierung fand die Methode durch GÖTHLIN und BEXELIUS. Sie registrierten die distal einer Abschnürung zu beobachtenden Hautveränderungen, die vom Druck und der Stase abhängig waren. Es wurde einerseits die Zahl der Petechien, andererseits der Druck, der zum Auftreten der ersten Petechien führte, als Maß der Resistenz herangezogen. BAYER ebenso wie SEYDERHELM und HEINEMANN wendeten einen Druck an, der jeweils 20 mm über dem diastolischen Blutdruck lag. Die Ablesung war von der Methode abhängig. Auch der Sitz der Petechien und ihre Entfernung von der Staubinde wurden ausgewertet. Die Ergebnisse sind nur bei bestimmten Vorbedingungen verläßlich: Gleichmäßige

Zimmertemperatur, drei Stunden zuvor Vermeidung körperlicher Anstrengung, psychische Ausgeglichenheit (DA SILVA MELLO).

Auch an kritischen Stimmen hat es nicht gefehlt (ANDERSON, HAWLEY und STEPHENS).

Wenn man, statt den Druck in den Capillaren zu erhöhen, den von außen auf ihre Wände wirkenden verringert, so wird ein ähnlicher Effekt erzielt. Diese Methode wurde von HECHT eingeführt und später u. a. von VON BORBELY und WIEMER für die Klinik ausgewertet. Neuerdings nahm BÖDECKER zur Methode kritisch Stellung. Abgesehen von den notwendigen Vorbedingungen, die bereits aufgeführt worden sind, sei darauf hingewiesen, daß das Praemenstruum berücksichtigt werden muß, daß Hautveränderungen eine Rolle spielen (SACK) und daß schließlich Temperaturschwankungen ebenso wie verschiedene Höhenlagen sich auf die Capillarresistenz auswirken können (SCHMID).

Da uns die Frage nach der Bedeutung der Capillarresistenz im Rahmen unserer Untersuchungen der Capillarendothelschranke wesentlich schien, andererseits ein Apparat zur Messung der Capillarresistenz für klinische Zwecke in Deutschland nicht bekannt war, entwickelten wir nach dem Prinzip der VON BORBELYSCHEN Technik das Capillarresistometer (KÜCHMEISTER und SCHÄRFE). In Amerika wird neben der GÖTHLINSCHEN Methode das Petechiometer benutzt, ein Apparat, der durch Einstellung eines Kolbens im Bereiche einer Glocke einen bestimmten Unterdruck auf die Haut ausübt. Andere Apparate wurden von CUTTER und JOHNSON als auch von WYSS und MATTI beschrieben.

Wir verglichen an gesunden Versuchspersonen die VON BORBELYsche Technik mit der TEYschen Methode und der GÖTHLINSCHEN Arbeitsvorschrift und führten gleichzeitig Untersuchungen mit dem Capillarresistometer durch. Hierbei stellte sich heraus, daß die Saugmethode einfach und nur mit einer geringen Fehlerbreite behaftet ist. Zu ähnlichen Ergebnissen waren FRANKE und JERSILD und ELMBY gekommen. Die Saugmethode zeigt früher eine herabgesetzte Resistenz an als die Stauungsmethode. Zwischen beiden besteht nur eine geringe Korrelation. In Abb. 12 ist das Capillarresistometer und seine Anwendung wiedergegeben.

Dieser Apparat besteht aus einem Vakuummeter, einer Vakuumpumpe, einer Vakuumreserve und einer mit ihr durch ein Schlauchsystem verbundenen Glasglocke,

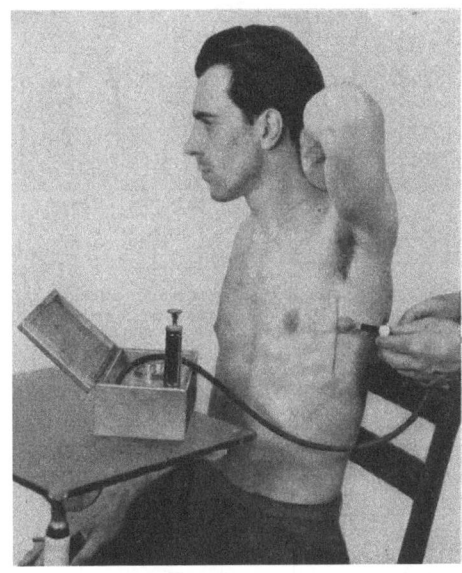

Abb. 12. Zeigt das Capillarresistometer, wie es angewendet wird. Es handelt sich um eine einfache Apparatur zur Bestimmung der Capillarresistenz nach dem Saugprinzip (nach KÜCHMEISTER und SCHÄRFE).

auf die durch ein Ventil ein eingestellter Unterdruck übertragen auf einen bestimmten Hautbezirk einwirken kann. Gegenüber den bisher beschriebenen Vorrichtungen ist eine Vakuumreserve eingebaut, um Druckschwankungen auszugleichen und eine Belüftungsschraube angebracht, die ein zeitgerechtes Aufheben des Unterdruckes mit mühelosem Abheben von der Haut gestattet. Es wird bei konstantem Druck die Zeit gewertet, die bis zum Auftreten der ersten 2—3 Petechien im zentralen Unterdruckbereich vergeht. Diese Zeit gibt ein indirektes Maß der Capillarresistenz an. Mit dem Capillarresistometer sind inzwischen eine große Zahl von Untersuchungen durchgeführt worden (JOHOW, MATIS, KOHL, MARTINI, WILBRAND u. a.).

Die Methode hat sich sowohl in der Diagnostik als auch in der therapeutischen Erfolgsbeurteilung, besonders auch wegen ihrer für Reihenuntersuchungen geeigneten Einfachheit, als brauchbar erwiesen.

Zur Bestimmung der Fehlerbreite der Methode wurde von mehreren Untersuchern (SCHÄRFE, BOLDT, BIELKIEVICIUS) bei mehreren 100 Gesunden und Kranken die Capillarresistenz in Abhängigkeit vom Alter, Geschlecht und der Tageszeit der Bestimmung untersucht.

Es stellte sich heraus, daß die Werte einer erheblichen Schwankungsbreite unterworfen sind, und daß es nur angebracht ist, jeweils vom gleichen Untersucher vergleichende Bestimmungen durchführen zu lassen.

Die Capillarresistenz ist beim männlichen Geschlecht größer als beim weiblichen. Sowohl beim männlichen als auch beim weiblichen Geschlecht konnte eine Abhängigkeit vom Alter festgestellt werden, wobei die Schwankungsbreite der einzelnen Werte mit zunehmendem Alter immer mehr abnimmt. Die größten Schwankungen wurden bei Jugendlichen unter 20 Jahren gefunden. Es ist daher wichtig, bei der Beurteilung pathologischer Capillarresistenzwerte die Altersstufe zu berücksichtigen. Die Ergebnisse sind in Abb. 13 wiedergegeben.

Die Zahlen stellen Durchschnittswerte von Messungen an 111 Gesunden beiderlei Geschlechts dar. Der Mittelwert aller Messungen an Gesunden betrug bei 300 mm Hg Unterdruck 13 ± 2 sec in der mittleren Axillarlinie in Höhe des unteren Schulterblattwinkels und entspricht daher auch ungefähr dem gefundenen Mittelwert von Nachuntersuchern der gleichen Methode.

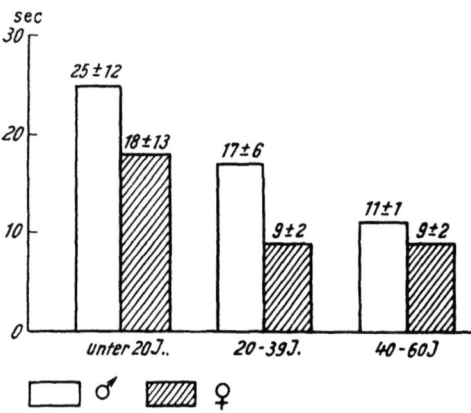

Abb. 13. Die Capillarresistenz bei Gesunden in Abhängigkeit vom Alter. (In Sekunden angegeben bei einem Unterdruck von 300 mm Hg.)

Während die Werte bei männlichen gesunden Erwachsenen, über mehrere Tage zur gleichen Tageszeit bestimmt, verhältnismäßig geringe Schwankungen aufwiesen, interessierte es uns, ob tageszeitliche Schwankungen der Capillarresistenz beobachtet werden konnten, wie sie für die verschiedenen Lebensvorgänge vor JORES, MENZEL u. a. herausgestellt wurden.

An 101 Patienten führten wir daher Messungen der Capillarresistenz in Abständen von 4 Std. über 24 Std. durch, um ein evtl. rhythmisches Verhalten nachzuweisen. Die Ergebnisse wurden statistisch ausgewertet und nach Geschlechtern getrennt. Außerdem wurde untersucht, ob ein rhythmisches Geschehen sowohl bei Gesunden als auch bei Kranken nachweisbar ist. Die Ergebnisse sind in Abb. 14 wiedergegeben.

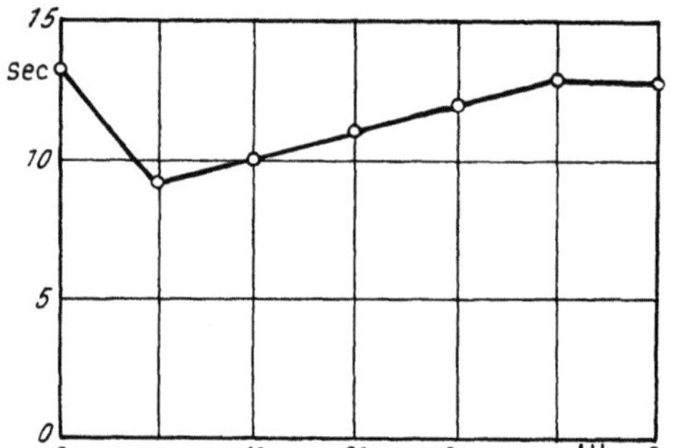

Hieraus geht hervor, daß die Capillarresistenz ihre höchsten Werte zwischen 4 und 8 Uhr besitzt. Die Methode scheint aber zu wenig empfindlich zu sein, um statistisch wahrscheinliche Unterschiede herauszuarbeiten. Die Abweichung von den Mittelwerten war bei den untersuchten Kranken geringer als bei den Gesunden. Diese Befunde einer Tagesrhythmik der Capillarresistenz wurden inzwischen von DÖHRING und

Abb. 14. Tagesperiodische Schwankungen der Capillarresistenz (nach KÜCHMEISTER und BIELKIEVICIUS).

RIECKE bestätigt, wobei diesen sogar eine statistische Unterbauung bei Gesunden zu gelingen schien.

Aus diesen verschiedenartigen Untersuchungen geht hervor, daß die Capillarresistenz eine funktionelle Größe darstellt, die von einer großen Zahl von Faktoren beeinflußt wird, so daß ihre Bewertung nur bei entsprechender Kritik möglichst vergleichender Untersuchungen nach statistischer Auswertung des Materials sinnvoll ist. Auch ist bei kurzfristigen Capillarresistenzänderungen stets zu überlegen, ob sie durch Veränderungen der Capillarwandstruktur allein oder durch hämodynamische Faktoren, durch gleichzeitige Steigerung des Capillardruckes, zustande kommen (KNOLL, WILBRANDT und WYSS). Im Einzelfalle ist eine Unterscheidung schwierig, weil gleichzeitig durch die Drucksteigerung eine veränderte Ernährung der Capillarwand bedingt sein kann. So sind auch hier also viele Faktoren zu berücksichtigen, die von der Raum- und Innentemperatur, von endokrinen Einflüssen und solchen des autonomen Nervensystems beeinflußt sein können. JÜRGENS stellt folgende Faktoren heraus: Capillardruck, Kontraktilität in Längs- und Querrichtung, Wandspannung, hydrodynamische und hydrostatische Faktoren, innere Reibung, Oberflächenbeschaffenheit der Gefäßwände, Gefäßquerschnitt, Gestalt der Strombahn, Verhalten der Gefäßendothelien und fehlerhafte Beschaffenheit der endothelialen Zwischensubstanz. Welche stofflichen Zusammenhänge mit dem Plasma und seinen Gerinnungskomponenten bestehen, ist nach JÜRGENS noch nicht klar gestellt.

Capillarpermeabilität und Capillarresistenz sind nach unseren Untersuchungen zwei voneinander unabhängige Eigenschaften der Capillarwand. Es kann sich bei herabgesetzter Capillarresistenz eine normale Permeabilität zeigen und umgekehrt. Damit können wir die Ansicht WILBRANDTs und RUEGSEGGERs teilen.

II. Die Beziehungen zwischen Capillar- und Gewebsverhalten.

1. Capillarwandverhalten und mechanischer Gewebsinnendruck.

Besonders im Rahmen unserer Untersuchungen über die Pathogenese des Ödems schien uns die Frage nach den funktionellen Beziehungen zwischen dem Verhalten des Gewebes und der Capillarwanddurchlässigkeit klinisch von Bedeutung zu sein. Wir hatten gefunden, daß der mechanische Gewebsinnendruck, gemessen als Dehnungswiderstand, beim Ödem in wechselndem Ausmaße herabgesetzt war. Es schien die Annahme berechtigt, daß die Abnahme der Gewebsspannung, als Ausdruck einer allgemeinen Zellschädigung im Sinne eines Potential- oder Gefälleödems den Flüssigkeitsaustritt durch die geschädigte Capillarwand begünstigt. Da die Zellaktivität gestört ist, die „Mühlen des Gewebes" gewissermaßen langsamer laufen, bleibt die Flüssigkeit liegen.

Es schien wichtig zu sein, die Bedeutung des mechanischen Gewebsinnendruckes für den Flüssigkeitsaustausch experimentell zu beweisen. Es erhob sich daher die Frage, ob allgemein eine Steigerung der Capillarpermeabilität mit einer Veränderung des Gewebsinnendruckes in Beziehung steht.

BUDELMANN hielt es für möglich, daß ein niedriger Gewebsinnendruck bei Infektionskrankheiten durch eine Capillarpermeabilitätssteigerung hervorgerufen sein könnte. Auch die von BEIGLBÖCK und JUNK gemachten Beobachtungen, daß der Muskelinnendruck nach Histamingaben absinkt, könnte in diesem Sinne zu deuten sein. Es ist leicht zu verstehen, daß eine erhöhte Eiweißdurchlässigkeit der Blut-Gewebsschranke über eine Störung des Gas-Stoffaustausches eine Schädigung des Gewebes bedingt. Unsere Messungen des Gewebsinnendruckes bei normaler und gesteigerter Capillarpermeabilität ergaben die Ergebnisse der Tab. 6.

Tabelle 6. *Experimentelle Untersuchungen über die Beziehungen zwischen Muskelinnendruck und Capillarpermeabilität.*

Anzahl der Beobachtungen	Alter	Muskel-innendruck mm H_2O	Capillar-filtrierung in cm^3 %	Eiweißaustr.% g	Eiweiß-Cap.-Filtrierung %
20 Gesunde	35	75 ± 12	$2,2 \pm 1,6$	0	0
30 Kranke mit gesteigerter Capillarpermeabilität .	46	51 ± 8	$7,6 \pm 5,3$	$0,5 \pm 0,3$	$8,7 \pm 7,1$

Die Aufteilung der pathologischen Fälle nach der Ursache ihrer Capillarwandschädigung deckte keine deutlichen Unterschiede im Verhalten des Muskelinnendruckes auf.

Die Gewebsinnendruckwerte bei normaler und gestörter Capillarpermeabilität zeigen eine Differenz, die mit 24 mm H_2O als echter Unterschied nach KOLLER statistisch wahrscheinlich ist.

Hieraus geht hervor, daß ein Capillarwandschaden mit einer Herabsetzung des intramuskulären Gewebsdruckes vergesellschaftet ist. Das Geschlecht ebenso wie die Ursache der Kapillarwandschädigung können mit großer Wahrscheinlichkeit unberücksichtigt bleiben.

Untersucht man die Korrelationen zwischen dem Gewebsinnendruck und der Höhe des Flüssigkeitsverlustes, der Höhe des Eiweißverlustes und des Eiweißgehaltes im Capillarfiltrat, so ergibt sich bei Berechnung des Korrelationskoeffi

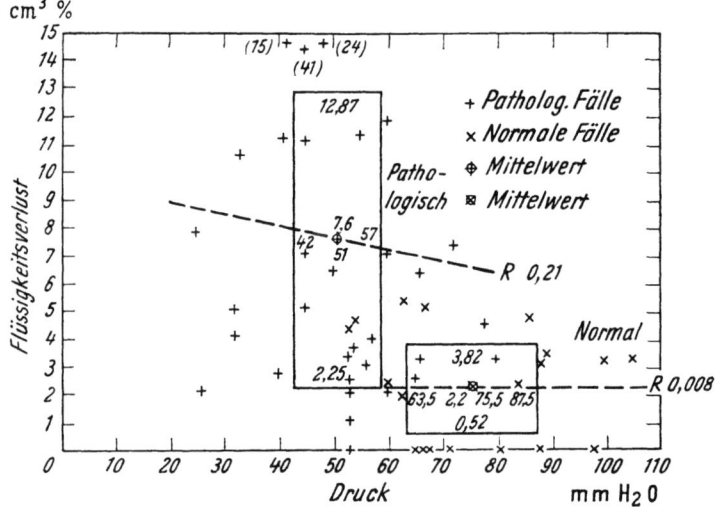

Abb. 15. Die Beziehungen des Muskelinnendruckes zur Flüssigkeitsdurchlässigkeit der Capillarwand.

zienten r und des Richtungskoeffizienten R über die Berechnung der Differenz nach der FISCHERschen Korrelationsziffer z die folgende graphische Darstellung für den Flüssigkeitsverlust.

Auf der Ordinate ist der Flüssigkeitsverlust, auf der Abszisse der intramuskuläre Gewebsdruck eingetragen. Zu den einzelnen Messungen sind Mittelwert und Fehlerbreite festgelegt. Wie aus der Abbildung hervorgeht, konnte damit eine negative Korrelation zwischen dem Flüssigkeitsdurchtritt durch die Capillarwand einerseits und dem muskulären Gewebsdruck andererseits statistisch wahrscheinlich gemacht werden, die vor allem bei den pathologischen Zuständen sichtbar wird. Unter dem Einfluß bestimmter Wirkstoffe kann die Korrelation nicht mehr nachweisbar sein.

Berechnet man in gleicher Weise die Beziehung zwischen intramuskulärem Gewebsdruck und Eiweißdurchlässigkeit der Capillarwand, so läßt sich statistisch keine Abhängigkeit nachweisen. Der Richtungskoeffizient beträgt 0,001, so daß die Eiweißdurchlässigkeit der Capillarendothelschranke vom muskulären Gewebsinnendruck unabhängig zu sein scheint. Die Eiweißdurchlässigkeit ist an sich, unabhängig von ihrer Höhe, mit einer Herabsetzung des Gewebsinnendruckes vergesellschaftet.

Auch zwischen Eiweißverlust und Flüssigkeitsaustritt läßt sich, nach der LANDISschen Methode, keine statistische Beziehung finden. Es ist zwar so, daß häufig ein erhöhter Flüssigkeitsverlust mit einer Eiweißdurchlässigkeit verbunden ist, grundsätzlich aber läßt sich aus der Höhe des Flüssigkeitsaustrittes kein Rückschluß auf die Höhe des Eiweißverlustes ziehen. Der Eiweißdurchtritt durch die Capillarwand richtet sich nur nach ihrer Eiweißdurchlässigkeit, während die Höhe des Flüssigkeitsstromes ins Gewebe durch die jeweiligen Druckverhältnisse bestimmt wird.

Die Berechnung der Beziehungen zwischen dem Gewebsinnendruck und dem Eiweißgehalt des Capillarfiltrates ergab nach KOLLER eine positive Korrelation. Mit steigendem muskulären Gewebsinnendruck nahm der Eiweißgehalt des Capillarfiltrates zu. In der Abb. 16 sind die Beziehungen zwischen dem Eiweißgehalt des Capillarfiltrates und dem muskulären Gewebsinnendruck graphisch dargestellt.

Aus dieser Darstellung geht hervor, daß eine echte positive Korrelation angenommen werden kann. Diese relative Zunahme des Eiweißgehaltes des Capillarfiltrates muß so erklärt werden, daß der Gewebsinnendruck sich direkt auf den Flüssigkeitsaustritt auswirkt, ohne den Eiweißaustritt zu beeinflussen. Der Eiweißaustritt ist wiederum lediglich von der Eiweißdurchlässigkeit der Capillarwand abhängig. Steigt der Muskelinnendruck, so nimmt der Flüssigkeitsaustritt ab. Kommt es nicht gleichzeitig zu einer Abnahme der Eiweißdurchlässigkeit der Capillarwand, so muß ein prozentualer Anstieg des Eiweißgehaltes des Capillarfiltrates resultieren. Eine direkte Beziehung des Muskelinnendruckes zum Eiweißgehalt des Capillarfiltrates ist

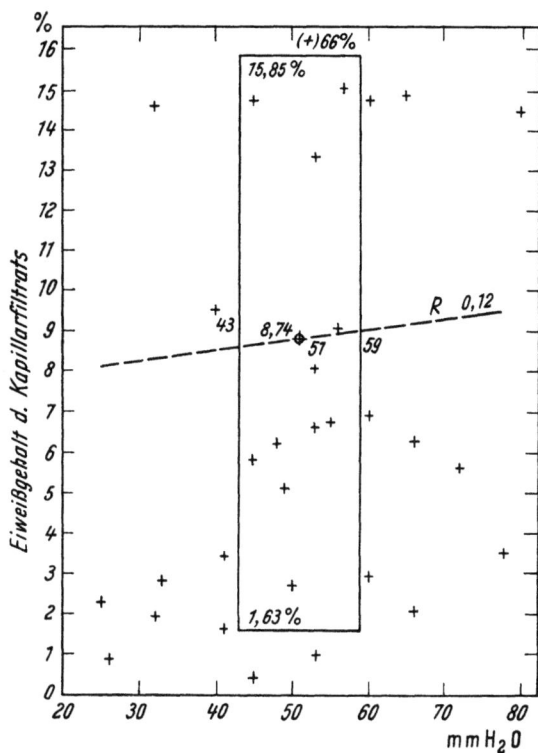

Abb. 16. Graphische Darstellung der Beziehungen zwischen dem Muskelinnendruck und dem Eiweißgehalt des Capillarfiltrates, nach LANDIS bestimmt.

dagegen abzulehnen, da der prozentuale Eiweißgehalt nur über die Abnahme des Flüssigkeitsverlustes eine Steigerung erfahren kann. Es ließe sich eine Steigerung des Eiweißgehaltes des Capillarfiltrates sonst nur über eine Zunahme der Eiweißdurchlässigkeit der Capillarmembran erklären, wobei jedoch der Muskelinnendruck absinken müßte. Es kann sich daher nur um eine relative Zunahme handeln.

Es interessierte uns weiterhin, ob eine ähnliche Beziehung zwischen dem Gewebsinnendruck und der Capillarresistenz bestehe, gemessen an der Durchlässigkeit der Capillarwand für Erythrocyten während eines definierten Unterdruckes.

KNOLL, WILBRANDT und WYSS hatten später in ihren experimentellen Untersuchungen die Bedeutung der Steigerung des Capillardruckes für kurzfristige Capillarresistenzänderungen herausstellen können, so daß für die Durchlässigkeit der Capillarwand für Erythrocyten nicht allein Strukturänderungen der Endothelschranke verantwortlich gemacht werden können. Da andererseits auch der Gewebsdruck zum Capillardruck in einer bestimmten Beziehung steht, wie es später noch ausgeführt werden soll, schienen solche Untersuchungen sinnvoll zu sein.

Die Messungen der Capillarresistenz wurden für diese Versuchsreihe mit der von uns angegebenen Methode, wie sie oben beschrieben worden ist, durchgeführt. Für diese experimentellen Untersuchungen wurde jedoch ein Unterdruck von 200 mm Hg infraclaviculär angewendet und das Zahlenmaterial ebenfalls einer statistischen Berechnung unterzogen. Die Mittelwerte aller unserer Ergebnisse sind in der Tab. 7 zusammengestellt.

Tabelle 7. *Capillarresistenz und Gewebsinnendruck bei Gesunden und Kranken.*

| Anzahl der Beobachtungen | Durch-schnitts-alter | intramuskulärer Gewebsdruck in mm H_2O | Capillarresistenz | | Mittelwerte |
			rechts sec	links sec	sec
15 normal	29	85 ± 11	21 ± 4	24 ± 5	22 ± 4
44 pathologisch	41	48 ± 6	12 ± 2	13 ± 2	13 ± 2

Aus den gefundenen Werten läßt sich mit großer Wahrscheinlichkeit schließen, daß die Höhe der Capillarresistenz auch vom intramuskulären Gewebsdruck abhängig zu sein scheint. Der Unterschied zwischen den normalen und pathologischen Werten ist statistisch wahrscheinlich.

Zur Klärung der Frage nach der Art der Beziehung des Gewebsinnendruckes zur Capillarresistenz wurden Korrelations- und Richtungskoeffizient aus allen Werten errechnet und die Werte graphisch dargestellt. Hieraus geht hervor, daß keine statistische Beziehung zwischen der Höhe der Herabsetzung des Muskelinnendruckes und der Höhe der Herabsetzung der Capillarresistenz besteht,

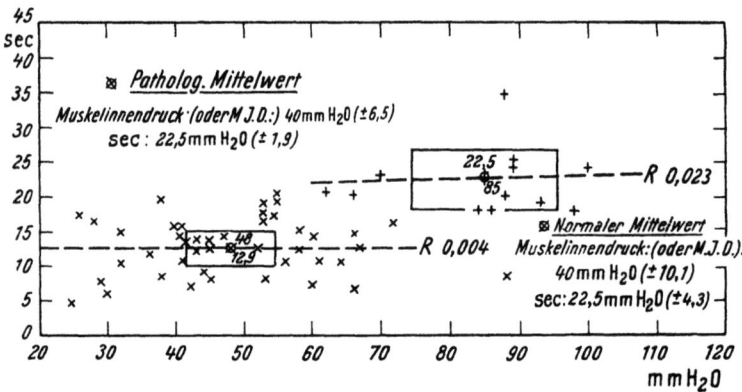

Abb. 17. Graphische Darstellung der Beziehungen zwischen dem Muskelinnendruck und der Capillarresistenz.

obwohl eine Herabsetzung der Capillarresistenz mit einer Herabsetzung des Gewebsinnendruckes vergesellschaftet ist. In der Abb. 17 sind die Beziehungen zwischen dem Muskelinnendruck und der Capillarresistenz unter normalen und pathologischen Bedingungen graphisch dargestellt.

2. Capillardruckverhalten und mechanischer Gewebsinnendruck.

Um die funktionellen Beziehungen zwischen dem mechanischen Gewebsinnendruck und dem Capillardruck herauszuarbeiten, an die auf Grund der umfangreichen Untersuchungen über die Bedeutung des Muskelinnendruckes für das Kreislaufgeschehen gedacht werden mußte, wurden mit Grabke gleichzeitig Messungen des Capillardruckes und Muskelinnendruckes bei Gesunden und

Kranken durchgeführt und die Ergebnisse durch statistische Korrelationsrechnung ausgewertet.

Dabei stellte sich heraus, daß im physiologischen Bereiche eine positive Korrelation zwischen der Höhe des Muskelinnendruckes und Capillardruckes zu bestehen scheint. Im pathologischen Bereiche zeigten sich dagegen veränderte Verhältnisse, so daß es sogar zu einer vollständigen Umkehr kommen konnte, und einer Steigerung des Capillardruckes eine Senkung des Muskelinnendruckes entsprach bzw. eine Steigerung des Muskelinnendruckes einer Senkung des Capillardruckes. Die Beziehungen zwischen dem Muskelinnendruck und dem Capillardruck wurden auf Grund von 580 Capillardruckmessungen an 83 Gesunden und Kranken, bei denen gleichzeitig Muskelinnendruckmessungen vorgenommen wurden, statistisch berechnet. Es war die Frage zu beantworten, ob eine positive oder negative Korrelation zwischen diesen beiden mechanischen Druckwerten statistisch nachweisbar ist. Es wurden daher nach KOLLER der Korrelationskoeffizient und der Richtungskoeffizient berechnet. Der Korrelationskoeffizient r betrug plus 0,6, der Richtungskoeffizient R betrug plus 2,6. Da sich über die Zahl der Freiheitsgrade für den Korrelationskoeffizienten ein notwendiger Grenzwert von plus 0,323 ergab und der Korrelationskoeffizient höher lag, ist eine echte positive Korrelation statistisch wahrscheinlich. Interessanterweise bewirken bestimmte Medikamente gleichzeitig eine Steigerung des Capillar- als auch des Muskelinnendruckes, andererseits aber kann das Verhältnis unter gewissen Bedingungen auch umgekehrt werden, so daß bei einem Anstieg des Gewebsinnendruckes ein Absinken des Capillardruckes beobachtet werden kann.

Es geht aus diesen experimentellen Untersuchungen hervor, daß man es im Capillarbereich mit einem funktionellen Geschehen zu tun hat, so daß die verschiedenen Kräfte beidseitig der Capillarwand sich wechselseitig beeinflussen und daß die Capillarwand selbst in ihrem funktionellen Verhalten vom mechanischen Druck des Blutes und Gewebes abhängt. Besonders die Beziehungen zwischen dem Capillar- und Gewebsinnendruck unter der Einwirkung verschiedener Medikamente zu klären, bedarf noch weiterer experimenteller Untersuchungen.

III. Die klinische Bedeutung der Methoden.

Mit Hilfe dieser Methoden war es möglich, einen Einblick in das funktionelle Geschehen des Capillarbereiches bei den verschiedenen inneren Erkrankungen zu gewinnen. Vorwiegend beschäftigten wir uns mit der Frage nach einer gestörten Capillarpermeabilität im Sinne einer erhöhten Durchlässigkeit, besonders auch einer Durchlässigkeit für Eiweiß, während die herabgesetzte Durchlässigkeit von uns vorerst nicht berücksichtigt werden konnte, obwohl sie sicher von ebenso großer Bedeutung ist. WENDT machte eine solche herabgesetzte Durchlässigkeit der Capillarwand auf Grund umfangreicher Cantharidenblasenuntersuchungen für eine bestimmte Form des Diabetes mellitus wahrscheinlich.

In diesem Zusammenhang seien aus dem großen klinischen Fragenkomplex nur einige Krankheitszustände, die wir mit Hilfe der oben angeführten Untersuchungsmethoden experimentell bearbeitet haben, herausgegriffen.

1. Die klinische Bedeutung für die Diagnostik innerer Erkrankungen.

a) Die Ödempathogenese.

Es soll hier nicht in extenso das heutige Wissen über die Pathogenese des Ödems abgehandelt werden. Hierzu sei auf die große Übersicht von VON PEIN verwiesen. Im Rahmen der Besprechung der Klinik der Capillarfunktionen

sollen lediglich einige neuere Befunde mitgeteilt werden, die mit den oben angeführten Untersuchungsmethoden gefunden werden konnten.

Bekannterweise steht heute die Peripherie:Capillare und Bindegewebsraum,
als Ort der Ödembildung im Mittelpunkt des pathologischen Geschehens. Die
Ursachen, die zu einer Störung des Kräftegleichgewichtes in der Peripherie
führen, bezeichnen die einzelnen Ödemformen. Die Faktoren, die in der Pathogenese des Ödems wirksam sind, sind hydrodynamische, wozu Blutdruck, Blut-
stromgeschwindigkeit und Gefäßweite gehören und physikalisch chemische, wie
Osmose, Onkose und das DONNANsche Gleichgewicht. Darüber hinaus spielen
die noch nicht faßbaren vitalen Kräfte des cellulär bedingten Austausches eine
Rolle. *Unter Ödem versteht man eine übermäßige Ansammlung freier Flüssigkeit*

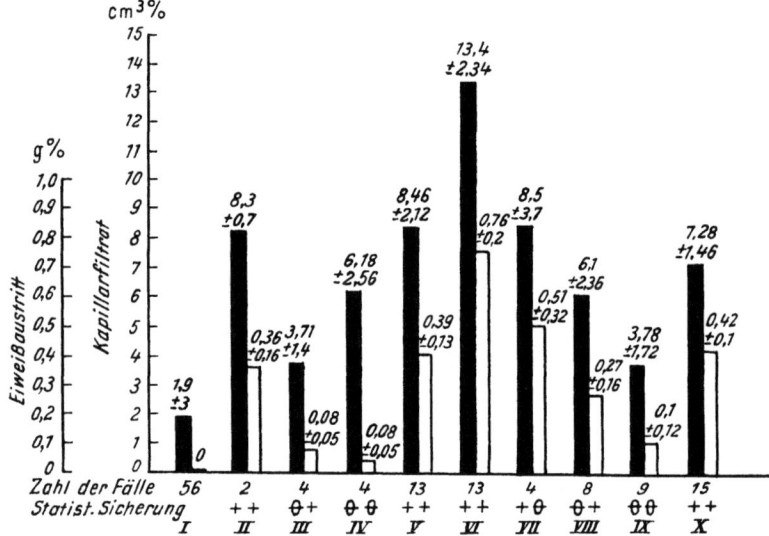

Abb. 18. Flüssigkeits- und Eiweißdurchlässigkeit der Capillarwand bei den verschiedenen Ödemformen und
Infektionskrankheiten, nach der LANDISschen Methode bestimmt. I Gesunde, II Akute Glomerulonephritis,
III Chronische Glomerulonephritis, IV Nephrosen, V Kardiale Dekompensation, VI Eiweißmangelödem,
VII Lipophile Dystrophie, VIII Diabetes mellitus mit Ödemneigung, IX Hemiplegien, X Infektionskrankheiten.

*im Bindegewebsraum, die durch eine Störung des Kräftespiels zwischen der Blutbahn
und dem Gewebe zustande kommt.*

Nach früheren Auffassungen wurden die Kräfte auf der Blutstromseite oder
auf der Gewebsseite jeweils in den Vordergrund gerückt, während erst nach
neueren Ansichten (SCHADE, VON PEIN, EPPINGER) die Betonung auf der Störung
der Wechselbeziehungen liegt.

Ausgehend von der Frage nach der Pathogenese des Mangelödems, auf den
SCHADEschen, LANDISschen und EPPINGERschen Untersuchungen aufbauend,
führten wir Messungen des onkotischen Druckes bei Gesunden und Mangelernährten mit Ödemen durch (KÜCHMEISTER und TAUBE). Wir konnten feststellen, daß dem kolloidosmotischen Druck wegen seiner geringgradigen Senkung
nur eine beschränkte Bedeutung für die Entstehung des Mangelödems zukommt.

BECKMANN hatte die Ödeme in zwei Gruppen unterteilt: In die Gruppe der
Filtrations- und in die Gruppe der Permeabilitätsödeme. Damit wollte er jedoch
nur den jeweils im Vordergrund stehenden Faktor besonders herausstellen. Schon
die Tatsache, daß alle Ödemflüssigkeiten Eiweiß enthalten, ließ daran denken,
daß wir es stets mit einer gestörten Capillarwandfunktion zu tun haben müssen,

die möglicherweise an eine geänderte Struktur gebunden ist, da die Capillarwand unter physiologischen Verhältnissen, wie einleitend ausgeführt wurde, als praktisch eiweißundurchlässig angesehen werden muß.

Die von uns anfänglich beim Mangelödem mit der LANDISschen Methode durchgeführten Bestimmungen der Capillarpermeabilität wurden später auf alle Ödemformen ausgedehnt. Es wurden jeweils die Mittelwerte aus mehreren Bestimmungen mit ihrer Fehlerbreite statistisch berechnet und mit den bei Gesunden gefundenen Werten verglichen. In der Abb. 18 sind die Mittelwerte mit ihren Fehlerbreiten eingezeichnet, wobei die schwarzen Säulen das Capillarfiltrat in cm³-% und die weißen Säulen den Eiweißaustritt in g-% wiedergeben. Soweit die Unterschiede gegenüber den Normalfällen statistisch wahrscheinlich gemacht werden konnten, wurden sie durch Kreuze markiert.

Aus dieser Zusammenstellung geht hervor, daß bei gegebenen Versuchsbedingungen die Capillarwand unter physiologischen Verhältnissen für Eiweiß undurchlässig ist und nur eine geringe Flüssigkeitsdurchlässigkeit erlaubt. Bei allen untersuchten Ödemformen fand sich jedoch eine Eiweißdurchlässigkeit verschiedenen Grades und stets auch eine erhöhte Flüssigkeitsdurchlässigkeit.

Aber auch bei verschiedenen Infektionskrankheiten, die wir untersuchen konnten, ließ sich eine pathologische Durchlässigkeit der Capillarwand errechnen. Vielleicht wird hieraus auch die gelegentliche Ödemneigung schwerer Infektionskrankheiten mit verständlich.

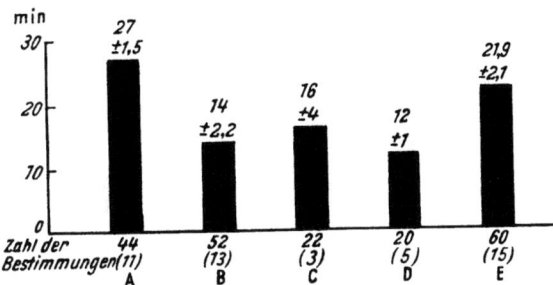

Abb. 19. Quaddelzeitbestimmungen nach CLURE und ALDRICH bei bestimmten Ödemformen und Infektionskrankheiten. A Gesunde, B Mangelernährte, C Nephrosen, D Kardial Dekompensierte, E Infektionskrankheiten.

Entsprechend den Ausführungen im Abschnitt über die funktionellen Beziehungen zwischen dem Gewebsinnendruck und der Capillarwanddurchlässigkeit, konnten wir bei den von uns untersuchten Ödemformen fast stets auch eine Herabsetzung des muskulären Gewebsinnendruckes finden. Zuvor jedoch wurden von uns bei der Bearbeitung des *Gewebsfaktors* als einer weiteren Komponente in der Pathogenese des Ödems Bestimmungen der Quaddelresorptionszeit durchgeführt (nach CLURE und ALDRICH). Es zeigte sich, daß die intracutane Quaddelresorptionszeit bei Mangelernährten, verschiedenen Ödemformen und auch bei Infektionskrankheiten verkürzt ist. Diese Befunde bestätigen jedoch lediglich die auch bereits von früheren Autoren beschriebene Verkürzung der Resorptionszeit bei Ödemen und Infektionskrankheiten (GUGGENHEIMER und HIRSCH, SCHAUER, LOVETT, LEONHARDT u. a.). Wir führten unsere Untersuchungen an der Innenseite des Unterarmes durch.

Leider ist es jedoch außerordentlich schwierig, den genauen Zeitpunkt der Quaddelresorption zu bestimmen, so daß uns diese Methode nicht genügte, das Verhalten des Gewebes beim Ödem zu beurteilen, um so mehr als man dem *Gewebsfaktor* für die Genese stets eine große Bedeutung zugemessen hat. Interessanterweise findet man verlängerte subcutane Resorptionszeiten am Oberschenkel bei Ödembildung während der letzten Monate der Schwangerschaft, wie SCHMERMUND nach der Resorptionszeitbestimmung mit radioaktivem Natrium nachweisen konnte. Da noch keine vergleichenden Untersuchungen mit der üblichen Quaddelresorptionszeit vorliegen, soll auf diese Befunde nicht näher eingegangen werden. Wahrscheinlich spielt in diesen Fällen eine Stauungskomponente die wesentliche Rolle. Es sei jedoch auf die orientierenden Untersuchungen von SCHMÜCKING hingewiesen. Wir beschäftigten uns daher mit der Bestimmung des Gewebsinnendruckes mit der auf dem HENDERSONSCHEN Prinzip entwickelten Apparatur von BEIGLBÖCK und JUNK. Da der Muskelinnendruck durch die hydrostatische Spannung der Gewebsflüssigkeit bedingt ist und damit von zentralnervösen, ebenso wie von peripherzirkulatorischen Faktoren, als auch besonders vom Verhalten des Gewebsstoffwechsels selbst abhängig ist, schien uns die Messung des muskulären und subcutanen Dehnungswiderstandes des Gewebes bei den einzelnen Ödemformen sinnvoll zu sein.

Wir gingen vom Mangelödem aus, wobei sich zeigte, daß der muskuläre Gewebsinnendruck bei Unterernährten deutlich herabgesetzt ist.

Auch im subcutanen Bereiche wurde eine deutliche Herabsetzung des Gewebsinnendruckes gefunden. Es wurde daher vermutet, daß es sich beim Eiweißmangelödem um ein Gefälle- oder Potentialödem handeln könnte. In orientierenden Untersuchungen anderer Ödemformen wurde jedoch auch eine, wenn nicht immer so hochgradige, Senkung des mechanischen Gewebsinnendruckes gefunden. Es ist daher anzunehmen, wie es auch aus dem Abschnitt über die Strömungswiderstandsmessungen hervorgeht, daß dem Verhalten des Gewebes, besonders dem Gewebsinnendruck, sicher eine Bedeutung für den Wasseraustausch zwischen Blutstrombahn und Gewebe zukommt, wie es bereits MARX vermutet hat. Auch die statistischen Berechnungen der Beziehung des Gewebsinnendruckes zur Capillarwandfunktion bestätigen diese Ansicht.

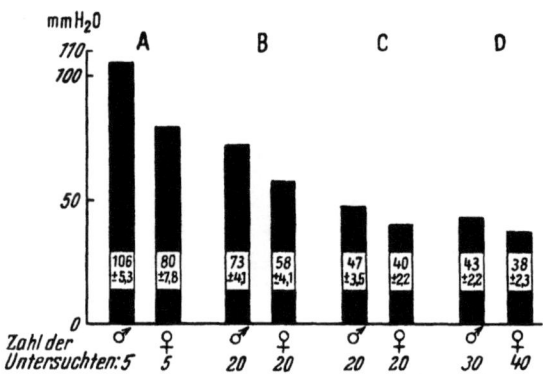

Abb. 20. Muskuläre Gewebsinnendruckmessungen bei trockener und feuchter Dystrophie, bestimmt nach der Methode von BEIGLBÖCK und JUNK. A Sehr gut Ernährte, B Normal Ernährte, C Unterernährte ohne Ödeme, D Unterernährte mit Ödemen.

Neben der Bearbeitung des Gewebsfaktors schien es uns wichtig zu sein, auch das Verhalten des Capillardruckes noch einmal bei den einzelnen Ödemformen zu untersuchen. Auch hier gingen wir von der Frage nach der Höhe des mechanischen Druckes in der Blutstrombahn beim Mangelödem aus, da von BERNING vermutet worden war, daß der Capillardruck als Kompensationsbestrebung herabgesetzt sein müsse. Mit dem von KÜCHMEISTER und HERRNRING entwickelten oben näher beschriebenen Apparat wurden Capillardruckmessungen bei den einzelnen Ödemformen durchgeführt, wobei die folgenden Ergebnisse gefunden werden konnten.

Es wird ersichtlich, daß der mechanische Druck in den Capillaren beim kardialen und renalen Ödem gewöhnlich deutlich erhöht ist, wie es früher bereits auf Grund von Untersuchungen mit weniger exakten Methoden vermutet worden war. Die Abweichungen des Capillardruckes von dem der Gesunden lassen sich statistisch wahrscheinlich machen. Beim Eiweißmangelödem konnten Werte gefunden werden, die herabgesetzt oder an der unteren Grenze der Norm lagen. Die Arteriolendruckwerte befanden sich im Bereiche der Fehlerbreite der Gesunden. Diese Messungen wurden am Nagelfalz in Herzhöhe durchgeführt. In vorerst orientierenden Untersuchungen konnte nämlich festgestellt werden, daß der

Capillardruck unterhalb des Herzens deutlich erhöht, oberhalb dagegen herabgesetzt gefunden wird, wie es früher bereits angenommen wurde.

Hiermit sind nur einige experimentelle Fragestellungen aus dem Gebiet der Ödempathogenese herausgegriffen worden, die bisher noch einer exakten klinischen Bearbeitung bedurften. Wir haben uns beschränken müssen auf diejenigen Größen, die uns mit klinischen Methoden zugänglich gemacht werden konnten.

Es wird verständlich, daß nicht *eine* Größe die Ödembereitschaft bedingt, sondern die funktionelle Disharmonie der einzelnen im Capillarbereich wirksamen Faktoren. Diese Disharmonie bedingt über eine gestörte Capillarpermeabilität die Ödembereitschaft. Das manifeste Ödem, als ein polyvalentes Symptom den verschiedenen Krankheitszuständen beigeordnet, ist erst auf die genügende Zufuhr von Flüssigkeit und Kochsalz bei einer Ödembereitschaft zurückzuführen. Es handelt sich also stets um einen Folgezustand einer Diskrepanz zwischen Flüssigkeitsaustritt aus der Blutbahn und Flüssigkeitsrückstrom in die Blutbahn. Auf die Begriffe des „Vorwärts- und Rückwärtsversagens" soll in diesem Zusammenhange nicht eingegangen werden.

Nur die Betrachtung aller Kräfte, die in diesem peripheren Geschehen wirksam sind, der Faktoren der Blutstromseite und der Gewebsseite, unter Berücksichtigung des funktionellen Verhaltens der Gefäßwand, erlaubt einen Einblick in diese Störung des Wasserhaushaltes. Man kann die Pathogenese des Ödems nicht einheitlich auffassen und daher auch nicht eine einheitliche Deutung dieses Symptoms vornehmen.

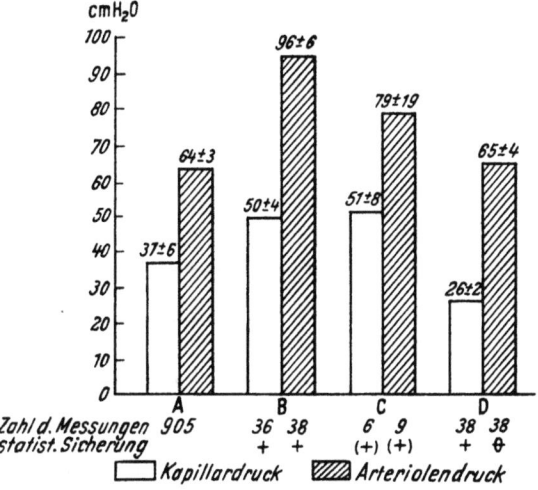

Abb. 21. Die Höhe des Capillar- und Arteriolendruckes bei Gesunden und verschiedenen Ödemformen. A Gesunde, B Kardiale Ödeme, C Nephrit. Ödeme, D Eiweißmangel-Ödeme (Spätheimkehrer)

So stellt die Pathogenese des Ödems ein Musterbeispiel dar für die Bedeutung eines sinnvollen funktionellen Zusammenwirkens der Kräfte des Capillarbereiches. Hier sollten nur einzelne Befunde herausgestellt werden, die gewisse neue Gesichtspunkte in diese oft bearbeitete Frage hineingebracht haben, wobei die Ergebnisse der experimentellen Bearbeitung des *Gewebsfaktors* seine Bedeutung besonders zu betonen erlaubt.

In dieser schematischen Darstellung der Ödempathogenese sind noch einmal zusammenfassend die verschiedenen Kräfte geordnet, die zu einer Störung des Wasserhaushaltes führen können. Selbstverständlich stehen sie unter dem Einfluß verschiedener Faktoren, der Hormone beispielsweise (GAUNT und BIRNIE) und Mineralien, die wiederum das Säure-Basengleichgewicht zu bestimmen vermögen. Auf diese Steuerungsvorgänge wurde schon in den früheren Besprechungen der Ödempathogenese immer wieder hingewiesen (VON PEIN, HOFF, KÜCHMEISTER).

In einer neueren zusammenfassenden Arbeit von ALLEN und Mitarbeitern werden diese Vorgänge noch einmal herausgestellt. Auch die Bedeutung des Gewebsdruckes wird hier besonders betont (WOOD). Zu den einzelnen Ödemformen werden jedoch keine neuen wesentlichen Gesichtspunkte angeführt (SPRAGUE). Das renal bedingte Ödem wird nach PRUITT auf eine allgemeine

Permeabilitätsstörung der Capillarmembran zurückgeführt. Für das nephrotische
Ödem werden neben der Hypoproteinämie hormonale Einflüsse hervorgehoben.
Das kardiale Ödem wird nach ANDERSON über die Steigerung des Capillardruckes
erklärt. Das Lymphödem soll nach ESTES bei gestörtem Lymphabfluß oder bei
gesteigerter Lymphbildung entstehen.

Damit sind jeweils einzelne Faktoren herausgestellt, die in das oben aufge-
führte Schema der Ödembildung eingehen.

Dem Kliniker ist es nur möglich, die einzelnen Faktoren, soweit sie meßbar
sind, bei jeder Ödemform zu erfassen und die gefundenen Größen durch statistische

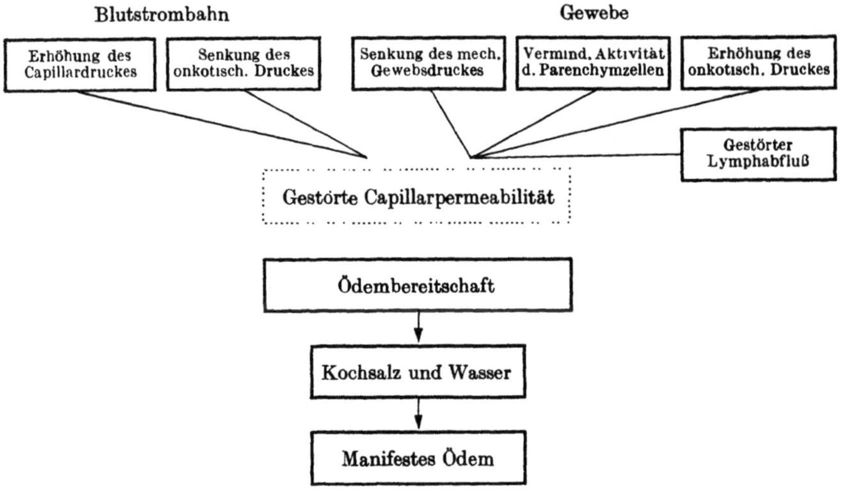

Abb. 22. Zusammenfassung der einzelnen Faktoren, die in der Ödempathogenese wirksam sind.

Korrelationsrechnungen zueinander in Beziehung zu setzen. Nur dadurch ist es
möglich, eine Klärung der Ödementstehung in jedem einzelnen Falle vorzunehmen, da eine einheitliche Deutung schlechthin nicht möglich ist.

b) Hämorrhagische Diathesen.

In diesem Zusammenhange sei das Problem der hämorrhagischen Diathesen
nur in soweit beleuchtet, als der Gefäßwandfaktor gewöhnlich eine mangelhafte
Bewertung erfährt.

Es handelt sich um die Krankheiten, bei denen eine allgemeine Neigung zu
Hautblutungen besteht, die kurz oder lang dauern, punkt- oder flächenförmig
auftreten. Es sei hier auf die großen neueren Zusammenfassungen dieses Gebietes
von KOLLER, HENNING, JÜRGENS, STORCK, HOIGNÉ und KOLLER u. a. verwiesen.

In neuerer Zeit hat sich die Ansicht durchgesetzt, daß im Blutplasma alle für
die Gerinnung erforderlichen Bestandteile vorhanden sind.

Hier sollen lediglich einige Befunde der Capillarresistenz bei einzelnen Formen
der hämorrhagischen Diathese mitgeteilt werden. Diese Untersuchungen wurden
gemeinsam mit GOLDECK und BOLDT durchgeführt. Die Capillarresistenzwerte,
wie wir sie beim Morbus Werlhof finden konnten, sind in Tab. 8 zusammengefaßt.

Hieraus scheint hervorzugehen, daß die Capillarresistenz bei der WERLHOF-
schen Krankheit auch im Latenzstadium herabgesetzt ist. Durch eine mehr-
wöchentliche Behandlung mit Rutin konnte die Capillarresistenz bei dieser
Krankheit nicht normalisiert werden. Auch STREHLE konnte lediglich bei

gefäßbedingten hämorrhagischen Diathesen Erfolge mit einer Rutinbehandlung erzielen. Bei den von uns untersuchten vasculären hämorrhagischen Diathesen wurde jeweils eine herabgesetzte Capillarresistenz gefunden. Wenn die Erschei-

Tabelle 8. *Die Capillarresistenz beim Morbus Werlhof.*

Name	Alter	Geschlecht	RR	Mittelwert	krit. Zeit (Unterdr. 300 mm Hg)
1. Gu. A. . . .	66	weibl.	160/95	6/6	
2. Ge. H. . . .	68	,,	140/70	10/10	Kontrolle 9/9
3. Dö. W. . .	21	,,	125/90	5/5	
4. Ro. H. . . .	21	,,	125/90	5/5	
5. Ger. A. . .	52	,,	130/90	5/6	
6. Sch. H.. . .	19	,,	120/80	12/12	3 Jahre zuvor splenekto-miert. Danach häm. o.B.

nungen der hämorrhagischen Diathese bereits monatelang zurücklagen, so ergaben die Capillarresistenz-Kontrolluntersuchungen Normalwerte. Bei diesen vasculären hämorrhagischen Diathesen war es möglich, die herabgesetzte Capillarresistenz mit Rutin vorübergehend günstig zu beeinflussen.

Bei einer allergischen Capillarwandschädigung, es handelt sich um einen an Heuschnupfen leidenden Kranken mit Spontanblutungen, vermochte die Behandlung zwar eine allmähliche Besserung zu bewirken, ohne daß jedoch die Capillarresistenzwerte anstiegen. In diesem Zusammenhange seien die Untersuchungen von KOLLER und DIEM erwähnt.

Es geht hieraus hervor, daß thrombopenische Purpuraformen fast ausnahmslos, soweit bisher überschaubar, die Capillarresistenz herabsetzen. Rutin bleibt in diesen Fällen therapeutisch wirkungslos. Auch bei der vasculären Purpura auf allergischer Basis läßt sich die nachweisbare herabgesetzte Capillarresistenz durch Rutin nicht normalisieren. Ähnliches wurde von der Capillarpermeabilität bei Kälteurticaria beschrieben. Im übrigen sei auf die Zusammenstellungen von KOLLER und HENNING verwiesen.

c) Infektionen und Intoxikationen.

Die verschiedenen klinischen Befunde und experimentellen Ergebnisse machen es wahrscheinlich, daß nicht allein bei Ödemen verschiedener Ätiologie, sondern ganz allgemein bei akuten und chronischen Infektionskrankheiten und Intoxikationszuständen eine Veränderung des Gefäßwandverhaltens vorliegt. So wurden beispielsweise Capillarresistenzbestimmungen, nach der GÖTHLINSCHEN Methode, von SCHULTZER, SIMICI u. a. durchgeführt. Nach der Saugmethode wurden Untersuchungen von KOLLER und DIEM, FRANKE, KÜCHMEISTER, MARTINI u. a. vorgenommen. Bei chronischen Infektionskrankheiten war die Capillarresistenz dauernd herabgesetzt. Auch war für den Ausfall der Reaktion die Entfernung vom Infektionsherd von Bedeutung. Daß die Capillarpermeabilität bei den verschiedenen Infektionskrankheiten verändert sein müsse, nahm EPPINGER bereits seit 1918 an, als er auf Grund seiner tierexperimentellen Studien den Begriff der „Albuminurie ins Gewebe" prägte. In der Folgezeit bemühte er sich mit seiner Schule, diese Vorstellungen weiterhin experimentell zu unterbauen und krönte sie durch eine Zusammenfassung der Ergebnisse unter dem Begriff der Permeabilitätspathologie als Lehre vom Krankheitsbeginn.

Auf die Einzelheiten soll hier nicht näher eingegangen werden. Krankheiten, die eine gestörte Capillarpermeabilität aufweisen, besonders akute und chronische Infekte, Nahrungsmittelvergiftungen, Intoxikationen weisen häufig nicht allein im Bereiche der erkrankten Parenchymorgane eine gestörte Permeabilität auf, sondern im gesamten Capillarbereich, so daß häufig eine generalisierte Capillarwandschädigung angenommen werden muß.

Zur experimentellen Unterbauung dieser Vorstellung wurden von Eppinger Untersuchungen nach der Landisschen Methode vorgenommen und gewöhnlich eine erhöhte Durchlässigkeit der Capillarwand und eine pathologische Eiweiß-durchlässigkeit im Bereich der oberen Extremitäten bei verschiedenen Infektions-krankheiten nachgewiesen. Eine deutliche Parallele zwischen der Schwere der Er-krankung und dem Eiweißgehalt des capillären Filtrates war nicht immer mit Sicherheit zu erkennen. Eppinger bezog diese Diskrepanz auf die Fehlerbreite der Methode.

Experimentelle Stützen findet diese Vorstellung u. a. auch durch Unter-suchungen von Menkin, der bei Tieren durch Injektionen entzündlicher Ergüsse eine Capillarwandschädigung hervorrief. Weiterhin sei auf die Untersuchungen von Ströder, Overman und Terbrüggen hingewiesen.

Die von uns vorgenommenen Untersuchungen der Capillarpermeabilität nach dem Landisschen Verfahren bei akuten und chronischen Infektionskrank-heiten sei noch einmal gesondert in der Tab. 9 zusammengefaßt.

Tabelle 9. *Capillarpermeabilitätsuntersuchungen nach der* Landis*schen Methode bei akuten und chronischen Infektionskrankheiten.*

Prot. Nr.	Diagnose	Datum	Capillarfiltrat in cm³-%		Eiweißaustritt in g-%		Eiweißgehalt d. Capillarfiltrats in %	
			li.	re.	li.	re.	li.	re.
1	Darmtuberkulose. . . .	25. 11. 48	6,53	9,09	0,19	0,35	2,92	3,86
		27. 11. 48	9,47	8,7	0,41	0,34	4,33	3,91
2	Lungentuberkulose . .	11. 11. 48	8,51	8,51	0,53	0,49	6,23	5,76
3	Endokarditis	12. 2. 48		5,41		0,45		8,32
		1. 3. 48		3,23		0,35		10,82
4	Hepatitis	29. 4. 48		3,0		0,4		13,3
5	Pleuritis exs.	29. 4. 48		3,1		0,27		9,0
6	Osteomyelitis	10. 47		12,0		1,33		11,1
7	Osteomyelitis	10. 47		8,0		0,3		3,75
8	Hepatitis	10. 47		7,9		0,49		6,2
9	Tuberkulose pulm. . . .	4. 6. 48		3,22		0,18		5,32
10	Chron. Cholecystopathie.	1. 6. 48		6,2		0,27		4,36
		8. 6. 48		8,74		0,33		3,78
11	Purpura	27. 8. 48		3,41		0,46		13,5
12	Hepatitis	1. 10. 48	17,79	10,71	0,66	0,72	3,72	6,71
13	Purpura rheum.	29. 1. 48		5,88		0,82		13,94
14	Bronchopneum.	18. 2. 48		11,76		0,03		0,25
		4. 3. 48		5.13		0,02		0,39
15	Hepatitis	13. 4. 48	3,5		0,1		2,81	
		22. 4. 48	5,0		0,73		14,6	

Es geht hieraus hervor, daß bei vielen Krankheiten eine allgemeine Gefäß-wandschädigung vorliegt, eine Tatsache, die klinisch häufig gar nicht genügend Berücksichtigung findet. Wertet man die Zahlen aus und vergleicht sie mit den Ergebnissen, die wir bei gesunden Untersuchungspersonen fanden, so ergibt sich eine signifikante Differenz.

Für den Flüssigkeitsverlust ergibt sich ein Mittelwert von 7,28 ± 1,46 (2 σ M). Der Flüssigkeitsverlust bei unseren Normalfällen ergibt einen Wert von 1,91 ± 3,0. Berechnet man die Differenz der Mittelwerte, so ergibt sich über die Zahl der Freiheitsgrade eine ver-langte Differenz von 3,65 gegenüber einer beobachteten Differenz von 5,37, so daß also der Unterschied bei der Beurteilung der Gesamtzahlen wahrscheinlich ist.

Für den Eiweißdurchtritt findet sich ein Mittelwert von 0,42 ± 0,1 (2 σ M) bei einem fehlenden Eiweißdurchtritt bei unseren Normalfällen. Berechnet man die Differenz der Mittelwerte, so ergibt sich bei einem beobachteten Durchtritt von 0,42 eine verlangte Differenz von 0,12. Somit ist die Differenz statistisch wahrscheinlich.

Diese Ergebnisse sollen angeführt werden, um kenntlich zu machen, daß die Capillarpermeabilitätsstörung, die wir bei verschiedenen Formen des Ödems gefunden haben, nicht die Ursache des Ödems ist, sondern nur die Voraussetzung, die Ursache der Ödembereitschaft. Sie kann also bei den verschiedenen Infektionen und Intoxikationen gefunden werden und hat nicht ohne weiteres das Ödem zur Folge. Kenntlich wird jedoch hieraus die häufige Neigung zu Störungen des Wasserhaushaltes bei Infektionskrankheiten und Intoxikationen an sich. Ob die Dysproteinämie als eine Ursache der Capillarpermeabilitätsstörung angeschuldigt werden kann oder Begleiterscheinung ist, bleibt offen und bedarf noch weiterer experimenteller Bearbeitungen. Im Abschnitt über die Wirkung des Rutins auf die Capillarpermeabilität und -resistenz wird noch einmal hierauf zurückzukommen sein.

d) Essentielle Hypertonie.

Die experimentelle Untersuchung des Capillarwandverhaltens bei der essentiellen Hypertonie interessierte uns besonders vom therapeutischen Standpunkt. Sie zeigt gewöhnlich keine Ödembildung. Erst im Stadium der kardialen Dekompensation können Ödeme in der Peripherie nachgewiesen werden. Der Capillardruck bei der essentiellen Hypertonie liegt an der oberen Grenze der Norm, kann jedoch aber auch gering erhöht sein. Deutliche Steigerungen finden sich jedoch erst im Stadium der Herzdekompensation. Es scheinen keine sicheren Beziehungen zwischen der Höhe des arteriellen Blutdruckes und der Höhe des Capillardruckes zu bestehen, da dieser lediglich vom Verhalten des Arteriolen-, Venen- und Gewebsdruckes abhängt. Die Einpassung des Capillardruckes in das gesamte Kreislaufgeschehen wird noch experimentell bearbeitet (KÜCHMEISTER und GADERMANN).

Da die essentielle Hypertonie nur im Stadium der kardialen Dekompensation Ödeme zeigt, schien es naheliegend anzunehmen, daß die Capillarpermeabilität nicht unbedingt eine Störung aufzuweisen braucht. Auch die von SARRE und SOSTMANN gefundene normale Capillarpermeabilität bei der chronischen, nicht mit Ödemen einhergehenden Glomerulonephritis, als auch die Untersuchungen von WENDT könnten in diesem Sinne sprechen. Es ist sogar naheliegend, daß zum Teil die essentielle Hypertonie mit einer herabgesetzten Capillarpermeabilität einhergeht.

Es wurden daher von uns bei 9 essentiellen Hypertonien die Capillarpermeabilität und bei 100 essentiellen Hypertonien die Capillarresistenz geprüft. Die Ergebnisse der Permeabilitätsuntersuchungen sind in Tab. 10 zusammengefaßt.

Tabelle 10. *Die Capillarpermeabilität bei der essentiellen Hypertonie, bestimmt nach der* LANDIS-*schen Methode.*

Name und Alter	Diagnose	Datum	Capillarfiltrat in cm³-%	Eiweiß-austritt in g-%	Eiweiß-gehalt der Capillaren %
Sel., 23 J.	essent. Hypert. k. Ödeme	4. 5. 48	0	0,08	8
Hold, 62 J.	,,	30. 6. 48	2,44	0	0
Leif., 62 J.	,,	10. 1. 48	8,89	0	0
Weg., 48 J.	,,	8. 10. 48	0	0	0
Blum, 61 J.	,,	29. 9. 48	li. 6,13	0	0
,,	,,	29. 9. 48	re. 8,0	0,31	3,88
Med., 49 J.	,,	22. 6. 48	1,02	0,04	3,92
Pass., 56 J.	,,	21. 1. 48	4,44	0,28	6,31
Gerb., 76 J.	dek. Hypert. u. Eiweißmang.	2. 12. 48	1,13	0,11	9,74
Brak.	,,	7. 1. 48	12,2	0,25	2,05

Hieraus geht hervor, daß die Capillarpermeabilität bei der essentiellen Hypertonie im kompensierten Zustande normal zu sein scheint. Sobald ein zweiter

Faktor hinzutritt, ein Infekt oder eine Eiweißmangelkrankheit, kann eine Störung des Capillarwandverhaltens eintreten. Wertet man diese Ergebnisse statistisch aus, so ergibt sich ein mittlerer Flüssigkeitsverlust von 4,9 ± 2,4 cm³-% und ein Eiweißverlust von 0,12 ± 0,08 g-% (2 σ Mittelwert). Der Unterschied im Flüssigkeits- und Eiweißverlust ist gegenüber den normalen Vergleichspersonen nicht zu erfassen. (Verlangte Differenz der Mittelwerte 4,98 gegenüber einer beobachteten Differenz von 2,99. Verlangte Differenz im Eiweißverlust 0,13 gegenüber einer beobachteten von 0,12.)

Da in der Rutinära seit einigen Jahren Capillarresistenzmessungen bei der essentiellen Hypertonie routinemäßig durchgeführt wurden, wobei in einem großen Prozentsatz Störungen der Capillarresistenz gefunden wurden, war es verständlich, daß wir uns im Rahmen unserer Untersuchungen des Capillarbereiches ebenfalls mit dieser Frage beschäftigten. GRIFFITH und LINDAUER fanden bei ihren Untersuchungen von 1200 Hypertonikern in 20% der Fälle nach der GÖTHLINschen Methode eine erhöhte Capillarfragilität und in weiteren 10% eine erhöhte Permeabilität. Auch in Deutschland sind solche Untersuchungen durchgeführt worden (HEIN, SCHMIDT, MARX und FESTL). Wir bestimmten unsere Werte mit dem Capillarresistometer und untersuchten 96 Hypertoniker, die wir über längere Zeit beobachten konnten (KÜCHMEISTER und SCHÄRFE). Von den 96 Hypertonikern mit einem Durchschnittsalter von 60 Jahren, bei denen zweimalige Messungen in einem Abstand von einer Woche beidseitig durchgeführt wurden, wiesen 70%, bei einem Druck von 300 mm Hg eine kritische Zeit mit einem Durchschnittswert von 6 sec, 25% eine kritische Zeit zwischen 8—11 sec, und 5% eine kritische Zeit von über 11 sec auf. Diese Ergebnisse stimmen mit denen von HEIN mit der von BORBELYschen Untersuchungstechnik überein. Zum Nachweis, daß die Hypertoniker in ihrer Gesamtheit eine niedrigere Capillarresistenz aufweisen als gesunde Personen gleichen Alters, fehlte eine entsprechende ambulante Vergleichsgruppe intern Gesunder. Die zum Vergleich angestellten Untersuchungen an 51 bettlägerigen Patienten der chirurgischen und orthopädischen Universitätsklinik[1], mit einem Durchschnittsalter von 59 Jahren, ergaben einen Mittelwert der kritischen Zeit von 9,3 ± 1,2 (3 σ Mittelwert), während der der Hypertoniker 7,8 ± 1,2 (3 σ Mittelwert) betrug. In weiteren Untersuchungsreihen wurden bei Gesunden über 60 Jahre Werte zwischen 10 und 16 sec gefunden. Hiernach ist es doch wahrscheinlich, daß die Capillarresistenz bei der essentiellen Hypertonie grundsätzlich herabgesetzt ist, wobei der Grad der Herabsetzung unterschiedlich ist. Auch diese Untersuchungen machen es deutlich, daß Capillarresistenz und Capillarpermeabilität zwei voneinander getrennte Verhaltungsweisen der Capillarwand darstellen. Die gewöhnlich normale, vielleicht aber auch herabgesetzte Capillarpermeabilität des Hypertonikers (WENDT) erklärt seine mangelhafte Ödemneigung, die erst dann in Erscheinung tritt, wenn im Stadium der Dekompensation das kardiale Versagen in den Mittelpunkt des krankhaften Geschehens tritt. Die herabgesetzte Resistenz, die vom Ödemgeschehen unabhängig ist, kann die Apoplexiegefahr des Hypertonikers mit verständlich machen.

2. Die klinische Bedeutung
der Methoden für die therapeutische Erfolgsbeurteilung.

In diesem Kapitel seien einige neue Untersuchungsergebnisse, besonders über die Wirkung capillarwandabdichtender Medikamente zusammengefaßt, soweit

---

[1] Für die freundliche Überlassung der Patienten sind wir Herrn Prof. Dr. KONJETZNY, Direktor der Chirurgischen Klinik zur Zeit der Untersuchungen, und Herrn Prof. Dr. MAU, Direktor der Orthopädischen Klinik, zu großem Dank verpflichtet.

sie von uns einer experimentellen Prüfung nach den oben angeführten Methoden unterworfen wurden.

Eine besondere Capillarwandwirksamkeit wurde den Pyrazolonderivaten zugesprochen (BENDA und LOUKOPOULOS, BÖCK, KAUNITZ, POPPER, HOFF und SCHÖNBAUER, DWORACEK), die von der EPPINGERschen Schule zentral als auch peripher als Änderung der Eiweißmolekülstruktur gedeutet wurde. DÖRING versuchte die Pyramidonwirkung über das zentral beeinflußte terminale Neuroreticulum zu erklären und ließ die Frage offen, ob es nur den Grad der Liquordiapedese oder auch die Diapedese roter und weißer Blutkörperchen zu beeinflussen vermag. Die Erfolge von HITZENBERGER bei Resthämaturien sprechen auch für die Beeinflussung der Erythrodiapedese. Er nimmt mit RICKER und REGENDANZ an, die Calcium- und Pyramidoneffekte über die neurale Wirkung auf die Blutströmung erklärten, daß durch Pyramidon die Blutströmung normalisiert werde, da die resorptionsfördernde und exsudationshemmende Wirkung nur durch eine Strömungsänderung erklärt werden könne.

Hier tut sich noch ein weites Feld experimenteller Forschung auf, da man heute durchaus in der Lage ist, durch capillaroskopische Untersuchungen und Capillardruckmessungen die Wirkung der capillarabdichtenden Medikamente näher zu untersuchen. Im Abschnitt über die Capillardruckmessungen wurden bereits Ansätze einer solchen experimentellen Untersuchung aufgezeigt. Auch die Wirkung lokal angreifender Medikamente kann objektiviert werden.

Es seien nun drei Wirkstoffe herausgegriffen, deren Einfluß auf die Capillarpermeabilität und -resistenz mit den oben angeführten Methoden geprüft wurde: Calcium, Rutin und die Nebennierenrindenhormone.

a) Die Wirkung des Calciums auf die Capillarpermeabilität und -resistenz.

Die die Capillarwand abdichtende Wirkung des Calciums wird seit 30 Jahren angenommen. Diese Ansicht geht auf Arbeiten von CHIARI und JANUSCHKE, ROSENOW und HAMBURGER zurück. VON BORBELY untersuchte in 6 Fällen die Capillarresistenz des Menschen vor und nach Calciumgaben und stellte eine Abdichtung der Capillarwand für Erythrocyten fest. Diese Befunde halten einer kritischen Betrachtung jedoch nicht stand, ebenso wie die Ergebnisse von TÖNGES, da sie mit Meßmethoden durchgeführt worden sind, die zu große Fehlerbreiten besitzen, ohne daß entsprechende Fehlerbreitenbestimmungen vorgenommen wurden. Die Wirkung des Calciums erklärte man sich durch Gewebsentquellung. KEESER nimmt unter der Calciumwirkung eine Herabsetzung des Quellungszustandes des Protoplasmas an. BRONN und BEANE, als auch SPÜHLER beobachteten einen Einfluß auf die Wasserausscheidung durch lange Zeit verabreichte Calciumdosen. Auch BLADERGROEN und HAHN und BRUNS nehmen zu diesem Thema ausführlich Stellung. HAHN und BRUNS sind der Meinung, daß es von Bedeutung sein müsse, ob einem Organismus mit erniedrigtem oder normalem Blutkalkspiegel Calcium zugeführt wird. Im ersten Falle dürfte es sich um eine Ionenabspaltung handeln. SPÜHLER war es schon gelungen, mit Hilfe der Inulinclearance die abdichtende Wirkung des Calciums am Glomerulus der Niere nachzuweisen. LASCH und KALOUD prüften zu gleicher Zeit unabhängig von uns die Wirkung des Calciums im LANDIS-Versuch, auf die Resorptionszeit der Intracutankochsalzquaddel und auf den cutanen Histamintest. In der Mehrzahl der Fälle fanden sie einen die Capillarwand abdichtenden Effekt. Hierfür waren verhältnismäßig hohe Calciumdosen erforderlich. KOLLER und DIEM fanden in Übereinstimmung mit FRANKE lediglich einen geringfügigen und vorübergehenden, eine halbe Stunde anhaltenden Anstieg der Capillarresistenz, den wir jedoch nach unserer Methode nicht bestätigen konnten. ROTHLIN gelang der Nachweis der permeabilitätsverringernden Wirkung des Calciums bei dem durch Phosgen erzeugten Lungenödem. Auf Grund dieser z. Z. widersprechenden Angaben schien es uns sinnvoll zu sein, die Wirkung des Calciums mit unseren Methoden noch einmal zu prüfen. Es wurden daher mit Tackenberg bei 55 Fällen mit gestörter Capillarresistenz (38 männlich, 17 weiblich) die Wirkung des Calciums untersucht. Wir verwendeten Calcium Sandoz und Tecesal (Schering) in verschiedener Konzentration, und in verschieden hoher Dosierung. Die Ergebnisse sind in Tab. 11 wiedergegeben.

Tabelle 11.
Die Wirkung des Calciums auf die Capillarresistenz, geprüft mit dem Capillarresistometer.

Anzahl der Beobachtungen	durchschnittl. Alter	Capillarresistenz		Capillarresistenz Mittelwert
		re/sec	li/sec	
Vor Calcium 55	52	7,8	8,3	8,0
Nach Calcium 55	52	8,3	8,5	8,4

Es findet sich nach unseren Untersuchungen keine nachweisbare Wirkung des Calciums auf die Capillarresistenz. Da man mit der Möglichkeit rechnen mußte, daß die Wirkung sehr schnell abklingen könnte, wurden in einigen Fällen die Messungen auch sofort nach der letzten Calciumgabe durchgeführt und in kürzeren Abständen wiederholt. Auch bei diesen Kontrollen konnte eine deutliche Wirkung des Calciums nicht nachgewiesen werden. Zur Bestimmung der Wirkung des Calciums auf eine erhöhte Capillarpermeabilität wurde 17 Patienten an drei aufeinanderfolgenden Tagen Calcium intravenös verabreicht[1]. Die Werte, die vor und nach Verabreichung des Calciums gefunden werden konnten, ergaben die folgende Gegenüberstellung:

Tabelle 12. *Die Wirkung des Calciums auf die Capillarpermeabilität, geprüft nach der Landisschen Methode.*

	vor Calcium			nach Calcium		
	Capillarfiltrat in cm³-%	Eiweißaustritt in g-%	Eiweißgehalt d. Capillarfiltrats in %	Capillarfiltrat in cm³-%	Eiweißaustritt in g-%	Eiweißgehalt d. Capillarfiltrats in %
1	8,97	1,29	14,38	11,84	0,35	2,98
3	10,64	0,30	2,82	0,00	0,00	0,00
5	7,14	0,47	6,59	10,00	0,00	0,00
6	5,41	0,21	3,70	3,90	0,00	0,00
7	4,43	0,35	7,90	0,00	0,07	0,00
8	6,40	0,40	6,25	3,12	0,08	2,56
9	8,97	0,91	10,15	1,32	0,00	0,00
10	re. 8,70	0,12	1,38	3,92	0,00	0,00
11	7,69	0,25	3,26	2,63	0,23	9,51
12	li. 1,13	0,11	9,74	2,97	0,00	0,00
13	2,17	0,12	5,33	3,19	0,02	0,68
14	6,60	0,21	3,18	5,10	0,10	1,96
15	7,50	0,30	4,00	0,00	0,00	0,00
17	4,10	0,09	2,19	2,43	0,00	0,00
18	9,47	0,41	4,33	4,26	0,14	3,29
19	10,26	0,73	7,11	8,40	0,60	7,15
20	6,25	0,12	5,23	2,18	0,00	0,00
	115,83	6,39	97,54	65,26	1,59	28,13

Durchschnittswerte für 17 Personen:

| | 6,82 ± 1,24 | 0,38 ± 0,14 | 5,74 | 3,84 ± 1,58 | 0,09 ± 0,06 | 1,66 |

---

[1] Verabreicht wurden 60 cm³ einer 20%igen Lösung in 3 Tagen.

Der durchschnittliche Flüssigkeitsverlust beträgt vor der Verabreichung des Calciums 6,82 $\pm$ 1,24 und nach der Verabreichung 3,84 $\pm$ 1,58. Die beobachtete Differenz der Mittelwerte beträgt 2,98, die verlangte über die Zahl der Freiheitsgrade 3,2, so daß die Wirkung auf die Flüssigkeitsdurchlässigkeit statistisch nicht wahrscheinlich gemacht werden konnte. Die Eiweißdurchlässigkeit beträgt vor der Verabreichung 0,38 $\pm$ 0,14 und nach der Verabreichung 0,09 $\pm$ 0,06 (2 σ Mittelwert). Die beobachtete Differenz der Mittelwerte beträgt 0,29, wobei die verlangte Differenz über die Zahl der Freiheitsgrade mit 0,26 niedriger liegt. Es ist daher eine Abnahme der Eiweißdurchlässigkeit der Capillarwand nach intravenöser Calciumverabreichung wahrscheinlich. Die Flüssigkeitsdurchlässigkeit ist, abgesehen vom Verhalten der Capillarwand, auch noch vom Kräftegleichgewicht beidseitig der Capillarwand abhängig, so daß trotz der bei 2 σ Mittelwert ausreichenden Differenz diese statistisch nicht zu sichern ist. Untersuchungen über die Wirkung der Calciuminjektionen auf die Durchströmungsgeschwindigkeit der Capillaren und auf den Capillar- und Gewebsinnendruck könnten eine weitere Klärung des Wirkungsmechanismus ermöglichen.

Hieraus geht eindeutig auch nach klinisch experimenteller Prüfung hervor, daß intravenöse Calciuminjektionen die Capillarpermeabilität sicher beeinflussen, während eine eindeutige Wirkung auf die Capillarresistenz bei unseren Untersuchungen jedoch nicht gefunden werden konnte.

b) Die Wirkung des Rutins auf die Capillarpermeabilität und -resistenz.

Es handelt sich beim Rutin um ein Rhamnoglykosid des Quercetins, um einen Wirkstoff, der in der Natur außerordentlich verbreitet ist. Das Schrifttum über diesen bereits seit 1842 bekannten Wirkstoff ist im Laufe besonders der letzten 10 Jahre angewachsen. Es sei auf die Zusammenfassung von KÜHNAU verwiesen. Es handelt sich nach KÜHNAU um einen Stoff mit Vitamincharakter, dem man nach heutigen Erfahrungen (KÜCHMEISTER u. a.) eine Wirkung auf die Capillarpermeabilität und -resistenz nachsagen kann. Er wirkt hemmend auf die Hyaluronidase und verstärkt als Redoxsystem die Wirkung von Adrenalin und Vitamin C. Schließlich scheinen engere Beziehungen zum Calcium zu bestehen, da Rutin den Blutcalciumspiegel bei Hypocalcämie zu steigern vermag (HABERSANG).

Nach eigenen Untersuchungen wird die Capillarpermeabilität sowohl nach der LANDISschen Methode, als auch nach der Cantharidenblasenmethode bei intravenöser Verabreichung von Rutin eindeutig herabgesetzt. Es sei aus einer Arbeit über die Capillarpermeabilitäts- und -resistenzprüfung in der Diagnostik und therapeutischen Erfolgsbeurteilung innerer Erkrankungen die Tabelle des Rutins über die Wirkung im Cantharidenblasenversuch, ebenso wie die des Calciums, noch einmal wiedergegeben (KÜCHMEISTER).

Mit BERNATH wurden bei solchen Patienten, bei denen auf Grund diagnostischer Untersuchungen eine Capillarpermeabilitätsstörung angenommen wurde, Cantharidenpflaster gesetzt und vor und nach intravenösen Gaben von 1000 mg Rutin in 4 Tagen der Eiweißgehalt des Blutes und der Blasenflüssigkeit bei nüchternen Patienten untersucht.

Bei der statistischen Auswertung ergibt sich eine mittlere Eiweißdurchwanderung in die Cantharidenblase von 73,7 $\pm$ 3,7 (3 σ Mittelwert). Nach Verabfolgung des Rutins betrug der Mittelwert 65,3 $\pm$ 2,9 (3 σ Mittelwert). Die Differenzberechnung ergibt unter Berücksichtigung der Freiheitsgrade eine verlangte Differenz von 5,17 gegenüber einer beobachteten von 8,4. Es ist also die Wirkung des Rutins als ein die Gewebspermeabilität beeinflussendes Medikament statistisch wahrscheinlich.

Dagegen konnte die Wirkung von d l-Epikatechin (peroral), nach derselben Methode geprüft, trotz eines gleichsinnigen Verhaltens statistisch nicht wahrscheinlich gemacht werden.

Diese Untersuchungen schienen wichtig zu sein, da auf Grund der Arbeiten von Clark und MacKay und Frericks, Tillotson und Hayman die Wirkung

Tabelle 13. *Die Wirkung des Rutins auf die Gewebspermeabilität, geprüft nach der Canthariden-blasenmethode.*

Prot. Nr.	Name	Diagnose	Alter Geschl.	vor Rutin			nach Rutin			Ab-nahme
				Serum-eiweiß g-%	Blasen-eiweiß g-%	Durchl. %	Serum-eiweiß g-%	Blasen-eiweiß g-%	Durchl. %	
1	W. L.	Ernährungsödem	37 m	7,83	5,38	68,7	7,21	4,37	60,6	8,1
2	H. O.	Colitis	29 m	7,2	5,64	78,3	7,11	4,89	68,8	7,5
3	M. B.	dek. Hypert. . .	66 w	7,47	5,67	76,1	6,92	4,68	67,6	8,5
4	G. S.	Bronchitis . . .	61 m	7,68	5,4	70,3	7,73	4,68	60,5	9,8
5	P. A.	ges.	26 m	7,62	5,52	72,6	7,79	4,81	63,8	8,8
6	M. H.	exs. Tbc.	27 w	7,72	5,7	73,8	7,65	4,94	64,6	9,2
7	W.M.	Hepatitis	26 m	6,9	5,49	97	7,22	4,61	63,8	15,2
8	B. O.	apo. Ins.	52 w	7,29	5,39	73,9	7,58	4,83	63,7	10,2
9	K. E.	Asth. bronch. . .	30 m	8,13	5,91	68,3	7,83	5,08	64,9	3,4
10	H. T.	Ulc. duod. . . .	20 m	7,74	5,29	68,3	7,38	4,39	59,4	8,9
11	O.W.	Bronch. pneu. . .	80 m	7,57	5,47	72,2	7,34	5,04	68,6	3,6
12	H. R.	Leb. cirrh.. . . .	52 m	5,92	4,47	75,5	6,11	4,46	73	2,5
13	H. S.	zentral. Ödem . .	46 w	7,23	4,79	66,2	7,52	4,63	61,5	4,7
14	D. R.	Ulc. duod. . . .	38 w	7,09	6,11	86,1	7,41	5,28	71,2	14,9
15	M. T.	Purp. sen. . . .	70 w	6,92	5,33	77	7,14	4,81	67,3	9,7
16	A. P.	Endokarditis . .	46 w	7,48	5,51	73,6	7,29	4,77	65,4	8,2

des Rutins trotz der umfangreichen klinisch und experimentell positiven Ergebnisse angezweifelt wurde.

Es wurden gleichzeitig mit Gradenwitz Untersuchungen über die Wirkung des Rutins auf den muskulären Gewebsinnendruck durchgeführt, die jedoch keine Steigerung des Druckes sondern eher eine Senkung durch Rutin ergaben. Untersuchungen auf die Capillardurchströmung und auf den Capillardruck stehen noch aus.

Das umfangreiche Schrifttum über Rutin soll in diesem Zusammenhange nicht näher besprochen werden.

Auch andere Medikamente aus der Gruppe dieser Wirkstoffe und Kombinationspräparate konnten nach den angegebenen Methoden geprüft werden. So fanden wir eine Beeinflussung der Capillarresistenz und der Capillarpermeabilität nach intravenöser Verabreichung von Venostasin (Küchmeister), wobei die Wirkung auf das Aesculin bezogen werden muß, und eine Wirkung auf die Capillarresistenz nach peroraler Verabreichung von Calcium, Rutin und Vitamin C-Kombinationen. Ähnliche Ergebnisse erzielte Greiling mit einem anderen Kombinationspräparat.

Wahrscheinlich garantiert Rutin in einer Eiweiß-Calciumbindung über eine Beeinflussung der Intercellularsubstanz die normale Capillarpermeabilität. Da sich diese Vorgänge im submikroskopischen Bereiche abspielen, lassen sich solche Schlußfolgerungen lediglich aus vorliegenden Untersuchungsbefunden ableiten. Jedenfalls ist eine Auflockerung der Capillarendothelien als auch der intercellulären Substanz im Sinne Chambers' und Zweifachs in der Eiweißmangelsituation wahrscheinlich (Küchmeister und Taube, Wendenburg und Zillmer).

Ob die bei verschiedenen Infektionskrankheiten nachweisbare Capillarwandveränderung stets über die Verschiebung der Eiweißfraktionen zu erklären ist, ist möglich, bedarf aber weiterer Bearbeitung. So wurden ebenfalls die Aminosäuren in ihrer Wirkung auf die Capillarwanddurchlässigkeit untersucht. Hier sei nur erwähnt, daß KOHL mit Hilfe der CLURE-ALDRICHschen Methode und mit dem Capillarresistometer eine deutliche Beeinflussung der Capillarresistenz und Permeabilität besonders durch Glutaminsäure nachweisen konnte.

Die Ernährungsstörungen der Capillarwand führen zu veränderter Funktion. Vitamin-Hormon-Eiweißwirkungen greifen ineinander, wobei Kohlenhydrate gleichzeitig die Kohärenz der einzelnen Membrankomponenten garantieren.

c) Die Nebennierenrindenwirkstoffe in ihrer Bedeutung für den Capillarbereich.

Über die Beeinflussung einzelner Faktoren des Capillarbereiches durch Nebennierenrindenwirkstoffe wurden bereits viele Arbeiten veröffentlicht. Besonders interessierte man sich für die Frage nach ihrer Wirkung auf die Capillarpermeabilität. Zusammenfassend berichteten vor einiger Zeit hierüber CHAMBERS und ZWEIFACH, aus deren Arbeit die folgende Tabelle wiedergegeben sei:

Tabelle 14. *Untersuchungen über die Wirkung verschiedener Nebennierenrindenhormone auf die Capillarpermeabilität* (nach CHAMBERS und ZWEIFACH).

Agent	Author	Effect	Criterion
Adrenal cortical secretions	SWINGLE et al. (43)	Maintenance of capillary tone	Adrenalectomy: increased permeability and capillary stasis
Adrenal cortical secretions	COPE et al. (44)	Decreased capillary permeability	Adrenalectomy: increased blood protein in lymph
Adrenal cortical extract DCA	MENKIN (45)	Decreased capillary permeability	Leukotaxin effect of dye accumulation in skin was decreased
Adrenal cortical steroids Cortico sterone	FREED and LINDNER (46)	Decreased capillary permeability	Same as above
Adrenal cortical extract	SHLESER and FREED (47)	Decreased capillary permeability	Peptone effect of dye accumulation in skin was decreased
Adrenal cortical extract 11-desoxycorticosterone	HYMAN and CHAMBERS (48)	Reduced edema formation	Decreased weight of perfused hind-limbs of frog
DCA Cortin	GRAHAM (49)	Decreased capillary permeability	Dye leakage by carbon arc irradiation of skin decreased
DCA	FINE and FISCHMANN (50)	No effect on capillary permeability	Raie of appearance of dye in tissues, disappearance of wheals; effect on albuminuria
DCA	SWINGLE and REMINGTON (51)	Decreased capillary permeability	Increased retention of transfused serum in adrenalectomized dogs
Estrogens	HECHTER et al. (52)	Increased capillary permeability in uterus and vagina	Increased concentration of dye in tissues
Alpha estradiol benzoate	RIGDON and CHRISMAN (53)	No effect	Xylol effect of local accumulation of dye in skin unchanged
Vitamin D	SILVER et al. (54)	Decreased permeability with high doses	Decrease in disappearance rate of T-1824 from blood

Es wird hieraus ersichtlich, daß die meisten Untersucher heute den Standpunkt vertreten, daß die Nebennierenrindenwirkstoffe die Capillarpermeabilität herabsetzen. Eine solche Ansicht wurde schon seit langem von MENKIN, EPPINGER u. a.

vertreten und neuerdings auch wiederholt experimentell und klinisch bestätigt (OPSAHL, GEYER, KEIBL).

Nach CHAMBERS und ZWEIFACH ist die Wirkung besonders über die Vasomotion zu verstehen. Dieser ständige Wechsel der Capillarweite geschieht in Abständen von 30 sec bis 2 min durch Drosselung der Metarteriolen bei Nebenschlüssen durch direkte arteriovenöse Verbindungen. Dieser wellenförmige Ablauf wird durch nervöse und humorale Einflüsse gesteuert, wodurch Richtung und Stärke des Flüssigkeitsaustausches bestimmt werden. Bei Verminderung der Vasomotion soll es zu einem Flüssigkeitsaustritt aus den Capillaren und mit steigender Frequenz, bei steigender Dauer der Kontraktionsphase im Vergleich zur Dilatationsphase, zu einem erhöhten Einstrom kommen. Es wird von CHAMBERS und ZWEIFACH vermutet, daß dabei der Capillardruck absinkt. Die Beziehungen jedoch zwischen der Richtung und der Stärke des Flüssigkeitsaustausches und dem Verhalten des Capillardruckes scheinen mir jedoch noch einer intensiven klinisch experimentellen Bearbeitung zu bedürfen.

Die Ansichten über den Ort des Ab- und Einstromes sind nicht einstimmig. Der SCHADEschen Ansicht steht die von CHAMBERS und ZWEIFACH entgegen, die besonders auf die Bedeutung der direkten arteriovenösen Verbindungen hinweisen. Ich denke, daß man bei Berücksichtigung des Arteriolen- und Venolendruckes und der Bedeutung der Kurzschlüsse diese beiden Theorien in einer modernen Schau des Capillarbereiches vereinigen kann.

Die Vasomotion und damit der Einstrom soll erhöht werden durch Sympathicusreiz und herabgesetzt werden durch Anoxie, körperliche Tätigkeit, Traumen, Temperaturerhöhungen.

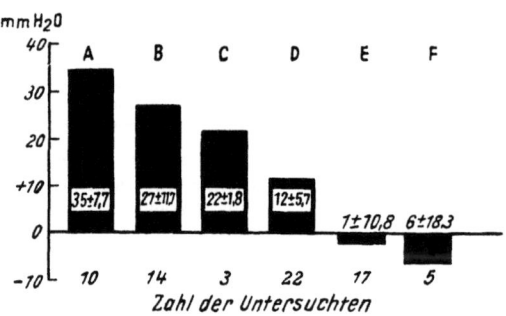

Mittlere Dosierung:	
i.v.	i.m.

A Nebennierenrindenextrakt
  (Pancortex) . . . . 8,3 cm³   7,5 cm³
B ACTH (Cortiphyson) . . . . .   22,5 mg
C Cortison (Ciba) . . . .   92 mg
D Desoxycorticosteronglukosid
  (Percorten) . . . . 12 mg   20 mg
E Leerversuch (physiolog. Kochsalz-
  lösung) . . . .   5 cm³
F Adenosintriphosphorsäure
  (Triadenyl) . . . . 20 mg   40 mg
< Differenz statistisch nicht wahrscheinlich.

Abb. 23. Statistischer Vergleich der Wirkungen von ACTH, Cortison, Desoxycorticosteron, Nebennierenrindenextrakt und Adenosintriphosphorsäure auf den muskulären Gewebsinnendruck.

Schon die klinische Erscheinung der Adynamie als Kardinalsymptom der Nebennereninsuffizienz wies auf die Bedeutung der Nebenniere für das funktionelle Geschehen des peripheren Kreislaufabschnittes hin. Es wurden von uns das vorwiegend die Glucocorticoide aktivierende ACTH, der Gesamtextrakt der Nebennierenrinde und die Mineralocorticoide vergleichend in ihrer Wirkung geprüft. Da die immer wieder zu erfolgende Resynthese des Symplexes: Glykogen, Kalium und phosphorisiertes Myosin unter dem Einfluß der Nebennierenrinde steht, so daß diese maßgeblich für die Muskelleistung verantwortlich ist (VERZÁR, EPPINGER, SCHUMANN) und der Muskelinnendruck ein Maß für die Leistungsbereitschaft abgibt, schienen uns Untersuchungen über den Einfluß der Nebennierenrindenwirkstoffe auf den muskulären Gewebsinnendruck sinnvoll.

Aus dieser Untersuchungsreihe seien die folgenden Ergebnisse wiedergegeben. Hieraus geht hervor, daß der muskuläre Gewebsinnendruck unter dem Einfluß der Nebennierenrindenwirkstoffe ansteigt, wobei unterschiedliche Steigerungen beobachtet werden konnten. Die statistische Auswertung geht aus der mitgeteilten Zusammenstellung hervor.

Nach diesen Untersuchungen stellten wir uns die Frage, ob wir in der Höhe des Gewebsinnendruckes überhaupt ein Maß für die Aktivität der Nebennieren vor uns haben. Daran mußte umsomehr gedacht werden, als es uns mit DEMAND möglich war, einen herabgesetzten Muskelinnendruck bei aus anderen Gründen einseitig und beidseitig epinephrektomierten Hunden nachzuweisen, der nach Kompensation durch entsprechende Hormonverabreichung wieder anstieg.

Es wurden daher mit WIEDE Messungen des Muskelinnendruckes bei gleichzeitiger Bestimmung des Eosinophilensturzes nach THORN vorgenommen. Es stellte sich hierbei heraus, daß der Muskelinnendruck ein objektives Maß für die Leistungsbereitschaft abgibt und stets herabgesetzt war, wenn auch die weitere Funktionsdiagnostik und die klinische Symptomatik eine Hypadrenie wahrscheinlich sein ließen. Andererseits kann der Muskelinnendruck jedoch auch herabgesetzt sein, ohne daß sonstige Symptome einer Unterfunktion der Nebennieren gefunden wurden. Ein normaler Muskelinnendruck scheint nach den bisherigen Ergebnissen eine Unterfunktion der Nebenniere auszuschließen. Ein herabgesetzter Muskelinnendruck erlaubt jedoch nicht, diese Unterfunktion zu sichern, da auch andere Ursachen einer Herabsetzung berücksichtigt werden müssen.

Da wir früher nachweisen konnten, daß funktionelle Beziehungen zwischen muskulärem Gewebsinnendruck und der Capillarpermeabilität bestehen, insofern als eine negative statistische Korrelation zwischen den beiden Größen wahrscheinlich gemacht werden konnte, wäre zu schließen, daß eine Nebennierenrindenunterfunktion eher eine erhöhte Capillarpermeabilität bedingen müßte. Bereits aus der Tabelle von CHAMBERS und ZWEIFACH geht die Bestätigung

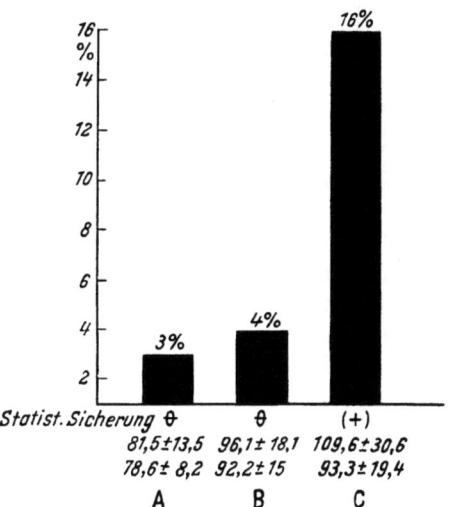

Abb. 24. Prozentuale Abnahme der Eiweißgewebsdurchlässigkeit vor und nach ACTH (A), Percorten (B) und Pancortex (C) im Cantharidenblasenversuch.

dieser indirekten Beweisführung hervor. Andererseits müßte es mit Nebennierenrindenwirkstoffen möglich sein, die Capillarpermeabilität zu normalisieren, da der Gewebsinnendruck erhöht wird.

Es wurden daher mit HACKETHAL Gesamtextrakt, DOCA und ACTH im Cantharidenblasenversuch in ihrer Wirkung auf die Gewebspermeabilität untersucht. Die vergleichenden Untersuchungen der einzelnen Medikamente an 26 Personen mit einer gestörten Capillarpermeabilität ergaben eine Beeinflussung der Capillarpermeabilität im Sinne einer Abdichtung des Gewebes praktisch nur für den Gesamtextrakt, so daß deutliche Wirkungsunterschiede nachweisbar waren.

Damit wurde die von OPSAHL bei gleichzeitiger Hyaluronidasegabe im Tierexperiment und die von GEYER und KEIBL nach der LANDISschen Methode gefundene Wirkung der Glucocorticoide ebenfalls mit einer anderen Methode untersucht. Die Wirkung im Sinne einer Abdichtung von ACTH und Percorten ließ sich dabei statistisch nicht wahrscheinlich machen, wie auch HEILMEYER und FREY und GEYER und KEIBL eine Wirkung des DOC in physiologischer Dosierung auf die Capillarpermeabilität nicht nachweisen konnten. Die experimentellen Untersuchungen über die Wirkung des ACTH auf die Histaminquaddel sind nicht unbedingt mit unseren Ergebnissen zu vergleichen (NITSCH).

Zum Verständnis der Wirkung auf die Capillarpermeabilität wurden Untersuchungen über die periphere Durchblutung durchgeführt, da neben einer direkten Capillarwandbeeinflussung auch eine veränderte Durchströmung angenommen wurde (KÜCHMEISTER, PIRTKIEN und HERRNRING).

Aus diesem Fragekomplex seien Untersuchungsergebnisse des Hämatokritwertes vor und nach Verabreichung von ACTH mitgeteilt, die zu folgenden Ergebnissen führten:

Vor der Behandlung fand sich ein Mittelwert von 45,7 ± 3.3 und nach der Behandlung, es handelte sich um 6 Ulcuspatienten, zeigte sich ein Mittelwert von 39,7 ± 3,6, so daß die Differenz statistisch wahrscheinlich ist.

Hieraus ist auf eine gesteigerte Vasomotion mit einem erhöhten Einstrom von Gewebsflüssigkeit in die Capillaren im Sinne der Vorstellung von CHAMBERS und ZWEIFACH zu schließen.

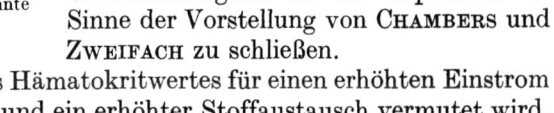

Abb. 25. Gibt die Mittelwerte der Hämatokritbestimmungen vor und nach 6tägiger Verabreichung von 30 mg ACTH wieder. Bei einer beobachteten Differenz der Mittelwerte von 6 konnte eine verlangte von 3,3 errechnet werden.

Wenn ein solches Absinken des Hämatokritwertes für einen erhöhten Einstrom im Capillarbereich sprechen kann und ein erhöhter Stoffaustausch vermutet wird, dann müßte die Hauttemperatur sich ebenfalls verändern.

Es wurden daher von Hauttemperaturbestimmungen vor, während und nach ACTH-Verabreichungen vorgenommen, die folgende Ergebnisse aufwiesen:

Es wird hieraus ersichtlich, daß die Hauttemperatur als Ausdruck einer Steigerung der peripheren Durchblutung unter ACTH-Verabreichung ansteigt.

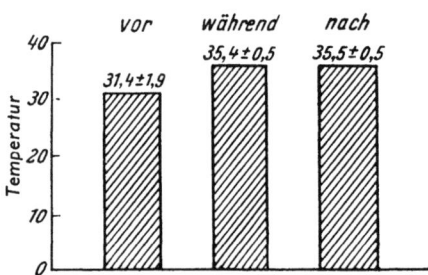

Abb. 26. Hauttemperaturbestimmungen vor, während und nach 6tägiger ACTH-Verabreichung von 30 mg tägliche Mittelwerte aus 102 Bestimmungen bei 6 Patienten. (Fehlerbreite: 3 σ Mittelwert.)

Schließlich wurden Untersuchungen über das Verhalten des Capillardruckes unter dem Einfluß der Nebennierenrinde durchgeführt, die jedoch wegen ihrer schweren Deutbarkeit hier noch nicht besprochen werden sollen. CHAMBERS und ZWEIFACH vermuteten, daß der Capillardruck unter dem Einfluß von Nebennierenrindenwirkstoffen absinken müsse, da eine gesteigerte Vasomotion mit einer relativen Abnahme des Capillardruckes einhergehe. Da, wie in dem entsprechenden Kapitel mitgeteilt wurde, im physiologischen Bereiche eine positive Korrelation zwischen der Höhe des muskulären Gewebsinnendruckes und der des Capillardruckes zu bestehen scheint, und der muskuläre Gewebsinnendruck unter dem Einfluß der Nebennierenrindenwirkstoffe eine Steigerung erfährt, wäre es verständlich gewesen, eine ähnliche Veränderung des Capillardruckes zu beobachten. Während wir unter Nebennierenrindengesamtextrakt und DOCA eine Steigerung des Capillardruckes beobachten konnten (KÜCHMEISTER und GNASS), schien der Capillardruck nach ACTH-Verabreichung abzusinken (KÜCHMEISTER und PIRTKIEN). Der Arteriolendruck wurde nicht wesentlich verändert. Eine solche Umkehr der Korrelation: Gewebsinnendruck-Capillardruck scheint nach den Untersuchungsergebnissen über die „Zelltonisierung" unter dem Einfluß der Nebennierenrindenwirkstoffe von physiologischer Seite verständlich zu sein (PICHOTKA).

Fassen wir diese klinisch-experimentellen Untersuchungsergebnisse über die Wirkung der Nebennierenrinde auf den Capillarbereich zusammen, so ergibt sich nach den vorläufigen Befunden eine Beeinflussung des Capillar- und Gewebsinnendruckes neben einer Änderung der Capillarpermeabilität. Aus den Ergebnissen des Hämatokritwertes und dem Verhalten der Hauttemperatur ist zu schließen, daß für die Nebennierenrindenwirkung neben einer direkten Gewebsbeeinflussung eine veränderte Vasomotion als Ausdruck eines erhöhten Stoffaustausches in der Peripherie verantwortlich zu sein scheint, wobei auch hier Unterschiede der einzelnen Wirkstoffgruppen erkennbar sind.

Weitere umfangreiche experimentelle Untersuchungen werden nötig sein, um auch diesen interessanten Fragekomplex beantworten zu helfen.

Zusammenfassung.

Durch diese Übersicht wird versucht, die Bedeutung des Capillarbereiches für die Klinik herauszustellen. Dafür war es notwendig, einleitend in Kürze seine anatomischen und physiologischen Grundlagen zu skizzieren und die methodischen Möglichkeiten zu seiner klinischen Erfassung zu besprechen.

Da zur Bestimmung der einzelnen Faktoren des Capillarbereiches jeweils verschiedene Methoden angegeben worden sind, war es wichtig, diese in ihrer Bedeutung gegeneinander abzugrenzen und eigene Erfahrungen zur Beurteilung ihrer Brauchbarkeit zu sammeln.

Zur Bestimmung des Capillardruckes schienen uns die bisherigen indirekten Methoden nicht genügend verläßlich zu sein, und die direkte Methode von LANDIS wegen ihrer schwierigen Handhabung klinisch nicht anwendbar. Es wurde daher eine eigene Methode entwickelt, die den klinischen Ansprüchen gerecht wird und routinemäßig angewendet werden kann. Zur Objektivierung der Ergebnisse gelang es, mit Hilfe des Elektronenblitzes die einzelnen Druckstadien des Erythrocytenstromes durch die Capillarschlingen photographisch festzuhalten.

Mit dieser Methode konnte das Verhalten des Capillardruckes nach Verabfolgung von Sympathico- und Parasympathicomimetica geprüft und die Wirkung lokal angreifender Reizstoffe verfolgt werden.

Die Bestimmung des kolloidosmotischen Druckes wird in Kürze kritisch besprochen, und eigene Untersuchungen nach der Methode von KROGH und NAKAZAWA beim Mangelödem werden mitgeteilt. Der Gewebsinnendruck, der das Milieu, in das die Capillaren eingebettet sind, widerspiegelt, wurde mit der BEIGLBÖCK- und JUNKschen Apparatur gemessen. Nach Festlegung der Normalwerte für den intramuskulären und subcutanen Dehnungswiderstand des Gewebes und Bestimmung der Schwankungsbreiten werden Ergebnisse über die Bedeutung der Konstitution auf ihre Höhe mitgeteilt und die Abhängigkeit des Muskelinnendruckes vom 24 Std.-Rhythmus aufgezeigt. Hier scheinen Beziehungen zur Nebennierenrindenaktivität zu bestehen, da die Ausscheidung der 17-Ketosteroide einem ähnlichen Tagesrhythmus unterworfen ist und die jeweilige Höhe des Muskelinnendruckes die körperliche Leistungsbereitschaft des Menschen zu jeder Tageszeit anzeigt. Da man weiterhin, wie später noch aufgeführt wird, den muskulären Gewebsinnendruck durch Nebennierenrindenhormonverabreichung steigern kann und nach weiteren Untersuchungen ein niedriger Muskelinnendruck die „Adynamie" charakterisiert, wird ein neues Schema der Steuerung des Muskelinnendruckes mitgeteilt, in dem das funktionelle Geschehen besonders berücksichtigt wird. Mit der Erfassung des Strömungswiderstandes des Gewebes gewinnt man einen Einblick in den „inneren Kreislauf" im Sinne EPPINGERS, wodurch es weiterhin verständlich wird, daß die Strömung im Gewebe von seiner Struktur und seinem Innendruck abhängt. Das intramuskuläre und subcutane Gewebe Gesunder zeigt einen höheren Gewebsinnendruck und Strömungswiderstand als das kranker Versuchspersonen, wobei es möglich ist, durch statistische Auswertung Differenzen zwischen den Geschlechtern nachzuweisen. Es kann aus diesen Untersuchungen geschlossen werden, daß der intramuskuläre und der subcutane mechanische Dehnungswiderstand des Gewebes für den Flüssigkeitsaustausch zwischen Blutstrombahn und Gewebe von Bedeutung ist, insofern als ein niedriger Gewebsinnendruck einen Übertritt von Flüssigkeit ins Gewebe begünstigt.

Die Lymphstromgeschwindigkeit, wie sie von ZOTHE mit Hilfe von intracutan verabreichter Adrenalinlösung gemessen worden ist, wurde von uns ebenfalls nach dieser Methode bestimmt, wobei wir uns jedoch auf Grund erheblicher Seitendifferenzen von ihrer Brauchbarkeit nicht überzeugen konnten. Sie schien uns wegen ihrer zu großen Fehlerbreite für die Erfassung der Lymphcapillarfunktion ungeeignet zu sein.

Nachdem die einzelnen Kräfte beidseitig der Capillarwand besprochen wurden, schien es notwendig, das Verhalten der Capillarwand selbst mit klinischen Methoden experimentell zu erfassen.

Es werden die klinischen Begriffe der Capillarpermeabilität, -resistenz und -fragilität definiert und die verschiedenen Methoden in einer Übersicht beschrieben. In bezug auf ihre Fehlerbreiten wird auf die einschlägigen Arbeiten verwiesen.

Nach eigenen Untersuchungen werden zur Bestimmung der Capillarpermeabilität die Methode von LANDIS und seinen Mitarbeitern und die Canthariden-blasenmethode (GÄNNSLEN) für vergleichende Bestimmungen herausgestellt, wobei darauf hingewiesen wird, daß es entscheidend ist, mit der einen oder anderen Methode jeweils genügende eigene Erfahrungen zu sammeln, damit eine vergleichende Betrachtung möglich wird.

Zur Erfassung der Capillarresistenz wird nach einem kurzen Überblick über die Methoden das Capillarresistometer beschrieben, das dem von BORBELYSCHEN Prinzip folgend den klinischen Belangen gerecht wird und für Routineuntersuchungen gut geeignet erscheint.

Es werden Ergebnisse der Capillarresistenz-Bestimmung des gesunden und kranken Menschen in Abhängigkeit vom Alter, Geschlecht und der Tageszeit mitgeteilt.

Damit ist das Rüstzeug für die Erfassung der funktionellen Beziehungen zwischen Capillar- und Gewebsverhalten gegeben.

Es konnte durch statistische Berechnungen wahrscheinlich gemacht werden, daß unter krankhaften Bedingungen eine negative Korrelation zwischen der Höhe der Flüssigkeitsdurchlässigkeit der Capillarwand und der Höhe des muskulären Gewebsinnendruckes besteht. Weiterhin konnte gezeigt werden, daß eine positive Korrelation zwischen der Höhe des muskulären Gewebsinnendruckes und dem Eiweißgehalt des Capillarfiltrates besteht, die durch die Möglichkeit der Abnahme des Flüssigkeitsaustrittes durch die Capillarwand ohne gleichzeitige Abdichtung für Eiweiß erklärt werden muß. Andererseits zeigte sich nach statistischer Auswertung, daß keine funktionelle Beziehung zwischen der Höhe der Capillarresistenz und der Höhe der Flüssigkeits- und Eiweißdurchlässigkeit der Capillarwand nachgewiesen werden konnte, obwohl ein niedriger Gewebsinnendruck gewöhnlich mit einer herabgesetzten Capillarresistenz einhergeht.

Setzt man den mechanischen intramuskulären Gewebsdruck zum Capillardruck in Beziehung, so findet sich bei statistischer Auswertung eine positive Korrelation, so daß im physiologischen Bereiche ein höherer Capillardruck einem höheren Gewebsinnendruck zu entsprechen scheint.

Da einzelne Wirkstoffe eine Umkehr dieses Verhältnisses bedingen, bedarf dieses Gebiet noch einer weiteren experimentellen Bearbeitung.

Hieraus wird das funktionelle Geschehen im Capillarbereiche besonders augenscheinlich, da die wechselseitige Beeinflussung der einzelnen Kräfte zahlenmäßig erfaßt werden kann.

Im zweiten Teil wird die Bedeutung der aufgeführten Methoden zur Objektivierung einzelner krankhafter Zustände herausgestellt. Besonders für die klinische Bearbeitung der Ödempathogenese bewährten sich die Methoden.

Es werden nach Definition des Ödembegriffes einige neuere Ergebnisse z. B. über Capillarpermeabilitätsuntersuchungen bei den einzelnen Ödemformen mitgeteilt, woraus hervorgeht, daß die Capillarpermeabilität in allen Fällen eine Veränderung im Sinne einer erhöhten Flüssigkeitsdurchlässigkeit und einer Eiweißdurchlässigkeit aufweist, die jedoch nur bei einzelnen Formen des Ödems den statistischen Grundsätzen genügt. Weiterhin werden zur Erfassung des „Gewebsfaktors" Ergebnisse der Quaddelresorptionszeitbestimmung und der Gewebsinnendruckmessung mitgeteilt, welche die Bedeutung des „Gewebsfaktors" für die Wassersucht beleuchten. Auch Capillar- und Arteriolendruckmessungen bei den einzelnen Ödemformen werden durchgeführt und ihre Bedeutung für die Pathogenese betont. Bei der Schwierigkeit der Erklärung des polyvalenten Symptoms: Ödem, das vielen Krankheitszuständen zugeordnet werden kann, wird eine schematische Darstellung seiner Pathogenese gegeben.

Die hämorrhagischen Diathesen werden kurz gestreift und einige eigene Untersuchungen mitgeteilt, woraus hervorgeht, daß die untersuchten vasculären Formen der Purpura alle eine herabgesetzte Capillarresistenz aufweisen.

Auch die verschiedenen Infektionskrankheiten und Intoxikationszustände zeigten eine pathologische Capillarpermeabilität, so daß hieraus verständlich wird, daß die gestörte Capillarpermeabilität nicht die Ursache des Ödems ist, sondern lediglich ein wesentlicher Faktor der Ödembereitschaft. Andererseits wird die gelegentliche Ödemneigung dieser Erkrankungen hieraus mit verständlich.

Bei der essentiellen Hypertonie wurde gewöhnlich eine normale Capillarpermeabilität gefunden, während andererseits die Capillarresistenz in einem großen Prozentsatz pathologische Werte erkennen ließ, so daß die mangelhafte Ödemneigung und die erhöhte Apoplexiegefahr des Hypertonikers eine sinnvolle Erklärung finden.

Auch für die Beurteilung therapeutischer Erfolge haben sich die Methoden gut bewährt.

Aus der Gruppe der capillarwandwirksamen Medikamente wurden diejenigen besprochen, die einer eigenen experimentellen Prüfung unterzogen werden konnten: Calcium, Rutin und die Nebennierenrindenwirkstoffe.

Es konnte nach umfangreichen Untersuchungen mit dem Capillarresistometer keine Wirkung des Calciums auf die Capillarresistenz nachgewiesen werden, während die Wirkung des Calciums auf die pathologische Eiweißdurchlässigkeit der Capillarwand, geprüft nach der LANDISschen Methode, statistisch wahrscheinlich gemacht werden konnte.

Der Einfluß des Rutins auf die Capillarpermeabilität konnte mit der LANDISschen Methode nachgewiesen und bei intravenöser Verabreichung mit der Cantharidenblasenmethode auf die Gewebspermeabilität statistisch gesichert werden. Rutin wirkt im Gegensatz zum Calcium in 50% der untersuchten

Fälle von Hypertonie auch auf die Capillarresistenz. Weitere Untersuchungen wurden mit Kombinationspräparaten von Calcium, Rutin und Vitamin C als auch mit dem das Aesculin enthaltenden Venostasin durchgeführt.

Schließlich wurde die Bedeutung der Nebennierenrinde für den Capillarbereich untersucht. Es konnte ein den Gewebsinnendruck steigernder Effekt nach Nebennierenrindenhormonverabreichung nachgewiesen werden. Die Capillarpermeabilität konnte nach der Cantharidenblasenmethode lediglich durch Gesamtextrakt eindeutig beeinflußt werden. Weitere Untersuchungen bezogen sich zur Erkennung des Wirkungsmechanismus auf den Druck und die Durchblutung der Capillaren.

So stellt diese Übersicht einen Versuch dar, in das funktionelle Kräftespiel der Peripherie Einblick zu gewinnen, indem mit Hilfe klinisch-experimenteller Studien die Beziehungen der verschiedenen Kräfte zueinander aufgedeckt und ihr Verhalten bei krankhaften Zuständen des Organismus untersucht wurde. Dabei konnte erkannt werden, daß die Vorstellung EPPINGERS von der modernen Abwandlung des Begriffes „Dyskrasie" zum Begriff der „Permeabilitätspathologie" als Lehre vom Krankheitsbeginn und Brücke zur „Zellularpathologie" VIRCHOWs das lebendige Fundament für eine heutige Betrachtung der Klinik der Capillarfunktionen abgibt.

VIII. Die kongenitalen Mißbildungen am venösen Anteil des Herzens[1].

Von

ADALBERT SCHAEDE-Bonn.

Mit 40 Abbildungen.

Inhalt.

Literatur.

ABBOTT, M.: Atlas of congenital cardiac disease. New-York. The American Heart Association 1936.
— In BRANDT, Lehrbuch der Embryologie. 1949.
— and E. WEISS: In Blumers Bedside Diagnosis, Bd. 2, S. 482, Philadelphia and London: W. B. Saunders Comp. 1928.
ALEXANDER, F., and P. D. WHITE: Four important congenital cardiac conditions causing cyanosis to be differentiated from the Tetralogy of Fallot: Tricuspid Atresia, Eisenmenger's Complex, transposition of the great vessels, and a single ventricle. Ann. Int. Med. 27, 64—83 (1947).
ALTSCHULE, M. D., u. E. BUDNITZ: Rheumatische Erkrankung der Tricuspidalis. Zbl. Path. 77, 183 (1941).
ARNSTEIN, A.: Eine seltene Mißbildung der Trikuspidalklappe (EBSTEINsche Krankheit). Virchows Arch. 266, 247 (1927/28).
ASCHOFF u. SCHREIBER: Über einen Fall von congenitalem Herzfehler. Dtsch. med. Wschr. (Vereinsbeilage Nr. 8) 2, 63—64 (1901).
ASKEY, M., and J. KAHLER: Longevity in extensive organic heart lesions: A case of LUTEMBACHERs Syndrome in a man aged 72. Ann. Int. Med. 33, 1031—1036 (1950).
ATWELL, W. J., and ZOLTOWSKI: A case of left superior vena cava without a corresponding vessel on the right side. Anat. Rec. 70, 525 (1938).
BAUER, D. DEF.: Ebstein type of tricuspid insufficiency. Roentgen studies in a case with sudden death at the age of twenty-seven. Amer. J. Roentgenol. 54, 136 (1945).

[1] Aus der kardiologischen Arbeitsgemeinschaft der Medizinischen Universitätsklinik Bonn, Direktor Prof. Dr. P. MARTINI zusammen mit F. GROSSE-BROCKHOFF, G. NEUHAUS und H. LOTZKES, dem Röntgeninstitut Prof. JANKER und der Chirurgischen Klinik Düsseldorf, Prof. DERRA.

BARCLAY, A. E., K. J. FRANKLIN and M. M. J. PRICHARD: The foetal circulation and cardio-vascular system and the changes that they undergo at birth. Oxford: Blackwell Scientific Publishing Co. 1944.

BARGE, J. A. J.: Eine bisher unbekannte Mißbildung der Lungenzirkulation. Anat. Anz. 74, 357 (1932)

BEDFORD, D. E., C. PAPP and J. PARKINSON: Atrial septal defect. Brit. Heart J. 3, 37 (1941).

BELLET, S., and H. L. STEWART: Congenital Heart Disease: Atresia of the Tricuspid Orifice. Amer. J. Dis. Childr. 45, 1247—52 (1933).

BERBER, S. G.: Un caso di insufficienza tricuspidale del tipo di Ebstein con probabile endo-cardite fetale ed eccezionali caratteristiche elettro cardiografiche. Coure et circol. 31, 54 (1947).

BING, R. J., J. C. HANDELSMAN, J A. CAMPBELL and H. E. GRISWOLD: Physiological studies in congenital heart disease. Circulation in patients with isolated septal defect. Amer. Heart J. 38, 80 (1949).

BLACKHALL-MORISON, A.: Malformed heart with redundant and displaced tricuspid segments and abnormal local attentuation of the right ventricular wall. J. of Anat. 57, 262 (1922—23).

— and E. H. SHAW: Cardiac and genito-urinary anomalies in the same subject. J. of Anat. 54, 163 (1919—20).

BLOUNT, S. G., C. FERENCY, A. FRIEDLICH, J. MUDD, D. G. CAROLL and R. J. BING: Physiological studies in congenital heart disease. Bull. Hopkins Hosp. 89, 235—244 (1951).

BRAMWELL, B. Diseases of the heart, 1884, Tricuspid. Stenosis.

BRANNON, E. S., H. S. WEENS and J. V. WARREN: Atrial septal defect. Amer. J. Med. Sci. 210, 480 (1945).

BREKKE, V. G.: Congenital tricuspid. insufficiency; report of a case. Amer. Heart. J. 29, 647 (1945).

BRESLICH, P. J.: Congenital Atresia of the Tricuspid Orifice. Arch. of Path. 10, 206—212 (1930).

BRODY, H.: Drainage of pulmonary veins in the right side of the heart. Arch. of Path. 33, 221 (1942).

BROWN, J. W.: Congenital Tricuspid Atresia. Arch. Dis. Childh. 11, 275—280 (1936).

BURCHELL, H. B., and E. H. WOOD: Reproductibility of values for oxygen saturation of arterial blood, and magnitude of venousarterial shunts in patients with congenital cardiac malformations. J. Appl. Phys. 1, 560—566 (1949).

CAMPBELL, M., and T. H. HILLS: Angiocardiography in cyanotic congenital heart disease. Brit. Heart J. 12, 65 (1950).

CLEMENTS, A. B.: Isolated tricuspid stenosis of probable rheumatic origin. Amer. J. Med. Sci. 190, 389 (1935).

COHN, M.: Ein Fall von angeborenem Herzfehler. Münch. med. Wschr. 1, 800—801 (1904).

COOK, W. T., and P. D. WHITE: Tricuspid stenosis, with particular reference to diagnosis and prognosis. Brit. Heart J. 3, 147 (1941).

COOLEY, R. N., H. T. BAHNSON and C. R. HANLON: Angiocardiography in congenital heart disease of cyanotic type with pulmonic stenosis or atresia. I. Observations on the tetralogy of FALLOT and pseudotruncus arteriosus. Radialogy 52, 329 (1949).

CORSDRESS, O.: Über ein Cor biloculare bei Situs viscerum inversus. Mschr. Kinderheilk. 28, 193 (1924).

COSBY, R. S., and G. C. GRIFFITH: Interatrial septal defect. Amer. Heart J. 38, 80 (1949).

COSIO et ARANA: Communication intraauriculaire. Bull. Acad. Med. (Paris) 117, 212 (1937).

COTTIN et SALOZ: Un cas de rétrécissement tricuspidien. Arch. Mal. Coeur 13, 481 (1920).

DENOLIN, H., J. LEQUIME, F. GOCKSEL et R. PANNIER: L'atreise tricuspidrienne. Acta cardiol. (Bruxelles) 5, 400 (1950).

DERRA, E.: Chirurgie der angeborenen Vitien des Herzens und seiner großen Gefäße. Mschr. Kinderheilk. 100, 128 (1952).

DEXTER, L., F. W. HAYNES, C. S. BURWELL et col.: Studies of congenital heart disease III Venous catheterization as a diagnostic aid in patent ductus arteriosus, tetralogy of FALLOT, ventricular septal defect and auricular septal defect. J. Clin. Invest. 26, 561 (1947).

DOERR, W.: Zur Entwicklung des Bildungsfehlers des Ostiums venosum dextrum. Erscheint im Virchow-Archiv.

— Morphogenese und Korrelation chirurgisch wichtiger angeborener Herzfehler. Erg. Chir. 36, 1 (1950).

— Die angeborenen Herzfehler. Pathologische Anatomie typischer Grundformen angeborener Herzfehler. Mschr. Kinderheilk. 100, 107 (1952).

DRESSLER, W., u. R. FISCHER: Über Tricuspidalstenose. Klin. Wschr. 8, 1269. 1316 (1929).

— u. H. ROESLER: Vorhof-Septum-Defekt, kombiniert mit Mitralstenose und auriculärem Leberpuls. Z. klin. Med. 112, 421 (1929—30).

EBSTEIN, W.: Über einen sehr seltenen Fall von Insufficienz der Valvula tricuspidalis, bedingt durch eine angeborene hochgradige Mißbildung derselben. Arch. f. Anat. 1866, 238.

EDWARDS, J. E., T. J. DRY and G. B. LOGAN: Congenital atresia of the tricuspid orifice; report of a case. Bull. Internat. A. M. Museums 28, 34—42 (1948).

EDWARDS, J. E., and HOWARD BURCHELL: Congenital tricuspidalatresie: A classification. Med. Clin. North Amer. Mayo Clin. Number. July 1949.

— and J. W. DU SHANE: Thoracic venous anomalies. I. Vascular collection of the atrium and the left inominate vein (Levoatriocardinal vein) associated with mitral atresia and premature closure of the foramen ovale. II. Pulmonary veins draining wholly into the ductus veno sus. Arch. of Path. **49**, 517 (1950).

ENGELS, H.: Herzmißbildung mit Einmünden der vena pulmonalis in den rechten Vorhof. Frankf. Z. Path. **49**, 206—213 (1936).

ENGLE, M. A., H. B. TAUSSIG and C. BRUINS: EBSTEIN's Anomaly of the tricuspid valve. Circulation (New York) **1**, 246 (1950).

EPSTEIN, A.: Beitrag zu den Bildungsfehlern des Herzens. Z. Heilk. **7**, 293—321 (1886).

EVANS, H.: Die Entwicklung des Blutgefäß-Systemes, in KEIBEL, MOLL: Handbuch der Entwicklungsgeschichte des Menschen. 1911.

EVERETT, N. B., and R. J. JOHNSON: Der fötale Kreislauf. Untersuchungen mit Radiophosphor. Am. J. Physiol. **162**, 1950, 1:147/152.

FELLINGER, K., u. W. WEISSEL: Vorläufiger Bericht über die Durchuntersuchung kongenitaler Herzfehler. Wien. med. Wschr. **1951**, Nr. 1, 101, 3.

FRIEDLICH, A., R. BING and G. BLOUNT: Physiological studies in congenital heart disease. Circulatory dynamics in the anomalies of venous return to the heart including pulmonary arteric venous fistula. Bull. Hopkins Hosp. **86**, 20 (1950).

FUTCHER, T. B.: Tricuspid stenosis, with a report of five cases. Amer. J. Med. Sci. **142**, 625 (1911).

GASUL, B. M., E. H. FELL, J. J. MARINO and C. B. DAVIS: Tricuspid Atresia. Amer. J. Dis. Childr. **78**, 16—27 (1949).

GEIPEL, P.: Mißbildungen der Tricuspidalis. Virchows Arch. **171**, 298 (1903).

GEISLER, W.: Ein weiterer Fall von Atresie der Trikuspidalklappe. Z. Kreislaufforsch. **22**, 371—377 (1930).

GERACI, J. E., T. J. DRY and H. B. BURCHELL: Atrial septal defect and probable tricuspid. atresia in adults. Proc. Staff Meet. Mayo Clin. **23**, 510—516 (1948).

GERHARDT, D.: Herzklappenfehler. S. 190, 1913.

GIBSON, ST., and W. M. CLIFTON: Congenital heart disease; a clinical and postmortem study of one hundred and five cases. Amer. J. Dis. Childr. **55**, 761—767 (1938).

GLOMSET, D. J., and A. T. A. GLOMSET: Morpholog. study of the cardiac conduction system in ungulates, dog., and man. Amer. Heart J. **20**, 389 (1940).

— — Amer. Heart J. **20**, 677 (1940).

— — and R. F. BIRGE: Morpholog. study of the cardiac conduction system. Amer. Heart J. **28**, 348 (1944).

GRAUX, P., et J. F. MERLEN: A propos d'un cas de maladie d'EBSTEIN. Arch. Mal. Coeur **44**, 263 (1951).

GRAYZEL, D. M., and R. TENNANT: Congenital atresia of the tricuspid orifice and anomalous origins of the coronary arteries from the pulmonary artery. Amer. J. Path. **10**, 791—794 (1934).

DE GROOT, J. W.: Bilateral superior venae cavae accompanied by patent ductus arteriosus. Brit. Heart J. **13**, 403—405 (1951).

GROSSE-BROCKHOFF, F., G. NEUHAUS u. A. SCHAEDE: Diagnostik und Differentialdiagnostik der angeborenen Herzfehler. Arch. klin. Med. **197**, 621 (1950).

HANDELSMAN, I. C., R. J. BING, A. J. CAMPBELL et col.: Physiological studies in congenital heart disease. V. The circulation in patients with isolated septal defects. Bull. Hopkins Hosp. **82**, 615—632 (1948).

HEDINGER, E.: Transposition der großen Gefäße bei rudimentärer linker Herzkammer bei einer 56 jährigen Frau. Zbl. Path. **26**, 529—535 (1915).

HEIGEL, A.: Über eine besondere Form von Entwicklungsstörung der Tricuspidalklappe. Virchows Arch. **214**, 301 (1913).

HENSCHEN, K.: Erfahrung über Diagnostik und Klinik des Herzklappenfehlers. Berlin: Julius Springer 1916.

HERDENSTAM u. MANNHEIMER: In MANNHEIMER, Morbus caeruleus.

HERXHEIMER, G.: In Schwalbe, Morphologie der Mißbildungen, Bd. II, Kap. IV.

HESS, J. H.: Congenital atresia of the right auriculoventricular orifice with complete absence of tricuspid valves. Amer. J. Dis. Childr. **13**, 167—173 (1917).

HICKAM, J. D.: Atrial septal defect. A study of intracardiac shunt. Amer. Heart J. **38**, Nr. 6 (1949).

HOLDER, E. C., and J. PICK: Congenital heart disease: atresia of tricuspid orifice, hypoplasia of the rigth ventricle, septal defects and patent Ductus arteriosus. J. Techn. Methods **19**, 135—147 (1939).

HOLZMANN, M.: Das EKG der kongenitalen Angiocardiopathien: Tricuspidalstenose oder -atresie mit Vorhofseptumdefekt. Helvet. paediatr. Acta **4**, 244 (1949).

HUEBSCHMANN, P.: Zwei Fälle von seltener Herzmißbildung (sog. Tricuspidalverschluß). Verh. dtsch. path. Ges. 18, 174—182 (1921).

HULL, E.: The cause and effects of flow through defects of the atrial septum. Amer. Heart J. 35, 351 (1948).

JANKER, R., u. H. HALLERBACH: Röntgenkinematographische Darstellung der Tricuspidalatresie. Fortschr. Röntgenstrahlen Bd. 75, H. 4 (1951).

JASPER, A., M. D. SMITH, A. SAMUEL, M. D. LEVINE: Der klinische Charakter der Tricuspidalstenose. Amer. Heart J. 6, 739 (1942).

KELLY, C.: Malformation of the heart in a case of cyanosis. Trans. Path. Soc. London 19, 185—186 (1868).

KÜHNE, M.: Über zwei Fälle kongenitaler Atresie des Ostium venosum dextrum. Jb. Kinderheilk. 63, 235—249 (1906).

KÜLBS, F.: Handbuch der inneren Medizin, Bd. II, S. 380.

LANDTMAN, B.: Congenital heart disease in Children. A clinical study with special reference to prognosis. Ann. med. int. fenn. 36, 542—560 (1947); zit n. Zbl. inn. Med. 121, 146 (1947).

LAUBERG, CH., et D. ROUTIER: La dilatation congénitale de l'artère pulmonaire. Bull. Acad. Méd. (Paris) 124, 126 (1941).

LEUBE: In KÜLBS Handbuch der inneren Medizin, Bd. II, S. 380.

v. LINGEN, B., M. McGREGOR et col.: Clinical and cardiac catheterization findings compatible with EBSTEIN's anomaly of the tricuspid valve: a report of two cases. Amer. Heart J. 43, 1377—88 (1952).

LITTLE, R. C., D. F. OPDYKE and J. G. HAWLEY: Dynamics of experimental atrial septal defects. Amer. J. Physiol. 158, 241 (1949).

LUTEMBACHER, R.: De la sténose mitrale avec communication intraauriculaire. Arch. Mal. coeur 9, 247 (1916).

— De la sténose mitrale avec communication intraauriculaire. Arch. Mal. Coeur 29, 229 (1936).

MacCALLUM, W. G.: Congenital malformations of the heart as illustrated by the specimens in the pathological museum of the Johns Hopkins Hospital. Bull. Hopkins Hosp. 11, 69—71 (1900).

MACKENZIE, J.: Diseases of the heart, 337.

MACREADY, R. P.: Anomalies of the pulmonary veins. Bull. Hopkins Hosp. 29, 334 (1818).

McCOTTER, R. E.: Three cases of the persistence of the left superior vena cava. Anat. Rec. 10, 371—383 (1916).

McMANUS, J. F. A.: A case in which both pulmonary veins emptied into a persistent left superior vena cava. Canad. Med. Assoc. J. 45, 261—264 (1941).

MALAN, G.: Über die Entstehung eines Herzgeräusches. Zbl. Path. 19, 452 (1908).

MANNHEIMER, E.: Morbus caeruleus. Basel: S. Karger 1949.

MANHOFF, L. J. JR., and J. S. HOWE: Congenital heart disease: tricuspid atresia and mitral atresia associated with transposition of great vessels; report of two cases. Amer. Heart J. 29, 90—98 (1945).

MARXSEN, TH.: Ein seltener Fall von Anomalie der Tricuspidalis. Inaug.-Diss. Kiel 1886.

MIALE, J. B., A. L. MILLARD, T. J. BENO and G. S. CUSTER: Congenital tricuspid atresia associated with interauricular and interventricular septal defects. Amer. Heart J. 36, 438—442 (1948).

MICHAELSEN, A.: Einmündung aller Lungenvenen in die persistierende Vena cava superior sinistra und Cor biloculare bei einem 21jährigen Manne. Frankf. Z. Path. 23, 222 (1920).

MÖNCKEBERG, J. G.: Die Mißbildungen des Herzens. In F. HENKE and O. LUBARSCH: Handbuch der speziellen pathologischen Anatomie und Histologie. Bd. 2, S. 64—65. Berlin: Julius Springer 1924.

MÜTZEL: Beitrag zur Kenntnis der Mißbildungen im Bereich der oberen Hohlvene. Z. Path. 1914, 151.

MURPHY, G. R., and L. C. BLEYER: Atresia of the tricuspid. orifice. Amer. J. Dis. Childr. 46, 350—355 (1933).

MURRAY, G.: Closures of defects in cardiac septal. Ann. Surg. 128, 843 (1948).

NAGEL, A.: Eine Transposition aller Lungenvenen in den rechten Vorhof. Virchows Arch. 297, 343—350 (1936).

NUHN: Über eine seltene fehlerhafte Bildung des Herzens, namentlich angeborenen Mangel des Ostium venosum der rechten Herzkammer. Z. rat. Med. 24, 1—11 (1865).

OBIDITSCH, R. A.: Über eine Mißbildung der Tricuspidalklappen. Virchows Arch. 304, 97 (1939).

ODGERS, P. B. N.: The formation of the venous valves, the foramen secundum and the septum secundum in the human heart. J. of Anat. 69, 412 (1934—35).

OPDYKE, D. F., and G. BRECHER: Effect of normal and abnormal changes of intrathoracic pressure on effective right and left atrial pressures. Amer. J. Physiol. 160, 556—566 (1950).

PATTEN, R.: Human embryologie. S. 674, Philadelphia 1947.

v. PFAUNDLER, M.: Biologische Allgemeinprobleme der Medizin. 255 ff. Berlin-Göttingen-Heidelberg: Springer-Verlag 1947.

POTOCKI, SCHMALTZ u. FEHR: In Mönckeberg, Handbuch der speziellen pathologischen Anatomie und Histologie, Bd. II, S. 178.

POTTS, W. J., and ST. GIBSON: Aortic pulmonary anastomosis in congenital pulmonary Stenosis report of forty-five cases. J. Amer. Med. Assoc. **137**, 343—347 (1948).

— S. SMITH and ST. GIBSON: Anastomosis of the aorta to a pulmonary artery; certain types in congenital heart disease. J. Amer. Med. Assoc. **132**, 627—631 (1946).

PURKS, W. K.: LUTEMBACHER's Syndrome. Report of a case with unusually large atrial septal defects. Arch. Int. Med. **82**, 588 (1948).

REED, A. F.: A left superior vena cava draining the blood from a closed coronary sinus. J. of Anat. **73**, 195 (1938).

RIBBERT, H.: Handbuch der speziellen pathologischen Anatomie und Histologie, Bd. II, S.253.

RIHL, J., K. TERPLAN u. F. WEISS: Über einen Fall von Agenesie der Tricuspidalklappe. Med. Klin. **25**, 1543—1545 (1929).

ROBINSON, A., and J. E. HOWARD: Atresia of the tricuspid valve with transposition of the great vessels. Amer. J. Dis. Childr. **75**, 579 (1948).

ROESLER, H.: Interatrial septal defect. Arch. Int. Med. **54**, 339 (1934).

ROGERS, H. M., J. A. CORDES and J. E. EDWARDS: Congenital tricuspid atresia; report of a case in a boy aged 12 years. Amer. J. Dis. Childr. **80**, 427 (1950).

— and J. E. EDWARDS: Incomplete division of the atrioventricular canal with patent inter atrial foramen primum. (Persistent common atrioventricular ostium) Amer. Heart J. **36**, 28 (1948).

— L. H. DOMEIER, F. G. BRIGHAM and P. D. WHITE: Tricuspid stenosis with survival to the age of 61 years. Amer. Heart J. **39**, 761 (1950).

ROKITANSKY, C. v.: Wien 1875.

SALRAZES, J., et H. CRAS: Atrésie congénitale de la valvula tricuspide. Arch. Mal. Coeur **34**, 165 (1941).

SANES, S.: Anomalous drainage of pulmonary vein into coronary sinus. Amer. J. Dis. Childr. **58**, 354—361 (1939).

SCHAEDE, A.: Zur Differentialdiagnose des Morbus caeruleus. Dtsch. med. Wschr. **50**, 1681 (1950).

— Die Tricuspidalatresie. Dtsch. Arch. klin. Med. **199**, 102—120 (1952).

— Inversion des Herzens und Tricuspidalatresie. Dtsch. Arch. klin. Med. **199**, 121—129 (1952).

— Tricuspidalatresie bei einem 21jährigen Mann. Z. Kreislaufforsch. **14**, H. 7/8 (1952).

— Zur Diagnose des EBSTEIN-Syndroms. Dtsch. Arch. klin. Med. **198**, 619 (1951).

— Zur Differentialdiagnose der angeborenen Herzfehler, die mit einer Erweiterung der Pulmonalgefäße einhergehen. Mschr. Kinderheilk. **100**, H. 4, 140 (1952).

— Zur Röntgendiagnostik der angeborenen Herzfehler mit vorspringendem Pulmonalisbogen. Fortschr. Röntgenstr. **76**, H. 3, 306 (1952).

SCHNITKER, M.: The electrocardiogram in congenit. cardial disease. Harvard 1940.

SCHÖNENBERGER, F.: Inaug.-Diss. Zürich 1903.

SCHOENMACKERS, J.: Verh. dtsch. Ges. Kreislaufforsch. Bd. **16**, 179 (1950).

SCHUBERG, W.: Beobachtung von Verkümmerung des rechten Herzventrikels infolge von Atresie des Ost. venos. dextr.; Perforation der Herzscheidewand und dadurch Bildung eines Kanales, der durch den rudimentären rechten Ventrikel in die Art. pulmon. führt. Virchows Arch. **20**, 294—296 (1861).

SHECHTER, F. R., and H. S. GREENSPAN: Cor triloculare biatrium. J. Amer. Med. Assoc. **144**, 100 (1950).

SMETANA, H.: Seltene Herzmißbildung (sog. Septumdefekt, Transposition der großen Gefäßstämme, Atresie des rechten venösen Ostiums). Z. Kreislaufforsch. **21**, 513—523 (1920).

SMITH, J. C.: Anomylous pulmonary veins. Amer. Heart J. **41**, 561 (1951).

SOLOFF, L. A.: Congenital aortic atresia; report of the first case with left axis deviation of the elektrocardiogram. Amer. Heart J. **37**, 123—128 (1949).

— and H. M. STAUFFER: EBSTEIN's Disease; report of the first case diagnosed during life. Amer. J. Med. Sci. **222**, 554—56 (1951).

SPITZER, A.: Über den Bauplan des mißbildeten Herzens. Virchows Arch. **243**, 81 (1923).

STIEFEL, G. E.: Die Prognose der unbehandelten angeborenen Herz- und Gefäßmißbildungen. Cardiologia (Basel) **18**, 257 (1951).

STREETER, G. L.: Developmental horizons in human embryos; description of age group XIII, embryos about 4 or 5 millimeters long. Contr. Embryol. **31**, 30 (1945).

TAUSSIG, H.: Congenital malformations of the heart. New York: The Commonwealth Fund, 1947, chap. 4, pp. 79.

TAUSSIG, H.: Clinical and path. findings in cong. malfor. of heart due to defective develop-
ment of theright ventricle associated with tricus pidal atresie or hypoplasie. Bull.
Hopkins Hosp. **59**, 435 (1936).
VASELL, H.: Tricuspidalstenose — ein einfaches diagnostisches Zeichen. Amer. J. Med.
7, 497—500 (1949).
VIERORDT: In MÖNCKEBERG: Handbuch der speziellen pathologischen Anatomie und Histologie. Bd. II, S. 177.
UHLEY, M. H.: LUTEMBACHER's syndrom and a new concept of the dynamics of interatrial
septal defects. Amer. Heart J. **24**, 315 (1942).
WALLRAFF, J.: Ein Fall von linker Vena cava superior ohne entsprechende Vene auf der
rechten Seite. Anat. Anz. **87**, 305 (1938).
WALTON, K., and A. G. SPENCER: EBSTEIN's anomaly of the tricuspid valve. J. of Path.
60, 387 (1948).
WEIGERT, C.: Kleinere Mitteilungen: II. Über einen Fall von links verlaufender Vena cava
superior, mutmaßlich bedingt durch frühzeitige Synostose der Sutura mastoidea dextra.
Virchows Arch. **84**, 184 (1881).
WELCH, K. J., u. T. D. KINNEY: The effect of patent ductus arteriosus and of interauricular
and interventricular septal defects on the development of pulmonary vascular lesions.
Amer. J. Path. **24**, 729 (1948).
WHITE, P. D.: Heart Disease. p. 499. New York: The Macmillan Comp. 1921.
— Heart disease III, New York 1948.
WIELAND, E.: Zur Klinik und Morphologie der angeborenen Tricuspidalatresie. Jb. Kinder-
heilk. **79**, 320—343 (1914).
WOOD, P.: Congenital pulmonary stenosis with left ventricular enlargement associated with
atrial septal defect. Brit. Heart J. **4**, 11—16 (1942).
YATER, W. M., and M. J. SHAPIRO: Congenital displacement of the tricuspid valve (EBSTEIN's
disease) review and report of a case with electrocardiographic abnormalities and detailed
histologic study of the conduction system. Ann. Int. Med. **11**, 1043 (1937).
ZEIDLER, H.: Drei Fälle von congenitalem Defekt der Vorhofscheidewand. Dtsch. Arch.
klin. Med. **131**, 85 (1920).
ZINK, A.: Über einen Fall von trichterförmiger Tricuspidalklappe (EBSTEINsche Krankheit)
mit offenem Foramen ovale. Virchows Arch. **299**, 235 (1937). Herr W. DOERR (Heidelberg)
wird im Virchows Archiv über die Entwicklungsgeschichte der Mißbildungen dieser
Region berichten.

Während die Defekte der Herzscheidewand und die Mißbildungen am arteriellen Herzende (Aorten- und Pulmonalstenose, Transposition u. a.) wiederholt
und eingehend anatomisch wie auch klinisch bearbeitet worden sind, fehlen
zusammenfassende Untersuchungen über das Einfluß-Einströmungsgebiet des
Herzens weitgehend. Die Kenntnis der möglichen anatomischen Anomalien aller
Herzabschnitte ist aber für den, der sich mit ihrer Diagnostik beschäftigt, uner-
läßliche Voraussetzung. Die vorliegende Arbeit hat zum Ziel, die Diagnostik
und Klinik der angeborenen Vitien im Einströmungsgebiet des Herzens zusammenfassend darzustellen.

Eine Einteilung der Herzfehler unter entwicklungsgeschichtlichen und anatomischen
Gesichtspunkten bringt es allerdings mit sich, daß heterologisch Einische Erscheinungsbilder erfaßt werden. Mehr oder minder haftet dieser Nachteil jedem Einteilungsprinzip an
und läßt sich z. B. auch innerhalb der Gruppen der cyanotischen Herzfehler im gleichen Maße
feststellen. Verursacht wird er dadurch, daß schon geringe anatomische Abweichungen
weitgehende Änderungen der funktionellen Verhältnisse herbeiführen können.

Die Bearbeitung der in Frage kommenden Herzfehler erfolgt unter besonderer
Hervorhebung der diagnostisch wichtigen Merkmale. Ferner wird auf die Umgestaltung der anatomischen Verhältnisse und die dadurch hervorgerufenen funktionellen Veränderungen von Herz- und Kreislauf besonders hingewiesen. Die
verschiedenen Untersuchungsmethoden — vor allem Herzkatheterisierung und
Angiokardiographie und ihr Wert im jeweiligen Falle — werden abgeklärt. Die
Frage der Operationsindikation wird nicht berücksichtigt. Die Entwicklung
der Chirurgie geht immer mehr dahin, die ausgleichenden oder palliativen
Operationen zu Gunsten der direkt korrigierenden Eingriffe zu verlassen. Eine

genaue Diagnose der anatomischen und funktionellen Verhältnisse wird damit im einzelnen Falle auch der richtige Weg zur Auswahl des chirurgischen Vorgehens sein.

A. Anomalien der Veneneinmündung.

Nach AUER darf man annehmen, daß beim Menschen Hohl- und Lungenvenen primär nebeneinander angelegt werden. Wenn auch Mißbildungen des Lungen- und Hohlvenensystems häufig vergesellschaftet vorkommen, so scheint doch eine feste teratologische Abhängigkeit in dieser Hinsicht nicht zu bestehen.

Verlaufsanomalien der in das Herz einmündenden Venen sind nicht ganz selten. Sie stellen vielfach funktionell belanglose Variationen der Norm dar,

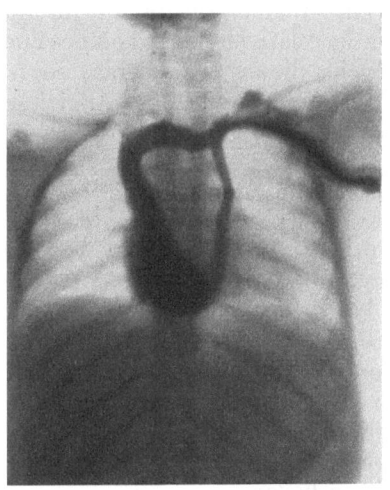

Abb. 1. P. E., w, 8 J. Angiokardiogramm: Röntgenkinematographisch mit 18 Bildern in der Sekunde. Darstellung einer Cava cranialis sinistra persistens. Einmündung über den Sinus coronarius in den rechten Vorhof.

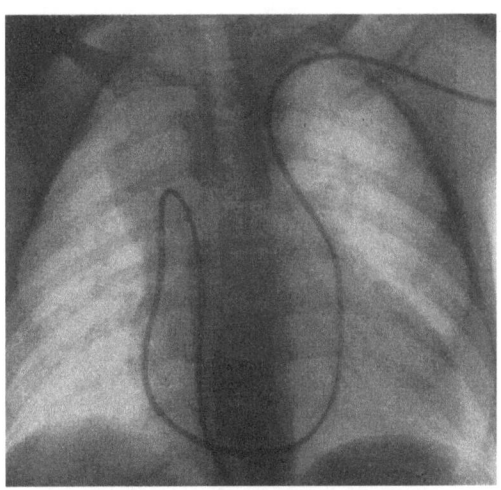

Abb. 2. E. J., m., 21 J. Herzkatheter bei Vena cava cranialis sinistra persistens und Tricuspidalatresie. Der Herzkatheter ist durch die anomale Vene eingeführt und durch den Coronarsinus in den rechten Vorhof und in die rechte obere Hohlvene gelangt. Die Katheterspitze liegt in der Vena cava inferior. (Obduktion.)

können aber auch zu weitgehenden Änderungen der Blutströmung im Herzen und damit zu selbständigen Krankheitsbildern führen. Ihre Diagnostik ist gegenüber den Anomalien des Aortenverlaufes und vielen anderen Herzfehlern nur wenig bearbeitet (TAUSSIG: 5 Fälle, BING: 9 Fälle). In unserem Krankengut stellen sie vielfach einen Begleitbefund bei anderen Vitien dar, der gelegentlich der Angiokardiographie oder der Katheterisierung des Herzens festgestellt wurde.

I. Mißbildungen im Bereich der Hohlvenen.

Persistenz der linken oberen Hohlvene ist die häufigste Entwicklungsstörung im Hohlvenengebiet. (Anatomische Zusammenstellung bei ATWELL und WALLRAFF je 175, REED 188 Fälle, zit. nach DÖRR).

Die eigentliche Ursache der Persistenz der linken oberen Hohlvene ist nicht bekannt. Nach der alten Vorstellung von WEIGERT bestimmen die Abflußverhältnisse der Sinus durae matris, auf welcher Seite das weitere Strombett entstehen und die Vena cava cranialis persistieren soll. Ganz allgemein kann man folgern, daß verschiedenartige sekundäre, auf die Venenblutbahn Einfluß nehmende exogene Faktoren für die Organisation des Hohlvenensystems von Einfluß sind (DÖRR, KETTLER).

a) Mündung der Vena cava cranialis sinistra in den Sinus coronarius (Blutabfluß in den rechten Vorhof). (Anatomische Darstellung bei GREIFENSTEIN
und REED.)

Diese ist eine nicht seltene, aber hämodynamisch mehr oder weniger belanglose
Verlaufsanomalie, die keine klinischen Folgen hat und isoliert nicht zur Cyanose
führt (Abb. 1 u. 2).

Eine zweite obere Hohlvene bleibt klinisch und röntgenologisch vielfach
unerkannt. Im Röntgenbild kann sie zu einer Verbreiterung des Herzgefäßbandes
führen, manchmal täuscht sie durch Ausfüllung der Herztaille eine Erweiterung des
Pulmonalbogens vor. Es können röntgenologisch Veränderungen des Herzens jedoch auch ganz fehlen. Der Nachweis einer Vena cava cranialis sinistra gelingt am
sichersten angiokardiographisch. Zieht man die Angiokardiographie für die Frage der relativen Häufigkeit des Vorkommens dieser Vene heran, so ist allerdings nur ein Teil der Angiokardiogramme hierzu verwertbar, da für die Darstellung einer linken oberen Hohlvene die Seite, von der aus das Kontrastmittel injiziert wurde, von wesentlicher Bedeutung ist. Auf den Angiokardiogrammen von 354 Patienten, bei denen die Injektion in den rechten Arm durchgeführt wurde, fanden wir nur zweimal die Darstellung einer linken oberen Hohlvene, während bei linksseitiger Injektion von 56 Füllungsbildern 14 eine solche erkennen ließen.

b) Mündung der Vena cava cranialis sinistra hinter dem linken Herzohr (Blutabfluß in den linken Vorhof).

Diese Anomalie der Einmündung kann je nach dem Kaliber der linken Hohlvene zu einer ausgeprägten Cyanose führen. Unter Umständen gelangt

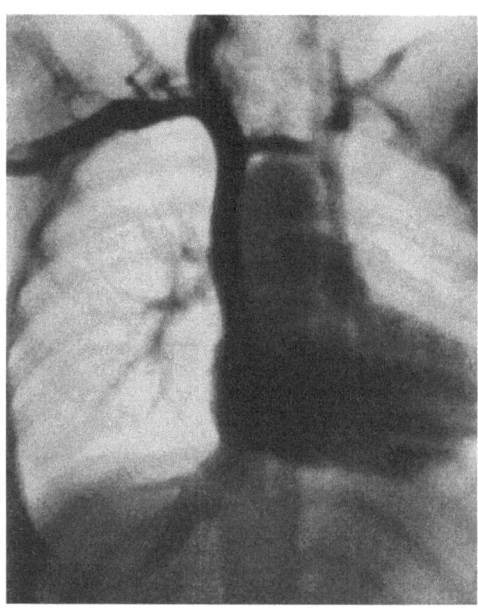

Abb. 3. V. H., w., 5 J. Angiokardiogramm: Röntgenkinematographisch mit 18 Bildern in der Sekunde. Einmündung einer Vena cava cranialis sinistra persistens
in den linken Vorhof. (Klinisch Cyanose!)

ein großer Teil des venösen Blutes des Körperrückflusses direkt in den linken
Vorhof und wird dem arterialisierten Blut beigemengt. Es kommt zu einer
arteriellen Mischungscyanose, nachweisbar am peripheren arteriellen O_2-Sätti-
gungsdefizit. Im klinischen Bilde können Verwechslungen mit der FALLOTschen
Tetralogie unterlaufen. Die Diagnose ist wohl ausschließlich durch Katheterisierung und Angiokardiographie zu sichern (Abb. 3).

Neben diesen typischen und deshalb häufiger anzutreffenden Formen des
abweichenden Venenverlaufes sind in einzelnen Fällen anatomisch die eigen-
artigsten Einmündungsverhältnisse von Venen beschrieben worden. Sie können
zu verwirrenden diagnostischen Befunden führen und sind nicht in jedem Falle
einer sicheren Diagnose zugänglich.

II. Mißbildungen im Bereich der Lungenvenen.

Auch am Pulmonalvenensystem sind mannigfache Variationen der Zahl, des
Verlaufes und der Einmündungsverhältnisse der Lungenvenen mitgeteilt worden.
[Anatomische Zusammenstellungen geben BRODY (106 Fälle), YOUNG (132 Fälle).]

Klinisch von Bedeutung ist vor allem die falsche Einmündung eines Teiles der Lungenvenen in den rechten Vorhof bzw. in die zum rechten Herzen führenden Hohlvenen. Hämodynamisch kommt es bei einer Einmündung von Lungenvenen in das rechte Herz dazu, daß ein Teil des kleinen Kreislaufes kurz geschlossen und dadurch das Kreislaufminutenvolumen im pulmonalen Kreislauf gesteigert wird. Es liegen demnach hämodynamisch die gleichen Verhältnisse wie bei einem Vorhofseptumdefekt vor, und sowohl im klinischen wie auch im röntgenologischen Erscheinungsbild besteht eine weitgehende Ähnlichkeit dieser Syndrome. Verbreiterung der Herzdämpfung nach

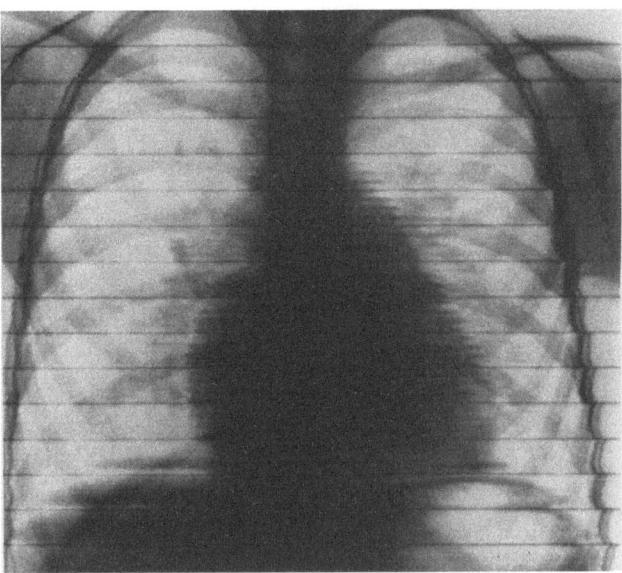

Abb. 4. H. I., w., 5 J. Herzkymogramm bei einer in den rechten Vorhof einmündenden Lungenvene. Vorspringender Pulmonalbogen, verstärkte Pulsationen an der Pulmonalarterie. Hilus- und Lungengefäße zeigen ebenfalls verstärkte Pulsationen.

rechts und links, verstärkte Herzaktion mit sichtbaren Brustwandpulsationen, dazu im Gegensatz stehend ein kleiner peripherer Arterienpuls, wenig charakteristische, meist systolische Herzgeräusche, aber mit betontem zweiten Pulmonalton. Für die röntgenologische Herzform sind eine Verbreiterung des Herzens nach beiden Seiten und ein deutlich vorspringender Pulmonalbogen kennzeichnend. Dabei fehlt eine Erweiterung des linken Vorhofes. Die Hilusgefäße und auch die peripheren Lungengefäße zeigen deutliche Gefäßpulsationen. Das Elektrokardiogramm ist in der Regel rechtstypisch. Von besonderem Wert für die Diagnose ist die Herzkatheterisierung, die durch den Nachweis eines erhöhten O_2-Gehaltes des aus dem rechten Herzen entnommenen Blutes den Zustrom aus dem arteriellen Kreislauf erkennen läßt, jedoch sind hierbei Täuschungen — z. B. mit einem Vorhofseptumdefekt — möglich, so daß der Nachweis erst dann als einwandfrei gelten kann, wenn die Sonde in die falsch einmündende Lungenvene selbst eingeführt und aus dieser voll arterialisiertes Blut entnommen wird (Abb. 4 u. 5).

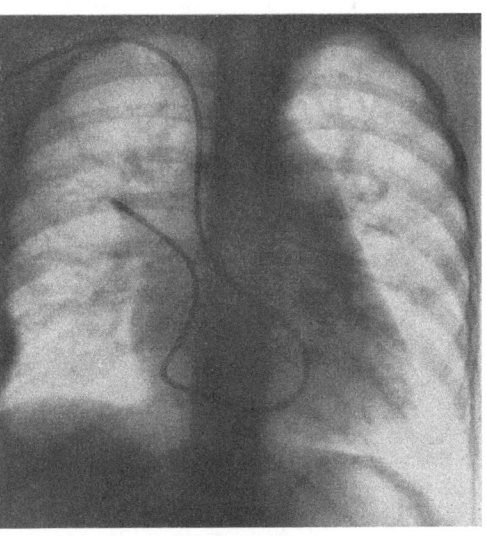

Abb. 5. H. I. w. 5 J. Herzkatheter bei Einmündung von Lungenvenen in den rechten Vorhof. Die Herzsonde ist vom rechten Vorhof aus in eine Lungenvene eingeführt.

Münden alle Lungenvenen in das rechte Herz, so ist dieser Zustand ohne andere ausgleichende Defekte mit dem Leben nicht vereinbar.

Im Falle einer Kombination von Einmündung aller Pulmonalvenen in den rechten Vorhof mit einem Vorhofseptumdefekt, ist der linke Vorhof von seinen versorgenden Venen abgeschnitten und in seiner Versorgung ganz auf die Zufuhr von Blut aus dem rechten Vorhof angewiesen. Es ist deshalb ein offenes Foramen ovale oder ein Vorhofseptumdefekt von ausreichender Größe eine unumgängliche Voraussetzung zur Aufrechterhaltung der Zirkulation. Da alles Blut primär dem rechten Herzen zuströmt, ist der rechte Ventrikel weitaus kräftiger entwickelt als der linke, und das Minutenvolumen im Pulmonalsystem ist gegenüber dem des großen Kreislaufes gesteigert. Die Herzform zeigt entsprechende Änderungen: Dilatation des rechten Vorhofes und der rechten Kammer. Die Vermehrung des Lungendurchflusses wird an einer Erweiterung der Pulmonalis und ihrer Äste und an der Blutüberfüllung der Lunge deutlich. Linker Vorhof und linker Ventrikel hingegen sind hypoplastisch. Klinisch und röntgenologisch sind die Veränderungen ähnlich, wie sie für die Einmündung eines Teiles der Lungenvenen in das rechte Herz schon weiter oben beschrieben wurden. Im wesentlichen unterscheiden sich die Zustandsbilder dadurch, daß hier *alle* Venen, also sowohl Körper- wie Lungenvenen, in das rechte Herz einmünden. Venöses und arterielles Blut werden dort gemischt und ein Teil dieses Mischblutes fließt in den linken Vorhof hinüber. Die Zumischung venösen Blutes in die arterielle Strombahn wird nachweisbar am peripheren arteriellen O_2-Sättigungsdefizit, manchmal auch an einer sichtbaren Cyanose.

Eine Patientin war bis zum 12. Lebensjahr nicht sichtbar cyanotisch, erst

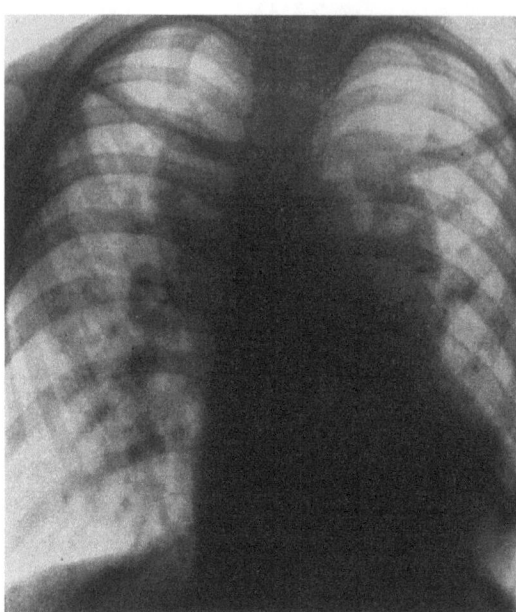

Abb. 6. L. M., w., 8 J. Herzfernaufnahme: Ausgeprägte Verbreiterung des Gefäßbandes (aneurysmatische Venenerweiterung) bei Einmündung aller Lungenvenen in die obere Hohlvene. — Cor biloculare.

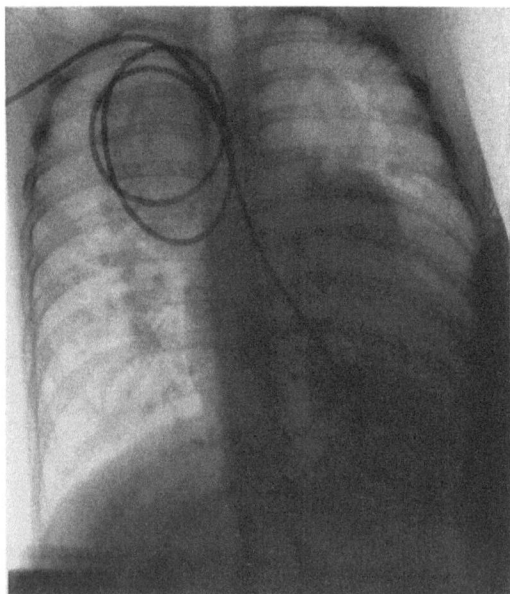

Abb. 7. L. M., w., 8 J. Herzfernaufnahme: Aneurysmatische Venenerweiterung bei Einmündung aller Lungenvenen in die obere Hohlvene. Der Katheter ist in der aneurysmatischen Venenerweiterung aufgerollt.

dann trat zugleich mit langanhaltenden paroxysmalen Tachykardien eine Cyanose in Erscheinung. Die Bestimmung des O_2-Gehaltes des Blutes aus den verschiedenen Herzabschnitten ergab im linken Vorhof einen niedrigeren O_2-Gehalt als in der rechten Herzkammer. Der Befund läßt sich dadurch erklären, daß die Lungenvenen in den unteren Teil des rechten Vorhofes — nachgewiesen durch Herzsonde — einmündeten, so daß vorwiegend Blut aus der oberen Hohlvene den Weg in den linken Vorhof nahm.

Wir konnten bei zwei Patienten eine totale Einmündung der Lungenvenen in die obere Hohlvene, beide Male kombiniert mit einem Cor biloculare, diagnostizieren. Der klinische Befund war im ganzen uncharakteristisch. Auffallend war im Röntgenbild eine ausgeprägte Verbreiterung des Gefäßbandes des Herzens. Die Cyanose war nur gering ausgeprägt (Abb. 6 u. 7). (Ähnliche Fälle: MICHAELSEN und TAUSSIG.)

III. Mißbildungen des Hohl- und Lungenvenensystems.

Mißbildungen des Hohl- *und* Lungenvenensystems kommen auch miteinander vergesellschaftet vor. Sie stellen dann meist diagnostisch nur schwer zu lösende Aufgaben dar. Eine unserer Patientinnen bot das Krankheitsbild einer Einmündung eines Teiles der Venae pulmonales in das rechte Herz sowie einer persistierenden Vena cava cranialis sinistra, die in den linken Vorhof einmündete. Außerdem bestand in diesem Falle ein Vorhofseptumdefekt. Der Nachweis gelang durch direkte Sondierung sowohl der rechts einmündenden Lungenvene als auch der persistierenden linken oberen Hohlvene, in die der Katheter durch einen Vorhofseptumdefekt und den linken Vorhof eingeführt werden konnte [s. schematische Zeichnung mit den eingetragenen Blutgasanalysen (Abb. 8)].

Im klinischen Bild bestand eine ausgeprägte Cyanose. Auffällig gegenüber dem FALLOTschen Syndrom war vor allem der laut

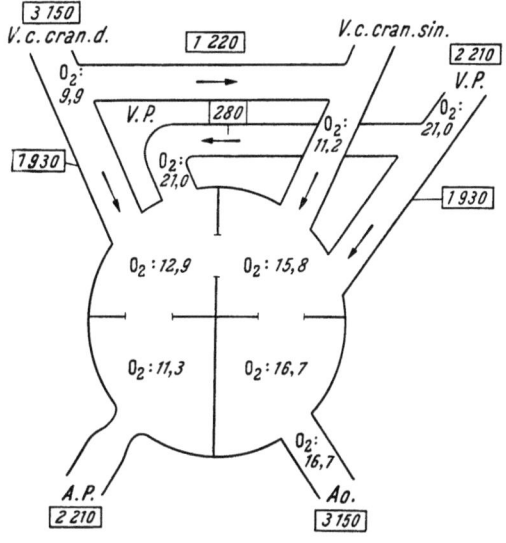

Abb. 8. Falsche Einmündung von Lungen- und Körpervenen. Schematische Zeichnung. (O_2-Werte in Vol.-%.) (O_2-Kapazität = 21,1 Vol.-%.)

klappende zweite Pulmonalton und die im Verhältnis zum Ausmaß der Cyanose gute körperliche Leistungsfähigkeit.

B. Anomalien der Atrio-Ventricular-Region.

I. Das Ostium atrio-ventriculare commune.

In der frühen Embryonalzeit besteht zwischen Vorhof- und Kammerregion nur ein gemeinsames Ostium von anfangs rundlicher Form. Dieses wird in der weiteren Entwicklung doppelt T-förmig umgestaltet und schließlich durch eine Brücke in das endgültige Mitral- und Tricuspidalostium getrennt. Die Teilung des Ostiums kann jedoch ausbleiben und der Zustand eines Ostium atrio-ventriculare commune auch im postfetalen Leben bestehen bleiben (zit. DOERR).

Das Ostium atrio-ventriculare commune spielt für die Klinik keine große Rolle. ABBOTT hat von 1000 Beobachtungen 9 Fälle dieser Art bei Cor biloculare,

Tabelle 1. *Venenanomalie.*

Lfd. Nr.	Name	Geschl.	Diagnose	Körperliche Leistungsfähigkeit	Hgb in %	Cyanose	Auskultationsbefund	Brustwandpulsation	Rö. Herzform	Pulmonalbogen	Lungenzeichnung
1	P.E. 9 J. (22)	♀	Persistierende li. obere Hohlvene (bei Fallot)	deutlich eingeschränkt	143	++	systolisch p.m. III. ICR li.	schwach	links verbreitertes Gefäßband, breit	nicht auffällig	gering vermehrt
2	V.H. 5 J. (237)	♀	Persist. li. obere Hohlvene Einmündung i. d. li. Vorhof. Keine Herzkatheterisierung	eingeschränkt	160	++	systol. Geräusch 2. Ton klappend	schwach	li. verbreitert	unauffällig	unauffällig
3	W.J. 4 J. (525)	♂	Teilweise Einmündung d. Lungenvenen i. d. obere Cava	kaum eingeschränkt	64	—	präsystol.	breit n. li. 3.—6. ICR	stark n. li.	mäßig pulsierend	vermehrt
4	St.H. 12 J. (530)	♀	Einmündung einer Lungenvene in die Cava caudalis	gering eingeschränkt	80	((+))	systolisch	schwach	nach li. Gefäßband breit	vorspringend	vermehrt
5	V.D. 12 J. (511)	♂	Einmündung einer Lungenvene i. d. re. Vorhof	gering eingeschränkt	81	—	systolisch	breit nach li.	re. u. li.	stark pulsierend	deutliche Hilusverbreiterung
6	H.J. 4 J. (416)	♀	Einmündung einer Lungenvene i. d. re. Vorhof	kaum eingeschränkt	—	—	systolisch	breit n. li. 3.—5. ICR	re. u. li.	vorspringend	deutlich vermehrt
7	B.S. 9 J. (453)	♀	Einmündung einer Lungenvene i. d. re. Vorhof	eingeschr.	84	—	systolisch	breit n. links 3.—6. ICR	gering nach links	mäßig pulsierend	gering vermehrt
8	V.G. 25 J. (139)	♀	Einmündung aller Lungenvenen i. d. Cava cranialis bei Vorhofseptumdefekt	dekompensiert	92	+(+)keine bis 8.—10. Lebensj.	systol.-diastol.	keine	atyp. Form	vorspringend	vermehrt
9	L.M. 8 J. (401)	♀	Einmündung aller Lungenvenen i. d. C. cranialis b. Cor biloculare u. Ostium atrioventr. communis	eingeschränkt	80	(+)	systol.-diastol.	breit 2.—7. ICR	re. u. li. Gefäßband breit	?	vermehrt
10	L.W. 9 J. (31)	♂	Einmündung aller Lungenvenen i. d. Cava cranialis (Cor biloculare?)	vermindert	105	+	systolisch	breit 3.—6. ICR	re. u. li. Gefäßband breit	gering vorspringend	vermehrt
11	V.G. 11 J. (225)	♀	Einmündung einer Lungenvene i. d. re. Vorhof einer persist. li. oberen Hohlvene i. d. li. Vorhof b. Vorhof-Sept.-Def. u. Pulmonalstenose?	eingeschränkt	107	++	systolisch 2. Ton knallend	schwach	re. u. li. Gefäßband breit	vorspringend	vermehrt Hili verbreitert

ROGERS und EDWARDS verfügen jedoch über eine anatomische Tabelle von 50 Fällen. Für den klinischen Befund ist meist nicht die Persistenz des gemeinsamen Ostiums, sondern die anderen bestehenden Mißbildungen maßgebend. Wir konnten bisher nur einmal mit Sicherheit bei einem Cor biloculare und fraglich in einem zweiten Fall ein Ostium atrio-ventriculare commune diagnostizieren.

Der Beweis eines Ostium atrio-ventriculare commune konnte durch die Angiokardiographie (gleichzeitige Füllung aller Herzabschnitte) und die Herzkatheterisierung erbracht werden. Die Sonde ließ sich vom gemeinsamen Vorhof aus in beliebiger Richtung durch eine sehr weite Öffnung in die gemeinsame Kammer vorführen. Der Klappenapparat des Ostiums war weitgehend schlußunfähig und an den Hohlvenen waren systolische Insuffizienzwellen im Ausmaß von Aortenpulsationen angiokardiographisch wie auch röntgenkymographisch nachweisbar (Abb. 9).

Das klinische Erscheinungsbild unseres Falles wurde jedoch nicht durch die Mißbildung des Ostiums, sondern durch die anderen Mißbildungen — Cor biloculare-Einmündung aller Lungenvenen in die Vena cava cranialis — geprägt.

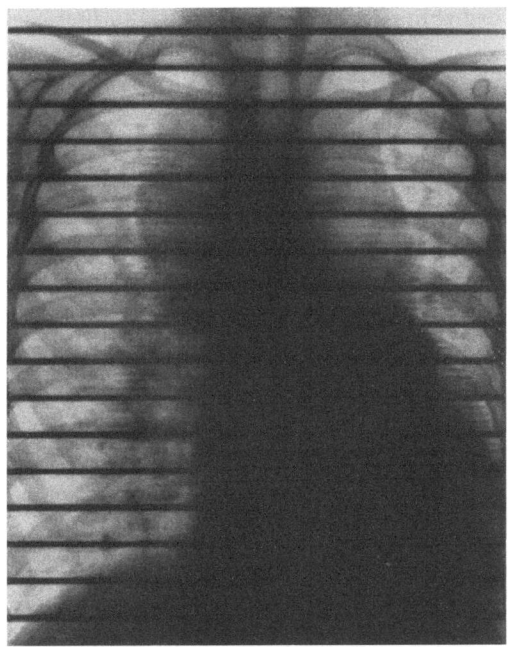

Abb. 9. L. M., w., 8 J. Herzkymogramm bei einem Ostium atrio-ventriculare commune. Die Insuffizienz der Atrio-Ventricular-Klappen wird durch die Pulsationen an der oberen Hohlvene und deren hochgradige Erweiterung erkenntlich.

Tabelle 2. *Venenanomalie.*

Lfd. Nr.	Typ	P-Q-Zeit	P	QRS-Komplex	Nachschwankung
1	Rechtstyp	0,13	P_{II} hoch	0,08	T_{III} negativ
2	Rechtstyp	0,15	unauffällig	0,08	unauffällig
3	Linkstyp	0,21	unauffällig	0,11	T_{II} und T_{III} negativ
4	Rechtstyp	0,20	unauffällig	0,11 Aufsplitterung in Abltg. III	T_{III} flach negativ
5	Rechtsschenkelblock	0,18	P_{II} hoch	0,1	ST_{II} und ST_{III} gesenkt
6	angedeuteter Rechtstyp	0,14	unauffällig	0,08	unauffällig
7	atypischer Rechtsschenkelblock	0,17	unauffällig	0,08	unauffällig
8	indifferent	0,17	$P_{I—III}$ breit und gespalten	0,08 geknotet in allen Ableitungen	$ST_{I—III}$ gesenkt T_I spitz negativ
9	Rechtstyp	0,18	P_{II} hoch	0,08 Aufsplitterung in allen Abltg.	unauffällig
10	Rechtstyp	0,18	P_{III} negativ	0,08 in Abltg. III aufgesplittert	T_{III} negativ
11	Linkstyp	0,17	unauffällig	0,11 intraventrikuläre Reizleitungsstör.	T_I abgeflacht

Es wird das Ostium atrio-ventriculare commune jedoch nicht nur bei Cor biloculare, sondern auch bei weiter differenzierten Herzen mit wenigstens teilweiser Ausbildung der Herzscheidewände beschrieben. Vor allem wird über Beziehungen zum *Mongolismus* hierbei berichtet (ROBSON).

Tabelle 3. *Venenanomalie.*

Header spanning columns Art. femoralis – Art. pulmonalis: **O_2-Gehalt im Volumen**

Lfd. Nr.	O_2 Kap.	O_2-Def.	Art. femoralis	Vena cava cranialis distal vom Herzen	Vena cava cranialis proximal vom Herzen	rechter Vorhof	rechter Ventrikel	Art. pulmonalis
1	Keine Herzkatheterisierung							
2	Keine Herzkatheterisierung							
3	13,7	8,8	12,5	10,4	9,8	8,8 8,8	8,3 8,3	8,3 8,3
4	17,8	8,4	16,3	11,6	11,4 V.c.caud. 13,5	13,8	14,4 14,4 14,3	14,5 13,5[1]
5	17,3	2,4	16,9	—	10,4	16,3 16,6	15,8	15,8 16,0 16,1	
6	16,7	—	(15,91)	—	11,6	14,5	14,4	14,3 14,5	15,4[2] 16,0
7	16,2	0	16,2	—	12,6	—	—	—	15,4[2] 15,3 15,1
8	21,0	25,0	15,8	—	14,1	20,2	19,8(?)	—	20,3[2]
9	16,0	—	—	10,9[3]	—	—	14,0	14,0	15,5[2]
10	21,8	15,0	18,5	11,3[4]	—	—	—	—	16,2
11	21,1	21,0	16,7	—	9,9	12,9	11,3	—	—

li. Vorhof . . . . . 15,8 Vol.-%
li. Ventrikel. . . . 16,7 Vol.-%
V. pulm. . . . . . . 21,0 Vol.-%
Veneneinmündung li. 11,2 Vol.-%

[1] Vena cava caudalis.
[2] In den rechten Vorhof einmündende Lungenvene.
[3] V. jugularis.
[4] Zusammenfluß oberer Hohlvene und Lungenvene.

Tabelle 4. *Venenanomalie (Durchflußvolumina).*

Lfd. Nr.	Großer Kreislauf cm³/min	Kleiner Kreislauf cm³/min	Eff. Lungendurchfluß cm³/min	Shunt cm³
1	Keine Herzkatheterisierung			
2	Keine Herzkatheterisierung			
3	—	2940	—	—
4	8070	12900	—	li.—re. 8070
5	2850	20500	—	li.—re. 17650
6	4250	11900	—	li.—re. 7800
7	—	—	—	—
8	11900	stark erhöht	—	—
9	4580	8890	3020	—[1]
10	—	—	—	—
11	3150	2210	1930	re.—li. 1220 li.—re. 280 ges. re.—li. 940

[1] Bei der Anatomie des betreffenden Herzens kann von einem „Shunt" nicht gesprochen werden (s. a. bei Tricuspidalatresie).

Eigene Beobachtungen hierzu liegen nicht vor. Wir untersuchten 9 mit mongoloider Idiotie behaftete Kinder mit Herzfehlern, konnten aber in keinem

Tabelle 5. *Venenanomalie*

Lfd. Nr.	Alter i. J.	Größe cm	Gewicht kg	O₂-Verbrauch cm³/Vol.	Oberfläche m²
1	Keine Herzkatheterisierung				
2	Keine Herzkatheterisierung				
3	4	105	14,5	138	0,62
4	13	150	39,5	232	1,25
5	12	136	25,7	185	0,94
6	4	116	17,7	186	0,72
7	9	136	27,0	192	0,93
8	25	168	61,8	203	1,65
9	8	117	17,5	142	0,73
10	9	139	23,0	195	0,91
11	11	142	32,5	214	1,09

Falle ein Ostium atrio-ventriculare commune sichern. Es handelte sich bei allen Patienten um die Kombination eines Ventrikelseptumdefektes mit Pulmonalstenose.

II. Die Tricuspidalatresie.

Als isolierte Mißbildung ist die vollständige Atresie des Tricuspidalostiums mit dem Leben nicht vereinbar. Zur Aufrechterhaltung der Zirkulation ist ein Vorhofscheidewanddefekt erforderlich. Der Blutstrom nimmt dann seinen Weg statt in die verschlossene rechte Herzkammer in den linken Vorhof und in die linke Herzkammer. Der dritte integrierende Bestandteil der Mißbildung ist die Hypoplasie der mehr oder minder aus der Funktion ausgeschalteten rechten Kammer. Neben diesen regelmäßig anzutreffenden Veränderungen kommen eine Reihe von Variationen, besonders in der Art und Größe der Versorgung der beiden Kreislaufsysteme, vor.

Es ist klinisch und vor allem für die Prognose nicht ohne Bedeutung, die Mißbildung in verschiedene Typen einzuteilen, wie uns die anatomische Statistik lehrt.

EDWARDS und BURCHELL haben zurückgehend bis 1865 (Fall Nuhn) insgesamt 45 Fälle von Tricuspidalatresie aus der Weltliteratur zusammengestellt und ihre Einordnung nach anatomischen Kennzeichen in bestimmte Typen vorgenommen. Dabei ergaben sich deutliche Unterschiede in der Lebenserwartung für die einzelnen Gruppen. Wie M. KÜHNE 1908, nahmen sie zwei Hauptgruppen an: Die Tricuspidalatresie *ohne* Transposition der großen Gefäße als sog. reine Form, der sie die Tricuspidalatresie *mit* Transposition der großen Gefäße gegenüberstellten. Jede Gruppe teilten sie weiter auf und erhielten so:

Typ I: Keine Transposition der großen Gefäße;
     A Pulmonalatresie, Ventrikelseptum geschlossen,
     B Subpulmonale Stenose.

Typ II: Mit Transposition der großen Gefäße;
     A Pulmonalstenose oder Subpulmonalstenose,
     B Keine Pulmonalstenose.

Die Fälle der Gruppe I A weisen einen dünnwandigen hypoplastischen rechten Ventrikel auf, der weder mit der linken Kammer noch mit der Pulmonalarterie in Verbindung steht. Der Ductus arteriosus Botalli ist in der Regel durchgängig und stellt die Hauptversorgung des kleinen Kreislaufes dar. Von 45 Obduktionen wurden 4 Fälle zu diesem Typ gezählt. Tod in frühester Kindheit war die Regel.

28 Patienten wurden zur Gruppe I B gerechnet. Hierbei besteht ein Defekt des Ventrikelseptum, und die Lungenversorgung erfolgt über die Pulmonalarterie; der Ventrikelseptumdefekt wirkt dabei als Subpulmonalstenose.

Die Gruppe II A umfaßt diejenigen Mißbildungen, bei denen eine Transposition der großen Gefäße vorliegt, und außerdem die Pulmonalarterie, die aus dem linken Ventrikel entspringt, eine Pulmonal- oder Subpulmonalstenose erkennen läßt. 8 Patienten konnten in diese Gruppe eingegliedert werden. Fünf weitere wiesen keine Verengerung der Pulmonalarterie auf und wurden als Typ II B bezeichnet.

Aufschlußreich war der Vergleich des Lebensalters in diesen 4 Rubriken. Tod in frühester Kindheit war die Regel in Gruppe I A und Gruppe II B. Von dem zahlenmäßig stärksten Typ I B ist der älteste Patient 4 Jahre alt geworden, 22 haben ein Alter zwischen 6 Wochen und 16 Monaten erreicht. Die größte Lebenserwartung hatten Patienten der Gruppe II A, von denen einer 56 Jahre alt geworden

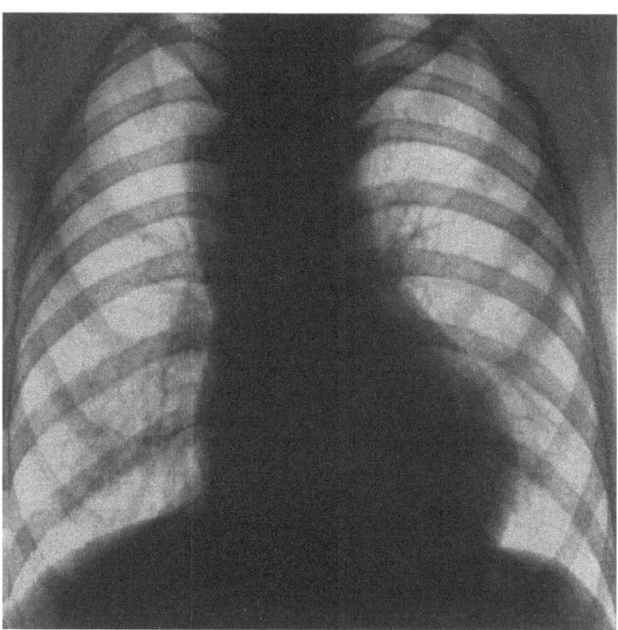

Abb. 10. E. J., 21 J. (Nr. 13.) Tricuspidalatresie. Herzfernaufnahme: uncharakteristische Herzform. Hervorzuheben ist die hohe Rechtslage der Aorta. (Bisher bei der Tricuspidalatresie noch nicht beobachtet.)

ist. Auch ein 12jähriger Junge, über den jüngst ROGERS, CORDES und EDWARDS aus der Mayo-Klinik berichteten, gehört hierhin. Unser 21 Jahre alt gewordener Patient E. J., der seinen anatomischen Kennzeichen nach zum Typ I B gehört, stellt demnach eine Besonderheit dar, dem nur ein inzwischen von CORDES und Mitarbeitern mitgeteilter Fall eines 25jährigen Mannes an die Seite zu stellen ist (Abb. 10 u. 11).

Die allgemeine körperliche Untersuchung bietet nur wenige differentialdiagnostisch verwertbare Merkmale. H. TAUSSIG machte an Hand von zwei Fällen auf die diagnostische Trias: Cyanose — linkstypisches Elektrokardiogramm — charakteristischer Röntgenbefund — aufmerksam.

Cyanose: Alle unsere Patienten waren — wenn auch nicht im gleichen Maße — cyanotisch. Als besonderes Merkmal fiel uns ein stumpf-bleigraues Kolorit der Haut auf, das wir bei anderen mit Blausucht einhergehenden Vitien in dieser Art nicht beobachten konnten. Einen präsystolischen Leber- bzw. Venenpuls, wie ihn H. TAUSSIG als kennzeichnend für einen zu kleinen Vorhof-Septum-Defekt bei Tricuspidalatresie beschreibt, konnten wir bei keinem unserer Kranken eindeutig palpieren oder graphisch registrieren.

Elektrokardiogramm (EKG): RIHL, TERPLAN und WEISS verdanken wir die erste ausführliche Beschreibung eines Extremitätenelektrokardiogrammes bei

Tricuspidalatresie (1929). Zwar erwähnt MÖNCKEBERG schon 1923 bei dieser Mißbildung ein EKG, das er als normal mit positiver Anfangsschwankung beschreibt. Anscheinend hat ihm aber nur eine Ableitung vorgelegen. RIHL und Mitarbeiter fanden ein EKG mit Linksüberwiegen. Sie weisen schon auf die Möglichkeit hin, daß diesem Befund ein spezifisch-diagnostischer Wert für diese Anomalie beizumessen ist. Die in der Weltliteratur mitgeteilten EKG-Befunde und ihre Auswertung sind nicht ganz einheitlich. BROWN gibt bei der Tricuspidalatresie Normaltyp oder Linksdeviation der Achse an, SCHNITKER Linksdeviation (aber nicht pathognomonisch), TAUSSIG Linksdeviation als pathognomonisch, HERDENSTAM und MANNHEIMER Linksabweichung der EKG-Achse mit vergrößerten P-Wellen in Ableitung I. DIXEN und JONES beobachteten bei einem Fall mit Transposition der großen Gefäße ohne Pulmonalstenose einen Herzblock im EKG. Eine Überwiegungskurve wurde elektrokardiographisch nicht erkennbar.

Wir fanden in der Regel eine deutliche Linksdeviation der EKG-Achse. Dabei betrug die durchschnittliche Achsenabweichung —30°. Nur in einem Falle (Fall 9) war das EKG indifferent mit der Herzachse bei +38°. — Es haben auf den EKG-Typ zwei Dinge konkurrierenden Einfluß: einmal die anatomische Herzlage, zum anderen die Besonderheiten der Erregungsausbreitung im Herzen. Im Falle einer Tricuspidalatresie werden gemein-

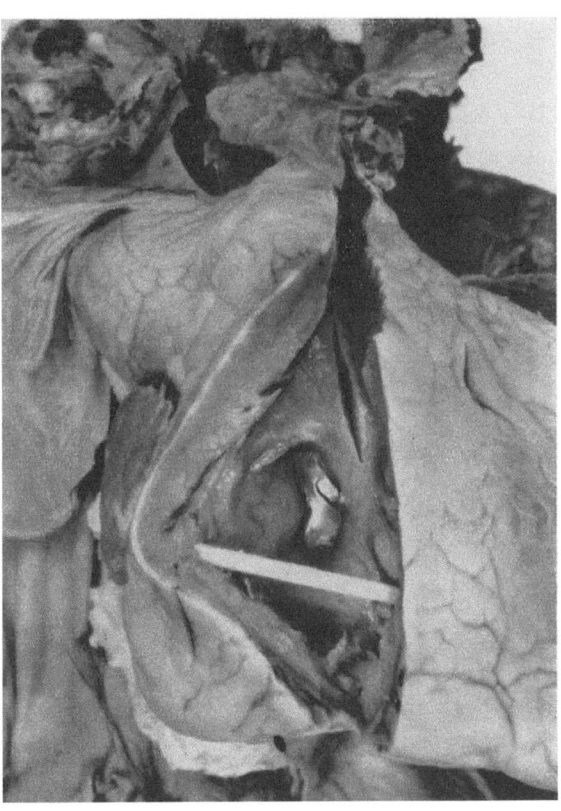

Abb. 11. E. J. (Nr. 13.) Photogramm des Herzpräparates (rechte Kammer): der Abgang der A. pulmonalis aus dem rechten Ventrikel ist erkennbar. Zur Sichtbarmachung des Septumdefektes ist die linke Herzkammer hell beleuchtet.

hin beide Faktoren in der gleichen Richtung wirken und sich entsprechend summieren. Die Unterentwicklung der rechten und die Hypertrophie der linken Herzkammer führen — wie ein Vergleich mit den Röntgenbildern zeigt — zu einer Querstellung des Herzens und Anhebung der Herzspitze. Eine derartige Herzlage bedingt im EKG eine Linksdeviation der Achse. Das Überwiegen der Muskelmasse des linken Ventrikels über die des rechten hat ebenfalls einen Linkstyp zur Folge. Die Summe dieser beiden Faktoren erklärt die ausgeprägte Achsenabweichung. Betrachten wir hierzu Fall 9, so fällt im Röntgenbild die ganz anders geartete steil stehende Herzform auf. Anatomische Herzlage und Muskelhypertrophie werden hier nicht gleichsinnig, sondern einander entgegengesetzt wirken. Sie machen dadurch den indifferenten Typ im Standard-EKG verständlich. Bei den thorakalen Ableitungen hingegen werden die Potentiale der unter der Elektrode gelegenen Herzteile bevorzugt abgegriffen und das

Überwiegen der Muskelmasse des linken Ventrikels war hier in allen Fällen
erkennbar. — Demnach wird bei einer Tricuspidalatresie zumeist ein Linkstyp
gefunden, dieser ist jedoch nicht pathognomonisch; denn es kann sowohl der

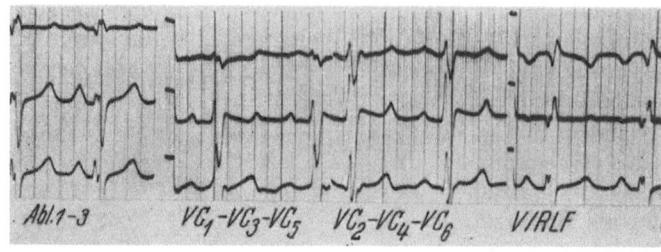

Abb. 12a. Elektrokardiogramm bei Tricuspidalatresie. Linkstyp in den Extremitäten- und thorakalen
Ableitungen. (Fall Nr. 14, W.M.)

Linkstyp wenigstens im Standard-EKG fehlen, wie andererseits auch einmal ein
mit Cyanose verbundenes kongenitales Vitium ganz anderer Natur eine Links-

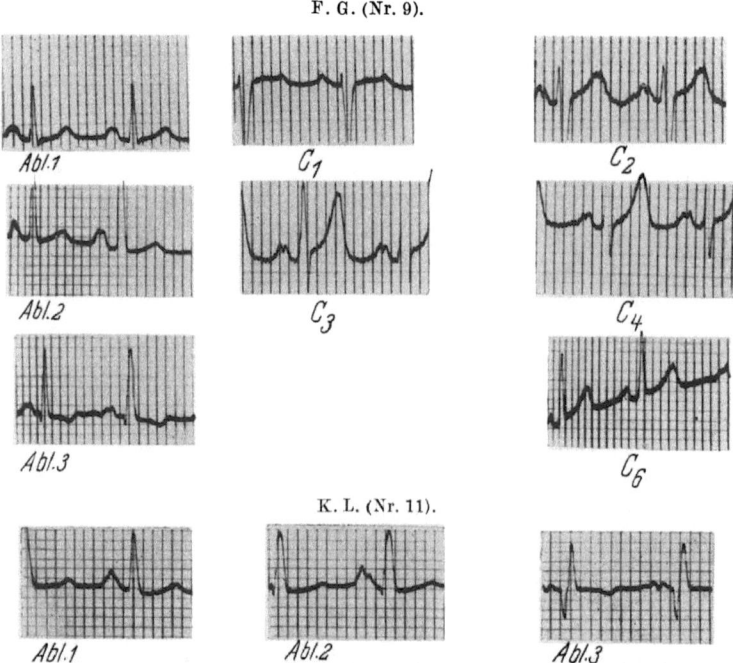

Abb. 12b. Elektrokardiogramm bei Tricuspidalatresie: Indifferenter EKG-Typ (Fall Nr. 9, F. G.);
Atypischer Typ (Fall Nr. 11, K. L.).

deviation der Herzachse aufweisen kann. Die weiteren EKG-Befunde sind aus
der Tab. 6 ersichtlich.

Röntgenologisch wird die Herzform durch die Hypoplasie des rechten Ventrikels und die Dilatation und Hypertrophie des linken Ventrikels beeinflußt.
Es resultiert in der Regel ein plumpes, linksbetontes Herz (Abb. 13 u. 14), das auf
der rechten Seite geradlinig abfällt und dessen Taille deutlich ausgeprägt ist. Die
Lungenfelder sind meist hell, die Lungenhili klein. Von dieser bei Tricuspidalatresie ziemlich regelmäßig anzutreffenden Form wichen einige unserer Fälle

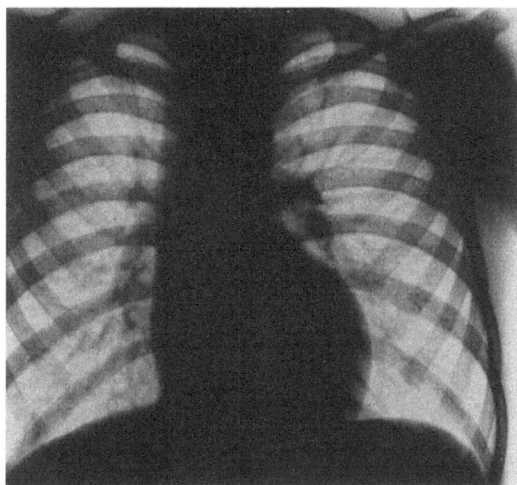

Abb. 13. K. B. (Nr. 8). Herzfernaufnahme: Tricuspidalatresie. Charakteristische Herzform: geradlinig abfallender rechter Herzrand. Deutliche Taille links. Spitzenbereich abgerundet.

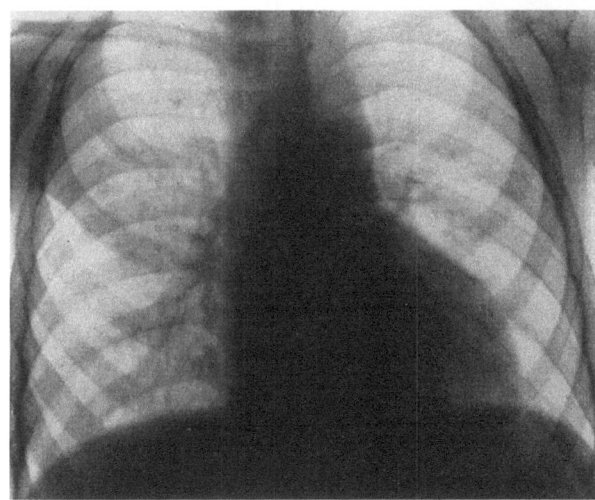

Abb. 14. Br. H. (Nr. 4). Herzfernaufnahme: Tricuspidalatresie. Charakteristische Herzform. Verstärkte und vermehrte Hiluszeichnung besonders rechts (Kollaterale).

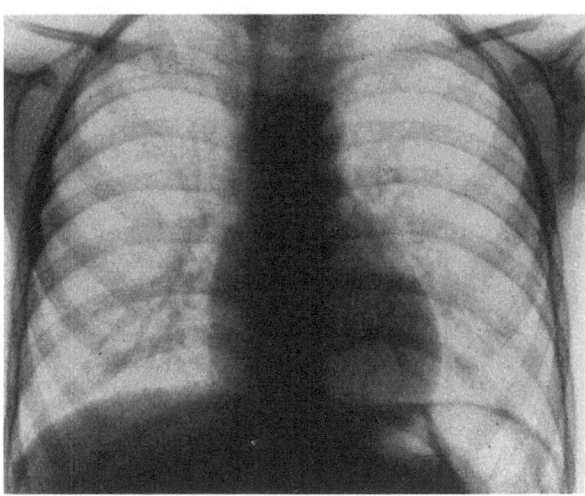

Abb. 15. F. G. (Nr. 9). Herzfernaufnahme: Tricuspidalatresie. Steil gestelltes Herz, das die charakteristische Form vermissen läßt.

(9 u. 11) ab (Abb. 15). Als Zeichen einer Pulmonalatresie und Versorgung des kleinen Kreislaufes über Kollaterale kann das Fehlen einer regelrechten Hilusbildung sowie eine verwaschene, oft reiserartige Lungengefäßzeichnung angesehen werden. Es bestehen dann in der Lungenzeichnung gewisse Ähnlichkeiten mit der Stauungslunge und Verwechslungen mit dieser sind möglich.

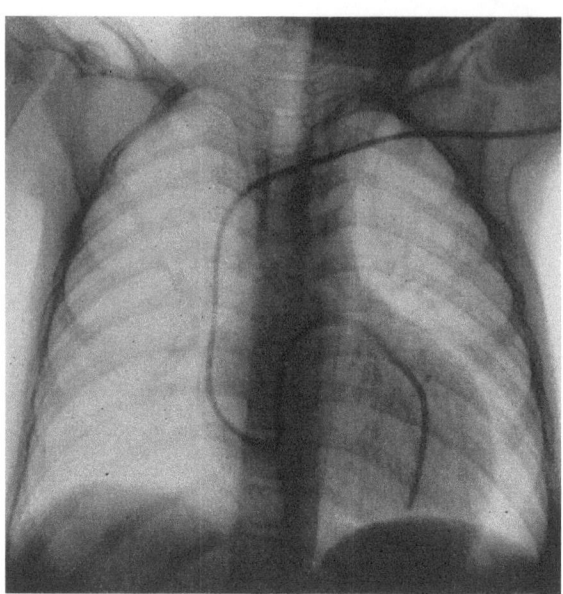

Abb. 16. A. H. (Nr. 12). Herzkatheter bei Tricuspidalatresie: Der Herzkatheter konnte nicht in die rechte Kammer vorgeführt werden. Er gelangte durch einen Vorhof-Septum-Defekt auf die linke Seite; die Katheterspitze liegt im linken Ventrikel.

Für die Katheterisierung des Herzens ist kennzeichnend, daß es nicht gelingt, die rechte Kammer zu sondieren, dagegen fast immer durch einen Vorhofscheidewanddefekt die Sonde in das linke Herz vorzuführen (Abb. 16). Dieser Sondenverlauf ist für eine Tricuspidalatresie fast als typisch anzusehen. Bemerkenswert fanden wir das spiegelbildliche Verhalten bei einer Tricuspidalatresie mit totaler Inversion des Herzens und des Situs (Abb. 17).

Die Berechnung des O_2-Gehaltes der mittels des Katheters entnommenen Blutproben der verschiedenen Herzabschnitte erlaubt die Berechnung des Lungen- und Körperdurchflusses.

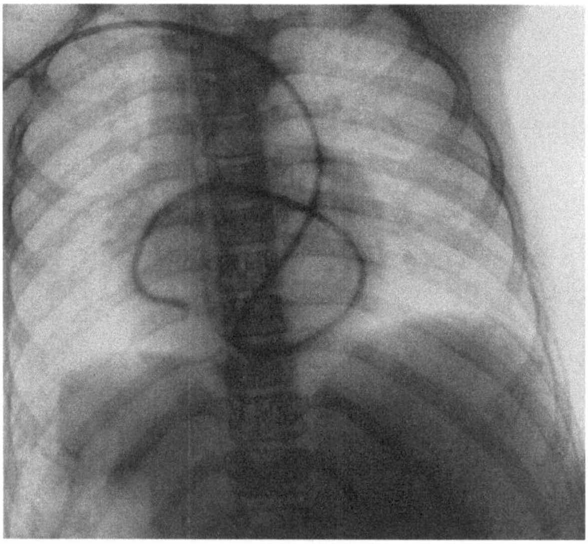

Funktionell liegt bei der Tricuspidalatresie ein Cor biloculare vor, bei dem sich venöses und arterialisiertes Blut im linken Herzen vollständig mischen. Sowohl der Körper- als auch der Lungenkreislauf erhalten aus diesem Grunde das gleiche arteriell-venöse Mischblut. Für die Berechnung ist es daher gleichgültig, ob eine Pulmonalarterie vorhanden ist oder die Lungenversorgung über einen offenen Ductus bzw. Kollaterale erfolgt. Man kann für den O_2-Gehalt des Blutes in der Pulmonalarterie den Wert in der Aorta bzw. in der Arteria femoralis einsetzen.

Abb. 17. S. H. (Nr. 15). Herzkatheter bei Tricuspidalatresie: Situs inversus totalis. Spiegelbildlich gleicher Katheterverlauf wie oben.

Bei der Tricuspidalatresie ist der Grad der arteriellen O_2-Sättigung nicht nur von der Beimischung venösen Blutes, sondern vor allem vom Verhältnis der

Größe der Durchflußvolumina des Körper- und Lungenkreislaufes abhängig. Bei gleichem Durchfluß resultiert aus der Mischung von venösem und arteriellem Blut ein arterielles Defizit von etwa 30 %.

Nimmt man an, daß zwei Drittel des im linken Ventrikel vollständig gemischten Blutes durch die Lungenstrombahn fließen, so kann man eine arterielle O_2-Sättigung von 85% (= 15% O_2-Defizit) erwarten. In Übereinstimmung mit dieser Überlegung findet sich bei

Tabelle 6.

Fall	Standardableitung				Thoraxableitung
	EKG-Typ	P	QRS-Breite Ausschlag in mV	Achsen-abwei-chung	Typ
1	Linkstyp	gespalten	0,08 sec 2,0 mV	— 50°	Linkstyp
2	Linkstyp	P_I und P_{II} hoch und gespalten 0,5 mV	0,08 sec 2,0 mV	— 30°	Linkstyp
3	Atypischer Linkstyp	P_{II} hoch und spitz	0,09 sec R_I biphasisch	— 34°	Atypischer Linkstyp, RS bipha-sisch in C_{IV}—C_{VI}
4	Linkstyp	P_{II} und P_I hoch und spitz 0,6 mV	0,07 sec 2,0 mV	— 50°	Linkstyp negat. P in C_I
5	Linkstyp	P_I und P_{II} hoch und spitz 0,5 mV	0,09 sec 2,0 mV	— 30°	Linkstyp
6	Linkstyp	P_I und P_{II} hoch und spitz	0,08 sec 1,2 mV	— 26°	Linkstyp
7	Linkstyp	P_I und P_{II} breit PQ 0,25 sec	0,11 sec 0,2—0,25 mV	— 30°	Linkstyp
8	Linkstyp	P_I und P_{II} hoch und gespalten	0,1 sec in Ableitung II aufgesplittert. wechselnde Höhe In I und II	— 32°	Linkstyp, negat. P in C_I
9	Indifferent	unauffällig	0,06 sec	+ 38°	Linkstyp
10	Linkstyp	P_I und P_{II} hoch und spitz	0,06 sec	— 30°	Linkstyp
11	Atypischer Linkstyp	P_{II} und P_I hoch und spitz	0,1 sec in Ableitung III diphasisch	— 10°	Linkstyp
12	Linkstyp	P_I und P_{II} hoch und spitz	0,09 sec 2,0 mV	— 50°	Linkstyp
13	Linkstyp	P_{II} gespalten P_{III} negativ	0,08 sec 2,0 mV	— 44°	Linkstyp
14	Linkstyp	P_{II} hoch und spitz 0,5 mV	0,1 sec 2 mV	— 54°	Linkstyp

dem Patienten H. A. ein gegenüber dem großen Kreislauf um etwa das Doppelte vermehrtes Durchflußvolumen durch den kleinen Kreislauf und ein arterielles O_2-Defizit von 16,5%. Der absolute Lungendurchfluß von 5 l ist dabei nicht stark erhöht, der periphere Durchfluß vermindert.

Umgekehrt wird bei einem verminderten Lungendurchfluß von einem Drittel eine arterielle Sättigung von 35% (= 65% Defizit) resultieren (s. Patient K. D.).

Die Vermehrung des Lungendurchflusses kann also einen Teil der mischungsbedingten Untersättigung des arteriellen Blutes wieder wettmachen, während eine Verminderung des Lungendurchflusses die Sauerstoffverhältnisse des arteriellen Blutes noch verschlechtert.

Tabelle 7. *Tricuspidalatresie.*

Nr.	Name	Geschlecht	Alter i.J.	Größe cm	Gewicht kg	Cyanose	Hgb. i. %	Leistungs-fahigkeit	Herz-geräusch	Brustwand-pulsation I.C.R.	Kreislaufzeiten Äther i. sec	Kreislaufzeiten Decholin i. sec
1	N.H. (21)	♂	6	112	18,5	++	146	st. vermind.	systolisch	III. links	5	7
2	B.R. (80)	♂	5	108	13,2	++	147	st. vermind.	systolisch	IV.—VI. links,breit	7,5	8,5
3	K.D. (84)	♀	12	137	27	++	148	vermindert	(—)	II.—V. links, breit	15	9
4	B.K. (86)	♂	6	105	16	+++	146	st. vermind.	systolisch	IV.—V. links	—	—
5	K.R. (168)	♀	9	133	24,9	++	152	st. vermind.	systolisch	II.—V. links	—	—
6	E.J. (191)	♀	4	100	14	++	143	st. vermind.	systolisch	III.—VI links	—	—
7	A.H. (207)	♂	15	170	51	+	128	mittel	systolisch	II.—VI. links	—	—
8	K.B. (216)	♂	7	117	20,3	++	150	mittel	systolisch	III.—VI. links	12	13
9	F.G. (256)	♀	4	104	14,8	+++	160	st. vermind.	(—)	II.—VII. links	—	—
10	P.H. (278)	♂	4	107	15,3	++	135	st. vermind.	(—)	?	—	—
11	K.L. (317)	♀	17	147	36,5	++	150	vermindert	systolisch	III.—VI. links	26	12
12	H.A. (441)	♂	8	128	23,5	+++	130	st. vermind.	systolisch	II.—VI. links	7,7	15,2
13	E.J. (440)	♂	21	174	41,6	+++	151	st. vermind.	systolisch	IV. links	3,2	2,7
14	W.M. (448)	♀	17	142	36,2	++	140	st. vermind.	präsyst.	IV.—VI. links	14,1	12
15	S.H. (130) Situs inversus	♀	10	144	29,5	++	125	vermindert	systolisch	rechts II.—V.	—	—
16	P.H. (107) Cor univen-triculare	♂	13	153	31,5	++	145	st. vermind.	systolisch	II.—VI. links	—	—

Tabelle 8.

Nr.	Name	Körper-ober-fläche m²	O₂-Ver-brauch cm³	A. Vol. min/m²	O₂-Kap. Vol.-%	O₂-Geh. A. fem.	O₂-Def. %	O₂-Geh. V. cava Vol.-%	O₂-Geh. V. pulm. Vol.-%	Kreisl. min/Vol. cm³/m² gr.	Kreisl. min/Vol. cm³/m² kl.	Eff. Pulm. Durch-fluß
1	N. H.	0,72	220	8620	30,8	19,6	36,4	15,0	29,9	6200	2040	1900
2	B. R.	0,61	—	—	28,8	17,0	40,9	—	—	—	—	—
3	K. D.	0,92	—	—	27,9	10,7	61,6	—	—	—	—	—
4	B.H.	0,65	—	—	29,9	14,8	50,5	—	—	—	—	—
5	K. R.	0,92	179	8440	29,7	19,2	35,4	17,0	29,6	8760	1880	1550
6	E. J.	0,60	—	—	25,6	16,5	35,5	—	—	—	—	—
7	A. H.	1,37	193	5630	27,9	23,3	16,5	17,2	26,1	2300	4930	1570
8	K. B.	0,78	183	7510	31,7	23,0	27,4	18,3[1]	30,1[2]	4970	3310	1919
9	F. G.	—	—	—	—	—	—	—	—	—	—	—
10	P. H.	—	—	—	—	—	—	—	—	—	—	—
11	K. L.	1,18	169	—	27,6	19,1	30,7	15,3	26,2[2]	3770	2020	1320
12	H. A.	0,87	187	6850	32,2	23,1[3]	28,3	20,4	30,6[2]	7950	2880	2100
13	E. J.	1,42	194	—	33,6	10,4	69,2	9,0	32,3	9750	624	621
14	W.M.	1,15	160	—	26,2	15,2	42,2	10,5	24,9[2]	2960	1390	970
15	S. H.	1,05	240	—	21,8	19,6	10,5	14,1[1]	20,7[2]	4155	20700	3460

[1] Re. Vorhof.
[2] Berechnet (95% der O₂-Kapazität).
[3] Li. Ventrikel.

Die Tab. 7 zeigt die Werte der Durchflußvolumina durch den großen und den kleinen Kreislauf. Sie wurden in der üblichen Weise nach dem FICKschen Prinzip berechnet. Der O$_2$-Gehalt der A. pulmonalis wurde gleich dem des linken Ventrikels gesetzt.

Die erörterten physiologischen Verhältnisse geben einen Schlüssel für die sonst schwer verständliche anatomische Beobachtung, daß Patienten mit gleichzeitiger Transposition der großen Gefäße meist eine bessere körperliche Leistungsfähigkeit aufweisen und ein höheres Alter erreichen als solche mit „reiner" Tricuspidalatresie. Bei der Transposition kommt es infolge des Abganges der

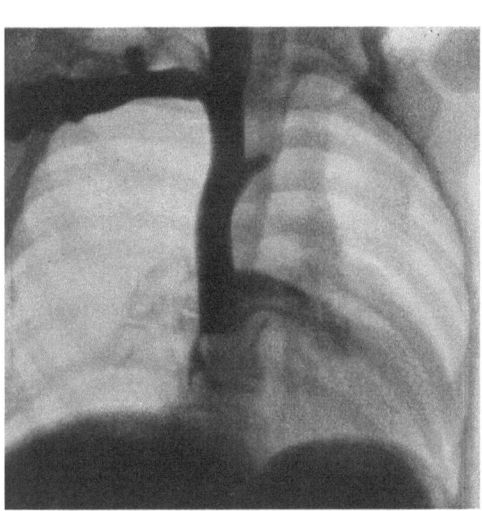 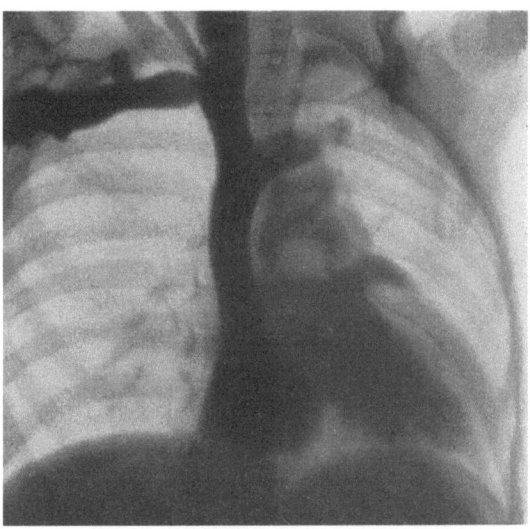

Abb. 18.   Abb. 19.

Abb. 18 und 19. K. R. (Nr. 5). Angiokardiogramm bei Tricuspidalatresie. Röntgenkinematographisch mit 18 Bildern in der Sekunde. Die rechte Kammer wird nicht dargestellt. Bogenförmiger Übertritt des Kontrastmittels durch einen Vorhof-Septum-Defekt in den linken Vorhof. Der linke Vorhof und die Herzohren sind dargestellt. Auch die li. Herzkammer enthält schon Kontrastmittel (Abb. 19).

Aorta aus der hypoplastischen rechten Kammer funktionell zu einer subaortalen Stenose und dadurch zu einer Verminderung des Minutenvolumens im großen Kreislauf. So wird ohne wesentliche Erhöhung der absoluten Werte eine relative Steigerung des Lungenkreislaufes möglich. Eine meist vorhandene geringe Pulmonalstenose verhindert einen zu hohen Druck im kleinen Kreislauf.

Somit sind also die anatomischen Voraussetzungen für das günstige Verhältnis eines relativ großen Lungendurchflusses gegenüber einem kleinen Körperdurchfluß gegeben (s. Patient Nr. 7, A. H.).

Den geringsten Lungendurchfluß wies der Patient E. J. (Nr. 13) auf. Der Wert war so niedrig, daß Zweifel an seiner Richtigkeit auftauchten. Der Obduktionsbefund einer floriden Endokarditis der Pulmonalklappen, die schließlich zum vollständigen Verschluß der Pulmonalis führte, brachte jedoch nachträglich die Erklärung und die Bestätigung der Richtigkeit dieser Werte.

Charakteristika des *Angiokardiogrammes* sind das Ausbleiben der Darstellung der rechten Kammer wie andererseits der Übertritt von Kontrastmittel in den linken Vorhof und in die linke Kammer (Abb. 18). Gute Bilder dieser Phasen gestatten, die Diagnose der Tricuspidalatresie mit Sicherheit zu stellen. Unterschiede in den Einzelheiten sind vor allem von der Größe des Vorhofscheidewanddefektes abhängig. Weiterhin häufig zu beobachten ist eine dreieckige Aussparung im

Kontrastbild am unteren Herzrand (Abb. 19). Verursacht wird sie wahrscheinlich durch den Muskelwulst und das Cavum des rechten Ventrikels. Aus dem Verschwinden dieser Aussparung in späteren Bildern müßte dann auf die nachträgliche Füllung der rechten Kammer und somit auf einen Ventrikelseptumdefekt geschlossen werden, während in den Fällen, in denen die Aussparung erhalten bleibt, ein intaktes Ventrikelseptum und eine Pulmonalatresie anzunehmen wäre. Die Lungenversorgung erfolgt in diesen Fällen meist über einen offenen Ductus arteriosus.

Bei der Darstellung der großen Gefäße ließ sich aus einer stärkeren Verlagerung der Aorta nach rechts und Fehlen der Torsion der großen Gefäße auf eine Transposition derselben schließen (Abb. 20 u. 21). Für die Frage der Transposition

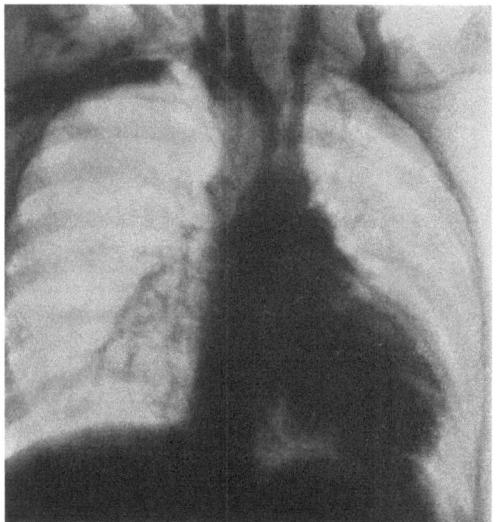 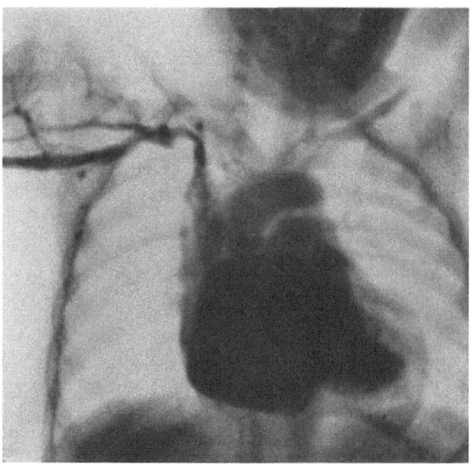

Abb. 20. K. R. (Nr. 5). Angiokardiogramm bei Tricuspidalatresie. Röntgenkinematographisch mit 18 Bildern in der Sekunde. — Tricuspidalatresie ohne Transposition der großen Gefäße. Die A. pulmonalis nimmt ihren Ursprung wahrscheinlich aus der hypoplastischen rechten Kammer.

Abb. 21. K. B. (Nr. 8). Angiokardiogramm bei Tricuspidalatresie. Röntgenkinematographisch mit 18 Bildern in der Sekunde. — Tricuspidalatresie mit Transposition der großen Gefäße. Paralleler Verlauf von Aorta und Pulmonalarterie. (Es fehlt die physiologische Torsion.)

ist allerdings der frontale Strahlengang, in dem sich die Verlagerung des Aortenursprungs nach vorne besser darstellen läßt, günstiger. Wir führen deshalb jetzt die gleichzeitige Angiokardiographie in zwei Ebenen durch.

Aus der später erfolgenden Darstellung der Pulmonalis gegenüber der Aorta ergab sich in 3 Fällen ein Hinweis für die Füllung der Pulmonalarterie über einen offenen Ductus arteriosus. Bei 6 Patienten waren Zeichen für eine Kollateralversorgung vorhanden.

Auf Grund der für eine Tricuspidalatresie charakteristischen angiokardiographischen Füllungsphasen (in diesem Fall aber spiegelbildlich) konnten wir bei einem Situs inversus totalis die Diagnose einer Tricuspidalatresie sichern. Unseres Wissens der bisher einzige Fall dieser Kombination.

Wie bereits dargelegt, gehören Vorhof-Septum-Defekt und Hypoplasie des rechten Ventrikels zum typischen anatomischen Befund der Tricuspidalatresie. Fehlt jedoch das Ventrikelseptum oder ist dieses nur rudimentär angelegt (Fall Nr. 16), so liegt ein Cor univentriculare vor. Rechter und linker Ventrikel können in gleichem Maße an der Bildung der gemeinsamen Herzkammer beteiligt sein. Es kommt nicht zur Ausbildung der für eine Tricuspidalatresie charakteristischen klinischen und röntgenologischen Merkmale (Abb. 22 u. 23). Die Diagnose ist ganz auf die Befunde der Spezialuntersuchungen angewiesen.

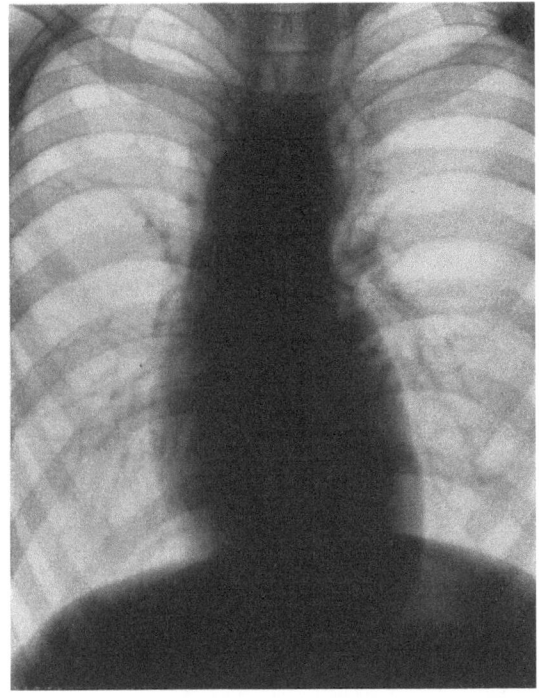

Abb. 22. P. H. (Nr. 16). Röntgen-Herzfernaufnahme. Mesokardie.

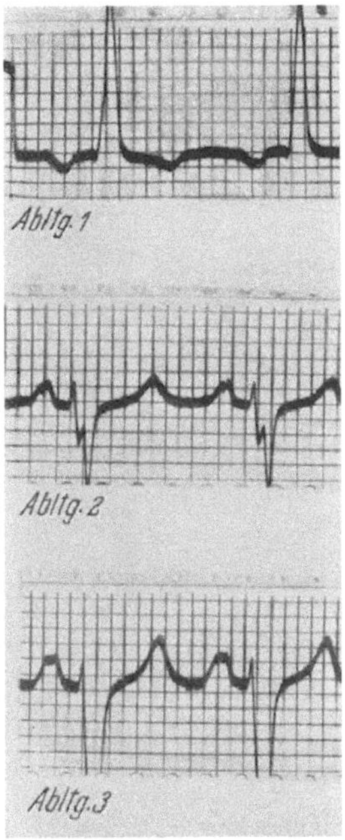

Abb. 23. P. H. (Nr. 16). Extremitäten-Elektrokardiogramm. Mesokardie. Längs-ovale Herzform.

Aus dem Obduktionsbefund ist noch hervorzuheben, daß — es lag eine Atresie des Ursprunges der A. pulmonalis vor — die Lungenversorgung nicht über einen offenen Ductus arteriosus, sondern ausschließlich über Kollaterale (Bronchialarterien) erfolgte.

III. Tricuspidalstenose.

Die kongenitale Tricuspidalstenose, obgleich anatomisch der Atresie nahe verwandt, weicht in der Symptomatologie in vielem von diesem Syndrom ab. Das klinische Erscheinungsbild wird in hohem Grade von den häufig vorhandenen begleitenden Anomalien beeinflußt.

An drei durch Obduktion gesicherten Fällen sollen die klinisch wichtigen Typen dieser Anomalie herausgestellt werden.

Es sind dies:

1. die reine Tricuspidalstenose,
2. die Tricuspidalstenose bei FALLOTscher Tetralogie,
3. die Tricuspidalstenose bei Pulmonalstenose mit Vorhof-Septum-Defekt.

1. Die isolierte Tricuspidalstenose ist ein seltener Herzfehler. FUTCHER (1911) konnte 14 Fälle aus der Literatur zusammenstellen. COTTIN und SELOC (1920) sowie CLEMENTS (1935) berichten je über eine eigene Beobachtung. Von 1939 bis 1941 wurden weitere 12 Fälle klinisch und außerdem 3 durch Obduktion gesicherte Tricuspidalstenosen mitgeteilt.

Ob die Tricuspidalstenose ein angeborener Fehler ist oder ob sie erst extrauterin erworben wird, muß meist offen bleiben. CLEMENTS glaubt, daß sich meist ein erworbener Fehler feststellen lasse. Es ist aber zu beachten, daß sowohl rheumatische Schübe als auch rezidivierende Fieberattacken sich häufig bei kongenitalen Vitien anamnestisch erheben lassen als Ausdruck der vielfach

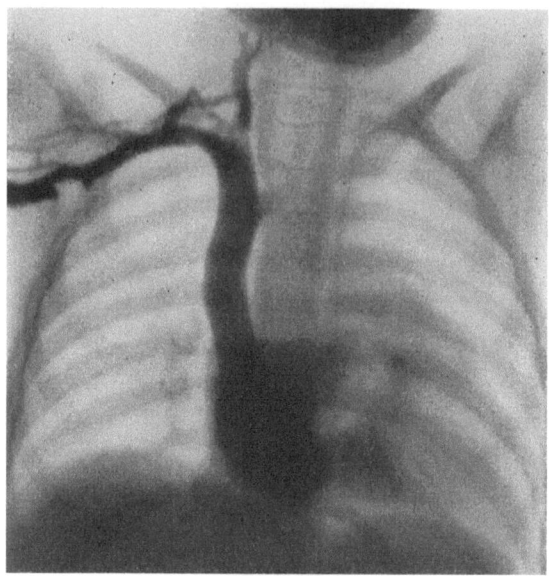

Abb. 24a.

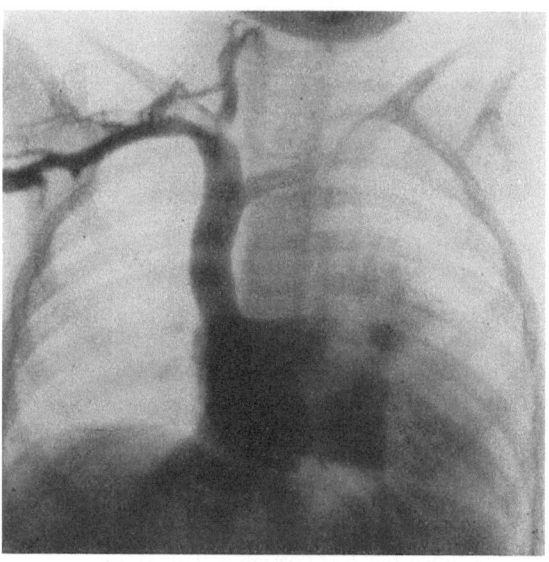

Abb. 24b.

Abb. 24a und b. W. C. (Nr. 3). Angiokardiogramm bei Tricuspidalstenose. Röntgenkinematographisch mit 18 Bildern in der Sekunde. Ähnliche Bilder wie bei der Tricuspidalatresie mit Übertritt von Kontrastmittel durch einen Vorhof-Septum-Defekt auf die linke Seite. Jedoch kommt auch ein hypoplastischer und schwächer gefüllter rechter Ventrikel zur Darstellung.

vorhandenen Endokarditis, ohne daß hieraus auf einen erworbenen Fehler geschlossen werden darf.

Die klinischen Zeichen der reinen Tricuspidalstenose sind ähnlich wie die bei der Mitralstenose, von der sie aber grundlegend durch das Fehlen jeder Lungenstauung bei Stauungserscheinungen im großen Kreislauf mit Lebervergrößerung und Ascites unterschieden ist.

2. Wird eine FALLOTsche Tetralogie durch eine Tricuspidalstenose kompliziert, so erfolgt dadurch keine wesentliche Änderung der hämo-dynamischen Verhältnisse. Eine hochgradige Stauung im großen Kreislauf wird durch den Abstrom des Blutes durch das Foramen ovale in den linken Vorhof verhindert, und das klinische Bild der Tricuspidalstenose bei einer FALLOTschen Tetralogie ist von dem der reinen FALLOTschen Tetralogie nicht wesentlich unterschieden. Die Diagnose ist ganz von der Feststellung einer sichtbaren Einengung im Bereich des Ostiums sowie eines hypoplastischen rechten Ventrikels im angiokardiographischen Bilde abhängig zu machen.

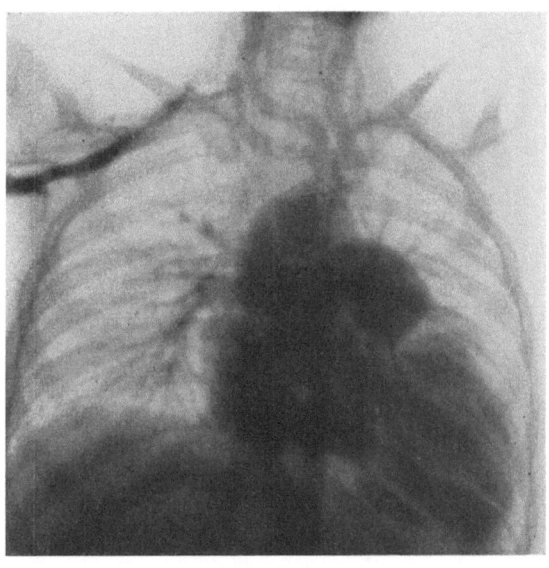

Abb. 24 c. Bei der Vollfüllung sind keine charakteristischen Unterschiede mehr zu erkennen. Die Erweiterung und deutliche Füllung der Pulmonalarterie jenseits der hochgradigen Stenose läßt einen offenen Ductus arteriosus diagnostizieren. (Bestätigung durch Obduktion.)

3. Die isolierte Pulmonalstenose mit Vorhof-Septum-Defekt, kompliziert durch eine Stenose des Tricuspidalostiums, hat weitgehende Ähnlichkeit mit der Tricuspidalatresie. Bei höhergradiger Enge des Ostiums liegen die Verhältnisse funktionell ähnlich wie bei der Atresie des Ostiums, bei der kein Ventrikelseptumdefekt vorhanden ist, d. h. die Pulmonalis ist dann auch aus der Funktion ausgeschaltet und die Versorgung des Lungenkreislaufes erfolgt über einen Ductus arteriosus mit dem einzigen Unterschied, daß das Ostium hier noch in geringem Maße durchgängig ist und so im Angiokardiogramm die schwache Füllung einer hypoplastischen rechten Kammer sichtbar wird (Abb. 24 a—c).

Tabelle 9. *Tricuspidalstenose.*

Lfd. Nr.	Name	Diagnose	Leistungs-fähigkeit	Cyanose	Hgb. in %	Herz-geräusch	Leber	EKG Typ	Rö-Herzform
1	W.H.(718) 19 J., w.	Isolierte Tricuspidalstenose	dekompensiert	+	—	systolisch-diasto-lisch über allen Ost.	2—3 Querfinger	Rechts Hohes P_{II}	re. u. li. verbreitert, uncharakteristisch
2	W.K.(167) 5 J., w.	Tricuspidalstenose, Pulmonalstenose, Ventrik.-septum-Defekt offener Ductus arteriosus	eingeschränkt	+ +	124	systolisch-diasto-lisch	2 Querf.	Rechts (nicht wie bei Fallot)	Zweiter linker Bogen konvex, sonst wie bei Fallot
3	G.H.(185) 12 J., m.	Tricuspidalstenose, Pulmonalstenose, Vorhof-Septum-Defekt	stark eingeschränkt	+ + +	160	systolisch	posit. Venenpuls ?	indifferent atypisch	uncharakteristisch

IV. Die Ebsteinsche Anomalie der Tricuspidalklappen.

Die angeborene Verlagerung der Tricuspidalklappen des Herzens, 1866 erstmalig von EBSTEIN beschrieben und seither als EBSTEIN-Disease in der Literatur bekannt, ist eine seltene Anomalie. Ihre Kenntnis ist trotzdem von praktischer Bedeutung, da diese Mißbildung mit einem längeren Leben vereinbar ist. Insgesamt sind bisher 25 Fälle in der Weltliteratur mitgeteilt worden, von denen keiner intra vitam diagnostiziert werden konnte. H. TAUSSIG und Mitarbeiter (ENGLE, PAYNE und BRUINS) stellten an 3 Fällen nachträglich eine Reihe von Merkmalen fest, die ihnen auch die klinische Diagnose möglich erscheinen ließ.

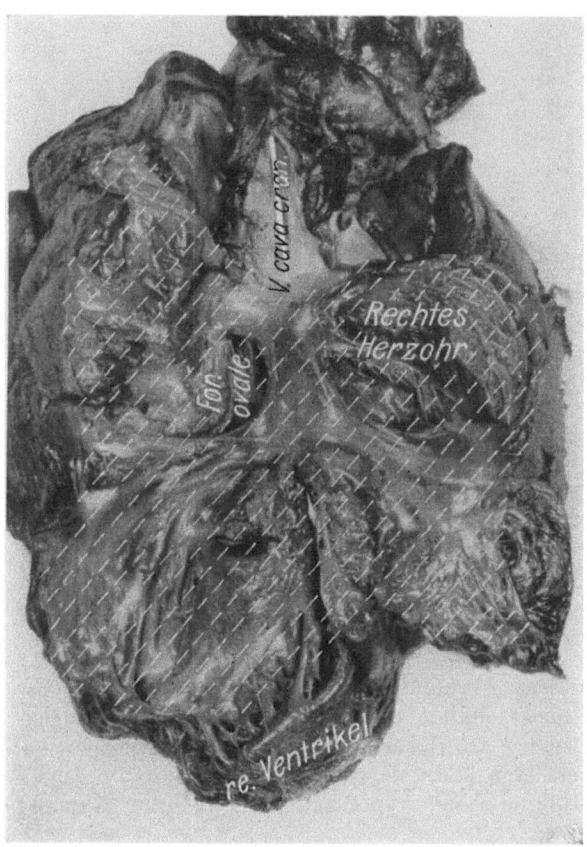

Abb. 25. Obduktionspräparat Fall 1, K. Br. Herzpräparat aufgeschnitten. Man sieht den weiten rechten Vorhof, der durch den tiefen Ansatz der Tricuspidalklappen einen Teil der Ventrikelmuskulatur mit einschließt. Nur der kleine Teil medial und distal dürfte dem funktionellen rechten Ventrikel entsprechen.

Wir haben diese Anomalie bei 4 Patienten klinisch sicher stellen können; danach ist anzunehmen, daß das Krankheitsbild doch nicht ganz so selten ist, wie es bisher den Anschein hatte, und daß mit zunehmender Kenntnis des Syndroms mehr Fälle zur Beobachtung kommen werden.

Die anatomischen Veränderungen werden aus dem Obduktionsbefund unserer Patienten K. B. deutlich. Da der Bericht sich weitgehend mit der Erstbeschreibung EBSTEINs deckt, wird er im Auszug wiedergegeben.

Der rechte Vorhof ist außerordentlich weit; es hat die Leichenfaust allein in ihm gut Platz. Das Foramen ovale ist weit offen. Die Tricuspidalklappen setzen mit einem Teil dicht unterhalb der Klappen der Lungenschlagader an. Zwei ihrer Segel sind zu eins vereint. Sie schließen den rechten Vorhof gegen die rechte Kammer nicht vollkommen ab. Die aus der rechten Kammer entspringende Lungenschlagader hat eine geringere Weite als die aus der linken Kammer entspringende Hauptkörperschlagader. An der Abgangsstelle betragen ihre Umfänge 5,5 bzw. 4,5 cm. Linke Kammer und Vorkammer sind regelrecht ausgebildet; sie zeigen auch in ihren Maßen keine Abweichungen. Die Klappen sind allesamt zart, außer an der Tricuspidalis sind keine Veränderungen erkennbar. Die Herzinnenhaut ist überall zart und durchsichtig. Die Kranzschlagadern sind regelrecht angeordnet, zart und durchgängig. Der Gang des Botalli ist geschlossen.

Anatomische Diagnose: abnormer Ansatz eines Zipfels der Tricuspidalis unterhalb des Conus pulmonalis. Verwachsung zweier Zipfel der Tricuspidalis mit Insuffizienz des Ostiums. Extreme Erweiterung des rechten Vorhofes. Weit offenes Foramen ovale. Allgemeine starke venöse Hyperämie im großen Kreislauf (Abb. 25).

Anatomisches Hauptmerkmal der Mißbildung ist demnach eine Verlagerung des Ansatzes der Tricuspidalklappen in die rechte Herzkammer. Ferner die hochgradige Erweiterung des rechten Vorhofes. Dabei ist ein Teil der Muskulatur der rechten Kammer infolge der Verlagerung der Klappen nach abwärts mit in die Bildung des Vorhofes einbezogen. Dieser Anteil weist im gleichen Maße wie die eigentliche Vorhofswand eine außergewöhnliche Dünnwandigkeit auf, hingegen ist die Kammermuskulatur distal des Ostiums und im Bereich der Ausflußbahn von normaler Wandstärke. Diese auffallende Wandschwäche oberhalb der Tricuspidalklappen auch in Höhe des eigentlich noch der rechten Kammer angehörigen Myokards wird in fast allen mitgeteilten Fällen angetroffen. Bei zwei von TAUSSIGs Patienten fand sich weiterhin an dieser Stelle eine umschriebene Ausbuchtung, über der die Wand extrem dünn war. Diese Regionen werden von ihr als Entwicklungsdefekte angesehen, und es erscheint wahrscheinlich, daß eine Hypoplasie der Ventrikelwand oberhalb der Tricuspidalklappen als ein primär der Mißbildung zugehöriger Teil angesehen werden muß.

H. TAUSSIG hält es für möglich, daß während der Entwicklung ein Defekt in der Region des visceralen Cölomwalles, dort, wo sich der rechte Ventrikel entwickeln soll, nicht nur eine fehlerhafte Entwicklung des Myokards des rechten Ventrikels zur Folge hat, sondern daß hierdurch gleichzeitig infolge Verlagerung des primitiven persistierenden Myoendokardialspaltes eine Mißbildung der Tricuspidalklappen hervorgerufen werden kann.

Infolge der Verlagerung und anomalen Bildung der Tricuspidalklappen (ein Teil des Ostiums wird nicht von Klappengewebe bedeckt) muß eine Klappeninsuffizienz erwartet werden und es sollten sich im klinischen Bild Hinweise hierfür finden. Kongenitale Tricuspidalinsuffizienz ist deshalb auch ein Synonym für die EBSTEINsche Erkrankung. Bei unserer ersten Patientin fand sich bei der Obduktion eine erhebliche venöse Hyperämie im großen Kreislauf, besonders an Gehirn, Leber, Milz und Nieren, als Zeichen, daß eine solche Insuffizienz vorgelegen hat. Im klinischen Bilde hingegen waren sichere Symptome einer Tricuspidalinsuffizienz nicht nachweisbar gewesen. Die Leber war jeweils vergrößert, ein sicherer positiver Leberpuls sowie positiver Jugularvenenpuls wurden jedoch nicht festgestellt. Daß die Insuffizienzzeichen bei unseren Patienten nur wenig ausgeprägt waren, ist wohl der dämpfenden Wirkung der großen, im hochgradig erweiterten rechten Vorhof enthaltenen Blutmenge zuzuschreiben. Auch bei anderen Beobachtern (TAUSSIG) waren Insuffizienzzeichen (positiver Leber- oder Venenpuls) nicht immer vorhanden.

Bei der Erweiterung des rechten Vorhofes — soweit diese nicht von vornherein als ein Teil der Mißbildung angesehen werden muß — spielen neben der Insuffizienz die Verengerung des Ostiums sowie die Verkleinerung des eigentlichen Kammeranteiles infolge der Abwärtsverlagerung des Klappenansatzes sicher eine Rolle. Erschwerung des Bluteintrittes in den Ventrikel und vermindertes Fassungsvermögen desselben müssen eine notwendige Folge sein und sie hindern den rechten Vorhof, sich völlig zu entleeren. Hierdurch kommt es vor dem Ostium zu einer zunehmenden Überfüllung und Stauung und damit zum Druckanstieg im rechten Vorhof und zur Vorhofserweiterung. Ist das Foramen ovale nicht geschlossen, so besteht die Möglichkeit, daß Blut durch dieses aus dem rechten in den linken Vorhof übertreten kann. Mit steigendem Vorhofdruck bildet sich ein Rechts-Links-Shunt aus. Dem arterialisierten Blut im linken Vorhof wird venöses Blut beigemischt. Das Mischblut gelangt in den linken Ventrikel und über die Aorta in den großen Kreislauf, und es kommt im klinischen Bilde zu einer Blausucht. Da die geshuntete Blutmenge dem Lungenkreislauf verlorengeht, ist das Minutenvolumen des kleinen Kreislaufes gegenüber dem des großen Kreislaufes vermindert.

Bei den in der Literatur mitgeteilten Fällen von EBSTEINscher Erkrankung wurde bei 18 von 25 Patienten ein offenes Foramen ovale gefunden. Von diesen 18 waren 15 cyanotisch. Bei den restlichen 3 fehlen genauere Angaben über eine Cyanose. Von den verbleibenden 7 Fällen wies einer einen Vorhof-Septum-Defekt auf. Der Patient war ebenfalls cyanotisch. Nur bei 2 Fällen sind sichere Angaben darüber, daß das Foramen ovale geschlossen war, vorhanden. Beide Patienten wiesen keine Cyanose auf. Eine Blausucht ist demnach abhängig von einem offenen Foramen ovale bzw. einem Vorhof-Septum-Defekt. Sie tritt allerdings erst dann in Erscheinung, wenn der Druck im rechten Vorhof über den im linken Vorhof herrschenden Druck ansteigt.

Von unseren 4 Patienten waren 2 nie cyanotisch (s. Tab. 10). Es ist anzunehmen, daß bei ihnen das Foramen ovale geschlossen war. Die beiden anderen zeigten eine deutliche Cyanose; jedoch ist aus der Anamnese hervorzuheben, daß diese Patienten nach der Geburt bis zu Beginn des Laufens mit 18 Monaten frei von Cyanose waren. Erst dann trat im Laufe der Zeit sich stetig steigernd eine Blausucht auf. Hieraus ist zu schließen, daß bis zu diesem Zeitpunkt das Foramen ovale geschlossen war und erst dann eine Drucksteigerung im rechten Vorhof zu seiner Öffnung und zum Rechts-Links-Shunt geführt haben. Durch Schwankungen im Verhältnis der Vorhofdrucke zueinander erklärt sich der zu beobachtende rasche Wechsel in der Ausprägung der Blaufärbung.

Wenn die Hypoplasie der rechten Kammer nicht zu hochgradig ist, liegt keine starke Verminderung des Lungendurchflusses vor, die körperliche Leistungsfähigkeit ist verhältnismäßig gut und die Dyspnoe geringer, als dem Grade der Cyanose nach zu erwarten steht. Die Mißbildung ist auch mit einem längeren Leben vereinbar. In der Literatur werden zwei Patienten erwähnt, die ein Alter von 60 Jahren erreicht haben. Auch einer unserer Patienten ist 46 Jahre alt. Der Tod erfolgt anscheinend meist nicht infolge der Sauerstoffverarmung des Blutes, sondern wird durch die schweren Veränderungen im Reizleitungssystem mit der Neigung zu Arrhythmien und zu Kammerflimmern hervorgerufen. Wir beobachteten bei 2 Patienten einen akuten Herztod anscheinend durch Kammerflimmern. Über plötzlichen Herztod berichten ferner BAUER, YATER und SHAPIRO, sowie H. TAUSSIG.

Die hochgradige Erweiterung des rechten Vorhofes führt klinisch zu einer erheblichen Verbreiterung der Herzfigur nach rechts und links mit breiter Pulsation bis in die vordere Axillarlinie.

Es waren sowohl systolische als auch diastolische Geräusche auskultierbar. Das systolische Geräusch könnte durch die Insuffizienz der Tricuspidalklappen hervorgerufen sein. Über die Genese des Diastolikum läßt sich nicht Sicheres sagen. Übertritt von Blut aus dem rechten in den linken Vorhof zur Zeit der Vorhofsystole, Wirbelbildung im erweiterten rechten Vorhof oder eine Verengerung des mißbildeten Tricuspidalostiums können die Ursache sein. Die lauten, neben der Wirbelsäule zu hörenden Geräusche werden durch den weit nach hinten ausgebuchteten und der Wirbelsäule eng anliegenden rechten Vorhof erklärt. Begleitende diastolische Geräusche sind bei dieser Anomalie häufig, sie werden bei fast der Hälfte der Fälle mitgeteilt.

Die Elektrokardiogramme zeigen eine Verlängerung der Vorhof-Kammerüberleitung und eine Verbreiterung des QRS-Komplexes mit Störung der Erregungsausbreitung im Kammerbereich nach Art eines meist rechtsseitigen Schenkelblockes. Auch in den thorakalen Ableitungen findet man einen Schenkelblock (Abb. 26a u. b). Es dürfte nicht richtig sein, die Veränderungen des Kammerkomplexes einzig als eine Folge der mechanischen Dehnung des Vorhofes anzusehen. Jedenfalls findet sich beim unkomplizierten Vorhof-Septum-Defekt, bei dem es zu ähnlichen Veränderungen des Aurikels kommt, in der Regel kein echter Schenkelblock. Wir möchten eher die Störung der Erregungsausbreitung durch Blockierung eines Tawara-Schenkels als eine Folge der Mißbildung im Bereich der Kammermuskulatur und des Klappenringes ansehen. Sie wäre damit ein integrierender Bestandteil der Mißbildung. Jedenfalls sind bei allen

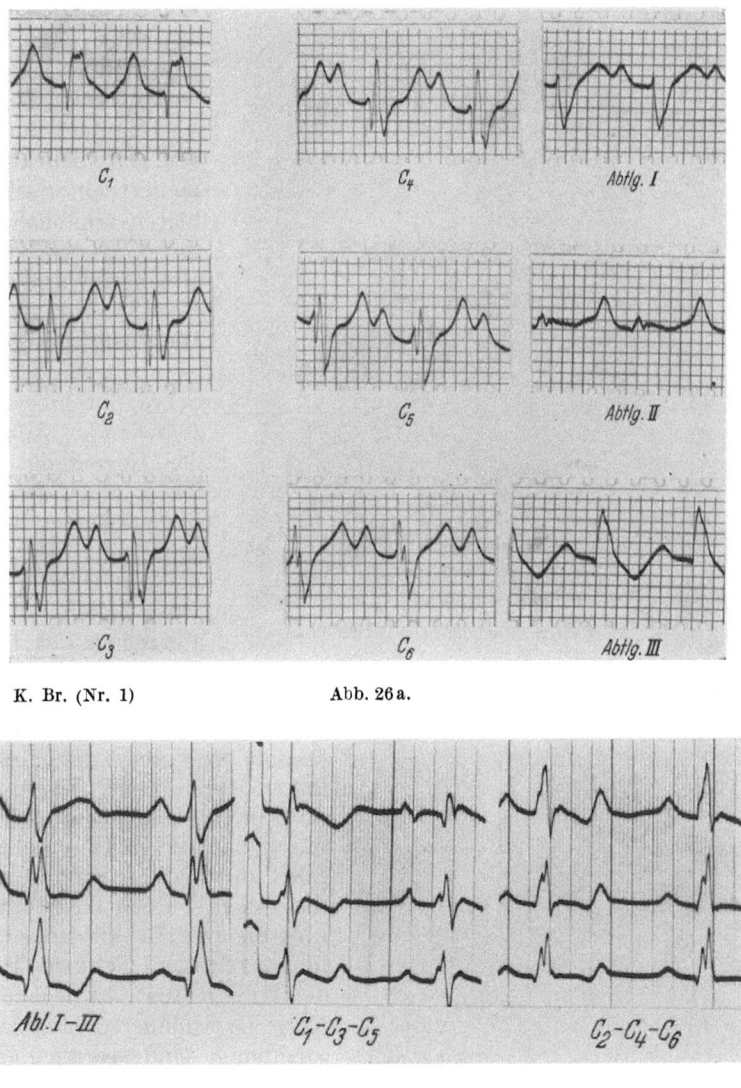

K. Br. (Nr. 1)   Abb. 26a.

B. K (Nr. 3)   Abb. 26 b.

Abb. 26a und b. Elektrokardiogramm bei EBSTEIN-Disease.

6 Fällen der Literatur, bei denen sich genauere Angaben über das EKG finden, ähnliche Kurven beschrieben. Der EKG-Typ — soweit sich darüber bei Vorhandensein eines Schenkelblockes etwas sagen läßt — ist nicht konstant. Drei unserer Fälle wiesen einen Rechtstyp auf, ebenso ein Patient von TAUSSIG. Bei YATER und SHAPIRO lag ein Linkstyp vor. Allen Elektrokardiogrammen ist aber eine verlängerte Vorhof-Kammerüberleitungszeit und eine Störung der

intraventrikulären Erregungsausbreitung im Kammerbereich nach Art eines Tawara-Schenkelblockes gemeinsam.

H. TAUSSIG weist auf die verlängerte Kreislaufzeit als Folge des Verweilens der Testlösung im rechten Vorhof hin. Bei unserer ersten Patientin war diese Bestimmung wegen großer Ängstlichkeit nicht durchführbar. In den drei anderen Fällen sind die Werte jedoch weit über die Norm verlängert (s. Tab. 10).

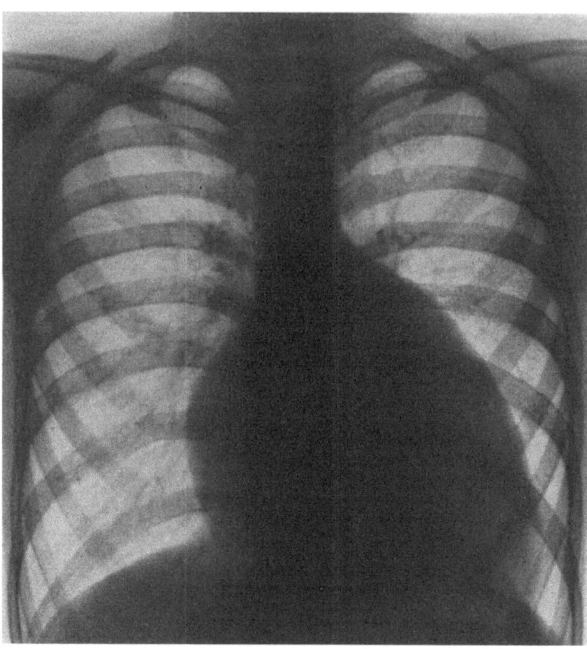

Abb. 27. K. B. (Nr. 1). Herzfernaufnahme bei EBSTEIN-Disease.

Röntgenbefund: Bei der Durchleuchtung imponiert ein nach beiden Seiten erheblich verbreiterter Herzschatten von annähernd kugelförmiger Gestalt (Abb. 27 und 28). Die gesamte Vergrößerung — auch die im zweiten Schrägdurchmesser festzustellende Ausdehnung der Herzsilhouette nach hinten über den Wirbelsäulenschatten hinaus —, gemeinhin als sicheres Zeichen eines vergrößerten linken Ventrikels anzusehen, ist hier eine ausschließliche Folge der Dilatation des rechten Vorhofes. Durch eine Rotation nach links kommt die Pulmonalis ganz an den linken Herzrand zu liegen. Dieses, im Verein mit der Hochdrängung durch das vergrößerte rechte Herz, führt zu einer konvexen Begrenzung der linken oberen Herzkontur und läßt an eine Erweiterung der Pulmonalis denken. Fehlende Pulsation der Hilusgefäße und gegenüber der Norm verminderte Lungengefäßzeichnung sind röntgenologisches Substrat der nachweisbaren Verminderung des Minutenvolumens im kleinen Kreislauf. Das Herzkymogramm leistet insofern einen Beitrag zur Diagnose, als es im Bereich der gesamten rechten Herzkontur systolische Lateralbewegung und damit reine Vorhofbewegung erkennen läßt. Es zeigt, daß vorwiegend der rechte Vorhof an der

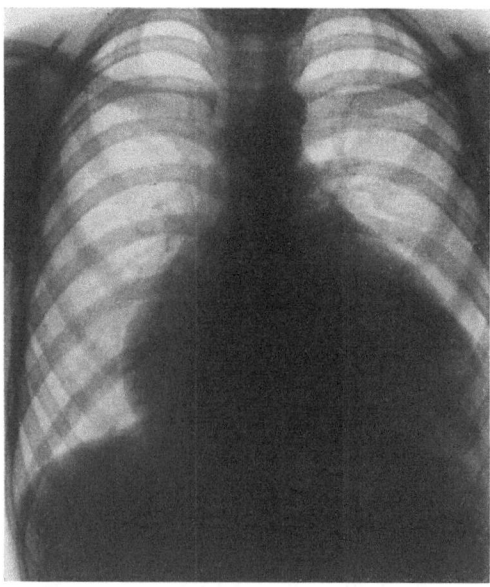

Abb. 28.

Abb. 27 und 28. K. B. (Nr. 1) und B. K. (Nr. 3). Herzfernaufnahme bei EBSTEIN-Disease. Herz nach rechts und links verbreitert mit vorspringendem zweiten linken Bogen. Hili klein, Lungenfelder hell, Aorta schmal.

Herzvergrößerung beteiligt ist und nicht die Kammer, was sich bei der einfachen Durchleuchtung nicht sicher bestimmen läßt.

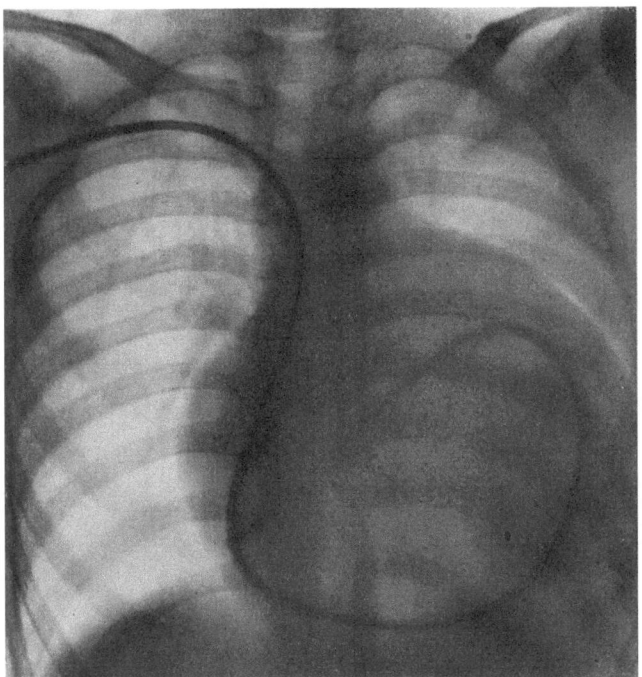

Abb. 29. K. Br. (Nr. 1). Herzkatheter bei EBSTEIN-Disease. Der Herzkatheter liegt frei in einer großen Höhle (= rechter Vorhof).

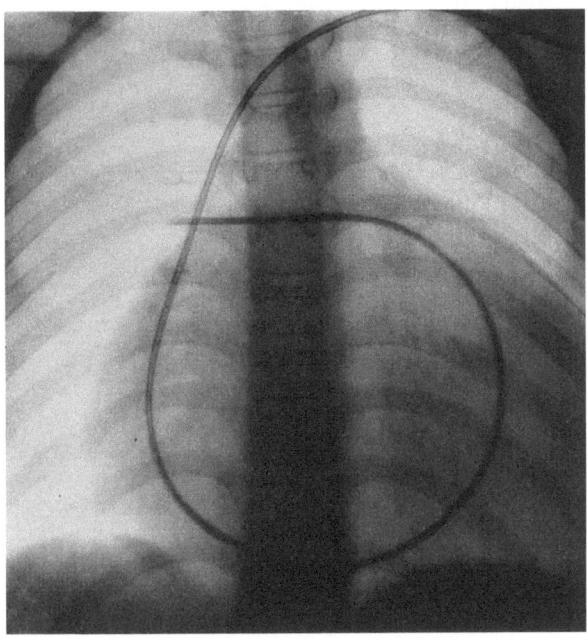

Abb. 30. B. K. (Nr. 3). Herzkatheter bei EBSTEIN-Disease. Der rechte Vorhof ist hochgradig erweitert. Die Katheterspitze liegt in der A. pulmonalis.

Angiokardiogramm: Langsame Auffüllung und langes Verweilen des Kontrastmittels im Vorhof sind typische Zeichen dieser Mißbildung bei der Angiokardiographie. Es wird schließlich die ganze vordere Herzsilhouette vom Kontrast des

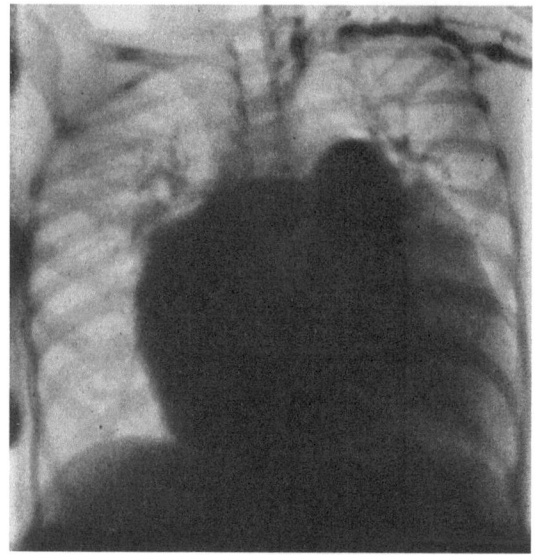 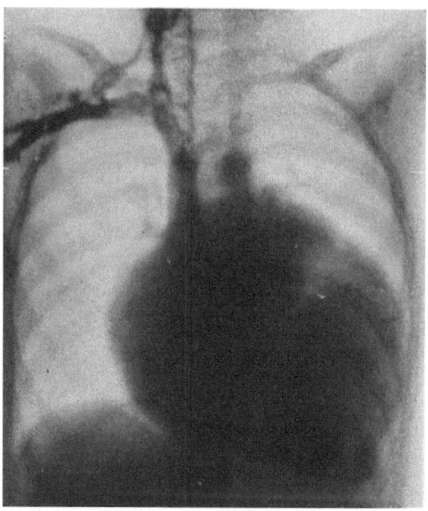

Abb. 31. A. M. (Nr. 5). Angiokardiogramm bei EBSTEIN-
Syndrom ohne Cyanose. Röntgenkinematographisch mit
18 Bildern in der Sekunde. Innerhalb der ganz — jedoch nicht
gleichförmig — kontrastierten vorderen Herzsilhouette lassen
sich ein rechter Vorhof sowie eine rechte Kammer mit der mäßig
erweiterten Pulmonalarterie abgrenzen. Die Lungengefäß-
füllung ist deutlich. Eine Aortenfüllung ist nicht zu erkennen.

Abb. 32. K. Br. (Nr. 1). Angiokardiogramm
bei EBSTEIN-Syndrom mit Cyanose. Röntgenkinematographisch mit 18 Bildern in der Sekunde. Äußere Herzbegrenzung dünnwandig.
Pulmonalarterie nicht erweitert, Lungenfelder
kaum kontrastgefüllt. Aorta schmal, aber schon
dargestellt.

rechten Herzens eingenommen, dessen Vergrößerung dadurch deutlich wird
(s. auch Katheterbilder) (Abb. 29 u. 30). Die hochgradige Dünnwandigkeit des

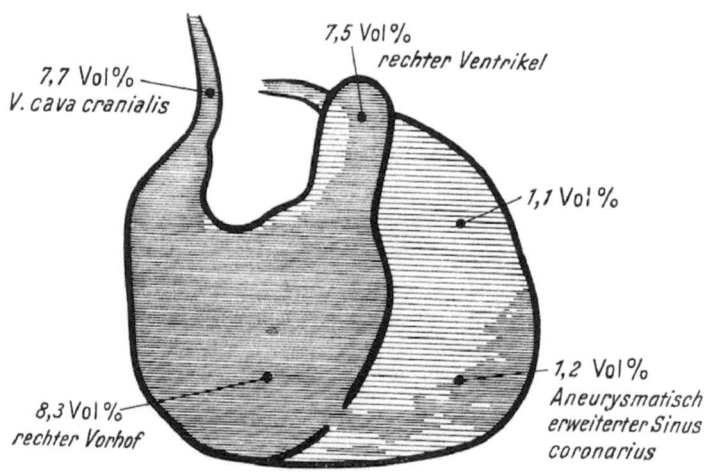

Abb. 33. A. M. (Nr. 5). Erweiterung des Sinus coronarius bei EBSTEIN-Syndrom. (Schematische Zeichnung.)
Die Stellen der Blutentnahmen sind eingezeichnet. Angabe des O₂-Gehaltes in Vol.-%.

rechten Vorhofes ist daran erkennbar, daß Kontrastbild und äußere Herzsilhouette
fast zusammenfallen (Abb. 31 u. 32). Die Darstellung der nicht erweiterten Pulmonalarterie erfolgt verspätet. Die Lungengefäße lassen eine nur schwache

Kontrastierung erkennen. In Fällen mit offenem Foramen ovale beobachtet man ganz zu Beginn der Vorhoffüllung einen Übertritt des Kontrastmittels vom rechten in den linken Vorhof.

Herzkatheterisierung: Bei der EB-STEINschen Anomalie wird bei der Katheterisierung im Bereich fast des ganzen rechten Herzens ein erhöhter Vorhofdruck (15—25 mm Hg) angetroffen. Der Druck in der Pulmonalarterie ist normal. Bei geschlossenem Foramen liegt der O_2-Gehalt im rechten Herzen überall gleich hoch. Körper- und Lungenkreislauf haben das gleiche Kreislaufminutenvolumen. Die periphere arterielle O_2-Sättigung ist normal. Bei offenem Foramen ovale besteht ein vorwiegender Rechts-Links-Shunt. Das Durchflußvolumen durch den kleinen Kreislauf ist dadurch gegenüber dem großen Kreislauf vermindert. Ferner besteht eine arterielle Mischungscyanose, die durch das periphere arterielle O_2-Sättigungsdefizit angezeigt wird.

Einen eigenartigen in einigen Einzelheiten von dem EBSTEIN-Syndrom abweichenden Befund bot der Fall Nr. 5. Auch hier ließ sich eine hochgradige Erweiterung des rechten Vorhofes nachweisen. Man hatte jedoch schon bei der Sondierung des Herzens den Eindruck, daß der erweiterte Abschnitt nicht den eigentlichen Vorhof darstellte, sondern daß es sich um einen sackartigen Anhang des Vorhofes handelte. Bestärkt wurde diese Annahme durch das Angiokardiogramm, in dem ein etwa normal großer rechter Vorhof und eine ebenfalls unauffällige rechte Kammer und Pulmonalarterie dargestellt wurden. Diesen Abschnitten hing dann eine den größten Teil des Herzschattens einnehmende sackartige Bildung an, die sich deutlich langsamer und weniger dicht als die vorigen Herzabschnitte mit Kontrast anreicherte. Bei der Gasanalyse der entnommenen Blutproben wurde in dem erweiterten Bereich ein so niedriger O_2-Gehalt des Blutes festgestellt, wie er sich sonst nur im Gebiet des Coronarsinus findet. Wir müssen demnach annehmen, daß es sich um eine Mißbildung im Bereich der Einmündung des Coronarsinus mit aneurysmatischer Ausweitung dieses Herzabschnittes handelt. Wahrscheinlich ist auch hier eine Anomalie der Tricuspidalklappen das Primäre (Abb. 33).

Ein Analogon ist uns aus der klinischen Literatur nicht bekannt.

Die Differentialdiagnose hat sich vor allem mit vier anderen Mißbildungen

Tabelle 10. *EBSTEIN-Syndrom.*

Fall	Geschl.	Alter i. J.	Größe cm	Gewicht kg	Cyanose	Hgb.-%	O_2-Defizit	Leistungs-fähigkeit	Dyspnoe	Herzgröße	Brustwand-pulsation	Herzgeräusch	Rücken	Puls	Leber	Äther	De-cholin
																Kreislaufzeit (sec)	
1	♀	9	135	28,5	++	140	26,3	stark vermind.	+	verbreit. re.—li.	III—VII ICR links	systolisch-diastolisch	+	klein	vergr. Leber-puls	—	—
2	♂	15	132	32,9	+ (+)	110	29,8	vermind.	+ (+)	verbreit.	nicht sicher	präsysto-lisch systo-lisch	+	klein	vergr. nicht puls.	16	27,8
3	♂	14	148	34,5	keine	88	3,7	gering vermind.	((+))	verbreit. re.—li.	II—VII ICR links	systolisch	+	klein	nicht vergr.	11,5	14,7
4	♀	46	171	85,0	keine	76	—	dekom-pensiert	+—++	verbreit. re.—li.	keine	systolisch-diastolisch	+	klein	vergr. hand-breit	20,3	70,4
5	♀	11	130	22,7	keine	68	—	stark ver-mind./de-kompens.	++	verbreit. re.—li.	II—VII ICR links	systolisch-diastolisch	+	klein	hand-breit	8,7	29,5

											Name
1											K.Br. (291)
2											S.H. (267)
3											Ba.K. (111)
4											R.M. (717)
5											A.M. (413)

auseinanderzusetzen. In erster Linie mit der Tricuspidalstenose (s. u. Tricuspidalstenose), ferner mit der isolierten Pulmonalstenose — sei es mit geschlossenem
oder auch mit offenem Foramen ovale.

Klinisches Bild und Röntgenbefund weisen große Ähnlichkeit auf. Jedoch
wird bei der Pulmonalstenose häufig eine Erweiterung der Pulmonalis jenseits
der Stenose angetroffen, auch fehlen in der Regel im Elektrokardiogramm AV-
und Tawara-Schenkelblock. Entscheidend ist die intrakardiale Druckmessung
mit hohem Kammerdruck und niedrigem Pulmonalisdruck gegenüber den normalen Druckwerten in diesem Bereich bei der EBSTEINschen Anomalie.

Das dritte Krankheitsbild ist die FALLOTsche Tetralogie. Im klinischen Bild
ist hervorzuheben, daß diese Patienten zumeist „Hocker" sind. Auch hier ist
bei der intrakardialen Druckmessung die Druckerhöhung in der rechten Kammer,
vor allem aber die angiokardiographische Feststellung einer Füllung der Aorta
aus der rechten Herzkammer ein sicheres Unterscheidungsmerkmal.

Der Vorhof-Septum-Defekt weist im klinischen Bild und in der Herzform
mancherlei Ähnlichkeiten mit dem EBSTEIN-Syndrom auf. Grundlegend ist er
durch den gesteigerten Lungendurchfluß mit Pulmonaliserweiterung und dem
Nachweis eines Links-Rechts-Shuntes im Vorhof unterschieden.

C. Die Defekte des Septum atriorum.

I. Der Vorhofseptumdefekt.

Die Vorhofscheidewand entwickelt sich aus mehreren Anteilen: Zuerst wird
das Septum primum angelegt, das eine sichelförmige Falte, die von hinten oben
nach vorne unten durch den Vorhof verläuft, darstellt. Zu dieser Zeit besteht
eine freie interauriculäre Kommunikation durch das Foramen primum. Später
bildet sich dann rechts neben dem Septum primum das aus zwei Anteilen bestehende Septum secundum aus (ODGERS). Dieses legt sich ohne Spielraum dem
Septum primum an. An der Vereinigungsstelle des dorsalen und ventralen
Septumanteiles bleibt das Foramen ovale als Aussparung bestehen. Persistenz
des Foramen ovale findet sich bei 25% aller Obduktionen. Es kann weit offen
stehen oder anatomisch offen, „jedoch funktionell geschlossen" angetroffen
werden. Beim funktionell geschlossenen Foramen ovale ist die Valvula foraminis
angelegt, nur nicht vollständig verwachsen. Eine Blutströmung vom linken zum
rechten Vorhof ist nicht möglich, da die links liegende Valvula das Foramen
ventilartig verschließt; hingegen kann bei höherem Druck im rechten Vorhof
ein Blutübertritt von rechts nach links erfolgen. Dieses Verhalten ist vor allem
für die Entstehung einer paradoxen Embolie von Bedeutung. Besteht jedoch ein
wirklich offenes Foramen oder ein echter Vorhofseptumdefekt, z. B. persistiert
das Foramen primum, so ist je nach den herrschenden Druckverhältnissen sowohl
eine Blutströmung vom linken zum rechten Vorhof wie auch in umgekehrter
Richtung möglich.

In der Fetalzeit fließt vor der Geburt $^3/_4$ des Umbilicalvenenblutes aus dem
rechten Vorhof durch das Foramen ovale in das linke Herz und nur $^1/_4$ in den
rechten Ventrikel (EVERETT und JOHNSON; Isotopenmethode).

Die Stromrichtung ist zu dieser Zeit also vom rechten zum linken Vorhof.
Kurz nach der Geburt kehrt sich die Stromrichtung um, das Foramen ovale
schließt sich jedoch erst Monate später. Die Ursache für die Ausbildung eines
Links-Rechts-Shuntes ist vor allem darin zu sehen, daß im linken Vorhof nach
der Geburt ein höherer Druck (8 mm Hg) als im rechten Vorhof (4 mm Hg)
herrscht (BING). Man muß diese Druckdifferenz wohl darauf zurückführen, daß
das Mitralostium etwa um $^1/_4$—$^1/_3$ enger ist als das Tricuspidalostium (HULL).

Begünstigend kommt hinzu, daß der linke Vorhof höher als der rechte liegt und dadurch wenigstens im Stehen rein mechanisch der Abfluß in Richtung des rechten Vorhofes gefördert wird (UHLEY). Die Größe des Shuntes ist weiterhin maßgeblich von dem Ausmaß des Scheidewanddefektes abhängig. Hämodynamisch stellt der Links-Rechts-Shunt im Vorhof den Kurzschluß eines mehr oder minder großen Teiles des kleinen Kreislaufes dar und führt zur Vermehrung der zirkulierenden Blutmenge im Lungenkreislauf. Demnach arbeitet das rechte Herz beim Vorhofseptum unter den Bedingungen des vermehrten Minutenvolumens.

Der isolierte Vorhofseptumdefekt ist häufig. Er dürfte etwa 10% aller Vitien ausmachen. Patienten mit einem Vorhofseptumdefekt können ein normales Lebensalter erreichen und es sind mehrere über 60jährige Patienten bekannt geworden, das höchste Alter betrug 82 Jahre. In der Mehrzahl der Fälle stellen sich jedoch nach dem 30. Lebensjahr Insuffizienzerscheinungen ein. Wir müssen annehmen, daß damit die Prognose vielfach zu günstig gestellt ist. Auf Grund unserer Beobachtungen an kleinen Kindern mit Vorhofseptumdefekt ist die Mehrarbeit des rechten Herzens und das errechnete Durchflußvolumen des kleinen Kreislaufes derart hoch, damit übereinstimmend die körperliche Leistungsbreite vielfach schon so eingeschränkt, daß man ein Versagen des Herzens in diesen Fällen schon zu einem früheren Zeitpunkt erwarten muß. Bindendes läßt sich, da eine genügend lange Beobachtung noch nicht vorliegt, aus unserem Material allerdings nicht sagen.

Die Annahme einer Gynäkotropie beim Vorhofseptumdefekt wird in der Literatur vielfach, meist allerdings ohne ausreichende Begründung vorgetragen. Von den hier ausgewerteten 22 Fällen von Vorhofseptumdefekt sind 12 Patienten weiblichen, 10 Patienten männlichen Geschlechtes. Die eindeutige Konstatierung einer Geschlechtswendigkeit ist jedoch nur nach der statistischen Sicherung eines ausreichenden Materials erlaubt (PFAUNDLER). Da unser Krankengut für eine solche Analyse zu klein war, haben wir aus der Weltliteratur 285 Fälle von Vorhofseptumdefekt analysiert. Hierbei stehen 183 weiblichen 102 männliche Patienten gegenüber, was einem Verhältnis nur von 1:0,6 entspricht.

Das Geschlechtsverhältnis[1] beträgt $56 \pm 6,8\%$[2] und ist statistisch gesichert, die Häufigkeit beträgt $64 \pm 0,90$.

Patienten mit Vorhofseptumdefekt sollen von grazilem Körperbau sein. Dieser Begriff ist nicht ganz einfach zu definieren. Das Längenwachstum weicht nicht wesentlich von der Norm ab. Dagegen lassen sich im Körpergewicht gewisse Abweichungen gegenüber Gleichalterigen feststellen: mittlere Abweichung der Größe gegen die Sollgröße von $0,4\% \pm 3,9\%$. Die Abweichung des Körpergewichts vom Sollgewicht beträgt im Mittel $15,4 \pm 12,8\%$ ($\varepsilon = \pm 3,9\%$). Versteht man unter „grazil" Zartheit des Knochenbaues und Feingliedrigkeit der Hände bzw. der Finger, so trifft diese Beobachtung bei einem Teil der Patienten zu, ist aber keineswegs als obligat zu betrachten, anscheinend ist dieses Verhalten im Kindesalter deutlicher ausgeprägt als bei Erwachsenen.

Eine Cyanose besteht in der Regel bei isoliertem Scheidewanddefekt nicht. Abweichungen von diesem Verhalten finden wir beim Neugeborenen zu einer Zeit, wo der Druck im rechten Vorhof noch höher als im linken ist und die Richtung des Shuntes umgekehrt von rechts nach links verläuft. Es sind dieses Fälle, in

---

[1] Geschlechtsverhältnis $= \dfrac{\text{männliche Disposition}}{\text{weibliche Disposition}}$

[2] Sigma $= \pm 100 \sqrt{\dfrac{m\,(m+w)}{w^3}}$ (PFAUNDLER).

denen Kinder als „blue baby" geboren werden, die diese Cyanose später ganz verlieren. Weiterhin kann es vorübergehend bei Druckerhöhungen im kleinen Kreislauf,
z. B. bei starkem Husten, zur Ausbildung einer Cyanose kommen. Endlich wird
eine Cyanose bei Patienten mit Vorhofseptumdefekt dann beobachtet, wenn das
rechte Herz zu versagen beginnt und es zu einer Stauung und damit zu einem
Anstieg des Vorhofdruckes kommt. Vielfach wird diese Rechtsinsuffizienz durch
sekundäre Veränderungen im Lungengefäßsystem endangitischer oder thromb-
endangitischer Natur verursacht (WELCH und KINNEY, DOERR).

Die körperliche Leistungsbreite ist mehr oder weniger eingeschränkt. Kurzfristige Anstrengungen können vielfach gut vollbracht werden, während Dauer-
belastungen nicht durchgeführt werden können. Die Atmungsfrequenz ist fast

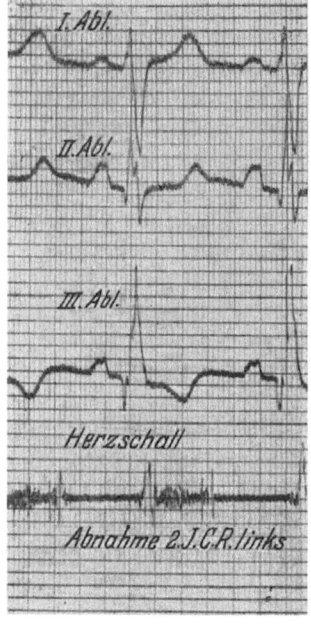

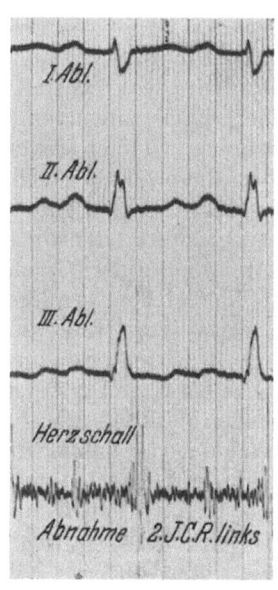

Abb. 34. D. R. (Nr. 6). Elektrokardiogramm: Vorhof-Septum-Defekt. Rechtstypisches EKG. Systolisches Geräusch.

Abb. 35. R. L. (Nr. 12). Elektrokardiogramm: Vorhof-Septum-Defekt. Rechtstypisches EKG (Schenkelblock). Fortlaufendes systolisch-diastolisches Geräusch.

immer gering erhöht, in einzelnen Fällen besteht allerdings schon in der Ruhe
eine deutliche Dyspnoe (s. Tabelle der Atemminutenvolumina), ohne daß dabei
die Atmung angestrengt oder erschwert wirkt. Nach Belastung stellt sich so
gut wie immer eine ausgeprägte Tachypnoe ein.

Häufig auftretende Komplikationen sind Pneumonien, die nach der Anamnese
mehrfach auftreten und meist die gleiche Lungenseite befallen. Weiter wird
häufig über wiederholte unklare Fieberschübe berichtet, die man nach unserem
Erachten auf rezidivierende Endokarditiden zurückführen muß.

Deformitäten des Thorax in Form einer Vorwölbung des Sternums sind
häufig. Die Herzdämpfung ist nach rechts und links, dort bis in die Axillarlinie
verbreitert. Dazu finden sich breite tast-, meist auch sichtbare Brustwandpulsationen, die vom II. Intercostalraum links neben dem Sternum schräg nach
lateral abwärts bis in Axillarlinie zu verfolgen sind. Sie unterscheiden sich durch
ihre Breitflächigkeit meist deutlich von der mehr umschriebenen Pulsation,
z. B. beim offenen Ductus arteriosus. Systolische Einziehungen an der Herzspitze,

wie sie von MACKENZIE als typisch bei Vergrößerung des rechten Ventrikels angesehen werden, gehören nicht zu den gewöhnlichen Befunden. Die Herzaktion ist verstärkt, dazu im Gegensatz steht der in der Regel kleine periphere Arterienpuls. Die Herztöne sind laut, der 2. Ton links ist vielfach verstärkt und klappend. In allen Fällen war ein systolisches Geräusch vorhanden (Abb. 34), aber auch präsystolische und diastolische Geräusche waren häufig, einige Male in Form eines fortlaufenden Maschinengeräusches, das auch in der Herzschallkurve von dem eines offenen Ductus arteriosus nicht differenzierbar war (Abb. 35). Diastolische Geräusche werden vor allem bei stärkerer Erweiterung der Pulmonalis und bei Pulmonalaneurysmen angetroffen. Man muß sie auf Wirbel-

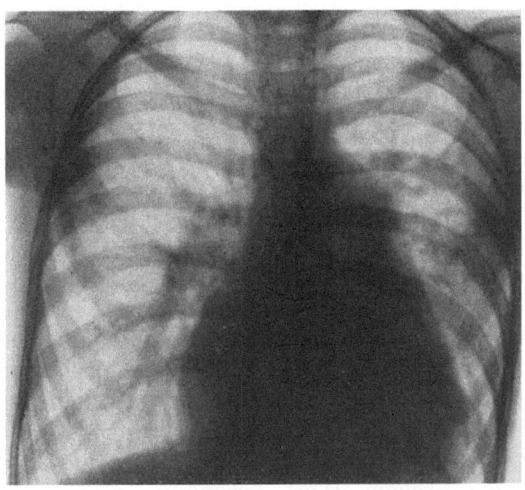

Abb. 36. T. B. (Nr. 8). Herzfernaufnahme. Vorhof-Septum-Defekt. Verbreiterung des Herzens nach rechts und links. Vermehrte Hilus- und Lungenzeichnung.

bildung in dem erweiterten Gefäß, in seltenen Fällen vielleicht auch auf eine relative Pulmonalklappeninsuffizienz zurückführen. (Über die Kombination mit Mitralstenose siehe LUTEMBACHER-Syndrom.)

Das EKG ist gering bis deutlich rechtstypisch. Dabei finden sich vielfach Störungen der Erregungsausbreitung am Kammerinitialkomplex. Die Vorhofkammerüberleitungszeit war in einigen Fällen verlängert, jedoch war dieser Befund nicht häufig.

Röntgenologisch ist das Herz beim Vorhofseptumdefekt deutlich nach rechts und links verbreitert und im ganzen vermehrt gerundet. Der Pulmonalisbogen ist prominent. Die Lungenhili sind verbreitert und zeigen Pulsationen. Die Lungenzeichnung ist verstärkt (Abb. 36). Der Retrokardialraum ist in der Regel frei oder nur mäßig eingeengt. Diese röntgenologisch faßbare Form ist Ausdruck

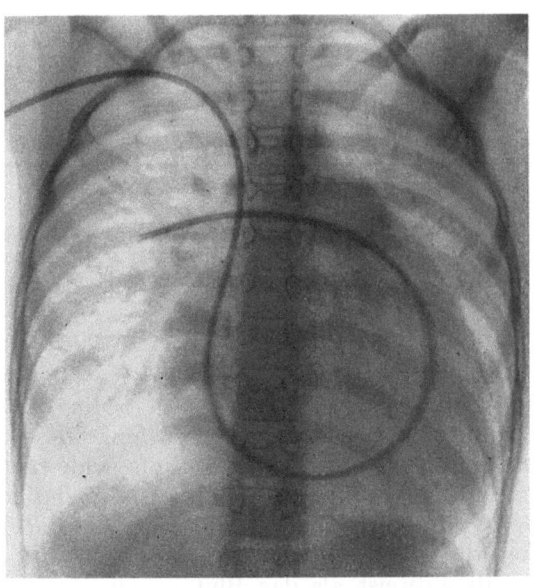

Abb. 37. T. B. (Nr. 8). Herzkatheter bei Vorhof-Septum-Defekt. Der Katheter liegt in der Pulmonalarterie, die bis an den linken Herzrand verlagert ist.

der vermehrten Volumenarbeit des rechten Herzens. Die hämodynamische Umformung des Herzens läßt sich jedoch exakter bei der Herzkatheterisierung erkennen. Die Sonde kann beim Vorhofseptumdefekt mit der Spitze bis zum linken Herzrand vorgeführt werden, d. h. das hypertrophierte und dilatierte rechte Herz macht die ganze Vorderseite des Herzschattens aus und der rechte Ventrikel wird infolge einer Rotation im Uhrzeigersinne weitgehend links randbildend (Abb. 37). Gegenüber anderen mit Erweiterung des Pulmonalisbogens einhergehenden Vitien bietet das Röntgenbild des Vorhofseptumdefektes eine Reihe unterscheidender Merkmale: Die Pulmonaliserweiterung ist meist hochgradig, die verstärkten Pulsationen finden sich nicht nur an der Pulmonalis selbst, sondern lassen sich auch an den Lappenarterien erkennen. Sie sind dann kymographisch als sog. Eigenbewegungen, d. h. pulsatorische Weiteränderungen zu registrieren und eine Folge der großen Volumenschwankungen in den Arterien. Die dilatierten Pulmonalisäste bedingen Vergrößerungen des Hilusschattens, die sich von der Hilusvergrößerung durch Stauungen im kleinen Kreislauf, manchmal schon durch die Kaliberweite der Pulmonalarterienäste auf dem gewöhnlichen Röntgenbild unterscheiden lassen. Es fehlt ihnen die Unschärfe und Verschleierung, die wir bei venöser Blutüberfüllung, Ödemen im Lungenkern usw., feststellen.

Ein weiteres Merkmal des Vorhofseptumdefektes ist die Diskrepanz in der Größe zwischen Pulmonalis und Aorta. ASSMANN hat schon 1924 auf diesen Befund: breite Pulmonalis, schwache Aorta, hingewiesen. Die röntgenkymographische Analyse der Pulsationen am Pulmonalisbogen ist von differentialdiagnostischem Wert besonders gegenüber dem offenen Ductus arteriosus. Während sich bei diesem eine diastolische Zwischenzacke, hervorgerufen durch die vorsätzliche Volumenzunahme der Arteria pulmonalis unter dem aus der Aorta erfolgenden Blutzustrom, findet, fehlt beim Vorhofseptumdefekt eine diastolische Zwischenzacke am oft noch stärker prominenten Pulmonalisbogen. Wir haben 30 Kymogrammen von offenem Ductus arteriosus 25 Kymogramme von Vorhofseptumdefekt gegenübergestellt, aus denen der Wert (s. Tab. 11), der diesem Symptom beizumessen ist, hervorgeht.

Tabelle 11. *Herzkymogramm.*

Diagnose	Gesamtzahl	Diastolische Zwischenzacke		Aorta schmal	Aorta klein, ohne wesentliche Pulsationen	Aorta breit, mit verstärkten Pulsationen
		vorhanden	nicht vorhand.			
Offener Ductus arteriosus . . .	30	23 (3 kombiniert mit Fallot)	7 (1 kombiniert mit Fallot)	18	0 (zwei Kombinationen mit einer Aortenisthmusstenose werden ausgeschieden)	10
Vorhofseptumdefekt	25	3	22	4	21	0

Herzkatheterisierung: Wir haben schon auf den Wert der Herzsonde bei der Feststellung der hämodynamisch bedingten Umformungen des Herzens beim Vorhofseptumdefekt weiter oben hingewiesen. In anderen Fällen läßt sich der anatomische Nachweis eines Vorhofscheidewanddefektes durch direkte Sondierung und die Möglichkeit, die Herzsonde in das linke Herz vorzuführen, erbringen. Der Vorhofseptumdefekt läßt sich aus der Bestimmung des O_2-Gehaltes mit Sicherheit daran erkennen, daß das Blut im rechten Vorhof einen höheren O_2-Gehalt aufweist als das Blut in der oberen bzw. unteren Hohlvene. (Auszuschließen ist die Einmündung von Lungenvenen in das rechte Herz, s. dort.) Die Blutgasanalyse ergab, daß beim Vorhofseptumdefekt ein ausschließlicher Links-Rechts-Shunt vorliegt. Die Erhöhung des Kreislaufminutenvolumens für den Lungenkreislauf war stets deutlich, teilweise erreichte sie sehr hohe Werte. Es ließen sich Durchflußvolumina zwischen 10 und 20 Liter pro Minute errechnen. Zwei Fälle zeigten ganz extreme Erhöhungen (31 l/min und 52 l/min).

Da methodische Fehler bei der Blutgasanalyse durch mehrfache Entnahmen und mehrfache Bestimmungen ausgeschlossen werden konnten, diese Werte aber kaum denkbar sind, muß in Erwägung gezogen werden, ob nicht andere noch unbekannte Faktoren, die wir hier nicht diskutieren können und die eine Berechnung nach dem FICKschen Prinzip nicht erlauben, mit im Spiele sind.

Da im Vorhof noch keine vollständige Mischung zwischen venösem Blut und arteriellem Zustrom stattgefunden hat, haben wir der Berechnung des Lungendurchflusses jeweils den O_2-Gehalt der Arteria pulmonalis zugrunde gelegt. Für die Diagnose des Vorhofseptumdefektes ist trotzdem der Anstieg des O_2-Gehaltes zwischen Hohlvene und Vorhof entscheidend. Er betrug bei unserem Krankengut im Mittel 3,1 Vol.-%. Das Minutenvolumen des großen Kreislaufes war in der Mehrzahl der Fälle normal. Mäßige Erhöhungen der Ruhewerte fanden sich in einigen Fällen bei Erwachsenen, die einen hohen Lungendurchfluß aufwiesen.

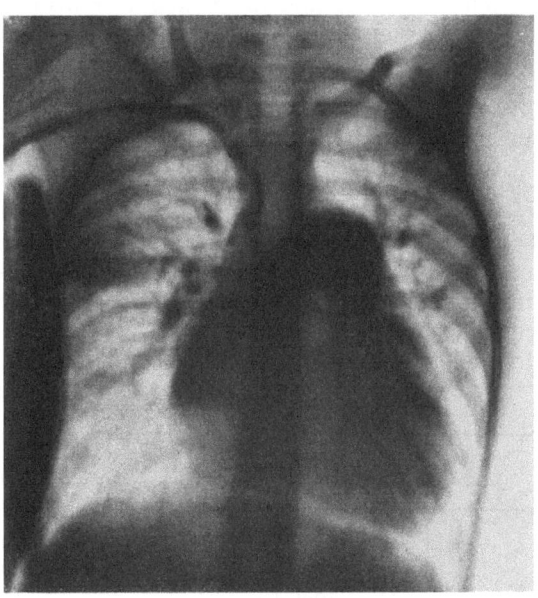

Abb. 38. T. B. (Nr. 8). Angiokardiogramm: Röntgenkinematographisch mit 18 Bildern in der Sekunde. Vorhof-Septum-Defekt. Vordere Herzkontur wird vom rechten Herzen eingenommen. Die A. pulmonalis verläuft am linken Herzrand.

Von Interesse ist das Verhalten des Druckes in der rechten Herzkammer und der Arteria pulmonalis. Hierbei fand sich stets eine Erhöhung des systolischen

Tabelle 12.

Nr.	Datum	Patienten	Ge-schlecht	Alter Jahre	Größe cm	Gewicht kg	Ober-fläche m²
1	27. 4. 51	W. I.	w.	5	107 (—2)	13,3 (—4)	0,60
3	3. 10. 51	M. A.	w.	6	111 (—7)	17,7 (—4,1)	0,70
4	3. 11. 50	V. H.	w.	7	117,5(+1,5)	20,5 (—0,4)	0,78
5	31. 1. 50	B. H.	m.	8	115 (—5)	20 (—3)	0,76
6	10. 10. 51	D. R.	w.	8	128 (+9)	23 (+0,7)	0,86
7	26. 1. 50	H. G.	m.	10	131 (—1)	21,3 (—7,7)	0,85
8	11. 1. 50	T. B.	w.	11	145 (+6)	23,6 (—9,8)	0,95
9	10. 2. 50	T. D.	m.	12	134 (—6)	26 (—8,1)	0,94
10	8. 7. 50	L. B.	w.	12	148 (+6)	33 (—2,7)	1,13
11	27. 2. 50	W. H.	m.	12	138 (—4)	30 (—5,5)	1,03
12	6. 9. 50	R. L.	w.	14	149 (—4)	30 (—14,7)	1,09
13	4. 10. 50	M. An.	w.	14	156 (+2)	48,5 (+ 2,9)	1,40
14	22. 5. 50	St. N.	m.	16	154	32,5	1,15
15	17. 2. 50	B. J.	m.	16	168	49,5	1,48
16	9. 7. 51	B. R.	m.	28	166	51,2	1,5
17	12. 7. 51	Sch. A.	m.	29	160	59,5	1,56
18	10. 11. 51	M. T.	w.	31	163	52	1,49
19	28. 2. 51	J. E.	m.	32	171	58,0	1,62
20	28. 4. 50	V. E.	m.	37	172	55	1,58
21	23. 6. 50	G. M.	w.	38	168	64,3	1,68
22	16. 2. 50	D. H.	w.	42	176	74,3	1,85
23	20. 4. 51	G. F.	w.	42	159	48	1,48

Druckes, der, wenigstens bei Jugendlichen, aber nie so hohe Werte erreichte, wie sie z. B. beim offenen Ductus arteriosus gemessen werden. In besonderem Maße kennzeichnend ist ein niedriger diastolischer Druck, der etwa den Normalwerten enstpricht und die hohen Durchflußvolumina verständlich macht. Bei älteren Erwachsenen fand sich neben einer starken systolischen Druckerhöhung auch ein deutlicher diastolischer Druckanstieg. Wir müssen in diesem Verhalten den Ausdruck sekundärer obliterierender Gefäßveränderungen sehen. Der

pulmonale Widerstand $= \dfrac{\text{Pulmonaldruck mm Hg}}{\text{Pulmonaldurchfluß}}$ war bis auf 10,5 erhöht.

Das Atemminutenvolumen ist in der Ruhe bis zu einem Lungendurchfluß von etwa 8 Litern pro Minute nicht erhöht. Es deckt sich dieser Befund mit dem Fehlen einer Ruhe-Dyspnoe im klinischen Bild. Bei höherem Lungendurchfluß ist das Atemminutenvolumen jedoch ebenfalls gesteigert, und zwar scheint eine direkte Beziehung zwischen Pulmonaldurchfluß und Atemminutenvolumen vorzuliegen. Die Vitalkapazität war stets vermindert, wahrscheinlich durch den hohen Blutgehalt der Lungen (s. Tabelle 12—14).

Tabelle 13.

Nr.	Ery Mill.	Hgb in %	O_2-Cap. Vol.-%	O_2-Geh. Art. Fem. Vol.-%	O_2-Defizit %	V. cava cr. Vol.-%	re. Vorhof Vol.-%	re. Ventrikel Vol.-%	Art. Pulm. Vol.-%
1	3,9	75	15,0[1]	15,0	∅	9,9 9,8	—	—	— 15,0[2]
3	4,6	88	18,6	—	—	11,9 11,5	12,6	16,4 15,2	16,5
4	4,9	96	19,7	16,9	14,2	—	—	—	—
5	3,9	73	15,9	14,4	9,4	—	—	—	11,8
6	4,0	78	16,0	—	—	10,8 10,7	15,0	15,3	15,4 15,4
7	4,0	75	15,5	15,0	3,2	11,3	—	13,3	13,2
8	4,8	90	17,5	17,1	2,3	12,6	16,2	—	14,2
9	4,0	82	16,0	14,0	6,9	9,9	12,9 13,1	11,0	—
10	4,0	80	16,6[1]	16,5	0,5	10,8	13,8 15,0	14,9	15,2
11	4,6	90	15,5	15,5	∅	9,6	13,1	13,4	13,4
13	4,5	94	17,5[1]	—	—	—	14,8	14,8 14,5	14,5
14	4,8	92	17,2	15,7	8,7	11,8	15,7 15,7	—	15,4 15,2
15	6,1	118	23,6	—	—	15,4	18,6	19,0	—
16	6,6	137	25,7	22,6	12,0	14,3	14,2 16,6	16,9	16,8
17	4.0	73	16,6	—	—	9,3 9,5	12,0	12,1	12.2 12,4
18	4,6	83	17,6	16,8	4,5	13,2	15,7 15,3	14,8	15,0
19	4,2	82	18,0	17,0	5,6	12,1	—	14,4	15,4 15,0
20	6,1	121	22,3	20,0	10,3	14,7	18,2 18,4	19,0	18,5
21	4,8	95	16,6[1]	—	—	11,0	—	15,1	14,7 16,6[3] 15,0
22	5,1	80	17,0	16,4	3,5	11,7	14,6	15,0	15,1
23	3,8	75	14,6[1]	—	—	7,5	11,0	12,0	—

[1] Berechnet aus der O_2-Kapazität.
[2] Li. Vorhof.
[3] Li. Ventrikel.

Angiokardiogramm: Angiokardiographisch läßt sich ein direkter Nachweis eines isolierten Vorhofseptumdefektes in der Regel nicht erbringen. Im Dextrogramm sind die Vergrößerung des rechten Herzens und die Verlagerung der Pulmonalarterie jedoch Hinweise für diesen Fehler, außerdem die dichte Lungenfüllung. Durch den Rückstrom des Kontrastmittels aus dem linken Vorhof in den rechten Vorhof kommt es nachher zu einer lang anhaltenden Herzfüllung und zur Darstellung aller Herzabschnitte gleichzeitig, dem sog. Kugelherzen, das mit gewissen Einschränkungen als typisch für einen Vorhofseptumdefekt bezeichnet werden kann.

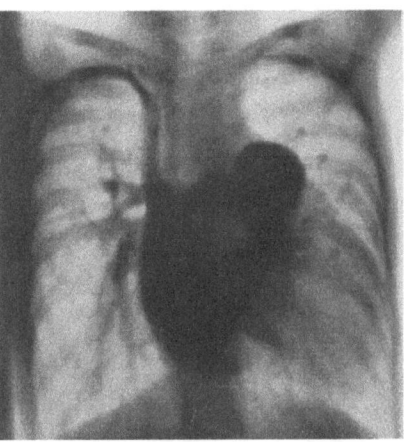

Abb. 39. G. R. (Nr. 367). Angiokardiogramm. Röntgenkinematographisch mit 18 Bildern in der Sekunde. Offener Ductus arteriosus. Die vordere Herzkontur wird fast gleichmäßig vom rechten und linken Ventrikel eingenommen. Die A. pulmonalis liegt etwa in der Herzmitte.

Die hämodynamisch bedingte Art der Umformung des Herzens wird am besten im Angiokardiogramm erkennbar. Wir haben das Füllungsbild bei reiner Rechtsbelastung — Vorhofseptumdefekt — einem solchen mit kombinierter Rechts- und Linksbelastung — offener Ductus arteriosus — gegenübergestellt. Bei ähnlichem Röntgenogramm findet sich eine ganz andere Verteilung der Herzmasse. Im ersteren Falle wird die Vorderfläche so gut wie ausschließlich vom rechten Herzen eingenommen (Abb. 38), während beim offenen Ductus arteriosus die ursprüngliche Massenverteilung gewahrt bleibt und der rechte und linke Ventrikel ziemlich gleichmäßig an der Bildung der Vorderfläche beteiligt sind. Die Pulmonalarterie liegt etwa in der Mitte (Abb. 39).

Tabelle 14.

Nr.	O₂-Verbrauch cm³/min 0°C, 760 mm Hg		Atemfrequenz	Atemvolum	Atemminutenvolumen cm³/min		Großer Kreislauf cm³/min		Kleiner Kreislauf cm³/min		Shunt cm³/min	
	Ist	Soll	min	cm³	absolut	m²	m²	absolut	m²	absolut	absolut	m²
1	173	135	—	—	—	—	5540	3330	—	—	—	—
3	182	142	—	—	—	—	3770	2640	12380	8670	6030	8610
4	169	146	27	177	4780	6120	—	—	—	—	—	—
5	180	121	22	193	4250	5590	—	—	9110	6920	—	—
6	187	152	27	269	7260	8450	4180	3600	36230	31160	27560	32050
7	172	134	—	—	—	—	5530	4650	11370	9560	4910	5840
8	201	156	22	681	14980	15780	4700	4470	7300	6930	2460	2600
9	170	143	20	221	4420	4700	3620	3400	4640	4360	960	1020
10	2115	168	—	—	—	—	3340	3770	12680	14330	10560	9340
11	200	155	—	—	—	—	3280	3390	9200	9520	6130	5920
13	240	190	22	208	4580	3270	—	—	5720	8000	—	—
14	207	166	23	381	8760	7630	4620	5310	45000	51750	46440	40380
15	269	208	—	—	—	—	2220	3280	3950	5850	2570	1730
16	297	200	14	436	6100	4060	2390	3580	3410	5120	1540	1020
17	234	195	—	—	—	—	2090	3260	3500	5470	2210	1410
18	250	188	14	380	5320	3570	4660	6940	9320	13890	6950	4660
19	278	213	17	545	9270	5730	3500	5670	9530	15440	9770	6030
20	283	203	18	668	12020	7620	3380	5340	11940	18870	13530	8560
21	253	197	—	—	—	—	2690	4520	8860	14880	10360	6170
22	265	212	17	514	8740	4720	3050	5640	11020	20390	14750	7970
23	217	—	18	350	6300	4260	2170	3060	5920	8350	5290	3750

II. Das LUTEMBACHER-Syndrom.

Die Kombination eines Vorhofseptumdefektes mit einer Mitralstenose ist in der Literatur als LUTEMBACHER-Syndrom bekannt. ROESLER hat bis 1934

62 Fälle dieser Art zusammengestellt. Weitere Beobachtungen bis 1940 finden sich bei KINNEY. LUTEMBACHER vertritt für die formale Genese die These, daß eine kongenitale Mitralstenose das Primäre sei. Durch diese komme es zu einer Blutrückstauung, die das Foramen ovale ausweite und offenhalte. DRESSLER und ROESLER weisen darauf hin, daß im Fetalleben erworbene Mitralstenosen eher zu einem frühzeitigen Verschluß des Foramen ovale führen (SMITH, KOCKEL). Weiterhin spricht die Feststellung, daß beim reinen Vorhofseptumdefekt alle Veränderungen ganz ähnlich ausgebildet sind, nicht dafür, daß der Mitralstenose eine führende Rolle in der Entstehung des Vitium zukommt. ROKITANSKY will in der Hypoplasie der Aorta die primäre Läsion sehen. Einwände hiergegen sind Fälle von Aortenatresie ohne Vorhofseptumdefekt (BERBLINGER) und Obduktionsbefunde Neugeborener mit Vorhofseptumdefekt ohne Enge der Aorta (SEIDEL, CARPENTER). Auf Grund dieser Befunde kommen DRESSLER und ROESLER zu dem Schluß, daß im Vorhofseptumdefekt die ursprüngliche Läsion zu sehen sei, der alle anderen Veränderungen im Herzgefäßsystem ihre Entstehung verdanken.

Die hämodynamischen Verhältnisse werden durch das Hinzutreten einer Mitralstenose gegenüber dem reinen Vorhofseptumdefekt nicht wesentlich geändert. Durch die Stenose des Mitralostiums wird der Abfluß zum rechten Vorhof noch gefördert. Deshalb finden wir die Zeichen des Vorhofseptumdefektes, vor allem die Dilatation der Pulmonalis und ihrer Äste,

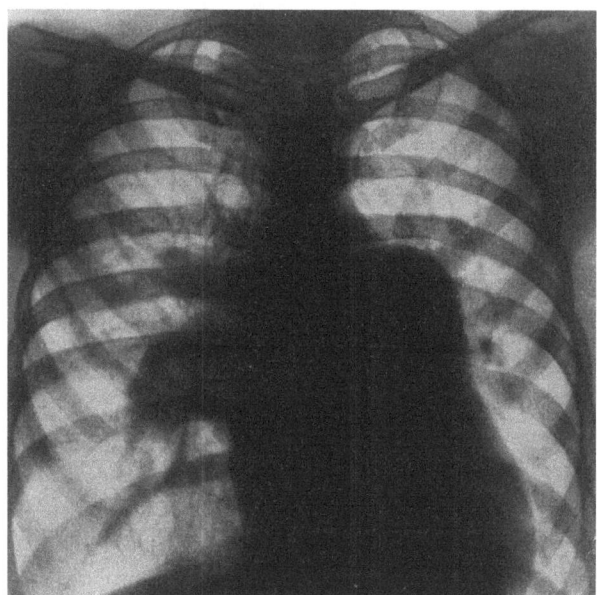

Abb. 40. V. E. (Nr. 20). Herzfernaufnahme bei LUTEMBACHER-Syndrom. Ektasie der Pulmonalarterie. Auffallend der plötzliche Abbruch der Gefäßektasie bei Aufteilung in die peripheren Lungenarterien.

hier noch gesteigert. Pulmonalaneurysmen sind häufig, und die Verbreiterung der Hili durch Gefäßektasien kann extreme Ausmaße annehmen (Abb. 40). Röntgenologisch sind mehrfach Verwechselungen mit einem Lungen- oder Mediastinaltumor beschrieben worden. Auch eine unserer Patientinnen wurde als Mediastinal-Hodgkin eingewiesen. Auffallend im Röntgenbilde beim LUTEMBACHER-Syndrom ist der plötzliche Abbruch der Pulmonalektasien bei der Aufteilung der Pulmonalisäste in die mittleren Lappenarterien. Hierdurch wird auch der tumorartige Eindruck mitbedingt. Dem LUTEMBACHER-Syndrom fehlt in der Regel auch eine stärkere Erweiterung des linken Vorhofes. Dieses ist differentialdiagnostisch von Wichtigkeit gegenüber der reinen Mitralstenose.

Die klinische Diagnose stützt sich auf die gleichen Befunde, wie sie für den Vorhofseptumdefekt bereits beschrieben wurden. Die Diagnose einer begleitenden Mitralstenose muß weitgehend vom Auskultationsbefund des charakteristischen präsystolischen Geräusches abhängig gemacht werden. Diastolische und präsystolische Geräusche werden beim Vorhofseptumdefekt jedoch auch ohne Mitralstenose beobachtet. Hierdurch wird eine sichere diagnostische

Unterscheidung sehr erschwert. Wir haben deshalb beide Anomalien gemeinsam aufgeführt und die Diagnose eines LUTEMBACHER-Syndromes nur bei älteren Patienten gestellt, in den Fällen, wo neben dem auskultatorischen Befund außerdem die ausgeprägten Veränderungen am Lungengefäßsystem die Komplikation durch einen Mitralfehler wahrscheinlich machten. Wir müssen annehmen, daß auch bei einem Teil der jugendlichen Patienten zusätzlich eine Mitralstenose besteht. Wahrscheinlich ist das bei denjenigen der Fall, die einen besonders hohen Lungendurchfluß aufweisen.

Zusammenfassung.

Es wird über die klinische Diagnostik der angeborenen Herzfehler am venösen Anteil des Herzens berichtet. Auf die Umgestaltung der anatomischen Verhältnisse und die dadurch hervorgerufenen Veränderungen von Herz und Kreislauf wird hingewiesen. Die verschiedenen Untersuchungsmethoden, vor allem Herzkatheterismus und Angiokardiographie und ihr Wert im jeweiligen Fall werden geklärt.

A. Bei den Anomalien der Veneneinmündung ist der häufigste Fehler eine persistierende linke obere Hohlvene. Soweit anomale Hohlvenen in das rechte Herz einmünden, stellen sie meist belanglose Verlaufsanomalien dar. Münden sie jedoch in das Einströmungsgebiet des linken Herzens ein, so verursachen sie eine Cyanose. Diagnose durch angiokardiographische Darstellung oder durch Herzkatheterismus und Blutgasanalyse.

Von den Anomalien der Lungenvenen sind besonders die teilweise oder vollständige Einmündung derselben in das rechte Herz klinisch von Bedeutung. Sie führen zu einer Überlastung des kleinen Kreislaufes und des rechten Herzens mit der entsprechenden klinischen Symptomatologie. Die direkte Sondierung und die Blutgasanalyse mit dem Nachweis eines Zustroms von arterialisiertem Blut ist hier die wesentlichste diagnostische Hilfe.

Über Kombinationen von Anomalien des Hohl- und Lungenvenensystems läßt sich wenig Allgemeingültiges aussagen. Sie stellen jeweils ein schwer zu lösendes diagnostisches Problem dar.

B. Anomalien der Atrio-ventricular-Region. Das Ostium atrio-ventriculare commune ist eine seltene Anomalie ohne größere praktische klinische Bedeutung.

Die Tricuspidalatresie bietet klinisch ein Krankheitsbild, das mit der FALLOTschen Tetralogie verwechselt werden kann. Anatomische Kennzeichen sind: Verschluß des Tricuspidalostiums, ein Vorhofseptumdefekt und Aplasie bzw. Hypoplasie der rechten Herzkammer. Nach Ausbildung und Verlauf der großen Gefäße (ohne Transposition und mit Transposition) läßt sich anatomisch eine Einteilung vornehmen. Die Lebenserwartungen für die einzelnen Gruppen sind recht unterschiedlich und die klinische Zuordnung in dieselben deshalb von Bedeutung. Klinische Kennzeichen: Cyanose, linkstypisches EKG, charakteristische plumpe Herzform. Angiokardiographisch: Das Fehlen einer Darstellung der rechten Herzkammer und der Übertritt von Kontrastmittel vom rechten in den linken Vorhof.

Die Tricuspidalstenose verursacht kein so fest umrissenes Symptomenbild wie die Tricuspidalatresie. Begleitende Anomalien sind von großem Einfluß auf das Erscheinungsbild.

Die anatomischen Merkmale der EBSTEINschen Anomalien der Tricuspidalklappen sind eine Verlagerung des Ansatzes dieser Klappen in Richtung des Pulmonalostiums und dadurch bedingt eine hochgradige Vergrößerung des rechten Vorhofs. Im klinischen Bild auffallende Herzvergrößerung durch Erweiterung des rechten Vorhofs, ferner ein systolisches und diastolisches Herzgeräusch und ein Schenkelblock-EKG. Das Auftreten einer Cyanose ist abhängig vom Bestehen eines Vorhofseptumdefektes. Sicherung der Diagnose: Angiokardiographisch durch Nachweis des sehr großen rechten Vorhofes. Ferner durch intrakardiale Druckmessung mit dem Nachweis erhöhter Vorhofdrucke im Bereich fast des ganzen rechten Herzens bei nicht erhöhtem Kammer-Pulmonalisdruck.

C. Die Defekte des Septum atriorum. Die Hämodynamik beim Vorhofseptumdefekt ist durch ein Abströmen von Blut aus dem linken Vorhof in den rechten Vorhof gekennzeichnet. Hierdurch kommt es zur Mehr- und Überbelastung des rechten Herzens und des Lungenkreislaufes. Im klinischen Bild Rechtsverbreiterung des Herzens, Erweiterung der Pulmonalarterie und Lungenhyperämie. Ferner findet sich ein rechtstypisches EKG. Eine Cyanose besteht wenigstens im Frühstadium nicht. Die Diagnose wird durch die Blutgasanalyse mit dem Nachweis des höheren Blutsauerstoffgehaltes im rechten Vorhof gegenüber den Hohlvenen gesichert.

Als LUTEMBACHER-Syndrom wird die Kombination eines Vorhofseptumdefektes mit einer Mitralstenose benannt. Hämodynamisch resultieren ganz ähnliche Verhältnisse wie beim reinen Vorhofseptumdefekt und das LUTEMBACHER-Syndrom ist von diesem nur graduell unterschieden.

W. DOERR (jetzt Berlin) wird über die Entwicklungsgeschichte der Fehlbildungen des Ostium venosum dextrum demnächst in „Virchows Archiv" berichten. Eine geplante koordinierte Publikation war leider aus zeitlichen Gründen nicht möglich.

IX. Zur funktionellen Analyse der Leistungsfähigkeit des gesunden und kranken Herzens unter Arbeit[1].

(Eine Darstellung der spirographisch-ergometrischen Herzfunktionsprüfung unter Berücksichtigung anderer gebräuchlicher Belastungsverfahren.)

Von

HERIBERT C. LANDEN-Düsseldorf.

Mit 36 Abbildungen.

Inhalt.

Literatur.

ALBERS: Über die Veränderungen der Pulsfrequenz unter dosierter ergometrischer Arbeit. Z. exper. Med. **108**. 531 (1941).
ALLERÖDER: Der Strophanthineinfluß auf die Reservekraft des Herzens. Klin.Wschr. **1942**, 222.
— u. LANDEN: Das Verhalten der Komplementärluft, der Reserveluft und der Sauerstoffaufnahme im Arbeitsversuch. Z. exper. Med. **108**, 406 (1940).
ALLERÖDER u. LANDEN: Über den störenden Einfluß äußerer Faktoren im Belastungsversuch bei Herzkranken. Zbl. inn. Med. **63**, 273 (1942).

---

[1] Aus der I. Medizinischen Klinik der Medizinischen Akademie Düsseldorf (Direktor: Prof. Dr. E. BODEN).

ATZLER: Körper und Arbeit. Leipzig: Georg Thieme 1927.

BAADER: In ADAM, Beurteilung der Leistungsfähigkeit des Gesunden und Kranken. Leipzig: Joh. Ambr. Barth 1939.

— MARZAHN u. ZAEPER: Über die Leistungsfähigkeit des Herzens bei funktionellem Schenkelblock. Klin. Wschr. **1936**, 1259.

BAINBRIDGE: Physiology of Muskular Exercise. London 1923.

BARCROFT: Die Atmungsfunktion des Blutes. Berlin: Julius Springer 1929.

BAYER: Die Bedeutung der morphologischen Struktur für die Kreislaufdynamik. Arch. Kreislaufforsch. **16**, 82 (1950).

— Rechtsbelastung des Herzens durch angeborene und erworbene Herzfehler. Regensburg. Jahrb. f. ärztl. Fortbildg. **2**, 1 (1953).

BLASIUS: Physikalische Kreislauffunktionsprüfung. Klin. Wschr. **1949**, 84.

BLUMBERGER: Die Untersuchung der Dynamik des Herzens. Ihre Anwendung als Herzleistungsprüfung. Erg. inn. Med. **62**, 424 (1942).

BOJE: Über die Größe der Lungendiffusion des Menschen während Ruhe und körperlicher Arbeit. Arb. physiol. **7**, 157 (1934).

BORGARD: Herzfrequenz und Herzleistungssteigerung. Arb. physiol. **9**. 505 (1937).

— Über den Verlauf der Sauerstoffaufnahme bei stufenweise gesteigerter Arbeitsbelastung. Dtsch. Arch. klin. Med. **181**, 339 (1938).

— Beitrag zur Funktionsprüfung von Herz und Kreislauf. Klin. Wschr. **1938**, 73.

— Zur klinischen Beurteilung der Kreislaufleistung. Zbl. inn. Med. **59**, 849 (1938).

— u. HERMANNSEN: Kombinierte Herz- und Lungenfunktionsprüfung. Dtsch. Arch. klin. Med. **175**, 545 (1933).

— — Klinische Sporteignungsprüfung. Klin. Wschr. **1934**, 329.

— MATTHIESSEN u. ZAEPER: Einwirkungen des Trainings auf Atmung und Kreislauf. Klin. Wschr. **1937**, 385.

BRAUER: Die respiratorische Insuffizienz. Verh. dtsch. Ges. inn. Med. Wiesbaden **44**, 120 (1932).

— Die exakte Beurteilung der körperlichen Leistungsfähigkeit und hieraus sich ergebende Gesichtspunkte. Arch. orthop. Chir. **38**, 279 (1937).

— Atmung und Kreislauf. Verh. dtsch. Ges. Kreislaufforsch. Bad Nauheim **13**, 37 (1940).

— u. KNIPPING: Zur respiratorischen Insuffizienz. Beitr. Klin. Tbk. **101**, 424 (1948).

— u. WOLF: Einführung in die Spirographie und Ergometrie. Beitr. Klin. Tbk. **94**, 504 (1940).

v. BRAUNBEHRENS: Die Herzmuskelschwiele und das Herzwandaneurysma. Fortschr. Röntgenstr. **50**, 15 (1934).

BRINKMAN, ZIJLSTRA and KOOPMANS: A method for continuous observation of percentage oxygen saturation in patients. Arch. Chir. Neerl. **1**, 333 (1950).

BRÖMSER u. RANKE: Über die Messung des Schlagvolumens des Herzens auf unblutigem Weg. Z. Biol. **90**, 467 (1930).

BÜCHNER: Die Coronarinsuffizienz. Dresden u. Leipzig: Theodor Steinkopff 1939.

CHRISTENSEN: Minutenvolumen und Schlagvolumen des Herzens während schwerer körperlicher Arbeit. Arb. physiol. **4**, 470 (1931).

— Das Herzminutenvolumen. Erg. Physiol. **39**. 348 (1937).

DENOLIN: L'exploration de la fonction cardio-pulmonaire au cours l'effort. Acta Clin. Belg. **7**, 229 (1952).

DOETSCH: Über die Pneumokardiographie, eine Funktionsprüfung des Herzens mit Hilfe der Atmung. Z. Kreislaufforsch. **27**, 428 (1948).

DELIUS: Beiträge zur pathologischen Physiologie und zur Klinik beginnender Herz- und Kreislaufstörungen. Arch. Kreislaufforsch. **11**, 1 (1943).

— u. REINDELL: Die Kreislaufregulation in ihrer Bedeutung für Leistungsfähigkeit und Lebenserwartung. Z. klin. Med. **143**, 29 (1944).

ENGELS u. NIESKE: Über das Verhalten des arteriellen Druckes während körperlicher Arbeit. Z. exper. Med. **110**, 81 (1942).

EPPINGER: Die Sauerstoffversorgung des normalen und pathologischen Gewebes. Erg. inn. Med. **51**, 185 (1936).

— KISCH u. SCHWARZ: Das Versagen des Kreislaufs. Berlin: Julius Springer 1927.

v. EULER, LILJESTRAND and ZOTTERMAN: The excitation mechanism oft he chemoreceptors of the carotid body. Skand. Arch. Physiol. **83**, 132 (1939).

GLASOW u. MÜLLER: Das Gehen auf verschiedenen Böden. Arb. physiol. **14**, 319 (1951).

GRANATI e PERETTI: La gettata cardiaca durante il lavoro nelle miniere di carbone. Arch. di Sci. biol. **26**, 149 (1940).

GROLLMAN u. BAUMANN: Schlagvolumen und Zeitvolumen des gesunden und kranken Menschen. Dresden u. Leipzig: Theodor Steinkopff 1935.

HAEHNER, POTTHOFF, GEBHARD u. SCHMUTTE: Das Problem der Arbeitsgewöhnung und Arbeitstherapie in der Klinik und Praxis der Herzkrankheiten. Die Medizinische **1952**, 1026.

HECK: Wirkung hoher Sauerstoffteildrucke auf die Atmung. Luftf.med. **6**, 105 (1942).

HERBST: Der Gasstoffwechsel als Maß der körperlichen Leistungsfähigkeit. Dtsch. Arch. klin. Med. **162**, 33 (1928).

HERMANNSEN u. VAN UYTVANK: Einige Untersuchungen über die Kreislauf- und Lungenleistung bei schwerer Arbeit. Z. exper. Med. **88**, 279 (1933).

HERMS u. RÜTTGERS: Lungenvolumina, Ventilation und Arbeitsstoffwechsel beim Lungenemphysem. Beitr. Klin. Tbk. **78**, 724 (1931).

HERXHEIMER: Das Herz und die Körperarbeit. Klin. Wschr. **1932**, 89.

HILL: Muscular Activity. Baltimore 1926.

— LONG and LUPTON: Muscular exercise, lactic acid and the supply and utilisation of oxygen. Proc. Roy. Soc. London **96**, 438 (1924).

JÉQUIER-DOGE: L'examen des sportifs à l'ergomètre avec enregistrement spirométrique continu pendant l'effort physique. Sport und Kreislauf. Bern: Huber 1946.

KARRASCH u. MÜLLER: Das Verhalten der Pulsfrequenz in der Erholungsperiode nach körperlicher Arbeit. Arb. physiol. **14**, 369 (1949/52).

KNIPPING: Ein einfacher Apparat zur exakten Gasstoffwechseluntersuchung in der Klinik und ärztlichen Praxis. Münch. med. Wschr. **1924**, 553.

— Die Untersuchung der Ökonomie von Muskelarbeit bei Gesunden und Kranken. Z. exper. Med. **66**, 517 (1929).

— Über die respiratorische Insuffizienz. Klin. Wschr. **1935**, 406.

— Über die Funktionsprüfung von Atmung und Kreislauf. Beitr. Klin. Tbk. **88**, 503 (1936).

— Atmung, Kreislauf und neuromuskulärer Apparat bei der Lungentuberkulose, zugleich ein Beitrag zur Frage der Arbeitsfähigkeit im Verlaufe chronischer Infektionskrankheiten. Beitr. Klin. Tbk. **88**, 736 (1936).

— Über die Funktionsprüfung von Atmung und Kreislauf bei der Fliegereignungsuntersuchung. Luftf.med. **1**, 26 (1936).

— Über die respiratorische Insuffizienz. Beitr. Klin. Tbk. **89**, 469 (1937).

— Beitrag zur Praxis der Herzfunktionsprüfung. Dtsch. med. Wschr. **1938**, 433.

— Über einige Beziehungen der Lungen-, Herz- und Kreislauffunktion zum Gesamtstoffwechsel vom Standpunkt der Klinik. Klin. Wschr. **1938**, 41.

— Das Ruheherzminutenvolumen. Klin. Wschr. **1938**, 446.

— Das Verhalten des gesunden und kranken Körpers unter Arbeit. Klin. Wschr. **1938**, 1097.

— Ergebnisse der Ergometrie und Ergographie unter besonderer Berücksichtigung der Erkrankungen des Herzens, des Kreislaufs und der Lungen. Klin. Wschr. **1938**, 1209.

— Ergebnisse der Ergographie in der Klinik. Klin. Wschr. **1938**, 1457.

— Beitrag zur klinischen Funktionsprüfung von Atmung und Kreislauf. Beitr. Klin. Tbk. **92**, 144 (1939).

— Tabellarische Übersicht über verschiedene Ruhe- und Arbeitsinsuffizienzformen auf dem Lungen-, Herz- und Kreislaufgebiet. Med. Klin. **1939**, 275.

— Zur Beurteilung der Herz- und Lungenkranken. Klin. Wschr. **1940**, 193.

— Beitrag zur Dynamik des gesunden und kranken Herzens unter Belastung, insbesondere beim Übergang von Körperruhe zu körperlicher Arbeit. Klin. Wschr. **1941**, 1185.

— Die Beurteilung der Kreislaufleistung. Z. ärztl. Fortbild. **38**, 205 (1941).

— Forschungsergebnisse im Bereiche der Aufbrauchkrankheiten auf dem Herz- und Kreislaufgebiet. Jber. Ver. d. Freunde Univ. Köln 1941.

— Über das Versagen der Lungen- und Herzkranken unter Arbeit. Med. Klin. **1942**, 774.

— Das kranke Herz während körperlicher Arbeit und sportlicher Belastung und einige Bemerkungen zur Arbeitstherapie. Münch. med. Wschr. **1950**, 1.

— LANDEN u. MEYER ZUM GOTTESBERGE: Über den Aufbrauch der Herzleistungsbreite beim Herzkranken. Klin. Wschr. **1943**, 616.

— u. ZIEHES: Über die Arbeitstherapie in der Herzklinik. Arch. Kreislaufforsch. **17**, 42 (1951).

KOCH u. HÄRTING: Über Untersuchungen an Marathonläufern. Dtsch. Militärarzt **4**, 24 (1939).

— u. SCHMIDT: Sauerstoffaufnahme und Atemumfang bei körperlicher Arbeit und ihre Bedeutung für die Funktionsprüfung von Herz und Lunge bei Gesunden und Kranken. Z. exper. Med. **112**, 612 (1943).

KRAMER: Ein Verfahren zur fortlaufenden Messung des Sauerstoffgehaltes im strömenden Blut an uneröffneten Gefäßen. Z. Biol. **96**, 61 (1935).

KROGH: Anatomie und Physiologie der Capillaren. Berlin: Julius Springer 1929.

— and LINDHARD: The regulation of respiration and circulation during the initial stages of muscular work. J. of Physiol. **47**, 112 (1913).

LANDEN: Die Praxis der Lungenfunktionsprüfung. Beitr. Klin. Tbk. **95**, 681 (1940).

— Organischer Herzschaden und Trainingsverlust. Med. Welt **1941**, 1210.

— Die kombinierte Lungen-, Herz- und Kreislauffunktionsprüfung mit dem Spirographen. Münch. med. Wschr. **1942**, 662.

Landen: Über die Bedeutung des Trainungsfaktors in der Gesamtkreislaufleistung alter Personen. Dtsch. med. Wschr. **1942**, 168.
— Beitrag zur Frühdiagnose von Herzschäden. Dtsch. med. Wschr. **1942**, 403.
— Einige praktische Fragen zur Herz- und Lungenfunktionsbreite. Z. ärztl. Fortbild. **40**, 225 (1943).
— Der pulmonale Faktor im Alters- und Aufbrauchsproblem. Beitr. Klin. Tbk. **99**, 264 (1943).
— Elektrokardiogramm und Trainingslage. Dtsch. med. Wschr. **1947**, 291.
— Die Anwendung von Strophanthin und die Kontrolle seiner Dosierung mit Hilfe eines Herzleistungsquotienten. Dtsch. med. Wschr. **1947**, 573.
— Der Einfluß des Trainings auf die Leistungsfähigkeit des menschlichen Herzens unter dem Gesichtspunkt der ärtzlichen Praxis. Med. Klin. **1948**, 451.
— Die Minderung der Sauerstoffaufnahme in der ersten Arbeitsphase als Ausdruck der Funktionsstörung des kranken Herzens und ihre Bedeutung für die klinische Herzbeurteilung. Dtsch. Arch. klin. Med. **197**, 84 (1950).
— Modifikation der Herz- und Lungenfunktionsprüfung mit Spirograph und Ergometer zum Zwecke eines Untersuchungsverfahrens in einem Versuchsgang. Beitr. Klin. Tbk. **108**, 406 (1953).
— u. Alleröder: Untersuchungen über den Gasaustausch und die Lungenvolumina bei Gesunden und Kranken unter Belastung mit dosierter und gemessener Arbeit. Beitr. Klin. Tbk. **96**, 108 (1941).
— — Über die Herzleistung bei Gesunden und Kranken während körperlicher Arbeit. Klin. Wschr. **1941**, 384.
— u. Bayer: Die Lungenfunktion bei Kranken mit Mitralstenose vor und nach operativer Sprengung der Klappe. Z. Kreislaufforschg. **41**, 561 (1952).
— u. Ehringshaus: Beitrag zur Arbeitsatmung des Herzkranken. Z. exper. Med. **109**, 242 (1941).
— Meyer zum Gottesberge u. Nieske: Über die Ausschaltung von Störfaktoren beim Belastungsversuch im Rahmen der klinischen Herzfunktionsprüfung. Z. Kreislaufforsch. **35**, 333 (1943).
— u. Schmidt: Über die Herzleistung im Ausdauerversuch. Z. Kreislaufforsch. **36**, 25 (1944).
— u. Schmitz: Die Beurteilung von Herzklappenfehlern hinsichtlich der Einsatzfähigkeit. Z. Kreislaufforsch. **36**, 1 (1944).
Liljestrand u. Zander: Vergleichende Bestimmungen des Minutenvolumens des Herzens beim Menschen mittels der Stickoxydulmethode und durch Blutdruckmessung. Z. exper. Med. **59**, 105 (1928).
Malamos: Klinische Prüfung der Leistungsfähigkeit der Lungen im Stufenverfahren. Klin. Wschr. **1939**, 468.
Marzahn: Elektrokardiographische Untersuchungen bei Arbeit. Z. klin. Med. **130**, 135 (1936).
— Klinischer Beitrag zur Frage funktioneller Reizleitungsstörungen. Klin. Wschr. **1936**, 486.
Master: Der „Two-Step-Exercise"-Test. Zit. in: Triangel, wissenschaftl. Mitteilungen der Sandoz-A.G. **1**, 11 (1952).
Matthes: Untersuchungen über die Sauerstoffsättigung des menschlichen Arterienblutes. Arch. exper. Path. u. Pharmakol. **179**, 698 (1935).
Meakins and Long: Oxygen consumption, oxygen debt and lactic acid in circulatory failure. J. Clin. Invest. **4**, 273 (1927).
Means: Dyspnoea. Medic. Monographs, Baltimore 1924.
Matthiessen u. Rothkopf: Untersuchungen über die Volum-Spannungskurve des Herzens. Z. exper. Med. **110**, 578 (1942).
Meyer zum Gottesberge, Fuchs u. Kleyn: Die Ermittlung des Trainingsfaktors bei der Herzfunktionsprüfung durch die Harnkreatininausscheidung und die Blutgerinnungszeit. Z. klin. Med. **143**, 388 (1944).
Meyer: Herzschlagvolumen und Herzschwäche. Klin. Wschr. **1939**, 1205.
— Die Stauung vor dem Herzen. Klin. Wschr. **1940**, 1077.
— Die Dynamik des geschwächten Herzens. Z. Kreislaufforsch. **33**, 856 (1941).
Millikan: The oxymeter, an instrument for measuring continuously the oxygen saturation of arterial blood in man. Rev. Scient. Instr. **13**, 434 (1942).
Moissejew: Elektrokardiographische Beobachtungen bei Schwerarbeitern. Z. Kreislaufforsch. **25**, 525 (1933).
Olmes de Carrasco: Über den Verlauf der Sauerstoffaufnahme unter Arbeit und die kreislaufmäßigen und andere Faktoren, welche die Grenze der maximalen Sauerstoffaufnahme bedingen. Klin. Wschr. **1936**, 114.
Petzold: Ergebnisse der Lungenfunktionsprüfung auf dem Gebiete der Kollapstherapie. Beitr. Klin. Tbk. **91**, 548 (1938).
— Über das arterielle Sauerstoffdefizit, seine Entstehung, seine Auswirkungen und die Möglichkeit seiner Auffüllung. Beitr. Klin. Tbk. **92**, 183 (1939).

PETZOLD: Über die Dosierung des künstlichen ein- und doppelseitigen Pneumothorax. Beitr. Klin. Tbk. **92**, 635 (1939).
— Ergebnisse und funktionelle Untersuchungen an 50 thorakoplastischen Operationen. Beitr. Klin. Tbk. **95**, 389 (1940).
REICHMANN: Funktionsprüfungen von Atmung und Kreislauf mittels klinischer Methoden. Beitr. Silikoseforsch. **7**, 1 (1950).
REIN: Physiologie des Menschen. Berlin: Julius Springer 1947.
REINDELL: Kymographische und elektrokardiographische Befunde am Sportherzen. Dtsch. Arch. klin. Med. **182**, 506 (1938).
— Größe, Form und Bewegungsbild des Sportherzens. Arch. Kreislaufforsch. **7**, 117 (1940).
— Über den Kreislauf des Trainierten, über die Restblutmenge des Herzens und über die besondere Bedeutung röntgenologischer (kymographischer), hämodynamischer und elektrokardiographischer Beobachtungen in Ruhe und nach Belastung. Arch. Kreislaufforsch. **12**, 265 (1943).
— u. BAYER: Untersuchungen über die Anspannungs- und Austreibungszeit des Herzens bei beginnenden Erkrankungen des Kreislaufes. Z. exper. Med. **111**, 474 (1942).
— — u. ASSMANN: Erfahrungen über die Regulationsprüfung des Kreislaufs nach SCHELLONG. Z. klin. Med. **144**, 251 (1944).
ROTHKOPF u. LINXWEILER: Über Zusatzgutachten zur Beurteilung von Lunge, Herz und Kreislauf mit Hilfe von Spirographie und Ergometrie. Beitr. Klin. Tbk. **94**, 309 (1940).
SCHELLONG: Die Regulationsprüfung des Kreislaufs. Dresden und Leipzig: Theodor Steinkopff 1938.
SCHOEN u. DERRA: Zyanose durch chronische Stauung im Lungenkreislauf, besonders bei Mitralstenose. Dtsch. Arch. klin. Med. **168**, 176 (1930).
SCHÖNEBERG: Die ärztliche Beurteilung Beschädigter. Darmstadt: Theodor Steinkopff 1952.
SIEBECK: In ADAM: Beurteilung der Leistungsfähigkeit des Gesunden und Kranken. Leipzig: Joh. Ambr. Barth 1939.
SIMONSON: Der heutige Stand der Theorie der Ermüdung. Erg. Physiol. **37**, 299 (1935).
— Einige Probleme des Kreislaufs bei körperlicher Arbeit. Klin. Wschr. **1935**, 267.
STOLLREITER: Austreibungszeit und Schlagvolumen als Gradmesser der Leistungsbreite des Herzmuskels. Dtsch. Arch. klin. Med. **198**, 526 (1951).
STRAUB: Dynamik des Säugetierherzens. Dtsch. Arch. klin. Med. **115**, 531 (1914).
— Die Dynamik des Herzens. Handbuch der normalen und pathologischen Physiologie, Bd. VII. Berlin: Julius Springer 1926.
UHLENBRUCK: Über die Wirksamkeit der Sauerstoffatmung. Z. exper. Med. **74**, 1 (1930).
VALENTIN u. VENRATH: Die Differenzierung der respiratorischen Arbeitsinsuffizienz von der kardialen Arbeitsinsuffizienz unter besonderer Berücksichtigung der Links- und Rechtsinsuffizienz des Herzens. Beitr. Klin. Tbk. **107**, 35 (1952).
VORWERK: Die Bedeutung des arteriellen Sauerstoffdefizits bei Lungentuberkulösen für die Dosierung des therapeutischen Kollapses. Beitr. Klin. Tbk. **90**, 87 (1937).
— Die Lungen- und Kreislauffunktion bei Belastung als Maß zur Beurteilung der Arbeitsfähigkeit Lungenkranker. Beitr. Klin. Tbk. **92**, 116 (1939).
VOSS: Untersuchungen über die Arbeitsökonomie in der Klinik. Z. exper. Med. **73**, 743 (1930).
WAGNER: Über einige grundsätzliche Fragen der Lungendurchblutung. Klin. Wschr. **1938**, 961.
WETZLER u. BÖGER: Die Dynamik des arteriellen Systems. Der arterielle Blutdruck und seine Komponenten. Erg. Physiol. **41**, 292 (1939).
ZAEPER: Zur Methodik der funktionellen Analyse von Atmung und Kreislauf. Beitr. Klin. Tbk. **90**, 115 (1937).
— Über die Kreislaufleistung bei Muskelarbeit. Zbl. inn. Med. **58**, 305 (1937).
— Über regulatorische Vorgänge im Organismus bei Sauerstoffmangel. Klin. Wschr. **1939**, 949.
— Über die Bedeutung und Verwertung arbeitsphysiologischer Erkenntnisse in der Klinik der Lungen- und Kreislaufkranken. Dtsch. Arch. klin. Med. **186**, 1 (1940).
— HÄBISCH, CRANEFOD u. WOLF: Die Charakterisierung bestimmter Formen von kardialer Arbeitsinsuffizienz durch die Arbeitsatmung. Klin. Wschr. **1939**, 270.
— KLOSTERKÖTTER u. KÜNZER: Die Bestimmung der Sauerstoffschuld bei Körperarbeit. Z. exper. Med. **110**, 226 (1942).
— u. WOLF: Über die Auswertung spirographischer Ruhe- und Arbeitskurven. Beitr. Klin. Tbk. **94**, 520 (1940).

I. Einleitung.

Das Drama einer kardialen Insuffizienz beginnt bereits mit der ersten geringfügigen Herabsetzung des Herzminutenvolumens. Diese frühen Stadien der Herzerkrankung gehen diagnostisch und therapeutisch fast genau so leer aus, wie auch der weitere Verlauf derselben, denn diese Anfänge machen sich vor der Dekompensation meist erst in einem Versagen des Herzens unter Arbeitsbelastung bemerkbar. Sie sind also schwer zu erfassen und darum kaum richtig zu bewerten.

Die Schwierigkeiten bei der Erfassung früher Krankheitszeichen liegen zunächst in der Analyse, denn mit der quantitativen funktionellen Beurteilung der Herz- und Kreislaufleistung sind wir in der Forschung nicht im gleichen Tempo vorangekommen. Die eindrucksvollen Stauungserscheinungen bei der Dekompensation sind viel leichter exakt zu erfassen, und eine Funktionsprüfung wird in diesen Fällen von Ruheinsuffizienz im allgemeinen nicht notwendig sein. Die feinen Leistungsminderungen im Beginn vieler Herzerkrankungen dagegen lassen sich, wie gesagt, nur dann erkennen und objektivieren, wenn wir den

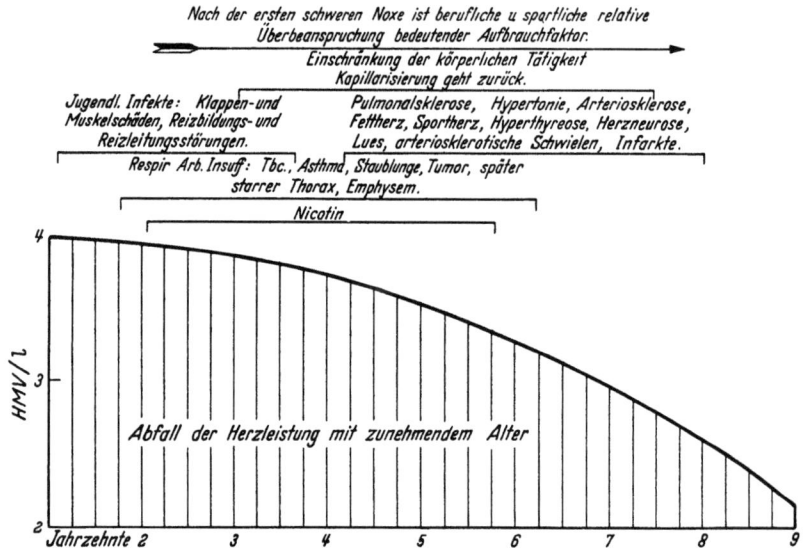

Abb. 1. Verlauf der durchschnittlich unter Ausbelastung noch erreichten Herzförderwerte unter dem Einfluß einzelner Schädigungen. Sie sind für den Lebensabschnitt eingezeichnet, in dem sie vorwiegend in Erscheinung treten.

Kranken bzw. sein Kreislaufsystem unmittelbar während einer schweren Arbeitsbelastung kontrollieren. Eine Anzahl Faktoren müssen wir als herzschädigend in Betracht ziehen. Doch wissen wir nicht, in welchem Umfang die Herzleistungsbreite dadurch vorübergehend oder definitiv gemindert wird. Es ist aber wichtig zu erfahren, wo der Schwerpunkt unserer prophylaktischen, therapeutischen und der die Lebensweise des Kranken ändernden Bemühungen zu liegen hat. Das setzt ein klares Bild und eine objektive und möglichst hinsichtlich der Funktionsminderung quantitative Beurteilung der Frühschäden voraus, damit nicht überflüssige Prozeduren bloße Krankheitsvorstellungen des Patienten unterstützen, jedoch tatsächliche Funktionsstörungen ihre richtige Beurteilung erfahren.

Wenn die Herzleistungsbreite des gesunden Jugendlichen in den Jahrzehnten abnimmt, um im Alter bei schweren Herzschäden ganz aufgezehrt zu sein, sind daran im Verlaufe des Lebens die verschiedenartigsten Noxen beteiligt (Abb. 1). Im allgemeinen ist nur der normale Ausgangswert sicher feststehend und das wenig erfreuliche Ende mit seinen Dekompensationszeichen. Diese zeigen dann den völligen Aufbruch des Leistungsspielraumes zuverlässig an und machen dementsprechend auch bei der Beurteilung keine Schwierigkeiten. Die für unsere Dispositionen so wichtige, oft sich über Jahrzehnte erstreckende Zwischenzeit jedoch bleibt im Einzelfall fast völlig unbekannt. Gelingt es hier analytisch weiterzukommen, ist der Weg für unsere therapeutischen Bemühungen geebnet.

Der herzkranke Organismus versucht mit allen Mitteln, die Transportgröße und damit den normalen Aortendruck vor allem unter Arbeit zunächst einigermaßen aufrecht zu erhalten. In den ersten Arbeitsminuten entfalten sich daher die inneren Kompensationen, so daß im Stoffwechselgleichgewicht die Sauerstoffaufnahme tatsächlich fast den normalen Arbeitssauerstoffwert erreicht (Abb. 2). Dieser Effekt wird aber unter großen Opfern erkauft. Zwar kann uns leicht die auslösende Insuffizienz der Förderleistung entgehen, weil die Veränderungen sich langsam einspielen und die Abweichungen in deren Folge von der Norm dann im methodischen Fehlerbereich liegen.

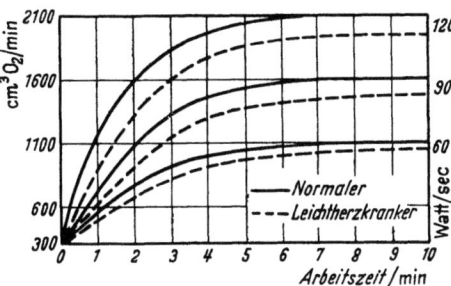

Eine der wichtigsten Kompensationen ist die Erhöhung des Staudruckes und damit des Herzfüllungsdruckes. MEYER hat die mathematischen Beziehungen zwischen Fülldruck und isometrischen Spannungsmaximalwerten für den Gesunden und für den Herzkranken demonstriert. Er konnte nachweisen, daß die Herabsetzung der tatsächlichen Herzleistung während der sog. Dekompensation sehr viel kleiner ist als bisher angenommen wurde. Auf der anderen Seite ergaben Untersuchungen, daß eben Herzkranke unter vorsichtiger, kurzer Belastung ihre Herzförderleistung auf Werte steigern können, welche zwar nicht denen der Normalen in der gleichen Arbeitsstufe ganz entsprechen, aber doch sehr in ihrem Umfang überraschen. Diese Befunde sind zunächst kaum mit den bisherigen Vorstellungen über den Mechanismus der kardialen Dekompensation in Einklang zu bringen.

Abb. 2. Stufenweise Ausbelastung eines Leichtherzkranken, der unter 60 Watt im steady state noch normale Sauerstoffwerte erreicht, bei 120 Watt aber stark hinter dem Normalen zurückbleibt.

Es genügt ein geringes Nachlassen des Minutenvolumens einer Herzhälfte in einem Zeitraum von wenigen Minuten oder auch ein nicht ganz normales Ansteigen des Arbeits-Herzminutenvolumens bei erhöhtem venösen Angebot durch die Muskelpumpe, Entleerung von Depots usw. z. B. in den ersten Phasen einer harten körperlichen An-

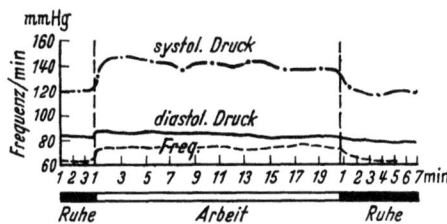

Abb. 3. Arterieller Druck bei körperlicher Arbeit bei einem Herzkranken.

strengung, um zu einem ins Gewicht fallenden systolischen Restvolumen und zu erhöhtem Staudruck stromaufwärts dieser Herzhälfte zu führen. Für das Verständnis der Dynamik des kranken Herzens während körperlicher Arbeit ist nun die Tatsache sehr wesentlich, daß die Stauung oberhalb der Herzhälfte, wie MEYER am Volumen-Spannungsdiagramm auseinandergesetzt hat, zu einem erhöhten Füllungsdruck führt. Ein krankes Herz kann durch diesen erhöhten Füllungsdruck wiederum in bestimmten Grenzen zu ansehnlichen isometrischen Spannungswerten und damit zu einer ausreichenden Leistung in die Lage versetzt werden. Zweifellos ist also die Stauung oberhalb der maßgeblich geschwächten Herzhälfte eine machtvolle „Krücke", welche dieser Herzhälfte nunmehr hilft, noch ein nahezu normales Herzminutenvolumen zu fördern. Diese Auffassung scheint allerdings durch neueste Katheteruntersuchungen ins Wanken zu geraten. Man konnte finden, daß Mitralstenosen trotz hoher pulmonaler Drucke meist nur ein Schlagvolumen weit unter der Norm fördern, während Mitralinsuffizienzen durchschnittlich große Schlagvolumina aufweisen trotz wesentlich kleinerer pulmonaler Drucke (BAYER). Die Staudruckkrücke gilt wohl nur für das myogen dilatierte Herz, da ein solches über einen erhöhten Füllungsdruck seine Leistung aufrecht hält. Auch der Aortendruck in der Arbeit läßt sich lange Zeit fast auf normalen Werten halten, wie ENGELS und NIESKE zeigen konnten (Abb. 3). Ein oft therapeutisch erforderlicher Aderlaß setzt zwar den Staudruck oberhalb des linken Herzens und damit auch den Füllungsdruck herab. Dadurch wird das venöse Angebot an das rechte Herz vermindert, und dieses kann dann weniger in den kleinen Kreislauf entleeren. Eine bedrohliche Lungenstauung ist nämlich oft Ursache für eine empfindliche arterielle Untersättigung (KNIPPING), die wiederum die Coronarversorgung und damit sicher auch die Volumenspannungskurve verschlechtert. Bei Beseitigung der Stauung aber und der verschlechterten Arterialisierung in ihrer Folge ist trotz Reduktion des Staudruckes und des Herzfüllungsdruckes der Gesamteffekt doch ein günstiger.

Auch die Peripherie kann — natürlich unter Verlust an regulatorischer Leistungsbreite — mithelfen, einen Herzschaden auszugleichen. Wenn ein erhöhter Staudruck unmittelbar stromaufwärts des notleidenden Herzens ein Herzminutenvolumen normalen Umfanges ermöglichen hilft, und auf der anderen Seite dabei auch der Aortendruck oftmals kaum verändert ist, überrascht zunächst, daß dann für die Überwindung der Peripherie ein herabgesetztes arterio-venöses Druckgefälle in Ansatz gebracht werden muß. Indessen ist bei Erhöhung der Drucke auf der venösen Seite damit zu rechnen, daß im Verlaufe des Dekompensierens der Widerstand auf dem Wege von den kleineren Arterien bis zu den Venen unter Umständen erheblich herabgesetzt wird und mehr als beim Normalen periphere Kurzschlüsse geöffnet werden. Die Verschlechterung der Ausschöpfung durch Kurzschlüsse kann wiederum durch vermehrte Acidose ausgeglichen werden. Je mehr durch Nachlassen der Transportgröße, durch Diffusionsschwierigkeiten usw. die Energiebildung anaerob verläuft, je größer ist die Bildung von intermediären organischen Säuren. Diese wirken sich wiederum entsprechend den Gesetzen der Blutsauerstoff-Dissoziationskurve in günstiger Weise durch Vermehrung der Sauerstoffspannung bei gleichem Blutsauerstoffsättigungsgrad aus. Die peripheren Schulden muß dann gewissermaßen die Atmung bezahlen, denn wegen der mit der vermehrten Blutsäuerung einhergehenden Rechtsverlagerung der Dissoziationskurve muß mit vermehrter Ventilation die Sauerstoffspannung zur ausreichenden arteriellen Sättigung in den Lungen erhöht werden. Dabei wird aber die Ausnutzung des Luftsauerstoffs noch stärker abnehmen müssen als dies schon normalerweise mit steigender Arbeitsintensität geschieht, weil eben zur vollständigen Sättigung ein immer höherer Sauerstoffdruck in den Alveolen notwendig wird. Die Atmung wird in dem Maße stärker in Anspruch genommen wie die Energiebildung in der Peripherie anoxybiontisch verläuft (KNIPPING, ZAEPER). Jedoch ist auch hier das Optimum der Sauerstoffspannungsverbesserung pro Acidosestufe nicht sehr breit. Die beim Herzkranken unter Arbeit vergrößerte Acidose ist daher in ihrer kompensatorischen Wirkung begrenzt. Dies gilt umsomehr, als bei 0,4% Milchsäurekonzentration der Skelet- und der Herzmuskel durch Verschlechterung der Erregung kontraktionsunfähig werden. Daß die größere Säuerung, welche auf der einen Seite die Ausnutzung des Sauerstoffs in der Peripherie erleichtert, und damit dem unter Arbeit schwer ringenden geschädigten Herzen zu Hilfe kommt, auf der anderen Seite auch noch die Arterialisierung erschwert und damit im Laufe der Zeit in den bekannten

Circulus vitiosus eingreift, ist praktisch von nicht geringer Bedeutung. So ist es denn nicht überraschend, daß viele Herzkranke unter höheren Belastungen, ohne eine Arbeitslungenstauung im kleinen Kreislauf aufzuweisen, nicht mehr arteriell völlig sättigen. Der zur Sättigung unter Arbeit erforderliche Bedarf an Atemminutenvolumen kann nicht mehr erfüllt werden, erst recht nicht, wenn es sich um ältere Kranke mit Emphysem, starrem Thorax usw. handelt.

Das geschädigte Herz arbeitet meist mit erhöhtem Restvolumen und hohen venösen Staudrucken, um für normale Aufgaben ausreichende Füllungsdrucke und ausreichenden bzw. ausreichend schnellen Druckanstieg und genügende Entleerung zu erreichen. Diese Werte werden außerdem während der Belastung oft auch unter Einsatz ganz erheblicher Schlagfrequenzen, deren höchste über 320 min gefunden wurden, aufrecht erhalten (ALBERS, ENGELS und NIESKE). Sie geraten aber schließlich in einen ganz unökonomischen Bereich und sind ein weiterer arbeitsbegrenzender Faktor einer fürs erste machtvollen Kompensationsmöglichkeit. In vielen Fällen brechen nach Ansicht von KNIPPING der periphere Kreislauf und damit die Herzleistungsentfaltung (Staudruckhilfe) in dieser oder in umgekehrter Reihenfolge offensichtlich erst zusammen, wenn der Spielraum der Frequenzsteigerungsmöglichkeit ganz ausgeschöpft ist. Im Zusammenhang mit diesen Frequenzbeziehungen ist beachtlich, daß die sog. kritische Frequenz unter Arbeit wahrscheinlich sehr viel höher liegt als für den ruhenden Organismus. Solche Frequenzen kommen beim arbeitenden Herzkranken unter der Staudruckerhöhung im wesentlichen durch den BAINBRIDGE-Reflex zustande. Natürlich sind auch das hypoxämisch-chemische Syndrom und die gesteigerte Kohlensäurespannung dem kranken Herzen als Unterstützung dabei wirksam. Ist die Peripherie schlecht, dann ist ein großer Anteil der zusätzlichen Frequenzsteigerung des Herzens unter Arbeit durch den Carotissinusreflex zu erklären.

Schließlich ist auch die Restvolumenbildung, die z. T. durch die oben erörterte Verschiebung der Volumenspannungskurve des Herzens, z. T. durch die Aortendrucksteigerung unter Arbeit zu erklären ist, ein arbeitsbegrenzender Faktor. Bilden sich stärkere Grade von Restvolumenvermehrung unter Arbeit nach Beendigung der Belastung nicht wieder zurück, haben wir das eindrucksvolle Bild der akuten Dilatation durch Überbelastung vor uns. Über einen gewissen Dehnungsbereich hinaus, den wir noch nicht genau kennen, sind die Gesetze der Volumenspannungskurve nicht mehr gültig und wirksam.

Es empfiehlt sich auch, darüber Klarheit zu suchen, in welchem Umfang der starke Impuls, den die Arbeit für den Kreislauf bedeutet, humoraler Art ist. Selbst die Nervenapparate von Herz und Gefäßen sind nach den Untersuchungen von DALE der humoralen Reizauslösung unterworfen. Die Bedeutung der humoralen Kreislaufsteuerung liegt aber mehr in der regulatorischen Anpassung der Arbeit von Herz und Kreislauf an die vielen Aufgaben, die dem Organismus gestellt werden, insbesondere an körperliche Arbeit. Beim Arbeitsprozeß müssen wir zunächst mit einer nicht unbeträchtlichen Adrenalinausschüttung rechnen. Dies bewirkt beim Gesunden Steigerung des Herzminutenvolumens (v. EULER und LILJESTRAND). Bei Kranken kann die Wirkung unter Umständen so mächtig sein, daß man unter Vermeidung der Arbeitsbelastung auf diese Weise den Herzgrenzwert auszutasten in der Lage ist. Es besteht die Möglichkeit der Ausschwemmung außer eines Vagusstoffes auch weiterer konstriktorischer Stoffe (Vasopressin), die nach KROGH für den Capillarentonus wichtig sind. COLLET konnte noch blutdrucksteigernde Agentien isolieren, die nicht mit Adrenalin und Vasopressin identisch sind. Die humorale Wirkung dieser und noch anderer Stoffe bei der Ankurbelung des Kreislaufs unter Arbeit läßt sich experimentell durch Übertragung von venösem Blut aus dem arbeitenden Organismus in den intakten Kreislauf eines ruhenden Tieres und Kontrolle des letzteren zeigen. Wie bedeutsam diese humorale „Arbeitspeitsche" im Arbeitsprozeß mit ihrer Beeinflussung der Herzfrequenz, der Coronargefäße und des peripheren Gefäßbettes ist, lassen Herzminutenvolumenuntersuchungen unter Arbeit von MARZAHN an Kranken mit totalem Herzblock nachweisen.

Unter den Bedingungen der vita maxima ist also die Einengung der Fähigkeit zu körperlicher Arbeit bei vielen Herzkranken geringer als man durchweg annehmen sollte, sofern es sich nur um kurzdauernde Arbeitsbelastungen handelt. Die verschiedenen inneren Kompensationen ermöglichen es als „Krücken" selbst einen schwereren Fehler kurzdauernd noch sein Herzminutenvolumen in überraschendem Umfange zu steigern und so für ihn bedeutsame Arbeitsintensitäten zu ertragen. Es liegt aber in der Natur dieser Kompensationen, daß die Fähigkeit zu Dauerleistungen durchweg sehr stark beeinträchtigt ist, da intensive Belastungen von längerer Dauer vielfach selbst wiederum ein erheblicher Aufbrauchfaktor sind (KNIPPING, MEYER, ZAEPER). Weiter ergibt sich dadurch, daß beim Kranken oft genug der Umfang an vermeintlicher körperlicher Leistungsbreite in keinem Verhältnis zur noch tatsächlich erhaltenen Leistungsfähigkeit des Herzens steht. Solche Kranke überschreiten leicht die bei ihnen sehr engen Grenzen unschädlicher Beanspruchung für das Herz. Oft fehlt das natürliche Gefühl der Leistungsgrenze. Dann kann der Kranke durch die körperliche Belastung, die den vorhandenen Reserven nicht mehr adäquat ist, akut in ein Stadium schwerer Dekompensation geraten und irreversible Schäden davontragen.

Die Klinik ist in Erkenntnis der Wichtigkeit des Problems langsam immer mehr zum Ausbau einer funktionellen Betrachtungsweise der Kranken übergegangen. In einem jüngst erschienenen Buch über die Begutachtung von SCHÖNEBERG heißt es, daß das Urteil über die *Leistungsfähigkeit* des Herz-Kreislaufsystems obenan stehe. Um einer Formulierung MEYERs zu folgen, ist also nicht das Morphologische, sondern das Funktionelle ausschlaggebend. Es interessiert den Arzt nicht nur mehr die Schädigung allein, sondern er möchte ebenso gerne Klarheit über das Ausmaß der Leistungsminderung des geschädigten Organs haben. Er wünscht exakte quantitative Angaben darüber, welcher Umfang an Leistungsfähigkeit noch vorhanden ist.

II. Methoden zur Prüfung der Herz- und Kreislauffunktion.

Um einen eindeutigen Einblick in die Leistungsfähigkeit des Herzens zu erlangen, ist es erforderlich, das Herzminutenvolumen direkt zu bestimmen. Jedoch haben die hierzu angegebenen Fremdgasverfahren nach GROLLMAN und KNIPPING sich ihrer Kompliziertheit wegen für den klinischen Routinebetrieb nicht recht durchsetzen können. Auch mit dem Herzkatheter ist es bis heute noch nicht möglich, das Minutenvolumen in einer für die klinische Untersuchung brauchbaren Form zu erhalten. Die Klinik ist daher weiter dazu gezwungen, sich auf Umwegen eine Auskunft über die Leistung des Herzens zu verschaffen.

Die einfachste und darum zur schnellen Orientierung immer noch gebräuchlichste Form einer Funktionsprüfung der Kreislauforgane ist die *Beobachtung von Blutdruck, Puls und Atmung* in Ruhe und nach körperlicher Belastung, sei es in Einzelmessungen oder mit Hilfe fortlaufend registrierender Methoden. Um bei leichter Arbeit den Sauerstoffbedarf des Organismus zu decken, braucht das Herz des Gesunden nur sein Schlagvolumen zu vergrößern. Erkenntlich ist dieser Vorgang an einer Erhöhung des Blutdruckes, wobei nach LILJESTRAND und ZANDER vor allem die Blutdruckamplitude von Bedeutung ist. Reicht eine solche Vergrößerung des Schlagvolumens nicht aus, wird das Herz seine Aktion beschleunigen. Zuletzt besteht dann noch die Möglichkeit, die Sauerstoffausnutzung zur Deckung des Bedarfs zu vergrößern. Dadurch entsteht eine Sauerstoffschuld, die eine Steigerung des Atemminutenvolumens mit verlangsamtem Abfall auch aller übrigen Werte zur Norm in Ruhe zur Folge hat. Bei Kreislaufkranken treten die Kompensationsvorgänge von Seiten des Atmungkreislaufkomplexes entsprechend früher auf. Während bei Gesunden die Blutdruckamplitude um 40—150% sich vergrößert, die Pulszahl sich nur um 10—50% erhöht, nähern sich bei Kreislaufkranken die Prozentzahl von Amplitude und Herzfrequenz immer mehr. In schweren Fällen kann letztere sogar die der Amplitude übertreffen, wenn nicht eine Blutdrucksteigerung überhaupt ausbleibt (REICHMANN). Verfolgt man die Pulsfrequenz nach körperlicher Arbeit bis weit in die Erholungszeit, wie es KARRASCH und MÜLLER vorschlagen, wird erkennbar, daß ein nicht zu vernachlässigender Teil, bei anstrengenden Arbeiten sogar der größte Teil der durch die Muskelarbeit vermehrten Herzschlagzahl auf die Erholungsperiode entfällt, um als kompensatorische Maßnahme zur Aufrechterhaltung des notwendigen Minutenvolumens zu fungieren.

An die genannten Untersuchungsgrößen haben LILJESTRAND und ZANDER eine Bestimmung des *Herzminutenvolumens* geknüpft. Danach ergibt eine Gleichung

$$\frac{\text{Amplitude} \times 100}{\text{mittlerer Blutdruck}} \times \text{Pulsfrequenz}$$

das Herzminutenvolumen in cm³, wobei unter „mittlerem Blutdruck" der diastolische Druck + der Hälfte der Amplitude verstanden wird. Neuerdings hat BLASIUS die Bildung eines *Herzminutenvolumensquotienten* angegeben. Dies geschieht mit der Gleichung

$$Qvm = \frac{(ps - pd)\, a \times Fa}{(ps - pd)\, r \times Fr}.$$

Dabei sind *ps* der systolische, *pd* der diastolische Druck, *Fa* die Frequenz nach Arbeit und *Fr* die Frequenz in Ruhe. Dieser Quotient soll mit dem Grade der Insuffizienz ansteigen, ist aber abhängig von der Körpergröße, vom Alter und von der Trainingslage.

Diesen Prüfungen haftet an, daß das Belastungsmaß mit Kniebeugen oder Treppensteigen selbst in Form des Two-Step-Exercise-Testes nach MASTER meist zu niedrig und auch zu undosiert bemessen wird. HOCHREIN gibt an, nur 12% seiner Kreislaufinsuffizienten hätten deutlich von dem normalen Durchschnitt abweichende Werte gezeigt. Dem könnte allerdings durch eine Belastung am Ergometer entgegengearbeitet werden. Wesentlicher aber noch ist ein völliges Außerachtlassen jeglicher hämodynamischer Veränderungen bei der Beurteilung des Blutdruckes.

Einen wesentlichen Fortschritt in dieser Richtung stellt die von SCHELLONG angegebene *Regulationsprüfung des Kreislaufs* dar. Bei ihr wird durch vergleichende hämodynamische und Blutdruckstudien das Verhalten von Blutdruck und Puls unter verschiedenen Belastungsverhältnissen entsprechend bewertet. Während der erste Teil dieser Prüfung aus einer Änderung von Blutdruck und Puls im Liegen und im Stehen einen Überblick über die Regulationsfähigkeit lediglich des peripheren Kreislaufs erlaubt, wird im zweiten Teil das Verhalten von Blutdruck und Puls in Ruhe und nach körperlichen Belastungen auch zur Beurteilung des Funktionszustandes des Herzmuskels und zum Nachweis einer Herzschwäche herangezogen. Es handelt sich dabei im wesentlichen um die gleichen Vorgänge, die wir oben bei der einfachen Funktionsprüfung schon genannt haben. Aus einer starken Amplitudenvergrößerung vorwiegend durch Erhöhung des systolischen Druckes wird auf eine starke Steigerung des Minutenvolumens bei verminderter Elastizität der Gefäße geschlossen, wie es nicht selten bei älteren

Hypertonikern angetroffen wird. Zur Beurteilung und ungefähren Abschätzung der beiden Faktoren gehört der erste Teil der Prüfung und der klinische Befund. Ist die Blutdruckamplitude nach Belastung gering, und zwar vorwiegend infolge zu geringen Anstieges des systolischen Druckes, so kann der so dokumentierte nur geringe Anstieg des Minutenvolumens seine Ursache im Verhalten der Gefäße oder im Verhalten des Herzens haben. Was dem Ausfall dieses Teiles der Prüfung bei Herzschwäche ein besonderes Gepräge gibt, ist das Verhalten des Blutdruckes in den Minuten nach der Belastung. Weil die Sauerstoffversorgung der Peripherie infolge der Herzschwäche schlecht ist und deshalb die eingegangene Sauerstoffschuld ausgeglichen werden muß, zieht sich diese Abdeckung über längere Zeit hin. Es findet sich also kein Rückgang des Minutenvolumens nach einer Minute, somit auch kein Rückgang des systolischen Druckes, sondern die Erhöhung desselben bleibt länger bestehen. Eine Erniedrigung des diastolischen Druckes soll Rückschlüsse auf den Gesamtwiderstand in der Peripherie zulassen und Ausdruck einer kräftigen Gefäßerweiterung zum Zwecke guter Sauerstoffausnutzung sein. Auf Grund eingehender Untersuchungen ist jedoch hervorzuheben, daß eine nur geringe Vergrößerung der Blutdruckamplitude nicht nur Zeichen einer Herzschwäche, einer hypotonen Regulationsstörung nach Belastung oder einer guten Sauerstoffausnutzung zu sein braucht, sondern ihre Ursache ebensogut in einem anlagemäßig zu geringen Fassungsvermögen des Herzens und des arteriellen Windkessels haben kann, wie es BAYER bei Asthenikern nachgewiesen hat.

Der wesentlichste Einwand gegen die Funktionsprüfung nach SCHELLONG muß gegen ihren dritten Teil vorgebracht werden. In diesem Untersuchungsgang wird der Zustand des Herzmuskels aus dem Verhalten der QRS-Gruppe des Elektrokardiogramms in Ruhe und nach Belastung gedeutet, während die Nachschwankung unberücksichtigt bleibt. Es soll normalerweise nach Belastung eine Verkürzung der QRS-Dauer um einige Sigma zu beobachten sein, während ein Ausbleiben dieser Verkürzung oder gar eine Verlängerung als krankhaft angesehen werden. Nun haben BAYER, REINDELL und ASSMANN das Verhalten der QRS-Gruppe bei Gesunden und bei Personen mit einwandfreien Myokardschäden überprüft. Dabei konnten sie in Übereinstimmung mit DELIUS u. a. feststellen, daß einerseits bei Gesunden die Verkürzung ausbleiben kann, ja sogar eine Verlängerung von QRS auftreten kann, und daß andererseits auch bei sicher Herzkranken eine ausgesprochene Verkürzung sich nachweisen läßt. In Formveränderungen von ST und T, also in den Änderungen der Erregungsrückbildung, treten uns meist energetische Störungen des Herzens bei Stoffwechselstörungen, Sauerstoffnot usw. entgegen.

Wenn wir von der Angiokardiographie aus begreiflichen Gründen noch absehen, ist dennoch die *Röntgenologie* in der Lage, in die Funktionsdiagnostik des Herzens einzugreifen. Die vor allem durch v. BRAUNBEHRENs ausgearbeitete Flächenkymographie hat darauf aufmerksam gemacht, daß der Verlauf der Randpulsationen im Zusammenhang mit den Größenabmessungen des Herzens und mit seinen Umformungen beim Übergang von Ruhe zu körperlicher Belastung einiges über die Herzdynamik auszusagen vermag.

Zur Beurteilung der Herzfunktion wird vielfach noch die Bestimmung der *Vitalkapazität* herangezogen. Bei dieser Prüfung soll das Fassungsvermögen der Lunge vor und nach körperlicher Belastung wichtige Aufschlüsse über den Funktionszustand vor allem des li. Ventrikels geben. Vergleicht man die Ruhevitalkapazität mit der Vitalkapazität nach körperlicher Arbeit, so sind bei Gesunden keine nennenswerten Unterschiede zwischen beiden vorhanden. Eine registrierte Differenz aber gibt unter bestimmten Voraussetzungen brauchbare Unterlagen für den Umfang der Stauung, die sich während der Arbeit

infolge einer Linksinsuffizienz entwickelt hat. Das gleiche gilt für den Atemgrenzwert, der nach einer Belastung gegenüber dem in Ruhe geatmeten reduziert
angetroffen wird, wenn eine Lungenstauung sich ausgebildet hat. Beide Größen
können, wie wir später noch einmal sehen werden, als Kriterien einer Linksinsuffizienz angesehen werden, wenn sie auch im allgemeinen nur eine Raum-
und keine eigentliche Funktionsgröße mit zwangsläufiger Beziehung zur Funktionsbreite darstellen (LANDEN). Ihr wesentlicher Nachteil ist die weitgehende Abhängigkeit vom guten Willen des Prüflings.

Die gleichen Einschränkungen gelten für die *Apnoezeit*. Zwar hat die Modifikation nach DOETSCH die Einsicht in das Verhalten auch der Kreislauforgane
erweitert. Die während der Apnoe entstandene Sauerstoffschuld ist beim Gesunden anschließend mit einigen vertieften Atemzügen ausgeglichen. Beim
Herzkranken sind sie vermehrt und länger anhaltend. Darüber hinaus ist beim
Herzkranken nach dem Versuch eine weniger ansteigende Respirationskurve
entsprechend einer verringerten Sauerstoffaufnahme anzutreffen. Die Apnoezeit ist zum großen Teil aber auch davon abhängig, mit welchem Thoraxvolumen
begonnen wird. Es ist klar, daß bei stärker gefülltem Thorax länger durchgehalten
werden kann als bei geringer Füllung. Auch die cerebrale Empfindlichkeit ist
von nicht geringer Bedeutung. Bei gleichen Bedingungen hat ein derber Bauer
eine längere Apnoezeit als ein sensibler Stubenhocker, der schon nach wenigen
Sekunden glaubt, keine Luft mehr zu bekommen, und den Versuch abbricht
(LANDEN).

Zur Beurteilung der Herzfunktion wird von BLUMBERGER das Verhalten der
Anspannungs- und *Austreibungszeit* des Herzens, also die Zeitdauer der isometri-
schen und isotonischen Kontraktion des Herzmuskels herangezogen. Dieses
Verfahren ist für den damit Vertrauten zweifellos aufschlußreich und läßt in
manchen Fällen sowohl in Ruhe als auch im Belastungsversuch schon krankhafte
Abweichungen der dynamischen Vorgänge bei der Herzkontraktion erkennen
bevor Zeichen einer Dekompensation nachzuweisen sind. So sind bei allgemeiner
Herzmuskelschwäche Verlängerungen der Anspannungszeit und je nach dem
Grad der Herzschädigung Verlängerungen oder Verkürzungen der Austreibungszeit (vorzeitiger Systolenabbruch) nachzuweisen. Bei schwer dekompensierten
Hypertonikern ist die Anspannungszeit verlängert, die Austreibungszeit verkürzt,
ebenso bei schwer dekompensierten Mitralstenosen. Bei der Aorteninsuffizienz
zeigt die Untersuchung eine starke Verkürzung der Anspannungszeit und eine
erhebliche Verlängerung der Austreibungszeit an. Abgesehen davon aber, daß mit
einer Erfassung der mechanischen Vorgänge des Herzens Muskelschäden nicht
nachzuweisen sind, ist gegen dieses Verfahren einzuwenden, daß die Zeitdauer
der isometrischen und isotonischen Kontraktion des Herzens weitgehend von der
Größe der Herzfüllung abhängig ist. Schon STRAUB stellte fest, daß die Zeitdauer
der isometrischen Kontraktion bei großer Anfangsfüllung des Herzens wesentlich
kürzer ist als bei kleiner Anfangsfüllung. Das ist deshalb von großer praktischer
Bedeutung, weil beispielsweise REINDELL und BAYER an einer großen Zahl von
Asthenikern außerordentliche Verlängerungen der Anspannungszeit im aufrechten
Stand gegenüber den Werten im Liegen feststellen konnten. Durch solche Vor-
gänge wird die Beurteilung der Anspannungszeit naturgemäß im Hinblick auf die
Leistungsprüfung sehr erschwert.

Da die Herzleistung abhängig ist vom Blutdruck und Blutvolumen, das in
einer bestimmten Zeit bewältigt werden muß, die Austreibungszeit von der
Funktionstüchtigkeit des Herzmuskels mitbestimmt wird, das Schlagvolumen
einen Maßstab für die Leistungsfähigkeit des Herzmuskels abgibt, hält STOLL-
REITER es für aufschlußreicher, statt der Messung zweier Zeitfaktoren

— Austreibungszeit und Anspannungszeit — die *Austreibungszeit und das Schlag-volumen* zu bestimmen und in ihrem Verhalten zueinander in Beziehung zu setzen. Wenn also die Austreibungszeit als die Kontraktionsdauer und das Schlagvolumen als das zu bewältigende Auswurfvolumen Funktionen der Herzkraft sind, läßt sich mit der Methode die normale Leistungsfähigkeit bzw. die graduelle Leistungs-minderung des Herzmuskels aus dem verschiedenen bzw. wechselnd stark aus-geprägten, abnormen Austreibungszeit- und Schlagvolumenverhalten und deren Beziehungen zueinander in Ruhe und mehr noch nach Belastung ersehen.

Eine Bereicherung der Funktionsdiagnostik des Kreislaufs bedeutet die Bestimmung des *Schlag- und Minutenvolumens nach der physikalischen Methode* von Brömser und Ranke sowie Wetzler und Böger. Durch dieses Verfahren ist es möglich, die Auswurfleistung des Herzens in Ruhe und unter verschiedenen Belastungsverhältnissen fortlaufend zu bestimmen. Gleichzeitig ist ein Einblick in die Elastizitäts- und Widerstandsverhältnisse des arteriellen Windkessels und der Kreislaufperipherie möglich. Es bietet damit die Möglichkeit, ein Versagen der mechanischen Leistungsfähigkeit des Herzens zu erfassen und Aufschluß über das Vorliegen von Regulationsstörungen des Kreislaufs zu erhalten. Als Funktions-prüfung ist hierbei der Bestimmungsmethode von Brömser und Ranke der Vorzug zu geben, da die Bestimmung der wirksamen Windkessellänge nach dem Vorgehen von Wezler und Böger in Belastungs- und Stehkurven wegen Fehlens oder schlechter Darstellung der Grundschwingung des Femoralispulses meist nicht möglich ist. Das Verfahren erfordert jedoch einen großen, vor allem zeit-lichen Aufwand. Auch wird es uns in den seltenen Fällen im Stich lassen, bei denen eine bestehende Herzschädigung, die wir im Elektrokardiogramm oder selbst schon röntgenkymographisch nachweisen können, noch nicht zu einer Minderung der mechanischen Leistungsfähigkeit geführt hat, wie sich das bis-weilen feststellen läßt.

Ein Verfahren von Reindell, Delius und v. Braunbehrens umfaßt im ersten Teil eine *elektrokardiographische Untersuchung* in Ruhe, im Stehen und nach erschöpfender körperlicher Belastung, welche dem jeweiligen Leistungs-zustand in etwa angepaßt wird und zwischen 30 und 75 Kniebeugen beträgt. Bei der Beurteilung des Elektrokardiogramms wird das Hauptgewicht auf das Verhalten der T-Zacke und der ST-Strecke gelegt. Im gleichen Untersuchungs-gang wird das Verhalten des Blutdruckes registriert. Die Herzfrequenz läßt sich aus dem Elektrokardiogramm ablesen. Im zweiten Teil dieser Funktions-prüfung werden die *Herzgröße und die Herzrandbewegungen* im Liegen und im Stehen sowie nach Belastung überprüft. Dabei bedient man sich zweckmäßiger-weise des Flächenkymogramms, notfalls kann man sich jedoch auch auf die Durchleuchtung beschränken. Bei diesem Untersuchungsgang lassen sich Zu-standsänderungen des Herzmuskels aus Abweichungen des Ruhe- und Belastungs-elektrokardiogramms sowie des Ruhe- und Belastungskymogramms erkennen. Rückschlüsse auf die Regulationsfähigkeit des Kreislaufs werden vorwiegend aus dem Verhalten des Blutdruckes im Liegen, im Stehen und nach Belastung und aus Änderungen der Herzgröße und der Pulsation im Liegen und im Stehen gezogen. Dabei gibt der Belastungsversuch Hinweise auf eine unökonomische Arbeitsweise des Herzens, während Abweichungen im Stehversuch mehr auf periphere Kreislaufstörungen weisen. Die Auswertung dieser Funktionsprobe des Kreislaufs erfolgt allgemein unter Berücksichtigung der sonstigen klinischen Daten in einer zusammenfassenden Betrachtung. Eine gute Kreislaufregulation im Stehen, wie sie bei Trainierten und bei leistungsfähigen Pyknikern zu beob-achten ist, zeigt keine oder nur ganz geringfügige Änderungen der Blutdruck-amplitude und der Pulsfrequenz. In Übereinstimmung mit Schellong gilt eine Verkleinerung der Blutdruckamplitude um etwa 20—25 mm-Hg und ein Anstieg der Pulsfrequenz bis zu 20 Schlägen als Grenzfall. Greifen im Stehen die Regulationsvorgänge nicht ausreichend ein, wird von einer Störung derselben gesprochen, und zwar mit SCHELLONG von einer hypotonen Störung, wenn dabei der diastolische Blutdruck angestiegen ist, von einer hypodynamen Störung, wenn systolischer und diastolischer Blutdruck absinken.

Mit einer derartigen differenzierten Untersuchungsmethode im Liegen und im Stehen kann man weitgehend Störungen der peripheren Kreislaufregulation auch mit ihren Rückwirkungen auf das Herz erfassen. Dabei kommt dem Verhalten des Blutdruckes zweifellos eine große Bedeutung zu, da er gewisse Hinweise auf die Größe des Schlagvolumens erlaubt. Allerdings kann eine starke Erhöhung der Gesamtelastizität trotz Absinkens des Schlagvolumens einen normalen Blutdruck vortäuschen, wie dies von REINDELL und BAYER hin und wieder beobachtet wurde. Im Gegensatz zu SCHELLONG wird bei diesem Verfahren stärker das Verhalten der Pulsfrequenz berücksichtigt, da in einem Anstieg derselben immer ein Regulationsbestreben des Kreislaufs zu erkennen ist, um durch Schlagzahlerhöhung die Minutenvolumenleistung des Herzens zu steigern.

Auch bei der Prüfung der Kreislaufregulation aus dem Verhalten von Blutdruck und Puls nach Belastung begegnet man ähnlichen Schwierigkeiten. Sie sind darin begründet, daß der Blutdruck vielfach keine sicheren Rückschlüsse auf die Änderung der Kreislaufgrößen zuläßt. Immerhin kann doch aus dem Verhalten von Blutdruck und Puls nach Belastung erkannt werden, ob eine ökonomische Arbeitsweise des Herzens vorliegt, oder inwieweit durch Störung der Kreislaufregulation der Nutzeffekt der Kreislaufarbeit vermindert ist.

Die Rückwirkungen dieser verschiedenartigen Kreislaufregulation auf die Ökonomie der Herzarbeit kann oft auch im Elektrokardiogramm nachgewiesen und daraus auf eine Gefährdung des Herzens geschlossen werden. Dabei wird im Gegensatz zu SCHELLONG besonderer Wert auf das Verhalten der T-Zacke und der ST-Strecke gelegt.

Während somit das pathologische Ruhe- und Belastungselektrokardiogramm die Besonderheiten der elektrisch in Erscheinung tretenden Funktionsstörungen der Herzmuskelzellen anzeigt, sagt es nichts über die Mechanik des Kontraktionsvorganges aus. Hierüber läßt sich in dieser kombinierten Prüfung durch die Beurteilung der Herzgröße und der Herzform im Röntgenbild sowie der Randpulsation in Ruhe und nach Belastung Aufschluß erhalten. Jede beginnende Herzmuskelschwäche führt bei dauernder Belastung durch Inanspruchnahme der Reservekraft zu einer Umformung des Herzens. Da hierdurch gleichzeitig die Restblutmenge zunimmt, kommt es neben der Größen- und Formänderung auch zu Abweichungen der Herzrandbewegung. Diese tritt meist früher auf als es mit der Messung der Auswurfleistung des Herzens erfaßt werden kann. Man beobachtet dann unter Belastung ein Ausbleiben der Verkleinerung des Herzens, wie sie sonst beim leistungsfähigen Herzen durch Entleerung des größten Teiles der Restblutmenge beobachtet wird. In schweren Fällen sieht man sogar eine Vergrößerung des Herzens nach Belastung. Weiter erkennt man in diesen Fällen keine Zunahme der Bewegungsvorgänge im Bereich des li. Herzrandes unter Belastung, was darauf hinweist, daß das Herz sein Restblut nicht auszuwerfen vermag.

Die bisherigen Ausführungen lassen erkennen, daß die genannten Funktionsprüfungen nicht immer allen Anforderungen gerecht werden. Überhaupt scheint nur ein kombiniertes Untersuchungsverfahren ergiebig zu sein, das durch Erfassung verschiedenartiger Funktionsäußerungen des Kreislaufs Rückschlüsse auf den Zustand und auf die Leistungsfähigkeit desselben erlaubt. Es sind aber dann auch nur qualitative Aussagen, welche wir mit allen Prüfungen erhalten können. Was wir jedoch heute verlangen müssen, sind exakte, quantitative Aussagen über die noch erhaltene Leistungsbreite eines geschädigten Herzens. Es sind also Gründe genug, der funktionellen Analyse vermehrt Beachtung zu schenken, weil wir eben durch letztere an die Kreislaufleistung selbst und an die Bruttoleistungsbreite des Kreislaufs herankommen. Bei Herzkranken kann es sich, wenn wir jegliche Gefährdung vermeiden wollen, allerdings nicht darum handeln, die Gesamtleistungsbreite, sondern nur die Leistungsbreite des Herzens zu prüfen. Ruheinsuffiziente Herzkranke mit Dekompensationszeichen, also Kranke ohne Funktionsreserven des Herzens, dürfen daher nicht belastet werden. Bei Herzkranken aber, die jahrelang oft keine oder nur geringe Ruheinsuffiizenz zeigen, ist nicht zu erwarten, daß die Herzleistung in Körperruhe von den Sollwerten abweicht, selbst wenn sie im Arbeitsprozeß in irgendeinem Umfange versagen. Prüft man arbeitsinsuffiziente Kranke, also solche, deren Leistungsspielraum zwar eingeengt ist, die aber doch noch Leistungsreserven haben und bei der Untersuchung in Körperruhe klinisch kaum nennenswerte Befunde ermitteln lassen, dürfen wir die Belastung nur soweit steigern, bis die Grenzen dieser eingeengten Leistungsbreite erreicht sind. Solange aber eine Bestimmung des *Herzminutenvolumens mittels Herzkatheters* für klinische Belange noch nicht spruchreif ist, müssen wir versuchen, auf Umwegen möglichst nahe an unser Ziel heranzukommen. In dieser Richtung bietet uns die Einbeziehung des *Gaswechsels* in die Untersuchungsmethoden eine Möglichkeit.

III. Die Sauerstoffaufnahme im Arbeitsversuch als Maß der Leistungsfähigkeit des Herzens.

Das in den Lungen von Kohlensäure befreite und mit Sauerstoff aufgeladene Blut wird vom Herzen an den Ort des Bedarfs gepumpt. Tritt hierbei eine Leistungsminderung auf, versagt der Motor, erreicht der Blutstrom mengenmäßig und tempomäßig reduziert sein Ziel. Der Gaswechsel des Organismus kann also in normaler Höhe nicht aufrecht erhalten werden. Dies zeigt sich zuerst unter anderem in einer Beschränkung der maximalen Sauerstoffaufnahmefähigkeit, weil von allen Substanzen, die zur Erhaltung des Lebens zu befördern sind, für Sauerstoff die Transportbedingungen weitaus am ungünstigsten liegen. Die quantitative Analyse des Sauerstoffs muß uns demnach für die Beurteilung der Leistungssituation beim Gesunden wie beim Kranken sichere, zahlenmäßige Unterlagen geben. Wichtig ist dabei die von UHLENBRUCK als erstem erkannte Tatsache, daß unter Beatmung mit sauerstoffangereichertem Atmungsgemisch bei bestimmten Herzkranken wesentlich größere Sauerstoffmengen aufgenommen werden, als unter Beatmung mit atmosphärischer Luft.

Für die Beurteilung der Leistungsfähigkeit des Herzens hat sich, wenn wir die methodisch schwierige und zeitraubende Bestimmung des Herzminutenvolumens nach dem Alveolarstufenverfahren auf Grund der FICKschen Formel (KNIPPING, ZAEPER) umgehen wollen, die Messung des *maximalen Sauerstoffaufnahmevermögens* gut bewährt. HILL, LONG und LUPTON stellten schon fest, daß das Maximum der Sauerstoffaufnahme bei den einzelnen Menschen eine sehr unterschiedliche Höhe aufweist. Es steht nach ihren Untersuchungen die maximal mögliche Sauerstoffaufnahme eines Menschen in einer bestimmten, direkt proportionalen Beziehung zu seiner Leistungsfähigkeit. Auch andere Untersucher wie CHRISTENSEN, HERXHEIMER, SIMONSON u. a. haben die Beziehung zwischen der Größe der Sauerstoffaufnahme und der Arbeitsleistung aufgezeigt. Sie machten außerdem auf die Grenzen der Sauerstoffaufnahmefähigkeit und den wichtigen Ablauf der Erholung aufmerksam. Nach KROGH und LINDHARD steigt die Sauerstoffaufnahme mit Beginn der Belastung nicht sofort zu einem der Schwere der geleisteten Arbeit entsprechenden Höhe an, sondern vergrößert sich erst allmählich. Auch die Rückkehr der Sauerstoffaufnahme zum Ruhewert nach der Arbeit ist besonders bei Herzkranken verzögert (MEAKINS und LONG). HERBST vertritt die Ansicht, daß die körperliche Leistungsfähigkeit des Menschen davon abhängig ist, wieviel Sauerstoff er aus der Einatmungsluft in das Blut aufzunehmen vermag. Man kann das maximale Sauerstoffaufnahmevermögen als Maß der körperlichen Leistungsfähigkeit betrachten, wie sich aus den Untersuchungen von HERBST und in neuester Zeit auch von GRANATI und PERETTI ergibt. Im allgemeinen sind es nach HERBST vier verschiedene Faktoren, welche dieses Sauerstoffaufnahmevermögen begrenzen. Neben der maximalen Größe der Lungenventilation, der respirierenden Oberfläche der Lungen, der oxydativen Prozesse im Gesamtorganismus ist es vor allem die maximale Größe des Minutenvolumens des Herzens. Letzteres bestimmt überwiegend das Sauerstoffaufnahmevermögen. Der Zusammenhang ist aus der Abb. 4 zu entnehmen. Die Sauerstoffaufnahme muß damit ein indirektes Maß der Leistungsfähigkeit des Herzens sein. EPPINGER, KISCH und SCHWARZ und auch HERBST haben diese Methodik schon auf die Prüfung des kranken Herzens ausgedehnt. Es waren dabei Verminderungen des Sauerstoffaufnahmevermögens festzustellen, eine Behinderung der Sauerstoffaufnahme durch Lungenveränderungen konnte jedoch kaum nachgewiesen werden. Untersuchungen von BORGARD, KNIPPING,

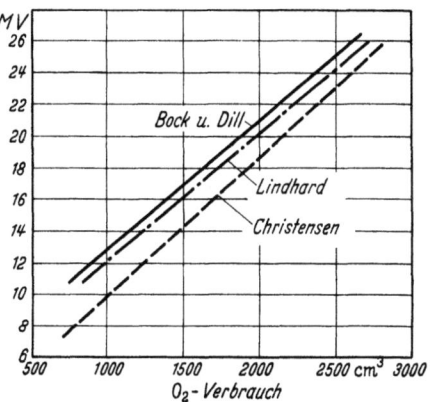

Abb. 4. Abhängigkeit von Herz-Minutenvolumen und Sauerstoffverbrauch.

ZAEPER u. a. haben dargelegt, daß bei gegebener Ausschöpfung im venösen Mischblut mit Zunahme oder Abfall des Herzminutenvolumengrenzwertes der maximal erreichbare Sauerstoffwert größer oder kleiner wird. Letzterer vermag also eine Vorstellung von der gesamten Herz- und Kreislaufleistung zu geben und ermöglicht auf diesem Weg eine Funktionsprüfung des Herzens. Diese läßt sich mittels Belastung durchführen. Die Verminderung des Sauerstoffaufnahmevermögens geht im allgemeinen mit der Schwere der Herzerkrankung parallel. Es ist also reduziert, je mehr ein Herz funktionell tatsächlich organisch beeinträchtigt ist (BORGARD, ZAEPER). Allerdings konnten schon EPPINGER, KISCH und SCHWARZ darauf aufmerksam machen, daß von zwei Herzen, an denen pathologisch die gleichen Veränderungen nachzuweisen waren, das eine voll leistungsfähig, das andere völlig dekompensiert gewesen sein konnte. Sie machten eine pathologische Funktion in der Kreislaufperipherie dafür verantwortlich. Diese Annahme ist heute durch unsere Kenntnis von der Variation des jeweiligen Trainingszustandes des Körpers weitgehend gestützt. Eigene Untersuchungen konnten zeigen, daß ein organischer Herzschaden unter gewissen Voraussetzungen weniger leistungsmindernd sein kann, als eine reduzierte Trainingslage.

1. Die Untersuchungsmethodik.

a) Das Grundprinzip.

Auf die *Registrierung der Sauerstoffaufnahme* hat KNIPPING seine *spirographisch-ergometrische Untersuchungsmethodik* aufgebaut. Zwar kann man einfach die arterielle Sauerstoffsättigung etwa mit den Methoden nach MATTHES, KRAMER oder MILLIKAN oder mit der „Zyklop"-Methode von BRINKMAN bestimmen. Doch müssen wir dabei auf die so wichtigen und aufschlußreichen übrigen Respirationsgrößen des KNIPPING-Verfahrens verzichten. Das Grundprinzip dieses Untersuchungssystems ist die Ermittelung des *Sauerstoffverbrauchs beim ruhenden und vor allem auch beim arbeitenden Menschen*, denn ebensowenig, wie man ein Auto nur nach dem äußeren oder nach dem Lauf des Motors im Stehen abschätzt, kann man einen Gesunden oder Kranken beurteilen, den man lediglich in der Ruhelage beobachtet. Wie man mit einem Auto eine Probefahrt macht, setzt man den Probanden einer Belastungsprobe aus, um einen Eindruck von seiner Leistungsfähigkeit zu erhalten. Damit ist ein Einblick in die Funktionen zu tun. Der Herzkranke wird also zeitlich vor dem Dekompensationsstadium belastet, also gewissermaßen unter den Bedingungen seiner vita maxima geprüft. Über die Grenzwerte der Leistung des Herzens ergibt sich aus der Sauerstoffaufnahme ein klares Funktionsbild, denn bei genau definierbaren Arbeitsstufen langen beim Kranken die oben genannten Kompensationen nicht mehr völlig aus, und die Sauerstoffaufnahme bleibt hinter der Norm zurück. Die Sauerstoffaufnahme registriert der Spirograph.

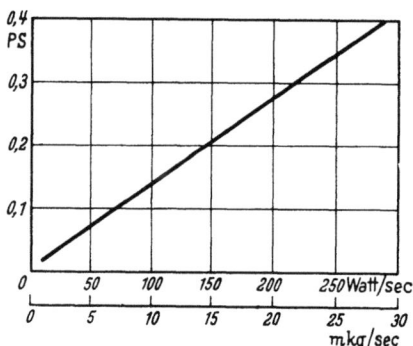

Abb. 5. Beziehungen zwischen Watt/sec, mkg und PS (nach KOCH und SCHMIDT).

Die Apparatur gestattet in einem einzigen Versuchsgang automatisch, also unabhängig von jeglicher Beeinflussung durch den Prüfling oder auch den Prüfer, die Kontrolle der Atmung und ihrer Formveränderungen und Rhythmusstörungen, die Registrierung der Atemfrequenz, der Atemtiefe, des Atemeinzel- und -minutenvolumens, der Lungenvolumina, des Atemgrenzwertes, der Atemreserven und des Sauerstoffverbrauches. Alle Abweichungen von der absoluten Muskelruhe usw. werden aufgedeckt. Sehr wertvoll zur Beurteilung der Zuverlässigkeit aller Versuche ist natürlich das Spirogramm als Ganzes, insbesondere der Verlauf der Thoraxruhelage in allen Versuchsphasen, wie auch der Verlauf der Atmung selbst. Da Atemventile bei diesem Prinzip fehlen und die Leitung zwischen Versuchsperson und Spirometer sehr weit ist, verläuft die Atmung optimal ungehindert und frei. Der Luftkreislauf im System läßt keine Pendelluft und Totraumatmung auftreten.

Das Studium des Gasaustausches bei genau gemessener körperlicher Arbeit hat erhebliches theoretisches und praktisch klinisches Interesse. Bezüglich der Ausblicke entsprechender Untersuchungen an Normalen für die Physiologie sei auf die bekannten Untersuchungen von ATZLER, HILL, LEHMANN, MEYERHOF u. a. verwiesen. Da die Dosierung und Messung körperlicher Arbeit aus mancherlei Gründen sehr wichtig ist, erscheint jeder erhebliche Gewinn an Genauigkeit, aber auch an Arbeitsersparnis von Bedeutung. Vor allem gilt es auch, die Vorteile der Registriertechnik auszunutzen und anzuwenden. Hier kommt es nicht so sehr darauf an, der körperlichen Arbeit des täglichen Lebens und der Praxis nahe zu kommen, als für die klinischen und experimentellen Zwecke eine gut variierbare, meßbare und jederzeit reproduzierbare Arbeit zugrunde zu legen. Aus diesem Grunde hat KNIPPING seinen elektrischen Ergometer konstruiert. Die Beziehungen zwischen Watt, mkg und PS gehen aus der Abb. 5 hervor.

Dieser Ergometer gewährt den großen Vorteil, daß er von äußeren Stromschwankungen unabhängig ist, und daß die Arbeitsleistung für jeden Patienten entsprechend genau dosiert und schon während der Arbeit vom Untersucher exakt in Watt/sec abgelesen werden kann. Die gewünschte Arbeitsintensität wird so gehalten, daß bei einem bestimmten Widerstand an einer bestimmten Tourenzahl festgehalten wird. Am besten hat sich die Tourenzahl 30 bewährt, so daß die Widerstände den Arbeitsintensitäten entsprechend einzustellen sind. Auf diese Weise ist es möglich, selbst ganz geringe Belastungen ebenso wie schwerste Arbeit miteinander zu vergleichen und die abweichenden Ergebnisse krankhafter Zustände gegenüber normalen Befunden zu deuten. Auf der anderen Seite kann man die Belastung während der Arbeit der Versuchsperson lediglich durch Verschiebung des Widerstandes um jedes beliebige Maß erhöhen oder erniedrigen. Diese Form wurde gewählt wegen ihrer genauen Dosierbarkeit ohne Unterbrechung des Versuches. Sie bedeutet für jeden Prüfling die gleiche Belastungsgröße und kann auch einem Insuffizienten in entsprechenden kleinen Stufen zugemutet werden. Drehkurbelarbeit erfolgt deshalb, weil in hohen Belastungsstufen die gesamte Körpermuskulatur in Arbeit gebracht werden muß, wenn man die maximalen Sauerstoffwerte (Vita maxima) registrieren will. Wie schon häufig von KNIPPING betont, erfolgt die gleichzeitige Infunktionsetzung der Arm-, Bein- und der großen Rückenmuskulatur für den letzteren Zweck sehr zweckmäßig speziell beim klinischen Belastungsversuch, wenn man in Auslagestellung mit sehr großem Drehradius Drehkurbelarbeit leisten läßt. Bei anderen Belastungsarbeiten können sich auch leichte Trainingsunterschiede ergeben, weil ein Teil der Versuchspersonen an die entsprechende Arbeit gewöhnt ist und der andere Teil nicht. Aber regelmäßige Drehkurbelarbeit ist auch heutzutage ganz ungewöhnlich, sie ist unkompliziert und daher frei vom Einfluß des Trainings und der Technik im Bereich des eigentlichen Arbeitsvorganges. Schließlich ist die ergometrische Leistungsprüfung eine Leistungsprüfung „am Ort", was man als äußerst angenehm empfindet.

b) Der Versuchsgang.

Vor Beginn des Versuches muß die Versuchsperson nüchtern, völlig ausgeruht und seelisch entspannt sein. Auf Mileutemperatur und Luftfeuchtigkeit ist zu achten; es ist verständlich, daß in einem schwülen und heißen Zimmer der Organismus sich anders verhält als in einem kühlen Raum. Die Temperatur des Versuchsraumes soll nach Möglichkeit immer auf 23—24° C einreguliert sein, d. h. der Temperaturspanne, in der beim bekleideten Menschen ein Minimum an Wärmeregulation vorhanden ist (GOGGE, WINSLOW und HERRINGTON). Auch spielen klimatische Faktoren speziell im Bereich des Elektronenklimas eine Rolle (WEDEKIND). Am besten wird deshalb morgens und evtl. noch am Spätnachmittag untersucht, da um diese Tageszeiten der Grundumsatz am tiefsten liegt, nachdem die Versuchsperson wenigstens $^1/_2$ Std. wirklich geruht hat, denn Grundumsatzbedingungen sind unerläßlich, wenn der Versuch nicht schon mit einem zu hohen Anfangssauerstoffwert, also einem Fehler, begonnen werden soll. Um auch wirklich jede Emotion auszuschalten, kann man zum mindesten bei Ruheuntersuchungen — bei Arbeitsversuchen verschwindet die Erregung ja sowieso von selbst — etwas Somnifen oder ähnliches geben. Wir müssen uns jedoch davor hüten, daß die Versuchsperson in Schlaf verfällt, weil dann die alveolare Sauerstoffspannung derart abfällt und die alveolare CO_2-Spannung entsprechend ansteigt, daß wir den Zustand auch als nicht mehr normal bezeichnen können (STRAUB u. a.). Dann wird die Person an das System angeschaltet oder besser gesagt in das System eingeschaltet. Dazu wird zu Ruheuntersuchungen ein Mundstück oder eine große, weiche, durchsichtige und dicht anschließende Gesichtsmaske genommen und zu Arbeitsuntersuchungen die Maskenverbindung. Wenn die Atmung einigermaßen geregelt ist, wird mit der Registrierung der einzelnen Atemzüge und, wenn benötigt, der übrigen Atemgrößen begonnen. Der Patient entnimmt jetzt ständig dem System Sauerstoff, die ausgeatmete Kohlensäure wird in Kalilauge oder Natronkalk gebunden, und die sinkende Spirometerglocke zeigt den Verbrauch an Sauerstoff an. Diese Volumenverringerung wird als Atemkurve ansteigend aufgeschrieben, da die Übertragung über eine Rolle erfolgt, wodurch der Volumenabnahme im System ein Kurvenanstieg entspricht. Der Kurvenanstieg entspricht also dem in der Zeiteinheit aufgenommenen Sauerstoff. Es ist auch darauf zu achten, daß die Kalilauge bzw. der Natronkalk stets so frisch ist, daß sie die ausgeatmete Kohlensäure vollständig zu binden vermag.

Bei der mittleren Systemgröße mit einem Gesamtinhalt von rund 35 l verringert sich nun bei einem 10 min-Versuch der Sauerstoffgehalt der als Systemluft bei der Luftatmung zirkulierenden atmosphärischen Luft von 21% auf 12% bei einer durchschnittlichen Ruhesauerstoffaufnahme von 300 cm³ pro Minute. Eine so große Volumenschwankung des Sauerstoffs wirkt aber unphysiologisch und verdeckt viele kleine, unter Umständen sehr wichtige Störungen der Arterialisierung (PETZOLD). Um dies zu verhindern, ist es notwendig, den entnommenen Sauerstoff in kleinen Zeitintervallen aus einer Sauerstoffbombe zu ergänzen. Füllt man bei Ruheuntersuchungen etwa alle 3 min Sauerstoff nach, so schwankt die Sauerstoffkonzentration im System zwischen 19% und 21%. Diese Nachfüllungsfrist kann natürlich durch Vergrößerung des ganzen Systems gedehnt werden, so daß wir bei 5 minutlicher Sauerstoffzugabe eine Konzentrationsschwankung zwischen 20,7% und 21,3% haben. Bei größeren Arbeitsversuchen mit starken Belastungen und damit hohen Sauerstoffaufnahmen muß natürlich entsprechend mit der Sauerstoffzugabe verfahren werden. Bei neuen Apparaten läuft zur Konstanthaltung der Sauerstoffspannung bei Luftatmung Sauerstoff aus einem Stabilisator automatisch zu. Untersuchen wir jedoch unter Sauerstoffatmung, d. h. ist das

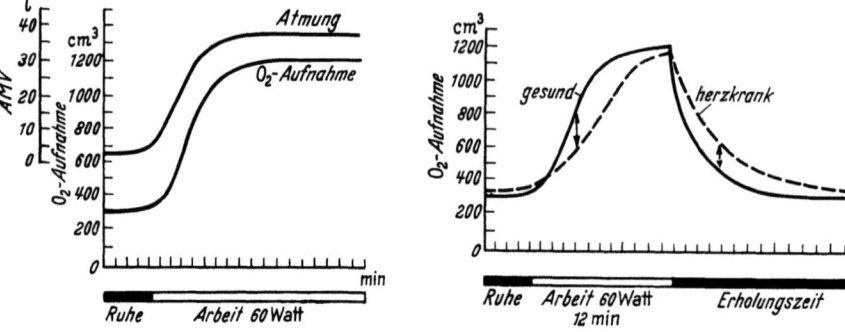

Abb. 6. Atmung und O₂-Aufnahme bei körperlicher Arbeit.

Abb. 7. Aufladung einer Sauerstoffschuld während der Arbeit bei einem Herzkranken und ihre Einlösung in der Erholungszeit.

System höherprozentig mit Sauerstoff aufgefüllt — reine Sauerstoffatmung würde sofort eine Steigerung des Atemminutenvolumens hervorrufen, da die alveolare Kohlensäure-

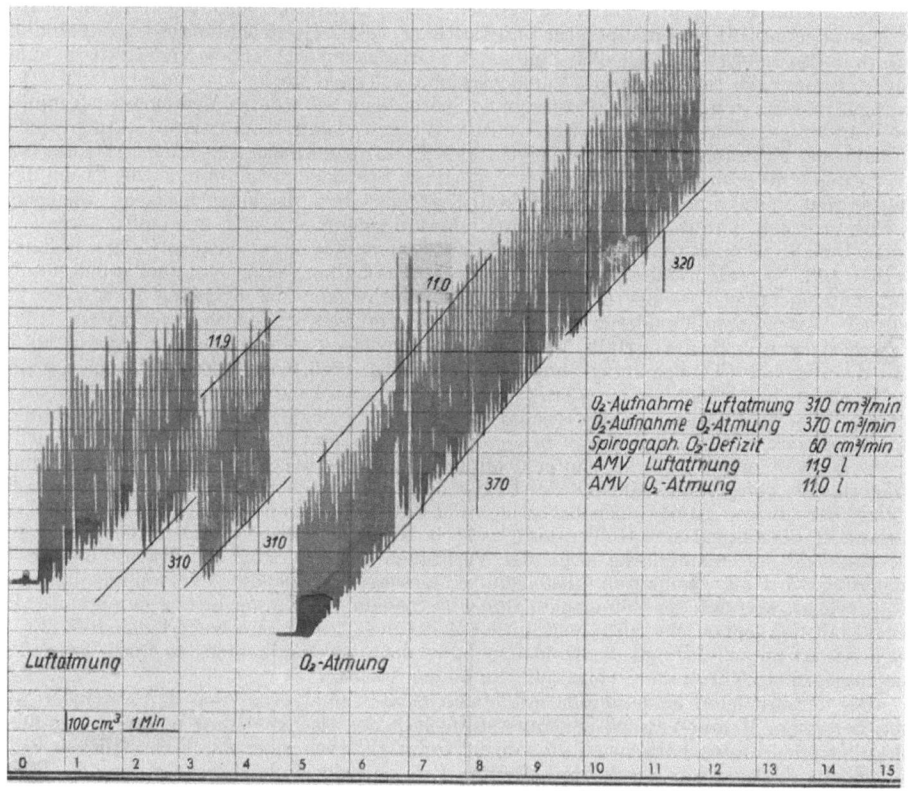

Abb. 8. Protokoll einer einfachen spirographischen Ruheuntersuchung.

spannung nicht entsprechend absinkt (HECK) — brauchen wir natürlich aus einsichtigen Gründen Sauerstoff nicht zuzugeben.

Untersucht wird solange, bis der sog. „steady state" — das *Stoffwechselgleichgewicht* — erreicht ist, ein Stadium, von dem seit den Untersuchungen von HILL u. a. bekannt ist, daß es im Verlaufe von längerdauernder Arbeit eintreten kann. Bekanntlich sind vor allem bei

Arbeitsbelastung nicht gleich die Atmung und die Sauerstoffaufnahme auf ihrer letzten, der Leistung entsprechenden Höhe angelangt, sondern es dauert etwas, bis der Organismus seine Regulationen für den neuen Zustand sich hat einspielen lassen. Daher steigen Atmung und Sauerstoffaufnahme während des anfänglichen Versuches langsam an, bis sie meist nacheinander nach endgültiger Anpassung der organischen Vorgänge ihre endgültige und bleibende Höhe für die entsprechende Arbeitsstufe erreicht haben (Abb. 6). Wie jede Maschine, ehe sie voll auf Touren kommt, benötigt auch der Organismus, wie wir zeigen konnten, zum Einlaufen der Regulation eine entsprechend lange Anlaufszeit. Beim Normalen wird diese Konstanz der Atemwerte, also dieses „auf Touren kommen", zumeist nach 3—5 min erreicht und wird dann während der ganzen Dauer des Versuches eingehalten. Die Abbildung veranschaulicht deutlich, daß erst nach mehreren Minuten nach einem dauernden Anstieg der Kurve der steady state erreicht ist. Es ist deshalb wichtig, darauf hinzuweisen, daß Werte von kurzen Arbeitsversuchen nicht zur Beurteilung herangezogen werden können, denn sie haben ihren der Arbeit entsprechenden Umfang noch nicht erreicht. Selbst wenn man bei Erfahrung unter bestimmten Voraussetzungen auch bereits aus den Anlaufswerten prinzipiell Entscheidungen treffen kann, besteht doch die Forderung weiterhin, zum mindesten bei Kranken eine so lange Arbeitszeit zu wählen, daß sowohl steady state der Atmung (nach etwa 6—8 min) als auch steady state der Sauerstoffaufnahme (nach etwa 8—10 min) erreicht werden, denn nicht einmal beim Normalen kommen Atmung und Kreislauf gleichmäßig schnell zum Einsatz. Eine evtl. noch anzuschließende Registrierung der Erholungszeit zeigt, daß diese normalerweise schnell beendet ist und damit der Ausgangswert wieder erreicht ist, denn der intakte Organismus vermag auch bei den größten körperlichen Anforderungen den Sauerstoffbedarf seiner Zellen zu decken und braucht keine Sauerstoffschuld während der Arbeit aufzuladen, die in der Erholungszeit dann eingelöst werden müßte, wodurch sich diese bis zur Abtragung der Schuld verlängert (Abb. 7).

Zur Auswertung des spirographischen Protokolles wird gewöhnlich im steady state an die unteren Fußpunkte der Atemkurve eine Gerade gelegt. Diese zeigt zur Waagerechten einen Anstieg, der in der Zeiteinheit der Sauerstoffaufnahme entspricht (Abb. 8). Zieht man zu dieser Geraden durch die durchschnittlichen oberen Fußpunkte der Atemkurve eine

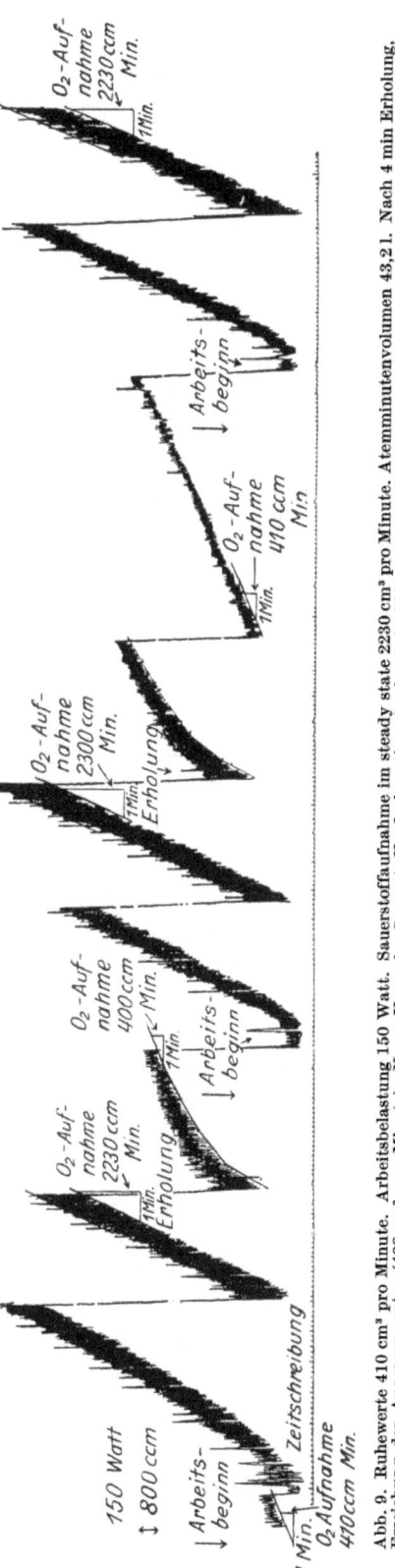

Abb. 9. Ruhewerte 410 cm³ pro Minute. Arbeitsbelastung 150 Watt. Sauerstoffaufnahme im steady state 2230 cm³ pro Minute. Atemminutenvolumen 43,2 l. Nach 4 min Erholung, Erreichung des Ausgangswertes (400 cm³ pro Minute). Neuer Versuch. Sauerstoffaufnahme im steady state 2300 cm³ pro Minute. Atemminutenvolumen 58,0 l. Erhöhte Sauerstoffaufnahme durch auf Grund noch vorhandener Ermüdung der Zentren schlechteren Wirkungsgrad. Nach 4¹/₂ min Erholung, Erreichung des Ausgangsruhewertes (410 cm³ pro Minute). Noch weitere Erholung von 10 min. Neuer Versuch. Sauerstoffaufnahme im steady state 2230 cm³ pro Minute. Atemminutenvolumen 58,0 l. Wirkungsgrad gebessert, da auch Ermüdung der Zentren abgeklungen. Dauer jeder Belastung 10 min.

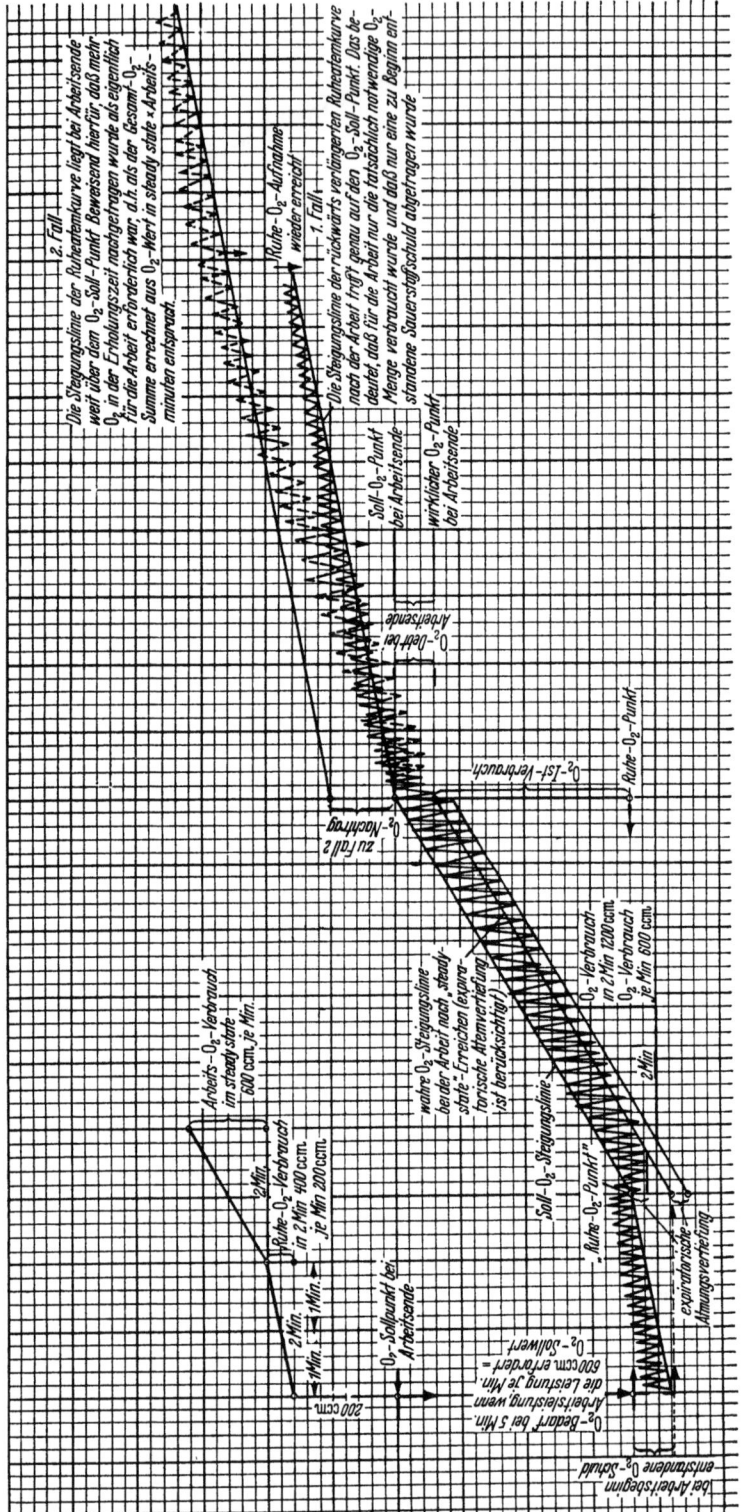

Abb. 10. Schematische Darstellung (nach ZARPER) einer spirographisch aufgenommenen Atemkurve mit Ruhe-, Arbeits- und Erholungsatmung. Bei Arbeitsbeginn deutliche exspiratorische Vertiefung der Atmung. Atmung und O₂-Aufnahme erreichen erst von der 3. min an steady state. Die Linie knapp über der Verbindung der Fußpunkte der Atemexkursionen stellt die wahre O₂-Steigerungslinie und steady state dar; sie ist um den Betrag der exspiratorischen Atemvertiefung nach oben hin verschoben. Die Differenz zwischen dem Schnittpunkt dieser Linie mit der Senkrechten durch den Ruhe-O₂-Punkt und dem Ruhe-O₂-Punkt stellt die Größe der bei Arbeitsbeginn eingegangenen O₂-Schuld dar. Bei Fall 1 dieser Abbildung wird nach Arbeitsende gerade die bei Beginn der Arbeit entstandene Sauerstoffschuld nachgeholt. Die Erholungsatemkurve hat dann die Ruhesteigerung wieder erreicht. Bei Fall 2 ist die nachgetragene O₂-Menge größer als die bei Arbeitsbeginn eingegangene Sauerstoffschuld. Der Sauerstoffbedarf war demnach während der Arbeit höher als es der tatsächlich aufgenommenen O₂-Menge entsprach.

Parallele, ergibt sich daraus das Atemvolumen. Wird dies mit der minütlichen Frequenz multipliziert, erhält man das Atemminutenvolumen.

Bei kurz aufeinanderfolgenden Belastungen ist nach eigenen Untersuchungen zu beobachten, daß trotz Beendigung der Erholungszeit die Ermüdung der Zentren länger andauert und damit der Wirkungsgrad meist noch schlecht ist. Es genügt also nicht, abzuwarten bis die Ruhewerte der Atmung wieder erreicht sind, um dann einen neuen Versuch anzuschließen. Für die Wiederholung von ergometrischen Belastungen wartet man nach unseren Erfahrungen, bis die Atmung nach der Arbeit wieder den Ruhewert erreicht hat und gibt dann noch einen Sicherheitskoeffizienten von etwa 15—20 min zu, ehe die nächste Belastung begonnen wird (Abb. 9). Außerdem ist dringend zu fordern, die gesamte Untersuchung an einem anderen Tag zu erneuern. Durch eine oder besser mehrere Wiederholungen gewinnt das Ganze sehr an Genauigkeit.

Die spirographische Atemkurve erlaubt es, wenn sie entsprechend aufgenommen wird, auch die *Sauerstoffschuld* zu ermitteln. Schon ZUNTZ und LÖWY machten darauf aufmerksam, daß nach Aufhören einer Arbeitsleistung der Sauerstoffverbrauch nicht sofort zur Norm zurückkehrt, und auf Grund der Untersuchungen von HILL ist man heute der Ansicht, daß der Körper während der Arbeit Sauerstoffschulden machen kann, die als eine Sparmaßnahme zur Entlastung von Atmung und Kreislauf aufzufassen sind. KNIPPING unterscheidet zwischen physikalischen und chemischen Sauerstoffschulden. Die letzteren entwickeln sich bei jeder Art von ernsthafter Hypoxämie, während wir die physikalischen Sauerstoffschulden in respiratorisch und kardial bedingte einteilen müssen. Die kardialen Sauerstoffschulden entstehen dann, wenn durch Strömungsverlangsamung, Stauung und anderes die periphere Sauerstoffversorgung erschwert und nunmehr in der Peripherie das Blut tiefer ausgeschöpft wird. Der Gesamtsauerstoffbestand des Körpers ist dann um soviel kleiner wie das periphere Blut ausgeschöpft ist. Bei der respiratorisch bedingten Schuld ist dagegen das arterielle Blut untersättigt. Der Gesamtsauerstoffbestand des Organismus liegt hier soviel unter dem Normalen, wie das gesamte arterielle Blut weniger gesättigt ist. Wie in der von ZAEPER und WOLF abgebildeten schematischen Atemkurve (Abb. 10) zu erkennen ist, beginnt die Arbeit mit einer exspiratorischen Atmungsvertiefung. Wenn wir um diesen Betrag die normal wie üblich eingezeichnete Steigungslinie der Atemkurve nach oben verrücken, so erhalten wir aus dem Ruhesauerstoffpunkt, der am Übergang von der Ruhe- zur Arbeitsatmung liegt, und einem auf einer von ihm ausgehenden Senkrechten durch die Parallele zur Atemsteigungslinie gebildeten Schnittpunkt die bei Arbeitsbeginn eingegangene Sauerstoffschuld. Diese muß nun, da eine Auffüllung während der Arbeit nicht erfolgen kann, in der Erholungszeit nachgetragen werden. Die Sauerstoffaufnahme ist mehr als normalerweise aus der Arbeitsphase in die Erholungsphase verschoben (HERMS und RÜTTGERS, VOSS). Um dies zu erfassen, registrieren wir die Erholungsatmung bis der Sauerstoffaufnahmewert pro Minute wieder dem vor der Arbeit gleich wird, was je nach Größe der Arbeitsleistung in 3—10 min erreicht ist. Wenn wir nun die Steigerungslinie der Erholungskurve nach Wiedererreichung der Ausgangsruhesauerstoffaufnahme nach hinten verlängern, muß diese einen Punkt erreichen, der am Ende der Arbeit auf einer Linie liegt, welche vom Ruhesauerstoffpunkt direkt parallel zur normalen Atemsteigungslinie gezogen ist und dem sog. Sollsauerstoffverbrauch entspricht. Trifft das zu, dann ist die bei Arbeitsbeginn eingegangene Sauerstoffschuld genau abgetragen, und die Sauerstoffversorgung des Organismus während der Arbeitsleistung hatte den Anforderungen der Zellen genügt. Darauf haben schon KROGH und LINDHARD hingewiesen. Erreicht die Steigungslinie der Erholungskurve nicht diesen Punkt und liegt sie unter ihm, besagt das, daß die Sauerstoffversorgung des Organismus während der Arbeit nicht voll ausreichend war, da ein größerer Betrag als die bei Beginn der Arbeit eingegangene Sauerstoffschuld nachgetragen wurde. Auch Einflüsse der Arbeitsökonomie sind auf diese Weise zu erkennen.

2. Die Funktionsprüfung des Herzens mittels Registrierung der Atemkurve.

a) Die Arbeitsatmung als Kriterium der Herzbeurteilung.

Als einfachstes Kriterium zur Herzbeurteilung aus der Atemkurve weist häufig die *Arbeitsatmung* aus oben angeführten Gründen bei krankhaften Prozessen am Herzen quantitativ leicht erfaßbare und oftmals riesige Ausschläge auf. Wenn wir dazu nach dem Vorgang von ALBERS die Herzfrequenz während der einzelnen Belastungsstufen registrieren, können wir unter Berücksichtigung der Arbeitsatmung die Arbeitsfrequenzzunahme im Einzelfall besser beurteilen. KNIPPING konnte den Eindruck gewinnen, daß coronare Veränderungen verschiedener Art, welche in Körperruhe noch eine gute Ernährung des Herzmuskels gewährleisten und elektrokardiographisch kaum Veränderungen aufweisen, durch diese gleichzeitige Beurteilung von Arbeitsatmung und Arbeitsherzfrequenzstufen sich schon recht früh erfassen lassen.

Bei Normalen steigt die Atmung erst bei schwerer und schwerster Arbeit prozentual weit mehr als die Sauerstoffaufnahme an, während sie bei leichten und mittleren Arbeitsbelastungen nach einer kurzen Einstellzeit konstant wird und im Verlauf der ganzen Arbeitszeit kaum größere Schwankungen aufweist. Dem gegenüber ergeben sich aus Untersuchungen von CRANEFOD, HÄBISCH, WOLF und ZAEPER beim Herzkranken wesentliche Unterschiede (Tab. 1). Der

Tabelle 1.

	60 Watt/sec			110 Watt/sec		
	O₂-Aufnahme cm³	Atem-Min.-Vol. l	Ausnutzung cm³	O₂-Aufnahme cm³	Atem-Min.-Vol. l	Ausnutzung cm³
Vp. 1 (normal)	860	16,2	52,9	1220	25,5	47,8
Vp. 2 (normal)	810	14,8	54,9	1250	26,8	46,4
Vp. 3 (Arrhythm.) . . .	860	29,0	29,7	1260	75,9	16,6
Vp. 4 (Arrhythm.) . . .	850	22,4	38,0	1200	42,2	28,2
Vp. 5 (Coronarskl.) . . .	850	23,5	36,2	1140	48,3	23,6

Herzkranke stockt bekanntlich während der Arbeit eine größere Acidose auf und bedarf wegen Rechtsverlagerung der Dissoziationskurve einer größeren Arbeitsatmung zur Erhaltung der erforderlichen Sauerstoffspannung. Außerdem ist er in der Peripherie weniger capillarisiert und schöpft schlechter im peripheren Muskel aus. In fast allen Atemkurven von Herzkranken zeigt sich deshalb einmal, daß eine annähernde Konstanz des Ventilationsumfanges erst spät erreicht wird, und daß weiter schon bei mittleren Arbeitsstufen die Steigerung der Ventilation auffällig einsetzt (Abb. 11). Daß der Kreislaufkranke bei Körperarbeit seine Atmung aber viel stärker in Anspruch nehmen muß, um eine gleiche und ausreichende Sauerstoffaufnahme zu erzielen als der Normale, und dadurch seinen Luftsauerstoff, wie gesagt, entsprechend schlechter ausnutzt, ist schon von EPPINGER, HERBST u. a. zur Beurteilung der Kreislauffunktion herangezogen worden. Sie haben diesen Befund jedoch als unökonomische Arbeitsweise der Atmung bewertet. Nach unseren Erkenntnissen ist die gesteigerte Ventilation des Herzkranken vielmehr eine dringende Notwendigkeit, damit der Sauerstoffbedarf des Organismus wenigstens von der arteriellen Seite her sichergestellt wird.

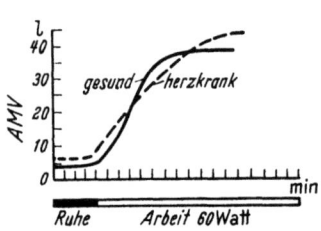

Abb. 11. Ventilationsumfang bei körperlicher Arbeit.

In einer von uns zu anderen Zwecken aufgestellten Summation von Mittelwerten der Atmung Herzkranker bei einer geringen Arbeitsleistung war (Tab. 2) die Tatsache auffallend, daß die Arbeitsatmung einer großen Zahl von Herzkranken im Durchschnitt tiefer liegt als die entsprechenden Werte bei allerdings in diesem Falle wenig trainierten Normalen, die an sich schon eine etwas höhere Arbeitsatmung haben. Damit widerspräche diese Feststellung unserer bisherigen Auffassung und einer ganzen Reihe von Beobachtungen.

Den Schlüssel zur Aufklärung dieser Dissonanz haben wir mit EHRINGHAUS geben können. Wenn man in Untersuchungsreihen auf der einen Seite Normale und auf der anderen Seite Herzkranke während des Arbeitsversuches und auch nach der Arbeit bis zur völligen Erholung spirographiert, zeigt sich, daß die *Atemminutenvolumenwerte der Herzkranken* in der ersten Arbeitsphase in verschiedenen

Fällen *unter den Normalwerten* liegen. Sie haben besonders als ältere Leute einen zu geringen Atemgrenzwert zur Erreichung des erforderlichen Arbeitsatemminutenvolumens. Und offenbar gehört ein größerer humoraler Impuls dazu, um das letzte an anstrengender Atmung in der Nähe des Atemgrenzwertes zu erzwingen. In anderen Fällen entwickelt sich unter der Arbeit eine Lungenstauung, oder die Zentren sind im Sinne der hypoxämischen Narkose bereits abgestumpft, weil sie bei all den kleinen Belastungen des Alltags mit größeren Sauerstoffschulden

Tabelle 2.

	Atem-Min.-Vol. im Steady state Liter
Normale	36,96
Herzkranke mit geringen Befunden .	19,95
Herzkranke mit bedeutenden Befunden	20,18

als der Normale arbeiten. Messen wir bei solchen Befunden jedoch die gesamte Arbeitsatmung für den Arbeitsversuch — also einschließlich der Erholungszeit — liegt auch der in seiner Atmung behinderte Herzkranke doch nie unter Normal-, ja oft über den Normalwerten, selbst wenn die organischen Schäden am Herzen nur geringfügig sind, denn diese Herzkranken müssen in der Erholungszeit noch länger ihre Arbeitsatmung zur Einlösung der während der Arbeitsphase eingegangenen Sauerstoffschulden gesteigert halten (Abb. 12).

Auf diese Weise lassen sich aus ernsthaften Abweichungen der Arbeitsatmung von der Norm schon Möglichkeiten zur Beurteilung ergeben, ob ein Herz den Anforderungen bei Arbeit noch nachzukommen vermag, wenn wir beispielsweise bei einer geringeren Arbeit eine Steigerung von mindestens 50% und bei einer mittleren Leistung eine solche von 60% bis fast 200% vorfinden. Ausgeschlossen werden muß dabei natürlich zunächst eine direkte Störung der Lungenfunktion.

Einen besseren Einblick läßt die isolierte Betrachtung der Arbeitsatmung aber in die *Verhältnisse der Peripherie* gewinnen, wie es Borgard und Zaeper beschrieben haben, und zu welchem Zweck sie gewöhnlich nur angewandt wird, denn nur entsprechend der Ausschöpfung in der Peripherie kann in der Lunge

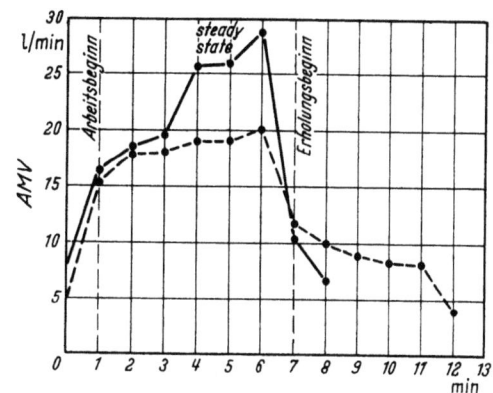

Abb. 12. -- - - - Normaler: Großer AMV.-steady-state-Wert, schnelle und kurze Erholung. Gesamt-AMV. 1601. --------- Herzkranker: Kleinerer AMV.-Steady-state-Wert, langsamere und längere Erholung. Gesamt-AMV. größer als normal, 161 l.

Sauerstoff in das Blut aufgefüllt werden. Bis zu einem gewissen Grad der Sauerstoffsättigung ist dies durch die normale Arbeitsatmung gewährleistet. Bei schlechter peripherer Ausnutzung, etwa durch mangelhafte Capillarisierung, erfolgt über eine erhebliche Blutacidose und eine damit nach rechts verschobene Dissoziationskurve die volle Arterialisierung nur bei einem höheren Partialdruck. Damit kann aber, wie wir bereits sahen, aus einem Liter Atemluft lediglich ein geringerer Teil Sauerstoff aufgenommen werden, und die Aufnahme der ausreichenden Menge Sauerstoff wird darum durch ein erhöhtes Atemvolumen ermöglicht.

b) Die Sauerstoffaufnahme bei Stufenbelastung.

Die rein *peripheren Störungen* aber abzutrennen und einen ernsthaften Herzschaden zu sichern vermögen wir, wenn wir unter Berücksichtigung der

Arbeitsatmung die Arbeitsfrequenzzunahme und vor allem die gleichzeitige Kontrolle der Arbeitssauerstoffwerte zur Beurteilung heranziehen. Man begnügt sich mit diesen einfacheren Meßgrößen, die uns allerdings das Herzminutenvolumen nicht mengenmäßig angeben. Auf dieses komplizierte methodische Gebiet einzugehen, ist hier nicht der Ort. An Stelle dieser für klinische Zwecke zu mühevollen Methodik gewährt uns die Kenntnis der Atmung und der Sauerstoffwerte auch einen exakten Einblick in die bei einem Herzschaden noch erhaltene Herzfunktionsbreite und eine Differenzierung der Leistung. Es ist verständlich, daß hierbei der ganze Problemkreis quantitativ durchdrungen werden muß, weil eben Funktionsfragen zur Diskussion stehen. Vom KNIPPINGschen Arbeitskreis ist deshalb seit Jahren ein grundsätzlicher Weg beschritten worden. Mühevolle Vorarbeiten waren erforderlich, um die Untersuchungsanordnung so durchzuarbeiten, daß wir sagen können, in welchem Umfange die zentrale Herzleistungsgröße unter Arbeit bestenfalls ansteigen kann, ohne den Kranken in unangenehmer Weise in Anspruch nehmen zu müssen. Es ergibt sich ein klares Funktionsbild mit genau definierbaren Arbeitsstufen. Vorhandene Schwächen werden zu einem Zeitpunkt aufgedeckt, in dem das Gesamtbild für den Außenstehenden noch sehr vertrauenerweckend sein kann.

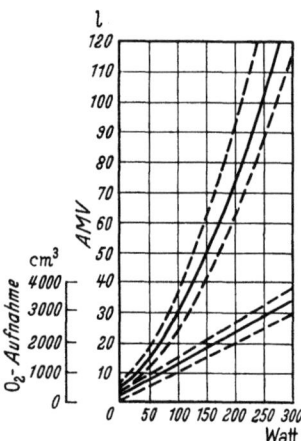

Abb. 13. Sauerstoffaufnahme und Atemminutenvolumen unter steigender Arbeit bei Gesunden (nach BOLT).

Sicheres und Genaueres erfahren wir also erst durch eine Registrierung der Sauerstoffaufnahme. Sie steigt mit zunehmender Arbeitsintensität in etwa geradlinig an, wie schon BAINBRIDGE, EPPINGER, KISCH und SCHWARZ, MEANS u. a. zeigen konnten (Abb. 13). Liegt eine ernsthafte Störung der Herzfunktion infolge Schädigung des Muskels oder der Ventile vor, bleibt der Kranke bei irgendeiner, unter Umständen erst verhältnismäßig hohen Arbeitsstufe hinter dem Gesunden zurück (BORGARD, ZAEPER). *Es kommt bei irgendeiner höheren Arbeitsintensitätsstufe für Herzkranke immer ein Punkt, an dem der Sauerstoffverbrauch als Ausdruck der verminderten Herzleistung eindeutig die Werte eines Normalen unter gleicher Belastung nicht erreicht* (Abb. 14). Gleichzeitig *steigt das Atemminutenvolumen bei der Insuffizienzstufe stärker an* als gewöhnlich (Abb. 15), um der Sauerstoffschuld entgegenzuarbeiten. Die Belastungsintensität dagegen könnte oft noch gesteigert werden. Allerdings würde dann die Arbeit in einem beträchtlichen Grade von Hypoxämie geleistet werden müssen, weil die Sauerstoffaufnahme nicht mehr zunehmen

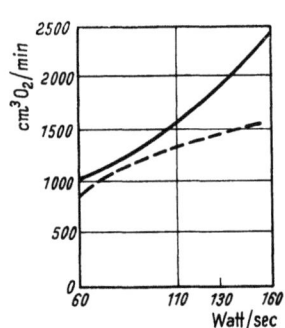

Abb. 14. ——— Normale Sauerstoffaufnahmekurve; ------ Sauerstoffaufnahmekurve bei einem geschädigten Herzen. Sie wird bei 100 Watt flacher (nach BORGARD).

kann. Die Folge wäre eine recht umfangreiche Sauerstoffschuld nach der Arbeit. Schwerherzkranke fallen für diese Untersuchungen aus begreiflichen Gründen und wegen der allgemeinen Klarheit ihrer Situation aus.

Man beginnt die Belastung zunächst immer mit kleinen Intensitäten. Wenn sich dabei normale Funktionswerte ergeben, steigert man jene vorsichtig, bis sich wattmäßig der Punkt genau festlegen läßt, an dem sich die Arbeitsinsuffizienz des Herzens dokumentiert. Voraussetzung ist, daß keine komplizierende respiratorische Insuffizienz vorliegt. Die Methode verlangt jedoch aus einem unten noch näher zu erörternden Grunde den Herzkranken unter Umständen eine außerordentlich hohe, die noch vorhandene Leistungsbreite schon übersteigende Arbeitsleistung ab. Die Grenze der Sauerstoffaufnahme ist im wesentlichen durch die Grenze des Herzminutenvolumens bestimmt. Könnte das Herzminutenvolumen in dieser Arbeitsphase noch weiter zunehmen, würde auch ein größerer maximaler Sauerstoffwert erreicht werden. Diese Grenze liegt für den einzelnen jeweils seiner Herzkraft entsprechend verschieden, bei wirklich Gesunden (Tab. 3) mit ausreichendem Atemgrenzwert aber sehr hoch (BOJE, CHRISTENSEN, OLMES DE CARRASCO, KOCH und SCHMIDT). Im allgemeinen bleibt nach HERMANNSEN und VAN UYTVANK beim Normalen das arterielle Blut auch dann ausreichend sauerstoffgesättigt.   Dagegen verschlechtert sich mit zunehmender Arbeit infolge der ansteigenden Blutsäuerung nach den Gesetzen der Blutsauerstoffdissoziationskurve die Ausnutzung des Luftsauerstoffs.

Tabelle 3.

a) Manner		b) Frauen	
Nr.	Maximaler O_2 in Liter	Nr.	Maximaler O_2 in Liter
1	5,5	1	3,1
2	4,6	2	2,2
3	4,1	3	2,0

Unter Berücksichtigung der Blutsauerstoffkapazität läßt sich aus dem maximalen Sauerstoffwert, der normalerweise sehr hoch liegt und daher eine große Arbeitsleistung ermöglicht, ein sog. Mindestleistungswert für das Herz errechnen (BORGARD und HERMANNSEN). Soll der Umfang einer Herzinsuffizienz leistungsmäßig geprüft werden, muß man, mit kleinsten Arbeitswerten beginnend, ansteigend am Ergometer belasten. Zeigt dann die gleichzeitig automatisch registrierte Atemkurve, daß die *Atemwerte trotz weiterer Erhöhung der Belastung nicht mehr zunehmen*, sind die Grenzwerte erreicht (Abb. 16). Das ist z. B. sehr eindrucksvoll bei Herzkranken zu beobachten, deren Fehler erst kurze Zeit besteht. Bei diesen ist die Skeletmuskulatur noch stark entwickelt und in guter Verfassung. Solche Kranke überschreiten darum viel leichter als Gesunde die bei ihnen sehr engen Grenzen unschädlicher Beanspruchung von Herz und Kreislauf. Die Geringfügigkeit der Leistungsabweichungen vom normalen Soll in den kleinen Belastungsstufen erklärt sich durch die oben erörterten Kompensationen. Je größer aber der Herzschaden ist, desto mehr muß in mittleren bzw. in höheren Belastungsstufen auch der Wirkungsbereich dieser Kompensationen schließlich ein Ende finden. Dementsprechend ergeben sich auch bei schweren Veränderungen am Herzen in mittleren und hohen Belastungsstufen große Abweichungen von den Soll-Sauerstoffwerten, oder es werden steady-state-Werte in den üblichen Belastungszeiten überhaupt nicht mehr erzielt (Abb. 15). Daraus ist nebenher ohne weiteres zugleich eine sehr ungünstige Prognose

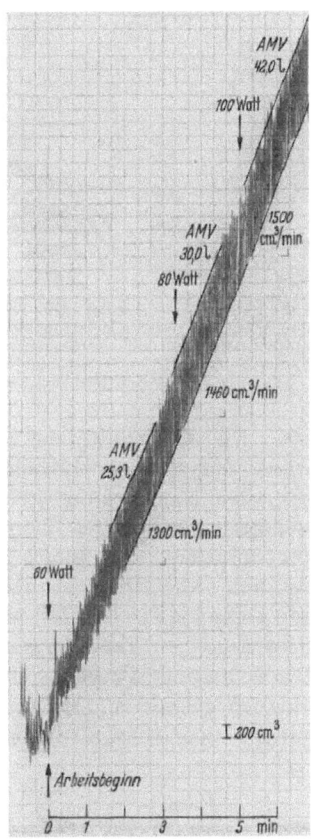

Abb. 15. Herzfunktionsprüfung mit steigenden Belastungsintensitäten. Bei 100 Watt erreicht die O_2-Aufnahme nicht mehr den entsprechenden Wert. Gleichzeitig ist das AMV stärker angewachsen. Beides deutet auf eine Insuffizienz des Herzens für diese Belastungsstufe.

hinsichtlich der Eignung zu Dauerleistungen bei den Probanden abzuleiten. Die Gesamtkreislaufleistung ist also durch die maximale Sauerstoffaufnahmemöglichkeit gegeben.

Voraussetzung auch für diese Prüfung ist eine intakte Lungenfunktion. Zur Sicherung aber werden diese Untersuchungen der Herzleistung immer unter Sauerstoffatmung vollzogen. Damit werden etwa doch bestehende oder sich während der Arbeit entwickelnde arterielle Untersättigungen, die in diesem Zusammenhang nicht interessieren, von vornherein sogleich aufgefüllt und gezwungenermaßen beseitigt. Auf die für die Funktionsprüfung des Herzens maßgebliche Sauerstoffaufnahme hat das keinen Einfluß.

Wenn auch die Kenntnis des Ruhesauerstoffwertes und des Ruheatemminutenvolumens beim Herzkranken wertvoll ist, verrät sich die schlechte Herz- und Kreislaufsituation richtig erst in kleinsten Arbeitsstufen durch übernormale Inanspruchnahme der Atmung und durch andere Zeichen. Dann heißt es mit der Belastungssteigerung nur sehr langsam vorgehen. Feine, in der Atemkurve unmittelbar während der Belastung ablesbare Abweichungen des Atemtypus, des Atemumfanges, der Sauerstoffaufnahme u. a., lassen immer rechtzeitig die Untersuchung abbrechen. Das Verfahren besteht also im wesentlichen darin, den zu Untersuchenden *stufenweise gesteigerten Belastungen zu unterziehen, und dabei gleichzeitig spirographisch den während der Arbeit aufgenommenen Sauerstoff zugleich mit der Arbeitsatmung zu registrie-*

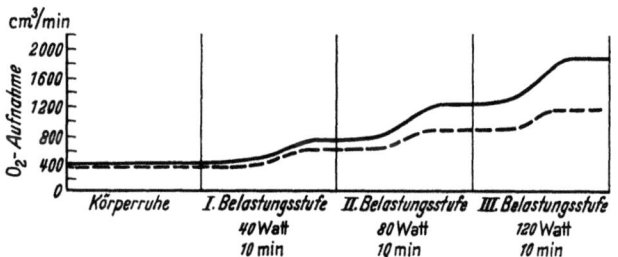

Abb. 16. ——————— Normal: Die Sauerstoffaufnahme ist steigbar entsprechend den einzelnen Belastungsstufen. - - - - - - - - Herzkrank: Die Sauerstoffaufnahme ist auch noch steigbar, jedoch nicht entsprechend dem Umfange der einzelnen Belastungsstufen. Ab 80 Watt bleibt sie eindeutig hinter der normalen Sauerstoffmenge zurück.

ren. Die so erhaltenen Sauerstoffaufnahmekurven lassen sich in eine diagnostisch verwertbare Beziehung zu den Normalkurven Gesunder setzen, denn bei allen Einschränkungen der Herz- und Kreislaufleistung ist eine mehr oder weniger ausgeprägte Depression der Sauerstoffkurve, d. h. eine Reduzierung der während der Arbeit normalerweise aufgenommenen Sauerstoffwerte vorhanden (Abb. 16). In der von MALAMOS aufgestellten Tab. 4 sieht man bei den Gruppen III und IV, wie mit zunehmender Belastung der Sauerstoffwert nicht Schritt halten kann, während bei den Gruppen I und II er regelrecht ansteigt. Die Belastungen lassen sich völlig individuell und auch für dekompensierte Kranke möglich gestalten. Sie sind nicht größer als die kleinen körperlichen Anstrengungen des Alltags, die sich auch schwer Herzkranke täglich zumuten.

Tabelle 4.

Gruppe	Anzahl	Bei Ruhe				30 Watt		60 Watt		90 Watt	
		VK.	AGW.	AMV.	O₂-Verbrauch	AMV.	O₂-Verbrauch	AMV.	O₂-Verbrauch	AMV.	O₂-Verbrauch
		cm³	Liter	Liter	cm³	Liter	cm³	Liter	cm³	Liter	cm³
I	11	4182	173,0	7,0	464	19,5	878,0	24,0	1091	32,6	1446,0
II	20	4590	152,5	8,4	452	19,5	897,5	25,0	1053	36,4	1340,5
III	28	4365	138,0	8,0	480	18,0	835,0	24,0	980	38,5	1220,0
IV	11	4236	134,0	8,5	348	20,2	738,5	28,2	956	55,0	1145,0

So wurde ein großes Krankengut, besonders in Grenzfällen, in denen subjektive Beschwerden durch die erhobenen klinischen Befunde nicht entsprechend objektiviert werden konnten, durchkontrolliert. Bei einem Studenten wird gelegentlich einer Serienuntersuchung als Zufallsbefund eine Mitralstenose festgestellt. Klinisch finden sich die üblichen Zeichen der Erkrankung, jedoch keine Dekompensationserscheinungen. Subjektiv werden keine Beschwerden angegeben und eine volle Leistungsfähigkeit zugesichert. Die Stufenergometrie ergibt bei kleinen Belastungsstufen vollkommen normale Werte für Sauerstoffaufnahme und Atemminutenvolumen. Bei 130 Watt ist die Sauerstoffaufnahme jedoch bereits auf 1500 cm³ begrenzt, das Atemminutenvolumen erreicht nach der zweiten Arbeitsminute einen Wert von 70 Litern. Es besteht also eine deutliche Einschränkung der Kreislaufleistung bereits bei verhältnismäßig geringer Arbeitsintensität.

Zieht man ganz allgemein bei Bewertung der Sauerstoffaufnahme in Betracht, daß diese bei gesunden erwachsenen Personen unter gleichen Untersuchungsbedingungen während bestimmter Arbeitsleistungen einen nur verhältnismäßig geringen Schwankungsbereich aufweist, gibt der abgeflachte Verlauf der Sauerstoffaufnahmekurve in fast allen Krankheitsfällen einen Hinweis dafür, daß tatsächlich der Kreislauf nicht in der Lage ist, den Sauerstoffbedarf des Organismus in der Zeiteinheit zu decken. Diese *Reduzierung der Sauerstoffaufnahmewerte* ist nach BORGARD natürlich *um so ausgeprägter, je stärker die Gesamtkreislaufleistung eingeschränkt ist.* Sie schwankt zwischen den extrem abgeflachten Sauerstoffkurven dekompensierter Kranker, die in besonders eindrucksvollen Fällen unter Arbeit oft kaum über den Ruhewert ansteigen, und dem Schwankungsbereich der Kurven normaler Versuchspersonen. Dazwischen liegen die zahlreichen Varianten der verschiedenartigen leichteren, gut kompensierten Herzschäden.

Nun können toxisch-infektiöse Gefäßalterationen die Sauerstoffabgabe in die Gewebe verschlechtern. Klingen die entzündlichen Erscheinungen ab und bleibt ein organisch fixierter Restzustand bestehen, kann über den nunmehrigen Fortfall der Austauschschwierigkeiten hinaus es noch zu einer Umstellung des Organismus und einer Anpassung an die verschlechterte Kreislaufleistung kommen. Die Sauerstoffutilisation in der Peripherie wird erheblich verbessert. Den kasuistischen Hinweis bieten zwei jugendliche Patienten von BORGARD mit klinisch annähernd gleichem kompensierten Herzzustand, nur der eine hat rezidivierende Polyarthritisschübe. Die Stufenergometrie bei beiden ergab die Werte der Tab. 5.

Tabelle 5.

Nr.	60 Watt			110 Watt		
	O₂ Aufnahme cm³	Atemfrequenz	AMV. Liter	O₂-Aufnahme cm³	Atemfrequenz	AMV. Liter
1	700	24	22,0	810	28	44,8
2	820	26	23,0	1100	28	26,0

In Fall 1 besteht vermutlich auf Grund des z. Z. noch vorhandenen toxisch-infektiösen Prozesses eine erhebliche Schwierigkeit, bei gesteigerter körperlicher Inanspruchnahme den Geweben genügend Sauerstoff zur Verfügung zu stellen. Infolgedessen müssen anoxydative Stoffwechselprozesse zur Energiespendung herangezogen werden, die eine entsprechende Acidose und Ventilationssteigerungen bedingen. In Fall 2 erfolgt dagegen eine Anpassung mit guter peripherer Sauerstoffutilisation. Sie gestattet, die oxydativen Prozesse unter Schonung der Herzleistung so ökonomisch wie möglich zu gestalten. Infolge der verringerten Acidose wird die Arterialisierung des Blutes in den Lungen erleichtert und damit das Atemminutenvolumen niedrig gehalten.

Hinzu kam für größere Reihenuntersuchungen noch, daß man in einem Untersuchungsgang in gleitendem Übergang von den niedrigen zu den höheren Wattstufen belastete, ohne die einzelnen Arbeitsintensitäten gesondert auszutesten. So glaubten KOCH und SCHMIDT zu einer zuverlässigen Beurteilungsbasis zu kommen, wobei die mehrfache Aufstockung der Arbeitsacidose erspart wird. Vieles jedoch sprach dafür, daß dies trotz der guten Brauchbarkeit des Untersuchungsganges methodisch und gedanklich noch nicht der Abschluß der Forschungen sein konnte. Vor allem verlangte diese Prüfung bisweilen für manche Herzkranke doch schon eine zu große Belastungsintensität und eine zu lange Belastungsdauer. Außerdem schienen exogene Faktoren einen störenden Einfluß auf den regelrechten Ablauf der Funktionsprüfung auszuüben. Durch diese Unbekannten mußte die Auswertung kompliziert werden. Es gelang in der letzten Zeit, die noch offenen Fragen zum größten Teil zu klären. Dadurch konnte die beschriebene Methodik mehr und mehr zu Gunsten einer anderen verlassen werden.

c) Die Sauerstoffaufnahme in der ersten Arbeitsphase.

Bei den Untersuchungen über die *Leistungsbreite bei Herzkranken* im Belastungsversuch ergab sich in den letzten Jahren *scheinbar eine Dissonanz*. Viele Leichtherzkranke wiesen unter kleinen Belastungen bei ausreichender Arbeitsdauer im Steady state die schon erwähnten nahezu normalen Sauerstoffwerte auf. Damit schienen sie überraschenderweise normale Leistungswerte zu haben. Die Erklärung ist eben darin zu suchen, daß bei den geringeren Belastungsintensitäten die inneren Kompensationen die betreffenden Herzschäden funktionell noch auszugleichen vermögen. Diese Erscheinung tritt jedoch mit zunehmender Belastung zurück (Abb. 2).

Nach den Untersuchungen von BORGARD und ZAEPER war jedoch mit aller Wahrscheinlichkeit zu erwarten, daß die einer bestimmten Arbeitsstufe entsprechenden Maximalwerte der Sauerstoffaufnahme bei Herzkranken *nicht in der Normalzeit*, sondern erst *nach einer längeren Anlaufzeit* erreicht werden. Die Angabe von KROGH und LINDHARD über den *allmählichen Anstieg der Sauerstoffaufnahme im Beginn einer Belastung* bei Gesunden muß bei Kranken in verstärktem Umfange zutreffen. Manches beschädigte Automobil erreicht seine Höchstgeschwindigkeit, doch kommt es weniger rasch auf Touren als ein intakter Wagen. Durch eine verlängerte Anlaufszeit und ein langsameres Crescendo der Sauerstoffaufnahme gelangt aber zur Ausbildung, daß der Sauerstoffbedarf des Körpers das Sauerstoffaufnahmevermögen übersteigt, und der aus der Skeletmuskulatur auf humoralem Wege ausgeübte Reiz für Herz und Zentren offensichtlich größer wird.

Im Steady state ist eine zuverlässige Ablesung aller Gaswechselwerte möglich. Das kompensatorische Zusammenspiel aller Kreislauffaktoren hat sich einreguliert, und die für die jeweilige Arbeitsstufe charakteristischen konstanten Verhältnisse sind erreicht. Demgegenüber ist die Anlaufszeit zur Auswertung bisher möglichst vermieden worden. In dieser Initialphase der Arbeitsperiode bereiten *Verschiebungen der Thoraxruhelage* große analytische Schwierigkeiten. Diese ist durch die Basis der einzelnen Atemzüge gekennzeichnet. Sie ist ein unter Arbeit aktiv regulierter Faktor (WAGNER) und sowohl in Ruhelage als auch unter Steady-state-Verhältnissen für alle Sauerstoffablesungen maßgebend. Die Änderungen sind nicht durch Vergrößerung des einzelnen Atemzuges unter Arbeit bedingt, sondern es sind gewissermaßen *planparallele Verschiebungen des Atemsektors* im Bereich der gesamten Thoraxbewegungsmöglichkeit entstanden. Dadurch steigt der Thoraxinhalt an, und es erscheinen im Resultat Sauerstoffmengen als zusätzlich aufgenommen, die tatsächlich nicht ins Blut übergegangen sind. Wenn aber die pathologischen Funktionsbefunde gerade in der Anlaufszeit einer Belastung typisch zu sein versprachen, mußte versucht werden, die maßgeblichen Funktionswerte in der Anlaufszeit zu erfassen. Ein Fortschritt in dieser Richtung würde für den Belastungsversuch eine Verkürzung erlauben, weil die Ausbelastung bis zu mittleren und höheren Arbeitsstufen auch bei geringeren Befunden zu vermeiden wäre. Außerdem könnten viel kleinere Arbeitsintensitäten als bisher angewandt werden. Wir haben deshalb, z. T. in gemeinsamer Arbeit mit ALLERÖDER, unter Ausnutzung der im KNIPPING-schen Arbeitskreis geübten Prinzipien eine für praktische klinische Zwecke ausreichende und vor allem sehr einfache *Korrektur der Thoraxruhelage* ausgearbeitet. Mit ihrer Hilfe ist es möglich, eine präzise Ablesung des für die *Herzfunktionsprüfung wichtigen Sauerstoffaufnahmewertes auch in der Anlaufszeit* zu erreichen.

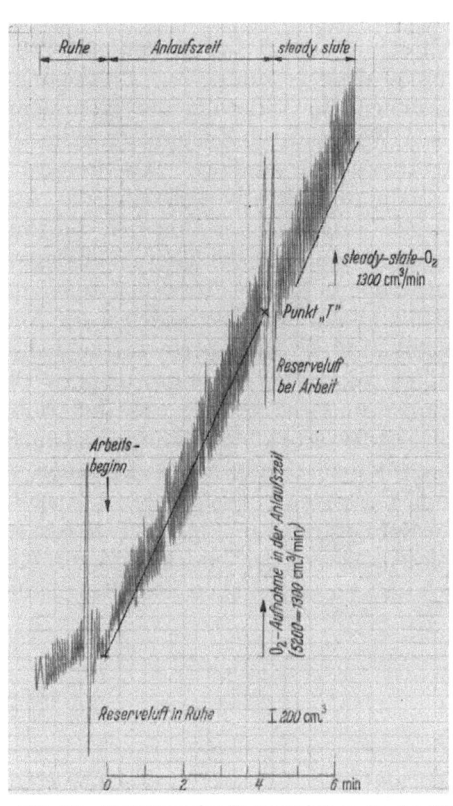

Die Sauerstoffaufnahme wird wie bisher einfach am Spirometer als Volumendifferenz der Untersuchungsapparatur direkt sichtbar registriert. Legt man nun vor dem Arbeitsversuch, also in Körperruhe, den Punkt der äußersten Exspiration spirographisch fest, hat dieser Punkt einen bestimmbaren Abstand von der Thoraxruhelage. Diese ändert sich unmittelbar bei Beginn der Belastung, die als genau dosierbare elektrische Arbeit am Handkurbelergometer geleistet wird. Nun läßt sich in jeder beliebigen Arbeitsphase vor dem Steady state der Punkt der äußersten Ausatmung wieder festlegen. Dadurch wird offenbar, in welchem Umfange sich die Thoraxruhelage verschoben hat, denn durch Vergleich des Abstandswertes der tiefsten Exspiration von der Atembasis in Körperruhe mit dem in der Arbeitsphase ist leicht der Punkt zeichnerisch zu ermitteln, welcher der Ausgangsthoraxruhelage entspricht. Auf diese Weise läßt sich vom Spirometerwert in irgendeiner Phase des Arbeitsversuches die Änderung der Thoraxruhelage abziehen. Wir können den korrigierten, in der Anlaufsperiode entnommenen tatsächlichen Arbeitssauerstoffwert einfach und

Abb. 17. Korrektur der Thoraxruhelage im Arbeitsversuch. Durch Übertragung der Reserveluft in Ruhe auf die Reserveluft bei Arbeit ergibt sich der Punkt ,,T'', der die korrigierte Thoraxruhelage anzeigt. Damit ist die Berechnung der O_2-Aufnahme in der Anlaufszeit möglich.

unmittelbar aus dem Spirogramm ablesen. Dieser Zusammenhang wird durch die Abb. 17 anschaulich gemacht. Wir müssen allerdings nach Möglichkeit die Kranken ausscheiden, welche unter Arbeit im kleinen Kreislauf stauen. Dies ist leicht an der Änderung der Vitalkapazität im Sinne einer Verkleinerung und an dem Auftreten von arteriellen Sättigungsdefiziten zu erkennen. Zwar vermögen wir letztere durch Atmung eines höher sauerstoffprozentigen Luftgemisches von vorherein weitgehend auszuschalten. Unter Heranziehung der methodischen Hilfe zur Ausschaltung der Thoraxruhelageänderung war es möglich, ohne große Arbeitsbelastung an Gesunden und Kranken umfangreiche Serienuntersuchungen in der Anlaufszeit des Arbeitsversuches durchzuführen.

Unter Berücksichtigung dieser Kriterien läßt sich der Belastungsversuch in der klinischen Praxis ganz erheblich abkürzen. Außerdem eröffnet sich die Möglichkeit, bereits mit kleinsten Belastungsintensitäten eine exakte Funktionsprüfung des Herzens durchführen zu können, ohne daß das Prinzip der

automatischen Registrierung und der dosierten Belastung verlassen wird. Wir
kommen damit ein erhebliches Stück weiter. Bei Beschränkung auf die Anlaufszeit
ist bei ernsteren Prozessen schon unter minimalster Belastung von 30 bzw. 60 Watt
meistens das Wesentliche zu erkennen. Man kommt bei diesen Kranken also
ohne eine stärkere Belastung aus. Zeigen sich jedoch unsichere oder gar annähernd
normale Befunde, soll man selbstverständlich bis zum Steady state registrieren
und möglichst in der nächst höheren Belastungsstufe noch einmal kontrollieren.

Wir haben bei vielen Personen — Gesunden und Kranken — mit Hilfe der
Korrektur der Thoraxruhelage die Sauerstoffaufnahme in den allerersten Phasen
des Arbeitsversuches unter einer Belastung von durchschnittlich 60 Watt beobachtet. Lediglich bei einigen schwer Herzkranken wurde eine Belastung von
nur 30 Watt gewählt. Zur Festlegung des Sauerstoffaufnahmewertes wurde im
einzelnen die Änderung der Komplementärluft und vor allem der Reserveluft
als Maß der tiefsten Exspiration beim Übergang von Körperruhe auf die bestimmte
Arbeitsstufe registriert. Als weitere Funktionswerte wurden die Sauerstoffaufnahme im Steady state und das Atemminutenvolumen während der Arbeitsperiode aufgezeichnet. Da sich die Phasenverschiebung des Spirogramms in der
Arbeitsperiode aus der Thoraxruhelageveränderung und der gesamten Sauerstoffaufnahme in diesem Abschnitt zusammensetzt, wurde vom Spirometerwert nach
4—5 min des Arbeitsversuches die Änderung der Thoraxruhelage abgezogen. So
ergibt sich die korrigierte tatsächliche, während dieser Zeit vom Blut aus der
Lunge resorbierte Sauerstoffmenge. Diese läßt sich dann auf den Minutendurchschnitt umrechnen, wie aus der Abb. 17 zu ersehen ist. Solche korrigierten
Sauerstoffwerte können sinngemäß auch in allen anderen Abschnitten der Anlaufszeit vor dem steady State gewonnen werden. Letzteres wird gewöhnlich schon
beim Gesunden erst nach der 5. Arbeitsminute erreicht. Alle errechneten Werte
der Spirogramme sind in der Tab. 6 in knappster Form als Mittelwerte zusammengefaßt. Betont sei jedoch, daß die Kranken immer kompensiert waren, daß es
sich also um Arbeitsinsuffiziente, nicht um Ruheinsuffiziente handelte.

Tabelle 6.

	O₂-Aufnahme in d. Anlaufszeit im Min.-Durchschn. cm³	O₂-Aufnahme im Steady state cm³	AMV. im Steady state Liter	Wattstufe
Gesunde	924,2	1198,2	28,76	60
Leicht Herzkranke	828,7	997,4	19,95	60
Schwerer Herzkranke	565,2	927,5	20,18	60

Bei Betrachtung der *Arbeitssauerstoffwerte* in der Tabelle ist ersichtlich, daß
im Steady state sich die Ansicht über die Sauerstoffaufnahme im Arbeitsversuch
grundsätzlich so bestätigt, wie sie nach den bisherigen Untersuchungen vom
Knippingschen Arbeitskreis immer angenommen und publiziert wurde. Der
Mittelwert der Sauerstoffaufnahme liegt in diesem Untersuchungsstadium bei
den Kranken zwar tiefer als bei den Gesunden, doch ist der Unterschied nicht
wesentlich. Er ist *zwischen Normalen und Herzkranken wenig ausgeprägt*, da
letztere fast noch normale Sauerstoffwerte erreichen. Vergleicht man jedoch
die einzelnen Werte miteinander, ergeben sich insofern Verschiedenheiten,
als leichte Fälle sicherer den Normalwert erzwingen als schwerere Fälle. Das
Wesentliche der Untersuchungen wird dann erst klar, wenn wir in der Herz-
krankengruppe die leichten von den schweren Formen abtrennen. Im Steady
state erreichen auch die *schwerer Kranken noch nahezu den Durchschnitt aller
Herzkranken in der Nähe der Gesunden.* In der *Anlaufszeit* liegen die *Herzkranken*

aber ganz erheblich zurück. Es ist dies die Bestätigung unserer Auffassung, nach der die *Herzleistung in der Anlaufszeit hinter dem Soll* zurückbleibt je schlechter und geringer der Herzleistungsspielraum ist, denn in der Anlaufszeit ist für die Sauerstoffaufnahme die *Herztransportgröße* maßgebender. Später im Steady state wird die periphere Ausnutzung besser, und erst auf der Höhe der humoralen und mechanischen Ankurbelung des Herzens läßt sich ein noch normales Leistungssoll erzielen. In der Erholungszeit wird das anfängliche Sauerstoffminus ausgeglichen. Ganz vereinzelte Befunde liegen so, daß sie sich nicht deutlich in den

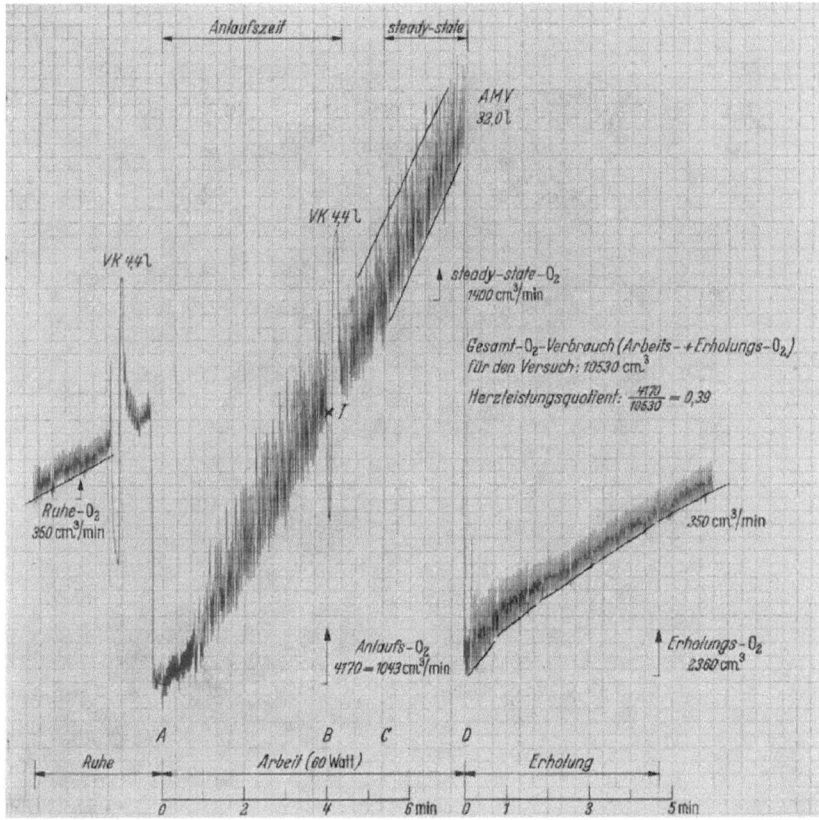

Abb. 18. Spirographisches Protokoll einer Herzfunktionsprüfung in kleinen Belastungsstufen bei einem Kranken mit unklaren Herzbeschwerden. Die Verlängerung der Anlaufs- und Erholungszeit weisen auf eine Funktionsminderung des Herzens (s. Text).

Rahmen der mitgeteilten Durchschnittswerte einfügen lassen. Doch finden wir in jedem Fall bei Herzkranken einen Hinweis, der uns eine reduzierte Anlaufszeit annehmen läßt, so daß dem Kranken eine weitere Belastung erspart werden kann.

Bei den Arbeitsatemminutenvolumina überrascht wieder, daß Herzkranke u. U. eine kleinere Arbeitsatmung benötigen als die Gesunden, obwohl nach der bisherigen oben mitgeteilten Auffassung der Herzkranke eine größere Arbeitsatmung haben müßte. Diese Herzkranken arbeiten aber mit größeren Sauerstoffschulden als der Gesunde und müssen letztere in der Erholungszeit abtragen. Deshalb haben wir mit EHRINGHAUS angegeben, die Summe aller Atemminutenvolumina für den ganzen Arbeitsversuch einschließlich Erholungszeit zu addieren. Dann kommen wir auch für die Herzkranken zumindest auf gleich große, im allgemeinen jedoch auf höhere Atemminutenvolumina als bei Gesunden (Abb. 12).

Das spirographische Protokoll einer „Herzfunktionsprüfung in kleinen Belastungsstufen"
ist in der Abb. 18 wiedergegeben. Es stammt von einem Patienten in ausreichender Trainingslage, der über unklare Herzbeschwerden klagte, für die klinisch jedoch keine richtige Ursache
gefunden werden konnte. Analysieren wir kurz das unter Belastung von 60 Watt aufgenommene Spirogramm, erkennen wir bei „A" nach einem kurzen Stück Ruheatmung den
Einsatz der Arbeit. Diese zieht sich im ganzen über 7 min hin. Nach 4 min wird bei „B" mit
Hilfe der Reserveluft der Punkt „T" bestimmt, der uns die Änderung der Thoraxruhelage
in der Anlaufszeit angibt. Wir erhalten somit 4170 cm³, die Sauerstoffmenge, die vom Arbeitsbeginn bis zu diesem Zeitpunkt tatsächlich vom Organismus aufgenommen wurde. Im

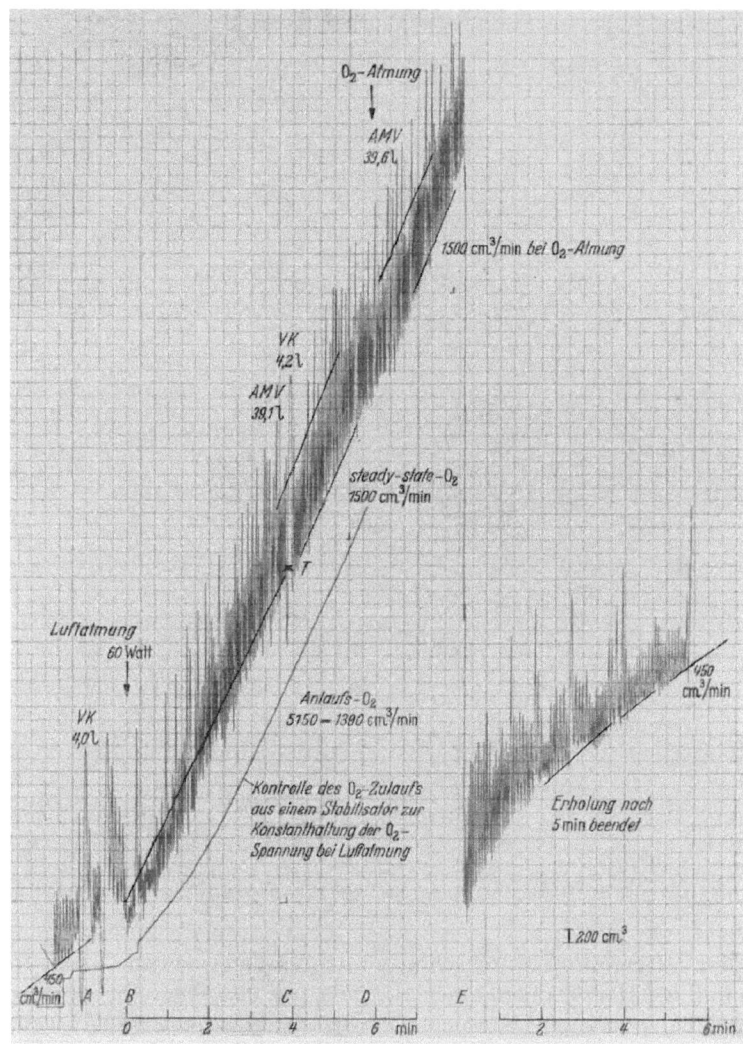

Abb. 19. Kombinierte Herz- und Lungenfunktionsprüfung. Nicht sicher verlängerte Anlaufszeit, deutlich
verlängerte Erholungszeit als Zeichen einer Herzminderung. Normale Lungenfunktion.

Minutendurchschnitt sind es also 1043 cm³. Bei „C" ist nach 5¹/₂ min der Steady state erreicht.
Die minütliche Sauerstoffaufnahme beträgt hier 1400 cm³. Dieses Herz erzwingt im Steady
state noch einen Sauerstoffaufnahmewert, welcher im normalen Durchschnitt liegt. Dagegen
besitzt es in der Anlaufszeit nicht die Fähigkeit, den Normalwert zu erreichen. Wir haben
ein Herz vor uns, das in seiner Leistungsfähigkeit schon bei der geringen Belastung beträchtlich eingeschränkt ist zu einer Zeit, wo die geläufigen diagnostischen Hilfsmittel noch uncharakteristische Befunde bieten. Dies läßt sich durch die Registrierung der bei „D" beginnenden

Erholungszeit erhärten. Sie ist nach etwa 5 min Dauer noch nicht ganz abgeschlossen. Die Aufnahme einer größeren Sauerstoffschuld im Verlaufe der Arbeit ist anzunehmen. Auch der Herzleistungsquotient von 0,39 ist auf einen Herzschaden verdächtig, wie wir weiter unten noch näher sehen werden.

d) Die kombinierte Herz- und Lungenfunktionsprüfung in einem Versuchsgang.

Nun gibt es häufig Situationen, vor allem im Rahmen der Begutachtung, daß zu Untersuchende Atembeschwerden angeben, die mit bestem Willen *nicht als*

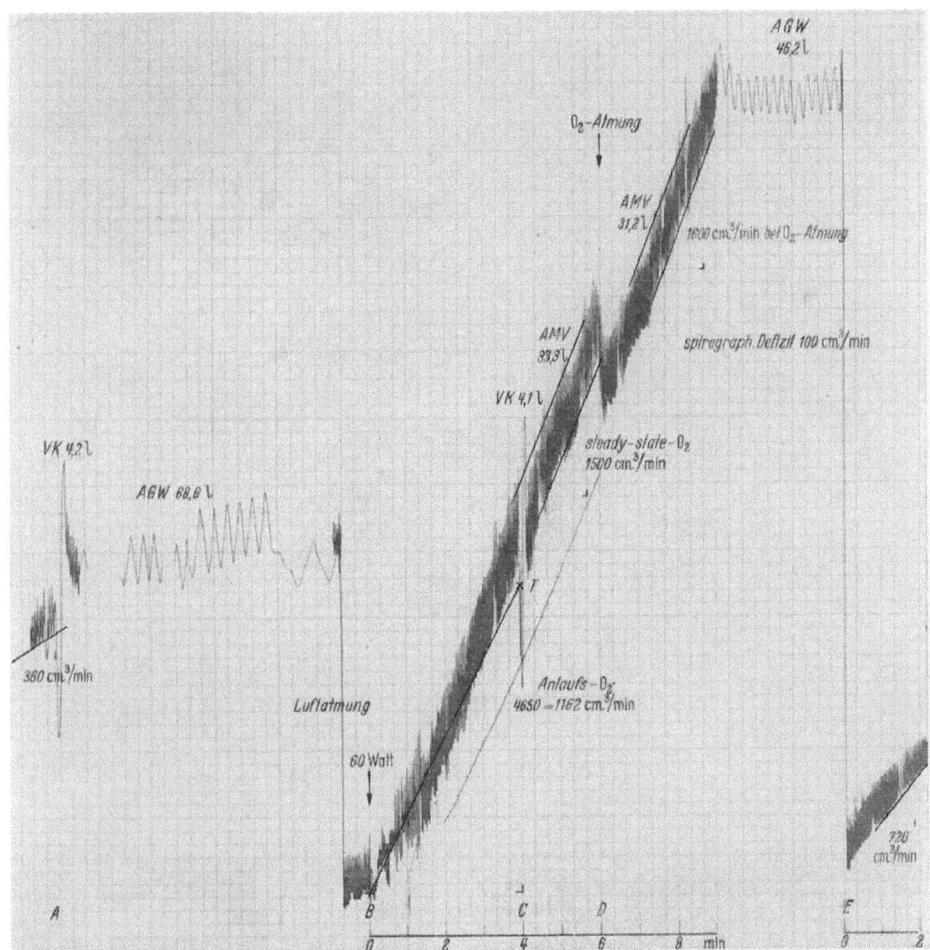

Abb. 20. Kombinierte Herz- und Lungenfunktionsprüfung bei einer Linksinsuffizienz. VK nach Belastung gering, AGW deutlich verkleinert auf Grund einer Lungenstauung, die in diesem Fall auch bereits zu einer respiratorischen Insuffizienz (spirograph. Defizit) geführt hat. Die verlängerte Anlaufs- und Erholungszeit dokumentieren den Herzschaden.

kardial oder pulmonal ausgelöst festzulegen sind. Die klinische Untersuchung ist nicht in der Lage, einen präzisen organischen Befund zu erbringen, weil gar kein bzw. ein beginnender Schaden des Herzens oder der Lunge vorliegt. In vielen so gelagerten Fällen hat die spirographisch-ergometrische Herz- bzw. Lungenfunktionsprüfung immer wieder klare Befunde zu liefern vermocht. Zu diesem Zweck war es allerdings fast jedes Mal erforderlich, beide Untersuchungsgänge in ihrem vollen Umfange durchzuführen. Ein solches Vorgehen kann jedoch wegen der damit verbundenen zweimaligen Belastung nicht immer als erwünscht erscheinen. Deshalb galt ein Versuch der Möglichkeit, *beide Prüfungen in einem einzigen Versuchsgang* zum Ablauf bringen zu können (LANDEN).

Die Prüfung beginnt mit der eben angegebenen Registrierung der Anlaufszeit und dem Vergleich ihres Sauerstoffaufnahmewertes mit der Sauerstoffaufnahme im Steady state. Nun kommen für die zu beschreibende Untersuchungsart durchweg nur Personen in Betracht, bei denen unter Arbeit, und besonders bei den nur geringen Belastungsintensitäten, eine größere Stauung und damit eine Verkleinerung der Vitalkapazität und ein Auftreten von Sättigungsstörungen in den Lungen als

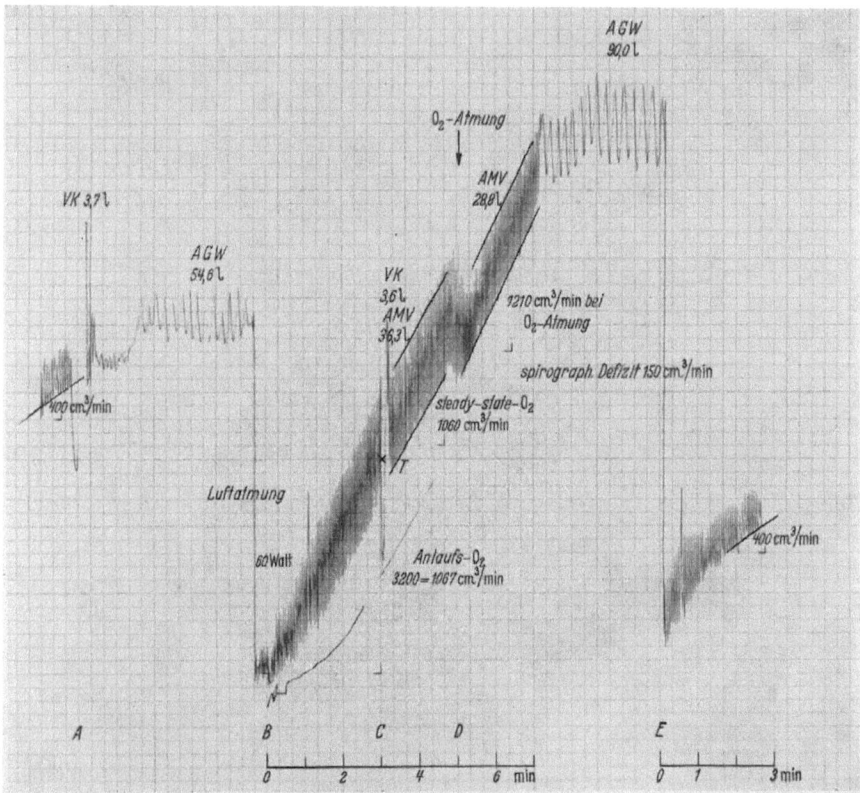

Abb. 21. Kombinierte Herz- und Lungenfunktionsprüfung bei unklarer Dyspnoe. Eine normale Anlaufs- und Erholungszeit zeigen eine regelrechte Herzfunktion bei der geleisteten Arbeit an. Dagegen ist eine respiratorische Insuffizienz (spirograph. Defizit) nachweisbar als Zeichen einer pulmonalen Minderleistung, die mit Sicherheit nicht kardial bedingt ist.

störend kaum zu erwarten sind. Deshalb können wir diesen Herzfunktionsteil des Versuches hier im Gegensatz zu der sonst geübten Handhabung getrost unter Atmung normaler atmosphärischer Luft ablaufen lassen. Dadurch läßt es sich ermöglichen, die Sauerstoffaufnahme im Steady state des Herzprüfungsteiles sogleich zum Sauerstoffaufnahmewert unter Luftatmung des anzuschließenden Lungenprüfungsteiles zu machen. Bekanntlich wird ein solcher Sauerstoffaufnahmewert zum Zwecke der Lungenfunktionsprüfung mit einem unter Atmung eines höher sauerstoffprozentigen Luftgemisches erhaltenen Sauerstoffaufnahmewert in Vergleich gesetzt. Letzterer steigt nämlich bei einer Lungenfunktionsminderung infolge der Auffüllung eines arteriellen Sauerstoffdefizites in einem bestimmten Umfange im Spirogramm als spirographisches Defizit ablesbar an. Es braucht bei dem propagierten Versuchsgang an die Herzfunktionsprüfung in kleinen Belastungsstufen also nur noch das spirographische System mit Sauerstoff gefüllt zu werden, damit wir die zur Lungenfunktionsprüfung erforderliche Sauerstoffaufnahme unter Sauerstoffatmung bei einer Arbeit von einigen Minuten erhalten.

Im abgebildeten Spirogramm (Abb. 19) ist bei „A" mit Hilfe der Reserveluft die Thoraxruhelage fixiert. Bei „B" beginnt die Arbeitsbelastung von 60 Watt. Nach etwa 4 min Arbeit ist bei „C" der Punkt „T" bestimmt, der die Verschiebung der Thoraxruhelage erkennen und damit die Sauerstoffaufnahme in der Anlaufszeit errechnen läßt. Letztere beträgt 5150 cm³, dem ein Minutendurchschnitt von 1390 cm³ entspricht. Im Steady state sind 1500 cm³/min an Sauerstoff verbraucht. Aus dem nur geringen Unterschied zwischen beiden Werten läßt sich keine wesentliche Verlängerung der Anlaufszeit, also kein sicherer Herzschaden, herleiten. Bei „D" wurde das System mit Sauerstoff aufgefüllt. Hier beginnt also die Sauerstoffatmung des Lungenfunktionsteiles, dessen Luftatmungswert die 1500 cm³ Sauerstoffaufnahme vom Steady state des Herzprüfungsteiles sind. Da auch jetzt 1500 cm³ Sauerstoff pro Minute aufgenommen werden, können wir eine normale Lungenfunktion annehmen. Vitalkapazitäten und Atemminutenvolumina bieten nichts Besonderes. Aus ihnen ließen sich in Verbindung mit einem vor und nach der Belastung bestimmten Atemgrenzwert bei einer evtl. Herzschädigung Hinweise auf eine Rechts- oder Linksinsuffizienz geben (VALENTIN und VENRATH), wie das in der Abb. 20 zu erkennen ist. Bei „E" beginnt die Erholungszeit. Da sie erst nach Ablauf von 5 min abgeschlossen ist, ist aus diesem Befund doch eine pathologische Herzfunktion festzulegen. Das im Spirogramm der Abb. 20 nachweisbare spirographische Defizit von 100 cm³/min zeigt eine kardial verursachte pulmonale Insuffizienz wohl als Folge einer Lungenstauung bei der Linksinsuffizienz dieses untersuchten Herzens an. Demgegenüber ist das spirographische Defizit von 150 cm³/min im Spirogramm der Abb. 21 mit Sicherheit als rein pulmonal bedingt anzusehen, da eine normale Anlaufs- und Erholungszeit in diesem Fall eine regelrechte Herzfunktion bei der geleisteten Arbeit dokumentieren.

e) Die Sauerstoffaufnahme bei Herzklappenfehlern.

Von großer praktischer Bedeutung ist auch beim Herzkranken das Problem der vollständigen *Arterialisierung* des venösen Blutes in den Lungen. Wir können mit unserem Spirographen diese prüfen und uns eine Beurteilungsgrundlage für die Herzleistung schaffen. Größere arterielle Ruhedefizite sind nach den Erfahrungen bei Herzkranken nicht häufig, wenn wir von den bedrohlichen Dekompensationszuständen absehen. Im Hinblick auf die Praxis interessieren ganz besonders die Verhältnisse bei mittelschweren und leichten Fällen unter den Bedingungen der körperlichen Arbeit etwa in der Intensität der auch dem Kranken vordem noch zugemuteten Berufsarbeit. Die Festlegung solcher Sättigungsstörungen geschieht auch beim Herzkranken in der gleichen Weise, wie es für die Lungenklinik in zahlreichen Publikationen aus der KNIPPINGschen Schule (KNIPPING, LANDEN, PETZOLD, VORWERK) angegeben wurde. Die Faktoren, welche beim Herzkranken mit meist in Körperruhe noch völliger arterieller Sättigung unter Arbeitsbelastung zur Untersättigung führen, sind ebenfalls aus der Lungenklinik bekannt. Diese Ursachen machen sich, abgesehen von der schweren Dekompensationsstauung, in überwiegendem Maße erst im Verlaufe einer mehr oder weniger starken Arbeitsbelastung in ihrer Wirkung geltend. Diese Tatsache läßt sich für einen Spezialfall in der Herzklinik in besonders schöner Weise verwerten.

Häufig wird sich der Arzt als Kliniker oder als Gutachter bei Beurteilung von Diensttauglichkeit und Versorgungsansprüchen vor die Entscheidung gestellt sehen, mit Sicherheit einen *Herzklappenfehler anzunehmen oder abzulehnen*, denn oft kommt es vor, daß nach einem Gelenkrheumatismus, einer Angina, einem Scharlach oder bei einer Lues bei dem Kranken Zeichen aufgetreten sind, welche die Beteiligung des Endokards der Klappen vermuten, aber trotz aller diagnostischen Hilfsmittel nie recht objektivieren lassen. Versuche einer klaren Diagnosestellung bringen widersprechende Ergebnisse, und doch sind ungezählte Fälle so zu entscheiden. Wie mancher beispielsweise trägt seinen Fehler und wird nicht beachtet, während ein anderer, der in Wirklichkeit nichts hat, eine Rente zugesprochen bekommt.

Zwei Voraussetzungen werden bei einer Klappenschädigung erfüllt, die uns in Zusammenarbeit mit SCHMITZ zur Ausarbeitung eines Versuchsganges zur Klärung solch zweifelhafter Situationen verholfen haben. Einmal tritt vor einer Enge in einem Flußsystem bei erhöhtem Zufluß eine zusätzliche Stauung vor dem Hindernis, also ein Stausee (WENCKEBACH), auf. Auf das Herz übertragen würden 5 l Blut in Ruhe den erschwerten Durchfluß noch ohne nennenswerte Aufstauung vor der Stenose passieren können, während ein Herzminutenvolumen von beispielsweise 20 l unter Arbeit hängen bliebe, wenn nicht als zweites ein beträchtlicher Staudruck diese Menge hindurchpressen würde (MEYER). Ähnliche Vor-

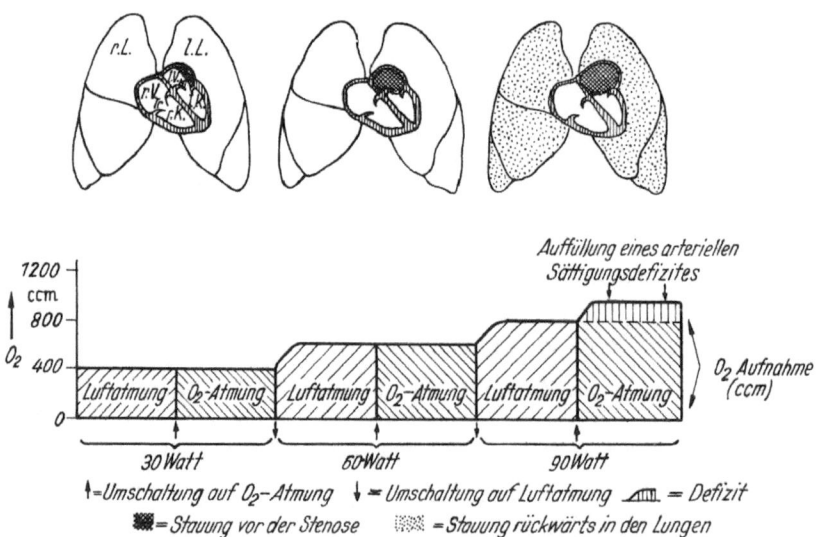

Abb. 22. (schematisch). Wir nehmen eine Mitralstenose an. Im Verlaufe der ansteigenden Belastung bildet sich mit ansteigendem Herzminutenvolumen eine zusätzliche Stauung vor der Enge. Diese führt dann weiter zu einer Stauung stromaufwärts in den Lungen. Dadurch entwickelt sich eine respiratorische Insuffizienz, d. h. bei der entsprechenden Arbeitsstufe steigt die Sauerstoffaufnahme unter Sauerstoffatmung gegenüber Luftatmung an (spirograph. Defizit). Bei vorliegendem Beispiel bei 30 Watt noch geringfügige Stauung vor der Stenose — keine Lungenstauung — keine respiratorische Insuffizienz; bei 60 Watt schon bedeutende Stauungsbildung — noch keine Lungenstauung —, keine respiratorische Insuffizienz; bei 90 Watt hochgradige Stauung vor der Stenose — Lungenstauung — respiratorische Insuffizienz. Damit ist einmal ein Vitium als solches mit Sicherheit objektiviert und weiter die Grenze der körperlichen Einsatzfähigkeit aufgezeigt.

gänge spielen sich bei der Insuffizienz ab, wenn durch stetiges Zurückfließen von Blut bei der Systole in den Vorhof dies auch den Grundstock zu Aufstauungen legt. Bei einem Linksfehler wird sich nun diese *Staudruckaufstockung vor dem linken Herzen* bilden und sich bei größerem Ausmaß bis in die Lungen ausdehnen. Dies vollzieht sich bei den für diese Untersuchung in Frage kommenden leichten, noch nicht dekompensierten Fehlern *erst während ansteigender Belastung* (Abb. 22). Bei einem gesunden Herzen dagegen wird es selbst in höchsten Belastungsstufen nie zu einer sog. Lungenstauung kommen. Lungenstauung aber bewirkt neben möglichen Veränderungen im Sinne der Pneumonose (BRAUER, SCHOEN und DERRA, STRAUB) eine *Ventilationssperre* und verschlechtert damit die Belüftung. Hierdurch · ist wiederum durch *Spannungsabfall des Sauerstoffs in den Alveolen* die völlige Arterialisierung des venösen Blutes nicht mehr einwandfrei gewährleistet. Dieser Vorgang läßt sich spirographisch nachweisen.

Bei Kranken mit klinisch eindeutigen, aber nicht dekompensierten Aorten- und Mitralklappenfehlern wurde aus diesen Erwägungen von uns eine steigende

Belastung durchgeführt. Dabei wurde unter Sauerstoffspannungswechsel in den einzelnen Arbeitsstufen in der bekannten Art und Weise auf arterielle Sättigung in den Lungen geprüft (Abb. 23). Untersucht wurden nur jüngere Leute, um respiratorische Insuffizienz begünstigende Faktoren des Alters wie Emphysem, starrer Thorax usw. von vornherein auszuschalten. Während sich Vitalkapazitäten und Atemgrenzwerte, abgesehen von einigen bedeutenden Reduzierungen, im großen und ganzen in durchschnittlichem Umfange hielten und Ruheinsuffizienzen nicht nachgewiesen werden konnten, stellte sich in der Tat, wie die Tab. 7 erkennen läßt, bei allen Personen der Untersuchungsserie unter Belastung ein deutliches spirographisches Defizit als Zeichen einer durch Stauung verursachten Einschränkung des Lungenleistungsspielraumes ein. Gleichaltrige, gesunde Leute zeigten im Gegensatz dazu bis in die höchsten Wattstufen keine Untersättigung. Dieses Defizit trat meistens schon bei den kleinen Arbeitsstufen auf. Es war selbst dann noch nachzuweisen, wenn sich die Belastung wegen

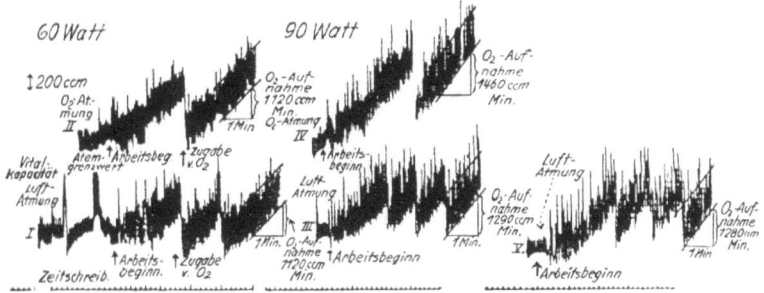

Abb. 23. Keine Ruheinsuffizienz. Vitalkapazität 3,2 l, Atemgrenzwert 76,8 l. Bei 60 Watt Sauerstoffaufnahme pro Minute unter Luftatmung 1120 cm³, unter Sauerstoffatmung 1120 cm³. Kein spirographisches Defizit. Atemminutenvolumen (Atemvolumen mal Frequenz) 32,2 l bzw. 30,0 l — geringfügige Hyperventilation unter Luftatmung. Bei 90 Watt Sauerstoffaufnahme pro Minute unter Luftatmung 1290 cm³, unter Sauerstoffatmung 1460 cm³, unter nochmaliger Luftatmung 1280 cm³. Spirographisches Defizit von 180 cm³ pro Minute. Atemminutenvolumen 42,1 l bzw. 35,0 l bzw. 42,9 l — deutliche Hyperventilation unter Luftatmung. Versuchsgang Kurve I—V.

Geringfügigkeit der organischen Veränderungen bis auf die höchsten Wattstufen treiben lassen mußte, ehe eine Stauungsbildung stattfand.

Wenn wir nur von jungen Leuten sprechen, so hauptsächlich deshalb, weil die Frage, ob ein Klappenfehler vorliegt oder nicht, vorwiegend bei jugendlichen Personen auftaucht. Doch gelten die gleichen oben dargelegten Überlegungen auch für ältere Jahrgänge, nur aber mit einer zu beachtenden Maßnahme. Es wurde nämlich früher von uns an Hand von Versuchen dargelegt, daß ein hoher Prozentsatz kreislauf- und lungengesunder Leute bereits vor dem Erreichen eines höheren Alters im mechanischen Atemapparat unter bestimmten Bedingungen derartig aufgebraucht ist, daß bei höherer Belastung eine respiratorische Insuffizienz resultiert. Wenn wir diese nun von einer durch Lungenstauung bei Linksfehlern entstandenen respiratorischen Insuffizienz trennen wollen, können wir das ebenfalls spirographisch mit der Registrierung von Atemgrenzwert und Vitalkapazität vornehmen. Ein älterer Mensch hat mit und ohne Vitium durchschnittlich schon in Ruhe wegen seiner mechanischen Atembehinderung einen kleinen Atemgrenzwert und eine kleine Vitalkapazität. Belasten wir den Betreffenden, werden sich bei dem zu Untersuchenden ohne Vitium die Werte nicht ändern, während bei einem Vitium Atemgrenzwert und Vitalkapazität wegen der sich entwickelnden Lungenstauung in ihrem Umfang noch weiter absinken. Ein jugendliches Vitium hat selbstverständlich im allgemeinen in

Name	Klinischer Befund	Alter Jahre	Größe cm	Gewicht kg	VK. Liter	AGW. Liter
Er.	Mitralstenose + -insuffizienz. EKG: Vorhofsflattern, Mitralvitium. Keine Dekompensation. Treppendyspnoe. Schwere körperliche Arbeit. Gut trainiert.	34	178	67	3,5	67,2
La.	Mitralinsuffizienz. EKG: Myokardschaden? Keine Dekompensation. Treppendyspnoe. Keine wesentliche körperliche Betätigung. Mäßig trainiert.	30	172	67	3,4	138,0
Kr.	Mitralstenose + -insuffizienz. EKG: o. B. Keine Dekompensation. Kurzatmig. Leichte körperliche Arbeit. Schwimmen, Turnen Mäßig trainiert.	14	155	44,5	2,3	78,0
Pe.	Komb. Mitralvitium. EKG: o. B. Keine Dekompensation. Treppendyspnoe. Leichte körperl. Arbeit. Schlecht trainiert.	22	178	74	3,0	42,0
Hu.	Aorteninsuffizienz. EKG: o. B. Keine Dekompensation. Treppendyspnoe. Schwere körperliche Arbeit. Gut trainiert.	37	174	81,5	3,5	64,8
Si.	Mitralstenose. EKG: o. B. Keine Dekompensation. Treppendyspnoe. Keine körperliche Betätigung. Schlecht trainiert.	22	172	58	3,2	76,8

Ruhe normale Werte für Atemgrenzwert und Vitalkapazität. Diese werden erst unter Arbeit durch die Stauung verkleinert.

So haben wir also die Möglichkeit, einen unsicheren Klappenfehler langsam ansteigend zu belasten und zu sehen, ob und wann unter Arbeit die Lungen etwas aufstauen. Mit Eintritt einer respiratorischen Insuffizienz hätten wir dann ein fragliches Vitium einwandfrei als klaren Schaden objektiviert. Umgekehrt aber kann man sagen, und diese Feststellung ist für die Praxis oft noch wichtiger: zeigt die spirographische Kontrolle in höheren Wattstufen eine volle Lungenfunktion, ist bei einem fraglichen Klappenfehler im Bereich des linken Herzens der organische Schaden nur unwesentlich. Diese Prüfung ist von uns in der klinischen Praxis bisher häufig angewandt worden und hat zur Aufdeckung vieler verborgener Vitien entscheidend beigetragen.

f) Die Herzleistung im Ausdauerversuch.

Im Tierversuch verhält sich ein isoliertes gesundes, unter langer Arbeit erschöpftes Herz wie ein krankes. Es zeigen sich Stauungsphänomene. Das Herz muß diastolisch stark aufgeladen werden, um die gleiche Aortendruckleistung wie vor der Erschöpfung zu erzielen. Matthiessen und Rothkopf fanden die Volumenspannungskurve verändert. Daraus ergab sich die Frage, wie sich ein Herz im intakten Gesamtorganismus unter entsprechenden Erschöpfungsbedingungen verhält. Entwickelt sich dann auch Stauung bzw. braucht das müde Herz während erschöpfender Arbeit der Skeletmuskulatur im gesamten Organismus auch erhöhte Staudrucke, um noch einen normalen Arbeitsaortendruck zu erzielen?

Nach den Untersuchungen von Engels und Nieske zeigt sich, daß bis an extreme Erschöpfungsstadien beim Menschen der normale Aortendruck, welcher etwas über dem Ruhedruck liegt, aufrecht erhalten wird. Treten aber Stauungs-

belle 7.

Wattstufe	O₂-Aufnahme im Steady state			Spirograph. Defizit	AMV. im Steady state		
	Luft cm³/min	O₂ cm³/min	Luft cm³/min	cm³/min	Luft Liter	O₂ Liter	Luft Liter
30	750	750	—	—	33,4	27,5	—
60	700	900	650	250	54,8	29,7	29,9
60	850	850	—	—	24,6	16,0	—
120	1450	1450	—	—	45,1	36,4	—
150	1700	1700	—	—	52,2	40,3	—
200	2800	3000	2800	200	85,8	82,0	81,0
30	730	730	—	—	16,4	9,0	—
60	1300	1420	1390	120	29,4	24,0	25,9
30	850	1040	860	190	16,1	15,2	18,6
30	1350	1360	—	—	19,6	17,6	—
60	1370	1370	—	—	26,0	25,2	—
90	1640	1700	1620	80	46,0	44,0	44,1
60	1120	1120	—	—	32,2	30,0	—
90	1290	1460	1280	180	42,1	35,0	42,9

erscheinungen auch bei härtester Erschöpfung nicht auf, liegt die Annahme sehr nahe, daß der Arbeitsprozeß über die Skeletmuskulatur teils auf nervösem, teils auf humoralem Wege das Herz sehr wesentlich beeinflußt. Deshalb bleiben die beim isolierten Herzen erkennbaren Erschöpfungszeichen aus oder treten erst dann auf, wenn der Organismus die Arbeit sowieso schon wegen Erschöpfung der arbeitenden Skeletmuskulatur abbricht.

In gemeinsamer Arbeit mit SCHMIDT haben wir den Versuch gemacht, uns über etwaig auftretende Stauungsphänomene *im Stadium schwerster Erschöpfung* beim gesunden Menschen zu unterrichten. Wir benutzten dazu die Kontrolle der Lungenfunktion, wie wir es bereits bei kleinsten Schäden am linken Herzen für die unter Arbeit sich entwickelnde Staudruckerhöhung im kleinen Kreislauf sehr eindrucksvoll demonstrieren konnten. Wenn jedoch unter schwerer Arbeit spirographische Defizite registriert werden, können diese nur dann als durch Stauung bedingt gedeutet werden, wenn das Atemminutenvolumen durch einen ausreichenden Atemgrenzwert befriedigt werden kann, denn infolge der sich unter längerer erschöpfender Arbeit ausbildenden beträchtlichen Acidose ist zur Arterialisierung eine hohe alveolare Sauerstoffspannung erforderlich, die nur durch eine große Atmung erzielt werden kann. Über den Vergleich zwischen dem Atemgrenzwert und der im Stadium der Erschöpfung benötigten Arbeitsatmung können wir genau sagen, ob etwaige arterielle Sättigungsdefizite gewissermaßen extrakardial entstanden sind oder ob sie als durch kardiale Stauung im kleinen Kreislauf bedingt gedeutet werden dürfen.

Gesunde sportliche Studenten mußten am Ergometer eine körperliche Arbeit von 200 Watt leisten. Nach der spirographischen Bestimmung des Ruhewertes, der Vitalkapazität und des Atemgrenzwertes wurde die Arbeit begonnen. Damit war die Technik der Registrierung der Atemwerte und der Kontrolle auf arterielle Sättigung die im KNIPPINGschen Arbeitskreis übliche. Dann wurde die Arbeit ohne spirographische Registrierung weiter geleitet, bis sich der Prüfling subjektiv wirklich erschöpft fühlte. Darauf schloß sich wiederum eine Kontrolle auf arterielle Sättigung und die Aufzeichnung einer 10minütigen Erholung an. Einige Ergebnisse sind in einer graphischen Darstellung (Abb. 24) wiedergegeben.

Bei allen Versuchspersonen fanden sich normale und entsprechende Werte für Vitalkapazität und Atemgrenzwert. Eine gestörte Lungenfunktion ergab sich nirgendwo. Das Atemminutenvolumen hielt sich in normalen, unter dem Atemgrenzwert liegenden Grenzen. In der Erschöpfungsphase trat nur einmal, und zwar bei der Versuchsperson, welche die längste Belastungszeit durchgehalten hatte, eine für diese Arbeitsintensitäten fast unbedeutende Untersättigung auf.

Daraus ist zu schließen, daß sich ein *Herz in einem intakten Gesamtorganismus* im großen und ganzen *anders* verhält *wie ein isoliertes Herz. Stauungserscheinungen treten auch bei harter Erschöpfung kaum auf.* Der stark übermüdete Herzmuskel braucht also keinen oder nur wenig Staudruck, so daß das gesunde Herz auch *bei schwerster Erschöpfung* eine volle arterielle Sättigung gewährleistet. Unter diesen Bedingungen ist es dann aber, wie an den zwar bedeutungslosen Defiziten zu erkennen ist, *an der Grenze der Arterialisierungsmöglichkeit.* Ein Zuwenig an Atemminutenvolumen zur Erzielung hoher alveolarer Sauerstoffspannungen

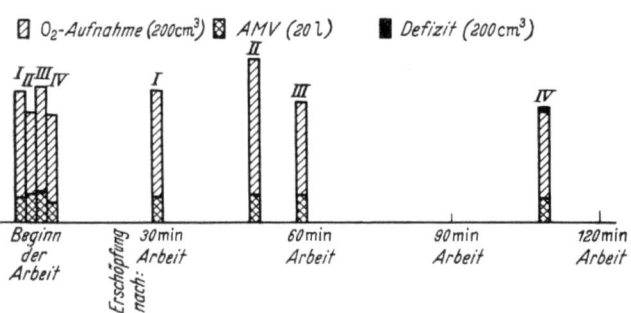

Abb. 24. Erschöpfende Arbeit bei verschiedenen Gesunden. Nur in einem Fall (IV) tritt eine arterielle Untersättigung auf.

behindert ebenfalls nicht die Arterialisierung, weil die Atemminutenvolumina weit unter den Atemgrenzwerten liegen. Das Herz im Gesamtorganismus wird also aus der arbeitenden Skeletmuskulatur nervöse und humorale Impulse erhalten, so daß deutliche Erschöpfungszeichen vorerst tatsächlich ausbleiben. Es ist darum *schwer möglich*, allein *durch Überanstrengung eine Herzschädigung* herbeizuführen. Geht der gesunde Organismus bei körperlicher Arbeit bis an die Grenze seiner Kraft, werden die Leistungsgrenzen von Skeletmuskulatur, Herz, Kreislauf, Atmung und bestimmten chemischen Systemen fast zur gleichen Zeit erreicht (KNIPPING). Beim Gesunden ist nach Ansicht von STRAUB die Leistungsfähigkeit des Herzens so groß, daß *eher die Skeletmuskulatur als das Herz den Dienst versagt.* Bei Versuchen über maximale Arbeitsfähigkeit konnten LEHMANN und SZAKALL feststellen, daß bei sehr hohen Arbeitsintensitäten nicht ein Sauerstoffdefizit zur Arbeitseinstellung zwingt, sondern schmerzhafte Sensationen. Dadurch ist der Gesunde vor Überanstrengung seines Herzens geschützt, wenn nicht andere Mechanismen wie Arbeitsgewöhnungsverlust und mehrfache Wiederholung maximaler körperlicher Beanspruchung ohne ausreichende Erholungszeit, oder eine zu oft wiederholte intensive Dauerleistung bei Sportlern (REINDELL) durch Störung der Harmonie der Leistungssysteme zu einer Gefährdung für das Herz werden.

Für die Praxis der Funktionsprüfung ergibt sich daraus, daß Defizite in Dimensionen oberhalb der oben bei Gesunden gezeigten als pathologisch zu werten sind. Immerhin wird man eine derartige Ausbelastung auf Watthöhe und zugleich auf Ausdauer im allgemeinen bei der laufenden klinischen Funktionsprüfung nicht benötigen. Sie ist aber dann sehr nützlich, wenn eine sportliche große Einsatzfähigkeit oder ähnliches nachgewiesen werden soll.

Als Ergänzung hierzu sei kurz mitgeteilt, daß sich auch Herzkranke in *Ausdauerversuchen* prüfen lassen. Natürlich können wir, um Schäden zu vermeiden, keine Ausbelastung vornehmen, wie KOCH und SCHMIDT es für Gesunde angegeben haben. Wir dürfen vielmehr nur in einer kleinen Wattstufe und in entsprechend kurzer Versuchszeit untersuchen. Da diese Kranken selbstverständlich Lungenstauungen aufweisen, die uns aber mit ihrem Defizit in diesem Zusammenhang nicht interessieren, registrieren wir bei ihnen unter Sauerstoffatmung nur den Sauerstoffaufnahmewert und die Pulsfrequenz. Beides gibt jedoch keine besonders verwertbaren Hinweise für die Herzarbeit, denn die Steady-state-Werte der Sauerstoffaufnahme und des Atemminutenvolumens sind meistens nach 10 min erreicht. Nur in vereinzelten Fällen nehmen sie

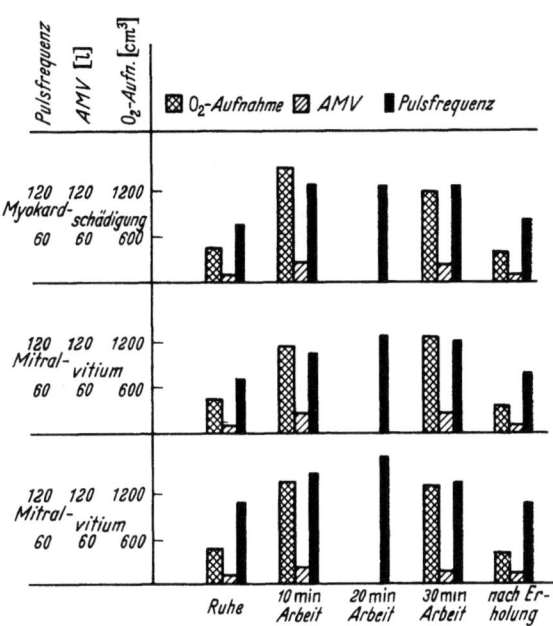

Abb. 25. Atemwerte und Pulsfrequenz im Verlauf einer Arbeit bei verschiedenen Herzkranken.

im weiteren Verlauf der Arbeit noch zu. In der Hauptsache aber sinken beide Werte wohl auf Grund einer verbesserten Arbeitsökonomie in geringem Ausmaße ab (Abb. 25). Die Pulsfrequenz steigt als Kompensation für die schlechte Sauerstoffausnutzung in der Peripherie auch im weiteren Verlauf der Arbeit meist noch an. Unsere anderen Prüfungen sagen mehr aus.

3. Die Fehlerquellen beim Belastungsversuch.

Wollen wir bei der Stufenbelastung und in der Anlaufzeit bei ernsthaften Prozessen am Herzen im Sinne der Einschränkung der gesamten Herzleistungsbreite quantitative Feststellungen machen und dem Kranken Steigerung und Verlängerung der Belastung ersparen, müssen wir bei exakten Untersuchungen *Fehlerquellen ausschalten*. Letztere liegen weitgehend beim Untersuchten selbst. Er muß körperlich und seelisch völlig ausgeruht und entspannt sein und soll möglichst nüchtern sein. Anderenfalls geht man von vornherein von einem zu hohen Ruheumsatz aus. Infolgedessen kann unter Umständen der Sauerstoffwert in der Anlaufzeit gelegentlich hoch liegen (Abb. 26) und damit eine gute Herzleistung vortäuschen. Im weiteren Verlauf der Belastung werden die äußeren Einflüsse, welche so die Untersuchung stören, durch die Ablenkung bei der Tätigkeit dann ausgeschaltet, so daß sich im Steady state und in der Erholungszeit normale Werte ergeben. Aus dieser Überlegung ist die Klinik auch von arteriellen Punktionen in diesen Phasen des Arbeitsversuches abgekommen, denn die mit den wenig erfreulichen Manipulationen verbundene Erregung und die tiefe Inspiration beim Einstich lassen eine veränderte Sauerstoffspannung im Blut des Prüflings erscheinen, welche der normalen Atmung nicht mehr entspricht. Über die Ausschaltung von Störfaktoren im Rahmen der klinischen Herzfunktionsprüfung haben wir mit MEYER ZUM GOTTESBERGE und NIESKE ausführlich berichtet. Der Prüfling soll auch eine unkomplizierte Arbeitsart zu verrichten haben, denn es muß ein Wirkungsgradoptimum erzielt werden. Hat der Prüfling

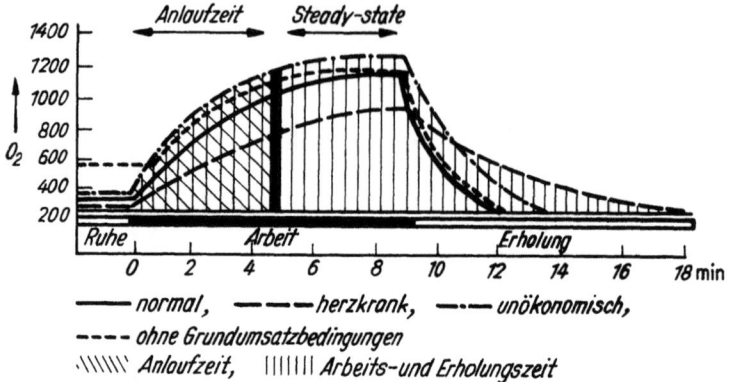

Abb. 26. Die Sauerstoffaufnahme bei verschiedenen Reaktionslagen des Organismus.

einen schlechten Wirkungsgrad, zeigt sich das in einem hohen Anlaufswert. Dann ist aber auch im Steady state und in der Erholungszeit der Sauerstoffwert erhöht (Abb. 26). Ein gutes Herz mit hohem Anlaufswert hat dagegen eine sehr kurze Erholungszeit. Erniedrigte Sauerstoffaufnahme in der Anlaufzeit finden sich bei schlechten Herzen und bei schlechter Trainingslage des Organismus. Bei diesen ist auch die Erholungszeit verlängert (Abb. 26).

a) Die Wirkung psychischer Einflüsse.

Grobe *psychische Einflüsse* wie Schreck, Ärger, Freude u. a. verschlechtern durch Störung des inneren Gleichgewichts den Wirkungsgrad. Die Abb. 27 und 28 zeigen, wie im Arbeitsversuch nach Einsetzen einer psychischen Erregung die Kurve der Sauerstoffaufnahme steiler ansteigt und ihr Maximum deutlich früher erreicht als bei ungestörter Arbeit. Es handelt sich dabei um eine echte, zusätzliche Umsatzsteigerung. Anderenfalls hätten unsere Untersuchungen nicht einen gleichen Erholungssauerstoff für gestörte und ungestörte Arbeit ergeben. Wäre nämlich im ersten Fall der Erholungssauerstoff reduziert, ließe sich daraus schließen, daß unter Erregung nicht der Gesamtumsatz gesteigert wird, sondern daß nur die Sauerstoffaufnahme in der Arbeitsphase unter Einsparung des entsprechenden Betrages in der Erholungszeit erhöht ist. Außer-

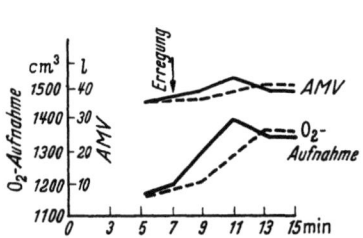

Abb. 27. O₂-Aufnahme und Atemminutenvolumen bei leichter Arbeit, in der 7. Minute durch Mitteilung einer unangenehmen Nachricht gestört; ----------- ungestört; ———— gestört.

dem wird der Blutdruck über das der Belastung entsprechende Maß hinaus deutlich gesteigert (ENGELS und NIESKE). Ebenso wichtig ist die Frage, wie lange die psychische Beeinflussung von Arbeitsumsatz und Kreislaufwerten anhält und meßbar nachzuweisen ist. Wir ließen daher zwischen der die Versuchsperson aufregenden Noxe und dem Arbeitsbeginn 10 min in körperlicher Ruhe verstreichen. Auch dann sind noch vor dem Einsetzen der Arbeit die Ausgangsruhewerte für den Sauerstoff und für den Blutdruck gegenüber den normalen Ruhewerten erheblich gesteigert (Abb. 29). Die Erregung ist also bei Arbeitsbeginn noch nicht abgeklungen, sondern wird unter Erhöhung der Ausgangsruhewerte in den Arbeitsversuch hineingetragen und hält während der ganzen Arbeitsdauer an. Zwischen der psychischen Erregung und dem Arbeitsbeginn geleistete geringstfügige Arbeit von 10 min Dauer, die umsatzmäßig die nachfolgende Arbeitsphase kaum beeinflußt, reicht nicht aus, um den Erregungseinfluß zu dämpfen. Sauerstoffaufnahme und systolischer Blutdruck bleiben in gleicher Höhe wie bei zwischenzeitlicher Körperruhe.

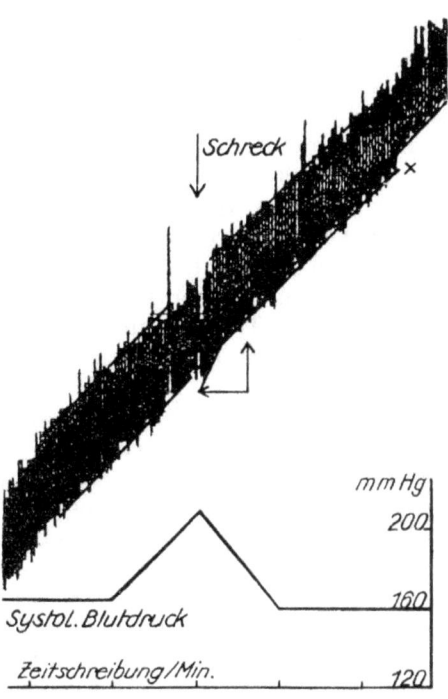

Konzentrierte *geistige Anspannung* läßt Umsatz und Kreislauf die physiologischen Grenzen nur überschreiten, wenn sie mit körperlicher Beanspruchung verbunden ist. Dann hat sie eine ähnliche Wirkung wie grobe psychische Erregung.

Störungen der psychischen Gleichgewichte bringen also eine Erhöhung des Sauerstoffumsatzes mit sich. Sie bedeutet für die spirographisch-ergometrische Herzfunktionsprüfung einen nicht zu vernachlässigenden Störfaktor, ganz abgesehen von den sonstigen Folgen für den Organismus, auf die in diesem Zusammenhang nicht eingegangen werden soll. Dies gilt in der Hauptsache für die kleinen Wattstufen. *Bei hohen Belastungsintensitäten sind psychische und nervöse Störmomente weniger wirksam.* Man kann hierbei die absoluten Sauerstoffzahlen für Anlaufzeit und Steady state ohne weiteres verwerten.

Abb. 28. Nach erfolgtem Schreck (Sirene) kurze Verschiebung der Thoraxruhelage mit Steigerung oder O_2-Aufnahme, die jedoch gering ist im Vergleich zur Erhöhung des arteriellen Druckes.

b) Der Einfluß der Trainingslage.

Wir streiften oben kurz, daß eine *mangelnde Trainingslage* des Organismus den *Sauerstoffwert für die Anlaufzeit einer Arbeit zu reduzieren*, diese also wie bei einem Leichtherzkranken zu verlängern in der Lage ist. Es ist deshalb von uns, von MATTHIESSEN und MEYER ZUM GOTTESBERGE, FUCHS und KLEIN versucht worden, den *Trainingszustand* methodisch erfaßbar zu machen.

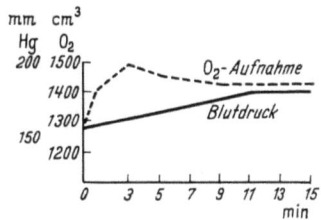

Abb. 29. O_2-Aufnahme und Blutdruckverlauf bei leichter Arbeit, 10 min nach psychischer Erregung begonnen.

Es gibt einige einfachere klinische Befunde und Untersuchungskriterien, die sich vielleicht in ihrer weitgehenden Gesamtheit einmal verwerten lassen. Bekannt sind die Veränderungen im vegetativen Nervensystem mit der Gewöhnung an körperliche Arbeit im Sinne einer vagotonen Einstellung als Ausdruck der Anpassung von Kreislauf und Atmung: Normaler Ruhepuls 72/min, bei Sportsleuten und Schwerarbeitern 50—60/min; Erhöhung des Herzminutenvolumens durch Vergrößerung des Schlagvolumens mit entsprechend geringerer Erhöhung der Frequenz und rascherer

Beruhigung des Pulses nach Anstrengungen beim Arbeitsgewohnten entgegen der bedeutenden Erhöhung und langsameren Beruhigung der Schlagzahl des Ungeübten; höhere Ausnutzung des Blutes und damit kleineres Herzvolumen läßt schon in Ruhe bei Sportsleuten Werte von 2,5—3 l gegenüber etwa 5 l für das Herzminutenvolumen bei Ungeübten finden; Erhöhung der Vitalkapazität und des Atemgrenzwertes bezogen auf den Grundumsatz; Absinken des Atemminutenvolumens bei Arbeit im Sinne des Trainings und Verlangsamung der Ruheatmung. Im Blut ist eine Vermehrung der roten Blutkörperchen und des Hämoglobins bei Anpassung an schwere körperliche Arbeit zu erkennen, ferner ein deutliches Ansteigen des Bindungsvermögens der Kohlensäure. Die Veränderungen des Blutzuckers bei Training nach Bürger, die Versuche von Broemser mit Adrenalin, die anschaulich die Arbeit des Herzens im Rahmen des übrigen Kreislaufes bei Trainierten und Untrainierten erkennen lassen oder die Veränderungen der Blutgerinnungszeit und des Kreatininspiegels in Harn und Blut unter Training sind noch zu nennen. Der Kreatinspiegel wird vielleicht einmal besonders nützlich sein können, da er direkt von der Muskelmasse bestimmt wird.

Eine Leistungsprüfung an gesunden Menschen hat Schneider mit Hilfe eines Punktsystems ausgearbeitet, die bei Trainierten natürlich eine bessere Wertung ergibt als bei Untrainierten. Des weiteren ist eine Methode zur Erfassung des Trainingszustandes von Briggs angegeben worden. Sie bedient sich des Gipfels höchster Kohlensäureausscheidung, welcher die Grenze zwischen normaler und übermäßiger Belastung anzeigen soll. Diese Grenze nimmt der Autor als Maß für jenen Punkt, bei welchem die Unterscheidung des Geübten und Ungeübten durch die Sauerstoffatmung möglich sein soll.

Auch beim sportlich beanspruchten Herzen finden sich auf lange Sicht röntgenologisch und elektrokardiographisch feststellbare Abweichungen von der Norm. Diese sind aber auch erst nach intensiver Belastung des Herzens in ihrer Bildung zu erkennen. Über die ganze Mannigfaltigkeit der Sports- und Arbeitsveränderungen im Elektrokardiogramm ist von Lepeschkin eingehend berichtet. Moissejew und Reindell fanden bei Dauer- und Hochleistungssportlern und auch bei Schwerarbeitern im Elektrokardiogramm einen vergrößerten PQ-Abstand, durch eine negativ dromotorpe Vaguswirkung auf die Reizleitung und eine Verlängerung der QT-Dauer, weil die Austreibungszeit bei gleichzeitiger langsamer Schlagfolge des Herzens verlängert ist. Wir konnten bei unseren Nachprüfungen dieses Phänomen an mittelstark Trainierten nicht beobachten. Darauf käme es aber an, denn wir wollen ja nicht nur extreme Sportler beurteilen.

Die *Beurteilung der Trainingslage ist der wunde Punkt bei jeglicher quantitativer Beurteilung von Gesunden und Herzkranken.* Es wird in der Praxis nur so sein können, daß wir mehrere Teste anwenden müssen, um eine zuverlässige Basis zu haben. Bei den als „trainiert" Bezeichneten handelt es sich in unserer klinischen Betrachtungsweise nicht um den bekannten Zustand im Sinne des Wettkampfsportlers. Es sind solche Menschen, die ständig einer stärkeren körperlichen Belastung, sei es im beruflichen Leben, sei es durch freiwillig in der Freizeit übernommene Betätigung, wie Sport, Gartenarbeit, größere Wanderungen usw., ausgesetzt sind. Der Trainierte kann nicht nur eine Arbeit leichter bewältigen, sondern er ist auch zu höherer körperlicher Leistung fähig. Mit diesem Gewinn in der Gesamtleistung geht eine Leistungssteigerung von Herz und Lungen einher (Abb. 30).

Wie wir unten sehen werden, spiegelt sich in den beobachteten Werten die *Trainingslage* verständlicherweise stark wider. Ist doch kein Glied in dem großen Funktionsgebäude von Herz und Kreislauf, welches im Verlaufe eines konsequenten

Trainings unbeeinflußt bleibt. Seit langem sind uns die Veränderungen bekannt, welche der intensiv und trainingsgerecht betriebene Sport oder langdauernde Arbeit am Körper und seinen Organen hervorgerufen (ATZLER, DELIUS,
GROSSCURTH und BANSI, HÄRTING, HERXHEIMER, HOCHREIN und SCHLEICHER,
KIRCH, KNOLL und ARNOLD, KOHLRAUSCH, KÜLBS, LEPESCHKIN, RANKE,
REINDELL u. a.). Es ist verständlich, daß diesen morphologischen Veränderungen
stärkere Abweichungen im funktionellen Verhalten entsprechen. Die Umwandlungen im Organismus sind aber erst nach längerer Trainings-, Sports- oder
Arbeitszeit entstanden, und zwar meistens dann, wenn der betreffende Sportler
beispielsweise schon zu den „Kanonen" gerechnet werden kann. Wie mancher
Geistesarbeiter hat praktisch keine nennenswerte körperliche Bewegung. Und
dieser *Mangel an körperlicher Übung* schafft auch Veränderungen, die sich *funktionell* für die Herz- und Kreislaufarbeit auswirken müssen. Der hochtrainierte
Athlet auf der einen und auch sein Gegenstück, der Stubenhocker, auf der anderen
Seite sind unschwer analytisch
richtig zu beurteilen. Wir müssen
jedoch auch denen gerecht werden, deren Beruf oder Privat-
leben gemäßigte körperliche Betätigung enthält. Bei diesen fällt
es oft schwer, das *Krankhafte an
Herzbeschwerden vom Umweltbe-
dingten* zu trennen. Gerade dies
aber eindeutig zu wissen, wenn
unsere Herzfunktionsprüfung Störungen der regelrechten Herz-
tätigkeit ergeben hat, ist für
den Weg und damit den Erfolg
der nachfolgenden Behandlung
von entscheidender Bedeutung.
Dabei ist allerdings zu beachten,
daß Mangel an Training ein repa-
rabler Verlust ist. Die Ursache des
Trainingeffektes liegt in der An-

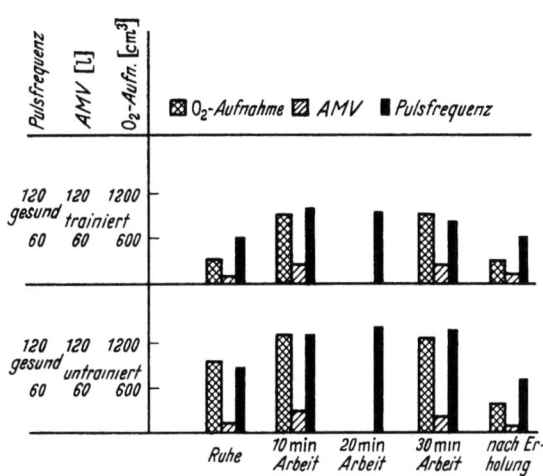

Abb. 30. Atemwerte und Pulsfrequenz im Verlauf einer Arbeit
bei Trainierten und Untrainierten.

passung des Organismus an die Belastung begründet (BARCROFT, KROGH, REIN u. a.).
Das Training beeinflußt sehr wesentlich das regulatorische Zusammenspiel von
Herz und Kreislauf in der Richtung eines Maximums an Ökonomie. Kürzlich ist
noch von uns dargelegt worden, welch großen Einfluß ein gewisses körperliches
Training auf die Leistungsfähigkeit des menschlichen Herzens im Sinne ihrer Verbesserung ausübt. Dieser *Trainingsfaktor* ist so *bedeutend*, daß z. B. ein gesunder,
jahrelang untrainierter Astheniker u. U. einen schlechteren Herzleistungsspielraum hat als ein Athlet, der etwa durch einen nicht allzu schweren Herzschaden
schon einen Teil seiner Herzmuskulatur einbüßte, sich aber noch in einem gewissen Trainingszustand befindet. Beide völlig verschiedenen Zustände des
Organismus, der organische Herzschaden und der Trainingsverlust, weisen subjektiv mit Dyspnoe, vermehrter Herzaktion usw. weitgehend gleiche Symptome
auf. Es kann jedoch unterschiedlich sein, ob ein Briefträger oder ein Büroange-
stellter über „Herzbeschwerden" klagt. Für den Arzt ist es wichtig, ob Herzbeschwerden leichter Art auf einem organischen Schaden oder nur auf einem
mangelnden Trainingszustand des Organismus beruhen.

Aus der tabellarischen Zusammenstellung der Mittelwerte (Tab. 8) ergibt sich
deutlich, daß bei den *Untrainierten die Werte der Sauerstoffaufnahme in der*

Anlaufszeit des Arbeitsversuches und im Steady state hinter den Vergleichswerten der Trainierten generell zurückbleiben. Bei dieser Trennung der Gesunden und Kranken in Trainierte und Untrainierte ergeben sich nicht die deutlichen Unterschiede der Mittelwerte aller Personen. Das *mangelnde Training reduziert gewaltig die Werte der Herzleistung.* Am tiefsten liegen natürlich die untrainierten Herzkranken. Die untrainierten Gesunden stehen mit ihren für die Herzleistung maßgeblichen

Tabelle 8.

	O_2-Aufnahme in d. Anlaufzeit im Min.-Durchschn. cm^3	O_2-Aufnahme im Steady state cm_2	Wattstufe
Gesunde, trainiert	800	1175	60
Gesunde, untrainiert	590	725	60
Herzkranke, trainiert . . .	690	950	60
Herzkranke, untrainiert . .	580	680	60

Sauerstoffwerten hinter jenen Kranken zurück, welche bisher eben noch körperliche Betätigung gewohnt waren. Beachtlich ist im Vergleich zu unserer obigen Ausführung über die Sauerstoffaufnahme im Steady state, daß die Untrainierten, ob gesund oder krank, nicht ganz die ansehnlichen Steady-state-Werte erreichen. Der trainierte Herzkranke schafft sie, hängt aber in der Anlaufszeit selbstverständlich nach, allerdings nicht in dem Ausmaß wie der untrainierte Herzkranke. Der untrainierte Gesunde hat fast den gleichen schlechten Anlaufwert wie der trainierte Kranke. Vielleicht ist mit der geringen Steady-state-Leistung der Untrainierten eine Charakterisierung für sie gegeben. Im übrigen sind wir bei der Unterscheidung zwischen „trainiert" und „untrainiert" neben einer in puncto körperlicher Betätigung des Prüflings genauest aufgenommenen Anamnese und einer sauberen klinischen Untersuchung weitgehend auf eine typenmäßige Einteilung der zu Beurteilenden (KNIPPING, LANDEN und MEYER zum GOTTESBERGE) und auf etwas Fingerspitzengefühl angewiesen.

Wir haben dabei für die praktischen Bedürfnisse folgende grobe Gruppen gebildet:

Aα hochtrainierter Athlet, Aβ hochtrain. Mitteltyp, Aγ_1 hochtrain. zäher Leptosom, Aγ_2 hochtrain. Leptosom, Aδ hochtrain. Pykniker, Bα mitteltrain. Athlet, Bβ mitteltrain. Mitteltyp, Bγ_1 mitteltrain. zäher Leptosom, Bγ_2 mitteltrain. Leptosom, Bδ mitteltrain. Pykniker, Cα Stubenhocker Athlet, Cβ Stubenhocker Mitteltyp, Cγ_1 Stubenhocker zäher Leptosom, Cγ_2 Stubenhocker Leptosom, Cδ Stubenhocker Pykniker.

Es ist einstweilen vielleicht am bequemsten, bei einem zu Beurteilenden eine solche oder ähnliche *Typenbildung* vorzunehmen und die Typenbildung durch den *Kreatininwert* zu kontrollieren bzw. zu korrigieren (MEYER zum GOTTESBERGE, FUCHS und KLEYN) und dann die entsprechenden Herzfunktionswerte nur innerhalb desselben Typs zu vergleichen bzw. zu bezeichnen. Durch SHAFFER, BÜRGER u. a. war schon bekannt, daß die Kreatininausscheidung sehr stark von der gesamten Muskelmasse abhängig ist.

Beim Trainierten ist die *Ausnutzung des Blutes beträchtlich erleichtert.* Hierdurch kommt es zu einer wesentlichen *Entlastung des Herzens* ohne Verlust an Gesamtumfang der Sauerstoffentnahme. Der Untrainierte kann *weniger gut ausschöpfen,* muß sein *Herz stärker unter Arbeit einsetzen* und hinkt trotzdem mit der Sauerstoffaufnahme während der Arbeit nach. Er holt daher in der Erholungszeit nach, und letztere ist verlängert. Ist die Trainingslage bei Gesunden und Herzkranken eben gleich, so bleiben die Herzkranken, wie unsere bisherigen

Untersuchungen gezeigt haben, in ihren Leistungswerten unter gleicher Belastung durchschnittlich hinter den Gesunden zurück. Hier läßt uns gerade die Anlaufszeit scharf erfaßbare Veränderungen hinsichtlich der Sauerstoffentnahme dann finden, wenn der Umfang der entsprechenden Veränderungen im Steady state noch geringfügig ist. Es ist also in der Anlaufszeit die Herztransportgröße für die Sauerstoffaufnahme maßgebender. Die Reduzierung der Herzleistung wird sich daher in kleinen Belastungsstufen vor allem in der Anlaufszeit zeigen. Später wird dann mit zunehmender Acidose die periphere Ausnutzung besser.

4. Die Bildung eines Herzleistungsquotienten.

Wenn jemand einen hohen Sauerstoffwert in der Anlaufszeit hat, kann das dadurch bedingt sein, daß er unökonomisch arbeitete, also einen schlechten Wirkungsgrad hatte. Sowohl in der Anlaufszeit wie im Steady state und in der Erholungszeit ist der Sauerstoffwert erhöht. Ein Herzkranker weist dagegen unter Arbeit einen erniedrigten Sauerstoffwert vor allem in der Anlaufszeit auf und muß deshalb eine größere Sauerstoffschuld aufladen und in der Erholungszeit große Sauerstoffwerte haben. Ein zu Untersuchender könnte aber auch deswegen einen hohen Sauerstoffwert in der Anlaufszeit haben, weil er ein sehr gutes Herz hat. Das gute Herz geht bei der Arbeit sogleich auf hohe Funktion und bewältigt den ganzen Bedarf in kürzester

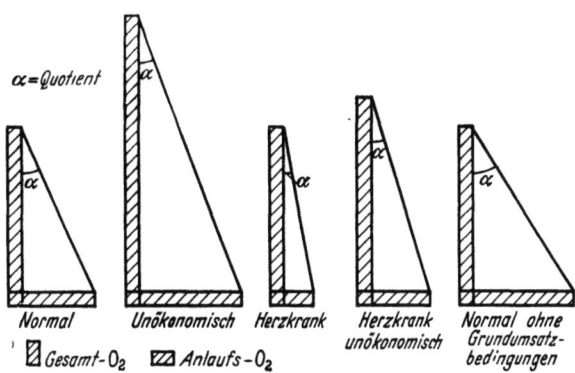

Abb. 31. Dispositionelle und herzmäßige Änderungen des Leistungsquotienten.

Zeit; natürlich wird die Erholungszeit sehr kurz sein. Durch Mitregistrierung der Erholungszeit können wir also erkennen, inwieweit Einflüsse der Arbeitsökonomie eine Rolle spielen oder nicht. Wir kommen dadurch zu einer sauberen Beurteilung der Sauerstoffanlaufswerte.

Aus der *Leistungsentfaltung des Kreislaufes in der Arbeitsanlaufszeit* und dem *Leistungswert des Kreislaufes in der Gesamtarbeitszeit* einschließlich der Erholungszeit läßt sich ein *Herzleistungsquotient* bilden (LANDEN und ALLERÖDER). Rechnerisch trägt man dazu in den Zähler eines Bruches den Sauerstoffwert der Anlaufszeit und in den Nenner den Sauerstoffwert der gesamten Versuchszeit einschließlich der Erholungszeit ein. Dieser Quotient

$$\frac{\text{Anlaufs-O}_2}{\text{Gesamt-Arbeits-O}_2 + \text{Erholungs-O}_2}$$

wechselt je nach dispositionellen Änderungen und Herzleistung (Abb. 31) und beträgt beim Gesunden durchschnittlich 0,40—0,50. Den Berechnungen ist hier eine Anlaufszeit von 5 min zugrunde gelegt. Bei Werten unter 0,42 handelt es sich durchweg um wenig trainierte Personen, während bei guter Trainingslage Quotienten zwischen 0,35 und 0,40 schon sehr verdächtig auf einen Herzschaden sind. Ernsthafte Schäden können den Quotient bis unter 0,25 senken. Organische Prozesse am Herzen verändern die Sauerstoffkurve immer in dem Sinne, daß die Gesamtaufnahme während der Arbeitsphase kleiner wird, die der Sauerstoffschuld nach der Arbeit damit aber ansteigt. Die Verringerung der Gesamtaufnahme ist hauptsächlich durch den verlangsamten Anlauf bedingt. Damit ist eine gegenüber normal erniedrigte Sauerstoffaufnahme im Verlaufe dieser Zeit verbunden, während der Erholungssauerstoff als Ausgleich ansteigt. Der niedrige Anlaufswert und der durch die verlängerte Erholung vergrößerte Gesamtwert für die ganze Prüfung liegen bei einem geschädigten Herzen weiter auseinander als bei einem leistungsfähigen Herzen, wo diese Werte durch schnellen Anlauf und kurze Erholung näher zusammengerückt sind (Abb. 26). Für den Quotienten ergibt sich daraus im ersten Falle eine Verkleinerung (Abb. 31), im zweiten Falle eine entsprechende Vergrößerung. Bei alleiniger Änderung des Wirkungsgrades beispielsweise (Einflüsse durch Affektlage, Ungewohnheit der Arbeit, Drückebergerei usw.) werden Zähler und Nenner gleichzeitig beeinflußt. Weder der Anlauf ist verlangsamt, noch die Erholung verlängert, nur der gesamte Aufwand für die gleiche Arbeit ist größer, d. h. ungünstiger. Das erhöht zwar im ganzen die Sauerstoffaufnahme, läßt den Quotienten jedoch unberührt (Abb. 31). Ein Herzkranker mit einem schlechten Anlaufswert bei ökonomischer Arbeit würde bei unökonomischer Arbeit einen hohen Anlaufswert haben. Bei unökonomischer Arbeit steigt aber zugleich die gesamte Sauerstoffaufnahme, wodurch der Quotient auch bei ganz unökonomischer Arbeit immer klein bleiben

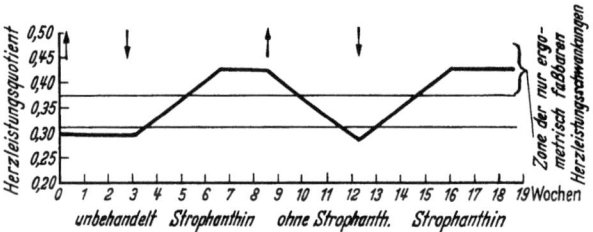

Abb. 32. Herzleistungsquotient bei einem Kranken ohne (↑) und mit (↓) Strophanthin (nach ALLERÖDER).

würde. Wenn also ein Patient einen schlechten Anlaufswert aufweist, könnte er bei stark unlustbetontem Arbeitsversuch zwar diesen Anlaufswert hochtreiben, nicht aber den Quotienten. Durch die Beziehung des Sauerstoffanlaufswertes zu dem gesamten Sauerstoffwert der Prüfung in dieser rechnerischen Form schalten wir den störenden Einfluß der Summe aller konditionellen Faktoren außerhalb von Herz und Kreislauf in großem Umfange weitgehend bei der Beurteilung aus. Allerdings bei der Trainingslage läßt der Quotient keine Unterscheidung zu. Ein leistungsfähiges Herz darf nur diagnostiziert werden, wenn bei normalen oder verkleinertem Erholungswert und normalem Ruhegrundumsatzwert der Anlaufssauerstoffwert hoch liegt. Andererseits läßt sich mit Hilfe des Quotienten auch ein Anstieg der Herzleistung etwa durch Strophanthinwirkung (ALLERÖDER) oder ein Abfall derselben verfolgen (Abb. 32). Der Quotient ist gewissermaßen ein Spiegelbild der Volumenspannungskurve des Herzens und erweist sich als sehr exakter und empfindlicher Index der Herzleistungsbreite.

5. Die Auswertung der Ergebnisse für die ärztliche Praxis.

In der „Herzfunktionsprüfung mit Belastungsstufen" haben wir eine Untersuchungsmethode, die unter Ausnutzung der KNIPPINGschen Prinzipien der automatischen Registrierung des Sauerstoffverbrauchs und der Anwendung dosierter Arbeitsbelastungen eine klare quantitative frühzeitige Festlegung von Herzschäden, auch wenn sie leichterer Natur sind, ermöglicht. Wenn wir dazu aus Sicherheitsgründen die Prüfung noch an mehreren Tagen wiederholen, kommen wir zu brauchbaren Funktionswerten. In der Mehrzahl der Fälle ist nur eine Beurteilung von Schäden im Bereich der kardialen Arbeitsinsuffizienz notwendig. Wesentlich dabei ist, daß bei dieser Untersuchung die Belastungsintensität gering und die Belastungsdauer kurz bemessen werden können, und sich trotzdem aus der Reduzierung der Sauerstoffaufnahme während der Stufenbelastung oder in der Arbeitsanlaufszeit bereits entscheidende analytische Aussagen über die Funktion des versagenden Herzens machen lassen. Wenn die Werte nicht ganz eindeutig sind, und ihre Auswertung durch die Unbekannte der Trainingslage oder durch Störfaktoren kompliziert wird, steht uns die Erhöhung der Belastung zur Verfügung. Im allgemeinen aber bleibt den Kranken eine unnötig große und lange Arbeit erspart. Sie sind damit kaum der Gefahr einer eventuellen weiteren Schädigung durch ein ihrer noch vorhandenen Herzleistungsbreite nicht mehr adäquates Leistungserfordernis ausgesetzt. Für die Herzbeurteilung ist ein Schritt vorwärts zur klaren Erkenntnis zurückgelegt. Das wichtigste in unseren klinischen Anstrengungen muß eben sein, sich nicht allein auf die Schlußphase der Erkrankung zu konzentrieren, sondern sich *mehr und mehr für die ersten Minderungen der Herzleistungsbreite zu interessieren*. Wir müssen die Belastungen des Alltags dem noch vorhandenen Leistungsspielraum des geschädigten Herzens entsprechend anpassen können. Aus unserem umfangreichen Versuchsmaterial sollen im folgenden einige konkrete Beispiele die praktischen Auswirkungen und Möglichkeiten demonstrieren.

a) Die quantitative Festlegung der Herzleistungsbreite.

Der *abgeflachte Verlauf der Sauerstoffaufnahmekurve* gibt in fast allen Krankheitsfällen einen Hinweis dafür, daß der *Kreislauf nicht in der Lage* ist, den *Sauerstoffbedarf des Organismus zu decken*, denn nach den Untersuchungen von BORGARD ist im allgemeinen bei gesunden erwachsenen Personen die Sauerstoffaufnahme einer nur verhältnismäßig geringen Schwankungsbreite unterworfen. Ihre Reduzierung bei Herzkranken ist um so ausgeprägter, je stärker die Gesamtherzleistung eingeschränkt ist. In besonders krassen Fällen steigt die Sauerstoffaufnahme unter Arbeit bisweilen nur kaum über die Ruhewerte (Abb. 33).

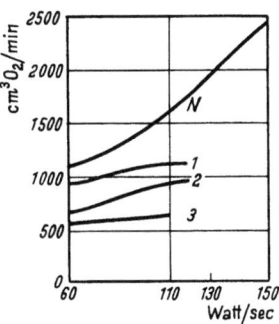

Abb. 33. N = Normale Sauerstoffaufnahmekurve. 1 = Coronarsklerose, Arrhythmia absoluta, Stauungsorgane. 2 = Aortis, Aorteninsuffizienz, Stauungslunge. 3 = Coronarsklerose, Schenkelblock, Angina pectoris, Stauungsorgane (nach BORGARD).

Ein Patient von 42 Jahren klagte beispielsweise über Herzbeschwerden besonders bei körperlicher Anstrengung, ohne daß ein internistischer Befund etwas wesentlich Krankhaftes ergeben konnte. Deshalb wurde eine ergometrische Untersuchung vorgenommen. Die Atmung war normal, das Ruheatemminutenvolumen betrug 4—5 l, ein spirographisches Defizit ließ sich nicht nachweisen. Der Atemgrenzwert in Ruhe hielt sich an mehreren Tagen bei durchschnittlich 78 Litern. Bis zu einer Belastung von 110 Watt trat keine Funktionsstörung des Herzens auf. Bei 150 Watt dagegen erwies sich die Sauerstoffaufnahme als deutlich herabgesetzt. Das ließ bei Ausschluß einer pulmonalen Störung auf eine Einschränkung des Kreislaufs schließen. Nach 10 min bereits mußte der Versuch abgebrochen werden. Dies wiederholte sich übereinstimmend an verschiedenen Tagen. Damit hatte der Patient tatsächlich sein Höchstes geleistet. Das Atemminutenvolumen stieg bei 150 Watt bis auf 120 l an. Auch daraus ist zu entnehmen, daß diese mittlere Arbeit nur unter größter Atembeanspruchung sogar oberhalb des Ruheatemgrenzwertes und deshalb nur wenige Minuten geleistet werden konnte.

Ein anderer Patient, etwa 60 jähr., mit einem dekompensierten Mitralvitium wurde mit Strophanthin behandelt. Bei der von BORGARD durchgeführten Belastungsuntersuchung verrichtete er ohne Beschwerden leichtere Arbeit. Die Leistung von 60 Watt schaffte er mit dem normalen Sauerstoffwert von 1100 cm³. Atemminutenvolumen 39 l. Wegen subjektiven Wohlbefindens wurde die Strophanthinbehandlung über 4 Wochen ausgesetzt. Danach fand sich bei einer erneuten Stufenergometrie die Sauerstoffaufnahme für die 60 Wattstufe auf 650 cm³ reduziert. Atemminutenvolumen 38,4 l. Bei einer versuchsweisen Belastung mit 130 Watt konnte dieses geschädigte Herz als maximale Sauerstoffaufnahmefähigkeit kurz vor Abbruch der Arbeit einen Sauerstoffwert von nur 1300 cm³ erzielen lassen. Atemminutenvolumen

86,4 l. Bemerkenswert war hierbei, daß trotz des verschlechterten ergometrischen Ergebnisses keine Änderung in den klinischen Untersuchungsbefunden gegenüber vorher nachzuweisen war.

Gerade der letzte Fall beleuchtet eindrucksvoll die Brauchbarkeit der Stufenbelastung zur objektiven Beurteilung der jeweils vorhandenen Herzleistung. Vor allem aber versetzt uns die Wattstufe, bei welcher die Sauerstoffaufnahme der steigenden Arbeitsleistung nicht mehr weiter zu folgen beginnt, in die Lage einer quantitativen und definierbaren Festlegung der Grenze noch vorhandener Leistungsbreite eines geschädigten Herzens. Der Umfang der für das Herz noch schadlosen Belastungsgröße läßt sich genau dosieren. Doch auch bereits bei kleinsten Belastungsstufen und schon in der Anlaufzeit der Arbeit sind bei Veränderungen am Herzen leicht quantitative Feststellungen über die Herzleistung zu machen.

So ist etwa bei einem Herzkranken, 59 Jahre alt, die Sauerstoffaufnahme für die ersten 5 Arbeitsminuten mit 3095 cm³ angegeben. Dies entspricht dem sehr tiefen Minutendurchschnitt für die Anlaufzeit von 619 cm³. Der nach 7¹/₂ min erreichte Steady-state-Wert von 900 cm³/min liegt dagegen im normalen Durchschnitt. Dieses Herz kann also als leistungseingeschränkt gelten, was sich auch durch die Registrierung der Erholungszeit erhärten läßt. Letztere ist nach 8 min Dauer noch nicht abgeschlossen. Das beweist die Aufnahme einer größeren Sauerstoffschuld im Verlauf der Arbeit.

Hier ist die Funktionsbreite des Herzens analytisch ohne große Anstrengung für den Kranken exakt umrissen. Eine weitere Belastung läßt sich ersparen, da der Befund eindeutig ist. Es kann die berufliche Arbeitsbelastung der augenblicklichen Herzleistungssituation angepaßt werden, was sich jedoch nur unter klarer Kenntnis der letzteren ermöglichen läßt.

b) Die Erkennung von Frühschäden des Herzens.

Eine besondere Bedeutung für die Praxis gewinnen diese Methoden zur Feststellung der tatsächlichen gesamten Herzleistungsbreite in dem Maße, wie *geringfügige Frühschäden* erfaßt werden sollen, denn unsere bisherigen diagnostischen Methoden genügen mitunter nicht ganz, um einen Frühschaden zu erkennen. Und doch ist es für den späteren Verlauf der Erkrankung und ihrer Prognose so ungeheuer wichtig, um das *Stadium der Dekompensation möglichst weit hinauszuschieben* zu können. Ein Herz, das einmal dekompensiert war, gewinnt nach Eltze die Reservekraft, die es vorher hatte, niemals wieder. Die Kranken mit den unbestimmten Beschwerden unter den kleinen Belastungen des täglichen Lebens, bei denen die üblichen Untersuchungsmethoden versagen, und bei denen über das subjektive Befinden auf die Leistungsfähigkeit des Herzens geschlossen werden muß, werden einfach auf ihre Sauerstoffaufnahme geprüft. Sie ist bei der kleinsten Störung im Transportsystem sogleich verändert.

Eine Patientin von 28 Jahren wurde wegen Bewegungsstenokardien zur klinischen Untersuchung geschickt. Das Herz bot keinerlei pathologischen Befund, vor allem waren keine Dekompensationserscheinungen vorhanden. Das Elektrokardiogramm war ohne und mit Belastung absolut regelrecht zu bezeichnen. Die zur Klärung der Herzsituation durchgeführte ergometrische Untersuchung deckte eine auffallend geringe Steigerungsfähigkeit der Sauerstoffaufnahme bei Stufenbelastung und eine erhebliche Reduzierung der maximalen Sauerstoffaufnahmefähigkeit auf. Bei einer Endbelastung von 130 Watt wurden nur 960 cm³ Sauerstoff/min aufgenommen. Der Normalwert für die gleiche Arbeitsleistung ist mit 1800 bis 1900 cm³ Sauerstoff zu veranschlagen. Atemminutenvolumen 46,2 l. Nach einer dreiwöchigen Strophanthinbehandlung war die maximale Sauerstoffaufnahmefähigkeit auf 1210 cm/min angestiegen. Damit konnte die Herzerkrankung eindeutig als Frühschaden erkannt werden, obwohl sie klinisch noch zu keinem nennenswerten pathologischen Befund geführt hatte.

Gerade auch durch den *tiefen Anlaufssauerstoffwert* läßt sich eine *quantitative Feststellung über die Einschränkung der gesamten Herzleistungsbreite* bereits bei dem *Herzkranken mit leichterem Befund* machen. Das sind dann meistens die

Fälle, bei denen wir klinisch die Vermutung oder auch schon die Gewißheit einer Herzerkrankung haben, bei denen uns aber das Elektrokardiogramm oder z. T. auch noch das Belastungselektrokardiogramm mitunter gänzlich im Stich lassen.

Bei den Arbeitssauerstoffwerten in der Tab. 9 finden wir die Dinge so, wie vorher gezeigt wurde. Wir sehen, daß im Steady state z. T. noch die normalen Werte erreicht werden, daß die Untersuchten jedoch in der Anlaufszeit der Arbeit erheblich gegenüber den mittleren Normalwerten (Tab. 6) zurückbleiben. Es zeigt sich also die Auffassung praktisch bestätigt, nach der auf Grund der inneren Kompensationen ein nicht zu schwerer Herzschaden die Erreichung ganz ansehnlicher Leistungswerte im Steady state nicht verhindern kann. In der

Tabelle 9.

Alter	Größe cm	Gewicht kg	Klinischer Befund	EKG-Befund	O₂- Aufnahme in der Anlaufszeit im Min.- Durchschn. cm³	O₂- Aufnahme im Steady state cm³	Wattstufe
59	156	59	Aorten- u. Coronar- sklerose. Geringe Ödeme. Treppen- dyspnoe	Linkstyp, sonst o.B.	619	900	60
28	182	66	Aorteninsuffizienz.Kei- ne Dekompensation	o. B.	620	1000	60
51	168	82	Angina pectoris. Keine Dekompensation	Linkstyp Sonst o.B.	638	850	60
63	170	67	Coronarsklerose. Treppendyspnoe	Anhalt für geringe Coronar- sklerose	680	1000	60
47	175	80	Zwerchfellhochstand. Geringe Insuffizienz. Treppendyspnoe	o. B.	620	800	60
18	151	57	Mitralvitium. Keine Dekompensation	o. B.	640	800	60

Anlaufszeit dagegen liegen alle Werte schon bei der geringen Belastung von 60 Watt eindeutig tiefer, die Sauerstoffkurven verlaufen flacher, und die Zeit bis zum Steady state ist verlängert. Danach handelt es sich hier also um wirklich Herzgeschädigte, denn die klinischen Daten ließen uns überall nur einen Herzschaden annehmen. Die elektrokardiographischen Aufzeichnungen bieten z. T. nur unwesentliche Befunde, z. T. sind sie sogar ohne jegliche krankhafte Abweichung.

Wenn beispielsweise ein 32jähr. Mann über Treppendyspnoe klagt, nach dem klinischen Befund ein Myokardschaden anzunehmen ist, und das Elektrokardiogramm dies zu bestätigen aber nicht zu sichern scheint, er im zur Klärung angefertigten Belastungsversuch im Steady state dann einen minütlichen Sauerstoffaufnahmewert von 1000 cm³, in der Anlaufszeit aber nur von 680 cm³ aufweist, dann ist seine Leistungsbreite objektiv eingeschränkt. Die betreffende Belastungsstufe ist die Grenze seiner Einsatzfähigkeit.

So kommen wir zu einer quantitativen und genauen Beurteilung von Frühschäden am Herzen noch *vor Eintritt* eindeutiger Dekompensationszeichen. Gewiß konnten wir bisher mit unseren diagnostischen Verfahren Kenntnis von vielen Frühschäden erhalten. Aber wir müssen erkennen, daß gelegentlich diese Methoden uns im Stich lassen. Auch dürfen uns die qualitativen Angaben dann besonders nicht befriedigen, wenn wir Aussagen über den Umfang der noch erhaltenen Herzleistungsbreite machen wollen. Wir wollen aber ein klares Bild und eine objektive, hinsichtlich der Funktionsminderung quantitative Beurteilung der Herzfrühschäden anstreben.

c) Die Objektivierung von Vitien und von Herzleistungssteigerungen nach der Mitralstenosenoperation.

Die klare und exakte Objektivierung fraglicher Vitien ist für die ärztliche Befunderhebung von größter Bedeutung. Ein praktisches Beispiel zur Veranschaulichung mag dies bestätigen.

Bei einem 18jähr. jungen Mann waren gelegentlich einer hausärztlichen Untersuchung Zeichen eines Mitralvitiums festgestellt worden, welche jedoch von einer übergeordneten Instanz nicht anerkannt wurden. Zur Sicherung der Diagnose wurde unter Arbeit untersucht, d. h., es wurde eine steigende Belastung am Ergometer durchgeführt. Am Spirometer wurde dabei unter mehrmaligem Sauerstoffspannungswechsel bei den einzelnen Arbeitsstufen auf arterielle Sättigung in den Lungen geprüft. Es trat schon bei 90 Watt ein spirographisches Defizit von 230 cm³/min als Zeichen einer Einschränkung des Lungenleistungsspielraums auf.

Diese respiratorische Insuffizienz hat ihren Ursprung zweifellos in der in den Lungen auftretenden Staudruckerhöhung. Obwohl klinische Untersuchung, Röntgenologie und Elektrokardiographie uns zur Diagnose eines leichten Herzfehlers bisweilen nur unsichere Befunde bieten, haben wir nun die Möglichkeit, mit Eintritt einer respiratorischen Insuffizienz bei einer der Belastungsstufen, wie bei unserem obigen Beispiel, ein fragliches Vitium einwandfrei als klaren organischen Schaden zu objektivieren. Umgekehrt ist aber bei voller arterieller Sättigung in höheren Wattstufen auch die Feststellung wichtig, daß der organische Schaden dann zum mindesten nur unwesentlich ist. Ein Beispiel aus der Praxis soll dies erläutern.

Eine 20jähr. Studentin gab bei einer Einsatzuntersuchung an, an einem Herzfehler zu leiden. Sie sei bis vor kurzem wegen dieses Fehlers sogar mit Strophanthin behandelt worden. Der auskultatorische Befund erlaubte nicht den sicheren Ausschluß des Fehlers, und eine mit allen klinischen Hilfsmitteln durchgeführte Untersuchung ließ Zweifel an seinem Vorhandensein aufkommen. Um sicher zu gehen, wurde die Patientin ansteigend belastet und am Spirometer auf arterielle Sättigung geprüft. Bis in die höchsten Wattstufen trat jedoch keine respiratorische Insuffizienz auf, womit das Vitium als nicht vorhanden abgelehnt, bzw. als praktisch unbedeutsam erkannt werden konnte. Die geklagten Beschwerden waren rein exogen durch Trainingsmangel, wie sich später herausstellte, bedingt.

Während die üblichen Untersuchungsmethoden der Klinik keine quantitativen Angaben über den Umfang der bei einem Fehler noch erhaltenen Leistungsbreite des Herzens machen, ist *mit der Wattstufe, bei welcher die respiratorische Insuffizienz auftritt,* außerdem noch die *Grenze der körperlichen Einsatzfähigkeit quantitativ angezeigt.* Dabei sind respiratorische Insuffizienzen, welche erst bei einer Belastung von über 150 Watt auftreten, praktisch unbedeutend.

Jüngst ist es noch gelungen (LANDEN und BAYER), mit dieser Untersuchungsart den *Erfolg der Mitralstenosenoperation* ausreichend zu dokumentieren, ohne daß für die zwar genauere Berechnung der Herzauswurf- und Druckgrößen eine zweite Herzsondierung erforderlich wäre. Einige wenige Beispiele sind für viele in der Tab. 10 wiedergegeben. Die Kranken weisen vor der Operation ein spirographisches Defizit in Ruhelage als Ausdruck einer respiratorischen Ruheinsuffizienz auf. Letztere ist durch die sog. Lungenstauung bei der Stenose verursacht. Nach der Operation sind die Zeichen der Ruheinsuffizienz nicht mehr nachweisbar. Damit ist erwiesen, daß die weitgehende operative Beseitigung des stenotischen Stromhindernisses die *Störung des intrapulmonalen Gasaustausches aufgehoben* hat, weil nun wesentlich mehr Blut vom linken Herzen wegbefördert werden kann als vorher und der intrapulmonale Druck abnimmt. Dieser Vorgang läßt also den Schluß einer Leistungssteigerung jener Herzen nach der

Operation zu. Die Zunahme derselben geht sogar so weit, daß sich mittels der spirographischen Belastungsprüfung eine *nunmehrige Arbeitsfähigkeit für kleine Arbeitsintensitäten* bei den vorher doch absolut arbeitsinsuffizienten Kranken

Tabelle 10.

Name	Alter	Vor Operation			Nach Operation							
		Ruhe			Ruhe			Belastung				
		AMV (Liter)	Spirograph. Defizit (cm³/min)	Arterielle O₂-Sättigung (%)	AMV (Liter)	Spirograph. Defizit (cm³/min)	Arterielle O₂-Sättigung (%)	20 Watt Spirograph. Defizit (cm³/min)	30 Watt Spirograph. Defizit (cm³/min)	40 Watt Spirograph. Defizit (cm³/min)	50 Watt Spirograph. Defizit (cm³/min)	60 Watt Spirograph. Defizit (cm³/min)
Zo.	29	16,8	30	85.9	13,6	⊖	94,1	—	60	—	—	460
Gla.	22	7,6	20	89,1	9,3	⊖	95,4	⊖	—	110	—	—
Neu.	27	12,4	25	83,8	9,0	⊖	94,4	—	⊖	—	—	150

nachweisen läßt. Gleichzeitig damit ist jeweils die *Grenze der körperlichen Leistungsfähigkeit quantitativ und objektiv festgelegt*, d. h. bis zur Belastungsintensität des Insuffizienzeintrittes ist körperliche Betätigung noch schadlos auszuüben.

d) Die Kontrolle der Strophanthinwirkung und des arbeitstherapeutischen Auftrainings.

Im Hinblick auf die *therapeutischen Perspektiven* kann man so feine Veränderungen der Herzleistungsbreite registrieren, wie sie durch Strophanthin bei Herzkranken, welche schon völlig entwässert sind, noch bewirkt werden. Wir haben außer dieser Methode keine Möglichkeit, bei Herzkranken nach völliger Entwässerung objektiv und bruttomäßig zu sagen, *ob Strophanthin noch einen weiteren Effekt hat*, oder ob weitere Strophanthingaben eine Besserung der Leistungssituation nicht mehr erzielen lassen, sie also überflüssig sind. Es ist bekannt, daß jedes Herz seine eigene Strophanthindosis hat, daß also jeder Fall seine dem Grade der Herzschwäche entsprechende Strophanthinmenge benötigt. Um diesen Vorgang zu überwachen, hat ALLERÖDER Untersuchungen mit der Spirographie und Ergometrie angestellt. Er hat zu diesem Zweck die Berechnung des oben angegebenen Herzleistungsquotienten benutzt, der bei Kranken der Leistungsminderung entsprechend herabgesetzt ist. Unter Strophanthingaben konnte sich der Quotient fast auf normale Werte wieder vergrößern. Ein Beispiel aus unserer Praxis mag die Methodik in diesem Rahmen andeuten.

Der 26 jähr. Patient Th. mit einem kombinierten Mitralvitium und leichter Dekompensation verbrauchte bei einer Arbeitsleistung am Ergometer von 60 Watt während der 5 min dauernden Arbeitsanlaufzeit spirographisch registriert 2550 cm³ Sauerstoff. Für die gesamte Untersuchung — also während der 9 min dauernden Arbeits- und der anschließenden Erholungszeit — benötigte er 10010 cm³ Sauerstoff, der Quotient aus diesen beiden Werten, d. h. das Verhältnis von Sauerstoffverbrauch in der Anlaufzeit zum Sauerstoffverbrauch während der gesamten Arbeit, betragt in diesem Falle 0,25. Th. wurde nun täglich 2 Wochen lang mit Strophanthin behandelt. Bei einer erneuten Ergometerkontrolle war der Quotient auf 0,30 angestiegen, denn inzwischen hatte sich die Herzkraft so gestärkt, daß der Anlauf zur Erreichung der zur Arbeit benötigten Sauerstoffmenge schneller vonstatten gehen konnte und die Erholungszeit entsprechend abgekürzt wurde; damit mehrt sich zwangsläufig der Anlaufsauerstoff, während der Gesamtsauerstoff kleiner wird: der Quotient vergrößert sich. Er betrug bei der gleichen Therapie nach weiteren 8 Tagen 0,36. Es wurden dann im Verlauf der Behandlung Massage und Kohlensäurebäder gegeben, an Stelle von Strophanthin trat Scillaren, Bei der eine Woche später stattfindenden Abschlußuntersuchung fand sich mit 0,40 der höchste Quotient (Abb. 34). Zu dieser Zeit bestand noch geringe Dyspnoe.

So kann man vielleicht zu einer klaren Aussage kommen, welche Patienten *nach erfolgter völliger Kompensation weiterhin noch unter Strophanthin bleiben* müssen. In Stadien, die einer nennenswerten Ödembildung vorangehen, übt Strophanthin schon einen nachhaltigen Einfluß auf den Quotienten aus; doch auch in Stadien, in denen die Ödembildung bereits beseitigt ist, kann Strophanthin noch von Wirkung sein. So können wir die Indikation schärfer umreißen als bisher, da uns die Kontrolle der Wasserausscheidung und des Gewichts oft noch im Stich läßt. Man kann über den Herzleistungsquotienten auch angeben, welche Strophanthingaben auf weite Sicht erforderlich sind, um den Quotienten auf einer normalen Höhe zu halten, bis eben hinsichtlich der Funktion stationäre Verhältnisse erzielt sind, der Quotient also kein Absinken mehr zeigt.

Den Herzleistungsquotienten haben HAEHNER, POTTHOFF, GEBHARD und SCHMUTTE noch dazu benutzt, Arbeitsgewöhnungs- und Auftrainingsversuche bei herzgesunden, aber arbeitsungewohnten Männern zu überwachen. Sie fanden als wesentlich für die Therapie des Kreislaufs, daß der Quotient unter langsamer, vorsichtig ansteigender körperlicher Belastung bei völlig arbeitsentwöhnten,

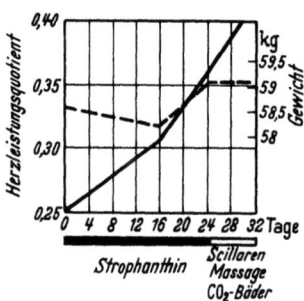

Abb. 34. Anstieg des Herzleistungsquotienten unter Strophanthin (nach ALLERÖDER).

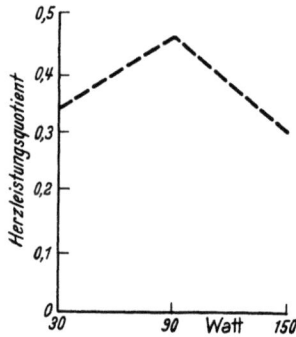

Abb. 35. Herzleistungsquotient unter ansteigender körperlicher Belastung (Langsames Crescendo) bei einem Arbeitsungewohnten. (Nach HAEHNER und Mitarbeiter)

organisch herzgesunden, bis 50 Jahre alten Personen bemerkenswert zu verbessern ist (Abb. 35). Auf diese Weise läßt sich also bei älteren Leuten ein für die Herzleistung wichtiges Arbeitsgewöhnungsmaß bzw. Auftraining erreichen, wenn man mit 30 Watt für die Dauer von 10 min beginnt und dann mit zweitägiger Steigerung der Wattzahl um 10 vom 2.—24. Versuchstag über 60 und 90, später auf 150 Watt/10 min ansteigt. Allerdings ist zu beachten, daß sich die Belastung von 90 Watt für die Zirkulation als optimale ansehen läßt, sofern beim Belastungsanstieg bis zu dieser Höhe ein langsames Crescendo peinlichst beobachtet wird, während 150 Watt sich schon als obere Grenze im Bereich der Vita maxima erweisen (Abb. 35).

In der beschriebenen Begrenzung durchgeführt, ist nach KNIPPING und ZIEHES die *Arbeitstherapie auch bei Herzkranken* ergiebig und in einzelnen Fällen der *medikamentösen Therapie überlegen*. Besonders bei vegetativen Dystonien, Labilitäten, Angioneurosen und speziell bei Coronarspasmen, welche die städtische Lebensform mit der Geringfügigkeit muskulärer Beanspruchung mit sich bringt, kann durch *Umstellung der Lebensform* mittels Sport- und Arbeitstherapie vieles ausgeglichen werden. Dies erscheint gerade bei älteren Personen wünschenswert, um „fit" zu bleiben. Es genügen aber *kleine Fehler im Crescendo und in der Dosierung der Intensität und Dauer der Belastung*, um Verschlimmerungen hervorzurufen. Deshalb wird voraussetzend für eine beabsichtigte Arbeitstherapie bei Herzkranken, speziell für die Einleitung und den Beginn derselben, als wichtig angesehen, spirographisch-ergometrisch zu prüfen, ob sich unter Belastung die

Herzleistungsreserven ernsthaft reduziert erweisen und ob eine respiratorische Arbeitsinsuffizienz besteht.

Es soll daraus nicht abgeleitet werden, Herzkranke grundsätzlich mit harter körperlicher Arbeit zu belasten, weil durch körperliche Überbeanspruchung nicht selten Dekompensationsschübe ausgelöst werden. Als sicher feststehend dürfen wir aber auch wiederum ansehen, daß eine trainierte Peripherie gewissermaßen einen „Schongang" für das Herz darstellt. Die körperliche Belastung eines Herzkranken mit dem Ziele eines vorsichtigen Trainings muß immer dem tatsächlich noch vorhandenen Herzleistungsspielraum adäquat sein. Überbeanspruchung muß vermieden werden und kann auch vermieden werden, wenn wir im Einzelfall ermitteln, in welchem Umfange der Leistungsspielraum schon eingeengt ist. Mit dieser Einschränkung kann *vorsichtiges Training dazu beitragen, eine gewisse Leistungsfähigkeit auch im Alter zu erhalten.*

Als Ursache für diese Tatsachen können wir folgendes ansehen: Wir wissen, daß als bedeutendster Trainingseffekt durch regelmäßige körperliche Betätigung die *Durchblutung der Muskulatur gefördert* wird, weil zahlreiche Capillaren neu geöffnet werden. Bei einem gut trainierten, athletischen Menschen finden wir somit eine *ausgezeichnet und reichlich capillarisierte Muskulatur* vor. Dies bildet sich, selbst wenn wir einen solchen Patienten gewisse Zeit ans Bett fesseln, nicht schnell völlig wieder zurück. Er wird also in vielen Fällen nach Einsetzen eines organischen Herzschadens eine längere Zeit einem Untrainierten leistungsmäßig überlegen bleiben, sofern die Capillarisierung bei dem Trainierten bedeutend und der Herzschaden nicht all zu schwer war.

e) Die Begutachtung.

Überflüssig fast ist, zu erwähnen, daß die *quantitative, funktionell analysierende Arbeitsrichtung* in mannigfacher Weise auch für den *Gutachter* von Interesse ist. Eine große Zahl von Dienstbeschädigungen nach starker körperlicher Inanspruchnahme muß abgegolten werden, um eine gerechte Versorgung zu sichern. Es gilt zu verhindern, daß Schäden etwa deshalb nicht durch Renten ausgeglichen werden, weil man sie wegen der Unzulänglichkeit einer klinischen Untersuchung trotz aller Maßnahmen in ihrer ganzen Schwere nicht voll erkennen kann oder sie gar übersieht. Umgekehrt lassen sich große Geldbeträge durch eine Ausschaltung sog. „Rentenjäger" ersparen. Schwere Veränderungen sind im allgemeinen mit unseren üblichen Untersuchungsmethoden leicht gutachtlich zu entscheiden. Schwierigkeiten jedoch tauchen bei den geringfügigen Befunden auf, weil dahinter sich schwere und manchmal schon irreparable Störungen verbergen können. Auch der berufliche Alltag sagt darüber nicht befriedigend aus. Andererseits können wir eine Aggravation häufig nicht als solche entschleiern. Der *Umfang des tatsächlichen Verlustes an Leistungsbreite* ist in erster Linie für derartige gutachtliche Entscheidungen maßgebend. Mit der exakten Analyse der Herzleistungsbreite ist dem begutachtenden Arzt auch auf dem Gebiet der Herzkrankheiten ein wertvolles Hilfsmittel zur Festigung seiner Äußerung in die Hand gegeben. Rothkopf und Linxweiler haben dafür einige eindrucksvolle praktische Beispiele zusammengestellt, von denen hier eines wiedergegeben sein soll.

Im Arbeitsdienst klagte ein junger Mann über Herzbeschwerden, besonders bei körperlicher Anstrengung. Die daraufhin durchgeführte fachinternistische Untersuchung ergab keinerlei Befund an den inneren Organen. Es bestand lediglich eine gewisse Vasolabilität. Klinisch sowohl wie röntgenologisch und im EKG war von Seiten des Herzens kein krankhafter Befund zu erheben. Nach Arbeitserleichterung blieben die Beschwerden bestehen. Deshalb wurde eine ergometrische Untersuchung angeordnet.

Aus der Übersicht der gefundenen Werte (Tab. 11) ergab sich, daß die Atmung in Ruhe normal war. Das Ruheatemminutenvolumen betrug 4—5 l. Die Gasaustauschfunktion in

Ruhe zeigte keine Abweichungen von der Norm. Ein spirographisches Defizit lag nicht vor. Die Vitalkapazität betrug bei mehreren Prüfungen 3,6—4,1 l und entsprach damit der Norm. Die Bestimmung des maximalen Ventilationsvermögens hatte an verschiedenen Tagen und bei mehreren Prüfungen Werte von 73,2—93,6 l ergeben. Eine ziemliche Konstanz des ersten Wertes über längere Zeit bewies, daß der Untersuchte diese Atemprüfung nach bestem Vermögen ausführte. Der Wert von 93,6 Litern am letzten Tage ließ sich als ein Trainingseffekt nach den vielen Arbeitsbelastungen auffassen und bewerten. Bei den spirographisch-ergometrischen Belastungsversuchen konnte keine Funktionsstörung der Lunge hinsichtlich des Gasaustausches beobachtet werden. Die Sauerstoffwerte stimmten bei gleichen Arbeitsbelastungen an verschiedenen Arbeitstagen gut überein und entsprachen bis zu einer Wattstufe von 110 den Normalwerten, während bei der höheren Beanspruchung von 150 Watt die Sauerstoffaufnahmewerte deutlich herabgesetzt waren. Dieser Befund wies im Zusammenhang

Tabelle 11.

VK. in Liter	AGW. in Liter		Min.	Frequenz	AV. in Liter	AMV. in Liter	O₂-Aufnahme in cm³	Ausnutzung in cm³ aus 1 Liter Atemluft	
4,15	77,4	Ruhe	—	19	0,23	4,37	260	—	
	73,2	30 Watt	—	36	0,60	21,60	880	—	
	75,6	60 ,,	—	30	1,19	35,70	1140	—	
	79,2	110 ,,	1	33	1,33	43,89	1140	—	
	78,0	110 ,,	2	34	1,48	50,32	1200	—	
		110 ,,	3	35	1,78	62,30	1220	—	
		110 ,,	4	33	1,87	61,71	1220	19,9	
		110 ,,	5	37	2,06	76,22	1220	16,0	
		150 ,,	1	29	0,86	24,94	320	—	
		150 ,,	2	29	0,98	28,42	1140	—	
		150 ,,	3	31	1,71	53,01	1140	—	
		150 ,,	4	36	1,87	67,32	1320	—	
		150 ,,	5	37	1,91	70,67	1500	21,4	
		150 ,,	6	45	2,08	93,60	1500	16,1	
		150 ,,	7	50	2,11	105,50	1500	14,2	
		150 ,,	8	56	2,07	116,20	1500	12,9	Die Arbeit wird abgebrochen
		150 ,,	1	26	0,66	17,16	580	—	
		150 ,,	2	26	0,90	23,40	860	—	
		150 ,,	3	30	1,44	43,20	1260	—	
		150 ,,	4	30	1,92	57,60	1320	—	
		150 ,,	5	32	2,06	65,92	1680	25,8	
		150 ,,	6	36	2,03	73,26	1680	23,0	
		150 ,,	7	40	2,15	86,00	1680	19,5	
		150 ,,	8	44	2,34	102,96	1680	16,3	
		150 ,,	9	48	2,37	113,76	1680	15,0	Die Arbeit wird abgebrochen

mit der Tatsache, daß eine pulmonale Störung ausgeschlossen werden konnte, auf eine erhebliche Einschränkung des Kreislaufes hin. Die Arbeitsdauer war sehr stark herabgesetzt. So konnten 150 Watt nur 10 min lang geleistet werden. Bei einer steigenden Belastung von 110 Watt auf 150 Watt war letztere Arbeit nur 8 min durchzuhalten. Normalerweise hätte sie spielend 30 min und länger geleistet werden sollen. Die übereinstimmende Zeit des Arbeitsabbruches an den verschiedenen Tagen war ein Beweis dafür, daß der Prüfling tatsächlich sein Höchstes geleistet hatte. Ferner war die Atmung bei der Arbeit sehr mühsam und gequält. Das Atemminutenvolumen vergrößerte sich bei 150 Watt bis auf 116 l und erreichte keine Konstanz. Auch dieses hohe Atemminutenvolumen zeigte eindeutig, daß die mittlere Arbeit, die dem zu Untersuchenden auferlegt wurde, nur unter größter Atembeanspruchung sogar über den Ruheatemgrenzwert hinaus und daher nur wenige Minuten geleistet werden konnte.

Zusammenfassend ließ sich in diesem Fall also folgende gutachtliche Äußerung stellen: Es finden sich bei dem Untersuchten in der Ruhe normale Funktionswerte.

Bei der Arbeit jedoch tritt schon bei mittlerer Beanspruchung ein Versagen des Herzens (verringerte Sauerstoffaufnahme bei 150 Watt) und des Kreislaufes (weiteres Ansteigen des Atemminutenvolumens) deutlich in Erscheinung. Es ist nach den an verschiedenen Tagen und mehrfach durchgeführten Untersuchungen mit Sicherheit auszuschließen, daß der Untersuchte die Leistungsschwäche vorzutäuschen sich bemühte oder sie übertrieb. Das geht daraus hervor, daß die Arbeitsdauer und deren zeitliche Durchführung stets im gleichen Augenblick abgebrochen und außerdem keine Konstanz von Atmung und Sauerstoffaufnahme erreicht wurde. Der willkürliche Abbruch der Arbeit ohne Insuffizienz geschieht immer im Steady state, sofern die Belastung über 5 min dauert. Das körperliche Verhalten und die darauf beruhenden Beschwerden sind somit objektiv geklärt und glaubhaft. Es ist deshalb von einer Fortsetzung der schweren körperlichen Belastung abzuraten und eine Entlassung vorzunehmen. Es wäre zu empfehlen, durch vorsichtiges systematisches körperliches Training eine Verbesserung der Muskel-, Herz- und Kreislaufleistung zu versuchen.

Dagegen zeigt das in Abb. 36 wiedergegebene Protokoll bis zur 150-Watt-Stufe ein normales Verhalten der Sauerstoffaufnahme und des Atemminutenvolumens. So konnte diesem Prüfling, der eines angeblichen Herzschadens wegen entlassen werden sollte, zu seinem Recht verholfen werden.

Hinsichtlich der prozentualen Beurteilung der Arbeitsfähigkeit bzw. deren Minderung können wir analog dem im KNIPPINGschen Arbeitskreis bei der Lungenfunktionsprüfung geübten Vorgehen verfahren. Dieses stützt sich auf den Nachweis von GLASOW und MÜLLER, daß ein 70 kg schwerer Mann, der je Stunde 4 km zurücklegt, 31 Watt/sec leistet. Als Beurteilungsbasis können wir somit folgende Richtlinien aufstellen:

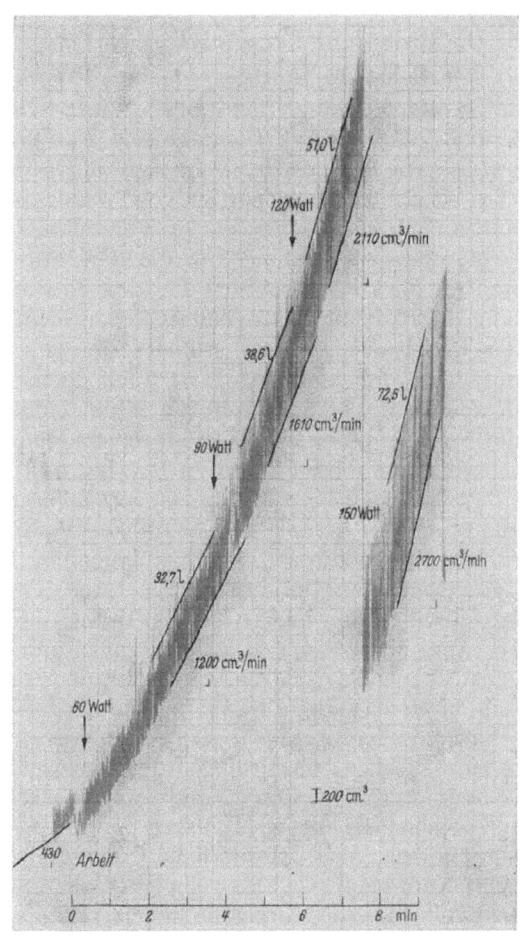

Abb. 36. Herzfunktionsprüfung mit ansteigender Belastung. Die Sauerstoffaufnahme steigt den Wattstufen entsprechend an, sie zeigt keine Herabsetzung bei einer der Belastungen. Auch das Verhalten des Atemminutenvolumens ist unauffällig. Es handelt sich somit um eine normale Herzfunktion.

Herzinsuffizienzeintritt bei 150 Watt : E.M. = 50%

,,   ,, 120 Watt : E.M. = 60%

,,   ,, 90 Watt : E.M. = 70%

,,   ,, 60 Watt : E.M. = 80%

,,   ,, 30 Watt : E.M. = 100%.

Für das Herzgebiet ist die in diesem Rahmen angeführte Kasuistik ausreichend genug, um zu ersehen, daß für ein krankes Herz die so wichtige Belastungsgrenze mit einem kurzen Untersuchungsprotokoll gezogen ist. Therapeutische Maßnahmen, prognostische Voraussagen und gutachtliche Äußerungen erhalten einen Grundstein, der ihnen zur letzten Wirksamkeit und wahren Sicherheit einen festen Halt bietet. Mit einer konkreten analytischen Angabe über die noch vorhandene Leistungsbreite seines Herzens können wir den Patienten in den Alltag entlassen.

6. Die Bedeutung der analytischen Fragen in arbeitsphysiologischer Hinsicht.

Mit Hilfe der Spirographie und Ergometrie, die auch im Ausland Einfluß zu gewinnen anfängt (DENOLIN, JEQUIER-DOGE), ergibt sich die Möglichkeit, *auf Grund frühzeitiger Erkennung und Festlegung der Leistungsgrenzen, Leistungsverluste des Herzens durch körperliche Überbeanspruchung lange Zeit zu verhüten.* Dies ist neben dem Sportler von besonderer Bedeutung für den Arbeiter. Wir haben noch keine sehr exakten Vorstellungen von dem Optimum an rein muskulärer Inanspruchnahme für die Evolutionsperiode. Auch wissen wir nicht, welches Maß an Belastung für den Erwachsenen im Interesse einer möglichst langen Erhaltung der Arbeitsfähigkeit erforderlich ist. Sollen die Auswirkungen der Überbeanspruchung studiert werden, wäre die Aufklärung dieser Fragen nützlich. Unbekannt z. B. ist auch noch, ob die starke Belastung der Kinder in den nordischen Staaten bei ihrem langen Anmarsch mit Skiern zur Schule die Voraussetzung für die ausgezeichneten Ausdauersportleistungen der Mannschaften aus diesen Ländern ist (BAADER).

Zu *geringe körperliche Inanspruchnahme* wird beim Erwachsenen sicher nicht gut sein. Wir kennen keinesfalls alle Veränderungen und teilweise auch irreparablen Rückbildungen, die bei längerem Fehlen jeglicher ernsthafter körperlicher Betätigung einsetzen. Einen die Kreislaufperipherie betreffenden Faktor haben wir in den letzten Jahren durch diesbezügliche Untersuchungsreihen von BAADER, MARZAHN und ZAEPER und BORGARD, MATTHIESSEN und ZAEPER sehr genau kennengelernt. Wir berichteten oben schon darüber, daß die Muskelcapillaren sich durch zu geringe Bewegung zumindest für den Durchgang der Erythrocyten schließen. Dadurch *geht dann das, was wir einen ,,Schongang'' für das Herz bezeichnet haben, verloren.* Wird einem wenig trainierten Menschen eine scharfe Anstrengung zugemutet, muß wegen des geringen Gesamtquerschnittes der entsprechenden Muskelcapillaren und wegen der geringen Übung der Regulationsmechanismen das erforderliche Herzminutenvolumen viel höher ansteigen als beim Normalen. Gefahren sind vor allem alte Personen dann beträchtlich ausgesetzt. Für die Zweckmäßigkeit eines gewissen Minimums an körperlicher Belastung ließen sich viele Beispiele beibringen. Nicht zuletzt sind hier die Untersuchungen von VERSCHUER an eineiigen Zwillingen zu nennen. Vernünftige Dauerübungen in der Jugend sind ein Anpassungs- und Entwicklungsreiz.

Was die *körperliche Inanspruchnahme* durch Beruf und Alltag bedeutet, wenn sie *nicht im richtigen Verhältnis zu der noch vorhandenen Herz- und Kreislaufleistungsbreite* steht, zeigen die Erfahrungen z. B. bei Infektionskrankheiten. Selten ist ein Kranker nach Ablauf seines Infektes mit komplizierender Endo- und Myokarditis und nach Entfieberung dekompensiert. Kehrt er dann aber in den Alltag zurück, kommt er oft genug nach wenigen Jahren dekompensiert in die Klinik. Die Kranken wissen meist nicht, daß ein für den Normalen sehr zuträgliches Arbeitspensum sie häufig *unerbittlich in wenigen Jahren zum völligen Ruin* führt. Andererseits ist es aus äußeren Gründen vielfach gar nicht möglich, den täglichen Arbeitsrhythmus zu ändern. Akute kurze Überlastung ist kaum irgendwie gefährlich, wenn die Belastung in kleinen Stufen gesteigert wird.

BORGARD, HERMANNSEN, KNIPPING, KOCH, ZAEPER und wir selbst, welche in den vergangenen Jahren viele hunderte Kranke mit reduzierter Herzleistung ergometrierten, haben bei den einzelnen Belastungen nie nennenswerte Störungen erlebt. Gefährlicher sind aber schon harte Ausdauerübungen. Diese Dinge verdienen, ernsthaft vom Arzt beachtet zu werden, da gewöhnlich, besonders in der Stadt, das natürliche Gefühl für die Leistungsgrenze verloren ist. Das ist auch einer der Gründe neben anderen, warum man nicht die Leistungsfähigkeit bei älteren Personen durch die bekannten sportlichen Teste prüfen soll, insbesondere, wenn der Verdacht besteht, daß die Leistungsbreite krankhaft eingeengt ist. Außerdem sind bei manchen Proben andere Faktoren wie Knochenbau, Gewicht, Taktik usw. mit entscheidend. Der Trainer sieht die oben genannten Schäden nur sehr selten, weil er es im großen und ganzen mit jüngeren und gesunden Menschen zu tun hat. Ihm kann aber nicht entgehen, daß etwa bei der Wiederholung eines Marathonlaufes in zu kleinen Abständen primär durchaus gesunde Sportsleute nervös werden und die Leistungen sogar absinken (KOCH und HÄRTING). Bei Obduktionen unter sportlicher Anstrengung zu Tode gekommener sind vielfach deutliche Herzveränderungen angetroffen worden (BAADER, BÜCHNER).

Bei arbeitsinsuffizienten Kranken muß nach der Ansicht von KNIPPING das *Arbeitstempo auf das Organ abgestellt* sein, welches sich als *am schwächsten* erweist. Dessen Arbeitsinsuffizienz hat für die übrigen Organe und den ganzen Organismus bedrohliche Folgen, wenn etwa stärker belastet wird. Nicht immer können wir aber den Organismus im Ganzen schonen bzw. das Tempo auf den schwachen Punkt abstimmen. Dann muß wenigstens versucht werden, die Arbeitsart und die Form des Einsatzes dementsprechend möglichst zu modifizieren. Das Wichtigste zur Verhütung von Überarbeitung ist eben *ein erträgliches Tempo und ausreichend lange Pausen.* NORTHHOP, PEARL und SLONAKER haben Recht, wenn sie versuchen begreifen zu machen, daß durch *Herabdrücken des Lebenstempos* der *Gesamtdurchschnitt der menschlichen Lebenszeit zu erhöhen* ist.

Ist ein Organismus überarbeitet, und zeigen sich funktionelle und schließlich auch organische Krankheitszeichen, muß die *Erholungspause sehr lang* sein. Man darf sich jedoch nicht wundern, daß der übliche Erholungsurlaub nichts mehr nützt, wenn man jahrelang überhetzt worden ist. Dann muß man den Mut haben, größere Erholungszeiten zu fordern. Das ist wohl der Kern einer solchen Therapie. In dem Zustand der Überarbeitung sind die Kranken gelegentlich so sehr in ihrer seelischen und vegetativen Ordnung gestört, daß sie allein nicht wieder ins Gleichgewicht zurückfinden. Durch physikalische Therapie, Sport, Spaziergänge usw. bei im übrigen größter Ruhe und Entspannung und durch unendlich viele sonstige Maßnahmen, auf die wir hier nicht näher eingehen können, sind diese Kranke etwas wieder ins Lot zu bringen. Jeder kennt den wundervollen Effekt eines *so richtig gestalteten Erholungsurlaubes nach starker Überarbeitung.* Die Inder gehen nach einem Bericht von KNIPPING in diesem Punkt so weit, daß sie bei älteren Personen vielwöchige Pausen unter völliger Isolation und bei reduzierter Diät durchführen. Sie nennen das Ganze wegen der erklärlichen Erfolge „Verjüngungskur".

Wichtiger als die Therapie ist die Vermeidung solcher Arbeitsinsuffizienzen, welche durch Überarbeitung entstehen. Die Ökonomie der Leistung der Schwachen ist über weite Zeiträume gesehen sehr schlecht. Hier setzt die Mitarbeit des Arztes ein. Er muß weniger Leistungsfähige und durch Krankheit Reduzierte als solche erkennen, damit sie anders und ökonomischer verwandt und nicht gefährdet werden. Es ist ganz klar, daß dies eine der schwierigsten ärztlichen Aufgaben ist, denn es macht oftmals größte Schwierigkeiten, die beginnenden Arbeitsinsuffizienzen klar zu erfassen. Der Betrieb sagt bisweilen selbst Wertvolles darüber. Dieser oder jener arbeitet nicht mehr so gut wie früher. Aber es können auch äußere Umstände oder schlechter Wille oder vieles andere mehr sein, was die Tagesleistung herabsetzt. Nimmt man solche Personen zur Untersuchung heraus und ermittelt tatsächlich einen Herzmuskelschaden, ist exakt ohne weiteres nur schwer zu beurteilen, ob und in welchem Umfange der betreffende Kranke *wegen dieses Herzschadens geschont werden* muß. Wir kennen ältere Kranke, bei denen sich die beginnende kardiale Arbeitsinsuffizienz mit nur geringen Dyspnoeempfindungen bemerkbar machte. Sie hatten das früher gewohnte scharfe Tempo weitergearbeitet, obwohl sie schon längst nicht mehr so intensiv hätten arbeiten dürfen, und das alte Arbeitstempo bereits Raubbau war. Diese Kranken hatten ihr Versagen selbst nicht bemerkt, und im Betrieb war es nicht aufgefallen. Daß die Anstrengung viel zu groß war, wird erst durch die Katastrophe deutlich, wenn es bereits zu spät ist. Daran müssen wir bei diesen herzleistungsmäßig reduzierten Personen bei der Berufsarbeit denken.

Eine *klare funktionelle Herzleistungsanalyse* wird uns bessere *Unterlagen für den Einsatz im Arbeitsprozeß* liefern, als die üblichen klinischen Beurteilungsmethoden. Wenn unsere Kranken wieder langsam an die Arbeit gebracht werden müssen, oder wenn ihr Arbeitspensum aus Gründen der Erhaltung der Leistungsfähigkeit reduzierbedürftig zu sein scheint, ist die entscheidende Frage, den richtigen Zeitpunkt des Arbeitsbeginns und das richtige Maß der Arbeitsleistung zu finden. Wir wissen genau, daß sowohl in der Rekonvaleszenz nach einer Herzerkrankung wie in der Entwicklung eines Herzschadens das „Zuviel" und auch das „Zuwenig" an Belastung sehr schädlich sein kann. Erst das *Optimum zwischen Anforderung und körperlichem Einsatz* ist unter Umständen ein recht bedeutendes therapeutisches und prognostisches Aktivum. Dieses Optimum zu finden setzt aber eine genaue Kenntnis des Verhaltens des Geschädigten und seiner Organe und Funktionssysteme unter Belastung voraus. Alle Fehler auf diesem Gebiet sind nicht ohne Einfluß auf die schließlich im Alter noch verbleibende Leistungsbreite (KNIPPING). Klarheit besteht natürlich darüber, daß die Entscheidung, ob dieser oder jener besser als Kranführer oder als Nieter im Betrieb zu gebrauchen ist, zweckmäßig vom Meister gefällt wird. Jedoch kann der Arzt nur allein grundsätzlich aussagen, ob der betreffende Arbeitsbeschränkte für leichte, mittlere, schwere oder schwerste Arbeit geeignet und einsatzfähig ist. Um diese Aussage aber machen zu können, bedarf es sorgfältiger funktioneller Untersuchungsmethoden. Auch für die Fragen des geeigneten Arbeitseinsatzes ist es wichtig, die chronische und schädliche Überbeanspruchung schon in ihren ersten, sicher noch harmlosen Anfangsstadien im Betrieb zuverlässig und objektiv zu erkennen. Mit Mutmaßungen und Eindrücken kommen wir in der Praxis nicht weiter. Neben den alltäglichen genauen Beobachtungen des einzelnen, die z. B. den Meister im Betrieb aus seinem Gesichtskreis heraus oftmals allerdings zum unsicheren Beurteiler werden läßt, sind die erörterten analytischen Hilfen der Spirographie und Ergometrie unentbehrlich, denn jede Abweichung der Atemwerte von den regelrechten Befunden bei irgendeiner Wattstufe gibt uns die Grenze der Herzleistung und so auch den Arbeitsbereich an, in dem der Untersuchte kardial festliegt. Damit läßt sie ein klares und exaktes Urteil über den Grad der noch erhaltenen und noch erfüllbaren Arbeitsfähigkeit zu.

Eine *funktionelle Betrachtungsweise* ist bisher fast ausschließlich auf die Organe und Systeme des ruhenden, untätigen Menschen gerichtet gewesen. Doch dürfen wir dabei nicht stehen bleiben. Eine neue Welt eröffnet sich uns nach der Aussage von KNIPPING erst in dem Augenblick, „wo sich die klinische Medizin mit der *Problematik des arbeitenden, gesunden und kranken Körpers unmittelbar während der Leistung befaßt*". Doch nicht nur eindringen in das funktionelle Spiel dürfen wir, sondern auch die Leistungsgrenzen von Organen und Funktionssystemen und deren Wirkung auf die Gesamtleistungsfähigkeit müssen festgelegt werden. Deshalb ist auch die Definition des „Alterns" nicht erschöpfend und allgemein gültig, weil wir alle Funktionsminderungen im Verlaufe der Jahre schlechthin so zu bezeichnen pflegen. Doch nur wirklich irreparable Funktionsverluste können als Kennzeichen des Alterns in den Vordergrund gestellt werden. Für die Therapie der Arbeitsinsuffizienz ist das wichtig, denn diese Bestrebungen setzen vor allem, wenn sie die frühen kardialen Insuffizienzformen erfassen sollen, eine genaue Funktionsanalyse voraus. Gewiß sind viele Arbeitsinsuffizienzformen konstitutionell bedingt, oder anlagegemäß liegt eine Tendenz zu frühem Altern vor. Trotzdem müssen wir den Einzelfall unter dem Gesichtswinkel der Funktion analysieren, damit nicht erst Dyspnoe, Ödeme und andere Dekompensationszeichen uns das Absinken und den schließlichen Aufbruch der Herzleistung anzeigen.

IV. Zusammenfassung.

Die Registrierung der Sauerstoffaufnahme im ansteigenden Belastungsversuch und auch schon in der Anlaufzeit einer Arbeit führt zu brauchbaren diagnostischen, therapeutischen und prognostischen Resultaten. In verhältnismäßig einfacher Weise vermag uns die spirographisch-ergometrische Methodik über eine der wichtigsten klinischen Meßgrößen auf dem Herzgebiet zu unterrichten. Ein neuer, ungemein aufschlußreicher Problemenkreis wird der Klinik zugänglich. Man hätte daran denken können, die Vita maxima und damit die größtmögliche am Ergometer geleistete Wattmenge als klinischen Maßstab zu wählen, da diese durch Krankheiten, Ernährungseinflüsse und im Alter absinkt. Obwohl sie also entscheidend und mengenmäßig sagen könnte, wieviel des gesunden körperlichen Leistungsspielraumes verloren gegangen ist, steht KNIPPING auf dem Standpunkt, daß bei kranken Personen weniger eine Variation der Vita maxima ausschlaggebend ist, als vielmehr die Art, wie die entsprechenden Aufgaben bewältigt werden. Um jegliche Gefährdung der Kranken durch Überbelastung bei den Untersuchungen auszuschließen, lassen sich auch kurzfristige Prüfungen ohne maximale Ausbelastung fruchtbar gestalten, denn die Art des Anstieges der Funktionen sagt schon sehr viel Grundsätzliches über die Lage der Leistungsgrenzen aus. Klar und frühzeitig lassen sich diese festlegen, um jede dem Herzen nicht mehr adäquate Belastung in Beruf und Sport vor einem Auftreten von Dekompensationszeichen zu vermeiden. Viele Herzkranke gehen nämlich vor deren Auftreten durch eine oftmals jahrelange Phase eingeengter Herzleistungsbreite, ohne daß schon Erscheinungen eines Versagens nachzuweisen wären. Das gelingt aber meist eben nur durch eine Flucht in dem anoxybiontischen Umsatzteil, dessen Spaltprodukte für den intermediären Chemismus Konsequenzen nach sich ziehen, und unter Aufstauung eines Füllungsdruckes, dessen Ventilationsbehinderung auf die Dauer gefährliche Folgen für den Organismus in sich birgt. Beide Male jedoch ist die Belastung bereits eine Überlastung. Darum vermag nur die dosierte Beanspruchung eine adäquate Leistung zu sein. Die entsprechenden Herzmethoden sind schon bei Hunderten von Normalpersonen und Kranken mit Erfolg angewandt worden. Sie haben sich schon in unendlich vielen Einzelfällen bei dem Bemühen der Medizin als nützlich erwiesen, die Leistung und die Leistungsfähigkeit in einem langen Leben möglichst bis in das hohe Alter hinein zu erhalten. Die KNIPPINGsche Methodik der Spirographie und Ergometrie ist dazu befähigt, die Lebensaussichten zu verbessern. Wir dürfen nicht nur danach streben, die Lebensdauer weiter zu verlängern, die neu gewonnenen Jahre müssen auch wirklich lebenswert sein.

X. Niere und Sepsis lenta[1].

Von

GEORG HEUCHEL-Jena.

Inhalt.

Literatur.

ACHARD et ROUILLARD: Deux cas d'endocardite maligne à forme lente. Bull. Soc. méd. Hôp. Paris 36, 910 (1920); Ref. Kongreßzbl. inn. Med. 14, 203 (1920).
v. ALBERTINI u. GRUMBACH: Die experimentelle Streptokokkeninfektion des Kaninchens in ihren Beziehungen zur Herdinfektion. Erg. Path. 33, 314 (1937).
ALSLEV: [1] Über die Zunahme der subakuten bakteriellen Endokarditis. Dtsch. med. Wschr. 1948, 208.
— [2] Über die Prognose und Behandlung der subakuten bakteriellen Endokarditis. Ärztl. Wschr. 1951, 245.
ARASA: Behandlung von Endocarditis lenta. Verh. dtsch. Kongr. inn. Med. 1949, 423.
AUFRECHT: Über Nephritis, insbesondere die chronisch-hämorrhagische Form derselben. Dtsch. Arch. klin. Med. 32, 572 (1883).
BAEHR: [1] Glomerular lesions of subacute bacterial endocarditis. J. of Exper. Med. 15, 330 (1912).
— [2] Glomerular lesions of subacute bacterial endocarditis. Trans. Assoc. Amer. Physicians 27, 177 (1912).
— [3] Glomerular lesions of subacute bacterial endocarditis. Amer. J. Med. Sci. Sept. 1912.
— [4] The significance of the embolic glomerular lesions of subacute streptococcus endocarditis. Arch. Int. Med. 27, 262 (1921).
— [5] Renal complications of endocarditis. J. Amer. Med. Assoc. 1931, 1902.
— and LANDE: Glomerulonephritis as a complication of subacute streptococcus endocarditis. J. Amer. Med. Assoc. 1920, 789.
— and SACKS: The occurence of glomerulonephritis in association with verrucous endocarditis. Proc. N. Y. Path. Soc. 23, 64 (1923).
BALDERMANN [1]: Die subakute bakterielle Endokarditis. Ärztl. Wschr. 1950, 48.
— [2] Neue Gesichtspunkte zur Klinik und Therapie der subakuten bakteriellen Endokarditis. Ärztl. Wschr. 1951, 585.
v. BAMBERGER: Über Morbus Brightii und seine Beziehungen zu anderen Krankheiten. Volkmanns Slg. Nr. 173 (1879).
BARTELS: Die allgemeine Symptomatologie der Nierenkrankheiten und die diffusen Erkrankungen der Nieren. v. Ziemssen's Handbuch der speziellen Pathologie und Therapie. IX, 1, Leipzig 1875.
BECHER: [1] Über Kriegsendokarditis. Münch. med. Wschr. 1921, 267.
— [2] Über das Vorkommen von aromatischen Oxysäuren und Phenolen im enteiweißten Blut und über die Bedeutung derselben bei echter Uraemie. Dtsch. Arch. klin. Med. 145, 333 (1924).

---

[1] Aus der Medizinischen Universitätsklinik Jena (Direktor: Prof. Dr. med. W. BREDNOW).

BECHER: [3] Über die Bedeutung des Darmes für die Pathogenese der echten Urämie. Verh. dtsch. Kongr. inn. Med. **1925**, 400.
— [4] Über Unterschiede im Verhalten des Blutes bei Niereninsuffizienz der akuten Nephritis und der Schrumpfnieren und die Verwertbarkeit der Xanthoproteinprobe im eiweißfreien Blutfiltrat für die Diagnose und Prognose der Niereninsuffizienz. Münch. med. Wschr. **1925**, 1020.
— [5] Nierenkrankheiten, 2 Bde., Jena 1944 und 1947.
— u. KOCH: Über die pathogenetischen Beziehungen zwischen echter Urämie und den bei Niereninsuffizienz im Blut retinierten Substanzen. Dtsch. Arch. klin. Med. **148**, 78 (1925).
BECKMANN: Ödemstudien. Dtsch. Arch. klin. Med. **135**, 39 (1921).
BEIN: Zur Pathogenese, Symptomatologie und Behandlung der Endocarditis lenta. Zbl. Herzkrkh. **15**, 213, 227 (1923).
BELL: Glomerular lesions associated with endocarditis. Amer. J. Path. **8**, 639 (1932).
BIELING: Herdinfektion und Immunität. Verh. dtsch. Kongr. inn. Med. **1930**, 438.
BINGOLD, K.: [1] Septische Erkrankungen. Neue dtsch. Klin. **9**, 689 (1932).
— [2] Septische Erkrankungen. Berlin-Wien 1937.
— [3] Aphorismen zur Endocarditis lenta. Münch. med. Wschr. **1950**, 409, 515.
BINGOLD, W.: Über die Komplikation der Endocarditis lenta durch diffuse Glomerulonephritis. Med. Welt **1951**, 980.
BÖHMIG: [1] Morphologische Anzeichen klinisch unerkannter Mitralinsuffizienz. Virchows Arch. **298**, 161 (1937).
— [2] Pathologie und Bakteriologie der Endokarditis. Klin. Wschr. **1949**, 417.
— [3] Seröse Endokarditis bei Kleinkindern und Jugendlichen. Virchows Arch. **318**, 646 (1950).
— u. KRÜCKEBERG: Untersuchungen über die diagnostischen Schwierigkeiten bei chronischen Veränderungen der Mitralklappe (mit Beitrag zur normalen Histologie). Beitr. path. Anat. **94**, 163 (1934/35).
BRASS: Über die Pathogenese der sog. nichteitrigen embolischen Herdnephritis LÖHLEINs. Frankf. Z. Path. **61**, 42 (1949).
BREDNOW: Endocarditis lenta, ihre Behandlung und Behandlungsergebnisse. Dtsch. Gesundheitswesen **1952**, 329.
CEELEN: Zur Kenntnis der Endaortitis lenta. Med. Klin. **1926**, 842.
DE LA CHAPELLE and GRAEF: Two unusual cases of subacute bacterial endocarditis (streptococcus viridans). Med. Clin. N. Amer. **14**, 1335 (1931); Ref.: Kongreßzbl. inn. Med. **62**, 472 (1931).
COENEN: Klinische Masken der subakuten bakteriellen Endokarditis. Med. Klin. **1950**, 100.
CORNIL, MOSINGER et JOUVE: [1] Sur les lésions hépatiques dans les endocardites malignes. Ann. d'Anat. path. **12**, 1102 (1935).
— MOSINGER et JOUVE: [2] Contribution à l'étude histologique du nodule d'Osler. Ann. d'Anat. path. **13**, 675 (1936).
— MOSINGER et JOUVE: [3] Les lésions rénales dans les endocardites malignes. Arch. Méd. génér. et colon. **1936**, 33.
CURSCHMANN: Über Endocarditis chronica (lenta). Münch. med. Wschr. **1922**, 419.
DALLA VOLTA: Forme cliniche di „sepsis lenta". La „miocarditis lenta". Arch. Pat. e Clin. med. **3**, 317 (1924); Ref. Kongreßzbl. inn. Med. **38**, 124 (1925).
DENNIG: Beiträge zur Lehre von den septischen Erkrankungen. Dtsch. Arch. klin. Med. **54**, 367 (1895).
DEVIC et DECHAUME: Syndrome azotémique dans l'endocardite infectieuse. J. Méd. Lyon **3**, 251 (1922); Ref. Kongreßzbl. inn. Med. **23**, 441 (1922).
DIETRICH, A: [1] Pathologisch-anatomische Beobachtungen über Influenza im Felde. Münch. med. Wschr. **1918**, 928.
— [2] Die Reaktionsfähigkeit des Körpers bei septischen Erkrankungen in ihren pathologisch-anatomischen Äußerungen. Verh. dtsch. Kongr. inn. Med. **1925**, 180.
— [3] Versuche über Herzklappenentzündung. Z. exper. Med. **50**, 85 (1926).
— [4] Endokarditis und Allgemeininfektion. Münch. med. Wschr. **1928**, 1328.
— [5] Die Körperreaktion und Krankheit am Beispiel der Endokarditis. Wien. klin. Wschr. **1939**, 153.
— [6] Allgemeine Pathologie und pathologische Anatomie. Bd. 2, 6. Aufl., Leipzig 1941.
— u. SIEGMUND: Handbuch der speziellen pathologischen Anatomie und Histologie, Bd. VIII, Berlin 1926.
DIETRICH, W.: Über Anfänge der experimentellen Endokarditis. Virchows Arch. **299**, 285 (1937).
DOMAGK: Untersuchungen über die Bedeutung des reticuloendothelialen Systems für die Vernichtung von Infektionserregern und für die Entstehung des Amyloids. Virchows Arch. **253**, 594 (1924).

DONAT: Generalisierte Panangitis thrombotica obliterans bei chron. Sepsis. Dtsch. Gesund-
heitswesen **1946**, 106.
DÜNTZER: Über einen Fall von Aortitis ulcerosa mit Bildung eines mykotischen Aneurysma.
Virchows Arch. **241**, 25 (1923).
DÜRCK: Die sog. „Thrombangiitis obliterans" im Rahmen der infektiös-toxischen Gefäß-
entzündungen. Verh. dtsch. path. Ges. **1930**, 272.
EBSTEIN: Beiträge zur klinischen Geschichte der Endocarditis ulcerosa maligna. Dtsch. Arch.
klin. Med. **63**, 217 (1899).
EICHHORST: Handbuch der speziellen Pathologie und Therapie innerer Krankheiten, Bd. 1,
3. Aufl. Wien-Leipzig 1887.
ERBSLÖH: Zur Pathogenese der doppelseitigen Nebennierenaffektionen. Z. klin. Med. **146**,
402 (1950).
FAHR: [1] Über herdförmige Glomerulonephritis. Virchows Arch. **225**, 24 (1918).
— [2] Über Nierenveränderungen bei Influenza. Berl. klin. Wschr. **1919**, 649.
— [3] Pathologische Anatomie des Morbus Brightii. Handbuch der speziellen pathologischen
Anatomie und Histologie VI, 1 u. 2, Berlin 1925, 1934.
— [4] Weitere Beiträge zur Frage der serösen Nephritis. Frankf. Z. Path. **58**, 370 (1944).
— [5] Die Morphologie des Morbus Brightii. BECHER: „Nierenkrankheiten", Bd. 1, Jena 1944.
FELLINGER u. WEISSEL: Erfahrungen und Erwägungen zur Klinik und Therapie der subakuten
bakteriellen Endokarditis. Wien. Z. inn. Med. **1950**, 161.
FLATER: Endokarditis und Gehirn. Klin. Wschr. **1924**, 2094.
FRAENTZEL: Vorlesungen über die Krankheiten des Herzens, Bd. 2, Berlin 1891.
FREIFELD: Vaccination und Endokarditis. Klin. Wschr. **1928**, 1645.
FREY, J.: [1] Die Bedeutung des Nebennierenrindenhormons für die Behandlung von Nieren-
krankheiten. Ärztl. Forsch. **1949** I, 514.
— [2] Die Rolle des Kochsalzes bei der Harnbereitung. Klin. Wschr. **1950**, 263.
— [3] Die Nierensekretion. In Heilmeyer: Lehrbuch der speziellen pathologischen Physiologie, 8. Aufl., Jena 1951.
FREY, W.: Handbuch der inneren Medizin, Bd. 8, 4. Aufl., Berlin 1951.
GASKELL: Discussion on Bright's Disease. Brit. Med. J. **1912** II, 1276.
GERMER: Endocarditis lenta. Pathogenese und Beziehung zwischen Verlaufsform, Erreger-
art und Ausheilungsmöglichkeiten. Erg. inn. Med., N. F. **2**, 296 (1951).
— u. FISCHER: Das Aneurysma bei Endocarditis lenta. Z. inn. Med. **1951**, 269.
— FISCHER u. GLOKNER: Nierenveränderungen bei Endocarditis lenta. Neue med. Welt
1950, 1333.
GESSLER: Über Endocarditis lenta. Med. Klin. **1921**, 1476.
GLYNN: The Lumleian Lectures on infective endocarditis mainly in its clinical aspects.
Lancet **1903** I, 1007, 1073.
GOGLIA: Endocardite lenta. (Studio anatomo-patologico). Giorn. Clin. med. **12**, 539 (1931);
Ref. Kongreßzbl. inn. Med. **62**, 472 (1931).
HARBITZ: Studien über Endokarditis. Dtsch. med. Wschr. **1899**, 121.
HASSENCAMP: Über Endocarditis lenta. Dtsch. med. Wschr. **1922**, 1638.
HELPERN and TRUBEK: Necrotizing arteritis and subacute glomerulonephritis in gonococcic
endocarditis. Toxic origin of periarteriitis nodosa. Arch. of Path. **15**, 35 (1933).
HEMPRICH: Zur Frage der experimentellen Glomerulonephritis. Z. exper. Med. **95**, 304 (1935).
HENNEMANN u. HEINRICH: Die immunbiologische Situation bei der Endocarditis lenta der
Nachkriegszeit. Z. inn. Med. **1952**, 337.
HERXHEIMER: Nierenstudien II. Über Anfangsstadien der Glomerulonephritis. Beitr. path.
Anat. **64**, 454 (1918).
HESS: Über Endocarditis lenta. Münch. med. Wschr. **1925**, 205.
HEUBNER: Über langdauernde Fieberzustände unklaren Ursprungs. Dtsch. Arch. klin. Med.
64, 33 (1899).
HEUCHEL: Klinische Beobachtungen zum extrarenalen Nierensyndrom. Verh. dtsch. Kongr.
inn. Med. **1951**, 509.
HÖPKER: Zur Physiologie und Klinik der Nierenfunktionsstörungen. Ärztl. Forsch. **1949** I, 321.
HORDER: [1] Infective endocarditis. Quart. J. Med. **1909**, 289.
— [2] Discussion on the clinical significance and course of subacute bacterial endocarditis.
Brit. Med. J. **1920** II, 301.
— [3] Lumleian Lectures on endocarditis. Lancet **1926** I, 695, 745, 850.
HÜBSCHMANN: Die pathologisch-anatomischen Formen der Nierenerkrankungen. Münch.,
med. Wschr. **1926**, 931.
HUECK: Morphologische Pathologie, 2. Aufl., Leipzig 1948.
HÜCKEL: Über eine seltene Form von frischester Glomerulonephritis. Virchows Arch. **268**,
395 (1928).

HUNT: Two cases of ulcerative endocarditis with Bright's Disease, in one of which ulceration through the aorta took place. Lancet 1883 II, 185.

ILLCHMANN-CHRIST: Bemerkungen über einige Probleme der Glomerulonephritis mit besonderer Berücksichtigung der Feldnephritis. Frankf. Z. Path. **59**, 193 (1947/48).

ISTAMANOWA: Histologische Befunde bei Endocarditis lenta. Virchows Arch. **268**, 224 (1928).

JAFFÉ u. TANNENBERG: Handbuch der inneren Sekretion. Bd. 1, Leipzig 1932.

JOCHMANN: Über Endocarditis septica. Berl. klin. Wschr. **1912**, 436.

JOUVE: Les endocardites malignes prolongées. Marseille 1936.

v. JÜRGENSEN: [1] Diskussionsbemerkung. Verh. dtsch. Kongr. inn. Med. **1900**, 142.

— [2] Erkrankungen der Kreislauforgane. Nothnagels Handbuch der speziellen Pathologie und Therapie, Bd. XV, 1, Wien 1903.

JUNGMANN: [1] Zur Klinik und Pathogenese der Streptokokkenendokarditis. Dtsch. med. Wschr. **1921**, 496.

— [2] Über chronische Streptokokkeninfektionen. Dtsch. med. Wschr. **1924**, 71.

KAISERLING: Sepsis vom pathologisch-anatomischen Standpunkt. Dtsch. med. Wschr. **1926**, 1199.

KÄMMERER: Über schleichende und larvierte septische Infektionen. Münch. med. Wschr. **1929**, 1500.

KANTHER: Zur Endokarditis. Z. inn. Med. **1949**, 193.

KEEFER: Subacute bacterial endocarditis: Active cases without bacteremia. Ann. Int. Med. **11**, 714 (1937).

KIMMELSTIEL: Über Viridans-Encephalitis bei Endocarditis lenta. Beitr. path. Anat. **79**, 39 (1928).

KINSELLA and SHERBURNE: Experimental production of streptococcus endocarditis with glomerularnephritis. Proc. Soc. Exper. Biol. a. Med. **20**, 252 (1923); Ref. Kongreßzbl., inn. Med. **30**, 448 (1924).

KLEBS: [1] Beitrag zur Kenntnis der pathogenen Schizomyceten. Naunyn-Schmiedebergs Arch. **4**, 409 (1875).

— [2] Weitere Beiträge zur Entstehungsgeschichte der Endokarditis. Naunyn-Schmiedebergs Arch. **9**, 52 (1878).

KLEINFELDER: Zur Klinik und Therapie der Endocarditis lenta unter besonderer Berücksichtigung der Behandlung mit Streptomycin und hohen Penicillindosen. Z. klin. Med. **148**, 53 (1951).

KLINGE u. VAUBEL: Das Gewebsbild des fieberhaften Rheumatismus. IV. Mitt. Virchows Arch. **281**, 701 (1931).

KOCH: [1] Klinische und pathologisch-anatomische Untersuchungen zum Morbus Brightii. Z. klin. Med. **115**, 54 (1931).

— [2] Die herdförmigen Nephritiden. Neue dtsch. Klin. **8**, 126 (1931).

KRÄMER: Offener Ductus Botalli mit Endarteriitis lenta. Münch. med. Wschr. **1950**, 197.

KRYLOW: Zur Frage der Wechselbeziehungen zwischen Endovasculitiden und Endokarditiden bei Chroniosepsis. Z. klin. Med. **105**, 440 (1927).

KUCZYNSKI: [1] Die pathologisch-anatomische Beteiligung der Niere bei schweren Fällen von Influenza. Dtsch. Arch. klin. Med. **128**, 184 (1919).

— [2] Nephritis-Studien. Virchows Arch. **227**, 186 (1920).

— [3] Vergleichende Untersuchungen zur Pathologie der Abwehrleistungen. Virchows Arch. **234**, 300 (1921).

— [4] EDWIN GOLDMANNs Untersuchungen über celluläre Vorgänge im Gefolge des Verdauungsprozesses auf Grund nachgelassener Präparate dargestellt und durch neue Versuche ergänzt. Virchows Arch. **239**, 185 (1922).

— [5] Experimentelle Untersuchungen über die funktionellen Beziehungen der Zellen im entzündlichen Gebiet. Verh. dtsch. path. Ges. **1923**, 87.

— u. WOLFF: [1] Untersuchungen über die experimentelle Streptokokkeninfektion der Maus. Ein Beitrag zum Problem der Viridanssepsis. Berl. klin. Wschr. **1920**, 777, 804.

— — [2] Streptokokkenstudien. Berl. klin. Wschr. **1921**, 794.

— — [3] Beitrag zur Pathologie der experimentellen Streptokokkeninfektion der Maus (Milz, Leber, Herz). Verh. dtsch. path. Ges. **1921**, 47.

KYLIN: Die Hypertoniekrankheiten, 2. Aufl., Berlin 1930.

LANGE: Über die Klinik der Endocarditis lenta und ihre Beeinflußbarkeit durch Penicillin und Sulfonamide. Dtsch. Arch. klin. Med. **197**, 115 (1950).

LAUFER: Zur Kasuistik der Endocarditis septica (lenta). Zbl. Herzkrkh. **16**, 17 (1924).

LEMKE: Arterienveränderungen bei Infektionskrankheiten. Virchows Arch. **243**, 52 (1923).

LENHARTZ: [1] Diskussionsbemerkung. Verh. dtsch. Ges. inn. Med. **1900**, 144.

— [2] Über die septische Endokarditis. Münch. med. Wschr. **1901**, 1123, 1178.

— [3] Die septischen Erkrankungen. Nothnagels Handbuch der speziellen Pathologie und Therapie, Bd. III, 2, Wien 1904.

LESCHKE: Endokarditis. KRAUS-BRUGSCH: Spezielle Pathologie und Therapie der inneren Krankheiten IV, 1, Berlin-Wien 1923.

LEUBE: [1] Zur Diagnose der „spontanen" Septicopyämie. Dtsch. Arch. klin. Med. **22**, 235 (1878).

— [2] Spezielle Diagnose der inneren Krankheiten. Bd. I, Leipzig 1889.

LEY: Kombinierte Penicillin-Pyrifer-Behandlung bei Endocarditis lenta. Ärztl. Forsch. **1951** I, 403.

LEYDEN: Über intermittierendes Fieber und Endokarditis. Z. klin. Med. **4**, 321 (1882).

LIBMAN: [1] A study of endocardial lesions of subacute bacterial endocarditis, with particular reference to healing or healed lesions, with clinical notes. Amer. J. Med. Sci. **164**, 313 (1912).

— [2] The clinical features of cases of subacute bacterial endocarditis that have spontaneously become bacteria-free. Amer. J. Med. Sci. **166**, 625 (1913).

— [3] Clinical and pathological features of cases of subacute bacterial endocarditis in the active and bacteria-free stages. 17. International Congress of Medicine, Section VI, London 1913, Part 2, 195.

— [4]Clinical features of subacute streptococcus (and influenzal) endocarditis in the bacterial stage. Med. Clin. N. Amer. **1918/19** II, 117.

— [5] Discussion on the clinical significance and course of subacute bacterial endocarditis. Brit. Med. J. **1920** II, 301.

— [6] Subacute bacterial endocarditis in the active and healing stages. Practical lectures, Med. Soc. County of Kings, Brooklyn, N. Y., April 6, 1923, 246.

— [7] Diskussionsbemerkung. Proc. N. Y. Path. Soc. **23**, 64 (1923); Ref. Kongreßzbl. inn. Med. **38**, 460 (1925).

— [8] Diskussionsbemerkung. J. Amer. Med. Assoc. **1931**, 1903.

— [9] A further report on recovery and recurrence in subacute bacterial endocarditis. Trans. Assoc. Amer. Physicians **48**, 44 (1933).

— [10] The course and outcome of cases of subacute bacterial endocarditis, modern Concepts of Cardiovascular Disease. Amer. Heart Assoc. **3**, 6 (1934).

— and CELLER: The etiology of subacute infective endocarditis. Amer. J. Med. Sci. **140**, 516 (1910).

— and FRIEDBERG: Subacute bacterial endocarditis. 2. Aufl. New York 1948.

LICHTWITZ: Die Praxis der Nierenkrankheiten. 3. Aufl., Berlin 1934.

LITTEN: [1] Über septische Erkrankungen. Z. klin. Med. **2**, 278, 558 (1880).

— [2] Über die maligne, nicht septische Form der rheumatischen Endokarditis. Berl. klin. Wschr. **1899**, 609, 644.

LÖHLEIN: Über hämorrhagische Nierenaffektionen bei chronischer ulceröser Endokarditis (Embolische nichteitrige Herdnephritis). Med. Klin. **1910**, 375.

LOSSEN: Zum Krankheitsbild und zur Ätiologie der Endocarditis lenta. Med. Klin. **1926**, 639.

LOUROS und SCHEYER: Die Streptokokkeninfektion, das Reticuloendothelialsystem, ihre Beziehungen und ihre therapeutische Beeinflußbarkeit. Z. exper. Med. **52**, 291, 307 (1926).

LÖWENHARDT: [1] Die Chronioseptikämie. Z. klin. Med. **97**, 217 (1923).

— [2] Der Symptomenkomplex der schleichenden Allgemeininfektion (Chronioseptikämie). Klin. Wschr. **1923**, 1933, 2280.

LUBARSCH: Einiges zur pathologischen Anatomie und Histologie der Endocarditis lenta. Virchows Arch. **246**, 323 (1923).

LÜDERS: Die Histogenese akuter Kanälchenepithelschäden bei der malignen Nephrosklerose. Virchows Arch. **319**, 433 (1951).

LÜTHY: Über Lebernekrosen bei Endokarditis. Virchows Arch. **254**, 849 (1925).

MAINZER u. JOËL: Periarteriitis nodosa als Ausdruck einer Sepsis lenta (Streptococcus viridans). Acta med. scand. (Stockh.) **85**, 397 (1935).

MASUGI: [1] Über das Wesen der spezifischen Veränderungen der Niere und der Leber durch das Nephrotoxin bzw. das Hepatotoxin. Beitr. path. Anat. **91**, 82 (1933).

— [2] Über die experimentelle Glomerulonephritis durch das spezifische Antinierenserum. Beitr. path. Anat. **92**, 429 (1933/34).

— [3] Zur Pathogenese der diffusen Glomerulonephritis als allergischer Erkrankung der Niere. Klin. Wschr. **1935**, 373.

MERKLEN et WOLF: Participation des endothéliites artériocapillaires au syndrome de l'endocardite maligne lente. Presse méd. **1928**, 97.

MISGELD: Über Indikationen und Ergebnisse der Penicillinbehandlung bei der Endokarditis. Ärztl. Wschr. **1949**, 422.

MOERS: [1] Klinische Beobachtungen der tierexperimentellen Nephritis. Münch. med. Wschr. **1937**, 2006.

— [2] Das Krankheitsbild der tierexperimentellen Nephritis im akuten Stadium. Dtsch. Arch. klin. Med. **183**, 475 (1938/39).

MONCKE: Über eine besondere Verlaufsform der Endocarditis lenta. Dtsch. med. Wschr. 1949, 1425.

MORAWITZ: Klinische Beobachtungen bei Endocarditis lenta. Münch. med. Wschr. 1921, 1478.

MORGAN, HERRING, LANGLEY and OLEESKY: Penicillin treatment of subacute bacterial endocarditis. Brit. Heart J. 9, 38 (1947).

v. MÜLLER, F.: Morbus Brightii. Verh. dtsch. path. Ges. 1905, 64.

MUNK: Pathologie und Klinik der Nierenerkrankungen, 2. Aufl., Berlin-Wien 1925.

NEUHAUS: Zur Klinik und pathologischen Anatomie der Masuginephritis. Dtsch. Arch. klin. Med. 192, 35 (1944).

LE NOIR et BAIZE: Le rein dans l'endocardite maligne lente. Presse méd. 1928, 1234.

NONNENBRUCH: [1] Beobachtungen über chronische Nierenerkrankungen bei Endocarditis lenta. Klin. Wschr. 1922, 2225.

— [2] Über Ödem und Ödembehandlung. Verh. dtsch. Ges. Kreislaufforsch. 1929, 108.

— [3] Das extrarenale Nierensyndrom. Dtsch. Arch. klin. Med. 189, 56 (1942).

— [4] Das extrarenale Nierensyndrom. BECHER: Nierenkrankheiten, 1. Bd., Jena 1944.

— [5] Die doppelseitigen Nierenkrankheiten Morbus Brightii. Stuttgart 1949.

OELLER: [1] Über die Bedeutung der Zellfunktion bei Immunitätsvorgängen. Dtsch. med. Wschr. 1923, 1287.

— [2] Experimentelle Studien zur pathologischen Physiologie des Mesenchyms und seiner Stoffwechselleistungen bei Infektionen. Krkh.forsch. 1, 28 (1925).

— [3] Diskussionsbemerkung. Verh. dtsch. Ges. inn. Med. 1925, 205.

OSLER: [1] Gulstonian Lectures on malignant endocarditis. Lancet 1885 I, 415, 459, 505; Brit. Med. J. 1885 I, 467, 522, 577, 607.

— [2] Chronic intermittent fever of endocarditis. Practitioner 1893, 181.

PERRY: Bacterial endocarditis. Bristol 1936.

POPPER u. MANDEL: Filtrations- und Resorptionsleistung in der Nierenpathologie. Erg. inn. Med. 53, 685 (1937).

RANDERATH: [1] Die Entwicklung der Lehre von den Nephrosen in der pathologischen Anatomie. Erg. Path. 32, 91 (1937).

— [2] Nephrose-Nephritis. BECHER: Nierenkrankheiten, Bd. 2. Jena 1947.

— [3] Die pathologische Anatomie der Kriegsnephritis. Dtsch. Arch. klin. Med. 193, 119 (1948).

RAUTMANN: Zur Chemotherapie der Endokarditis. Verh. dtsch. Ges. inn. Med. 1949, 443.

RICKER: Pathologie als Naturwissenschaft, Relationspathologie. Berlin 1924.

RÖSSLE: [1] Über die Merkmale der Entzündung im allergischen Organismus. Verh. dtsch. path. Ges. 1914, 281.

— [2] Referat über Entzündung. Verh. dtsch. path. Ges. 1923, 18.

— [3] Die geweblichen Äußerungen der Allergie. Wien. klin. Wschr. 1932, 609, 648.

— [4] Zum Formenkreis der rheumatischen Gewebsveränderungen, mit besonderer Berücksichtigung der rheumatischen Gefäßentzündungen. Virchows Arch. 288, 780 (1933).

ROKITANSKY: Handbuch der pathologischen Anatomie. Bd. 2, Wien 1844.

ROMBERG: Ebstein-Schwalbe, Handbuch der praktischen Medizin, Bd. 1. Stuttgart 1899.

SARRE: [1] Die Bedeutung der experimentellen Forschung zur Pathogenese der menschlichen diffusen Glomerulonephritis. Dtsch. med. Wschr. 1939, 1661.

— [2] Neuere Ergebnisse der experimentellen Nephritis und Hochdruckforschung. Wien. klin. Wschr. 1944, 53.

— [3] Die experimentelle Nephritis und ihre Folgerungen für die Erkrankung beim Menschen. Becher, Nierenkrankheiten, Bd. 1, Jena 1944.

SARRE u. MOENCH: Funktionelle und morphologische Veränderungen der Niere durch chronischen Nervenreiz. Z. exper. Med. 117, 49 (1951).

SCHALSCHA: Schrumpfniere und Hypertonie. Münch. med. Wschr. 1927, 1797.

SCHIELE: Zur Frage des zeitlichen Ablaufes der embolischen Herdnephritis. Med. Klin. 1928, 55, 92.

SCHMENGLER u. LOOGEN: Über die Endocarditis lenta als „reaktive Reticulose" mit besonderem Hinweis auf Veränderungen der Leber. Dtsch. med. Wschr. 1952, 259.

SCHMIDT, H.: Die seröse Nephritis. Frankf. Z. Path. 56, 311 (1942).

SCHOEN: [1] Erfahrungen über die Penicillinbehandlung der Endocarditis lenta. Verh. dtsch. Ges. inn. Med. 1949, 419.

— [2] Die Beziehungen zwischen Endocarditis rheumatica und lenta. Z. Rheumaforsch. 10, Nr. 1/2 (1951).

— u. FRITZE: Erfahrungen über die Endocarditis lenta und ihre Behandlung mit Penicillin. Dtsch. med. Wschr. 1949, 1060.

SCHOTTMÜLLER: [1] Die Artunterscheidung der für den Menschen pathogenen Streptokokken durch Blutagar. Münch. med. Wschr. 1903, 849, 909.

— [2] Endocarditis lenta. Münch. med. Wschr. 1910, 617, 697.

SCHOTTMÜLLER: [3] Die Staphylokokken- und Streptokokkenerkrankungen in der inneren Medizin. Verh. dtsch. Ges. inn. Med. 1925, 150.
— [4] Über das Wesen der Endokarditis. Med. Klin. 1928, 1430.
— u. BINGOLD: Die septischen Erkrankungen. Handbuch der Inneren Medizin, Bd. I, 2. 2. Aufl. Berlin 1925.
SEABURY: Subacute bacterial endocarditis. Experiences during the past decade. Arch. Int. Med. 79, 1 (1947).
SEEMANN: Zit. nach DONAT.
SELYE: [1] Das allgemeine Anpassungssyndrom und die Anpassungskrankheiten. Dtsch. med. Rdsch. 1948, 161.
— [2] Textbook of Endocrinology, 2. Aufl. Montreal 1949.
— [3] Das allgemeine Adaptationssyndrom und die Adaptationskrankheiten. Med. Welt 1951, 1, 46, 81.
SEMSROTH u. KOCH: [1] Über Gefäßläsionen bei Allgemeininfektionen. Krkh.forsch. 8, 191 (1930).
— — [2] Studies on the pathogenesis of bacterial endocarditis. I. Arch. of Path. 8, 921 (1929; II. Arch. of Path. 10, 869 (1930).
SIEGMUND: [1] Speicherung durch Reticuloendothelien, celluläre Reaktion und Immunität. Klin. Wschr. 1922, 2566.
— [2] Untersuchungen über Immunität und Entzündung. Verh. dtsch. path. Ges. 1923, 114.
— [3] Gefäßveränderungen bei chronischer Streptokokkensepsis (Sepsis lenta). Zbl. Path. 35, 276 (1924/25).
— [4] Über einige Reaktionen der Gefäßwände und des Endokards bei experimentellen und menschlichen Allgemeininfektionen. Verh. dtsch. path. Ges. 1925, 260.
— [5] Zur Pathologie der chronischen Streptokokkensepsis. Münch. med. Wschr. 1925, 639.
— [6] Untersuchungen zur Pathogenese der Endokarditis, insbesondere der Frühveränderungen. Virchows Arch. 290, 3 (1933).
— [7] Probleme der Fokalinfektion unter relationspathologischen Gesichtspunkten. Dtsch. med. Wschr. 1948, 357.
SILBERBERG: Das Verhalten des aleukocytären und vital gespeicherten Körpers gegenüber der septischen Allgemeininfektion als Beitrag zur Entzündungs- und Monocytenlehre. Virchows Arch. 267, 483 (1928).
SMADEL: Experimental nephritis in rats induced by injection of anti-kidney serum III. J. of Exper. Med. 65, 541 (1937).
SPANG u. GABELE: [1] Die Nachkriegsendokarditis und ihre Begutachtung. Dtsch. med. Wschr. 1949, 1453.
— — [2] Über die Nachkriegsendokarditis, eine Sonderform der Endocarditis lenta. Arch. Kreislaufforsch. 16, 52 (1950).
STAHL: Über die schleichende Herzentzündung (Endocarditis lenta). Erg. inn. Med. 25, 414 (1924).
STARLING: Endocarditis lenta. Quart. J. Med. 16, 263 (1922/23).
STREHLER: Glomerulonephritis und Endokarditis bei Kaninchen nach Injektion von Immunserum gegen Aorta. Verh. dtsch. Ges. inn. Med. 1950, 188.
STRÜMPELL: Lehrbuch der speziellen Pathologie und Therapie innerer Krankheiten, Bd. 1, 9. Aufl., Leipzig 1895. Bd. 2, 11. Aufl., Leipzig 1897.
STÜCKLE: Vergleichende Untersuchungen an chemotherapeutisch behandelten und unbehandelten Fällen von Endocarditis ulcerosa lenta. Z. Kreislaufforsch. 38, 214 (1949).
TARAJEV u. DEMIN: Klinische Varianten der Nierenschäden bei Endocarditis lenta. Orv. Hetil. 91, 97 (1950) (ungar.); Ref. Kongreßzbl. inn. Med. 132, 406 (1952).
TERBRÜGGEN: [1] Degeneration, Speicherung und Nephrose. Klin. Wschr. 1935, 1305, 1345.
— [2] Über die Nephrose. Ärztl. Forsch. 1949 I, 237.
THADDEA: Die Nebenniereninsuffizienz und ihr Formenkreis. Stuttgart 1941.
TONUTTI: [1] Zur Analyse der patho-physiologischen Reaktionsmöglichkeiten des Organismus. Klin. Wschr. 1949, 569.
— [2] Toxische Gewebsschäden, Entstehungsmechanismus und Folgerungen. Verh. dtsch. Ges. Chir. 1949; in Arch. klin. Chir. 264, 61.
— [3] Das System der Hypophyse-Nebennierenrinde beim infektiös-toxischen Geschehen. Neue med. Welt 1950, 111.
— [4] Über den Entstehungsweg örtlicher Gewebsschäden. Vortrag: Oberhessische Ges. f. Natur- u. Heilkunde Gießen, 10. 5. 1950; Ref.: Münch. med. Wschr. 1950, 1415.
— [5] Über die strukturelle Funktionsanpassung der Nebennierenrinde. Endokrinol. 28, 1 (1951).
— [6] Experimentelle Grundlagen zum Problem der hormonalen Beeinflussung des örtlichen Krankheitsgeschehens. Dtsch. med. Wschr. 1951, 1041.
TRIAS DE BES: Endocarditis lenta. Vortrag 1. Internat. Kongr. f. Herzforsch., Paris 1950; Ref.: Z. Kreislaufforsch. 39, 750 (1950).

TSCHILIKIN: Über Veränderungen im Gefäßsystem bei der kardiovascularen Form von chronischer Sepsis. Krkh.forsch. **8**, 443 (1930).

TSUJI: Ein Beitrag zur Frage der immun-cytotoxischen Glomerulonephritis. Beitr. path. Anat. **98**, 425 (1936/37).

VICIU et ILIESCO: La fonction de défense du système réticuloendothélial dans l'endocardite lente. Cardiologia (Basel) **16**, 179 (1950).

VOICU, VITALYOS u. BOER: Untersuchungen über die Funktion des reticuloendothelialen Systems bei experimenteller Streptokokkensepsis. Virchows Arch. **288**, 455 (1933).

VOLHARD: [1] Handbuch der inneren Medizin, Bd. VI, 1. u. 2, 2. Aufl., Berlin 1931.

— [2] Nierenerkrankungen und Hochdruck, 2. Aufl., Leipzig 1949.

WAGNER: [1] Beiträge zur Kenntnis des akuten Morbus Brightii. Dtsch. Arch. klin. Med. **25**, 529 (1880).

— [2] Der Morbus Brightii. v. Ziemssen's Handbuch der speziellen Pathologie und Therapie, Bd. IX, 1. 3. Aufl., Leipzig 1882.

WALDOW: Endokardreaktionen bei Säuglingen und Kleinkindern an Mitral- und Tricuspidalklappen. Virchows Arch. **295**, 21 (1935).

WALTER, REIMOLD u. HEILMEYER: Das Endocarditis lenta-Problem. Dtsch. med. Wschr. **1948**, 467, 518, 565.

WAUCHOPE: The relative prevalence of so-called endocarditis lenta before and after the war: A survey of 195 cases. Quart. J. Med. **19**, 35 (1925).

WEIGERT: Die BRIGHTsche Nierenerkrankung vom pathologisch-anatomischen Standpunkt. Volkmanns Slg. **162**, 63 (1879).

WEISS: Weitere Beiträge zur Frage der experimentellen Glomerulonephritis. Beitr. path. Anat. **96**, 111 (1935/36).

WIDMANN u. GERMER: Die Penicillintherapie der Endocarditis lenta. Ärztl. Forsch. **1949** I, 507.

WITZGALL: Die Endocarditis lenta und ihre Behandlung mit Penicillin. Ther. Gegenw. **1949**, 9.

WOLLHEIM u. KLEINFELDER: Zur Streptomycinbehandlung der Endocarditis lenta. Dtsch. med. Wschr. **1950**, 1121.

WUNDERLICH: Handbuch der Pathologie und Therapie, Bd. III, 2, Stuttgart 1856.

ZOLLINGER: [1] Über hyalin-tropfige Veränderung der Nierenhauptstücke als Ausdruck der Eiweißspeicherung. Schweiz. Z. allg. Path. **13**, 146 (1950).

— [2] Die Pathologische Anatomie der Nephritiden. Versammlg. Schweiz. Ges. Inn. Med. **1951**; Ref. Schweiz. med. Wschr. **1951**, 976.

Zahlreiche weitere Literaturhinweise siehe in den voraufgegangenen Beiträgen von GERMER [Erg. inn. Med., N. F. **2**, 296 (1951)] und FRITZE [Erg. inn. Med., N. F. **3**, 117 (1952)]

Die Nierenerkrankung der Sepsis lenta.

1. Historisches. Übersicht über die bisherige Literatur.

Die Erfahrung über ein Betroffensein der Niere bei der Lentasepsis ist so alt, wie die Kenntnis dieses Krankheitsbildes selbst. Jenen Autoren, die seit den achtziger Jahren des letzten Jahrhunderts die spätere Lentaerkrankung als besondere Verlaufsform unter den Endokarditiden erkannten und abzugrenzen anfingen, konnte die weitgehend regelmäßige Nierenbeteiligung bei dieser Erkrankung nicht entgehen (LITTEN 1880 [1], OSLER 1885, 1893 [1, 2], HARBITZ 1899, LENHARTZ 1901, 1903 [2, 3] u. a.). Das Jahr 1910, in dem durch SCHOTTMÜLLER [2] die Eigenexistenz der Lentasepsis fest und endgültig begründet wurde, ist gleichzeitig das Geburtsjahr der LÖHLEINschen embolischen, nichteitrigen Herdnephritis. Wenn auch schon viele Jahre vorher von klinischer wie anatomischer Seite Betroffensein der Niere bei gewissen Endokarditisfällen beobachtet worden war, so wurden nunmehr durch LÖHLEIN erstmalig detaillierte anatomische Unterlagen für eine derartige besondere Nierenaffektion gegeben.

Den ersten Hinweis (1844) auf Nierenbeteiligung bei Endokarditis haben wir bei ROKITANSKY gefunden: „Endlich ist ein nicht seltenes Zusammentreffen das von Endokarditis in ihren Folgezuständen mit BRIGHTscher-Krankheit." Als nächster (1856) berichtete WUNDERLICH, daß Nierenschmerzen bei Endokarditis zuweilen vorkämen, daß Albuminurie ziemlich häufig, auch „blutige Beimischung" zum Harn gelegentlich festzustellen sei. Diese Beobachtungen von WUNDERLICH betreffen offenbar vor allem Niereninfarzierungen. Dann (1875 und 78) veröffentlichte KLEBS [1, 2] eine Reihe von Fällen, in denen eine Endokarditis von hämorrhagischer Nephritis begleitet war. Die Nieren werden meist als stark geschwollen mit mehr oder weniger zahlreichen Blutpunkten an der Oberfläche beschrieben. Etwa zur selben Zeit (1878) wies LEUBE [1] bei der Besprechung der „spontanen Septikopyämie", bei welcher „als höchst bedeutungsvolles Symptom der septischen Infektion" eine maligne Endokarditis vorkomme, darauf hin, daß mehrmals in solchen Fällen der Gehalt des Harns an Eiweiß reichlich, auch Cylindrurie vorhanden gewesen sei, „ so daß Urämie erwogen wurde". Einmal wurde auch „Hyposthenurie in beträchtlich eiweißhaltigem Harn nachgewiesen". Auch die von LEUBE [2] beschriebene „Nephritis bei Aorteninsuffizienz" dürfen wir wohl als Nierenaffektion bei Endocarditis lenta deuten (CURSCHMANN [1], VOLHARD [1]). Weiter gehört hierher auch die Beobachtung WAGNERs (1880) [1], daß „akuter Morbus Brighti, stets hämorrhagischer", im Verlaufe chronischer Herzkrankheit vorkam: „Bei 2 Kranken mit hochgradiger Aorteninsuffizienz, mehrere Male bei chronischer Myokarditis und bei chronischer Endarteriitis oder bei beiden zugleich". LITTEN [1] berichtet (1880) weiter über Beobachtungen von hämorrhagischer Nephritis bei der „rheumatoiden malignen Endokarditis". „Albuminurie kommt vor, häufiger Hämaturie mit blutigen Cylindern". Klinisch verliefen die Fälle teilweise mit Polyurie und Isosthenurie, anatomisch boten sie mehrmals eine große weiße Niere. Im englischen Schrifttum finden sich etwa gleichzeitig ebenfalls derartige Beobachtungen mitgeteilt. HUNT beschreibt (1883) 2 Fälle von „Brights disease" bei ulceröser Endokarditis, die klinisch durch Albuminurie, Hämaturie, Cylindrurie und hyposthenurische Polyurie, anatomisch durch große weiße Nieren ausgezeichnet waren. OSLER [1] hebt (1885) als Symptome der malignen Endokarditis „bloody urine and pain in the back from affection of the kidneys" hervor. EICHHORST erwähnt (1887) bei der septischen Endokarditis mit „intermittierendem Verlauf" Hämaturie als Ausdruck von Nierenembolien. DENNIG (1895) und v. JÜRGENSEN (1903) [2] betonen, daß die Nephritis bei der septischen Endokarditis sich nahezu erscheinungslos „einschleiche", keine alarmierenden renalen Symptome mache im Gegensatz zu der typischen akuten Nephritis nach Scharlach. HARBITZ beschreibt (1899) das anatomische Bild der Nieren bei „chronischer infektiöser Endokarditis" folgendermaßen: „Die Nieren waren sehr verschieden in ihrem Aussehen; bald war ihre Größe und ihr Aussehen normal; bald waren sie groß und fest wie cyanotische Nieren, bald waren sie weich, geschwollen und zeigten punktförmige Hämorrhagien an der Oberfläche und verwaschene Zeichnung". Die pathologisch-anatomische Diagnose lautete auf „akute oder subakute, parenchymatöse oder hämorrhagische Nephritis". Auch die Nierenbefunde, die LENHARTZ (1903) [3] bei seinen Fällen von chronischer, meist durch den „kleinen Streptococcus" hervorgerufener Endokarditis anführt, lassen solche Vielfalt der Veränderungen erkennen: Nierenabscesse, Infarkte, hochgradige Verfettung und Blutungen in den Nieren, schwere hämorrhagische Nephritis u. ä. m. GLYNN (1903) berichtet über 3 Kranke mit infektiöser Endokarditis, welche durch chronische BRIGHTsche Krankheit kompliziert war. Darunter war ein Fall, in dem Nierensymptome die ersten Krankheitszeichen überhaupt gewesen waren. Zwei Kranke gingen an einer Schrumpfniere zugrunde, der dritte bot bei der Autopsie „large pale mottled kidneys".

Einiger anderer Autoren aus dem Schrifttum bis zur Jahrhundertwende, welche ebenfalls über Nierenbeteiligung bei Fällen maligner Endokarditis berichtet haben, sei nur namentlich Erwähnung getan (v. BAMBERGER, BARTELS, EBSTEIN, FRAENTZEL, HEUBNER, LEYDEN, STRÜMPELL, um abschließend noch die Darstellung ROMBERGs (1899) anzuführen, welche die ausführlichste klinische Beschreibung der nephritischen Komplikation bei maligner Endokarditis in der älteren Literatur gibt und welche in den meisten Punkten auch heute noch Gültigkeit besitzt:

„In dem wechselnden Symptomenkomplex der malignen Endokarditis tritt bisweilen die Nephritis dominierend hervor. Die Krankheit beginnt wie eine akute Nephritis mit Ödemen, urämischen Erscheinungen, Verminderung der Harnmenge, mit Albuminurie, zunächst gewöhnlich sehr starkem, später geringerem Blutgehalt des Harns und dann auch massenhafter Epitheldesquamation und Ausscheidung reichlicher Cylinder. Die Harnbeschaffenheit, die Ödeme können sich vorübergehend bessern, bestehen aber meist in wenig wechselnder Weise. Die Urämie tritt nur zeitweise auf und nur selten sehr intensiv. So verläuft die Krankheit unter dem Bilde der subakuten hämorrhagischen Nephritis bis zu dem durch das Versagen des Kreislaufes oder eine terminale Pneumonie eintretenden Tode. Von vornherein unterscheidet sich die Krankheit von einer gewöhnlichen Nephritis durch das während des ganzen Verlaufs ununterbrochen oder fast ununterbrochen anhaltende Fieber, das sich meist in mäßiger Höhe hält, durch die ganz auffallende Weichheit des Pulses und durch die selbst für eine hämorrhagische Nephritis ungewöhnlich starke Anämie. In zwei meiner Fälle führte ein palpabler Milztumor zur richtigen Diagnose. Auch ein gleichzeitiger alter Klappenfehler kann den Gedanken an eine maligne Endokarditis nahelegen, da sonst bei Klappenfehlern solche Nephritiden nicht beobachtet werden und die Prädisposition erkrankter Klappen für die maligne Endokarditis bekannt ist."

HORDER [1] erwähnt in seiner zusammenfassenden Darstellung der chronischen infektiösen Endokarditis (1909) die Nierenbeteiligung durch Infarzierung und Nephritis natürlich ebenso wie SCHOTTMÜLLER [2] in seiner klassischen Arbeit ein Jahr später. Er beschreibt die hämorrhagische Nephritis bei der Endocarditis lenta, hervorgerufen „durch das Toxin des Streptococcus viridans". Beide Autoren sprechen auch davon, daß gelegentlich die Nierenerkrankung im klinischen Bild ganz vorherrsche und die unmittelbare Todesursache abgebe.

Den entscheidenden Fortschritt in der Kenntnis der Nierenaffektion bei der Sepsis lenta brachte aber fraglos die Darstellung LÖHLEINS (1910), durch welche eine besondersartige Erkrankungsform der Niere an Hand von 8 Fällen morphologisch gekennzeichnet und abgegrenzt und gleichzeitig aus dem histologischen Bild auch die Entstehung dieser Nierenerkrankung erschlossen wurde.

Klinisch hatten die Fälle LÖHLEINS eine schleichende hämorrhagische Nephritis geboten. Auch das anatomische Bild der Nieren war durch Hämorrhagien beherrscht, welche meist eine „große bunte Niere" oder bei geringerer Ausdehnung „nur einige hämorrhagische Fleckchen" an der sonst unveränderten Niere ergaben. Histologisch stellte die „charakteristische, allen Fällen gemeinsame, freilich an Ausbreitung sehr wechselnde Veränderung der Nieren" eine „eigentümliche Homogenisierung kleinerer oder größerer Teile von Malpighischen Körperchen, zuweilen nur einzelner Capillarschlingen" dar. Als Ursache dieser Veränderungen nannte LÖHLEIN Embolien „sehr fein verteilten Materials" in die Glomeruli. Die Nachuntersucher (BAEHR [1—5], GASKELL, FAHR u. a.) bestätigten und anerkannten die Befunde LÖHLEINS. Seither gilt diese embolische nichteitrige Herdnephritis als die Nierenerkrankung überhaupt der Sepsis lenta und ist von allen Untersuchern beobachtet und beschrieben worden. Als die wesentlichen klinischen Kennzeichen der LÖHLEINschen Herdnephritis stehen allgemein fest die Hämaturie, als führendes Symptom, ein normaler Blutdruck und Ausbleiben von Nierenfunktionsstörungen. Diese beiden letzteren Eigenschaften lassen den renalen Prozeß als an sich gutartig erkennen, mit der Einschränkung allerdings, die von LÖHLEIN schon gemacht und von allen Autoren anerkannt ist, daß von einem bestimmten Grad der Ausdehnung an auch die Herdnephritis schließlich für die Funktion der Niere nicht mehr gleichgültig sein kann.

Aber der Kliniker, der aus dem Vorliegen einer Hämaturie bei normalem Blutdruck eine Herdnephritis annimmt, wird nicht selten überrascht durch den autoptischen Nachweis einer diffusen Glomerulonephritis. Die Kasuistik der Lentaerkrankung weist zahlreiche Fälle mit diffuser Nephritis auf (ALSLEV [2], BAEHR [5], BAEHR und LANDE, BEIN, BELL, K. und W. BINGOLD, DE LA CHAPELLE und GRAEF, COENEN, CURSCHMANN, FELLINGER und WEISSEL, GERMER, FISCHER und GLOKNER, GESSLER, GOGLIA, HELPERN und TRUBEK, HESS, JOUVE, JUNGMANN [2], KANTHER, KEEFER, KLEINFELDER, LANGE, LAUFER, LESCHKE, LIBMAN und FRIEDBERG, LOSSEN, MISGELD, MONCKE, MORAWITZ, MORGAN, HERRING, LANGLEY und OLEESKY, LE NOIR und BAIZE, NONNENBRUCH [1], PERRY, SCHOEN und FRITZE, SCHOTTMÜLLER und BINGOLD, SPANG und GABELE [2] STAHL, STARLING, STÜCKLE, VOLHARD [1], WITZGALL u. a.). Im allgemeinen kann gesagt werden, daß denjenigen Fällen, in deren klinischem Bild die Nierenerkrankung die Führung innehat, überwiegend eine diffuse Glomerulonephritis zugrunde liegt. Mit diesen beiden Arten der Nephritis, der LÖHLEINschen Herdnephritis und der diffusen Glomerulonephritis sind zwar die weitaus häufigsten, aber noch keineswegs alle bei der Sepsis lenta vorkommenden Nierenveränderungen erwähnt. Abgesehen von der Nierenstauung und -infarzierung finden sich noch interstitielle Nephritiden (ACHARD und ROUILLARD, GERMER, FISCHER und GLOKNER, LE NOIR und BAIZE, SIEGMUND [5] u. a.), nephrotische Veränderungen aller Grade (GERMER, FISCHER und GLOKNER, VOLHARD [1] u. a.), Nierenabscesse (JOCHMANN u. a.) und auch Amyloid (LENHARTZ [3], VOLHARD [1], BALDERMANN [2]). Als Beispiel dafür, zu welchen absonderlichen Veränderungen in der Niere die Sepsis lenta gelegentlich führen kann, sei eine Beobachtung VOLHARDS [1] mitgeteilt, bei welcher beide Nieren von kirschgroßen Aneurysmen durchsetzt waren. Hier ist auch ein Fall von MAINZER und JOËL anzuschließen, sogar mit viridanspositiver Blutkultur, in welchem die Niere im Rahmen einer generalisierten Periarteriitis nodosa betroffen war. VOLHARD [1] äußert über die Nierenaffektion bei der Sepsis lenta: „Es ist von biologischem Interesse, zu sehen, welche verschiedenen Reaktionen bei dieser an sich schon biologisch interessanten eigenartigen Allgemeininfektion, also bei einheitlicher Ätiologie, entstehen und in ein und demselben Organ sich abspielen können."

Das eigene Beobachtungsgut, zu dessen Besprechung wir nach diesem kurzen Literaturüberblick nunmehr kommen, setzt sich aus 155, seit 1943 in der Jenaer Klinik aufgenommenen Lentafällen zusammen. Unseres Wissens ist dies das bisher größte, einheitlich unter dem Blickpunkt der Nierenkomplikationen durchgearbeitete klinische Material. Dabei stammt etwa die Hälfte der Fälle entweder aus der Vorpenicillinära oder aus der ersten Zeit der Penicillinanwendung (1947/48), in der das Mittel in völlig unzureichender Menge verfügbar war, so daß die damals behandelten Kranken nach unseren heutigen Erfahrungen praktisch zu den Unbehandelten zu rechnen sind. Seit Anfang 1949 konnten unsere Lentakranken dann ausreichend mit Penicillin, in beschränktem Umfang auch mit Streptomycin, behandelt werden. Auf diesen Zeitraum (einschließlich der ersten 6 Monate 1952) entfällt die andere Hälfte unserer Patienten.

2. Das klinische Bild der Lentanierenerkrankung.

Die Albuminurie als eines der Kardinalsymptome der Nierenkrankheiten überhaupt kommt auch bei der Sepsis lenta mit ziemlicher Regelmäßigkeit vor. Unter unseren 155 Fällen wurde sie 33mal nicht festgestellt. In der überwiegenden Mehrzahl der Fälle ist also Albuminurie nachweisbar, dabei ist sie jedoch eher gering als beträchtlich. Vielfach (44mal) macht sie nur Spuren aus, meist liegt sie zwischen $^1/_2$—2 pro mille nach ESBACH, wohingegen stärkerer Eiweißgehalt des Harns durchaus auf Einzelfälle beschränkt ist: 7mal lag Albuminurie von 2—4 pro mille, ebenso oft von 4—8 pro mille und 5mal über 8 pro mille (bis 15 pro mille) vor.

Daß das im Harn enthaltene Eiweiß aus dem Blute stammt, darf, wie allgemein für die Albuminurie, auch für den Fall der Sepsis lenta angenommen werden. Ausnahmsweise mag daneben bei der Emboliehäufigkeit dieser Erkrankung auch einmal Gewebseiweiß aus einem größeren Niereninfarkt in den Harn gelangen. Als Übertrittsstelle kommen in allererster Linie die erkrankten Glomeruli in Frage. In jenen selteneren Fällen, in denen ausgedehnte interstitielle Veränderungen sich finden, kommt auch das Interstitium als Ausgangspunkt einer geringen Albuminurie in Frage, wie H. SCHMIDT und FAHR [4] für die seröse Nephritis gezeigt haben. Endlich muß auch noch die Schleimhaut der Harnwege, in der manchmal entzündliches Ödem oder hämorrhagische Entzündung besteht, als Quelle im Harn auftretenden Eiweißes erwogen werden. Im Einzelfall werden sich diese verschiedenen Möglichkeiten summieren beim Zustandekommen einer Albuminurie, welche — wie gesagt — meist geringgradig, nur gelegentlich massiv ist.

Hämaturie gilt seit jeher als besonders charakteristisches und regelmäßiges Symptom bei der Lentasepsis. Dies bestätigt sich auch an unserem Krankengut. Immerhin wurde 22mal, d. h. bei etwa jedem 7. Kranken, Hämaturie vermißt. In den schweren und vorgeschrittenen Krankheitsfällen fehlt sie allerdings so gut wie nie, ja, sie ist gerade bei diesen häufig genug schon mit bloßem Auge erkennbar. Die Fälle, die ohne Hämaturie verliefen, waren meist weniger schwere, mit Penicillin behandelte und zur Heilung gebrachte oder aber, soweit sie tödlich ausgingen, solche mit geringen anatomischen Nierenveränderungen. Beachtenswert ist dazu auch die Tatsache, die wir verschiedentlich feststellen konnten, daß die Hämaturie schubweise verläuft.

Als Ausgangspunkt der Hämaturie kommt in der Mehrzahl der Fälle eine entzündliche Erkrankung der Glomeruli in Frage. Daneben spielt Infarzierung der Nieren als Ursache für eine Harnblutung eine große Rolle; an sie ist bei plötzlich einsetzender größerer, unter Umständen mit Schmerzattacken in der Nierengegend einhergehender, aber auch bei schubweiser Hämaturie zu denken (SCHOTTMÜLLER und BINGOLD). Drittens kann diese auch noch von einer blutenden Entzündung der Harnwegschleimhaut herrühren, welche anatomisch keineswegs selten nachgewiesen wird.

Leukocyten finden sich in fast allen Fällen in geringer Zahl, nicht selten aber, gewöhnlich zusammen mit stärkerer Erythrurie, doch reichlich bis massenhaft. Nur ausnahmsweise besteht eine isolierte Leukocytenvermehrung im Urin.

Auch Cylinder sind ein recht häufiger Befund im Harnsediment des Lentakranken. In etwa zwei Drittel unserer Fälle waren granulierte Cylinder nachweisbar; meist handelte es sich nur um einzelne bis mehrere Exemplare, insgesamt 36 mal waren jedoch zahlreiche bis massenhaft granulierte Cylinder vertreten. Gewöhnlich geht der Cylindrurie der Gehalt des Sediments an den übrigen organisierten Bestandteilen parallel, nur ausnahmsweise beherrscht Cylindrurie das Sedimentbild. Hyaline Cylinder finden sich seltener als granulierte, nur in etwa einem Drittel der Fälle. Ihr reichlicheres Auftreten kommt gewöhnlich bei allgemein erheblichem Sedimentbefund vor.

Diese Harnbefunde sprechen sehr eindeutig dafür, daß die Niere bei der Sepsis lenta nicht etwa nur im Sinne der Stauungsniere betroffen ist, sondern daß sich für gewöhnlich tiefergreifende Veränderungen in ihr abspielen. Das recht konstante Vorkommen von Blut, Eiweiß, Leukocyten und Cylindern im Harn läßt nur in den wenigsten Fällen diagnostische Zweifel an einer nephritischen Erkrankung.

Jedem Untersucher sind einzelne Lentafälle bekannt, welche ohne krankhaften Harnbefund bzw. ohne anatomische Nierenveränderungen verlaufen.

In der Statistik STAHLs, welche 310, allerdings aus verschiedenen Kliniken zusammengetragene Lentakranke umfaßt, beträgt der Anteil solcher Fälle sogar 42,6%. Von anderen Untersuchern sind jedoch wesentlich geringere Prozentzahlen mitgeteilt worden. BELL fand in 19 unter 108 Fällen subakuter bakterieller Endokarditis, d. h. in 17,6% sämtliche Glomeruli normal oder praktisch normal; dabei sind aber andersartige Nierenveränderungen unberücksichtigt, so daß die Zahl von 17,6% sich höchstwahrscheinlich noch erniedrigt. GERMER, FISCHER und GLOKNER geben 14,8% (unter 81 Fällen) mit negativem Harnbefund an, während STÜCKLE unter 24 Fällen 5 mal keine Nierenveränderungen nachwies. SEABURY hebt aus seinen klinischen Erfahrungen an 165 Lentafällen besonders hervor, daß in 38,4% der Fälle im Anfangsstadium der Harnbefund normal war. Diese Angabe mag uns ein Hinweis darauf sein, daß über das Betroffenwerden der Niere bei der Sepsis lenta die Zeit, d. h. die Krankheitsdauer wesentlich mit entscheidet. Wird ein Krankheitsablauf noch im ersten Stadium, z. B. durch Einwirkung von Penicillin mit Ausgang in Heilung oder auch durch frühzeitigen Tod, etwa infolge Hirnembolie, beendet, kann die Niere noch ohne Veränderungen bleiben. Andererseits dürfen wir Nierenbeteiligung um so sicherer erwarten, je länger ein Krankheitsverlauf sich schon hinzieht (s. auch BELL). Das gleiche besagt auch die Angabe SCHOTTMÜLLERs [2], schon in seiner ersten Arbeit, daß sich die hämorrhagische Nephritis „meist erst gegen Ende der Krankheit" zeige.

An unserem Krankengut ergeben sich in bezug auf das Fehlen eines pathologischen Harnbefundes folgende Zahlenverhältnisse: 12 mal konnte während des Klinikaufenthaltes keinerlei pathologischer Urinbefund erhoben werden. Von diesen 12 Fällen sind 4 nicht verwertbar, da sie unbehandelt oder ungeheilt entlassen wurden und später ihren Harnbefund bekommen haben können. Zum Beispiel ist einer dieser Kranken erst etwa 2 Jahre nach der Klinikentlassung zu Hause gestorben. Von den restlichen 8 (das macht etwa 5% der Fälle aus) sind 3 nach Penicillin geheilt, 5 kamen ad exitum. Die Obduktion ergab bei ihnen je 1mal Stauungsniere, akute Glomerulonephritis, herdförmige Nephritis, einzelnen alten Niereninfarkt und (makroskopisch) unversehrte Nieren.

Im Hinblick auf spätere Darlegungen über die unterschiedliche Nierenbeteiligung bei bakteriell positiven und negativen Lentafällen war es von Interesse, die Harnbefunde, besonders die negativen, in Beziehung zu setzen zu den Ergebnissen der Blutkultur. Dabei stellte sich heraus, daß unter unseren 30 Lentafällen ohne Eiweißbefund im Harn 11 waren mit streptokokkenpositiver Blutkultur. Wir gingen dann dieser Frage auch für die Hämaturie nach und ermittelten dabei, daß zwar nur 3 unter den 20 Fällen mit fehlender Hämaturie bakteriell positiv waren, daß jedoch bei weiteren 10 mit vergrünenden bzw. Viridans-Streptokokken im Blut die Erythrurie nur ganz geringfügig war.

Ein Kranker, in dessen Blutkultur zahlreiche Male Viridans erwiesen werden konnte, ist in dieser Hinsicht besonders eindrucksvoll. Hier konnte nämlich während 7monatigen Klinikaufenthaltes (unter Supronalbehandlung) niemals ein krankhafter Bestandteil im Harn gefunden werden. Erst $^1/_4$ Jahr später bei erneuter Klinikaufnahme mit nunmehr deutlich vorgeschrittenem Krankheitsbild war ein ganz geringer Harnbefund mit schwach positiver Eiweißprobe, gelegentlich einzelnen Erythrocyten, Leukocyten und granulierten Cylindern im Sediment zu erheben. Dieser äußerst geringe Befund blieb nun über abermals 8 Wochen unverändert bestehen, bis dann die erste massive Harnblutung auftrat. Leider verließ der Kranke wenige Tage später die Klinik, so daß sein weiteres Schicksal nicht mehr bekannt geworden ist.

Diese Erfahrungen legen in der Tat den Schluß sehr nahe, daß die eigentliche Viridans-Infektion geringere Neigung zu renaler Mitbeteiligung aufweist als die abakteriämischen Krankheitsverläufe. In dieser Hinsicht stimmen unsere Beobachtungen prinzipiell mit denen von LIBMAN, KEEFER, MONCKE, SPANG und GABELE [1, 2]. SCHOEN und FRITZE, ARASA, GERMER, FISCHER und GLOKNER u. a. überein.

Alles in allem kann aber doch nach den eigenen Erhebungen gesagt werden, daß Lentafälle ohne Nierenbeteiligung seltene Ausnahmen sind, so daß aus differentialdiagnostischen Gründen die Beachtung und Bewertung des Harnbefundes zu Recht geschieht.

Abgesehen vom Harnbefund interessieren den Kliniker beim Vorliegen einer Nephritis auch noch andere Symptome: der Blutdruck in erster Linie, das Vorhandensein oder Fehlen von Ödemen und schließlich das Verhalten der Nierenfunktion.

Vom Blutdruck wird von allen Autoren angeführt, daß er sich in der großen Überzahl der Fälle normal bzw. entsprechend dem vorhandenen Klappenfehler verhalte. Da dieser meist eine Aorteninsuffizienz ist, pflegt der Blutdruck bei der Lentasepsis durch eine große Amplitude sowie nicht selten durch einen erhöhten systolischen Wert ausgezeichnet zu sein. Damit stimmen die eigenen Erfahrungen völlig überein. Auch eine diffuse Glomerulonephritis führt in der Regel nicht zur Blutdrucksteigerung.

Im einzelnen möge aus unserem Material noch erwähnt sein: 6mal konstatierten wir einen Blutdruck von über 180 mm Hg systolisch. 3mal lag unter diesen Fällen ein ausgesprochen nephritischer Hochdruck vor mit diastolischen Werten von über 100 mm Hg (220/140; 250/150; 180/110). Das anatomische Ergebnis dieser Fälle war (in gleicher Reihenfolge wie die Blutdruckwerte aufgeführt): Chronische Glomerulonephritis bei Mitral-Endokarditis und myogener Aorteninsuffizienz, subakute Glomerulonephritis bei Mitral-Aorten-Endokarditis, subakute Glomerulonephritis, keine Endo-, aber schwere Myokarditis. Im ersten Falle bestand die Blutdruckerhöhung nach fast 2jährigem Krankheitsverlauf nur die letzten 4—5 Monate, im Fall 2 unverändert während Klinikaufenthaltes von 4 Monaten bis zum Tode, im 3. Fall nur die letzten Tage vor dem Tode. Ein finales Blutdruckansteigen beschreiben auch GERMER, FISCHER und GLOKNER von zweien ihrer Fälle. In drei anderen eigenen Fällen lag der diastolische Druck unter 100 mm Hg (210/0; 185/95; 190/80). Anatomisch lagen hier vor: Stauungsnieren bei Aorten-Endokarditis; diffuse akute Glomerulonephritis bei Mitral-Aorten-Endokarditis, ausgedehnte herdförmige Nephritis bei Aorten-Endokarditis.

Interessanterweise wurde in vier unserer Fälle ein dauernd besonders niedriger, systolisch unter 100 mm Hg liegender Blutdruck gemessen. 2mal lag dabei eine Mitral-, 2mal eine Aorten-Endokarditis vor. Die Nieren waren in diesen Fällen verhältnismäßig wenig affiziert. 3mal wurden autoptisch Infarktnieren, 1mal zusammen mit trüber Schwellung nachgewiesen; im 4. Fall, der nicht zur Obduktion kam, bestand klinisch kein renaler Befund.

In diagnostischer Hinsicht, zur Identifizierung einer diffusen Glomerulonephritis versagt bei der Sepsis lenta demnach die Blutdruckuntersuchung im allgemeinen. Normaler Blutdruck, wie er in der Regel vorliegt, kann mit allen möglichen Nierenveränderungen einschließlich der diffusen Glomerulonephritis zusammengehen. Jedoch vermag eindeutig erhöhter Blutdruck mit hohem diastolischem Wert in den wenigen Fällen, in denen er vorkommt, anscheinend den morphologischen Nierenbefund als diffuse Glomerulonephritis aufzuklären (auch TARAJEV und DEMIN). Nur in diesen Ausnahmefällen lassen sich aus dem Blutdruckverhalten greifbare diagnostische Schlüsse ziehen.

Worin liegt nun die Ursache für das Ausbleiben einer Blutdrucksteigerung bei der Lentanephritis? VOLHARD [1] schreibt dazu: „Es ist unmöglich, den Blutdruck in Rechnung zu stellen, da er wegen der schweren Infektion, des Fiebers, der Kachexie und Anämie zu niedrig sein, der maximale wegen der Aorteninsuffizienz zu hoch erscheinen kann." In erster Linie wird man die Herzveränderungen anzuschuldigen geneigt sein. Doch will uns diese Annahme wenig stichhaltig erscheinen. Denn die Fälle, wenn sie auch Ausnahmen sind, in denen trotz schwerer Klappendefekte und noch ausgedehnter Myokarditis ein hoher Blutdruck besteht, welcher auch trotz schwerer und fortschreitender Herzdekompensation aufrechterhalten wird, dünken uns als eine eindeutige Widerlegung jener Annahme und beweisender gegen diese, als die große Mehrzahl der Fälle mit normalem Blutdruck für sie zu sein. Der Fall mit dem höchsten von uns überhaupt gemessenen Druckwert (250/150) betraf einen Patienten mit allerschwerster und jeder Therapie trotzender Kreislaufdekompensation. Über ganz entsprechende Erfahrungen verfügt jeder Kliniker ja auch von der chronischen diffusen Glomerulonephritis her, bei welcher schwerste Herzinsuffizienz eintreten kann, ohne daß dies an dem stark erhöhten Blutdruck auch nur die Spur änderte. Nach diesen Überlegungen scheint uns kein triftiger Grund dafür gegeben, daß der Herzbefund bei der Lenta-Nephritis eine wesentliche Rolle für das Ausbleiben eines erhöhten Blutdruckes spiele. Vielmehr glauben wir, wie unten noch eingehend zu erörtern sein wird, den normalen Blutdruck auf Besonderheiten des nephritischen Prozesses selbst bei der Lentasepsis zurückführen zu müssen.

Ödembildung begegnet uns in einem nicht geringen Prozentsatz der Lentafälle. Überblicken wir unser Gesamtmaterial, so ist bei über einem Drittel der Patienten zu irgendeinem Zeitpunkt der Erkrankung klinisch erweisbare Wasserretention vermerkt. In ungefähr der Hälfte dieser Fälle ist die Ödembildung nur gering, meist prätibial oder in der Knöchelgegend, seltener im Gesicht, isoliert oder gemeinsam mit Fußschwellungen lokalisiert. Durch diese Schwellungen im Gesicht erhalten einzelne Kranke ein ausgesprochen nephritisches Aussehen, was mehrmals in den Krankengeschichten eigens erwähnt ist. In den anderen Fällen ist die Wasserretention beträchtlicher und ausgedehnter, die abhängigen Körperpartien einnehmend oder große Höhlenergüsse bildend, manchmal besonders schweren Grades, nämlich generalisiert und mit hochgradiger Aufschwemmung aller Körperteile vorkommend. So entsteht bisweilen nach der Ödembildung ein ausgeprägt nephrotisches Zustandsbild; mehrmals paßten in dieses hinein noch ein niedriger Serumeiweißwert und große Albuminurie, einmal sahen wir sogar auch chylöse Höhlenergüsse. Demgegenüber erwähnen GERMER, FISCHER und GLOKNER, daß in ihren Lentafällen klinisch niemals ein nephrotisches Bild bestanden habe, im Gegensatz zu der Häufigkeit, mit der Nephrose verschiedener Intensitätsgrade anatomisch vorkam.

Die Frage nach der Ursache der Ödembildung ist nicht einheitlich zu beantworten. Im wesentlichen dürfen wir dreierlei Möglichkeiten ins Auge fassen. An erster Stelle steht kardiale Dekompensation zur Diskussion. Zweitens sind Zusammenhänge mit renalen Vorgängen in Erwägung zu ziehen im Sinne des nephritischen oder nephrotischen Ödems, wobei allerdings deren Entstehung, wie jetzt unbestritten gilt, mit dem Nierenprozeß unmittelbar nichts zu tun hat (VOLHARD [1, 2], KYLIN, NONNENBRUCH [2, 5], BECHER [5], W. FREY, J. FREY[3] u. a.), sondern auf extrarenalen Mechanismen beruht („pararenales Ödem" BECHERs). Dabei dürfte für das eiweißreiche Ödem (BECKMANN) der akuten Glomerulonephritis eine Capillardurchlässigkeitssteigerung eine entscheidende Rolle spielen. Hingegen liegt dem Ödem bei den Nephrosen und Pseudonephrosen, welches nur ganz geringen Eiweißgehalt aufweist (BECKMANN), in erster Linie eine krankhafte Zusammensetzung des Serumeiweißes mit Hypalbuminämie und daraus resultierender Herabsetzung des kolloidosmotischen Blutplasmadruckes zugrunde. Eine Verminderung des Serumeiweißes kommt jedoch auch ohne nephrotische Symptomatologie bei der Sepsis lenta, und zwar keineswegs nur als Ausnahme, unter den Nachkriegsfällen vor, so daß wir neben dem kardialen und „renalen" Ödem den Eiweißmangel als dritte grundsätzliche Ursache für die Ödembildung der Lentakranken anführen dürfen. Welches Moment im Einzelfall allein oder wenigstens überwiegend im Spiel ist, läßt sich nicht allgemein festlegen. Im großen und ganzen gehen unsere Eindrücke, übereinstimmend mit den Autoren, dahin, daß Ödembildung bei der Lentaerkrankung überwiegend durch Herzinsuffizienz zustande kommt, auf Konto des endo-myokarditisch betroffenen Herzens geht, während die andersartigen Ursachen dagegen zurückstehen. Von SCHOTTMÜLLER und BINGOLD ist in der Vorpenicillinära das „Stadium der Herzinsuffizienz" schon besonders herausgehoben worden für die Endphase der Lenta-Endokarditis. Und leider haben wir heutzutage, in der Zeit der Penicillinbehandlung, diese Entwicklung noch genau so zu fürchten wie ehedem, indem ein Teil der Kranken trotz eindeutiger Beeinflussung des Infektionsprozesses an fortschreitendem unaufhaltsamem Herzversagen zugrundegeht (s. BREDNOW). Nur in Einzelfällen hat man nach der Anordnung eines Ödems unmittelbare Veranlassung, dieses mit einem nephritischen Prozeß in Zusammenhang zu bringen. Ebenso sind jene Fälle, in denen sich das Ödem in ein nephrotisches Syndrom einfügt, Raritäten. Aber auch außerhalb eines solchen ist Eiweißmangel im Serum in einer ganzen Reihe von Fällen nachweisbar, wie wir in Übereinstimmung mit anderen Untersuchern sagen können (SCHOEN und FRITZE, SPANG und GABELE [1, 2], LANGE, GERMER, KLEINFELDER, RAUTMANN u. a.). Zusammenfassend dürfen wir somit feststellen, daß wir im Einzelfall einer schwer durchschaubaren ursächlichen Kombination, auf welche die Ödembildung zurückgeht, gegenüberstehen.

3. Die Nierenfunktion bei der Sepsis lenta, unter besonderer Berücksichtigung der Ergebnisse der Kreatinin-Clearance.

Von ganz besonderem Interesse für den Kliniker ist fraglos das Verhalten der Nierenfunktion innerhalb der Sepsis lenta. Ihm wollen wir uns nunmehr zuwenden.

Was die Harnmengen anbetrifft, so ist selbstverständlich, daß die Harn-ausscheidung nicht allein von der Niere aus gesehen werden kann, sondern daß die Leistung des erkrankten Herzens hierbei mit eingesetzt werden muß. Die Harntagesmengen lagen 35 mal unter unseren Fällen erheblich unter der Flüssig-keitszufuhr. In einigen Fällen wurde erst in den letzten Lebenswochen oder -tagen die Harnausscheidung ungenügend. Ein einziges Mal erlebten wir bei einem Kranken mit autoptisch erwiesener subakuter diffuser Glomerulonephri-tis völlige Anurie während der letzten 4 Tage, nachdem 2 Wochen lang vorher schon die Harnabsonderung kaum mehr 100 cm³ am Tage betragen hatte. Ausge-sprochen polyurische Bilder, wie sie von NONNENBRUCH [1], VOLHARD [1], GERMER, FISCHER und GLOKNER u. a. beschrieben werden, sahen wir nicht. Sofern Wasserversuche vorliegen, ergaben sie teils normale, teils verzögerte und ungenügende, mehrmals auch überschießende Ausscheidung. Für die Beurteilung dieser Wasserversuche stellt sich wieder die gleiche Schwierigkeit der Abschätzung der renalen gegen extrarenale Faktoren ein, so daß sie nicht allzuviel besagen.

Im Hinblick auf die Beurteilung der Nierenfunktion ist das Verhalten des spez. Gewichts im Harn von sehr wesentlicher Bedeutung.

19 mal ist in unseren Fällen das spez. Gewicht des Harns nicht über längere Zeit geprüft. Unter den übrigen 136 Fällen wurde 45 mal Isosthenurie festgestellt, das entspricht genau einem Drittel der Kranken. Ganz übereinstimmende Verhältniszahlen (¹/₃ der Fälle) geben auch LIBMAN und FRIEDBERG von großem Krankengut an. In einer Reihe weiterer Fälle ist Hyposthenurie erweisbar, so daß im ganzen ein recht hoher Prozentsatz resultiert von Lentakranken mit gestörter Konzentrationsfähigkeit der Nieren.

Bei den Fällen mit Isosthenurie handelt es sich gewöhnlich um im ganzen schwere Krankheitsbilder, welchen insbesondere ausgedehnte Nierenprozesse zugehören. Meistens findet sich eine subakute diffuse Glomerulonephritis, sonst noch gelegentlich ausgebreitete herdförmige Glomerulitis oder ausgedehnte interstitielle Nephritis, verbreitete Abscedierung der Nieren, und einmal sahen wir auch Amyloid. Allerdings gibt es doch auch bemerkenswerte Ausnahmen von dieser Regel, indem in einzelnen Fällen trotz schwerer anatomischer Veränderun-gen (subakute diffuse Glomerulonephritis) die betreffenden Nieren bis zuletzt Harnkonzentrationen von 1030 und darüber vollbrachten. BAEHR [4] berichtet über Fälle, in denen histologisch 60—90% aller Glomeruli von Herdnephritis befallen waren, ohne daß die Nierenfunktion dadurch gestört gewesen war.

Aber es muß mit dem Symptom der Isosthenurie noch eine ganz besondere Bewandtnis haben, worauf wir durch einzelne Beobachtungen aufmerksam wurden.

Beispielsweise erlebten wir in 2 Fällen folgendes Verhalten des spez. Gewichts im Harn: Die Kranken, einer mit viridans-positiver Kultur, wiesen vor und unter der ersten Penicillin-behandlung während eines Klinikaufenthaltes von 8 Wochen eine konstante Isosthenurie auf. Als sie zur Nachuntersuchung, der eine nach 7, der andere nach 10 Wochen, wieder in der Klinik erschienen, war von Isosthenurie nichts mehr erkennbar, sondern wieder Konzen-trierung bis 1025 bzw. 1029 möglich. Dabei blieb es auch während weiterer Klinikbeobach-tungen, bei denen sich im übrigen Ausheilung der Lentaerkrankung herausstellte (jetzt 1 bzw. 1¹/₂ Jahr Nachbeobachtung). Entsprechende Beobachtungen teilen auch KLEINFELDER, WOLLHEIM und KLEINFELDER, sowie GERMER, FISCHER und GLOKNER mit.

Bei einer Patientin, bei welcher wir einen Zeitraum von 11 Monaten im Krankheitsverlauf bis zum tödlichen Ausgang übersehen, bestand Isosthenurie vom ersten Tag des Klinikauf-enthaltes an. Die Obduktion ergab ausgedehnte Abscedierung der Nieren mit weitgehender Verwüstung des Nierenparenchyms. Es ist in höchstem Maße unwahrscheinlich, daß dieser schwerwiegende Nierenbefund schon fast 1 Jahr bestanden hat, besonders auch, da wir eine anfangs vorliegende Rest-N-Steigerung auf 86,4 mg-% unter Penicillinbehandlung sich normalisieren und dann über Monate halten sahen; final allerdings, wofür man nun wirklich die ausgedehnten geweblichen Zerstörungen in der Niere verantwortlich machen kann, stieg der Rest-N wieder auf 101,20 mg-% an. In einem anderen, ähnlich gelagerten Fall bestand auch Isosthenurie über ein Dreivierteljahr unverändert bei dauernd normalen Rest-N-Werten.

Der Tod erfolgte an Herzdekompensation, die Autopsie deckte eine akute Glomerulo-nephritis auf.

Beobachtungen wie diese einerseits und auf der anderen Seite jene mit erhal-tener Konzentrationsfähigkeit der Nieren trotz ausgebreiteter anatomischer Befunde sprechen eine eindeutige Sprache in dem Sinne, daß Isosthenurie bei der Sepsis lenta nicht nur auf anatomische Nierenvorgänge bezogen werden kann. sondern daß außer und mehr oder weniger selbständig neben diesen beim Zu-standekommen der Konzentrationsstörung auch funktionelle Momente bestim-mend mit im Spiele sind. Sie könnten unabhängig von einer anatomischen Nierenerkrankung beispielsweise in einer toxischen Beeinträchtigung der tubu-lären Zellfunktion durch den infektiösen Grundprozeß gesucht werden. Aber gerade diese Frage der Verursachung einer Isosthenurie durch infektiös-toxische Einflüsse bringt uns weiteren Überlegungen auf die Spur, welche neuerdings für die Pathophysiologie der Niere Bedeutung gewinnen (s. J. FREY [1—3] und darüber hinaus noch zu grundsätzlichen allgemein-pathologischen Problemen in Beziehung stehen (s. die Arbeiten von SELYE [1—3] und TONUTTI [1—6]). Diese in kurzen Zügen gleich zu schildernden Gesichtspunkte sprechen nicht sehr für die einfache Erklärung der Isosthenurie durch intrarenale toxische Aus-wirkungen, sondern legen eine andere Deutung näher, welche gewisse extrarenale Momente berücksichtigt und einbezieht.

Wir wurden durch die erwähnten Beobachtungen sehr an die Verhältnisse beim extra-renalen Nierensyndrom NONNENBRUCHs [3—5] erinnert, für das wir uns in den letzten Jahren interessiert haben. Bei diesem ist die Iso- bzw. Hyposthenurie ein führendes klinisches Merk-mal, welches mit ganz unterschiedlichen anatomischen Nierenveränderungen zusammengeht, in der Hauptsache mit nephrotischen Prozessen aller Intensitätsgrade oder mit seröser Nephritis, nicht eigentlich allerdings mit Glomerulonephritis. NONNENBRUCH [3—5] führt die Isosthenurie beim extrarenalen Nierensyndrom auf eine vorerst unerklärliche extrarenale Stoffwechselveränderung zurück. Inzwischen scheinen durch J. FREY [1, 2] diese Zusammen-hänge insoweit erhellt, als er zeigte, daß Nebennierenrindeninsuffizienz dabei eine entschei-dende Rolle spielt. Der Autor schließt aus klinischen und experimentellen Beobachtungen, daß für die normale Tätigkeit der Tubuli das Nebennierenrindenhormon unentbehrlich sei, indem es für den „basalen Stoffwechsel der Nierenzelle" ein unbedingtes Bedürfnis darstelle. Entsprechend sind auch beim Morbus Addison Nierenfunktionsstörungen im Sinne einer Einengung der Verdünnungs- und Konzentrationsfähigkeit seit langem bekannt (THADDEA, HÖPKER u. a.), wenn auch keineswegs regelmäßig vorkommend.

Von anatomischer Seite wird beschrieben (DIETRICH und SIEGMUND, JAFFÉ und TANNEN-BERG), daß bei allen möglichen toxischen und infektiösen Einwirkungen auf den Organismus eine Nebennierenrindenbeteiligung erweisbar sei in Form von „Veränderungen des Lipoid-gehaltes der Rinde, zweitens Störungen am Zirkulationsapparat" (JAFFÉ und TANNENBERG). DIETRICH und SIEGMUND heben von morphologischen Gesichtspunkten her bereits hervor, daß die Nebennierenrindenschädigung nicht nur Teilerscheinung einer allgemeinen Körper-schädigung sei, sondern daß der Rinde eine besondere Rolle als „eines Reaktionsortes gegen infektiös-toxische Schädigungen" zukomme. Durch die Arbeiten SELYEs [1—3], welche zur Konzeption des Adaptationssyndroms führten, haben wir inzwischen klarere Vorstellungen über die Form und den Ablauf organismischer Abwehrreaktionen gewonnen, wobei sich die Leistungen der Nebennierenrinde, über das corticotrope Hormon von der neurohormonalen Zentralstelle in Gang gesetzt, als von fundamentaler Bedeutung erweisen. Aus neueren anatomischen Arbeiten (TONUTTI [3—5], ERBSLÖH) geht hervor, daß die Strukturveränderungen an der Nebennierenrinde der Ausdruck einer übermäßigen funktionellen Beanspruchung des Rindenparenchyms sind; die spiegeln demnach eine „funktionelle Notlagesituation" der Nebennierenrinde wider.

Was für Infektionen und Intoxikationen im allgemeinen gilt, dürfen wir für die Sepsis lenta im besonderen zugrundelegen. Nach DIETRICH und SIEGMUND sind bei der Sepsis lenta „sehr verschiedene Grade der Ausbildung der Neben-nierenveränderungen" sichtbar. Wir haben die Sektionsprotokolle der eigenen Fälle extra auf die Nebennierenbefunde hin durchgesehen. In ziemlich genau der Hälfte aller Fälle sind makroskopische Nebennierenveränderungen aufge-führt, und zwar immer wieder die Verschmälerung und Lipoidverarmung der

Rinde. Im klinischen Bild schwerer Infekte erinnern nach THADDEA manche Züge, wie Appetitlosigkeit, Abmagerung, Adynamie an den Zustand der Nebenniereninsuffizienz. Wir möchten weiter noch auf die Neigung zu unternormalen Blutkochsalzwerten bei der Lentasepsis hinweisen, wie sie bei einem Teil der Kranken (21%), vielleicht auch als Ausdruck einer Nebennierenrindeninsuffizienz festgestellt wird.

Nach allem Gesagten darf wohl gelegentlich eine Störung der Konzentrationsleistung der Nieren als Ausdruck einer funktionellen Dekompensation der Nebennierenrinde aufgefaßt werden. Mit anderen Worten: Es kann die Isosthenurie bei der Sepsis lenta zunächst eine extrarenale, in einer Erschöpfung der Nebennierenrinde durch den septischen Infekt zu suchende Unterlage haben. In dieser Phase ist die Isosthenurie noch wieder rückgängig zu machen, dadurch z. B., daß der zugrundeliegende Infekt durch Penicillin überwunden und ausgeschaltet wird, so daß Erholung der Nebennierenrinde zustandekommt. Bei Fortbestehen der Grundkrankheit jedoch, mit zunehmendem Umsichgreifen nephritischer Prozesse, wird dieser extrarenale Mechanismus mehr und mehr durch einen irreversiblen renalen abgelöst.

Durch die folgende Beobachtung wird solche Deutung noch besonders eindringlich nahegelegt: Ein Kranker, von uns über $1^1/_2$ Jahre lang beobachtet, wies bei seinem ersten Klinikaufenthalt (Oktober/November 1949) eine Isosthenurie auf. 8 Wochen später, nach Penicillinbehandlung, bei erneuter Aufnahme (Januar/Februar 1950) war Konzentrierung bis zu 1024 wieder möglich. Abermals 8 Wochen später (April/Mai 1950) wird noch der gleiche Tatbestand angetroffen. Bei der nächsten Untersuchung (Juli/August 1950) macht sich Konzentrationsstörung erstmals wieder bemerkbar (spez. Gewicht nur bis 1020, gewöhnlich 1010—1016). Und im Oktober/November 1950 ist die Isosthenurie wieder vollkommen, besteht auch im Januar/Februar 1951 unverändert. Im April 1951 Exitus an Hirnblutung. Obduktion: generalisierte Herdnephritis.

Von Fall zu Fall werden wir also bei der Beurteilung einer Isosthenurie neben renalen auch extrarenale Bedingungen bedenken müssen. Geringer oder unbedeutender Harnbefund mit Iso- oder Hyposthenurie darf Verdacht auf extrarenale Ursache dieser hervorrufen, anhaltend massiver Harnbefund läßt gewöhnlich keinen Zweifel an ihrer renalen Verursachung. Für die erwähnten Fälle mit vorübergehender tubulärer Insuffizienz ergibt sich aus unseren Erörterungen folgende Erklärung: Die Isosthenurie ist Auswirkung einer Nebennierenrindenerschöpfung durch den zugrundeliegenden Infekt. Die Niere selbst ist freilich nicht unbetroffen, wie sich aus dem mehr oder weniger erheblichen Harnbefund ergibt. Aber die anatomischen Nierenveränderungen können nur geringfügig sein, so daß von ihnen dauernde Störungen und Schäden der Nierenfunktion nicht zurückbleiben. Indem es dann mit der Überwindung der Grundkrankheit durch Penicillin zur Erholung der Nebennierenrinde einerseits und zur Unterbrechung der renalen Prozesse andererseits vor Eintritt schwerwiegender anatomischer Schäden kommt, sind die Voraussetzungen für die Wiederkehr normaler Konzentrationsleistung der Nieren gegeben.

Um noch weiteren Einblick in die Funktionsstörungen der Nieren zu gewinnen, um insbesondere ihren glomerulären und tubulären Anteil im einzelnen zu prüfen, haben wir an 31 unausgewählten Lentafällen die Kreatinin-Clearance nach POPPER und MANDEL ausgeführt. In den meisten Fällen konnten sogar mehrere Bestimmungen zu verschiedenen Zeitpunkten des Krankheitsverlaufs vorgenommen werden.

Die Ergebnisse dieser Untersuchungen sind in den Tab. 1—3 auszugsweise aufgeführt. Die 1. Spalte enthält jedesmal die Kreatininwerte im Blut. Sie liegen normalerweise zwischen 0,5 und 1,0 mg-%, auch 1,1—1,2 mg-% können nach unseren Erfahrungen noch gerade als erlaubt gelten. Das Blutkreatinin rechnet zu den Rest-N-Substanzen; seiner Vermehrung liegen also die gleichen Umstände wie der des Rest-N zugrunde. Als Höchstwert haben wir

7,7 mg-% erlebt, wozu ein Rest-N von 126 mg-% gehörte. — Die nächste Spalte enthält die Harnkreatininwerte, die auch unter normalen Verhältnissen ganz wechselnd ausfallen. Das Verhältnis Harn- zu Blutkreatinin, der sog. Konzentrationsindex, ist nun allerdings eine sehr wesentliche Größe, denn sie gibt ein Maß der Eindickung des Harns auf dem Wege vom Glomerulus zum Nierenbecken ab und ist demzufolge Ausdruck der Konzentrierungsleistung der Nieren. Diese Zahl liegt normalerweise zwischen 100 und 500. — In der folgenden Säule sind die Endharnmengen in Kubikzentimeter pro Minute aufgezeichnet. Durch Multiplikation dieser Zahl mit dem Konzentrationsindex wird das Glomerulusfiltrat ermittelt. — In den beiden letzten Reihen sind die Werte für das Rückresorbat eingetragen, und zwar bezeichnet die 1. Zahl die absolute Größe in Kubikzentimeter, erhalten durch Subtraktion der endgültigen Harnmenge vom Glomerulusfiltrat; die 2. Zahl gibt die Rückresorption in Prozenten an, wobei dieser Wert normalerweise über 98% liegt.

Damit kommen wir nunmehr zur Besprechung unserer Ergebnisse im einzelnen. Unsere 31 Fälle lassen sich nach dem Ausfall der Kreatininclearance in 4 Gruppen aufteilen, von denen jede einen bestimmten Funktionstyp verkörpert.

Als erstes können 11 Fälle zusammengestellt werden, bei denen sämtliche Werte normal ausfielen. Ihre Anführung im einzelnen dürfen wir uns ersparen, da sie keine Besonderheiten bieten. Hier handelt es sich überwiegend um leichte Krankheitsverläufe mit wenig ausgeprägter Nierenbeteiligung. In dieser Gruppe finden sich außer 8 geheilte Kranke, bei zweien ist die Frage der Ausheilung noch nicht endgültig entschieden, doch liegen sie nach dem klinischen Gesamtbild wie nach den mehrfach erhaltenen Clearance-Werten prognostisch anscheinend ebenfalls günstig. Der letzte Kranke aus dieser Gruppe, bei dem auch Infektheilung angenommen werden konnte, ist außerhalb an Herzinsuffizienz gestorben.

Eine zweite Gruppe, welche durch allerdings nur 2 Fälle vertreten ist (Tab. 1), hebt sich dadurch heraus, daß anfängliche pathologische Werte unter Penicillinbehandlung verschwanden. Beide Fälle sind in Heilung ausgegangen. Bei dem ersten Patienten liegt die Abweichung

Tabelle 1.

Nr.	Bemerkungen	Datum	Kreatinin mg%		Konz.-Index	Harn-menge cm³/min	Glome-rulus-Filtrat pro min	Rückresorbat	
			Serum	Harn				cm³	%
12	Kie., Wilhelm, 33 J.	13. 6.	2,55	210	82	1,65	135,3	133,65	98,5
		10. 1.	1,1	167,5	152	0,6	91,2	90,6	99,3
13	Rei., Hildegard, 36 J.	28. 8.	0,55	125	227	0,14	31,78	31,64	99,5
		13.12.	0,7	190	271	0,38	102,98	102,60	99,6

allerdings nicht bei der Glomerulusfiltration, sondern betrifft lediglich den Blutkreatininwert, der auf 2,55 mg-% erhöht war (entsprechend einem Gesamtrest-N von 62,6 mg-%). Im zweiten Falle, bei einer Patientin mit vergrünenden Streptokokken in der Blut- und Harnkultur, war im unbehandelten Zustand das Glomerulusfiltrat recht erheblich herabgesetzt (auf fast 30 cm³). Dieses Ergebnis steht im Gegensatz zu dem ganz unbedeutenden Harnbefund, der bei negativer Eiweißreaktion nur einige Erythro- und Leukocyten im Harn ergab und also lediglich für eine herdförmige Nephritis sprach. Der Nachweis einer verminderten Glomerulusfiltration im floriden Stadium der Herdnephritis legt nun aber die Annahme nahe, daß der anatomische Prozeß doch erheblicher war, als man nach dem unwesentlichen Harnbefund erwarten möchte. Hierzu kann auf Befunde DOMAGKs bei experimenteller Infektion verwiesen werden, welche mehrfach, namentlich am sensibilisierten Tier, derart starke Reaktionen im Endothelsystem ergaben, daß durch Schwellung der Endothelien ganze Capillargebiete verschlossen wurden. Es ist gut möglich, daß analoge Vorgänge gelegentlich auch für die Lentaniere zutreffen. Jedenfalls war im eben besprochenen Falle nach Penicillinbehandlung (knapp 4 Monate später) der Harnbefund und mit ihm auch die glomeruläre Funktionsstörung verschwunden.

Eine dritte Gruppe von Lentafällen läßt als charakteristische Funktionsstörung ebenfalls eine mehr oder weniger bedeutende Herabsetzung des Glomerulusfiltrates erkennen, welche aber im Gegensatz zu der Situation in dem eben angeführten Fall bleibend ist. Die Konzentrations- und Rückresorptionsfähigkeit der Nieren ist demgegenüber erhalten oder wenigstens nicht deutlich gestört. Die Betonung liegt ganz und gar bei der glomerulären Abscheidungsstörung. Zu dieser Gruppe gehören 11 Fälle. Es handelt sich durchweg um schwere Krankheitsverläufe, bei denen im klinischen Gesamtbild entweder die Nierenbeteiligung sehr ausgesprochen oder Kreislaufdekompensation vorherrschend war. Die Schwere der Krankheitsfälle geht am besten aus der Tatsache hervor, daß 9 von diesen 11 Kranken gestorben sind; ein Patient steht mit zweifelhaften Aussichten noch in Behandlung. Den 11. Kranken haben wir aus den Augen verloren, nachdem er über 1 Jahr von uns beobachtet und wiederholt mit Penicillin und auch mit Streptomycin ohne wesentlichen Effekt behandelt worden war, so daß auch für ihn eine schlechte Prognose zu stellen ist. Der Krankheitsausgang erfolgte in diesen Fällen entweder unter den Zeichen des Nierenversagens oder aber unter dem Bilde der unbeeinflußbaren Herzinsuffizienz. Der autoptische Befund, der von 7 Fällen vorliegt, ergab dementsprechend 4 mal diffuse subakute Glomerulonephritis, 2 mal interstitielle Nephritis, davon 1 mal zusammen mit Nierenstauung, 1 mal schwere Stauungsniere allein.

Bei sämtlichen Patienten dieser Gruppe, aus der wir in der Tab. 2 aus Raumersparnis nur eine Auswahl einzelner besonderer Fälle wiedergeben, liegen die Glomerulusfiltratzahlen mehr oder weniger unter dem von POPPER und MANDEL mit 80 cm³/min angegebenen Normalwert. Ein Absinken des Glomerulusfiltrates im Krankheitsverlauf von anfangs normaler Höhe ist besonders ungünstig, da auf einen fortschreitenden Nierenprozeß hinweisend. Ein sehr bezeichnendes Beispiel für einen solchen Verlauf mit schwerwiegender Nierenbeteiligung ist der Fall Ger., der urämisch ausging an subakuter Glomerulonephritis. Der nächste Patient (Pol.) kann als Vertreter derjenigen Lentafälle gelten, in denen kardiale Symptome das Bild

Tabelle 2.

Nr.	Bemerkungen		Datum	Kreatinin mg%		Konz.-Index	Harn-menge cm³/min	Glome-rulus-Filtrat pro min	Resorbat	
				Serum	Harn				cm³	%
17	Ger., Paul,	51 J.	20. 6.	1,02	107	105	1,0	105	104	99,1
			3.11.	0,83	147	177	0,53	93,81	93,28	99,4
			21. 2.	2,8	70	25	1,04	26	24,96	96
23	Pol., Robert,	41 J.	24. 7.	1,1	137	125	0,62	77,5	76,88	97,8
			2.10	1,97	255	129	0,4	51,6	51,2	99,2
			2.11.	1,6	90	56,2	0,88	49,45	48,57	98,2
24	Rot., Erwin,	30 J.	4. 9.	1,6	250	156	0,3	46,8	46,5	99,3
			3.11.	1,4	205	146	0,5	73	72,5	99,3
			8. 2.	0,75	255	340	0,33	112,2	111,87	99,7
			28. 2.	0,9	255	383	0,39	110,37	109,98	99,6
			3. 4.	0,85	285	335	0,33	110,55	110,22	99,7
			6. 6.	1,55	160	103	0,7	72,1	71,4	99,0

beherrschen und Herzinsuffizienz die Todesursache abgibt. Auch hierbei läßt das Glomerulusfiltrat allmählichen Rückgang erkennen. Im Gegensatz dazu sahen wir auch einen Fall (Rot.), bei welchem sich ein anfangs erniedrigter Filtratwert unter Penicillinbehandlung normalisierte. Hier war ursprünglich das Glomerulusfiltrat wesentlich herabgesetzt, um dann erfreulicherweise in den nächsten Monaten nach Penicillinanwendung auf Normalhöhe anzusteigen. Aber diese Besserung ist bisher nur vorübergehend, offensichtlich keine endgültige; denn die neueste Untersuchung ließ bereits wieder eine Verminderung der Filtratgröße feststellen. Auch der Harnbefund ist trotz fast einjähriger wiederholter Penicillin- und auch Strepto- und Aureomycintherapie unverändert und nach wie vor erheblich. Ebenso kann nach den übrigen Befunden von einer Krankheitsheilung vorerst nicht die Rede sein, so daß die Prognose auf die Dauer doch ungünstig gestellt werden muß.

Die tubuläre Funktion ist bei dieser Gruppe von Fällen nicht entscheidend beeinträchtigt. Der Konzentrationsindex liegt über 100, zumindest nicht wesentlich oder beständig darunter, das Rückresorbat beträgt über oder um 98%. Das spezifische Gewicht im Harn liegt nicht unbedingt niedrig, gewöhnlich um 1020, erreicht aber auch mehrmals spontan 1030; nur 2 mal bestand Isosthenurie. Wir haben in jedem Falle auch noch den Stickstoff- und Harnstoffgehalt des Urins untersucht. Auch hierbei lassen sich bedeutende Abweichungen nicht ermitteln. Die Stickstoffkonzentration liegt bei 1% oder noch darüber, bis 1,5%.

Als vierte und letzte Gruppe heben sich in unseren Untersuchungsbefunden 7 Lentafälle heraus (Tab. 3), bei welchen jedesmal die Nierenbeteiligung schwerwiegend war und im Gesamtbild der Erkrankung entscheidend in Erscheinung trat. Wohl gehörten auch zur vorigen Gruppe schon einige Fälle, in denen die renale Affektion die Führung inne hatte, aber daneben fanden wir doch auch noch die Stauungsniere vertreten. Der Harnbefund war nicht immer erheblich bei jenen Fällen. Zu der jetzigen Gruppe gehören nun aber ausnahmslos Fälle mit klinisch massivem Harnbefund und anatomisch, soweit ein autoptischer Befund vorliegt, ausgedehntem glomerulonephritischem Prozeß. Fanden wir bei der vorigen Gruppe als Funktionsabweichung nur die glomeruläre Filtrationsstörung, hervorgerufen durch Glomerulonephritis oder Herzdekompensation, ins Gewicht fallend, so bestehen in den jetzt anzuführenden Fällen neben einer glomerulären Störung auch einschneidende tubuläre Funktionsausfälle. Man kann diese Art der Störung als den Funktionstyp der Schrumpfniere kennzeichnen, während für die vorerwähnte Gruppe, in welcher die glomeruläre Störung führend ist, die funktionelle Situation der akuten Glomerulonephritis bzw. der Nierenstauung zutrifft. Dabei weisen sich jedoch unter diesen Fällen auch schon einzelne (z. B. Gerb.) als Übergangsformen aus, bei denen sich gegen das Ende der Krankheit die komplexe, nicht mehr nur auf den glomerulären Anteil beschränkte Funktionsstörung noch andeutet.

Tabelle 3.

Nr.	Bemerkungen		Datum	Kreatinin mg-%		Konz.-Index	Harn-menge cm³/min	Glome-rulus-Filtrat pro min	Rück-Resorbat	
				Serum	Harn				cm³	%
25	Bau., Siegfried,	24 J.	19. 6.	3,90	96	24,6	1,17	28,78	27,61	95,9
			11.10.	7,77	66	8,6	0,63	5,42	4,79	88,3
26	Röh., Albert,	45 J.	17.10.	1,20	40	33,3	1,13	37,63	36,5	97,2
			27.10.	3,45	92	26,7	0,55	14,68	14,13	96,4
			3. 1.	1,37	45	32,8	0,62	20,34	19,72	96,9
27	Hah., Alfred,	48 J.	2.11.	1,16	110	95	0,59	56,05	55,46	98,9
			10. 1.	2.77	132	47,6	0,58	27,61	27,03	97,9
28	Bau., Walter,	49 J.	28. 9.	2,7	107,5	39,8	1	39,8	38,8	97,5
			7.11.	6,9	107,5	15,6	1,20	18,72	17,52	93,6
			23.11.	1,82	120	65,9	0,65	42,83	42,18	98,5
			29.12.	1,4	85	60,7	0,96	58,27	57,31	98,3
			7. 2.	1,75	147,5	84,3	0,62	52,26	51,64	98,8
			4. 3.	2,65	155	58,5	0,31	18,13	17,82	98,3
29	Got., Rudolf,	43 J.	20. 3.	4,20	75	17,8	0,61	10,86	10,25	94,4
			24. 4.	4,77	55	11,4	0,83	9,46	8,63	91,2
			20. 9.	2,80	73	26	1,53	39,78	38,25	96,2
			13.12.	2,90	137,5	47,4	1	47,4	46,4	97,9
			29. 2.	3,1	90	29	1,14	33,06	31,92	96,5
30	Blu., Arthur,	50 J.	27. 6.	1,97	95	48,2	0,93	44,83	43,9	97,9
			4. 9.	1,75	85	48,6	1,38	67,07	65,69	97,9
			23.10.	1,47	70	47,6	0,95	45,22	44,27	97,7
			27. 2.	1,6	85	53,1	0,87	46,19	45,32	98,1
			31. 3.	2,35	120	51	0,82	41,82	41,00	98,0
			8. 7.	2,13	167	78,4	0,73	57,23	56,50	98,7
31	Bal., Günther,	31 J.	2. 4.	1,47	147	100	0,82	82,0	81,18	99,0
			5. 5.	1,47	160	109	0,7	76,3	75,6	99,1
			24. 6.	1,73	225	130	0,52	67,6	67,08	99,2

Unter den Fällen der vierten Gruppe finden wir die hochgradigsten Verminderungen des Glomerulusfiltrates, die wir überhaupt gesehen haben. Unser niedrigster Wert betrug um 5 cm³, als nächstes folgen Werte von 9 und 10 cm³. Daneben machen sich die tubulären Ausfälle, die Rückresorptions- und Konzentrationsleistung der Niere betreffend, in verschiedener Hinsicht bemerkbar. Der Konzentrationsindex liegt niedrig, durchweg unter 100, meist sogar konstant unter 50. Die Rückresorption läßt sich ebenfalls als mehr oder weniger deutlich herabgesetzt ermitteln. Weiter findet sich ganz regelmäßig bei diesen Fällen eine Isosthenurie. Die Untersuchung des Harns auf seinen Stickstoffgehalt weist in jedem Falle das Unvermögen zur Stickstoffkonzentration aus. Diese liegt konstant unter 1%, meist sogar nur um $^1/_2$ oder noch unter $^1/_2\%$, bei 0,3—0,4%, trotz unter Umständen stark erhöhter Rest-N-Werte im Blut.

Der Zustand der in allen Teilen schwer funktionsgestörten Niere ist durch diese Befunde erwiesen. 4 der 7 Kranken sind ad exitum gekommen. Die Obduktion ergab jedesmal schwere Nierenveränderungen: Im Falle Nr. 25 diffuse, überwiegend chronische Glomerulonephritis, bei Röh. und Bau. (Nr. 26 und 28) subakute Glomerulonephritis, bei Hah. (Nr. 27) generalisierte Herdnephritis. Auch für die 3 noch Lebenden kann nach den klinischen Daten ausgedehnte Glomerulonephritis angenommen werden.

Der Verlauf der Nierenerkrankung gestaltete sich bei den einzelnen Kranken etwas verschieden. Einige Male (Fälle 25—27) war der fortschreitende Charakter des renalen

Prozesses an immer niedrigeren Glomerulusfiltratwerten oder am absinkenden Konzentrationsindex unmittelbar abzulesen und zu verfolgen. Auch ein weiterer, kürzlich neu in unsere Behandlung gekommener Patient (Nr. 31) weist trotz hoch dosierter Penicillinbehandlung alle Zeichen einer progredienten Nierenaffektion auf. Für die restlichen 3 Fälle (Nr. 28 bis 30) trifft nun ein etwas anderer Krankheitsablauf zu, der besonders dadurch interessant ist, daß eine Zeitlang keine Tendenz zur Progression, sondern im Gegenteil eine deutliche Besserung erkennbar war. Dabei bestanden vor Einsetzen der Behandlung scheinbar die Zeichen absoluter und hoffnungsloser renaler Insuffizienz in Form erheblicher Rest-N-Steigerungen (zwischen 80 und 120 mg-%), völliger Isosthenurie und stark erniedrigten Glomerulusfiltrat- und Konzentrationsindex-Zahlen. Überraschend änderten sich die Befunde unter Penicillin- bzw. auch Streptomycinbehandlung in Richtung der Besserung. Die Rest-N-Werte gingen auf normale oder annähernd normale Höhe zurück, die Glomerulusfiltratwerte besserten sich deutlich, wenn sie auch keineswegs normal wurden. Bei dem einen Patienten (Nr. 28) hielt dieser Zustand etwa 4 Monate an. Der Harnbefund war während dieser Zeit konstant massiv. Dann trat unter erneutem Ansteigen des Rest-N und Absinken des Glomerulusfiltrates der Exitus ein. Die beiden anderen Kranken beobachten wir nunmehr länger als ein Jahr. Die glomeruläre Filtration lag in dieser Zeit dauernd unter der Norm. Praktisch unverändert bestehen geblieben ist auch in jedem Falle die Isosthenurie. Ebenso hält sich die Höhe des Harn-Serumkonzentrationsindex für Kreatinin sowie der Gesamtstickstoffkonzentration im Harn weiter erheblich unter der Norm. Gerade diese Feststellungen sind, ungeachtet der sonstigen Besserung der Befunde ein ernst zu nehmender Hinweis darauf, daß die Niere bereits nicht mehr rückbildungsfähige oder ausgleichbare anatomische Schädigungen erlitten hat. In einem Fall spricht außerdem der weiterhin massive Harnbefund unzweideutig dafür, daß in den glomerulonephritischen Vorgängen keine Ruhe eingetreten ist, sondern daß sie eigentlich ungebremst fortbestehen. Im anderen Falle (Got.) hat sich aber selbst der anfänglich hochgradige Harnbefund nach mehrmaliger Penicillin- und auch Streptomycinbehandlung weitgehend verloren; ja, es darf nach dem klinischen Gesamtbild für diesen Patienten sogar vorläufige Infektheilung angenommen werden. Aber trotz allem kann das Fortbestehen völliger Isosthenurie, der Konzentrationsunfähigkeit für Stickstoff im Harn, der an der Grenze des Erlaubten bzw. mit einzelnen Fraktionen weiterhin im pathologischen Bereich sich bewegende Rest-N-Wert nicht übersehen werden und nicht darüber hinwegtäuschen, daß auch an dieser Niere anatomische Einbußen eingetreten sind, die auf die Dauer nicht ertragen werden. Der Ausgang in Nierenversagen darf auf Grund dieser Feststellungen wohl auch für diese zunächst gebesserten und scheinbar stationären Fälle vorausgesagt werden.

Als Resümee der von uns erstmals an Lentakranken systematisch ausgeführten Clearanceuntersuchungen dürfen wir wohl feststellen, daß diese Methode einen tiefen Einblick in die Funktionsstörungen bei der Lentanierenaffektion zuläßt. Ja, für die Aufdeckung der Einzel- und Teilstörungen erweist sie sich den üblichen klinischen und Laboratoriumsbefunden in der Regel überlegen, so daß das Ergebnis der Clearance die Grundlage abgibt für die Abgrenzung verschiedener Typen von Nierenfunktionsstörung bei der Lentaerkrankung. Wir waren zu folgender Unterteilung gekommen:

1. Fälle ohne irgendwelche Nierenfunktionsstörungen. Hierbei handelt es sich um die leichteren Krankheitsbilder.

2. Fälle mit reversibler glomerulärer oder tubulärer Funktionsstörung. Dabei dürften die glomerulären Ausfälle mit nichtgeneralisierten glomerulitischen Prozessen zu erklären sein, während wir die vorübergehenden tubulären Arbeitsstörungen hauptsächlich mit einer Nebennierenrindeninsuffizienz, als Auswirkung der infektiös-septischen Grundkrankheit in Zusammenhang brachten.

3. Fälle mit bleibender glomerulärer Funktionsstörung bei durchweg schweren, prognostisch ungünstigen Krankheitsbildern. Hier lassen sich als Ursache der renalen Funktionsstörung entweder schwere anatomische Nierenerkrankungen oder aber kardiale Dekompensation ermitteln.

4. Fälle mit irreversibler glomerulärer und tubulärer Insuffizienz („Funktionstyp der Schrumpfniere"). Diesen gehören ebenfalls regelmäßig schwere Krankheitsverläufe zu mit betonter renaler Symptomatik und auch anatomisch ausgedehnten Nierenveränderungen.

Der Kochsalzgehalt im Harn, den wir regelmäßig neben dem Stickstoff und Harnstoff untersucht haben, ist in einer ganzen Reihe von Fällen nicht zu beanstanden. Daß er verschiedentlich recht niedrig gefunden wird, dürfte auf extrarenale Bedingungen zurückzuführen sein, beispielsweise eine Kochsalzverschiebung in die Gewebe oder auch eine Kochsalzbeschränkung in der Nahrung, der die zur Wasserretention neigenden Kranken unterworfen waren.

Über das Verhalten der Blut-Rest-N-Werte hat sich uns folgendes ergeben: Von 95 unserer Fälle liegen die Rest-N-Werte vor. Dabei war der Rest-N 42mal normal; in den meisten Fällen liegt er also, wenigstens zeitweise während der Erkrankung, über 40 mg-%. Vermutlich ist die Zahl der normalen Werte dadurch noch zu hoch ausgefallen, daß der Rest-N in diesen Fällen häufig nur einmal, am Anfang des Klinikaufenthaltes, nur in wenigen Fällen wiederholt und ebenfalls nur selten im letzten Stadium der Erkrankung bestimmt ist. Bemerkenswert groß ist die Zahl der Fälle mit hohen Rest-N-Werten. In nicht ganz der Hälfte der Fälle mit Rest-N-Erhöhung überhaupt liegt nämlich der Wert über 80 mg-%. Als Höchstwert erlebten wir 201 mg-%. Als anatomisches Substrat derartiger azotämischer Verläufe stellte sich fast ausnahmslos eine diffuse Glomerulonephritis heraus, subakuter bis chronischer Form, selten auch diffuse interstitielle Nephritis oder ausgedehnte Abszedierung, einmal allerdings auch nichts weiter als schwere Nierenstauung.

An der Vermehrung des Reststickstoffs sind die einzelnen Rest-N-Körper in verschiedenem Ausmaß beteiligt. Überwiegend kommt ein Rest-N-Anstieg auf Konto des Harnstoffes, doch sind so gut wie stets auch die übrigen Substanzen, z. B. die Harnsäure und das Kreatinin anteilmäßig mehr oder weniger betroffen. Nicht selten erweist sich, was freilich keine Besonderheit der Lenta-Niere, sondern eine allgemein gültige Erfahrung aus der Klinik der Nierenkrankheiten ist, der Harnsäure- oder Kreatinin-Wert an Empfindlichkeit dem Rest-N-Wert überlegen, indem dieser noch normal ausfallen kann, während der Harnsäure- oder Kreatininwert bereits deutlich gesteigert ist. Nur ausnahmsweise sahen wir einen besonders erhöhten Harnsäurewert, z. B. einmal mit 15,2 mg-% bei einem Rest-N von 83 mg-%. Der Xanthoproteingehalt des Serums wird im Vergleich zum Harnstoff- oder Rest-N-Wert ebenfalls meist niedrig gefunden, doch weisen die ausgesprochen renalen Krankheitsverläufe mit urämischem Ausgang durchweg hohe Xanthoproteinwerte auf; unser Höchstwert lag bei 112 E (zugehöriger Rest-N 101 mg-%). Solche bedeutende Vermehrung der giftigen aromatischen Körper spricht für länger bestehende Niereninsuffizienz, für echte chronische Retentions-Urämie (VOLHARD [1]). Durch die Arbeiten BECHERs [2—6] haben wir die die Xanthoproteinreaktion gebenden Darmfäulnisprodukte als die eigentlichen Schädlinge unter den Rest-N-Körpern kennengelernt. Auch VOLHARD [1] nennt die Xanthoproteinreaktion die einzige chemische Blutveränderung, deren Grad mit den klinischen Erscheinungen der urämischen Vergiftung parallel geht. Daher darf wohl mit Recht für das urämische Endstadium, wie es eine Reihe von Lentafällen aufweist, in erster Linie die Retention der aromatischen Rest-N-Substanzen verantwortlich gemacht werden. Dagegen werden in den früheren Stadien, besonders einer unbehandelten Lentaerkrankung, wohl auch relativ häufig und keineswegs immer nur geringe Rest-N-Vermehrungen angetroffen, aber sie gehen nicht mit klinisch urämischem Bild einher. Diese Rest-N-Erhöhungen, an denen, wie gesagt, die Xanthoproteinkörper nicht oder kaum Anteil haben, bestehen vielfach nur vorübergehend und gehen unter Behandlung zurück. Seitdem wir uns in den letzten beiden Jahren angewöhnt haben, bei jedem Lentapatienten die Rest-N-Werte zu untersuchen, können wir sagen, daß man nicht selten überrascht ist von der Höhe eines Rest-N-Wertes, den man nicht erwartet hat und den man dem Kranken nicht ansieht.

Für die Rest-N-Steigerung dürften nach dem Gesagten verschiedene Momente, renale wie extrarenale, verantwortlich sein, unter denen im Einzelfall bald dieses, bald jenes hervortritt. Daß den hohen Rest-N-Anstiegen in der Regel hochgradigere anatomische Nierenprozesse entsprechen, wurde gerade schon angeführt. Immerhin ergab sich einmal bei einem Rest-N-Wert von 96 mg-% nur Stauungsniere. KLEINFELDER sowie WITZGALL teilen ebensolche Beobachtungen mit. Hier sind auch jene nicht seltenen Vorkommnisse anzuführen, daß geringe bis mäßige Rest-N-Erhöhungen, unter Penicillin zurückgehen. In zwei Fällen waren es sogar Rest-N-Werte über 120 mg-%, die nach Behandlung sich annähernd normalisierten (s. auch KLEINFELDER). Bei solchen Verläufen ist es wohl kaum berechtigt, für die Rest-N-Steigerung renale Prozesse allein oder auch nur in erster Linie verantwortlich zu machen. Uns scheinen statt dessen dafür extrarenale Bedingungen in Form gesteigerten Eiweißzerfalles unter der Einwirkung des chronisch-septischen Infektes überwiegend in Frage zu kommen. Steht die Herzdekompensation besonders im Vordergrund (KLEINFELDER, WITZGALL, SCHOEN [2] oder haben Embolien und Infarzierungen stattgefunden, so wird man darin noch eine Verschärfung dieser Situation sehen müssen. Daneben dürften allerdings renale Auswirkungen — glomeruläre und tubuläre Störungen — als Hilfsursache ebenfalls mit im Spiele sein. Im allgemeinen wirken diese drei Momente: vermehrter Gewebszerfall, glomeruläre und tubuläre Insuffizienz zusammen beim Zustandekommen einer Rest-N-Steigerung.

4. Die pathologisch-anatomischen Nierenbefunde bei der Sepsis lenta.

Über die pathologisch-anatomischen Nierenveränderungen kann nach den Befunden an unserem Krankengut gesagt werden, daß sie von Fall zu Fall recht unterschiedlich zu sein pflegen, so daß keine Niere der anderen gleicht und auch noch in der einzelnen Niere ein buntes Nebeneinander verschiedener Veränderungen vorkommt. Mit Nachdruck muß weiter hervorgehoben werden, daß es nach den Beobachtungen an unserem Krankengut *unberechtigt ist, die* LÖHLEIN*sche Herdnephritis als die Nierenerkrankung der Lentasepsis schlechthin zu bezeichnen* und anzusehen, wie dies in den Lehrbüchern und den meisten klinischen Arbeiten bis auf den heutigen Tag noch immer wieder angegeben ist. Die Herdnephritis spielt in unserem Krankengut nur eine untergeordnete Rolle; sie findet sich eigentlich nur als Ausnahme unter unseren zur Obduktion gekommenen Fällen, während die Regel die diffuse Glomerulonephritis subakuter oder subchronischer Form ist. Ähnliches wird von anderer Seite (KANTHER, MORGAN und Mitarbeiter u.a.) ebenfalls berichtet. Jedoch sind auch gegensätzliche Erfahrungen mitgeteilt worden, Zum Beispiel hebt LEY als regelmäßigen anatomischen Befund bei seinen Fällen die herdförmige Nephritis hervor und weiter erwähnen WALTER, REIMOLD und HEILMEYER unter 50 Fällen 11mal „klassische LÖHLEINsche Herdnephritis". Der *nephrotische Einschlag* im morphologischen Nierenbefund ist ebenfalls recht gewöhnlich, wie wir in Übereinstimmung mit GERMER, FISCHER und GLOKNER sagen können. Weiterhin sind in einem erheblichen Teil unserer Fälle auch *interstitielle Veränderungen* angeführt, die seltener isoliert als mit Glomerulitis gemeinsam vorkommen. Sie sind von verschiedenem Ausmaß: von einzelnen Rundzelleninfiltraten, hauptsächlich periglomerulär, bis zur diffusen zelligen oder exsudativen *interstitiellen Nephritis* kommen alle Übergänge vor.

Die *Niereninfarzierung* als wohl häufigste und gewöhnlichste Nierenaffektion bei der Sepsis lenta möge nur der Vollständigkeit halber aufgeführt sein, weil sie keine der Niere eigentümliche Veränderung darstellt und außerdem ihre Entstehung so klar liegt, daß darüber nichts gesagt zu werden braucht. Auch die *Stauungsniere* soll noch erwähnt sein, welche gelegentlich den einzigen oder wesentlichen anatomischen Nierenbefund abgibt, nicht ganz selten mit anderen Veränderungen gemeinsam vorkommt (LE NOIR und BAIZE). Die Stauungsniere ist naturgemäß keine für die Sepsis lenta typische Nierenaffektion und außerdem bestehen für sie keine grundsätzlichen Schwierigkeiten der Erklärung, so daß wir auch auf sie nicht näher einzugehen brauchen. Aus den erwähnten Gründen sollen die Infarktniere und die Stauungsniere bei den folgenden Darlegungen außer Betracht bleiben.

An einer Reihe von Beispielen mag das morphologische Gesicht der nephritischen Erkrankung bei der Lenta in seinen verschiedenen Ausdrucksformen gezeichnet und durch Einzelheiten des histologischen Befundes unmittelbar veranschaulicht werden[1].

1. Nieren eines 34jähr. Mannes. Makroskopisch: Organe vergrößert, mehrere stecknadelkopfgroße Blutpünktchen an der Oberfläche.

Histologisch: Glomeruli insgesamt etwas vergrößert, Schlingen verquollen, aber durchgängig, blutführend. Abschnittsweise in verschiedenen Glomeruli Nekrosen der Schlingen mit Auflösung der histologischen Struktur. Deckepithelien vermehrt und vergrößert, stellenweise greifen die Schlingennekrosen auf das Deckepithel über. Interstitielles Ödem mit Rundzelleninfiltrierung, besonders im Mark. Harnkanälchen erweitert, enthalten Blut und wolkige Eiweißabscheidung.

Diagnose: LÖHLEINsche Herdnephritis, interstitielle Nephritis.

2. Nieren eines 48jähr. Mannes. Makroskopisch: Organe vergrößert, fest, Oberfläche wenig granuliert mit einzelnen Blutpunkten.

Histologisch: An den Glomeruli wechselnd Schlingennekrosen und Hyalinisation bis Vernarbung bei noch erhaltenen einzelnen Schlingen. Umschriebene Capillarverschlüsse durch eingelagertes Wandhyalin. Nirgends eigentliche Halbmondbildung, nur ab und zu umschriebene Wucherung von Pericyten. In der Umgebung der veränderten Glomeruli Narbenbildung und reaktive Entzündung. Kanälchenepithel streckenweise atrophisch, unwesentlich verfettet.

Diagnose: Disseminierte chronische herdförmige Glomerulitis.

3. Nieren eines 44jähr. Mannes. Makroskopisch: Nieren groß, Oberfläche glatt, bunt gescheckt („große bunte Niere").

Histologisch: Glomeruli größtenteils vergrößert, Schlingen verdickt und vergröbert, füllen teilweise den Kapselraum völlig aus. Einzelne Glomeruli verödet, häufiger Teilhyalinisierung der Glomerulusschlingen. Kapselepithel bei den meisten Glomeruli verdickt, z. T. in Form von Halbmonden. Periglomerulär geringgradige leukocytäre Infiltrationen. Epithelien der Tubuli contorti geschwollen, Kanälchenlichtung stellenweise fast aufgehoben. Streckenweise Fettablagerungen im tubulären Epithel.

Diagnose: Subakute diffuse Glomerulonephritis.

4. Nieren eines 50jähr. Mannes. Makroskopisch: Nieren vergrößert, bunt, gelb-rot gefleckt, kleine Blutpunkte, einzelne kleine strahlige Narben.

Histologisch: Glomeruli vergrößert und kernreich; hauptsächlich handelt es sich dabei um Leukocyten, daneben ist auch Schwellung und Vermehrung der Schlingenendothelzellen erkennbar. Vergrößerung und Vermehrung der Kapselepithelien, z. T. in halbmondförmiger Schichtung. Glomerulusknäuel infolge der Verbreiterung des Kapselepithels komprimiert und blutarm. In den engen Kapselräumen wenig Exsudat mit Erythro- und Leukocyten. Wenige Nierenkörperchen ganz hyalin verödet. Größere periglomeruläre Rundzelleninfiltrate. Stärkere Veränderungen am tubulären Apparat: Schwellung der Tubuluszellen, vacuoläre und hyalintropfige Entartung, besonders der Hauptstücke. Streckenweise basale Verfettung der Epithelien. Kerne vielfach schlecht oder gar nicht gefärbt. In den Kanälchenlichtungen körniges Eiweiß, hyaline Cylinder und massenhaft Erythrocyten.

Diagnose: Subakute diffuse Glomerulonephritis.

5. Nieren von 45jähr. Mann. Makroskopisch: Nieren groß, Oberfläche diffus mit flohstichartigen Blutungen übersät.

Histologisch: Diffuse schwere Veränderungen der Glomeruli: Schwellung der Capillarendothelien, Verklebung der Schlingen untereinander und mit der Pericytenmembran, Verdickung dieser. Stellenweise Hyalinose einzelner Capillarschlingen oder ganzer Glomeruli, stellenweise noch fortgeschrittenere Veränderungen in Form geschrumpfter Glomeruli mit narbigen Prozessen in der Umgebung. Exsudat im Kapselraum der Glomeruli, verschiedentlich auch Blut. Tubulusepithelien zeigen feinblasige Plasmaentmischung, in manchen Bezirken ödematöse Verquellung. Arterien weisen Hyperplasie der Gefäßwandmedia und -intima mit polsterförmiger Wandverbreiterung und Einengung der Lumina auf.

Diagnose: Subchronische Glomerulonephritis.

6. Nieren einer 29jähr. Frau. Makroskopisch: Nieren vergrößert, blaß, mit einzelnen punktförmigen Blutungen („große weiße Nieren").

Histologisch: Glomeruli im ganzen vergrößert, zumeist den Kapselraum ausfüllend, sehr kernreich; größtenteils handelt es sich dabei um Leukocyten, die in den Schlingen stecken, daneben besteht noch Schwellung der Schlingenendothelien und des Kapselepithels. Ab und zu deutliche Halbmonde. Einige Glomeruli zeigen erheblicheren Strukturumbau. An diesen sind die Schlingen großenteils verödet, die wenigen erhaltenen sind aufgequollen, mit einer homogenen Masse ausgefüllt. In den Kapselräumen verschiedentlich Leukocyten,

---

[1] Die pathologisch-anatomischen und histologischen Untersuchungsbefunde verdanken wir sämtlich dem hiesigen Pathologischen Institut (Direktor: Prof. Dr. med. W. FISCHER).

Erythrocyten und feinkörniges Exsudat. Im Interstitium vereinzelt lymphocytäre Anhäufungen. Starke Veränderungen am Kanälchenepithel: Haupt- und Schaltstücke hyalintropfig entartet, im Lumen teilweise Blut und Leukocyten oder auch abgestoßene Epithelien und hyaline Substanz. Kanälchenabschnitte des Marks weisen verschieden intensive Veränderungen auf. Von mangelnder Kernfärbbarkeit über körnigen Zerfall des Protoplasmas und Abstoßung nekrotischer Epithelien bis zum völligen bindegewebigen Ersatz des Epithels finden sich alle Übergänge. Im übrigen fast diffuse Verfettung in sämtlichen Kanälchenabschnitten.

Diagnose: Subchronische Glomerulonephritis mit nephrotischem Einschlag.

7. Nieren einer 33jähr. Frau. Makroskopisch: Nieren verkleinert, blasse narbige Oberfläche, einige kleine Blutpunkte.

Histologisch: Zahlreiche hyaline Glomeruli, vielfach Teilhyalinisierung der Schlingen, verbunden mit Kapselverdickungen, z. T. diffuser Form, z. T. in halbmondförmigen Wucherungen der Kapselepithelien. Stellenweise in den Kapselräumen Exsudat mit Erythrocyten. Zwischengewebe vielfach narbig verändert, an anderen Stellen lymphocytäre Infiltrate. Harnkanälchen z. T. atrophisch, deutlich erweitert. Epithel stellenweise feintropfig verfettet, stellenweise nekrotisch und abgestoßen.

Diagnose: Subakute bis chronische Glomerulonephritis.

8. Nieren eines 24jähr. Mannes. Makroskopisch: Nieren wenig vergrößert, dunkelrote Oberfläche mit zahlreichen grauen stecknadelkopfgroßen erhabenen Knötchen.

Histologisch: Sämtliche Glomeruli hochgradig verändert. Es finden sich verschiedene Grade hyaliner Degeneration bis zu völliger Veröffung. Daneben auch große Glomeruli mit außerordentlich kernreichen Gefäßschlingen. Glomeruluskapseln überwiegend zwiebelschalenähnlich verdickt. Interstitielles Gewebe zellreich, stellenweise lymphocytäre Infiltrierungen. Harnkanälchen großenteils weit, mit niedrigem atrophischem Epithel. Wand der kleinen Arterien z. T. hyalin degeneriert.

Diagnose: Diffuse, überwiegend chronische Glomerulonephritis.

9. Nieren eines 41jähr. Mannes. Makroskopisch: Organe etwas vergrößert, Oberfläche minimal granuliert mit einzelnen punktförmigen Blutungen.

Histologisch: Glomeruli intakt, bisweilen an einzelnen Schlingen ödematöse Aufquellung zu beobachten. Zwischengewebe, besonders in der Rinde verbreitert, verquollen, fleckweise mit Lymphocyten und Plasmazellen infiltriert und partiell vernarbt. Harnkanälchenepithelien flach, Tubuli contorti teilweise vacuolisiert.

Diagnose: Interstitielle Nephritis.

Die außerordentliche Mannigfaltigkeit und Buntheit der anatomischen Nierenprozesse bei der Sepsis lenta geht aus diesen Befunden hervor. STÜCKLE hat kürzlich eine eingehendere histologische Beschreibung der Nieren von 24 Lentafällen gegeben, die mit unseren Befunden grundsätzlich übereinstimmt, insbesondere gleichfalls die Vielfalt der Veränderungen erkennen läßt.

Für den Kliniker ergibt sich demgegenüber aus dem Vergleich der morphologischen Nierenbefunde mit den klinischen Symptomen die Feststellung, daß er nach dem klinischen Bild im allgemeinen nicht in der Lage ist, eine morphologische Diagnose zu stellen (s. auch SPANG und GABELE [2]). Gegenüber der Vielgestaltigkeit des Bildes, das der pathologische Anatom an den Nieren sieht, tritt dem Kliniker die Lenta-Nierenerkrankung in einheitlicherem und durch gewisse Merkmale: einen schleichenden Beginn, betonte Hämaturie und fehlende Blutdrucksteigerung auch besondersartigem Gewande entgegen. Dies scheint uns ein Hinweis darauf zu sein, daß, ungeachtet aller Verschiedenheiten in der Morphologie, über der Pathogenese der Lenta-Nierenerkrankung ein einheitliches Prinzip waltet.

5. Die Pathogenese der Lentanephritis.

Im Verlaufe der folgenden Betrachtungen wird sich ergeben, daß das Zustandekommen der renalen Komplikationen bei der Sepsis lenta aufs engste mit der Genese dieser Erkrankung selbst zusammenhängt. Wir können uns daher an dieser Stelle, an der uns eigentlich nur die Nierenaffektion beschäftigen soll, ein näheres Eingehen auf pathogenetische Fragen der Lentaerkrankung nicht versagen.

Die morphologischen Befunde bei der Sepsis lenta lassen keinen Zweifel daran, daß im Brennpunkt der Krankheitsvorgänge der endotheliale Apparat

steht, und zwar im weitesten Ausmaß (SIEGMUND [3—5], DIETRICH [2]). Auch
die Endokarditis, durch welche die Lentaerkrankung ihre besondere Note erhält,
fügt sich nach der Darlegung der Autoren in den Rahmen solcher weit verbreiteten Endothelvorgänge ein. Nach den ausgedehnten Untersuchungen von
A. und W. DIETRICH, SIEGMUND [4—6] BIELING, FREIFELD, SEMSROTH und
KOCH [2] u. a. hat die Entstehung einer Endokarditis im Verlauf einer septischen
Allgemeininfektion eine besondere Reaktionsfähigkeit des Endokards zur Voraussetzung, durch welche die im Blut auftretenden Erreger zum Haften gebracht
werden.

Die auf SCHOTTMÜLLER [2] zurückgehende Erfahrung, daß die Lenta-Endokarditis sich
bevorzugt in früher rheumatisch veränderten Herzklappen abspielt, findet danach ihre Erklärung darin, daß von der rheumatischen Infektion der Herzinnenhaut eine veränderte Reaktionsbereitschaft, eine gesteigerte Empfindlichkeit gegenüber erneuter Keimeinschwemmung
zurückbleiben, die sie zum bevorzugten Krankheitsort machen. Auch die Prädisposition der
Gefäßinnenhaut im Gebiete kongenitaler Herzfehler oder Gefäßmißbildungen für bakterielle
Endokarditis mag sich entsprechend dadurch erklären, daß die abnormen Durchströmungs-
verhältnisse besondere gegenseitige Einwirkungsbedingungen zwischen den im Blut enthaltenen Erregern und der Gefäßwand bedingen (s. SIEGMUND [7] sowie GERMER).

In diesem Zusammenhang dürften auch die Untersuchungsbefunde von BÖHMIG und
Mitarbeitern von Interesse sein. Durch diese Autoren sind vor Jahren als „Endokard-
reaktion" gewisse, nahezu regelmäßig im Kindesalter vorkommende Reliefveränderungen am
Endokard und narbige Klappenveränderungen bekannt geworden. Neuerdings beschreibt
BÖHMIG [3] diese Endokardreaktion als seröse Endokarditis mit Endothelschädigung, eiweiß-
armem Ödem und Faserveränderungen. Er bringt diese seröse Endokarditis genetisch in
Beziehung mit vorausgegangenen banalen Infekten, die zwar zu keiner klinischen Erkrankung
geführt, aber die erwähnten morphologischen Spuren hinterlassen haben. Der Autor anerkennt
in der serösen Endokarditis das morphologische Substrat von Sensibilisierungs- und Um-
stimmungsvorgängen, durch welche eine veränderte Reaktionslage des endokardialen Gewebes
im Sinne von DIETRICH zustande komme. Damit wird für BÖHMIG die seröse Endokarditis
zum Vorläufer aller bisher bekannten Formen der Endokarditis.

Indem wir Veranlassung haben, die Endokarditis lediglich als Ausschnitt und Teilerscheinung mehr oder weniger allgemeiner, unter Umständen über alle Gefäßgebiete ausgedehnter Endothel-Vorgänge zu betrachten, räumen wir gleichzeitig die Möglichkeit ein, daß
die Endokarditis bei der schleichenden Sepsis gelegentlich ausbleiben kann. Solche Fälle
haben CEELEN („Endaortitis lenta"), DÜNTZER („Aortitis ulcerosa"), SIEGMUND [5] („ulceröse
Aortenwanderkrankung"), DALLA VOLTA („Myocarditis lenta"), LÖWENHARDT [1] („Nephritis
lenta"), LESCHKE („Endaortitis lenta"), KRÄMER („Endarteriitis lenta" in persistierendem
Ductus Botalli), WIDMANN und GERMER (Femoral-Arteriitis und -Aneurysma), ferner HOR-
DER [2] beschrieben.

In unserem Zusammenhang sind besonders interessant zwei Beobachtungen von LÖWEN-
HARDT [1], die bei starkem Harnbefund und trotz positiven Streptokokkennachweises in der
Blutkultur (einmal Viridans, einmal anhämolytische Str.) mit klinisch normalem Herzbefund einhergingen („Nephritis lenta"). Diesen können wir drei eigene Fälle an die
Seite stellen, welche autoptisch jedesmal eine subakute Glomerulonephritis als Ausdruck
eines länger einwirkenden Infektvorganges aufwiesen, bei höchst unbedeutendem oder überhaupt negativem endokarditischen Befund. Einmal bestand ganz geringfügige frische ver-
ruköse Mitralendokarditis mit einigen winzigen roten Wärzchen am vorderen Mitralsegel.
Im zweiten Falle war eine größtenteils abgeheilte Mitralendokarditis nachweisbar in Form
grau-weißer Narbenzüge und narbiger Verkürzung der Sehnenfäden des vorderen Mitral-
segels; über dem hinteren Segel waren einige frische stecknadelspitzengroße rötliche Auflagerungen, an der Aortenklappe mehrere kleine derbe und einige frische Wärzchen zu erkennen. Beim dritten Kranken waren die Herzklappen ebenso wie das parietale Endokard
frei von Veränderungen. In jedem Falle wurde eine schwere Myokarditis gefunden. Klinisch
wiesen alle drei Kranke das Bild einer schleichenden Sepsis mit Geräuschbefund über dem
Herzen auf.

Man kann angesichts derartiger Beobachtungen nur schwer dem Standpunkt
der SCHOTTMÜLLER-Schule beipflichten, daß die Endokarditis der Mittelpunkt
der krankhaften Vorgänge und ein integrierender Bestandteil des Lenta-Syn-
droms sei. Allerdings bestehen keine Zweifel, daß das Endokard innerhalb der
Lentaerkrankung, wie jede andere Stelle der Gefäßinnenhaut, bei Unterliegen
der örtlichen cellulären Abwehr zum Nistherd für die Erreger und damit zum

wesentlichen Sepsisherd im SCHOTTMÜLLERschen Sinne werden kann (DIETRICH [2]. In den Beobachtungen CEELENs, DÜNTZERs, SIEGMUNDs [5] und LESCHKEs wurde die Endokarditis durch gleichartige ulceröse Aortenwandveränderungen, im Falle von KRÄMER durch Arterienwanderkrankung in einem offenen Ductus arteriosus vertreten, in einem Falle WIDMANNs und GERMERs war es ein keimbesiedeltes Aneurysma der Arteria femoralis, in den LÖWENHARDTschen und eigenen Fällen standen die renalen Prozesse ganz im Vordergrund. Die Endokarditis weist sich durch derartige Beispiele nicht als die Conditio sine qua non, sondern lediglich als ein Glied in der Kette endothelialer Reaktionen aus, das gelegentlich ausgelassen wird.

Die Gefäßwand nimmt bei der Sepsis lenta in mehr oder weniger allgemeiner Ausdehnung an den Krankheitsvorgängen teil. Darüber liegen außer von DIETRICH [2] und SIEGMUND [3—5] eine ganze Reihe anatomischer Untersuchungen vor: MERKLEN und WOLF („Endothéliites artério-capillaires"), KRYLOW („Endovaskulitis"), SEMSROTH und KOCH [1], KAISERLING, TSCHILIKIN („kardiovaskuläre Sepsis"), MAINZER und JOËL (Periarteriitis nodosa), HELPERN und TRUBEK (nekrotisierende Arteriitis), DÜRCK und SEEMANN (Thrombangiitis obliterans), FLATER, LEMKE und KIMMELSTIEL (Gehirn), LUBARSCH (Hoden), CORNIL, MOSINGER und JOUVE [1—3], LÜTHY, SCHMENGLER und LOOGEN (Leber), VICIU und ILIESCO. JOUVE spricht von einem „processus infectieus auquel participe . . . l'appareil cardio-vasculaire dans son ensemble". Auch FAHR [3] meint, daß der Streptococcus viridans „eine besondere Affinität zu den Gefäßwandungen" habe. Mit solchen anatomisch-histologischen Erfahrungen stimmen nun auch die Beobachtungen des Klinikers gut überein, der jene maskierten Krankheitsverläufe sehr wohl kennt, die einen kardialen Befund lange Zeit vermissen lassen, stattdessen z. B. unter einem encephalomeningitischen Bild verlaufen, oder in denen eine hämorrhagische Diathese den Auftakt gibt und auf einen allgemeinen Capillarschaden hindeutet oder eine „isolierte" Leber-Milz-Erkrankung die Szene eröffnet, ganz abgesehen von den nicht seltenen Fällen mit initialer renaler Symptomatik, welche schon seit SCHOTTMÜLLER [2] geläufig sind („formes renales de l'endocardite" der Franzosen). Auch die im Blute der Lentakranken seit langem nachgewiesenen monocytoiden und endothelialen Zellformen werden allgemein mit einer Reizung und Proliferation des reticuloendothelialen Systems in Zusammenhang gebracht.

Nach diesen allgemeinen pathogenetischen Vorbemerkungen, die wir im Hinblick auf das Folgende für notwendig hielten, kehren wir nunmehr zu unserem eigentlichen Thema, der Nierenerkrankung, zurück.

Unsere Erörterungen über die Pathogenese der nephritischen Komplikationen bei der Sepsis lenta gehen zweckmäßigerweise von den einzelnen typischen Arten aus, die zwar vom Kliniker nicht gegeneinander abgegrenzt werden können, die aber der pathologische Anatom unterscheidet. Im wesentlichen handelt es sich, wie wir schon erwähnten, um die herdförmige und die diffuse Glomerulonephritis, in zweiter Linie noch um die interstitielle Nephritis und nephrotische Bilder.

Die auf LÖHLEIN zurückgehende Lehre von der embolischen Entstehung der Herdnephritis bei der Sepsis lenta hatte rasch allgemeine Anerkennung bei Anatomen wie Klinikern gefunden und hat sie im wesentlichen bis jetzt behalten. FAHR [1, 3, 5] spricht von „Miniaturinfarkten" der Glomeruli und bezeichnet damit wohl am treffendsten die herrschende Meinung von der Pathogenese dieser Nephritisform.

Nur von wenigen wurden gegen diese, im Hinblick auf die Emboliehäufigkeit der Grundkrankheit so einleuchtende Erklärung Einwendungen erhoben.

VOLHARD [1] hat ursprünglich eine bejahende, später eine ablehnende Haltung der LÖHLEINschen Lehre gegenüber eingenommen. So schreibt er in seinem Handbuchbeitrag (1931) beispielsweise: „Das Wesentliche an dem Vorgang ist . . . die embolische Verstopfung einzelner Vasa afferentia" durch von den endokarditischen Auflagerungen stammendes Material. An anderer Stelle aber verweist er auf jene gelegentlich ohne Endokarditis vorkommenden Fälle von Herdnephritis, von denen er selbst zwei sah, mehrere auch von anderer Seite beschrieben sind (FAHR [1, 3], BELL, BAEHR [4], BRASS u. a.). Angesichts dieser Beobachtungen denkt VOLHARD [1] an die Möglichkeit, „daß die sog. embolische Herdnephritis nur eine Steigerung der Vorgänge bei der infektiösen herdförmigen Glomerulitis darstellt und daß die Schlingennekrosen bei jener wie bei dieser auch durch Aufnahme und Phagocytose der im Blut kreisenden Erreger und Thrombose zustande kommen können". Er stellt damit die Veränderungen in den Glomeruli bei der LÖHLEIN-Nephritis den Gefäßveränderungen, die sich bei Sepsis lenta und anderen chronischen Infektionen mehr oder weniger verbreitet finden, an die Seite. Seine Schlußsätze lauten dann: „Da es sich bei diesen entzündlichen Gefäßläsionen ohne Endokarditis wohl sicher um mykotische Nekrosen handelt, so wird man auch die Nekrosen der Glomerulischlingen mit reaktiver Proliferation des Kapselepithels und Bindegewebes, die in gleicher Weise mit und ohne Endokarditis vorkommen, im wesentlichen als mykotisch betrachten dürfen. Das würde bedeuten, daß eine Unterscheidung der vermeintlich embolischen Herdnephritis und unserer herdförmigen infektiösen Glomerulonephritis nicht mehr nötig ist. Beide würden in Zukunft als herdförmige mykotische Glomerulitis zusammengefaßt werden können."

Die gleiche Auffassung hat VOLHARD [2] auch später (1938) wieder geäußert. Sein Schüler BECHER [5] hält (1947) die embolische Entstehung der LÖHLEINschen Herdnephritis „nicht für die einzig mögliche". Auch nach LICHTWITZ liegt die Genese der LÖHLEIN-Nephritis nicht vollständig klar. Er denkt vor allem an eine herdförmige allergische Entzündung. Weiter sind unter den Klinikern LIBMAN und FRIEDBERG zu nennen, bei denen der LÖHLEINsche Lehre nicht ausschließliche Zustimmung findet. Sie schreiben (1948): „The lesion usually has been regarded as being due to emboli, but it ist probable that local vascular inflammation and closure play a contributory, if not dominant, rôle in its production".

Von pathologisch-anatomischer Seite hat sich HÜBSCHMANN gegen die Lehre LÖHLEINs gewandt. Er nimmt für die LÖHLEIN-Nephritis eine grundsätzlich gleiche Entstehung an wie für die diffuse Glomerulonephritis. DIETRICH [2, 6] hält gleichfalls die LÖHLEINsche Lehre nicht für zutreffend. „Die Erkrankung ist wohl weniger eine embolische Herdnephritis, als eine besondere Reaktion eines angepaßten Organismus bei Haften von Keimen an sensibilisierten Endothel. Sie geht so der erhöhten Reaktionsfähigkeit des Gefäßendothels in anderen Organen und Gefäßgebieten parallel". SIEGMUND [3—5] setzt ebenfalls die LÖHLEIN-Nephritis in engste Beziehung zu der weit verbreiteten, auch sonst nicht resorptiv tätige Gefäßbezirke ergreifenden Endothelaktivierung bei der Lentasepsis. CORNIL, MOSINGER und JOUVE [2, 3] meinen grundsätzlich das gleiche, wenn sie die glomerulären Veränderungen jenen Endothelreaktionen in den Hautcapillaren an die Seite stellen, welche die sog. OSLERschen Knötchen ausmachen. BELL führt aus: „The process (bei der LÖHLEIN-Niere) is capillary thrombosis and not embolism." Und an anderer Stelle: „The fact, that a certain duration of the infection is necessary suggests that immune bodies may play a rôle in the formation of the glomerular lesions." KLINGE und VAUBEL legen besonderen Wert auf die in gleichem histochemischen Verhalten sich ausdrückenden Zusammenhänge zwischen der LÖHLEINschen Herdnephritis und jenen dem Formenkreis des Rheumatismus zugehörigen Arteriitiden, bei denen die fibrinoide Degeneration das wesentliche feingewebliche Merkmal ist. V. ALBERTINI und GRUMBACH erwähnen bei ihren Streptokokkenexperimenten an Kaninchen fibrinoide Ausfüllung von Glomerulusschlingen. Sie setzen das Bild dieser fibrinoiden Schlingenthrombose in Beziehung zur herdförmigen fibrinoiden Verquellungsnekrose einzelner Schlingen bei der menschlichen Herdnephritis und halten die autochthone Entstehung derartiger Thrombosen für das wahrscheinlichste. KINSELLA und SHERBURNE erzeugten bei Hunden vermittels intravenöser Injektionen von grünen Streptokokken Endokarditis und Glomerulonephritis. Sie berichten über partielle Thrombosen mit hyaliner Degeneration in den Glomeruli.

Allerneuestens ist durch BRASS die Pathogenese der LÖHLEIN-Nephritis eingehend besprochen worden. Die von diesem Autor gegen die embolische Entstehung der Nierenveränderungen vorgebrachten Argumente sind gleichermaßen zahlreich wie überzeugend, so daß nicht wohl mehr gezweifelt werden kann, daß LÖHLEINs Lehre nicht zutrifft. Gleich DIETRICH [2, 6] ist BRASS der Auffassung, daß „zur Entwicklung der Schlingenthrombosen die Reaktionslage des erkrankten Organismus bzw. der Nierenkörperchen von größter Bedeutung ist". Gleichartige oder sehr ähnliche Schlingenveränderungen wie bei der

LÖHLEIN-Niere sah BRASS — außerhalb jeder Endokarditis — mehrmals bei Gefäß-erkrankungen, die zum Kreis der allergischen Entzündungen gehören. Der Autor kommt zu dem Ergebnis, daß die „Schlingenveränderungen der LÖHLEIN-Niere nichts anderes als ein in der capillären Region abrollendes Gegenstück jener mit Abscheidung fibrinoider Massen verlaufenden Arteriitiden" seien. Im gleichen Sinne bezeichnet ZOLLINGER [2] die LÖHLEIN-Nephritis neuerdings als „Thrombo-capillaritis". Er faßt die glomerulitischen Vorgänge als Analogon des endo-karditischen Prozesses bei der Lentasepsis auf.

Zusammengefaßt und grundsätzlich wollen wir den Darlegungen der erwähnten Autoren entnehmen, daß die glomerulären Herde in der LÖHLEIN-Niere auf besonderen endothelialen Reaktionen auf die Keimeinwirkung beruhen. Die alte LÖHLEINsche Lehre von der embolischen Entstehung der Herdnephritis mag also nunmehr aufgegeben werden!

Welches ist nun der Verlauf bzw. Ausgang einer LÖHLEINschen Herdnephritis, einmal im Falle der Heilung der zugrunde liegenden Sepsis lenta und zweitens bei Fortbestehen der Grundkrankheit über lange Zeit? Aus dieser zweiten Frage leitet sich zwanglos noch eine dritte her: Welche Beziehungen bestehen zwischen der herdförmigen und der anatomisch noch häufiger nachgewiesenen diffusen Glomerulonephritis, gewöhnlich von subakutem Typ?

Den Ausgang der LÖHLEINschen Herdnephritis beschreibt FAHR [3] folgendermaßen: „Dies vollzieht sich in der Weise, daß die kleinen Nekrosen narbig ausheilen, es entstehen kleine bindegewebige Herde, die vielfach nur einen Teil des Glomerulus einnehmen ... Betrifft die Verödung den ganzen Knäuel, so ist dabei ... charakteristisch, daß die homogeni-sierten und weiterhin verödeten Partien nur einen ganz allmählichen Übergang in die Um-gebung erkennen lassen. Das zu dem untergehenden Glomerulus gehörige Nephron geht natürlich allmählich auch zugrunde in derselben Weise wie bei der typischen Glomerulo-nephritis ... und es können auf diese Weise unter Umständen ziemlich ausgedehnte Verödungs-prozesse zustande kommen."

Ausgang der LÖHLEIN-Nephritis ist also die Narbenbildung, die bei genügender Ausdehnung zum Bilde der sekundären Schrumpfniere führen kann (BAEHR [1—4], FAHR [3], HASSENCAMP, HUECK, MUNK, SCHALSCHA, SCHIELE, LESCHKE. Aber das Endstadium einer eigentlichen Schrumpfniere wird augenscheinlich nur ausnahmsweise erreicht (BELL). Die von SCHALSCHA und SCHIELE ausführlich mitgeteilten beiden Fälle von „embolischer Schrumpfniere" waren klinisch mit Niereninsuffizienz, aber ohne Hochdruck verlaufen. Dementsprechend wurde anatomisch die Herzhypertrophie vermißt.

Narbenbildung in sämtlichen betroffenen Glomeruli haben wir zu erwarten bei Aus-heilung der Grundkrankheit (BAEHR [1], LIBMAN und FRIEDBERG), aber sie ist auch das Endergebnis der einzelnen Schlingenherde bei Fortbestehen der Grundkrankheit (BAEHR [3], FAHR [3, 5], KOCH [2], SCHIELE), nur daß unter diesen Umständen der anatomischen Ab-heilung an einem Ort fortschreitende Einbeziehung neuer Glomeruli an anderer Stelle folgt. Dies macht verständlich, daß der histologische Untersucher an der LÖHLEIN-Niere eine Kombination verschiedener Stadien der glomerulären Veränderungen nebeneinander vor-findet, worauf schon LÖHLEIN selbst, ferner BAEHR [1], FAHR [3], MUNK und SCHIELE hinge-wiesen haben. Von allen Untersuchern wird anerkannt, daß bei genügend langer Dauer der Sepsis lenta aus jeder ursprünglich herdförmigen Nephritis eine mehr oder weniger diffuse Glomerulitis werden kann. Obgleich für die Herdnephritis charakteristisch ist, daß Störungen der Nierenfunktion ausbleiben, schließt solche Ausbreitung des Prozesses auf die meisten oder sogar sämtliche Glomeruli die Möglichkeit eines Nierenversagens in sich (FAHR [3, 5], VOLHARD [1], NONNENBRUCH [1], LIBMAN und FRIEDBERG, MUNK, DEVIC und DECHAUME u.a.).

Damit sind wir auf das oben schon angedeutete sehr wichtige Problem ge-stoßen: Sind LÖHLEINsche Herdnephritis und die diffuse Glomerulonephritis als pathogenetisch gleichartige Äußerungen der Grundkrankheit an der Niere aufzufassen und in welchem Zusammenhang stehen beide Formen untereinander?

Als gewiß nicht unwesentliche Tatsache, die sich bei Durchsicht des kasuisti-schen Schrifttums wie auch am eigenen Krankengut ergibt, möge zuerst angeführt sein, daß nicht alle Arten der diffusen Glomerulonephritis gleich häufig bei der Lenta-Erkrankung vorkommen, sondern daß die subakute Form überwiegt (s .auch BELL, BAEHR [5]), während die akute oder die eigentliche chronische Glomerulonephritis wesentlich seltener vorkommen, am ehesten noch in Mischbildern mit nur stellenweise akuten oder chronischen Veränderungen. Die große bunte oder weiße Niere ist fraglos die häufigste und eigentlich typische anatomische Form, unter welcher die diffuse Glomerulonephritis bei der Lenta-Erkrankung auftritt.

Diese subakute bzw. subchronische Glomerulonephritis weist ein eigentümliches mikroanatomisches Bild auf, das nach FAHR [3] dadurch ausgezeichnet ist, „daß die Endothelproliferation und Leukocytenexsudation mehr und mehr hinter der fortschreitenden Hyalinisierung bei der intracapillären, der Hyalinisierung und Epithelproliferation bei der extracapillären Form zurücktritt. Die Beteiligung der Kanälchen in Form degenerativer Veränderungen oder in Form völliger Atrophie tritt mehr und mehr hervor, das Strukturbild erleidet durch Narbenbildung, fortschreitende Verbreiterung der Interstitien schon Einbußen. Gefäßveränderungen im Sinne einer Endarteriitis und Wandnekrose treten in manchen Fällen deutlich in Erscheinung".

In klinischer Hinsicht hat die VOLHARD-Schule die subakute Glomerulonephritis als besondere Krankheitsform herausgearbeitet. Gegenüber dem klinischen Bilde dieser weicht nun die Symptomatik der subakuten Glomerulonephritis bei der Sepsis lenta in verschiedenen Punkten ab. Zunächst einmal tritt das Merkmal der besonderen Bösartigkeit, des „stürmisch" innerhalb einiger Wochen bis weniger Monate in die tödliche Niereninsuffizienz ausgehenden Verlaufes, welcher die „echte" subakute Glomerulonephritis auszeichnet, bei der Lentanephritis zurück. Wohl wird in jenen Fällen, in denen die Nierenerkrankung im Lentasyndrom führend ist, besonders wenn unter den Zeichen des Nierenversagens der Tod eintritt, überwiegend eine subakute diffuse Glomerulonephritis gefunden. Aber in solchen Fällen liegt doch zwischen dem Einsetzen der ersten renalen Symptome und dem tödlichen Ausgang ein wesentlich längerer Zeitraum von mehreren Monaten bis wenigen Jahren; von einem stürmischen Vorwärtsschreiten des renalen Prozesses kann also vielfach nicht die Rede sein. Wir kennen mehrere Verläufe von 1—2jähr. Dauer, bei denen während der ganzen Zeit nur eine gering fortschreitende Tendenz der Nierenvorgänge spürbar war. Aus solchem Verhalten spricht doch eher eine gewisse Gutartigkeit als bedeutende Bösartigkeit der Nierenerkrankung.

Das Verhalten des Blutdruckes ist ebenfalls sehr bemerkenswert. Während zur eigentlichen subakuten diffusen Glomerulonephritis Blutdrucksteigerung gehört (VOLHARD [1], KOCH [1]), und zwar von Anfang an (KOCH), fehlt solche bei der diffusen Nephritis der Lenta so gut wie stets nach übereinstimmendem Befund aller Untersucher.

Auch im Grad der Hämaturie unterscheiden sich die beiden Nephritiden voneinander. Die Hämaturie ist bei der echten subakuten diffusen Glomerulonephritis gewöhnlich gering (VOLHARD [1]), während die Lentanephritis mit ausgesprochen hämorrhagischem Harnbefund einherzugehen pflegt.

Schließlich sei noch bemerkt, daß die Nephritis bei der Lentasepsis, auch die diffuse, fast immer schleichend, unmerklich einsetzt ohne die Zeichen einer akuten Harnausscheidungsstörung und ohne Ödeme.

Auf Grund aller dieser Merkmale imponiert vom klinischen Standpunkt die diffuse Nephritis bei der Lentasepsis durchaus als herdförmige, weniger als diffuse Nephritis. Jedenfalls gibt uns die klinische Symptomatologie keinen greifbaren Beleg dafür, daß die diffuse Glomerulonephritis bei der Sepsis lenta etwas grundsätzlich Verschiedenes sei von der LÖHLEINschen Herdnephritis, etwa in dem Sinne, daß jene als diffuse Nephritis von Anfang an verliefe.

Bei solcher Deutung sehen wir uns im wesentlichen prinzipiellen Schwierig-keiten gegenüber, insofern als Kliniker sowohl wie Pathologen im Anschluß an die VOLHARD-FAHRsche Systematik der Nierenkrankheiten im allgemeinen auf reinliche Scheidung zwischen diffuser und herdförmiger Nephritis bedacht sind.

Nach FAHR [3] fehlt bei der Herdnephritis „zum Unterschied von der diffusen Glomeru-lonephritis des Menschen, die Tendenz alle Schlingen zu ergreifen, und darauf kommt es an" für die Abgrenzung beider Formen. Aber gleichzeitig weist er auf atypische Fälle von diffuser Glomerulonephritis hin, welche klinisch „milde und schleichend" verlaufen, anatomisch „diskontinuierlich beginnen", wofür auch HERXHEIMER, DIETRICH [1], HÜCKEL und KUC-ZYNSKI [1] Beispiele mitgeteilt haben. Von der LÖHLEIN-Niere im besonderen sagt FAHR [1], daß die Erkrankung klinisch und anatomisch in ihrem Verlauf und in ihren Ausgängen enge Beziehungen zur echten Glomerulonephritis aufweise. Auch HUECK erwähnt die Übergänge zur diffusen BRIGHTschen Erkrankung. HÜBSCHMANN hat von jeher die LÖHLEIN-Nephritis als eine pathogenetisch besondere Form nicht anerkannt. Nach ihm hat jede glomerulo-nephritische Veränderung dieselbe Pathogenese. „Von der ganz schweren akuten und ganz oder fast diffusen Glomerulonephritis über die weniger schweren und nicht diffusen Fälle bis zu den nur einzelne Glomerulusschlingen betreffenden Prozessen" kommen alle Übergänge vor. Auch für SIEGMUND [5] sind die Unterschiede zwischen der herdförmigen und der diffusen Glomerulonephritis keine prinzipiellen. Für die Mehrzahl der Sepsis lenta-Fälle dürfe man von einer „rezidivierenden hämorrhagischen Glomerulonephritis" sprechen. „Auch hier spielt die wechselnde Immunitätslage des Einzelfalles mit ihren fortgesetzten Schwankungen für die Ausbildung der histologischen Form eine überragende Rolle." Kürzlich hat auch ILLCHMANN-CHRIST an Hand mehrerer Beobachtungen die „innere Verwandtschaft" zwischen diffuser und herdförmiger Nephritis dargetan. Er kommt ebenfalls zu dem Ergebnis, daß in erster Linie die Reaktionslage entscheidend sei für das anatomische Bild.

Hier möge ferner auf die Erfahrungen mit der MASUGI-Nephritis hingewiesen sein, welche für unsere Fragestellung bedeutsame Tatsachen beizutragen vermögen. Von MASUGI [1—3] wurde nämlich gefunden und von den meisten Nachuntersuchern (HEMPRICH, WEISS, SARRE [1—3], TSUJI u. a.) bestätigt, daß zwischen herdförmiger und diffuser Form der Glomerulo-nephritis fließende Übergänge vorkommen. „Ob die Gesamtheit oder nur eine beschränkte Zahl der Glomeruli ergriffen werden, hängt ausschließlich von der Stärke und der Größe der Gabe des Antinierenserums ab. Wir können aus solchen Befunden nicht der Auffassung beipflichten, daß es sich bei der diffusen und der herdförmigen Glomerulonephritis um grund-verschiedene Vorgänge handelt" (MASUGI). Von anderen Untersuchern (MOERS [1, 2], NEUHAUS, SMADEL) wurde jedoch neben der Serumdosis auch die individuelle Reaktionsfähigkeit der Tiere als mit von Einfluß auf Schwere und Ablauf der MASUGI-Nephritis festgestellt, indem nach gleichen Seruminjektionen bei den einzelnen Tieren verschiedenartige Nephritisformen zur Entwicklung kommen. WEISS weist besonders auf schleichende Erkrankungsformen hin, bei welchen aus einer herdförmigen Glomerulonephritis allmählich eine Schrumpfniere hervorgeht. Im Experiment läßt sich durch „sorgfältig dosierte Nachinjektionen" der Entzündungsprozeß am Fortglimmen erhalten; in der menschlichen Pathologie entspräche dem „der Ausgang einer herdförmigen Nephritis durch schubweise Nacherkrankungen in Schrumpfniere". TSUJI beschreibt bei schwacher Dosierung des Serums ebenfalls herdförmige Ausbreitung der Glomerulusver-änderungen. Hierbei ist der Prozeß auf vereinzelte Glomeruli oder in diesen wieder nur auf einzelne Schlingenabschnitte beschränkt. „Andere Glomeruli bzw. Glomerulusschlingen sind vollkommen intakt oder kaum verändert. Die Veränderungen in den Schlingen bestehen hierbei in circumscripten Zellwucherungen, Zellschwellungen oder Thrombosierung der einzelnen Schlingenabschnitte. Wo die Thrombosierung das Bild beherrscht, ähnelt das Bild dem der LÖHLEINschen herdförmigen Glomerulonephritis."

Sehen wir uns also im Schrifttum um, stellt sich erfreulicherweise heraus, daß sich zu der morphologischen Seite unseres Problems einige gewichtige Stim-men und verschiedene Beobachtungen ins Feld führen lassen, welche auf Über-gänge zwischen herdförmiger und diffuser Glomerulonephritis hinweisen.

Unter den Klinikern haben früher schon JUNGMANN [1, 2], HESS, KÄMMERER und LICHTWITZ unter Ablehnung der embolischen Entstehung der Herdnephritis eine Wesensgleichheit zwischen dieser und der diffusen Glomerulonephritis bei der Lentasepsis angenommen und Unterschiede zwischen beiden nur in quanti-tativer Hinsicht anerkannt. Neuestens ist W. FREY geneigt, die grundsätzliche Unterscheidung zwischen herdförmiger und diffuser Nephritis, die praktisch nicht wenig Unheil angerichtet habe, überhaupt aufzugeben. Mancher Fall von scheinbar herdförmiger Nephritis habe sich später als progressives, zu Insuffizienz tendierendes Leiden erwiesen. Außerdem sei die klinische Diagnose des anatomischen Begriffes herdförmig nicht genügend exakt möglich. In der Allergie sieht FREY den übergeordneten Gesichtspunkt, welcher die Unterscheidung zwischen herdförmiger und diffuser Nephritis überbrücke. „Herdförmige Nephritiden sind gewöhnlich der Ausdruck von Erstinfektion, können aber auch eine allergische Reaktion der Glomeruli darstellen. Diffuse Nephritiden sind meist allergischer Art, können aber auch bei massiver Einwirkung des Giftes als erste Manifestation einer glomerulitischen Nierenschädigung auftreten." Nach allem Gesagten dürfen wir wohl feststellen: die Möglichkeit des Überganges einer herdförmigen in die diffuse Glomerulonephritis steht als diskutable Gegebenheit vor uns! Für den Fall der Lentanierenerkrankung macht das Verstehen dieses Überganges, die Möglichkeit der Zurückführung beider Nephritisformen auf einen und denselben Grundvorgang, das pathogenetische Kernproblem schlechthin aus, nachdem heutzutage die diffusen Glomerulonephritiden bei der Erkrankung so auffällig überwiegen, ohne daß sie sich für den Kliniker mit genügender Schärfe herausheben.

Wir waren oben zur Ablehnung der embolischen Entstehung der LÖHLEINschen Herdnephritis gekommen und hatten statt dessen jenen Autoren unsere Zustimmung gegeben, welche in ihr bestimmte glomeruläre Endothelreaktionen unter hämatogener Keimausbreitung anerkennen. Auf dieser Ebene läßt sich dann ohne weiteres die Brücke schlagen zur diffusen Glomerulonephritis als pathogenetisch wesensgleicher Äußerung im Rahmen der Lentaerkrankung.

Um eine möglichst klare Vorstellung über die bei der Sepsis lenta zur Nephritis führenden Vorgänge zu gewinnen, wollen wir einige Autoren, die zu dieser Frage wesentliche Bearbeitungen beigetragen haben, noch besonders zu Worte kommen lassen.

KUCZYNSKI [2] hat den Nierenprozessen bei der chronisch streptokokkeninfizierten Maus eine eingehende Studie gewidmet: „Es sind dies anfängliche Endothelschwellung, Endothelzerfall und kolliquative Blähung der Schlingen, reaktive Epithelveränderungen und sekundäre Vermehrung der zelligen Elemente in den Schlingen. So weit diese Veränderungen nicht spontan zurückgehen, was wohl nur in den Anfangsstadien restlos möglich ist, kommt es unter Hyalinisierung der bindegewebigen Wand, später der ganzen befallenen Glomerulusabschnitte, noch später ganzer Glomeruli zum Glomerulusschwund in Gestalt hyaliner Narben. Der Prozeß befällt alle Glomeruli in mehr mindergroßer Ausdehnung, zwischen den Extremen verstreuter Einzelherde und ganz diffuser Verbreitung bestehen alle Übergänge". Von einem gewissen Zeitpunkt der Infektion an, wenn ein bestimmter Grad von Immunität erreicht ist, läuft nun dieses „pathogenetische Grundphänomen" unter deutlich geändertem Bild ab. Jetzt kommt es zu „derartig stürmisch reaktiven Schwellungen der glomerulären Endothelien", daß infolge davon Schlingenteile und ganze Glomeruli von der Zirkulation ausgeschaltet werden.

DIETRICH [2] führt über die Entstehung der glomerulären Veränderungen, insbesondere der Herdnephritis bei der Sepsis lenta folgendes aus: „Gerade diese Form ist ein typischer Bestandteil des Befundes bei Sepsis lenta. Sie äußert sich hauptsächlich in einer Aufquellung von Endothelien einzelner Glomerulusschlingen, die auch untergehen und hyaline Verklumpungen bilden, neben geringer Leukocytenreaktion in angrenzenden Schlingen und in der Umgebung.

Durch die experimentellen Untersuchungen von KUCZYNSKI sind aber die Glomerulusveränderungen in die Reihe der Endothelreaktionen gerückt worden, die wir an der Leber eingehend beschrieben haben. Sie bedeuten eine Aktivierung der Glomeruluszellen bei einem bestimmten Grad der Sensibilisierung. Die Schwellung und auch Mobilisierung, die sich beobachten läßt, geht mit einer Haftung und Aufnahme kreisender Keime einher, die hyaline Umwandlung ist das Zeichen mangelhafter Resorptionsleistung, die dann weitere Gewebsreaktionen (Entzündung) nach sich zieht. KUCZYNSKI macht darauf aufmerksam, daß im Experiment die Glomerulusveränderungen sich einstellen, wenn Milz und Leber schon Erschöpfung der resorptiven Leistungen erkennen lassen. Also bedeutet die Aktivierung der resorptionsfähigen Gewebes. Wir haben in der Glomerulusschädigung bei chronischer Sepsis Gefäßepithelien der Niere ein kompensatorisches Eintreten für nicht mehr genügende Gebiete das erste Beispiel dafür, daß die Reaktion des Körpers die Haftung des Erregers bewirkt, aber bei mangelhaftem Reaktionserfolg zum Sitz der Krankheit wird."

BAEHR [3], den wir wohl den besten Kenner der anatomischen Nierenveränderungen bei der Sepsis lenta nennen dürfen, beschreibt die gleichen typischen Vorgänge an den Glomeruli wie KUCZYNSKI [2], DIETRICH [2] sowie SIEGMUND [3, 5], nämlich Schwellung, Desquamation und Zerfall der Schlingenendothelien, nebst Proliferation und Desquamation der Kapselepithelien. Aber in pathogenetischer Hinsicht nimmt er einen dualistischen Standpunkt ein, indem er die „embolic glomular lesions" der Herdnephritis, in denen er allerdings statt bakterieller Emboli auch „blood platelet or other thrombotic material" findet, abgrenzt von der diffusen Glomerulonephritis, deren gehäuftes Vorkommen im sog. bakterienfreien Stadium der Sepsis lenta ihm unmittelbare genetische Zusammenhänge mit der Vernichtung der bakteriellen Erreger erweist.

Interessant sind in dem hier dargelegten Zusammenhang auch die Befunde von BELL, der die Milzvergrößerung in Beziehung setzte zu dem Grad und der Art nephritischer Prozesse. Er fand bei subakuter, bakterieller Endokarditis das Durchschnittsmilzgewicht höher bei Fällen mit glomerulären Veränderungen (449 g) als in solchen mit normalen Glomeruli (291 g). Sonderte er nun noch weiter zwischen diffuser und herdförmiger Glomerulonephritis, dann stellte sich für Fälle mit diffuser Glomerulonephritis ein Durchschnittsmilzgewicht von 480 g, für solche mit embolischen Läsionen allein nur von 331 g heraus. BELL zieht daraus den Schluß, daß „intensity of the infection" ein wesentlicher Faktor für die Entwicklung einer Nephritis sei. Diese Hinweise BELLs verdienen insofern Beachtung, als sie zeigen, wie die nephritischen Prozesse in den Nieren in Zusammenhang stehen mit der Erkrankung der Milz, als einem Organ des engeren reticuloendothelialen Systems.

W. FREY äußert jüngst sehr ähnliche Gedankengänge für die Pathogenese der Glomerulonephritis allgemein: „Man muß aber immer mit einer mehr oder weniger generalisierten Beanspruchung des reticuloendothelialen Systems rechnen. Die Nierencapillaren gehören nicht zu dem in erster Linie auf Infekte hin reagierenden Reticuloendothel (Milz, Leber, Knochenmark); bei verbreiterter Reaktionsbasis oder abnorm starker antigener Einwirkung mit Versagen dieser Reaktionszentren kann aber auch das Capillarendothel der Glomeruli in die Gesamtreaktion des Körpers einbezogen werden."

STREHLER hat neuerdings durch tierexperimentelle Untersuchungen unsere Kenntnisse über die Entstehung der Glomerulonephritis in bestimmter Richtung erweitern und vertiefen können. Durch Vorbehandlung von Meerschweinchen mit Suspensionen von Kaninchenaorta und nachherige Einverleibung des Serums solcher Meerschweinchen bei Kaninchen vermochte er eine „klassische Glomerulonephritis und gelegentlich eine Endokarditis" zu erzeugen. Durch diese Versuchsanordnung STREHLERs wird die Rolle endothelialer Vorgänge für die Genese einer Glomerulonephritis grundsätzlich herausgestellt. Außerdem kommt in diesen Experimenten das Zusammentreffen von Glomerulonephritis und Endokarditis den Gegebenheiten bei der Sepsis lenta besonders nahe. Die Endothelvorgänge treten als Organisator sowohl einer Glomerulonephritis wie einer Endokarditis in Erscheinung.

Auch für die dritte bei der Sepsis lenta vorkommende Nephritisart, die interstitielle Nephritis, läßt sich eine ähnliche Erklärung wie für die glomerulären Vorgänge geben. Bei DIETRICH [2] finden wir dazu folgendes: „Andere Fälle chronischer Sepsis lassen die Glomerulusveränderungen zurücktreten oder vermissen, dagegen zeigen sie lymphoid-plasmacelluläre Infiltrate im interstitiellen Gewebe, um die Glomeruli und zwischen die Harnkanälchen ausstrahlend. Diese gleichen den basophilen Zellen der Milzpulpa und sind ... als Zeichen einer vorgeschrittenen Resorption und Anpassung aufzufassen". SIEGMUND[5] gibt eine ganz entsprechende Deutung: „Außer einer direkten Einwirkung der im Blute kreisenden, in den Glomerulis haften bleibenden Streptokokken sind aber für die Nierenveränderungen in ähnlicher Weise wie für die der Milz und Leber auch resorptive Prozesse maßgebend, die mit der Aufsaugung der Zerfallsprodukte und pathologischen Stoffwechselprodukte in Zusammenhang stehen; insbesondere die Ausbildung interstitieller Infiltrate zwischen den Tubuli contorti hängt mit der Aufsaugung von zur Ausscheidung gelangenden und in Rückresorption befindlichen Eiweißstoffen eng zusammen, wogegen die kleinen Lymphocytenhaufen in der Nachbarschaft untergehender Glomeruli durch die Aufsaugung deren Zerfallsprodukte bedingt sind".

Das Vorkommen stärkerer interstitieller Exsudation, welches bis zum Vollbild der serösen Nephritis gehen kann, ist wieder ein sehr eindeutiger Hinweis auf Endothelschädigung, und zwar der interstitiellen Capillaren, welche mit Permeabilitätsstörungen einhergeht. Auch die nephrotischen Veränderungen, die in allen Intensitätsgraden, von der trüben Schwellung bis zur Kalknephrose in unserem Krankengut vorkommen, glauben wir hauptsächlich auf Strombahnvorgänge zurückführen zu müssen. LÜDERS hat kürzlich aus dem RÖSSLE-Institut

in einer eingehenden Bearbeitung die große Bedeutung der serösen Entzündung für die degenerativen Nierenparenchymveränderungen dargelegt. Wir waren selbst auf Grund klinischer
Studien zu dem gleichen Ergebnis gelangt und versuchten, die einzelnen Intensitätsgrade
der Parenchymveränderungen den verschiedenen Graden der Strombahnreizung im RICKER-
schen Sinne zuzuordnen (s. auch SARRE und MOENCH). Daneben spielt bei der Lentaerkrankung auch noch die Entstehung nephrotischer Veränderungen im Sinne von RANDERATH[1—3]
eine Rolle (GERMER, FISCHER und GLOKNER), eine Deutung, die um so näher liegt, als 1. die
glomeruläre Alteration sehr ausgesprochen ist, 2. auch die Veränderungen im Bluteiweiß
schwereren Grades sind. Aber RANDERATH [2] selbst hat den von ihm postulierten Mechanismus der Entstehung nephrotischer Veränderungen nur auf die hyalintropfige Degeneration
(„hyalintropfige Eiweißspeicherung") angewandt und für diese bewiesen (s. auch TER-
BRÜGGEN [1, 2], ZOLLINGER [1]); die anderen Grade der Nephrose, insbesondere die trübe
Schwellung und die Nekronephrosen sondert er als wesensverschiedene Vorgänge ab. So
meinen wir, daß der von RANDERATH [1—3] gelehrte Entstehungsmechanismus für die
Lentanephrose nur auf einen Teil der Veränderungen zutrifft, während überwiegend die
Gefäßvorgänge auch für diese verantwortlich sind.

Überschauen wir die Veränderungen, welche die Niere bei der Sepsis lenta
erleidet, im ganzen unter dem hier erörterten Blickpunkt, so lassen sie sich
pathogenetisch auf einen Hauptnenner bringen. Es zeigt sich uns die Niere in
der Aufgabe und als Organ des allgemeinen reticuloendothelialen Apparates; sie
ist in die verbreiteten Reaktionsabläufe, welche durch eine bakterielle Invasion
in Gang gesetzt werden, eingeordnet und eingeschaltet. Der Schwerpunkt liegt
dabei fraglos auf den glomerulären Endothelreaktionen, aber auch die interstitiellen und nephrotischen Veränderungen ordnen sich um die gleichen Vorgänge.

Im folgenden sollen uns die LÖHLEINsche Herdnephritis und die diffuse
Glomerulonephritis noch einmal besonders beschäftigen: Ihre genetische Einheitlichkeit wurde im Vorhergehenden darzulegen versucht, indem wir das glomeruläre Endothel als den Vermittler und Organisator für beide Formen herausgestellt haben. Auch in klinischer Hinsicht sind beide Arten durchaus uniform,
wie wir schon sagten. Der schleichende Krankheitsbeginn, die Hämaturie und
der normale Blutdruck sind die wesentlichen Eigenheiten der Lentanephritis,
der herdförmigen sowohl wie der diffusen. Gehen wir von der letzteren Form aus,
dann müssen wir bekennen, daß in dieser Symptomengruppierung hauptsächliche
Kriterien einer diffusen Glomerulonephritis vermißt werden. In erster Linie
handelt es sich dabei um das Ausbleiben der Blutdrucksteigerung, weniger fällt
ins Gewicht der Beginn ohne akute Ausscheidungsstörung und Ödeme. Auch
die ausgeprägte Hämaturie, die anatomisch durch das Überwiegen alterativer
glomerulärer Prozesse (FAHR [1, 3]) erklärt ist, trifft in erster Linie für eine
Herdnephritis zu. So wird auf Grund solcher Gegebenheiten der Schluß unab-
weisbar, daß die diffuse Glomerulonephritis bei der Lentaerkrankung herdförmig
beginnt und sich diskontinuierlich ausbreitet. Als besonders beweiskräftig für
solche Deutung mag das Verhalten des Blutdrucks bei einem unserer Patienten
mit Mitral- und Aortenendokarditis herangezogen werden, welcher insgesamt
2 Jahre krank, davon 1 Jahr in unserer Beobachtung war: November/Dezember
1949 RR 125/45—160/75 mm Hg; Februar/März 1950 RR 110/60—150/90 mm Hg;
Mai/Juni 1950 RR 160/95—175/105 mm Hg; September/Oktober 1950 RR
195/110—220/140 mm Hg (Exitus im urämischen Koma, Autopsie: diffuse,
überwiegend chronische Glomerulonephritis). In diesem Falle kletterte also der
Blutdruck im Laufe eines Jahres stufenweise von ursprünglich normalem auf
eindeutig erhöhten Wert herauf — gleichsam das Verhalten eines Zeigers, der
den Stand der Ausbreitung des glomerulonephritischen Prozesses verfolgen läßt.

Beobachtungen, wie sie neuerdings durch COENEN sowie W. BINGOLD publiziert wurden,
in denen die Lenta-Nierenerkrankung unter einem akut-glomerulonephritischen Bild einsetzt,
sind seltene Ausnahmen, verdienen aber dennoch unsere Beachtung. Der eine Fall COENENs

ist besonders interessant, der klinisch als akute Glomerulonephritis begann, dann in eine den üblichen therapeutischen Maßnahmen gegenüber resistente hämorrhagische Nephritis ohne Blutdrucksteigerung überging und schließlich urämisch endete. Die Autopsie ergab eine reine LÖHLEINsche Herdnephritis. In den übrigen Fällen bestand anatomisch-histologisch eine subakute hämorrhagische Glomerulonephritis. Unter den klinischen Befunden, die im ganzen eine diffuse Glomerulonephritis nicht zweifelhaft machten, ist in den Fällen COENENs auffällig ein niedriges spezifisches Gewicht im Harn (1,010, 1,006, 1,015) bei geringer bis mäßiger Ausscheidung. Dies Symptom der Hypo- bzw. Isosthenurie paßt nun allerdings nicht zur akuten, diffusen Glomerulonephritis, es spricht unseres Erachtens doch eher dafür, daß in dem akut-glomerulonephritischen Bild nicht der Beginn der Nierenerkrankung anzunehmen ist, sondern daß sich in ihm lediglich ein Durchgangsstadium eines vorher schon im Gang befindlichen progredienten Nierenprozesses besonders manifestiert hat. Immerhin sind solche Fälle beachtenswert, nicht zuletzt aus praktisch-diagnostischen Gründen, weil nämlich durch die einseitige renale Symptomatik die wahre Natur der Erkrankung unerwünscht lange verschleiert sein kann.

Woran liegt es nun, daß der glomerulonephritische Prozeß einmal herdförmig vorliegt, im anderen Falle diffus wird? Die klinische Erfahrung, besonders aus den hinter uns liegenden Nachkriegsjahren, hat ergeben, daß die diffuse Glomerulonephritis in erster Linie den Lentafällen mit negativer Blutkultur zugehört, welche in diesem Zeitraum auffällig häufig zur Beobachtung kamen.

Von verschiedenen Autoren wird diese Lentaerkrankung der Nachkriegsperiode als Sonderform abgegrenzt. Als ihre Haupteigenheiten sind neben den negativen Blutkulturen ein außerordentlich torpider, fieberloser Verlauf, starke Nierenbeteiligung im Sinne der subakuten Glomerulonephritis und eine schlechte Ansprechbarkeit auf Penicillin hervorzuheben. Schon nach dem vorigen Krieg sind derartige bakteriell negative Endokarditiden beschrieben worden (MORAWITZ, CURSCHMANN, STARLING u. a.), in Spanien sind sie bemerkenswerterweise erstmalig nach dem Bürgerkrieg in Erscheinung getreten (TRIAS DE BES). Daraus geht unzweifelhaft hervor, daß die Bedingungen für das Entstehen dieser Lentaform in besonderen Auswirkungen der Kriegs- und Nachkriegszeit auf den Organismus zu suchen sind. Die Vorgeschichte der Kranken weist vielfach auf ungünstige Lebensbedingungen hin (Kriegsdienst, Gefangenschaft, Unterernährung, Flüchtlingsschicksal, Wohnungselend). Auf diese Weise kommt der Körper in gesteigertem Maße mit allerlei Schädlichkeiten in Berührung, mit denen er sich auseinanderzusetzen hat. Das vermehrte Ausgesetztsein und eine besondere Anfälligkeit gegen Infektionen aller Art, also das Einwirken bakterieller Allergene, Einverleibung von Fremdeiweiß bei wiederholten Impfungen, Untergang von körpereigenem Eiweiß durch Verwundungen und Nahrungsmangel, um nur die grundsätzlich wesentlichen Bedingungen zu erwähnen, stellen an dasjenige System, das mit der Abwehr von bakteriellen Angriffen ebenso wie mit der Aufnahme und Verarbeitung irgendwelchen anderen schädlichen Materials betraut ist („parenterale Verdauung" RÖSSLEs), das reticuloendotheliale System, besondere, unter den aufgezeigten Verhältnissen nicht einmalig bleibende Anforderungen. Genau wie sich im Tierorganismus (KUCZYNSKI, SIEGMUND [1—5], OELLER [1—3], RÖSSLE [1—3], DOMAGK, VOICU, VITALYOS und BOER, LOUROS und SCHEYER, SILBERBERG u. a.) durch wiederholte Einverleibung colloidaler Farbstoffe, von Fremdeiweiß oder Bakterien eine Arbeitsübung und Einstellung auf vermehrte Beanspruchung innerhalb dieses Systems erreichen läßt, dürfen wir auch unter natürlichen Bedingungen im menschlichen Organismus durch immer wieder rückfällige Reize mit einer solchen Umstellung innerhalb des Endothelzellensystems rechnen.

Das Ergebnis von Einwirkungen der geschilderten Art ist also eine mehr oder weniger hochgetriebene Reaktionsbereitschaft und Leistungsfähigkeit des Strombahnuferzellsystems, in welche mit steigenden Anforderungen immer weitere Gefäßbezirke einbezogen werden. Auf diesem Wege leitet schließlich eine Allgemeinreaktion des Organismus infolge fortgesetzter Reizung unmerklich und gleitend in Organerkrankungen, gerade die Nephritis, über. Andererseits ist das gleiche Vermögen des Strombahnwandsystems, mit überschießenden Reaktionen zu antworten, die Voraussetzung dafür, daß die Abwehr das Übergewicht behält (s. OELLER [1, 2], SCHOEN [2]), gegenüber der Erregerwirkung im Vorsprung ist, ohne daß damit jedoch die endgültige Vernichtung der Keime einhergeht. Diese mögen irgendwo im Verborgenen nisten, ihr Auftreten und ihr Lauf im Blut wird sofort durch Festnahme durch die aktionsbereiten Gefäßinnenhautzellen beendet.

Das eigentliche Wesen der Nachkriegslenta dürfen wir also in einer hochgesteigerten, überschießenden Leistungsfähigkeit des Gefäßwandzellensystems sehen (s. auch ALSLEV [1], SPANG und GABELE [1, 2], GERMER,

HENNEMANN und HEINRICH), vermöge deren das Gewicht der Krankheitsvorgänge nicht auf der Gegenwart der Keime, sondern auf den ausgedehnten, geweblichen Gegenäußerungen des Organismus liegt. Innerhalb solcher Gesamtreak-
tionslage äußert sich der renale Prozeß als diffuse subakute Glomerulonephritis.
Diese kommt, mit anderen Worten, einer höheren Stufe der Empfindlichkeit
und Reaktionsfähigkeit des glomerulären Endothels gleich, — eine Feststellung,
die keineswegs nur für die Lentaniere zutrifft, sondern für die herdförmige und
die diffuse Glomerulonephritis ganz allgemein Gültigkeit besitzt. So wenig diese
Deutung heute noch grundsätzlicher Kritik unterliegt, so kann sie doch nicht
ohne weiteres und uneingeschränkt auf die Lentaniere übernommen werden.
Denn die Regel: hie normergische Reaktion und Herdnephritis — hie Hyperergie
und diffuse Glomerulonephritis bezieht sich eigentlich nur auf die akuten Krankheitsbilder, wobei sich insbesondere die akute diffuse Glomerulonephritis durch
einen typischen klinischen Erscheinungskomplex als etwas Besonderes von der
herdförmigen Nephritis abzeichnet. Aber bei der Lentasepsis handelt es sich
kaum je einmal um eine akute Glomerulonephritis, sondern fast stets um die
subakute bis subchronische Form. Außerdem ist auch die klinische „Gangart"
der Lentanephritis, einschließlich der diffusen, eine ganz andere und die Sonderstellung, die die diffuse Glomerulonephritis auf Grund ihrer Symptomatologie
sonst einnimmt, kommt ihrer Abart bei der Lentaerkrankung nicht zu. Von
dieser Sachlage müssen alle Deutungsversuche ausgehen. Die klinischen Eindrücke sprechen dafür, daß der renale Prozeß bei der diffusen Glomerulonephritis des Lentakranken sich etappenweise, nicht in einem Zuge, ausbreitet. Eine
Neigung zur Ausdehnung des nephritischen Vorganges mit schließlicher Einbeziehung des gesamten glomerulären Endothels in den Krankheitsprozeß muß
fraglos vorausgesetzt werden, aber sie liegt offensichtlich nicht in der Form vor
wie bei der akuten Glomerulonephritis, daß mehr oder weniger schlagartig alle
Glomeruli erkranken, sondern äußert sich unter der immer wiederholten Einwirkung bakterieller Erreger mehr in einer Überschüssigkeit im Einsatz der
arbeitsgeübten Endothelzellen, die dann schließlich den Prozeß an den Glomeruli
in einen generalisierten ausgehen läßt. Daneben dürfen wir in einer bestimmten
Heftigkeit des Zusammentreffens zwischen Erreger und reaktionsbereitem
glomerulären Endothel, welches mit einer Steigerung der geweblichen Äußerungen
(Nekrose) und Gegenäußerungen (Kapselwucherungen) am Ort der Reaktion
einhergeht, einen integrierenden Bestandteil des morphologischen Bildes der
subakuten Glomerulonephritis erblicken. In diesen beiden Momenten liegt
gewissermaßen das morphogenetische Prinzip für die diffuse glomeruläre Erkrankung bei der Lentasepsis vor und darin dürfen wir auch die Erklärung
suchen, daß die subakute diffuse Glomerulonephritis die überwiegend angetroffene
Krankheitsform darstellt.

MONCKE hat für die diffuse Glomerulonephritis bei seinem Typ F der Endocarditis lenta
einen der MASUGI-Nephritis analogen Entstehungsmechanismus angenommen. Er stellt sich
vor, daß im Organismus durch embolisches Zugrundegehen von Nierensubstanz gegen die
Niere gerichtete Antigene auftreten, welche dann entsprechend den Bedingungen im MASUGI-
Experiment die diffuse Glomerulonephritis herbeiführten. Gegen diese MONCKEsche Auffassung ist einzuwenden, daß sie eine gewisse Dauer der Erkrankung und vor allem eine
manifeste Endokardaffektion mit streuungsfähigen Auflagerungen voraussetzt. Gerade
diese Umstände aber sind vielfach nicht erfüllt bei den ausgesprochen renalen Verläufen der
Lentasepsis in der Nachkriegszeit, bei welcher der Harnbefund früh und führend, unter
Umständen als erstes Krankheitssymptom überhaupt in Erscheinung tritt. Unseres Erachtens
sprechen solche Beobachtungen doch eher für die Annahme einer gesteigerten Empfindlichkeit
des Nierenendothels, durch welche dieses besonders früh mit im Blute kreisenden Keimen in
Reaktion tritt. Allerdings deklariert MONCKE seinen Typ F der Endocarditis lenta als ein
postinfektiöses Zustandsbild nach nur kurzfristigem bakteriellem Stadium, bei dem der
Sepsisherd am Endokard nach kurzem Bestehen zum Erlöschen gekommen sei. Dieser Typ

der Endokarditis lenta deckt sich nach MONCKES Definition im wesentlichen mit dem sog. bakterienfreien Stadium LIBMANs, in welchem die Patienten „have lost the infection and suffer from sequelae". Unter diesen Folgen, welche nach Überwindung des bakteriellen Infektes sich einstellen, spielt nun die diffuse Glomerulonephritis eine überragende und in hohem Prozentsatz der Fälle für den Krankheitsausgang die unmittelbar verhängnisvolle Rolle (LIBMAN und FRIEDBERG, BAEHR [5]). Nach BAEHR [5] ist die ausgesprochene Seltenheit, mit der die diffuse Glomerulonephritis im bakteriämischen Stadium, andererseits die Regelmäßigkeit, mit der sie im bakterienfreien Stadium vorkommt, der Beweis dafür, daß sie nicht durch die unmittelbare Gegenwart und Einwirkung der Streptokokken verursacht werde, sondern daß ihre Entstehung in denjenigen Vorgängen gelegen sei, die zur Überwindung („killing off", BAEHR [5]) der Erreger führten. LIBMAN äußert sich ganz übereinstimmend: Die diffuse Glomerulonephritis scheine in dem Augenblick zu entstehen, in dem die Bakterien abgetötet werden.

Die LÖHLEINsche Herdnephritis dürfen wir als die eigentliche Nierenerkrankung der Viridanssepsis bezeichnen. BAEHR [5] berichtet über 91 Fälle mit Streptococcus viridans im Blut, worunter 84mal typische „embolische" Glomerulusveränderungen und nur 2mal diffuse Glomerulonephritis gefunden wurde. Auch ISTAMANOWA erwähnt die LÖHLEINsche Herdnephritis als charakteristisch für die „septischen" Verlaufsformen der Endocarditis lenta. Von diesem Tatbestand darf man sich wohl folgende Erklärung geben: Im subakuten bis chronischen Verlauf einer Invasion durch den Viridanskeim verliert das glomeruläre Endothel seine „physiologische Anergie" (RÖSSLE [3]) und nimmt im Zuge der Anpassung innerhalb des endothelialen Systems gleich anderen, nicht zum „engeren Uferschutzapparat" (RÖSSLE [3]) gehörigen Strombahngebieten die Fähigkeit an, die im Blut kreisenden Erreger zum Haften zu bringen. Die Haftorte sind einzelne, im Laufe der Infektion sich mehrende Stellen, an denen aus der Berührung mit den Keimen umschriebene glomerulitische Prozesse hervorgehen. Der herdartige Charakter der Glomerulusveränderungen liegt in der Reaktionsweise des Endothels begründet, welche der für das Entstehen einer diffusen Glomerulonephritis notwendigen Überschüssigkeit und Heftigkeit der geweblichen Äußerungen entbehrt. Diese können jedoch im Zuge eines Umschwunges im Verhältnis zwischen Makro- und Mikroorganismus eintreten, durch welchen mit durchdringenden cellulären Reaktionen das endotheliale System schließlich das Übergewicht und die Überhand gegen die Erreger bekommt. Freilich wird die Überwältigung der Erreger mit schwerwiegenden örtlichen Veränderungen, z. B. einer diffusen Glomerulonephritis erkauft. Diese Deutung entspricht prinzipiell derjenigen, welche BAEHR [5] wie LIBMAN [7] für die Entstehung der diffusen Glomerulonephritis in der bakterienfreien Phase einer subakuten bakteriellen Endokarditis annehmen. Auch W. BINGOLD äußert, daß die gleichen immunbiologischen Vorgänge, die zum Verschwinden der Erreger aus dem Blut führen, für die Entstehung der diffusen Glomerulonephritis verantwortlich seien.

Allerdings ist die Herdnephritis nicht ausnahmslos auf im Blut bakteriell positive Lenta-Fälle und die diffuse Glomerulonephritis nicht allein auf die abakteriämischen beschränkt. Auch solche Ausnahmen sind einer Deutung im oben erörterten Sinne durchaus zugänglich, wenn wir ganz allgemein als entscheidend für das anatomische Ergebnis in den Nieren das gegenseitige Einwirkungsverhältnis zwischen Makro- und Mikroorganismus anerkennen. RÖSSLE [4] sagt dazu: „Es besteht also kein Widerspruch darin, daß die gleichen Veränderungen bei starker Giftwirkung am normergischen Gefäß wie bei schwächerer oder durchschnittlicher oder sogar abgeschwächter Giftwirkung am sensibilisierten Gefäß zu beobachten sind" (s. auch W. FREY). Die Reaktionslage, welche die Herdnephritis hervorbringt, ist bezüglich der Ausheilung des Nierenprozesses unter der antibiotischen Therapie die günstigste. Mit Beseitigung der bakteriellen Urheber der Erkrankung, im typischen Falle des Streptococcus viridans, werden auch die renalen Vorgänge unterbrochen und zum Erlöschen gebracht. Sie kommen, wie oben geschildert, unter Narbenbildung zum Abheilen. Sind die glomerulitischen Herde sehr zahlreich und ist die Niere in großer Ausdehnung von ihnen betroffen, kann ihre narbige Ausheilung von mehr oder weniger schweren Dauerschäden für die Niere gefolgt sein und am Ende sogar Nierenschrumpfung heraufbeschwören. Weniger zahlreiche Herde werden natürlich keinerlei Einbußen für die Nierengesamtfunktion hinterlassen. Solche anatomische Gegebenheiten, vielleicht noch mit einzelnen Infarkten oder unbedeutenden interstitiellen Infiltraten dürfen wir bei den unter Penicillin ausgeheilten Lentafällen annehmen.

Ausnahmsweise scheint sich Penicillin jedoch auch in anderer Weise auf den Nierenprozeß auswirken zu können, nach Art der Auslösung einer fortschreitenden Glomerulonephritis. W. BINGOLD berichtet über einzelne solche Vorkommnisse und erwägt die Möglichkeit, daß gelegentlich Penicillinbehandlung die Voraussetzung für eine unmittelbar das Ende einleitende Glomerulonephritis schaffe. Hierher gehörige Einzelbeobachtungen, in denen eine fortschreitende Glomerulonephritis durch Penicillinbehandlung geradezu provoziert erschien, haben FELLINGER und WEISSEL, GERMER, FISCHER und GLOKNER, ferner MISGELD mitgeteilt. Es ist nicht undenkbar, daß durch die auf Vernichtung der Erreger gerichtete antibiotische Therapie einer Aktivierung des Endothelsystems Vorschub geleistet wird. Denn das Auftreten von mehr oder weniger zahlreichen abgetöteten oder wenigstens angeschlagenen Bakterien, von bakteriellen Zerfallsprodukten oder von Gewebssubstanzen, aus Aufräumungs- und Heilungsvorgängen nach Beseitigung der Erreger herrührend, — kurzum das vermehrte Anfallen von abbaufähigem und verarbeitungsbedürftigem Material kann wohl eine akute Leistungsanfachung innerhalb des Endothelzellensystems mit Einschaltung noch unberührter Teile im Gefolge haben und auf diesem Wege auch einmal fortschreitende renale Prozesse hervorbringen.

Und noch auf eine andere Weise vermag anscheinend die Penicillinbehandlung auf den renalen Prozeß Einfluß zu nehmen. Oben wurde schon einmal erwähnt, daß außer der Erregerwirkung und der Reaktionslage für das morphologische Ergebnis der Nierenvorgänge noch ein weiteres Moment maßgeblich gestaltend mit im Spiele ist, der Zeitfaktor. Wir konnten früher schon sagen, daß eine Nierenbeteiligung bei der Sepsis lenta um so sicherer ist, je länger die Erkrankung besteht. Nunmehr können wir unter Beziehung auf die diffuse Glomerulonephritis speziell noch feststellen: Je länger ein Krankheitsverlauf sich hinzieht, um so eher besteht unter sonst gleichen Umständen die Aussicht, daß die Nierenaffektion in eine diffuse Nephritis ausläuft. Darauf wurden wir vor allem durch einige Fälle hingewiesen, bei denen Penicillin nur von vorübergehendem lebensverlängerndem Effekt war und welche dann nach 1—2jähriger Krankheitsdauer mit diffuser Glomerulonephritis endeten. LANGE sowie TARAJEV und DEMIN geben von eigenen Beobachtungen her ganz entsprechenden Gedankengängen ihre Zustimmung. ALSLEV [2] meint gleichfalls, daß das vermehrte Vorkommen der diffusen Glomerulonephritis bei der Lentaerkrankung der Nachkriegsperiode mit dem Überwiegen der chronischen Verlaufsformen zusammenhänge.

Zur pathologisch-anatomischen Seite der hier gegebenen Darstellung der Pathogenese der Lentanephritis können wir aus eigener Anschauung nicht Stellung nehmen. Wir können nur verschiedene Angaben im Schrifttum sowie die Sektionsbefunde der eigenen Fälle verwerten, um zu prüfen, wie weit der pathologisch-anatomische Standpunkt mit unseren, auf klinischer Ebene entwickelten Vorstellungen Übereinstimmung aufweist. Die diffuse Glomerulonephritis tritt bei der Sepsis lenta unter dem Bilde der großen bunten oder weißen

Niere auf. Auch die Löhleinsche Herdnephritis ruft makroskopisch das Bild der großen bunten Niere hervor, die, wie wir schon seit Löhlein wissen, durch die kleinen Hämorrhagien in die Malpighischen Körperchen zustandekommt. Im anglo-amerikanischen Schrifttum ist für die makroskopischen Veränderungen der Lentaniere die treffende Bezeichnung „flea-bitten kidney" gebräuchlich. Im histologischen Bild haben die Löhleinsche Herdnephritis und die subakute bzw. subchronische Glomerulonephritis die Nekrose und hyaline Umwandlung der betroffenen Glomeruli (Fahr [3], Koch [1, 2]) gemein. Koch [1], dem wir eine eingehende histologische und klinische Bearbeitung der subakuten Glomerulonephritis verdanken, gibt sogar an, daß die Unterscheidung der ausgebreiteten Herdnephritis von der subakuten Glomerulonephritis schwierig sei, weil histologisch weitgehende Übereinstimmungen vorkämen. Er erörtert auch die Entstehung dieser Glomerulonephritis aus einem ursprünglich herdförmigen Prozeß, lehnt diese Erwägungen jedoch ab, weil stets bereits „die erste genaue Untersuchung Blutdrucksteigerung und Funktionseinschränkung der Nieren" feststelle. Gerade im Hinblick auf die Blutdrucksteigerung, welche Koch als Beweis für die von Anfang an diffus verlaufende Nephritis ansieht, unterscheidet sich die echte subakute Glomerulonephritis von der gleichartigen Form bei der Lentaerkrankung grundsätzlich. Wie Koch auf Grund der Hypertonie sich für den diffusen Beginn der subakuten Glomerulonephritis einsetzt, so dürfen wir wohl den normalen Blutdruck bei der subakuten Glomerulonephritis des Lentakranken für die Entwicklung aus einer zunächst herdförmigen glomerulären Affektion verwerten. Außerdem bestehen noch hinsichtlich der Krankheitsdauer ganz wesentliche Unterschiede zwischen den beiden Arten. Die Krankheitsdauer bei der echten subakuten Glomerulonephritis liegt nur zwischen einigen Wochen bis wenigen Monaten — diese traf auch für die Kochschen Fälle zu —, wohingegen bei der subakuten Glomerulonephritis der Sepsis lenta erheblich längere Verläufe die Regel sind, keineswegs selten zwischen 1 und 2 Jahren oder noch darüber. Man kann sich angesichts der generalisierten Verwüstungen im glomerulären System solcher Nieren, die uns der pathologische Anatom beschreibt, schwerlich vorstellen, daß sie von Anbeginn der Krankheit her bestanden haben. Denn eine Krankheitsdauer von 1—2 Jahren, wie sie unsere Lentakranken bieten, läßt sich mit solchen Veränderungen kaum in Einklang bringen. Diese stellen doch offensichtlich ein finales Stadium dar, das, wenn es einmal erreicht ist, die Lebenserwartungen auf Wochen bis wenige Monate begrenzt, wie es uns der stürmische Ablauf der echten subakuten Glomerulonephritis tatsächlich vor Augen führt. Für die subakute diffuse Glomerulonephritis der Lentasepsis aber liegt unseres Erachtens in der wesentlich verschiedenen Krankheitsdauer ein unzweifelhafter weiterer Beweis dafür vor, daß das anatomische Endergebnis aus einem zunächst herdförmigen Prozeß zustandekommt. Ferner mag das Nebeneinandervorkommen verschieden alter glomerulärer Prozesse, das in unseren Sektionsberichten wiederholt beschrieben („subakute bis chronische Glomerulonephritis") und auch von anderen Untersuchern erwähnt ist (Leschke), gleichfalls in diesem Sinne sprechen. Oder es kommen Nieren vor, in denen die Veränderungen einer subakuten Glomerulonephritis erst stellenweise ausgeprägt sind, bei denen der Ausgang in Generalisierung also gewissermaßen noch nicht eingetreten ist („herdförmige subakute Glomerulonephritis").

Zusammengefaßt dürfen wir feststellen, daß sich mancherlei Material beitragen läßt, durch das auch anatomisch-histologisch unsere Ausdeutungen unterbaut werden.

6. Schlußbetrachtungen.

Am besonderen Verhalten des Endothelsystems bei der Sepsis lenta liegt es, daß die Krankheitsvorgänge auch in die Nieren hineingetragen werden und hier unter einem bestimmten, in den besonderen strukturellen und funktionellen Gegebenheiten des Ortes begründeten anatomischen und klinischen Bild verlaufen. In der von Löhlein beschriebenen herdförmigen Nephritis liegt uns die eine typische Form der anatomischen Äußerungen dieser Nierenerkrankung vor. Diese Tatsache hat nach wie vor volle Gültigkeit. Dagegen darf die von Löhlein begründete Lehre von der embolischen Entstehung der Herdnephritis als durch unsere Kenntnisse überholt, nunmehr vergessen werden. Ebenfalls ist es unrichtig und daher unhaltbar, wie dies von klinischer Seite immer wieder noch geschieht, den Begriff der Löhleinschen Herdnephritis mit Nierenbeteiligung bei der Endocarditis lenta überhaupt gleichzusetzen und auf jeglichen erythrocytären Harnbefund bei dieser Erkrankung anzuwenden. Richtig ist vielmehr, und dies möge nachdrücklich hervorgehoben sein, daß der Kliniker nach seinen Befunden nicht mit leidlicher Sicherheit das pathologisch-anatomische Ergebnis an den Nieren voraussagen kann.

Das andere morphologische Extrem der Lentaniere stellt die diffuse Glomerulonephritis dar, gewöhnlich von subakutem Bild. Genetisch müssen wir sie, gleich der Herdnephritis, aus besonderen glomerulären Endothelvorgängen herleiten. Diese sind demnach der übergeordnete Vorgang, welcher die nephritischen Prozesse vermittelt und organisiert. Die klinische Symptomatologie der diffusen Glomerulonephritis bei der Lentasepsis weist keinen Anhaltspunkt dafür auf, daß die Nierenerkrankung gleich als diffuse einsetzt, vielmehr hatten wir Anlaß hervorzuheben, daß diese im klinischen Sinne einer herdförmigen Glomerulonephritis nähersteht als der eigentlichen diffusen Glomerulonephritis. Daraus ergibt sich unseres Erachtens zwingend die Konsequenz, daß die diffuse Glomerulonephritis bei der Lentasepsis aus einem ursprünglich umschriebenen Prozeß hervorgeht, welcher erst durch schrittweise Fortentwicklung in die diffuse glomeruläre Erkrankung ausläuft. In pathogenetischer Hinsicht liegen herdförmige und diffuse Glomerulonephritis bei der Sepsis lenta demnach auf einer Linie. Dabei stellt die diffuse Nephritis gegenüber der herdförmigen einen gesteigerten Grad der Empfindlichkeit und Reaktionsfähigkeit des Endothels dar mit stürmischeren, überschüssigen geweblichen Äußerungen. Aus dem mikroanatomischen Bild der glomerulären Veränderungen bei der subakuten Glomerulonephritis mag solche höhere Stufe der Abwehrbereitschaft abzulesen sein, indem einerseits die proliferativen Vorgänge an der Glomeruluskapsel „Ausdruck einer erhöhten und erfolgreichen Abwehrleistung" (SIEGMUND [5]), andererseits auch die Schlingennekrosen Auswirkungen übermäßig stürmischer geweblicher Reaktionen bei der „Verhaftung" (RÖSSLE [3]) der Erreger sein dürften (vgl. KUCZYNSKI [2], RÖSSLE [3, 4]).

Dem klinischen Standpunkt kommt diese einheitliche pathogenetische Ausdeutung der nephritischen Vorgänge bei der Lentasepsis insofern entgegen, als das klinische Gesicht der Lentaniere im großen und ganzen ein recht einheitliches ist. Es ist durch drei wesentliche Merkmale gekennzeichnet: den schleichenden Beginn, die betonte Hämaturie und den normalen Blutdruck. LENHARTZ [3] sowie SCHOTTMÜLLER [2] sprachen ursprünglich von einer hämorrhagischen Nephritis bei der Endocarditis lenta. Wir möchten noch hinzufügen „chronisch", um damit ein weiteres typisches Merkmal dieser Nierenerkrankung zu kennzeichnen, — im Gegensatz zur akuteren Harnblutung, welche meist auf einen Niereninfarkt zurückgeht. Angesichts der Vielfalt der bei der Lentasepsis möglichen anatomischen Nierenveränderungen ist es klar, daß eigentlich keine klinische Diagnose allen Gegebenheiten und Vorkommnissen gerecht werden kann. Für die übergroße Zahl der Fälle wird freilich die klinische Diagnostik insofern vereinfacht und erleichtert, als eine diffuse oder herdförmige Glomerulonephritis in Frage kommt. Von klinischen Gesichtspunkten her will uns die Bezeichnung „chronische hämorrhagische Nephritis" als die geeignetste, weil neutralste und nichts präjudizierende erscheinen — jener Begriff, der in der alten Klinik eine nicht unerhebliche Rolle gespielt (AUFRECHT, v. MÜLLER, STRÜMPELL, WAGNER [1, 2], WEIGERT), der im VOLHARD-FAHRschen System der Nierenkrankheiten aber keinen Platz mehr gefunden hat, weil ihm kein einheitliches und typisches morphologisches Substrat zugehört.

Schon LÖHLEIN identifizierte die große bunte Niere seiner embolischen Herdnephritis mit der chronischen hämorrhagischen Nephritis der Alten, und auch nach VOLHARD [1] hat es sich bei dieser meist um eine Lentanephritis gehandelt. Wie treffend in der Tat die Beobachtungen der alten Autoren die Befunde bei der Lentaniere wiedergeben, mag aus den Beschreibungen WEIGERTS, sowie STRÜMPELLS entnommen werden. Nach WEIGERT erscheint die Niere bei der chronisch-hämorrhagischen Nephritis anatomisch in zwei Modifikationen, der großen roten oder bunten Niere und der großen weißen Niere. Makroskopisch seien beide scharf geschieden, mikroskopisch keineswegs. Die bunte Form sei blutreich, die blasse Form, die auch Blutungen aufweise, aber weniger als die bunte, erhalte ihr Gepräge durch ausgedehnte Verfettung. STRÜMPELL betont gleichfalls die große Verwandtschaft im mikroskopischen Bild der großen bunten und der großen weißen Niere. „Es handelt sich um fast genau dieselben Veränderungen . . ."

Nach SIEGMUND [5] lassen sich die anatomischen Nierenprozesse bei der Sepsis lenta im großen und ganzen als „rezidivierende hämorrhagische Nephritis" bezeichnen; BAEHR [1] spricht von „subakuter hämorrhagischer Nephritis". Daraus mag sich ergeben, daß die klinische Bezeichnung „chronische hämorrhagische Nephritis" den anatomischen Vorgängen für die Mehrzahl der Fälle grundsätzlich nahekommt. Zu weiteren, detaillierteren Aussagen hinsichtlich des zu erwartenden anatomischen Nierenbefundes ist der Kliniker auf Grund der ihm zugänglichen Symptome im allgemeinen nicht befähigt. Eine differenzierte Diagnose des jeweiligen Gemisches von Nierenveränderungen, sagt auch VOLHARD [1], ist bei der Sepsis lenta unmöglich.

Nachtrag bei der zweiten Korrektur: Während der Drucklegung kamen uns noch folgende drei, speziell das Thema der Lentaniere behandelnde Arbeiten zur Kenntnis: CHRISTIAN [J. Mount Sinai Hosp. 8, 427 (1942)] bespricht eingehend die anatomisch-histologischen Nierenveränderungen von 61 Viridans-Endocarditiden aus der Vorpenicillinaera. Makroskopisch fand er regelmäßig Schwellung und Ödem der Nieren, Infarkte in über 90% der Fälle, nur bei 13% das Bild der „Flohstich"-Niere. Die histologische Untersuchung ergab in etwa 85% der Fälle eine generalisierte intracapilläre Glomerulitis, bestehend in Zellvermehrung und Wandverdickung der Schlingen. Daneben kamen in wechselnder Häufigkeit noch verschiedene herdförmige Prozesse an den Glomeruli vor, am regelmäßigsten hyalino-fibrinoide Schlingenthromben. Diese werden vom Autor als örtliche thrombotische Vorgänge auf dem Boden einer Schlingenendothelschädigung gedeutet; eine generelle embolische Entstehung der Herdnephritis wird als nach den histologischen Befunden unberechtigt, abgelehnt.

VILLARREAL und SOKOLOFF [Amer. J. Med. Sci. 220, 655 (1950)] berichten gleichfalls über anatomisch-histologische Untersuchungen an 100 Lentanieren. Sie machen zwar einen grundsätzlichen Unterschied zwischen der „embolischen Glomerulonephritis" und anderen Formen der Glomerulonephritis, anerkennen jedoch auch gelegentliche schwer einzuordnende histologische Ähnlichkeiten und Übergänge. Wie CHRISTIAN finden sie, daß die herdförmigen Läsionen häufig vergesellschaftet sind mit einer Glomerulitis der übrigen Schlingen, welche in Zellvermehrung und Verdickung der Basalmembran besteht und das Bild einer regelrechten Glomerulonephritis ausmachen kann. Niereninsuffizienz mit Urämie kam in etwa $1/_5$ der Fälle vor, worunter pathologisch-anatomisch die herdförmige und diffuse Glomerulonephritis praktisch gleichen Anteil hatten. Die Autoren weisen auch daraufhin, daß die renalen Verlaufsformen der Endocarditis überwiegend bakteriell negativ sind.

Zuletzt haben noch LACHNIT und STEINBEREITHNER (Wien. Z. inn. Med. 1952, 41) vom klinischen Standpunkt das Thema der Lentaniere an Hand von 96 Krankheitsfällen bearbeitet. Die Autoren finden an ihrem Material gleichfalls das Zusammengehen von abakteriämischem Verlauf und diffuser Glomerulonephritis häufiger. Pathogenetisch messen sie der bei den Lentafällen der Nachkriegszeit ausgeprägten Dysproteinämie sowie einer Sensibilisierung des Organismus durch die besonderen Verhältnisse des Krieges und der Nachkriegszeit die entscheidende Bedeutung zu. Für die Herdnephritis legen sie weiterhin die embolische Entstehung zugrunde. Die Ausführungen zur Symptomatologie der Lentaniere stimmen mit unseren Erfahrungen im allgemeinen überein.

XI. Die Autoallergie in der Pathogenese der diffusen Glomerulonephritis[1].

Von

E. F. Pfeiffer-Frankfurt a. M. und H. E. Bruch-Frankfurt a. M.

Mit 6 Abbildungen[2].

Inhalt.

---

[1] Aus der I. Medizinischen Universitätsklinik Frankfurt/M. (Direktor: Prof. Dr. med. F. Hoff).

[2] Die experimentellen Arbeiten wurden teilweise mit Unterstützung der deutschen Forschungsgemeinschaft durchgeführt.

Literatur.

ABDERHALDEN: Zit. MAHR.

ADDIS, THOMAS: The Glomerular Nephritis, Diagnosis and Treatment. New York: Macmillan Co. 1948.

AHLSTRÖM, C. G.: Zur Pathogenese der akuten diffusen Glomerulonephritis. Experimentelle Untersuchungen über die allergische Gewebsreaktion der Niere. Acta path. scand. (Copenh.) Suppl. 29, 1 (1936).

ANDERSON, H. C., H. G. KUNKEL and M. McCARTHY: Quantitative antistreptokinase studies in patients infected with group A hemolytic Streptococci: A comparison with serum anti-Streptolysin and Gamma globulin levels with special reference to the occurrence of rheumatic fever. J. Clin. Invest. 27, 425 (1948).

APITZ, K.: Über anaphylaktische Organveränderungen bei Kaninchen. Virchows Arch. 289, 46 (1933).

ASSMANN, H.: Seröse interstitielle Nephritis und Neuro-Encephalomyelitis nach Ausräumung dentaler Infektionsherde. Dtsch. med. Wschr. 1950, 1611.

BAEHR, G., u. A. SCHIFRIN: Zit. HARTMAN u. BLAND.

BELL, E. T.: Early stages of Glomerularnephritis. Amer. J. Path. 12, 901 (1936).

— Pathology and Pathogenesis of clinical acute Nephritis. Amer. J. Path. 13, 497 (1937).

BENDA, L., F. GERLACH, E. RISSEL u. H. THALER: Über Untersuchungen zur Frage der Virusätiologie der Hepatitis epidemica. Arch. Virusforsch. 4, 89 (1949).

BERGER, F. M.: An agglutination test for the serological diagnosis of syphilis. J. of Path. 55, 363 (1943).

BJØRNEBOE, M., u. H. GORMSEN: Experimental studies on role of plasma cells as antibody producers. Acta path. scand. (Copenh.) 20, 649 (1943).

BLOCH, H.: Zit. MAHR.

BRASS, K.: Über die Pathogenese der sog. nichteitrigen embolischen Herdnephritis LOEHLEINs. Frankf. Z. Path. 61, 42 (1949).

BROKMAN, H., J. BRILL u. J. FRENDZEL: Komplementablenkung mit Organextrakten von Rheumatikern — BBF-Reaktion — bei sog. akuten Gelenksrheumatismus. Klin. Wschr. 1937, 502.

BÜRGER, M.: Microscopic observation of collodion particles as indicators of typespecific pneumococcus immune reactions. J. Labor. a. Clin. Med. 28, 1138 (1943).

BURKEY, E. L.: Production in rabbit of hypersensitive reactions to lens, rabbit muscle and low ragweed extracts by action of staphylococcus aureus. J. Allergy, 5, 466 (1933/34).

CANNON, P. R., and C. E. MARSHALL: An Improved Serological Method for the Determination of Precipitative Titers of Antisera. J. of Immun. 38, 365 (1940).

CASKEY, W. H., D. J. MOORE, I. G. TILLOTSON and J. M. HAYMAN: Effect of Nitrogen Mustard on Nephrotoxic Nephritis in rats. Proc. Soc. Exper. Biol. a. Med. 77, 105 (1951).

CAVELTI, PH. A.: [1] Studies on the Technic of Collodion Agglutination (Influence of certain Qualities of the Collodion Particles and of the Proportions of Antigen and Collodion on the Sensivity and Specifity of the Reaction). J. of Immun. 49, 365 (1944).

— [2] The Technic of Collodion Particle Agglutination. J. of Immun. 57, 141 (1947).

— [4] Autoantibodies in Rheumatic Fever. Proc. Soc. Exper. Biol. a. Med. 60, 379 (1945).

— [5] Studies on the Pathogenesis of Rheumatic Fever. I. Experimental Production of Autoantibodies to Heart, Skeletal Muscle and Connective Tissue. Arch. of Path. 44, 1 (1947)

— [6] Pathogenesis of Glomerulonephritis and Rheumatic Fever. In vivo Activation of Tissue Antigens as a Result of Streptococcic Infection and consecutive Formation of Autoantibodies. Arch. of Path. 44, 119 (1947).

— [7] Über die Verwendung von Kollodiumpartikeln für serologische Reaktionen. Schweiz. Z. Path. 11, 83 (1948).

— [8] Internat. Allergie Kongr. Zürich 1951, 23.—28. Sept. Über die Bedeutung von Gewebsantikörpern bei der Glomerulonephritis.

— [9] Zit. FISCHEL u. PAULI.

— and E. S. CAVELTI: [3] Production of Autoantibodies to Kidney in Experimental Animals. Arch. of Path. 39, 148 (1945). — Production of Glomerulonephritis in rats by means of Autoantibodies to Kidneys. Arch of Path. 40, 158 (1945). — Clinical and pathological Aspect of the experimental Glomerulonephritis produced in rats by means of Autoantibodies to Kidney. Arch. of Path. 40, 163 (1945).

CENTANNI: Zit. EDERLE.

CHASE, J. H.: Zit. CAVELTI [2].

CHIKAMITSU: Zit. CAVELTI [8].

CHRIST, P., u. W. H. HAUSS: Über die klinische Bedeutung des Antistreptokinase- u. Antihyaluronidase-Titers. Z. Rheumaforsch. 3/4, 84 (1952).

CHRISTENSEN, L. R.: Streptococcal Fibrinolysis: A proteolytic reaction due to a serum Enzyme activated by streptococcal Fibrinolysin. J. Gen. Physiol. 28, 363 (1945).
COBURN, A. F., and R. H. PAULI: [1] Studies on the immune Response of the rheumatic Subject and its Relationship to Activity of the rheumatic Process. VI. The Significance of the Rise of Antistreptolysin Level in the Development of rheumatic Activity. J. Clin. Invest. 14, 769 (1935).
— — [2] Precipitinogen in Serum prior to onset of acute Rheumatism. J. of Exper. Med. 69, 143 (1939).
COOMBS, R. R. A., A. E. MOURANT and R. R. RACE: New Test for Detection of weak and „incomplete" Rh Agglutinins. Brit. J. Exper. Path. 26, 255 (1945).
COONS, A. H., and M. H. KAPLAN: Localization of Antigen in Tissue Cells. II. Improvements in a method for the Detection of Antigen by Means of Fluorescent Antibody. J. of Exper. Med. 91, 1 (1950).
— E. H. LEDUC and M. H. KAPLAN: Localization of Antigen in Tissue Cells. VI. The Fate of injected Protein in the Mouse. J. of Exper. Med. 93, 173 (1951).
CRAIGIE, J.: Zit. Handbuch für Virusforschung, v. DOERR u. HALLAUER, 2. Aufl., 6. Bd., S. 1106. Wien: Springer 1939.
CRIEP, L. H., and L. D. MAYER: Experimental Collagen Disease from Hypersensitization to Streptococcus Toxin. J. Allergy 20, 243 (1949).
DAMESHEK, W. M., C. ROSENTHAL and L. J. SCHWARTZ: The Treatment of acquired Hemolytic Anemia with Adrenocorticotrophic Hormone (ACTH) New England J. Med. 244, 117 (1951).
DAVIS: Zit. DOERR [2].
DÖNNECKE: Zit. VOLHARD [1] (Handbuch).
DOERR, R.: [1] Handbuch für Virusforschung, v. DOERR u. HALLAUER. 2. Aufl., 6. Bd. Wien: Springer 1939.
— [2] Die Immunitätsforschung, III. Die Antigene. Wien: Springer 1948.
DONOSO, RODRIGUEZ u. STEINER: Zit. CAVELTI [8].
EDERLE, W.: Allergie u. Nervensystem. Beih. Med. Mschr., H. 3, Stuttgart: Wiss. Verlagsges. 1947.
EHRICH, W. E., J. SEIFTER and C. FORMAN: Experimental Serum Disease, A Pathogenetic Study. J. of Exper. Med. 89, 23 (1949).
EISLER, D. M.: Influence of Collodion Particles on visible end-point in Antibody Titrations. J. of Immun. 42, 405 (1941).
ESCHERICH u. SCHICK: Der Scharlach. Nothnagels Handbuch 1912.
FÅGRAEUS, A.: Antibody Production in Relation to the Development of Plasma Cells. Stockholm: Esselte Aktiebolag 1948.
FERRARO, A., and L. CAZZULO: J. of Neuropath. 7, 235 (1948).
FISCHEL, E. E., and I. GAJDUSEK: Serum Complement in acute Glomerulonephritis and other Renal Diseases. Amer. J. Med. 190, 11 (1952).
FISCHEL, E. E., and R. H. PAULI: Serological Studies in Rheumatic Fever. I. The „Phase" Reaction and the Detection of autoantibodies in the Rheumatic State. J. of Exper. Med. 89, 669 (1949).
FORSSMANN, J.: [1] Die Herstellung hochwertiger spez. Schafhämolysine ohne Verwendung von Schafblut. Ein Beitrag zur Lehre von heterologer Antikörperbildung. Biochem. Z. (D) 37, 78 (1911).
— [2] Handbuch der path. Mikroorganismen. 3. Aufl., zit. DOERR [2].
FREUND, J.: [1] The Agglutination of Tubercle Bacilli. Amer. Rev. Tbc. 12, 124 (1925).
— [2] Toxin-Antitoxin Reactions on Surface of Collodion Particles. Proc. Soc. Exper. Biol. a Med. 28, 65 (1930).
— [3] On Nature of Toxin-Antitoxin Neutralization studied on Collodion Particles. Proc. Soc. Exper. Biol a. Med. 28, 1010 (1931).
— [4] On Mechanism of Toxin-Antitoxin Reactions. J. of Immun. 21, 127 (1931).
— [5] Toxin-Antitoxin Reaction without Neutralization. J. of Exper. Med. 55, 181 (1932).
FRICK, E.: [1] Antikörper nach Injektion homologen und heterologen Hirnbreis im Tierexperiment. Dtsch. Z. Nervenheilk. 103, 72 (1949).
— [2] Nephritis durch Nierenautoantikörper. Z. Immun.forsch. 107, 411 (1950).
— [3] Tierexperimentelle Untersuchungen über eine tuberkulös-allergische Myocarditis. Z. exper. Med. 117, 393 (1951).
FRIEDEMANN u. DEICHER: Weitere klinische und experimentelle Untersuchungen über den Scharlach. Die Pathogenese der Scharlachnephritis. Z. klin. Med. 108, 737 (1928).
FRIOU, G. J., and H. A. WENNER: On Occurrence in human Serum of inhibitory Substance to Hyaluronidase produced by Strain of hemolytic Streptococcus. J. Inf. Dis. 80, 185 (1947).
GEORGI u. FISCHER: Gehirnantikörper bei Syphilis. (Nachweis einer Hirnbeteiligung durch Serumreaktion bei Syphilis aller Stadien) Klin. Wschr. 1927, 948.

GOODNER, K.: Collodion Fixation, a new immunological Reaction. Science Lancaster, (Pa.) **94**, 241 (1941).

GOZZANO, M.: [1] Die Autoallergie in der Pathologie des Nervensystems. Mh. Psychiatr. (Schw.) **120**, 326 (1950).

— [2] Allergia e Sistemo nervoso, Recensione della Soc. Ital. di Neurologia, 4.—6. 6. 1949.

HARRIS, T. N., J. H. RHOADS and J. STOKES: A Study of the Role of the Thymus and Spleen in the Formation of Antibodies in the Rabbit. J. of Immun. **58**, 27 (1948).

HARTMAN, S. A., and E. F. BLAND: Rheumatic Fever and Glomerulonephritis, a clinical and postmortem Study. Amer. J. Med. **10**, 47 (1951).

HAWN, C. V. Z., and C. A. JANEWAY: Histological and serological Sequences in experimental Hypersensitivity. J. of Exper. Med. **85**, 571 (1947).

HECHT, R., M. B. SULZBERGER and H. WEIL: Studies in Sensitization to Skin, I. Production of Antibodies to Skin by Means of synergistic Action of homologous Skin Antigen and Staphylococcus Toxin. J. of Exper. Med. **78**, 59 (1943).

HEILMEYER, L., u. H. BEGEMANN: Die regeneratorischen hämolytischen Anämien. Klin. Wschr. **1950**, 521.

HILL, A. G. S., H. WENDLER DEANE and A. H. COONS: Localization of Antigen in Tissue Cells. V. Capsular Ploysaccharide of Friedländer Bacillus, Type B., in the Mouse. J. of Exper. Med. **92**, 35 (1950).

HOENE, R.: Komplementschwund und Dysproteinämie bei Nierenerkrankung. Schweiz. med. Wschr. **1952**, 327.

HOFF, F.: [1] Medizinische Klinik, ein Fortbildungskurs für Ärzte. Stuttgart: Georg Thieme 1948.

— [2] Klinische Physiologie und Pathologie. Stuttgart: Georg Thieme 1950.

— [3] Disk.bemerk 58. Kongr. dtsch. Ges. inn. Med. Wiesbaden 1952.

HOFF, F., u. KELS: Über paroxysmale Kältehämoglobinurie. Dtsch. Arch. Klin. Med. **160**, 177, (1928).

— u. WENDLBERGER: [1] Vortrag Naturwiss. Ges. Steiermark, Okt. 1943.

— [2] Vortrag Ärzteverein Steiermark, Febr. 1945.

— [3] Zit. in F. HOFF [1], S. 147.

HUGHES, T. P.: Zit. DOERR [2].

HUMMEL u. MAHR: Zit. H. SARRE.

HUMPHREY, J. H.: Pathogenesis of Glomerulonephritis, re-Investigation of Autoimmunisation Hypothesis. J. of Path. **60**, 211 (1948).

JAFFE, R., u. R. HOLZ: Experimentelle allergische Myocarditis, erzeugt durch Injektion homologen Herzextraktes und homologen Leberextraktes. Frankf. Z. Path. **60**, 309 (1949).

JAFFÉ, R.: Zit. in JAFFÉ u. HOLZ.

JERVIS, G. A., and A. FERRARO: Experimental disseminated Encephalopathia in Monkey. Arch. of Neur. **43**, 195 (1940).

JOANNOVICS: Zit. DOERR [2].

JONES, F. S.: [1] Agglutination by Precipitin. J. of Exper. Med. **46**, 303 (1927).

— [2] Agglutination by Precipitin. J. of Exper. Med. **48**, 183 (1928).

JUNGHANS, E.: Weitere Untersuchungen über die hyperergische Karditis und Arteriitis, insbesondere die Aortitis. Beitr. path. Anat. **92**, 467 (1933/34).

KABAT, E. A., A. WOLF and A. E. BEZER: Studies on acute disseminated Encephalomyelitis produced experimentally in rhesus Monkeys. IV. Disseminated Encephalomyelitis produced in Monkeys with their own Brain Tissue. J. of Exper. Med. **89**, 395 (1949).

KALBAK, K.: Experimentelle og Kliniske Undersøgelser von „O"-Streptolysin og Forekomsten af „O"-Antistreptolysin i Serum. p. 130. København: Munksgaards Forlag 1942.

KAPLAN, M. H.: Studies of Streptococcal Fibrinolysis. III. A Quantitative Method for the Estimation of Serum Antifibrinolysin. J. Clin. Invest. **25**, 347 (1946).

— A. H. COONS and H. WENDLER DEANE: Localization of Antigen in Tissue Cells. III. Cellular Distribution of Pneumococcal Polysaccharides Types II and III in the Mouse. J. of Exper. Med. **91**, 15 (1950).

KAY, C. F.: [1] Mechanism by which experimental Nephritis is produced in Rabbits injected with nephrotoxic Duck Serum. J. of Exper. Med. **72**, 559 (1940).

— [2] Blood Pressure in experimental Nephritis produced by injection of nephrotoxic Serum. Arch. of Path. **29**, 57 (1940).

— [3] The Mechanism of a Form of Glomerulonephritis: Nephrotoxic Nephritis in Rabbits. Amer. J. Med. Sci. **204**, 483 (1942).

KELLET, C. E., and I. G. THOMSEN: Complementary Activity of Blood Serum in Nephritis. J. of Path. **48**, 519 (1939).

KIRK, R. C., and E. E. ECKER: Time of Appearance of Antibodies to Brain in the Human Receiving Anti-Rabies Vaccine. Proc. Soc. Exper. Biol. a. Med. **70**, 734 (1949).

KLEMPERER, P., A. G. POLLACK and G. BAEHR: Diffuse Collagen Disease. J. Amer. Med. Assoc. **119**, 331 (1942).

Klinge, F.: Die Eiweißüberempfindlichkeit (Gewebsanaphylaxie) der Gelenke. Experimentelle pathologisch-anatomische Studie zur Pathogenese des Gelenkrheumatismus. Beitr. path. Anat. **83**, 185 (1929).

Klinge, F., u. Knepper: Nephrotoxin u. hyperergische Nephritis. Verh. dtsch. path. Ges. **28**, 181 (1935).

Koprowski, H., and J. Le Bell: The Presence of Complement-Fixing Antibodies against Brain Tissue in Sera of Persons who had received Antirabies Vaccine Treatment. Amer. J. Hyg. **51**, 292 (1950).

Krakower, C. A., and S. A. Greenspon: Localization of the Nephrotoxic Antigen within the isolated Renal Glomerulus. Arch. of Path. **51**, 629 (1951).

de Kromme, L., u. L. A. M. van der Spek: The Significance of Iso- and Auto-Immunization for Pathology. Acta med. scand. (Stockh.) **134**, 454 (1949).

Kuttner, A. G., and T. F. Lenert: Occurrence of bacteriostatic Properties in Blood of Patients after Recovery from Streptococcal Pharyngitis. J. Clin. Invest. **23**, 151 (1944).

Lange, K., M. M. A. Gold, D. Weiner and V. Simon: Autoantibodies in human Glomerulonephritis J. Clin. Invest. **28**, 50 (1949).

Lange, K., M. M. A. Gold, D. Weiner, V. Simon and V. Tschertkoff: Autoantibodies in different Phases of human Glomerulonephritis. Bull. N. Y. Acad. Med. **25**, 447 (1949).

Lange, K., F. Craig, J. Oberman and F. Lo Casto: [1] Complement Titres in Different Phases of Glomerulonephritis. Bull. N. Y. Acad. Med. **27**, 392 (1951).

— — — — [2] Complement Titres in Different Phases of Nephritis. Proc. Soc. Exper. Biol. a. Med. **10**, 1 (1951).

— — J. Oberman, L. Slobody, G. Ogur and F. Lo Casto: Changes in Serum Complement during the Course and Treatment of Glomerulonephritis. Arch. Int. Med. **88**, 433 (1951).

— L. Slobody, F. Craig, G. Ogur, J. Oberman and F. Lo Casto: Serum Complement in Acute Glomerulonephritis and the Nephrotic Syndrome. Pediatr. 8, 814 (1951).

Lansbury, J., W. R. Crosby and C. T. Bello: Precipitin Reaction of Serum from cases of Rheumatoid Arthritis with Homologous Connective Tissue Extracts. Amer. J. Med. Sci. **220**, 414 (1950).

Leiter, L.: Renal Diseases. Some Facts and Problems. Ann. Int. Med. **28**, 229 (1948).

Liao, S. J.: The Agglutination of Autoclaved Hemolytic Streptococci by Serum from Patients with Rheumatic Fever and other Conditions. J. Clin. Invest. **28**, 331 (1949).

Lichtwitz: Nephritis, New York 1942.

Lindemann, W.: Sur le mode d'action de certains poisons rénaux. Ann. Inst. Pasteur **1900**, 49.

Loeb, J.: The Influence of Electrolytes on the Cataphoretic Charge of Colloidal Particles and the Stability of Their Suspensions. J. Gen. Physiol. **5**, 109 (1922).

Longcope, W. T.: [1] The production of experimental Nephritis by repeated proteid intoxication. J. of Exper. Med. **18**, 678 (1913).

— [2] Observations of Patients suffering from Streptococcal Infections, Rheumatic Fever, and Acute and Chronic hemorrhagic Nephritis. J. Clin. Invest. **15**, 269 (1936).

— [3] Studies of the Deviations in the Antistreptolysin Titre of the Blood Serum from Patients with hemorrhagic Nephritis. J. Clin. Invest. **15**, 277 (1936).

— J. D. Lyttle, D. Seegal, N. E. Loeb and E. L. Jost: J. Clin. Invest. **17**, 631 (1938).

Loutit, J. F., and P. L. Mollison: Haemolytic Icterus (Acholuric Jaundice) congenital and acquired. J. of Path. **58**, 711 (1946).

Lowell, F. C.: A Comparison of the Collodion Particle Technic with other Methods of Measuring Antibodies. J. of Immun. **46**, 177 (1943).

Mahr, H.: Spezifisch gegen Niereneiweiß gerichtete Proteinasen bei Nieren- und Hochdruckerkrankungen. Z. klin. Med. **145**, 461 (1949).

Masugi, M.: [1] Über das Wesen der spezifischen Veränderungen der Niere und der Leber durch das Nephrotoxin bzw. das Hepatotoxin. Zugleich ein Beitrag zur Pathogenese der Glomerulonephritis und der eklamptischen Lebererkrankung. Beitr. path. Anat. **91**, 82 (1933).

— [2] Über die experimentelle Glomerulonephritis durch das spezifische Antinierenserum. Beitr. path. Anat. **92**, 429 (1934).

Milstone, H.: Factor in normal human Blood which participates in Streptococcal Fibrinolysis. J. of Immun. **42**, 109 (1941).

Moeller, J.: [1] Renininjektionen bei Nephritikern. Klin. Wschr. **1949**, 540.

— [2] Die Bedeutung des Renins bei der akuten Nephritis. Dtsch. Arch. klin. Med. **196**, 682 (1950).

— [3] Humorale Faktoren in der Pathogenese des menschlichen Hochdrucks. Arch. Kreislaufforsch. **18**, 249 (1952).

Moeller, J., u. E. F. Pfeiffer: Masugi-Nephritis und Renin. Z. klin. Med. **147**, 101 (1950).

Moers, H., u. W. Lessnig: Aktivierungsversuch bei der experimentellen (Masugi)-Nephritis. Dtsch. Arch. klin. Med. **191**, 572 (1944).

More, R. H. S., and D. Waugh: Diffuse Glomerulonephritis produced in Rabbits by massive Injections of Bovine Serum γ-Globulin. J. of Exper. Med. **89**, 541 (1949).

More, R. H. S., D. Waugh and S. D. Kobernick: Cardiac Lesions produced in Rabbits by massive Injections of bovine Serum γ-Globulin. J. of Exper. Med. **89**, 555 (1949).

Morris, R. P.: Collodion Agglutination Test in Human Tuberculosis. Proc. Soc. Exper. Biol. a. Med. **50**, 172 (1943).

Müller, F. von: Zit. Strehler [1].

Murphy, G. E., and H. F. Swift: [1] Induction of cardiac Lesions, closely resembling those of Rheumatic Fever, in Rabbits following repeated Skin Infections with Group A Streptococci. J. of Exper. Med. **89**, 687 (1949).

— [2] The Induction of Rheumatic-like cardiac Lesions in Rabbits by repeated focal Infections with Group A Streptococci, Comparison with the cardiac Lesions of Serum Disease. J. of Exper. Med. **91**, 485 (1950).

Odel, H. M., and W. S. Tinney: Cardiac Complications in acute Glomerulonephritis. Amer. Heart J. **26**, 239 (1943).

Ogawa, S., and Y. Sato: Über das Verhalten des Komplementgehaltes im Serum im Laufe der experimentellen Glomerulonephritis. Trans. Soc. Path. (Japan) **28**, 212 (1938).

Olitzki, L., and H. Bernkopf: Precipitation Test in Infective Hepatitis. J. Infect. Dis. **77**, 60 (1945).

Pette, H.: Die akut entzündlichen Erkrankungen des Nervensystems. Leipzig: Georg Thieme 1942.

Pfeiffer, E. F.: [1] Verh. dtsch. Ges. Rheumaforsch. Pyrmont 1950.

— [2] Über zeitliche und quantitative Beziehungen zwischen Herd und Organleiden. Z. Rheumaforsch. **10**, 178 (1951).

Pfeiffer, E. F., u. H. E. Bruch: [1] Autoantikörper gegen menschliches Nierengewebe. Verh. dtsch. Ges. inn. Med. **56**, 189 (1950).

— — [2] Über den Nachweis von Autoantikörpern gegen menschliches Nierengewebe bei Nieren- und Hochdruckkranken mit der Kollodium-Partikel-Reaktion. Dtsch. Arch. klin. Med. **199**, 613 (1952).

Pfeiffer, E. F., u. W. Spielmann: In Vorbereitung.

Pressmann, D., u. H. N. Eisen: The Zone of Localization of Antibodies. (An Attempt to Saturate Antibody-Binding sites in Mouse Kidney.) J. of Immun. **64**, 273 (1950).

Pressmann, D., u. G. Keighley: Zone of Activity of Antibodies as determined by use of radioactive tracers, Zone of Activity of nephrotoxic antikidney Serum. J. of Immun. **59**, 141 (1948).

Quinn, R. W., and S. J. Liao: A comparative Study of Antihyaluronidase, Antistreptolysin „O", Antistreptokinase and Streptococcal Agglutination Titres in Patients with Rheumatic Fever, acute hemolytic streptococcal Infections, Rheumatoid Arthritis and non-Rheumatoid Forms of Arthritis. J. Clin. Invest. **29**, 1156 (1950).

Rachmilewitz, M., and W. Silberstein: Amount of Complement in Blood in Rheumatic Fever and rheumatoid Arthritis. J. Labor. a. Clin. Med. **22**, 1240 (1937).

Ratschow, M.: Über den Lokalisatoreffekt im sensibilisierten Organismus. Neue med. Welt **1950**, 1308.

Rich, A. R., and Gregory: The Experimental Demonstration that Periarteriitis Nodosa is a Manifestation of Hypersensitivity. Bull. Hopkins Hosp. **72**, 65 (1943).

Riordan, J. T.: Zit. Cavelti [2].

Robertson u. Schlamowitz: Zit. Hartmann u. Bland.

Roemer, G. B.: Unspezifische serologische Luesreaktion in ihrer Bedeutung für die tägliche Praxis. Med. Klin. **1949**, 785.

Rolly, F.: Zit. Hartmann u. Bland.

Rothbard, S., R. F. Watson, H. F. Swift and A. T. Wilson: Bacteriologic and immunologic Studies on Patients with hemolytic Streptococcic Infections as related to Rheumatic Fever. Arch. Int. Med. **82**, 229 (1948).

Rothen, A.: [1] Immunological Reactions between Films of Antigen and Antibody Molecules. J. of Biol. Chem. **168**, 75 (1947).

— [2] Forces involved in Reaction between Antigen and Antibody Molecules. Science (Lancaster, Pa.) **102**, 446 (1945).

Salvesen, H. A.: Rheumatic Fever and Nephritis. Clinical Contribution to Question of Rheumatic Nephritis. Acta med. scand. (Stockh.) **96**, 304 (1938).

Sarre, H.: Kongr. Ref. 58. Verh. Dtsch. Ges. inn. Med., Wiesbaden 1952.

— u. H. Mahr: Spezifisch gegen Niereneiweiß gerichtete Proteinasen bei Nieren- und Hochdruckerkrankungen. Klin. Wschr. **1948**, 661.

— u. H. Wirtz: [1] Geschwindigkeit und Ort der „Nephrotoxin"-Bindung bei der experimentellen Glomerulonephritis. Klin. Wschr. **1939**, 1548.

Sarre, H., u. H. Wirtz: [2] Geschwindigkeit und Ort der Antigen-Antikörperreaktion bei der experimentellen Nephritis. Dtsch. Arch. klin. Med. **189**, 1 (1942).

Seegal, B. C., and E. N. Loeb: The Production of chronic Glomerulonephritis in rats by Injection of Rabbit Anti-Rat-Placenta Serum. J. of Exper. Med. **84**, 211 (1946).

Solomon, D. H., J. W. Gardella, H. Fanger, F. M. Dethier and J. W. Ferrebee: Nephrotoxic Nephritis in Rats. Evidence for the Glomerular Origin of the Kidney Antigen. J. of Exper. Med. **90**, 267 (1949).

Spühler, O., H. U. Zollinger u. M. Enderlin: Zum Mechanismus der Masugi-Nephritis. Schweiz. med. Wschr. **1951**, 904.

Sprunt, Rogers u. Dulaney: Zit. Cavelti [8].

Swift, H. E. and J. E. Smadel: Experimental Nephritis in Rats induced by Injection of antikidney Serum: Prevention of injurious Effects of Nephrotoxin in vivo by Kidney Extract. J. of Exper. Med. **65**, 557 (1937).

Scheiffarth, F., u. G. Berg: Erfahrungen mit der Kollodium-Präcipitin-Reaktion zum Nachweis von Autoantikörpern. Klin. Wschr. **1950**, 349.

Schmidt, H.: [1] Kongr. Ref. Verh. dtsch. Ges. Rheumatol. Baden-Baden 1951.

— [2] Kongr. Ref. Verh. dtsch. Ges. inn. Med. Wiesbaden 1952.

— [3] Zit. Roemer.

Schön, R., u. W. Tischendorf: Klin. Pathologie der Blutkrankheiten. Stuttgart: Georg Thieme 1950.

Schürmann, P., u. H. E. Macmahon: Die maligne Nephrosklerose, zugleich ein Beitrag zur Frage der Bedeutung der Blutgewebsschranke. Virchows Arch. **291**, 47 (1933).

Schulz, W., u. B. Leiber: Die Tonsillenpunktion, ein Test zur Erkennung tonsillogener Fokalinfektion der inneren Erkrankungen. Z. inn. Med. **1948**, 142.

Schwab, L., F. C. Moll, T. H. Hall, M. Bolan, M. Kirk, C. V. Z. Hawn and C. A. Janeway: Experimental Hypersensitivity in the Rabbit. Effect of Inhibition of Antibody Formation by x-Radiation and Nitrogen Mustards on the histologic and serologic Sequences, and on the behaviour of Serum complement following single large Injections of foreign Proteins. J. of Exper. Med. **91**, 505 (1950).

Schwentker, F. F., and T. M. Rivers: Antibody Response of Rabbits to Injections of Emulsions and Extracts of Homologous Brain. J. of Exper. Med. **60**, 559 (1934).

— and F. C. Comploier: Production of Kidney Antibodies by Injections of Homologous Kidney Plus Bacterial Toxins. J. of Exper. Med. **70**, 223 (1939).

Strehler, E.: [1] Die Glomerulonephritis (mit besonderer Berücksichtigung pathogene-tischer Probleme). Schweiz. med. Jb. 1949. Basel: Benno Schwabe & Co.

— [2] Glomerulonephritis und Endokarditis bei Kaninchen nach Injektion von Immunserum gegen Aorta. Verh. dtsch. Ges. inn. Med. 1950.

— [3] Bemerkungen zur Pathogenese und Prophylaxe der Glomerulonephritis. Schweiz. med. Wschr. **1951**, 30.

Thomsen, S., W. M. Arnott and G. D. Matthew: Blood Complement in acute Glomerular-nephritis and Toxaemia of Pregnancy. Lancet **2**, 734 (1939).

Thulin, K. E.: Serological Aspects of hemolytic Streptococci with special Reference to the Occurrence of O, K and L Antigens and some Clinical Applications. Acta path. scand. (Copenh.) **1948**, Supp. 75.

Thulin, K. E., u. Berglund: Occurrence of Streptococcus O Agglutinin in Serum from Cases of Chronic and acute Nephritis. Nord. Med. **34**, 889 (1947).

Tillet, W. S., and R. L. Garner: The fibrinolytic Activity of hemolytic Streptococci. J. of Exper. Med. **58**, 485 (1933).

Todd, E. W.: [1] Antigenic streptococcal Hemolysins. J. of Exper. Med. **55**, 267 (1932).

— [2] Antihemolysin Titres in haemolytic Streptococcal Infections and their Significance in Rheumatic Fever. Brit. J. Exper. Path. **13**, 248 (1932).

Vancura, A.: Pathogenesis of acute Glomerular Nephritis. Acta med. Scand. (Stockh.) **134**, 378 (1949).

Vaubel, E.: Die Eiweißüberempfindlichkeit (Gewebshyperergie) des Bindegewebes; experi-mentelle Untersuchungen zur Erzeugung des rheumatischen Gewebsschadens im Herzen und in den Gelenken. Beitr. path. Anat. **89**, 374 (1932).

Volhard, F.: [1] Die doppelseitigen hämatogenen Nierenerkrankungen. Handbuch für innere Medizin, 2. Aufl., Bd. 6, Tl. 2, Berlin: Springer 1931.

— [2] Nierenerkrankungen und Hochdruck. 2. Aufl. Leipzig: J. A. Barth.

— u. Fahr: Zit. Volhard [1].

Vorlaender, K. O.: [1] Düsseldorf, Sondertagung, Nierenerkr. u. Hochdr. 7. Juni 1951.

— [2] Über den Nachweis komplementbindender Auto-Antikörper bei Nieren- und Leber-erkrankungen. Z. exper. Med. **118**, 352 (1952).

Wedgwood, R. J., C. V. Z. Hawn and C. A. Janeway: The Mechanism of Action of ACTH in Experimental Nephritis due to Foreign Protein. Proc. 2nd. Clin. ACTH Conf., Vol. I, Research, J. R. Mote Ed. p. 108. New York, Philadelphia, Toronto: The Blakiston Co. 1951.

Wedum, A. G., and B. G. Wedum: Serum Precipitation Reaction in Rheumatic Fever and in other Conditions. Proc. Soc. Exper. Biol. a. Med. 61, 432 (1946).

Weil u. Braun: Zit. Roemer

Weintraud, W.: Über die Pathogenese des akuten Gelenkrheumatismus. Berl. klin. Wschr. 30, 1381 (1913).

Weir, J. M.: Technic for Demonstrating Antibodies against Tuberculin in experimental Animals with sensitized Collodion Particles. Proc. Soc. Exper. Biol. a. Med. 46, 47 (1941)

Zollinger, H. U.: [1] Die spontane und experimentelle Glomerulonephrose. Helvet. med. Acta 12, 23 (1945).

— [2] Zit. Spühler, Zollinger u. Enderlin.

A. Fragestellung, Ätiologie und Pathogenese.

I. Einführung.

Klinische und experimentelle Beobachtungen der letzten Jahre haben einerseits auf die engen pathogenetischen Beziehungen zwischen der hämatogenen Nierenentzündung (NE) und dem akuten Gelenkrheumatismus hingewiesen, auf der anderen Seite für beide Formen der sog. Infektionsallergien die Möglichkeit eines von den bisherigen Anschauungen abweichenden Mechanismus offenbar werden lassen. Seither nahmen wir an, daß die Schädigung des Organs aus einer Reaktion zwischen bakteriellem Antigen und spezifischem Antikörper, der zuvor am Gewebe des Schockorgans fixiert wurde, bei der neuerlichen Zufuhr des ersteren resultiere, es sich also um eine dem Arthus-Phänomen vergleichbare Reaktion handeln würde. Nach den neueren Anschauungen soll die Entzündung des betroffenen Gewebes durch organspezifische Auto- bzw. Isoantikörper hervorgerufen werden, die mit dem durch die Keimeinwirkung körperfremd gewordenen Organeiweiß eine Autoantigen-Antikörper-Reaktion eingehen, mit anderen Worten, die Antikörper dem im Gewebe sitzenden Antigen zugeführt werden.

In der vorliegenden Arbeit haben wir uns einmal zum Ziele gesetzt, die Ergebnisse der experimentellen Forschung kritisch auf ihre Verwertbarkeit bezüglich der Verhältnisse beim Menschen zu untersuchen, wodurch es notwendig wurde, die verschiedenen Methoden des Tierversuches auf einen Gesichtspunkt hin zu ordnen. Zum anderen erstrebten wir eine Übersicht der bis jetzt bei der NE des Menschen mit den verschiedensten Methoden gewonnenen serologischen Resultate des Nachweises von Antikörpern gegen humanes Nierengewebe und besprachen, z. T. gestützt auf eigene Erfahrungen und Ausdehnung dieser Untersuchungen auf die nichtentzündlich bedingten Hochdruckkrankheiten, die pathogenetische Bedeutung dieser Befunde.

Bei der Untersuchung und Analyse der bisher vorliegenden Ergebnisse ist es zuweilen angezeigt, infolge der Ähnlichkeit der Arbeitsresultate bei NE und Rheumatismus beide Krankheitsbilder nebeneinander zu besprechen.

II. Ätiologie.

Bei nahezu dreiviertel aller an akuter NE-Erkrankten findet sich in der Anamnese ein 1—3 Wochen zurückliegender, meist schon abgeklungener Infekt der Tonsillen. So ist es verständlich, daß „man schon sehr früh ihre (der NE) Entstehung mit bakteriellen Infektionen in Beziehung gebracht hat ... Der Gedanke eines derartigen ätiologischen Zusammenhanges ist ... fast so alt wie der der Bakteriologie selbst, so daß die Ätiologie der diffusen NE ein scheinbar sehr weites, im Grunde doch enges Feld darstellt" (F. Volhard [1]). Tatsächlich ist die Übereinstimmung der betreffenden Statistiken, gleichgültig aus welchem

Kontinent oder Jahrzehnt sie stammen, nahezu eine absolute (Volhard und Fahr; Lichtwitz; Addis).

Unter Einbeziehung der Scharlachanginen beginnen 50—70% aller Nephritiden mit einer Infektion der Mandeln bzw. des lymphatischen Rachenringes, der Rest verteilt sich auf Wund- und Hautinfektionen, Entzündungen des Ohres und der Nebenhöhlen, kurz, vorwiegend Infektionen mit beta-hämolytischen Streptokokken, die sich auf diesem Wege Eintritt in den menschlichen Körper verschafften. Auf die Ausnahme von dieser Regel, die die Feldnephritis darstellt, soll in diesem Rahmen nicht eingegangen werden.

III. Pathogenese.

1. Die Allergiehypothese.

Die Beobachtung des Intervalles von 6—30 Tagen zwischen Infekt und Auftreten der NE gemeinsam mit dem fast immer fehlenden Keimnachweis in der erkrankten Niere selbst ließ Escherich und Schick am Modell der Scharlachnephritis die allergische Pathogenese postulieren, eine Ansicht, der sich F. Volhard und Friedrich von Müller bald anschlossen. Beim Scharlach sah man die NE als sog. „zweites Kranksein" an, das in der dritten Woche in der Zeit der beginnenden Antikörperbildung gegen die Scharlacherreger auftritt. Einen indirekten Beweis für die anaphylaktischen Vorgänge glaubte man in der Beobachtung von Nierenschäden während der Serumkrankheit und bei Urticaria (Longcope [1]), ebenso wie im Abfall der Blutplättchen während des akuten Stadiums der Nephritis (Dönnecke) und einer Senkung des Komplementgehaltes des Serums in dieser Phase (Kellet und Thomsen; Rachmilewitz und Silberstein; Thomsen, Arnott und Matthew; Hoene; Lange und Mitarbeiter [1, 2]) gefunden zu haben.

2. Der Nachweis der Abwehr gegen die Erreger.

Nach Sicherstellung der Streptokokkenätiologie des Scharlachs fanden Friedemann und Deicher im Blut von Scharlachnephritikern schon in der 3. Krankheitswoche einen sonst nur bei schweren septischen Komplikationen vorliegenden Antikörpertiter gegen Streptokokken. Diese Antikörperbildung sahen sie als Ursache, nicht als Folge der NE an.

Die von Friedemann und Deicher eingeschlagene Forschungsrichtung, nämlich der Nachweis einer Abwehr des menschlichen Organismus gegen die eingedrungenen Erreger, fand in den folgenden Jahren mit Verbesserung der serologischen Technik, Hautreaktionen nach Art des Dick-Testes und anderen ihre im Grunde immer gleichen Varianten. Einen weiteren Fortschritt stellten auf diesem Gebiete Verfahren zum Nachweis von Antikörpern gegen die Enzyme der hämolytischen Streptokokken dar. Diese Reaktionen, die Antistreptolysin-„O"- (Todd [1, 2]) Antistreptokinase- (Tillett und Garner; Milstone; Christensen; Kaplan) und Antihyaluronidase-Reaktion (Friou und Wenner) gewannen zusammen mit der Agglutination der im Autoklaven abgetöteten Streptokokken (Thulin) besonders in der Rheumatologie immer mehr an Wert. Von einigen Autoren (Coburn und Pauli [1], Anderson, Kunkel und McCarthy; Liao; Quinn und Liao) wird den Methoden sogar eine über die pathogenetische Forschung hinausgehende Bedeutung auch für die Diagnostik des akuten und chronischen Gelenkrheumatismus zuerkannt. Bei der NE konnten sie sich allerdings noch nicht zu routinemäßigem Gebrauch durchsetzen.

Thulin und Berglund fanden bei allen untersuchten akuten und einem Teil der chronischen NE einen pathologischen Titer der Streptokokken-„O"-Agglutination, andere Autoren konnten bei vergleichenden Untersuchungen übereinstimmend sowohl einen weitaus höheren Prozentsatz positiver Fälle (mittels der Antistreptolysinreaktion) bei den akuten als den latenten und chronischen Nephritiden feststellen als auch eine ausgesprochene Relation zwischen der Höhe des Antistreptolysintiters und der Schwere der Erkrankung (LONGCOPE [2, 3];

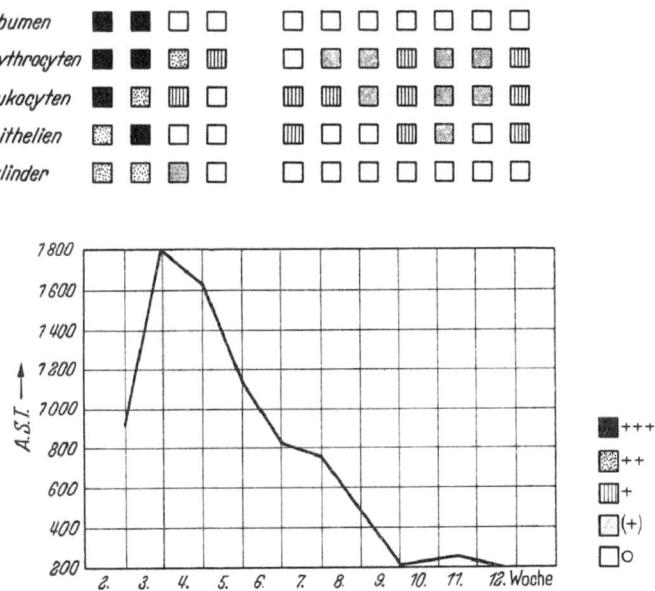

Abb. 1. Verhalten des Antistreptolysin-„O"-Titers bei einem an akuter Nierenentzündung erkrankten Patienten. In der oberen Spalte ist das Harnsediment mit seinen einzelnen Bestandteilen vereinfacht dargestellt. In der 9. Krankheitswoche wird die Reaktion negativ, das Sediment ist bis auf einige Erythrocyten uncharakteristisch geworden. (Nach KALBAK, 1942).

LONGCOPE, LYTTLE, SEEGAL, LOEB und JOST). KALBAK kommt zu denselben Ergebnissen, also einem parallel der Dauer der Erkrankung immer mehr abfallenden Titer, der nur in den ersten Wochen der Erkrankung seinen Gipfel erreicht. Seiner Monographie sei eine Abbildung zur Demonstration entnommen (Abb. 1).

3. Gemeinsames Vorkommen von Rheumatismus und Nierenentzündung.

Bei der somit hinreichend gefestigten Rolle, die der hämolytische Streptococcus der Gruppe A sowohl bei der akuten NE wie beim akuten Rheumatismus (Polyarthritis einschließlich Komplikationen an Endo-, Myo- und Perikard) spielt, berührt es eigenartig, daß beide Erkrankungen so selten zusammen angetroffen werden. Allerdings wirkt es sich bei den meisten Statistiken nachteilig aus, daß entweder nur klinische oder nur pathologisch-anatomische Beobachtungen mitgeteilt wurden und weiterhin bezüglich des angelegten Maßstabes bei der Beurteilung der untersuchten Fälle keine Übereinstimmung herrschte (BAEHR und SCHIFRIN; ODEL und TINNEY). Einzelne Autoren gingen sogar so weit, die „wirkliche rheumatische NE" als klinische Sonderheit sowohl von der mit Herzbeteiligung verlaufenden Polyarthritis wie von der akuten NE abzugrenzen und wollen die Diagnose ex iuvantibus aus dem Erfolg der Salicyltherapie stellen (ROBERTSON und SCHLAMOWITZ). HARTMAN und BLAND untersuchten ein größeres klinisches und Sektionsmaterial unter Berücksichtigung der

vorliegenden Literatur zu diesem Thema und fanden einen Prozentsatz von 4,2%
von Kranken mit akuter NE (klinischer Teil), die gleichzeitig an akutem oder
chronischem Rheumatismus litten, während 5% der autoptisch untersuchten
Fälle von akuter Polyarthritis an akuter NE miterkrankt waren. Diese Angaben,
die mit einigen Abweichungen (Rolly) denen der jüngeren Literatur (Salvesen)
entsprechen, machen es deutlich, daß nicht selten die Erkrankung des einen
Organes das andere nicht vor dem Befall schützt, eine absolute Organspezifität
im strengen Sinne also nicht besteht.

Hiermit sind unsere derzeitigen objektiven Hinweise auf eine allergische
Pathogenese der NE beschrieben. Sie erschöpfen sich im Prinzip in *indirekten
Beweisen allgemeiner Natur* und dem *Antikörpernachweis gegen Streptokokken* im
Speziellen. Die in der Einleitung erwähnte ältere Hypothese erfährt durch sie
eine Stütze, ohne daß die geheimnisvollen Reaktionen, die im Intervall zwischen
Infekt und Ausbruch der NE ablaufen, irgendwie geklärt sind. Addis bringt
unser Wissen, oder besser gesagt Unwissen, auf die einfache Formel: ,,Strepto-
coccus + x = NE" und betont, daß die Lösung der Gleichung nach x hin unsere
Aufgabe sein muß, da die kontinuierliche Verhütung des Streptokokkeninfektes
auch mit der besten Prophylaxe nicht zu erreichen ist.

Es lag nahe, die Verhältnisse beim Tier mit den verschiedensten Methoden
zu untersuchen, und es ist unsere Absicht, in dem folgenden Kapitel die Ergebnisse
zusammenzutragen, die, unter Sicht eines bestimmten Blickpunktes, auf eine
weitgehende Parallelität der gebräuchlichen Verfahren hinweisen.

B. Die experimentelle Nierenentzündung.

I. Experimentelle Nierenentzündung durch ,,inverse Anaphylaxie".

1. Allergische Reaktionen mittels cytotoxischer Seren im allgemeinen.

Als eine Variante der experimentellen Allergieforschung leitete Centanni im
Jahre 1900 die Forschungsrichtung der cytotoxischen Seren dadurch ein, daß
er Schafe gegen Kaninchenhirnsubstanz immunisierte und nun durch intracere-
brale Injektion von so gewonnenem Schafserum bei Kaninchen encephalitische
Veränderungen hervorrief. Ebenfalls um die Jahrhundertwende führte Lindemann am Institut Pasteur in Paris mit analoger Technik Versuche zur Produktion
einer NE durch, deren spätere erfolgreiche Form in der Modifikation von Masugi [1, 2] (1933) noch genauer diskutiert werden wird. Eine bemerkenswerte
Arbeit zur Erzeugung einer Leberentzündung gelang Joannovics, der ein Hepatotoxin gegen Katzenleber durch $2^1/_2$jährige Sensibilisierung von Kaninchen
herstellte. Bei der Reinjektion an Katzen waren anfänglich keine Veränderungen
festzustellen. 2—4 Monate nach der *einmaligen* Injektion gingen die Tiere jedoch
an schwerer Leberparenchymschädigung mit Ersatz des geschwundenen Parenchyms durch Bindegewebe, gewucherte Gallengänge und kompensatorische
Hypertrophie der vom Untergang verschonten Leberanteile zugrunde.

Diese Untersuchungen zeigten mit aller Deutlichkeit, daß es nach *einmaliger*
Injektion erst nach einem *erheblichen Zeitraum* zu einer Schädigung des bestimmten
Organes kommt, wenn das Antiserum durch Bindung an das Antigen und Eliminierung als artfremdes Eiweiß längst aus der Blutbahn entfernt ist. ,,Es hat
demnach den Anschein, daß die Zellen der getroffenen Organe, wenn durch ihre
Capillaren ein spezifischer Antikörper rollt, nicht sofort zugrunde gehen und
aufgelöst werden, sondern nur eine Änderung ihrer Funktion erleiden, welche zu
einem langsam verlaufenden, degenerativen Prozeß führt; vermutlich wird die
Wirkung der Antikörper abgeschwächt, weil sich zwischen dieselben und die

Organzellen die Capillarwände einschalten". Diese Feststellung von DOERR [2] stimmt gut mit den Ergebnissen von A. ROTHEN überein, der den Nachweis einer kompletten Antigen-Antikörper-Reaktion auch bei einer Entfernung von mehreren hundert Ångström zwischen den beiden Partnern erbringen konnte, womit der bekannte Schlüssel-Schloß-Vergleich von EHRLICH eine gewisse Auflockerung erfuhr.

Bei all diesen Untersuchungen wurde ein artfremdes Serum, das einen gegen die Organe des zweiten Tieres gerichteten Antikörper enthielt, injiziert, somit eine umgekehrte allergische Reaktion bzw. eine *inverse Anaphylaxie* induziert. Bei diesen Antigen-Antikörper-Reaktionen scheint im übrigen eine andere Organläsion zu resultieren als wenn, wie bei der aktiven Anaphylaxie, die Antigen-Antikörper-Reaktion zwischen sessilem Antikörper und zugeführtem Antigen stattfindet.

2. Das FORSSMANNsche Antigen.

Wie FORSSMANN [1, 2] im Jahre 1911 zeigen konnte, bewirkt die Injektion von Meerschweinchen- oder Pferdenieren bei Kaninchen die Bildung von Antikörpern, die für die Meerschweinchenorgane oder Hammelerythrocyten toxisch sind, also ebenfalls auf dem Wege einer gewissen „gekreuzten" umgekehrten Anaphylaxie wirken. Wie in einer Reihe von Versuchen in der Folgezeit demonstriert werden konnte, enthalten die Organe einer Zahl von Tierarten bis herunter zu Bakterien dieses nach FORSSMANN genannte Antigen, mit dem ein bemerkenswerter Versuch die verschiedene Wirkung dieser zwei Arten von allergischen Phänomenen deutlich machen konnte: Im aktiv anaphylaktischen Versuch geht ein Meerschweinchen nach der zweiten Probeinjektion des fremden Antigens an akuter Erstickung ein, die durch eine krampfhafte Kontraktion der Bronchialmuskulatur bedingt ist. Wird jedoch ein FORSSMANNsches Antiserum i. v. injiziert, so fehlt dieser Lungenschock, ebenso, wenn das Antiserum in die Aorta unterhalb des Abganges der Aa. bronchiales injiziert wird. Wird es aber in die Jugularvene oder in die Aorta oberhalb des Abganges der Aa. bronchiales eingespritzt, so daß es als erstes in das Lungengefäßgebiet kommt, geht das Tier im Lungenödem ein. „Da die Gefäßendothelien der Tiere, in deren Organen das FORSSMANNsche Antigen nachweisbar ist, diesen Stoff ebenfalls enthalten, ist es zweifellos berechtigt, wenn man mit R. DOERR [2] annimmt, daß das Antiserum, wenn es in der erforderlichen Konzentration die Lungencapillaren durchströmt, an den Endothelien angreift, und daß so eine cytotoxische Reaktion zustande kommt, die man nach der Terminologie der Immunitätsforschung als „Endotheliolyse" bezeichnen könnte" (R. DOERR [2]).

3. Die MASUGI-Nephritis und ihr Mechanismus.

Während mit der Injektion von verschiedenen Kokken oder ihren Toxinen als Antigen sowie artfremdem Eiweiß eine experimentelle NE nur schwer zu erzeugen war, gelang bekanntlich MASUGI [1, 2] dank der glücklichen Tierauswahl und Immunisierung die Produktion einer Nephritis, die klinisch und histologisch weitgehend mit der menschlichen übereinstimmte, ja sogar bei einer Reihe von Tieren die sog. subakuten und chronischen Verlaufsformen aufwies. Während bei der Ratte die ersten Erscheinungen dieser „Endotheliolyse" schon 4 Std. nach der Injektion des gegen Rattennierengewebe Antikörper enthaltenden Kaninchenserums beobachtet wurde, dauert es bei der Kombination Kaninchen-Ente 5—10 Tage bis zum Auftreten der NE, also wiederum das lange Intervall wie nach der Hepatotoxininjektion von JOANNOVICS. KAY [1—3] glaubte nun ähnlich wie KLINGE und KNEPPER nicht an den rein organotoxischen Effekt des zugeführten Nephrotoxins, dessen Anti-Nieren-Antikörper direkt mit dem Nierengewebe als Antigen nach Ansicht Masugis die Antigen-Antikörper-Reaktion eingehen sollen, sondern, „daß die eigentliche Nieren-Antinieren-Reaktion nicht selber pathogen wirke, sondern höchstens lokalisierend. Eine zweite Antigen-Antikörper-Reaktion, wobei die mitinjizierten Eiweißkörper des Entenserums als Antigen gedacht sind, sei für das Auftreten der NE verantwortlich" (Strehler [1]).

Stellen wir beide Ansichten etwas schematisiert einander gegenüber (Leiter), resultiert folgendes Bild:

a) Masugis Auffassung des heterologen Toxins:

1. Kaninchen-Nieren-Antigen → i.p. in Ente → Anti-Kaninchen-Nieren-Entenserum.

2. Anti-Kaninchen-Nieren-Entenserum → i.v. in Kaninchen → in den Nieren Antigen-Antikörper-Reaktion = Nephritis.

b) Kays Konzeption:

1. Kaninchen-Nieren-Antigen → i.p. in Ente → Antikörper gegen Kaninchen-Niere im Entenserum.

2. Entenserum mit Antikörper gegen Kaninchen-Niere → i.v. in Kaninchen → in der Niere Bildung des sogenannten „harmless complex" zwischen Kaninchen-Niere (Antigen) + Antikörper.

3. Der mitinjizierte Entenserumanteil wirkt als unspezifisches heterologes Antigen → (Intervall von 5—10 Tagen) Anti-Enten-Serum-Antikörper werden gebildet.

4. „Harmless complex" + Antikörper gegen Entenserum → in der Niere Antigen — Antikörper-Reaktion = Nephritis.

Kay [1, 2] konnte seine Auffassung der *Bedeutung* der *Antikörperbildung* des Kaninchens gegen den mitinjizierten *heterologen* Anteil des *Entenserums* als integrierenden Bestandteil zum Zustandekommen der NE noch dadurch stützen, daß er bei einer Reihe von Kaninchen die eigene Antikörperproduktion durch vorhergehende Röntgenbestrahlung ausschaltete. Diese Tiere entwickelten keine NE. Gab er am 5., 6. oder 7. Tage nach Injektion das Serum von Kaninchen, die vorher gegen Entenserum Antikörper gebildet hatten, dazu, kam es zur gewöhnlichen Masugi-Nephritis. Wurde das Serum jedoch schon während der ersten 3 Tage nach Injektion des Nephrotoxins appliziert, „wenn noch nicht genügend Zeit zur Fixation des nephrotoxischen Serums verstrichen war", (Schwab, Moll, Bolan, Kirk, Hawn und Janeway) blieb sie aus. Gerade mit dieser Versuchsreihe beweist aber Kay [1, 2] unseres Erachtens, daß zwar ein zweiter allergischer Mechanismus vorliegt, aber auch jetzt das Prinzip der inversen Anaphylaxie bestehen bleibt und der Antikörper an das in oder an der Nierenzelle sitzende Antigen herangeführt werden muß.

Es würde den Rahmen der vorliegenden Arbeit überschreiten, wollten wir nun die Fülle der Untersuchungen aufzählen, die sich mit der Erzeugung der experimentellen NE durch nephrotoxische Seren befaßten. Die Rekapitulation einiger Arbeiten mag für die Gesamtheit genügen: Swift und Smadel wiederholten 1937 die schon von Masugi gegebene Anregung einer Adsorption des Nephrotoxins in vivo, indem sie unmittelbar vor Injektion des cytotoxischen Serums die Antigenemulsion vorspritzten und damit im Organismus die Antikörper abfingen.

Durch kurzfristiges einseitiges Abklemmen einer Nierenarterie konnten Sarre und Wirtz [1, 2] die NE in dieser Seite bei Ausbildung in der anderen verhindern und bewiesen damit die Fixation der zugeführten Antikörper in dem als Antigen wirkenden Organ in kürzester Zeit (zumindest für die Primärperiode der Masugi-NE, [vgl. Kay]), ebenso wie es Pressmann und Keighley mit dem Geiger-Müller-Zählrohr deutlich machen konnten. Solomon und Mitarbeiter trieben den Lokalisationsbeweis noch weiter, indem sie durch Adsorption des nephrotoxischen Serums an Nierenglomeruli die NE verhinderten. Somit ist mit großer Wahrscheinlichkeit anzunehmen, daß das nephrotoxische Serum in erster Linie gegen die Glomeruli oder das in ihnen vorhandene Antigen gerichtet ist.

Einen bedeutenden Beitrag leisteten KRAKOWER und GREENSPON, indem sie die Glomeruli mittels Ultraschalls und fraktionierten Zentrifugierens weiter zerlegten. Während die Kapselzellen keinerlei antigenetische Eigenschaft besaßen, waren die Basalmembranen um ein Vielfaches in ihrer antigenetischen Eigenschaft den anderen Zellen des Nierenkörperchens überlegen. Diese Ergebnisse bilden die Brücke zu früheren eigenen Untersuchungen, bei denen uns (MOELLER und PFEIFFER) die Neutralisierung des cytotoxischen Serums, die bisher nur mit Zellaufschwemmungen erreicht wurde, auch bei Verwendung der zellfreien Niereneiweißlösung Renin gelang.

Die nahe Verwandtschaft, die zwischen den Gefäßantigenen der verschiedenen Körpergebiete besteht, geht nicht nur aus der „Mitreaktion" z. B. des Myokards bei der MASUGI-Nephritis hervor, sondern erhellen auch andere Untersuchungen: SEEGAL und LOEB erzeugten eine Nephrotoxin-Nephritis durch Sensibilisieren mit Placentargewebe, STREHLER [2, 3] mit Aortenemulsion, CHIKAMITSU, SPÜHLER, ZOLLINGER und ENDERLIN mit Lungenbrei.

Aus den angeführten Untersuchungen glauben wir schließen zu können, daß:

1. bei der experimentellen NE vermittels eines Nephrotoxins der cytotoxische Effekt mit dem des FORSSMANNschen Antigens in Parallele zu setzen ist und bei beiden Mechanismen der Zufuhr des Antikörpers an das „sessile" Antigen eine „Endotheliolyse" resultiert, die sich von der Reaktion der aktiven Anaphylaxie (SCHULTZ-DALEscher Versuch) unterscheidet;

2. auch die Annahme eines zweizeitigen Mechanismus der MASUGI-Nephritis mit der Einschaltung eigener Antikörperproduktion der Empfängertierart (KAYs Auffassung), die im übrigen bisher nur für die Kombination Kaninchen-Ente bewiesen wurde (CASKEY und Mitarbeiter), das Prinzip der inversen Anaphylaxie vertritt und

3. die Bildung von „endotheliotropen" (STREHLER [3]) oder „basalotropen" Antikörpern nicht nur durch Nierengewebe, sondern durch Endothelien verschiedener Organe hervorgerufen werden kann, die Fixation dieser Antikörper an dem endothelreichsten Organ, der Niere, aber dort die im Vordergrund stehende Organerkrankung manifestiert.

II. Experimentelle Nierenentzündung durch eine Autoantigen-Antikörper-Reaktion.

1. Die Gewebsallergisierung durch Keimbestandteile.

1934 gelang es BURKEY durch die Kombination von Staphylokokken und Linsensubstanz, Kaninchen gegen ihr eigenes Linsengewebe hyperergisch zu machen. HECHT, SULZBERGER und WEIL wiesen mit analoger Technik Präzipitine gegen Kaninchenhaut nach, AHLSTRÖM konnte 1936 in ähnlicher Weise (Staphylokokkentoxin und Pferdeserum) eine Glomerulonephritis durch direkte Injektion in die Nierenarterie hervorrufen. "Staphylococcustoxin therefore, has the ability to confer antigenecity on substances of tissues of animals, with consequent formation of isoantibodies to this tissue substances within animals of the same species". (CAVELTI [3]). SCHWENTKER und COMPLOIER konnten diesen Satz weitgehend dadurch beweisen, daß sie beim Kaninchen mittels der Kombinationsimmunisierung von Staphylokokkentoxin und homologer Nierensubstanz Antikörper gegen gesunde Kaninchenniere nachwiesen. Diese tierexperimentellen Untersuchungen wurden vor allem für die Pathogenese der Encephalitis wertvoll.

Schwentker und Rivers gelang die Immunisierung von Kaninchen gegen homologe Hirnsubstanz mit längere Zeit autolysiertem Hirngewebe. In letzter Zeit wurden bei Affen durch die parenterale Injektion eines ätheralkoholischen Extraktes von homologer Hirnsubstanz mit besonderen Hilfsstoffen (Paraffin, Falba, Tuberkelbacillen und Tuberkulin sowie Lanolin) schwere disseminierte Encephalomyelitiden erzeugt. Abhängig von der Zahl der Injektionen sowie der Dauer der Sensibilisierung konnte das pathologisch-anatomische Substrat gewandelt werden (Jervis und Ferraro; Kabat, Wolf und Bezer [1, 2]; Ferraro und Cazzullo). In Deutschland erreichte es Frick [1], durch Immunisierung von Kaninchen mit Kaninchenhirn nach der Freundschen Technik, gesetzmäßig Hirn-Autoantikörper zu erzeugen. Die Deutung all dieser Versuche, daß nämlich die cerebralen Lipoide als fakultative Haptene durch Protein-Antigene zu Vollantigenen aktiviert werden, deckt sich mit den schon diskutierten Mechanismen der in ähnlicher Weise erzeugten Glomerulonephritis.

2. Homologes Nierengewebe plus Streptokokken = Nierenentzündung.

Die wesentliche Rolle, die die hämolytischen Streptokokken in der Vorperiode der menschlichen diffusen Glomerulonephritis spielen, veranlaßte das Ehepaar Cavelti [3] mittels der erwähnten Technik zu ausgedehnten Untersuchungen an Ratte und Kaninchen. Bei etwa 80% der *Ratten* entwickelte sich nach der intraperitonealen Kombinationsimmunisierung eine typische Nephritis mit teilweise chronischem Verlauf, und es ließen sich in dem Serum der Tiere bei Ausbruch der Entzündung mit Hilfe der sehr empfindlichen Kollodium-Partikel-Reaktion (Cavelti [1, 2]) präzipitierende Antikörper gegen ihr eigenes Nierengewebe nachweisen. Bei den derart behandelten *Kaninchen* kam es dagegen nur bei einem von 83 zu einer NE, — eine Beobachtung, die uns erneut die für experimentelle Arbeiten so wesentlichen Speciesunterschiede vor Augen führt — obwohl bei allen Tieren Autoantikörper nachweisbar waren. Mit der analogen Versuchsanordnung (intraperitoneale Injektion von Herz- oder Bindegewebe + abgetötete Streptokokken bei Ratten) gelang Cavelti [5] in Weiterführung seiner Arbeiten und Übertragung auf das rheumatische Geschehen der Nachweis von Autoantikörpern gegen die verwandten Gewebe (allerdings teilweise unter Überschneidung der Spezifität) mit daraus resultierenden Herzveränderungen rheumatischer Art.

Es sei an dieser Stelle ein Vorgreifen gestattet, und die aus den beschriebenen Tierexperimenten geschlossene Hypothese schon auf die menschlichen Verhältnisse mit folgendem Schema übertragen (Abb. 2):

Die z. B. bei der Tonsillitis freiwerdenden Streptokokkenbestandteile schädigen das Nierengewebe — besonders den glomerulären Anteil — in Form einer „toxischen Glomerulitis". Der in die Blutbahn gelangende Streptokokken-Nierengewebskomplex bewirkt im RES neben der Produktion von Antikörpern gegen die Streptokokken und ihre Bestandteile die Bildung von Antikörpern

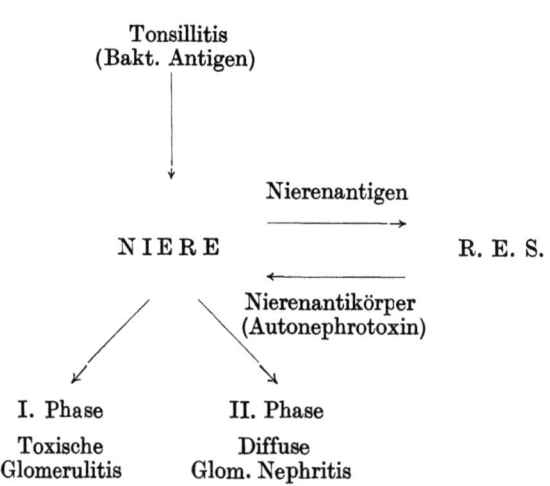

Abb. 2. Der aus den Tierversuchen Caveltis abgeleitete Mechanismus für die menschlichen Verhältnisse, der die Bildung von Gewebsantikörpern gegen Niere für das Zustandekommen der akuten Nierenentzündung verantwortlich macht. (Nach Vancura, 1949.)

gegen das eigene Niereneiweiß, aus dem Hapten wurde durch die Streptokokken als Schlepper ein Autoantigen. Die folgende Autoantigen-Antikörper-Reaktion in der Niere ist nicht nur die Ursache für die akute Entzündung, sondern bewirkt auch bei Nichtausheilung durch ihr Fortdauern die unaufhaltbare Progredienz des Leidens, mit anderen Worten, aus der heterogenen Organallergisierung ist eine endogene geworden.

Diese, durch die schönen Modellversuche gestützte Hypothese erfährt durch die Angabe HUMPHREYs, der bei der Kontrolle nur negative Ergebnisse erzielen konnte, eine gewisse Trübung. In Deutschland konnten jedoch FRICK [2, 3] und VORLAENDER mit der Kombinationsimmunisierung nach FREUND ebenfalls Glomerulonephritis und Myokarditis bei Kaninchen hervorrufen und damit die CAVELTIschen Befunde bestätigen. Bei fortlaufender Kontrolle des Autoantikörper-Titers fand sich ein kontinuierlicher Anstieg desselben vom Beginn der Erkrankung bis zum Ende.

Ebenso erzielte JAFFÉ durch Immunisierung mit abgetöteten Streptokokken und homologer Herzsubstanz dieselben myokarditischen Veränderungen wie CAVELTI, ja es gelang ihm sogar erstaunlicherweise gemeinsam mit HOLZ allein nach subkutaner Injektion eines homologen Herzextraktes bei 3 von 8 Kaninchen die Produktion einer Myokarditis. Mit diesen Kontrolluntersuchungen sowie den schon vorher erwähnten Experimenten der im Prinzip gleichen Technik dürfte es als sehr wahrscheinlich anzusehen sein, daß sich mittels der Kombinationsimmunisierung von homologem Organgewebe und Keimbestandteilen im *Tierexperiment* bestimmte allergische Veränderungen erzeugen lassen.

3. Der fokale Streptokokkeninfekt.

Die noch fehlende Brücke zu den Verhältnissen der menschlichen Pathologie, bei der ja nur der Keim in den Organismus eindringt, um das pathologische Geschehen auszulösen, wurde durch eine Reihe von Untersuchungen mit verschiedenen Ergebnissen zu schlagen versucht. Setzte CAVELTI [6] kleine fokale Streptokokkeninfekte oder injizierte abgetötete Streptokokken allein, resultierten zwar keine Nieren- oder Herzläsionen, jedoch waren 12—36 Std. nach Beginn der artifiziellen Infektion mit Hilfe von Gewebsantiseren autogene Gewebsantigene nachzuweisen. 8—14 Tage nach Infektionsbeginn waren die entsprechenden Autoantikörper demonstrabel. Bemerkenswerterweise konnten die zu den Testen verwandten Gewebsantiseren gegen Niere durch Adsorption an Rattenherzen in ihrer Aktivität eingeschränkt werden, d. h. also, daß auch hier eine nahe Verwandtschaft zwischen den Autoantigenen „Herz" und „Niere" wahrscheinlich gemacht werden konnte. Während CAVELTI [6] aber mit der Erzeugung fokaler Streptokokkeninfekte nur die Entwicklung autogener Gewebsantigene und homologer Antikörper ohne folgende Organläsionen gesehen hatte, gelang es MURPHY und SWIFT [1, 2], mit sukzessiven Hautinfektionen *verschiedener* serologischer Typen derselben Keime beim Kaninchen typische rheumatische Veränderungen an Endokard, Herzmuskel und Koronarien hervorzurufen. Den Ausgangspunkt für diese Versuchsanordnungen lieferten ihnen die Beobachtungen anderer Autoren (KUTTNER und LENERT; ROTHBARD, WATSON, SWIFT und WILSON), daß in der Klinik oftmals der Rheumatismus als Folge rezidivierender Streptokokkeninfekte mit *verschiedenen* serologischen Typen beobachtet werden kann.

Mit diesen Untersuchungen wäre also die Imitation der menschlichen Verhältnisse gelungen. Der Mechanismus erfährt durch die folgenden Untersuchungen bis zu einem gewissen Grade eine weitere Klärung.

III. Experimentelle Nierenentzündung durch heterologe Serumfraktionen.

1. Die experimentelle Serumkrankheit.

Bekanntlich erklärten die älteren Autoren (WEINTRAUD; KLINGE; VAUBEL; JUNGHANS; APITZ und MASUGI) die Gewebsveränderungen an Herz und Gefäßen

nach einmaliger oder wiederholter heterologer Seruminjektion mit einer allergischen oder hyperergischen Reaktion. „Man nahm an, daß die durch das Serum
hervorgerufenen Antikörper in oder an den Zellen des Gefäßbindegewebes fixiert
wurden (sessile Antikörper), und daß die Läsionen durch ein Arthus-Phänomen
hervorgerufen wurden, d. h. eine Antigen-Antikörper-Reaktion in oder an diesen
Zellen. Solch eine Reaktion kam entweder durch eine zweite Injektion nach
Fixation der Antikörper nach der ersten zustande oder entwickelte sich nach einer
einmaligen Injektion, wenn das Antigen noch zirkulierte und durch den gebildeten
Antikörper niedergeschlagen wurde" (Ehrich, Seifter und Forman). Angeregt
durch die Schaffung des zusammenfassenden Begriffes der Kollagenkrankheit
von Klemperer, Pollak und Baehr für die verschiedenen Gefäß-, Bindegewebs-
und Hautveränderungen des Formenkreises der rheumatischen und Serumkrankheit griffen Rich und Gregory die Untersuchungen der älteren Autoren
wieder auf und riefen zum Beweis der allergischen Genese der Periarteriitis nodosa
diese Veränderungen mit Pferdeserum hervor. (Criep und Mayer gelang dasselbe
übrigens mit der intravenösen Applikation von Streptokokkentoxin.)

Im Gegensatz zu diesen Mitteilungen, bei denen das Antigen immer aus dem
gesamten heterologen Serum bestanden hatte, leiteten Hawn und Janeway eine
Reihe von Arbeiten ein, die die *allergischen Gewebsreaktionen nach Gabe einzelner
reiner Serumfraktionen* zum Thema hatten. Nach *einmaliger intravenöser* Injektion von bovinem Albumin und γ-Globulin erzielten sie bei den meisten Tieren eine
leichte intracapilläre Glomerulonephritis sowie granulomatöse Veränderungen an
Leber, Herz und Gelenken ungefähr 1—2 Wochen nach Injektion. More, Waugh
und Kobernick erzeugten gesetzmäßig eine schwere Glomerulonephritis sowie
Endo- und Myokarditis an Kaninchen mit zwei Injektionen von bovinem γ-Glo-
bulin. Kristallisiertes bovines Serumalbumin rief nur bei der Hälfte der Kaninchen
eine intimale und subintimale Arteriitis der großen Lungengefäße ungefähr
1—2 Wochen post injectionem hervor (Hawn und Janeway). Zwischen dem
serologisch erfaßten Verschwinden des verwandten Antigens, dem sogleich folgenden
Nachweis der Antikörper und der akuten Phase der Gefäßveränderungen bestand
ein deutlicher, zeitlicher Zusammenhang. Schwab und Mitarbeiter konnten diese
zeitlichen Relationen mit gleichzeitigem Nachweis eines Komplementabfalles
im Augenblick des Verschwindens des Antigens aus dem Blute in eingehenden
Untersuchungen bestätigen. Weiterhin bewiesen sie die Rolle der Antikörperproduktion des Versuchstieres in Anlehnung an die zitierten Untersuchungen
von Kay [1—3], indem sie durch Blockade der Antikörperproduktion mittels
Röntgenstrahlen oder Lostinjektionen die Gewebsveränderungen verhinderten.
Sie schließen deshalb aus ihren Ergebnissen und im Vergleich mit Ogawa und
Sato, „daß kein fundamentaler Unterschied zwischen nephrotoxischer Nephritis
und der experimentellen Nephritis nach Art der Serumkrankheit besteht." Den
Mechanismus der gefundenen Reaktion nach Injektion des γ-Globulins stellen
sie sich, und hier überrascht die Ähnlichkeit mit den früher gebrachten Schemata
von Leiter und Vancura, folgendermaßen vor:

Das zirkulierende Antigen wird einmal am renalen Gewebe fixiert, um eine
Verbindung mit den Nierenzellen einzugehen, zum anderen an die Orte der Antikörperbildung transportiert, wo es die spezifische Antikörperproduktion einleitet.
Die so gebildeten Antikörper reagieren dann mit der Kombination von Serum-
fraktion + Nierenzellgewebe als Antigen in einer Gewebsreaktion, die die klinischen und morphologischen Substrate der NE und der Myokarditis bildet (Wedgwood und Mitarbeiter).

Diese Auffassung, die für die beschriebene Art der experimentellen Serumkrankheit eine ähnliche Erklärung wie für den Mechanismus nach Kombinations-

immunisierung (SCHWENTKER und COMPLOIER, CAVELTI [3—8]) findet, legte die Suche nach Gewebsantikörpern gegen homologes Nierengewebe bei durch γ-Globulin hervorgerufener Nephritis nahe. Obwohl die Untersucher (MORE, WAUGH und KOBERNICK) nur ein einfaches Ringtest verwandten, das zum Nachweis von Gewebsantikörpern unzureichend ist, so daß das negative Ergebnis nicht verwertbar erscheint, halten auch wir die Einschaltung von Autoantikörpern oder Antikörpern gegen den Komplex „γ-Globulin-Nierengewebe" aus im folgenden darzulegenden Gründen für wenig wahrscheinlich.

2. Das Antigen als Lokalisationsfaktor.

Das Bedeutungsvolle an diesen Untersuchungen scheint uns nämlich zu sein, daß durch die Verschiedenheit der Organläsion nach Zufuhr des kristallisierten Albumins einerseits oder des gelösten Globulins andererseits die *determinierende Rolle* der physikalischen und chemischen Struktur *des Antigens* deutlich gemacht wird.

Bei dem gereinigten γ-Globulin vom Rind muß es sich zudem um einen Körper handeln, der eine besondere Affinität zu dem Gefäßbindegewebe des Herzens und der Nieren des Kaninchens hat, gewissermaßen „von Natur aus" als Nephrotoxin wirkt. Was hindert uns aber dann, denselben Mechanismus wie bei der MASUGI-Nephritis anzunehmen, das heißt, daß das „basalotrope" γ-Globulin in den Capillaren der Nierenkörperchen fixiert wird, als heterologes Eiweiß die Bildung von Antikörpern hervorruft, woraus nun bei erfolgter Antigen-Antikörper-Reaktion die Nephritis resultiert?

Wenn aber das Antigen den bestimmenden Faktor in der Verteilung der Organveränderungen darstellt, dann kann die Antigen-Antikörper-Reaktion, die die histologisch faßbaren Gewebsveränderungen zur Folge hat, nur auf einer Reaktion zwischen in oder an den Gewebszellen *fixiertem Antigen* und den lokal gebildeten oder von anderen Orten *dahin transportierten Antikörpern* bestehen.

Die weiter oben dargelegte Abhängigkeit der Art der Organläsion von der Natur des Antigens veranlaßte EHRICH, SEIFTER und FORMAN, die pathologischen Substrate der experimentellen Serumkrankheit nach pathogenetischen Gesichtspunkten der verwandten Antigene zu ordnen, so daß wir zwei große Gruppen unterscheiden können:

1. Bakterien oder andere corpusculäre Antigene wie kristallisiertes Albumin;

2. gelöste Antigene wie Serum und gereinigte Serumfraktionen, Toxinlösungen und Gewebsextrakte.

Bei großen Antigenpartikeln, die intravenös injiziert werden, besorgen mobile und fixe Makrophagen die Aufnahme in Organen, die reich an diesen Zellen sind, wie Lunge, Milz und Leber. Nach Abbau der Partikel soll das Antigen frei werden und die Antikörperbildung besonders in der Milz anregen (HARRIS, RHOADS und STOKES). Bei Verwendung von gelöstem Antigen werden die deutlichsten Veränderungen entlang dem Resorptions- und Ausscheidungsweg des injizierten Antigens, nämlich in Lunge, Herz und Nieren gesehen. Nach Untersuchungen mit radioaktivem Antigen und Markierung des Antigens mit Toluidinblau haftet ein Teil desselben in den genannten Geweben, ein anderer Teil wird nach Resorption durch die Lymphe zu den regionalen Lymphknoten transportiert und regt dort die Antikörperbildung an, der Rest wird ausgeschieden. Untersuchungen mit Hilfe der Fluorescenzmikroskopie machten die lange Haftung von injiziertem Toxin in den verschiedenen Geweben (u. a. der Nieren) deutlich (COONS und KAPLAN; COONS, LEDUC und KAPLAN; KAPLAN, COONS und WENDLER DEANE, HILL, WENDLER DEANE und COONS). Die Frühreaktionen der Gewebe, die vor dem Auftreten der eigentlichen Serumkrankheit (erkenntlich an Fieber, Ödem und Erythem der Ohren) zu beachten sind, will EHRICH mit BJØRNEBOE und

Gormsen sowie Fågraeus eher mit der Antikörperproduktion am Ort der Resorption als einer kompletten Antigen-Antikörper-Reaktion erklären. Allergische Arteriitis, deutliche Glomerulonephritis und Aschoff-Knötchen ähnliche Strukturen waren aber erst nach Entwicklung der Überempfindlichkeit zu sehen. Hierbei wurden zwei Arten von Nierenveränderungen, eine mehr proliferative, subakute 11—19 Tage nach der ersten Injektion, die den intracapillären, menschlichen Nephritiden ähnelte, sowie eine schwere, nekrotisierende, akute 26—34 Tage nach der ersten von zwei Injektionen, die der menschlichen extracapillären NE gleichzusetzen ist, beobachtet.

Ein interessanter Beitrag zur Frage des Organtropismus unspezifischer allergischer Reaktionen konnte weiterhin durch Untersuchungen am Kaninchen geliefert werden, bei denen eine Gruppe von Tieren mit steigenden Dosen artfremden Eiweißes sensibilisiert wurde, bei einer zweiten ohne Sensibilisierung eine Traumatisierung von Gefäßbezirken durchgeführt wurde. Erhielten nun die sensibilisierten Tiere das Serum der gefäßgeschädigten injiziert, so war eine allgemeine endangitische Intimawucherung mit deutlichem Krankheitsbild festzustellen (Ratschow).

IV. Schlußfolgerungen.

Fassen wir all diese Angaben betreffs allergischer Gewebsreaktionen und der experimentellen NE im besonderen zusammen, so sei die Schlußfolgerung gestattet:

1. Die Natur des zugeführten Antigens spielt für die Organlokalisation eine wesentliche Rolle.

2. Zwischen der Endotheliolyse nach Zufuhr bovinen γ-Globulins, nephrotoxischen Serums und des Gemisches von homologem Nierengewebe plus Kokkenbestandteilen besteht hinsichtlich des pathogenetischen Mechanismus insofern eine Übereinstimmung, als die lokale Antigen-Antikörper-Reaktion sich nicht zwischen sessilem Antikörper und zugeführtem Antigen abspielt, sondern zwischen in oder an dem Gefäßbindegewebe besonders der Niere und des Herzens fixiertem Antigen und dort gebildetem oder dorthin transportiertem Antikörper.

3. Für die tierexperimentellen Versuche ergibt sich eine Ausweitung des Prinzips der „inversen Anaphylaxie", dessen Bestätigung für die menschlichen Verhältnisse noch aussteht.

C. Menschliche Nierenentzündung und Autoallergie.

I. Antikörper gegen menschliches Nierengewebe bei Nieren- und Hochdruckkranken.

1. Serologische Befunde bei der menschlichen Nierenentzündung.

Die mit der Kombinationsimmunisierung gewonnenen Resultate schienen in logischer Weise auch auf die menschlichen Verhältnisse anwendbar zu sein. Das in Abb. 2 niedergelegte Schema versucht die Mechanismen des Tierexperimentes mit denen der Klinik in Übereinstimmung zu bringen, ohne daß man den Schlußfolgerungen in allen Einzelheiten zu folgen vermag:

Die Abgrenzung einer Phase I, einer toxischen Glomerulitis, wird von Vancura in Anlehnung an die „subklinische akute NE" Bells mit der Beobachtung einer Reihe von Fällen begründet, bei deren „intrainfektiöser Glomerulonephritis" nur Albuminurie und Hämaturie ohne Blutdrucksteigerung und Ödeme zu finden waren. Auf die bei 14 von 25 dieser „Herdnephritiden" vorliegende markante Reststickstoffsteigerung, die den diffusen Befall des gesamten Organs nicht zu verstehen ist, geht Vancura jedoch nicht ein. Weitere 12 Kranke der „intrainfektiösen Gruppe" entwickelten zudem innerhalb der ersten 4 Tage der Angina eine Blutdrucksteigerung oder Ödeme, so daß man mehr geneigt ist, an die erneute Schädigung eines schon sensibilisierten Organes zu glauben.

Unabhängig von diesen Einwänden forderten die dargelegten Gedankengänge jedoch den Nachweis einer Autoantikörperbildung gegen homologes Nierengewebe auch bei der menschlichen Nierenentzündung, den LANGE, GOLD, WEINER und SIMON 1949 mit Hilfe der schon von CAVELTI [3] im Tierexperiment gebrauchten Kollodium-Partikel-Reaktion erfolgreich führten.

Bevor wir uns im folgenden mit diesen und anderen Ergebnissen des Autoantikörpernachweises bei der Nephritis des Menschen befassen, sind jedoch ältere Untersuchungen zu besprechen, die mit gänzlich andererVersuchsanordnung ein abnormes serologisches Verhalten von Nierenkranken aufdeckten.

So berichteten F. HOFF und WENDLBERGER [1—3] schon 1943 und 1945 über den Nachweis von Antikörpern gegen Ovalbumin mittels der Komplementbindungsreaktion im Serum von Kranken mit chronischer NE. Während bei ganz frischen akuten Nephritiden nur negative Resultate zu beobachten waren, fielen die Ergebnisse entsprechend der Reihenfolge bei den älteren akuten über die subakuten und chronischen NE bis zu den sekundären Schrumpfnieren in immer höherem Maße positiv aus. Diese anscheinend parallel der Chronizität des Leidens langsam ansteigende Antikörperbildung ergab, ,,daß diese Antikörperbildung nicht als Ursache ... anzusehen ist ..., sondern als Folge dieser Krankheit. Es spricht allerdings vieles dafür, daß diese Antikörper, wenn sie auftreten, nun wiederum die Ursache für den ungünstigen Verlauf im Sinne der chronischen Nephritis und besonders für den Ausgang in die sekundäre Schrumpfniere darstellen" (F. HOFF [1, 2]). Damit war zum ersten Male über das Tierexperiment hinausgehend auch für die menschlichen Verhältnisse der Nachweis einer Antikörperbildung gegen Eiweiß erbracht worden, der in irgend einer Weise mit der Progredienz der Erkrankung verknüpft schien und die Autoren (HOFF und WENDLBERGER [1—3]) veranlaßte, schon in dieser frühen Arbeit die Suche nach Antikörpern gegen menschliches Nierengewebe als Antigeneiweiß anzuregen.

Die mit humanen Nierengewebsextrakten als ,,Antigen" vorgenommenen Untersuchungen von SARRE und MAHR (1949), wobei die Autoren die ABDERHALDENsche Abwehrproteinasenreaktion verwandten, erbrachte nun den höchsten Prozentsatz positiver Reaktionen bei *akuten* Nephritiden, bei den an chronischer Nephritis Erkrankten war dagegen der Anteil geringer. Bei Fällen von fortgeschrittener maligner Sklerose fiel die Ninhydrinreaktion ebenfalls bei fast der Hälfte der Fälle positiv aus. Zu ähnlichen Resultaten kamen LANGE, GOLD, WEINER und SIMON mit der Kollodium-Partikel-Reaktion. Sie fanden die höchsten Titer von Autoantikörpern gegen menschliches Nierengewebe und den höchsten Prozentsatz positiver Resultate bei Fällen von ,,early Nephritis", während die chronischen Nephritiden deutlich schwächer reagierten.

Mit diesen Untersuchungen schienen somit die Ergebnisse des Tierexperimentes auch für die menschlichen Verhältnisse zutreffend zu sein, d. h. daß eine Antikörperbildung oder das Auftreten von Abwehrfermenten gegen Nierengewebe den Beginn der Nierenentzündung einzuleiten schienen.

Wir selbst hatten 1949 nach Kenntnis der CAVELTIschen Arbeiten ebenfalls begonnen, die von ihm besonders zum Nachweis schwacher Gewebsantiseren empfohlene Kollodium-Partikel-Reaktion für die Suche nach Anti-NierenAntikörpern auch bei menschlichen Nierenkranken zu verwenden (PFEIFFER und BRUCH [1, 2]).

Diese Agglutinationsmethode wurde 1922 von LOEB beschrieben und in den folgenden Jahren von FREUND [1—5], JONES [1, 2] u. a. zur Beobachtung immunbiologischer Vorgänge benutzt. 1940 gaben CANNON und MARSHALL eine ausführliche Beschreibung der Technik, was erneut ihre vielfache Verwendung in der Immunologie anregte (Eisler; Goodner; Weir; Riordan; Berger; Burger; Morris; Lowell; Chase). Während wir anfangs die von Cavelti [1, 2] angegebene Modifikation der Technik verwandten, hielten wir es nach dem Erscheinen der Langeschen Arbeit jedoch für angebracht, ebenfalls die von diesen Autoren angegebene, gering abweichende Versuchsanordnung zu benutzen, um bei den verschiedenen Unsicherheitsfaktoren, die vor allem hinsichtlich der Gewebsantigene bestehen, wenigstens in dieser Hinsicht eine Diskussionsgrundlage zu schaffen. Dies schien uns um so eher angezeigt, als die mit der Abwehrproteinasenreaktion und Kollodium-Partikel-Agglutination erzielten Ergebnisse in dem Sinne von den Resultaten von F. Hoff und Wendlberger abwichen, daß die Antikörperbildung gegen Nierengewebe während der Frühstadien der Erkrankung und nicht erst im Verlaufe ihres Fortschreitens zu beobachten ist.

Neben der Nachprüfung der Ergebnisse von Lange und Mitarbeitern dehnten wir in der Folge unsere Untersuchungen mit der Kollodium-Partikel-Technik auf die nicht durch einen entzündlichen Prozeß der Nieren bedingten „primären Hypertonien", den essentiellen Hochdruck und die maligne Sklerose, den sog. „blassen Hochdruck" Volhards mit seiner humoral bewirkten Blutdrucksteigerung aus. Hierbei verfolgten wir vor allem die Absicht, möglicherweise mit dieser Methode die Spätformen der malignen Sklerose (primäre Schrumpfniere) von der sekundären Schrumpfniere der chronischen Nierenentzündung abzutrennen. Während wir in der Reproduzierbarkeit der Methode einen Beweis für den Wert der mit ihr erzielten Ergebnisse sahen, dachten wir weiterhin daran, durch Untersuchung auch der nicht-entzündlich bedingten Hochdruckformen einen Beitrag zu der noch umstrittenen Frage einer renalen Beteiligung im Mechanismus der Blutdrucksteigerung auch der essentiellen Hypertonie zu liefern.

Es erschien uns bei der außerordentlichen Wichtigkeit der Frage, ob die Früh- oder Spätformen der menschlichen Nierenentzündung mit der stärksten Antikörperbildung gegen Nierengewebe verknüpft sind, wesentlich, als akute NE nur Fälle unter 4 Wochen Krankheitsdauer zu verwerten. Bei den Fällen mit chronischer NE betrug die durchschnittliche Krankheitsdauer 3½ Jahre. Die Zusammenstellung (Tab. 1) unserer Resultate zeigt nun, daß dem Prozentsatz überhaupt positiver Bestimmungen in den einzelnen Krankheitsgruppen

Tabelle 1. *Übersicht über die mit der Kollodium-Partikel-Reaktion erzielten Ergebnisse.*

	Zahl der Fälle	Zahl der Best.	Positive Bestimmungen		Durchschnittl. Titer	Bemerkungen
			Zahl	%		
Akute Nephritis	11	29	21	72,4	1:143	
Chronische Nephritis	23	51	43	84,3	1:774	
Essentielle Hypertonie	17	31	21	67,7	1: 32	
Maligne Sklerose	16	26	21	80,7	1:137	
Kontrollen	50	70	31	44,2	1: 38	davon 13 Gesunde
Sonderfälle	5	11	11	100	—	
Summe	122	218				

Bei einer Bewertung eines Titers von 1:80 als pathologischer Reaktion erreichen die chronischen Nephritiden die höchsten Werte, der Durchschnittstiter der akuten NE und der malignen Sklerosen liegt über dem der essentiellen Hypertonien und der Kontrollfälle. Titerzahlen = Durchschnittswerte der einzelnen Krankheitsgruppen. Die 5 Sonderfälle setzen sich aus 3 Herdnephritiden bei Endocarditis lenta, 1 kongenitalen, niereninsuffizienten Cystenniere und 1 diabetischen Glomerulosklerose zusammen. Die Werte waren gleichfalls immer erhöht. Einzelheiten siehe Text (nach Pfeiffer u. Bruch [1, 2]).

keine Bedeutung beigelegt werden kann — ein Umstand, der noch zu erörtern ist — während die Durchschnittstiter der einzelnen Krankheitsgruppen ausgesprochen signifikante Unterschiede aufweisen. Der höchste Titer war bei den chronischen Glomerulonephritiden mit 1:774 zu verzeichnen, während sich der Titer von 1:445 bei den akuten Nephritiden unter einem Monat Krankheitsdauer nach Herausnahme von drei Fällen sehr schwerer Erkrankung der subakuten

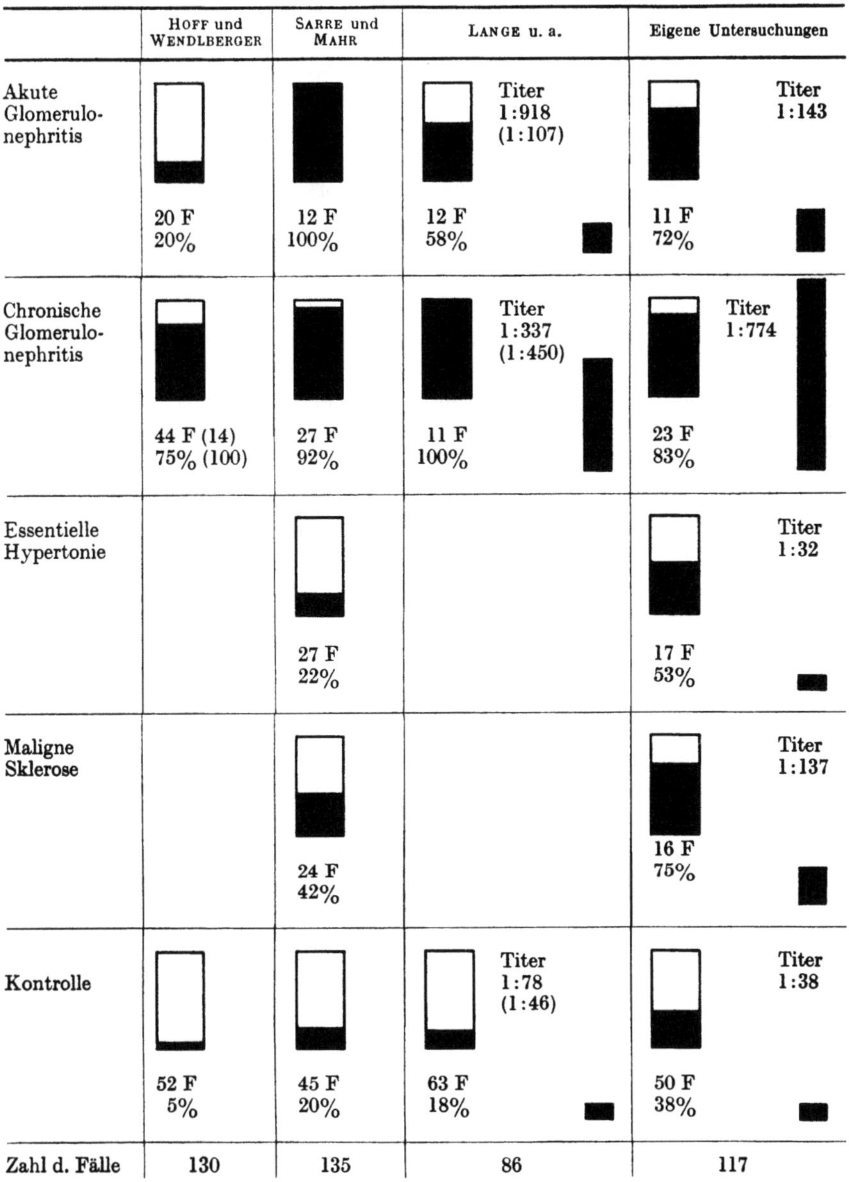

	HOFF und WENDLBERGER	SARRE und MAHR	LANGE u. a.	Eigene Untersuchungen
Akute Glomerulonephritis			Titer 1:918 (1:107)	Titer 1:143
	20 F 20%	12 F 100%	12 F 58%	11 F 72%
Chronische Glomerulonephritis			Titer 1:337 (1:450)	Titer 1:774
	44 F (14) 75% (100)	27 F 92%	11 F 100%	23 F 83%
Essentielle Hypertonie				Titer 1:32
		27 F 22%		17 F 53%
Maligne Sklerose				Titer 1:137
		24 F 42%		16 F 75%
Kontrolle			Titer 1:78 (1:46)	Titer 1:38
	52 F 5%	45 F 20%	63 F 18%	50 F 38%
Zahl d. Fälle	130	135	86	117

Abb. 3. Vergleich der Ergebnisse der einzelnen Autoren, die mit differenter Methodik serologische Reaktionen bei Nieren- und Hochdruckkranken durchführten. F. HOFF und WENDLBERGER (Komplementbindung mit Ovalbumin als Antigen 1943/44). SARRE und MAHR (ABDERHALDENsche Abwehrproteinasenreaktion gegen humane Niere im Urin, 1948). LANGE, GOLD, WEINER und SIMON (Kollodium-Partikel-Reaktion mit menschlicher Niere als Antigen, 1949). PFEIFFER und BRUCH (Kollodium-Partikel-Reaktion mit menschlicher Niere als Antigen, 1950). Schwarzer Anteil der Säule = Prozentsatz der positiv reagierenden Fälle. Bei den beiden letzten Autorengruppen große Säule = Prozentsatz der meist positiv reagierenden Patienten, kleine Säule = durchschnittlich erreichter Titer der betreffenden Krankheitsgruppe. Die in Klammern stehenden Zahlen der Gruppe der chronischen Nierenentzündungen bei der Untersuchung von F. HOFF und WENDLBERGER stellen 14 Fälle von sekundärer Schrumpfniere dar, die sämtlich positiv reagierten. Die in Klammern stehenden Zahlen der Untersuchung von LANGE und Mitarbeitern entsprechen dem Durchschnittstiter der Nachuntersuchung, als unter „akuter Nephritis" nur Fälle unter einem Monat Krankheitsdauer zusammengefaßt wurden. Aus der Tabelle geht die weitgehende Übereinstimmung zwischen F. HOFF und WENDLBERGER, LANGE und Mitarbeitern und unseren eigenen Untersuchungen hervor. (Einzelheiten siehe Text).

Verlaufsform noch auf 1:143 erniedrigt. Ebenfalls erhöht ist der Durchschnitts-titer der malignen Sklerosen mit 1:137, während die essentiellen Hypertonien den Durchschnitt der Kontrollfälle (1:38) mit einem Wert von 1:32 nicht über-schreiten. Dieses Ergebnis des höchsten Gehaltes von Autoantikörpern im Serum von Kranken mit chronischer und nicht frischer NE steht nun im Gegensatz zu den ebenfalls mit der Kollodium-Partikel-Reaktion gewonnenen Resultaten von Lange und Mitarbeitern und wir konnten uns diese Diskrepanz nur so erklären, daß wir sie auf die andere Einteilung der amerikanischen Autoren zurückführten, die unter „early nephritis" Fälle bis zu einem Jahr Krankheitsdauer aufführten und so den Begriff der akuten NE etwas verwirrten. Diese Annahme fand durch eine spätere Nachuntersuchung der erwähnten Forschergruppe ihre Bestätigung (Lange, Gold, Weiner, Simon und Tschertkoff). Bei Beschränkung der Diagnose einer akuten Glomerulonephritis auf Kranke im ersten Monat des Leidens sank der durchschnittliche Titer auf 1:107 und die chronischen NE erreichen auch bei ihnen die höchsten Werte.

Eine klare Übersicht gibt der Vergleich unserer Ergebnisse mit denen von Lange, Gold, Weiner und Simon (die Titerzahlen der erwähnten späteren Untersuchung sind in Klammern unter die der ersten gesetzt) sowie die Gegen-überstellung zu den von F. Hoff und Wendlberger und Sarre und Mahr erho-benen Befunden (Abb. 3). Mit Ausnahme der Abwehrproteinasenreaktion er-gaben die serologischen Reaktionen des Nachweises von Antikörpern gegen Ovalbumin und humanes Nierengewebe den höchsten Anteil positiver Reaktionen und den höchsten Antikörpergehalt mit überraschender Einheitlichkeit bei den chronischen und nicht den akuten Formen der Glomerulonephritis. Fragen wir uns nach der Ursache des abweichenden Ergebnisses der Abwehrproteinasen-reaktion, die bei sämtlichen akuten Nephritiden positiv ausfiel, so ist als Erklä-rung vielleicht anzunehmen, daß „im Gegensatz zum Antikörper nach H. Bloch die Abwehrproteinasen bereits wenige Stunden nach Auftreten des ihre Bildung verursachenden Substrates im Serum vorhanden sind" (Mahr).

Für den Antikörpernachweis gegen menschliche Nierengewebsextrakte hat jedenfalls nach unseren eigenen und den Untersuchungen von Lange und Mit-arbeitern zu gelten, daß zu Beginn der menschlichen NE nur eine geringe Anti-körperbildung gegen das eigene Nierengewebe zu finden ist, die bei Fortschreiten der Erkrankung und zunehmender Schwere des klinischen Bildes anscheinend immer mehr zunimmt.

Es erscheint uns bei Besprechung dieser Resultate angebracht, auf Grund unserer eigenen Erfahrungen noch auf den umstrittenen Wert der Kollodium-Partikel-Reaktion zum Nachweis von Gewebsantikörpern näher einzugehen. Zweifellos handelt es sich um ein außerordentlich empfindliches Verfahren, das bei Beachtung gewisser Vorsichtsmaßnahmen (Verwendung eines einwandfreien Kollodiums für medizinische Zwecke, gegebenenfalls Prüfung der Kollo-diumpartikelgröße mit dem Mikroskop während der einzelnen Phasen der Aufarbeitung, Reinigung und Konzentration des Antigens) auch brauchbare Resultate liefert. Das Prinzip der Reaktion ähnelt dabei gewissen serologischen Verfahren der letzten Jahre, die die Aggluti-nation sensibilisierter, d. h. mit verschiedenen Antigenen beladener Erythrocyten durch anti-körperhaltige Seren zum Nachweis spezifischer Antikörper benutzten. Die Rolle des Ery-throcyten spielt bei unserer Methode das nach einem komplizierten Arbeitsgang dargestellte einzelne Kollodium-Teilchen oder Partikel von $1/_2$ bis 4 μ Längendurchmesser. Die Winzigkeit dieser mit dem Antigenextrakt beladenen Teilchen bewirkt auf der einen Seite die hohe Sensibilität der Methode, auf der anderen die erhebliche Neigung zu Spontanagglutinationen bei geringen Änderungen des physikalischen Milieus. So ist z. B. fast regelmäßig in den ersten drei Röhrchen der Serumverdünnungsreihe mit ihren stärkeren Serumkonzentrationen auch bei den Kontrollfällen eine positive Reaktion zu beobachten, woraus sich der fast gleichmäßig hohe Prozentsatz überhaupt zu verzeichnender „positiver" Resultate bei allen Krankheitsgruppen ein-schließlich der Nierengesunden erklärt. Wir entschlossen uns deshalb, nur Titer über 1:80 als pathologisch anzusehen, und fanden bei dieser Bewertung außer bei den Nierenkranken nur vereinzelt Titer oberhalb dieser Grenze bei Asthma bronchiale, Cystopyelitis und Scharlach.

Da uns anfangs die technischen Möglichkeiten zur Konservierung der Nierenantigene fehlten und zudem der Extrakt *einer* Niere (wir verwandten nur gesunde, embryonale Nieren) für die Vielzahl der Untersuchungen auch nicht ausgereicht hätte, ist die Konstanz des Antigens für die Testung aller Seren nicht gewährleistet gewesen. Dadurch lassen unsere Ergebnisse keinen absoluten Vergleich des Titers der einzelnen Seren zu und wir können nur das Kollektiv einer Erkrankungsgruppe in seiner Gesamtheit verwerten.

Die Gleichartigkeit unserer und der revidierten amerikanischen Befunde läßt dieses Vorgehen berechtigt erscheinen und der erzielte Titerunterschied in den einzelnen Krankheitsgruppen genügte auch zur Beantwortung unserer Fragestellung. Andererseits gestaltet sich die Durchführung der Kollodium-Partikel-Reaktion so zeitraubend und kompliziert, daß das Verfahren die an eine Routinemethode gestellten Anforderungen nicht erfüllt. Es ist jedoch festzuhalten, daß die Sensitivität der Technik auch dann noch Ergebnisse gewährleistet, wenn andere Methoden versagen, was vor allem für die kürzlich durchgeführten Gewebsantikörpernachweise mittels der Komplementbindungsreaktion (VORLAENDER [1, 2]) oder auch für den sog. T-Test von HUMMEL u. MAHR gilt.

Während die chronischen Nephritiden bei den Untersuchungen VORLAENDERs Antikörper gegen Kochsalzextrakte aus *erkrankten* Nieren enthielten — die bei Verwendung gesunder Nieren erzielten Titer waren nur sehr gering und oft nicht verwertbar — fiel die Wassermann-Reaktion bei den untersuchten 4 Kranken mit akuter NE negativ aus. Auch bei der Verwendung von Lebergewebe als Antigen bei Hepatitispatienten kam es erst *im Verlaufe der Erkrankung* zu positiven Ergebnissen, so daß VORLAENDER die Autoantikörperbildung als Folgeerscheinung entzündlicher Gewebsalterationen im allgemeinen Sinne erörtert. Die negativen Befunde bei der akuten NE, bei der wir mit Kollodium-Partikel-Technik nur gering erhöhte Titer hatten feststellen können, ist zwanglos mit der stärkeren Empfindlichkeit unserer Methode zu erklären, wie ja auch der Vergleich der bei der chronischen Nephritis erzielten Titerhöhe der beiden Verfahren etwa zehnfach höhere Werte mit der Kollodium-Methode als mit der Komplementbindung ergibt.

Es läßt sich somit aus diesen Untersuchungen, bei denen homologes Nierengewebe als Antigen verwandt wurde, nur derselbe Schluß ziehen, den F. HOFF und WENDLBERGER [1—3] aus ihren Ovalbumin-Reaktionen ableiteten, daß nämlich die Antikörperbildung gegen Eiweiß nicht als Ursache, sondern als Folge der NE anzusehen ist. Freilich müssen wir bei dieser Darlegung die Meinung der amerikanischen Forscher zitieren, die die geringere Antikörperbildung bei der akuten Nephritis mit einer so vollkommenen und schnellen Adsorption des unter dem Keimeinfluß gebildeten Autoantikörpers durch das Nierengewebe in situ während der akuten Phase der Entzündung erklären wollen, wie es SARRE und WIRTZ bei der nephrotoxischen Nephritis des Kaninchens vor Jahren zeigen konnten (LANGE, GOLD, WEINER, SIMON und TSCHERTKOFF). Zur Stütze dieser Anschauung führen einige Autoren nun den in neuerer Zeit mit der sehr exakten Methodik der 50%-Hämolyse erneut erhobenen Befund des Komplementschwundes im Serum der Kranken mit akuter Nephritis in den ersten Tagen der Erkrankung an (LANGE, CRAIG, OBERMAN, SLOBODY, OGUR und LO CASTO; FISCHEL und GAJDUSEK). So wie in vitro bei der Antigen-Antikörper-Reaktion Komplement gebunden werde, würde auch bei der im Organismus ablaufenden Reaktion zwischen dem Gewebsantigen und dem Autoantikörper das Komplement verbraucht werden.

Wir haben uns unter Verwendung derselben empfindlichen Technik von der Tatsache dieses starken Komplementabfalles während der akuten Phase der NE überzeugen können, wobei wir noch den möglichen komplementhemmenden Serumeffekt quantitativ ausschlossen, um das Resultat zu sichern (PFEIFFER und SPIELMANN). Es gibt tatsächlich z. Z. keine exaktere serologische Methode, um eine akute NE festzustellen und eine akute Exacerbation einer chronischen

Nephritis auszuschließen. Da nur noch der akute Lupus erythematodes diesen Komplementabfall zeigt, kann man das Verfahren nahezu als spezifischen Test ansehen.

Mit der oben erörterten Deutung sind wir jedoch nicht einverstanden, da die während des Beginnes der NE immer ablaufenden Antigen-Antikörper-Reaktionen zwischen Streptokokken und ihren Antikörpern in derselben Weise für den Komplementverbrauch verantwortlich zu machen sind.

Kehren wir zu den Autoantikörpernachweisen bei Nierenkranken zurück, so sind die bei dem übrigen Hochdruckkrankengut erzielten Ergebnisse, die das Problem noch von einer anderen Seite her beleuchten, zu besprechen, wie es im Folgenden geschieht.

2. Der Autoantikörpernachweis bei essentieller Hypertonie, maligner Sklerose und Herdnephritis.

Die Untersuchung der übrigen, nicht nephritischen Hochdruckpatienten ergab bei den essentiellen Hypertonien Titer im Bereich der Kontrollfälle (Pfeiffer und Bruch [1, 2]) (Tab. 1). Die malignen Sklerosen reagierten dagegen auch noch bei stärkeren Serumverdünnungen (1:137) etwa in derselben Weise wie die akuten Nephritiden positiv. Hiermit wurde erstmalig bei Kranken mit primärer Schrumpfniere eine geringe Antikörperbildung gegen das eigene Nierengewebe nachweisbar. Dies ist um so bemerkenswerter, als bei den deutlichen Unterschieden zwischen den Ergebnissen von Sarre und Mahr mit der Abwehrproteinasen-Reaktion und unseren Antikörpernachweisen mit der Kollodium-Partikel-Methode bei den Patienten mit akuter NE bei diesen „primären Hochdruckkranken" mit der Abderhaldenschen Reaktion ebenfalls positive Resultate gesehen wurden (Abb. 3). Es fehlt aber bei diesen Kranken der Streptokokkeninfekt, der nach der Hypothese die Umwandlung des Nierengewebes in ein Autoantigen bewirken soll, so daß wir bei Fortfall der „Schlepperwirkung" der Streptokokkenbestandteile an die Möglichkeit einer absolut endogenen Autoallergisierung des „blassen Hochdruckkranken" gegen sein eigenes Nierengewebe in dem Augenblick denken müssen, in dem die fortschreitende Gefäßveränderung besonders der Nierengefäße eine Antikörperbildung gegen die Gefäßendothelien bei „renal bedingtem und humoral bewirktem" (Volhard [1, 2]) Hochdruck zur Folge hat. Weiterhin ist es reizvoll, bei der Besprechung dieser Befunde, die eine allergische Komponente in das Krankheitsbild der malignen Sklerose hineintragen, an das „toxische, entzündungserregende Moment" früherer Autoren, das den Umschlag der benignen Nephrosklerose in die maligne bedingen soll, zu erinnern. In ähnlicher Weise muß hier auch die „Dysorie" von Schürmann und MacMahon, die die maligne Sklerose primär als besonderes Krankheitsbild festgelegt sehen, genannt und am Rande die Möglichkeit der primären Kausalität des gelungenen Antinieren-Antikörpernachweises bei dieser Krankheit erwogen werden.

Da bisher nur wir versuchten, bei Patienten mit essentieller Hypertonie und maligner Sklerose Antikörper gegen menschliches Nierengewebe nachzuweisen, fehlen uns vergleichbare Resultate. Es bleibt abzuwarten, ob im Rahmen weiterer Arbeiten mit ähnlicher Zielsetzung unsere Befunde, aus denen sich für die maligne Sklerose im Gegensatz zur essentiellen Hypertonie eine serologisch faßbare, renale Beteiligung ergibt, erhärtet werden. Eine gewisse Bestätigung unserer Ansicht, daß allein die schwere Durchblutungsstörung der Niere genügt, um das abgebaute Eiweiß geschädigter Nierengefäße als Autoantigen wirken zu lassen, fanden wir jedoch noch bei derselben Untersuchung (Pfeiffer und Bruch [1, 2]) in der Beobachtung abnorm hoher Titer bei Kranken mit kongenitaler Cystenniere und diabetischer Glomerulosklerose (Sonderfälle, Tab. 1). So war bei einem Kranken mit doppelseitiger kongenitaler Cystenniere mit Hochdruck, Urinbefund, Retinitis angiospastica und Isosthenurie bei vier Bestimmungen mit *einem Antigen* ein Titer von 1:1160 festzustellen. Der Patient mit diabetischer, intercapillärer Glomerulosklerose (KIMMELSTIEL-WILSON-Syndrom) wies einen durchschnittlichen Titer von 1:640 auf.

Ebenso wie der positive Antikörpernachweis bei der malignen Sklerose und den beiden zuletzt erwähnten Kranken unerwartet kam, widersprach auch der Befund erhöhter Titer bei drei Fällen von Herdnephritis als Folge einer Endocarditis lenta unseren ursprünglichen Erwartungen. Allerdings gingen zwei Fälle dieser Gruppe später in die autoptisch gesicherte, diffuse Nephritis über und zeigen damit die Schwierigkeit, die sich einer scharfen Trennung der beiden Formen der NE entgegenstellte. Betrachten wir aber diese Befunde erhöhter Antikörperbildung gegen Nierengewebe als Beweise *allergischer Mechanismen* auch bei der *Herdnephritis*, so müssen wir BRASS anführen, der vom Standpunkt des pathologischen Anatomen aus nach eingehender Würdigung der vorhandenen Literatur und Übersicht über ein größeres eigenes Material zu der Schlußfolgerung kommt, daß zwischen Herdnephritis und diffuser NE kein prinzipieller Unterschied besteht und auch bei der ersteren eine allergische Pathogenese vorliegen muß, eine Ansicht, die auch von ZOLLINGER geteilt wird.

II. Herdinfekt und Nierenentzündung.

Verschiedentlich hatten wir bisher in dieser Arbeit auf die Bedeutung der dem Ausbruch der NE vorhergehenden Streptokokkeninfektion, der Antikörperbildung gegen die Keime und ihre Toxine sowie auf die die menschlichen Verhältnisse „nachbildenden" Versuche des Tierexperimentes mit Streptokokken- und Kombinationsimmunisierungen hingewiesen, ja es ist geradezu als eines der Ziele unserer Betrachtungen anzusehen, die Einflüsse von „Keim- und Gewebsallergie" auf den Entstehungsmechanismus der menschlichen NE voneinander abzugrenzen. Nahezu unüberwindlich werden die dieser Abtrennung entgegenstehenden Schwierigkeiten jedoch bei Besprechung der zweifellos bestehenden Beziehungen zwischen dem wissenschaftlich so wenig befriedigend definierten Begriff Herdinfektion und der schon entwickelten NE.

Aus der klinischen Empirie heraus kennen wir die entscheidende Rolle, die eine chronische Tonsillitis für die Möglichkeiten der Ausheilung einer akuten NE spielen kann, und die Forderung VOLHARDs, die Tonsillektomie innerhalb der ersten 6 Wochen Krankheitsdauer der akuten Nephritis durchzuführen, hat heute wie vor Jahrzehnten ihre Berechtigung. In ähnlicher Weise überzeugend werden uns diese Beziehungen zwischen Herdinfekt und entzündlicher Reaktion des Nierenparenchyms vor Augen geführt, wenn am Abend des Tages, an dem ein eitriger Zahn gezogen wurde, eine NE auftritt, die innerhalb von Tagen zum Tode führt (ASSMANN) oder sich innerhalb eines ähnlich kurzen Zeitraumes nach Ausquetschung der mit Pfröpfen versehenen Tonsillen eines scheinbar gesunden Jungen entwickelt (VOLHARD [1]). Gerade die Kürze des Intervalles zwischen Herdentfernung oder -provokation legt die Annahme einer akuten allergischen Reaktion eines schon vorher umgestimmten Organismus nahe oder — anders formuliert — veranlaßt, „die Krankheitserscheinungen als allergische Vorgänge anzusehen, die durch die Ausschwemmung von Toxinen nach *vorangegangener* Sensibilisierung des Organismus durch die Eitererreger an den Nieren ausgelöst wurden" (ASSMANN).

Während wir aber diese Beispiele befriedigend mit der Annahme einer exacerbierten Antigen-Antikörper-Reaktion, die sich am Gefäßbindegewebe der Niere

zwischen den vorher fixierten Streptokokken-Antikörpern und den massiv zugeführten Keimantigenen abspielt, (durch Mitschädigung des Wirtsgewebes) erklären
können, scheint diese Deutung für eine andere Beobachtung nicht zuzutreffen.

So sahen wir verschiedentlich nach der als Testverfahren der Herddiagnostik
durchgeführten Massage verdächtiger Tonsillen bei chronischen Nephritiden eine
Verschlechterung von Harnsediment und Eiweißausscheidung. Wir verfolgten
deshalb bei 6 Kranken mit akuter und 10 Patienten mit chronischer NE die
Veränderungen des Urins über einen längeren Zeitraum nach erfolgter Massage
mit Hilfe des quantitativen Verfahrens von Addis.

Bei dieser Methode werden durch eine bestimmte Versuchsanordnung unabhängig von
Menge und Konzentration der einzelnen Urinportionen dieselben Ausgangsbedingungen

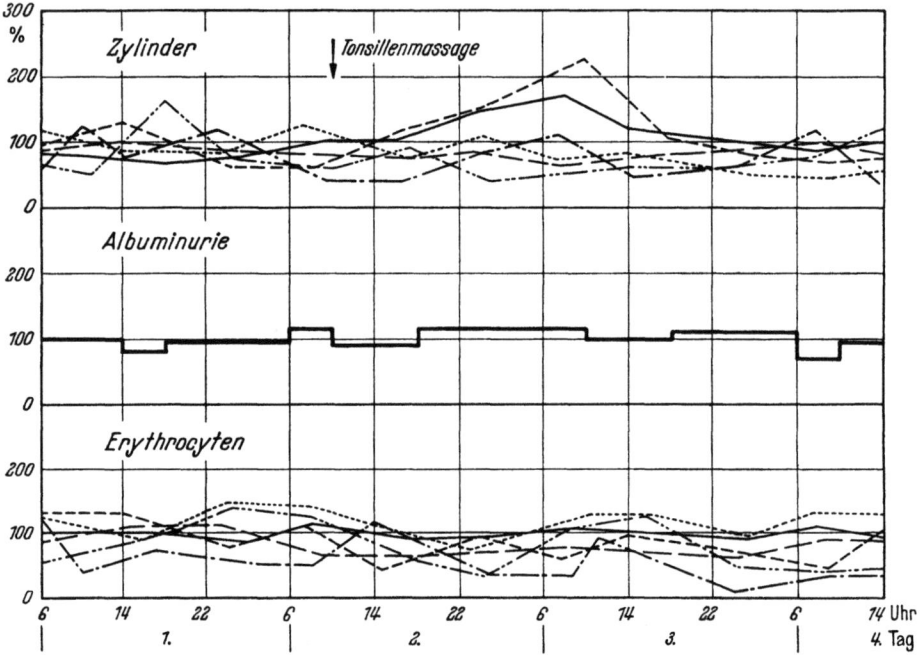

Abb. 4a. Quantitative Bestimmung von Albuminurie, Zylinder- und Erythrocytenausscheidung nach der modifizierten Methode von Addis bei 6 Kranken mit *akuter* Nierenentzündung, die negativ reagierten. Abscisse: Zeit-
angabe (2-Stunden Portionen). Ordinate: Durchschnittlicher 2-Stunden-Wert des Kontrolltages umgerechnet
gleich 100%. Abweichungen eingetragen. (Nach Pfeiffer 1, 2).

gewährleistet, so daß die morphologischen Elemente des Sediments wie bei der Zählung der
Blutzellen in einer Zählkammer ausgezählt werden können. Nachdem wir dieses quantitative
Harnbild, das zudem die kurzfristige Eiweißbestimmung ermöglicht, noch für die Verwendung
von 2-Stunden-Urin-Portionen modifiziert hatten, ergaben sich für die Vorperiode relativ
konstante Zahlen, die wir als 100%-Werte registrierten, um Abweichungen davon kurvenmäßig zu erfassen.

„Dabei stellte es sich heraus (Abb. 4a u. b), daß das quantitative Harnbild
der akuten Nephritiker nicht über die Werte der Vorperiode hinausging, während
bei 8 von 10 Kranken mit chronischer NE etwa 8 Std. nach der Massage ein Anstieg der Ausscheidung von Erythrocyten, Zylindern und Albuminurie einsetzte,
der etwa 48 Std. anhielt" (Pfeiffer [1, 2]). Analoge Befunde waren bemerkenswerterweise nach Entfernung von Zahnherden zu erheben.

Dabei wurde eine unterschiedliche Empfindlichkeit der akuten und chronischen Nephritis auf Reizung wie Entfernung von Herden aus der als Spiegelbild
der Organentzündung dienenden Beobachtung des quantitativen Harnbildes

ersichtlich. Der Mechanismus dieses Vorganges ist mit aller Wahrscheinlichkeit auf die bei der Provokation oder der Zahnextraktion erfolgte Einschwemmung von Streptokokkentoxinen oder Abbauprodukten der Keime aus dem Herdbereich zurückzuführen, hat aber anscheinend mit dem, was wir als „Keimallergie"

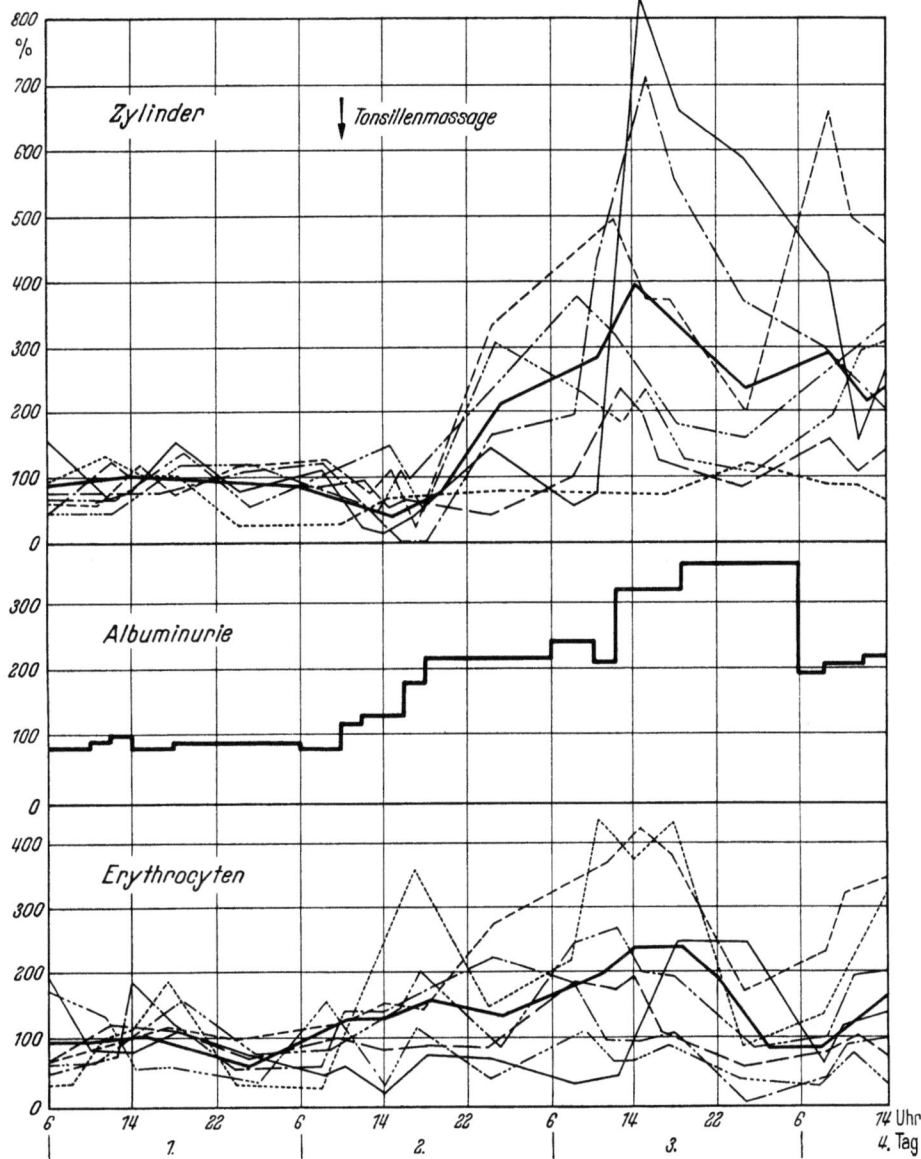

Abb. 4b. Gleiche Bestimmungen wie in Abb. 4a bei 8 Kranken mit *chronischer* Nephritits, die positiv reagierten.

bezeichnen möchten, nichts zu tun. Denn sonst hätten wir ja bei den akuten Nephritiden mit ihrem hohen Antikörpertiter gegen Streptokokken und ihre Enzyme und nicht bei den Kranken mit chronischer NE, die sich fast nie im Stadium erhöhter Antikörperbildung gegen die erwähnten Erreger befinden (CHRIST und HAUSS), diese starken Veränderungen des Harnbildes erleben müssen. Es schien uns daher wahrscheinlich, die erhöhte Reizempfindlichkeit des chronischen Nephritikers auf einem Wege zu erklären, den Moers und Lessnig schon vor Jahren im Tierexperiment aufzeigten.

Die Autoren erzeugten bei Kaninchen mit dem bekannten Verfahren eine Masugi-Nephritis und injizierten den Tieren nach Abklingen der akuten Erscheinungen Caseosan. Die sodann beobachtete deutliche Verschlechterung der NE mit allen Symptomen veranlaßte Moers und Lessnig, eine auf unspezifischem Wege ablaufende *Reallergisierung* bei einem schon im Abklingen befindlichen Prozeß anzunehmen und die entsprechende Parallele zu ähnlichen Beobachtungen beim Menschen (Exacerbation chronischer Nephritiden bei Aufflammen fokaler Infekte) zu ziehen.

Führen wir uns aber die hohen Autoantikörpertiter der chronischen Nephritiker im Gegensatz zu der geringen Bildung von Gewebsantikörpern beim akuten Nierenkranken nach Schilderung dieser tierexperimentellen Befunde vor Augen, so liegt es sehr nahe, den Unterschied der Reizempfindlichkeit der beiden Krankheitsgruppen mit einer durch die Einschwemmung körperfremden Eiweißes aus dem Herdbereich erfolgten, unspezifisch ausgelösten Verstärkung der kontinuierlichen Autoantigen-Antikörper-Reaktion am Nierenparenchym zu erklären, woraus dann auf eine wirklich krankheitsbewirkende Rolle des Autoantikörpers zu schließen wäre, der eben beim akuten Nephritiker noch nicht in genügender Menge vorhanden ist, um auf diesem Wege schädlich zu wirken.

III. Schlußfolgerungen.

Das im Vorstehenden Gesagte hat uns an *Beweisen* für autoallergische Vorgänge bei der NE des Menschen gebracht:

1. Übereinstimmend bei Anwendung verschiedener serologischer Verfahren bei Kranken mit *chronischer* Nephritis in Abhängigkeit von der Empfindlichkeit der Methode den Nachweis einer Antikörperbildung gegen heterologes Eiweiß (Ovalbumin) wie gegen homologes Nierengewebe mit zum Teil höchsten Titern.

2. Bei der *akuten* NE negative oder schwach positive Resultate.

Damit ergibt sich eine Abweichung von dem aus den Tierexperimenten abgeleiteten Mechanismus (Abb. 2). Der Gewebsantikörper ist entsprechend der Schwere des Krankheitsbildes erst bei der chronischen NE, bei der Streptokokkeninfekt und Antikörperbildung gegen die Erreger schon abgeklungen sind, in ausgesprochen starkem Maße vorhanden. Sein Nachweis bei Kranken mit maligner Sklerose sowie anderen, nicht entzündlich bedingten Durchblutungsstörungen der Nieren (kongenitale Cystenniere und diabetische Glomerulosklerose), während bezeichnenderweise bei der essentiellen Hypertonie nur negative Reaktionen gesehen wurden, legt die Möglichkeit einer Autoantikörperbildung auch ohne die „Schlepperwirkung" der Streptokokken und ihrer Toxine nahe. Irgendwie müssen wir das Auftreten des Antikörpers mit Schädigungen des Nierenparenchyms in Verbindung bringen, wobei die schwersten und fortgeschrittensten Veränderungen des Gewebes, wie wir sie bei der chronischen NE und der sekundären Schrumpfniere finden, anscheinend zur stärksten Antikörperbildung führen.

Hiermit sind wir bei der Frage der *pathogenetischen Bedeutung* des gelungenen Autoantikörpernachweises gegen Nierengewebe angelangt, die in drei Auffassungen ihren Niederschlag gefunden hat:

1. Der gefundene Autoantikörper entsteht durch den Streptokokkeninfekt und verursacht primär die akute diffuse NE (Vancura; Lange und Mitarbeiter [1,2]).

2. Der Antikörper entsteht als Folge der NE. Tritt er aber auf, so stellt er möglicherweise die Ursache für die Progredienz des Leidens und den Übergang in die sekundäre Schrumpfniere dar (F. Hoff und Wendlberger [1—3]).

3. Der Antikörper entsteht durch Gewebsabbau des erkrankten Organes. Er hat nur symptomatische und keinerlei pathogenetische Bedeutung.

Gegen die erste Anschauung lassen sich zwanglos eine Reihe von Argumenten vorbringen. Wäre der unter dem Keimeinfluß gebildete Autoantikörper ursächlich für das Entstehen der NE verantwortlich, und nur deshalb während des akuten Stadiums beim Menschen nicht in entsprechender Stärke nachzuweisen, weil er sessil wurde und sich somit nicht mehr in der Zirkulation befindet, dann müßte diese schnelle Adsorption an das Nierengewebe auch im Tierexperiment stattfinden, wo er sich aber nach CAVELTI kurz vor oder bei Beginn der NE nach Kombinationsimmunisierung nachweisen läßt. Weiterhin läßt sich mit seiner postulierten, gesetzmäßig primär krankheitserregenden Rolle die Tatsache nicht vereinbaren, daß er beim Kaninchen schnell und mit entsprechendem Titer durch die Kombinationsimmunisierung zu erzeugen ist (SCHWENTKER und COMPLOIER, CAVELTI), ohne daß die Tiere nun auch an NE erkranken" (PFEIFFER und BRUCH [2]).

Auf der anderen Seite ist über den Nachweis von Gewebsantikörpern, wie noch genauer zu besprechen sein wird, bei einer Reihe von Krankheiten, denen eine unaufhaltbare Progredienz und Unheilbarkeit eigen ist, wie der chronischen Arthritis (LANSBURY, CROSBY und BELLO), Lebercirrhose (SCHEIFFARTH und BERG) und malignen Sklerose (PFEIFFER und BRUCH [1, 2]) berichtet und von serologischer Seite in positivem Sinne kommentiert (H. SCHMIDT [1, 2]) worden. Damit gewinnt die HOFFsche Auffassung Bedeutung, der den Autoantikörper bei Nephritiden als durch die Gewebsentzündung entstanden ansieht, dabei aber erwägt, ob nicht sein Auftreten wiederum die Ursache für den Übergang in die Schrumpfniere darstellt. Mit dieser Anschauung ließen sich auch unsere eigenen Befunde (PFEIFFER [1, 2]) einer erhöhten Reizempfindlichkeit des Kranken mit chronischer NE gegenüber Reizungen oder Entfernungen von Herden erklären, die dem reaktionslosen Verhalten der akuten Nephritis entgegengesetzt sind, indem wir eine Exacerbation der am Gefäßbindegewebe der Niere ablaufenden Antigen-Antikörper-Reaktion zwischen Autoantigen und Autoantikörper durch die Einschwemmung des körperfremden Eiweißes annehmen.

Ebenso ist auch der Antikörpernachweis bei der malignen Sklerose und anderen Durchblutungsstörungen im Gegensatz zu den negativen Befunden bei der essentiellen Hypertonie mit dieser zweiten Auffassung in Übereinstimmung zu bringen: In dem Augenblick, in dem die am Gefäßsystem der Niere ablaufenden Endothelalterationen des Hochdruckkranken zum Abbau von Organeiweiß führen, wird dieses vom Organismus als körperfremd empfunden und es kann die folgende Antigen-Antikörper-Reaktion den Umschlag vom „roten" in den „blassen Hochdruck" (VOLHARD [1, 2]) bewirken.

Die dritte Auffassung wäre mit einer der Theorien der Wassermann-Reaktion in Parallele zu setzen, die den Mechanismus der Methode mit der Bildung von Antikörpern gegen die durch den Spirochäteneinfluß körperfremd gewordenen Lipoide erklärt (WEIL und BRAUN), ohne daß den Antikörpern nun eine krankheitserregende Rolle zukommen soll. Es ist notwendig, sich bei derjenigen Darstellung des Problemes, die die Autoallergie gewissermaßen erst in der zweiten Phase der Erkrankung, nachdem es schon zur NE gekommen ist, als pathogenetisches Prinzip anerkennen möchte, die Zeichen des *akuten allergischen Geschehens* während des *Beginnes* der Erkrankung vor Augen zu führen. Als solche müssen wir den besprochenen Komplementschwund, die allgemeine „Capillartoxikose" als Ursache der Ödementstehung sowie die aus verschiedenen spezifischen, serologischen Reaktionen zu schließende starke Antikörperbildung gegen die Streptokokken und ihre Toxine ansehen. Es ist ferner in diesem Zusammenhang die Beobachtung MOELLERs [1—3] zu nennen, der bei Kranken mit akuter

Nephritis nach intravenöser Injektion humanen Renins in Dosen, die vom Nierengesunden ohne Beschwerden toleriert werden, schwerste anaphylaktische Erscheinungen beobachtete. Da aber nun bei Verwendung reninähnlicher Extrakte als Antigen bei akuten Nephritiden keine Komplementablenkung eintrat (VORLAENDER), so steht damit gewissermaßen der „positive" biologische Versuch im Gegensatz zu den „negativen" serologischen Befunden und rührt an eine Reihe von Problemen, die im Folgenden noch zu erörtern sind.

Grundsätzlich wäre es aber vielleicht zur klareren Begriffsbildung angebracht, den geschilderten, akuten allergischen Symptomenkomplex unter dem Begriff der „Keimallergie" zusammengefaßt dem *Beginn* des Leidens zuzuordnen, die dann von der „Gewebsallergie" abgelöst wird, auf welche die Chronizität und das „Weiterschwelen von Krankheitsprozessen" (F. HOFF [2]), in unserem Falle an der Niere, zurückzuführen sind, falls es nicht gelingt, den ersten Prozeß vor Anlaufen des zweiten durch Fokalsanierung u. ä. zu unterbrechen. Eine Autoantikörperbildung durch die Keimeinwirkung als auslösende Ursache der akuten diffusen Glomerulonephritis trifft für die menschlichen Verhältnisse im Gegensatz zum Tierexperiment mit aller Wahrscheinlichkeit nicht zu.

D. Erörterung.

I. Definition des Begriffes Auto- bzw. Isoallergie.

Bevor wir die geschilderten Forschungsergebnisse der Literatur und unsere eigenen Resultate zusammenfassend sichten wollen, sei folgende Betrachtung vorausgeschickt:

Der Begriff des Antigens beinhaltet das „Körperfremd-Sein" der antigenetisch wirkenden Substanz. Eine Antikörperbildung gegen das eigene Gewebe, also die Produktion von Autoantikörpern, belegte schon PAUL EHRLICH mit dem Ausdruck „horror autotoxicus", um die Unmöglichkeit eines solchen biologischen Phänomens für den Organismus darzutun. Eine wirkliche Autoantikörperbildung gegen das normale eigene Gewebe ist bisher nicht gesichert worden, nur nach einer krankhaften Schädigung wurde die Bildung von Antikörpern gegen das Krankheitsprodukt beobachtet, wodurch dann in der Folge auch eine Reaktion dieser Antikörper mit dem unveränderten Gewebe eintreten sollte. Da aber im Gegensatz zum Tierexperiment beim Menschen das Antigen nicht aus den Organen des zu untersuchenden Patienten als wirkliches „Auto"-Antigen gewonnen wurde, sondern aus Organen anderer Kranker oder Gesunder hergestellt werden mußte, kann bisher korrekt der nachgewiesene Gewebsantikörper nicht als Auto-, sondern nur als Isoantikörper angesprochen werden.

II. Die Isoallergie in der menschlichen Pathologie.

Die gesamte Beurteilung wurde außerordentlich dadurch erschwert, daß nur wenige Beispiele aus der menschlichen Pathologie zu zitieren sind, bei denen die krankheitsbedingende Rolle von Auto- bzw. Isoantikörpern sichergestellt ist. Es sind im wesentlichen hämatologische Erkrankungen und Phänomene: Die DONATH-LANDSTEINER-Reaktion, die Kälteagglutination und gewisse, durch Autoagglutinine und Hämolysine bedingte „erworbene hämolytische Anämien". Schon bei dieser letzten Krankheitsgruppe ist es trotz Verfeinerung der Untersuchungstechnik (indirekter und direkter COOMBS-Test [COOMBS, MOURANT und RACE]) aber unklar, ob nun die eigenen Erythrocyten die Eigenschaften eines Autoantigens enthalten oder nur fehlgebildete Eiweißkörper die (Mit-)Agglutination bewirken (LOUTIT und MOLLISON; SCHOEN und TISCHENDORF; DAMESHEK, ROSENTHAL und SCHWARTZ; HEILMEYER und BEGEMANN). Desgleichen ist die Immunisierung der Mutter durch organspezifische Placentar-Antikörper, die in der Pathogenese nicht Rh-bedingter fetaler Erythroblastosen eine Rolle spielen sollen, bis heute nicht bewiesen (DE KROMME und VAN DER SPEK).

Die Hypothese von WEIL und BRAUN, die den Mechanismus der Wassermannschen Reaktion mit der Bildung von Antikörpern gegen die durch den Keimeinfluß körperfremd gewordenen Lipoide erklären wollen, wird heute noch ebenso wie vor Jahren diskutiert, obwohl der inzwischen erfolgte Nachweis spezifischer Spirochäten-Antikörper mit dieser Auffassung in Einklang gebracht wurde (GEORGI und FISCHER; H. SCHMIDT [3]).

Die vielfältigen Beispiele der Autoallergie aus der Virologie (Isolierung von Gewebsantigenen aus dem Wirtsgewebe u. ä.) werden in ihrer Verwertbarkeit dadurch eingeschränkt, daß bei Verwendung kranken Gewebes nie die vollkommene Reinigung desselben von unter Umständen noch haftenden Viren sichergestellt ist (J. CRAIGIE). So konnten auch anfangs die Mitteilungen über Präzipitine im Serum von Hepatitiskranken gegen entzündlich verändertes Lebergewebe (OLITZKI und BERNKOPF; BENDA, GERLACH, RISSEL und THALER; VORLAENDER) diesem Einwand nicht standhalten, und erst nach erfolgtem Nachweis eines Antikörpers gegen gesundes Lebergewebe bei Hepatitis- und Cirrhosepatienten (SCHEIFFARTH und BERG) haben wir Veranlassung, an einen ähnlichen Vorgang wie bei unseren Nierenkranken zu glauben.

Die anfangs zitierten tierexperimentellen Untersuchungen über Autoallergie bei neurologischen Erkrankungen dienten bekanntlich zur Stütze der von PETTE vertretenen Auffassung der Pathogenese der Entmarkungsencephalitiden und damit der Multiplen Sklerose (PETTE; EDERLE), während GOZZANO [1, 2] auch andere Abbauprozesse (postencephalitischer Parkinsonismus mit amyostatischem Symptomenkomplex) mit dieser Hypothese erklären will. Bis jetzt konnten jedoch nur bei Menschen, die längere Zeit mit einer Rabiesvakzine aus Kaninchenhirn geimpft worden waren, in Abhängigkeit von der Dauer der Immunisierung und dem Auftreten neurologischer Komplikationen Antikörper gegen gesundes menschliches Hirngewebe nachgewiesen werden (KIRK und ECKER; KOPROWSKI und LE BELL). Erwähnt werden muß in diesem Zusammenhang noch die Phasenreaktion von COBURN und PAULI [2], die der Nachprüfung anscheinend nicht standgehalten hat (WEDUM und WEDUM; FISCHEL und PAULI), sowie eine ähnliche Reaktion im Serum von Gelbfieberkranken (T. P. HUGHES; DAVIS), die beide mit der Bildung eines sekundären Antigens durch die Kombination von Keimprodukten und Wirtsgewebe erklärt werden.

Der Nachweis von Antikörpern gegen Organgewebe beim akuten Rheumatismus wurde durch Untersuchungen von BROKMAN, BRILL und FRENDZEL eingeleitet, die den Leberextrakt eines an akutem Rheumatismus erkrankten Kindes benutzten, und von CAVELTI [4] fortgesetzt, der mit der Kollodium-Partikel-Reaktion Antikörper gegen einen bestimmten Herzextrakt bei Rheumatikern fand. Leider war die letztere Reaktion nicht zu reproduzieren (FISCHEL und PAULI) und auch CAVELTI [9] selbst kam zu dem Schluß, daß die Reaktion nur mit dem Extrakt eines bestimmten Herzens gelang. Die bei primär chronischer Arthritis gefundenen Präzipitine gegen homologes Bindegewebe konnten mit der Komplementfixation nicht gesichert werden, so daß die Autoren (LANSBURY, CROSBY und BELLO) weniger an eine wahre Antigen-Antikörper-Reaktion, sondern eher an einen im Blut dieser Rheumakranken vorhandenen toxischen Faktor glaubten.

Damit sind die uns bekannten Beispiele der serologischen Nachweise von Autoantikörpern gegen homologes Organgewebe beim Menschen beschrieben. In keinem einzigen Falle, mit Ausnahme der Beispiele aus der Hämatologie, konnte die Bedeutung der gefundenen Antikörper für die Pathogenese der betreffenden Organerkrankung in nicht anfechtbarer Weise bewiesen werden, was sich in der Hauptsache aus noch zu erörternden technischen Schwierigkeiten erklärt. Andererseits ist noch eine Beobachtung bei der paroxysmalen Kältehämoglobinurie nachzutragen, die von einem anderen Gesichtspunkt aus einen wesentlichen Beitrag zur Frage der Möglichkeit des „Körper-Fremd-Werdens'' von körpereigenem Gewebe liefert. So konnten F. Hoff und Kels schon 1928 nach Anfällen der erwähnten Krankheit die typische, sonst nur nach Fremdeiweißinjektionen, Infekten u. a. beobachtete „vegetative Gesamtumschaltung" (F. Hoff) mit Fieber, Leukocytenanstieg bei Linksverschiebung, Blutzuckeranstieg und Acidose bei Normalisierung dieser Werte in der zweiten Phase der Reaktion beschreiben. Das Phänomen wurde also allein durch den „unphysiologischen Eintritt von körpereigenem Hämoglobin in das Plasma" (F. Hoff [2]) ausgelöst und ist somit von grundsätzlicher Bedeutung.

III. Die pathogenetischen Mechanismen der Nierenentzündung in Experiment und Klinik.

Bei der diffusen NE haben wir gesehen, wie sich historisch der Gedanke eines allergischen Mechanismus aus der klinischen Beobachtung des Intervalles zwischen Streptokokkeninfekt und Beginn der NE entwickelte, wie diese Meinung durch den Nachweis einer Antikörperbildung gegen Streptokokken und ihre Enzyme eine Stütze erfahren hatte und wie die während der akuten Phase der menschlichen NE erhobenen Befunde eines Abfalles der Blutplättchen und einer Erniedrigung des Komplementgehaltes des Serums als indirekte Beweise für einen nicht näher bekannten, als Antigen-Antikörper-Reaktion zwischen sessilem Antikörper und neuerlich zugeführtem Antigen gedachten Prozeß angesehen wurden.

Wir haben ferner unter scharfer Trennung von Experiment und Klinik die mannigfachsten Ergebnisse des Tierversuches an uns vorüberziehen lassen, die schließlich die Entwicklung einer Iso- oder Autoallergie nach Kombinationsimmunisierung für das Zustandekommen der Erkrankung im Experiment annehmen ließen. Aus den Tierversuchen besonders der letzten Jahre ließen sich im wesentlichen zwei Mechanismen abgrenzen, die wegen ihrer grundsätzlichen Bedeutung in folgender schematischer Darstellung charakterisiert werden können. Dabei ist es möglich, das historisch älteste Verfahren mit dem jüngsten zusammenzufassen:

Die „Nephrotoxin"- und „γ-Globulin"-Nephritis (Abb. 5):

In Phase 1 erfolgt die Fixation des „Nephrotoxins" oder „endotheliotropen" (Strehler) bzw. „basalotropen" Globulins im gesamten Capillarbereich unter — mechanisch bedingter — Bevorzugung der Nierenglomeruli. Histologisch ist in diesem Stadium eine sog. „Dysorose" (Zollinger) zu beobachten. Nach Ablauf eines Intervalles, in dem gegen das heterologe Eiweiß Antikörper gebildet werden, erfolgt in der 2. Phase am Endothelrohr die Antigen-Antikörper-Reaktion, die sich an allen Capillaren, an denen der Niere jedoch verstärkt, abspielt und klinisch und histologisch als NE imponiert. Die häufig zu beobachtenden Veränderungen auch am Myokard bei der Masugi-Nephritis sprechen für die dargelegte Auffassung.

Voraussetzung zu diesem Ablauf ist die vorher erfolgte Fixation des basalotropen Körpers am Capillarrohr. Wird diese Haftung durch Abfangen mit Nierenbrei, Glomerularaufschwemmungen, Renin oder kurzem Abklemmen der Nierenarterien verhindert, bleibt die NE aus.

Andersartig verläuft der Mechanismus nach Injektion von *homologem Nierengewebe plus Keimbestandteilen* (Abb. 6): In der 1. Phase erfolgt durch die Keimeinwirkung die Komplettierung des als Hapten wirkenden Nierengewebes zum Vollantigen. Die gebildeten Antikörper (Phase II) gegen das veränderte Niereneiweiß reagieren nun auch mit dem unveränderten Gewebe und bewirken bei ihrer Fixation im Capillargebiet der Niere die NE.

Diesen Vorgang müssen wir nach den Untersuchungen von Donoso, Rodriguez und Steiner sowie Sprunt, Rogers und Dulaney, die das von Cavelti [3] angewandte Verfahren bei Ratten und Kaninchen in mehrere Phasen aufteilten und nach mehrfacher Sensibilisierung mit abgetöteten Kokken und Toxinen mit den Nieren dieser Tiere bei normalem Antikörper gegen Nierengewebe erzeugten, wodurch das Serum dieser Tiergruppe für andere wiederum nephrotoxisch wurde, annehmen. Die entsprechenden serologischen Teste zeigten die Entwicklung von Anti-Nieren-Antikörpern. Weiterhin wurde bei der Kombinationsimmunisierung

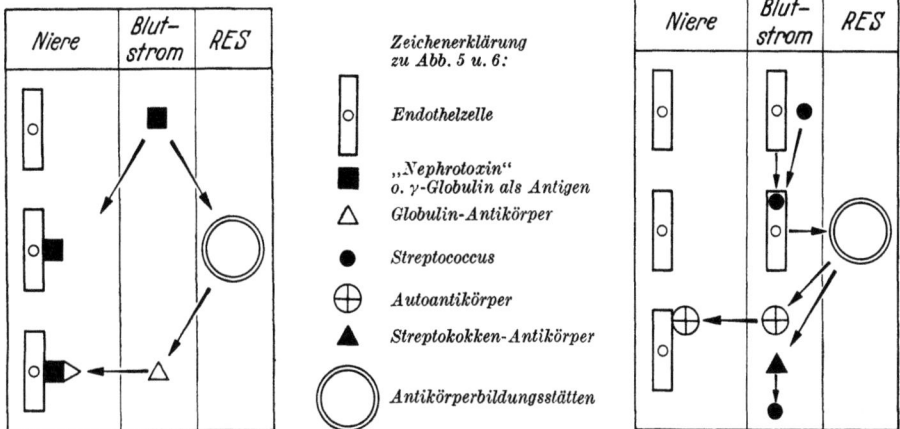

Abb. 5. *Die „Nephrotoxin"- und γ-Globulin-Nephritis.* In der ersten Phase Fixation des „basalotropen" Antigens im Capillargebiet unter Bevorzugung der Nierenglomeruli. Die gegen das heterologe Eiweiß gebildeten Antikörper (Phase II) bewirken Antigen-Antikörper-Reaktion = Nephritis.

Abb. 6. *Experimentelle Nephritis durch Kombinations-immunisierung mit Streptokokken und Nierengewebe.* In der ersten Phase Komplettierung des als Hapten wirkenden Niereneiweißes zum Vollantigen durch „Schlepperwirkung" der Streptokokken, in der zweiten Phase durch Autoantikörper, die auch das normale Nierengewebe angreifen, Nephritis.

mit der FREUND-Technik eine Parallelität zwischen Anstieg des Autoantikörpertiters und der Progredienz der NE beobachtet (VORLAENDER [2]), und es gelang schließlich CAVELTI [8] in kürzlich durchgeführten Versuchen, die erzeugten Anti-Nieren-Antikörper durch laufende Injektion von Nierenemulsionen zu neutralisieren.

Mit diesen Versuchen erübrigt es sich unseres Erachtens, bei der experimentellen Kombinationsimmunisierung an die Umwandlung von Kokkenantikörpern in einen endothelfixierten Körper zu glauben, der wiederum als Antigen wirken soll (STREHLER [3]; SPÜHLER, ZOLLINGER und ENDERLIN) und damit gemäß unserer Hypothese für den Mechanismus der MASUGI- und γ-Globulin-Nephritis die NE bewirkt.

Wie verhält es sich aber nun mit dem pathogenetischen Mechanismus der NE des Menschen?

Wir müssen leider zugeben, daß es noch nicht möglich ist, den Mechanismus der Pathogenese der menschlichen Nephritis in einem ähnlich übersichtlichen Schema niederzulegen, wie wir es soeben für die tierexperimentellen Verfahren konnten. Bei aller Zurückhaltung können wir aber doch die Vorgänge, an deren Ende die Entwicklung zur akuten Glomerulonephritis oder zur sekundären Schrumpfniere steht, mit einem gewissen Grade der Wahrscheinlichkeit erfassen: So ist anzunehmen, daß es bei einem banalen Streptokokkeninfekt zur Ablagerung von Keimbestandteilen oder ihren Toxinen im gesamten Capillargebiet des Organismus, darunter auch der Nieren, kommt. Zur selben Zeit läuft eine Antikörperbildung gegen diese Kokkenantigene an, die z. B. in der Niere mit ihrer Anhäufung von Capillaren und bevorzugten Durchblutung außerordentlich lange haften (KAPLAN, COONS und WENDLER DEANE). Erleidet der Kranke nun noch während des Zeitraumes der Fixation der Keimantigene und ihrer spezifischen Antikörper am Gefäßbindegewebe der Niere, die klinisch symptomlos bleibt, eine erneute Kokkeninvasion (wobei es sich vielleicht um andere serologische Typen der Erreger handeln muß (Murphy und Swift), so daß noch das Moment der unspezifischen Immunitätssteigerung mit ihrer Verstärkung der Antikörperproduktion hinzukommt), resultiert eine akute Antigen-Antikörper-Reaktion zwischen sessilem Streptokokken-Antikörper und dem neu hinzugeführten Antigen auf der einen und fixiertem Antigen und frisch herangebrachten Antikörpern auf der anderen Seite. Da sich dieser Vorgang am Gefäßbindegewebe der Niere abspielt, kommt es (unter „Mitschädigung" des Organes als Wirtsgewebe) zur Nephritis. Je nach der Stärke dieses Antigeneinbruches und dem Grad der vorher stattgehabten Sensibilisierung kann sich das Intervall zwischen Streptokokkeninfekt und dem Ausbruch der Erkrankung, wie die geschilderten Beobachtungen von Assmann und Volhard zeigten, unter Umständen auf Stunden verkürzen. Damit ist die Phase der „Keimallergie" abgeschlossen. Die Ausheilung oder das Fortdauern der Erkrankung hängen nun davon ab, ob dieser erste Allergisierungsprozeß durch Ausschaltung des Antigennachschubes aus dem Streptokokken bergenden Herd unterbrochen wird oder das Andauern der Gefäßalterationen in die endogene Organallergisierung, die Bildung von Autoantikörpern, überleitet. Ist es einmal zur „Gewebsallergisierung" gekommen, so kann diese als Ursache der chronischen Entzündung, der chronischen Nephritis und des Ausganges in sekundäre Schrumpfniere, angesehen werden.

Bei aller Anerkennung der theoretischen Bedeutung des Autoallergiebegriffes als pathogenetischem Prinzip chronisch-entzündlicher Parenchymprozesse müssen wir uns einschränkend darüber im klaren sein, daß wir mit der Lösung des Problemes eben erst begonnen haben und rein methodische Schwierigkeiten noch keineswegs überwunden sind. Im Gegensatz zu dem Autoantikörpernachweis beim erworbenen hämolytischen Ikterus steht uns bei dem Versuch, Antikörper gegen andere Gewebe sichtbar zu machen, *kein* als Antigen wirkender und leicht zur Agglutination zu bringender Erythrocyt zur Verfügung. Die bisher zum Gewebsantikörpernachweis verwandten serologischen Reaktionen (Kollodium-Partikel-Methode und Komplementbindung) sind noch nicht als Methoden der Wahl zu bezeichnen. So ist es z. B. noch nicht entschieden, ob die mit beiden Methoden nachgewiesenen Autoantikörper miteinander identisch sind. Dieselbe Frage trifft auf die verwandten *Antigene* zu, die bei unseren Untersuchungen aus *gesunden* menschlichen Nieren gewonnen wurden, während Vorlaender mit der Komplementbindung die besten Resultate bei Verwendung *erkrankter* Organe erzielte. Ebenso arbeitete auch Cavelti beim Nachweis von Antikörpern gegen Herzgewebe mit einem Extrakt, der aus dem Herzen eines an rheumatischer Endocarditis verstorbenen Kindes gewonnen wurde. Uns gelang es bei weiteren Untersuchungen mit der Kollodium-Partikel-Reaktion, Extrakte aus gesunden menschlichen Aorten zum Antikörpernachweis bei Nierenkranken zu verwenden, womit wir an die verschiedenen tierexperimentellen Untersuchungen erinnert werden, bei denen ein Anti-Nieren(cytotoxisches)-Serum mit Extrakten aus Placentar- und Aortengewebe (Seegal und Loeb, Strehler [2, 3]) gewonnen wurde. Sind aber nun diese verschiedenen Antigene und Antikörper dieselben, welche unterschiedlichen Ergebnisse liegen für die einzelnen Stadien der chronischen Glomerulonephritis vor?

Die Beantwortung dieser und anderer Fragen, die noch beliebig fortgeführt werden können, hängt somit weitgehend von der Schaffung standardisierter Organantigene und der Ausarbeitung einer empfindlichen und doch einfach zu handhabenden, quantitativen serologischen Reaktion ab. Im Hinblick auf den mühsamen und noch heute nicht abgeschlossenen Werdegang der serologischen Luesdiagnostik während der letzten Jahrzehnte ist eine ungefähr zutreffende Einschätzung der noch zu bewältigenden Schwierigkeiten möglich. Erst dann wird es aber möglich sein, ein großes Krankengut und nicht nur Einzelseren laufend mit *einem* Antigen und kontinuierlich reproduzierbaren Ergebnissen zu untersuchen, wobei wir vielleicht aus Titerveränderungen auch einen Maßstab für die therapeutischen Effekte einer kausalen Therapie gewinnen können. Denn leider haben trotz intensiver Bemühungen die Versuche einer antiallergischen Behandlung sowohl bei der akuten wie bei der chronisch gewordenen Nierenentzündung den schicksalhaften Verlauf nicht in entscheidender Weise beeinflussen können. „Weder die Antihistaminkörper noch Cortison und ACTH bedeuten für die Behandlung der Nephritis bisher eine wesentliche Bereicherung der Therapie, und wir sind nach wie vor auf die klassische Behandlungsmethode von VOLHARD mit Hunger und Durst bei der akuten Nephritis angewiesen" (F. HOFF [3])

E. Zusammenfassung.

In der vorliegenden Arbeit wird die Rolle, die allergische Vorgänge in der Pathogenese der diffusen Nierenentzündung spielen, untersucht. Das besondere Interesse galt dabei autoallergischen Mechanismen.

Im Tierversuch ist die Erzeugung einer Nephritis auf verschiedenen Wegen möglich. Man kann am Gefäßbindegewebe der Niere eine allergische Reaktion zwischen einem injizierten nephrotoxischen Serum oder bovinem Globulin hervorrufen und damit (durch Mitschädigung des Wirtsgewebes Niere) die Nierenentzündung einleiten oder durch Sensibilisierung mit Streptokokken plus homologem Nierengewebe die Bildung von Autoantikörpern anregen, die sich gegen das als Autoantigen wirkende Nierengewebe selbst richten und ursächlich die Nephritis auslösen.

Diese experimentellen Verfahren stellen gewissermaßen eine Aufgliederung in pathogenetische Einzelfaktoren des viel komplexeren Vorganges dar, der zur Nierenentzündung des Menschen führt. Bei ihm kommt es nach rezidivierenden Streptokokkeninfekten zu einer an den Endothelien der Niere ablaufenden heftigen Reaktion zwischen bakteriellem Antigen und spezifischem Antikörper, wodurch das Nierenparenchym unter den Symptomen der akuten Glomerulonephritis in Mitleidenschaft gezogen wird. Gelingt es, falls nicht die klassische „Hunger- und Dursttherapie" VOLHARDs zum Ziele führt, in diesem ersten Stadium der „Keimallergie" die Zufuhr antigenetischen Materials durch Überwindung der Infektion oder gegebenenfalls Ausschaltung fokaler Infekte zu unterbrechen, so kann nach der klinischen Erfahrung die Krankheit ausheilen. Andernfalls läßt die Schädigung des Organs die Bildung von Autoantikörpern gegen das eigene erkrankte und nunmehr als Autoantigen wirkende Nierengewebe anlaufen. Damit ist der Übergang in das zweite, therapeutisch nicht mehr beeinflußbare Stadium der „Gewebsallergisierung", in dem die gebildeten Autoantikörper für das Chronischwerden der Erkrankung und damit für den Ausgang in die sekundäre Schrumpfniere wahrscheinlich von ursächlicher Bedeutung sind, vollzogen.

Bemerkenswerterweise konnte der Vorgang einer Autoantikörperbildung gegen geschädigtes Nierengewebe auch außerhalb des Krankheitsbildes der Nephritis durch den Nachweis erhöhter Autoantikörpertiter bei nichtentzündlich bedingten Durchblutungsstörungen der Niere (z. B. der malignen Sklerose) demonstriert werden. Diese Beobachtung sowie die immer zahlreicher werdenden Mitteilungen der Literatur über Nachweise von Autoantikörpern bei anderen chronischen Erkrankungen legen den Gedanken nahe, in der Autoallergie ein allgemein pathogenetisch wirkendes Prinzip für Progredienz und Unheilbarkeit chronisch-entzündlicher Parenchymprozesse zu sehen.

XII. Der Eisenstoffwechsel des wachsenden Organismus[1].

Von

K. H. Schäfer-Hamburg.

Mit 23 Abbildungen.

Inhalt.

---

[1] Aus der Univ.-Kinderklinik Hamburg-Eppendorf. Direktor: Prof. Dr. K. H. SCHÄFER.

Literatur.

ALBERS: Eisen bei Mutter und Kind. Leipzig 1941.
— Zur Ursache des Icterus neonatorum. Arch. Gynäk. **172**, 110 (1941).
— Entwicklungsstörungen bei Kindern tuberkulöser Mütter. Arch. Gynäk. **172**, 173 (1941).
— Die Bedeutung des Eisenstoffwechsels für die Therapie. (Vortr. Berl. med. Ges. 19.11.1941.) Dtsch. med. Wschr. **1941**, 160 u. 188.
— Zur Verhütung und Behandlung der alimentären sekundären Säuglingsanämie. Mschr. Kinderheilk. **90**, 309 (1942).
— Mangelhafte Eisenversorgung des künstlich ernährten Säuglings. Arch. Gynäk. **173**, 324 u. 357 (1942).
— Zur Eisenbehandlung des Kindes. Ther. Gegenw. **83**, 173 (1942).
— Die Bedeutung des Eisenstoffwechsels für die Therapie. Dtsch. med. Wschr. **68**, 160 u. 188 (1942).
— Über Wechselwirkungen zwischen Eisenstoffwechsel und Ascorbinsäure. Arch. Gynäk. **172**, 547 (1942).
— Die Bedeutung der Eisenprophylaxe für das Kleinkind. Zbl. Gynäk. **67**, 1041 (1943).
— Erfolgreiche Behandlung der Anämie in der Schwangerschaft durch Eisen. Zbl. ges. Gynäk. **126**, 182 (1944).
— Wie wirkt sich die pränatale Anämie der Mutter auf das rote Blutbild des Säuglings und des Kleinkindes aus ? Arch. Gynäk. **177**, 218 (1950).
AMANN: Über die Resorption von Ferrosalzen, speziell des Ferrobicarbonats. Arch. exper. Path. u. Pharmakol. **194**, 277 (1940).
ANDERSEN: Mikrocytotische Anämien der ersten Lebensjahre. Hämatologie, Behandlung und Verhütung. Acta med. scand. (Stockh.) **92**, 525 (1937).
ANDERSON, MCDONOUGH and ELVEHJEM: Relation of the dietary calcium-phosphorus ratio to iron assimilation. J. Labor. a. Clin. Med. **25**, 464 (1940).
ANSELMINO u. HOFFMANN: Icterus neonatorum und Eisenstoffwechsel. Zbl. Gynäk. **69**, 529 (1947).
ANSPACH: Pulmonary hemosiderosis. Amer. J. Roentgenol. **41**, 592 (1939); zit. n. GLANZMANN u. WALTHARD.
d'AVIGNON og VAHLQUIST: Biverkningar vid jaernterapi. Saertryk ur Nord. Med. **44**, 1988 (1948).
AWE: Zur Wirksamkeit der Eisenpräparate. Süddtsch. Apotheker-Ztg. **1949**, 729.
BAGCHI and GANGULY: Zit. n. MITCHELL and HAMILTON. Amer. Biochem. a. Exper. Med. **1**, 1 (1941).
BAHRDT u. EDELSTEIN: Eisengehalt der Frauenmilch und Beziehungen zur Säuglingsanämie. Z. Kinderheilk. **1**, 182 (1910).
BALFOUR, HAHN, BALE, POMMERENKE and WHIPPLE: Radioactive iron absorption in clinical conditions: normal, pregnancy, anemia, and hemochromatosis. J. of Exper. Med. **76**, 15 (1942).
BANGERT: Über die Rolle des Eisenstoffwechsels bei der Anämisierung des Säuglings. Diss. Göttingen 1948.
BARER and FOWLER: Effect of an acid and alkaline salt on the urine excretion of iron. J. Labor. a. Clin. Med. **34**, 932 (1949).
BARKAN: Eisenstudien. 1. Mitt.: Zur Frage der Einwirkung von Verdauungsfermenten auf das Hämoglobineisen. Hoppe-Seylers Z. **148**, 12 (1925).
— Eisenstudien. 2. Mitt.: Über das leicht abspaltbare Eisen und sein Verhältnis zum Hämoglobin. Hoppe-Seylers Z. **179**, 178 (1927).
— Eisenstudien. Die Verteilung des leicht abspaltbaren Eisens zwischen Blutkörperchen und Plasma und sein Verhalten unter experimentellen Bedingungen. Z. physiol. Chem. **171**, 194 (1927).
— Thorotrastspeicherung und Eisenstoffwechsel. Klin. Wschr. **1933** II, 1658.
— Die Unterscheidung des „leicht abspaltbaren Bluteisens" vom Hämoglobineisen und vom anorganischen Eisen. Z. physiol. Chem. **221**, 241 (1933).
— Das leicht abspaltbare Eisen und das Serumeisen. Klin. Wschr. **1936**, 169.
— Reticuloendothel und Eisenstoffwechsel. Klin. Wschr. **1938**, 671.
— u. SCHALES: Chemischer Aufbau und physiologische Bedeutung des „leicht abspaltbaren" Bluteisens. Hoppe-Seylers Z. **248**, 96 (1937).

Barkan u. Schales: Bildungsmöglichkeiten und Eigenschaften des Pseudohämoglobins. Hoppe-Seylers Z. **253**, 83 (1938).

Batherman, Beck and Lesser: Use of colloidal iron hydroxide for treatment of hypochromic anemia; notes on incidence of gastrointestinal irritation with iron therapy. Amer. J. Med. Sci. **214**, 268 (1947).

Bauer: Über die Löslichkeitsbedingungen von Eisen in Säuren als Grundlage für die Eisenresorption im Organismus. Arch. exper. Path. u. Pharmakol. **161**, 404 (1931).

Beer: Experimentelle Untersuchungen über die Leukocytenregulation. Klin. Wschr. **1938**, 1395.

— Untersuchungen der vegetativen Regulation an Parabiosetieren mit besonderer Berücksichtigung der humoral-nervösen Steuerung des weißen Blutbildes. Z. exper. Med. **105**, 53 (1939).

— Beobachtungen bei der Parabiose von Kaninchen (Coelioanastomose), zugleich ein Beitrag zur Frage der „Parabiosevergiftung". Z. exper. Med. **106**, 67 (1939).

— Über die nervös-humorale Regulation des Blutes. Fol. haemat. (Lpz.) **66**, 222 (1943).

Beiglböck, Hoff u. Clotten: Zur Frage der Cortison-Wirkung. Selbstverlag Augsburg 1950.

Bencze: Die photometrische Bestimmung des Eisens mit o-Phenanthrolin. Z. analyt. Chem. **128**, 179 (1948).

Benda u. Rissel: Zur Frage des Eisenstoffwechsels bei den akuten Leberparenchymerkrankungen. Wien. klin. Wschr. **61** (1949).

Benetato, Oprisiù et Bociù: Système nerveuse central et phagocytose. J. de Physiol. **39**, 191 (1947); ref. Kongreßzbl. inn. Med. **118**, 377 (1948).

Bergeim and Kirch: Reduction of iron in the human stomach. J. of Biol. Chem. **177**, 591 (1949).

Berning: Die Eiweißmangelanämie. Klin. Wschr. **1947**, 585.

— Die Bedeutung des Eiweißes für die Pathogenese und Behandlung der Anämien. Verh. dtsch. Ges. inn. Med. **55**, 318 (1949).

Bersin: Komplexverbindungen in der physiologischen Chemie. Angew. Chem. **62**, 246 (1950).

Bidder u. Undritz: Der Einfluß von Alter und Geschlecht auf Hämoglobin, Erythrocyten und Eisengehalt der Leber bei der normal ernährten weißen Laboratoriumsratte. Helvet. physiol. Acta **6**, 765 (1948).

Bingold: Eigenschaften und Bedeutung des Pentdyopents. Klin. Wschr. **1938**, 289.

— Blutkatalase und Wasserstoffsuperoxyd als wirkende Kräfte beim Blutfarbstoffabbau. Pentdyopent in seiner Bedeutung für chemische Physiologie, Blutumsatz und Klinik. Erg. inn. Med. **60**, 1 (1941).

— Über das Pentdyopent (Bingold) in seiner Bedeutung für die Lösung des Blutfarbstoffproblems. Med. Klin. **1946**, 475.

— u. Stich: Über den Hämoglobinstoffwechsel. Dtsch. med. Wschr. **1948**, 501.

Björck: Studies on the influence of exercise on serum iron in man. Acta physiol. scand. (Stockh.) **15**, 193 (1948).

Blix: Whey cheese as nutritional source of iron. Uppsala läk. för. Förh. **52**, 223 (1947).

Blumberg and Arnold: The comparative biological availabilities of ferrous sulfate iron and ferric orthophosphate iron in enriched bread. J. of Nutrit. **34**, 373 (1947).

Böhlke: Ein Beitrag zur Differentialdiagnose und Pathogenese der Hämochromatose. Dtsch. med. Wschr. **1950**, 1620.

Böttner u. Schlegel: Über die Lebensdauer transfundierter Erythrocyten. 1. Bluttransfus. Konferenz Marburg am 19./20. 1. 1952.

Bogniard and Whipple: The iron content of blood, free tissues and viscera. Variations due to diet, anemia and hemoglobin injections. J. of Exper. Med. **55**, 653 (1932).

Boni u. Jung: Die Bedeutung der Serumeisen- und Serumkupfertageskurven für die Beurteilung rheumatischer Erkrankungen. Schweiz. med. Wschr. **1950**, 183.

Borsos-Nachtnebel: Zur Pathologie der Lungenhämosiderose. Österr. Zbl. Path. **79**, 174 (1942).

Brenner: Über die Auswirkungen der Encephalographie als Eingriff. Z. Kinderheilk. **63**, 151 (1943).

— Beiträge zur Kenntnis des Eisen- und Kupferstoffwechsels im Kindesalter. 1. Mitt.: Die Eisen- und Kupferkurve im Serum normaler Kinder. Z. Kinderheilk. **65**, 727 (1948)

— Beiträge zur Kenntnis des Eisen- und Kupferstoffwechsels im Kindesalter. 2. Mitt.: Serumeisen und Serumkupfer bei akuten und chronischen Infektionen. Z. Kinderheilk. **66**, 14 (1948).

— Serumeisen und Serumkupfer beim gesunden und kranken Kinde. Med. Mschr. **2**, 232 (1948).

— Beiträge zum Eisen- und Kupferstoffwechsel im Kindesalter. 3. Mitt. Z. Kinderheilk. **66**, 299 (1949).

— Über Wert und Technik der Serumeisen- und Serumkupferbestimmung im Kindesalter. Röntgenphotogr. **3**, 166 (1950).

BRENNER u. BREIER: Beiträge zur Kenntnis des Eisen- und Kupferstoffwechsels im Kindesalter. Zugleich ein Beitrag zur Kenntnis der kindlichen Schizophrenie. 4. Mitt. Z. Kinderheilk. **66**, 620 (1949).

BRØCHNER-MORTENSEN: Iron content of serum in patients with pernicious anemia. Acta med. scand. (Stockh.) **113**, 43 (1943).

— u. STEIN: Untersuchungen über den Serumeisengehalt bei akuten und chronischen Infektionen (Dänisch). Nord. Med. **1942**, 235.

BROCK: Der Eisenstoffwechsel. In: Biologische Daten für den Kinderarzt. Bd. 3, S. 161 ff. 1939.

BRUCKMOOSER: Erythropoese, Mitosenverläufe und klinische Erfahrungen bei Infektanämien unter Behandlung mit Ferri-Amphiolen. Dtsch. med. Wschr. **1952**, 301.

BRUGSCH: Zur Analyse des Ikterus. Dtsch. med. Wschr. **1929**, 687.

BÜCHMANN: Die Bewegung des Serumeisens bei Myeloblastenleukämien. Klin. Wschr. **1939**, 281.

— Die Bedeutung der Serumeisenbestimmung für die Klinik. Erg. inn. Med. **60**, 446 (1941).

— Eisenresorption und Klinik. Erg. inn. Med. **64**, 505 (1944).

— Die Serumeisenbestimmung in der Diagnostik der „Ikteruserkrankungen". Dtsch. med. Wschr. **1944**, 361.

— Zur Pathogenese der Infektanämie. Dtsch. med. Wschr. **1951**, 921.

— u. HEYL: Die Bewegung des Serumeisens bei Grippe. Klin. Wschr. **1939**, 990.

— u. KÖHLER: Über intravenöse Eisentherapie bei Anämien. Klin. Wschr. **1942**, 645.

— u. RABENSCHLAG: Über intravenöse Eisentherapie mit Ferronascin bei Eisenmangelanämien. Dtsch. med. Wschr. **1950**, 233.

— u. SCHENZ: Zur Diagnose der Hämochromatose. Dtsch. med. Wschr. **1948**, 634.

— — Hämochromatose und Eisenstoffwechsel. Beih. Med. Mschr., H. 5, Stuttgart 1948.

— — Die essentielle Eisenmangelanämie. Studienreihe BOEHRINGER 1952.

— u. STODTMEISTER: Toxische Knochenmarksschädigungen bei chronischer Nephritis. Dtsch. Arch. klin. Med. **190**, 487 (1943).

— — Über die Regulierung der Eisenaufnahme. Med. Klin. **1949**, 1246.

BUNGE: Über die Aufnahme des Eisens in den Organismus des Säuglings. Z. physiol. Chem. **13**, 399 (1889).

— Weitere Untersuchungen über die Aufnahme von Eisen in den Organismus des Säuglings. Z. physiol. Chem. **16**, 173 (1891).

BURDEA: Fer sérique et poliomyélite. Arch. franc. Pédiatr. **1949**, 6/2, 186.

CACCIOPPO e PUSTORINO: Contenuto in ferro non emoglo binico dei globuli rossi di bambini normali. Lattante **20**, 95 (1949).

CARRUTHERS: Polarographic determination of cytochrome c. J. of Biol. Chem. **171**, 641 (1947).

CARTWRIGHT and WINTROBE: Studies on free erythrocyte protoporphyrin, plasma copper and plasma iron in normal and in pyridoxine-deficient swine. J. of Biol. Chem. **172**, 557 (1948).

— — Studies on free erythrocyte protoporphyrin, plasma copper and plasma iron in protein deficient and in iron-deficient swine. J. of Biol. Chem. **176**, 571 (1948).

— — Chemical, clinical and immunological studies on the products of human plasma fractionation. XXXIX. The anemia of infection. Studies on the iron-binding capacity of serum. J. Clin. Invest. **28**, 86 (1949).

— — Hematopoiesis. Annual Rev. of Physiol. **11**, 335 (1949).

— GUBLER and WINTROBE: The anemia of infection. XII. The effect of turpentine and colloidal thoriumdioxide on the plasma iron and plasma copper of dogs. J. of Biol. Chem. **184**, 579 (1950).

— HAMILTON, GUBLER, FELLOWS, ASHENBRUCKER and WINTROBE: The anemia of infection. XIII. Studies on experimentally produced acute hypoferremia in dogs and the relationship of the adrenal cortex to hypoferremia. J. Clin. Invest. **30**, 2, 161 (1951).

— HUGULEY, ASHENBRUCKER, FAY and WINTROBE: Studies on free erythrocyte protoporphyrin, plasma iron and plasma copper in normal and anemic subjects. Blood **3**, 501 (1948).

— LAURITSEN, HUMPHREYS, JONES, MERILL and WINTROBE: The anemia of infection. II. The experimental production of hypoferremia and anemia in dogs. J. Clin. Invest. **25**, 81 (1946).

— — JONES, MERILL and WINTROBE: The anemia of infection. I. Hypoferremia, hypercupremia and alterations in porphyrin metabolism in patients. J. Clin. Invest. **25**, 65 (1946).

— WINTROBE and HUMPHREYS: Studies in swine due to pyridoxine deficiency, together with data on phenylhydrazine anemia. J. of Biol. Chem. **153**, 171 (1944).

CATEL: Biochemische Qualitätsunterschiede verschieden gedüngter Gemüse und ihre Auswirkung im Ernährungsversuch bei Säuglingen. Dtsch. med. Wschr. **1950**, 1337.

MCCAUSE, EDGECOME and WIDDOWSON: Phytic acid and iron absorption. Lancet **2**, 126 (1943).

— and WIDDOWSON: Iron excretion and metabolism in man. Nature (Lond.) **152**, 326 (1943).

Ceelen: Handbuch der speziellen pathologischen Anatomie und Histologie **3**, 3 (1930).

Chini e Perosa: Sui rapporti fra ipocromia e sideremia nei cosidetti itheri emolitici con iperresistenza globulare. Boll. Soc. ital. Biol. sper. **21** (1946).

Constam: Über Laënnecsche Lebercirrhose. Helvet. med. Acta **10**, 507 (1943).

Conte-Marotta e Postiglione: Ferro serico ed emopatia; il ferro serico nella linfogranulomatosi maligno. Boll. Soc. ital. Biol. sper. **20**, 207 (1945).

Copp and Greenberg: A tracer of iron metabolism with radioactive iron. I. Methods: Absorption and excretion of iron. II. Internal metabolism. J. of Biol. Chem. **164**, 377 (1946).

Cosyns, Balliere et Lederer: Apport expérimental à l'étude de l'asidérose comme cause de l'anémie des nourrissons et de son traitement. Rev. belge Sci. méd. **14**, 163 (1942).

Crafts and Walker: Effect of hypophysectomie on serum and storage iron in adult femal rats. Endocrinology (Springfield, Ill.) **41**, 340 (1947).

Cremer: Blutbildveränderungen bei experimenteller Eisenspeicherung. Z. exper. Med. **107**, 467 (1940).

Curtze: Zur Chemie neuerer Eisenpräparate. Pharmazie **3**, 153 (1948).

Dahl: Serumkobber og „Maelkekobber" Saertryk ur Nord. Med. **1943**, 20, 2089.

— Jernindholdet i Krindemaelken. Saertryk ur Nord. Hygien. Tidschr. **1944**, Hälfte 4.

— Parenteral jernterapi. Saertryk ur Nord. Med. **1944**, 22, 835.

— Serumjernet ved erythroaemia (polycytaemia vera). Saertryk ur Nord. Med. **1944**, 22, 927.

— Jernindholdet i Komaelk. Saertryk ur Nord. Hygien. Tidschr. **1944**, Häfte 4.

— Infektionsanaemi. Saertryk ur Nord. Med. **1944**, 21, 99.

— Studies on serum iron. I. Serum iron in healthy women during the lather part of pregnancy, parturition and puerperium. Mschr. Geburtsh. **119**, 281 (1945).

— Serumjern ved levkemia, lymphogranulomatosis maligna og polycythaemia vera (erythraemia). Saertryk ur Nord. Med. **1946**, 1907.

— Serum iron in infection. Nord. Med. **32**, 2441 (1946).

— Serum iron in normal women. Brit. Med. J. No. **4554**, 731 (1948).

Daniels and Wright: Iron and copper retention in young children. J. Nutrit. **8**, 125 (1934).

Darby, Hahn, Kaser, Steinkamp, Densen and Cook: The absorption of radioactive iron by children 7—10 years of age. J. Nutrit. **33**, 107 (1947).

Daum: O metabolismu medi. Zvlášní otisk z časopisu Biol. listy roč. **32**, čis. 1, 29.

— Hladina plasmatického železa u jaternich chorob. Zvlástni otisk z časopisu Gastro-enterol. Bohema čis. 4, roč. III, 146 (1949).

— Hladina plasmatického železa a medi po telesné námaze. Zvlástni otisk z časopisu Biol. listy, roč **30**, cis. 1. 7.

Delachaux et Berson: Cytochrome et système réticulo-endothélial. Helvet. med. Acta **14**, 462 (1947).

Diebold u. Moser: Die Behandlung der postinfektiösen Anämie mit Ferrofolsan. Med. Klin. **1950**, 1621.

Dieckmann and Priddle: Anemia of pregnancy treated with molybdenum-iron complex. Amer. J. Obstetr. **57**, 541 (1949).

Donner u. Daum: O metabolismu medi. Zvlástni otisk z časopisu Gastro-enterol. Bohema čis. 5—6, roč. IV, 243 (1950).

Dreyfus: Acquisitions récentes de la physiopathologie du fer in: Schapira u. Dreyfus: Aspects biologiques de quelques maladies de l'enfant. Paris 1950.

— et Schapira: Fer et atrophie musculaire. C. r. Soc. Biol. (Paris) **141**, 157 (1947).

— — Le fer sérique. Sang **20**, 374 (1949).

Dubach, Callender and Moore: Studies in iron transportation and metabolism; absorption of radioactive iron in patients with fever and with anemias of varied etiology. Blood **3**, 526 (1948).

Emdina: Über den Einfluß des reduzierten Eisens auf die Immunität des Kaninchens gegen Infektionen. (Russ.); ref. Zbl. Kinderheilk. **30**, 109 (1935).

Endicott, Gillman, Brecher, Ness, Clarke and Adamik: A study of histochemical iron using tracer methods. J. Labor. a. Clin. Med. **34**, 414 (1949).

Engel: Klinische Erfahrungen mit dem intravenös injizierbaren Ferronascin „Roche". Schweiz. med. Wschr. **76**, 1079 (1946).

Eppinger: Die Leberkrankheiten. Wien 1937.

Erf: Secretion of orally administered radio-iron in the milk of cows. Proc. Soc. Exper. Biol. a. Med. **46**, 284 (1941).

Eser: Über den Eisengehalt der Kaninchenleber im akuten Hungerzustand. Arch. internat. Pharmacodynamie **73**, 392 (1947).

v. Euler u. Holmquist: Tagesrhythmik der Adrenalinsekretion und des Kohlenhydratstoffwechsels beim Kaninchen und Igel. Pflügers Arch. **234**, 210 (1934).

Eychmüller: Erfahrungsbericht über Behandlung mit Ferronascin. Ther. Gegenw. **1950**, H. 1.

FABER, MERMOD, GLEASON and WATKINS: Microcytotic, hypochromic (iron defiency) anemia in infancy and childhood; its relation to gastric anacidity and to simple achlorhydric anemia of adults. J. Pediatr. **7**, 435 (1935).

FANCONI: Die primären Anämien und Erythroblastosen im Kindesalter. Mschr. Kinderheilk. **68**, 129 (1937).

FARMER, ABT and ARON: Influence of arsenicals, bismuth and iron on the plasma ascorbic acid level. Proc. Soc. Exper. Biol. a. Med. **44**, 495 (1940).

FAXÉN: The red blood picture in healthy infants. Acta paediatr. (Stockh.) **19**, Suppl. I (1937).

FAY, CARTWRIGHT and WINTROBE: Studies on free erythrocyte protoporphyrin, serum iron, serum iron-binding-capacity and plasma copper during normal pregnancy. J. Clin. Invest. **28**, 487 (1949).

FEIL: Die Eisenmedikation mit Ferro-Redoxon „Roche". Schweiz. med. Wschr. **1942**, 1121.

FERRONI: Curve sideremiche da carico in paralitici progressivi. Acta neurol. (Napoli) **3**, 463 (1948).

— Ulteriore contributo allo studio del ricambio, del ferro in affezioni extrapiramidali. Acta neurol. (Napoli) **5**, 419 (1950).

— e INDOVINA: Oscillazioni giornaliere della sideremia nel parkinsonismo da encefalite. Boll. Soc. ital. Biol. sper. **23**, 400 (1947). Acta neurol. (Napoli) **2**, 167 (1947).

— — Variazioni sideremiche, dopo elettroshock ed elettroassenza. Boll. Soc. ital. Biol. sper. **23**, 988 (1947). Acta neurol. (Napoli) **2**, 898 (1947).

— e LIPANI: Curve sideremiche da carico in amenti e schizofrenici. Acta neurol. (Napoli) **3**, 568 (1948).

— — Influenza dell'acido paraamino benzoico sul ricambio del fero nel parkinsonismo da encefalite. Acta neurol. (Napoli) **5**, 168 (1950).

FIESCHI e ASTALDI: La cultura in vitro del midollo osseo. Pavia 1946.

FINCH, GIBSON, PEACOCK and FLUHARTY: Iron metabolism. Utilization of intravenous radioactive iron. Blood **4**, 905 (1949).

— HASKINS and FINCH: Iron metabolism. Hematopoiesis following phlebotomy. Iron as a limiting factor. J. Clin. Invest. **29**, 1078 (1950).

— HEGSTED, KINNEY, THOMAS, RATH, HAWKINS, FINCH and FLUHARTY: Iron metabolism. The pathophysiology of iron storage. Blood **5**, 983 (1950).

— WOLFF, RATH and FLUHARTY: Iron metabolism. Erythrocyte iron turnover. J. Labor. a. Clin. Med. **34**, 1480 (1949).

FINDLAY: The blood in infancy. Arch. Dis. Childh. **21**, 195 (1948).

FONTÈS et THIVOLLE: Sur la teneur du sérum au fer non hémoglobinique et sur sa diminution au cours de l'anémie expérimentale. C. r. Soc. Biol. (Paris) **93**, 687 (1925).

FRANDSEN: On the metabolism of iron in hemochromatosis. Acta med. scand. (Stockh.) **128**, 186 (1947).

FREUDENBERG: Alimentäre Anämien im Säuglingsalter. Ann. paediatr. (Basel) **169**, 163 (1947).

— u. ESSER: Pathogenesis of Cooleys anemia. Ann. paediatr. (Basel) **158**, 128 (1942).

FROST, POTTER, ELVEHJEM and HART: Iron and copper versus liver in treatment of hemorrhagic anemia in dogs on milk diets. J. Nutrit. **19**, 207 (1940).

FUHRMANN u. BARKEMAYER: Zur Methodik der Serumeisenbestimmung. Z. inn. Med. **2**, 458 (1947).

— u. KNÜTTGEN: Serumeisenbefunde bei Malaria. Z. Tropenmed. u. Parasitol. **1**, 515 (1950.)

GAJDOS: Presse méd. **1946**, Nr. 24, 349.

GARSCHE: Über die essentielle hypochrome Anämie im Kindesalter. Z. Kinderheilk. **61**, 302 (1940).

— Über die progrediente pneumohämorrhagische Anämie im Kindesalter. Klin. Wschr. **1948**, 574.

— Über eine besondere Form der Blutungsanämie im Kindesalter (die sog. progressive pneumohämorrhagische Anämie). Dtsch. med. Rdsch. **2**, 381 (1948).

GASSER: Achylische Chloranämie im Kindesalter (essentielle, hypochrome Eisenmangelanämie und Achlorhydrie). Ann. paediatr. (Basel) **169**, 233 (1947). Helvet. paediatr. Acta **3**, 167 (1948).

GELLERSTEDT: Über die „essentielle" anämisierende Form der braunen Lungeninduration. Acta path. scand. (Copenh.) **16**, 386 (1939).

GIBSON, WEISS, EVANS, PEACOCK, IRVINE, GOOD and KIP: The measurement of the circulating red cells volume by means of two radioactive isotopes of iron. J. Clin. Invest. **25**, 616 (1946).

GIESE: Myogene Siderose. Verh. dtsch. path. Ges. Breslau **1944**, 151.

GILLMAN and GILLMAN: Structure of liver in pellagra. Arch. of Path. **40**, 239 (1945).

— — The pathogenesis of cytosiderosis (hemochromatosis) as evidenced in mal-nourished Africans. Gastroenterology **8**, 19 (1947).

— and IVY: A histological study of the participation of the intestinal epithelium, the reticuloendothelial system and the lymphatics in iron absorption and transport. Preliminary report. Gastroenterology **9**, 162 (1947).

Gillman, Mandelstam and Gillman: Comparison of chemical and histological estimations of iron and copper content of livers of Africans in relation to pathogenesis of cytosiderosis and cirrhosis (hemochromatosis). South Afric. J. Med. Sci. **10**, 109 (1945).

Girardet: Traitement de l'anémie du nourrisson par le frophos. Praxis (Bern) **36**, 675 (1947).

Gladstone: Iron in the liver and spleen after destruction of blood and transfusions. Amer. J. Dis. Childr. **44**, 81 (1932).

Glanzmann u. Walthard: Idiopathische progressive braune Lungeninduration im Kindesalter mit hereditärer Hämoptyse, intermittierender sekundärer Anämie und Eosinophilie und embolischer Herdnephritis. Mschr. Kinderheilk. **88**, 1 (1941).

Godon et Reginster: Le fer plasmatique dans l'hyperthermie expérimentale. Acta biol. belg. **2**, 202 (1942).

Goldeck u. Remy: Intravenöse Behandlung sideropenischer Anämien mit Ferrisaccharat. Dtsch. med. Wschr. **1950**, 358.

Granick: Ferritin; occurence and immunological properties of ferritin. J. of Biol. Chem. **149**, 157 (1943); zit. n. Bersin.

— Ferritin; increase of protein apoferritin in gastrointestinal mucosa as direct response to iron feeding. Function of ferritin in regulation of iron absorption. J. of Biol. Chem. **164**, 737 (1946).

— Ferritin; its properties and significance for iron metabolism. Chem. Rev. **38**, 379 (1946).

— Protein, apoferritin and ferritin in iron feeding and absorption. Science (Lancaster, Pa.) **103**, 107 (1946).

— Iron and porphyrin metabolism in relation to red blood cell. Ann. New York Acad. Sci. **48**, 657 (1947).

— Iron metabolism and hemochromatosis. Bull. New York Acad. Med. **25**, 403 (1949).

— and Hahn: Ferritin; speed of uptake of iron by liver and its conversion to ferritin iron. J. of Biol. Chem. **155**, 661 (1944).

— and Michaelis: Ferritin und Apoferritin. Science (Lancaster, Pa.) **95**, 439 (1942); zit. nach Bersin.

Granrud og Øster: Intravenøs jernbehandling (Ferronascin) ved anaemi hos dyspeptiske spaedbørn. Nord. Med. **1950**, 43/11, 468.

Greenberg, Ashenbrucker, Lauritsen and Wintrobe: The anemia of infection. IV. The lack of relationship between the diversion of iron from the plasma and origin of the anemia. J. Clin. Invest. **26**, 114 (1947).

— — — Worth, Humphreys and Wintrobe: The anemia of infection. V. Fate of injected radioactive iron in the presence of inflammation. J. Clin. Invest. **26**, 121 (1947).

— and Cartwright: The pathogenesis of the anemia of infection. Trans. Assoc. Amer. Physicians **59**, 110 (1946).

Grinstein, Silva and Wintrobe: The anemia of infection. VII. The significance of free erythrocyte protoporphyrin, together with some observations on the meaning of the „easely split-off" iron. J. Clin. Invest. **27**, 245 (1948).

Gross u. Meier: Die Bedeutung der Nebennierenrinde für das allergische Geschehen. Schweiz. med. Wschr. **81**, 949 (1951).

— Sandberg and Holly: Changes in copper and iron retention in chronic diseases accompanied by secondary anemia. II. Changes in liver, spleen and stomach. Amer. J. Med. Sci. **204**, 201 (1942).

Gubler, Cartwright and Wintrobe: The effect of pyridoxine deficiency on the absorption of iron by rat. J. of Biol. Chem. **178**, 989 (1949).

— — — The anemia of infection. X. The effect of infection on the absorption and storage of iron by rat. J. of Biol. Chem. **184**, 575 (1950).

— — — The anemia of infection. XI. The effect of turpentine and cobalt on the absorption of iron by the rat. J. of Biol. Chem. **184**, 563 (1950).

Güthert u. Fuchs: Untersuchungen zur Frage der Hämosiderose von Leber und Milz bei alimentären Intoxikationen im Säuglingsalter. Beitr. path. Anat. **110**, 254 (1949).

Guggisberg: Normale und pathologische Physiologie der Placenta. Ber. Geburtsh. **9**, 625 (1926).

Guischard: Über das Wesen, die Notwendigkeit und Breite der Eisen- und Kupfertherapie. Med. Mschr. **3**, 364 (1949).

Gullberg and Vahlquist: The efficiency of an iron-molybdenum preparation as evaluated by means of iron absorption test. Blood **5**, 871 (1950).

Guthmann, Brückner, Ehrenstein u. Wagner: Das ultrafiltrable Eisen im Serum der Frau. Arch. Gynäk. **147**, 469 (1931).

Hagberg: Intravenous iron therapy in pediatrics. Acta paediatr. (Stockh.) **40**/6, 519 (1951).

Hahn: Radioactive iron procedures. Parification, electroplating, and analysis. Industr. Engin. Chem. **17**, 45 (1945).

— The use of radioactive isotopes in the study of iron and hemoglobin metabolism and the physiology of the red blood cell. Adv. Biol. Med. Physics (New York Acad. Press 1948).

HAHN, BALE, HETTIG, KAMEN and WHIPPLE: Radioactive iron and its excretion in urine, bile and feces. J. of Exper. Med. **70**, 443 (1939).

— — LAWRENCE and WHIPPLE: Radioactive iron and its metabolism in anemia. J. Amer. Med. Assoc. **111**, 2285 (1938).

— — — — Radioactive iron and its metabolism in anemia; its absorption, transportation, and utilization. J. of Exper. Med. **69**, 739 (1939).

— — ROSS, BALFOUR and WHIPPLE: Radioactive iron absorption by gastrointestinal tract; influence of anemia, anoxia, and antecedent feeding distribution in growing dogs. J. of Exper. Med. **78**, 169 (1943).

— — HETTIG and WHIPPLE: Radioiron in plasma does not exchange with hemoglobin iron in red cells. Science (Lancaster, Pa.) **92**, 131 (1940).

— — and WHIPPLE: Effects of inflammation (turpentine abscess) on iron absorption. Proc. Soc. Exper. Biol. a. Med. **61**, 405 (1946).

— GRANICK, BALE and MICHAELIS: Ferritin; conversion of inorganic and hemoglobin iron into ferritin iron in animal body. Storage function of ferritin iron as shown by radioactive and magnetic measurements. J. of Biol. Chem. **150**, 407 (1943).

— JONES, LOWE, MENEELY and PEACOCK: The relative absorption and utilization of ferrous and ferric iron in anemia as determined with the radioactive isotope. Amer. J. Physiol. **143**, 191 (1945).

— LOWE, MENEELY and BALE: Relative utilization of ferrous and ferric radioactive iron in clinical and experimential anemia. Federat. Proc. **3** (1944).

— SHEPPARD and CAROTHERS: Lack of effect of secondary liver extract (Nr. 55) on absorption of radioactive iron. Proc. Soc. Exper. Biol. a. Med. **66**, 173 (1947); ref. Ber. Phys. **137**, 404 (1949).

— and WHIPPLE: II. Iron Metabolism. Its Absorption, storage and utilization in experimental anemia. Amer. J. Med. Sci. **191**, 24 (1936).

HALLÉN: Nord. Med. **20**, 2363 (1943).

HAMILTON, GUBLER, ASHENBRUCKER, CARTWRIGHT and WINTROBE: Studies on the relationship of the adrenal cortex to the experimental production of hypoferremia in rats. Endocrinology (Springfield, Ill.) **48**, 44 (1951).

— — CARTWRIGHT and WINTROBE: Diurnal variation in the plasma iron level of man. Proc. Soc. Exper. Biol. a. Med. **75**, 65 (1950).

HANSSEN: Haemosiderosis pulmonum. Acta paediatr. (Stockh.) **34**, 103 (1947).

HAWKINS and HAHN: Biliary excretion of radioactive iron and total iron as influenced by red cell destruction. J. of Exper. Med. **80**, 31 (1944).

— ROBSCHEIT-ROBBINS and WHIPPLE: Hemoglobin production in anemia as influenced by bile fistula. J. of Exper. Med. **67**, 89 (1938).

HAWKSLEY, LIGHTWOOD and BAILEY: Iron-deficiency anemia in children; its association with gastro-intestinal disease, achlorhydria and hemorrhagy. Arch. Dis. Childh. **9**, 359 (1934).

HEALY: Hypochromic anemia: Treatment with molybdenum-iron complex. Lancet **56**, 218 (1946).

HEATH and PATEK: The anemia of iron deficiency. Medicine **16**, 267 (1937).

HEDENSTEDT and VAHLQUIST: The erythrocyte turnover during the neonatal period. Experiments with elliptocyte tranfusions to newborns. Acta paediatr. (Stockh.) **35**, 355 (1948).

HEGSTED, FINCH and KINNEY: The influence of diet on iron absorption. II. The interrelation of iron and phosphorus. J. of Exper. Med. **90**, 147 (1949).

HEILMEYER: Die Behandlung eisenempfindlicher Anämien mit ascorbinsaurem Eisen, zugleich ein Beitrag zum Mechanismus der Eisenwirkung und zur Frage der Eisenmangelkrankheit. Dtsch. Arch. klin. Med. **179**, 216 (1936/37).

— Die Eisenmangelanämien. Vortr. I. internat. Hämatologentagg. Bad Pyrmont Mai 1937.

— Erkennung und Behandlung der Anämien. Erg. inn. Med. **55**, 320 (1938).

— Störungen des Eisenstoffwechsels und ihre Behandlung. Ther. Gegenw. **1942**, 1.

— Der Eisenstoffwechsel und seine Störungen (mit besonderer Berücksichtigung der Anämien) Neue dtsch. Klin. 8. Erg. Bd., 61 (1942).

— Die Eisentherapie und ihre Grundlagen. Beiträge zur Arzneimitteltherapie, Bd. V, Leipzig 1944.

— u. BEGEMANN: Blut und Blutkrankheiten. Handbuch der inneren Medizin, Bd. II, 1951.

— KEIDERLING u. STÜWE: Kupfer und Eisen als körpereigene Wirkstoffe. Jena 1941.

— u. KOCH: Eisenstoffwechseluntersuchungen. I. Untersuchungen über die Eisenresorption unter normalen und pathologischen Verhältnissen. Dtsch. Arch. klin. Med. **185**, 89 (1939).

— u. v. MUTIUS: Untersuchungen über die Herauslösung von Eisen aus Nahrungsmitteln durch Magensaft und Galle. Z. exper. Med. **112**, 192 (1943).

— u. PLÖTNER: Eisenmangelzustände und ihre Behandlung. Klin. Wschr. **1936**, 1669.

— — Das Serumeisen und die Eisenmangelkrankheit. Jena 1937.

Heilmeyer u. Stüwe: Die Eisen- und Kupferantagonisten im Blutplasma beim Infektionsgeschehen. Klin. Wschr. **1938**, 925.

Hein u. Keibl: Klinische Beobachtungen über die Wirksamkeit von Ferronicum. Klin. Med. (Wien) **5**, 244 (1950).

Heinlein: Entzündung und örtlicher Stoffwechsel. Ärztl. Wschr. **1950**, 345.

Hemmeler: Serumeisen und Leber. Klin. Wschr. **1939**, 1245.

— La pathogénie de l'anémie hypochrome après résection d'estomac. Schweiz. med. Wschr. **1942**, 670.

— Das Eisen im Serum bei parenchymatösen und Retentions-Ikterusfällen. Schweiz. med. Wschr. **1943**, 1056.

— Nouvelles recherches sur le métabolisme du fer. Les oscillations du fer sérique dans la journée. Helvet. med. Acta **11**, 201 (1944).

— L'anémie hypochrome essentielle. Rev. méd. Suisse rom. **1945**, 222.

— L'anémie infectieuse. Basel 1946.

— Les principes du traitement par le fer. Helvet. med. Acta Ser. A **13**, 488 (1946).

— Les anémies au cours de néphropathies. Ärztl. Mh. **3**, 253 (1947).

— Le traitement intraveneux par le fer. Acta med. scand. (Stockh.) **132**, 364 (1949).

— Les oscillations nycthémérales du fer sérique. Ärztl. Mh. **5**, 363 (1949/50).

— Mécanisme et régulation de la résorption du fer. J. Suisse Méd. **80**, 55 (1950).

— Les états d'hyposidérose chez le nourrisson et le jeune enfant. Ann. Nestlé Nr. 4 (1950).

Hethering and Weil: The lipoid, calcium, phosphorus and iron contents of rats with hypothalamic and hypophyseal damage. Endocrinology (Springfield, Ill.) **26**, 723 (1940).

Hettche: Die Bedeutung der körpereigenen Metalle für die Toxinentgiftung des Organismus. Klin. Wschr. **1939**, 1437.

— Der Einfluß von Eisen, Mangan und Kupfer auf den Verlauf der Diphtherietoxinvergiftung. Z. Immunforsch. **97**, 81 (1939).

Heubner: Zur Eisentherapie während des Krieges. Münch. med. Wschr. **1944**, 226.

— Bemerkungen zu der Arbeit von Hoffmann u. Moser (Ärztl. Wschr. 1950: 482). Ärztl. Wschr. **1950**, 836.

Hittmair: Über Eisenmangelanämien und ihre Behandlung. Klin. Med. (Wien) **3**, 970 (1948).

Hofbauer: Grundzüge einer Biologie der menschlichen Plazenta. Wien-Leipzig: Braunmüller, 1905.

Hoff: Unspezifische Therapie und natürliche Abwehrvorgänge. Berlin: Springer 1930.

— Infektabwehr und vegetatives Nervensystem. Dtsch. med. Wschr. **1941**, 417.

Hoffmann u. Moser: Über die intravenöse Behandlung mit dreiwertigen Eisenkomplexen. Ärztl. Wschr. **1950**, 482.

— — Schlußwort. Ärztl. Wschr. **1950**, 837.

Holmberg and Laurell: Studies on capacity of serum to bind iron. A contribution to our knowledge of regulation mechanism of serum iron. Acta physiol. scand. (Stockh.) **10**, 307 (1945).

— — Investigations in serum copper. I. Nature of serum copper and its relation to the iron-binding protein in human serum. Acta chem. scand. (Copenh.) **1**, 944 (1947).

Holmquist: Der Zusammenhang zwischen Schlaf und dem Adrenalingehalt der Nebennieren. Skand. Arch. Physiol. **65**, 18 (1933).

Horan: Studies in anemia of infancy and childhood. The hemoglobin, red cell count, and packed cell volume of normal English infants during the first year of life. Arch. Dis. Childh. **25**, 110 (1950).

Horst W., u. K. H. Schäfer: Die Eisenbindung im Serum und in weiteren biologischen Flüssigkeiten. Untersuchungen mit Papierelektrophorese und Radioeisen (Fe 59 und 55). Klin. Wschr. **1953**, 340.

Hottinger: Die Behandlung der Anämie von Säuglingen und Kleinkindern mit Kleintabletten von Ferro-Redoxon. Schweiz. med. Wschr. **1944**, 146.

Høyer: Physiologic variations in the iron content of human blood serum. I. The variations from week to week, from day to day, and through twenty-four hours. Acta med. scand. (Stockh.) **119**, 562 (1944).

— Physiologic variations in the iron content of human blood serum. II. Further studies of the intradiem variations. Acta med. scand. (Stockh.) **119**, 577 (1944).

Hugh: Iron metabolism in infancy. Relation to nutritional anemia. Bull. Hopkins Hosp. **55**, 259 (1934).

Hutchison: Studies on the retention of iron in childhood. Arch. Dis. Childh. **12**, 305 (1937).

Hynes: Iron metabolism. J. Clin. Path. **1**, 57 (1948).

Indovina: Sull ricambio del ferro nei miopatici primitivi; comportamento di ferro nel siero nei miopatici e sue variazioni giornaliere. Boll. Soc. ital. Biol. sper. **23**, 395 (1947).

— e Ferroni: Curve sideremiche da carico nel parkinsonismo da encefalite. Acta neurol. (Napoli) **2**, 891 (1947).

IVANČEVIČ u. STERN: Über die Auslöschung der Adrenalinwirkung durch Ferro-Ion. Arch. exper. Path. u. Pharmakol. **199**, 153 (1942).

JASÌNSKI: Eisenmangelzustände und ihre Therapie mit neuen Ferrosalzen. Helvet. med. Acta **16**, 67 (1949).

— Die Bedeutung der Eisenresorptionsversuche für die Diagnose und Differentialdiagnose der Eisenmangelanämie, insbesondere für die Erkennung der Eisenmangelzustände ohne Anämie. Schweiz. med. Wschr. **1949**, 291.

— Über Pathogenese und Therapie der nichtanämischen und leichtanämischen Eisenmangelzustände. Schweiz. med. Wschr. **1949**, 1255.

— Resorptionstypen nach peroraler Eisenbelastung mit Ferronicum. Schweiz. med. Wschr. **1950**, 80, 59.

— Eisenresorption und Infektion. Erkennung des Eisenmangels bei Infektionskrankheiten durch Belastungsversuch. Pathogenese der Infektanämie. Acta haemat. (Basel) **3**, 17 (1950).

— Zur Frage der nicht- und der leichtanämischen Eisenmangelkrankheit. Praxis (Bern) **39**, 811 (1950).

— Ist die leichte Anämie des Kindes ein physiologischer Zustand? Ann. paediatr. (Basel) **177**, 129 (1951).

— u. DIENER: Zur Pathogenese der Anämie bei Myomen. Gynaecologia **130**, 233 (1950).

— u. MÜLLER: Zur Pathogenese der toxisch-hämolytischen Anämien nach chronischem Phenacetinabusus. Schweiz. med. Wschr. **1950**, 681.

— u. STAEHELIN: Über die Beteiligung des Knochenmarks bei der Polyarthritis chronica rheumatica und ihre Beeinflussung durch Cortison. Schweiz. med. Wschr. **1951**, 619.

JOHNSTON, GELLMAN and STROM: Methods for determining the iron content of milk. J. of Biol. Chem. **175**, 343 (1948).

— and ROBERTS: The iron requirement of children of the early school age. J. Nutrit. **23**, 181 (1942).

— TRENCHMAN and BOROUGHS: The absorption of iron from beef to woman. J. Nutrit. **35**, 453 (1948).

JONSSON, VAHLQUIST and AGNOR: Essential pulmonary hemosiderosis. Blood **6**, 665 (1951).

JOPPICH: Knochenmarksuntersuchungen bei der Infektanämie im Kindesalter. Mschr. Kinderheilk. **93**, 349 (1943).

JORES: Physiologie und Pathologie der 24-Stunden-Rhythmik. Erg. inn. Med. **48**, 574 (1935).

— Zur Rhythmusforschung. Dtsch. med. Wschr. **1938**, 737.

— Endokrines und vegetatives System in ihrer Bedeutung für die Tagesperiodik. Dtsch. med. Wschr. **1938**, 989.

KAPELLER-ADLER: Histamine metabolism in pregnancy. Lancet No. **6582**, 745 (1949).

KATHER: Mesenchymale Reaktion beim Frosch unter dem Einfluß verschiedener menschlicher Seren. Z. exper. Med. **106**, 572 (1939).

KEIDERLING: Eisen und Kupfer als Wirkstoffe im Organismus. Med. Mschr. **2**, 37 (1948).

KESZTYJÜS, SZÉKELY, SZILAGYI u. VARGA: Weitere Untersuchungen über den Ferroion-Adrenalin-Antagonismus. Z. Vitamin-, Hormon- u. Fermentforsch. **2**, 11 (1948/49).

KINNEY, HEGSTED and FINCH: The influence of diet on iron absorption. I. The pathology of iron excess. J. of Exper. Med. **90**, 137 (1949).

— — — The influence of diet on iron absorption. II. The interrelation of iron and phosphorus. J. of Exper. Med. **90**, 147 (1949).

KIPPING u. SCHMOLDT: Die Bedeutung des Eisens bei Lebererkrankungen. Dtsch. Arch. klin. Med. **198**, 4, 434 (1951).

KLEINSCHMIDT: Über die Reparation anämischer Zustände im Kindesalter. J.kurse ärztl. Fortbild. **15**, 1 (1924).

KLETZIEN: Iron metabolism. 1. The role of calcium in iron assimilation. J. Nutrit. **19**, 187 (1940).

KOECHLIN: Preparation and properties of serum and plasma proteins. Crystallization and characterization of a metal-combining β_1-pseudoglobulin from human plasma. (In Vorbereitung); zit. n. RATH u. FINCH: J. Clin. Invest. **28**, 79 (1949).

KOJIMA: Die Beseitigung von Überkompensation des Eisenverlustes nach Milzexstirpation durch Blockade des R.E.S. Biochem. Z. **197**, 84 (1928).

KOOYMAN: Investigations on serum- and tissue-iron. Acta med. scand. (Stockh.) **134**, 205 (1949).

KRAUSE: Experimentelle Untersuchungen zur Frage der alimentären Milchanämie der Ratte. Diss. Göttingen 1951.

KREBS: Zur Frage der intravenösen Eisentherapie. Dtsch. med. Wschr. **1952**, 303.

KRETSCHMER: Der Wirkungsmechanismus des parenteral zugeführten Eisens. Schweiz. med. Wschr. **1948**, 1178.

KÜNZER: Über den Blutfarbstoffwechsel gesunder Säuglinge und Kinder. Mit besonderer Berücksichtigung der Anämisierungsvorgänge im Verlauf des 1. Trimenons. Sonderausgabe Bibliotheca paediatrica. H. 51 (1951).

Künzer, Zanner u. Zeisel: Untersuchungen über den Blutfarbstoffwechsel bei Frühgeburten und seine Bedeutung für die Pathogenese der Frühgeburtenanämie. Z. Kinderheilk. **68**, 245 (1950).

Küster: Die Pathogenese der Frühgeburtenanämie. Z. Kinderheilk. **65**, 591 (1948).

Kuhns, Gubler, Cartwright and Wintrobe: The anemia of infection. XIV. Response to massive doses of intravenously administered saccharated oxide of iron. J. Clin. Invest. **29**, 1505 (1950).

Landolt: Beiträge zur Klinik der Athyreosen und Hypothyreosen im Kindesalter. Hämatologische Beobachtungen, Serumeisen-, Cholesterin- und Phosphatasestudien. Helvet. paediatr. Acta **2**, 469 (1947).

Langley: Haemopoiesis and siderosis in the foetus and newborn. Arch. Dis. Childh. **26**, 64 (1951).

Lattanzi: Vitamine e ricambio del ferro. Internat. Z. Vitaminforsch. **21**, 307 (1949).

Lauda u. Haam: Die Beziehungen der Milz zum Eisenstoffwechsel. Erg. inn. Med. **40**, 750 (1931).

Lauenstein: Das rote Blutbild gesunder Säuglinge in Abhängigkeit von Ernährungsart und pränatalem Hämoglobingehalt des mütterlichen Blutes. Diss. Göttingen 1951.

Laurell: Studies on transportation and metabolism of iron in body, with special reference to ironbinding component in human plasma. Acta physiol. scand. (Stockh.) (Suppl. 46) **14**, 1 (1947).

— What is the function of transferrin in plasma? Blood **6**, 183 (1951).

— and Ingelmann: The iron-binding protein of swine serum. Acta chem. scand. (Copenh.) **1**, 770 (1947).

Lederer: Le rôle du suc gastrique dans la régulation du métabolisme du fer. Acta gastroenterol. belg. **12**, 233 (1949).

— Ballière et van Damme: Le dosage de fer libre et du fer total dans les tissus. Arch. internat. Pharmacodynamie **73**, 54 (1946).

— — et Vandenbroucke: Le fer tissulaire dans la rate, le foie et le moelle osseuse. Arch. internat. Pharmacodynamie **73**, 414 (1947).

— et Renaer: La thérapeutique motiale parentérale par la cacodylate ferrique. Schweiz. med. Wschr. **1947**, 1061.

— — et Vandenbroucke: Le traitement parentéral de l'anémie hypochrome ferriprive par un sel organique de fer trivalent, de ferri-di (α, γ-dioxy-β, β-dimethylbutyrate) de sodium. Arch. internat. Pharmacodynamie **74**, 253 (1947).

— et Vuylsteke: Action des préparations martiales pour l'usage parentéral sur la coagulation du sang. Bull. Soc. Chim. biol. (Paris) **29**, 628 (1947).

Lemaire: Acquisitions récentes sur le rôle du fer en pathologie et en thérapeutique. Bull. Soc. méd. Paris **1946**, 170.

Lepehne: Milz und Leber. Ein Beitrag zur Frage der Beziehungen des hämatogenen Ikterus zum Hämoglobin- und Eisenstoffwechsel. Zieglers Beitr. **64**, 55 (1918).

McLetchie and Colpitts: Essential brown induration of the lungs (Idiopathic pulmonary haemosiderosis). Canad. Med. Assoc. J. **61**, 129 (1949).

Leverton and Clark: Meat in the diet of young infants. J. Amer. Med. Assoc. **134**, 1215 (1947).

Li, M. S.: Über die Pathogenese der Mehlanämie. Z. exper. Med. **112**, 127 (1943).

— Eisenmangel und Eisenbehandlung bei Tuberkulose im Kindesalter. Beitr. Klin. Tbk. **101**, 14 (1947).

Liebermeister: Wachstumsförderung von Diphtheriebazillen durch Eisensalze. Klin. Wschr. **1947**, 534.

Lintzel: Zur Frage des Eisenstoffwechsels. Das Verhalten des Hämoglobins bei künstlicher Verdauung. Z. Biol. **83**, 289 (1925).

— Zur Frage des Eisenstoffwechsels. V. Über den Eisenbedarf des Menschen. Z. Biol. **89**, 342 (1930).

— Neuere Ergebnisse der Erforschung des Eisenstoffwechsels. Erg. Physiol. **31**, 844 (1931)

— Zum Nachweis der Resorption des Nahrungseisens als Ferroion. Biochem. Z. **263**, 173 (1933).

— u. Radeff: Über die Wirkung der Luftverdünnung auf Tiere. I. Hämoglobingehalt, Erythrocytenzahl, Herzgewicht. Pflügers Arch. **222**, 674 (1929).

— — Über die Wirkung der Luftverdünnung auf Tiere. II. Hämoglobinbildung und Eisenhaushalt. Pflügers Arch. **224**, 451 (1930).

— Rechenberger u. Schairer: Über den Eisenstoffwechsel des Neugeborenen und des Säuglings. Z. exper. Med. **113**, 591 (1944).

Locke, Main and Rosbash: The copper and the nonhemoglobinous iron contents of the blood serum in disease. J. Clin. Invest. **11**, 527 (1932).

Loeschke: Die Löslichkeitsbedingungen des Ferrum reductum im Säuglingsmagen bei Ernährung mit Milchsäure-Vollmilch. Z. Kinderheilk. **52**, 619 (1932).

Lövgren: Iron metabolism in chronic polyarthritis. Nord. Med. **36**, 2063 (1947).

Long: The mechanism of secretion of the adrenal cortical hormons. Science (Lancaster, Pa.) **111**, 458 (1950).

Lucas and Dearing: Blood volume in infants estimated by the vital dye method. Amer. J. Dis. Childr. **21**, 96 (1921).

Lüdin: Klinische Erfahrungen mit oraler Applikation von zwei organischen Eisenpräparaten. Schweiz. med. Wschr. **1949**, 272.

Lundström: Studies on erythroin elements and serum iron in normal pregnancy. Uppsala Läkför. Förh. **55**, 1 (1950).

Luther: Idiopathic pulmonary hemosiderosis. Cincinnati J. Med. **30**, 546 (1949).

Mackay, H.: Nutritional anemia in infancy with special reference to iron deficiency. Medical Research Council London 1931.

Magnusson: Zur Kenntnis der Blutveränderungen bei Frühgeborenen. Acta paediatr. (Stockh.) **18**, Suppl. I (1935).

Mahlo: Bedingungen der Eisenresorption im Magen-Darmtraktus. Fortschr. Ther. **14**, 175 (1938).

Majumder and Wintrobe: Anemia of infection. IX. Influence of adrenalectomie and of adrenal cortical hormone on hypoferremia and other blood changes associated with injection of turpentine. J. Labor. a. Clin. Med. **33**, 532 (1948).

Marcozzi: I fenomeni di emocateresi ed il contenuto ferrico nel tuberculo della milza e nella milza dei tuberculosi coi metodi isto-chemici e coi micro-incenerimento. Arch. „de Vecchi" (Firenze) **7**, 175 (1947).

Maurer: Serumeisen-Tageskurven bei Kindern. Z. Kinderheilk. **70**, 527 (1952).

May: Habilitationsschr. 1943, Techn. Hochschule Dresden.

— Zur Frage der Pseudohämoglobine. Biochem. Z. **319**, 222 (1948).

Mayer, A.: Biologie der Plazenta. I. Physiologischer Teil. Arch. Gynäk. **137**, 1 (1929).

Menzel: Der 24 Std.-Rhythmus des menschlichen Blutkreislaufes. Erg. inn. Med. **61**, 1 (1941).

— Der Tagesrhythmus in seiner Bedeutung für Pathologie und Klinik. Neue dtsch. Klin. 8. Erg.-Bd., 406 (1944).

— Zum Wesen der Tagesrhythmik. Ärztl. Wschr. **1947**, 705.

— Die Rhythmik im Leben des Menschen. Universitas **3**, 545 (1948).

Merck: Merkblatt zum Versuchspräparat Methionin Merck.

Merz: Zit. n. Vannotti et Delachaux. Diss. Lausanne 1942.

Michaelis: Ferritin and Apoferritin. Adv. Protein Chem. **3**, 53 (1947); ref. Ber. Phys. **140**, 15 (1950).

— Coryell and Granick: Ferritin. III. The magnetic properties of ferritin and some other colloidal ferric compounds. J. of Biol. Chem. **148**, 463 (1943).

Michaud: La régulation du métabolisme du fer. Bull. Acad. Méd. Paris **130**, 676 (1946).

Mies: Über die Reizung des Vestibularisapparates als Belastungsprobe des Organismus. Z. inn. Med. **2**, 520 (1947).

Mitchell and Hamilton: The dermal excretion under controlled environmental conditions of nitrogen and minerals in human subjects, with particular reference to calcium and iron. J. of Biol. Chem. **178**, 345 (1949).

Mollison: Physiological jaundice of the newborn. Some new measurements of the factors concerned. Lancet **1948** I, 513.

Moore, Arrowsmith, Welch and Minnich: Studies in iron transportation and metabolism. IV. Observations on the absorption of iron from the gastrointestinal tract. J. Clin. Invest. **18**, 553 (1939).

— Doan and Arrowsmith: Studies in iron transportation and metabolism. II. The Mechanism of iron transportation: its significance in iron utilization in anemic states of varied etiology. J. Clin. Invest. **16**, 627 (1937).

— Dubach, Minnich and Roberts: Absorption of ferrous and ferric radioactive iron by human subjects and by dogs. J. Clin. Invest. **23**, 755 (1944).

Moracci: Influenza della splenectomia materna sul contenuto in ferro del sangue dei nati. Boll. Soc. ital. Biol. sper. **20**, 104 (1945).

Moser u. Krause: Beeinflussung des „leicht abspaltbaren Bluteisens" durch Pharmaka. Z. inn. Med. **3**, 686 (1948).

— — Über die Prüfung von Eisenpräparaten und über ein neues Eisenpräparat: Frophos. Schweiz. med. Wschr. **1948**, 1179.

Müller, A. H.: Die Bedeutung des Eisens bei Anämien. I. Über den Eisengehalt der Leber und aus der Leber hergestellter Extrakte. Z. exper. Med. **88**, 776 (1933).

— Die Bedeutung des Eisens bei Anämien. II. Eisengehalt normalen und pathologischen Blutes, sein Verhältnis zum Hämoglobingehalt sowie seine Beeinflußbarkeit. Z. exper. Med. **88**, 782 (1933).

— Die Bedeutung des Eisens bei Anämien. III. Eisen im Harn. Z. exper. Med. **91**, 463 (1933).

Müller, A. H.: Die Bedeutung des Eisens bei Anämien. IV. Einfluß des Nahrungseisens auf die Eisenbilanz unbehandelter sekundärer und perniciöser Anämien. Z. exper. Med. **91**, 579 (1933).
— Die Bedeutung des Eisens bei Anämien. V. Die Eisenbilanz sekundärer Anämien unter dem Einfluß der Lebereisentherapie. Z. exper. Med. **91**, 583 (1933).
— Die Rolle des Kupfers im Organismus mit besonderer Berücksichtigung seiner Beziehungen zum Blut. Erg. inn. Med. **48**, 444 (1935).
Muirhead, Crass, Jones and Hill: Iron overload (hemosiderosis) aggravated by blood transfusions. Arch. Int. Med. **83**, 477 (1949).
Mulder and Noyons: Amount of iron needed by body. Nederl. Tijdschr. Geneesk. **91**, 3222 (1947).
Murgrage and Andresen: Values for red blood cells of average infants and children. Amer. J. Dis. Childr. **51**, 775 (1936).
Nancekievill: Acute idiopathic pulmonary haemosiderosis. Brit. Med. J. No. **4601**, 431 (1949).
Neander and Vahlquist: Studies on the absorption of iron. II. Experimental studies on serum iron level in the porta vein during iron absorption tests. Acta physiol. scand. (Stockh.) **17**, 97 (1949).
— — Studies on the absorption of iron. III. The serum iron curve in rabbits following intravenous administration of iron in massive doses. Acta physiol. scand. (Stockh.) **17**, 110 (1949).
Neary: The use of molybdenized ferrous sulfate in the treatment of true iron defiency anemia of pregnancy. Amer. J. Med. Sci. **212**, 76 (1946).
Neuenschwander: Untersuchungen über den Eisenstoffwechsel vor und nach Milzexstirpation bei Tieren mit gut ausgebildeter Überkompensation. Biochem. Z. **190**, 465 (1927).
Neukomm: Contribution à l'étude des rapports entre le fer sérique et les protéines plasmatiques. Helvet. med. Acta **14**, 453 (1947).
Neuweiler: Über die Eisenversorgung des Fötus. Schweiz. med. Wschr. **1938**, 843.
— Über die Eisenresorption in der Schwangerschaft. Zbl. Gynäk. **66**, 938 (1942).
— Serumeisen in der Schwangerschaft und nach der Geburt. Z. Geburtsh. **124**, 252 (1942).
— Über den Einfluß des Vitamin C auf die Eisenresorption in der Gravidität. Zbl. Gynäk. **1943**, 1183.
— Über die Behandlung der Anämien mit Eisen und mit den Vitaminen des B-Komplexes. Schweiz. med. Wschr. **1945**, 405.
— Über den Einfluß einiger wasserlöslicher Vitamine (C, B$_1$, B$_2$, Nicotinsäure, Pantothensäure) auf den Eisen- und Kupferspiegel. Internat. Z. Vitaminforsch. **16**, 1 (1945).
— Über den Einfluß von Adermin und Becocym auf den Eisen- und Kupferspiegel. Internat. Z. Vitaminforsch. **18**, 70 (1946).
— Der Eisengehalt der Frauenmilch und seine Beeinflussung durch Eisenzufuhr. Schweiz. med. Wschr. **1952**, 396.
Nilsson: Något om kopperhalteer i blodserum. Nord. Med. **21**, 278 (1944).
Nissim: Intravenous administration of iron. Lancet **2**, 49 (1947).
— and Robson: Preparation and standardisation of saccharated iron oxide for intravenous administration. Lancet **1**, 686 (1949).
Noack: Zur Frage des Eisenmangels bei künstlich ernährten Säuglingen. Mschr. Kinderheilk. **96**, 81 (1948/49).
Oehme: Die Wandlung des Erscheinungsbildes der angeborenen Syphilis. Vortr. 1. Tagung Nordwestdtsch. Ges. f. Kinderheilk. Mai 1952 Hamburg. Mschr. Kinderheilk. (im Druck).
Oldham and Schlutz: The effect of different levels of vitamin B$_1$ and iron on the retention of iron and the fat content of normal young rats. J. Nutrit. **19**, 569 (1940).
Oliva e Furbetta: Mobilizzazione adrenalinica del ferro in soggetti normali. Boll. Soc. ital. Biol. sper. **17**, 249 (1942).
Ortolewa u. Allegra: Einfluß der Laktoflavindarreichung auf den Serumeisengehalt Zuckerkranker. Schweiz. med. Wschr. **80**, 146 (1950).
Overbeck: The influence of thyroid and pituitary on iron content of blood serum. Acta brevia neérl. Physiol. **11**, 70 (1941).
Panimon, Horwit and Gerard: Iron induced oxidations in brain and other tissues. J. Cellul. a. Comp. Physiol. **17**, 1 (1941).
Paschen: Rationelle Anämiebehandlung mit großen intravenösen Eisengaben. Geburtsh. u. Frauenheilk. **9**, 604 (1949).
Paschkis: Blutmauserung und Urobilinstoffwechsel. Erg. inn. Med. **45**, 682 (1939).
Perosa: La ferremia e l'arsorbimento del ferro nei cosidetti itheri emolitici con resistenze globulari aumentate. Boll. Soc. ital. Biol. sper. **20**, 618 (1945).
— Sui rapporti fra ipocromia e sideremia nei cosidetti itheri emolitici con iperresistenza globulare. Boll. Soc. ital. Biol. sper. **22**, 626 (1946).

PEROSA: Il metabolismo del Fe e la dissoziazione ipicromia-ipersideremia nelle sindromi emopatiche mediterranee. La riforma medica **1949**, 807.

— Nuove prospettive patogenetische per il „quadro emolitico" delle sindromi emopatiche mediterranee e di altre emopatie. Boll. Soc. ital Biol. sper. **26**, H. 7 (1950).

— e DI BENEDETTO DELL'AQUILA: I siderociti nel morbo di COOLEY e sindromi affini. Boll. Soc. ital. Biol. sper. **25**, H. 11/12 (1949).

— e INTRONA: Il Fe eritrocitario nel morbo di COOLEY e nelle sindromi emopatiche affini. Il progresso med. **6**, W. 10 (1950).

PETERSON: The serum iron in acute hepatitis. J. Labor. a. Clin. Med. **39**, 225 (1952).

PETTAY: Investigations into the histamine content of umbilical blood. Acta paediatr. (Stockh.) **39**, 283 (1950).

PFISTER: Über einige Beziehungen der Magenacidität zum ultrafiltrablen Calcium während Schwangerschaft, Geburt und Wochenbett. Inaug.-Diss. Bern 1939.

PLUMIER: Le fer dans le lait de femme et de vache. C. r. Soc. Biol. (Paris) **140**, 680 (1946).

— Le fer dans les régimes lactés des nourrissons. C. r. Soc. Biol. (Paris) **140**, 682 (1946).

PONTONI u. POSTIGLINE: L'azione dell'adrenalina endovenosa sul ferro serico. Progr. med. Napoli, suppl. **2**, 15 (1946).

POSTIGLIONE: Comportamento del ferro serico nel diabete mellito in tempo di guerra. Boll. Soc. ital. Biol. sper. **20**, 147 (1945).

PRADER: Zum Hämoglobin- und Cytochrom-C-Stoffwechsel bei der experimentellen Bleivergiftung. Schweiz. med. Wschr. **1948**, 273.

— u. ROSSI: Blutuntersuchungen beim Morbus caeruleus. II. Eisen- und Hämoglobinstoffwechsel. Helvet. paediatr. Acta **5**, 159 (1950).

— — u. HOLLÄNDER: Hematological study of cyanotic congenital heart disease. Wiss. Ausstellung Nr. 93, 6. Internat. Pädiater-Kongreß Zürich 1950.

PYE and MacLEOD: Utilization of iron from different foods by normal young rats. J. Nutrit. **32**, 677 (1946).

RATH, CATON, REID, FINCH and CONVOY: Hematological changes and iron metabolism of normal pregnancy. Surg. etc. **90**, 320 (1950).

— and FINCH: Chemical, clinical and immunological studies on the products of human plasma fractionation. XXXVIII. Serum iron transport measurement of iron-binding capacity of serum in man. J. Clin. Invest. **28**, 79 (1949).

RECHENBERGER: Zur Prüfung der Ferroionenbildung im Magen. Z. inn. Med. **2**, 764 (1947).

— u. SCHAIRER: Der Eisengehalt der Lunge bei der Lungenentzündung. Z. exper. Med. **114**, 580 (1945).

— — Leber- und Milzeisen bei verschiedenen Infektionskrankheiten. Virchows Arch. **315**, 326 (1948).

— u. THER: Zur Prüfung von Eisenpräparaten im Test am Menschen. Z. inn. Med. **3**, 147 (1948).

REGINSTER: Anämie und Eisenmangel bei Tuberkulose. Schweiz. med. Wschr. **1943**, 1295.

REIMANN: Das Eisenmangelfieber. Ein Beitrag zur Kenntnis des inneren Krankheitsmechanismus bei den Eisenmangelanämien, sowie zur Kenntnis der Fiebererscheinungen bei den Hunger- und Mangelzuständen. Acta haemat. **2**, 247 (1949).

— u. FRITSCH: Vergleichende Untersuchungen zur therapeutischen Wirksamkeit der Eisenverbindungen bei den sekundären Anämien. Z. klin. Med. **115**, 13 (1930).

— — u. SCHICK: Eisenbilanzversuche bei Gesunden und Anämischen. Z. klin. Med. **131**, 1 (1937).

REISS: Studien über die Funktion der Nebennierenrinde. Endokrinologie **7**, 1 (1930).

— u. GOTHE: Reticuloendothel und corticotroper Wirkstoff. Endokrinologie **19**, 148 (1937).

RENAER, VAN HERENDAEL et VANDEVELDE: La résorption du fer chez l'homme et chez la femme. C. r. Soc. Biol. (Paris) **140**, 591 (1946).

— et LEDERER: La fixation de fer administré par voie intraveneux au cours des états infutieux. C. r. Soc. Biol. (Paris) **140**, 1230 (1946).

RIVIVIER et MOGINIER: Relations entre le fer et le métabolisme cellulaire. Helvet. med. Acta **14**, 458 (1947).

ROBINOW and HAMILTON: Blood volume and extracellular fluid volume of infants and children. Studies with an improved dye micro method for determination of blood volume. Amer. J. Dis. Childr. **60**, 827 (1940).

RÖHRBEIN: Die Wirkung von Arsen und Eisen auf die experimentelle Typhusanämie der Kaninchen. Diss. Göttingen 1938.

ROMINGER: Die sekundären Anämien im Kindesalter. Mschr. Kinderheilk. **68**, 156 (1937).

ROSS and CHAPIN: Zit. n. HEMMELER: Mécanisme et régulation de la résorption du fer [J. Suisse d. Médicine **80**, 55 (1950)]. J. Clin. Invest. **20**, 437 (1941).

ROTHLIN u. SCHALCH: Über die entgiftende Wirkung des Calcium gegenüber Eisen. Helvet. physiol. Acta **4**, 581 (1946).

Rothlin u. Undritz: Experimenteller Beitrag zum Eisenstoffwechsel. Bericht über die Resultate der bisherigen Versuche mit der Eisenbehandlung der Kuhmilchanämie der Ratte. Helvet. med. Acta **13**, 460 (1946).
— — Experimenteller Beitrag zur Kenntnis der larvierten ferripriven Anämie (Sideropenie ohne Anämie). Schweiz. med. Wschr. **77**, 58 (1947).
Ruckstuhl: Die Beeinflussung des Serumeisenspiegels bei verschiedenen Formen von Eisenmangelanämien durch Ferro-Calcium „Sandoz". Schweiz. med. Wschr. **1945**, 1005.
Rusting: Studies on serum-iron. Acta dermato-vener. (Oslo) **29**, Suppl. 21 (1949).
Sakamoto: Zit. n. Beer. Kumatomo med. Soc. (Jap.) **12** (1936).
Sandberg, Gross and Holly: Changes in retention of copper and iron in liver and spleen in chronic diseases accompanied by secondary anemia. Arch. of Path. **33**, 834 (1942).
Schade and Caroline: An iron-binding component in human blood plasma. Science (Lancaster, Pa.) **104**, 340 (1946).
— Reinhart and Levy: Carbon dioxide and oxygen in complex formation with iron and siderophilin the iron binding component of human plasma. Arch. of Biochem. **20**, 170 (1949).
Schäfer, K. H.: Zur Pathogenese der Infektanämie, insbesondere ihre Beziehungen zum Eisenstoffwechsel des wachsenden Organismus. Klin. Wschr. **1940**, 590.
— Untersuchungen über den exogenen Eisenstoffwechsel bei fieberhaften Infekten im Kindesalter. Klin. Wschr. **1940**, 979.
— Bestimmungen des Eisens in biologischem Material, insbesondere des Nichthämoglobineisens in geringen Organmengen durch Phenanthrolin als Indikator. Biochem. Z. **304**, 417 (1940).
— Der Einfluß von Infektionen, Intoxikationen und von Sensibilisierung gegen artfremdes Serum auf den Gesamteisengehalt als Maß für den Eisenbedarf des Organismus. Z. exper. Med. **110**, 679 (1942).
— Die im Verlaufe von Infektionen und Intoxikationen auftretenden intermediären Eisenverschiebungen. Z. exper. Med. **110**, 697 (1942).
— Untersuchungen über die Rolle des reticuloendothelialen Systems, insbesondere der Milz, in dem von Injektionen beeinflußten Eisenstoffwechselgeschehen. Z. exper. Med. **110**, 713 (1942).
— Anämien im frühen Kindesalter und ihre Behandlung. Ther. Gegenw. **1942**, 46.
— Hierzu Bemerkungen von Albers. Ther. Gegenw. **1943**, 91.
— Schlußwort von K. H. Schäfer. Ther. Gegenw. **1943**, 93.
— Gewebeeisenstoffwechsel und Hämoglobinbildung bei Infektionen. Klin. Wschr. **1943**, 98.
— Neue Erkenntnisse auf dem Gebiet des kindlichen Eisenstoffwechsels. Ärztl. Wschr. **1947**, 577.
— Einfluß allergischer Vorgänge auf das Serumeisen. Ein Beitrag zur Frage des intermediären Eisenstoffwechsels. Mschr. Kinderheilk. **96**, 18 (1948).
— Über hämolytische Erkrankungen im Kindesalter. Mschr. Kinderheilk. **96**, 210 (1948).
— Eisenstoffwechsel. Mschr. Kinderheilk. **97**, 142 (1949).
— Anämisierung und Icterus simplex des Neugeborenen. Mschr. Kinderheilk. **98**, 154 (1950).
— Die Geburt als Eingriff auf den kindlichen Organismus. Bayreuth 1952. Vortr. dtsch. Ges. Kinderheilk. Mschr. Kinderheilk. **101**, 158 (1953)
— Das Milcheisen. (Noch unveröffentlicht.)
— Experimentelle Untersuchungen über die Eisenresorption im Infekt. (Noch unveröffentlicht.)
— u. Boenecke: Über den Regenerationstyp der Infektanämie im Kindesalter. Eine Betrachtung zur Genese der Infektanämie. Z. Kinderheilk. **65**, 550 (1948).
— — Die neurovegetative Lenkung des Eisenstoffwechsels. Klin. Wschr. **1949**, 177.
Schairer u. Rechenberger: Über den Eisenbestand und Eisenstoffwechsel frühgeborener Kinder. Z. Kinderheilk. **64**, 255 (1944).
— — Das Leber- und Milzeisen bei Mann und Frau in verschiedenen Lebensaltern. Virchows Arch. **315**, 309 (1948).
— — Über den Eisenstoffwechsel bei Mutter und Kind. Z. Geburtsh **130**, 181 (1949).
Schapira et Dreyfus: Fer labile et muscle. C. r. Soc. Biol. (Paris) **140**, 459 (1946).
— — Sur une fraction nouvelle de fer musculaire. C. r. Soc. Biol. (Paris) **141**, 155 (1947).
— — Aspects biologiques de quelques maladies de l'enfant. Physiologie et biochemie. Paris 1950.
— et F. Schapira: Fer sérique et polimyélite. Bull. Acad. nat. Méd. **1947**, 361.
Scheinfinkel: Fortgesetzte Untersuchungen über die Funktion der Milz als eines Organs des Eisenstoffwechsels. Biochem. Z. **176**, 341 (1926).
Schlaphoff and Johnston: The iron requirement of six adolescent girls. J. Nutrit. **39**, 67 (1949).
— — and Boroughs: Serum iron levels of adolescent girls and the diurnal variation of serum iron and hemoglobine. Arch. of Biochem. **28**, 165 (1950).
Schmidt, H. G.: Untersuchungen über die Eisen-Phenanthrolinverbindung. (Ein Beitrag zur Methodik der Serumeisenbestimmung.) Biochem. Z. **305**, 104 (1940).

SCHMIDT, M. B.: Theoretische Grundlagen der Anämien im Kindesalter. Mschr. Kinderheilk. **68**, 110 (1937).
— Störungen des Eisenstoffwechsels und ihre Folgen. Erg. Path. **35**, 105 (1940).
— Eisenstoffwechsel. Handbuch norm. path. Phys., Bd. XVI/2, S. 1644.
SCHMIDT-ROHR: Beobachtungen an Kranken mit Inanition. Diss. Göttingen 1946.
SCHÖNHOLZER: Über Frophos, ein neues organisches Eisen-Phosphorpräparat. Praxis (Bern) **36**, 581 (1947).
SCHOLL u. WEINMANN: Eisenbelastung und Leberfunktion. Wien. med. Wschr. **1951**, 991.
SCHRÖDER u. BRAUN-STAPPENBECK: Vitamin C-Gehalt des Blutes und Serumeisenspiegel. Klin. Wschr. **1941**, 979.
SCHUCK: Beeinflussung des Eisenstoffwechsels durch Röntgen- und Radiumstrahlen mit besonderer Berücksichtigung der Verhältnisse beim Collumcarcinom. Arch. Gynäk. **172**, 521 (1942).
SCHULZE and KUIKEN: The effect of deficiencies in copper and iron on the catalase activity of rat tissues. J. of Biol. Chem. **137**, 727 (1941).
SCHWARTZ and BLUMENTHAL: Exogenous hemochromatosis resulting from blood transfusion. Blood **3**, 617 (1948).
SCHWIETZER: Ferritin. Die Bedeutung einiger Proteine für den Eisenstoffwechsel. Arzneimittelforsch. **1**, 72 (1951).
— Die Bedeutung des Eiweißes für den Eisenstoffwechsel. Materia med. Nordmark **3**, 11, 213 (1951).
— Eiweißmangel als ätiologisches Moment der Hämochromatose. Dtsch. med. Wschr. **1952**, 17.
SELANDER: Idiopathische Lungenhämosiderose. Acta paediatr. (Stockh.) **31**, 286 (1944).
SHARPE, PEACOCK, COOKE, HARRIS, LOCKHART, YEE and NIGHTINGALE: The effect of phytate and other food factors on iron absorption. J. Nutrit. **41**, 433 (1950).
SHELDON: Hemochromatosis. Oxford. Univ. Press 1935.
SINCLAIR and DUTHIE: Intravenous iron in hypochromic anemia associated with rheumatoid arthritis. Lancet **1949** II, 646.
SKOUGE: Klinische und experimentelle Untersuchungen über das Serumeisen. Oslo 1939.
SMITH, CATON, ROBY, REID, CASWELL and GIBSON: Transplantal iron: its persistance during infancy as studied isotopically. Amer. J. Dis. Childr. **80**, 856 (1950).
— SCHULMAN and MORGENTHAU: Iron metabolism in infants and children. Adv. in Pediatr. **5**, 195 (1952).
SPÖRL: Bemerkungen über Mangelanämien im Kindesalter mit besonderer Berücksichtigung der achylischen Chloranämie. Arch. Kinderheilk. **111**, 43 (1937).
STARKENSTEIN: Pharmakologie und Toxikologie des Blutes. Handbuch der allgemeinen Hämatologie, Bd. II, 2. Hälfte, S. 1384.
— Über den intermediären Eisenstoffwechsel. Z. exper. Med. **68**, 425 (1929).
— Wirkung des Eisens auf Blut und blutbildende Organe auf Grund der Versuche beim Menschen. Handbuch der experimentellen Pharmakologie, Bd. III/2, S. 1224, 1934.
— u. HARVALIK: Über eine im intermediären Eisenstoffwechsel entstehende Ferriglobulinverbindung. Arch. exper. Path. u. Pharmakol. **172**, 75 (1933).
— u. WEDEN: Über das Schicksal des anorganischen Eisens im überlebenden Organ. Arch. exper. Path. u. Pharmakol. **134**, 288 (1928).
— — Über das anorganische Eisen des Organismus. Arch. exper. Path. u. Pharmakol. **134**, 275 (1928).
— — Über das Schicksal des anorganischen Eisens im Organismus nach Zufuhr einfacher anorganischer Ferro- und Ferriverbindungen. Arch. exper. Path. u. Pharmakol. **134**, 300 (1928).
STEARNS and STINGER: Iron retention in infancy. J. Nutrit. **13**, 127 (1937).
STEWART, YUILE, CLAIRBORNE, SNOWMAN and WHIPPLE: Radio iron absorption in anemic dogs. Fluctuations in the mucosal block and evidence for gradient of absorption in the gastrointestinal tract. J. Exper. Med. **92**, 375 (1950).
STICH u. WOLFF: Der Einfluß des Laktoflavins auf den Serumeisenspiegel. Klin. Wschr. **1951**, 356.
STICOTTI: Serumeisengehalt vor und nach Eisenbelastung bei Tuberkulose. Wien. klin. Wschr. **1942**, 86.
STILLE: Gefahren der intravenösen Eisentherapie. Materia med. Nordmark **4**, 1, 12 (1952).
STODTMEISTER u. BÜCHMANN: Die Bedeutung des Serumeisenspiegels für die Beurteilung Leukämiekranker. Klin. Wschr. **1939**, 1365.
— — Die Wirkungsweise des Eisens. Dtsch. med. Wschr. **1943**, 298.
— — Moderne Eisentherapie. Stuttgart 1943.
— — Eisentherapie mit Ferro-Redoxon. Med. Klin. **1944**, 434.
— — Indikation und Gestaltung der Eisentherapie. Fortschr. Ther. **19**, 314 (1944).

Stodtmeister u. Büchmann: Über die Eisenbehandlung bei Blutarmut. Forsch. u. Fortschr. 20, 235 (1944).
— — Über hyperchrome Verlaufsformen bei Eisenmangelanämien. Dtsch. Arch. klin. Med. 193, 398 (1948).
— — Durchführung und Gestaltung der Eisentherapie. Med. Mschr. 3, 161 (1949).
Stolleis: Beitrag zur Eisenbehandlung der Anämie im Säuglings- und Kindesalter. Dtsch. med. Wschr. 1937 I, 810.
Stransky and Dauis-Lawas: On iron deficiency anemia in infancy and childhood in the tropics. Ann. paediatr. (Basel) 171, 139 (1948).
Straub u. Stefansson: Über akute Ferro-Eisenwirkungen. Arch. exper. Path. u. Pharmakol. 194, 269 (1940).
Strauss: Anemia of infancy from maternal iron deficiency in pregnancy. J. Clin. Invest. 12, 345 (1933).
Studer: Experimentelle Eisenspeicherung mit Ferronascin-Roche. Helvet. med. Acta 15, 252 (1948).
Surgenor, Koechlin and Strong: Chemical, clinical and immunological studies on the products of human plasma fractionation. XXXVII. The metal-combining globulin of human plasma. J. Clin. Invest. 28, 73 (1949).
Thedering: Die Bedeutung von Resorptionskurven nach Eisenbelastungen für die Beurteilung von Eisenmangelanämien. Z. inn. Med. 3, 547 (1948).
— Wird die Eisenresorption durch Vitamin C meßbar beeinflußt? Dtsch. med. Wschr. 1949, 921.
— Zur vegetativen Steuerung des Serumeisens. Klin. Wschr. 1949, 496.
— Die perorale Behandlung von Eisenmangelzuständen. Med. Klin. 1949, 266.
— Zur Bindung des Transporteisens an die Plasmaproteine. Verh. dtsch. Ges. inn. Med. 55, 310 (1949).
— Die Bindung des Serumeisens an die Plasmaproteine. Acta haematol. (Basel) 3, 210 (1950).
— u. Gross: Fortschritte mit der intravenösen Eisentherapie. Z. inn. Med. 4, 634 (1949).
Theorell: Biologisch aktive Eisenverbindungen. (Schwedisch.) Nord. Med. 41, 55 (1949).
Thoenes: Zur Kenntnis des intermediären Eisenstoffwechsels im Kindesalter. Vortr. 3. Internat. Pädiater-Kongreß, London 1933; ref. Acta paediatr. (Stockh.) 16, 507 (1933).
— Zur Kenntnis des Eisenstoffwechsels im Kindesalter. Klin. Wschr. 1933, 1686.
— Zur Pathogenese und Therapie der Anämie frühgeborener Kinder. Klin. Wschr. 1934, 658.
— Zur Eisentherapie im Kindesalter. Ther. Gegenw. 75, 346 (1934).
— Infektion und Blutmauserung im Kindesalter. Mschr. Kinderheilk. 73, 197 (1938).
— Physiologie und Pathologie des Eisenstoffwechsels im Wachstumsalter. Dtsch. Z. Verdgs. usw. Krkh. 4, 209 (1941).
— u. Aschaffenburg: Der Eisenstoffwechsel des wachsenden Organismus. Abh. Kinderheilk. 1934, H. 35.
Tötterman: The correlation serum-ascorbin-acid serum-iron in infections. Proc. 21. Scand. Congr. Int. Med.
— Vitamin C and iron metabolism. Helsingfors 1949.
— The correlation serum-ascorbic-acid serum-iron in infections. Acta med. scand. (Stockh.) 138, Suppl., Bd. 239, 270 (1950).
Tompsett: The iron of the plasma. Biochemic. J. 34, 959 (1940).
— Factors influencing the absorption of iron and copper from the alimentary tract. Biochemic. J. 34, 961 (1940).
Toverud: Investigation on the ironstore of newborn infants. Acta paediatr. (Stockh.) 17, Suppl. 1, 136 (1935).
— Untersuchungen über den Eisenstoffwechsel in der Schwangerschaft. IV. Der Eisenvorrat des neugeborenen Kindes. (Norwegisch.) Norsk. Mag. Laegevidensk. 96, 468 (1935).
Tramontana: Sideremia e ricambio del ferro in condizioni di iper- e distiroidismo. Fol. endocrinol. (Pisa) 5, 15 (1952).
Tropeano e Postiglione: Il ferro serico nella malaria recidivante e sue variazioni in rapporto all'azione adrenalinica. Boll. Soc. ital. Biol. sper. 22, H. 3 (1946).
Vahlquist: Investigation on serum iron in children. Acta paediatr. (Stockh.) 25, 302 (1939).
— Das Serumeisen. Acta paediatr. (Stockh.) 28, Suppl. 5 (1941).
— Om järnbristanämi hos barn. Sv. Läkartidn. 48 (1942).
— Järnomsättningen hos moder och barn. Särtryck ur „om järn och järnterapi" 1944.
— Hormonala faktorers inerkan på järnomsättningen. Särtryck ur „om järn och järnterapi" utgiven av AB Ferrosan, 1944.
— Serum iron and serum bilirubin in congenital anemia of the newborn and icterus gravis neonatorum. Uppsala Läk.för. Förh. Ny följd. Bd. 50, 183 (1945).
— L'absorption du fer par l'intestin. Extrait des «Journées thérapeutiques de Paris 1946».
— El hierro del suero y metabolismo del hierro. Rev. españ. Pediatr. 4, 218 (1948).

VAHLQUIST: Diskussionsbemerkung zum Thema Eisenstoffwechsel. Verh. dtsch. Ges. Kinderheilk. Göttingen 1948. Mschr. Kinderheilk. **97**, 150 (1949).
— The cause of the sexual differences in erythrocyte, hemoglobin and serum iron levels in human adults. Blood **5**, 874 (1950).
— G. NEANDER and E. NEANDER: Studies on the absorption of iron. I. Absorption of iron from the stomach. Acta paediatr. (Stockh.) **32**, 768 (1945).
VANNOTTI: Das Verhalten des leicht abspaltbaren Eisens des Blutes bei den Pigmentstoffwechselstörungen. Schweiz. med. Wschr. **1937**, Nr. 26, 6, 33.
— Über die Pathogenese der Hämochromatose. Helvet. med. Acta **4**, 755 (1937).
— Recherches sur le métabolisme du fer à l'aide d'un isotope radioactive de fer. Bull. Schweiz. Akad. med. Wiss. **2**, 90 (1946).
— L'élimination rénale du fer. Schweiz. med. Wschr. **1947**, Nr. 77, 79.
— Klinische und biologische Studien über die Fermente der Zellatmung. Wien. klin. Wschr. **60**, 153 (1948).
— Über den Eisenstoffwechsel. Vortr. Biochem. Ges. Bern; ref. Klin. Wschr. **1948**, 380.
— Funktionelle Beziehungen zwischen Hämoglobin- und Cytochrom-C-Stoffwechsel. Schweiz. med. Wschr. **1949**, 261.
— Sur les causes des anémies infectieuses. Rev. méd. Suisse rom. **69**, 712 (1949).
— CLOSUIT et JACCOTTET: Nouvelles acquisitions dans le domaine du métabolisme du fer à l'aide d'un isotope radioactif. Bull. Acad. Suisse Sci. méd. **5**, 427 (1949).
— u. DELACHAUX: Die Bedeutung des Eisenstoffwechselproblems für die Klinik. Schweiz. med. Wschr. **1941**, 271.
— — Der Eisenstoffwechsel und seine klinische Bedeutung. Basel 1942.
— u. IMHOLZ: Die Beziehungen des Reticulumendothels zum Umsatz des Nichthämoglobineisens. Z. exper. Med. **106**, 597 (1939).
— u. MARKWALDER: Blutumsatz und Hochgebirge. Z. exper. Med. **105**, 1 (1939).
— u. SIEGRIST: Hämoglobinumsatz und Knochenmarkstätigkeit an Hand von Untersuchungen über die Blutfarbstoffbildung in vitro. Z. exper. Med. **108**, 336 (1940).
VÖLKER: Über die tagesperiodischen Schwankungen einiger Lebensvorgänge des Menschen. Pflügers Arch. **215**, 43 (1927).
VOLLAND: Beitrag zur Frage der Herkunft des „Paralyseeisens". Virchows Arch. **303**, 611 (1939).
— Untersuchungen über den intermediären Eisenstoffwechsel nach wiederholter Injektion artfremden Serums. Klin. Wschr. **1940**, 1242.
— Über das „Paralyseeisen" und die Eisenablagerungen der Mesaortitis syphilitica unter besonderer Berücksichtigung ihrer Herkunft und Spezifität (Histopathologische und humoralpathologische Untersuchungen). Virchows Arch. **309**, 145 (1942).
— Gehirnbefunde bei Hämochromatose. (Zugleich ein Beitrag zur Frage des Eisen- und Kupferstoffwechsels bei der Hämochromatose.) Z. inn. Med. **2**, 634 (1947).
— Über Mineralstoffwechselstörungen des Gehirns. II. Mitt.: Eisen- u. Kupferstoffwechsel des Gehirns. Med. Mschr. **1949**, 246.
VOLLMER u. MELDE: Versuche über die Milchanämie der Ratte unter besonderer Berücksichtigung der Schafmilchanamie. Klin. Wschr. **1941**, 17.
VONKENNEL u. TILLING: Eisenbestimmung im Liquor. Klin. Wschr. **1940**, 177.
VUILLEUMIER: Über die parenterale Eisentherapie der Anämien. Schweiz. med. Wschr. **1946**, 50.
WALBUM: Metallsalztherapie. Z. Immunforsch. **43**, 433 (1925).
— Metallsalztherapie. Z. Immunforsch. **47**, 213 (1926).
— Metallsalztherapie. Kombination von Metallsalztherapie und Serumtherapie. Z. Immunforsch. **49**, 538 (1927).
WALDENSTRÖM: Changes in iron content of serum after administration of iron in patients with hypochromic and pernicious anemia. Nord. Med. 8, 1703 (1940).
— Relapsing, diffuse pulmonary bleedings or hemosiderosis pulmonum — a new clinical diagnosis. Acta radiol. (Stockh.) **25**, 149 (1944).
— The invidence of iron deficiency in some rural and urban population. Acta med. scand. (Stockh.), Suppl. 170 (1946).
WALKER and ARVIDSON: Iron intake and hemochromatosis in the Bantu. Nature (Lond.) **166**, 438 (1950).
WALLBACH: Über die Entstehung der Hämosiderosis, vom Standpunkt der Zellaktivität betrachtet. Verh. dtsch. path. Ges. **22**, 163 (1927).
— Studien über die Zellaktivität. I. Speicherungstypen verschiedener saurer Farbstoffe und anodisch wandernder Substanzen. Z. exper. Med. **60**, 430 (1928).
— Studien über die Zellaktivitat. II. Umstimmung des Organismus, gezeigt an der Verteilung eingeführter speicherbarer Substanzen. Z. exper. Med. **60**, 709 (1928).
— Studien über die Zellaktivität. IV. Histogenetische Untersuchungen über den Eisenpigmentstoffwechsel. Z. exper. Med. **63**, 426 (1928).

724 K. H. Schäfer:

Wallbach: Über die mikroskopisch sichtbaren Äußerungen der Zelltätigkeit. Darstellung einer funktionellen Zellmorphologie. Erg. Path. **24**, 92 (1931).
— Experimentelle Untersuchungen über die Verteilung und Ablagerung einiger medikamentöser Eisenpräparate. Z. exper. Med. **75**, 353 (1931).
— Über die durch funktionelle Umstimmung des Organismus bewirkte Veränderung des Eisenstoffwechsels. Z. exper. Med. **75**, 378 (1931).
Wallenius: A note on serum iron transportation. Scand. J. Clin. a. Labor. Invest. **4**, 24 (1952).
Wallgren: Le fer dans le nutrition de l'enfant. I. Méthode pour le dosage des petites quantités de fer dans les substances organiques. Rev. franç. Pédiatr. **7**, 596 (1931).
— On the iron content in milk. Acta paediatr. (Stockh.) **12**, 153 (1931/32).
— Das Eisen in der Nahrung des Kindes. I. Rev. franç. Pédiatr. **7**, 596 (1931).
— II: Eisengehalt der für die Ernährung des Kindes verwendeten Nahrungsmittel. Rev. franç. Pédiatr. **8**, 257 (1932).
— Eisenumsatz bei normalen Brustkindern. Uppsala Läk. för. Förh. **37**, 215 (1932).
— Le fer dans la nutrition de l'enfant; recherches sur le métabolisme du fer chez les enfants prématurés, nourris au sein, pendant la première année de leur existence. Rev. franç. Pédiatr. **15**, 117 (1939).
Walsh, Thomas, Chow, Fluharty and Finch: Iron metabolism. Heme synthesis in vitro by immature erythrocytes. Science (Lancaster, Pa.) **110**, 396 (1949).
Warburg: Methode zur Bestimmung von Kupfer und Eisen und über den Kupfergehalt des Blutserums. Biochem. Z. **187**, 255 (1927).
— Schwermetalle als Wirkgruppen von Fermenten. Berlin 1946.
— u. Krebs: Über locker gebundenes Kupfer und Eisen im Blutserum. Biochem. Z. **190**, 143 (1927).
Weissbecker: Kobalt als Spurenelement und Pharmakon. Stuttgart: Wiss. Verlagsges. 1950.
— Neue Möglichkeiten der Kobalttherapie. Klin. Wschr. **1951**, 80.
Wendel: Zur Löslichkeit metallischen Eisens im Magen-Darmkanal. Arch. exper. Path. u. Pharmakol. **208**, 225 (1948).
Wenderoth: Hämosiderose und Hämochromatose. Ärztl. Forsch. **4**, 1, 549 (1950).
— Das Eisen im punktierten Knochenmark. Acta haematol. (Basel) **5**, 338 (1951).
Wetzel: Untersuchungen über das Eisen im menschlichen Serum. Z. exper. Med. **111**, 320 (1942).
Whipple: The hemoglobin of stricted muscle. II. Variations due to anemia and paralysis. Amer. J. Physiol. **76**, 708 (1926).
Widmer: Beitrag zur fetalen Eisenversorgung. Schweiz. med. Wschr. **1948**, 439.
Wiesener: Experimentelle und klinische Untersuchungen zur Behandlung von Infektanämien mit dreiwertigem Eisen. Vortr. geh. dtsch. Ges. Kinderheilk. Heidelberg 1951; Mschr. Kinderheilk. **99**, 325 (1951).
Wilke u. Conrath: Studien über Adrenalinausschüttung aus den Nebennieren. Arch. exper. Path. u. Pharmakol. **203**, 178 (1944).
Wintrobe: Physiological implications of anemic state. The Robert Gould Research Foundation Bd. 1, Nutritional Anemia 1948.
— Greenberg and Cartwright: The pathogenesis of the anemia of infection. Trans. Assoc. Amer. Physicians **69**, 110 (1946).
— — Humphreys, Ashenbrucker, Worth and Kramer: The anemia of infection. III. The uptake of radioactive iron in iron-deficient and in pyridoxine-deficient pigs before and after acute inflammation. J. Clin. Invest. **26**, 103 (1947).
— Grinstein, Dubash, Humphreys, Ashenbrucker and Worth: The anemia of infection. VI. The influence of cobalt on the anemia associated with inflammation. Blood **2**, 323 (1947).
Wohlfeil: Bakterielle Fermente und ihre Beziehungen zur Krankheitsentstehung und zum Krankheitsverlauf. Klin. Wschr. **1937**, 1369.
— u. Becker: Über Fermenthemmung und -förderung bakterieller Fermente im infizierten Tierkörper. III. Die Beeinflußbarkeit der antitoxischen und antiinfektiösen Di-Immunität des Meerschweinchens durch Einverleiben von Ferroammonsulfat, Ferroascorbinsäure, Phosphaten und Magnesium. Zbl. Bakter. I. Orig. **142**, 439 (1938).
— u. Wollenberg: Über Fermenthemmung und -förderung bakterieller Fermente im infizierten Tierkörper. I. Verlauf der Di-Infektion unter der Wirkung von Schwermetallen, Phosphaten und Magnesium und deren Bedeutung für die Therorie der Aggressine. Zbl. Bakter. I. Orig. **139**, 417 (1937).
— — Über Fermenthemmung und -förderung bakterieller Fermente im infizierten Tierkörper. II. Wirkung von Cu-, Hg-Monojodessigsäure, Fe-, Ferroascorbinsäure, Phosphat und Natriumacetat auf den Ablauf der Milzbrandinfektion des Meerschweinchens und Proteusintoxikation und -Infektion des Kaninchens. Zbl. Bakter. I. Orig. **141**, 159 (1938).

WOLFF: Klinische Spurenelementprobleme. Med. Mschr. **1949**, 88.

WYATT and GOLDENBERG: Hemosiderosis in refractory anemia. Arch. Int. Med. **83**, 67 (1949).

WYLLIE, SHELDON, BODIAN and BARLOW: Indiopathic pulmonary hemosiderosis (essential brown induration of the lungs). Quart. J. Med. **17**, 25 (1948).

YOUMANS, PATTEN, KERN, STEINKAMP, JOHNSON and BALL: Surveys of nutrition of population: iron and anemia. Amer. J. Med. Sci. **219**, 30 (1950).

YUILE, BLY, STEWART, IZZO, WELLS and WHIPPLE: Plasma and red cell radio iron following intravenous injection. Turpentine abscesses in normal and anemic dogs. J. of Exper. Med. **90**, 273 (1949).

— HAYDEN, BUSH, TESLUK and STEWART: Plasma iron and saturation of plasma iron-binding protein in dogs as related to the gastrointestinal absorption of radio-iron. J. of Exper. Med. **92**, 367 (1950).

ZUELZER: Pathogenesis of anemia in infancy and childhood. J. Amer. Med. Assoc. **134**, 998 (1947).

I. Einleitung.

Nur wenige Gebiete der Stoffwechselforschung haben in den letzten 10 bis 15 Jahren einen ähnlich stürmischen Fortschritt unserer Erkenntnisse erfahren wie der Eisenstoffwechsel. Weit über 500 Arbeiten des neuesten in- und ausländischen Schrifttums, in denen zu dieser Frage Stellung genommen wurde, verdienen wieder einmal gesammelt und einer zusammenfassenden kritischen Betrachtung unterzogen zu werden. Das um so mehr, als der 2.Weltkrieg über 5 Jahre lang vor allem in Deutschland der Forschungsarbeit einen unerträglichen Zwang auferlegte und zudem Schranken um uns herum aufrichtete, die zu durchbrechen auch heute noch in vieler Hinsicht unmöglich erscheint. Das mag zur Erklärung dienen, wenn das dieser Arbeit zugrunde liegende Schrifttum, so umfangreich es sein mag, gleichwohl keinen Anspruch auf Vollständigkeit erheben darf. Nur dem Entgegenkommen und der Hilfsbereitschaft ausländischer Kollegen ist es überhaupt zu danken, daß wenigstens die wichtigsten Arbeiten der Weltliteratur berücksichtigt werden konnten. Im übrigen kann es nicht Aufgabe dieser Übersicht sein, alle die Wege genau nachzuzeichnen und quellenmäßig aus dem Schrifttum zu belegen, welche die Eisenstoffwechselforschung in den weit über 50 Jahren ihrer Aktivität gegangen ist. Vielmehr wollen wir in dieser Hinsicht auf die früheren monographischen Abhandlungen aufbauen, deren wichtigste von THOENES und ASCHAFFENBURG (1934), STARKENSTEIN (1934), HEILMEYER und PLÖTNER (1937), HEILMEYER, KEIDERLING und STÜWE (1941), HEILMEYER (1942 und 1944), VANNOTTI und DELACHAUX (1942), VAHLQUIST (1941), ALBERS (1941), STODTMEISTER und BÜCHMANN (1943), M. B. SCHMIDT (1940) stammen. Ihr Inhalt soll nur insoweit erneut referiert werden, als das zum Verständnis neuerer Erkenntnisse vonnöten ist. Im übrigen soll die Disposition des Ganzen einem Inhalt das Gerüst geben, welcher durch die Themenstellung „Der Eisenstoffwechsel des *wachsenden* Organismus" umrissen ist. So hoffen wir, eine kritische Betrachtung des Erreichten und einen Ausblick auf die daraus sich ergebenden neuen Fragestellungen zu schaffen und auf diese Weise nicht nur dem internationalen Austausch wissenschaftlicher Erkenntnisse zu dienen, sondern auch der weiteren Forschung auf dem Gebiete des Eisenstoffwechsels Ansatzpunkte aufzuzeigen.

II. Methoden der Eisenstoffwechselforschung.

1. Das Veraschungseisen.

Die älteste und gewissermaßen primitivste Art der Eisenstoffwechselforschung war die *Bestimmung des Gesamteisens*, also des Veraschungseisens, in den verschiedensten biologischen Substraten. Auf diese Weise gewann man Einblick in die Verteilung des Eisens im tierischen Organismus mit der Milz als dem relativ und der Leber als dem absolut eisenreichsten Organ, in die Eisenquelle der Nahrung und in die Eisengehalte der Körperausscheidungen. Man schrieb Bilanzen und zog daraus Schlüsse auf den Eisenbedarf des wachsenden und ausgewachsenen Organismus unter physiologischen und pathologischen Bedingungen.

Methodisch sind auch auf diesem Gebiete in den letzten beiden Jahrzehnten wesentliche Fortschritte erzielt worden. Vor allem erkannte man, daß die früher viel gebrauchte, unspezifische Methode der Jodometrie ungenau und daher unbrauchbar ist. Allen auf diese Weise ermittelten Ergebnissen gegenüber ist also *Zurückhaltung am Platze*. In der Reihe der colorimetrischen Eisennachweise in Aschelösungen ist die Rhodanmethode ebenfalls unzuverlässig, weil die Farbintensität durch gewisse Substanzen wie z. B. salpetrige Säure und Phosphorsäure erheblich gestört werden kann. Zweifellos am besten haben sich hier das α, α-Dipyridyl und das diesem chemisch nahestehende o-Phenanthrolin bewährt. Beide Indicatoren bilden mit Ferroionen sehr beständige und stark rotgefärbte Komplexe. Heilmeyer und Plötner (1937) haben beide Farbkörper genauer studiert und insbesondere bezüglich ihrer optischen Eigenschaften bei der Spektralphotometrie miteinander verglichen. Auf Grund dieser sehr exakten Untersuchungen kamen sie zu dem Ergebnis, daß der *Phenanthrolinmethode* der Vorzug zu geben sei, weil hierbei die Farblösung eine viel günstigere Absorptionskurve zeigt, eine um etwa 30% höhere Extinktion im Absorptionsmaximum, also eine dementsprechend höhere Empfindlichkeit besitzt und weil überdies der Indicator Phenathrolin länger haltbar und wesentlich billiger ist als das Dipyridyl. Das Beersche Gesetz erwies sich als gültig, d. h. es besteht eine lineare Relation zwischen dem Ferroionengehalt der Untersuchungslösung und der Extinktion bis zu einer Konzentration von 2000 γ-% Fe^{++} (Schäfer, 1940). Die Absorptionskonstante wurde von den oben genannten Autoren mit $5,0 \times 10^{-6}$ bei Verwendung des Filters S 50 (Filterschwerpunkt um 500 mμ) im Stufenphotometer festgelegt. Die Frage, ob die ursprünglich nur für die Serumeisenbestimmung benutzte Phenathrolinmethode auch auf Aschelösungen anwendbar ist, wurde von Schäfer (1940) geprüft und bejaht. In der gleichen Arbeit ließ sich die Abhängigkeit der Eisen-Phenanthrolinreaktion vom $_{\mathrm{P}}$H des Milieus nachweisen. Zu ähnlichen Ergebnissen kamen H. G. Schmidt sowie Vahlquist. Für die Praxis ergeben sich aus diesen Tatsachen Fehlerquellen, die nicht vernachlässigt werden dürfen. Sie können dadurch ausgeschaltet werden, daß man die Ansäuerung der Untersuchungsflüssigkeit mittels n/2 H_2SO_4 oder n/2 HCl nicht genau bis zum Umschlagspunkt des Paranitrophenols von gelb zu farblos, sondern etwas darüber hinaus durchführt und überdies für die Entwicklung der roten Farbe der Endlösung einen Zeitraum von mindestens 1 Std. ansetzt. Diese Zeitspanne läßt sich nach Vahlquist durch leichtes Erwärmen der Reaktionslösung erheblich verkürzen. Somit ergibt sich im Prinzip der folgende Arbeitsgang:

Aliquote Teile der völlig farblosen Aschelösung werden mit NH_3 alkalisiert, bis der zugesetzte Indicator Paranitrophenol die Lösung gelb färbt, Ansäuern durch tropfenweise Zugabe. von n/2 H SO$_4$ oder n/2 HCl bis zu Entfärbung und 2—3 Tropfen darüber hinaus, Reduktion der Ferriionen zu Ferroionen durch Zugabe von Hydrochinonlösung und Farbentwicklung durch Zugabe von Phenanthrolinlösung, Auffüllen der Farblösungen auf eine bestimmte Endmenge und Photometrierung nach etwa 1 Std. gegen den in gleicher Weise behandelten Blindwert.

Unter dem Einfluß der zitierten Arbeiten hat man im europäischen Schrifttum ganz überwiegend die Phenanthrolinmethode für den Eisennachweis benutzt, während in den Vereinigten Staaten vielfach noch die Dipyridylmethode mit elektrophotometrischer Messung der Farbintensität bevorzugt wird.

Ein Problem ist bei der Bestimmung des Veraschungseisens *im tierischen Gewebe* noch die *Ausschaltung des Hämoglobineisens*. Ideal ist natürlich die völlige Entblutung des ganzen Tieres oder doch zumindest des zu untersuchenden Organteiles vor der Veraschung.

Im Gegensatz zu den meisten früheren Autoren führte Schäfer (1940 und 1942) diese Entblutung am *lebenden* narkotisierten Tiere unter möglichst langer Erhaltung der Herzkraft mit körperwarmer, eisenfreier Tyrodelösung durch. Auf diese Weise gelingt die Entblutung schneller und intensiver. Die Spülflüssigkeit bleibt ungetrübt; sie kann gesammelt werden und nach Auffüllen auf eine bestimmte Endmenge colorimetrisch auf ihren Hämoglobin- bzw. Hämoglobineisengehalt untersucht werden. Gelingt die Entfernung des Blutes nicht vollständig — und das ist aus anatomischen Gründen in der Milz regelmäßig der Fall —, so kann man das zu untersuchende Gewebe stark zerkleinern und aus dem Gewebsbrei mit physiologischer Kochsalzlösung das Hämoglobin extrahieren. Dabei entstehende Trübungen behindern die colorimetrische Hämoglobinbestimmung. In solchen Fällen hat es sich bewährt, die

Farbkomponente des Hämoglobins nach ihrer Abtrennung vom Eiweißträger durch Salzsäure mit Äther zu extrahieren. Die Intensität der violetten Farbe des Ätherextraktes folgt dem Beerschen Gesetz und ist ein Maß für den Hämoglobin- bzw. Hämoglobineisengehalt der Organaufschwemmung. Bei Verwendung des Filters S43 im Stufenphotometer beträgt die auf Hämoglobineisen berechnete Absorptionskonstante $4,95 \cdot 10^{-6}$ [Schäfer (1940)]. Die Berechnungsformel lautet dann: $c = $ Extinktionskoeffizient $\times$ Extraktmenge $\times 4,95 \, \gamma$ Hb-Fe. Subtrahiert man das auf diese Weise ermittelte Hb-Fe vom Veraschungseisen, so erhält man das Gewebeeisen.

2. Die Indicatormethode.

Diese zuletzt erwähnten Prozeduren erübrigen sich natürlich, wenn man im Rahmen bestimmter Fragestellungen bestrebt ist, zugeführtes *radioaktives Eisen* irgendwo im Körper oder in seinen Ausscheidungen wiederzufinden und quantitativ zu erfassen.

Grundlegende Arbeiten methodischer Art auf diesem Gebiete verdanken wir vor allem Hahn (1945). Die Möglichkeit, das Eisen radioaktiv zu machen und auf diese Weise gewissermaßen zu „etikettieren", eröffnete der Eisenstoffwechselforschung naturgemäß bis dahin ungeahnte Perspektiven. Da diese Möglichkeiten zuerst in den USA in breiterem Umfange geschaffen wurden, ist es erklärlich, daß die überwiegende Mehrzahl der Arbeiten solchen Inhaltes bislang in diesem Lande entstanden. Die wichtigsten Publikationen dieser Art stammen von Hahn, von Wintrobe und von Finch und ihren Mitarbeitern. In Europa haben sich neuerdings Vannotti (1946), Wallenius sowie Schäfer und Horst dieser Methode bedient. Inhaltlich werden diese Arbeiten in den folgenden Kapiteln gewürdigt werden. Sie enthalten wieder methodische Einzelheiten, auf die in extenso einzugehen hier nicht der Raum wäre. Die genaue Beschreibung eines solchen Arbeitsganges findet sich bei Gubler, Cartwright und Wintrobe (1950). In groben Umrissen erwähnt, werden mit der Indicatormethode untersucht: die Resorption, Verteilung und Ausscheidung von Eisen im Körper, die Transportverhältnisse dieses Metalls und sein Austausch zwischen Blutzellen und umgebendem Milieu sowie Fragen der Hämoglobinsynthese unter physiologischen und pathologischen Bedingungen. Es liegt in der Natur der Sache, daß die Indicatormethode immer nur gestattet, eine gewisse Zeit lang das *zugeführte* radioaktive Eisen quantitativ im Körper und seinen Ausscheidungen wieder zu erfassen. Sie konnte unsere bisherigen Erkenntnisse ganz wesentlich erweitern, die übrigen bewährten Methoden der Eisenstoffwechselforschung aber keineswegs vollständig ersetzen.

3. Eisenbilanz.

Bilanzuntersuchungen unterliegen zahlreichen aus der Versuchsanordnung sich ergebenden Fehlermöglichkeiten. Ihre Ergebnisse sind dementsprechend vorsichtig zu bewerten. Trotzdem haben sie auch auf dem Gebiete des Eisenstoffwechsels — z. B. in den grundlegenden Untersuchungen von Lintzel (1930) — wertvolle Beiträge geliefert. Wesentlich zuverlässiger, als die tägliche Eiseneinund -ausfuhr zu messen, sind Gewebeeisenuntersuchungen ganzer im Eisenstoffwechselversuch stehender Organismen nach den im Abschnitt 1) erörterten Gesichtspunkten als Maß für die Eisenbilanz unter gegebenen Versuchsbedingungen. Solche Untersuchungen stammen von Lintzel und Radeff (1929) an Ratten, von Schäfer (1942 und 1943) an weißen Mäusen und neuerdings Gubler, Cartwright und Wintrobe (1950) wiederum an Ratten. Lintzel, Rechenberger und Schairer (1944) haben entsprechende Untersuchungen auch an den Leichen von menschlichen Neugeborenen und Säuglingen verschiedenen Alters ausgeführt. Natürlich lassen sich Bilanz- und Ganztieruntersuchungen verfeinern durch die zusätzliche Verwendung von Isotopen.

4. Das Bluteisen.

Das *Serumeisen* ist leicht faßbar und methodisch verhältnismäßig einfach zu bestimmen. Es ist *die* Transporteisenform des Organismus. Als einziges Bindeglied zwischen den weit im Körper verstreut liegenden Eisenstoffwechselstätten und als Träger des von der Resorption her stammenden bzw. des für die Ausscheidung (falls es eine solche überhaupt gibt) bestimmten Eisens stellt es einen sehr feinen Indicator für die gesamte Eisenstoffwechsellage dar. Jeder Mangel an Eisen — ob exogener oder intermediärer Genese — wird sich in Verminderung, jeder Überschuß in Erhöhung des Serumeisens kundtun, falls nicht besondere Verhältnisse und Gegenregulationen in dieses Geschehen eingreifen. So liegt es nahe, die Serumeisenanalyse nicht nur als orientierende Methode im klinischen Betriebe zu benutzen, sondern auch in den Dienst subtilerer wissenschaftlicher Erörterungen zu stellen. Über die Natur und die Bedeutung des Serumeisens für den Organismus wird später noch zu diskutieren sein. Hier soll nur die methodische Seite des Problems beleuchtet werden. Ausführliche Darstellungen dieser Frage finden sich u. a. bei THOENES und ASCHAFFENBURG (1934), HEILMEYER und PLÖTNER (1937), VAHLQUIST (1941), VANNOTTI und DELACHAUX (1942).

Es hat sich gezeigt, daß das Serumeisen in einem p_H-Bereich von 10—4,5 nicht ultrafiltrabel ist, weil es eine verhältnismäßig lockere, aber doch vor der Dialyse schützende komplexe Bindung an bestimmte Serumeiweißkörper besitzt (VAHLQUIST). Welcher Art diese Bindung unter normalen und pathologischen Bedingungen ist, wird später zu besprechen sein (s. S. 735). Hier nur soviel, daß sie mit den 6 n HCl innerhalb von 10 min zum allergrößten Teil zu lösen ist, wenn anschließend eine Eiweißfällung mit Trichloressigsäure durchgeführt wird (HEILMEYER und PLÖTNER). Die Grundlagen dieser Erkenntnisse verdanken wir vor allem den Arbeiten von HEILMEYER und PLÖTNER und von VAHLQUIST. Demgemäß hat die von HEILMEYER und PLÖTNER entwickelte Methode der Serumeisenbestimmung mit Recht die meisten Anhänger gefunden. VAHLQUIST, SKOUGE, BÜCHMANN, SCHÄFER, ALBERS, THEDERING, BRENNER, BERNING, GASSER, HEMMELER, HOLMBERG und LAURELL, JASINSKI, LI, LANDOLT, WETZEL, SCHMIDT, VOLLAND u. v. a. haben sich ihrer, bisweilen mit gewissen Modifikationen, bedient. Die Minderzahl der Autoren hat an der Rhodanidmethode, die bereits THOENES und ASCHAFFENBURG anwandten, festgehalten (VANNOTTI und Mitarbeiter, DAHL). Und in den USA wird auch für die Serumeisenanalyse vielfach die Dipyridylmethode bevorzugt (z. B. WINTROBE und Mitarbeiter). Wir stimmen auf Grund eigener langjähriger Erfahrung mit VAHLQUIST (1941) überein, der sich nach ausgedehnten vergleichenden Untersuchungen eindeutig für die Methode von HEILMEYER und PLÖTNER aussprach: sie ist relativ einfach ausführbar und darum für Serienuntersuchungen besonders geeignet, sie ist bei Beachtung einiger Fehlermöglichkeiten (p_H der Endlösung s. o., Verunreinigung von Geräten, Chemikalien und Filtern, Trübungen der Endlösung) sehr zuverlässig und übertrifft an Empfindlichkeit die anderen Methoden, insbesondere die Rhodanidmethode. Deren Unzuverlässigkeit bei Serumeisenwerten unterhalb 50 γ-% betonten bereits THOENES und ASCHAFFENBURG (1934).

Nach HEILMEYER und PLÖTNER wird eine bestimmte Serummenge (mindestens 1, besser 2 cm³) mit dem halben Volumen 6 n HCl unter gutem Schütteln gemischt und nach 10 min Stehen mit der dem Serum entsprechenden Menge 20% Trichloressigsäure versetzt. Nach weiterem zehnminütigem Stehen wird durch einen eisenfreien Filter filtriert. Je 1 cm³ des völlig klaren Filtrates wird als Doppelbestimmung mit 1 Tropfen 1%iger alkoholischer Paranitrophenollösung beschickt und mittels konzentrierten Ammoniaks alkalisiert, bis eben Gelbfärbung auftritt. Sodann wieder Ansäuern mit n/2 HCl, bis Entfärbung eintritt, und Zugabe von weiteren 2 Tropfen Salzsäure. Die Reduktion des im Filtrat vorhandenen ionalen Eisens in Ferroionen durch 1 Tropfen 2%iger Hydrochinonlösung und schließlich Entwicklung der rotgefärbten Eisenkomplexverbindung durch Zusetzen von 1%iger o-Phenanthrolinhydrochlorid (Merck)-Lösung. Nach 30—60 min wird die Endmenge der Farblösung und anschließend die Extinktion der Farblösung im Stufenphotometer bei 50 mm Schichtdicke der Mikroküvette durch den Filter S 50 gegen Wasser gemessen. Die Ermittlung der Endmenge hat bei der Bereitung des Eisenwertes maßgeblichen Anteil und muß daher sehr genau durchgeführt werden. Das geschieht am besten in einer Stangenpipette, die über einen Gummischlauch mit einer Spritze zum Aspirieren der Meßflüssigkeit verbunden ist. Der Blindwert wird mit bidestilliertem Wasser statt Serum in der gleichen Weise bestimmt. Die Berechnung erfolgt nach der Formel:

Serumeisen = (E.K. $\times$ M) — (E.K.$_0$ $\times$ M$_0$) $\times$ 1250 γ-%,

E.K. und M = Extinktionskoeffizient (= abgelesener Wert : 5) und Endmenge der Analyse in cm³,

E.K.$_0$ und M$_0$ = Extinktionskoeffizient und Endmenge des Blindwertes,

1250 = Konstante, die sich aus den Faktoren 5,0 und 125, nämlich aus der Absorptionskonstante der Eisenphenanthrolinverbindung und der Umrechnungszahl des Serumanteiles (0,4) des Filtrates (1 cm³) auf 100 cm³ zusammensetzt.

Es empfiehlt sich, in jedem Falle auch mit dem roten Filter S 63 zu photometrieren, um leichte Trübungen und Änderungen der Farbnuance und damit unreelle Werte erkennen zu können; denn die *reine* Eisenphenanthrolinfarbe zeigt in diesem Filterbereich keine stärkere Absorption als Wasser, die Extinktion ist also gleich Null [VAHLQUIST (1941)].

Da der Serumeisenwert mit rund 100 γ-% außerordentlich niedrig ist, muß peinlichste Sauberkeit bei der Analyse herrschen und dadurch der Leerwert so niedrig wie nur irgend möglich gehalten werden. Das sollte ebenso Voraussetzung sein wie die Forderung, wissenschaftlichen Erörterungen nach Möglichkeit Analysenwerte zugrunde zu legen, welche in Doppelbestimmungen ermittelt wurden.

Zwischen dem Eisengehalt von Serum und Plasma besteht nach VAHLQUIST (1941) keine Differenz. *Wir verstehen also unter Serum- bzw. Plasmaeisen gemeinhin das in 6 n HCL lösliche Eisen der betreffenden Blutflüssigkeit.* Diese Tatsache läßt sich begrifflich und methodisch auf den Eisengehalt anderer biologischer Substrate, z. B. auf Nahrungsmittel [HEILMEYER und v. MUTIUS (1943)], speziell Milch [ALBERS (1941), SCHÄFER (1949)], Liquor cerebrospinalis [VONKENNEL und TILLING (1940)], Exsudate [SCHÄFER (1948)] u. a. Körperflüssigkeiten anwenden.

BARKAN (1925, 1927) fand, daß bei der Einwirkung von Salzsäure auf Gesamtblut ionisiertes Eisen in einer Menge von etwa $1/20$ des Hämoglobineisens abgespalten wird. Er nannte diese Fraktion „*leichtabspaltbares Eisen*" und kam schließlich zu der Auffassung, daß es sich hierbei um mindestens 2 Substanzen (Pseudohämoglobine) handelt, die sich auf Grund ihres verschiedenen Verhaltens gegenüber CO voneinander trennen lassen. Sie sind „Stoffe, die als Träger Globin enthalten, während die prosthetische Gruppe ein ringoffenes Häm- bzw. Häminderivat ist." Nach BARKAN und SCHALES (1937, 1938) stellen sie ein Zwischenprodukt bei dem physiologischen Abbau von Blutfarbstoff zu Bilirubin nach der umstehenden Formel dar (s. S. 730). Mit der Bestimmung des „Barkan-Eisen" hätte man also die Möglichkeit, die Blutabbauvorgänge bis zum gewissen Grade quantitativ zu erfassen.

Der Versuch von VANNOTTI und DELACHAUX (1942), das zirkulierende Nichthämoglobineisen je nach der Festigkeit seiner Bindung zu fraktionieren, hat wenig Nachahmung gefunden. Als Fraktion A bezeichnen die Autoren das „leicht gebundene Eisen", welches bereits durch die schwache Trichloressigsäure frei zu machen ist, als Fraktion B das „stark gebundene Eisen", das erst durch Zusatz von konzentrierter HCl aus seiner Bindung befreit werden kann. Letzteres entspricht ungefähr dem Serumeisen von HEILMEYER und PLÖTNER. Die Fraktion C erhielten VANNOTTI und DELACHAUX erst bei Veraschung des (eiweißfreien) Salzsäure-Trichloressigsäurefiltrates (= „Eisen der säurelöslichen, nicht abspaltbaren Komplexe") und die Fraktion D nach Veraschung des Eiweißniederschlags. Die Autoren messen diesen 4 Fraktionen eine gewisse Bedeutung im biologischen Geschehen bei. Doch fehlt, wie gesagt, noch eine ausgiebige Stellungnahme von anderer Seite zu diesen Befunden.

Neu und gegenwärtig besonders aktuell sind Methoden, welche darauf abzielen, die *Eisenbindungskapazität* und damit die *Transportfähigkeit* des Serums für Eisen quantitativ zu erfassen. Es liegt auf der Hand, daß diese Größe weitere Einblicke in das physiologische und pathophysiologische Eisenstoffwechselgeschehen zu tun gestattet.

HOLMBERG und LAURELL (1945), LAURELL 1946), LAURELL und INGELMANN (1947) gehen so vor, daß sie dem zu untersuchenden Serum ein Eisensalz (Ferrochlorid durch Ascorbinsäure stabilisiert) zusetzen und dann das von der Proteinbindung freigebliebene Eisen mit Phenanthrolin absättigen. Eine Stunde später wird der Analysenansatz in der üblichen

Weise mit Salzsäure und Trichloressigsäure versetzt und filtriert. Dabei bleibt der rotgefärbte und stabile Eisen-Phenanthrolinkomplex, also das überschüssig zugesetzte Eisen,
infolge adsorptiver Bindung im Filterrückstand, während das jetzt frei gewordene, nämlich
das bis zum Salzsäurezusatz an die Serumproteine gebundene Eisen im wasserklaren Filtrat

COOH COOH
CH₂ CH₂
CH₂ H CH₂
C
(γ)
H₃C CH₃
Globin··· $\xrightarrow[\text{öffnung}]{\text{Ring-}}$ Globin···
N N
HC(β) Fe (δ)CH
N N
HC CH₃
(α)
H₂C C
CH₃ H CH
CH₃

I Hämoglobin

H
C
(γ)
N N
Globin··· HC(β) Fe (δ)CH
N N
HO O

II α-Pseudohämoglobin*)

H
C
(γ)
$\xrightarrow[\text{des Fe}^{II}]{\text{Oxydation}}$ Globin···
N N
HC(β) Fe—OH (δ)CH
N N
HO O

III α-Pseudomethämoglobin

$\xrightarrow[\text{u. Red.}]{\text{Zerfall}}$ Globin+Fe+
CH— CH₂— CH—
HO N (β) NH (γ) NH (δ) N OH
IV Bilirubin

$\xrightarrow{\text{Plasmawanderung}}$ Plasmabilirubin
Plasmaeisen
V

erscheint und nach dem oben beschriebenen Prinzip bestimmt werden kann. Auf diese Weise
erkennt man die gesamte Bindungskapazität des Serums, die dann zu dem ursprünglich
gebundenen Eisen (dem eigentlichen Serumeisen) in Beziehung gesetzt werden kann. Aus
diesem Vergleich läßt sich der Eisensättigungsgrad errechnen. Einen anderen Weg gingen
amerikanische Autoren. Schade und Caroline (1946) lokalisierten die Eisenbindung des
Plasmas in die Fraktion IV—4 von Cohn und Mitarbeitern. Es handelt sich dabei um ein
β_1-Globulin, das an sich farblos ist, in der Bindung mit Eisen aber eine lachsrote Farbe annimmt. Wenn man nun das Serum schrittweise mit abgemessenen Eisenmengen versetzt,
so kann man die sich entwickelnde Rotfärbung spektralphotometrisch bei einer Wellenlänge
von rund 525 mμ messen und dabei exakt den Punkt erkennen, an dem die Farbintensität
aufhört zuzunehmen. In diesem Augenblick ist die Bindungskapazität erschöpft. Dieser
Methode bedienen sich mit gewissen Modifizierungen Rath und Finch (1949), Cartwright
und Wintrobe (1949) u. a. Vergl. hierzu auch S. 737 und Abb. 4 u. 5.

---

*) In dieser und den folgenden Formeln sind die Seitenketten weggelassen, da sie mit
denjenigen der Formel I übereinstimmen.

5. Serumeisenbelastungskurven.

Seitdem bekannt ist, daß die Eisenresorption nicht nur von der Menge und der Art des angebotenen Eisens, sondern letztlich vor allem vom Eisenbedarf des Organismus abhängig ist, hat man das Verhalten des Serumeisenspiegels vor und nach oraler oder auch intravenöser Eisenbelastung dazu benutzt, um auf relativ einfache Weise Einblicke in das exogene und intermediäre Eisenstoffwechselgeschehen zu bekommen. Die ersten Versuche dieser Art in größerem Stile wurden von THOENES und ASCHAFFENBURG (1934) und von HEILMEYER und Koch (1939) angestellt. Sie zeigten in guter Übereinstimmung zu den älteren Bilanzuntersuchungen von LINTZEL (1931), daß unter der Voraussetzung ungehinderter Resorption der Serumeisenanstieg bei ausgeglichener Eisenstoffwechsellage mittelstark, bei erhöhtem Eisenbedarf (z. B. nach Blutverlust) sehr stark und bei Eisensättigung des Organismus nur sehr gering ist.

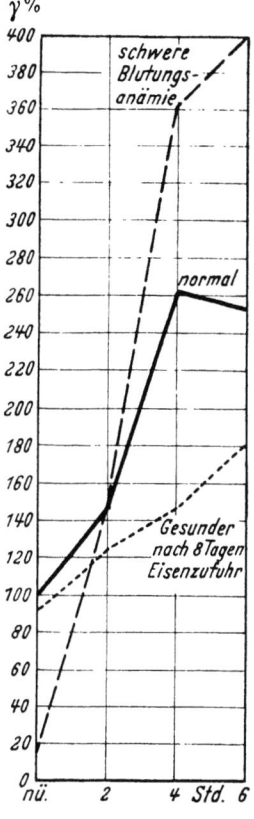

Abb. 1. Eisenresorptionskurven (nach je 1 g ferr. reduct.) beim Gesunden vor und nach 8 tägiger Eisenverabreichung sowie bei einem Eisenmangelzustand (Blutungsanämie). (Nach HEILMEYER und KOCH.)

Die Mitteilung von ALBERS (1941), daß bei ausgeglichener Eisenbilanz keine am Serumeisen faßbare Resorption auftritt, ist nicht bestätigt worden. *Es läßt sich also feststellen, daß starker Serumeisenanstieg nach oraler Gabe eines leicht resorbierbaren Eisensalzes auf erhöhten Eisenbedarf, geringer Anstieg auf Übersättigung des Organismus mit Eisen oder behinderte Resorption hindeutet.* In den Dienst zahlreicher klinischer und experimenteller Fragestellungen wurde diese Methode gestellt [HEILMEYER und Koch (1939), SKOUGE (1939), SCHÄFER (1940), ALBERS (1941), BÜCHMANN (1944), VANNOTTI und DELACHAUX (1942), THEDERING (1948), JASINSKI (1949 und 1950) u. a. m.]. Es wurde sogar vorgeschlagen, sie zu klinischer Routinemethode zu erheben, um auf diese Weise larvierte Eisenmangelzustände aufzudecken. Schließlich läßt sich im Rahmen experimenteller Versuchsanordnungen die Serumeisenbelastungskurve parallel im Pfortaderblut und im Lebervenenblut bzw. im peripheren Blut schreiben, um so die Rolle der Leber im Eisenresorptionsablauf zu erkennen [VAHLQUIST, NEANDER und NEANDER (1945), NEANDER und VAHLQUIST (1949), SCHÄFER und BREYER (noch unveröffentlicht)].

III. Physiologie des Eisenstoffwechsels.

1. Die Verteilung des Eisens im Körper.

Über die Verteilung des Eisens im Körper sind wir seit langem orientiert. Nur um die Kontinuität dieser Darstellung zu wahren, seien die wichtigsten Daten nochmals angeführt. Von den 4 bis 5 g Eisen, welche der gesunde Erwachsene beherbergt, finden sich mehr als die Hälfte, nämlich 2,5—3 g im strömenden Blute, also praktisch im Hämoglobin, und 2—3 g im *Gewebe*, während das für den gesamten Eisentransport verantwortliche *Serumeisen* absolut-mengenmäßig mit nur 2,5—3 mg kaum ins Gewicht fällt.

a) Hämoglobineisen.

Das Blut ist dank seinem Hämoglobingehalt nach der obigen Aufstellung mit Abstand das eisenreichste Organ und der hämoglobintragende reife Erythrocyt die eisenreichste Körperzelle. Die *Synthese* des roten Blutfarbstoffes obliegt dem Erythroblasten, welcher die Baustoffe hierfür vom Blutplasma empfängt. Die Eisenversorgung des Erythroblasten soll nach Vannotti und Imholz (1939) über die Knochenmarksreticulumzelle gehen. Bei dem *Abbau* von Hämoglobin kommt es zu einer oxydativen Spaltung von Hämin zu Eisen und Bilirubin durch Fermentwirkung, ein Vorgang, der mit Ausnahme der Epidermiszellen weit verbreitet ist im Organismus [M. B. Schmidt (1940)]. Es besteht kein Zweifel, daß die reticuloendothelreichen Organe Milz, Leber und bis zum gewissen Grade auch das Knochenmark in diesem Geschehen dominieren. Das vermutet man auf Grund des *Hämosideringehaltes* der genannten Organe. Denn man weiß, daß dieser chemisch noch nicht genau definierbare braune Farbstoff im lebenden Gewebe bei Blutzerfall entsteht. Die Bedeutung der Milz in dieser Hinsicht läßt sich auch bei der vergleichsweisen Analyse von Arterien- und Venenblut der Milz erkennen. Sie zeigt einen bedeutend höheren Bilirubin- und Eisengehalt des Milzvenenserums [Schäfer (1948) u. a.]. *Offensichtlich ist das Reticuloendothel der Ort, an dem der Hämoglobinabbau vollzogen wird.*

Welche Zwischenstufen bei diesem Hämoglobinabbau eine Rolle spielen können, wurde z. B. bereits auf S. 729 u. 730 angedeutet. Es sind das vor allem die Barkanschen *Pseudohämoglobine*, die vom Hämoglobin durch Absorption an Tonerde zu trennen sind. Barkan unterscheidet die beiden Fraktionen E und E', welche durch ein verschiedenes Verhalten gegen O_2 und CO ausgezeichnet sind. Das Eisen ist in der Fraktion E zweiwertig, in der Fraktion E' dreiwertig, weshalb nur der ersteren wie dem Hämoglobin die Fähigkeit zur reversiblen Gasbindung innewohnt, und zwar besitzt die Fraktion E nach Barkan eine 4—10mal größere Affinität zu CO als das Hämoglobin. Letzteres bindet das CO 200mal, Pseudohämoglobin E 800- bis 2000mal so fest wie O_2. Lintzel (1925) hat geglaubt, daß die teilweise (5%) Abspaltbarkeit des Eisens durch Salzsäure eine Eigenschaft des Hämoglobins sei. Auch Heilmeyer und Plötner (1937) hatten Zweifel an der biologischen Bedeutung der Barkanschen Befunde, konzedierten jedoch, daß, wenn das leicht abspaltbare Bluteisen eine Realität ist, es die nämliche Lichtabsorption und das gleiche Gasbindungsvermögen besitzen müsse wie das Hämoglobin. Noch in jüngster Zeit hat May (1948) die biologische Bedeutung der Barkanschen Pseudohämoglobine energisch in Abrede gestellt.

Auf Grund von ausgedehnten In-vitro- und In-vivo-Versuchen mit der Kohlenoxyd-CO-Bindung des roten Blutfarbstoffes kommt der Autor zu der Auffassung, daß beim Salzsäurezusatz im Reagensglas der überwiegende Teil des vom Eiweißträger abgespaltenen Häms zu Hämin oxydiert wird. Im ersteren ist das Eisen zweiwertig und abspaltbar, im letzteren dreiwertig und fest gebunden. Auf diese Weise würden zwei verschiedene Hämoglobine nur vorgetäuscht. Es handelt sich dabei um einen „Vorgang, der sich im Reagensglas, aber nicht im lebenden Organismus abspielt".

Gleichwohl werden heute die Behauptungen Barkans von der Mehrzahl der Autoren, neuerdings auch von Heilmeyer (1944), gebilligt. Die Barkanschen Anschauungen gehen also dahin, daß im kreisenden, intakten Erythrocyten ein kleiner Teil des Hämoglobins zu Pseudohämoglobin und weiter zu Bilirubin und Eisen abgebaut wird. Auf diese Weise verliert der Erythrocyt rund $1/10$ seines Hämoglobinbestandes, bis er zerfällt. Das Pseudohämoglobin besteht noch aus Globin und einer prosthetischen Gruppe. Der Unterschied zum Hämoglobin muß in der Farbstoffkomponente, und zwar in der Öffnung des Tetrapyrrolringes um das Eisenatom liegen. Diese Ringsprengung soll das Eisen leichter abspaltbar

machen. Das „leichtabspaltbare Bluteisen" beträgt etwa $1/_{20}$ des Hämoglobineisens, das Plasmaeisen rund $1/_{10}$ des „leicht abspaltbaren Bluteisens". Das
Hämoglobinabbau-Schema wurde 1937 von Barkan und Schales folgendermaßen konstruiert.

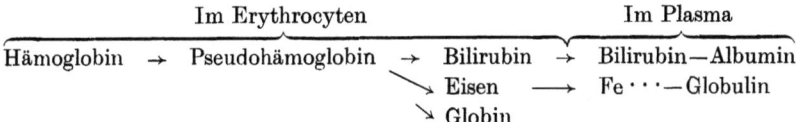

Demgegenüber muß aber unter dem Druck der oben zitierten Arbeiten *die
Frage einstweilen noch als unentschieden gelten, ob den Barkanschen Konzeptionen
eine reelle Bedeutung für die biologischen Vorgänge beizumessen ist.*
Ein weiterer Abbaukörper des Hämoglobins ist nach den Untersuchungen
von Bingold und Mitarbeitern (1938—48) das eisenfreie farblose *Pentdyopent.*
Es entsteht durch Einwirkung von H_2O_2 direkt aus Hämoglobin oder aus den
einzelnen Stufen der bisher als üblich angesehenen Abbautreppe, nämlich aus
Verdoglobin, Biliverdin, Bilirubin, Urobilinogen und Urobilin nach dem folgenden
Schema:

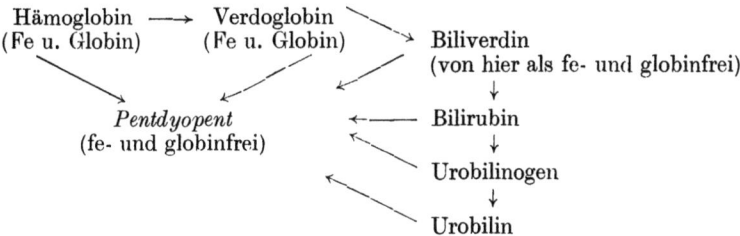

Katalase und auch Redoxsysteme hemmen diesen Vorgang, der sich nicht
nur in vitro erzeugen läßt, sondern dem zweifellos auch in vivo beim biologischen
Hämoglobinabbau eine erhebliche Bedeutung zukommt. Bingold nimmt nach
den In-vitro-Versuchen von M. Engel an, daß der Abbauweg zu Gallenfarbstoff
gar nicht der wichtigste ist, sondern vielmehr die direkte Abbauroute zu tief-
stehenden Derivaten wie z. B. Pentdyopent. Das geschieht vor allem in der Niere,
wo durch celluläre Einflüsse der dem Blute in hohem Maße eigene Katalaseschutz
vor der intermediären H_2O_2-Einwirkung aufgehoben wird. Pentdyopent-Ent-
stehung aus Hämoglobin, aus Verdoglobin oder übrigens auch aus den Hämin-
komponenten der Oxydationsfermente Cytochrom und Warburgsches Atmungsferment bedeutet also immer auch Freiwerden von Eisen im intermediären
Stoffwechsel.

b) Gewebeeisen.

Am Gewebeeisen unterscheidet man *Funktions-* und *Depoteisen. Ersteres*
beträgt beim erwachsenen Menschen rund 1 g und setzt sich im wesentlichen aus
dem Myoglobin, dem Warburgschen Atemferment (1946), den Cytochromen,
Peroxydasen und den Katalasen zusammen. In allen diesen Fermenten, welche
dem inneren Zellstoffwechsel dienen, nimmt das Eisen kraft seiner katalysa-
torischen Eigenschaften eine funktionelle Schlüsselstellung ein. Alle diese
Fermente sind Eisen-Porphyrin-Proteide von Hämincharakter und stehen daher
dem roten Blutfarbstoff chemisch nahe. Das Cytochrom C z. B. unterscheidet
sich vom Hämoglobin nur durch den Eiweißanteil. Trotzdem haben beide
Pigmente einen durchaus selbständigen Stoffwechsel, wie jüngst Vannotti und
Mitarbeiter nachgewiesen haben [Literatur s. bei Vannotti (1948 und 1949)].

Veränderungen des Hämoglobin- und Cytochromgehaltes im Blut bzw. Gewebe
gehen keineswegs gleichsinnig oder gar parallel vonstatten. Das Hämoglobin
wird im Knochenmark, das Cytochrom in der Gewebszelle gebildet. Und der
Abbau des letzteren geht nicht wie beim Hämoglobin über die Gallenfarbstoffe
vor sich. Anhaltende schwere Eisenmangelzustände führen zu einer Verminderung beider Pigmente, also gewissermaßen zu einer Blut- und Gewebsanämie,
während akute Anämien im Gegenteil zu einer (kompensatorischen?) Vermehrung
des Cytochromgehaltes im Gewebe Veranlassung geben können. An diesem Beispiel des Cytochroms mag die relative Selbständigkeit der eisenhaltigen Blut-
und Zellhämine dargetan sein.

Das *Depoteisen* wird mit rund 1—2 g geschätzt. Es ist das Reservoir, aus dem
der Organismus in jedem Falle eines akuten Eisenbedarfs — z. B. nach einer
Blutung oder im Unterdruck [Lintzel, und Radeff (1929 und 1930)] — ohne
Zeitverlust schöpfen kann. Es wird dann alsbald durch verstärkte Resorption
wieder aufgefüllt. Die Depots finden sich vornehmlich in den reticuloendothelreichen Organen Leber, Milz und Knochenmark. Offensichtlich sind die Reticuloendothelien die Träger der Depotfunktion. Ob allerdings das in den Reticuloendothelien gespeicherte Eisen außer seiner reinen Depotfunktion noch anderen
Aufgaben — etwa bei der Infektabwehr — dient, bedarf noch der Klärung.
Über die Problematik dieser letzteren Frage wird noch weiter unten zu sprechen
sein. Eine Form der Eisenspeicherung ist nach Michaelis und Mitarbeitern
das *Ferritin* [Granick und Michaelis (1942), Michaelis, Coryell und Granick (1943), Hahn, Granick, Bale und Michaelis (1943), Michaelis]. Es
handelt sich hierbei um ein Proteid, welches aus dem Protein *Apoferritin* mit
einem Molekulargewicht von 465000 und — je nach dem Eisenangebot in den
Organen wechselnd bis zu 24% — aus Eisen besteht. Letzteres ist aber nicht
als Ion oder Komplex gebunden, sondern „in Form von Ferrihydroxydmi-
cellen in die Zwischenräume des Kristallgitters des Apoferritins eingelagert"
[Schwietzer (1952)]. Das Apoferritin übernimmt hierbei nach Schwietzer die
Rolle eines Schutzkolloids, welches die Umwandlung des Ferrihydroxydsols in
das Eisenhydroxydgel und damit die Ausflockung innerhalb der Zelle verhindert.
Zu diesem Zwecke wird das Apoferritin im Augenblick des Eisenangebotes an
die Zelle (vom Blute oder vom Darmlumen her) gebildet. Soll das Eisen an
anderer Stelle gebraucht werden, so wird zunächst das Apoferritin fermentativ
abgebaut. Dann kann die niedermolekulare Eisenpolybase Zell- und Capillarmembran passieren und nach der Bindung an das β_1-Globulin des Blutes als
Plasmaeisen weitertransportiert werden. Das Ferritin findet sich vor allem in
Leber und Milz, sodann unter anderen in Knochenmark, Niere, Nebenniere,
Hoden, Pankreas, Ovar und Lymphknoten, während es im Blut, in den quer-
gestreiften Muskeln und in der Mucosa des Magens bislang nicht nachgewiesen
wurde. Der Ferritingehalt der genannten Organe wechselt je nach Angebot und
Nachfrage an Eisen. Auf Grund dieser Schwankungen nimmt man heute an,
daß dieses *Ferritin die verfügbare Depotform* des Eisens im Organismus darstellt.
Die Hauptdepotorgane sind, wie gesagt, Leber, Milz und Knochenmark, fakultativ
auch die Niere. In dieser Ferritinform steht also das Eisen für die Hämoglobinsynthese und für jeden anderen Zweck jederzeit zur Verfügung. Nicht in gleicher
Weise gilt das für das chemisch dem Ferritin nahe verwandte *Hämosiderin*,
welches allenfalls eine „schwerer mobilisierbare Reserve zweiter Ordnung" für
den Organismus darstellt. Schwietzer, von dem diese Formulierung stammt,
ist der Auffassung, daß ein fließender Übergang besteht vom Ferritin zum Hämosiderin. Im ersteren liegt das Eisen als Sol, im letzteren als irreversibles Gel vor.
Zunehmender Eisengehalt (29—36%) und Abnahme des Schutzkolloidgehaltes

der Eisen-Eiweißverbindung ist für die Gel-Bildung maßgeblich. Folgende gekürzte Tabelle von Schwietzer sei zitiert:

	Fe	N	Fe/N	
Apoferritin	—	16,2	—	
Ferritin II	9	—	0,55	leicht löslich
Ferritin III	22,5	10,2	2,20	
Zwischenstufen, wahrscheinlich peptisierbares Eisenhydroxydgel				
Hämosiderin II	31,6	5,7	5,5	wenig löslich
Hämosiderin III	35,9	4,0	9,0	praktisch unlöslich

c) Serumeisen.

Das Serumeisen wurde weiter oben als *die* Transporteisenform des Organismus schlechthin und seiner Natur nach als ein Eisen-Proteinkomplex bezeichnet. Das eisentragende Serumprotein wurde von Schade und Caroline (1946) und Schade, Reinhart und Levy (1949) als ein β_1-Globulin (Siderophilin oder Transferrin genannt), das sich in der Fraktion IV von Cohn und Mitarbeitern findet, definiert. Schon vorher war Vahlquist (1941) in sehr eingehenden Versuchen dieser Frage nachgegangen. Noch frühere Untersucher [Starkenstein und Mitarbeiter (1933 und 1934), Barkan (1933), Barkan und Schales (1937)] arbeiteten mit stark eisenangereicherten Tierseren und benutzten überdies die in das Eiweißgefüge stark eingreifenden Fällungsmethoden mittels Ammonsulfat oder mittels Wegdialysieren der Serumsalze. Vahlquist (1941) bediente sich der ungleich schonenderen Methode der Separierung von Eiweißkörpern mit Hilfe der Elektrophorese in der Tiselius-Apparatur. Er kam dabei zu dem Ergebnis, „daß sich das Eisen im Nativserum sowohl auf das Albumin als auch auf das Globulin (wahrscheinlich am meisten auf das α- und β-Globulin) verteilt". Demgegenüber hat man im amerikanischen Schrifttum, wie oben bereits zitiert, auf Grund der fraktionierten Äthanolfällung nach Cohn ein β_1-Globulin als den einzigen Eisenträger des Blutplasmas angesehen. Im gleichen Sinne wurde die Tatsache gewertet, daß man durch den Zusatz der β_1-Globulinfraktion zur Kulturflüssigkeit das Wachstum von Shigella dysenteriae infolge Eisenbindung verhindern kann. Thedering (1950) hat nun in neuester Zeit die Übertragbarkeit solcher In-vitro-Versuche auf die Verhältnisse in vivo angezweifelt, zumal auch durch Albuminzusatz — wenn auch in geringerem Maße — das Bakterienwachstum gehemmt wird. In eigenen Kataphoreseversuchen (Apparat nach Michaelis-Theorell) gelangte der Autor zu dem Schluß, daß es doch zwei eisentragende Plasmaeiweißfraktionen gibt: eine Albuminfraktion, welche das oral zugeführte Eisen, und eine Globulinfraktion, welche das intravenös zugeführte Eisen überwiegend bindet. Die umstrittene Albuminbindung im Serum glaubt Thedering inzwischen auch mit der Tiselius-Apparatur und in gemeinsamer Arbeit mit Bennhold und Ott im kristallinischen Albumin nach Cohn mit der gleichen Versuchsapparatur nachgewiesen zu haben (briefliche Mitteilung v. 3. 5. 1950). Die Frage, ob die Globulinbindung des intravenös applizierten Eisens mit der Bindung an das eisentragende β_1-Globulin identisch ist, läßt Thedering noch offen. Er hält ihre Bejahung jedoch für wahrscheinlich. Thedering glaubt, daß „das albumingebundene Eisen als *die* Form des Eisens anzusehen ist, wie sie sich auf dem Weg von der resorbierenden Darmwand zur Leber und zum Knochenmark befindet". Es kann in der Leberzelle abgelagert werden und ist offenbar nicht harngängig. Das globulingebundene Eisen stammt nicht nur von intravenösen Zufuhren, sondern unter physiologischen Bedingungen im wesentlichen aus dem Blutabbau. Es wird in den Reticuloendothelien von Leber, Milz usw. als Ferritin (s. oben) gespeichert und geht oberhalb des Schwellenwertes von 200—250 γ-%

in den Harn über. Es hat den Anschein, daß das Globulineisen des Serums erst zum Ferritin der Leber (das Blut ist ferritinfrei!) werden muß, um dann als albumingebundenes Materialtransporteisen des Serums für das Knochenmark verfügbar zu werden. So erklärt jedenfalls Thedering die bekannte Tatsache, daß das oral zugeführte und darum von vorneherein albumingebundene Radioeisen schon nach wenigen Stunden in den Erythrocyten gefunden wird [Hahn, Bale, Lawrence und Whipple (1939)], während das intravenös applizierte Ferri-Ammoniumcitrat beim anämischen Hunde noch nach Tagen zu 80% als Ferritin in der Leber nachgewiesen werden kann (Michaelis). „Die Bindung des Eisens an die verschiedenen Proteine des Blutplasmas entscheidet die biologische Verwendung dieses lebensnotwendigen Baustoffes und bestimmt die Richtung des Transportes und der Speicherung im Organismus" (Thedering). Das Eisen unterliegt auf dem Wege durch den Organismus mehrfachem Valenzwechsel, etwa nach nebenstehendem Schema von Thedering.

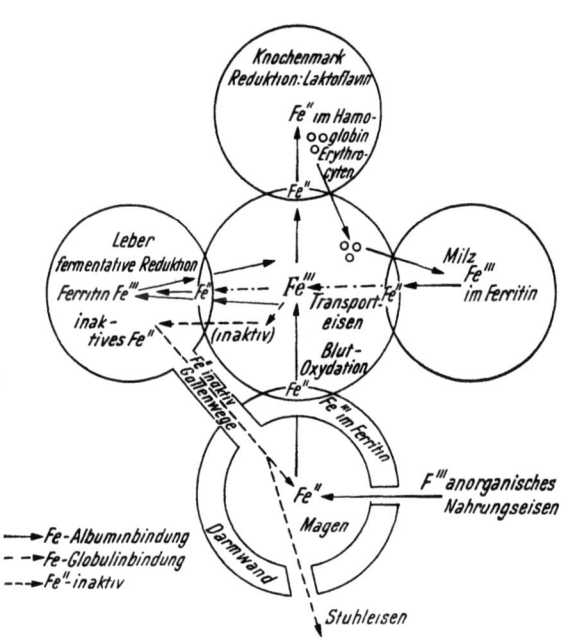

Abb. 2. Schematische Darstellung des Eisenstoffwechsels nach Thedering (1950).

Für die Bindung an das Plasmaeiweiß scheint die Oxydation, für die Loslösung aus dieser Bindung die Reduktion die Voraussetzung zu sein. Für die Überführung des Eisens in eine andere Valenzstufe nimmt der Organismus wahrscheinlich fermentative Vorgänge und Redoxsysteme — z. B. das Lactoflavin bei der Umwandlung des dreiwertigen Transporteisens in das zweiwertige Hämoglobineisen — in Anspruch. Die z. T. gewiß hypothetischen Schlußfolgerungen Thede-

RINGs stützen sich in Anbetracht der komplizierten Methodik verständlicherweise zunächst noch auf eine geringe Zahl von Einzelversuchen.

Es waren weitere Untersuchungen nötig, um zu klären, ob die unterschiedlichen Ergebnisse vielleicht methodisch bedingt sind. Das wäre ja immerhin denkbar, da bei der Eiweißseparierung mit Hilfe der Elektrophorese jedesmal Albumin- *und* Globulinbindung des Eisens gefunden wurde (Vahlquist, Thedering), während die Eiweißfällungsmethode nach Cohn die ausschließliche β_1-Globulinbindung ergab. Wir hielten die Papierelektrophorese unter Benutzung von radioaktivem Eisen für besonders geeignet, hierzu herangezogen zu werden. Während unserer gemeinsamen Arbeit mit Horst (s. Horst) gelangten ganz entsprechende Untersuchungen des Schweden Wallenius (1952) zu unserer Kenntnis. So wurden nahezu gleichzeitig und unabhängig voneinander nun auch mit der Elektrophorese ganz die gleichen Ergebnisse erzielt wie mit der Äthanolfällung: bei allen Versuchen, *sowohl in vitro als auch in vivo* (orale und intraperitoneale Eisenapplikation bei Ratte und Maus), wurde *ausschließlich im Bereich des β-Globulins auf dem Elektrophoresepapierstreifen radioaktives Eisen gefunden.* Die nachfolgende Abbildung 3 von einem Versuch mit menschlichem Serum in vitro mag das belegen.

Auch die Frage der *Eisenbindungskapazität des Serums* verdient von dieser Seite her betrachtet zu werden. Die methodische Seite dieses Problems wurde bereits weiter oben gestreift (s. Kapitel II, 4). Nach den soeben mitgeteilten neuesten Forschungsergebnissen kann es kaum noch zweifelhaft erscheinen, daß die in diesem Zusammenhang zumeist zitierten Untersuchungen von RATH und FINCH (1949) und von WINTROBE und Mitarbeitern (1949) wirklich die volle Bindungskraft des Serums erfassen, wenn sie die lachsrote Farbe des Eisen-β_1-Globulin-Komplexes (SCHADE, REINHART und LEVY (1949)] als photometrischen Test benutzen, um zu erkennen, bei welcher Eisenanreicherung des Serums in vitro die Sättigungskapazität für dieses Metall erreicht ist (s. Kapitel II, 4).

In dem gleichen Sinne sind auch die Ergebnisse der Arbeiten von SCHADE und CAROLINE (1946), SURGENOR, KOECHLIN und STRONG (1949), RATH und FINCH (1949), CARTWRIGHT und WINTROBE (1949), KOECHLIN (zit. n. RATH und FINCH) u. a. zu werten. Das um so mehr, als auch HOLMBERG und LAURELL, LAURELL sowie LAURELL und INGELMANN mit grundsätzlich anderer Methodik (s. Kapitel II, 4) zu durchaus entsprechenden Ergebnissen kamen. Die Normalwerte einiger Autoren finden sich in der folgenden Tabelle:

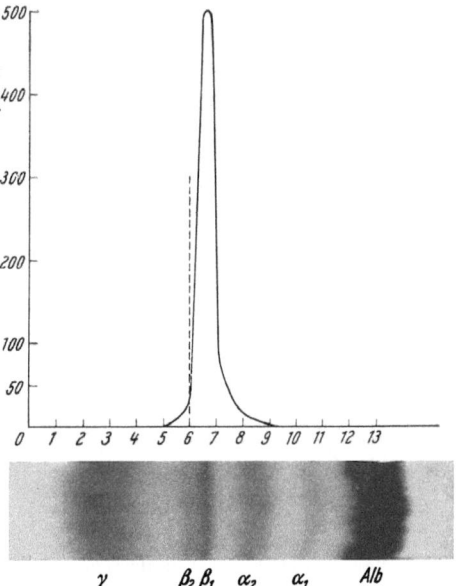

Abb. 3. Die Bindung von radioaktivem Eisen, das als Fe Cl₃ nicht hämolytischem menschlichem Serum in vitro zugesetzt wurde. Der untere Teil der Abbildung zeigt den Papierelektrophoresestreifen mit der üblichen färberischen Darstellung (Amidoschwarz) der einzelnen Eiweißfraktionen. Darüber findet sich die Kurve der β-Aktivität des Eisens 59, welche auf dem gleichen Streifen mit einer Ausblendung und mit einem entsprechenden GEIGER-MÜLLER-Zählrohr gemessen wurde. Das Eisen wurde also ausschließlich mit dem β-Globulin (offenbar ist es das β_1-Globulin) transportiert (nach HORST und SCHÄFER).

Tabelle 1. *Eisenbindungskraft des menschlichen Serums unter normalen Verhältnissen nach verschiedenen Autoren.*

Autoren	Zahl der Untersuchungen	Serumeisen γ-%	ungesättigt γ-%	Totale Eisenbindungskapazität γ-%	Sättigungsgrad %
RATH und FINCH	30	100	200	300	34
CARTWRIGHT und WINTROBE	30	$125 \pm 24{,}2$ (79 — 196)	$234 \pm 29{,}4$ (180 — 300)	$359 \pm 30{,}8$ (306 — 429)	$35 \pm 6{,}4$ (26 — 49)
LAURELL	100	♂ 124 ♀ 108	191 207	315 315	39 34
	25 (Neugeb.)	147	79	226 ± 10	65

Eine klare *Geschlechtsdifferenz* besteht nur bezüglich des tatsächlich vorhandenen Serumeisens (vgl. auch HEILMEYER und PLÖTNER, SKOUGE, VAHLQUIST,

Albers, Brøchner- Mortensen, Hemmeler u. a.), nicht aber hinsichtlich der Eisenbindungskapazität. Das eisenbindende β_1-Globulin macht nach Cohn nur rund 3% des Gesamtplasmaproteins aus und hat ein Molekulargewicht von 90000; ein Proteinmolekül vermag 2 Moleküle Fe^{++} oder Fe^{+++} zu tragen. Das Eisenprotein besteht dann zu 0,125% aus Eisen. Die intravenöse Applikation von β_1-Globulin erhöht die Eisenbindungskapazität, während Patienten, deren Kapazität völlig ausgenutzt bzw. erschöpft ist, keine Serumeisenerhöhung nach oraler oder intravenöser Applikation mehr zeigen. Die Eisenbindungskapazität ist erhöht bei echten Eisenmangelzuständen (Rath und Finch), in den letzten

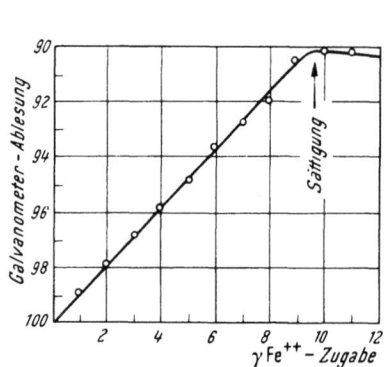

Abb. 4. Messung der lachsroten Verfärbung im menschlichen Serum durch Bildung des Eisen-Protein-Komplexes. Die Messung wurde durchgeführt mit dem EVELYN photoelektr. Kolorimeter. Filter 490. (Nach Cartwright und Wintrobe 1949.)

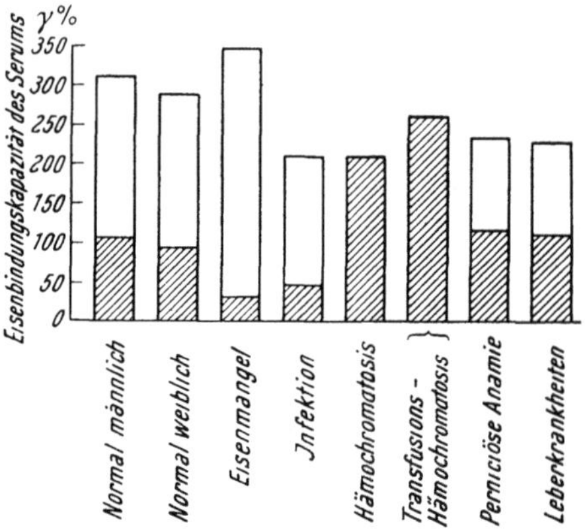

Abb. 5. Die Eisenbindungskapazität in menschlichem Serum. Die schraffierten Teile der Säulen bedeuten Serumeisen, die unschraffierten Teile ungesättigte Kapazität der eisenbindenden Proteine in γ-% (nach Rath und Finch).

Monaten der Gravidität (Laurell) und bei Blutverlusten nach dem ersten akuten Stadium, sie ist vermindert beim Neugeborenen (s. Tab. 1 und Abb. 11, S. 761), bei Infektionen, perniziöser Anämie, Lebercirrhose, Urämie usw., und sie ist völlig ausgenutzt durch das Serumeisen bei der Hämochromatosis. Es scheint demnach so, als ob in den Fällen eines erhöhten exogenen Eisenbedarfes die Eisenbindungskraft des Serums sich verstärkt. Man neigt daher zu der Auffassung, daß der Sättigungsgrad des Serums den Eisentransport und die Eisenresorption beeinflußt (Rath und Finch).

2. Der Eisenumsatz und seine Regulation.

a) Allgemeines über den Eisenumsatz.

In den vorangehenden Kapiteln über die *Verteilung des Eisens im Körper* war immer wieder Gelegenheit, den außerordentlich *regen Wechsel* und die engen Beziehungen der einzelnen Körpereisenfraktionen untereinander *im Rahmen des gesamten Eisenstoffwechselgeschehens* zu erwähnen. Wie kompliziert und verschlungen die Wege des Eisens durch den Körper sind, dürfte das auf S. 736 zitierte Schema von Thedering (Abb. 2) gezeigt haben. Einfacher und trotzdem geeignet, die nachfolgend zur Diskussion stehende Problematik genügend zu umreißen, ist das Schema von Heilmeyer und Plötner (1937), welches in der hier wiedergegebenen Form von Vahlquist (1941) geringfügig modifiziert wurde (s. Abb. 6). Hier sind die drei wichtigsten Eisenstoffwechselstätten, nämlich der Magen-Darmkanal als Resorptions- und Ausscheidungsorgan (?), das Knochenmark als Blutzell- und vor allem Hämoglobinbildungsstätte und das Reticuloendothel als Hämoglobinabbau- und Speicherorgan dargestellt. Im Mittelpunkt steht das Serumeisen, über dessen Natur und dessen Mittlerrolle im Eisenstoffwechsel bereits ausführlich gesprochen wurde (Kapitel II, 4 und III, 1 c). Als einzige Transportform des Eisens im Körper hat es nicht nur die verbindende Brücke zu schlagen zwischen dem Hämoglobineisen benötigenden Erythroblasten im Knochenmark und dem Eisen speichernden und bereitstellenden Reticuloendothel, sondern es hat über die Leber auch die Verbindung mit dem exogenen Eisenstoffwechsel aufrecht zu halten, indem es das resorbierte Eisen heranschafft und das für die Ausscheidung bestimmte Eisen den entgegengesetzten Weg (evtl. über die Galle) bringt, sofern es überhaupt eine Eisenausscheidung gibt. Es hat natürlich auch den ganzen übrigen vom Hämoglobinumsatz unabhängigen Eisentransport im Organismus zu bewerkstelligen, indem es jede einzelne Körperzelle mit dem zum Ablauf elementarster Lebensvorgänge unentbehrlichen Funktionseisen versorgt. Eine sehr wesentliche regulierende Rolle spielt in diesem Geschehen das Reticuloendothel,

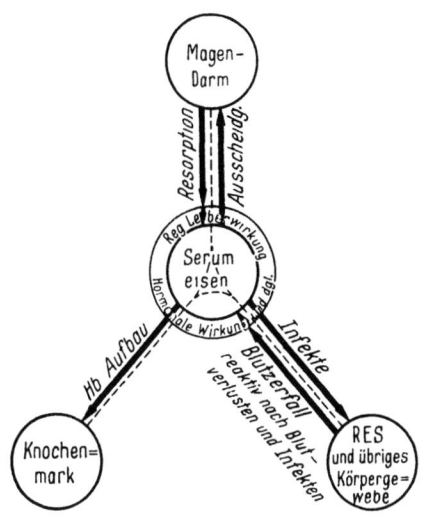

Abb. 6. Schema der Eisenstoffwechselregulation nach HEILMEYER und PLÖTNER, modifiziert nach VAHLQUIST (1941).

worüber später noch einiges zu sagen sein wird. Nur eines sei hier noch abschließend festgestellt, daß das *Serumeisen* in Anbetracht seiner Schlüsselstellung *im Eisenstoffwechsel* auch *ein besonders fein reagierender Indicator für alle regulierenden Vorgänge* sein muß. Es scheint daher der Versuch berechtigt, *mit Hilfe von Serumeisenmessungen den Regulationsmechanismen im Eisenstoffwechsel auf die Spur zu kommen.*

b) Hämoglobineisenumsatz.

Die modernen Anschauungen über den Hämoglobineisenumsatz veranschaulicht am besten das nachfolgende Schema von FINCH, WOLFF, RATH und FLUHARTY (1949).

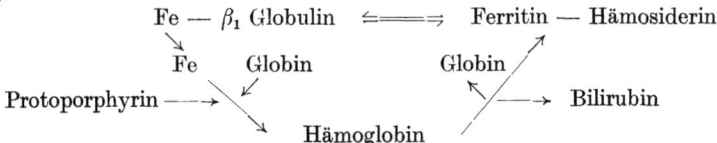

Das β_1-Globulin transportiert das Eisen von einem Gewebe zum anderen, also auch zum Knochenmark, wo die reifenden roten Blutzellen — auch noch die Reticulocyten — das Eisen übernehmen, um es mit Globin und Protoporphyrin zu Hämoglobin zu synthetisieren. Der reife, zirkulierende Erythrocyt nimmt das Eisen weder auf, noch gibt er es ab [HAHN, BALE, ROSS, HETTIG und WHIPPLE (1940); GIBSON, WEISS, EVANS, PEACOCK, IRVINE, GOOD und KIP (1946); WALSH, THOMAS, CHOW, FLUHARTY und FINCH (1949)]. Beim Untergang der Erythrocyten zerfällt der rote Blutfarbstoff in seine Komponenten. Das Eisen wird dann entweder als Globulinkomplex weitertransportiert, oder es verbleibt als Ferritin bzw. Hämosiderin im Gewebe. Zu diesen Anschauungen gelangte man auf Grund von Untersuchungen mit 1 oder 2 verschiedenen Isotopen von Eisen.

Mit gleicher Methodik studierten Finch, Wolff, Rath und Fluharty (1949) die *Lebensdauer der Erythrocyten* und kamen beim Menschen zu dem Durchschnittswert von rund 110 Tagen, von 95—109 Tagen beim Hunde, was einem täglichen Erythrocytenumsatz von etwa 1% entspricht.

c) Ausscheidung und Aufnahme von Eisen.

Im exogenen Eisenstoffwechselgeschehen hat man früher neben der Resorption auch der *Ausscheidung* eine *aktive* Rolle zuerkannt. Diese Anschauung wurde in neueren Tierexperimenten amerikanischer Autoren — wenigstens für normale Stoffwechselbedingungen — widerlegt. Hier seien nur die Untersuchungen von Hahn, Bale, Hettig, Kamen und Whipple (1939) und von Hawkins und Hahn (1944) an Hunden sowie von Copp und Greenberg (1946) an Ratten für viele weitere Arbeiten zitiert. Sie ergeben übereinstimmend, daß parenteral zugeführtes radioaktives Eisen nur in Spuren durch Nieren, Darm oder Galle ausgeschieden wird. Das steht bemerkenswerterweise im Gegensatz zu den Verhältnissen beim Mangan- und Kobaltstoffwechsel. Während die Ratte mit der Galle nur 0,1% des parenteral zugeführten Radioeisens in den ersten 48 Std. nach der Injektion ausscheidet, vermag sie vom Kobalt 2—4% und vom Mangan sogar 24—40% auf diese Weise zu eliminieren. Im Hinblick auf diese Versuchsergebnisse ist man heute der Auffassung, daß der *tierische Organismus seinen exogenen Eisenstoffwechsel im wesentlichen über die Resorption und nur zum geringen Teil über die Ausscheidung steuert*. Ob dieses Verhalten auch unter pathologischen Bedingungen Gültigkeit besitzt, bedarf allerdings noch der Klärung. Bei der Anämie ist z. B. nach Vannotti (1947) die Nierenschwelle für Eisen nach intravenöser Injektion (normal bei 200—250 γ-% Serumeisen) herabgesetzt.

Das bisher Erörterte bezieht sich nur auf eine *aktive* Ausscheidungsleistung des Organismus, die allein ja direkt regulierend in das Eisenstoffwechselgeschehen einzugreifen imstande wäre. Es sagt jedoch nichts aus über den unvermeidlichen und im Dienste regulativer Vorgänge irrelevanten, weil invariablen Zell- und Sekreteisenverschleiß. Daß dieser nicht unerheblich ist, zeigten die Untersuchungen von Mitchell und Hamilton (1949), welche im *Schweiß* erwachsener Menschen 0,1—0,2 mg-% Eisen bestimmten. Diese *Konzentration* änderte sich nicht mit der Menge der Schweißabsonderung oder in Abhängigkeit von exogener Eisenzufuhr. Wenn nun aber von den genannten Autoren der tägliche Eisenverlust durch die Haut (Haare, Epidermiszellen, Schweiß) selbst bei minimaler Schweißsekretion auf durchschnittlich 6,5 mg festgelegt wird, so erklärt sich das wohl z. T. aus dem hohen Eisengehalt der Haare [nach Bagchi und Ganguly (1941) 0,013—0,017%]. Es ist das eine Menge, die im exogenen Eisenstoffwechsel natürlich ganz erheblich ins Gewicht fällt, wenngleich sie wegen ihrer mangelnden Anpassungsfähigkeit an die Eisenstoffwechsellage den aktiven Regulationsvorgängen kaum dienlich sein kann. Diese wichtigen Untersuchungen erklären andererseits, warum auch der erwachsene Organismus trotz minimaler Eisenexkretion durch Darmtrakt und Niere schnell in einen Eisenmangel gerät, wenn die Resorption gestört ist.

Das Problem der *Eisenresorption* hat in den letzten 10 Jahren eine besonders intensive Bearbeitung erfahren. Dabei hat nicht zuletzt die Isotopenmethode eine wesentliche Vertiefung unserer Erkenntnisse auf diesem Gebiete gebracht, ohne daß wir heute schon eine völlige Abklärung dieses Fragenkomplexes konstatieren könnten. Er löst sich grundsätzlich in drei Teilfragen auf:

1. Die Umwandlung des mit der Nahrung oder medikamentös zugeführten Eisens in die resorbierbare Form.

2. Der Ort der Eisenresorption.

3. Mechanismus und Lenkung der Eisenaufnahme.

ad 1. Es wurde bereits von Heubner und von Starkenstein, vor allem aber von Lintzel der Beweis erbracht, daß das *Eisen nur als Ferroion resorbierbar* ist. Lintzel (1933) mischte bei Ratten α, α-Dipyridyl als Pulver unter das eisenhaltige Futter. Dieser in der analytischen Chemie als Indicator auf Ferroionen (s. S. 726) benutzte Stoff nahm seine charakteristische auf Komplexbindung der Fe^{++} beruhende rote Farbe bereits in der Pylorusgegend an, wie die nachfolgende Sektion der Tiere ergab. Hierdurch wurde dargetan, daß das Nahrungseisen im Magen aus seiner mehr oder weniger festen Bindung herausgelöst und in die Ferroform gebracht werden kann. Die mit größeren Mengen α, α-Dipyridyl gefütterten Ratten wurden überdies anämisch und blieben im Wachstum zurück, weil die Komplexbindung des Eisens an das Dipyridyl die Bildung freier Ferroionen und damit die Eisenresorption verhinderte. So kam es zu einem Eisenmangel, wie die Gewebeeisenanalyse in den Organen neben der Feststellung der Anämie zu erkennen gab. Herrscht somit Klarheit darüber, *wo* die Herauslösung des Nahrungseisens hauptsächlich stattfindet, so sind immer noch die Auffassungen geteilt, *wodurch* dieser Vorgang ermöglicht wird, ob es die Salzsäure oder das Pepsin oder die kombinierte Wirkung beider ist. Ferner wäre zu prüfen, ob auch andere Verdauungssäfte zu dieser Umwandlung fähig sind, und schließlich, ob andere Bestandteile der Nahrung selbst in dieses Geschehen fördernd oder hemmend eingreifen können.

Die große Bedeutung der *Magensalzsäure* für die Überführung des zugeführten Eisens in die einzig resorbierbare Ferroionenform wird von fast allen Autoren anerkannt. Dabei entsteht Ferrochlorid, welches nach den Untersuchungen von Sinek und Reimann [zit. nach Büchmann (1944)] seinerseits wiederum die Sekretion anregt. Andererseits hemmt Eisenmangel von sich aus die Absonderung von Magensalzsäure. Man darf also nicht in den Fehler verfallen und bei dem Zusammentreffen von Anacidität bzw. Hypacidität und Eisenmangel ohne weiteres dem Salzsäuremangel die genetisch primäre Rolle einräumen. Dennoch haben Bauer (1931) sowie Reimann und Fritsch (1930) schon vor rund 20 Jahren in sehr ausgedehnten und heute noch voll gültigen Versuchen klar herausgearbeitet, daß die *Wasserstoffionenkonzentration* des Verdauungsmilieus für die Herauslösung von Eisen wesentlich sei. Diese wird natürlich in erster Linie von der Magensalzsäure, daneben aber auch von anderen sauren Stoffen (organische Säuren, saure Salze wie z. B. saure Phosphate) bestimmt. Heilmeyer und v. Mutius (1943) stellen in neueren Untersuchungen die Bedeutung der Magensalzsäure für die Herauslösung von Nahrungseisen noch schärfer heraus, indem sie ihr *allein* im Gegensatz zum Pepsin und zu den anderen Stoffen des Magensaftes diese Fähigkeit zusprechen. Diese Erkenntnisse wurden bei Bebrütungsversuchen in vitro mit Magensäften verschiedener Acidität und eisenhaltigen Nahrungsmitteln gewonnen. Dem gegenüber stehen klinische Beobachtungen, in denen bisweilen auch bei histaminrefraktärer Anacidität Eisenresorption mit Hilfe von Serumeisenkurven nach oralen Gaben von Ferrum reductum nachgewiesen wurde [Heilmeyer und Koch (1939), Skouge (1939) u. a.]. Hierbei handelte es sich aber, wie gesagt, um metallisches Eisen und nicht um das komplex und womöglich organisch gebundene Nahrungseisen. Bei letzterem spielt sicherlich auch das Pepsin eine Rolle, indem es durch seine proteolytische Kraft das eiweißgebundene Nahrungseisen von seinem Eiweißteil her frei macht. Die Annahme Lederers, daß für die Herauslösung des Nahrungseisens ein besonderes Ferment existiere, wird von Heilmeyer (1944) abgelehnt. Nach Wendel (1948) ist die Lösung von *metallischem* Eisen im Verdauungskanal ein komplexer Vorgang, bei dem die Hauptbedeutung der Magensalzsäure darin liegt, daß sie das Eisen aktiviert für den Angriff anderer Oxydationsmittel. Denn die Lösung von

Eisen, also die Überführung des Metalls aus der atomaren in die Ionenform gehe unter Abgabe von Elektronen vor sich, sei somit ein oxydativer Vorgang. Da im Darm der Sauerstoff als Elektronenakzeptor nicht in Betracht kommt, denkt Wendel in diesem Zusammenhang an den ionisierten Wasserstoff. Eiweiße und Peptide dürften diesen Vorgang fördern. Auch Rechenberger (1947) fand bei In-vitro-Versuchen mit Magensäften, die nach verschiedenen Probefrühstücken gewonnen waren, daß Eiweiß und verschiedene Eiweißabbaustoffe (z. B. Cystin), ferner Vitamin C (rohe Gemüse- und Obstsäfte) den Mechanismus der Eisenreduktion beträchtlich fördern.

Neben dem Magensaft ist nach Heilmeyer und v. Mutius auch die *Galle* fähig, das Nahrungseisen herauszulösen. Darauf wies schon die von Hawkins, Robscheit-Robbins und Whipple (1939) gefundene Tatsache hin, daß bei Gallefistelhunden verglichen mit Normalhunden nur etwa 50% des oral verabreichten Eisens für die Hämopoese verwertet werden kann. Heilmeyer und v. Mutius (1943) ließen in vitro Blasengalle (Reflexgalle nach Hypophysininjektion) auf die verschiedensten Nahrungsstoffe im Brutschrank einwirken und bestimmten dann quantitativ das ionisierte Eisen. Dabei zeigte sich eine recht beachtliche Eisenherauslösung aus den geprüften Fleisch- und Gemüsesorten, während unter den gleichen Bedingungen der anacide Magensaft nicht den geringsten Effekt erkennen ließ. Die Autoren halten daher für möglich, daß auch in vivo bei Anacidität des Magensaftes die Galle bis zum gewissen Grade kompensierend bei der Aufbereitung des Nahrungseisens einspringen kann. Sie lassen die Frage offen, welcher Bestandteil der Galle hierfür verantwortlich ist.

Über die *Fähigkeit weiterer Verdauungssäfte zur Eisenherauslösung* liegen nur wenig Untersuchungen vor. Nach den obigen Ausführungen über die Rolle des ionisierten Wasserstoffs als Elektronenakzeptor dürfte diese Frage mit Wahrscheinlichkeit bejaht werden können. Reimann und Fritsch haben das auch bewiesen, indem sie bei einer an essentiell hypochromer Anämie leidenden Patientin durch Ferrum reductum in dünndarmlöslichen Kapseln eine krisisartige Regeneration im roten Blutbild erzeugen konnten. *So läßt sich abschließend hierzu feststellen, daß die Herauslösung von Eisen aus den Nahrungsmitteln und gegebenenfalls aus bestimmten Medikamenten im ganzen Magendarmtrakt möglich ist. Quantitativ steht hierbei bei weitem an erster Stelle die Magensalzsäure, und in einem gewissen Abstand folgt die Galle.*

Unter den *Förderern der Eisenresorption* wurde bereits das *C-Vitamin* erwähnt

Rominger hat schon 1937 die Bedeutung des C-Vitamins für die Utilisation des Nahrungseisens betont. Mahlo (1938) schloß sich dieser Auffassung auf Grund von In-vitro-Versuchen mit Eisenlösungen, Vitamin C und Mucin an. Heilmeyer und v. Mutius fanden demgemäß bei der Mehrzahl der geprüften Nahrungsmittel in vitro eine Steigerung des Lösungseffektes für Eisen durch Vitamin C-Zusatz zum „künstlichen Magensaft" (Acidolpepsin). Die Angaben von Schröder und Braun-Stappenbeck (1941), daß bei erwachsenen Versuchspersonen der Serumeisenspiegel als Resultat einer besseren Ausnutzung des Nahrungseisens steigt, wenn längere Zeit Ascorbinsäure oral gegeben wird, haben sich von Neuweiler (1943) und von Tötterman (1949) an einer großen Zahl von gesunden bzw. stoffwechselgesunden Erwachsenen nicht bestätigen lassen. Ich selbst habe gemeinsam mit Boenecke an je 10 gesunden Schulkindern im akuten Versuch 1 kg rohen Spinat getrocknet und pulverisiert in Oblaten unter laufender Serumeisenkontrolle verfüttert. Die eine Gruppe Kinder erhielt gleichzeitig 500 mg Vitamin C oral, die andere nicht. In keinem Falle sahen wir einen klaren Anstieg des Serumeisens (unveröffentliche Versuche).

So können wir also sagen, daß wir, wenigstens am Serumeisen, beim Gesunden keine Resorptionssteigerung für das Nahrungseisen feststellen können, was natürlich nicht eine allmähliche und protrahiert verlaufende Intensivierung der Eisenaufnahme ausschließt. Für die Eisenmedikation liegen die Dinge offensichtlich anders. Hier haben sowohl HEILMEYER (1944) *als auch* THEDERING (1949) *eine überzeugende Förderung der Eisenresorption durch Vitamin C bei oraler Applikation festgestellt.* Inwieweit weitere Nahrungsbestandteile, z. B. Eiweiß, Eiweißbausteine, die Eisenresorption fördern können, wurde bereits oben ausgeführt.

Unter den die *Eisenaufnahme hemmenden Faktoren* sind vor allem gewisse organische Säuren, der Nahrungsphosphor und Phytate der Nahrung genannt worden. Von den *organischen Säuren* hat LINTZEL vor allem die Milchsäure und die Citronensäure in dieser Hinsicht angeschuldigt. Durch die Bildung schwer spaltbarer Komplexsalze werde die Eisenresorption gestört.

In einigen Bilanzversuchen am Menschen errechnete er eine Resorptionshemmung bei Zusatz von 2 g Citronensäure, 2 g Milchsäure oder 3 g Natriumlactat zu je 50 mg Eisen. Und bei jungen Ratten sah der Autor durch Zusatz von Tartrat, Citrat, Formiat, Lactat und bis zum gewissen Grad auch Acetat eine Eisenmangelanämie entstehen. Diese für die Pädiatrie bedeutungsvollen Untersuchungen hat LOESCHKE aufgegriffen und — wenigstens für die übliche Milchsäurevollmilch — nicht bestätigen können. Wir haben vergleichsweise bei älteren Kindern und Erwachsenen Serumeisenbelastungskurven mit und ohne gleichzeitige Gaben von 500 g Citronensäuremilch oder auch Citronensäurewasser (1 Citrette = etwa 400 mg pro 100 cm³) geschrieben und keinen unterschiedlichen Verlauf der Resorptionskurven gesehen. KRAUSE (1951) hat ferner auf meine Veranlassung 2—3 Wochen alte Ratten vergleichsweise mit Frauenmilch, Citronensäure-Frauenmilch (2 Citretten pro 100 cm³), Kuhmilch und altersüblicher Rattennormalkost ernährt. In Bestätigung früherer Untersuchungen von MÜLLER (zit. n. ROMINGER) wurden die Kuhmilchtiere im Gegensatz zu den Normalkost- und Frauenmilchtieren schwer anämisch. Bemerkenswert ist nun, daß auch die Citretten-Frauenmilchtiere von einer Anämie verschont blieben, was erhellt, daß der beträchtliche Citronensäurezusatz das Frauenmilcheisen an der Resorption nicht gehindert hat. Auch AMANN (1940) hat behauptet, daß Weinsäure und Citronensäure die Resorbierbarkeit von Ferrosalzen infolge Komplexbildung hemmen. Seine wenigen Kaninchenversuche halten aber einer Kritik nicht recht stand, da bei ihnen nur das Gesamtbluteisen nach Veraschung in mg-% ermittelt wurde. Serumeisenspiegelveränderungen vollziehen sich aber in der Größenordnung γ-%. Es ist jedenfalls schwer verständlich, wenn z. B. nach oraler Gabe von Ferrosulfat (ohne Weinsäure und Citronensäure) das Serumeisen innerhalb 2 Std. um 30 mg-% (= 30000 γ-%), d. i. das Hundertfache der totalen Bindungskraft des Serums, anwächst.

So bleibt bestehen, daß bei den in Betracht kommenden Konzentrationen organischer Säuren im Magendarmtrakt eine nennenswerte Hemmung der gastroenteralen Eisenaufnahme nicht zu befürchten ist.

Der *Phosphorgehalt* der Nahrung scheint allerdings für die Eisenresorption von Bedeutung zu sein. Das besagen unter anderen die experimentellen Untersuchungen von KINNEY, HEGSTED und FINCH (1949) bzw. von HEGSTED, FINCH und KINNEY (1949).

Danach steht bei Ratten die Eisenresorption — gemessen am Lebereisengehalt — im umgekehrten Verhältnis zum Phosphorgehalt der Nahrung. Demgemäß führt die Fütterung mit dem sehr phosphorarmen Maisschrot zu einer Eisenüberladung der Tiere unter Bevorzugung der Reticuloendothelien ("dietary hemachromatosis"), die um so geringer wird, je höher die Phosphorzulage (Natriummonophosphat) ist. Eisenzulagen werden um so stärker retiniert, je niedriger das Nahrungsphosphor ist und umgekehrt. Wenn diese Versuchsergebnisse auf die Verhältnisse am Menschen übertragbar sind, dürften sie von besonderer Bedeutung für die Eisenstoffwechsellage des künstlich ernährten Säuglings sein, da bekanntlich die Kuhmilch reich an Phosphorsalzen ist. HEGSTED, FINCH und KINNEY erinnern in diesem Zusammenhang an die sehr ähnlichen Befunde von GILLMAN, MANDELSTAM und GILLMAN (1945) einer massiven Eisenanreicherung in der Leber bei mangelernährten Bevölkerungsgruppen in Südafrika, ohne damit eine gemeinsame Ätiologie für beide Arten der diätbedingten Hämochromatosis behaupten zu wollen.

Der die Eisenresorption hemmende Einfluß der *Nahrungsphytate* wurde kürzlich von SHARPE, PEACOCK, COOKE, HARRIS, LOCKHART, YEE und NIGHTINGALE (1950) erneut bewiesen.

Bei 17 gesunden Knaben im Alter von 12—17 Jahren wurde der Einfluß der Probemahlzeiten, welche in ihrem Phytatgehalt abgestuft waren, auf die Resorption von radioaktivem Eisen geprüft. Dabei hatten die Autoren das bemerkenswerte Ergebnis, daß neben dem Phytatgehalt der Mahlzeit gerade auch ihre Massigkeit die Eisenresorption beeinträchtigt.

Zusammen mit Milch haben übrigens die phytatreichen Haferflocken die Resorptionsquote verhältnismäßig wenig reduziert, was die Autoren auf die Bindung des Phytins mit dem Calcium der Milch zurückführen. Aus früherer Zeit stammen entsprechende Untersuchungsergebnisse u. a. von McCance, Edgecome und Widdowson (1943).

Über die Bedeutung weiterer Nahrungsbestandteile und über die Bedeutung der *einzelnen Formen des Nahrungseisens* schlechthin wird noch in einem eigenen Kapitel zu sprechen sein (s. S. 755 ff).

ad 2. Die früher gültige Auffassung, daß das Eisen nur in dem oberen Teil des Dünndarmes resorbiert werden kann, mußte inzwischen revidiert werden. In zahlreichen Versuchen wurde nachgewiesen, daß praktisch der ganze Magendarmtrakt, wenn auch in quantitativer Abstufung, in der Lage ist, Eisen aufzunehmen. Für *Duodenum* und *Jejunum* hat hierüber nie ein Zweifel bestanden. Waldenström (1940) sah auch vom *tieferen Teil des Dünndarmes* nach entsprechender Sondenapplikation von Eisensalzen gute Resorption. Ähnliches wurde auch für den *Magen* vermutet, klar bewiesen aber erst durch die Untersuchungen von Vahlquist, G. u. E. Neander.

Bei Kaninchen wurde nach Laparotomie der Pylorus abgeklemmt oder abgebunden und dann 100 mg Eisen als Ferrosan appliziert. Beim Menschen wurden 194 mg Eisen als Lactat in 20 cm³ Wasser durch die Sonde gegeben, nachdem die Pyloruspassage durch einen aufgeblasenen Gummiballon (Methode von Hallén) zeitweilig unterbrochen war. An Serumeisenkurven zeigte sich dann, daß eine gute Resorption in beiden Versuchsgruppen statt - gefunden hatte.

Im *Colon* findet auch eine Eisenresorption statt. Sie ist nur viel geringer als in den anderen Teilen des Magendarmtrakts, wie unter anderen Stewart, Yuile, Clairborne, Snowman und Whipple (1950) am Fistelhund mit Hilfe von radioaktivem Eisen nachwiesen. Wie dem auch immer sei: der größte Teil des Nahrungseisens wird unmittelbar unterhalb des Pylorus resorbiert, wie Endicott, Gillman, Brecher, Ness, Clarke und Adamik (1949) mittels Autoradiographie nachwiesen. Nur unter gewissen Bedingungen (z. B. Eisenmangel und vielleicht reichliche Eisenzufuhr) resorbieren auch unterer Dünndarm und Colon.

ad 3. *Der Mechanismus und die Lenkung der Eisenaufnahme* ist in den letzten 10 Jahren besonders intensiv bearbeitet worden, ohne daß man nun heute von einer restlosen Klärung des Problems sprechen könnte. Es wurde bereits ausgeführt (Kapitel II, Nr. 5), daß die Eisenresorption quantitativ sehr ausgesprochen vom Bedarf des Organismus bestimmt wird.

Das fanden bereits Lintzel (1931) in seinen Bilanzuntersuchungen und Heilmeyer und Koch (1939) mit Hilfe von Serumeisenbelastungskurven (s. Abb. 1, S. 731). Diese wichtige Grundtatsache ist oftmals nachgeprüft und immer wieder — z. T. auch mittels radioaktiven Eisen — bestätigt worden (Moore und Mitarbeiter, Heilmeyer und Plötner, Skouge, Hahn und Mitarbeiter, Copp und Greenberg, Hemmeler 1946 u. a.). Hahn und Mitarbeiter, Balfour und Mitarbeiter, Moore und Mitarbeiter fanden, daß der normale Hund rund 1—2%, das im Eisenmangel befindliche Tier dagegen 20 und mehr Prozent des zugeführten Radioeisens resorbiert. In den Experimenten von Copp und Greenberg resorbierten wachsende Ratten unter normalen Bedingungen weniger als $^1/_3$, im Eisenmangel aber $^9/_{10}$ des zugeführten radioaktiven Fe^{55}. Entsprechendes ließ sich beim Menschen vergleichsweise unter normalen und Eisenmangelbedingungen bei posthämorrhagischer Anämie feststellen (Hahn und Mitarbeiter, Moore und Mitarbeiter, 1941, Ross und Chapin, Balfour und Mitarbeiter). In Bilanzuntersuchungen mit radioaktivem Eisen schließlich stellten Dubach, Callender und Moore das gleiche fest; die Menge des nicht resorbierten Eisens ist beim Normalen viel größer als beim Patienten mit hypochromer Eisenmangelanämie.

Es besteht also kein Zweifel, daß der Bedarf die Resorptionsgröße von Eisen ganz wesentlich mitbestimmt. Die Frage ist nun, wie der Organismus diese Bedarfslenkung betreibt.

Der Weg vom Darmlumen in den großen Kreislauf geht im wesentlichen über die Pfortader und weniger über den Ductus thoracicus. Nach oraler Eisengabe stieg bei den Experimenten von Moore und Mitarbeiter (1939) der Eisenspiegel in der Lymphe des Ductus thoracicus von 100 auf 150 γ-%, im Blute dagegen von 175 auf 360 γ-%. Es wird also vor allem der Blutweg und viel weniger der Lymphweg beschritten.

Der *Mechanismus der Eisenresorptionslenkung* wird in einer jüngst erschienenen kritischen Studie von HEMMELER (1950) diskutiert. Der Autor selbst hat bei Serumeisenbelastungskurven nicht nur den Grad der Erhöhung über den Ausgangswert, sondern auch ihre Dauer berücksichtigt. Und mit Hilfe solcher Zeitkurven wies er bei Eisenmangelanämien eine viel längere (über 10 Std.), also intensivere Eisenresorption nach als bei gesunden oder gar im Eisenüberfluß befindlichen Versuchspersonen. Wie kann es nun zu einer solchen vom Bedarf diktierten Resorptionssteigerung kommen? Die alte LINTZELsche Auffassung, daß im Eisenmangel auch das Darmepithel wenig Eisen enthält und dadurch aufnahmebereiter ist, wurde durch die Untersuchungen von ROTHLIN und UNDRITZ (1946) nicht gestützt, welche mit Hilfe der makroskopischen Berlinerblau-Reaktion nachwiesen, daß sich bei Ratten unter der anämisierenden Milchdiät mit und ohne nachfolgende Eisentherapie die Schleimhaut von Vormagen, Jejunum und Ileum in ihrem Eisengehalt kaum oder gar nicht verändert. Und BOGNIARD und WHIPPLE (1932) bestimmten dementsprechend in der Schleimhaut von Magen, Jejunum und Colon normaler und blutungsanämischer Tiere den gleichen niedrigen Eisenwert von 1—2 mg-%. HEMMELER *zieht daraus den Schluß, daß der Eisengehalt der Darmwand — wenigstens außerhalb der Zeiten starker Resorption — wenig variabel ist, somit kaum für eine fein reagierende Resorptionslenkung in Betracht kommt.*

Eine wesentliche Erweiterung der Erkenntnisse brachten neuere Untersuchungen amerikanischer Autoren. HAHN, BALE und WHIPPLE postulierten auf Grund ihrer Befunde an gesunden und anämischen Hunden einen "mucosal acceptor" für Eisen in der Darmwand, der nach Absättigung ("physiological saturation") zum "mucosal block" würde. Demgemäß erbrachten die weiteren Untersuchungen von GRANICK und Mitarbeitern den Beweis, daß das im Augenblick der Resorption in der Darmwand gebildete Proteinapoferritin als Eisenfänger (= mucosal acceptor) dient. Über die Natur dieses Eiweißkörpers und seine Fähigkeit, Eisen aufzunehmen und dadurch reversibel zu dem eisenhaltigen Proteid Ferritin zu werden, wurde bereits weiter oben gesprochen (s. S. 734). In ausgedehnten Meerschweinchenversuchen zeigte GRANICK (1946), daß unter dem Einfluß der Eisenresorption der Ferritingehalt der Darmwand sich erhöht. Ist ein gewisser Punkt dieser Erhöhung erreicht, ist ein weiterer Zuwachs nicht mehr möglich, d. h. aus dem "mucosal acceptor" ist ein "mucosal block" geworden. Erst im Verlaufe von 3—6 Tagen sinkt der Ferritingehalt der Darmwand wieder zur Norm ab, indem das Ferritin unter Abgabe seines Eisens an die Blutbahn wieder zum Apoferritin wird. GRANICK entwickelte das folgende Schema über diese Vorgänge, die sich vornehmlich in der Duodenal- und Jejunalregion abspielen:

Lumen des Gastro-intestinaltrakts	Schleimhautzellen der Magen-Darm-Wand	Blutstrom	Leber, Milz, Knochenmark
$Fe^{+++} \rightarrow Fe^{++} \rightarrow$ (in der Nahrung)	Fe^{++} $\updownarrow$ Ferritin Fe^{+++}	$\rightleftharpoons$	$Fe^{+++} \rightleftharpoons Fe^{++}$ Globulin $\updownarrow$ Ferritin Fe^{+++}

GILLMAN und JVY (1947) haben dann in histochemischen Studien wahrscheinlich gemacht, daß das Auftreten feiner eisenhaltiger Granula in den der Darmlichtung zugewandten Polen der Epithelzellen 3—6 Std. nach der Eisenaufnahme der morphologische Ausdruck der Ferritinbildung ist.

Somit wäre also ein gewisser Regulierungsmechanismus der Eisenresorption definiert. Er besagt, daß soviel Eisen resorbiert werden kann, wie Apoferritin da ist. Das Apoferritin wird z. T. im Augenblick des Eisenangebotes in der Darmwand gebildet. Zum anderen, wohl wesentlicheren Teil aber richtet sich die Bereitstellung von Apoferritin nach dem Tempo der Weitergabe des Ferritineisens an das Plasma. *Die Ferritinbildung in der Darmwand ermöglicht mit anderen Worten den Resorptionsblock, während der Abstrom des Eisens in die Blutbahn die Resorptionsgröße bestimmt.*

Damit wäre also ein wesentlicher Teil der Resorptionslenkung in die Blutbahn zurückverlegt. Und es fragt sich nun, *wodurch die Aufnahmebereitschaft des Blutplasmas für Eisen aus der Darmwand bestimmt wird.*

Am naheliegendsten erscheint hierfür die Annahme, daß ein niedriger Serumeisenspiegel, wie er für den Eisenmangel jedweder Genese kennzeichnend ist, durch Erhöhung des Konzentrationsgefälles den Übertritt von Eisen aus der Darmwand in die Blutbahn erleichtert. Hemmeler (1950) tritt dieser Auffassung, die unter anderen von Heilmeyer vertreten wurde, mit der Begründung entgegen, daß in seinen Versuchen Patienten mit chronischer hypochromer Anämie trotz gleich niedriger Serumeisenspiegel einen verschieden hohen Serumeisenanstieg nach oraler Eisenbelastung (120 mg Fe^{++}) zeigen. Der Maximalwert lag zwischen rund 200 und 360 γ-% bei Ausgangswerten von etwa 25—60 γ-%. Der Verfasser zitiert in dem gleichen Sinne Untersuchungen von Hahn, Bale, Ross, Balfour und Whipple, von Moore, Dubach, Minnich und Roberts und von Dubach, Callender und Moore. Er unterstellt bei der Auswertung seiner eigenen Untersuchungen, daß die Höhe des Serumeisenanstieges nach oraler Eisenbelastung ein eindeutiges Maß für die Resorptionsgröße darstellt. Diese Voraussetzung scheint aber nicht unbedingt gegeben; denn eine gewisse individuelle Schwankungsbreite war in den angeführten 5 Serumeisenbelastungsproben Hemmelers von vornherein zu erwarten. Die Reaktion des peripheren Serumeisenspiegels hängt nicht nur von der Resorptionsgröße, sondern auch von anderen Faktoren, z. B. von der Eisenspeicherung in der Leber ab. Im übrigen zeitigt die Berücksichtigung des Zeitfaktors in den zitierten Kurven das beachtenswerte Ergebnis, daß in allen Fällen von hypochromer Anämie mit Hyposiderämie 10 Std. nach der Eisengabe der Serumeisenspiegel noch eindeutig über dem Ausgangswert liegt, was Hemmeler selbst ja als Hinweis auf die Resorptionserhöhung beim Eisenmangel ansah. *So erscheint wohl die Annahme berechtigt, daß die Hyposiderämie im Pfortaderblut eine gewisse, wenn auch vielleicht nicht die entscheidende Rolle beim Übertritt des Eisens aus der Darmwandzelle in das Blutplasma spielt.* Daß nämlich die Eisenbindungskapazität des Blutes im großen Kreislauf nicht allein entscheidend für die Eisenresorption sein kann, zeigten die Untersuchungen von Dubach, Callender und Moore (1948), Granick (1949) und von Yuile, Hayden, Bush, Tesluk und Stewart (1950) mit folgendem Ergebnis:

1. Parenterale Eisenzufuhr bis zur völligen Sättigung des Serums senkt nicht die Eisenresorption,

2. parenterale Zufuhr von eisenfreiem Trägerprotein (β_1-Globulin) erhöht nur die Bindungskapazität entsprechend, nicht aber die Resorption.

Eine weitere Frage ist nun die, ob nicht die Menge des zur Eisenbindung fähigen, aber noch nicht mit Eisen besetzten Plasmaproteins, also der Eisensättigungsgrad des Plasmas, von dem schon mehrmals die Rede war (s. S. 737), von ausschlaggebender Bedeutung in diesem Geschehen ist. Wie Abb. 6 und Tabelle 1 zeigen, beträgt normalerweise der Sättigungsgrad des Plasmas rund 35%, bzw. der Sättigungsquotient etwa 1:3. Im Eisenmangel sinkt der Serumeisenspiegel ab bei gleichzeitig ansteigender Eisenkapazität des Plasmas. Der

Sättigungsquotient erreicht den Wert von etwa 1:10. Es liegt auf der Hand, daß hierdurch die Aufnahmefähigkeit des Plasmas wächst — eine sehr sinnvolle Maßnahme des Organismus. Für diese Deutung spricht auch der gegenteilige Befund, daß nämlich bei der Hämochromatosis, welche bekanntlich durch völliges Fehlen des Resorptionseffektes am Serumeisen gekennzeichnet ist, praktisch die ganze Eisenkapazität des Plasmas erschöpft ist (s. Abb. 5). Indirekt ist natürlich wiederum die Höhe des Serumeisenspiegels an diesem Regulierungsvorgang maßgeblich beteiligt. Andererseits nimmt auch — z. B. beim echten Eisenmangelzustand — die Zunahme der eisenbindenden Proteine auf diesen Vorgang Einfluß. *Der Organismus hat also grundsätzlich zwei Ansatzpunkte, die zusätzliche Eisenkapazität des Plasmas zu verändern: das Plasmaeisen und das eisenbindende Plasmaprotein.* Eisenüberfluß führt zur Eisenrückstauung, Eisenmangel hingegen zur Eisenverarmung im Plasma zu Gunsten der eisenhungrigen Blutbildungsstätten und sonstigen Körpergewebe. So ergibt sich also eine weitere Rückverlegung des primären Ansatzpunktes regulativer Vorgänge im Eisenresorptionsgeschehen von der Blutbahn in die Gewebe. Hier wird — wie bei der Resorption in der Darmwand — Apoferritin gebildet, das dann nach Übernahme von Eisen aus dem Plasma zum Ferritin wird, also als Eisenfänger dient. *Die Eisenavidität des Gewebes (einschließlich der Blutbildungsstätten) bestimmt also das Tempo des Eisenüberganges vom Plasma her, dadurch die Höhe des Plasmaeisens bzw. der Eisenkapazität des Plasmas. Hierdurch wiederum reguliert sich der Eisenübertritt aus der Darmwand in die Blutbahn und schließlich die Resorption aus dem Lumen des Magendarmtraktes.*

Ob dieser etwas grob anmutende, letztlich auf physico-chemischen Vorgängen beruhende Resorptionsmechanismus auch die feinsten Regulationen erklären kann, muß noch sehr zweifelhaft bleiben. Ganz sicher vermag er das nicht hinsichtlich der Zunahme des eisentragenden Proteins im Plasma beim Eisenmangel, also im Falle eines stark erhöhten Eisenbedarfes, wie HEMMELER mit Recht betont. Hier muß noch ein das Ganze steuerndes *übergeordnetes Regulationsgeschehen mit im Spiele sein.* Nach Lage der Dinge dürfte es sich dabei um *neurovegetativ-hormonale* Vorgänge handeln, wie schon SCHÄFER und BOENECKE vermuteten, als sie mit ihren Experimenten das Vorhandensein eines sog. Eisenzentrums *im Stammhirn* wahrscheinlich machten. Ähnliche Gedanken äußerten unlängst HEMMELER und auch THEDERING. Hiervon wird noch in einem eigenen Kapitel die Rede sein (s. S. 748 ff u. 752 ff.).

d) Leber und Milz als Regulationsorgane.

Die Milz ist das relativ eisenhaltigste, die Leber durch ihre Größe das absolut eisenreichste Organ des Körpers. Nicht weniger wichtig erscheint, daß diese verhältnismäßig große Eisenmenge kein „eingefrorenes Kapital" für den Körper darstellt, sondern ein zum gewissen Teil durchaus disponibles Depot. Das wurde uns schon vor vielen Jahren, besonders eindrucksvoll durch die Untersuchungen von LINTZEL und RADEFF (1929 und 1930) und gut 10 Jahre später durch die Arbeiten von LINTZEL, RECHENBERGER und SCHAIRER (1944) klar gemacht. Erstere Autoren zeigten an Ratten, daß im Unterdruck zugunsten der angefachten Hämopoese das Leber- und Milzeisen beträchtlich absank, und letztere im Gegensatz hierzu, daß bei menschlichen Neugeborenen und Säuglingen der ersten Lebenswochen sich das Leber- und Milzeisen, aus der postnatalen Hämoglobinverminderung gespeist, beträchtlich anwuchs, um dann bald wieder dem Wachstum der Gesamthämoglobinmenge zuliebe abzusinken. Ähnliches wissen wir aus zahlreichen Aderlaß- und ähnlichen Versuchen an Hunden, auf die hier nicht näher eingegangen zu werden braucht.

Über die Formen des Gewebeeisens, speziell auch des Depoteisens, wurde
bereits an anderer Stelle das grundsätzlich Wesentliche gesagt. Es sei dieserhalb
auf die Ausführungen im Kapitel III, 1 b verwiesen. Hier sei nur nochmal die
Dynamik dieses Geschehens auf Grund neuester Erkenntnisse auf diesem Gebiete
diskutiert.

Die *Leber* nimmt aus zweierlei Gründen ganz besonderen Anteil am Eisenstoffwechselgeschehen: einmal wegen ihrer anatomischen Lage in der Ausflußbahn
des Pfortadergebietes *und* im großen Kreislauf und zum anderen wegen der
Vereinigung eines ausgesprochen eisenaktiven Parenchyms mit gewissen Bezirken
nicht minder eisenaktiven Reticuloendothels. Für die *Milz* trifft nur das letztere
zu. Sie wird also in ähnlicher Weise reagieren wie die KUPFFERschen Sternzellen
der Leber. Die aufschlußreichsten Untersuchungen der neuesten Zeit über diese
Fragen verdanken wir C. A. FINCH, HEGSTED, KINNEY, THOMAS, RATH, HAWKINS,
ST. FINCH und FLUHARTY (1950). Diese Autoren betonen nochmals die chemische
Verwandtschaft der beiden Repräsentanten des Depoteisens, nämlich des Ferritins
und des Hämosiderins [vgl. GRANICK (1946)], während sie im Gegensatz zu
SCHWIETZER (s. S. 734) hinsichtlich der Verfügbarkeit im Eisenstoffwechsel
zunächst noch keine grundsätzlichen Unterschiede zwischen beiden anerkennen.
Mit Hilfe von chemisch-quantitativen, histochemischen und Isotopenmethoden
(einschließlich Autoradiographie) im Tierversuch fanden sie, daß sowohl resor-
biertes Eisen als auch intravenös gegebenes, leicht ionisierbares Eisen (Fe^{59} als
Ferriammoniumcitrat) in den Parenchymzellen der periportalen Abschnitte der
Leberläppchen Aufnahme finden. Für diese Art der Eisenverteilung ist also nicht
der Eintrittsweg vom Gastrointestinaltrakt allein verantwortlich. Warum die
peripheren Abschnitte der Leberläppchen eine stärkere Eisenaufnahme zeigen
als die zentralen, ist noch ungeklärt. In der oben zitierten Arbeit vermuten
FINCH und Mitarbeiter, daß die Blutversorgung der Leberläppchen hierbei eine
Rolle spielt. Weniger intensiv war die Eisenaufnahme unter den geschilderten
Versuchsbedingungen in den Parenchymzellen von Niere (Tubulusepithel) und
Pankreas.

Bei der intravenösen Injektion von schwerer dissoziierbaren Eisenverbindungen (z. B. Eisensaccharat) wie auch beim Blutabbau findet sich die Eisenspeicherung selektiv im *Reticuloendothel*, also neben den KUPFFERschen Sternzellen vor allem in der *Milz*.

Erwähnung verdient in diesem Zusammenhang noch eine Studie von NEANDER
und VAHLQUIST. Diese Autoren untersuchten bei Kaninchen nach oraler Gabe
von 100 mg Ferrosalz den Serumeisenspiegel in Pfortader und Vena cava, z. T.
auch in der Lebervene. Dabei zeigte sich in 32 von 34 Experimenten ein höherer
Eisenspiegel in der Vena portae. Die Differenz betrug im Durchschnitt 46,9 ±
8,1 γ-% bei Schwankungen von —8 und +214 γ-%.

*Die Leber vermag also dank ihrer anatomischen Lage den Eiseneinstrom in den
großen Kreislauf vom Magendarmtrakt her durch Speicherungsfähigkeit zu steuern.
Sie stellt also den gegebenen Mittler zwischen exogenen und intermediärem Eisenstoffwechsel dar. Das Reticuloendothel scheint demgegenüber im intermediären
Eisenumsatz die entscheidende Rolle zu spielen.*

e) Das Serumeisen als Spiegel neurovegetativ-hormonaler Regulationsvorgänge im Eisenstoffwechselgeschehen.

In den einleitenden Sätzen zu diesem Kapitel (s. S. 738) wurde bereits mit
Hilfe des bekannten Schemas von HEILMEYER-VAHLQUIST klar gemacht, daß
das Serumeisen wie ein sehr fein ausschlagendes Zünglein an der Waage sehr

genau das Verhältnis von Angebot und Nachfrage im Eisenstoffwechsel wiederspiegelt, demnach besonders geeignet ist, diskretere regulative Vorgänge in diesem Geschehen zu erfassen. An dieser Stelle soll nun in Kurven zur Darstellung gelangen, welche neuen Erkenntnisse uns die Beobachtung des Serumeisens unter den hier zur Diskussion stehenden Gesichtspunkten gebracht hat.

Als einer der ersten hat wohl VAHLQUIST (1941) in seinem — auf S. 739, Abb. 6 zitierten — Schema vom Eisenstoffwechsel auf „hormonale u. dgl." Wirkungen regulativer Art hingewiesen. Er hat auch als erster bei 15 jungen Männern den Eisenspiegel von 8 Uhr früh mit demjenigen von 18 Uhr verglichen und dabei eine statistisch gesicherte Verminderung um $36,3 \pm 9,2$ γ-%, also eine Art *Tagesrhythmus* festgestellt. Wenig zuvor hatte auch SKOUGE (1939) in allerdings nur zwei untersuchten Fällen eine Verminderung der Serumeisenwerte in den Nachmittags- und Abendstunden gefunden. Diese Feststellungen sind im Laufe der folgenden 10 Jahre immer wieder bestätigt worden. Ich nenne die Untersuchungen von HEMMELER (1944), HÖYER (1944), RUCKSTUHL (1945), WALDENSTRÖM (1946), FERRONI und INDOVINA (1947), SCHÄFER und BOENECKE (Vortrag 1948), THEDERING (1949), RUSTING (1949), BÖNI und JUNG (1949) und neuerdings auch amerikanischen Autoren wie SCHLAPHOFF, JOHNSTON und BOROUGHS (1950) sowie HAMILTON, GUBLER, CARTWRIGHT und WINTROBE (1950). Alle diese Autoren fanden bei gesunden Individuen beiderlei Geschlechts, bei Kindern [SCHÄFER und BOENECKE sowie MAURER (1952)] wie bei Erwachsenen (alle anderen), einen Tagesrhythmus im Serumeisenspiegel, und zwar ganz überwiegend dergestalt, daß *früh morgens die Maximal- und spätnachmittags bzw. früh abends die Minimalwerte* festzustellen sind. Die Differenz beträgt — nach den einzelnen Untersuchungen etwas verschieden — rund 30—40 γ-% und ist statistisch einwandfrei gesichert. Lediglich WETZEL (1942) kam bei entsprechenden Untersuchungen nicht zu klaren oder gar gegenteiligen Ergebnissen. Umgekehrten Verlauf hatte auch die eine, von NILSSON (1944) geschriebene Tageskurve des Serumeisens. An der Echtheit der Ergebnisse aller anderen Autoren mit ihren insgesamt Hunderten von Tagesrhythmusuntersuchungen kann dennoch kein Zweifel mehr bestehen. Bemerkenswert und diese Diskrepanzen bis zum gewissen Grade erklärend sind die Erhebungen von THEDERING, daß der Ausgangswert des morgendlichen Serumeisenwertes für die Art des Tagesrhythmus entscheidend ist. Bei einem hohen Eisenspiegel um 8 Uhr über 140 γ-% ist der abendliche Abfall besonders ausgeprägt, bei einem mittelhohen Morgenwert von 80—139 γ-% recht gering, während bei einem niedrigen Ausgangswert unter 80 γ-% der Tagesrhythmus sogar umgekehrten Verlauf mit höheren Werten abends zeigt. Der Autor kam nach statistischer Auswertung von 32 eigenen und 26 in dieser Hinsicht auswertbaren Kurven des Schrifttums, also insgesamt 58 Tageskurven zu dieser Auffassung. Zur Erklärung dieses Phänomens zieht THEDERING das WILDERSche „Ausgangswertgesetz" heran. Er sieht darin den Ausdruck einer kompensatorischen Gegenregulation durch den jeweiligen Antagonisten im Kräftespiel der adrenergischen und cholinergischen Systeme miteinander. Darüber hinaus wies der gleiche Autor in 150 oralen Belastungsversuchen die Gültigkeit des Ausgangswertgesetzes auch für die Eisenresorption nach: hoher Ausgangswert — geringe Resorption, niedriger Ausgangswert — starke Resorption. Er ist geneigt, die weiter oben (S. 745) diskutierte Bedarfsregelung der Eisenresorption als Ausdruck vegetativer Steuerung des Eisenstoffwechsels anzusehen, eine Auffassung, der auch SCHÄFER und BOENECKE sowie HEMMELER unter gewissen Voraussetzungen Ausdruck gegeben haben. Zu erwähnen ist schließlich, daß sich der normale Tagesrhythmus bei Nachtarbeitern umkehrt oder zumindest um einige Stunden verschiebt. Das haben vor allem Waldenström sowie Schäfer und Boenecke an Krankenschwestern gesehen, die erst im Tagesdienst, dann im Nachtdienst eingesetzt waren und umgekehrt (s. Abb. 7). Es dauerte gewöhnlich einige Tage, bis die Umkehrung vollzogen war, und man hatte sogar den Eindruck, daß bei mangelhafter allgemeiner Umstellung der Schwester auf die Nachtarbeit auch die Umkehr des Serumeisen-Tagesrhythmus unvollständig war. Jedoch sind das Einzelbeobachtungen, die noch keinen Anspruch auf Allgemeingültigkeit erheben können.

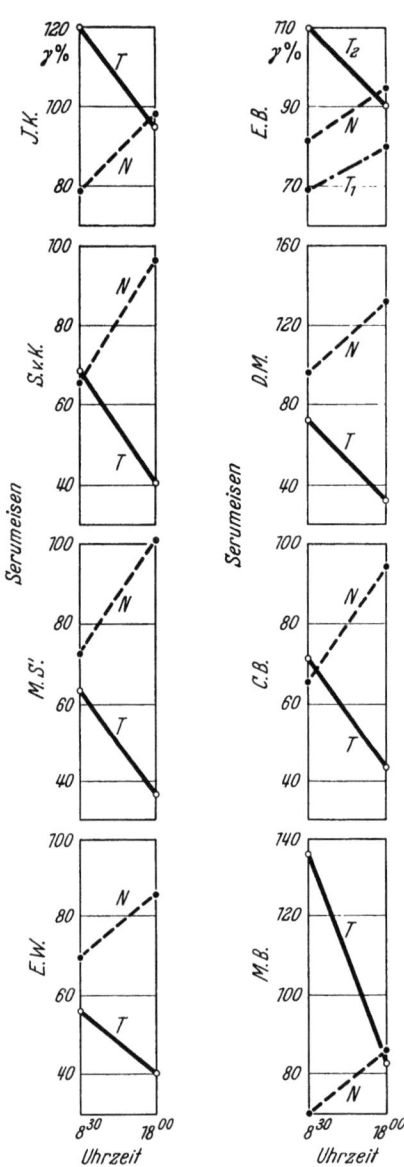

Abb. 7. 24-Std.-Rhythmik des Serumeisens bei einigen Krankenschwestern im Tages-(T) und Nachtdienst (N) (nach Schäfer u. Boenecke).

Das ganze Problem der neurovegetativen Steuerung des Eisenstoffwechsels wurde von Schäfer und Boenecke auf breiterer klinischer und experimenteller Basis aufgerollt. Sie gingen dabei von ihren Beobachtungen aus, daß die verschiedensten *cerebralerregenden Eingriffe und Erkrankungen*, wie Commotio cerebri, Ventrikelblutung, Lumbalpunktionen, Encephalographien, Kurzwellenbestrahlungen der Stammhirngegend, zu einer *Senkung des Serumeisenspiegels* — ähnlich wie bei Infektionen, anaphylaktischen Situationen und Histamininjektionen [Schäfer (1948)] — führen. Auch die intravenöse Injektion von Anoixol (= 20%ige Aminophenazonlösung), dessen cerebralerregende, leicht bis zum Krampf zu steigernde Wirkung außer Zweifel steht, hatte den gleichen Effekt. Ebenso sah Brenner (1948) 3 Std. nach Encephalographien Hyposiderämie auftreten und Ferroni und Indovina (1947) beobachteten das gleiche innerhalb einer Stunde nach Elektroschockbehandlung Geisteskranker in 18 von 23 Fällen. Aus diesen Erhebungen zogen Schäfer und Boenecke den Schluß, daß es offenbar für den Eisenstoffwechsel wie für zahlreiche andere Stoffwechsel- und Blutzellvorgänge Areale im Gehirn (wahrscheinlich im Stammhirn) gibt, welche auf die verschiedensten physikalischen und chemischen Reize hin eisenspiegelsenkende Impulse aussenden. Es lag nahe, auch den Serumeisen-Tagesrhythmus von dieser Seite her zu erklären. Die Erregungsleitung von den Zentren zu den peripheren Erfolgsorganen wurde in dem sog. „adrenergischen System" vermutet, nachdem Halsmarkdurchtrennungen bei Kaninchen und Hund den spontanen Tagesrhythmus auslöschten, und nachdem von den verschiedensten geprüften Hormonen und vegetativen Giften vornehmlich das Suprarenin, also der typische Überträgerstoff sympathischer Reizwirkung, den gleichen Effekt wie die cerebral erregenden Vorgänge auslösten (Schäfer und Boenecke). Dieser letztere Befund wurde bereits von Pontoni und Postiglione (1946) erhoben und in neuester Zeit auch von CARTWRIGHT, HAMILTON, GUBLER, FELLOWS ASHENBRUCKER und WINTROBE (1951) bestätigt. *Man kann also wohl sagen, daß ein Überwiegen des adrenergischen Systems* (frühabendliche Serumeisenverminderung, cerebralerregende Vorgänge, Adrenalininjektion) *zur Hyposiderämie führt.* Nachdem ferner in den Experimenten von SCHÄFER und BOENECKE durch Reticuloendothelblockierung mittels Elektrokollargol beim Kaninchen der Tagesrhythmus ebenso wie durch Halsmarkdurchtrennung zum Erlöschen gebracht werden konnte, wurde geschlossen, daß die Erregungsleitung schließlich in den Reticuloendothelien endet, die ihrerseits erst auf den Eisenstoffwechsel über das Serumeisen Einfluß nehmen. In der Besprechung ihrer Ergebnisse haben SCHÄFER und BOENECKE darauf hingewiesen, daß in die hypothalamikospinale und weiter bis zum R.E.S. fortgeführte Bahn noch humorale Steuerungsmechanismen eingeschaltet sein dürften. „Welches Organ auf den zentralnervösen Reiz den entscheidenden Wirkstoff absondert, läßt sich einstweilen nur mutmaßen ... Wir denken ... an die Nebennieren, ohne jedoch für diese Vermutung einstweilen Beweise beibringen zu können. Jedenfalls würde sich diese Annahme am ehesten in den Rahmen unserer ... Anschauungen über die Eisenstoffwechselregulation einfügen". Hier liegt offensichtlich die Brücke zu den modernen Anschauungen über die überragende Bedeutung der *Nebenniere,* speziell der Nebennierenrinde, in der humoralen Steuerung aller möglichen Stoffwechsel- und Abwehrvorgänge. Zweifellos gehört auch der Eisenstoffwechsel hierzu.

Die Untersuchungsergebnisse von WINTROBE und Mitarbeitern zu dieser Frage sind nicht ganz einheitlich.

1948 schreiben MAJUMDER und WINTROBE in der Diskussion ihrer an weißen Ratten durchgeführten Experimente, daß weder die Nebennierenexstirpation noch die Injektion von Rindenhormon eine signifikante Änderung des Plasmaeisens bei normalen Ratten erzeugte. 1950 erschien eine Monographie von BEIGLBÖCK, HOFF und CLOTTEN, in der unter anderem Kurven gezeigt werden, welche auf die Verabreichung von ACTH eine Verminderung des Serumeisenspiegels für 24 und mehr Stunden erkennen lassen. Die Serumeisenkurve verlief der des Lactoflavins, des Vitamins C, des organischen Schwefels und des Cholesterins parallel, der des Serumkupfers entgegengesetzt. Inzwischen haben WINTROBE und Mitarbeiter ihre Auffassung revidiert. In ausgedehnten Hundeversuchen kommen CARTWRIGHT, HAMILTON, GUBLER, FELLOWS, ASHENBRUCKER und WINTROBE (1951) zu dem Schluß, daß die Nebennierenrinde sehr maßgeblich den Serumeisenspiegel beeinflußt, daß z. B. die Injektion von Nebennierenrindenextrakt und von ACTH eine Hyposiderämie (ähnlich wie der Infekt oder ein beliebiger anderer „Stress") beim Hunde bedingt. Diese Auffassung stimmt mit eigenen, noch nicht publizierten Befunden beim Menschen überein. In der bereits zitierten Arbeit von HAMILTON, GUBLER, CARTWRIGHT und WINTROBE (1950) wird auch der Tagesrhythmus des Serumeisens auf die schon länger bekannte, ebenfalls tagesrhythmisch schwankende Aktivität der Nebennierenrinde (vermehrte Sekretion bei Tage, vermindert bei Nacht) genetisch bezogen. Das stimmt, wie bereits erwähnt, mit den schon von SCHÄFER und BOENECKE geäußerten Gedanken überein. Im Gegensatz zu diesen glauben HAMILTON usw. jedoch nicht, daß der frühabendliche Sympathicotonus hierbei eine Rolle spielt. Andererseits haben CARTWRIGHT, HAMILTON, GUBLER, FELLOWS, ASHENBRUCKER und WINTROBE die Befunde von SCHÄFER und BOENECKE u. a. bestätigt, wonach die Injektion von Adrenalin den Eisenspiegel senkt. Das Adrenalin stimuliert angeblich über die Hypophyse (womöglich auch unmittelbar?) die Nebennierenrinde (LONG u. v. a.). Es hat aber offenbar auch direkte Ansatzpunkte am Reticuloendothel; denn der eisenspiegelsenkende Effekt des Adrenalins läßt sich — wenn auch in abgeschwächter Form — nach CARTWRIGHT usw. auch am adrenalektomierten Hunde reproduzieren.

Es besteht also einstweilen kein Grund, den Einfluß des vegetativen Nervensystems mit Hilfe seines adrenergischen Anteiles auf den Eisenstoffwechsel grundsätzlich zu leugnen. Die Nebennierenrinde nimmt zweifellos eine Schlüsselstellung in diesem Geschehen ein. Sie ist aber doch wohl nur ausführendes und nicht letztlich befehlendes Organ. Ihre Befehle erhält sie von der Hypophyse (ACTH, vielleicht auch andere Hormone) oder vom vegetativen Nervensystem — womöglich unter Einschaltung des Nebennierenmarkes. Die oberste Befehlsstelle dürfte wohl in beiden Fällen in den *vegetativen Zentren der Stammhirngegend zu suchen sein; denn nur unter Einbeziehung des vegetativen Nervensystems in diese Steuerungsvorgänge werden uns die oben zitierten Befunde von* Schäfer *und* Boenecke *und von* Thedering *(Ausgangs-wertgesetz im Tagesrhythmus) verständlich. Daß aber keines dieser Regulations-regime „totalitär" ist, erkennen wir daran, daß es sowohl nach Entfernung der Nebennieren (oben zitierte Versuche von* Cartwright *usw. an adrenalektomierten Hunden) als auch nach Ausschaltung von Gehirn und Hypophyse (Versuche von* Schäfer *und* Boenecke *an der dekapitierten Katze, s. unten) dennoch zu einem den Eisenspiegel senkenden Vorgang kommen kann. Nur die Reticuloendothel-blockierung scheint Aussicht zu haben, diesen Vorgängen Einhalt zu gebieten [*Schä-fer *(1948),* Schäfer *und* Boenecke].*

f) Hormone und Eisenstoffwechsel.

Über die Beziehungen des endokrinen Systems zum Eisenstoffwechsel liegen nur sehr spärliche Untersuchungen vor. Heilmeyer, Keiderling und Stüwe teilten 1941 ohne Angabe genauerer Versuchsdaten mit, daß weder Adrenalin noch Pretiron noch Präphyson den Eisenspiegel zu verändern vermögen, und M. B. Schmidt schrieb 1940, daß der Mechanismus der hormonalen und sonstigen Eisenstoffwechselregulation noch unbekannt ist.

Die Fragen der hormonalen Regulation des Eisenstoffwechsels sind zu eng mit denjenigen der neurovegetativen Steuerung verknüpft, als daß sie von diesen ganz gesondert betrachtet werden könnten. Sie wurden daher in einem eigenen Kapitel gemeinsam behandelt (s. Kapitel III, Abschnitt 2e). Hier seien nur ergänzende Betrachtungen angeschlossen.

Im vorangegangenen Abschnitt wurde näher ausgeführt und auf Grund der bislang vorliegenden Untersuchungsergebnisse begründet, daß die *Nebennieren* einen besonders wichtigen, vielleicht den entscheidenden Platz in den regulativen Vorgängen des Eisenstoffwechsels einnehmen. Offensichtlich ist die Neben-nierenrinde in der Lage, auf humoralem Wege Impulse auszusenden, welche am Reticuloendothel angreifen und so den Serumeisengehalt senken können. Schon lange weiß man, daß man durch Gaben von Nebennierenrindenhormon den Blutcholesterinspiegel senken kann, und bereits 1930 wies Reiss nach, daß dieser Vorgang nach Blockade des R.E.S. mittels Tusche ausbleibt. Reiss und Gothe teilten 1937 mit, daß es mit dem corticotropen Hormon des Hypophysen-vorderlappens bei der Ratte gelingt, die Speicherfähigkeit des R.E.S. zu erhöhen, ein Effekt, welcher — offenbar durch Erschöpfung der Speicherreserven des R.E.S. — ausbleibt, wenn die Tiere 4—7 Tage lang mit dem gleichen Wirkstoff vorbehandelt waren. Die Parallelen zum Eisenstoffwechsel sind nach den Unter-suchungen von Schäfer (1942) sowie Schäfer und Boenecke (1949) ganz offensichtlich. Das Adrenalin vermag — z. T. über eine Reizung des Hypo-physenvorderlappen-Nebennierenrindensystems, z. T. wohl auch direkt — das gleiche. Der Adrenalineffekt erreicht seinen Höhepunkt erst nach Stunden, nach Schäfer und Boenecke beim Menschen nach etwa 3 Std., nach Cart-wright, Hamilton, Gubler, Fellows, Ashenbrucker und Wintrobe beim Hunde erst nach 8 Std., also zu einer Zeit, wo die Kreislaufwirkung des Adrenalins bereits abgeklungen ist. Das wurde von Schäfer und Boenecke als Zeichen dafür angesehen, daß die Adrenalinwirkung nicht direkt, sondern über ein anderes Organ (Hypophyse-Nebennierenrinde) angreift, oder daß das Reticuloendothel als Erfolgsorgan eine trägere und länger währende Reaktionsweise auf diesen Wirkstoff besitzt als der Kreislauf. Synchron mit der Blutdruckerhöhung, nämlich 30 min nach der Injektion, fanden Schäfer und Boenecke in Bestäti-gung der Befunde von Oliva und Furbetta (1942) eine geringe, statistisch allerdings nicht zu sichernde Erhöhung des Eisenspiegels. Die Realität dieses Befundes vorausgesetzt, erscheint es wohl berechtigt anzunehmen, daß die adrenalinbedingte Milzkontraktion hierfür die Ursache abgibt, nachdem sich das Milzvenenblut aus naheliegenden Gründen als eisenreicher erwies als das Milzarterienblut [SCHÄFER (1948)]. Aus all diesen Tatsachen und Überlegungen ist es verständlich, das die sog. Sympathicolytica *Dibenamin* (CARTWRIGHT, HAMILTON, GUBLER, FELLOWS, ASHENBRUCKER und WINTROBE) und *Hydergin* (SCHÄFER, noch unveröffentlicht) den eisenspiegelsenkenden Adrenalineffekt nicht zu paralysieren vermögen. Es gelang SCHÄFER auch nicht, den frühabendlichen Serumeisenabfall im Tagesrhythmus zu kupieren. Die Sympathicolytica wirken eben nicht auf das Adrenalin direkt neutralisierend, sondern machen nur bestimmte Erfolgsorgane für die Adrenalinwirkung unempfindlich. Dazu scheinen der Kreislauf, nicht aber das Reticuloendothel zu gehören.

Im vorangegangenen Kapitel sowie im vorigen Abschnitt wurde auch die Rolle der *Hypophyse* als Regulationsfaktor im Eisenstoffwechsel kurz gestreift. Dabei zeigte sich, daß dieses Organ mit Hilfe seines adrenocorticotropen Hormons, also über die Nebennierenrinde, in dieses Geschehen eingreift, nämlich den Eisenspiegel zu senken vermag. HETHERING und WEIL haben bereits 1940 bei Ratten in Ganztieranalysen neben Fettsucht eine Eisenverarmung des gesamten Organismus nach Entfernung oder Läsion der Hypophyse oder auch nach Läsion der Hypothalamusgegend beschrieben. OVERBECK (1941) gab einem Teil der hypophysektomierten Ratten Vorderlappenextrakte *intraperitoneal* und sah durch diese Maßnahme Hebung des Serumeisens und der Reticulocytenzahl als Zeichen eines vermehrten Blutabbaues. CRAFTS und WALKER (1947) schließlich ziehen aus ihren Versuchen an hypophysektomierten Ratten den Schluß, daß die operierten Tiere die Fähigkeit eingebüßt haben, Speichereisen zu Hämoglobin zu verwenden. Sie halten für möglich, daß der bei hypophysektomierten Ratten bekannte Proteinmangel bei der Hämoglobinsynthesestörung das Primäre sei. *Aus den zitierten Untersuchungsergebnissen ist zu entnehmen, daß die Rolle der Hypophyse im Eisenstoffwechsel noch weiterer Klärung bedarf. Eindeutig kennt man eigentlich nur die Auswirkung auf den Serumeisenspiegel, während tiefere Einblicke in den intramediären und exogenen Eisenstoffwechsel noch fehlen. Offen ist ferner die Frage, woher gegebenenfalls die Hypophyse die Impulse bekommt, in das Eisenstoffwechselgeschehen einzugreifen, welcher Art die zweifellos anzunehmende Verbindung mit dem funktionell übergeordneten Hypothalamus ist.*

Nicht weniger problematisch ist heute noch die Stellung der *Schilddrüse* im Eisenstoffwechsel.

Die Untersuchungen von SKOUGE (1939), VAHLQUIST (1941), HEILMEYER, KEIDERLING und STÜWE (1941), VANNOTTI und DELACHAUX (1942), LANDOLT (1947) und von DAUM über das Serumeisen bei Schilddrüsenerkrankungen ergeben kein einheitliches Bild. LANDOLT beschreibt bei 7 Fällen von Myxödem „in der Regel" eine Eisenspiegelerhöhung, die sich auf Thyreoidinbehandlung — nach vorübergehender Hyposiderämie — wieder normalisierte. An sich wäre dieser Befund und der gegenteilige Befund bei der Thyreotoxikose in Anbetracht der erheblichen Wandlung der Verbrennungsvorgänge im Zellstoffwechsel verständlich. Doch konnten sie in neuesten Untersuchungen von DAUM nicht bestätigt werden. Dieser Autor fand in 18 Fällen von Hyperthyreose und in 11 Fällen von Hypothyreose das Serumeisen normal, während bemerkenswerterweise der Kupferspiegel im ersteren Falle erhöht und im letzteren erniedrigt gefunden wurde. Hier müssen also weitere Untersuchungen Klärung schaffen.

Die Bedeutung der *Keimdrüsen* für den Eisenstoffwechsel wurde zumeist im Hinblick auf die praktisch wichtige Tatsache diskutiert, daß im geschlechtsreifen Alter beim Manne der Eisenspiegel um rund 30 γ-% höher liegt als bei der Frau (HEILMEYER und PLÖTNER und zahlreiche Nachuntersucher). Vor der Pubertät und nach dem Klimakterium besteht diese Differenz nicht [VAHLQUIST (1950)].

Heilmeyer und Plötner hielten die „Hyposiderämie" der gesunden geschlechtsreifen Frau für sekundär, indem sie sie auf den Eisenverlust mit der Regelblutung ursächlich bezogen. Vahlquist (1944 und 1950) hat diese Argumentation entkräftet durch die Beobachtung, daß geschlechtsreife Frauen auch
ohne Regelblutung (Uterusexstirpation bei benignen Erkrankungen wie Myom)
einen geringeren Eisenspiegel besitzen als Männer. Überdies gelang es nicht,
durch intensive mehrwöchige Eisenbehandlung einen signifikanten Anstieg der
roten Blutwerte und des Serumeisens zu erzwingen. Genauere Vorstellungen
darüber, wie diese offensichtlich endokrinbedingte Geschlechtsdifferenz zustande
kommt, besitzen wir noch nicht.

g) Vitamine und Eisenstoffwechsel.

Die Beziehungen zwischen dem Vitamin- und dem Eisenstoffwechsel sind
noch wenig geklärt. Die wenigen bislang vorliegenden Untersuchungen beschäftigen sich mit den Wirkstoffen der Vitamin B-Gruppe und dem Vitamin C. Zu
den ersteren gehören das Aneurin (B_1), das Lactoflavin (B_2), die Nicotinsäure
(Antipellagra-Faktor), das Adermin bzw. Pyridoxin (B_6) und die Pantothensäure. Auch die Untersuchungen über den Einfluß des Methionins auf den Eisenstoffwechsel können vielleicht hierher gerechnet werden.

Um die Klärung der Verbindungen der *B-Vitamine* zum Eisenstoffwechsel
hat sich vor allem Neuweiler (1945 und 1946) bemüht. Er fand, daß von den
Wirkstoffen B_1, Lactoflavin, Nicotinsäure, Pantothensäure und Adermin beim
Gesunden nur das Lactoflavin und das Adermin den Serumeisenspiegel zu senken
vermag. In einer weiteren Publikation (1945) vertritt der gleiche Autor die Ansicht, daß man in allen Fällen von Eisenmangelanämien die Eisentherapie mit
der B-Komplex-Behandlung kombinieren solle, weil hierbei die Regeneration
schneller vonstatten ginge als bei Anwendung nur eines der beiden Therapeutica.
Unabhängig hiervon haben Stich und Wolff (1951) den Einfluß des *Lactoflavins*
auf den Serumeisenspiegel studiert und gefunden, daß beim Gesunden und bei
12 Kranken verschiedenster Art mit relativ hohem Eisenspiegel (Hepatitis, Diabetes, Bleivergiftung, Ariboflavinose, Hungerödem, Porphyrie u. a.) auf die
intravenöse Gabe von 20 mg Lactoflavin eine eindeutige Senkung des Serumeisens eintrat. Die Autoren deuten ihre Befunde so, daß durch die Lactoflavin-
zufuhr die Hämosynthese gesteigert wird, was sich auch durch einen Rückgang
der pathologischen Porphyrie bei Hepatitis, Bleivergiftung, Ariboflavinose und
Porphyrie bemerkbar mache. Nach den im Kapitel III, 2e und f gemachten
Ausführungen muß man, zumindest bei Gesunden, wohl auch an einen Neben-
nierenrindeneffekt denken. Lattanzi (1949) fand übrigens bei gesunden Versuchspersonen durch orale Zufuhr von Nicotinsäureamid oder von Lactoflavin
eine Förderung der intestinalen Eisenresorption. Aneurin, Pyridoxin und Biotin
haben nach diesen Untersuchungen keinerlei Einfluß auf den Eisenstoffwechsel.
Demgegenüber haben Cartwright, Wintrobe und Humphreys (1944) beim
Schwein im *Pyridoxinmangel* Hypersiderämie sowie Hämosiderose in Leber
und Milz gefunden. Bei der Ratte führt nach Gubler, Cartwright und Wintrobe (1949) Pyridoxinmangel zu einer eindeutigen Zunahme des Gesamtkörper-
eisens, also zu einem Zusammenbruch des sog. „mucosal block".

Daß *Vitamin C* die Eisenresorption unter gewissen Voraussetzungen zu fördern
vermag, wurde bereits weiter oben erörtert (s. S. 742). Vor allem von Schröder
und Braun-Stappenbeck (1941) wurde behauptet, daß man mit Hilfe von
oralen Ascorbinsäuregaben über längere Zeit den Serumeisengehalt erhöhen kann.
Von Neuweiler (1943) und von Tötterman (1949) hingegen wurde in diesem

Zusammenhange konstatiert, daß keine faßbaren Beziehungen zwischen dem Ascorbinsäure- und dem Eisengehalt des Serums bestehen.

Diese Auffassung wurde an recht großen Zahlen von gesunden und kranken Versuchspersonen gewonnen. Sie steht im Gegensatz zu den Befunden von ALBERS, welcher 1942 berichtete, daß es möglich sei, mit Hilfe von *intravenösen* Vitamin C-Gaben (100 mg) durch Mobilisierung von intermediär verfügbarem Eisen den Eisenspiegel zu erhöhen. Dieser Vitamin C-Effekt war bei gesunden Schwangeren noch ausgeprägter als bei Infektkranken, weil hierbei der Eisenhunger der Reticuloendothelien dem Mobilisierungsvorgang entgegenwirkte. „Der Infekt arbeitet dem vollen Erfolg der Ascorbinsäure entgegen." Was also SCHRÖDER und BRAUN-STAPPENBECK als Folge vermehrter Eisenresorption bei oraler Vitamin C-Gabe ansprachen, bezog ALBERS auf eine intermediäre Eisenstoffwechselwirkung, wenn das Vitamin C in einer Dosis von 100 mg beim Erwachsenen gegeben wird. NEU-WEILER (1945) und TÖTTERMAN (1949) prüften, wie schon erwähnt, diese Angaben nach und konnten sie nicht bestätigen. Letzterer sah weder bei Gesunden noch bei Infektionskranken eine signifikante Änderung des Serumeisens innerhalb der ersten 6 Std. nach der intravenösen Einzelgabe von 500—1000 mg Vitamin C.

Eine gegenseitige Beeinflussung des intermediären Eisen- und Vitamin C-Stoffwechsels ist nach diesen sehr umfangreichen und exakten Untersuchungen nicht erwiesen.

Anhangsweise sei von den *exogenen Aminosäuren* hier das *Methionin* angeführt, welches nach GAJDOS bei Anämien infolge Eisenmobilisierung aus der Leber zu einer beträchtlichen Erhöhung von Serumeisen und -kupfer führen soll.

3. Das Nahrungseisen.

Über die Bedeutung einzelner Nahrungsbestandteile für die Eisenresorption, über ihre Rolle im fördernden und hemmenden Sinne wurde bereits im Kapitel III, 2 c gesprochen. Hier bleibt noch die Quantität und Qualität des Nahrungseisens selbst in ihrer Einflußnahme auf den Eisenstoffwechsel des Kindes zu diskutieren.

Das Nahrungseisen liegt in komplexer bzw. organischer Bindung vor. Daraus folgt, daß für die Eisenversorgung des Organismus nicht nur die Menge, sondern vor allem auch die Lösbarkeit des Eisens aus seiner Bindung von Bedeutung ist; denn nur als Ferroion ist ja das Eisen resorbierbar. Dieser Tatsache tragen nur wenige Untersuchungen Rechnung. Genauere Kenntnisse hierüber verdanken wir vor allem den Untersuchungen von HEILMEYER und v. MUTIUS (1943). Diese Autoren gingen von den hinreichend bekannten Gesamteisenwerten (Veraschungseisen) der wichtigsten Nahrungsmittel aus und verglichen sie mit ihren eigenen Analysenwerten, die sie im Salzsäureextrakt in gewisser Anlehnung an die üblichen Serumeisenbestimmungsmethoden ermittelten.

Zu diesem Zwecke wurden die zerkleinerten Nahrungsmittel (5 g) mit natürlichem oder künstlichem Magensaft oder mit HCl-Lösung (je 25 g), deren p_H etwa dem des Magensaftes entsprach, 4 Std. bei 37° bebrütet. Im klaren Filtrat oder nötigenfalls im Amylalkoholextrakt wurde in der bekannten Weise mit Phenanthrolin als Indicator der Gehalt an ionalem Eisen gemessen.

Sie bestimmten also das durch Salzsäure herauslösbare Eisen und machten dabei die bemerkenswerte Feststellung, daß der *Eisengehalt des Gemüses gar nicht so hoch zu veranschlagen ist, wie man nach seinem Ascheeisengehalt erwarten könnte, weil das Gemüseeisen weniger abspaltbar ist als das Eisen im Tierblut oder Fleisch bzw. in Nahrungsmitteln, welche aus diesen Produkten hergestellt werden.* Mit weitem Abstand am meisten abspaltbares Eisen enthält die Leber, und unter den pflanzlichen Nahrungsmitteln liegen Spinat und Sauerkraut, unter den Brotarten das Vollkorn- und das Schwarzbrot an der Spitze. Näheres ergibt sich aus der nachfolgend zitierten Tabelle 2 der genannten Autoren.

Bei der Betrachtung der Tabelle erscheint bemerkenswert, daß mit dem Kochwasser erhebliche Eisenmengen verloren gehen können (s. Kartoffeln und

Spinat). Dieser Tatsache soll man tunlichst bei der Gemüsebreibereitung für den älteren Säugling Rechnung tragen. Und man erkennt nunmehr auch vom

Tabelle 2. *Tabelle der eisenhaltigen Nahrungsmittel, untersucht nach ihrem Gehalt an heraus-lösbarem Eisen (in γ-%) (nach Heilmeyer und v. Mutius, gekürzt).*

	Mittelwert γ-%		Mittelwert γ-%
A. Fleisch, Wurst:			
Schweinefleisch	124	Apfel (roh)	68
Leber (roh)	1228	Apfel (gekocht)	229
Leber (gebraten)	1926		
Leberwurst	406	*C. Brot:*	
Mettwurst.	116	Zwieback	76
Blutwurst	358	Weißbrot	192
		Graubrot	227
B. Gemüse, Salat, Obst:		Vollkornbrot	207
Kartoffel (roh)	112	Pumpernickel	245
Kartoffel (gekocht)	32		
Möhren (gekocht)	31	*D. Nährmittel:*	
Kohlrabi (gekocht)	51	*Reis*	11
Weißkraut (gekocht)	16	Nudeln	14
Wirsing (gekocht)	131	Graupen	28
Rotkraut (gekocht)	84		
Rosenkohl (gekocht)	139	*E. Milch, Eier, Käse, Fette:*	
Sauerkraut (gekocht) . . .	271	Magermilch	11
Blumenkohl (gekocht) . . .	39	Vollmilch	15
Spinat (roh)	294	Frauenmilch.	18
Spinat (gekocht)	88 (!)	Butter	48
Tomate (roh)	99	Margarine	7
Kopfsalat	56		

Standpunkt des Eisenstoffwechsels aus betrachtet, wie zweckmäßig die Gepflogenheit ist, den Gemüsebrei der jungen Kinder mit etwas Leberpüree zu durchmischen.

a) Das Milcheisen.

Für die Ernährung des Kindes, speziell des Säuglings, ist Quantität und Qualität des Nahrungseisens in der Milch bzw. in den Milchmischungen von besonderem Interesse. Die weit überwiegende Mehrzahl der Untersucher bestimmte das *Gesamt-(= Veraschungs-)Eisen* mit sehr verschiedenen Methoden und entsprechend differenten Ergebnissen. Hierüber gibt eine Tabelle Aufschluß.

Beim Blick auf diese Tabelle, die keineswegs Anspruch auf Vollständigkeit erheben kann, gewinnt man keine Klarheit über die tatsächlichen Eisenquantitäten in den einzelnen Milcharten, nicht einmal darüber, ob in der Frauenmilch oder in der Kuhmilch mehr Eisen enthalten ist. Gewiß lag das zum guten Teil daran, daß — namentlich von den älteren Autoren — unzulängliche Veraschungs- und Analysenmethoden benutzt wurden, und daß infolge der Kompliziertheit des Arbeitsganges bei der Veraschung im allgemeinen nur relativ wenig Einzelanalysen den Durchschnittswerten zugrunde lagen. Das wurde erst anders, als man daran ging, das *säurelösliche Eisen* — in Analogie zum Serumeisen — in der Milch in größerem Stile zu bestimmen. Die ersten solchen Ergebnisse hat meines Wissens Albers (1941) mitgeteilt. Es folgten entsprechende Untersuchungen von Dahl (1944) und von Schäfer (1948). Albers benutzte die Serumeisenbestimmungsmethode von Heilmeyer und Plötner, also die Herauslösung des Eisens und die Enteiweißung der Magermilch mit Salzsäure bzw. Trichloressigsäure und die Messung des ionisierten Eisens nach Einstellung des klaren Filtrates auf ein schwach saures p_H mit Phenanthrolin als Indicator (s. S. 728).

Das macht, wie SCHÄFER nachprüfend feststellte, bei Kuh-, Ziegen- und Schaf-milch keine Schwierigkeiten, während bei der Frauenmilch das Filtrat nicht selten trotz aller Kunstgriffe (häufiges Filtrieren mit engporigem Filter, Membran-filtrierung, Zusatz von eisenfreier Tierkohle vor der Filtration) trübe blieb.

Tabelle 3.

Autoren	γ-% Eisen			Bemerkungen
	Frauenmilch	Kuhmilch	Ziegenmilch	
ABDERHALDEN (1899)	150	180	210	
SÖLDNER (1903)	140	—	—	
CAMERER u. SÖLDNER (1905) . .	115	—	—	
KRASNOGORSKI (1906)	290	—	—	
BAHRDT-EDELSTEIN (1911) . . .	126	30—70	—	
SOXHLET (1912)	112	—	—	
LICHTENSTEIN (1921)	147	—	—	
DORLENCOURT (1926)	250—350	—	—	
LESNÉ-CLÉMENT-LIZINE (1930) .	92	90—100	85—111	
LEICHSENRING-FLOR (1932) . .	—	180	—	
WALLGREN (1932)	43,7	23,9	35,6	Veraschungs-eisen
KRAUSS u. WASHBURN (1936) . .	—	34—43	—	
DAHLBERG u. CARPENTER (1936)	—	29—46	—	
DANIELS-WRIGHT (1937)	—	124—222	—	
ROBERTS, BEARDSLEY u. TAYLOR (1940)	—	42	—	
National Research Council (1943)	—	200	—	
National Research Council (1945)	—	70	—	
JOHNSTON (1944)	—	32	—	
JOHNSTON, GELLMAN u. STROM (1948)	—	33—39	—	
FREUDENBERG (1947)	73	110	103	

Hunde- und Schweinemilch war überhaupt nicht zu klären. Auch SVEN DAHL benutzte bei seinen Kuhmilchanalysen mit Erfolg die ALBERSsche Ionisierungs- und Enteiweißungsmethode, verfuhr dann aber weiter mit der Rhodanidfarb-reaktion. Bei den Frauenmilchanalysen aber hielt er aus den erwähnten Schwierig-keiten heraus die Veraschung für notwendig. SCHÄFER und Mitarbeiter haben jedoch in über tausend Frauenmilchanalysen auch hier eine große Zahl verwert-barer Ergebnisse ohne Veraschung ermittelt, so daß ein direkter Vergleich mit den Werten von säurelöslichem Eisen in Tiermilchen möglich ist. Natürlich müssen bei jeder Milchanalyse auch schwächste Trübungsgrade im Stufen-photometer bei Filter S 63 gemessen und berücksichtigt werden (vgl. S. 729). In diesem Filterbereich gibt nämlich die rote Ferro-Phenanthrolinfarbe keine Licht-absorption. Tritt sie dennoch auf, so beruht sie auf einer Fremdfarbe bzw. auf Trübung [VAHLQUIST (1941)]. *Bei Berücksichtigung dieser Fehlerquellen bestehen also genügend exakte Meßmöglichkeiten des säurelöslichen Eisens in der Frauen-, Kuh-, Ziegen- und Schafmilch.* ALBERS fand nun in der Frauenmilch den Durch-schnittswert von 150 γ-% und in der Kuhmilch unabhängig von der Jahreszeit einen solchen von rund 75 γ-%. DAHL ermittelte in der Frauenmilch 150 bis 270 γ-% Veraschungseisen (s. oben) und in der Kuhmilch 28,2 γ-% (aus Alu-miniumkannen) bzw. 10—11 γ-% (direkt vom Euter entnommen) im Sommer oder gar nur 0—1 γ-% im Winter. Über das umfangreichste Material verfügt SCHÄFER. Er bringt im großen und ganzen eine Bestätigung der ALBERSschen Ergebnisse, indem auch er das Frauenmilcheisen höher fand als das Kuhmilch-eisen, allerdings mit der praktisch wesentlichen Einschränkung, daß das Frauen-milcheisen nur in den ersten Stilltagen über 130 γ-% beträgt, im Laufe der weiteren Stillzeit sukzessive abnimmt und schließlich nicht mehr viel höher liegt als das Kuhmilcheisen (s. Abb. 8 und 9). Wenn ALBERS diese Abnahme bestreitet, so ist dazu zu sagen, daß er selbst fast ausnahmslos von Wöchnerinnen die Milch zur Analyse entnahm und nur bei 2 Ammen fortlaufende Unter-

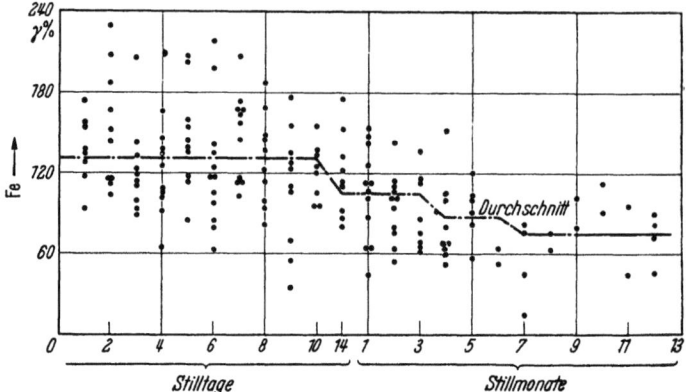

Abb. 8. Säurelösliches Eisen in der Frauenmilch im Verlaufe der Stillperiode während der Nachkriegszeit (nach SCHÄFER 1949).

suchungen des Milcheisengehaltes angestellt hat. WALLGREN hat übrigens schon vor 20 Jahren (1931) ein Absinken des Milcheisens während der Lactation beschrieben.

Aus der Abb. 9 geht ferner hervor, daß die Schafmilch fast genau so viel Eisen enthält wie die Kuhmilch, während das Ziegenmilcheisen mit durchschnittlich 25 γ-% noch wesentlich niedriger liegt. Demgegenüber ist in den üblichen Schleimabkochungen — mit Ausnahme des Reisschleimes — der Eisengehalt relativ hoch, wobei natürlich dahingestellt bleiben muß, wie weit der Phytinsäuregehalt dieser Cerealien die Verwertbarkeit dieses Eisens nachteilig beeinflußt. Ausreichend verwertbar ist dagegen der sehr hohe Eisengehalt der Sojamilch, wie KRAUSE (1951) jüngst im Tierversuch nachgewiesen hat, indem er zeigte, daß junge Mäuse bei Sojamilchernährung genauso wie bei Frauenmilchernährung und ganz im Gegensatz zur Kuhmilchernährung nicht eisenmangelanämisch werden.

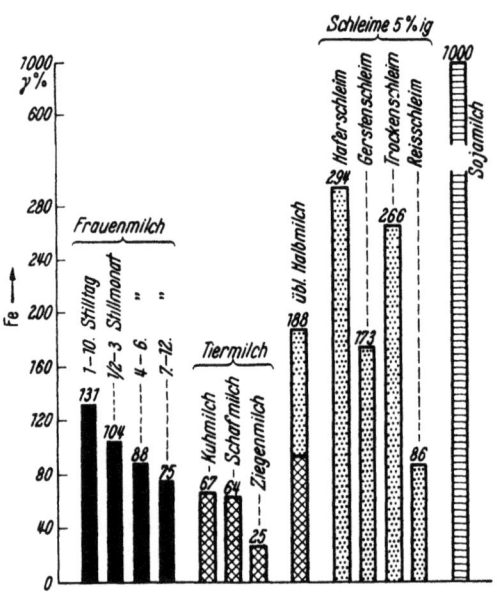

Abb. 9. Säurelösliches (6 n HCl) Eisen in der Trinknahrung des Säuglings (nach SCHÄFER 1949)

Weitere noch nicht veröffentlichte Untersuchungen haben SCHÄFER und Mitarbeiter über die *Bindungsart des Eisens* in der Frauen-, Tier- und Sojamilch angestellt. Dabei zeigte sich, daß das Milcheisen (Frauen-, Kuh-, Schaf-, Ziegen- und auch Sojamilch) praktisch gar nicht dialysabel ist, also offenbar *organisch gebunden* ist. Ferner zeigte sich, daß der weit überwiegende Teil des Milcheisens säurelöslich ist.

Eine weitere interessante Feststellung war, daß die Vollmilch wesentlich eisenreicher ist als die Magermilch, und daß dieses Eisen der Fettfraktion im Äther-
extrakt wiederkehrt, also offenbar fettgebunden ist (s. Abb. 10). Zwischen Magermilch
und Molke ist hinsichtlich Eisengehalt nur ein geringer Unterschied, woraus folgt,
daß das nicht fettgebundene Eisen am Molkeneiweiß hängt. Soweit die wenigen
bisherigen Separationen mit Hilfe der Tiselius-Elektrophoreseapparatur einen
Schluß zulassen, hängt dieses Molkeneisen an der Gruppe der Immunglobuline
und nicht am β-Lactoglobulin bzw. Lactalbumin. Neueste Untersuchungen von
Horst und Schäfer über die Eisenbindung in biologischen Flüssigkeiten (vgl.
S. 736) mittels Papier-
elektrophorese und ra-
dioaktivem Eisen haben
diese Befunde bestätigt.

Die erwähnte Tat-
sache, daß das Milch-
eisen zum beträchtlichen
Teil (fast zur Hälfte!)
in der Milchfettfraktion
wiederkehrt, hat auch
eine wesentliche prak-
tische Bedeutung. Sie
besagt, daß die fettarme
Milch eisenärmer ist, was
für die Säuglingsdiätetik
nicht ohne Belang sein
kann. Ganz gewiß hat

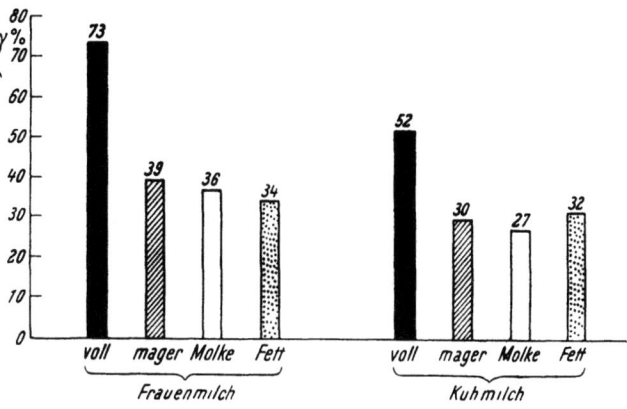

Abb. 10. Das säurelösliche Eisen in den einzelnen Milchfraktionen
(nach Schäfer).

dieser Umstand in der Hungerzeit neben manchen anderen Faktoren eine
wesentliche Rolle gespielt bei der Genese der zu dieser Zeit gehäuft aufgetretenen
Säuglingsanämien. Es ist auch nicht von der Hand zu weisen, daß die oben
erwähnte Abnahme des Frauenmilcheisens während der Lactation z. T. auf der
zunehmenden Fettverarmung der Milch beruht; denn diese Untersuchungen
wurden in der schlimmsten Ernährungskrise der ersten Nachkriegsjahre gemacht.
Nachprüfungen zu normaler Zeit stehen noch aus.

4. Der Eisenstoffwechsel in den verschiedenen Entwicklungs- und Wachstumsperioden.

a) Die fetale Eisenversorgung.

Die Eisenversorgung des Fetus ist eng gekoppelt mit dem Problem des *Eisenstoffwechsels in der Gravidität*, worauf hier aber nur in Kürze eingegangen werden
kann. Es ist ja offensichtlich, daß der Fet in seinem Gewebe, in der Blutzelle,
vor allem aber in seinem Hämoglobinbestand mit nicht unbeträchtlichen Eisenmengen versorgt, darüber hinaus noch mit einem Eisendepot ausgestattet werden
muß, wie wir seit den Untersuchungen von Bunge wissen. Dieses Eisen stammt
von der Mutter, wobei nach neueren Untersuchungen das Serumeisen und nicht —
wie man früher einmal glaubte [Hofbauer [1905], Guggisberg (1926), Mayer
(1929)] — das Hämoglobineisen der Mutter als Transporteur bzw. Entnahme-
quelle des für das Kind bestimmten Eisens gilt [Neuweiler [1938]]. Diese
Situation versetzt die Gravide zwangsläufig in den Zustand erhöhten Eisenbedarfes, der aus begreiflichen Gründen im letzten Teil der Schwangerschaft zunehmen dürfte [Balfour, Hahn, Bale, Pommerenke und Whipple (1942);

Hahn und Whipple [1936]). Nach den Ausführungen in den früheren Kapiteln müßte sich das irgendwie am *Serumeisen der Schwangeren* widerspiegeln.

Aber auch in dieser Hinsicht gehen die Ansichten der Autoren auseinander. Einigkeit herrscht heute darüber, daß das Serumeisen der gesunden, erwachsenen und nicht graviden Frau durchschnittlich 10—30 γ-% niedriger ist als das Serumeisen des Mannes im gleichen Alter (Heilmeyer und Plötner, Skouge, Vahlquist, Albers, Neuweiler u. v. a.). Eine größere Versuchsreihe stammt u. a. von Dahl (1948). Dieser Autor teilte auch Untersuchungen mit, nach denen das Serumeisen der Frau vom Cyclus abhängig ist, und zwar dergestalt, daß die höchsten Werte kurz vor und die niedrigsten Werte unmittelbar nach der Periode gemessen werden. Die Schlußfolgerung liegt nahe, daß hierfür der Blutverlust durch die Menstruation verantwortlich sei. Das würde mit der Auffassung von Heilmeyer und Plötner vereinbar sein, daß der niedrigere Eisengehalt im Blutserum der Frau überhaupt auf einem durch die laufenden Menstruationsblutverluste bedingten latenten Eisenmangel beruhe. Dieser Ansicht haben eine ganze Reihe von Autoren beigepflichtet. Vahlquist hat gewichtige Gründe hiergegen angeführt, wie am Schluß des Kapitels III, 2 f (S. 754) referiert wurde. *Es steht also noch dahin, wodurch die Geschlechtsdifferenz im Eisenspiegel zwischen geschlechtsreifer Frau und Mann entsteht, ob also schon die gesunde, nicht schwangere Frau im zeugungsfähigen Alter mit relativ niedrigem Serumeisen sich in einem latenten Eisenmangel befindet oder nicht. Zumindest läßt sich bei ihr durch Eisenbehandlung keine Erhöhung der roten Blutwerte und des Eisenspiegels erzwingen, was eigentlich auch gegen einen echten Eisenmangel spricht* (Vahlquist).

Über den *Eisenspiegel in der Gravidität* sind, wie gesagt, die Angaben verschieden. Das mag wohl z. T. daran liegen, daß die gemessenen Werte während dieser Zeit offenbar ganz besonderen Schwankungen unterworfen sind.

Diese Feststellung hat Neuweiler schon 1938 auf Grund seiner Messungen an 17 nichtanämischen Graviden kurz vor der Entbindung gemacht. Er ermittelte Werte zwischen 50 und 150 γ-%. Entsprechendes finden wir schon vorher bei Heilmeyer und Plötner, bei Guthmann, Brückner, Ehrenstein und Wagner (1931) (40—154 γ-%, im Mittel 85 γ-%). Albers (1941) fand demgegenüber bei 50 Untersuchungen im 1.—10. Schwangerschaftsmonat bei recht geringen Schwankungen den Durchschnittswert von 124 γ-%, somit eine Steigerung gegenüber den Nichtschwangeren um rund 33%. Bei Berücksichtigung der erhöhten zirkulierenden Blutmenge der Schwangeren berechnet Albers sogar eine Erhöhung des zirkulierenden Gesamtserumeisens um 88%, was der Autor als Zeichen der Eisenmobilisierung aus den mütterlichen Depots zum Zwecke der Bereitstellung für das Kind deutet.

Die Serumeisenerhöhung ist während der ganzen Gravidität vorhanden und wird von Albers sogar als Frühdiagnostikum empfohlen. Diese Auffassung ist jedoch nicht unwidersprochen geblieben. Neuweiler (1942) hat in Nachprüfung der Albersschen und der oben zitierten eigenen Befunde erneut festgestellt, daß in der Gravidität niedrigere Serumeisenwerte vorherrschen als zu normalen Zeiten, was auch in den Durchschnittswerten — 93 γ-% bei Graviden und 108 γ-% bei Nichtgraviden — zum Ausdruck kommt. Dahl ermittelte bei 25 von 43 Frauen während der *späten* Graviditätsphase eine Verminderung des Serumeisens unter 70 γ-%. Dem entsprechen Untersuchungsergebnisse von Fay, Cartwright und Wintrobe (1949) (86 normale Schwangere) und von Lundström (1950) (136 gesunde Schwangere). In beiden Arbeiten kommt sehr eindeutig zum Ausdruck, daß schon von der 16. Graviditätswoche ab der Serumeisenspiegel auf subnormale Werte abfällt. Gleichzeitig entwickelt sich Hypochromie und Mikrocytose der Erythrocyten (Lundström), während die totale Eisenbindungskapazität des Serums (s. S. 737) von 371 auf 583 γ-% ansteigt (Laurell; Fay, Cartwright und Wintrobe), was alles im Sinne eines exogenen Eisenmangelzustandes spricht (s. auch Abb. 11, von Smith, Schulman u. Morgenthau).

Diese Behandlung wirkte sich noch 6 Wochen nach dem Partus aus (Lundström). *Insgesamt läßt sich nach diesen Ausführungen also sagen, daß im letzten Drittel der normal verlaufenen Schwangerschaft alle Zeichen für einen Eisenmangelzustand der Mutter vorhanden sind. Nach den Untersuchungen von Neuweiler ist an sich die Eisenresorption ungestört, unter dem Einfluß einer in der Schwangerschaft recht häufigen — in 21 von 31 Fällen nach* PFISTER *(1939) — Hypacidität doch eindeutig gehemmt.* Das muß natürlich in Anbetracht des erhöhten exogenen Bedarfes zum Eisenmangel führen.

Es darf aber nicht verschwiegen werden, daß gerade auch in neuester Zeit ein Eisenmangel in der *normalen* Schwangerschaft bestritten wird.

SCHAIRER und RECHENBERGER (1949) bestimmten den Hämoglobin- und Gewebeeisengehalt von Neugeborenen und in der Placenta und verglichen den Lebereisengehalt von Mann und Frau zu normalen Zeiten, in der Gravidität und im Wochenbett. Dabei zeigte sich, daß bei der Frau der Lebereisengehalt mit 244 mg um 153 mg niedriger liegt als beim Manne, während Gravidität und Wochenbett keinen zusätzlichen senkenden Einfluß hatten. Auf Grund ihrer Analysen berechnen die Verff. durch die Geburt (Placenta, Retroplacentarblut, Kind von 3000 g) einen Eisenverlust von rund 500 mg, dem eine Einsparung von Eisen durch Fehlen der Menstruation von 250 mg gegenübersteht. Der Rest läßt sich in der Schwangerschaft leicht durch Resorption aus der Nahrung decken. Auch RATH, CATON, REID, FINCH und CONVOY (1950) errechnen einen tatsächlichen Mehrbedarf von nur 300 mg Eisen während der Gravidität. Im Gegensatz zu den oben gegebenen Zitaten fanden die letztgenannten Autoren eine echte, aber normochrome Anämie, *keine* Erniedrigung des Serumeisens und *keine* Erhöhung der Eisenbindungskraft des Serums (21 gesunde Schwangere). Eine Eisenbehandlung der nichtanämischen gesunden Schwangeren sei demnach unnötig, allenfalls im letzten Drittel der Gravidität von Nutzen.

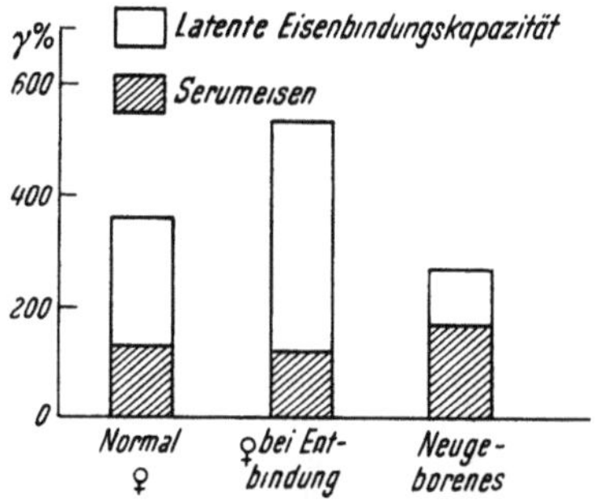

Abb. 11. Serumeisen und latente Eisenbindungskapazität von Müttern und ausgetragenen Neugeborenen im Vergleich zu den Werten normaler erwachsener Frauen (nach SMITH, SCHULMAN und MORGENTHAU 1952).

Angesichts dieser einander widersprechenden Ansichten wird es weiterer Arbeit bedürfen, bis wir von einer Klärung der hier angeschnittenen Frage sprechen können. Fest scheint aber doch zu stehen, daß gegen Ende der Schwangerschaft in jedem Falle die Eisenstoffwechsellage in ein kritisches Stadium tritt, so daß es eines nicht allzu großen Anstoßes bedarf, um einen Eisenmangel manifest werden zu lassen. Zu diesen Anlässen sind u. a. Blutverluste, Eisenresorptionsstörungen und Infektionen zu zählen. *Darum erscheint eine mit Maßen und mit individueller Auswahl betriebene Eisenprophylaxe in der Schwangerschaft angebracht,* was ja auch RATH, CATON, REID, FINCH und CONVOY bis zu einem gewissen Grade zugestehen.

Was für die Mutter zutrifft, hat ceteris paribus auch für das Kind seine Gültigkeit. Wie aus einer großangelegten Arbeit von ALBERS (1950) und einer Nachprüfung von LAUENSTEIN (1951) hervorgeht, hat der Hämoglobinwert der Mutter unmittelbar vor der Entbindung keinen Einfluß auf den Hämoglobinwert des Neugeborenen oder jungen Säuglings. Erst eine stärkere Anämie der Schwangeren unter 60% Hämoglobin hat nach ALBERS schon beim Neugeborenen, aber auch noch nach 6, 12 und 18 Lebensmonaten selbst bei der optimalen Muttermilchernährung eine Verminderung des kindlichen Hämoglobinwertes zur Folge. Entsprechendes gilt auch für den Färbeindex. Eine genaue Differenzierung der anämischen Schwangeren nach der Art ihrer Blutarmut geschah in dieser Arbeit nicht. Ihr Färbeindex betrug im Durchschnitt 0,73 (56 Fälle), bei den Nichtanämischen 0,97 (64 Fälle). Das war eine Feststellung, welche eine Bestätigung der Untersuchungen von STRAUSS (1933) bedeutete. Hier hatte sich gezeigt, daß die Kinder anämischer Schwangerer als Neugeborene noch gesund waren, während sie mit einem Jahr einen eindeutig geringeren Hämoglobinwert aufwiesen als die gleichaltrigen Kontrollkinder. Danach würde sich also ergeben, daß *unter der Einwirkung einer hypochromen Schwangerschaftsanämie die fetale Eisenversorgung Not leidet.* Entsprechendes hat ALBERS schon 1941 an den *Kindern tuberkulöser Mütter* beschrieben. Auch hier waren beim Neugeborenen die

Serumeisen- und Hämoglobinwerte sowie die Färbeindices noch altersentsprechend, im Alter von 6 Monaten jedoch bei den gleichen Kindern deutlich vermindert. Also *auch im Infekt ist die fetale Eisenversorgung gestört.*

Hier taucht die wichtige *Frage* auf, wie weit in Eisenmangelsituationen *die Eisenversorgung des Feten vor derjenigen des mütterlichen Organismus* den *Vorrang* genießt. Sie hat bislang wenig Beachtung gefunden und kann daher noch nicht klar beantwortet werden.

Interessant sind in diesem Zusammenhang die Untersuchungen von WIDMER (1948), der bei normalen und komplizierten Geburten vergleichende Bestimmungen des Serumeisengehaltes von Venen- und Arterienblut der Nabelschnur durchführte. Bei den Geburten ohne Komplikationen fand sich in 52 von insgesamt 68 Fällen der zu erwartende Befund, daß das von der Placenta zum Kinde strömende Nabelvenenblut einen höheren Eisengehalt aufwies als das in umgekehrter Richtung fließende Nabelarterienblut. Es war das eine Bestätigung entsprechender Befunde an 17 Fällen von NEUWEILER (1938) und stand in gewissem Gegensatz zu Ermittlungen von VAHLQUIST (1941), der in der gleichen Zahl von Fällen keine signifikante Differenz der Serumeisenwerte im Nabelvenen- und -arterienblut fand. Man kann mit WIDMER diesen Tatbestand wohl als Ausdruck der Eisenversorgung des Kindes von der Mutter über die Placenta werten. Bemerkenswert ist nun, daß bei Geburten mit Komplikationen in 31 von 39 Fällen das Arterienblut eisenreicher war als das Venenblut. Diese Umkehrung der Differenz wurde nicht nur durch Infektionen, sondern schon durch einen vorzeitigen Blasensprung ausgelöst. WIDMER nimmt das als Zeichen einer Störung der fetalen Eisenversorgung: „Wir nehmen nicht an, daß die Eisenversorgung von seiten der Mutter vollständig versagt, sondern lediglich eine nach dem Grade der Geburtskomplikationen reduzierte Versorgung, die der Fetus seinerseits durch eine frühzeitige Mobilisation seiner intrauterin angelegten Eisenreserven ausgleicht". Der Autor läßt ausdrücklich offen, „was mit dem in der Nabelarterie zirkulierenden Mehr an Serumeisen geschieht". Er nimmt logischerweise an, daß es irgendwie im uteroplacentaren Gebiet gespeichert wird. Seine weitere Annahme allerdings, daß hier das Eisen „beim Aufbau einer verstärkten Barriere zum Schutze des Kindes" gegen Toxine und Bakterien tätig ist, erscheint einstweilen noch zu spekulativ. Hier werden weitere Untersuchungen unter Heranziehung der Isotopenmethode im Tierexperiment erforderlich sein, um die Verhältnisse zu klären.

Wir wissen ja heute, daß nicht nur Infektionen, sondern die verschiedensten Eingriffe in das neurovegetativ-hormonale Regulationsgeschehen („stress") zu einer Speicherung des Eisens im stoffwechselaktiven Mesenchym, erkennbar am Absinken des Serumeisenspiegels, führt. Ob hierzu auch gewisse Teile des Placentargewebes gehören, ist noch ungewiß. Ich halte es für immerhin möglich. Dann würde die Placenta von der kindlichen wie der mütterlichen Seite her Eisen an sich ziehen, ohne es nach der einen oder anderen Richtung übertreten zu lassen. Jede Geburt bildet meines Erachtens einen solchen „stress" für Mutter und Kind und löst den beschriebenen Mechanismus der intramediären Eisenumlagerung aus, wie für das Kind noch im nachfolgenden Kapitel auseinanderzusetzen sein wird [SCHÄFER (1952)]. Bei der normalen Geburt wirkt sich das erst aus, nachdem die Placenta gelöst ist. Beim vorzeitigen Blasensprung und anderen, womöglich fieberhaften Geburtskomplikationen hingegen bereits früher. So erklärt sich zwanglos die Störung der intrauterinen Eisenversorgung des Kindes unter pathologischen Bedingungen und indirekt die Bedeutung der ungehinderten fetalen Eisenversorgung unter normalen Verhältnissen.

Über den *Mechanismus des Eisenübertritts durch die Placenta* — ob als Eisenproteinkomplex oder als Ion — wissen wir noch nichts Genaues [LAURELL (1951)]. MAZUR und SHORR sollen laut SMITH, SCHULMAN und MORGENTHAU (1952) neuerdings auch in der menschlichen Placenta Ferritin nachgewiesen haben, was mit den vorstehenden Konzeptionen zur Auswirkung des „Geburtsstress" auf den Eisenstoffwechsel von Mutter und Kind gut in Einklang steht.

b) Der Eisenstoffwechsel in der Neugeborenenperiode.

Der *Eisenstoffwechsel des Neugeborenen* unterliegt dem *Einfluß* zweier Vorgänge von besonderer Bedeutung: dem *Abbau* der nach der Geburt nicht mehr benötigten *überschüssigen Hämoglobinmenge* und den sonstigen *Regulations-vorgängen*, die ganz zwangsläufig mit der tiefgreifenden Umstellung vom fetalen auf das postnatale Leben verbunden sein dürften.

Schicken wir voraus, was wir über den *Verlauf der Serumeisenkurve in diesen kritischen Lebenstagen* als gesichert betrachten können. Schon durch THOENES und ASCHAFFENBURG (1934), SCHÄFER (1940), VAHLQUIST (1941), ALBERS (1941), DAHL (1945), BRENNER (1948) u. a. wissen wir, daß im Nabelschnurblut der Serumeisenspiegel mit rund 160 γ-% recht hoch liegt, jedenfalls höher ist als bei der Mutter zur gleichen Zeit (etwa 60 γ-% nach VAHLQUIST), was immerhin bemerkenswert ist, da doch ein Überstrom des Eisens von der Mutter auf das Kind nach den Ausführungen im voraufgegangenen Kapitel anzunehmen ist. Dieser Überstrom erfolgt also — wenigstens in den beiden letzten Schwangerschaftsmonaten — entgegen dem Konzentrationsgefälle. Die zwischen den beiden

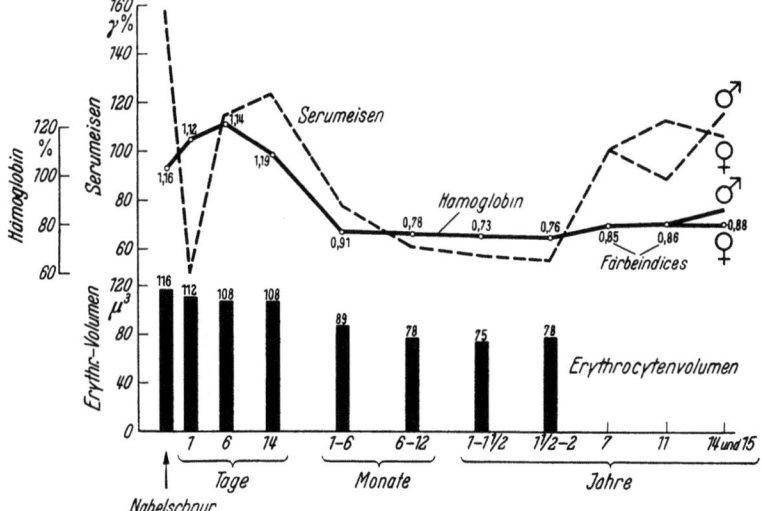

Abb. 12. Serumeisen, Hämoglobin, Färbeindex und Erythrocytenvolumen im Laufe der Kindheit (nach Tabellen von VAHLQUIST zusammengestellt).

Kreisläufen liegende Placenta kann hierbei also nicht nur die passive Rolle eines Filtrationsorganes spielen, sondern muß eine aktive Leistung vollbringen.

Bereits 3 Std. nach der Geburt, nach ALBERS sogar nur wenige Minuten später, sinkt der Eisenspiegel beträchtlich ab. Wir folgen in der Abb. 12 den von VAHLQUIST ermittelten Werten, die statistisch am besten fundiert sind und zudem durch eigene (1952) Untersuchungen vollauf bestätigt werden. Danach sinkt das Serumeisen innerhalb der ersten 3 Lebensstunden von 160 γ-% im Nabelschnurblut auf 93 γ-% und nach 24 Std. auf 52 γ-%. Gleichzeitig steigt die Hämoglobin- und Erythrocytenkonzentration des Neugeborenenblutes an, mit einem Maximum am 6. Lebenstage. Zu diesem Zeitpunkt war auch der Serumeisenwert wieder angestiegen, ohne aber den Ausgangswert des Nabelschnurblutes ganz zu erreichen. Einzelheiten demonstriert die Abb. 12. Daraus ergibt sich die bemerkenswerte Tatsache, daß *in den ersten Stunden und Tagen eine tiefe, aber flüchtige Serumeisenspiegelsenkung* eintritt. Es ist das die Zeit, in der wir auch eine Eindickung des Blutes durch Abwandern von Plasma (Neugeborenenödeme!), eine neutrophile Leukocytose, eine Cholesterinverminderung im Blute und vieles andere feststellen, was nach SCHÄFER (1948 und 1952) zwanglos auf die Schockwirkung oder — um ein modernes Schlagwort zu gebrauchen — auf die „Stresswirkung" der Geburt genetisch bezogen werden kann. Der Geburtsvorgang kann sich durch unmittelbaren cerebralen Reiz auswirken, wofür spricht, daß nach den Untersuchungen von Schäfer (1952) schwere Zangengeburten zu einer stärkeren Serumeisendepression zu führen scheinen als normale Geburten. Andererseits kann die cerebrale Reizwirkung der Geburt (vgl. Kapitel III, 2e) nicht das einzige Moment darstellen, da die postnatale Serumeisensenkung auch nach Schnittentbindungen auftritt. Das spricht mehr im Sinne einer Schock- oder Stresswirkung der Geburt, wobei offengelassen werden soll, ob die neurovegetative oder die humorale (Hypophysen-Nebennierenrindensystem) Komponente prävaliert. Der Nachweis eines um das 2—3fache erhöhten Histamingehaltes im Nabelschnurblut [Kapeller-Adler (1949), Pettay (1950)] und die Auswirkung der Geburt im Sinne eines protoplasmatischen Kollapses beim Kinde weisen durchaus in diese Richtung; darüber hinaus auch die Tatsache, daß nicht nur beim Kinde, sondern auch bei der Mutter der Serumeisenspiegel nach der Geburt, und zwar ohne klaren Zusammenhang mit dem Blutverlust, innerhalb kurzer Zeit absinkt [Albers (1941), Neuweiler (1942), Dahl (1945)]. In die gleiche Richtung weist die erst jüngst gefundene Tatsache, daß auch die Zahl der eosinophilen Blutzellen bei der Mutter unter und kurz nach der Geburt, beim Kinde nach der Geburt wie bei jedem Stress beträchtlich absinken [Schäfer (1952)]. Der Serumeisenabfall ließ sich nach Neuweiler durch prophylaktische Eisengaben nicht verhindern, er war sogar um so intensiver, je höher der Ausgangswert war.

Nach Lage der Dinge handelt es sich bei dem vorübergehend postnatalen Serumeisenabfall bei Mutter und Kind nicht um ein Eisenmangelsymptom, sondern um den Ausdruck regulativer Vorgänge, welche in der Schock- bzw. Stresswirkung der Geburt ihren Ausgangspunkt haben. Unter dem Einfluß dieses Geschehens kommt es wie beim Infekt, beim anaphylaktischen Schock, bei der Operation, bei der Injektion von Histamin, Adrenalin u. a. zur vermehrten Eisenspeicherung im Reticuloendothel und damit zur Hyposiderämie (Schäfer).

Der soeben erörterte charakteristische *Verlauf der Serumeisenkurve* in den ersten Lebenstagen fand verständlicherweise seinen Platz in der Diskussion über die *postnatale Verminderung der Gesamthämoglobin-* und *Erythrocytenmenge* und über die Genese des hiermit in Zusammenhang zu bringenden *physiologischen Neugeborenenikterus.* Bekanntlich steigt das Serumeisen bei hämolytischen Vorgängen an (hämolytische Anämien, Phenylhydrazinversuch u. a.), weil das beim Hämoglobinabbau frei werdende Eisen eine der Quellen des Serumeisenspiegels ist. In der Neugeborenenperiode aber ist, wie erwähnt, das Gegenteil der Fall. Und das war für Albers (1941) der Anlaß, die bis dahin dominierende Auffassung von der *hämolytischen Genese des Neugeborenenikterus* [s. b. Anselmino und Hoffmann (1947)] anzuzweifeln. Andererseits ist der relativ und absolut hohe Hämoglobinbestand des Neugeborenen im Augenblick der Geburt und die laufende Verminderung des letzteren bis gegen Ende des 2. Lebensmonates (!) nach den Untersuchungen von Schairer und Rechenberger nicht zu leugnen. Es muß also wochenlang der Blutabbau die Neubildung überragen. Die Frage ist nur, ob das durch eine postnatale *zusätzliche* Steigerung der (in der Endphase der Gravidität an sich erhöhten) Abbauquote oder durch ein rapides Absinken der Produktion nach der Geburt erreicht wird. Vahlquist (1941) vertrat die Auffassung, daß der letztgenannte Mechanismus das ganze Geschehen zu erklären vermag. Für den Icterus neonatorum sei das Leberversagen entscheidend, und auch der postnatale Serumeisenabfall sei hiermit vereinbar. Stärker ins Gewicht fallende Hämolysevorgänge, wie sie beim Icterus neonatorum gravis außer Zweifel stehen, lassen nach dem gleichen Autor (1945) diese Serumeisenzacke nicht erkennen. Hier ist die Eisenabwanderung in das Reticuloendothel durch das Hämolyseeisen wettgemacht. Beim *gesunden Neugeborenen* hingegen fanden HEDENSTEDT und VAHLQUIST (1948) die Lebensdauer übertragener Elliptocyten normal, was auch *gegen die Annahme aktiv* hämolytischer Vorgänge spricht. MOLLISON (1948) fand andererseits mit Hilfe der ASHBY-Methode, daß die Neu-geborenenerythrocyten, auf ein anderes gruppenungleiches Neugeborenes über-

tragen, in den ersten 10 Tagen danach über doppelt so schnell zugrunde gehen wie Erwachsenen-Erythrocyten. Es könnte sich bei dieser besonders schnell abge-bauten Erythrocytenrate um die fetalen roten Blutkörperchen handeln.

SCHÄFER (Vortrag 1949) nahm in der Diskussion über die Genese des Icterus neonatorum simplex — hämatogen oder hepatogen — einen vermittelnden Standpunkt ein. Er wies in diesem Zusammen-hang auf die Untersuchungen von LOESCHKE und Mitarbeiter hin, welche im fetalen und Nabel-schnurblut Hämopoetine fanden.

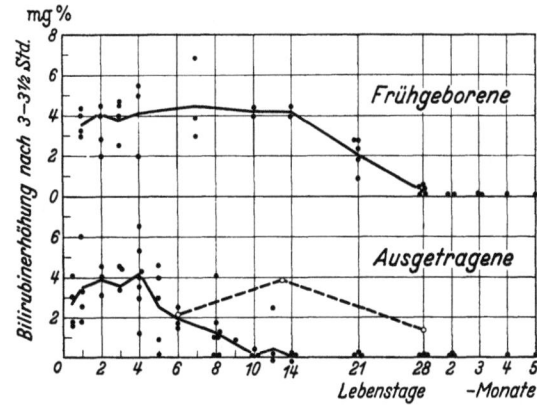

Abb. 13. Intravenöse Bilirubinbelastung beim ausgetragenen Neugeborenen und beim Frühgeborenen im Laufe der ersten Lebenswochen und -monate (nach SCHÄFER 1950).

Hierbei handelt es sich nach diesen Autoren um einen oxydablen Stoff, der offenbar nur im Milieu des Sauerstoffmangels (also intrauterin) volle intra-vitale Wirksamkeit entfalten kann und demgemäß bereits wenige Tage nach der Geburt im Blute des Neugeborenen nicht mehr in aktiver Form nachweisbar ist. SCHÄFER wertet diese Befunde als einen direkten Hinweis auf die intrauterine

Steigerung und postnatale Ab-nahme der Hämopoese. Die passagere Leberinsuffizienz hin-sichtlich der Bilirubinausschei-dung wies er mit Hilfe der intra-venösen Bilirubinbelastung nach und ermittelte so eine Art „Kurve der Leberinsuffizienz für Biliru-binausscheidung", welche den klinischen Gegebenheiten bezüg-lich Ausprägung und Dauer des Icterus simplex beim Neugebo-renen und Frühgeborenen durch-aus entspricht (s. Abb. 13).

Das Vermittelnde des Stand-punktes von SCHÄFER geht aus der

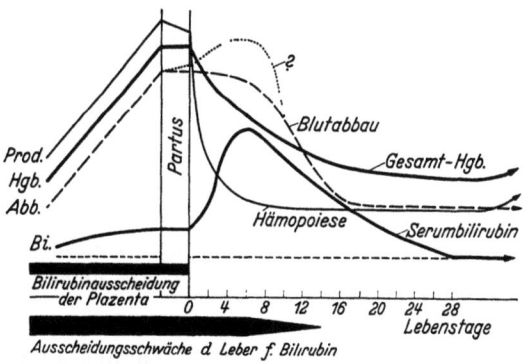

Abb. 14. Schematische Darstellung der Anämisierung und der Ge-nese des Icterus simplex des Neugeborenen (nach SCHÄFER 1950).

Abb. 14 hervor. Sie bringt zum Ausdruck, daß einerseits der Blutabbau im Augenblick der Geburt und kurz danach relativ hoch ist (s. oben bei MOLLISON), andererseits die Regeneration schnell absinkt. Die Leber muß plötzlich die Bilirubinausscheidungs-funktion der Placenta übernehmen, was ihr erst nach einigen Tagen der Anpassung in vollem Umfange gelingt. Das reichlich angebotene Bilirubin steigt an. Womöglich leidet die Leberfunktion unter dem Geburtsschock noch zusätzlich. Die passagere Leberinsuffizienz entscheidet also über Stärke und Dauer des Neugeborenenikterus.

In neuester Zeit hat auch Künzer (1951) in einer größeren Arbeit den Blut-farbstoffwechsel gesunder Neugeborener, Säuglinge und Kinder studiert.

Er bestimmte den Blutfarbstoffumsatz in den genannten Lebensperioden nach der Methode von Watson. Hierbei wird bekanntlich der Regenerationswert R (=prozentuale Reticulocytenzahl × Färbeindex) zum Zerstörungswert W (= täglich abgebaute Hämoglobin-menge in Prozent des Gesamtbestandes an zirkulierendem Hämoglobin) in Beziehung gesetzt. Die täglich abgebaute Hämoglobinmenge wird mit Hilfe der Urobilin- und Bilirubinaus-scheidung erfaßt, wobei 35,1 mg ausgeschiedenes Urobilin bzw. 35 mg ausgeschiedenes Bili-rubin je 1 g abgebautem Hämoglobin entsprechen. Der Quotient R/W beträgt normal 1/0,46. Sinkt der Nenner dieses Bruches (W), dessen Zähler (R) immer auf 1 umgerechnet wird, unter 0,46, so dominiert der Hämoglobinaufbau, steigt er hingegen über den genannten Wert, so spricht das für ein Überwiegen der Blutzerstörung. Diese Methode hat zweifellos unser Blickfeld in der Frage des Hämoglobinumsatzes wesentlich erweitert. Es darf freilich bei der Beurteilung etwaiger Abweichungen von der Norm nicht außer acht gelassen werden, daß die zitierte „indexmäßige" Erfassung eines so vitalen Geschehens nicht geringe Fehlerquellen zwangsläufig in sich tragen muß. Man bedenke, wie schwierig es schon sein kann, allein den Färbeindex exakt zu ermitteln, ganz zu schweigen von den anderen Faktoren, aus denen sich der Zerstörungswert W zusammensetzt. Überdies bestehen gewisse Bedenken gegen die Anwendung dieser Methode auf die ersten Lebenstage, die ja unter ganz besonderen Bedingun-gen stehen. Das Meconium der ersten Lebenstage muß verworfen werden; der Übergang zu Milchstuhl ist fließend; die Reticulocytenzahl ist vom fetalen Leben her *noch* erhöht, sinkt aber in wenigen Tagen ab; ähnliches gilt für den Färbeindex, der seine übernormale Höhe im wesentlichen den *fetalen* Makrocyten verdankt. So können unter Umständen Verhältnisse vorgetäuscht werden, welche bei ausschließlicher Betrachtung der Indices im Sinne einer überschießenden Regeneration sprechen.

Man kann Künzer nur zustimmen, wenn er sagt, daß „nur grobe Unter-schiede im Hb-Haushalt der Säuglinge und Kinder als evident angesehen werden" können. Diese *kritische Einstellung* scheint besonders gegenüber den Blutmause-rungsergebnissen der *ersten Lebenswoche* angebracht, die Künzer im Sinne eines *Überwiegens des Hämoglobinaufbaues* wertet. Die Argumentation des gleichen Autors, der postnatale Anstieg der Hämoglobin- und Erythrocytenwerte sei Ausdruck dieser Hyperregeneration, ist nicht zwingend oder doch zumindest nicht allein ausschlaggebend. Dieser Anstieg ist nämlich bereits 3 Std. p. p. sehr deutlich (nach Schäfer rund 700000 Erythrocyten pro mm³ Blut), was kaum schon die Auswirkung der verstärkten Hämopoese sein kann. Man sieht den Neugeborenen den protoplasmatischen Kollaps, also die Bluteindickung, förmlich an: sie bekommen trotz geringer Flüssigkeitsaufnahme und trotz Ge-wichtsabnahme Ödeme (besonders an den Augenlidern und am Genitale). Die oben erörterte Schock- bzw. Stresstheorie gibt hierfür die Erklärung. Die passa-gere Erhöhung der Capillarpermeabilität beim Neugeborenen ist seit langem bekannt. *Wie dem auch immer sei: die mühevollen und verdienstvollen Untersu-chungen von Künzer unterstreichen erneut, daß in der ersten Lebenswoche eine ins Gewicht fallende aktive Steigerung der Blutabbauvorgänge sicherlich nicht vorhanden sein dürfte — eine Erkenntnis, die nicht zuletzt auch vom Eisenstoffwechsel her gewonnen wurde.*

c) Der Eisenstoffwechsel im Säuglingsalter jenseits der Neugeborenenperiode.

Für die modernen Anschauungen über den Eisenstoffwechsel des ausgetra-genen Säuglings jenseits der ersten Lebenswoche sind vor allem die Untersuchungen von Helen Mackay (1931), Vahlquist (1941), Albers (1941, 1942 und 1950), Lintzel, Rechenberger und Schairer (1944), Findlay (1948), Brenner (1948), Schäfer (Vortrag 1948), Künzer (1951) sowie die Betrachtungen von Brock hierzu in Bd. III der „Biologischen Daten für den Kinderarzt" (1939) verbindlich. Vorweg sei nochmals daran erinnert, daß nach den neuesten Ergebnissen der Isotopenforschung unter normalen Bedingungen eine Ausscheidung von Eisen, welches im Körper irgendwie frei geworden ist, kaum in Betracht kommt

(s. Kapitel III, 2c). Eine negative Eisenbilanz kann also nur entstehen, wenn die Eisenzufuhr sehr gering oder die Eisenresorption stark gehemmt ist, so daß der unvermeidliche Eisenverlust (Verdauungssäfte, Schweiß usw.) nicht ausgeglichen wird. Es liegt auf der Hand, daß beim wachsenden Organismus das Bedarfsminimum an verwertbarem Nahrungseisen höher liegen muß als beim Erwachsenen, der nach den grundlegenden Untersuchungen von LINTZEL bei einer täglichen Eisenzufuhr von nur 0,9 mg seine Eisenbilanz noch auszugleichen vermag. Das Kind aber benötigt eine stärker positive Bilanz, da es seinen Körperbestand nicht nur zu halten, sondern ihn dem Wachstum entsprechend ständig zu mehren hat. Welche Bedeutung für die Erfüllung dieser Aufgabe in den ersten Lebensmonaten die *fetale Eisenversorgung* hat, wurde bereits weiter oben im Kapitel III, 4 a) diskutiert. Wir erkennen sie nicht zuletzt an den Eisenmangelstörungen, die

sich beim Kinde noch viele Monate nach der Geburt manifestieren können, wenn in der Gravidität ein echter Eisenmangelzustand der Mutter (Eisenmangelanämie) oder auch ein relativer Eisenmangel durch einen länger anhaltenden Infekt die Eisenausstattung der Frucht hemmt (Literatur s. oben). Bemerkenswert ist nun aber, daß der echte (= exogene) Eisenmangel und der Infektzustand der Mutter in der Gravidität sich beim Neugeborenen im Augenblick der Geburt wenig oder gar nicht, sondern in voller Stärke erst nach 6—18 Monaten auswirkt.

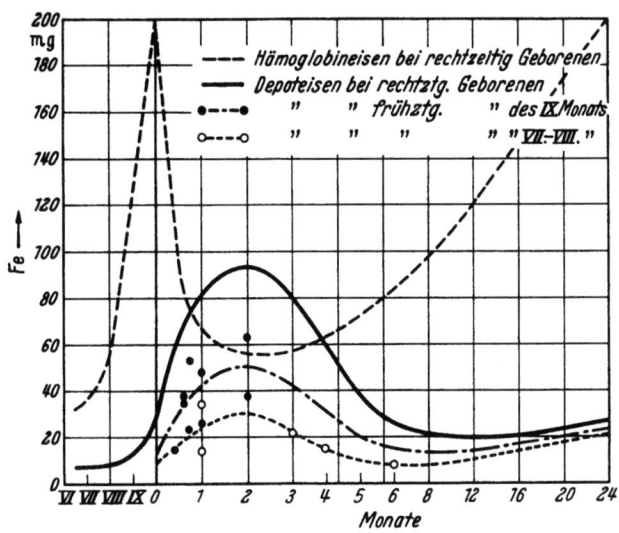

Abb. 15. (Nach SCHAIRER und RECHENBERGER).

Es kann also offenbar nicht so sein, daß das mit auf die Welt gebrachte Hämoglobineisen das *allein* ausschlaggebende Eisendepot für den Säugling ist. Es muß vielmehr auch das Gewebeeisendepot — vor allem in Leber und Milz — für den Eisenstoffwechsel der ersten drei Lebenshalbjahre maßgeblich mit ins Gewicht fallen [ALBERS (1941 und 1950), LAUENSTEIN (1951)].

Folgen wir nun den schon mehrfach zitierten Untersuchungen von LINTZEL, SCHAIRER und RECHENBERGER, die bei einer größeren Zahl von Feten und an den Leichen von Neugeborenen, Säuglingen sowie von einzelnen Kleinkindern bis zum zweiten Lebensjahr den Gesamthämoglobinbestand und den Eisengehalt der Hauptdepotorgane Leber und Milz bestimmten.

Sie faßten ihre Ergebnisse an den ausgetragenen Kindern folgendermaßen zusammen: „Das Gesamthämoglobin, ausgedrückt in Milligramm Fe, zeigt den rapiden Anstieg bis zur Geburt, dann einen ebenso schnellen Abfall in den ersten Lebensmonaten. Dann erfolgt wieder Anstieg, der jedoch nur eben mit dem Wachstum Schritt hält. Das Leber-Milzeisen, bei der Geburt etwa 30 mg betragend, zeigt bereits mit 1 Monat Werte bis 80 mg, die im weiteren Verlauf noch höher steigen. Mit Beginn des dritten Lebensmonates wird das deponierte Eisen wieder für Wachstum und Blutbildung mobilisiert, Leber- und Milzeisen bleiben nun jahrelang niedrig." Die Verfasser schließen weiter aus ihren Untersuchungen

und in Übereinstimmung mit GLADSTONE (1932) und mit LANGLEY (1951), daß
das angeborene *Gewebe*eisendepot beim menschlichen Neugeborenen nur gering
ist angesichts der sehr viel höheren Hämoglobineisenreserve. Welche Einschränkung diese Schlußfolgerung erfahren muß, wurde oben angedeutet. Unberührt jedoch ist hierdurch die Tatsache, daß das Gewebeeisendepot nur in kritischen Zeiten — und zwar gewöhnlich erst um die Halbjahreswende — in das
Geschehen eingreift. Längstens bis zu diesem Zeitpunkt ist der Eisenstoffwechsel
des gesunden jungen Säuglings autark, d. h. von exogener Eisenzufuhr weitgehend
unabhängig. Um die Halbjahreswende jedoch ist spätestens die im Hämoglobin
mitgegebene Eisenreserve nach vorübergehender Speicherung im Rahmen der
Wachstumsvorgänge wieder verbraucht. Die Natur kann es sich also leisten, die
Milchnahrung relativ eisenarm zu gestalten (s. Kapitel III, 3). SCHÄFER gewann
in vergleichenden Milcheisenuntersuchungen den Eindruck, daß der Eisengehalt
der einzelnen Tiermilchen um so niedriger ist, je kürzer die ausschließliche Säuge-
zeit mißt. Beim Menschen ist daher das Milcheisen, wie oben angeführt, relativ
hoch.

BROCK hat den interessanten Versuch unternommen, die erwähnten Vorgänge
folgendermaßen zahlenmäßig zu definieren:

Neugeborenes . . . . . 15,5% Blutmenge mit 21   g-% Hgb = 107 g Hgb = 357 mg Fe
Säugling von 14 Tagen . 13 % Blutmenge mit 15.2 g-% Hgb = 65 g Hgb = 218 mg Fe
Säugling von 5 Monaten . 8,3% Blutmenge mit 12,5 g-% Hgb = 68 g Hgb = 227 mg Fe

Es besteht heute kein Zweifel mehr, daß diese Zahlen einer gewissen Korrektur
bedürfen, insofern ihnen die inzwischen als zu hoch erkannten Blutmengenwerte
von 15,5% des Körpergewichtes beim Neugeborenen von LUCAS und DEARING
(1921) und zu hohe Hämoglobinkonzentrationswerte zugrunde liegen.

ROBINOW und HAMILTON (1940) haben an 20 Neugeborenen im Alter von 1 Std. bis
10 Tagen mit geringer Streuung Blutmengenwerte von nur 9,83 ± 0,87 % des Körpergewichtes
gefunden. Setzt man nun hierzu den Hämoglobinwert des Nabelschnurblutes von rund
16,6 g-% [nach VAHLQUIST (1941)] in Beziehung, so erhält man eine Gesamthämoglobinmenge von rund 59 g bzw. knapp 200 g Hämoglobineisen im Augenblick der Geburt. Das stimmt
sehr gut überein mit den Ergebnissen von LINTZEL, RECHENBERGER und SCHAIRER, welche
an den Leichen von 3 Neugeborenen nach völliger Entblutung im Durchschnitt 196 mg
*Gesamt*hämoglobineisen in der Spülflüssigkeit erfaßten. Auch die Ergebnisse von KÜNZER
liegen in der gleichen Größenordnung. Er bestimmte in der 1. Lebenswoche mit der Periston-
oder Kongorotmethode zirkulierende Blutmengen von knapp 10% des Körpergewichtes und
berechnete eine durchschnittliche *zirkulierende* Hämoglobinmenge von 55 g (= etwa 185 mg
zirkulierendes Hämoglobineisen). Nach dem letztgenannten Autor sinken diese Werte durch
ein Überwiegen des Blutabbaues über die Regeneration (s. oben) relativ langsam bis zur
6.—10 Lebenswoche auf den Tiefpunkt von rund 40 g zirk. Hgb. (= etwa 135 mg zirk.
Hgb.-Fe.). LINTZEL, RECHENBERGER und SCHAIRER ziehen aus ihren Untersuchungen sogar
den Schluß, daß im Alter von „3—6 Monaten . . . die Werte des Gesamt-Hämoglobineisens
auf weniger als 1/3 der Neugeborenenwerte gefallen sind". Doch ist die Zahl der untersuchten
Kinder zu gering, um so weitgehende Schlußfolgerungen zu gestatten. Im Alter von 3 Monaten
sind es nur 2, im Alter von 3¹/₂, 5¹/₂, 6, 12 und 14 Monaten nur je 1 Gesamthämoglobin-
bestimmung. Hinzu kommt, daß alle Kinder, außer vielleicht den Feten und Neugeborenen,
nach den Gewichten zu urteilen an konsumierenden Erkrankungen gestorben sein dürften,
so daß sie nicht als Normalfälle gelten können. Unter solchen krankhaften Bedingungen
pflegen erhebliche intermediäre Eisenverschiebungen auf Kosten des Hämoglobineisens und
zugunsten der reticuloendothelreichen Organe Leber und Milz stattzufinden (s. weiter unten).
Es ist sehr schade, daß diese an sich so wertvollen Untersuchungen dadurch etwas an Beweiskraft einbüßen.

Es dürfte also so sein, daß in der oben zitierten Abbildung von LINTZEL und
Mitarbeitern jenseits des Neugeborenenalters die Werte für Gesamthämoglobineisen zu niedrig und diejenigen für Leber-Milzeisen zu hoch dargestellt sind.
Wahrscheinlich kommt die Mitte zwischen den LINTZELschen und den KÜNZER-
schen Ergebnissen den tatsächlichen Gegebenheiten am nächsten. *Und das
würde heißen, daß das bei der Geburt vorhandene absolute Gesamthämoglobineisen*

sich in mäßig schnellem Tempo bis zum 3. Lebensmonat auf $^1/_2$—$^3/_4$ der Ausgangsmenge verringert, um dann zunächst noch niedrig zu bleiben. Das hierbei freiwerdende Eisen wird gespeichert, sofern es nicht bei der wachstumsbedingten Vermehrung des ja immer auch etwas Eisen enthaltenden Körpergewebes (nach BROCKs *Berechnung etwa 66 mg Fe) benötigt wird. Bis in das 2. Lebensquartal hinein also bleibt der Organismus trotz Verdoppelung des Körpergewichtes von exogener Eisenzufuhr weitgehend unabhängig, besonders wenn er in utero ausreichend mit Eisendepots ausgestattet war. Um diese Zeit aber beginnt auch die Hämoglobinmenge mit dem Körperwachstum Schritt zu halten, damit auch die Abhängigkeit von der Eisenzufuhr durch die Nahrung. Es ist das der Termin, zu dem wir aus der Empirie heraus die Beifütterung von eisenreicher Gemüsekost für richtig halten.*

Schon die Blutmengenbestimmungen von SECKEL hatten gezeigt, daß die *absolute* Blutzellmenge erst nach einer ganzen Reihe von Monaten den bei der Geburt schon vorhandenen Stand wieder erreicht, während die Plasmamenge sofort mit dem übrigen Körperwachstum ansteigt. Die Folge ist zwangsläufig eine Herabsetzung der Hämoglobin- und Erythrocytenkonzentration des Blutes, die wir bekanntlich als die *„physiologische Anämisierung"* des Säuglings bezeichnen. Der Verlauf dieser Anämisierung ergibt sich aus der Abb. 12, die nach den Zahlen VAHLQUISTs von SCHÄFER zusammengestellt wurde. Diese Kurve ist in ihrem grundsätzlichen Verlauf zwar repräsentativ für die Vorgänge an sich. Über das Ausmaß dieser Anämisierung und ihre Bedeutung für den gesunden Säugling sind die Auffassungen jedoch recht verschieden. BANGERT (1948) hat einmal die erreichbaren Hämoglobinalterskurven zusammengestellt und dabei Tiefstwerte zwischen 57—95% im 3. Lebensmonat gefunden. Diese Differenzen sind nur aus der Tatsache zu verstehen, daß die Ergebnisse unter sehr unterschiedlichen Voraussetzungen und an sehr verschiedenem Untersuchungsgut gewonnen wurden. Einigkeit herrscht im großen und ganzen darüber, daß die erste Phase der Anämie, also die Anämisierung selbst, nichts mit einem Eisenmangel zu tun hat. Sie läßt sich im übrigen auch durch Eisengaben nicht beeinflussen. Darauf weisen unter anderem auch der noch normale Färbeindex und der noch nicht stärker abgesunkene Serumeisenspiegel hin. Sehr bald aber kann sich daraus — vornehmlich bei künstlicher Ernährung — ein echter Eisenmangel entwickeln. Der Serumeisenspiegel sinkt weiter ab (s. Abb. 12), ebenso der Färbeindex, das Erythrocytenvolumen und der Erythrocytendurchmesser (bis 5 μ nach Textbook of Pediatrics 1950). Diese zweite Phase der „physiologischen" Säuglingsanämie ist also hypochrom und ist — eine wesentliche Ausprägung vorausgesetzt — durch Eisenmangel mitbedingt und demgemäß auch ferrosensibel. Wie schon vor vielen Jahren HELEN MACKEY (1931) fanden auch ALBERS (1942) und wir selbst gemeinsam mit BANGERT (1949) sehr unterschiedliche Verläufe der Hämoglobin- und Färbeindexalterskurven je nachdem, ob die Säuglinge natürlich oder künstlich ernährt wurden. Bei den Brustkindern steigt die Kurve nach Erreichen des Tiefpunktes bald wieder an, während sie bei den Flaschenkindern noch lange tief bleibt. Diese Differenz läßt sich durch Eisengaben ausgleichen. Weniger die Anämisierung also als vielmehr die Regeneration der Anämie ist ferrosensibel. Es kann also nur so sein, daß unter dem Einfluß der Kuhmilchernährung weniger Eisen in den Körper aufgenommen wird als unter demjenigen der Brustnahrung, denn es ist nach den früheren Erörterungen nicht anzunehmen, daß beim Flaschenkinde die Eisenausscheidung gesteigert ist. Die Erklärung hierfür ist nach den vorangegangenen Ausführungen nicht schwer: die Kuhmilch ist nicht nur eisenärmer als die Frauenmilch, sondern bietet mit ihren hohen Phosphat- und überdies mit dem relativ großen Phytingehalt der meist beigemischten Schleime schlechte Resorptionsbedingungen für den an sich schon geringen Eisengehalt.

Es darf nicht verschwiegen werden, daß diese Auffassung nicht unwidersprochen blieb. So hat z. B. Findlay (1948) im Gegensatz zu Mackay, zu Albers und auch zu unseren eigenen, von Bangert publizierten Erfahrungen bei gesunden Säuglingen keinen Einfluß der Eisenbehandlung auf den Hämoglobingehalt gesehen. Dabei ist aber zu bedenken, daß Findlay sein Material nicht nach der Art der Säuglingsernährung aufgegliedert hat, wodurch sich nach dem Gesagten die Unterschiede verwischen müssen. Er erfaßte überdies Kinder besser situierter Eltern des Londoner Westens, während Helen Mackay ihre Untersuchungen in den Armutsvierteln des Londoner Ostens anstellte. Auch unsere eigenen Befunde wurden an Heimkindern während der schlimmsten Hungerzeit nach dem Kriege ermittelt. Nach den Ausführungen in den früheren Kapiteln muß sich das auf die fetale Eisenversorgung und auf den Eisengehalt der Milch, der ja bis zum gewissen Grade von ihrem Fettbestande abhängt (s. Kapitel III, 3), nachteilig auswirken. Vahlquist sagte 1948 in seiner Diskussionsbemerkung zu dem Referat von Schäfer über den Eisenstoffwechsel, daß unter dem Einfluß der schlechteren Ernährung während des Krieges auch in Skandinavien die Säuglingsanämisierung stärker als früher hervorgetreten sei.

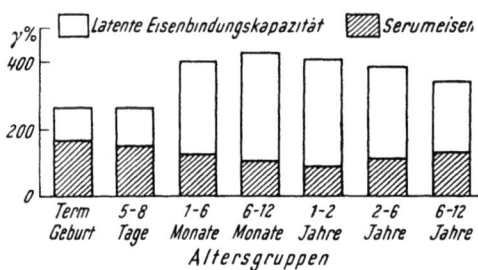

Abb. 16. Serumeisen und latente Eisenbindungskapazität bei normalen Kindern von 0—12 Jahren (nach Smith, Schulman und Morgenthau).

Er wollte das als Bestätigung der Ausführungen von Schäfer aufgefaßt wissen. Margot Noack (1948) hält auch einen Eisenmangel beim gesunden Säugling für möglich, obzwar ihre vergleichenden Eisenbehandlungsversuche an künstlich ernährten Säuglingen keine klare Differenz der Hämoglobinwerte ergeben haben. Brenner (1948) schließlich hat als erster neben Serumeisen auch Serumkupfer-Alterskurven ermittelt. Der von anderen Vorgängen (z. B. bei Infektionen) her bekannte Antagonismus hinsichtlich der Höhe von Serumeisen- und Serumkupferspiegel ließ sich auch hierfür bestätigen. Bei der Geburt und im 1. Quartal ist nämlich das Serumkupfer sehr niedrig. Im 2. Quartal kreuzen sich beide Kurven, und zwar die Eisenkurve in abwärts, die Kupferkurve in aufwärts strebender Richtung. Auch dieser Autor hält einen Eisenmangel im 1. Quartal für ausgeschlossen, danach aber eine kritische Eisenstoffwechsellage für sehr naheliegend. Besonderes Interesse gewinnen in diesem Zusammenhang die neuesten Untersuchungen von Smith, Schulman und Morgenthau (1952), welche eine *Alterskurve des Serumeisens (SI)* und der *„latenten Eisenbindungskapazität"* (LIBC) gesunder Kinder ermittelten (s. Abb 16).

Wie man sieht, hat das Neugeborene einen hohen Eisenspiegel bei relativ niedriger totaler Bindungskapazität (als Zeichen mehr als ausreichender Eisenversorgung), der Säugling aber und das junge Kleinkind einen niedrigen Eisenspiegel bei sehr hoher totaler Bindungskapazität, also eine *Konstellation*, wie sie für einen exogenen, *echten Eisenmangel charakteristisch* ist.

Als Schlußfolgerung für die Praxis wäre nach diesen Ausführungen zu sagen, daß beim gesunden ausgetragenen Brustkinde eine zusätzliche Eisenbehandlung überflüssig ist. Es genügt, für die rechtzeitige Beifütterung eisenreicher Nahrung um die Halbjahreswende (Gemüsebrei, möglichst mit etwas Leberpüree) zu sorgen. Unter den besonderen Voraussetzungen einer möglicherweise mangelhaften fetalen Eisenversorgung oder einer Störung des Stillgeschäftes wird im konkreten Falle die zusätzliche Eisentherapie vonnöten sein. Wir geben dann das Eisen dem Kinde direkt und nicht nach dem Vorschlage von ALBERS *über die Mutter, da nach unseren Erfahrungen die Eisenanreicherung der Muttermilch durch Eisengaben an die Stillende zu unzuverlässigen Resultaten führt. Dieses Verhalten trifft in besonderem Maße für das Flaschenkind zu. Aber auch hier dürfte unter normalen Bedingungen die zusätzliche Eisenbehandlung nicht erforderlich sein. Gleichwohl ist bei dieser Ernährungsart die Anämiebereitschaft durch Eisenmangel relativ groß und muß besondere Beachtung erfahren.*

d) Eisenstoffwechsel vom Ende des 1. Lebensjahres bis zur Pubertät.

Vieles von dem, was im vorangegangenen Kapitel über den Eisenstoffwechsel im Säuglingsalter gesagt wurde, läßt sich auch auf den ersten Abschnitt des Kleinkindesalters übertragen. Das gilt einerseits für gewisse *Störungen der Eisenversorgung* während der *Gravidität* (exogene Eisenmangelzustände und Infektionen der Mutter) und während der *Säuglingsperiode* (frühzeitiges Abstillen und Kuhmilchernährung), welche sich noch bis weit ins 2. Lebensjahr hinein auswirken sollen, wie ALBERS (1950) berichtet hat. Dieser Autor gab nämlich bekannt, daß sich eine Eisenmangelanämie der Mutter während der Gravidität oder ein vorzeitiges Abstillen, erst recht natürlich beides zusammen, noch im Alter von $1^1/_2$ Jahren im Sinne einer signifikanten Senkung von Hämoglobinwert und Färbeindex beim Kinde auswirkt. Andererseits bleibt auch nach völlig regelrechtem Schwangerschaftsverlauf und normler Säuglingsperiode der ausgesprochen niedrige Serumeisenspiegel zunächst noch bestehen. Nach VAHLQUIST (1941) beträgt im Durchschnitt der Serumeisenwert bei 17 Probanden im Alter von $1^1/_2$—$2^1/_4$ Jahren nur $56,8 \pm 8,2 \gamma$-%. Danach tritt bis zum 7. Lebensjahr eine eindeutige Erhöhung des Serumeisenwertes von rund 60 γ-% auf etwa 100 γ-% ein. Eine weitere Steigerung findet dann bis zur Pubertät nicht mehr statt. Diese Feststellungen stimmen mit den Befunden früherer Untersuchungen [THOENES und ASCHAFFENBURG (1934), VAHLQUIST (1939) und SCHÄFER (1940)] und späteren Arbeiten [z. B. BRENNER (1948)] grundsätzlich überein. Nur zeitlich bestehen in den Angaben gewisse Differenzen. Nach BRENNER erfolgt der Anstieg des Serumeisens vom niedrigen Wert des Säuglingsalters relativ früh. An 10 Kindern der Altersgruppe 13.—18. Monat fand er den Durchschnittswert von 111 γ-%, ein Wert, der dann durch die ganze weitere Kindheit hindurch annähernd gleich bleibt. Diese BRENNERschen Zahlen bestätigen demnach die Auffassung von SCHÄFER, die zwar an geringem Material ermittelt wurde und welche besagen sollte, daß bereits im 2. Lebensjahre die Serumeisenwerte „allmählich zu der bei Erwachsenen üblichen Höhe ansteigen". Wie dem auch immer sei: es steht fest, daß die Serumeisenwerte des gesunden Kindes vom Ende des 1. Lebensquartals ab bis (mindestens) weit in das 2. Lebensjahr hinein beträchtlich unter denjenigen liegen, die wir in jedem anderen Lebensalter noch als normal ansehen. Und die praktisch wichtige Frage ist nun die, ob diese Hyposiderämie des Säuglings und Kleinkindes wie in jedem anderen Lebensalter als Ausdruck eines Eisenmangels, also eines nicht mehr physiologischen Vorganges, zu werten ist. VAHLQUIST hat diese Frage verneint. Nach seiner Ansicht sind „die relativ niedrigen Serumeisenwerte in der Tat physiologisch für das fragliche Alter" und beruhen nicht auf einer Sideropenie". Mit Recht betont dieser Autor die bereits im vorigen Kapitel erörterte Tatsache, daß die von MACKAY an künstlich ernährten Kindern des Londoner Westens ermittelten niedrigen Hämoglobinwerte und deren Anstieg auf Eisengaben keine Allgemeingültigkeit besitzen. VAHLQUIST selbst fand bei seinen gut ernährten Kindern Hämoglobinwerte, die durchaus denen anderer Autoren [z. B. MAGNUSSON (1935), MUGRAGE und ANDRESEN (1936)], auch denen der optimal ernährten Kinder von FAXEN (1937) entsprachen. Und dennoch hatten diese Vahlquistschen Säuglinge und Kleinkinder die erwähnte Hyposiderämie. Gegen die Annahme, daß die Hyposiderämie auch ohne Anämie Zeichen eines latenten Eisenmangels sein könne, spreche die Tatsache, daß die Hyposiderämie trotz monatelangen Bestehens nicht progredient sei. Auch ergebe sich bei einer Aufgliederung der Kinder nach ihrem Serumeisengehalt keine eindeutige Beziehung zwischen diesem und dem Hämoglobinwert. Schließlich gelinge es bei den Säuglingen und Kleinkindern (9 bis 14 Monate) mit einer echten Eisenmangelanämie (einfache, hypochrome Anämie) durch Eisenbehandlung, den Serumeisenspiegel nur auf rund 60 γ-% zu heben, während entsprechende Maßnahmen an älteren Kindern ($2^5/_{12}$—$10^2/_{12}$ Jahre) mit der gleichen Erkrankung den Serumeisenspiegel um fast 30 γ-% höher, nämlich auf 89 γ-% zu treiben vermögen. Auch der therapeutische Effekt bei exogenem Eisenmangel ist also nach Altersgruppen abgestuft. Leider fehlen einstweilen noch exakte alternierende Eisenbehandlungsreihen an völlig gesunden Kindern des ersten Kleinkindesalters, an denen der Hämoglobin-, Serumeisenwert und der Färbeindex in Beziehung zum Alter gesetzt wird. *So muß die Frage nach der Bedeutung der Hyposiderämie des jungen Kleinkindes — Zeichen der Sideropenie oder nicht — einstweilen noch offen bleiben. Gesichert erscheint jedoch die Erfahrung der klinischen Praxis, daß ältere Säuglinge und junge Kleinkinder gegen Eisenmangelnoxen ganz besonders anfällig sind, wie die oben zitierten Publikationen von Mackay, Albers, Schäfer, Bangert u. a. beweisen. Da diese Erfahrungen im Gegensatz zu denen stehen, die an älteren Kindern und Erwachsenen gewonnen wurden, ist man wohl berechtigt, die Eisenstoffwechsellage in diesem Alter wie auch beim älteren Säugling als besonders kritisch anzusehen.*

War nach den oben geführten Diskussionen der Zeitpunkt des Serumeisenanstieges umstritten, so herrscht Einigkeit darüber, daß im *Schulkindesalter* der Eisenspiegel demjenigen des Erwachsenen schon recht nahe kommt. Schäfer (1940) nennt Mittelwerte von rund 119 γ-% bei 3—13 jährigen Kindern, Brenner (1948) solche von 112 γ-% vom 19. Monat bis zum 6. Jahr und von 114 γ-% vom 7.—13. Lebensjahr. Vahlquist beschreibt bei Kindern im Alter von 7—15 Jahren einen durchschnittlichen Serumeisenwert von rund 100 γ-%. Daß in dieser Altersgruppe nach dem gleichen Autor bei insgesamt 117 Kindern eine fünfwöchige Eisenbehandlung nur eine nicht signifikante Hämoglobinerhöhung um $0,16 \pm 0,08$ g-% und nur bei den 14—15 jährigen Mädchen eine statistisch gesicherte, aber sehr geringe Hämoglobinsteigerung um $0,58 \pm 0,19$ g-% zu erzielen vermochte, ist daher wohl nicht so ganz verwunderlich.

Bemerkenswert und bislang unerklärt ist die weitere Feststellung von Vahlquist (1941), daß in der Altersperiode vom 7.—15. Lebensjahr das Serumeisen bei Mädchen ($109,1 \pm 3,3$%) signifikant höher liegt als bei Knaben ($94,5 \pm 3,2$%). Die *Geschlechtsdifferenz* der *Serumeisenwerte* ist in diesem Alter also der späteren, erst nach der Pubertät auftretenden entgegengerichtet (s. Abb. 13). Womöglich hängt das mit der früheren Reifung und auch mit dem Wachstumsvorsprung der Mädchen in diesen Jahren der Präpubertät zusammen.

Über den *tatsächlichen Eisenbedarf* des gesunden wachsenden Kindes jenseits des Säuglingsalters besitzen wir noch keine einheitlichen Vorstellungen. Auf Grund älterer Bilanzuntersuchungen wurde immer wieder die besondere Thesaurierungsneigung des wachsenden Organismus dem Eisen gegenüber (s. bei Brock) betont. Die normale gemischte Kost des Klein- und Schulkindes enthält im allgemeinen genügend Eisen, um den Bedarf des wachsenden Organismus mit rund 10 mg täglich zu decken. Schlaphoff und Johnston haben nun in neuerer Zeit (1949) nochmals Bilanzuntersuchungen bei Mädchen im Alter von 13 und 14 Jahren nach dem Eintreten der Menarche angestellt, um die vom

National Research Council (1948) für notwendig erachtete Eisentagesmenge von 15 mg auf ihre Richtigkeit zu prüfen. Dabei erwies sich diese Zahl als zu hoch; denn bei einer Standardkost mit nur 8,6 mg Eisen wurde die zu fordernde minimale Retention von 1,00 mg pro Tag mit 1,18 mg bereits überschritten. Eisentagesmengen von 11,7 mg brachten nur eine geringe Steigerung der Retention auf 1,52. Die Autoren halten eine *tägliche Eisenzufuhr von 12—13 mg bei diesen schnell heranwachsenden und bereits menstruierenden Mädchen für ausreichend.*

Mit der Isotopenmethode prüften DARBY, HAHN, KASER, STEINKAMP, DENSEN und COCK (1947) diese Frage bei 176 Kindern im Alter von 7—10 Jahren. Dabei werden Kinder gut bemittelter Eltern mit denjenigen wirtschaftlich schlechter gestellten Eltern (zwei verschiedene Schulen) verglichen. Die Ernährung beider Versuchsgruppen wies geringe Unterschiede hinsichtlich Calorien-, Eiweiß-, Calcium-, Vitamin A-, Vitamin C- und Eisenwerte (Tagesmengen 11,7 bzw. 10,8 mg) auf. Trotzdem waren die Hämoglobinwerte und trotzdem verliefen die Eisenresorptionsversuche (einmalige Dosis von 2—3 mg Fe Cl$_2$ + Ascorbinsäure, Fe^{59} enthaltend) in beiden Versuchsgruppen gleich. Die Kinder der wirtschaftlich schlecht gestellten Eltern hatten zwar ein geringeres Körpergewicht, einen niedrigeren Vitamin C- und Carotingehalt des Serums, jedoch keinen faßbaren Eisenmangel.

Für den täglichen Eisenbedarf stellten die Autoren die folgende Formel auf:

$$\text{Täglicher Bedarf an resorbierbarem Eisen} = \frac{\text{Jährlicher Zuwachs an zirkulierendem und Gewebeeisen}}{365} \times \frac{100}{80} \times \frac{100}{\text{prozentuale Aufnahme}}$$

Der Faktor $\frac{100}{80}$ soll das Depoteisen berücksichtigen. Im allgemeinen werden 50% des Nahrungseisens als resorbierbar angesehen.

e) Der Eisenstoffwechsel in der Pubertät.

Die Eisenbilanz des wachsenden Organismus wird durch das Eintreten der Pubertät nicht grundsätzlich geändert: sie ist nicht stärker und nicht weniger positiv als in den übrigen Wachstumsperioden jenseits des Säuglingsalters (s. Kapitel III, 4 c—e).

Bemerkenswert ist jedoch, daß sich zu diesem Zeitpunkt die Geschlechtsdifferenz im Serumeisenspiegel, die in der Präpubertät zu Gunsten des weiblichen Geschlechtes vorhanden war, umkehrt (s. Abb. 12). Für die ganze Zeit der Geschlechtsreife ist jetzt nicht nur der Hämoglobin- und Erythrocytenwert, sondern auch der Serumeisenwert beim männlichen Geschlecht höher als beim weiblichen. Sehr interessant ist nun, daß nach LAPICQUE und PETETIN (1910) die Lebereisen-Alterskurven („Courbe vitale du fer du foie") beider Geschlechter den Serumeisen-Alterskurven auffallend parallel gehen, worauf bereits THOENES und ASCHAFFENBURG (1934) sowie THOENES (1941) hingewiesen haben.

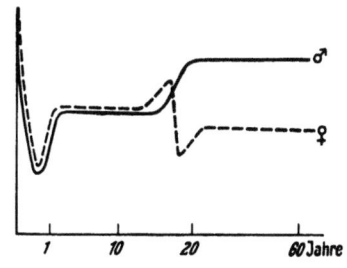

Abb. 17. „Courbe vitale du fer du foie"
(nach LAPICQUE und PETETIN).

Man ist auch auf Grund dieser Parallelität sehr geneigt, den niedrigeren Serumeisengehalt der geschlechtsreifen Frau im Sinne eines nicht einmal mehr latenten — die Hämoglobin- und Erythrocytenwerte sind ja auch geringer — Eisenmangels durch den Regelblutverlust zu deuten. Es sei aber in diesem Zusammenhang auf die weiter oben geführten Diskussionen (s. Kapitel III, 2f und Kapitel III, 4a) mit den gewichtigen Einwänden von VAHLQUIST gegen diese Auffassung verwiesen. *Wir müssen danach einstweilen gestehen, daß wir letztlich die Gründe für die geschilderte Geschlechtsdifferenz von der Pubertät ab noch nicht kennen.*

IV. Pathologie des Eisenstoffwechsels.

1. Der Eisenstoffwechsel des Frühgeborenen.

Der Eisenstoffwechsel des Frühgeborenen unterliegt dem Einfluß der folgenden aus der Tatsache der Frühgeburt sich ableitenden besonderen Gegebenheiten: vorzeitige Unterbrechung in der Ausstattung der Frucht mit Gewebeeisendepots, die offenbar zum größten Teil in den letzten Schwangerschaftswochen stattfindet, Untermaßigkeit des Kindes mit entsprechend geringer absoluter Hämoglobin-eisenmitgift, auf der anderen Seite besonders schnelles Wachstum mit erhöhtem Eisenbedarf.

Die *vorzeitige Unterbrechung in der Anlage der fetalen Eisendepots* in Leber und Milz ist eine Tatsache, an der seit den Untersuchungen von BUNGE (1889) kein Zweifel mehr bestehen kann. Sie hat zur Folge, daß Leber und Milz der unreifen Neugeborenen relativ und vor allem absolut weniger Gewebeeisen enthalten als die gleichen Organe ausgetragener Kinder [TOVERUD (1935)]. Das zeigt sich auch in den Untersuchungen von SCHAIRER und RECHENBERGER (1944) und von LINTZEL, RECHENBERGER und SCHAIRER (1944). Hiernach haben Frühgeborene je nach Reifegrad nur knapp die Hälfte des Leber-Milz-Eisens (knapp 10 mg) von dem ausgetragener Neugeborener (im Mittel 29 mg). Aus den Einzelanalysen ergibt sich weiter, daß das *Leber-Milz-Eisen erst in den letzten beiden Schwanger-schaftsmonaten einen schnelleren Anstieg* erfährt bis zu dem genannten Wert von 29 mg (s. Abb. 15).

Das *Gesamthämoglobineisen* betrug beim ausgetragenen Neugeborenen knapp 200 mg (LINTZEL, RECHENBERGER und SCHAIRER, s. S. 767), beim Frühgeborenen z. Z. der Geburt im 6.—7. Schwangerschaftsmonat etwa 32 mg, im 8. bis 9. Schwangerschaftsmonat etwa 55 mg und im 9. Schwangerschaftsmonat etwa 126 mg (SCHAIRER und RECHENBERGER). Die genannten Zahlen sind „Durch-schnittswerte", welche — das liegt in der Art der Bestimmung — an sehr geringem Zahlenmaterial mit relativ großen Streuungen ermittelt wurden. Sie geben aber immerhin einen gewissen Anhaltspunkt für die Größenordnungen, mit denen wir hinsichtlich der Differenz in der Eisenausstattung von Frühgeborenen und ausgetragenen Neugeborenen zu rechnen haben. Im weiteren Verlauf vollzieht sich dann ein gewisser Abbau der Gesamthämoglobinmenge, über dessen Ausmaß wir keine einheitliche Vorstellung haben [KÜNZER (1951), ZANNER und ZEISEL), bei einem leichten Anstieg des Depoteisens in Leber und Milz mit Höhepunkt gegen Ende des 2. Lebensmonates (s. Abb. 15). Dieser Anstieg ist bei den un-reiferen Frühgeborenen geringer und kürzer als bei den reiferen. Man kann ihn wohl als Zeichen dafür ansehen, daß wenigstens zu dieser Zeit kein ernsthafter Eisenmangelzustand vorhanden sein kann. *Die erste Phase der Frühgeborenen-anämie, die Frühgeborenenanämie im engeren Sinne, muß also eine andere Ent-stehungsursache als Eisenmangel haben.* Es liegt andererseits aber auf der Hand, daß die relativ geringe Eisenhortung der ersten 10—12 Lebenswochen umso schneller wieder verbraucht ist, als das Frühgeborene infolge seines besonders raschen Wachstums einen erhöhten Eisenbedarf hat. In der zweiten Phase der Frühgeborenenanämie, namentlich gegen Ende des 1. Lebenshalbjahres, ist die Gefahr eines Eisenmangels sehr groß. Das umso mehr, als zu dieser Zeit die Aufnahme von eisenreicher Gemüsekost auf Schwierigkeiten stoßen kann.

Die *klinische Erfahrung* entspricht durchaus diesen Befunden. Die umfang-reichsten Untersuchungen stammen von MAGNUSSON (1935). Sie gehen am besten aus den beiden nachfolgenden Abb. 18 und 19 hervor.

Abbildung 18 zeigt den Verlauf und den Charakter der Anämisierung bei unbehandelten Frühgeborenen. Dabei ergibt sich, daß das Maximum der

Frühgeborenenanämie etwa mit 10 Wochen erreicht ist. Die Anämie ist z. Z. noch normochrom. Jetzt aber steigt die Erythrocytenzahl (nach einer mehr oder weniger starken Reticulocytenkrise) wieder an, während der Hämoglobinwert eher noch weiter abfällt. Der Färbeindex sinkt also ab, was nach dem oben

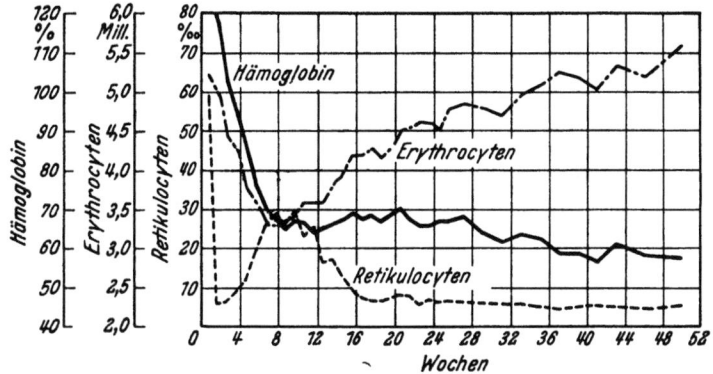

Abb. 18. Hämoglobingehalt, Erythrocyten- und Reticulocytenzahl bei Frühgeborenen während des ersten Lebensjahres (nach MAGNUSSON).

Gesagten ohne weiteres auf einen Eisenmangel bezogen werden kann. Dieser wird bewiesen durch die alternierenden Eisenbehandlungsversuche an Frühgeborenen (Abb. 19).

Es wird hiermit deutlich, daß selbst prophylaktische Eisengaben die erste, normochrome Phase der Frühgeborenenanämie nicht zu beeinflussen vermögen, während die zweite, hypochrome Phase ausgesprochen ferrosensibel ist. Sehr eindeutig kommt die Eisenmangelsituation des Frühgeborenen im Vergleich zum ausgetragenen Neugeborenen um die Halbjahreswende und danach auch in den Untersuchungen von VAHLQUIST (1941) zum Ausdruck. Die entscheidende tabellarische Zusammenfassung dieser Befunde folgt in gekürzter Form.

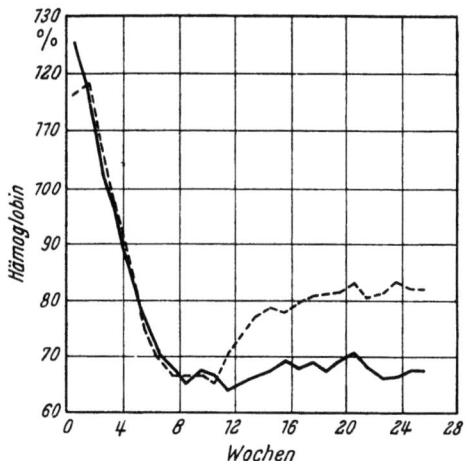

Abb. 19. Hämoglobingehalt im Blute während des ersten Halbjahres bei prophylaktisch mit Eisen behandelten und unbehandelten Frühgeborenen. Zur Eisenbehandlung wurde Ferrochlorid in Dosen von 0,01 g Fe 4 Monate lang, dann 2 Monate lang 0,005 g Fe pro Kilogramm und Tag verwandt. ———— = unbehandelt; ------------ = behandelt (Nach MAGNUSSON.)

Die praktische Auswirkung dieser Tatsachen ist die, daß bei Frühgeborenen und auch bei untermaßigen Zwillingen vom 2. Lebensquartal ab trotz optimaler Frauenmilchernährung in besonderem Maße mit einem Eisenmangelzustand gerechnet werden muß. Der Eisenmangel entwickelt sich einerseits auf Grund der geringen kongenitalen Eisenreserven (als Hämoglobineisen und Gewebedepoteisen) und andererseits auf Grund des besonders schnellen Wachstums. Gefördert wird die Mangelsituation in vielen Fällen dadurch, daß die an sich notwendige besonders frühzeitige Beikost von eisenreicher Nahrung (Spinat, Leber) aus naheliegenden Gründen nicht selten auf Schwierigkeiten stößt. Dem Vorschlag von ALBERS (1941), diesen Kindern eine durch Eisengaben an die Stillende mit Eisen angereicherte

Frauenmilch zu geben, hat Schäfer (1948) *widersprochen, weil nach seinen aus-*
gedehnten und langfristigen Untersuchungen der Anreicherungseffekt äußerst

Tabelle 4. *Differenz zwischen ausgetragenen und frühgeborenen Kindern im Hinblick auf den*
Serumeisenwert und einige weitere Blutwerte (nach Vahlquist, gekürzt).

Art des Befundes	Art der Kinder	1. Lebensmonat	2.—6. Monat	7.—12. Monat
Mittleres Alter	ausgetragen	10 Tage	106 Tage	251 Tage
	frühgeboren	12 Tage	80 Tage	249 Tage
Serumeisen γ-%	ausgetragen	120,1 $\pm$ 5,1	88,7 $\pm$ 5,6	61,0 $\pm$ 5,6
	frühgeboren	122,8 $\pm$ 10,4	81,5 $\pm$ 5,6	32,5 $\pm$ 4,3
	Differenz	+ 2,7 $\pm$ 11,6	— 7,2 $\pm$ 7,9	— 28,5 $\pm$ 7,1
Hämoglobin g-%	ausgetragen	18,42 $\pm$ 0,32	12,40 $\pm$ 0,23	12,33 $\pm$ 0,25
	frühgeboren	18,41 $\pm$ 0,77	11,25 $\pm$ 0,30	8,91 $\pm$ 0,50
	Differenz	— 0,01 $\pm$ 0,83	— 1,15 $\pm$ 0,38	— 3,42 $\pm$ 0,56
Mittl. Erythr.-Hämogl.-Gehalt $\gamma\gamma$	ausgetragen	35,8 $\pm$ 0,3	29,8 $\pm$ 0,6	25,4 $\pm$ 0,7
	frühgeboren	36,9 $\pm$ 0,5	30,3 $\pm$ 0,7	19,8 $\pm$ 1,1
	Differenz	+ 1,1 $\pm$ 0,6	— 0,5 $\pm$ 0,9	— 5,6 $\pm$ 1,3

unsicher ist und es überdies viel einfacher ist, die notwendige Eisenmedikation am
Frühgeborenen selbst durchzuführen. In gleicher Richtung weisen neueste Erfah-
rungen von Neuweiler (1952).

2. Der Eisenstoffwechsel bei der Fehlernährung des Kindes.

Praktisch sind es nur zwei Arten von Mangelzuständen, welche den Eisenstoffwechsel beeinflussen: der *Eisenmangel* selbst und der *Eiweißmangel*. *Vitamin-*
mangelzustände treten hiergegen stark in den Hintergrund. Vor allem sind es
der Vitamin B-Komplex und das Vitamin C, welche gewisse Beziehungen zum
Eisenstoffwechsel besitzen. Hierüber wurde bereits im Kapitel III, 2, g das
Notwendigste gesagt.

Der Prototyp des *alimentären Eisenmangelzustandes* beim Kinde ist die
Kuhmilchanämie des Säuglings. Das in den Kapitel III, 3 und 4 Gesagte macht
verständlich, daß die relativ eisenarme Milchnahrung nur solange ausreichend
sein kann, als der Säuglingsorganismus von einer exogenen Eisenzufuhr weitgehend unabhängig ist, was bekanntlich nur bis gegen Ende des ersten Lebenshalbjahres der Fall ist. Zu diesem Zeitpunkte geben wir mit Recht auch bei der
noch relativ eisenreichen natürlichen Ernährung den ersten Gemüsebrei. Um so
notwendiger erscheint das bei der Kuhmilchnahrung. Wie oben belegt (s. S. 758),
enthält die Kuhmilch nur knapp halb soviel Eisen wie die Frauenmilch, und das
muß sich zwangsläufig im Sinne eines Eisenmangels auswirken, wenn ein Säugling
über den genannten Termin hinweg ausschließlich mit Kuhvollmilch, etwa in
Gestalt der üblichen Säurevollmilch, ernährt wird.

Man kann diesen Vorgang auch tierexperimentell reproduzieren, indem man junge Ratten
vergleichsweise mit Kuhmilch und mit Frauenmilch ernährt. Nur die ersteren bekommen
eine hypochrome und ferrosensible Eisenmangelanämie, während die letzteren genau so gut
gedeihen und genau so wenig anämisch werden wie die mit Normalfutter aufgezogenen
Kontrolltiere (Müller, zit. nach Rominger 1937). Krause (1951) hat diese Ergebnisse
bestätigt und darüber hinaus gezeigt, daß auch die mit Citronensäure versetzte Frauenmilch
(2 Citretten pro 100 cm³) bei den Ratten keine Anämie aufkommen läßt. Er hat damit gezeigt,
daß die Mitteilungen Lintzel (1931) und Amanns (1940) organische Säuren wie Milchsäure
und Citronensäure würden durch Komplexbildung des Eisens im Darm die Resorption dieses
Metalls hemmen, zumindest bei den für die Säuglingsdiätetik in Betracht kommenden Konzentrationen keine praktische Bedeutung haben. (Näheres hierüber s. Kapitel III, 2 c.)

Es wäre also verständlich, daß die ausschließlich und über die Zeit mit Kuhvollmilch ernährten Säuglinge alsbald in einen exogen bedingten Eisenmangelzustand geraten, weil eben die Kuhmilch noch wesentlich weniger Eisen enthält
als die Frauenmilch. Und es wäre auch begreiflich, daß diese Fehlernährung bei
den schnell wachsenden Mehrlingskindern und Frühgeborenen, welch letztere
überdies ebenso wie die Kinder eisenmangelanämischer oder infektkranker
Mütter (s. S. 767) mangelhaft mit Eisendepots ausgerüstet sind, sich ganz besonders heftig und auch frühzeitig im Sinne eines Eisenmangels auswirken muß.
Aber diese rein quantitative Abschätzung des Eisenangebotes für die Genese
der Kuhmilchanämie befriedigt nicht ganz, wenn die neuen Eisenanalysen
SCHÄFERs (1948) berücksichtigt werden (vgl. Kapitel III, 3 auf S. 758). Sie haben
gezeigt, daß die Schleimabkochungen — mit Ausnahme des Reisschleims —
relativ eisenreich sind, daß demgemäß die Milch-Schleimmischungen gar nicht
weniger, eher sogar etwas mehr Eisen enthalten als die Frauenmilch. Wenn
trotzdem die Erfahrung lehrt, daß gerade auch diese Säuglinge eisenmangelanämisch werden, so kann das eben nur daran liegen, daß das in diesem Milieu
angebotene Eisen schlechter resorbiert wird als das Frauenmilcheisen. Der
Phytinsäuregehalt der Schleime und der Phosphatreichtum der Kuhmilch
dürften hierbei als Hemmfaktoren in Erscheinung treten. Auch könnte die
höhere Pufferungskraft der Kuhmilch in diesem Zusammenhang sich hemmend
auswirken, weil sie bis zum gewissen Grade die Entfaltung der Magensalzsäure
bei der Ionisierung des Nahrungseisens beeinträchtigt. Vergleiche hierzu die
Ausführungen im Kapitel III, 2 c. Auf der anderen Seite fördert der erheblich
höhere Vitamin C-Gehalt der *rohen* Frauenmilch ganz wesentlich die Eisenresorption, worauf ROMINGER bereits 1937 in diesem Zusammenhang hingewiesen
hat. So wird uns die schon seit langem aus der Empirie bekannte Tatsache klar,
daß vor allem der künstlich ernährte Säugling von der alimentären Eisenmangelanämie bedroht ist. Die „Kuhmilchanämie" ist praktisch immer eine solche
Eisenmangelanämie. Das hat schon vor vielen Jahren KLEINSCHMIDT (1924)
bewiesen, indem er zeigte, daß diese Anämie auch unter Beibehaltung der alten
Fehlernährung nur auf medikamentöse Eisenbehandlung prompt ausheilt. Hierbei
handelt es sich um die klassische Kuhmilchanämie, welche erst nach der Halbjahreswende bei entsprechender Fehlernährung aufzutreten pflegt. Inwieweit
auch schon etwas früher bei der künstlichen Ernährung im Gegensatz zur natürlichen Ernährung, also gewissermaßen unter physiologischen Verhältnissen,
eine kritische Eisenstoffwechsellage eintreten kann, wurde im Kapitel III, 4 c
erörtert.

Daß auch einmal *Ziegenmilchernährung*, wenn sie über die Zeit hinaus ausschließlich stattfindet, beim Säugling eine *Eisenmangelanämie* verursachen kann,
wird verständlich, wenn man die Milchanalysen SCHÄFERs (1948) (s. Abb. 9)
berücksichtigt, wonach die Ziegenmilch sogar noch etwas weniger säurelösliches
Eisen enthält als die Kuhmilch. Wenn diese Anämieform trotzdem sehr selten ist,
so liegt das wohl daran, daß die an sich schon recht wenig verbreitete Ziegenmilchernährung sich noch viel seltener mit dem Ernährungsfehler der zu späten Ge-
müsebreigabe kombiniert. Häufiger, aber keinesfalls obligat, ist bei Ziegenmilchernährung der *hyperchrom-megalocytäre Anämietyp*, welcher bekanntlich auf
einem Mangel an Antiperniciosaprinzip beruht, auf Leber-, Folsäure- und Vitamin B_{12}-Therapie anspricht (FREUDENBERG u. v. a.) und dementsprechend
nichts mit einem Eisenmangel zu tun hat. Diese Anämie tritt bezeichnenderweise
auch viel früher auf als die alimentäre Eisenmangelanämie des Säuglings, weil
auf diesem Gebiete offenbar kein entsprechender Reservebestand — wie beim
Eisen — fast ein halbes Jahr gegen einen Mangelzustand protektiv wirkt.

Ebenfalls die gleichen beiden Formen einer Anämie finden wir bei der *Coeliakie*. Hier ist die hypochrome Eisenmangelanämie häufiger als der hyperchrom-megalocytäre Typ. Sie beruht auf einer mangelhaften Resorption des an sich in ausreichender Menge angebotenen Nahrungseisens, ist also keine alimentäre Anämie. Li (1943) hat die Eisenstoffwechselverhältnisse bei dieser Anämieform studiert und dann ihre Behandlung mit intravenöser Eisentherapie vorgeschlagen, weil die orale Therapie wegen Resorptionsstörung nicht zum Ziele führt.

Weitere Untersuchungen verdanken wir Li (1943) zur Frage der *Mehlanämie*, die erstmals von Kleinschmidt (1916) beschrieben wurde. Sie entsteht mit ziemlicher Regelmäßigkeit dann, wenn ein Säugling längere Zeit nur mit Mehlsuppe ernährt wird, als wichtige Begleiterscheinung des Mehlnährschadens. Kleinschmidt beschrieb bereits den hypochromen Charakter. Li suchte nun diese heute sehr selten gewordene alimentäreAnämieform beim Kaninchen durch ausschließliche Reis- und Haferfütterung zu reproduzieren. Die Tiere wurden hypochrom-anämisch und waren nur durch Zulagen von Eisensalzen, nicht aber durch Gaben von Vitamin A, B und C oder von Histidin und Caseineiweiß (Plasmon) zu heilen. Auch die kombinierte Zufuhr von Betaxin, Lactoflavin, Cebion, Vogan und Plasmon hatte keinen günstigen Einfluß, sondern wiederum nur Eisen. Li schließt daraus, daß die von ihm *beim Kaninchen* erzeugte hypochrome und hyposiderämische „Mehlanämie" eine reine Eisenmangelanämie sei. Er versäumt es allerdings nicht, auf die Unterschiede von Kaninchen und Mensch hinsichtlich des Eisenstoffwechselgeschehens aufmerksam zu machen. Das junge Kaninchen hat praktisch keine Eisendepots, sondern lebt sozusagen „von der Hand in den Mund". Es ist daher gegen eine Eisenmangelernährung viel weniger resistent als der Mensch, der sich wiederum als anfälliger erweist gegenüber *Eiweiß*mangel. Die Erfahrungen der Nachkriegsjahre haben uns nämlich erneut gelehrt, daß auch Eiweißmangel beim Menschen eine Anämie zu erzeugen vermag. *Bei der Entstehung der Mehlanämie dürften sowohl der Eisen- als auch der Eiweiß-mangel von Bedeutung sein.*

Die *Hungeranämie* ist zu Unrecht einfach als eine Eisenmangelfolge gedeutet worden. Der Serumeisenspiegel ist bei diesen Kranken, wenn sie frei von Infektionen sind, nicht erniedrigt sondern normal oder erhöht. Gleichzeitig finden sich erhebliche Organsiderosen, die nicht auf einen verstärkten Blutzerfall bezogen werden können, weil die Anämie bei der hämatologischen Analyse deutlich hypoplastische Züge aufweist [Schäfer und Boenecke (1948)]. Der Bilirubinspiegel ist nicht erhöht. Berning (1947), dem wir systematische Untersuchungen auf diesem Gebiet verdanken, schließt sich in seiner Deutung der Organsiderose der Auffassung von Giese (1944) an; hiernach stammt das — bei der Hämopoiese nicht verwertbare — Eisen aus dem Myoglobin des der Hungeratrophie anheim gefallenen Muskels. Auch die Hypersiderämie fände hierin ihre Erklärung. In den Berningschen Untersuchungen zeigt sich, daß unter Eiweißtherapie die Anämie sich zurückbildete und das Serumeisen auf den Normalwert absank. Diese an Erwachsenen gewonnenen Erfahrungen treffen zweifellos auch für den atrophischen und dystrophischen Säugling zu, von dem seit langem die Organsiderose und auch die Hypersiderämie bekannt sind (Thoenes und Aschaffenburg). Von Interesse sind in diesem Zusammenhang die Mitteilungen von Schapira und Dreyfus; G. Schapira, Dreyfus und F. Schapira; Dreyfus und Schapira, daß auch bei der Poliomyelitis in der 3.—6. Krankheitswoche eine Eisenspiegelhebung, die über das übliche Maß der Rekonvaleszenzhypersiderämie hinausgeht, vorhanden ist. Der möglichen Auslegung dieses Befundes, daß auch dieses Eisen myogenen Ursprungs ist, stehen noch gewisse Schwierigkeiten entgegen, auf die noch im Kapitel IV, 9 die Sprache gebracht werden soll.

Besondere Verhältnisse herrschen in manchen außereuropäischen Ländern. So haben nach Untersuchungen von STRANSKY und DAUIS-LAWAS (1948) in China und auf den Philippinen ein hoher Prozentsatz der Kinder — in Manila waren es unter 200 Kindern verschiedenen Alters 80% — eine alimentäre Anämie. Als Ursache wird die eisenarme Ernährung (polierter Reis) von Müttern und Kindern angegeben. Weitere Auswirkungen der Mangelernährung, insbesondere des Eiweißmangels auf den Eisenstoffwechsel, s. Kapitel IV, 7 über Hämosiderose und Hämochromatose (S. 794).

3. Exogen bedingte Eisenmangelanämien jenseits des Säuglingsalters.

An dieser Stelle wäre der *essentiellen, hypochromen Eisenmangelanämie mit Achlorhydrie* zu gedenken. Sie ist aber als Vollbild im Kindesalter ganz ausgesprochen selten, so daß hier nur einzelne Mitteilungen aufzuführen wären. Die bemerkenswerteste Kasuistik des neueren pädiatrischen Schrifttums stammt von GASSER (1947 und 1948). Er beschreibt 8 Kinder im Alter von 1—8 Jahren mit dem Vollbild dieser Erkrankung: hypochrome Anämie, Hyposiderämie, Hypercuprämie, Achylie, die z. T. histaminrefraktär war, beschleunigte Darmpassage mit sprueähnlichem Dünndarmrelief, Minderwuchs mit verzögerter Knochenkernentwicklung und Osteoporose, schließlich im Einzelfall die bekannten Eisenmangelerscheinungen an Haut und Schleimhaut. Die Regenerationszeichen waren im peripheren Blut (Reticulocytose) und im Markpunktat nur mäßig entwickelt, welch letzteres in gewissem Gegensatz zu den Verhältnissen beim Erwachsenen steht. Die konstitutionelle Komponente dieser Erkrankung dokumentierte sich durch degenerative Stigmata einiger Kinder und durch die Tatsache, daß unter diesen 8 kranken Kindern ein eineiiges Zwillingspaar war, und der dispositionelle Faktor dadurch, daß 5 von den 8 Kindern bei der Geburt untergewichtig waren, und daß ebenfalls 5 Kinder womöglich fehlernährt waren. Über die Ätiologie dieser Erkrankungen ließ sich nichts Endgültiges aussagen. Genetisch steht offensichtlich die mangelhafte Eisenresorption im Vordergrund. Sie dürfte zweifellos durch den Salzsäuremangel — teils direkt durch herabgesetzte Ionisation des Nahrungseisens, teils indirekt über eine beschleunigte Darmpassage — gefördert werden. Salzsäuregaben oder Vitamintherapie allein haben in den GASSERschen Fällen allerdings keine Besserung gebracht. Durch Eisentherapie ließ sich nicht nur die Anämie, sondern mit den anderen Eisenmangelerscheinungen auch die Achylie beheben. Die Achylie ist also gleichzeitig Folge des Eisenmangels und seine Miturursache. Im übrigen bringen die Kasuistiken der pädiatrischen Literatur keine neuen Gesichtspunkte in die Debatte, welche aus naheliegenden Gründen vor allem den Internisten angeht. Hier wären unter anderen Arbeiten von HAWKSLEY, LIGHTWOOD und BAILEY (1934), FABER, MERMOD, GLEASON und WATKINS (1935), ANDERSEN (1937), SPÖRL (1937), GARSCHE (1940), VAHLQUIST (1941) anzuführen.

Nun gibt es aber auch beim Kinde doch nicht so ganz selten stark hypochrome und mikrocytäre Anämien, welche mit ihrer Hyposiderämie, mit ihren Epithelsymptomen (inkl. Salzsäuremangel des Magensaftes bis zur kompletten Achylie) weitgehend der essentiellen hypochromen Anämie des Erwachsenen gleichen. THOENES und ASCHAFFENBURG beschrieben sie unter der Bezeichnung ,,konstitutionelle alimentäre Anämie", im angelsächsischen Schrifttum nennt man sie ,,alimentary anemia" oder ,,infantile iron deficncy anemia", und VAHLQUIST (1939 und 1941) setzte sich für den wenig präjudizierenden Namen ,,*einfache hypochrome Anämie*" ein. Dem letztgenannten Autor verdanken wir über dieses Krankheitsbild ausführliche Untersuchungen, auf welche etwas näher eingegangen werden muß. Unter den 20 Kindern seiner Beobachtung standen 14 Knaben nur 6 Mädchen gegenüber. 7 Kinder waren zu früh geboren. Nur in 2 bis allenfalls 4 Fällen waren Diätfehler im Sinne einer einseitigen milchreichen Eisenmangelkost eruierbar. Nach der ganzen Art der Erkrankung steht außer Zweifel, daß es sich hierbei um einen Eisenmangelzustand handelt. Dafür sprechen neben vielen anderen die folgenden Analysenwerte Vahlquists:

Tabelle 5.

	n	Vor Eisenbehandl.	n	Nach Eisenbehandl.
Serumeisen γ-%	20	$23,9 \pm 1,9$	17	$75,6 \pm 7,0$
Hämoglobin g-%	20	$6,97 \pm 0,27$	17	$12,99 \pm 0,20$
Erythrocytenvol. μ^3	16	$56,9 \pm 1,6$	15	$76,9 \pm 1,3$
Erythrocyten-Hämoglobin $\gamma\gamma$	20	$15,3 \pm 0,4$	17	$25,1 \pm 0,6$

Die Frage ist nun, *wie es hierzu kommen kann*, und insonderheit, welche *Beziehungen zur essentiellen hypochromen Anämie des Erwachsenen* bestehen. Eine gewisse *dispositionelle Komponente* ergibt sich aus der überzufälligen Häufung von *7 Frühgeborenen* (davon 1 Zwillingskind) und 2 ausgetragenen *Zwillingen* unter 19 Fällen. Das 20. Kind war in dieser Hinsicht nicht untersucht worden. Die besondere Disposition dieser Kinder zu Eisenmangelzuständen aller Art wurde bereits mehrfach erörtert. Vielleicht ist auch die gewisse Disposition des *Kleinkindes*, speziell des jungen Kleinkindes, in diesem Sinne zu verwerten. Es ist das bekanntlich das Alter, in dem auch unter normalen Verhältnissen der Serumeisenspiegel niedrig ist und die gesamte Eisenstoffwechsellage als kritisch bezeichnet wurde (s. Kapitel III, 4 c u. d). Bemerkenswert ist ferner, daß in 4 von 16 einer entsprechenden Beurteilung zugängigen Fällen eine sichere *Heredität* für eine Sideropenie der Mütter nachzuweisen war. Eine Mutter von dem an einfacher hypochromer Anämie erkrankten Kinde hatte das klassische Bild der essentiellen hypochromen Anämie. Natürlich kann hierbei eine echte Heredität auch vorgetäuscht sein, indem jede Sideropenie der Mutter die fetale Eisenversorgung beeinträchtigt und so das Kind zum Eisenmangel jedweder Genese disponiert. Vahlquist diskutiert selbst die Beziehungen beider Anämien zueinander und bringt in diesem Zusammenhang die folgende Gegenüberstellung der wichtigsten Charakteristika:

	Einfache hypochrome Anämie des Kindes	Essentielle hypochrome Anämie des Erwachsenen
Blutbild	hypochrom-mikrocytär	hypochrom-mikrocytär
Serumeisen	niedrig	niedrig
Epithelsymptome	kommen vor	gewöhnlich
Achylie	gewöhnlich	gewöhnlich
Eisenwirkung	ausgezeichnet	ausgezeichnet
Rezidivtendenz	(+)	+
Heredität	möglich	wahrscheinlich
Geschlecht	♂ + ♀	(♂) + ♀

Mit Recht weist er auf den Unterschied in der Geschlechtsverteilung hin, wie ihn die letzte Zeile der obigen Gegenüberstellung zum Ausdruck bringt. Das ist aber auch der einzige Unterschied zwischen beiden Anämieformen, welche klinisch im Einzelfall nicht voneinander zu trennen sind. Ganz gewiß ist Vahlquist beizupflichten, wenn er hormonale Faktoren nicht nur für die Geschlechtsdifferenz im roten Blutbild und hinsichtlich des Serumeisenspiegels unter normalen Verhältnissen, sondern auch für die weitgehende Resistenz des geschlechtsreifen

Mannes gegenüber der essentiellen hypochromen Anämie anschuldigt, eine Resistenz, welche vor der Pubertät und im Serum sicherlich nicht vorhanden ist. Allerdings muß hierbei erwähnt werden, daß die unverkennbare Rezidivneigung der VAHLQUISTschen Fälle in der Pubertät oder kurz danach wiederum ohne eindeutige Bevorzugung des weiblichen Geschlechtes einherging. Immerhin war das Geschlechtsverhältnis, das bei der ersten Manifestation noch 14:6 zugunsten des männlichen Geschlechtes betragen hatte, bei der Nachuntersuchung jenseits des 16. Lebensjahres eher umgekehrt (5:7). Aber der älteste nachuntersuchte Patient war erst 23 Jahre, und das schließt ja nicht aus, daß später, also im eigentlichen Prädilektionsalter der essentiellen hypochromen Anämie [4. Lebensjahrzehnt nach HEILMEYER und BEGEMANN (1951)], doch noch die Prävalenz des weiblichen Geschlechtes zum Durchbruch gekommen wäre.

So ist also einstweilen nicht zu entscheiden, ob die „einfache hypochrome Anämie" des Kindes, welche bei Knaben eher häufiger ist als bei Mädchen, und die ganz ausgesprochen das weibliche Geschlecht bevorzugende „essentielle hypochrome Anämie" des Erwachsenen identisch sind. Mir erscheint es sehr wahrscheinlich. *Die Ähnlichkeit im klinischen Erscheinungsbild ist jedenfalls ganz beträchtlich, und das gleiche dürfte auch für die Genese zutreffen.*

Der *genetisch entscheidende Faktor* liegt zweifellos in einer *Störung der Resorption des Nahrungseisens.* VAHLQUIST (1941) hat diese Resorptionsschwäche auch für an sich gut resorbierbare Eisensalze mit Hilfe von Serumeisenbelastungsproben nachgewiesen. Er kam damit zu den gleichen Ergebnissen, wie sie HEILMEYER und KOCH erstmalig für die essentielle hypochrome Anämie des Erwachsenen ermittelt hatten. An sich ist nämlich der im Eisenmangel befindliche Organismus bei erhaltener Resorptionsfähigkeit (z. B. bei chronischer Blutungsanämie) bestrebt, möglichst viel Eisen aufzunehmen, die Serumeisenbelastungskurve steigt hoch und anhaltend an. Die Eisenbindungskapazität des Serums ist dementsprechend erhöht (s. Kapitel III, 1 c und III, 2 c, ad 3). Wenn nun nach diesen Untersuchungen die Behandlung mit den gleichen Eisensalzen so prompte Erfolge bringt, so kann man wohl nur den Schluß ziehen, daß die Resorption zwar beeinträchtigt, aber — jedenfalls für die leicht resorbierbaren Ferrosalze — nicht unmöglich ist. Die Herauslösung und Aufnahme von Nahrungseisen ist unter diesen erschwerten Bedingungen nahezu unmöglich. So ist auch die obenerwähnte und in allen Kasuistiken zum Ausdruck kommende Rezidivneigung nach erfolgreicher Eisenbehandlung zu verstehen. Undefiniert ist hiermit jedoch die Ursache dieser Resorptionsstörung. Der *Salzsäuremangel* im *Magensaft* ist, wie erwähnt, Folge und dann wieder Ursache des exogenen Eisenmangels, aber doch wohl *nicht das primum movens* in diesem Geschehen. Sonst könnte die Salzsäuremedikation als einzige Maßnahme bei reichlichem Nahrungseisenangebot nicht so völlig frustran sein (GASSER u. a.). In dieser Situation bleibt einstweilen nichts anderes übrig, als mit VAHLQUIST, GASSER u. a. konstitutionelle Momente für die Resorptionsstörung anzuschuldigen. Schlechte fetale Eisenversorgung, eisenarme Ernährung, gehäufte Infekte und Eisenmangel-Altersdispositionen können nur unterstützend oder allenfalls als auslösende Ursachen mit zeitlicher Begrenzung wirken.

4. Der Eisenstoffwechsel bei Infektionen und diesen vergleichbaren Vorgängen.

Erst mit Hilfe von Serumeisenspiegelmessungen wurde man darauf hingelenkt, daß sich bei Infektionen im Eisenstoffwechselgeschehen tiefgreifende Wandlungen vollziehen müssen. Es wurde nämlich eine *Senkung des Serumeisens* während des Infektes gefunden. LOCKE, MAIN und ROSBASH (1933) machten als erste diese Feststellung bei Pferden, welche Diphtherie- und Tetanustoxin appliziert bekommen hatten. THOENES und ASCHAFFENBURG (1934) reproduzierten diese Befunde beim Kaninchen und sahen sie überdies bei einer Reihe von *Infektions-krankheiten* des Menschen bestätigt. HEILMEYER und PLÖTNER (1937) haben das große Verdienst, an einem sehr umfangreichen Material diese Infekthyposider-ämie als einen gesetzmäßigen Vorgang erkannt zu haben, welcher nicht nur bestimmten, sondern *grundsätzlich allen Infektionen* eigen ist, sofern sie nicht mit einer erheblichen Steigerung des Blutabbaues (z. B. Malaria) einhergehen. Diese Tatsache wurde seitdem von zahlreichen Autoren in aller Welt bestätigt [VOLLAND (1939), BÜCHMANN und HEYL (1939), SKOUGE (1939), SCHÄFER (1940), VAHLQUIST (1941), ALBERS (1941), BÜCHMANN (1944), HEMMELER (1946), WIN-TROBE und Mitarbeiter (1946 und danach u. v. a.). Hier lag der Ansatzpunkt aller Forschungen mit dem Ziel, das Eisenstoffwechselgeschehen beim Infekt zu erhellen.

Die nächste Frage war nun die nach der *Genese und Bedeutung dieser Infekt-hyposiderämie.* Für ihre Beantwortung war es zunächst bemerkenswert, daß die Hyposiderämie *nicht an einen fieberhaften* Verlauf der Infektion, nicht einmal an eine solche überhaupt *gebunden* ist.

Ersteres zeigte VOLLAND (1939) am Beispiel der progressiven Paralyse und viel später BRENNER (1948) und OEHME (1952) an demjenigen der connatalen Lues der Säuglinge. SCHÄFER (1942) konnte ferner nachweisen, daß die Infekteisenstoffwechselveränderungen auch auf die Injektionen von abgetöteten Erregern (Vaccinen), auf die Injektion von Diph-therie- und Tetanustoxin und auf die Sensibilisierung gegen artfremdes Eiweiß beim Tier (1942) und beim Menschen (1948) eintreten. Letzteres geschah in Bestätigung und Erweite-rung der Befunde am Menschen von VOLLAND (1940). Inzwischen hat sich gezeigt, daß die gleiche Hyposiderämie auch beim Überhitzungsfieber [GODON und REGINSTER (1942), SCHÄFER und BOENECKE (1949)], beim *Schock der verschiedensten Genese* [SCHÄFER (1948)], nach Injektionen von *Histamin* [SCHÄFER (1948), CARTWRIGHT, HAMILTON, GUBLER, FELLOWS, ASHENBRUCKER und WINTROBE (1951)] eintritt. Auch die Injektionen von *Adrenalin* [SCHÄ-FER (1949), CARTWRIGHT, HAMILTON, GUBLER, FELLOWS, ASHENBRUCKER und WINTROBE (1951)], *ACTH* [BEIGLBÖCK, HOFF und CLOTTEN (1950), CARTWRIGHT usw. (1951)] und von *Cortison* [CARTWRIGHT usw. (1951), eigene noch nicht publizierte Untersuchungen gemeinsam mit BIERICH und BREYER] und bemerkenswerterweise auch die verschiedensten cerebral-erregenden Reize [SCHÄFER (1949)] haben ganz akut eine Hyposiderämie zur Folge.

So drängt sich der Schluß auf, daß der Organismus auf die verschiedensten Belastungen, also im sog. ,,Stress" mit einer Senkung des Serumeisenspiegels antwortet, und daß der *Infekt nur einer von vielen Anlässen* ist, in dieser Weise zu reagieren (vgl. Kapitel III, 2, e u. f). Für die nachfolgende Diskussion ist es wichtig festzustellen, daß die Infekthyposiderämie unmittelbar, nach SCHÄFER (1948) bereits nach 30 min, eintritt, für die Dauer des Infektes bestehen bleibt, um dann nach Abklingen des Infektes über eine kurze Hy*per*siderämie zum Normalwert zurückzukehren [SCHÄFER (1940)].

Soweit die *auslösenden Ursachen der Hyposiderämie,* und nun zur *Genese dieses Vorganges:* Erinnern wir uns an das Kapitel über die Regulation des Eisenstoffwechsels und im besonderen an das auf S. 739 gebrachte Schema von HEILMEYER und PLÖTNER in der Modifikation von VAHLQUIST. Hierin wird deutlich, daß einer Hyposiderämie folgende 5 Vorgänge zugrunde liegen können:

1. verminderte Eisenaufnahme,
2. erhöhte Ausscheidung (unbewiesen),
3. Eisenverlust nach außen durch Blutungen (evtl. auch Menstruationen), vielleicht auch durch eisenhaltige Absonderungen (z. B. Exsudate, Transsudate, Eiter),
4. Erhöhter Bedarf bei der Hämopoiese, ohne daß durch gleichzeitig verstärkte Hämolyse ein erhöhter Anfall von Hämoglobinabbaueisen vorhanden wäre.

5. Abwandern des Eisens in die eisenstoffwechselaktiven Gewebe außerhalb des hämopoietischen Organsystems.

Die unter Ziffer 1—3 aufgeführten Möglichkeiten betreffen den *exogenen*, die unter 4 und 5 erwähnten Vorgänge den *intermediären Eisenstoffwechsel*. Die Abwägung dieser 5 Faktoren bei der Genese der Infekthyposiderämie wurde theoretisch durch die Betrachtungen von Thoenes und Aschaffenburg (1934), Heilmeyer und Plötner (1937), praktisch durch die klinischen und experimentellen Untersuchungen von Schäfer (1940) eingeleitet. Thoenes und Aschaffenburg glaubten, aus ihren Erhebungen den Schluß ziehen zu dürfen, daß im Infekt die Blutabbauvorgänge infolge Reticuloendothelblockierung gehemmt sind, wodurch eine der Quellen, aus denen das Serumeisen gespeist wird, versiegt. Dieser Auffassung wurde jedoch von Heilmeyer und Plötner (1937) widersprochen, nachdem sie gerade das Gegenteil, nämlich eine Steigerung der Blutabbauvorgänge, beim erwachsenen Menschen im Infekt (Pneumonie) nachgewiesen hatten. Thoenes (1938) hat diese Heilmeyerschen Befunde nachgeprüft und ebenso wie Schäfer und Boenecke (1948) beim Kinde bestätigen können. Heilmeyer und Plötner hatten nun erstmalig die Hypothese aufgestellt, daß im Infekt das Eisen bei gleichzeitigem Serumeisenabfall in die gereizten Reticuloendothelien wandere und auf diese Weise der Hämopoiese vorenthalten würde. Sie erklärten in Konsequenz dessen auch die Infektanämie als eine durch intermediären Eisenmangel entstandene Blutarmut. Hiervon wird später noch zu sprechen sein.

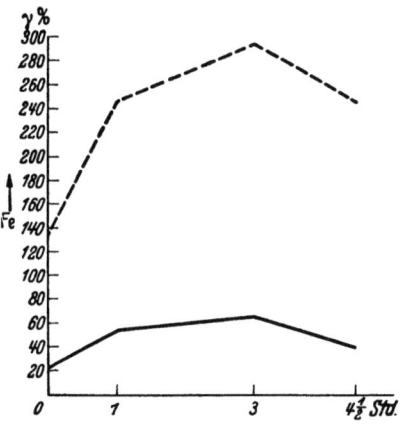

Abb. 20. Serumeisenbelastungskurven bei dem gleichen Kinde während (———) und nach Überstehen (------) einer Scharlacherkrankung (nach Schäfer 1940).

Schäfer hat diese Hypothese aufgegriffen und die Situation durch eine Reihe von klinischen und experimentellen Untersuchungen zu klären gesucht. Er hat (1940) zunächst Serumeisenbelastungskurven geschrieben, um auf diese Weise womöglich eine Resorptionsstörung im Infekt zu erkennen. In der Tat zeigte sich, daß der *Serumeisenanstieg nach oraler Eisengabe* (Ferrochlorid als „Ferrostabil") *im Infekt eindeutig flacher und flüchtiger* ausfiel als bei den gleichen Kindern nach Überstehen des Infektes (s. Abb. 20).

Diese Feststellung ist dann von zahlreichen Nachuntersuchern immer wieder bestätigt worden, so daß an ihrer Richtigkeit kein Zweifel bestehen kann [Büchmann (1944), Hemmeler (1946), Cartwright, Lauritsen, Jones, Merill und Wintrobe (1946), Jasinski (1950) u. v. a.]. Albers (1941) fand den höchsten Anstieg des Serumeisens im Infekt nicht geringer als beim Normalen, die Dauer aber deutlich verkürzt, was ja in dem gleichen Sinne sprechen würde. Besteht also über die pathologische Veränderung der Serumeisenbelastungsprobe im Sinne einer Dämpfung und Verkürzung des Resorptionseffektes Einigkeit, so gehen doch die Deutungen dieses Tatbestandes diametral auseinander. Schäfer (1940) war zunächst geneigt, den beschriebenen Befund im Sinne einer Resorptionshemmung — etwa durch verminderte Salzsäureproduktion — auslegen zu müssen, wurde dann aber durch Eisenbilanzuntersuchungen an 2 Kleinkindern eher vom Gegenteil überzeugt. Diese Kinder zeigten übereinstimmend während des Infektes eine Retention von Eisen, obwohl das Serumeisen niedrig war, was sich nur so deuten ließ, daß das an sich wohl resorbierte Eisen alsbald von den Reticuloendothelien abgefangen wurde. Daß in der Tat im Infekt das Serumeisen in verstärktem Maße die Blutbahn verläßt, hatten bereits Heilmeyer und Plötner (1937) nachgewiesen, indem sie zeigten, daß unter diesen Umständen das intravenös applizierte Eisen besonders schnell wieder aus dem Blute verschwindet [vgl. auch Büchmann (1944), Hemmeler (1946), Cartwright, Lauritsen, Humphreys, Jones, Merill und Wintrobe (1946)]. Die Eisenretention hielt in den Bilanzstudien von Schäfer für die Dauer der Infektion an und machte dann vorübergehend einer überschüssigen Ausfuhr Platz — das ist die Zeit der Hypersiderämie —, um sich dann alsbald auf die altersübliche schwach positive Bilanz einzustellen (s. Abb. 21).

Es muß aber berücksichtigt werden, daß Bilanzuntersuchungen — zumal bei Kleinkindern — mit Fehlermöglichkeiten belastet sind. Darum hat Schäfer (1942) an weißen Mäusen in Ganztier- und Organuntersuchungen sowie an Meerschweinchen in Organanalysen die *Veränderung des Hämoglobin- und Gewebeeisenbestandes unter dem Einfluß von Infektionen* (Staphylokokken-Hautabscesse, Pneumokokkenpneumonien), *Intoxikationen* (Diphtherietoxin beim Meerschweinchen, Tetanustoxin bei Mäusen), *Vaccineinjektionen* und *Sensibilisierungen gegen artfremdes Eiweiß* studiert.

Dabei fand sich, daß sich die mit Hafer und Milch ernährten Mäuse unter dem Einfluß der obengenannten Ereignisse im Vergleich zu den Kontrolltieren mit Gewebeeisen, und zwar unter Bevorzugung der an Reticuloendothelien reichen Organe Leber, Milz und Knochen-

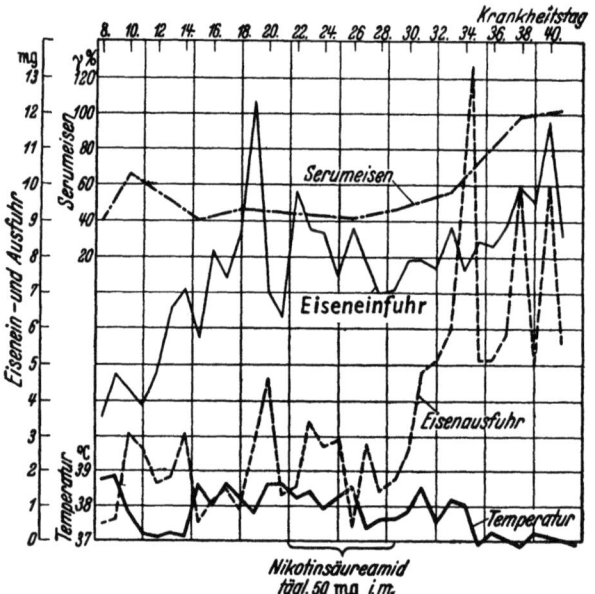

Abb. 21. Eisenbilanz und Serumeisen bei einem Kleinkinde mit subakuter Bronchopneumonie (nach Schäfer 1940).

mark, anreicherten, während der Gesamthämoglobinbestand unverändert blieb. Die Eisenanreicherung in den genannten Organen ließ sich genau so und unabhängig von der Lokalisation des Infektes an den Meerschweinchen erkennen [vgl. hierzu die Ergebnisse von Greenberg und Mitarbeiter (1947)]. Es kam also ohne die Ausbildung einer Anämie zu einer Eisenanreicherung des Organismus zugunsten des reticuloendothelialen Systems. Letzteres schloß Schäfer aus weiteren Experimenten, in welchen es gelang, die ganz entsprechenden Eisenstoffwechselveränderungen bei Mäusen zu erzeugen, welche eine kleinere Einzelgabe von Elektrokollargol intravenös bekommen hatten. Wurden hingegen diese Tiere mit wiederholten größeren Dosen des kolloidalen Silbersalzes vorbehandelt, so kam es nach einer zusätzlichen Infektion nicht mehr zu einer weiteren Eisenanreicherung. Schäfer wies auf die Parallele seiner Versuchsergebnisse mit denen von Barkan (1933 und 1938) hin. Dieser Autor hatte gezeigt, daß Kaninchen nach einer einmaligen Injektion von Thorotrast eine Senkung ihres Eisenspiegels bekamen, was sich aber dann bei wiederholten Injektionen sehr bald nicht mehr reproduzieren ließ. Schäfer und Boenecke sahen das gleiche bei Kaninchen nach einmaligen bzw. protrahierten intravenösen Gaben von Elektrokollargol. Schäfer (1942) deutete die Barkanschen und die eigenen Befunde so, daß die speicherbaren kolloidalen Silber- und Thoriumsalze — in neueren noch unveröffentlichten Versuchen gelang das gleiche auch mit dem Farbstoff Trypanblau — in kleiner Einzelgabe die Reticuloendothelien zur Eisenspeicherung anzuregen und sie in größerer wiederholter Dosierung für diesen

Speicherungsvorgang zu „blockieren" vermögen. Inzwischen sind auch CARTWRIGHT, GUBLER und WINTROBE (1950) in analogen Versuchen zu ganz entsprechenden Ergebnissen gelangt. Auch sie konnten nämlich bei Hunden durch vorherige Reticuloendothelblockade mittels Thorotrast (3 Tage hintereinander je 2 cm³ pro Kilogramm Gewicht) den hyposiderämischen Effekt einer „Terpentin-Inflammation" erheblich dämpfen.

SCHÄFER *und die zitierten amerikanischen Autoren sind sich in der Deutung ihrer Versuche einig, daß die Infekt-Hyposiderämie die Folge einer erhöhten Aktivität des Reticuloendothels ist.* Eine hypothetische Resorptionsstörung kommt als Ursache dieses Vorganges nicht in Betracht, weil sie sich schwerlich so prompt — nach SCHÄFER (1948) schon nach 15—30 min — im Sinne einer Hyposiderämie auswirken kann. Diese Tatsache zwingt vielmehr zu der Auffassung, daß hier nur regulative Vorgänge am intermediären Eisenstoffwechsel von Bedeutung sein können.

Eine weitere Frage ist nun, *welcher Art die hierbei in Gang gesetzten Vorgänge* sind. Nach dem in Kapitel III, 2 e u. f Gesagten halten SCHÄFER und BOENECKE (1949) das Reticuloendothel für das Erfolgsorgan aller regulativen Vorgänge im intermediären Eisenstoffwechselgeschehen. Dieser Schluß war wohl berechtigt, nachdem es gelang, durch die sog. „Blockade" dieses Systems dem Organismus die Fähigkeit zu nehmen, auf die oben erwähnten Anlässe mit einer Hyposiderämie zu reagieren. Selbst der Tagesrhythmus des Serumeisenspiegels ließ sich auf diese Weise auslöschen. Es ging aus diesen Untersuchungen weiter hervor, daß neurovegetativ-humorale Vorgänge die Reticuloendothelien in ihrer Speicherfunktion für Eisen steuern. Die Frage ist nun, ob auch der unter Infektwirkung stehende Organismus sich immer dieser Regulationen bedienen *muß.* SCHÄFER und BOENECKE haben diese Frage verneint, nachdem sie zeigen konnten, daß auch die dekapitierte Katze, die ja sowohl ihrer Regulationszentren im Hypothalamus als auch ihrer Hypophyse beraubt ist, auf Überhitzungsfieber mit einer Hyposiderämie reagiert. Das Eisenstoffwechselgeschehen muß also grundsätzlich auch unter Umgehung der zentralen Regulationsorgane ansprechbar sein. Einzelheiten dieser Vorgänge bedürfen noch weiterer Klärung.

Von besonderem Interesse ist nun die weitere Frage nach der *Bedeutung dieser Vorgänge im intermediären Eisenstoffwechsel.* Hierbei ist zunächst zu bedenken, daß die Hyposiderämie ja nur eine von vielen Veränderungen im Verlaufe von Infektionen und diesen vergleichbaren Vorgängen ist. Im gleichen Rhythmus sinken z. B. der Cholesterin- und Vitamin C-Gehalt des Serums ab, während Blutzucker, Serumkupfer und Leukocytenzahl ansteigen, um nur wenige Beispiele herauszugreifen. HOFF und Mitarbeiter (1930, 1941) haben diese Dinge — mit Ausnahme der Spurenelemente — schon vor vielen Jahren eingehend studiert und sie als Ausdruck cerebraler Regulationsvorgänge gedeutet. Heute spricht man gerne von „Stress" in diesem Zusammenhang. Unter diesem Aspekt betrachtet erscheint es sehr fraglich, daß die Eisenabwanderung in die Reticuloendothelien unmittelbar der Infektabwehr dienlich sei, wie es HEILMEYER und PLÖTNER (1937) sowie HEILMEYER, KEIDERLING und STÜWE (1941) einmal vermuteten; ein Vorgang, welcher dann womöglich durch Eisenmedikation zu fördern sei. Wahrscheinlich ist, daß die Hyposiderämie nicht die Ursache, sondern die Folge bzw. das Symptom einer Abwehrreaktion des Organismus darstellt. Das hatte SCHÄFER bereits 1948 diskutiert, als er zeigte, daß bei der Serumkrankheit nicht die Antikörperbildung, wie man einmal behauptet hatte, sondern die Antigen-Antikörperreaktion selbst mit der Hyposiderämie zeitlich und wohl auch kausal zusammenfällt. Am deutlichsten bestätigte sich diese Konzeption in dem Versuch der inversen Anaphylaxie (s. Abb. 22).

Hierbei wird bekanntlich der fertige Antikörper als Rekonvaleszentenserum dem mit dem betreffenden Antigen (z. B. artfremdes Eiweiß) vorbehandelten

Organismus intravenös gespritzt. Die hierdurch ausgelöste Antigen-Antikörper-
Reaktion führt augenblicklich (in weniger als 1 Std.) zur Hyposiderämie. Man
weiß nun nicht recht, was das Eisen in den Reticuloendothelien macht: ob es
hier aktives Funktionseisen oder nur inaktives Speichermaterial darstellt. Bemerkenswert ist, daß Schäfer und Breyer in noch unveröffentlichten Untersuchungen im Infekt den durch Dauerinfusion erzeugten Trypanblauspiegel
parallel mit dem Eisenspiegel absinken sahen. Man kann nicht annehmen, daß
dieser Farbstoff in den Reticuloendothelien eine besondere Funktion versieht.
Wenn nun auf der anderen Seite Experimente von Hettche (1939) vorliegen,
welche der Eisenbehandlung von Meerschweinchen eine protektive Wirkung
gegen Diphtherieintoxikation zuschreiben wollen, so müssen wir einstweilen die

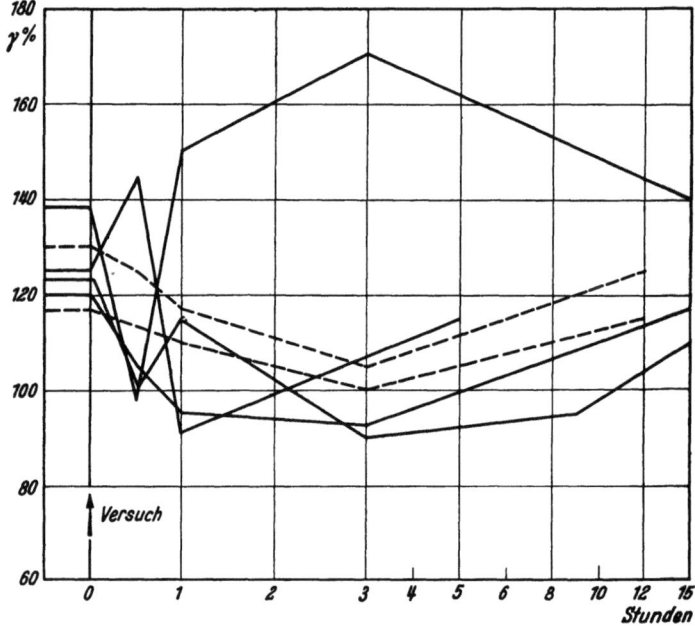

Abb. 22. Serumeisenspiegel im Verlauf inverser Anaphylaxie. Die ausgezogenen Kurven entsprechen den
Versuchen mit allgemeiner, die gestrichelten Kurven den Versuchen mit lokaler Urticaria (nach Schäfer 1948).

soeben gestellte Frage nach dem tieferen Sinn der Eisenstoffwechselveränderungen
im Verlaufe der verschiedensten Abwehrreaktionen des Organismus noch unbeantwortet lassen. Es ist jedenfalls unbegründet, aus diesen Tierversuchen Folgerungen für die klinische Praxis zu ziehen, wie es hier und da geschieht.

Unbeantwortet geblieben ist bis jetzt auch noch die *Frage, ob der Organismus
sich im Infekt im Eisenmangel befindet* oder nicht. Nach den oben zitierten Untersuchungen von Schäfer findet eine intermediäre Verschiebung des Eisens
zugunsten der Reticuloendothelien, aber auch eine absolute Anreicherung des
Organismus an Gewebeeisen — eben zugunsten dieser Reticuloendothelien statt.
Dem ist in neuerer Zeit von Gubler, Cartwright und Wintrobe (1950) wieder-
sprochen worden.

Diese Autoren machten ganz analoge Untersuchungen wie Schäfer unter Benutzung
ganz entsprechender Entblutungs- und Analysentechnik an Ratten. Darüber hinaus prüften
sie mit Hilfe der Isotopenmethode die Resorption von Radioeisen unter normalen Bedingungen
und unter dem Einfluß von Staphylokokkeninfektionen. Die Tiere bekamen eine künstlich
zusammengesetzte Standardnahrung zusammen mit verschiedenen Dosen Ferrochlorid oral.
In umfangreichen und sehr exakt durchgeführten Untersuchungen fanden die genannten

Autoren im Infekt oder unter dem Einfluß von Terpentinabscessen eine Verminderung der Eisenresorption, also das Gegenteil der Ergebnisse von SCHÄFER. Bei gleichzeitigen Kobaltgaben schlug der Vorgang ins Gegenteil um, die Tiere wurden trotz Infekt sogar polycythämisch.

Eine Erklärung dieser Differenz der Ergebnisse ist z. Z. nicht möglich. Von Bedeutung dürfte sein, daß SCHÄFER Mäuse als Versuchstiere nahm, sie überwiegend mit Hafer fütterte und einen ausgesprochen leichten Infekt (subcutan) aussetzte. GUBLER, CARTWRIGHT und WINTROBE benutzten demgegenüber Ratten, die sie so schwer infizierten (intraartikulär), daß ein beträchtlicher Teil von ihnen einging. Die Schwere der Infektion aber und die Art der Ernährung — Körnerfutter fördert offenbar beim Tier die Eisenaufnahme ganz beträchtlich [KINNEY, HEGSTED und FINCH (1949), HEGSTED, FINCH und KINNEY (1949)] — könnten hier die Ursache abgeben.

GUBLER, CARTWRIGHT und WINTROBE diskutieren selbst diese Möglichkeit unter Hinweis auf die oben zitierten Arbeiten von KINNEY, HEGSTED und FINCH (1949), von HEGSTED, FINCH und KINNEY (1949) und ihre eigenen unveröffentlichten Untersuchungen. Entsprechendes kommt in der gleichen Arbeit von GUBLER, CARTWRIGHT und WINTROBE (1950) zum Ausdruck. In den Experimenten I—III wurden die Ratten mit einer Standardkost + Ferrochlorid ernährt und zeigten nach den mitgeteilten Tabellen unter dem Einfluß des Staphylokokkeninfektes einen verminderten Gesamteisenbestand auf Grund geringeren Lebereisens, während Milz- und Restkörpereisen keine signifikante Veränderung erfuhren. Wurden diese Tiere aber (Experiment IV) natürlich mit „Purina dog chow ad libitum“ gefüttert (=3,25 mg Fe/Tag), so betrug das Totaleisen pro 100 g Gewicht bei den Infekttieren mit 5,90 ± 0,36 mg nicht weniger sondern eher etwas mehr als bei den Kontrolltieren mit 5,73 ± 0,54 mg. Nicht anders war das Ergebnis der zweiten Serie von Experiment IV, bei der die Tiere entblutet wurden, so daß das Gesamtbluteisen und das Gewebeeisen in Leber, Milz und Restkörper bestimmt werden konnte. Auch hier war das Totaleisen wie auch das Leber-, Milz- und Restkörpereisen bei den Infekttieren eher etwas höher, wenn man es, was ja zum Vergleich unerläßlich ist, auf die Einheit des Tiergewichtes bezieht. Bei einer solchen Berechnung war das Milzeisen der Infekttiere fast doppelt so hoch wie dasjenige der Kontrolltiere (0,068 bzw. 0,0346 mg/100 g Tiergewicht). Diese Versuche wurden also unter natürlichen Ernährungsbedingungen durchgeführt, wie sie auch bei den Mäuseversuchen von SCHÄFER herrschten.

Folgen wir nun aber einmal den Ausdeutungen, welche GUBLER usw. ihren Experimenten I—III gaben, so hieße es, daß im Infekt der Körper weniger Eisen resorbiert, was sich in einer Abnahme des Totaleisens, vornehmlich aber des Lebereisens dokumentiert. Unterstellen wir ferner, daß diese unter nicht ganz natürlichen Bedingungen gewonnenen Ergebnisse Allgemeingültigkeit besitzen, so würde das den jahrzehntealten Befunden der pathologischen Anatomie zuwiderlaufen, welche bei Infekten eine Eisenanreicherung in Milz *und* Leber aufzeigten [vgl. auch SANDBERG, GROSS und HOLLY sowie GROSS, SANDBERG und HOLLY (1942)]. Schließlich ist die Leber ja nicht nur das „Filtrationsorgan“ für das Resorptionseisen des Pfortaderblutes, sondern in seinen KUPFERschen Sternzellen auch ein ganz wesentlicher Träger reticuloendothelialer Zellelemente, welche sich — darüber herrscht seit den experimentellen Untersuchungen von SCHÄFER (1942) Einigkeit — bei allen hier zur Diskussion stehenden Vorgängen (Infekt, Vaccine, bakterielle Intoxikation, abakterielle hyperergische Vorgänge, Histamininjektionen, Hyperthermie und weiteren Stress-Situationen) in erhöhter Aktivität befinden, so daß sie vermehrt Eisen aufnehmen. GREENBERG, ASHENBRUCKER, LAURITSEN, WORTH, HUMPHREYS und WINTROBE (1947) beschreiben diese Eisenspeicherfunktion der Leber bei Terpentinabscéß-Ratten nach intravenöser Injektion von radioaktivem Eisen. Es wäre also durchaus denkbar, daß dieses Organ im Infekt auch das Eisen des Pfortaderblutes in verstärktem Maße zurückbehält, wodurch wenigstens bis zum gewissen Grade die Abflachung der Serumeisenbelastungskurve erklärt wäre. SCHÄFER und BREYER (noch unveröffentlicht) haben diese Frage an Hunden geprüft, indem sie bei gesunden und hochfiebernden Tieren (Terpentinabsceß) nach der Gabe von 15 mg Fe·· pro kg Gewicht als Ferrochlorid-Ascorbinsäure durch die Magensonde vergleichsweise den Serumeisenspiegel im Blute, der Pfortader und der Arteria femoralis, z. T. auch in der Vena hepatica bestimmten. Dabei zeigte sich in fast allen Einzelversuchen, dementsprechend auch in den Durchschnittswerten, bei den „Infekttieren" eine vermehrte Retention von Eisen in der Leber, während bei den Kontrolltieren wie übrigens auch bei den Terpentinhunden nach Überstehen des Fiebers und der Eiterung beide Serumeisenbelastungskurven einen nahezu gleichen Verlauf nahmen. Diese Versuche widersprechen der Annahme einer wesentlich gestörten Resorption und sprechen für eine verstärkte Speicherung des resorbierten Eisens in der Leber. In dem gleichen Sinne sprechen die experimentellen Untersuchungen von Gillman und Jvy (1947), welche in ihren histochemischen Studien am Meerschweinchen über den Resorptionsmechanismus von Eisen zu folgendem Schluß kommen: „Histological evidence indicates a greater and more rapid absorption of iron in guinea pigs with sterile turpentine abscesses as compared with normals". Wenn diese Autoren dann weiter schreiben: „there is no histologically demonstrable increase in the hepatic iron of normal animals or animals with abscesses after the oral administration of iron", so spricht das nicht gegen die oben zitierten Untersuchungen von Schäfer und Breyer, weil nach Schäfer (1942) die Eisenanreicherung in den Reticuloendothelien beim Infekt zunächst histochemisch stumm (wohl als Ferritin) abläuft (s. oben). Gillman und Jvy zitieren an dieser Stelle eine frühere Arbeit von Cartwright, Lauritsen, Jones, Merill und Wintrobe (1946), die uns leider nicht im Original zugänglich war. Gillman und Jvy schreiben, daß die genannten Autoren „suggested that there was an increased iron absorption in animals with abscesses". Wintrobe, Greenberg und Cartwright (1946) schreiben in Verbindung mit der Tatsache des geringen Serumeisenanstieges nach oraler Belastung im Infekt, den ja auch sie fanden: „There are several reasons to support the view that this failure of the plasma iron to rise was not due to impaired absorption of iron". *So würden also nur ein Teil der oben zitierten Rattenversuche von* Cartwright *und Mitarbeitern (1949) für eine verminderte Eisenresorption im Infekt, weitere Untersuchungen der gleichen und anderer Autoren für eine ungehinderte oder gar verstärkte Resorption von Eisen im Infekt und diesen vergleichbaren Vorgängen sprechen, wie sie zuerst von* Schäfer *(1940 und 1942) beschrieben wurde.*

Ein *exogener Eisenmangelzustand liegt* also wahrscheinlich *nicht vor*, sondern *ganz augenscheinlich* eine *intermediäre Eisenstoffwechselstörung*. Das Wirksamwerden beider Mechanismen — gehemmte Resorption *und* Eisenabstrom in die gereizten Reticuloendothelien — müßte sich viel katastrophaler im Eisenstoffwechsel auswirken. Pädiater und Internist sehen das, wenn ein alimentär eisenmangelanämischer Säugling oder ein Patient mit essentieller hypochromer Anämie zusätzlich Infekte bekommt. Der Serumeisenspiegel sinkt dann fast auf den Nullwert ab, noch viel tiefer jedenfalls als beim Infekt allein, und die Anämie verstärkt sich zusehends. Von Interesse ist ferner die Erfahrung, daß der Erfolg der oralen und intravenösen Eisenbehandlung bei der alimentären Säuglingsanämie sofort sistiert, wenn interkurrent ein Infekt hinzukommt. Diese Erfahrungstatsachen sind auch mit der immerhin möglichen Auffassung schwer in Einklang zu bringen, daß das Eisen im Infekt nur deshalb in die Reticuloendothelien abwandert, weil es bei der gestörten Hämoglobinsynthese nicht benötigt wird, und daß das in Leber und Milz angestaute Eisen nach Greenberg, Ashenbrucker, Lauritsen, Worth, Humphreys und Wintrobe (1947) etwa dem bei der Hämoglobinsynthese nicht benötigten Eisen entspricht. Wir kennen diesen Tatbestand bei der aplastischen Anämie, bei der leukämischen

Anämie, bei der Bleianämie oder bei der Pyridoxinmangelanämie [CARTWRIGHT, WINTROBE und HUMPHREYS (1944)]. Hierbei ist dann aber verständlicherweise der Serumeisenspiegel normal oder erhöht (HEILMEYER und BEGEMANN, VANNOTTI und DELACHAUX). *Wir haben also einstweilen keinen Grund, von der These von* HEILMEYER *und* PLÖTNER *abzugehen, daß jede Hyposiderämie das sichere Zeichen eines exogen oder intermediär entstandenen Eisenmangels ist.*

Auch die an sich nicht sehr ausgeprägte Änderung der *Eisenbindungskapazität des Serums* gibt keine eindeutige Aufklärung über die *Eisenstoffwechselsituation im Infekt.* Wie bereits früher erwähnt, ist bei exogenen Eisenmangelzuständen die Eisenbindungskapazität des Serums erhöht, im Infekt aber mäßig erniedrigt (vgl. Abb. 5, S. 738). Diese Entdeckung wurde zuerst von LAURELL (1947) gemacht und bald darauf von RATH und FINCH (1949) sowie CARTWRIGHT und WINTROBE (1949) bestätigt.

Ein solcher Befund ist bemerkenswert und spricht neben vielen anderen bereits erörterten Tatsachen *gegen die Annahme, daß im Infekt ein exogener Eisenmangel* vorliegt. Er ist andererseits auch nicht hochgradig (statt 300 γ-% etwa 200 γ-%), um die Hyposiderämie und den erhöhten Eisenabstrom in die Reticuloendothelien mit einem Mangel an eisenbindendem Plasmaprotein (Fraktion IV—7 von COHN), also letztlich mit einer Eiweißstoffwechselstörung zu erklären. Da das Serumeisen gleichzeitig, und zwar prozentual noch stärker absinkt, ist der Sättigungsgrad eher niedriger als der normale von 35%, keinesfalls erhöht.

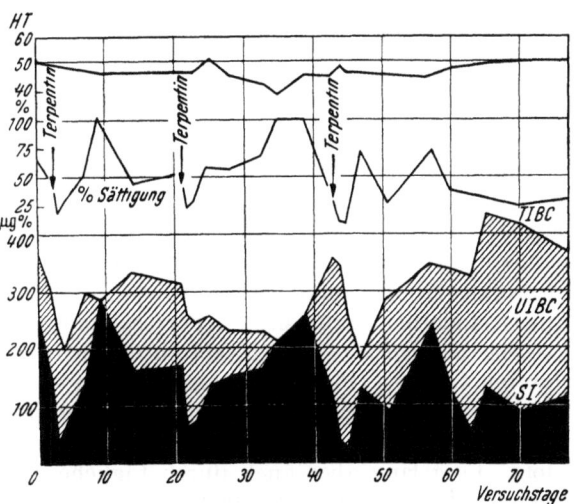

Abb. 23. Die Auswirkung von wiederholten intramuskulären Terpentininjektionen auf die totale Bindungskapazität und auf das Serumeisen eines Hundes (nach CARTWRIGHT und WINTROBE 1949). Zeichenerklärung s. Text.

SMITH, SCHULMAN und MORGENTHAU (1952) fanden beim akuten Infekt das gleiche, beim chronischen sogar eine Senkung des Sättigungsgrades auf 29,7%. Es wäre also genügend eisenbindendes Plasmaprotein vorhanden. Vor allem CARTWRIGHT und WINTROBE (1949) haben diese Erkenntnisse in sehr schönen Versuchen herausgearbeitet.

In der Abb. 23 bedeutet SI = Serumeisen, UIBC = ungesättigte Eisenbindungskapazität und TIBC = totale Eisenbindungskapazität. Interessant ist übrigens, daß während der postinfektiösen *Hyper*siderämie der Sättigungsgrad vorübergehend bis auf 100% ansteigt. Es ist das die Zeit der Freigabe von Eisen durch die Reticuloendothelien. Man hat wirklich nicht den Eindruck, daß in diesem Geschehen die *Eiweiß*stoffwechselstörung das Primäre ist. CARTWRIGHT und WINTROBE diskutieren diese Möglichkeit mit Recht in negativem Sinne, nachdem sie bei einem Patienten mit chronischem Empyem durch Injektion von 5 g der metallbindenden Plasmaglobulinfraktion (Fraktion IV—7) wohl eine Hebung der totalen Bindungskapazität, nicht aber eine Erhöhung des Serumeisens bewirken konnten. *So kann man wohl sagen, daß die Erniedrigung der Eisenbindungskapazität nicht der Wegbereiter für den Eisenabstrom in die Reticuloendothelien und damit für die Infekthyposiderämie sein kann.*

Die pathogenetischen Beziehungen der Infektanämie zu den Veränderungen im intermediären Eisenstoffwechsel.

Als Heilmeyer und Plötner 1937 die Gesetzmäßigkeit des Befundes der Infekthyposiderämie erkannten (s. oben), erschien diesen Autoren auch die Pathogenese der Infektanämie unter einem neuen Aspekt. Sie sahen in der Hyposiderämie das Zeichen eines — allerdings intermediär entstandenen — Eisenmangels und stellten die sehr interessante Hypothese auf, daß die Reticuloendothelien der Hämopoese das Eisen vorenthalten. Eisenbehandlung könne darum nicht so prompt wirken, weil auch dieses Eisen offenbar wieder in die Reticuloendothelien wandere. Der Behandlungserfolg trete aber oft doch noch ein, wenn man nur lange genug die Eisenmedikation betreibe. Heilmeyer schreibt 1942, daß der Eisenmangelmechanismus „nur die Grundlage bildet für das Zustandekommen der infektiösen und der postinfektiösen Anämie mit niederem Färbeindex . . ." (Handb. inn. Med., Bd. 2, S. 139). Er war nicht der Auffassung, daß dieser Eisenmangelmechanismus der *einzig* mögliche sei. Manche Nachuntersucher haben nämlich die Dinge so aufgefaßt und die Infektanämie als eine Eisenmangelanämie schlechthin bezeichnet [z. B. Albers (1941)].

Schäfer (1940) hat die Heilmeyerschen Konzeptionen aufgegriffen und in einer klinischen Studie die Frage zu klären gesucht. Er hat die in der Literatur festgelegten Erfahrungen gesammelt und hieraus geschlossen, daß die Infektanämie nicht ferrosensibel ist [Kleinschmidt (1916 und 1932), Thoenes (1934), Rominger (1936), Lorenz (1938) u. v. a.]. In eigenen Untersuchungen mit den damals modernen stabilisierten Ferrosalzpräparaten war wiederum *während des Bestehens des Infektes kein Effekt* zu erzielen, nicht einmal — im Beginn eines schweren Infektes (Pleuraempyem) gegeben — die Ausbildung der Infektanämie zu verhüten. Auch die intravenöse Eisentherapie (damals noch mit den schlecht verträglichen Ferropräparaten) brachte bei infektanämischen Kindern keinen Erfolg. Es gelang aber auch durch tägliche intravenöse und orale Eisenapplikation nicht, den Serumeisenspiegel zu erhöhen. Bemerkenswert war, daß gewisse Formveränderungen der Erythrocyten (Anisocytose, Mikrocytose, weniger Volumenverminderung und Verringerung des sphärischen Index), welche nur in einem Teil der Fälle vorhanden waren, sehr wohl auf die Eisenbehandlung ansprachen. Schäfer zog damals (1940) den Schluß, daß offenbar zwei pathogenetische Mechanismen interferieren: lokaler Eisenmangel im Hämoglobin synthetisierender Erythroblasten und „als wichtige Folge des schädigenden Einflusses der Infektion die Unfähigkeit . . ., aus vorhandenem Chromogen und Eisen das Hämoglobin zu synthetisieren". Die Produktion minderwertiger Erythrocyten habe eine verstärkte, aber eben „vergebliche Überproduktion" zur Folge. Joppich (1943) hat daraufhin in einer Reihe von Fällen Knochenmarkpunktionen ausgeführt und eher eine Verminderung der Erythroblastenzahl gefunden. Schäfer und Boenecke (1948) haben dann in einer weiteren Studie herausgearbeitet, daß mehrere Faktoren zu einer Infektanämie führen: im einen Fall ist die quantitative Unterfunktion der Hämopoese, im anderen die qualitative Beeinträchtigung mit „vergeblicher Überproduktion", im dritten Fall die Eisenmangelsituation das prävalierende genetische Ereignis. Nur im letzteren Falle ist die Anämie hypochrom, im übrigen aber normochrom und meist auch normocytär. *Es ist danach nicht berechtigt, die Infektanämie einfach als Eisenmangelanämie hinzustellen.* Daß andererseits Eisenmangelsituationen eine Rolle spielen *können*, wurde bereits erwähnt. Der Pädiater kennt auch die klinische Erfahrung, daß Frühgeborene, deren Eisenstoffwechsellage a priori kritisch ist (s. Kapitel IV, 1), durch Infekte recht schnell in den Zustand bedrohlicher

Eisenmangelanämien mit ausgesprochen niedrigem Färbeindex getrieben werden können. Li (1947) hat übrigens in sehr sorgfältigen vergleichenden Untersuchungen ganz speziell bei der durch Tuberkulose bedingten Infektanämie durch orale Eisentherapie doch eine gewisse Besserung der Anämie gesehen. Der chronisch-schleichende tuberkulöse Infekt muß danach eine Art Sonderstellung genießen, was ja immerhin möglich wäre. *Soviel erscheint jedenfalls sicher, daß ein Infekt die Entstehung eines Eisenmangelzustandes zumindest fördert.*

SCHÄFER hat 1943 experimentelle Versuche publiziert, in denen durch die Besonderheit der Versuchsanordnung die Eisenavidität der Hämoglobin synthetisierenden Erythroblasten im Knochenmark und des Reticuloendothels während eines Infektes gewissermaßen in Konkurrenz gestellt wurden. Zu diesem Zwecke wurden weiße Mäuse gleichzeitig einem Infekt und einem Unterdruckmilieu (zur Anfachung der Hämopoese) ausgesetzt. Der Infekt verhinderte die Vermehrung der Gesamthämoglobinmenge im Unterdruck, während die Reticuloendothelien sich mit Eisen, auch mit medikamentös zugeführtem Eisen anreicherten. Es kam hier also nicht zur Anämie, sondern nur zur Verhinderung der Hyperhämoglobinämie. SCHÄFER sah in diesen Versuchen eine Bestätigung der HEILMEYERschen Konzeption. Auch die geringe oder fehlende therapeutische Ansprechbarkeit der Infektanämie auf Eisen schien hierdurch erklärt. WINTROBE und Mitarbeiter glauben demgegenüber, daß im Infekt die Hämoglobinsynthese gestört sei. GREENBERG, ASHENBRUCKER, LAURITSEN, WORTH, HUMPHREYS und WINTROBE (1947) vermuteten per exclusionem eine Störung im Eiweißanteil des Hämoglobins. Die Erfahrungen mit der Eiweißmangelanämie haben aber gezeigt, daß dann der Serumeisenspiegel nicht erniedrigt ist wie beim Infekt, sondern erhöht (BERNING). Es muß also zumindest noch etwas hinzukommen, was das Serumeisen reduziert.

HAHN, BALE und WHIPPLE (1946) gaben 3 Hunden Radioeisen oral und fanden unter dem Einfluß eines Terpentinabscesses einen geringeren Prozentsatz hiervon im Hämoglobin als unter normalen Bedingungen. GREENBERG, ASHENBRUCKER, LAURITSEN und WINTROBE (1947) konnten nicht nur durch einzelne Injektionen, sondern auch durch Infusionen von 72 Std. Dauer bei Patienten mit Infektanämie keinen Hämoglobinanstieg erzwingen. Das gleiche berichten KUHNS, GUBLER, CARTWRIGHT und WINTROBE (1950), welche auch durch massive intravenöse Gaben von Eisenzucker bei Infektanämie keine Hebung der Hämoglobin- und Reticulocytenwerte sahen.

Auch HEMMELER (1946) lehnt die Eisenmangelgenese der Infektanämie ab, und auch BÜCHMANN (1951) hat sich neuerdings in diesem Sinne geäußert.

Die Diskrepanz der Auffassungen über die genetischen Beziehungen der Eisenstoffwechselveränderungen im Infekt zur Infektanämie basiert zum wesentlichen Teil darauf, daß von vielen Autoren die Infektanämie als genetisch einheitliche Erkrankung aufgefaßt wird. In ihrer bereits zitierten Arbeit haben SCHÄFER und BOENECKE (1948) dargetan, daß mehrere Faktoren an der Entstehung dieser Anämieform beteiligt sind. Im einzelnen erwähnen diese Autoren in diesem Zusammenhange: *verstärkten Blutabbau,* quantitative oder qualitative (führt zu „vergeblicher Überproduktion") *Blutaufbaustörung* und *Eisenmangel.* Es berührt also nur einen Teil des Problems, wenn man die Infektanämie als eine Störung in der Hämoglobinsynthese auffaßt. In Wirklichkeit ist meist auch die Erythropoese gestört, sonst müßte die Anämie ja hypochrom sein, was nur in einem Teil der Fälle zum Ausdruck kommt. „So glauben wir, in der Synthese mehrerer Entstehungsmöglichkeiten den richtigen Weg zum Verständnis des Infektanämiegenese erblicken zu müssen". Im konkreten Einzelfalle wird dann durch Prävalieren des einen oder anderen genetischen Faktors ein bestimmter Typ der Infektanämie entstehen. Absinken des Färbeindex — das gibt es bei der Infektanämie des Kindes ganz eindeutig — spricht dann für das Wirksamwerden eines Eisenmangels [Schäfer und Boenecke (1948)].

Auch auf die Frage der zweckmäßigen *Therapie der Infektanämie* läßt sich keine allgemeingültige Antwort geben. Beim hypochromen Anämietyp wird man immerhin die Eisentherapie versuchen, wenngleich die Erwartungen nach dem Gesagten nicht allzu hoch gespannt sein dürfen. Auf die Erfolgsberichte von Li (1947) bei der Tuberkuloseanämie mit Eisenmedikation wurde bereits hingewiesen, andererseits aber auch die Mißerfolge von Schäfer (1940), von Greenberg, Ashenbrucker, Lauritsen und Wintrobe (1947) sowie von Kuhns, Gubler, Cartwright und Wintrobe (1950) u. a. erwähnt. Wiesener (1951) hat sich dafür eingesetzt, bei der Infektanämie das Eisen intravenös zu applizieren. Schäfer (1951) hat in der Diskussionsbemerkung zu dem Vortrag von Wiesener unter Hinweis auf die negativen Ergebnisse einer solchen Therapie in eigenen Versuchen und in den Arbeiten von Wintrobe und Mitarbeitern hiervor dringend gewarnt. Es ist sicher, daß dieses Eisen gierig von den Reticuloendothelien aufgenommen wird, was sich womöglich in Gestalt einer funktionellen Blockade nachteilig für die Infektabwehr auswirken kann. *Das sicherste und ungefährlichste Vorgehen ist immer noch die Bluttransfusion,* wenn der Grad der Anämie ein solches Eingreifen im Dienste der Infektüberwindung erforderlich macht. Mit den Fortschritten der antiinfektiösen Therapie mit Hilfe von Chemotherapeuticis und Antibioticis ist diese Indikationsstellung gerade in der Pädiatrie wesentlich seltener geworden. Vielleicht wird sie noch mehr an Bedeutung verlieren, wenn die positiven experimentellen Versuchsergebnisse von Wintrobe, Grinstein, Dubash, Humphreys, Ashenbrucker und Worth (1947) und von Gubler, Cartwright und Wintrobe (1950) sowie die klinischen Erfahrungen von Weissbecker (1950 und 1951) mit der Kobalttherapie bei der Infektanämie in großen alternativen Versuchsreihen am Menschen sich bestätigen lassen. Das Kobalt soll die Verwertung des Eisens für die Hämoglobinsynthese fördern. Eigene Versuche mit der Kobaltbehandlung der Infektanämie haben bislang keine klaren Ergebnisse gezeitigt, und auch Hemmeler (1952, mündliche Mitteilung) äußerte sich auf Grund seiner Erfahrungen sehr zurückhaltend. Diese praktisch wichtige Frage wird also erst durch weitere Untersuchungen geklärt werden können.

5. Der Eisenstoffwechsel bei hämolytischen Erkrankungen.

Seit den klinischen und experimentellen Untersuchungen (Phenylhydrazinversuch) von Heilmeyer und Plötner (1937) ist bekannt, daß vermehrter Blutabbau zu einem Anstieg des Serumeisens führt. Von zahlreichen Nachuntersuchern wurde dieser Befund bestätigt bei der *familiären konstitutionellen* (Typ Minkowski-Chauffard) und der *erworbenen Form des hämolytischen Ikterus.* Daß allerdings die Erniedrigung des Eisenspiegels auch ohne Infekt das Vorliegen einer hämolytischen Anämie nicht ausschließt, konnte Schäfer (1948) an einigen Kindern mit familiärem hämolytischem Ikterus auf dem Höhepunkt der Krise zeigen. Da diese Krisen mit Fieber einherzugehen pflegen, ist auch verständlich, daß Reticuloendothelreizungen zu vermehrter Eisenabwanderung aus der Blutbahn Veranlassung geben können. Andererseits kann auch zeitweise infolge Hyperregeneration der Eisenbedarf in den Blutbildungsstätten den Eisenanfall aus der Hämolyse übersteigen, wodurch eine vorübergehende Hyposiderämie entsteht. In anderen Fällen kann die verstärkte Hämolyse die gleichzeitig durch Reticuloendothelreiz bedingte Hyposiderämie neutralisieren: Malaria [Heilmeyer und Plötner, Schäfer (1940)], Neugeborenenerythroblastose [Vahlquist (1945)]. Es paßt gut in die oben referierten Vorstellungen, daß verstärkte Hämolyse vermehrten Serumeisenanfall bedeutet, wenn SCHÄFER (1948) in einigen Fällen von hämolytischem Ikterus mit Splenomegalie unter der Operation neben dem Bilirubingehalt auch den Serumeisenspiegel in der Milzvene höher fand als in der Milzarterie. Die Operation selbst hatte gewöhnlich eine Verminderung des Serumeisens zur Norm oder darunter zur Folge.

Komplexer liegen die Verhältnisse bei der COOLEYschen *Mediterrananämie*, welche im Gegensatz zum klassischen hämolytischen Ikterus mit einer Erhöhung der osmotischen Resistenz einherzugehen pflegt. Offenbar interferieren hier genetisch die sehr erhebliche Hyperhämolyse infolge Mutation der Erythrocyten und eine Störung der Hämopoese. Ersteres gibt sich durch den hämolytischen Ikterus mit erheblich gesteigerter Blutmauserung [FANCONI (1937)], letzteres durch eine Entwicklungshemmung der Erythroblasten in der Knochenmarkskultur [FIESCHI und ASTALDI (1946)] oder auch durch eine Porphyrinvermehrung in den Erythrocyten und im Urin [FREUDENBERG und ESSER (1942)] zu erkennen. So bestehen also zwei Gründe für eine meist beträchtliche *Erhöhung des Serumeisengehaltes*. Der nicht selten vorhandene hypochrome Anämiecharakter beruht also in diesem Falle nicht auf einem Eisenmangel, wie aus den vergleichenden Eisenstoffwechseluntersuchungen bei der Mediterrananämie und der essentiellen hypochromen Anämie von PEROSA (1945), CHINI und PEROSA (1946), PEROSA und DI BENEDETTO DELL'AQUILA (1949), PEROSA (1950), PEROSA und INTRONA (1950) u. a. hervorgeht.

Neueste Untersuchungen von SMITH, SCHULMAN und MORGENTHAU (1952) über den *Eisengehalt und die Sättigungskapazität des Serums* bei hämolytischen Erkrankungen unterstreichen das Gesagte. Wie die nachfolgende Tabelle zeigt, ist bei allen drei untersuchten Gruppen erwartungsgemäß der Eisenspiegel erhöht, die totale Bindungskapazität erniedrigt, der Sättigungsgrad demnach beträchtlich erhöht:

	n	Serumeisen γ-%	latente Bindungskapazität γ-%	Sättigungsgrad %
1. Sphärocytische Anämien	9	214	61	77
2. Sichelzellenanämie	7	196	82,8	77
3. Mediterrananämie	10	203	0	100

6. Der Eisenstoffwechsel bei aplastischen Anämien und bei der Leukämie.

Aplastische Anämien bekannter oder unbekannter Ätiologie bedingen zwangsläufig eine Verwertungsstörung für die Bausteine der Hämopoese, zu denen ja auch das Eisen zählt. Andererseits läuft der Blutabbau in normalem Stile weiter. Da sich der Körper bekanntlich des überschüssigen Eisens nicht entledigen kann (s. Kapitel III, 2, c), bedarf es keiner weiteren Erklärung, daß sich das Eisen im Gewebe und im Plasma anschoppt. In der Tat haben BÜCHMANN und STODTMEISTER (1943) sowie BÜCHMANN (1944) in einschlägigen Fällen (Erwachsene) mehr oder weniger starke Eisenspiegelerhöhungen (zwischen 150 und 250 γ-%) und Hämosiderinablagerungen in Leber und Milz gefunden. BÜCHMANN und STODTMEISTER (1943) wählten hierbei als Typ der aplastischen Anämie definierbarer Ätiologie die toxische Knochenmarkschädigung bei chronischer Nephritis. Als weiteres Zeichen der Eisenüberladung des Körpers wertet BÜCHMANN (1944) seine Feststellung in 3 Fällen, daß der Serumeisenspiegel nach oraler Gabe von Eisen kaum ansteigt. Dabei ist es wohl wenig belangvoll, ob die aplastische Störung nur das erythrocytäre System oder auch weitere Teile der Hämopoese befällt. Im Rahmen dieser Problematik hat der Befund einer Hypersiderämie bei einer aregeneratorischen, normochromen Anämie natürlich auch differential-diagnostisches Gewicht.

Man hat vor allem gehofft, mit Hilfe der Serumeisenbestimmung die oftmals sehr schwierige Unterscheidung zwischen aplastischer Anämie bzw. Panmyelo-pathie und *Leukämie* zu erleichtern. Bereits Heilmeyer und Plötner (1937), Skouge (1939), Büchmann (1939), Vahlquist (1941) u. a. fanden auch bei dieser Krankheit normale oder erhöhte Serumeisenwerte. Das ist durchaus ver-ständlich, denn auch die leukämische Blutarmut ist ja nichts anderes als eine spezielle Form der aplastischen Anämie. Als weiteres, die Hypersiderämie förderndes Moment kommt noch hinzu, daß nach neueren Untersuchungen mit der Ashby-Methode bei der Leukämie die Lebensdauer der Erythrocyten ver-kürzt, die Blutmauserung also erhöht ist [Böttner und Schlegel (1952)]. In fortlaufenden Serumeisenmessungen haben nun Büchmann (1939) sowie Stodtmeister und Büchmann (1939) bei der akuten Myeloblastenleukämie und bei der chronischen Leukämie des Erwachsenen ganz erhebliche Schwan-kungen der Serumeisenwerte von Fall zu Fall und auch im Verlauf des gleichen Falles beobachtet. Namentlich mit dem Fortschreiten der Erkrankung sanken die Serumeisenwerte ganz erheblich, in einem Falle sogar bis auf 0 γ-% ab. Mit Recht führen diese Autoren die Hyposiderämie auf eine Reizung der Reticulo-endothelien durch das fast immer gleichzeitig bestehende — infekt- oder auch primär leukämiebedingte — Fieber zurück (vgl. Kapitel IV, 4). Gewiß mag auch einmal ein exogener Eisenmangelzustand durch die Leukämie veranlaßt sein. Heilmeyer und Begemann (1951) empfehlen in solchen Fällen Eisen-behandlung. Diese Inkonstanz der Serumeisenwerte bei der Leukämie schränkt natürlich den differentialdiagnostischen Wert der Bestimmung des Eisenspiegels erheblich ein.

Abschließend kann wohl gesagt werden, daß im konkreten Einzelfalle ein normaler oder hoher Eisenspiegelwert keine Unterscheidung zwischen aplastischer Anämie bzw. Panmyelopathie und Leukämie gestattet, daß aber ein tiefer Serumeisenwert mehr im Sinne einer Leukämie spricht. Nach den obigen Ausführungen müssen jedoch mehrere Eisenspiegelmessungen solchen Erwägungen zugrunde liegen.

7. Hämosiderose und Hämochromatose.

Es ist hier nicht der Ort, die *ganze* Problematik der excessiven Gewebe-eisenspeicherung in Gestalt der Hämosiderose aus bekannter Ursache (Hunger, Fehlernährung, Infektionen, häufige Bluttransfusionen, intravenöse Eisen-applikation ohne tatsächlichen Eisenbedarf u. a. m.) oder der Hämochromatose unbekannter Ätiologie in extenso zu erörtern, weil solche Erkrankungen beim Kinde nur ganz außerordentlich selten beobachtet bzw. klinisch manifest werden. Andererseits geben diese pathologischen Eisenspeicherungsvorgänge, so pro-blematisch sie uns in vieler Hinsicht noch sein mögen, Gelegenheit zu grund-sätzlichen Betrachtungen von Eisenstoffwechselfragen, wie sie in allen Kapiteln dieses Berichtes angeschnitten werden. Aber auch der Vollständigkeit halber seien hier die wesentlichsten Züge moderner Betrachtungsart dieses Fragen-komplexes aufgeführt. Umfassendere Darstellungen aus neuerer Zeit finden sich unter anderen bei Frandsen (1947), Büchmann und Schenz (1948), Wenderoth (1950) und Schwietzer (1951).

Wenderoth (1950) gibt folgende Übersicht der *Ursachen generalisierter Hämosiderosen beim Menschen:*

1. Stoffwechselstörungen der Leberzellen:
   a) Lebernekrose und -cirrhose bei Eiweißmangel.
   b) Pellagra-Leberschaden und Kwashiorkor.
   c) Lebercirrhosen anderer Genese (posthepatitisch, toxisch usw.).
   d) Echte Hämochromatose (Pigmentcirrhose, Bronzediabetes).
   e) Hepatolentikuläre Degeneration (Pseudosklerose WILSON).
2. Zellabbau:
   a) Hämolyse (hämolytische Anämien und akute Zerstörung transfundierter Erythrocyten).
   b) Muskelatrophie im Hunger (Myosiderose).
   c) Allgemeine Kachexie als Ausdruck einer Hypoproteinose (zehrende Krankheiten, Hungerdystrophie).
3. Excessive Eisenresorption:
   a) Aplastische Anämien, Perniciosa (?).
   b) Hämochromatose (?).
   c) Pyridoxinmangel beim Tier (beim Menschen noch nicht sicher erwiesen).
4. Parenterale Eisenzufuhr:
   a) Große, wiederholte Transfusionen.
   b) Injektion von Eisenverbindungen.
5. Chronische Infektionen (Beziehungen zu 2 c).

Die einzelnen hier aufgeführten *Hämosiderosen bekannter Ätiologie* finden in den verschiedenen Kapiteln dieser Übersicht ihre Würdigung. Ihnen allen ist gemeinsam die mehr oder weniger starke Anhäufung von Eisen als Hämosiderin (s. Kapitel III, 1 b) im Gewebe, eine Erhöhung des Serumeisenspiegels, welcher in erhöhtem Maße oder gar vollständig die Eisenbindungskapazität des Serums beansprucht (s. Abb. 5), und der geringe Anstieg des Serumeisens nach oraler Eisenbelastung. Nur die Infektionen machen insofern eine sehr bemerkenswerte Ausnahme, als hier bei ebenfalls eingeschränkter Eisenspiegelerhöhung nach oraler Eisengabe das Serumeisen erniedrigt und der Sättigungsgrad unverändert ist im Vergleich zur Norm (vgl. Kapitel IV, 4). Dieser Tatbestand ist eben nur so zu deuten, daß das eisenspeichernde Gewebe infolge erhöhter Avidität das Eisen an sich reißt und nicht etwa so, daß hier überschüssiges Eisen aus dem in seiner Kapazität weitgehend erschöpften Serum abgeladen wird. Bei den übrigen Hämosiderosen bekannter Ätiologie erscheint ein solcher „Überfluß-mechanismus" durchaus naheliegend. Hier ist wahrscheinlich die abnorm flache Serumeisenbelastungskurve tatsächlich das Zeichen verminderter Resorption — jedenfalls im Augenblick des Versuches —, wodurch der Organismus sich vor einer weiteren Eisenbeladung zu schützen trachtet. Sehr verschiedenartig ist natürlich in den einzelnen Fällen das Zustandekommen eines solchen Eisen-überflusses, wie auch die oben zitierte Übersicht von WENDEROTH zum Ausdruck bringt.

Völlig offen ist diese Frage noch bei der echten *Hämochromatose*. Hier kombiniert sich die meist ganz beträchtliche Hämosiderin- und Hämofuscinanhäufung des Organismus mit einer hypertrophischen Lebercirrhose, mit einem Diabetes mellitus und oft auch mit weiteren endokrinen Störungen u. a. m. Ausführliche Beschreibungen dieses Krankheitsbildes mit umfangreichen Literaturbelegen und Kasuistiken finden sich unter anderem bei SHELDON (1935), EPPINGER (1937), BÜCHMANN und SCHENZ (1948), bezüglich der Gehirnbeteiligung (Plexussiderose und hepatolentikuläre Degeneration) bei VOLLAND (1947). Die Erkrankung beginnt sehr schleichend und führt erst im Verlaufe vieler Jahre zu einer Erhöhung des Gesamteisenbestandes um das Sechs- bis Achtfache, nämlich bis auf 30—40 g. Es ist durchaus möglich, daß der Beginn der Erkrankung in die Kindheit vorzuverlegen ist, wenngleich sie im allgemeinen erst beim Erwachsenen — und auch da noch bisweilen mit Schwierigkeiten — diagnostizierbar ist. Der Fall von ROSENBERGER (zit. nach BÜCHMANN und SCHENZ) bei einem 7jährigen Knaben stellt eine ganz große Ausnahme dar. *Ätiologisch* wurde von SHELDON (1935) eine offenbar angeborene, vornehmlich an das männliche Geschlecht gebundene (20:1!) und bisweilen auch familiär gehäuft auftretende (s. Stammbaum bei BÜCHMANN und SCHENZ) Zellstoffwechselstörung mit besonderer Auswirkung in der Leber angeschuldigt. In dem hier gegebenen Rahmen darf man wohl von einer Eisenspeicherkrankheit reden und das Reticuloendothel als Träger dieses Geschehens ansprechen. Über die *Genese der Eisenspeicherung* gehen die Meinungen noch auseinander. In jedem Falle hat, wie erwähnt, eine Eisenanreicherung des Gesamtorganismus stattgefunden. Das Hämosiderin findet sich vornehmlich in Leber (KUPFFERsche Sternzellen und Leberzellen), Milz, Pankreas und in geringerer Menge in den endokrinen Drüsen, im Myokard und in der Haut. Der *Serumeisenspiegel ist schon* lange als mehr oder weniger stark *erhöht* bekannt [VANNOTTI (1937) — leicht abspaltbares Bluteisen, HEILMEYER und PLÖTNER (1937), BÜCHMANN (1941 und 1944), VANNOTTI und DELACHAUX (1942), FRANDSEN (1947), BÜCHMANN und SCHENZ (1948) u. a.]. Der immerhin möglichen Annahme, daß diese Hypersiderämie wie bei der Hepatitis (s. nächstes Kapitel) Folge der Leberschädigung sei, wird von FRANDSEN entgegengehalten, daß bei der hier zur Debatte stehenden chronischen, hypertrophischen Lebercirrhose an sich keineswegs eine Erhöhung des Serumeisens vorhanden ist. [s. auch CONSTAM (1943), BÜCHMANN und SCHENZ]. Die totale *Eisenbindungskapazität des Serums* ist bei der Hämochromatose etwa so weit erniedrigt wie beim Infekt, aber im Gegensatz hierzu ganz, oder doch fast ganz beansprucht, der Sättigungsgrad also sehr hoch. Zur Illustration dessen sei nur an die Abb. 5, S. 738 von RATH und FINCH (1949) erinnert. So ist es kaum verwunderlich, daß im *akuten* Versuch mit oralen Eisengaben ein sehr mäßiger Resorptionseffekt am Serumeisenspiegel in Erscheinung tritt [BÜCHMANN (1944), FRANDSEN (1947), BÜCHMANN und SCHENZ (1948) u. a.]. Andererseits kann *auf die Dauer* die Eisenresorption schwerlich gestört sein, denn irgendwie muß ja das Eisen in den Körper gelangen, wenn der *Gesamt*eisenbestand erwiesenermaßen so stark anwächst (SHELDON u. a.). Die von BÜCHMANN und SCHENZ vorgetragene Deutung, daß in Anbetracht der „durch Resorptionsversuche nachgewiesenen minimalen Resorption" nur eine Ausfuhrsperre vorliegen könne, wird den modernen Erkenntnissen nicht gerecht, nach denen eine *aktive* Eisenausfuhr über den unvermeidlichen exogenen Zell- und Sekreteisenverschleiß hinaus schon normalerweise praktisch nicht existiert, eine zusätzliche Ausfuhrsperre also kaum ins Gewicht fallen kann. Wir neigen daher mehr zu der Ansicht von FRANDSEN, welcher bei Hämochromatosekranken auch nach intravenöser Applikation (10 mg Eisen als Ferrolactat) nur einen geringen Anstieg des Serumeisens wahrnahm und daraus schloß, daß offenbar das Eisen — auch das resorbierte! — abnorm schnell die Blutbahn verläßt. Wie in der Erörterung des Infekteisenstoffwechsels drängt sich auch hier wieder die Überlegung auf, daß eine sehr flache Serumeisenbelastungskurve nicht ohne weiteres den Rückschluß auf eine mangelhafte Resorptionsleistung gestattet. Auch FRANDSEN diskutiert wie SCHÄFER und BREYER beim Infekt (s. oben), daß die Leber in verstärktem Maße das resorbierte Eisen retiniert und so einen stärkeren *akuten* Serumeisenanstieg inhibiert. Eine weitere Frage ist nun die nach der Ursache der beschleunigten und verstärkten Eisenabwanderung aus dem zirkulierenden Plasma. Wird das Eisen, wie beim Infekt mit *Hypo*siderämie und annähernd normalen Sättigungsgrad, dem Blute entzogen, oder hat hier das Plasma die Fähigkeit eingebüßt, das Eisen zu halten?

Die *Hyper*siderämie und der nahezu 100%ige Sättigungsgrad, also die völlige Ausschöpfung der eisentransportierenden Plasmaproteine („Siderophilin") bei der Hämochromatose wie natürlich auch die oben zitierten intravenösen Eisenbelastungsversuche von FRANDSEN sprechen mehr in dem letzteren Sinne. Damit erhebt sich aber nun die nächste Frage nach der Ursache dieser Überlastung des Plasmaeisentransports. Die mäßige Verminderung der totalen Bindungskapazität des Plasmas für Eisen, also die Verringerung der Transportmittel, kann schwerlich der alleinige Grund hierfür sein. Sehr interessant sind in diesem Zusammenhang die Betrachtungen SCHWIETZERs (1951). Er geht von der bereits in den Kapiteln III, 1 b und III, 2 c, d eingehend erörterten Tatsache aus, daß sowohl bei der Resorption in der Darmwandzelle als auch am Orte der Gewebespeicherung die Synthese des Eiweißkörpers Apoferritin notwendig ist. Es bindet physikalisch Eisen und wird so zu Ferritin, jener gut verfügbaren, histochemisch aber nicht zur Darstellung kommenden Gewebeeisenform. Dem Apoferritin fällt hierbei die Rolle eines Schutzkolloids zu, welches bis zu 23% Fe im Solzustand zu halten vermag (= Ferritin). „Kann aus Gründen eines Eiweißmangels nicht genügend Apoferritin synthetisiert werden, oder wird bereits gebildetes Schutzkolloid aus gleichem Grund nachträglich eingeschmolzen, so resultieren Fraktionen mit einem noch höheren Eisengehalt. In ihnen fällt das Ferrihydroxyd als Gel aus ... Diese Fraktionen sind in ihrer Gesamtheit Hämosiderin." „*Hämochromatose* ist", so schließt SCHWIETZER aus seinen Untersuchungen und Überlegungen, „*in der Mehrzahl der Fälle ein Eiweißmangelsymptom.*" Dieser Eiweißmangel mit Beeinträchtigung der Apoferritinsynthese als Folge wirkt sich am *Orte der Resorption* durch *Fehlen des Mucosablocks*, also durch ungehemmte Resorption, und in den *Speicherorganen* durch Fehlen des Schutzkolloids aus. Hierdurch fällt das Fe als irreversibles Gel (= Hämosiderin) aus. Mit wachsender Menge wird die speichernde Zelle geschädigt und schließlich nekrotisch. Fibrose des betroffenen Organs, besonders der Leber, ist die Folge. Diese Deutung SCHWIETZERs, daß die Organfibrose nicht die Ursache, sondern die Folge der Eisenspeicherung ist, gewinnt an Wahrscheinlichkeit, wenn man berücksichtigt, daß Hämosiderosen durch häufige Bluttransfusionen oder aus alimentärer Ursache pathologisch-anatomisch von der idiopathischen Hämochromatose nicht zu trennen sind [SCHWARZ und BLUMENTHAL (1948), MUIRHEAD, CRASS, JONES und HILL (1949), FINCH und Mitarbeiter (1950)]. Und auch die Beobachtungen von GILLMAN und GILLMAN an südafrikanischen Eingeborenen, sowie von WALKER und ARVIDSON (1950) an Bantunegern, welche unter dem Einfluß hochgradiger Mangelernährung (bei vornehmlich Maismehl) schwere Eisenspeicherungen und Lebercirrhosen bekamen, gehören wohl hierher. *Nach dieser Lesart wäre also der Eiweißmangel das Primäre, und excessive Eisenresorption (Apoferritinmangel in der Darmwand), eingeschränkte Eisentransportmöglichkeit (Siderophilinmangel im Plasma) und Ablagerung des Eisens in Form des für den Organismus kaum mehr verfügbaren Hämosiderins (Apoferritinmangel im Gewebe) wären die unausbleiblichen Folgen.* SCHWIETZER (1951) zitiert in diesem Zusammenhang die Hunde- und Mäuseversuche von FINCH, HEGSTED, KINNEY, THOMAS, RATH, HAWKINS, FINCH und FLUHARTY (1950), welche bei einer Eiweißmangelernährung (Corn grit) eine ganz beträchtliche Steigerung der Eisenresorption und der Hämosiderose in Leber, Milz und Nieren fanden. *Man wird also in Zukunft in einschlägigen Fällen von idiopathischer Hämochromatose dem Eiweißstoffwechsel mehr Beachtung schenken müssen.*

Aber auch die *Hämosiderosen bekannter Ätiologie* sollten einmal von diesem Blickpunkt her betrachtet werden. Im *Hunger* dürfte der Eiweißmangel nicht nur im Rahmen intermediärer Eisenverschiebungen durch Einschmelzung von

Muskeleiweiß (Myoglobineisen, Hämosiderin, s. Kapitel IV, 2), sondern er könnte auch durch Resorptionssteigerung im Sinne von Schwietzer zur allgemeinen Hämosiderose führen. Den Pädiater interessiert das vor allem im Zusammenhang mit dem Tatbestand der Hämosiderose bei der Dystrophie, Atrophie und vielleicht auch der Toxikose [Güthert und Fuchs (1949) u. a.] des Säuglings. Wenn nun durch *unmotivierte intravenöse Eisentherapie* auf die Dauer ein ganz entsprechendes Krankheitsbild zu entstehen pflegt, so könnte man hier wohl einen relativen Eiweißmangel angesichts der übermäßig starken Eisenzufuhr genetisch mitanschuldigen. Schwieriger wird diese Deutung schon bei der *Transfusionshämosiderose*. Und auch die Behauptung von Schwietzer, daß auch der *Pyridoxin-* (= Adermin) und der *Phosphatmangel* der Nahrung beim Tier über einen Eiweißmangel zur Hämosiderose führt, bedarf noch des exakten Beweises, wie überhaupt meines Erachtens die *Eiweißmangeltheorie* von Schwietzer *einstweilen nur als eine sehr interessante und beachtenswerte Arbeitshypothese gelten darf*.

Noch viel mehr im Ungewissen liegen unsere Erkenntnisse über die Ätiologie und Genese der *essentiellen Lungenhämosiderose* bzw. *idiopathischen Lungeninduration*, wie die hierfür von Gellerstedt (1939) vorgeschlagene Krankheitsbezeichnung lautet. Die außerordentlich seltene Erkrankung, lange Zeit nur den Pathologen bekannt [Ceelen (1921)], wurde erst 1939 von Anspach und von Gellerstedt wieder beschrieben und 1941 von Glanzmann und Walthard in einer gründlichen klinischen und pathologisch-anatomischen Studie dem Pädiater nahegebracht. Seitdem sind eine ganze Reihe von Kasuistiken erschienen [Borsos-Nachtnebel (1942), Waldenström (1944), Selander (1944), Hanssen (1947), Garsche (1948), Wyllie, Sheldon, Bodian und Barlow (1948), McLetchie und Colpitts (1949), Luther (1949), Nancekievill (1949), Jonsson, Vahlquist und Agner (1951) u. a.]. Die Erkrankung kommt praktisch nur bei Kindern beiderlei Geschlechts vor, weil sie früh beginnt und innerhalb 2—3 Jahren unaufhaltsam zum Tode führt. Die klinischen Leitsymptome sind der Bluthusten und die hiermit offensichtlich zusammenhängende normochrome oder auch hypochrome Anämie mit krisenhaftem, intermediärem Ablauf. Der pathologisch-anatomische Befund erinnert sehr an die chronische Stauungslunge bei der Mitralstenose (starke braune Lungeninduration mit massiven Eiseninkrustationen in den vermehrten elastischen und in den kollagenen Fasern, Zeichen der Lungenstauung mit ausgedehnten Blutungen in die Alveolen und Bildung von sog. „Herzfehlerzellen", Hämosiderose auch in den regionalen Bronchiallymphknoten), nur daß ein Vitium cordis fehlt. Die Hämosiderose befällt hier nur die Lunge mit ihren Lymphknoten und nicht die übrigen Eisenspeicherorgane wie bei der Hämochromatose oder der Hämosiderose verschiedener Art. Garsche (1948) fand in der Lunge eines solchen Erkrankungsfalles 11,51 g Eisen pro 100 g Asche gegenüber normal 0,0061 g, und Jonsson, Vahlquist und Agner (1951) ermittelten bei entsprechenden Untersuchungen 1,97 mg hydrolysables Eisen pro Gramm Gewebe bei einem Durchschnittsnormalwert von 0,03 mg an 5 Patienten, welche akzidentellen Erkrankungen erlegen waren. Diese Tatsache spricht *gegen allgemeine Stoffwechselveränderungen* und *für* ganz *lokale Vorgänge* in der Lunge, die man primär in das pulmonale Gefäßsystem zu verlegen geneigt ist. Betonenswert ist, daß in dem Falle von Jonsson, Vahlquist und Agner die Anämie ausgesprochen vom Eisenmangeltyp war, wie die Hypochromie und die Hyposiderämie von 50 γ-% beweisen. Ursache des Eisenmangels dürfte in solchen Fällen die chronische Blutung sein. *So ergibt sich die bemerkenswerte Tatsache, daß es trotz starker Eisenüberladung der Lungen zum Eisenmangel bei der Blutbildung kommen kann, weil dieses Eisen als Hämosiderin nicht verfügbar ist.* Auch hieran sollte man sich erinnern, wenn man die *Eisen-stoffwechselvorgänge* beim Infekt beurteilen will.

8. Der Eisenstoffwechsel bei Lebererkrankungen.

Von den bisher noch nicht abgehandelten Erkrankungen des Kindes bean-spruchen im Rahmen dieses Übersichtsreferates noch die *Leberaffektionen* beson-deres Interesse. Das kann nicht überraschen, wenn man beachtet, daß die Leber mit Parenchym *und* mit Reticuloendothel aktiv am Eisenstoffwechselgeschehen teilnimmt. Hinzu kommt, daß die Leber auf Grund ihrer anatomischen Lage dazu prädestiniert ist, an der Grenze von intermediärem und exogenem Eisen-stoffwechsel stehend besondere regulative Funktionen auch im Eisenumsatz zu erfüllen (vgl. Kapitel III, 2 d). So war zu erwarten, daß Störungen auftreten, wenn dieses Organ erkrankt. Die hierüber vorliegenden Untersuchungen be-schränkten sich im wesentlichen auf die Beobachtung des Serumeisens. Dabei zeigte sich, daß weniger die chronische Lebercirrhose als vielmehr vor allem die *Hepatitis* zu einer mehr oder weniger starken *Hypersiderämie* führt. Solche Befunde wurden schon von WARBURG und KREBS (1927), dann aber in größerem Stile von HEMMELER (1939), SKOUGE (1939), VAHLQUIST (1939 und 1941), WALDENSTRÖM (1940), BÜCHMANN (1941 und 1944), VANNOTTI und DELACHAUX (1942), LAURELL (1947), DAUM (1949), BENDA und RISSEL (1949), KIPPING und SCHMOLDT (1951), SCHOLL und WEINMANN (1951), PETERSON (1952) u. a. m. erhoben. In fast völliger Übereinstimmung fanden die genannten Autoren bei insgesamt mehreren hundert Hepatitiskranken im Durchschnitt einen mehr oder weniger stark erhöhten Serumeisenwert. Im Einzelfall kann freilich dieser Wert unter Umständen noch in den oberen Streubereich des Normalen fallen. Aber auch dann fand VAHLQUIST (1941) im weiteren Ablauf der Hepatitis regelmäßig schließlich doch eine eindeutige Hypersiderämie. Offenbar besteht in dieser Hinsicht kein wesentlicher Unterschied zwischen Kindern und Erwachsenen. VAHLQUIST (1941) ermittelte die folgenden Werte für *Serumeisen und Ikterus-index im Verlaufe der akuten Hepatitis des Kindes:*

		1. Woche	2. Woche	3. Woche	> 3. Woche
Fe	n	16	39	28	30
γ-%	Mittel	$201,7 \pm 12,3$	$152,7 \pm 10,7$	$165,0 \pm 14,0$	$131,2 \pm 8,8$
Ikterus-	n	14	30	21	30
index	Mittel	21,4	$16,8 \pm 2,2$	$9,2 \pm 1,4$	$6,6 \pm 0,7$

Beim Vergleich mit gesunden Kindern gleichen Alters stellt der Autor fest, daß bis zur 3. Krankheitswoche einschließlich die *Erhöhung des Serumeisenwertes* statistisch gesichert ist. Der höchste Maximalwert lag bei 375 γ-%, der niedrigste Maximalwert bei 178 γ-%. Bemerkenswert für die Genese dieser Hypersiderämie ist die von fast allen Autoren bestätigte Feststellung, daß *keine feste Korrelation zur Hyperbilirubinämie* besteht. In den von VAHLQUIST fortlaufend verfolgten 17 Fällen war es z. B. so, daß mit einer Ausnahme alle bei der ersten Unter-suchung bereits den höchsten Ikterusindex aufwiesen, während der Höchstwert des Serumeisens nur viermal zu diesem Zeitpunkte zu konstatieren war. Auch herrscht im großen und ganzen darüber Einigkeit, daß der Bilirubinspiegel schneller absinkt als der Serumeisenwert [BÜCHMANN (1944), BENDA und RISSEL, KIPPING und SCHMOLDT u. a.]. Ferner verdient in diesem Zusammenhange Beachtung, daß beim Verschlußikterus mit seinen besonders hohen Bilirubin-werten der Serumeisenspiegel zunächst nicht erhöht ist (HEMMELER, BÜCHMANN

u. a.), sondern allenfalls erst dann, wenn der Verschluß zu einer Parenchymschädigung geführt hat (Büchmann, Kipping und Schmoldt). Gerade die letztere Tatsache deutet darauf hin, daß die Schädigung der Leberparenchymzelle im Mittelpunkt des Geschehens steht; aber wohl nicht in dem von Hemmeler (1939) bei der ersten Diskussion dieser Frage erörterten Sinne, daß die erkrankte Leberzelle in ihrer Ausscheidungsfunktion für Eisen gehemmt ist. Hiermit wäre ja dies inkongruente Verhalten des Serumeisenspiegels bei Hepatitis und Verschlußikterus nicht in Einklang zu bringen. Wenn nun die Hypersiderämie sich als besonders feiner Test für die Schädigung des Leberparenchyms bei der Hepatitis, gerade auch im Verlaufe der Krankheit, erwiesen hat, so kam man vielfach zu der heute von vielen Autoren geteilten Auffassung, daß die Leber bei der Hepatitis die Fähigkeit verloren hat, das zirkulierende Eisen zu „fixieren" [Büchmann (1944)], so daß es sich im Plasma staut. Dann bleiben allerdings die Fragen offen, warum das sonst so aktive Reticuloendothel nicht diese Plasmaeisen-Stagnation verhindert, und warum gerade bei der Lebercirrhose normale oder erniedrigte Werte gefunden werden. Daum (1949) denkt sich die Erklärung dieser Schwierigkeit so, daß bei der Hepatitis das Leberparenchym *und* das Reticuloendothel, bei der Lebercirrhose aber nur das erstere alteriert ist. In dem gleichen Sinne könnten die Ergebnisse von Scholl und Weinmann (1951) ausgelegt werden, die eine sehr große Zahl von *intravenösen Eisenbelastungen* (10 mg Fe als Ferronascin) bei gesunden Erwachsenen sowie bei Patienten mit Hepatitis, mit Retentionsikterus durch Steinverschluß und mit Lebercirrhose durchführten und dabei nur *in der Hepatitisgruppe*, nicht aber bei den anderen Untersuchungsgruppen einen *abnorm hohen und auch abnorm lange erhöhten Serumeisenspiegel* fanden. Es tritt also das Gegenteil wie beim Infekt zutage. Dort war die Abwanderung des zirkulierenden Eisens aus der Blutbahn beschleunigt, und es wäre dabei durchaus diskutabel, hier das Gegenteil anzunehmen. Für eine Verwertungsstörung von Eisen bei der Hämopoese oder für gesteigerte Hämolyse als Ursachen der Eisenstagnation im Blute besteht kein Anhalt. Und auch die theoretisch immerhin mögliche Annahme, daß die beschriebenen Eisenstoffwechselphänomene durch eine erhöhte Resorption bei der Hepatitis zustande kämen, findet in den *oralen Eisenbelastungen* nicht die geringste Stütze [Vahlquist (1941), Büchmann (1944) u. a.]. Donner und Daum (1950) erzielten bei Ratten durch orale Gaben von Kupfersalzen eine Abnahme des Lebereisens und Zunahme des Blut- und Milzeisens, wodurch gezeigt wird, daß die Mobilisierung des Eisens aus der Leber zu sehr erheblichen Eisenverschiebungen führen kann.

Die *Eisenbindungskapazität des Plasmas* erfuhr *bei der Hepatitis* wechselnde Beurteilung. Rath und Finch z. B. fanden sie leicht erniedrigt (s. Abb. 5), während Donner und Daum sie in 16 von 18 untersuchten Fällen ebenso wie Laurell als erhöht ermittelten. Auch hier bestand ein deutlicher Gegensatz zur Lebercirrhose.

So kann also gesagt werden, daß eine restlose Klärung der Hypersiderämie bei der Hepatitis noch aussteht, daß aber die Annahme einer mangelhaften Eisenfixation in der hepatitiskranken Leber einstweilen am ehesten zutreffen dürfte.

Über alle theoretischen Erörterungen hinaus wird den beschriebenen Eisenstoffwechselveränderungen eine ganz erhebliche *praktische Bedeutung* zugemessen. Das gilt vor allem für die sehr konstante Hypersiderämie, welche namentlich von Büchmann (1944) und von Peterson (1952) als eines der differentialdiagnostisch wichtigsten Zeichen zur Abgrenzung der Hepatitis von allen anderen Ikterusformen mit Ausnahme des hämolytischen Ikterus bezeichnet wird. Aber nicht nur in der Diagnosestellung, sondern auch bei Verlaufsbeurteilung der Hepatitis wird die Serumeisenbestimmung von allen diesen Problemen zugewandten Autoren (s. Zitat zu Beginn dieses Kapitels) als eine sehr wesentliche und manchmal unentbehrliche Ergänzung der üblichen Serumlabilitätstests als sog. „Leberfunktionsprobe" angesehen (PETERSON). SCHOLL und WEINMANN messen auch der intravenösen Eisenbelastung (10 mg Ferronascin) in diesem Zusammenhang eine große praktische Bedeutung bei. In fast allen Fällen von Leberparenchymerkrankungen fanden sie unabhängig vom Ausgangswert 2 Std. p.i. Serumeisenwerte über 350 γ-% und nach weiteren 6 Std. noch solche von über 200 γ-%. „Bei lebergesunden Patienten überschritten die Zweistundenwerte nur ausnahmsweise 350 γ-%, während die Achtstundenwerte immer unter 200 γ-% sanken". Bei Lebercirrhosen, Retentionsikterus war der Kurvenverlauf normal oder niedrig, bei malignen Tumoren und Infektionen sogar stark erniedrigt. „Hepatiskurven" fanden sich auch in den wenigen Fällen von akuter Hepatitis mit nicht erhöhtem Ausgangswert, so daß ihre Ermittlung also eine weitere Verfeinerung der Diagnostik bedeuten.

Sehr interessant sind schließlich die Beziehungen, welche von KIPPING und SCHMOLDT (1951) zwischen der bereits erörterten Hepatitis-Hypersiderämie und der positiven Blaureaktion nach intrakutaner Injektion von 1%iger Ferricyankalilösung nach BRUGSCH (1929) aufgezeigt wurden. Von wenigen Ausnahmen abgesehen ging im Beginn der Hepatitis die Stärke der Blaureaktion der Hypersiderämie parallel (Positivwerden erst bei einem Serumeisenspiegel von 180 γ-%.) Im weiteren Verlauf aber war oft die Probe trotz noch bestehender Hypersiderämie schon negativ, was nach Ansicht von KIPPING und SCHMOLDT ein Beweis dafür ist, „daß nicht allein das im Blut kreisende Eisen verantwortlich zu machen ist, sondern wahrscheinlich der Funktionszustand der Leber in Verbindung mit dem Hautzustand eine entscheidende Rolle spielt".

9. Der Eisenstoffwechsel bei Erkrankungen des Nervensystems und bei Myopathien.

Bei der *Poliomyelitis* machten G. SCHAPIRA, DREYFUS und F. SCHAPIRA (1947) die interessante Feststellung, daß von der 3.—6. Krankheitswoche ab, nämlich im Stadium der Atrophie und offenbar auch in gewisser Parallele zu ihrem Grade, eine Erhöhung des Serumeisengehaltes um rund 100% stattfindet. Die *Hypersiderämie* ist echt; denn sie übersteigt eindeutig das übliche Maß der Eisenspiegelhebung, wie sie in der Rekonvaleszenz jeder beliebigen Infektion als typisch gilt. Weitere Mitteilungen über dieses Phänomen finden sich bei SCHAPIRA und DREYFUS (1946, 1947), DREYFUS und SCHAPIRA (1947 und 1949), DREYFUS (1950) und auch bei BURDEA (1949). An der Konstanz dieses Befundes besteht wohl kein Zweifel, während seine Deutung noch auf Schwierigkeiten stößt. Es lag natürlich nahe, den Abbau von Muskelsubstanz, insbesondere von Myoglobin, für den Eiseneinstrom in die Blutbahn verantwortlich zu machen, das um so mehr, als nach WHIPPLE (1926) beim Hunde nach Ischiasdurchschneidung der Myoglobingehalt in dem gelähmten und atrophischen Muskelgebiet rapide absinkt. Andererseits konnte die obenerwähnte Hypersiderämie bei Ratten und Kaninchen durch bilaterale Ischiasdurchtrennung nicht erzeugt werden, was aber DREYFUS und Mitarbeiter damit erklären, daß bei Nagern der Myoglobingehalt im Muskel zu gering ist, als daß seine Verminderung eine nennenswerte Hypersiderämie erzeugen und unterhalten könnte. Dann bleibt aber wieder ungeklärt, warum dieser Befund bei der *amyotrophischen Lateralsklerose* des Menschen nur in 4 von 9 Fällen gefunden und beim GUILLAIN-BARRÉ-*Syndrom* sowie bei den *Myopathien* vermißt wurde. *Offenbar ist der Myoglobinabbau nicht die einzige, womöglich nicht einmal die entscheidende Ursache für die Hypersiderämie.*

Dreyfus und Schapira haben in den oben zitierten Arbeiten Muskeleisenanalysen bei den zur Diskussion stehenden Erkrankungen ausgeführt. Sie bestimmten getrennt die säurelösliche (6 n HCl) und die nicht säurelösliche Fraktion („fer dissimulé") des Nichthämineisens im Muskel. Dabei fanden sie:

1. *Erhöhung des nicht säurelöslichen* Eisens bei *Muskelquetschung.*

2. *Erniedrigung des nicht säurelöslichen* Eisens bei experimenteller *Thyroidektomie.*

3. und 4. *Erhöhung der Konzentration beider Fraktionen* in der *Jugend* und bei *Atrophien nach Nervendurchtrennung.*

5. *Starke Erniedrigung des säurelöslichen Muskeleisens* bei den *Myopathien des Menschen.*

Diesem letzten unter Nr. 5 genannten Befund maßen die oben zitierten Autoren eine erhebliche praktische Bedeutung bei, weil er ganz im Gegensatz zu den übrigen, insbesondere den unter 3 und 4 aufgezählten steht. Sie bezeichnen diesen chemischen Test als konstant, sensibel und spezifisch. Er wird sehr frühzeitig positiv, schon vor der Manifestation klinischer Erscheinungen und elektrischer Phänomene. Auch abortive Fälle (scheinbar gesunde Familienangehörige von Myopathiekranken) sollen auf diese Weise diagnostizierbar sein.

Über die Beziehungen dieser Befunde zur eingangs beschriebenen Hypersiderämie sind einstweilen noch keine bindenden Schlüsse möglich.

Bei der *Schizophrenie* haben Heilmeyer, Keiderling und Stüwe (1942) offenbar als erste *Serumeisenbestimmungen* ausgeführt. Sie fanden *normale Werte* bei einer ganz beträchtlichen Hypercuprämie bis 200 γ-% und mehr. Brenner und Breier (1949) haben diese Befunde an 4 Fällen echter kindlicher Schizophrenie bestätigen können. Sie messen diesen Befunden besonderen Wert für die so schwierige Diagnose der kindlichen Schizophrenie bei, insofern die schizophrenieähnlichen Schwachsinnsformen oder Psychopathien normale Eisen- und Kupferspiegel des Serums aufwiesen. Bei hirnorganischen Störungen mit schizophrenieähnlichem Bild waren die Eisen- und Kupferwerte wechselnd, letztere allerdings nie höher als 200 γ-%. Es dürfte also lohnend sein, in differentialdiagnostisch schwierigen Situationen den Spiegel *beider* Spurenelemente im Serum zu bestimmen; denn auf die Konstellation — *Normosiderämie und Hypercuprämie* — kommt es an. Hypercuprämie bei erniedrigtem Eisenspiegel findet sich beispielsweise bei jedem Infekt.

Ferroni und Lipani (1948) untersuchten bei 24 Schizophrenen den Eisenspiegel und fanden in akuten Fällen eine Tendenz zur Erniedrigung, in chronischen hochnormale Werte. Die Unterschiede, welche bis zum gewissen Grade auch in den Belastungskurven zum Ausdruck kamen, führen die Autoren auf eine unterschiedliche Eisenavidität der Reticuloendothelien zurück.

Bei 12 Kranken mit *postencephalitischem Parkinsonismus* fand sich in rund 50% eine bemerkenswerte Störung des Eisenspiegeltagesrhythmus, indem die Abendwerte höher waren als die Morgenwerte [Ferroni und Indovina (1947)]. Auch waren die Schwankungen der Serumeisenwerte zur gleichen Stunde an verschiedenen Tagen ungewöhnlich groß. Auch diese Befunde sprechen für die Annahme von eisenstoffwechselregulierenden Zentren im Diencephalon (Schäfer und Boenecke), wie im Kapitel III 2e u. f näher ausgeführt wurde. Weitere Untersuchungen über Eisenstoffwechselstörungen beim postencephalitischen Parkinsonismus finden sich bei Indovina und Ferroni (1947) und bei Ferroni und Lipani (1950).

Bei *Affektionen des extrapyramidalen Systems* (Chorea) schließlich ermittelte Ferroni (1950) in allen 10 Fällen niedrige Ausgangswerte für Serumeisen und in 50% der Fälle flache Kurvenverläufe nach oraler Eisengabe, also typische Infekt-Belastungskurven.

Über *Eisenablagerungen im Gehirn* finden sich ausgedehnte Untersuchungen bei VOLLAND (1939, 1940, 1942, 1947 und 1949). Der Autor unterscheidet die folgenden 4 Formen von Gehirneisen:

1. Das *Blutzerfallseisen* bei nachweisbarem Blutzerfall.

2. Das speziell in den Zentren des extrapyramidalen Systems vorkommende „*physiologische Gehirneisen*".

3. Das *Paralyseeisen*, welches offenbar dem Serumeisen (Hyposiderämie) entstammt. Dieses strömt wie bei jedem Infekt in erhöhtem Maße in die verstärkt „speicherfähigen Reticuloendothelien bzw. in die Hortega-Gliazellen, in die Endothelien und Adventitiazellen der kleinen Gefäße des Paralytikergehirnes". Die spezielle Ablagerung des Eisens bei der Paralyse im Gehirn dürfte nach VOLLAND mit dem Gewebsabbau in diesem Organ in Verbindung stehen, welcher gewisse Zellen zur Eisenspeicherung aus dem Serum befähigt.

4. Das *Hämochromatoseeisen*, welches sich vornehmlich als Plexussiderose findet.

Bei der progressiven Paralyse liegen des weiteren Serumeisenbestimmungen und Belastungskurven von FERRONI (1948) vor. Die verzögerte Rückkehr der Serumeisenbelastungskurven zum Ausgangswert bei der Paralyse deutet der Verfasser als Zeichen verminderter Utilisation, welche sich nach Fiebertherapie wieder bessert.

10. Der Eisenstoffwechsel bei Erkrankungen des endokrinen Systems.

Die modernen Erkenntnisse über die hormonale Steuerung des Eisenstoffwechsels (s. Kapitel III, 2 e u. f) legen nahe, Eisenumsatzstörungen bei Erkrankungen des endokrinen Systems zu erwarten. Gleichwohl sind die auf diesem Gebiete in der Humanpathologie klinisch gesammelten Erfahrungen noch gering.

Störungen der Schilddrüsenfunktion haben offenbar einen Einfluß auf den Serumeisenspiegel. Die vorliegenden Untersuchungsergebnisse sind aber nicht ganz einheitlich. VAHLQUIST (1941) fand bei 4 Kindern im Alter von 2 Monaten bis 7 Jahre mit *Myxödem* im wesentlichen altersnormale Serumeisenwerte (72—129 γ-%), ebenso SKOUGE (1939). VANNOTTI und DELACHAUX (1942) ermittelten bei der gleichen Krankheit aber etwas niedrigere Werte, welche durch Schilddrüsentherapie das eine Mal erhöht, das andere Mal erniedrigt wurden. Stimulierung des Stoffwechsels, so folgern die Autoren, entspricht einer Serumeisenerhöhung durch Mobilisierung, die aber bald durch einen gesteigerten Verbrauch in der Peripherie paralysiert wird. VANNOTTI und DELACHAUX bringen die Hyposiderämie z. T. mit verminderter Resorption (Achlorhydrie), z. T. mit der „Verminderung der Atmungsbedürfnisse der Gewebe" genetisch in Beziehung. Allerdings gehören diese Deutungen noch in das Reich der Hypothese. LANDOLT (1947) überblickt ein Material von 20 Athyreosen und schweren Hypothyreosen und ermittelte bei den unbehandelten Fällen normale oder erhöhte Eisenspiegel, die unter der Behandlung auf sideropenische Werte abfielen, so daß Eisentherapie angezeigt war. DAUM fand in 11 Fällen von Myxödem mit durchschnittlicher Grundumsatzsenkung von — 9,75 ± 7% beim Mann und — 3 ± 9,32% bei der Frau normale Serumeisenspiegel (106,0 ± 19,4 γ-% bzw. 81,6 ± 24,35 γ-%) und eindeutig verminderte Kupferspiegel.

Bei der *Hyperthyreose* liegen noch weniger Untersuchungen vor. VANNOTTI und DELACHAUX machten die interessante Beobachtung, daß in einem Fall von Morbus Basedow mit erheblicher hypochromer Eisenmangelanämie (Hgb. 35%) und starker Hyposiderämie (10 γ-%) durch Eisentherapie eine eindeutige Verschlechterung der Erkrankung eintrat. DAUM sah bei 18 Fällen mit Grundumsatzsteigerung um rund 70% — wie auch bei der Hypothyreose — normale

Werte bei Anstieg des Serumkupfers. Tramontana (1952) beobachtete in 7 Fällen von Hyperthyreose ein gegensätzliches Verhalten von Serumeisenspiegel und Basalstoffwechsel: hoher Grundumsatz mit Hyposiderämie und normalisierter Grundumsatz mit hohem Eisenspiegel. Die Eisenbilanzen und Belastungsversuche ergaben demgegenüber normales Verhalten des Hyperthyreotikers.

Es liegt natürlich nahe, die Befunde von Landolt bei der Hypothyreose und diejenigen von Tramontana bei der Hyperthyreose dahingehend zusammenzufassen, daß mit steigender Stoffwechselaktivität des Körpergewebes ein erhöhter Bedarf an Funktionseisen und damit ein Absinken des Serumeisenspiegels statthat. Doch werden weitere Untersuchungen zu erweisen haben, ob diese Deutung allgemeine Gültigkeit besitzt.

Über die Beziehungen von *Hypophysenstörungen* zum Eisenstoffwechsel liegen praktisch keine Untersuchungen vor. Thedering (1948) berichtet von einem 16jährigen Jungen mit hypophysärem Infantilismus mit dem niedrigen Nüchternserumeisenwert von 70 γ-%. Es steht das in gewisser Übereinstimmung mit den experimentellen Untersuchungsergebnissen von Crafts und Walker (1947), welche bei Ratten nach Hypophysektomie einen signifikanten Serumeisenabfall beschrieben. Auf orale Gaben von 264 mg Ferrosalz erfolgte in dem Fall von Thedering ein sehr hoher und abnorm lang anhaltender Eisenspiegelanstieg als Zeichen eines verlangsamten Eisenabstromes, so folgert Thedering. Die Anämie besserte sich erst auf gleichzeitige Gaben von Eisen *und* Präloban.

Von Interesse ist in diesem Zusammenhang wohl die eigene, noch unveröffentlichte Beobachtung einer erheblichen *Hyposiderämie* beim *adrenogenitalen Syndrom*. Es liegen gewisse Anhaltspunkte für eine übermäßige ACTH-Produktion bei dieser Erkrankung vor. Daß hierdurch über eine Aktivierung des R.E.S. der Serumeisengehalt sinken kann, wurde bereits in Kapitel III, 2 e u. f ausgeführt.

Auch von der Addisonschen *Krankheit* liegen nur sehr vereinzelte Eisenstoffwechseluntersuchungen vor. Daum bestimmte nur den Kupferspiegel und fand ihn erhöht (227 γ-%). Hamilton, Gubler, Cartwright und Wintrobe (1950) bestimmten in zwei einschlägigen Fällen den Serumeisentagesrhythmus und fanden ihn normal. Einzelheiten über diese interessante Beobachtung gelangten bisher nicht zu unserer Kenntnis. Aus dem gleichen Arbeitskreis stammen neueste experimentelle Untersuchungen, welche bei Ratten nach Adrenalektomie einen signifikanten Serumeisenabfall aufdeckten. Tägliche Gaben von geringen Dosen Nebennierenrindenextrakt oder von Cortison verhinderten dieses, nicht aber solche von Desoxycorticosteronacetat [Hamilton, Gubler, Ashenbrucker, Cartwright und Wintrobe (1951)].

Beim *unkomplizierten Diabetes mellitus* schließlich fanden sich in den verschiedensten Untersuchungen Serumeisenwerte, welche im Bereich der Norm liegen [Heilmeyer und Plötner (1937), Moore, Doan und Arrowsmith (1937), Vahlquist (1941)]. Vahlquist ermittelte an 15 Kindern mit unkompliziertem Diabetes im Alter von 4—12 Jahren Eisenwerte von 66—182, im Mittel 118,4 $\pm$ 9,0 γ-%. In je einem Fall von *diabetischem Koma* bzw. *Präkoma* war der Serumeisenspiegel trotz starker Exsiccose auf 39 bzw. 44 γ-% erniedrigt. Nach allem, was wir heute über die Genese von Hyposiderämien bei Infektionen, beim Schock, beim Stress jedweder Art wissen, liegt nahe, auch hier ein Abwandern des Eisens in die Reticuloendothelien genetisch anzuschuldigen. Auch Postiglione (1945) hat keine sichere Veränderung der Serumeisenwerte bei Erwachsenen mit unkompliziertem Diabetes gefunden. Bemerkenswert war die große Zahl von Anämischen in diesem Krankenmaterial der Kriegszeit und — in Parallele hiermit — die Abnahme des Serumeisenspiegels. Zur Schwere der diabetischen Stoffwechselstörung aber fanden sich keine Beziehungen.

11. Der Eisenstoffwechsel bei verschiedenen Erkrankungen.

Auch in diesem Kapitel ist nur über Serumeisenanalysen zu berichten. Die umfangreichsten Untersuchungen bei Kindern stammen wiederum von VAHLQUIST. *Rachitis, Ekzem, Asthmabronchitis,* MARFAN*sches Syndrom, Dystrophia adiposogenitalis, Pylorospasmus,* HIRSCHSPRUNG*sche Krankheit, Chondrodystrophie* u. a. hatten keinen nachhaltigen Einfluß auf den Eisenspiegel des Serums. Daß andererseits in einem Falle von *Oesophagusatresie* beim Neugeborenen infolge Hungers das Serumeisen erhöht, bei der *Purpura rheumatica* und *Coeliakie* hingegen erniedrigt ist, darf nach den Ausführungen in den früheren Kapiteln nicht wundernehmen.

Bemerkenswert sind noch die Untersuchungen von PRADER und ROSSI (1950), welche bei einer größeren Zahl von Kindern mit *Morbus caeruleus* eine Hypersiderämie (etwa 200 γ-%) zusammen mit der Erhöhung der Hämoglobin- und Bilirubinkonzentration im Blute fanden. Wohl mit Recht schuldigten die Autoren — wie bei jeder Polyglobulie — eine Steigerung des Hämoglobinumsatzes für die Hypersiderämie an. Ihr Fehlen spricht nach den genannten Autoren für einen larvierten Eisenmangel. VAHLQUIST (1941) ermittelte bei einem jungen Säugling den Serumeisenwert von 156 γ-% und auch VANNOTTI und DELACHAUX (1942) konstatierten bei schweren Cyanosezuständen eine Vermehrung des säurelöslichen Serumeisens.

Über das Verhalten des Serumeisens bei *Hauterkrankungen* liegt eine umfangreiche Studie von RUSTING (1949) vor. Die Abweichungen von der Norm sind gering. Eigentlich fanden sich nur beim Pemphigus, nicht aber bei Ekzem, Psoriasis, Dermatitis herpetiformis und anderen Dermatosen erniedrigte Werte. Wenn der gleiche Autor nicht nur bei der unkomplizierten Gonorrhoe, sondern auch bei der Lues latens normale Serumeisenwerte bestimmte, so sei bezüglich der connatalen Lues und der progressiven Paralyse auf das in Kapitel IV, 4 Gesagte verwiesen.

XIII. Die Bedeutung des Kupfers in Biologie und Pathologie unter besonderer Berücksichtigung des wachsenden Organismus[1].

Von

WALTER BRENNER-Bonn.

Mit 29 Abbildungen.

Inhalt.

---

[1] Aus der Univ.-Kinderklinik Bonn, Dir. Prof. Dr. O. ULLRICH.

Literatur.

[Das Verzeichnis enthält nur diejenigen Arbeiten, die bei v. LINDEN, Erg. inn. Med. **17**, 116 (1919) und bei MÜLLER, Erg. inn. Med. **48**, 444 (1935) nicht enthalten sind.]

ADAMSON, J. D., and F. H. SMITH Canad. Med. Assoc. J. **24**, 793 (1931); zit. C. A. ELVEHJEM The biological significance of copper and its relation to iron metabolism. Physiol. Rev. **15**, 471 (1935).

ALBAUM, H. G., A. B. NOVIKOFF and M. OGUR: The development of cytochrome oxydase and succinoxydase in the chick embryo. J. of Biol. Chem. **165**, 125 (1946).

ALLEN, T. H., and J. H. BODINE: Enzymes in ontogenesis (Orthoptera). XVII. The importance of copper for tyrosinase. Science (Lancaster, Pa.) **94**, 443 (1941).

ALLISON, R. V., O. C. BRYAN and J. H. HUNTER: Fla. Agric. Exper. Sta. Bull. 190 (1927); zit. C. A. ELVEHJEM: The biological significance of copper and its relation to iron metabolism. Physiol. Rev. **15**, 471 (1935).

ALSBERG, C. L., and E. D. CLARK: The solubility of oxygen in the serum of Limulus Polyphemus L and in solutions of pure Limulus Haemocyanin. J. of Biol. Chem. 8, 1 (1910).

— and W. M. CLARK: The haemocyanin of Limulus Polyphemus. J. of Biol. Chem. **19**, 503 (1914).

AMES, S. R., A. J. ZIEGENHAGEN and C. A. ELVEHJEM: Studies on the inhibition of enzyme systems involving cytochrome C. J. of Biol. Chem. **165**, 81 (1946).

ANDRESSEN, F. G.: Zit. U. SARATA: Studies in the biochemistry of copper. XVII. Jap. J. Med. Sci., Trans. II, Biochem. **3**, 197 (1935).

ANSBACHER, S., R. E. REMINGTON and F. B. CULP: Copper determination in organic matter. Industr. Engin, Chem., Anal. Ed. **3**, 314 (1931).

ARGENTINA: Kupfercholesterin bei Lungentuberkulose. Chem. Zbl. **1**, 314 (1931).

AROLD, C.: Beitr. Klin. Tbk. **95**, 112 (1940); zit. E. FENZ: Kupfer, ein neues Mittel gegen chronischen und subakuten Gelenkrheumatismus. Münch. med. Wschr. **41**, 1101 (1941).

ASHER u. GROSSENBACHER: Depotfunktion der Milz im Eisenstoffwechsel. Biochem. Z. **17** (1909).

— u. ZIMMERMANN: Fortgesetzte Beiträge zur Funktion der Milz als Organ im Eisenstoffwechsel. Biochem. Z. **17** (1909).

— u. VOGEL: Fortgesetzte Beiträge zur Funktion der Milz im Eisenstoffwechsel. Biochem. Z. **43** (1912).

ATKINS, W. R. G.: Copper content of seawater. J. Mar. Biol. Assoc. N. S. **18**, 193 (1932).

AWE, W.: Die Bedeutung des Eisens, Kupfers und Mangans in Physiologie, Pharmakologie und Pharmazie. Apotheker-Z. **62**, 7 (1949).

AXTRUP, S.: The Copper Content in the Cerebro-spinal Fluid. Ann. paediatr. (Basel) **1946**.

— The Blood Copper in Anaemias of Children. Acta paediatr. (Stockh.) **35**, 198 (1948).

— The blood copper in anaemias of children with special reference to premature cases. Lund: A.-B. P. H. Lindstedts Univ.-Bokhandel 1946.

BÄR: Über die Wirkung chemischer Substanzen auf Bakterien in der Diffusionsplatte (Agar-Guß-Platte). Pharmazie **3**, 64 (1948).

BAGCHI, K., and S. CHOWDHURY: Copper content of some Indian foodstuffs Ann. Biochem. Exper. M., Calc. **9**, Nr. 2, 107 (1949).

BAINER: Hemmung der Glykolyse durch Schwermetalle. Hoppe-Seylers Z. 242/15.

BALDASSI, G.: La Microdeterminazione del Rame nel Fegato. Boll. Soc. ital. Biol. sper. **13**, 698 (1938).
— La Titulazione polarografica del Rame nel Fegato di diverse Specie animali. Mikrochemie **28**, 258 (1940).
BANZ, J., u. F. LÜTGERATH: Zur Therapie der Lungentuberkulose mit Kupfer. Beitr. Klin. Tbk. **97**, 121 (1941).
BARER, A., and W. M. FOWLER: Influence of copper and a liver fraction on retention of iron. Arch. Int. Med. **60**, 474 (1937).
BARKAN: Zur Frage der Einwirkung von Verdauungsfermenten auf das Hämoglobineisen. Z. physiol. Chem. **148** (1925).
BATTIE, M. A., and I. SMEDLEY-MAKLEAU: The catalytic action of cupric salts in promoting the oxidation of fatty acids by hydrogen peroxide. Biochemic. J. **23**, 593 (1929).
BAUMGARTEN, A., ·u. A. LUGER: Über die oligodynamische Wirkung von Metallen auf Fermente. Wien. klin. Wschr. **30**, 1222 (1917).
— — Über die Wirkung verdünnter Metallsalzlösung auf Diastase. Wien. klin. Wschr. **30**, 1224 (1917).
— — Über die Wirkung von Metallen auf Bakterientoxine. Wien. klin. Wschr. **30**, 1239 (1917).
BEARD, H. H.: The effect of inorganic elements upon the rate of blood regeneration and growth. J. of Biol. Chem. **94**, 135 (1931).
— R. W. BAKER and V. C. MYERS: Studies in the nutritional anaemia of the rat. The action of iron and iron supplemented with other elements upon the daily reticulocyte, erytrocyte and hemoglobin response. J. of Biol. Chem. **94**, 123 (1931).
— A. G. JOHNSON and E. J. ANDES: Effect of radiant energy with and without iron upon nutritional anaemia in the rat. Proc. Soc. Exper. Biol. a. Med. **31**, 23 (1933).
— and V. C. MYERS: Influence of iron upon blood regeneration. J. of Biol. Chem. **94**, 71 (1931).
— RAFFERTY and V. C. MYERS: The prevention of anemia by means of inorganic elements. J. of Biol. Chem. **94**, 111 (1931).
BECK, A.: Untersuchungen über die prophylaktische und therapeutische Wirkung des Kupferlecksalzes und anderer Kupferpräparate bei der Maul- und Klauenseuche. Arch. Tierkeilk. **51**, H. 3, 294 (1924).
BECK, A. B. and K. SHEARD: The copper and nickel content of the blood of the Western Australian maime crayfish and of the seaweeds. Austral. J. Exper. Biol. **27**, Nr. 3, 307 (1949).
BENCE, C., J. LENDVAI u. J. SZÉKELY: Der Kupfergehalt des Blutes bei Anämien. Z. klin. Med. **130**, 299 (1936).
BEHRENSTEIN, F. I.: O biologicheskoi soli medi. Usp. sovrem. biol. **29**, 177 (1950).
BENNETS, H. W., and F. E. CHAPMANN: Austral. Vet. J. **13**, 138 (1937); zit. B. M. MANDELBROTE, M. W. STANIER, R. H. S. THOMPSON and M. N. THRUSTON: Studies on copper metabolism in demyelinating diseases of the central nervous system. Brain **71**, 212 (1948).
BERETTA: Untersuchungen über die antidiabetische Wirkung des Kupfersulfates. Boll. Soc. ital. Biol. sper. **13** (1938); zit. HEILMEYER, KEIDERLING und STÜWE, Jena 1933.
BERG, R.: Das Vorkommen seltener Elemente in den Nahrungsmitteln und menschlichen Ausscheidungen. Biochem. Z. **165**, 461 (1925).
BERGER, H., et M. MACHEBOEUF: Etude sur la fixation du Cuivre par les hémetis. Ann. Inst. Pasteur **74**, 248 (1948).
BERSIN, TH.: Angew. Chem. **62**, 246 (1950). Komplexverbindungen in der physiologischen Chemie.
— u. W. LOGEMANN: Über den Einfluß von Oxydations- und Reduktionsmitteln auf die Aktivität von Papain. Z. physiol. Chem. **220**, 209 (1933).
BERT, P.: C. r. Acad. Sci. (Paris) **65**, 300 (1867).
BERTRAND, G.: Bull. Soc. sci. Hyg. aliment. Paris **8**, 49 (1920); zit. AXTRUP, LUND 1946.
— et M. MACHEBOEUF: C. r. Acad. sci. (Paris) **182**, 1504 (1936); zit. HEILMEYER, KEIDERLING und STÜWE, Jena 1941.
— et L. DE SAINT-RAT: Sur une nouvelle réaction colorée du cuivre et de l'urobiline. Mikrochim. Acta **1**, 5 (1937).
BETHEL, F. H., S. M. GOLDHAMER, R. ISAACS and C. C. STURGIS: The diagnosis and treatment of the iron-deficiency Anaemias. Amer. Med. Assoc. **103**, 797 (1934); Arch. Int. Med. **61**, 923 (1940).
BEYNON, L. H.: Is copper essential for Iron utilisation? Amer. J. Physiol. **120**, Nr. 3, 423 (1937).
BIAZZO, R.: Kupferbestimmungsmethode. Ann. Chim. Appl. **16**, 2 (1926).
BINET, L., et M. V. STRUMZA: Le pouvoir antianémique de la chlorophylle, des sels de fer et de cuivre. Sang Nr. 9, 67 (1934).

BING, F., C. HANZAL and V. C. MYERS: Hypersideremia following the oral administration of iron. J. of Biol. Chem. (1935).
— E. M. SAURWEIN and V. C. MYERS: Studies in the nutritional anaemia of the rat. X. Haemoglobin production and iron and copper metabolism with milk of low copper content. J. of Biol. Chem. 105, 343 (1934).
— E. M. SAURWEIN u. V. C. MYERS: Eisen- und Kupferstoffwechsel bei anämischen Ratten. Proc. Soc. Exper. Biol. a. Med. 31 (1934).
BISCHOFF, F.: Amer. J. Physiol. 121, 765 (1938); zit. G. W. HARRIS: Further evidence concerning the role of the hypothalamus in the induction of ovulation in the rabbit following injections of copper acetate. J. of Physiol. 100, 231 (1941).
— u. HAUN: Vergiftungen durch Kupfer- und Arsenhaltigen Flugstaub bei Haustieren. Dtsch. tierärztl. Wschr. 1939, 442.
BJERRUM, J., u. V. HENRIQUES: Über die Bestimmung des Kupfergehaltes von Plasma und Blutkörperchen mit der Warburgschen Zystein-Oxydationsmethode. Skand. Arch. Physiol. (Lpz.) Suppl. 72, 271 (1935).
BLACK, A. A., O. J. KAHLENBERG, J. BRATZLER and E. B. FORBES: The utilisation of energy producing nutriment and protein as affected by deficiency of iron and copper. J. Nutrit. 14, 521 (1937).
BLASIUS, W.: Z. ration. Med. 3. Reihe 26, 250 (1866); zit. ELVEHJEM: Physiol. Rev. 15, 471 (1935).
DE BLÉCOMT: La cuprothérapie du rhumatisme chronique. Scalpel Brux. 101, Nr. 49, 1195 (1948).
BLOXSOM, A. P.: Copper and iron requirements in infancy. South. Med. J. 25, 401 (1932).
BODANSKY, M.: The zinc and copper content of the human brain. J. of Biol. Chem. 48, 361 (1921).
BODINE, J. H., and L. R. FITZGERALD: The formation of a complex between certain respiratory inhibitors and copper J. Cellul. a. Comp. Physiol. 33, Nr. 2, 215 (1949).
BÖNI, A., u. A. JUNG: Die Bedeutung der Serumeisen- und Serumkupfer-Tageskurven für die Beurteilung rheumatischer Erkrankungen. Schweiz. med. Wschr. Nr. 7, 183 (1950).
BOGNIARD and WHIPPLE: Der Eisengehalt von blutfreien Geweben und Organen. J. of Exper. Med. 55 (1932).
BOIMER: Kupfertherapie der Tuberkulose. Münch. med. Wschr. 60 (1913).
BORTELS, H.: Bedeutung von Eisen, Zink usw. für Mikroorganismen. Biochem. Z. 182, 301 (1927).
BOUDRY, A.: Association et synerdies thérapeutiques en pédiatrie: Arsenic, pharmacodynamique et thermal; fer, cuivre, manganèse. J. Méd. Bordeaux 116, 26 (1939).
BOURKE, W. W.: Copper in the Treatment of anemia. Vet. Bull. Veterans' Admin. 13, 28 (1936/37).
BOYDEN, R. and V. R. POTTER: On the form of copper in blood plasma. J. of Biol. Chem. 122, 285 (1937/38).
— — and C. A. ELVEHJEM: Effect of feeding high level of copper to albino rats. J. Nutrit. 15, 397 (1938).
BRAND, E., and C. J. STUCKY: Proc. Soc. Exper. Biol. a. Med. 31, 689 (1934); Proc. Soc. Exper. Biol. a. Med. 31, 627 (1934); zit. ELVEHJEM: Physiol. Rev. 15, 471 (1935).
BRAUN, L., u. L. SCHEFFER: Über mikrophotometrische Bestimmung des Kupfers. Biochem. Z. 304, 397 (1940).
BRÈCHOT: Kolloidales Kupferpräparat „Elektrocuprol" bei Streptokokken- und Staphylokokkenseptikämien. Presse méd. 1934.
BRENNER, W.: Beiträge zur Kenntnis des Eisen- und Kupferstoffwechsels im Kindesalter. 1. Mitteilung: Die Eisen- und Kupferkurve im Serum normaler Kinder. Z. Kinderheilk. 65, 727 (1948).
— Beiträge zur Kenntnis des Eisen- und Kupferstoffwechsels im Kindesalter. 2. Mitteilung: Serumeisen und Serumkupfer bei akuten und chronischen Infektionen. Z. Kinderheilk. 66, 14 (1948).
— Serumeisen und Serumkupfer beim gesunden und kranken Kinde. Med. Mschr. 1948, H. 7, 232.
— Beiträge zur Kenntnis des Eisen- und Kupferstoffwechsels im Kindesalter. 3. Mitteilung: Z. Kinderheilk. 66, 299 (1949).
— u. A. BREIER: Beiträge zur Kenntnis des Eisen- und Kupferstoffwechsels im Kindesalter. 4. Mitteilung. Zugleich ein Beitrag zur Kenntnis der kindlichen Schizophrenie. Z. Kinderheilk. 66, 620 (1949).
— Bedeutung der gleichzeitig durchgeführten Serumeisen- und Serumkupferbestimmung. Mschr. Kinderheilk. 97, 150 (1949).
— Zur Diagnose der kindlichen schizophrenen Prozeßpsychose. Mschr. Kinderheilk. 98, 202 (1950).

Brenner, W.: Über Wert und Technik der Serumeisen- und Serumkupferbestimmung im Kindesalter. Röntgenphotogr. **3**, H. 5, 166 (1950).
— Zur Differentialdiagnose hämatologischer Krankheitsbilder. Mschr. Kinderheilk. **99**, 462 (1951).
— Eisen- und Kupferstoffwechseluntersuchungen bei endogenen und organischen Psychosen und deren Bedeutung für die Differentialdiagnose. Summaries of communications of sixth international congress of pediatrics. Nr. 245, 1950.
— Die Beziehungen zwischen Eisen- und Kupferstoffwechsel im Kindesalter. Ausstellung Kongreß für Kinderheilkunde Heidelberg Nr. 14, 1951.
Brock, J. F.: Brit. Med. J. **1937**, 314; zit. J. Hutchison: The role of copper in iron-deficiency anaemia in infancy. Quart. J. Med. **31**, 397 (1938).
— and D. Hunter: Quart. J. Med. Oxford **1937**, N. S. VI, 5 zit. J. Hutchison: The role of copper in iron-deficiency anaemia in infancy. Quart. J. Med. **31**, 397 (1938).
Brooks, C. McC.: Res. Publ. Assoc. Nerv. Ment. Dis. **20**, 525 (1940); zit. G. W. Harris: Further evidence concerning the role of the hypothalamus in the induction of ovulation in the rabbit following injections of copper acetate. J. of Physiol. **100**, 231 (1941).
Brückmann, G., and S. G. Zondek: Iron copper and manganese in human organs at various ages. Biochemic. J. **33**, 1845 (1939).
Bruzzone, L., e F. Massimello: Studi sulla determinazione del ferro e del rame totale nel sangue in varie condizioni morbose. Determinazione del Fe e del Cu nel Sangue nelle anemie ipocromiche. Arch. Sci. med. **69**, 72 (1940).
— — Studi sulla determinazione del ferro e del rame totale nel sangue in varie condizioni morbose. Determinazione del Fe e del Cu nel sangue in anemie da emorragia. Arch. Sci. med. **69**, 172 (1940).
— — Studi sulla determinazione del ferro e del rame totale nel sangue in varie condizioni morbose. Determinazione del Fe e del Cu nel sangue in malatti infettive acute. Arch. Sci. med. **69**, 236 (1940).
Büchmann u. Heyl: Die Bewegung des Serumeisens bei der Grippe. Klin. Wschr. **18**, Nr. 29 (1939).
Buchholz, C. F.: Répert. pharmac. **2**, 253 (1816); zit. Elvehjem and Lindow: J. of Biol. Chem. **81**, 435 (1929).
Buckwald, K. W., and L. Hudson: Cancer Res. **4**, 645 (1944); zit. J. N. Cumings: The copper and iron content of brain and liver in the normal and hepato-lenticular degeneration. Brain **71/72**, 410 (1948/49).
Bunge: Über die Assimilation des Eisens. Z. physiol. Chem. **9** (1885).
— Über die Aufnahme des Eisens in den Organismus des Säuglings. Z. physiol. Chem. **13** (1889) **16** (1892) **17** (1893).
Bureau et Ortarb: Glykocholsaures Kupfer bei Furunkel, Anthrax usw. Presse méd. **30** (1936).
Butzengeiger, K. H., u. J. Lange: Über die Bedeutung der Eisen-Kupfer-Bestimmung im Blut für die Differentialdiagnose des Ikterus. Ärztl. Wschr. **7**, H. 11, 250 (1952).
Caldwell, G. W., and R. H. Dennet: The use of copper and iron in one hundred cases of secundary anemia in children. Med. J. a. Rec. **135**, 286 (1932).
Callan, Th. and J. A. R. Henderson: A new reagent for the colorimetric determination of minute amounts of copper. Analyst. **54**, 650 (1929).
Carteni, A., e G. Carandante: Sul contenuto in ferro e in rame dei più communi alimenti vegetali, e sulle variazioni che questi elementi subiscono in seguito alla cottura in aqua. Quad. Nutriz. **7**, 80 (1940).
Cartwright, G. E.: Copper metabolism. A symposium on animal, plant and soil relationships, edited by McElroy and Glass, p. 203. Baltimore: Johns Hopkins Press, 1950.
— Anonymous: Present knowledge of iron and copper in human nutrition. Nutrit. Rev. **4**, 291 (1946).
— and C. M. Huguley: Studies on free erythrocyte protoporphyrin, plasma iron and plasma copper in normal and anaemic subjects. Blood **3**, 501 (1948).
— P. J. Jones and M. M. Wintrobe: A method for the determination of copper in blood serum. J. of Biol. Chem. **160**, 593 (1945).
Lo Cascio, G.: Azione farmacologica di colloidi di mercurio, di plombo, die rame sugli organi empoietici. Boll. Soc. ital. Biol. sper. **4**, 617, (1929).
— Einfluß des R.E.S. auf die durch einige Pharmaca erzeugte erythroblastische Reaktion. Arch. internat. Pharmacodyn. **39** (1930).
Cason, J. F.: The use of copper and iron in the treatment of secundary anemia in children. J. of pediatr. **4**, 614 (1934).
Celoup, J.: Influence d'un abraissement de salinité sur le cuprémie de deux téléostécus marins, Muraena helena L., Cabrus bergylta Asc. C. r. Soc. Biol. (Paris) **142**, Nr. 3—4, 178 (1948).

CERZA, L.: Sulla efficacia terapeutica del rame nelle anemie dell'infanzia. Pediatria Riv. **41**, 129 (1933).

CHARBANIER, ROLLIN u. CHARBANIER: Wirkung des kolloidalen Kupfers auf das Blut. Presse méd. **21** (1913).

CHERBULIEZ u. ANSBACHER: Über die quantitative Bestimmung von Kupfer in organischen Substanzen. Helvet. chim. Acta **13**, 187 (1930).

— — Beitrag zur Bestimmung von Kupfer in Organen. Virchows Arch. **278** (1935).

CHOU, T., and W. H. ADOLPH: Copper metabolism in man. Biochemic. J. **29**, 476 (1935).

CHOWDHURY and BASU: Über den Kupfergehalt der Nahrung. Indian. J. Med. Res. **26**, 101; zit. L. HEILMEYER, W. KEIDERLING u. G. STÜWE. Jena 1941.

CHURCH, A. M.: Researches on Turacin, an animal pigment containing copper. Phil. Trans. London **159**, 627 (1869) continued Proc. Roy. Soc. (Lond.) **51**, 399 (1892).

— Proc. Roy. Soc. (Lond.) **17**, 436 (1869) zit. ELVEHJEM: Physiol. Rev. **15**, 471 (1935).

CLARK, B. L., and H. W. HERMANCE: Improved apparatus for micro-electroanalysis. J. Amer. chem. Soc. **54**, 877 (1932).

CLARKE-JONES: Kupferbestimmungsmethode. Analyst **54**, 332 (1929).

COHEN, G. N.: Trav. Membres Soc. Chim. biol. **23**, 1504 (1941); zit. P. FLESCH: The role of copper in mammalian pigmentation. Proc. Soc. Exper. Biol. a. Med. **70**, 79, (1949).

COHEN, E., and C. A. ELVEHJEM: The relation of iron and copper to the cytochrome and oxidase content of animal tissues. J. of Biol. Chem. **107**, 97 (1934).

COHN, E. J.: The chemical specificity of the interaction of diverse human plasma proteins. Blood, **3**, 471 (1948).

— E. J., G. R. MINOT, J. F. FULTON, H. F. ULRICHS, F. C. SARGENT, J. H. WEARE and W. P. MURPHY: J. of Biol. Chem. **74**, 69 (1927); zit. ELVEHJEM: Physiol. Rev. **15**, 471 (1935).

COMAR, C. L., G. K. DAVIS and L. SINGER: J. of Biol. Chem. **174**, 905 (1948); zit. C. COMAR, L. SINGER and G. K. DAVIS: J. of Biol. Chem. **180**, 913 (1949).

— L. SINGER and G. K. DAVIS: Molybdenum metabolism and interrelationships with copper and phosphorus. J. of Biol. Chem. **180**, 913 (1949).

COOK, R. P., B. S. HALDANE and L. W. MAPSON: Biochemic. J. **25**, 534 (1931); zit. ELVEHJEM: Physiol. Rev. **15**, 471 (1935).

CORRAN, R. F.: The influence of various substances on lipase action, Biochemic. J. **23**, 188 (1929).

COULSON, E. J., R. E. REMINGTON and K. M. LYNCH: Bur. Fish. Invest. Rep. Nr. 27, Washington 1934.

COX, W. J., and A. J. MUELLER: The composition of milk from stock rats and an apparatus for milking small laboratory animals. J. Nutrit. **13**, 249 (1937).

CREDE, W. H.: Iron, copper and liver treatment in hipochromic anemia. Med. Bull. Veterans' Admin. **13**, 22 (1936/37).

CREMER: Blutbildveränderungen bei experimenteller Eisenspeicherung. Z. exper. Med. **107** (1940).

CUMINGS, J. N.: The copper and iron content of brain and liver in the normal and hepatolenticular degeneration. Brain **71/72**, 410 (1948/49).

CUNNINGHAM, I. J.: Some biochemical and physiological aspects of copper in animal nutrition. Biochemic. J. **25**, 1267 (1931).

Current medical literature: Prophylaxis of anemia in infancy with iron and copper. Amer. J. Med. Assoc. **104**, 1938 (1935).

— Copper in human hematopoiesis. Amer. J. Med. Assoc. **104**, 1421 (1935).

CURRIE, A. N.: Biochemic. J. **18**, 1224 (1924); zit. U. SARATA: A colorimetric method for the micro-determination of copper. Jap. J. Med. Sci., Trans. II, Biochem. **2**, 447 (1933).

CUSKY, C. M., H. A. BRAUN and E. P. LANG: The protective action of BAL on experimental poisoning by lead, tungsten, copper and paris green. Federat. Proc. **7**, 1 (1948).

DAHL, S.: Om kobber. Nord. hyg. Tidskr. **1949**, Nr. 9, 246.

DAMESHEK, W.: J. Amer. Med. Assoc. **100**, 540 (1933); zit. C. A. ELVEHJEM: The biologicoal significance of copper and its relation to iron metabolism. Physiol. Rev. **15**, 471 (1935).

VAN DAMME, F., and J. VANDENBROUCHE: Copper content of blood in infections. C. r. Soc. Biol. (Paris) **139**, 81 (1945).

DANCKWORTT, P. W.: Erhöhter Kupfergehalt in der Leber neugeborener Tiere. Arch. f. Hyg. **126**, 133 (1941).

DANIELS, A. L., and O. E. WRIGHT: Iron and copper retentions in young children. J. Nutrit **8**, 125 (1934).

DARBY, W. J.: Iron and copper. J. Amer. Med. Assoc. **142**, 1288 (1950).

DAVIDSON, L. S. P.: Proc. Roy. Soc. Med. **26**, 616 (1933); Zit. J. HUTCHISON: The role of copper in iron-deficiency anaemia in infancy. Quart. J. Md. **31**, 397 (1938).

— and I. LEITCH: Nutr. Abstr. Rev. **3**, 901 (1934); zit. C. A. ELVEHJEM: The biological significance of copper and its relation to iron metabolism. Physiol. Rev. **15**, 471 (1935).

DAVIS, G. K.: Mineral element deficiencies and their influence on the growth and nutrition of animals. Proceedings of the southern conference on nutrition and public health. School of Public Health Chapel Hill, Univ. North Carolina, Nov. 14—15, p. 9, 1947.
— and H. HANNAN: J. Animal Sci. **6**, 484 (1947); zit. COMAR, SINGER and DAVIS: Molybdenum metabolism and interrelationships with copper and phosphorus. J. of Biol. Chem. **180**, 913 (1949).
DEMUTH: Verhandlungsbericht Berl. med. Ges. 2. und 9. XI. 1932; Dtsch. med. Wschr. **1933**, 73.
DENNY-BROWN, D.: The effect of BAL (2,3-dimercaptopropanol) on hepatolenticular degeneration (Wilson's disease). New England J. of Med. **245**, 917 (1951).
DESCHAMPS: Kupferbestimmungsmethode als Sulfid. J. Pharm. et Chim. 3 sér. **13**, 91 (1948).
DEVERZIE and ORFILA: Ann. d'Hyg. **24**, 180 (1840); zit. W. HERKEL: Über die Bedeutung des Kupfers in der Biologie und Pathologie. Beitr. path. Anat. **85**, 513 (1930).
DHÉRÉ, C.: J. Physiol. et Path. gén. **16**, 985 (1915); **18**, 221 (1919); **18**, 1081 (1920); zit. C. A. ELVEHJEM: The biological significance of copper and its relation to iron metabolism. Physiol. Rev. **15**, 471 (1935).
— and A. BURDEL: J. Physiol. et Path. gén. **18**, 685 (1919); zit. C. A. ELVEHJEM: The biological significance of copper and its relation to iron metabolism. Physiol. Rev. **15**, 471 (1935).
DIETL, F. G.: Kupferbehandlung fieberhafter Aborte und puerperaler Komplikationen. Zbl. Gynäk. **1939**, Nr. 47, 2528.
DILLS u. NELSON: J. Amer. Chem. Soc. **64**, 1616, 1942. Zit. TH. BERSIN: Komplexverbindungen in der physiologischen Chemie. Angew. Chem. **62**, 246 (1950).
DOLFINI, G., e C. CASUCCIO: Contributo sperimentale e clinico sull' azione emopoietica del rame. Rass. clin. Terap. Sci. **32**, 291 (1933).
DONNER, L., and S. DAUM: Copper metabolism in man. Čas. lék. česk. **88**, 590 (1949).
DRABKIN, D. L., and H. K. MILLER: Haemoglobinproduction. II. The relief of anaemia, due to milk diet, by feeding amino acids. J. of Biol. Chem. **90**, 531 (1931).
— — and C. S. WAGGONER: Hämoglobinbestand und -bildung bei synthetischer Kost. Modifikation der Äthylxanthat- und Biazzo-Methode zur Kupferbestimmung. J. of Biol. Chem. **89**, 51 (1930).
DUBOIS, A.: Absence d'activité trypanocide du cuivre. Ann. Soc. belge Méd. trop. **23**, 163 (1943).
DUBOIS, K. P., and W. F. ERWAY: Studies on the mechanism of action of thiurea and related compounds. II. Inhibition of oxydative enzymes and oxydations catalyzed by copper. J. of Biol. Chem. **165**, 711 (1946).
DUCKLES, D., L. WILLIS and C. A. ELVEHJEM: The treatment of hypochromic anemia in college women. J. Amer. Dietet Assoc. **12**, 537 (1937).
DUDLEY: Biochemic. J. **25**, 439 (1931); zit. H. VON EULER: Neuere Ergebnisse an enzymatischen Oxydations- und Reduktions-Systemen. Erg. Enzymforschg. **3**, 157 (1934).
DUTOIT, P., and C. ZBINDEN: C. r. Acad. Sci. (Paris) **190**, 172 (1930); zit. C. A. ELVEHJEM: The biological significance of copper and its relation to iron metabolism. Physiol. Rev. **15**, 471 (1935).
DWYER, H. V.: J. Michigan State Med. Soc. **29**, 420 (1930); zit. C. A. ELVEHJEM: The biological significance of copper and its relation to iron metabolism. Physiol. Rev. **15**, 471 (1935).
ECHARE, D.: Acción de las sales cúpricas sobre algunas fermentaciones. Prensa méd. argent. **26**, 425 (1939).
EDLBACHER, S., u. GERLACH: Über den Kupfergehalt des Jensen-Sarkoms und seine Beziehungen zum Organkupfer. Z. Krebsforsch. **42** (1935).
— u. FR. LEUTHARDT: Über den Einfluß der Ascorbinsäure auf die Arginasewirkung. Klin. Wschr. **12**, Nr. 47, 1843 (1933).
EDEN, A.: Blood copper of ewes during pregnancy. Biochemic. J. **35**, 813 (1941).
— and H. H. GREEN: Mikrodetermination of copper in biological material. Biochemic. J. **34**, 1202 (1940).
EFFKEMANN, G., u. H. RÖTTGER: Über den Kupferhaushalt während der Schwangerschaft. Klin. Wschr. **28**, H. 13/14, 216 (1950).
EGG, C., u. A. JUNG: Mikrochemischer Beitrag zur Bakterizidie von Silber und Kupfer. Mikrochemie **7**, 46 (1929).
EGGLETON, W. G. E.: Biochemic. J. **34**, 991 (1940); zit. J. N. CUMINGS: The copper and iron content of brain and liver in the normal and hepato-lenticular degeneration. Brain **71/72**, 410 (1948/49).
EICHHOLTZ, F.: Über Schwermetallkatalysen in der lebenden Substanz. Klin. Wschr. **10**, Nr. 16, 721 (1931).
EICHLER, O.: Kupfer in der Oberfläche der Herzmuskelfaser. Naturwiss. **35**, 192 (1948).

EISLER, B., G. ROSDAHL u. H. THEORELL: Untersuchungen über die Zustandsform des Kupfers im Blutserum mit Hilfe der Kataphorese. Biochem. Z. **286**, 435 (1936).

ELENA, B.: The Zbinden method for the mikroestimation of copper after preliminary deposition of the metal by electrolysis. J. Mikrobiol. a. Sérol. **12**, 243 (1947).

ELDEN, C. A., W. M. SPERRY, F. S. ROBSCHEIT-ROBBINS and G. H. WHIPPLE: Blood regeneration in severe anemia. Influence certain copper salts upon hemoglobin output. J. of Biol. Chem. **79**, 577 (1928).

ELLIOT, K. A. C.: Biochemic. J. **24**, 310 (1930); zit. C. A. ELVEHJEM: The biological significance of copper and its relation to iron metabolism. Physiol. Rev. **15**, 471 (1935).

ELVEHJEM, C. A.: Biochemic. J. **24**, 415 (1930); zit. ELVEHJEM: Physiol. Rev. **15**, 471 (1935).
— The action of copper in iron metabolism. J. of Biol. Chem. **97**, 16 (1932).
— The biological significance of copper and its relation to iron metabolism. Physiol. Rev. **15**, 471 (1935).
— and E. B. HART: The relation of iron and copper to hemoglobin synthesis in the chick. J. of Biol. Chem. **84**, 131 (1929).
— — J. of Biol. Chem. **67**, 43 (1926); zit. M. D. GROSS, PH. D. SANDBERG and M. A. HOLLY: Changes in copper and iron retention in chronic diseases accompanied by secundary anemia. Amer. J. Med. Sci. **204**, 202 (1942).
— — Synthetic rations and haemoglobin building. A note on the DRABKIN-WAGGONER modification of the Biazzo-method for determining copper. J. of Biol. Chem. **91**, 37 (1931).
— — The necessity of copper as a supplement to iron for hemoglobin formation in the pig. J. of Biol. Chem. **95**, 363 (1932).
— — H. C. JACKSON and K. G. WECKEL: J. Dairy Sci. **17**, 763 (1934); zit. ELVEHJEM: Physiol. Rev. **15**, 471 (1935).
— — and H. E. HOWE: The copper content of feedingstuffs. J. of Biol. Chem. **82**, 473 (1929).
— — W. C. SHERMAN: The availability of iron from different sources for hemoglobin formation. J. of Biol. Chem. **103**, 61 (1933).
— D. DUCKLES and D. R. MENDENHALL: Iron versus iron and copper in the treatment of anaemia in infants. Amer. J. Dis. Childr. **53**, 785 (1937).
— and A. R. KEMMERER: An improved technique for the production of nutritional anaemia in rats. J. of Biol. Chem. **93**, 189 (1931).
— — E. B. HART and J. G. HALPIN: The effect of the diet of the hen on the iron and copper content of the egg. J. of Biol. Chem. **85**, 89 (1929).
— and C. W. LINDOW: The determination of copper in biological materials. J. of Biol. Chem. **81**, 435 (1929).
— and M. O. SCHULTZE: The relation of iron and copper to the reticulocyte response in anemic rats. J. of Biol. Chem. **100**, 39 (1933).
— and W. C. SHERMAN: The action of copper in iron metabolism. J. of Biol. Chem. **98**, 309 (1932).
— A. SIEMERS and D. R. MENDERHALL: Effect of iron and copper therapy on hemoglobin content of the blood of infants. Amer. J. Dis. Childr. **50**, 28 (1935).
— H. STEENBOCK and E. B. HART: Is copper a constituent of the hemoglobin molecule? J. of Biol. Chem. **83**, 21 (1929).
— — — The effect of diet on the copper content of milk. J. of Biol. Chem. **83**, 27 (1929).

EMMENS, C. W.: The production of ovulation in the rabbit by the intravenous injection of salts of copper and cadmium. J. of Endocrin. **2**, Nr. 1 63 (1940).

ERDSTEIN, F., u. L. FÜRTH: Zur Kenntnis der Wirkung blanker Metalle auf Toxine. Biochem. Z. **118**, 256 (1921).

ERKAMA, J.: S. Referat von W. SCHROPP: Z. Naturforsch. **3b**, 381 (1948).

EULER, H. VON: Neuere Ergebnisse an enzymatischen Oxydations- und Reduktions-Systemen. Erg. Enzymforsch. **3**, 157 (1934).
— u. AHLSTRÖM: Über die Oxydationsgröße Vitamin A-haltiger Stoffe. Z. physiol. Chem. **204**, 168 (1932).

EVELETH, M. W., F. C. BING and V. C. MYERS: Proc. Soc. Exper. Biol. a. Med. **30**, 852. J. of Biol. Chem. **101**, 359 (1933); zit. C. A. ELVEHJEM: The Biological significance of copper and its relation to iron metabolism. Physiol. Rev. **15**, 471 (1935).

FAVRE-GILLY, H.: Dermite purpurique par poussière de cuivre. Arch. mal. profess. Paris **9**, Nr. 4, 318 (1948).

FAY, J., G. E. CARTWRIGHT and M. M. WINTROBE: Studies on free erithrocyte protoporphyrin, serum iron, serum iron-binding capacity and plasma copper during normal pregnancy. J. Clin. Invest. **28**, 487 (1949).

FENZ, E. Kupfer, ein neues Mittel gegen chronischen und subakuten Gelenkrheumatismus. Münch. med. Wschr. **1941**, Nr. 41, 1101.

FERGUSON, W. S., A. H. LEWIS and S. J. WATSON: Nature (Lond.) **141**, 553 (1938); zit. COMAR, SINGER, DAVIS: Molybdenum metabolism and interrelationship with copper and phosphorus. J. of Biol. Chem. **180**, 913 (1949).

Fèron: Cuprum cyanatum bei Lepra des Auges. Zbl. Ophthalm. **25** (1931).
— et Lancieu: Kupfer-Zimtsäureverbindung bei Leprabehandlung. Presse méd. Nr. 21 (1934).
Fevold, H. L., F. L. Hisaw and R. Greep: Amer. J. Physiol. **117**, 68 (1936); zit. G. W. Harris: Further evidence concerning the role of the hypothalamus in the induction of ovulation in the rabbit following injections of copper acetate. J. of Physiol. **100**, 231 (1941).
Le Fèvre—de Arric, M.: Action des colloides métalliques sur la toxine diphtérique. C. r. Soc. Biol. (Paris) **1919**, 1143.
Fichera u. Vizza: Über die Chemotherapie der Tuberkulose. Die Wirkung der Kupfer- und Zinksalze auf die Entwicklung des Tuberkelbacillus. Fol. med. **7**, Nr. 13, u. Nr. 16 (1921).
Ficker: Desinfizierende Wirkung des Kupfers. Z. Hyg. **29**, 65 (1898).
Fieshi e Storti: Normalgehalt des Blutes an Kupfer. Boll. di Soc. med. chir. **47**, 411.
Fischer: Die Kupferbehandlung anämischer Zustände. Tierärztl. Rdsch. **1936**, 860 ref. Jber. Vet. Med. **61**, 299 (1937).
— u. J. Hilger: Zur Kenntnis der natürlichen Porphyrine. II. Über das Turacin. Z. physiol. Chem. **128**, 167 (1923).
— u. G. Leopoldi: Angew. Chem. **47**, 90 (1934); zit. C. A. Elvehjem: The biological significance of copper and its relation to iron metabolism. Physiol. Rev. **15**, 471 (1935).
Fischler: Mschr. Krebsbekämpfung **1**, 289 (1933); zit. St. Sümegi: Kupferhaushalt und experimenteller Rattenkrebs. Frankf. Z. Path. **48**, 35 (1935).
Fitz-Hugh, Thomas, Robson and Drabkin: Hämoglobinbildung. Der Wert verschiedener therapeutischer Mittel bei der Milchdiätanämie auf Grund von Studien am Blut und am Knochenmark an Ratten (von Geburt bis zum Stadium der Reife). J. of Biol. Chem. **103** (1933).
Fleck: Mehrfaches Vorkommen und Nachweisung von Kupfer und Zink in Leichtmetallen. 12. u. 13. Jber. chem. Zentralstelle für öff. Gesundheitspfl. zu Dresden, S. 63, 1884.
Flesch, P., and S. Rothman: The role of copper in mammalian pigmentation. Proc. Soc. Exper. Biol. a. Med. **70**, 79 (1949).
Fleurent, E., et L. Lévi: Sur la présence du cuivre dans l'organisme. Bull. Soc. Chim. biol. (Paris) **27**, 440 (1920).
Flinn, F. B., and J. M. Inouye: Some physiological aspects of copper in the organism. J. of Biol. Chem. **84**, 419 (1929).
— and van Glahn: A chemical and pathologic study of the effects of copper on the liver. J. of Exper. Med. **49**, 5 (1929).
La Floresta, A.: Sull'azione biologica delle polveri metalliche. 1. Azione oligodinamica del Cu sui pesci e sugli anfibi. Arch. Farmacol. sper. **74**, 54 (1942).
Foà u. Aggazotti: Über die physiologische Wirkung kolloidaler Metalle. Biochem. Z. **19**, 1 (1909).
Fog: Die Veränderungen des colorimetrischen Index, Volumenindex und Saturationsindex bei Kupferbehandlung der experimentellen Milchanämie. Biochem. Z. **268**, 301 (1934).
Fontès, G., et L. Thivolle: Über den Nichthämoglobineisengehalt des Serums und seine Verminderung im Verlaufe der experimentellen Anämie. C. r. Soc. Biol. (Paris) **93** (1925).
Foscoli, E.: Il rame e l'anemia secondaria. Az. vet. **5**, 514 (1936); ref. Jber. Vet. Med. **61**, 299 (1937).
Fowler, W. M., and A. P. Barer: J. Amer. Med. Assoc. **1935**, 145; zit. J. H. Hutchison: The role of copper in iron-deficiency anaemia in infancy. Quart. J. Med. **31**, 397 (1938).
— — The effect of copper and iron on hemoglobin regeneration. J. Labor. a. Clin. Med. **46**, 832 (1940/41).
Fox, H. M., and H. Ramage: Proc. Roy. Soc. (Lond.) B **108**, 157 (1931); zit. C. A. Elvehjem: The biological significance of copper and its relation to iron metabolism. Physiol .Rev. **15**, 471 (1935).
Fowweather: The determination of iron in blood-plasma. Biochemic. J. **28** (1934).
Fredericq, L.: Arc. Zool. exper. et. gén. **7**, 535 (1878); zit. C. A. Elvehjem: The biological significance of copper and its relation to iron metabolism. Physiol. Rev. **15**, 471 (1935).
Freudenberg, E.: Alimentäre Anämien im Säuglingsalter. Anal. paediatr. **169**, 163 (1947).
Frisby, H.: Etude de l'oxydation anodique du cuivre par le diffraction électronique. C. r. Acad. Sci. (Paris) **228**, Nr. 15, 1291 (1949).
Fullerton, H. W.: Edinburgh Med. J. **41**, 99 (1934); zit. C. A. Elvehjem: The biological significance of copper and its relation to iron metabolis. Physiol. Rev. **15**, 471 (1935).
Funk, E. H., and H. St. Clair: Hemochromatosis. Report of a case with studies of the copper content of the liver. Arch. Int. Med. **45**, 37 (1930).
Gebhardt, H. T., and H. H. Sommer: Industr. Engin. Chem., Anal. Ed. **3**, 24 (1931).
Gelarie: Einfluß von Kupfer auf das Wachstum von Mäusecarcinom. Brit. Med. J. Nr. 2744 (1913).
Gerachty, G. B., F. A. Underhill, J. M. Orten and R. C. Lewis: The use of metal cages in the studie of nutritional aneamia. J. of Biol. Chem. **99**, 451 (1933).

816 WALTER BRENNER:

GERLACH, W.: Untersuchungen über den Kupfergehalt menschlicher (und tierischer) Organe. Virchows Arch. **294**, 171 (1935).
— Über den Kupfergehalt menschlicher Organe in besonderen Fällen. Virchows Arch. **295**, 394 (1935).
— Alkohol, Kupfer, Lebercirrhose. Schweiz. med. Wschr. **65**, 194 (1935).
— Rundschau. Schwermetallstoffwechsel. Jkurse ärztl. Fortbild. Jan. 1935.
— Über den Kupfergehalt menschlicher Tumoren in Beziehung zum Kupfergehalt der Leber. Z. Krebsforsch. **42**, 290 (1935).
— u. K. RUTHARDT: Der Elementnachweis im Gewebe. Die quantitative Bestimmung von Kupfer im Gewebe mittels Spektralanalyse nebst Untersuchung eines Falles von fraglicher Kupfersulfatvergiftung. Beitr. path. Anat. **92**, 347 (1933).
GILLMAN, J., and JOY: Gastroenterol. **9**, 32 (1947); zit. H. WOLFF: Klinische Spurenelementprobleme. Med. Mschr. **3**, 88 (1949).
— J. MANDELSTAM and T. GILLMAN: S. Afric. J. Med. Sci. **10**, 109 (1945); zit. J. N. CUMINGS: The copper and iron content of brain and liver in the normal and in hepatolenticular degenerations. Brain 71/72, 410 (1948/49).
GIMBERG, R., e L. M. CORREA URQUIZA: Acción del nicotinato y glutamato de cobre sobre el sarcoma de Roffo de la rate. Semana méd. **56**, 265 (1949).
GLASER, O., and G. A. ANSLOW: Copper and ascidian metamorphosis. J. Exper. Zool. **111**, 117 (1949).
GLAZEBROOK, A. J.: Edinburgh Med. J. **52**, 83 (1945); zit. J. N. CUMINGS: The copper and iron content of brain and liver in the normal and in hepatolenticular degeneration. Brain 71/72, 410 (1948/49).
GÖRLITZ, R.: Über die blutbildende Wirkung von Eisen und Eisen-Kupfer-Kombination bei sekundären Anämien. Diss. Bonn 1933.
GOERNER: Die Wirkung kolloidaler und kristalloider Metallverbindungen auf die Ernährungsanämie der Ratte. J. Labor. a. Clin. Med. **15** (1929).
VAN GOIDSENHOVEN, HOEFT et LEDERER: Le fer séerique en clinique humaine. Rev. belge Sci. Méd. **1938**, Nr. 4.
GOLDSTEIN, H.: Uses of iron and copper catalysts in simple anemia of children. Arch. Pediatr. **52**, 234 (1935).
GORALEWSKI, G.: Z. Tbk. **84**, 313 (1940); zit. KUZELL, SCHAFFARZICK, MANKLE and GARDNER: Copper treatment of experimental and clinical arthritis. Ann. Rheumat. Dis. **10**, 328 (1951).
GORDON, A. H. and I. M. RABINOWITCH: Yellow atrophy of the liver. Report of a case with particular reference to the metabolism of copper. Arch. int. Med. **51**, 143 (1933).
GORTER, E.: Copper and anemia. Amer. J. Dis. Childr. **46**, 1066 (1933).
— F. GRENDEL and A. M. WEYERS: Le rôle du cuivre dans l'anémie infantile. Rev. franç. Pédiatr. **7**, 747 (1931).
GRABER-DUVERNAY, J., et O. VAN MOORLEGHEM: Le morrhuate de cuivre dans le traitement des polyarthrites chroniques. Rheumatologie **1949**, Nr. 5, 220.
— — Le morrhuate de cuivre dans la thérapeutique des polyarthritis chroniques. Rev. rhumat. Paris **17**, Nr. 2, 76 (1950).
GRAUBARD, M.: Uterine respiration, cytochrome oxidase and copper. Amer. J. Physiol. **131**, 584 (1941).
GRAY, P.: Experiments with direct currents on chick embryos. Roux' Arch. **139**, 732 (1939).
GREENSTEIN, J. J., J. WERNE, A. B. ESCHENBRENNER and F. M. LEUTHARDT: Chemical studies on human cancer. I. Cytochrome oxidase, cytochrome c, and copper in normal and neoplastic tissues. J. Nat. Cancer Inst. **5**, 55 (1944).
GRENDEL: Kupferbestimmungsmethode. Pharm. Weekbl. **24**, 5885 (1930); **25**, 978 (1931).
GRIFFITHS, A. B.: Proc. Roy. Soc. Edinburgh 18, 288 (1892); zit. C. A. ELVEHJEM: The biological significance of copper and its relation to iron metabolism. Physiol. Rev. **15**, 471 (1935).
GROEN-V. D. BROCK-VELDMAN: Biochim. et Biophysica acta 1, 315 (1947); zit. H. WOLFF: Klinische Spurenelementprobleme. Med. Mschr. **3**, 88 (1949).
GROSS, E. L.: Clin. Med. Surg. **39**, 567 (1932); zit. C. A. ELVEHJEM: The biological significance of copper and its relation to iron metabolism. Physiol. Rev. **15**, 471 (1935).
GROSS, H., M. SANDBERG and O. M. HOLLY: Changes in copper and iron retention in chronic diseases accompanied by secundary anemia. Changes in liver, spleen, and stomach. Amer. J. Med. Sci. **204**, 201 (1942).
GRÜNFELD, K.: Über Kupfer-Eisen-Therapie in der Anämie des Kindesalters. Wien. klin. Wschr. Nr. 39/40, 1174 (1932).
GRUZEWSKA u. ROUSSEL: Kupferbestimmungen in Organen (Methodik). C. r. Soc. Biol. (Paris) **120** (1935).
— — Quantitative und qualitative Untersuchungen des Kupfers in Organen. Bull. Soc. Chim. biol. Paris **20** (1938).

GUBLER, C. G., M. E. LAHEY, G. E. CARTWRIGHT and M. M. WINTROBE: Determination of whole blood, plasma and red cell copper. 1950.

GUERITHAULT, B.: Kupferbestimmungsmethode. Bull. Sci. pharmac. 18, 633 (1911);

— C. r. Acad. Sci. (Paris) 171, 196 (1920); Bull. Soc. Sci. hyg. aliment. 15, 386 (1927); zit. C. A. ELVEHJEM: The biological significance of copper and its relation to iron metabolism. Physiol. Rev. 15, 471 (1935).

GUISCHARD, H. H.: Über das Wesen, die Notwendigkeit und Breite der Eisen- und Kupfertherapie. Med. Mschr. Jg. 2, 364, H. 3 (1949).

GUILLEMET, R.: Sur la teneur en cuivre du sérum sanguin. C. r. Soc. Biol. (Paris) 108, 32 (1931).

— L'abaissement du taux du cuivre total du sang au cours de l'anémie expérimentale par saignées le chien. C. r. Soc. Biol. (Paris) 109, 221 (1932).

— Sur le cuivre sanguin, sa répartition entre les différents constituants du sang normal. C. r. Soc. Biol. (Paris) 109, 652 (1932).

— Sur l'électrolyse de traces de cuivre: Facteurs susceptible de l'influencer; application au dosage de cet élément dans le sang et les tissus. C. r. Soc. Biol. (Paris) 111, 36 (1932).

— Sur la teneur en cuivre du foie et de la rate chez le chien; influence des saignées et de l'ingestion de cuivre. C. r. Soc. Biol. (Paris) 111, 731 (1932).

— Sur le cuivre du sang: Variation de sa réparation entre les globules et le sérum ou le plasma; influence des saignées et de l'ingestion de cuivre. C. r. Soc. Biol. (Paris) 111, 39 (1932).

— et G. GOSSELIN: Sur la présence du cuivre dans l'hémoglobine cristallisée de porc et de cheval. C. r. Soc. Biol. (Paris) 111, 41 (1932).

— — Sur le rapport entre le cuivre et la capacité respiratoire, dans les sangs hémocyaniques. C. r. Soc. Biol. (Paris) 111, 733 (1932).

— et L. THIVOLLE: Emploi d'acétate de benzidine comme indicateur en molybdomanganimétrie; application au dosage électrolytique de quelques centièmes de milligramme de cuivre. C. r. Soc. Biol. (Paris) 108, 30 (1931).

GUTHMANN, BRÜCKNER, EHRENSTEIN u. WAGNER: Das ultrafiltrable Eisen im Serum der Frau. Arch. Gynäk. 147 (1931).

HAASE, L. N.: Z. analyt. Chem. 78, 113 (1929); zit. U. SARATA: A colorimetric method for the micridetermination of copper. Jap. J. Med. Sci., Trans. II, Biochem. 2, 274 (1933).

HAASE, G.: Beitrag zum Studium der Ziegenmilchanämie im Tierversuch. Mschr. Kinderheilk. 60, 241 (1934).

HÄUSLER, H.: Über Beeinflussung der Zustandsform des Calciums durch Kupfer. Klin. Wschr. 13, 380 (1934).

— Über Metallwirkungen. Kupferwirkung am Herzen. Naunyn-Schmiedebergs Arch. 183, 211 (1936).

— u. SCHNETZ: Änderung des Kohlenhydratstoffwechsels durch Kupferzufuhr. Biochem. Z. 275, 204 (1935).

HAHN, P. F. and E. FAIRMAN: The copper content of some human and animal tissues. J. of Biol. Chem. 113, 161 (1936).

HALL, E. M., and E. M. BUTT: Experimental pigment cirrhosis due to copper poisoning: Its relation to hemochromatosis. Arch. of Path. 6, 1 (1928).

— and E. M. MACKAY: Does copper poisoning produce pigmentation and cirrhosis of the liver? Proc. Soc. Exper. Biol. a. Med. 28, 166 (1930/31).

HALAWANI, A., and A. A. OMAR: Effect of copper sulphate on vibrio cholerae. J. Egypt. Med. Assoc. 30, Nr. 11, 547 (1947).

HAMILTON, T. S., G. E. HUNT and W. E. CARROL: J. Agric. Res. 47, 543 (1933); zit. C. A. ELVEHJEM: The biological significance of copper and its relation to iron metabolism. Physiol. Rev. 15, 471 (1935).

HANDOVSKY, H.: Über die therapeutische Bedeutung der Schwermetalle und insbesondere des Kupfers. Med. Welt 1933, 513.

— Kupferfütterung und Kohlenhydratstoffwechsel. Verh. dtsch. Ges. inn. Med. 1933.

— Kupfer, Blutzucker und Adrenalin. Arch. internat. Pharmacodyn. 49 (1934).

— u. D. VON COTZHAUSEN: Untersuchungen über die Wirkung kleinster Kupfermengen auf den Säugetierorganismus. Wirkung der Verfütterung von Kupferverbindungen auf die Phenylhydrazinanämie von Hunden. Arch. exper. Path. u. Pharmakol. 173, 187 (1933).

HANGARTER, W., u. A. LÜBKE: Über die Behandlung rheumatischer Erkrankungen mit einer Kupfer-Natrium-Salicylat-Komplexverbindung. Dtsch. med. Wschr. 77, 870 (1952).

HARLESS, E.: Arch. Anat. Physiol. 1847, 148; zit. C. A. ELVEHJEM: The biological significance of copper and its relation to iron metabolism. Physiol. Rev. 15, 471 (1935).

HARRIS, G. W.: Further evidence concerning the role of the hypothalamus in the induction of ovulation in the rabbit following injections of copper acetate. J. of Physiol. 100, 231 (1941).

HARRIS, R. S.: Science (Lancaster, Pa.) 76, 495 (1932); zit. C. A. ELVEHJEM: The biological significance of copper and its relation to iron metabolism. Physiol. Rev. 15, 471 (1935).

HARRISON, D. C.: Biochemic. J. **21**, 335 (1927); zit. C. A. ELVEHJEM: The biological significance of copper and its relation to iron metabolism. Physiol. Rev. **15**, 471 (1935).

HART, E. B., C. A. ELVEHJEM, H. STEENBOCK, G. BOHSTEDT and J. M. FARGO: J. Nutrit. **2**, 277 (1930); Wisconsin Agric. Exper. Stat. Bull. 409 (1929); zit. C. A. ELVEHJEM: The biological significance of copper and its relation to iron metabolism. Physiol. Rev. **15**, 471 (1935).

— — J. WADDEL and R. C. HERRIN: Iron in nutrition. IV. Nutritional anaemia on whole milk diets and its correction with the ash of certain plant and animal tissues or with suluble iron salts. J. of Biol. Chem. **72**, 299 (1927).

— H. STEENBOCK, C. A. ELVEHJEM and J. WADDEL: Iron in nutrition. I. Nutritional anaemia on whole milk diets and the utilization of inorganic iron in haemoglobin building. J. of Biol. Chem. **65**, 67 (1925).

HASSELBACH, F.: Beitrag zur Behandlung der Lungentuberkulose mit Ebesal (Cuprion). Dtsch. Tbkbl. **16**, 183 (1942).

HAUROWITZ, F.: Über eine Anomalie des Kupferstoffwechsels. Hoppe-Seylers Z. **190**, 72 (1930).

HAWKSLEY, J. C.: Proc. Roy. Soc. Med. **27**, 1066 (1934); zit. J. H. HUTCHISON: The role of copper in iron-deficiency aneamia in infancy. Quart. J. Med. **31**, 397 (1938).

v. HAYEK, H.: Beitrag zur Chemotherapie der Tuberkulose. Versuche mit Collargol und kolloidalem Kupfer. Beitr. Klin. Tbk. **45**, 17 (1920).

HAZAMA: Über eine inverse Adrenalinwirkung auf Darm und Uterus bei Anwesenheit von Kupfersalzen. Arch. exper. Path. u. Pharmakol. Bd. 106, H. 3/4, 1925.

HEGSTED, D. M., T. D. KINNEY u. J. A. CATAYA: The effect of low protein and low choline diets on the absorbtion of iron and copper. Amer. J. Path. **24**, Nr. 3, 722 (1948).

HEILMEYER, L.: Medizinische Spektrophotometrie. Jena 1933.

— Weitere Erfahrungen mit Streptomycin, PAS und TBI (Conteben) in der Behandlung der internen Tuberkulosen. Dtsch. Med. Wschr. **75**, 473 (1950).

— Die Chemotherapie der Tuberkulose. Dtsch. Med. Wschr. **74**, 161 (1949).

— W. KEIDERLING u. G. STÜWE: Kupfer und Eisen als körpereigene Wirkstoffe und ihre Bedeutung beim Krankheitsgeschehen. Jena 1933.

— u. G. STÜWE: Der Eisen-Kupferantagonismus im Blutplasma beim Infektionsgeschehen. Klin. Wschr. **17**, 925 (1938).

HEINEMANN, M., C. E. JOHNSON and E. B. MAN: Serum precipitable iodine concentrations in pregnancy. J. Clin. Invest. **27**, 91 (1948).

HELLERMAN, L. H., M. E. PERKINS and W. M. CLARK: Proc. Nat. Acad. Sci. Washington **19**, 855 (1933); zit. C. A. ELVEHJEM: The biological significance of copper and its relation to iron metabolism. Physiol. Rev. **15**, 471 (1935).

HENZE, M.: Zur Kenntnis des Haemocyanins. Z. physiol. Chem. **33**, 370 (1901).

HESS, A. F., G. O. SUPPLEE and B. BELLIS: Copper as a constituent of woman's and cow's milk. Its absorption and excretion by the infant. J. of Biol. Chem. **57**, 725 (1923).

— and WEINSTOCK: Die katalytische Wirkung kleinster Kupfermengen bei der Zerstörung des antiskorbutischen Vitamins der Milch. J. Amer. Med. Assoc. **82** (1924).

— and L. J. UNGER: The destruction of the antiscorbutic vitamin in milk by the catalytic action of minute amounts of copper. Proc. Soc. Exper. Biol. a. Med. **19**, 119 (1921/22).

HESSE, E., K. R. JAKOBI u. G. BREGULLA: Die Entgiftung des Schilddrüsenhormons. 1. Mitteilung. Arch. exper. Path. **170**, 13 (1933).

— H. VONDERLINN u. L. ZEPPMEISEL: Die Entgiftung des Schilddrüsenhormons. 2. Mitteilung. Arch. exper. Path. **173**, 192 (1933).

HETTCHE, H. O.: Die Bedeutung der körpereigenen Metalle für die Toxinentgiftung des Organismus. Klin. Wschr. **18**, Nr. 45, 1437 (1939).

— u. M. BECKER: Der Einfluß der Metalle auf die Toxinbildung der Diphtheriebakterien. Z. Immun.forsch. **96**, 440 (1939).

— u. STRASSBURGER: Z. Immun.forsch. **97** (1939); zit. H. O. HETTCHE: Die Bedeutung der körpereigenen Metalle für die Toxinentgiftung des Organismus. Klin. Wschr. **18**, Nr. 45, 1437 (1939).

HIEGER, I.: The effect of copper compounds upon the growth of carcinoma in the rat. Biochemic. J. **20**, 232 (1926).

HIGH, J. H.: Analyst **72**, 60 (1947); zit. E. C. WOOD and E. M. AULT: Notes on the determination of copper in foods by High's method. Analyst **74**, 602 (1949).

HILL: Erste kolorimetrische Kupferbestimmungsmethode als Kupferhydroxyd. Pharm. J. **68**, 343 (1902).

HILL, R.: Method for estimation of iron in biological material. Proc. Roy. Soc. (Lond.) **107**, 205 (1930).

HILPERT, R. S., and K. HEIDRICH: Ber. dtsch. chem. Ges. **67**, 1077 (1934); zit. U. SARATA: Studies in the biochemistry of copper. XVII. Jap. J. Med. Sci. Trans. II, Biochem. **3**, 197 (1935).

HILTNER, R. S., and H. J. WICHMAN: Zinc in Oysters. J. of Biol. Chem. **38**, 205 (1919).

HINRICHS, M. A.: Modification of development on the basis of differential susceptibility to radiation. IV. Chick embryos and ultraviolet radiation. J. Exper. Zool. **47**, 309 (1927).

HINSBERG, K., u. H. GOCKEL: Mikrokolorimetrische Kupferbestimmung in menschlichen Lebern mit Kryogenin. Biochem. Z. **289**, 57 (1936).

HIRANO, I., and R. MIKUMO: Yakugaku Zassi **525**, 929 (1924); zit. U. SARATA: A colorimetric method for the micro-determination of copper. Jap. J. Med. Sci., Trans. II, Biochem. **2**, 247 (1933).

HOAGLAND, D. R.: Annual Rev. Biochem. **1**, 618 (1932); zit. C. A. ELVEHJEM: The biological significance of copper and its relation to iron metabolism. Physiol. Rev. **15**, 471 (1935).

— u. Mitarbeiter: J. Exper. Med. **74**, 69 (1941); zit. TH. BERSIN: Angew. Chem. **62**, 246 (1950).

HODGES, M. A., and W. H. PETERSON: Manganese, copper and iron content of serving portions of common foods. J. Amer. Diet. Assoc. **7**, 6 (1931).

HOLMBERG, C. G.: Über die Verteilung des Kupfers zwischen Plasma und roten Blutkörperchen bei extremen physiologischen Verschiebungen im Cu-Gehalt des Blutes. Acta physiol. Scand. (Stockh.) **2**, 71 (1941).

— Investigations in serum copper. I. Nature of serum copper and its relation to the iron-binding protein in human serum. Acta chem. scand. **1**, 744 (1947).

— and C. B. LAURELL: Investigations in serum copper. II. Isolation of the copper containing protein and a description of some of its properties. Acta. chem. scand. **2**, 550 (1948)

HOLST, G.: Svensk kem. Tidskr. **43**, 2 (1931); zit. U. SARATA: A colorimetric method for the microdetermination of copper. Jap. J. Med. Sci. Trans. II, Biochem. **2**, 247 (1933).

HOLT, F., and F. I. SCOULAR: Iron and copper metabolism of young women on self-selected diets. J. Nutrit. **35**, 717 (1948).

HOGBEN, L. T., and K. F. PINHEY: Brit. J. Exper. Biol. **4**, 203 (1926); zit. C. A. ELVEHJEM: The biological significance of copper and its relation to iron metabolism. Physiol. Rev. **15**, 471 (1935).

HUNDLEY, J. M.: Acromotrichia due to copper deficiency. Proc. Soc. Exper. Biol. a. Med. **74**, Nr. 3, 531 (1950).

HURD, L. C., and J. S. CHAMBERS: Industr. Engin. Chem. Anal. Ed. **4**, 236 (1932); zit. U.SARATA: A colorimetric method for the microdetermination of copper. Jap. J. Med. Sci. Trans. II, Biochem. **2**, 247 (1933).

HUTCHISON, J. H.: The role of copper in iron-deficiency anaemia in infancy. Quart. J. Med. **31**, 397 (1938).

HYMAN, L. H.: The metabolie gradients of vertebrate embryos. III. The chick. Biol. Bull. **52**, 1 (1927).

— The metabolie gradients of vertebrate embryos. IV. The heart. Biol. Bull. **52**, 39 (1927).

IMAIZUMI, M.: Über das Verhalten des Kupfers und Eisens bei der Bebrütung der Hühnereier. J. Biochem. Tokyo **26**, 433 (1937).

IMBERT, H., R. IMBERT et P. PILGRAIN: Bull. Soc. Chim. France (4), **35**, 60 (1924).

INDOVINA, I., e A. CAJOZZO: La cupremia in rogetti normali e le rue variationi dopo iniezione endovina di gluconato di rame. Rass. internaz. Clin. **30**, 8, 227 (1950).

— — Variazioni della cupremia dopo iniezioni cudovena di gluconato di rame in epatopazienti. Rass. internaz. Clin. **30**, 9, 265 (1950).

INNES, J. R. M.: J. of Neur. **2**, 323 (1939); zit. B. M. MANDELBROTE, M. W. STANIER, R. H. S. THOMPSON and M. N. THRUSTON: Studies on copper metabolism in demyelinating diseases of the central nervous system. Brain **71**, 212 (1948).

INOUYE and FLINN: Kupferbestimmung in biologischem Material. J. Labor. a. Clin. Med. **16**, 49 (1930).

VAN ITALLI u. VAN ECK: Über das Vorkommen von Metallen in der menschlichen Leber. Arch. Pharmaz. **251**, 50 (1913).

ITIZYO, M.: Studies in the biochemistry of copper. IX. Effect of rapid loss of blood followed by intravenous injection of physiological salt solutions upon the blood copper content. Jap. J. Med. Sci. Trans. II, Biochem. **3**, 67 (1935).

— Studies in the biochemistry of copper. XII. Beneficial action of copper on the effect of blood-transfusion. Jap. J. Med. Sci. Trans. II, Biochem. **3**, 99 (1935).

JACKSON, KLEIN and WILKINSON: The iron and copper contents and the haemopoetic activities of stomach and liver preparations. Biochemic. J. **29** (1935).

JÖTTEN, K. W., VAN MARWYCK u. H. REPLOH: Ist die Erhöhung des Cu-Gehaltes der Leber als Anzeichen einer Cu-Vergiftung zu werten? Gewebehygienische Beobachtungen bei einer gutachtlichen Untersuchung. Arch. of Hyg. **124**, 1 (1940).

— — — Ein Beitrag zur Frage des Kupfergehaltes der Leber. Arch. of Hyg. **126**, 137 (1941).

JOLYET, F., and P. REGNARD: Arch. Physiol. norm. et path. **4**, 584 (1877); zit. C. A. ELVEHJEM: The biological significance of copper and its relation to iron metabolism. Physiol. Rev. **15**, 471 (1935).

JOSEPHS, M. W.: Treatment of anemia of infancy with iron and copper. Bull. Hopkins Hosp. **49**, 246 (1931); **51**, 185 (1932).
— Studies on iron metabolism and influence of copper. J. of Biol. Chem. **96**, 559 (1932).
— Anemia of prematurity. Amer. J. Dis. Childr. **48**, 1237 (1934).
— Treatment of anemia. Therapeutics of infancy and childhood. S. 1568, 1945.
JUDD, E. S., and T. J. DRY: The significance of iron and copper in the bile of man. J. Labor. a. Clin. Med. **20**, 609 (1935).
JUNKER: Klinische Erfahrungen mit der Kupfer- und Goldtherapie der Lungentuberkulose. Beitr. Klin. Tbk. **7** (1914).
KAMEGAI, S.: Über das Kupfer im Organismus, beobachtet vom Standpunkt seines phylogenetischen, ontogenetischen und geschlechtlichen Unterschieds aus. Die ontogenetische Untersuchung von Kupfer und Eisen im Blut der Hühnerembryonen. J. of Biochem. **30**, 33 (1939).
— Über das Kupfer im Organismus, beobachtet vom Standpunkt seines phylogenetischen, ontogenetischen und geschlechtlichen Unterschieds aus. Das Verhältnis von Kupfer und Eisen im Pflanzengewebe. J. of Biochem. **30**, 45 (1939).
KARP, J.: Kupfer und B-Vitamin. Z. exper. Med. **89**, 765 (1933).
— Über den Kupfer-Eisenantagonismus im Blutplasma und seine klinische Bedeutung als unspezifische humorale Abwehrreaktion bei tuberkulösen Krankheitsprozessen. Beitr. Klin. Tbk. **103**, 447 (1950).
KARRER, P., u. F. ZEHENDER: Vitamin C (Ascorbinsäure) als Aktivator katheptischer Enzyme I. Helvet. chim. Acta **16**, 701 (1933).
KEIDERLING, W.: Eisen und Kupfer als Wirkstoffe im Organismus. Med. Mschr. **2**, 37 (1948).
— Über die Kupfer-Protein-Verbindung im Blutplasma. Klin. Wschr. **28**, 460 (1950).
— u. H. SCHARPF: Über die klinische Bedeutung der Serumkupfer- und Serumeisenbestimmung bei Erkrankungen des Leberparenchyms und der Gallenwege. Ärztl. Forsch. **6**, H. 3, I/115 (1952).
KEIL, H. L., KEIL and V. NELSON: Amer. J. Physiol. **208**, 215 (1934); zit. H. WOLFF: Klinische Spurenelementprobleme. Med. Mschr. **3**, 88 (1949).
— and V. E. NELSON: Role of copper in hemoglobin formation. Proc. Soc. Exper. Biol. a. Med. **28**, 392 (1930/31).
— — The role of copper in hemoglobin regeneration and in reproduction. J. of Biol. Chem. **93**, 49 (1931).
— — The effect of oral administration of amino acids and intraperitoneal injection of various elements on hydrochloric acid on regeneration of hemoglobin. J. of Biol. Chem. **97**, 116 (1932).
— — The role of copper in carbohydrate metabolism. J. of Biol. Chem. **106**, 343 (1934).
— — J. Labor. a. Clin. Med. **18**, 545 (1934); zit. H. WOLFF: Klinische Spurenelementprobleme. Med. Mschr. **3**, 88 (1949).
— — The effect of various colloidal and crystalloidal metallic compounds in nutritional anemia of the rat. J. Labor. a. Clin. Med. **19**, 1083 (1934).
— — Further studies on copper and iron in metabolism. J. Labor. a. Clin. Med. **21**, 2 (1935/36).
KEILIN, D., and E. F. HARTREE: Cytochrome a and cytochrome oxydase. Nature (Lond.) **141**, 870 (1938).
— — Proc. Roy. Soc. (Lond.) **125**, 187 (1938); Nature (Lond.) **143**, 23 (1939); zit. O. WARBURG: Schwermetalle als Wirkungsgruppen von Fermenten. Berlin: Dr. Werner Saenger 1946.
— and T. MANN: Laccase, a blue copper-protein oxidase from the latex of Rhus succedana. Nature (Lond.) **143**, 23 (1939).
— — Trace elements in relation to physiological function and encyme systems. Proc. Nutrit. Soc. (Engl. and Scot.) **1**, 189 (1944).
KEMMERER, A. R., C. A. ELVEHJEM and E. B. HART: Studies on the relation on Manganese to the nutrition. J. of Biol. Chem. **92**, 623 (1931).
— — — and J. M. FARGO: Amer. J. Physiol. **102**, 319 (1932); zit. C. A. ELVEHJEM: The biological significance of copper and its relation to iron metabolism. Physiol. Rev. **15**, 471 (1935).
KEMPF, W.: Neuartige Kupfertherapie des Rheumatismus. Med. Welt **20**, 1318 (1951).
KING, E. F.: Intra-ocular copper wire foreign body in the cornea and chaleosis bulbi. Proc. Roy Soc. (Lond.) **41**, 267 (1948).
KISSKALT, D.: Zum Andenken an K. B. LEHMANN. Arch. f. Hyg. **123**, 346 (1940).
KLEINE-NATROP, H. E.: Die therapeutische Wirkung von Kupfersalzen bei der experimentellen Meerschweinchentrichophytie. Arch. f. Dermat. **187**, 114 (1948).
KLETZIN, S. W., K. W. BUCHWALD and L. HUDSON: Mineral metabolism-copper and iron. Proc. Soc. Exper. Biol. a. Med. **30**, 645 (1933).
KLOPSTOCK, F.: Chemotherapeutische Versuche bei der experimentellen Meerschweinchentuberkulose. Z. Tbk. **41**, 119 (1924).

KOHN, M.: Reduction by copper in the presence of ammonium cyanide and ammoniac. Exper. Med. a. Surg. 8, 226 (1950).

KOJIMA, K., and S. KOSAKA: Das Eisen und Kupfer in verschiedenen Geweben bei einer akuten myeloischen Leukämie. Nagoya J. Med. Sci. 5, 71 (1930).

KOLLATH, W.: Die Spurenelemente (Ihre Stellung im Periodischen System und ihre praktische Bedeutung). Münch. med. Wschr. 46, 1769 (1938).

KOLTHOFF, J. M.: J. Amer. Chem. Soc. 52, 2222 (1930).

KOSAKA, S.: Aichi. Igakkai. Zassi. 38, 2498 (1931); zit. C. A. ELVEHJEM: The biological significance of copper and its relation to iron metabolism. Physiol. Rev. 15, 471 (1935).

KREBS, H. A.: Versuche über die proteolytische Wirkung des Papains. Biochem. Z. 220, 289 (1930).

— Biochem. Z. 234, 278 (1931); zit. H. VON EULER: Neuere Ergebnisse an enzymatischen Oxydations- und Reduktions-Systemen. Erg. Enzymforsch. 3, 157 (1934).

KROPP, G. V., R. H. GOODALE and A. COX: Observations on the use of a copper and iron compound in secundary anemia. Med. Rec. 150, 67 (1939).

KUBOWITZ, F.: Spaltung und Resynthese der Polyphenoloxydase und des Hämocyanins. Biochem. Z. 299, 32 (1938).

KÜSTENMACHER, H.: Mikrochem. Emich-Festschr. S. 26 (1930).

LAFONTAINE, A., et A. GAJDOS: Variations de la sidérémie et de la cuprémie au cours de la régénération des anémies par la méthionine. Sang 18, 242 (1947).

LAHEY, M. E. and C. J. GUBLER: Amer. J. Med. 8, 538 (1950); zit. E. STRANSKY, D. T. DAUIS-LAWAS and I. L. LAWAS: On serum copper level and its importance in childhood. Anal. Paediatr. 179, 1 (1952).

LAIDLAW, P. P.: J. of Physiol. 31, 464 (1904); zit. C. A. ELVEHJEM: The biological significance of copper and its relation to iron metabolism. Physiol. Rev. 15, 471 (1935).

LATKA, H.: Beiträge zur Kenntnis der Kupfersulfatvergiftung. Dtsch. Z. gerichtl. Med. 39, 544 (1949).

LAUBENHEIMER, K.: Über die Einwirkung von Metallen und Metallsalzen auf Bakterien und Bakteriengifte. Z. Hyg. 92, 112 (1921).

LEMSER: Zur Frage der Erkennungsmöglichkeit heterozygoter und homozygoter Erbanlagen für Diabetes mit Hilfe der Kupferreaktion. Erbarzt 5, 73 (1938).

LEROUX, H.: Le cuivre et le fer dans le cristallin d'homme et de boeuf. Bull. Soc. Chim. biol. Paris 29, 484 (1947).

LESNÉ, E., et S. BRISKAS: Contribution à l'étude du métabolisme du cuivre chez le nourrisson. Acta paediatr. (Stockh.) 22, 123 (1937).

— P. ZIZINE, et S. BRISKAS: Sur la teneur en cuivre et fer du sang des enfants anémiques. C. r. Soc. Biol. (Paris) 122, 532 (1936).

— — — Teneur en fer et en cuivre du foie et de la rate de l'enfant aux différents âges. C. r. Soc. Biol. (Paris) 122, 1271 (1936).

— — — Note sur les variations du cuivre dans le sang des enfants normaux aux différents âges. C. r. Soc. Biol. (Paris) 121, 1582 (1936).

— — — Le taux du fer et du cuivre dans l'oeuf; les variations de ces deux métaux suivant l'âge de la poule. C. r. Soc. Biol. (Paris) 128, 935 (1938).

LESSIAU, J., R. CERF et M. MACHEBOEUF: Etude de la biréfringence d'écoulement d'une protéine combinée à du cuivre puis débarrassée de ce métal par dialyse en présence de cyanure. Ann. Inst. Pasteur. 74, Nr. 4, 341 (1948).

— G. VIOLLIER, et M. MACHEBOEUF: Etude par électrophorèse d'une protéine combinée à du cuivre, puis débarassée de ce métal par dialyse en présence du cuivre. Helvet. physiol. pharm. Acta 6, Nr. 1, 25 (1948).

LEVERTON, R. M.: The copper metabolism of young women. J. Nutrit. 17, 17 (1939).

— and E. S. BINKLEY: Application of the sodium diethyldithiocarbamate reaction to the micro-colorimetric determination of copper in organic substances. Biochemic. J. 26, 1022 (1932).

— — The copper metabolism and requirement of young women. J. Nutrit. 27, 43 (1944).

LÉVY-FRANCKEL, A.: La sulfate de cuivre en injections intra-veineuses dans les infections strepto- et staphylococciques de la peau. J. Méd. Paris 38, 823 (1931).

LEWIS, M. S.: Iron and copper in the treatment of anemia in children. J. Amer. Med. Assoc. 96, 1135 (1933).

LEWIS, G. T., T. E. WEICHSELBAUM and J. L. MCGHEE: Proc. Soc. Exper. Biol. a. Med. 27, 329 (1930); zit. C. A. ELVEHJEM: The biological significance of copper and its relation to iron metabolism. Physiol. Rev. 15, 471 (1935).

LIEB: Kupferbestimmung durch Elektrolyse am Platinnetz. Handbuch der biologischen Arbeitsmethoden I, 3, 1921.

LIEBERMEISTER, K.: Diskussionsbemerkung Südwestdeutsche Tbk-Tagung Wildbad 1950.

LINDEN, GRÄFIN VON: Weitere Erfahrungen mit einer Chemotherapie der Tuberkulose. Münch. med. Wschr. **59** (1912).
— Die entwicklungshemmende Wirkung von Kupfersalzen auf Krankheit erregende Bakterien. Zbl. Bakter. **85**, H. 2 (1920).
— Entwicklungshemmende Wirkung von Kupfer-Glas-Verbindungen auf das Wachstum von Bakterien. Zbl. Bakter. **87**, H. 3 (1921).
— Die bakterizide Wirkung des Urins mit intravenösen Einspritzungen von Kupfersilikat behandelter Patienten. Berl. klin. Wschr. **58**, Nr. 44, 1300 (1921).
— Kupfersiliciumpräparate (Orinol, Mund-, Gurgelwasser und Schnupfsalbe) als Schutz- und Heilmittel bei katarrhalischen Erkrankungen des Halses und der oberen Luftwege. Münch. med. Wschr. **71**, Nr. 32, 1096 (1924).
— Das Kupfer in seiner biologischen und therapeutischen Bedeutung. Schweiz. med. Wschr. **2**, 660 (1935).
LINDOW, C. W., C. A. ELVEHJEM, W. H. PETERSON and H. E. HOWE: The copper content of plant and animal foods. J. of Biol. Chem. **82**, 465 (1929).
— W. H. PETERSON and H. STEENBOCK: The copper metabolism of the rat. J. of Biol. Chem. **84**, 419 (1929).
LINTZEL, W., u. T. RADEFF: Über den Eisengehalt und Eisenansatz neugeborener und saugender Tiere (nach Versuchen an Kaninchen, Meerschweinchen, Ratte, Hund, Katze, Schwein, Ziege, Rind). Arch. Tierernähr. u. Tierz. **6**, 313 (1931).
LIPMAN, F.: Über eine Aktivierung der Glykolyse durch Kupfer. Biochem. Z. **268**, 314 (1934).
— and G. KACKINNEY: Plant. Physiol. **6**, 563 (1931); zit. C. A. ELVEHJEM: The biological significance of copper and its relation to iron metabolism. Physiol. Rev. **15**, 471 (1935).
LOCKE, A., and E. R. MAIN: The relation of copper and iron to production of toxin and enzyme action. J. Infect. Dis. **48**, 419 (1931).
— — and D. O. ROSBASH: Kupfer und Eisen im Zellstoffwechsel. J. Infect. Dis. **48** (1931).
— — The copper and non-hemoglobinous iron contents of the blood serum in disease. J. Clin. Invest. **11**, 527 (1932).
— D. O. ROSBASH and L. E. SHINN: Copper and iron in the motivation of cellular metabolism. J. Infect. Dis. **54**, 51 (1934).
LÖHR: Über Behandlung des Typhus abdominalis mit Kupfersalzen. Therap. Halbmonatsh. **35**, H. 16 (1921); zit. L. HEILMEYER, W. KEIDERLING u. G. STÜWE: Jena 1941.
LOESCHKE, A.: Vergleichende Kupferbestimmungen in Hühnerembryonen. Hoppe-Seylers Z. **199**, 125 (1931).
LORENZEN, E. J., and S. E. SMITH: Copper and manganese storage in the rat, rabbit and guinea pig. J. Nutrit. **33**, 143 (1947).
LOTTRUP, M. C.: Treatment of anemia in children with ferric and ferrous compounds, reduced iron and cupric sulphate. Amer. J. Dis. Childr. **47**, 1 (1934).
LOVETT, P. L., and J. M. NELSON: J. Amer. Chem. Soc. **62**, 1409 (1940); zit. O. WARBURG: Schwermetalle als Wirkungsgruppen von Fermenten. Berlin: Werner Saenger 1946.
LUBARSCH, O.: Über Lebercirrhose, insbesondere die Pigmentcirrhose. Dtsch. med. Wschr. **2**, 1749 (1929).
LÜTGERATH, FR.: Beiträge zur Behandlung der Lungentuberkulose mit Kupfer. Beitr. Klin. Tbk. **98**, 147 (1942).
LÜTJE: Nochmals über Kupfervergiftungen bei Weichtieren. Dtsch. tierärztl. Wschr. 372 (1939).
LUGER, A.: Über die Wirkung metallischen Kupfers und Silbers auf Diastase. Ein Beitrag zur Kenntnis der sogenannten oligodynamischen Phänomene. Biochem. Z. **117**, 153 (1921).
LUNDEGARTH: Ascheanalysen der Leber auf Kupfer nach eigenem spektrographischem Verfahren. Naturwiss. **22**, H. 34 (1934).
MACKAY, H.: Copper in the treatment of nutritional anaemia in infancy. Arch. Dis. Childh. **8** 145 (1933).
MACY, I. C.: Nutritions and chemical growth in childhood. Vol. I: Evaluation. pp. 199 (1942). Charles C. Thomas, Springfield, III.
MAGNUSSON, H.: The treatment of anaemia in children by copper and iron. Acta paediatr. (Stockh.) **15**, 106 (1932).
MAISIN: Die spezifische Metallotherapie des menschlichen Krebses. C. r. Soc. Biol. (Paris) **108** (1931).
MALLORY, F. B.: Path. **1**, 117 (1925); zit. C. A. ELVEHJEM: The biological significance of copper and its relation to iron metabolism. Physiol. Rev. **15**, 471 (1935).
— Hemochromatosis and chronic poisoning with copper. Arch. Int. Med. **37**, 336 (1926).
— and F. PARKER: Experimental copper poisoning. Amer. J. Path. **7**, 351 (1931).
— — The microchemical demonstration of copper in pigment cirrhosis. Amer. J. of Path. **7**, 365 (1931).
— — Fixing and staining methods for lead and copper in tissues. Amer. J. Path. **15**, 517 (1939).

MALLORY, F. B., F. PARKER and R. N. NYE: Experimental pigment cirrhosis due to copper and its relation to hemochromatosis. J. Med. Res. **42**, 461 (1921).

MANDAI: Über die Anwendung der polarigraphischen Methode auf medizinischem Gebiete. Die Mikroanalyse von Kupfer. Acta Scholae med. Kioto. **14**, 167 (1931).

MANDELBROTE, B. M., M. W. STANIER, R. H. S. THOMPSON and M. N. THRUSTON: Studies on copper metabolism in demyelinating diseases of the central nervous system. Brain **71**, 212 (1948).

MANN, T.: Die Beziehungen der chronischen Vergiftung mit Kupfer zur Hämochromatose. Amer. J. Labor. **1** (1925).

— and D. KEILIN: Haemocuprein and hepatocuprein, copper-protein compounds of blood and liver in mammals. Proc. Roy. Soc. (Lond.) **126**, 330 (1938).

— and PARKER: Experimentelle Kupfervergiftung. Amer. J. Path. **7** (1931).

MAQUENNE, L., et E. DEMOUSSEY: Bull. Soc. Chim. France (4) **25**, 272 (1919). Zit. O. SARATA: A colorimetric method for the microdetermination of copper. Jap. J. Med. Sci. Trans. II, Biochem. **2**, 447 (1933).

— — Sur la distillation et la migration du cuivre dans les tissus des plantes vertes. C. r. Acad. Sci. (Paris) **170**, 87 (1920).

MARMORSTON-GOTTESMAN, J., and D. PERLA: Protective actions of copper and iron against Bartonella Muris anemia. Proc. Soc. Exper. Biol. a. Med. **29**, 989 (1931/32).

MARRIOTT, W. M.: Infant nutrition, Ed. 2, St. Louis: C. V. Mosby Company 1935.

MASCHMANN u. HELMERT: Z. physiol. Chem. **223**, 127 (1934). Zit. L. HEILMEYER, W. KEIDERLING u. G. STÜWE: Kupfer und Eisen als körpereigene Wirkstoffe und ihre Bedeutung beim Krankheitsgeschehen. Jena 1941.

MATHEWS, A. P., and S. WALKER: J. of Biol. Chem. **6**, 299 (1909); zit. C. A. ELVEHJEM: The biological significance of copper and its relation to iron metabolism. Physiol. Rev. **15**, 471 (1935).

MATTAUSCH: Kupferbehandlung der Lungentuberkulose. Klin. Wschr. Nr. **1934**, 9.

MAWSON: J. of Physiol. **75**, 201 (1932); **78**, 295 (1933); zit. H. VON EULER: Neuere Ergebnisse an enzymatischen Oxydations- und Reduktions-Systemen. Erg. Enzymforsch. **3**, 157 (1934).

MAZIA, D., and L. J. MULLINS: Radioactive copper and the mechanism of oligodynamic action. Nature (Lond.) **147**, 642 (1941).

McCANCE, R. A., and E. M. WIDDOWSON: Nature (Lond.) **157**, 837 (1946); zit. B. M. MANDELBROTE, M. W. STANIER, R. H. E. THOMPSON and M. N. THRUSTON: Studies on copper metabolism in demyelinating diseases of the central nervous system. Brain **71**, 212 (1948).

McDONALD, I. W.: Nature (Lond.) **157**, 837 (1946); zit. B. M. MANDELBROTE, W. M. STANIER, R. H. E. THOMPSON and M. N. THRUSTON: Studies on copper metabolism in demyelinating diseases of the central nervous system. Brain **71**, 212 (1948).

McFARLANE, W. D.: Application of the sodium diethyldithiocarbamate reaction to the micro-colorimetric determination of copper in organic substances. Biochemic. J. **26**, 1022 (1932).

— Die Verteilung von Eisen in Geweben, insbesondere in der Leber während peptischer Verdauung und Autolyse. J. of Biol. Chem. **106** (1934).

— H. L. FULMER and T. H. JUKES: Studies in embryonic mortality in the chick. I. The effect of diet upon the nitrogen, aminonitrogen, tyrosine, tryptophan, cystine and iron content of the proteins and on the totalcopper of the hen's egg. Biochemic. J. **24**, 1611 (1930).

— and H. L. MILNE: Iron and copper metabolism in the developing chick embryo. J. of Biol. Chem. **107**, 309 (1934).

McGHEE, J. L.: Effects of copper in the diet of one hundred forty persons. J. Labor. a. Clin. Med. **22**, 356 (1936/37).

McGOWAN, J. P.: Edinburgh Med. J. **37**, 85 (1930); zit. HUTCHISON: The role of copperdeficiency aneamia in infancy. Quart. J. Med. **31**, 397 (1930).

— and P. W. BRIAN: Nature (Lond.) **159**, 373 (1947); zit. COMAR, SINGER and DAVIS: Molybdenum metabolism and interrelationships with copper and phosphorus. J. of Biol. Chem. **180**, 913 (1949).

McHARGUE, J. S.: The association of copper with substances containing the fat-soluble A vitamin. Amer. J. Physiol. **72**, 583 (1925).

— Further evidence that small quantities of copper, manganese and zinc are factors in the metabolism of animals. Amer. J. Physiol. **77**, 245 (1926).

— and R. K. CALFEE: Plant Physiol. **6**, 559 (1931); zit. C. A. ELVEHJEM: The biological significance of copper and its relation to iron metabolism. Physiol. Rev. **15**, 471 (1935).

MEHL, J. W., E. PAKOVSKA u. R. J. WINZLER: The amount of copper bound by protein in the biuret reaction. J. of Biol. Chem. **177**, 13 (1949).

MEESEMAECKER, K., u. H. GRIFFON: Chem. Weekbl. **27**, 552 (1930).

Meissen, E.: Meine Erfahrungen bei Lungentuberkulose mit Jodmethylenblau und Kupferpräparaten. Beitr. Klin. Tbk. 23 (1912).
— Zur Chemotherapie der Tuberkulose: Die Toxizität des Kupfers. Z. Tbk. 21, 409 (1913).
Meissner, W.: Ann. Chim. phys. 4, 106 (1817); zit. C. A. Elvehjem: The biological significance of copper and its relation to iron metabolism. Physiol. Rev. 15, 471 (1935).
Meldrum, N. U., and M. Dixon: Biochemic. J. 24, 472 (1930); zit. C. A. Elvehjem: The biological significance of copper and its relation to iron metabolism. Physiol. Rev. 15, 471 (1935).
Mendel, L. B., and H. C. Bradley: Amer. J. Physiol. 17, 167 (1907); zit. C. A. Elvehjem: The biological significance of copper and its relation to iron metabolism. Physiol. Rev. 15, 471 (1935).
Meneghetti: Wirkung des kolloidalen Kupferoxyds auf das hämopoetische Gewebe und Anhäufung der elektropositiven Kolloide in den retikuloendothelialen Zellen. Atti Soc. med.-chir. Padova ecc. 14 (1937).
Merklen, P., R. Waitz et G. Fontès: Recherches expérimentales sur la thérapeutique de l'anémie grave par carenve martiale et notamment par hémorragies. Sang 7, 179 (1933).
Meunier, J., et G. Saint-Laurens: Sur des calculs biliaires humains à forte teneur en cuivre. C. r. Acad. Sci. (Paris) 183, 1311 (1926).
Meyer, H. E.: Der Einfluß von Kupferzufuhr auf die experimentelle Hyperthyreose des Menschen. Klin. Wschr. 13, Nr. 30, 1079 (1934).
Meyerhof u. Boyland: Biochem. Z. 237, 406 (1931); zit. H. von Euler: Neuere Ergebnisse an enzymatischen Oxydations- und Reduktions-Systemen. Erg. Enzymforsch. 3, 157 (1934).
Michaelis, L., and J. Runnström: Proc. Soc. Exper. Biol. a. Med. 32, 343 (1934); zit. C. A. Elvehjem: The biological significance of copper and its relation to iron metabolism. Physiol. Rev. 15, 471 (1935).
Michalski, Z.: Treatment of pulmonary tuberculosis with copper compounds. Polski tygod. lek. 3, Nr. 6, 501 (1948).
— Sodium salicylate and copper aminoacetate in tuberculosis. Lancet 254, 653 (1948).
Miller, J. A., and E. C. Miller: The carcinogenicity of certain derivatives of p-Dimethylaminoazobenzene in the rat. J. of Exper. Med. 87, 139 (1948).
Mills, E. S.: The treatment of idiopathie (hypochromic) anaemia with iron and copper. Canad. Med. Assoc. J. 22, 175 (1930).
Mitchell, H. S., and T. S. Hamilton: The dermal excretion under controlled environmental conditions of nitrogen and minerals in human subjects, with particular reference to calcium and iron. J. of. Biol. Chem. 178, 345 (1949).
— and L. Miller: Inorganic elements of spinach in the treatment of nutritional anaemia. J. of Biol. Chem. 85, 355 (1929/30).
— — Studies in nutritional anemia. Quantitative variations in iron, copper and manganese supplements. J. of Biol. Chem. 92, 421 (1931).
— and Nelson: Textbook of Pediatrics. 5th ed. E. Saunders Publishers, Philadelpia and London 1950; zit. E. Stransky, D. T. Dauis-Lawas and I. L. Lawas: On serum copper level and its importance in childhood. Anal. Paediatr. 179, 1 (1952).
— and M. Vaughan: The relation of inorganic iron to nutritional anaemia. J. of Biol. Chem. 75, 123 (1927).
Mittelbach, H.: Über die desinfizierende Wirkung der Kupfersalze. Zbl. Bakter. 86, 44 (1921).
Möllerström: Das Diabetesproblem. Leipzig: Georg Thieme 1943.
Moewes u. Jauer: Beitrag zur Kupferbehandlung der Lungentuberkulose. Münch. med. Wschr. 61, Nr. 26 (1914).
Moog, F.: Cytochrome oxidase in early chick embryos. J. Cellul. a. Comp. Physiol. 22, 223 (1943).
Morelli: Die Wirkung des Kupfers auf den Kohlehydratstoffwechsel. Boll. Soc. ital. Biol. sper. 13 (1938).
Morgenroth u. Abraham: Depressions-Immunität bei intravenöser Superinfektion mit Streptokokken. Z. Hyg. 94, 163 (1921).
Morrison, D. B., and T. P. Nash: The copper content in infant livers. J. of Biol. Chem. 88, 479 (1930).
Morrisseau: Kupfermorrhuat zur Behandlung der Lungentuberkulose. Presse méd. Nr. 99 (1931).
Muckenhirn, R. J.: J. Amer. Soc. Agronomy 28, 824 (1936); zit. S. Kamegai: Über das Kupfer im Organismus, beobachtet vom Standpunkt seines phylogenetischen, ontogenetischen und geschlechtlichen Unterschieds aus. IV. Das Verhältnis von Kupfer und Eisen im Pflanzengewebe. J. of Biochem. 30, 45 (1939).
Müller, A. H.: Die Rolle des Kupfers im Organismus mit besonderer Besücksichtigung seiner Beziehungen zum Blut. Erg. inn. Med. 48, 444 (1935).

MÜLLER, A. H.: Die Bedeutung und praktische Verwendung des Kupfers in der Inneren Medizin mit besonderer Berücksichtigung seiner Beziehungen zum Blut. Med. Welt **1935**.

MÜLLER, H.: Über Schwankungen der Infektdisposition und über „Parergie". Z. Kinderheilk. **65**, 60 (1947).

MULDER, E. G.: Über die Bedeutung des Kupfers für das Wachstum von Mikroorganismen und über eine mikrobiologische Methode zur Bestimmung des pflanzenverfügbaren Bodenkupfers. Arch. f. Mikrobiol. **10**, 72 (1939).

MUNCH-PETERSEN, M.: Om serumkobber. Nord. Med. **23**, 1459 (1944).

— On serum copper in angina simplex and in infections mononucleosis. Acta med. scand. **131**, 588 (1948).

MUNTWYLER, E., and R. F. HANZAL: Wirkung von Kupfer und anderen Elementen auf den Eisenstoffwechsel. Proc. Soc. Exper. Biol. a. Med. **30** (1933).

MYERS, V. C., and H. H. BEARD: J. Amer. Med. Assoc. **93**, 1210 (1929); zit. C. A. ELVEHJEM: The biological significance of copper and its relation to iron metabolism. Physiol. Rev. **15**, 471 (1935).

— — Studies in the nutritional anaemia of the rat. Influence of iron plus supplements of other inorganic elements upon blood regeneration. J. of Biol. Chem. **94**, 89 (1931).

— — and BARNES: Studies in the nutritional anaemia of the rat. The production of hemoglobinemia and polycythemia in normal animals by means of inorganic elements. J. of Biol. Chem. **94**, 117 (1931).

— D. G. REMP and F. C. BING: Abstract Division of Biological Chemistry, A. S. C., Cleveland, Sept. 10—14, 1934; zit. C. A. ELVEHJEM: The biological significance of copper and its relation to iron metabolism. Physiol. Rev. **15**, 471 (1935).

DE NABIAS: Indikationen zur Anwendung kolloidaler Kupferlösungen bei der Krebsbehandlung. Bull. Assoc. franç. Etude Canc. **19** (1930).

NARASAKA, S.: Studies in the biochemistry of copper. XIII. Blood copper changes in experimental haemolytic anaemia. Jap. J. Med. Sci. Trans. II, Biochem. **3**, 159 (1937).

— Studies in the biochemistry of copper . XIV. Accumulation of copper in the mongolian spot. Jap. J. Med. Sci. Trans. II. Biochem. **3**, 175 (1937).

— Studies in the biochemistry of copper. XXI. Thyroid as a factor in the regulation of blood copper level. Jap. J. Med. Sci. Trans. II. Biochem. **3**, 273 (1937).

— Studies in the biochemistry of copper. XXII. Further report on blood copper changes in experimental haemolytic anaemia. Jap. J. Med. Sci. Trans. II, Biochem. **3**, 283 (1937).

— Studies in the biochemistry of copper. XXIII. Further observation on the effect of thyroidectomy upon the blood copper level. Jap. J. Med. Sci. Trans. II, Biochem. **4**, 1 (1938).

— Studies in the biochemistry of copper. XXVI. Effect of thyroxine upon the blood copper in thyroidectomised animals. Jap. J. Med. Sci. Trans. II, Biochem. **4**, 25 (1938).

— Studies on the biochemistry of copper. XXVII. Metabolism of copper and some endocrine glands other than thyroid. Jap. J. Med. Sci. Trans. II, Biochem. **4**, 29 (1938).

— Studies on the biochemistry of copper XXVIII. On the behaviour of blood copper in haemorrhagic anaemia in thyroidectomised animals. Jap. J. Med. Sci. Trans. II, Biochem. **4**, 33 (1938).

— Studies in the biochemistry of copper. XXXI. On the behaviour of blood copper in hyperemesis gravidarum. Jap. J. Med. Sci. Trans. II, Biochem. **4**, 71 (1938).

— Studies in the biochemistry of copper. XXXIII. Metabolism of copper and adrenaline in normal and thyroidless animals. Jap. J. Med. Sci. Trans. II, Biochem. **4**, 93 (1938).

— Studies in the biochemistry of copper. XXXIV. Further studies concerning the significance of thyroid in the metabolism of copper. Jap. J. Med. Sci. Trans. II, Biochem. **4**, 97 (1938).

NEAL, W. M., and R. B. BECKER: J. Agric. Res. **47**, 249 (1933); zit. C. A. ELVEHJEM: The biological significance of copper and its relation to iron metabolism. Physiol. Rev. **15**, 471 (1935).

— — and A. L. SHEALY: A natural copper deficiency in cattle rations. Science (Lancaster, Pa.) **74**, 418 (1931).

NEARY, E. R.: The use of molybdenizid ferrous sulfate in the treatment of true iron deficiency anaemia of pregnancy. Amer. J. Med. Sci. **212**, 76 (1946).

NEUWEILER, W.: Über die fetale Resorption von Kupfer aus der Placenta. Klin. Wschr. **21**, 521 (1942).

— Über das Blutkupfer in der Schwangerschaft, bei Toxikosen und im Wochenbett. Helvet. med. Acta **10**, 619 (1943).

NEWELL, F. W., J. A. D. COOPER and C. J. FARMER: Effect of bal (2,3 Dimercaptopropanol) on intraocular copper. Amer. J. Ophthalm. **32**, 161 (1949).

NIELSEN, L. A.: Om Serumkobber. Nord. Med. **23**, 1459, 1657 (1944).

— On serum copper. Introduction. Acta med. scand. (Stockh.) **118**, 84 (1944).

NIELSEN, L. A.: On serum copper. Technique of analysis. Acta physiol. scand. (Stockh.) 7, 271 (1944).
— On serum copper. Normal values. Acta med. scand. (Stockh.) 118, 87 (1944).
— On serum copper. Pregnancy and parturition. Acta med. scand. (Stockh.) 118, 92, (1944).
— Serum copper; thyrotoxicosis and myxedema. Acta med. scand. (Stockh.) 118, 431 (1944).
NILSSON, F.: Något om kopparhalten i blodserum. Nord. Med. 21, 278 (1944).
NISSIM, J. A.: Intravenous administration of iron. Lancet 2, 49 (1947).
NITZESCU, I. I., u. I. D. GEORGESCU: Über den Kupfergehalt des Augenwassers und seine Be-stimmung. Klin. Wschr. 14, 97 (1935).
NUMATA, I., u. D. MATSUKAWA: Über die kolorimetrische Mikrobestimmung des Kupfers. J. of Biochem. 30, 395 (1939).
OCCHINO, u. KERNKAMP: Kupfersulfat bei Frambösie. Zbl. Bakter. 114 (1934).
OHLSON, J. A. and K. DAUM: A study of the iron metabolism of normal women. J. Nutrit. 9, 75 (1935).
OKAMOTO, K., M. UTAMURA u. G. MIKAMI: Biologische Untersuchungen des Kupfers. Über die Verteilung des histochemisch nachweisbaren Kupfers bei normalen Tieren. Acta scholae med. Kioto 22, 335 (1938/39).
— — — Biologische Untersuchungen des Kupfers. Über das Kupfer in der Lebercirrhose. Acta scholae med. Kioto 22, 348 (1938/39).
ORENT, E. R., and E. V. McCOLLUM: Effects of deprivation of Manganese in the Rat. J. of Biol. Chem. 92, 651 (1931).
ORTEN, J. M., F. A. UNDERHILL and R. C. LEWIS: A study of certain metals in the Prevention of nutritional anaemia in the rat. J. of Biol. Chem. 96, 1 (1932).
ORTH, O. S., G. C. WICKWIRE and W. E. BURGE: Copper in relation to chlorophyll and hemo-globin formation. Science (Lancaster, Pa.) 79, 33 (1934).
OSGOOD, E. E.: Lab. Diagnosis, P. Blakiston's Son & Company 1935.
— and BAKER: Amer. J. Dis. Childr. 50, 343 (1935); zit. G. V. KROPP, R. H. GOODALE and C. A. COX: Observations on the use of a copper and iron compound in secundary anemia. Med. Rec. 150, 67 (1939).
OSHIMA, F., u. P. SIEBERT: Experimentelle chronische Kupfervergiftung. Ein Beitrag zur Pathogenese der Hämochromatose. Beitr. path. Anat. 84, 106 (1930).
OTHAZ: Kupferbehandlung der Streptokokkenerkrankungen der Haut. Semana méd. 1936, Nr. 11; 1934, Nr. 23; Amer. Chem. Abstr. 29 (1935).
PAPPENHEIMER and JOHNSON: Brit. J. Exper. Path. 17, 335 u. 342 (1936); zit. H. O. HETTCHE u. M. BECKER: Der Einfluß der Metalle auf die Toxinbildung der Diphtheriebakterien. Z. Immunforsch. 96, 440 (1939).
PARFENTJEV, I. A., W. C. DEVRIENT and B. F. SOKOLOFF: The influence of sodium tauro-cholate and copper sulfate on lipase. J. of Biol. Chem. 92, 33 (1931).
PARSONS, L. G.: Anemias of infancy and early childhood: Some observations. J. Amer. Med. Assoc. 97, 973 (1931).
— and J. C. HAWKSLEY: Arch. Dis. Childh. 81, 117 (1935); zit. C. A. ELVEHJEM: The bio-logical significance of copper and its relation to iron metabolism. Physiol. Rev. 15, 471 (1935).
— and E. M. HICKMANS: Arch. Dis. Childh. 8, 95 (1933); zit. C. A. ELVEHJEM: The biological significance of copper and its relation to iron metabolism. Physiol. Rev. 15, 471 (1935).
PASCHKIS, K. E., A. CANTAROW, W. HART and A. E. RAKOFF: Prov. Soc. Exper. Biol. a. Med. 57, 37 (1940); zit. P. FLESCH: The role of copper in mammalian pigmentation. Proc. Soc. Exper. Biol. a. Med. 70, 79 (1949).
PASQUIER, F., J. LESSIAU and M. MACHEBOEUF: Étude des combinaisons du cuivre avec le glutadion. Bull. Soc. chim. Paris 32, 389 (1950).
PEDRERO, E., and F. L. KOZELKA: Effect of various pathological conditions on the copper content of human tissues. Arch. of Path. 52, 447 (1951).
— — Effect of copper on hepatic tumors produced by 3-Methyl-4-Dimethylaminoazobenzene. Arch. of Path. 52, 455 (1951).
PERLA, D.: The protective action of copper and iron against Trypanosoma-Lewisii-infection in albino rats. Amer. J. Hyg. 19, 514 (1934).
— The protective action of copper against Trypanosoma equiperdum infection in albino rats. J. of Exper. Med. 60, 541 (1934).
— Protective action of copper against infection with Mycobacterium tuberculosis (Bovine) in albino rats. Proc. Soc. Exper. Biol. a. Med. 34, 365 (1936).
— and MARMORSTON-GOTTESMAN: Untersuchungen über die Bartonellenanämie. Der schützende Einfluß von Kupfer und Eisen. J. of Exper. Med. 56, 783 (1932).
— M. SANDBERG and O. M. HOLLY: Interpendence of vitamin B_1 and Manganese. III. Man-ganese, copper and iron metabolism in normal rats. Proc. Soc. Exper. Biol. a. Med. 42, 371 (1939).

PETERS, A. W., and O. BURRES: Studies on enzymes: II. The diastatic enzyme of paramoecium in relation to killing concentration of copper sulfate. J. of Biol. Chem. **6**, 65 (1909).

PETRIDES, P., u. H. WILD: Zur Klinik der Hämochromatose. (Mit besonderer Berücksichtigung der Herzbeteiligung und der Pathogenese.) Klin. Wschr. **26**, 521 (1948).

PHELPS, E. B.: J. Amer. Chem. Soc. **28**, 368 (1906); zit. U. SARATA: A colorimetric method of the micro-determination of copper. Jap. J. Med. Sci. Trans. II, Biochem. **2**, 447 (1933).

PHILIPPI, F., J. CABEZAS et al.: Intoxicación por sulfato de cobre. Rev. méd. Chile **76**, Nr. 1, 20 (1948).

PIRIE, N. W.: The cuprous derivatives of some sulphydryl compounds. Biochemic. J. **25**, 614 (1935).

POHL-DRASCH, G.: Die Kupferbehandlung bei Lungentuberkulose. Beitr. Klin. Tbk. **54**, 28 (1923).

POLICARD, A.: Etude par la méthode histospectrographique, du cuivre renfermé dans le foie normal et pathologique. C. r. Soc. Biol. (Paris) **112**, 1418 (1933).

POLONOVSKI, M. et S. BRISKAS: Rôle du cuivre dans la régénération de l'hémoglobine et les hématin au cours de l'anémie provoquée chez les rats. C. r. Soc. Biol. (Paris) **129**, 379 (1938).

POLSON, C. J.: Chronic copper poisoning. Brit. J. Exper. Path. **10**, 241 (1929).

POLSTER, W.: Die Kombinationstherapie der Lungentuberkulose mit dem Cu-Präparat Ebesal und Conteben/PAS. Der Tuberkulosearzt, **1951**, H. 1, 5. Jg., 22.

PRAIN, H. J.: Fatal poisoning of an infant by anti-anemic pills containing iron, manganese and copper. Brit. Med. J. **1949**, 2, Nr. 4635, 1019.

PREGL, F.: Die quantitative organische Mikroanalyse, 2. Aufl. Berlin 1923.

PURR, A.: The influence of vitamin C on intracellular encyme action. Biochemic. J. **27**, 1703 (1933).

QUAM, G. N., and A. HELLWIG: The copper content of milk. J. of Biol. Chem. **78**, 681 (1928).

QUARTAROLI, A.: Sulla questione del rame come componente normale delle piante. Ann. di Chim. **18**, 47 (1928).

— Il binomio ferro-rame in chimica e in biologica. Ann. di Chim. **22**, 517 (1932).

QUASTEL and WHEATLEY: Biochemic. J. **26**, 2169 (1932); zit. H. VON EULER: Neuere Ergebnisse an enzymatischen Oxydations- und Reduktions-Systemen. Erg. Encymforschg. **3**, 157 (1934).

QUINQUAUD, M.: C. r. Acad. Sci. (Paris) **77**, 487 (1873); zit. C. A. ELVEHJEM: The biological significance of copper and its relation to iron metabolism. Physiol. Rev. **15**, 471 (1935).

RABINOWITCH, I. M.: The copper content of urine of normal individuals. J. of Biol. Chem. **100**, 479 (1933).

RAMAGE, H., J. H. SHELDON and W. SHELDON: A spectographic investigation of the metallic content of liver in childhood. Proc. Roy. Soc. (Lond.) **113**, 308 (1933).

RAOULT et BRETON: Sur la présence ordinaire du cuivre et du zinc dans le corps de l'homme. C. r. Acad. Sci. (Paris) **85**, 40 (1877).

RAVAULT, P., PELLERAT et al.: Résultats du traitement des rhumatismes chroniques inflammatoires par les sels de cuivre. Lyon. méd. **181**, Nr. 24, 373 (1949).

VAN RAVESTEYN, A. H.: Metabolism of copper in man. Acta med. scand. (Stockh.) **118**, 163 (1944).

RAWLINSON, W. A.: The effect of the ions of copper, zinc and mercury on the blood pigment. Austral. J. Exper. Biol. a. Med. Sci. **16**, 303 (1938).

REDFIELD, A., TH. COOLIDGE and M. A. SHOTTS: The respiratory Proteins of the blood. I. The copper content and the minimal molecular weight of the hemocyanin of Limulus Polyphemus. J. of Biol. Chem. **76**, 185 (1928).

— — and H. MONTGOMERY: The respiratory proteins of the blood. II. The combining ratio of oxygen and copper in some bloods containing hemocyanin. J. of Biol. Chem. **76**, 197 (1928).

— and E. D. MASON: The respiratory proteins of the blood. III. The acidcombining capacity and the dibasic amino acid content of the hemocyanin of Limulus Polyphemus. J. of Biol. Chem. **77**, 451 (1928).

REDFIELD, A. C.: Biol. Rev. **9**, 175 (1934); zit. C. A. ELVEHJEM: The biological significance of copper and its relation to iron metabolism. Physiol. Rev. **15**, 471 (1935).

— COOLIDGE, T., and A. L. HURD: The Transport of Oxygen and carbon dioxyde by some bloods containing hemocyanin. J. of Biol. Chem. **69**, 475 (1926).

— and D. R. GOODKIND: Brit. J. Exper. Biol. **6**, 340 (1929); zit. C. A. ELVEHJEM: The biological significance of copper and its relation to iron metabolism. Physiol. Rev. **15**, 471 (1935).

REINHOLD: Kupfer bei Staphylokokken- und Streptokokkenseptikämien. Brit. Med. J. **1935** I.

REISER, M.: Die Kupfersulfatmethode zur schnellen quantitativen Bestimmung von Eiweiß im Blut und anderen Körperflüssigkeiten. Dtsch. med. Wschr. **1948**, Nr. 41/42, 532.

REMINGTON, R. E.: Science (Lancaster, Pa.) **77**, 115 (1933); zit. C. A. ELVEHJEM: The biological significance of copper and its relation to iron metabolism. Physiol. Rev. **15**, 471 (1935).

RICHTER, O., A. C. IVY and A. F. MEYER: A study of the dog's stomach and liver for substances effective in pernicious anemia. Proc. Soc. Exper. Biol. a. Med. **31**, 550 (1934).

RIDER, T. H.: Glutaminic acid in the treatment of experimental anaemia. J. of Biol. Chem. **100**, 243 (1933).

RITTER-GEESTHACHT: Über Kupferbehandlung der Lungentuberkulose. Beitr. Klin. Tbk. **48**, 269 (1921).

RITTER, J., u. G. POHL: Der Wert des Kupfers bei der Behandlung der Lungentuberkulose. Beitr. Klin. Tbk. **63**, 606 (1926).

ROBERG, M.: Zbl. Bakter. II. **74**, 333 (1928); zit. W. SCHWARTZ u. H. STEINHART: Untersuchungen über die oligodynamische Wirkung des Kupfers. Arch. f. Mikrobiol. **4**, 301 (1933).

ROBINSON, J. C.: A simple method for determining serum copper. J. biol. Chem. **179**, 1103 (1949).

ROCHE: Trennung des Kupfers vom Hämocyanin bei pH 2,5. Arch. Physiol. Biol. **7** (1930).

RÖTTGER, H.: Kupfer bei Mutter und Kind. Arch. Gynäk. **177**, 650 (1950).

ROHLAND, R.: Zur Frage der antianämischen Wirksamkeit von 1- und 2-wertigem Kupfer. Z. Kinderheilk. **56**, 546 (1934).

RONCATO, A., and B. BASSANI: Arch. Sci. Biol. **19**, 541 (1934); zit. C. A. ELVEHJEM: The biological significance of copper and its relation to iron metabolism. Physiol. Rev. **15**, 471 (1935).

ROSE, W. C., and M. BODANSKY: Biochemical studies an marine organisms. J. of Biol. Chem. **44**, 99 (1920).

ROSEN, E.: Copper within the eye; with the report of a case of typical sunflower cataract of the right eye and copper cataract involving the posterior capsula of the left eye. Amer. J. Ophthalm. **32**, Nr. 2, 248 (1949).

ROSENBERG, M.: Klin. Wschr. **7**, 505 (1929); zit. C. H. SCHWIETZER: Eiweißmangel als ätiologisches Moment der Hämochromatose. Epistolae medicin. a. d. wissenschaftl. Laboratorien der Nordmark-Werke GmbH., Uetersen.

ROSENKRANZ, H.: Untersuchungen über die praktische Verwertbarkeit der oligodynamischen Wirkung der Kupfersalze auf Bakterien. Arch. f. Hyg. **89**, 253 (1930).

ROSENTHAL, S. M., and C. VOEGTLIN: Pub. Health Rep. **46**, 521 (1931); zit. C. A. ELVEHJEM: The biological significance of copper and its relation to iron metabolism. Physiol. Rev. **15**, 471 (1935).

ROSS, A., and I. M. RABINOWITCH: The copper content of urine of normal children. J. of Biol. Chem. **111**, 803 (1935).

ROST u. WEITZEL: Arb. Reichsgesdh.amt **51**, 494 (1919); zit. H. KLEINMANN u. J. KLINKE: Über den Kupfergehalt menschlicher Organe. Virchows Arch. **275**, 422 (1930).

ROTH, F.: Beitrag zur Frage der antianämischen Wirkung des Kupfers. Med. Klin. **31**, 1046 (1936).

ROTH, W., F. ZUBER, E. SORKIN u. H. ERLENMEYER: Über die Eigenschaften einiger Metallkomplexe der p-Aminosalicylsäure. Helvet. chim. Acta **34**, 430 (1951).

ROTHMAN, S., H. F. KRYSA and A. M. SMILJANIC: Proc. Soc. Exper. Biol. a. Med. **62**, 802 (1946); zit. P. FLESCH: The role of copper in mammalian pigmentation. Proc. Soc. Exper. Biol. a. Med. **70**, 79 (1949).

RULON, O.: Differential reduction of janus green during development of the chick. Protoplasma **24**, 364 (1935).

RUMPEL: Z. Nervenheilk. **49**, 54 (1913); zit. F. HAUROWITZ: Über eine Anomalie des Kupferstoffwechsels. Hoppe Seylers Z. **190**, 72 (1930).

RUSSELL, F. C.: Imp. Bur. Animal Nutr., Tech. Communicat. Nr. 15 (1944); zit. C. L. COMAR, L. SINGER and G. K. DAVIS: Molybdenum metabolism and interrelationships with copper and phosphorus. J. of Biol. Chem. **180**, 913 (1949).

RUTHARDT, K.: Elementnachweis im Gewebe. Die quantitative Bestimmung von Metallen in biologischem Material mittels Spektralanalyse. Virchows Arch. **294**, 198 (1934).

RYGGE, J.: Trois cas de coloration brune de l'email de toutes les dents chez trois enfants de meme famille. Acta odontolog. I, 57—74 (1939).

SACCARDI, P., e G. GIULIANI: Biochem. terap. sper. **22**, 169 (1935); zit. P. FLESCH: The role of copper in mammalian pigmentation. Proc. Soc. Exper. Biol. a. Med. **70**, 79 (1949).

SACHS, A.: The effect of bleeding ulcers and haemorrhagic anemia upon whole blood copper and iron. Amer. J. Digest. Dis. **4**, 803 (1937).

— V. E. LEVINE, A. C. ANDERSEN and A. SCHMIT: Studies on the metabolism of iron and copper. Method for the determination of iron and copper in blood serum. J. Labor. a. Clin. Med. **26/1**, 734 (1940/41).

SACHS, A., V. E. LEVINE and A. APPELSIS: Iron in human blood. Arch. Int. Med. **52**, 366 (1933).
— — and A. A. FABIAN: Copper and iron in human blood. I. Normal men and women. Arch. Int. Med. **55**, 227 (1935).
— — — Copper and iron in human blood. II. Blood copper and iron in men and women with various pathologic conditions. Arch. Int. Med. **55**, 241 (1935).
— — — Copper and iron in human blood. III. Blood copper and iron in pregnancy and in the new-born. Arch. Int. Med. **55**, 249 (1935).
— — — Copper and iron in human blood. IV. Normal children. Arch. Int. Med. **58**, 523 (1936).
— — and W. O. GRIFFITH: Copper and iron in human blood. V. Normal adolescent children from 14 to 19 years of age. Arch. Int. Med. **60**, 982 (1937).
— — — Reciprocal relationship of copper and iron in blood. Policythemia vera. Proc. Soc. Exper. Biol. a. Med. **35**, 6 (1936).
— — — and C. H. HANSEN: Copper and iron in human blood. Comparison of maternal and fetal blood after normal delivery and after cesarean section. Amer. J. Dis. Childr. **56**, 787 (1938).
— — F. C. HILL and R. HUGHES: Copper and iron in human blood. Arch. Int. Med. **71**, 489 (1943).
— — A. SCHMIT and R. HUGHES: Rise in serum copper following oral administration of copper sulfate. Proc. Soc. Exper. Biol. a. Med. **46**, 192 (1941).
SALVADEI: Paediatr. prat. 8 (1931); zit. L. HEILMEYER, W. KEIDERLING u. G. STÜWE: Kupfer und Eisen als körpereigene Wirkstoffe und ihre Bedeutung beim Krankheitsgeschehen. Jena 1941.
SANDBERG, M., and O. M. HOLLY: Note on the metabolism of copper in splenectomized rabbits. Proc. Soc. Exper. Biol. a. Med. **32**, 307 (1934/35).
— H. GROSS and O. M. HOLLY: Changes in retention of copper and iron in liver and spleen in chronic diseases accompanied by secondary anemia. Arch. Path. **33**, 834 (1942).
— and D. PERLA: The metabolism of copper and iron in splenectomized rats free from bartonella muris infection. J. of Exper. Med. **60**, 4 (1934).
— — and O. M. HOLLY: Interdependence of Vitamin B$_1$ and manganese. II. Manganese, copper, iron metabolism in B$_1$ deficient rats. Proc. Soc. Exper. Biol. a. Med. **42**, 368 (1939).
SANDELL, E. B.: Colorimetric determination of traces of metals. New York: Interscience Publishers, Inc. 1942.
SANDORF, M. H., H. B. CUPP and J. L. McGHEE: The use of copper and iron in the treatment of secundary anemias. Med. Bull. Vet. Admin. **13**, 16 (1936/37).
SANTESSON: Kupferstudien I. u. II. Scand. Arch. Physiol. (Lpz.) **61**, (1931) u. **63** (1931).
SARATA, U.: A colorimetric method for microdetermination of copper. (First paper on the biochemistry of copper.) Jap. J. Med. Sci. Trans. II, Biochem. **2**, 247 (1933).
— Studies in the biochemistry of copper, II. The copper content of blood with a method for its determination. Jap. J. Med. Sci. Trans. II, Biochem. **2**, 261 (1933).
— Studies in the biochemistry of copper. III. Distribution of copper between the corpuscles and plasma. Jap. J. Med. Sci. Trans. II, Biochem. **2**, 305 (1934).
— Studies in the biochemistry of copper. VI. Copper in relation to the menstruation and pregnancy, with the copper content of men's blood. Jap. J. Med. Sci. Trans. II, Biochem. **3**, 1 (1935).
— Studies in the biochemistry of copper. VII. Behaviour of the blood copper in some anaemic conditions in man and horses, and the copper content of children's blood. Jap. J. Med. Sci. Trans. II, Biochem. **3**, 55 (1935).
— Studies in the biochemistry of copper. VIII. Effect of a gradual loss of blood upon the copper content of blood, with the copper content of bone-marrow. Jap. J. Med. Sci. Trans. II, Biochem. **3**, 63 (1935).
— Studies in the biochemistry of copper. X. Effect of fasting and different foods upon the copper content of blood. Jap. J. Med. Sci. Trans. II, Biochem. **3**, 73 (1935).
— Studies in the biochemistry of copper. XI. Copper and pigmentation of skin and hair. Jap. J. Med. Sci. Trans. II, Biochem. **3**, 79 (1935).
— Studies in the biochemistry of copper. XV. Further observation on the relation between blood copper and sexual phenomenon. Jap. J. Med. Sci. Trans. II, Biochem. **3**, 79 (1935).
— Studies in the biochemistry of copper. XVII. Copper and pigmentation of leaves and flowers. Jap. J. Med. Sci. Trans. II, Biochem. **3**, 197 (1935).
— Studies in the biochemistry of copper. XVIII. Variations in copper content of the assimilative and reproductive organs during the development in plants. Jap. J. Med. Sci. Trans. II, Biochem. **3**, 207 (1935).
— Studies in the biochemistry of copper. XXV. Copper content of blood and tissues of salmon in the breeding season. Jap. J. Med. Sci. Trans. II, Biochem. **4**, 3 (1938).
— Studies in the biochemistry of copper. XXV. Copper content of blood and tissues in the domestic and wild duck. Jap. J. Med. Sci. Trans. II, Biochem. **4**, 7 (1938).

SARATA, U.: Studies in the biochemistry of copper. XXIX. Copper in blood and tissues of carp and bass, especially in relation to sexual maturity. Jap. J. Med. Sci. Trans. II, **4**, 37 (1938).
— Studies in the biochemistry of copper. XXX. Seasonal changes in the amount and distribution of copper in tissues of the cultivated bull-frog. Jap. J. Med. Sci. Trans. II, Biochem. **4**, 65 (1938).
— Studies in the biochemistry od copper. XXXV. Copper in rice plant and seed different periods of development. Jap. J. Med. Sci. Trans. II, Biochem. **4**, 193 (1938).
— Studies in the biochemistry of copper. XXXVI. Concerning the dissolution of copper in soils. Jap. J. Med. Sci. Trans. II, Biochem. **4**, 199 (1938).
— Studies in the biochemistry of copper. XXXVII. The normal blood copper content in the horse and blood copper in septic conditions. Jap. J. Med. Sci. Trans. II, Biochem. **4**, 203 (1938).
— Studies in the biochemistry of copper. XXXVIII. Copper content of bone-marrow in the horse in normal and anaemic conditions. Jap. J. Med. Sci. Trans. II, Biochem. **4**, 207 (1938).
— and A. SUZUKI: Studies in the biochemistry of copper. V. Effect of rapid loss of blood upon the copper content of blood. Jap. J. Med. Sci. Trans. II, Biochem. **2**, 341 (1933).
SARZEAU, M.: J. Pharmacie **16**, 505 (1830); zit. C. A. ELVEHJEM: The biological significance of copper and its relation to iron metabolism. Physiol. Rev. **15**, 471 (1935).
— Kaliumferrocyanid als Reagens auf Kupfer. J. Pharmacie **18**, 653; zit. L. HEILMEYER, W. KEIDERLING u. G. STÜWE: Jena 1941.
SAUBER, A.: Sull'azione ematorigeneratrice delle trasfusioni di sangue con aggiunta di rame. Policlinico Sez. med. **46**, 165 (1939).
SAUTIER, V., et P. LEPPINE: Etude des causes d'erreur dans les réactions d'hémagglutination; rôle du cuivre. Ann. Inst. Pasteur **74**, 261 (1948).
SCHAEFER, K. H.: Zur Pathogenese der Infekt-Anämie, insbesondere ihre Beziehungen zum Eisenstoffwechsel des wachsenden Menschen. Klin. Wschr. **1940**, I. 590; **1940**, II. 979.
— Die Bestimmung des Eisens in biologischem Material, insbesondere des Nichthämoglobin-eisens in geringen Organmengen durch Phenanthrolin als Indikator. Biochem. Z. **304**, 417 (1940).
SCHEDTLER, O., u. E. RÖDIGER: Zur Kupferbehandlung der Tuberkulose. Beitr. Klin. Tbk. **96**, 155 (1941).
SCHEFF: J. Inf. Dis. **54**, 221 (1934); zit. H. O. HETTCHE: Die Bedeutung der körpereigenen Metalle für die Toxinentgiftung des Organismus. Klin. Wschr. **1939**, Nr. 45, 1437.
— and SCHEFF: J. Inf. Dis. **13**, 221 (1932); zit. H. O. HETTCHE u. M. BECKER: Der Einfluß der Metalle auf die Toxinbildung der Diphtheriebakterien. Z. Immunforsch. **96**, 440 (1939).
SCHERER: Vergleichende Pathologie des Nervensystems der Säugetiere. Leipzig: Georg Thieme 1944.
SCHIERGE, M.: Eine kolloidale Gelatine-Kupferoxydhydratlösung für chemotherapeutische Versuche nebst einigen allgemeinen Bemerkungen über die sogenannte Biuretreaktion der Eiweißkörper. Z. exper. Med. **67**, 260 (1929).
SCHIFF, E.: Kupfer und Blutbildung. Med. Welt **1931**, Nr. 10, 334.
SCHIMERT jun., G.: Die Behandlung des Asthma bronchiale mit minimalen Kupferdosen. Dtsch. med. Wschr. **1940**, 125.
SCHIMMERL, F. A.: Electrolytic dissolution of copper in ammoniacal electrolytes. J. Phys. Colloid Chem. **54**, 841 (1950).
SCHINDEL, L.: Über den Kupfergehalt des Blutes. Klin. Wschr. **10**, 743 (1931).
— Chronische Kupfervergiftung und Kupffersche Sternzellen. Beitr. path. Anat. **87**, 768 (1931).
SCHLEUER: Eine ungewöhnliche medizinale Kupfersulfatvergiftung. Dtsch. Z. gerichtl. Med. **39**, 541 (1949).
SCHMIDT, H. G.: Die Kupferbestimmung im Blutserum. Biochem. Z. **302**, 256 (1939).
SCHMIDT, S.: Z. Immunforsch. **42**, 32 (1925); zit. H. O. HETTCHE: Die Bedeutung der körpereigenen Metalle für die Toxinentgiftung des Organismus. Klin. Wschr. **1939**, Nr. 45, 1437.
SCHNETZ, H.: Über den Einfluß des Kupfers auf den Kohlehydratstoffwechsel des Menschen. Z. klin. Med. **129**, 739 (1936).
— Über die Adrenalinhyperglykämie des Kaninchens unter dem Einfluß von Metallen. Arch. exper. Path. u. Pharmakol. **178**, 420 (1935).
— Über eine insulinsparende Wirkung des Kupfers. Klin. Wschr. **15**, 646 (1936).
— Über eine insulinsparende Wirkung des Kupfers. Klin. Wschr. **16**, 664 (1937).
SCHÖBERL: Ber. dtsch. chem. Ges. **64**, 546 (1931); Z. physiol. Chem. **201**, 175 (1931); zit. H. VON EULER: Neuere Ergebnisse an enzymatischen Oxydations- und Reduktions-Systemen. Erg. Enzymforsch. **3**, 157 (1934).
SCHÖNHEIMER, R., u. W. HERKEL: Über die Bedeutung des Kupfers für die Lebercirrhose. Klin. Wschr. **9**, 1449 (1930).
— u. F. OSHIMA: Der Kupfergehalt normaler und pathologischer Organe. Hoppe-Seylers Z. **180**, 249 (1929).

SCHOORL, N., and H. BEGEMANN: Mikrobestimmung von Kupfer auf iodometrischem Wege. Rec. Trav. chim. Pays-Bas **44**, 1077 (1925).

SCHUBE, P. G., and B. D. PRESCOTT: The effect of copper and iron upon the secundary anaemia of therapeutic malaria in general paresis. J. Labor. a. Clin. Med. **24**, 346 (1935).

SCHUBERT, G., H. VOGT, W. MAURER u. F. N. RIEZLER: Tierexperimentelle Indikatoruntersuchungen mit radioaktivem Kupfer. Naturwiss. Ztg. **1943** H. 49/50, 589.

— u. W. RIEZLER: Indikator-Untersuchungen mit Radiokupfer beim Menschen. Klin. Wschr. **1947**, H. 24/25, 304.

— — Zur biologischen Wirkung injizierter künstlich radioaktiver Substanzen. Strahlenther. **76**, 407 (1947).

— W. MAURER u. W. RIEZLER: Tierexperimentelle Indikatoruntersuchungen mit Radiokupfer bei der Tuberkulose. Klin. Wschr. **26**, 493 (1948).

— — — Indikatoruntersuchungen mit Radiokupfer bei der alimentären Rattenanämie. Klin. Wschr. **26**, 555 (1948).

— — — Radioaktive Indikatoren bei Untersuchungen über den Kupferstoffwechsel. Absorption, Speicherung und Ausscheidung des Radiokupfers im Tierexperiment und beim Menschen. Z. inn. Med. **3**, 170 (1948).

— — — Indikatoruntersuchungen mit Radiokupfer. Der Mechanismus der Kupferabsorption bei Zufuhr verschieden hoher physiologischer Kupferdosen und nach Vorbehandlung mit Kupfer und Eisen. Z. inn. Med. **3**, 178 (1948).

— — — Tierexperimentelle Indikatoruntersuchungen mit Radiokupfer in der Schwangerschaft und beim Feten. Arch. Gynäk. **176**, 229 (1949).

SCHULTZE, K. W.: Die Bedeutung der Schwermetalle für die Anämiebehandlung. Klin. Wschr. **11**, 497 (1932).

SCHULTZE, M. O.: The effect of deficiencies in copper and iron on the cytochrome oxidase of rat tissues. J. of Biol. Chem. **129**, 729 (1939).

— Metallic elements and blood formation. Physiol. Rev. **20**, 37 (1940).

— Some biochemical aspects of metabolism of iron and copper, symposia on nutrition. p. 99. Cincinnati: Robert Gould Research Foundation, Inc. 1947.

— The relation of copper to cytochrome oxidase and hematopoietic activity of the bone-marrow of rats. J. of Biol. Chem. **138**, 219 (1941).

— and C. A. ELVEHJEM: The relation of iron and copper to the reticulocyte response in anemic rats. J. of Biol. Chem. **102**, 357 (1933).

— — and E. B. HART: The Availability of copper in various compound as a supplement to iron in hemoglobin formation. J. of Biol. Chem. **106**, 735 (1934).

— — — Further studies on the availability of copper from various sources as a supplement to iron in hemoglobin formation. J. of Biol. Chem. **115**, 453 (1936).

— — — Studies on the copper and iron content of tissues and organs in nutritional anemia. J. of Biol. Chem. **116**, 93 (1936).

— — — Studies on the copper content of blood in nutritional anemia. J. of Biol. Chem. **116**, 107 (1936).

— and S. J. SIMMONS: Studies with radioactive copper. J. Appl. Phys. **12**, 315 (1941).

— — The use of radioactive copper in studies on nutritional anemia of rats. J. of Biol. Chem. **142**, 97 (1942).

SCHWAIBOLD, J., B. BLEYER u. G. NAGEL: Die Bestimmung kleiner Mengen Kupfer, Blei, und Zink mit Dithizon, mit besonderer Hinsicht auf ihre Bestimmung in biochemischen Materialien. Biochem. Z. **297**, 324 (1938).

— u. LESSMÜLLER: Die Bestimmung kleiner Mengen Kupfer, Blei und Zink mit Dithizon, mit besonderer Hinsicht auf ihre Bestimmung in biochemischen Materialien. Die Veraschung. Biochem. Z. **300** (1939); zit. L. HEILMEYER, W. KEIDERLING u. G. STÜWE: Jena 1941.

SCHWARTZ, W., u. H. STEINHART: Untersuchungen über die oligodynamische Wirkung des Kupfers. Arch. f. Mikrobiol. **4**, 301 (1933).

SCHWIETZER, C. H.: Eiweißmangel als ätiologisches Moment der Hämochromatose. Epistolae med. **1951**, 379.

SCOTT, W. W.: Standard methods of chemical analysis, 2nd edition, p. 165. New York 1918.

— and FISHER: Biochemic. J. **1935**, 1048; J. Clin. Invest. **17**, 725 (1938); zit. H. WOLFF: Klinische Spurenelementprobleme. Med. Mschr. **3**, 88 (1949).

SCOULAR, F. I.: A quantitative study, by means of spectrographic analysis, of copper in nutrition. J. Nutrit. **16**, 437 (1938).

SEABORG, G. T.: Artificial radioactivity. Chem. Rev. **27**, 199 (1940).

SEGARD, C. P.: Our present knowledge of the sources and action of copper in nutritional anemia. Amer. J. Digest. Dis. **6**, 315 (1939).

SELAVRY-LIPPOLD, A.: Sind carcinomatöse Prozesse durch die Kupferchlorid-Kristallisations-Methode nachzuweisen? Med. Klin. **4**, 107 (1952).

SEVERY, H. W.: J. of Biol. Chem. **55**, 79 (1923); zit. C. A. ELVEHJEM: The biological significance of copper and its relation to iron metabolism. Physiol. Rev. **15**, 471 (1935).

SHELDON, J. H.: Some considerations on the influence of copper and manganese on the
therapeutic activity of iron. Brit. Med. J. **2**, 869 (1932).

— Kupfer als Therapeutikum. Brit. Med. J. **1934**, Nr. 3810.

— Haemochromatosis. Lancet, November **1934**, 10, 1031.

— and H. RAMAGE: Kupfer bei verschiedenen Erkrankungen. Proc. Roy. Soc. (Lond.) **113**,
1033; zit. L. HEILMEYER, W. KEIDERLING u. G. STÜWE, Jena 1941.

— — Spectographic analysis of human tissues. Biochemic. J. **25**, 1608 (1931).

— — On the occurence of copper and manganese in preparations of iron. Quart. J. Med. **1**,
135 (1932).

SHARPLESS, G. R.: The effects of copper on liver tumor induction by p-dimethylaminoazobenzene, Federat. Proc. **5**, 239 (1946).

SHER u. SWEANY: Beeinflussung des Tuberkelbacillenwachstums durch chemische Faktoren.
Metallkatalyse. J. Bakter. **101**, H. 6, 37.

SHIKATA, M., I. TACHI and N. HOZAKI: Mem. Coll. Agr. Kyoto **4**, 49 (1927); zit. U. SARATA:
A colorimetric method for the microdetermination of copper. Jap. J. Med. Sci. Trans. II
Biochem. **2**, 447 (1933).

SIMON, A.: Über Kupferschädigungen und die Beziehung zum Raynaudschen Symptomenkomplex. Arch. Gewerbepath. u. Hyg. **2**, 71 (1931).

SJOLLEMA, B.: Kupfermangel als Ursache von Krankheiten bei Pflanzen und Tieren. Biochem. Z. **267**, 151 (1933).

— Biochem. Z. **1934**, 150; zit. H. WOLFF: Klinische Spurenelementprobleme. Med. Mschr. **3**,
88 (1949).

SKINNER, J. H., and W. H. PETERSON: The determination of manganese in animal meterials.
J. of Biol. Chem. **88**, 347 (1930).

— — and H. STEENBOCK: The manganese metabolism of the rat. J. of Biol. Chem. **90**, 65
(1931).

SKINNER, J. T., H. STEENBOCK and W. H. PETERSON: Design and use of a glass cage in
anaemia studies. J. of Biol. Chem. **97**, 227 (1932).

SCOUGE: Klinische und experimentelle Untersuchungen über das Serumeisen. Oslo 1939.

SMITH, E. E., and P. GRAY: The distribution of copper in early embryo chicks. J. of. Exper.
Zool. **107**, Nr. 2, 183 (1948).

SOMMER, A. L.: Plant Physiol. **6**, 339 (1931); zit. C. A. ELVEHJEM: The biological significance
of copper and its relation to iron metabolism. Physiol. Rev. **15**, 471 (1935).

SOMOGYI, J.: Ber. ges. Physiol. **88**, 329 (1935); zit. M. O. SCHULTZE, C. A. ELVEHJEM and
E. B. HART: Studies on the copper content of the blood in nutritional anemia. J. of Biol.
Chem. **116**, 107 (1936).

SORDELLI u. WERNICKE: Untersuchungen über die oligodynamische Wirkung des Wassers
durch Kupfer. C. r. Soc. Biol. (Paris) **85** (1921).

SORKIN, E., W. ROTH u. H. ERLENMEYER: Über von Cu abhängige bakteriostatische Wirkungen. Experientia (Basel) **7**, 64 (1951).

SPACU, G.: Kupferbestimmung mit dem Pyridin-Rhodanid-Komplex. Chem. Zbl. **1922**, II.

SPILLANE, J. D., J. W. KEYSER and R. A. PARKER: Amino-aciduria and copper metabolism
in hepatolenticular degeneration. J. Clin. Path. **5**, 16 (1952).

SPIRO, K.: Die oligodynamische Wirkung des Kupfers. Münch. med. Wschr. **1915**, 1601.

STAHEL, R., u. STOCKMANN: Zit. QUINCKE u. HOPPE-SEYLER: Die Krankheiten der Leber.
S. 723, 1912.

STEDMAN, E., and E. STEDMAN: Biochemic. J. **19**, 544 (1925); **20**, 938 (1926); zit. C. A.
ELVEHJEM: The biological significance of copper and its relation to iron metabolism.
Physiol. Rev. **15**, 471 (1935).

STEELE, S. D., and L. RUSSELL: The determination of copper in nickel-dearing steels and
cast irons: a photometric method. Analyst **74**, 105 (1949).

STEIN, H. B., and R. C. LEWIS: Is erithropoetic action of copper dependent upon presence
of adequate supply of iron in diet? Proc. Soc. Exper. Biol. a. Med. **29**, 1174 (1932).

— — Stimulating actions of copper on erythropoesis. J. Nutrit. **6**, 465 (1933).

STERN, K.: Zur Frage der Kupfertherapie bei äußerer Tuberkulose. Med. Klin. **11**, 455 (1914).

STEUSSIJ, C. D.: Über Kupferbestimmung in biologischem Material. Biochem. Z. **296**, 255 (1938).

STEWART and PERCIVAL: Biochemic. J. **22**, 559 (1928); zit. H. HÄUSLER: Über Beeinflussung
der Zustandsform des Calciums durch Kupfer. Klin. Wschr. **13**, 380 (1934).

STICH, W.: Die Bedeutung der B_2-Vitamine für den Dualismus der Porphyrine und den Aufbau
von Häminproteiden. Dtsch. med. Wschr. **75**, Nr. 37, 1217 (1950).

STIEGELE, A.: Cuprum metallicum (Kupfer). Hippokrates **20**, 33 (1949).

STILES, W.: Trace elements in plants and animals, especially p. 131. New York: The Macmillan
Company, 1946.

STOPCZYK, I.: Treatment of pulmonary tuberculosis with copper compounds. Polski tygod lek. 1948, 3, Nr. 4, 106.

STOTZ, E., C. J. HARRER and C. A. KING: A study of „Ascorbic Acid Oxidase" in relation to copper. J. of Biol. Chem. 119, 511 (1936).

— — — The chemical nature of „Ascorbid Acid Oxidase". Science (Lancaster, Pa.) 86, 35 (1937).

STRANSKY, E., D. T. DAUIS-LAWAS and I. L. LAWAS: On serum copper level and its importance in childhood. Anal. Paediatr. 179, 1 (1952).

STRAUB, W.: Pharmakologisch-toxikologisches über Kupfersulfat. Münch. med. Wschr. 1947, Nr. 1/2, 8.

STRAUSS, A.: Weiterer Beitrag zur Chemotherapie der Äußeren Tuberkulose. Münch. med. Wschr. 1912, 59.

— Epitheliombehandlung mit Kupfersalzen (Kupferlecithin). Dtsch. med. Wschr. 38 (1912).

— Zur Kupferbehandlung der äußeren Tuberkulose. Dtsch. med. Wschr. 39 (1913).

— Kupferbehandlung der Tuberkulose und Chemotherapie. Z. Chemother. 2, 171 (1914).

STRECK, A.: Über die oligodynamische Wirkung des Kupfers auf Bakterien. Hygien. Rdsch. 1919, Nr. 20, 21.

STÜCKRODT, H.: Die Beeinflussung der Milch-Anämie und Leukopenie junger wachsender Ratten durch kleinste Eisen- und Kupferdosen und durch Pentosenucleotid. Med. Univ.-Klin. Göttingen, Diss. 1937.

SÜMEGI, ST.: Frankf. Z. Path. 43, 34 (1934); 44, 3 (1934); Verh. ung. path. Ges. 1933 u. 1934; Beitr. path. Anat. 92. Zit. ST. SÜMEGI: Kupferhaushalt und experimenteller Rattenkrebs. Frankf. Z. Path. 48, 35 (1935).

— Kupferhaushalt und experimenteller Rattenkrebs. Frankf. Z. Path. 48, 35 (1935).

SUGIHARA: Über die tödlichen Dosen und über die Verteilung von Kupfer und Mangan bei Kaninchen nach Injektion in den portalen wie auch den peripheren Blutkreislauf. Acta scholae med. Kioto 7 (1925).

SUMNER, J. B., and L. O. POLAND: Proc. Soc. Exper. Biol. a. Med. 30, 553 (1933); zit. C. A. ELVEHJEM: The biological significance of copper and its relation to iron metabolism. Physiol. Rev. 15, 471 (1935).

SUPPLEE, G. C., and B. BELLIS: J. Dairy Sci. 5, 455 (1922); zit. C. A. ELVEHJEM: The biological significance of copper and its relation to iron metabolism. Physiol. Rev. 15, 471 (1935).

SUZUKI, A., and U. SARATA: Studies in the biochemistry of copper. IV. The copper content of red and white blood cells. Jap. J. Med. Sci. Trans. II, Biochem. 4, 309 (1934).

TANON, M., LASSABLIÈRE et PEYCELON: Du renforcement antiseptique des solutions de sulfate de cuivre par l'addition de très faible doses de sels. Paris méd. 94, 202 (1934/II).

TAVERNE: Beiträge über den Gehalt von Zink und Kupfer in normalen und krebshaltigen Geweben. Nederl. Tijdschr. Geneesk. 67, Nr. 25 (1923).

TAUBER, F. W., and A. C. KRAUSE: The role of iron, copper, zinc and manganese in the metabolism of the ocular tissues, with special reference to the lens. Amer. J. Ophthalm. 26, 260 (1943).

THEORELL, H.: Über die Wirkungsweise der Katalasen. Experientia (Basel) 4, 100 (1948).

THIERS, H.: Les accidents cutanés liés à l'administration des sels de cuivre par la voie rectale. Rev. rhumat. (Paris) 17, Nr. 2, 78 (1950).

THOMPSON and ELLIS: Zit. H. WOLFF: Klinische Spurenelementprobleme. Med. Mschr. 3, 88 (1949).

THOMPSON, R. H. S., and D. WATSON: Serum copper levels in pregnaney and in preeclampsia. J. Clin. Path. 2, 193 (1949).

THUDICUM, L. J. W.: Die chemische Konstitution des Gehirns des Menschen und der Tiere. Tübingen 1901.

TINGEY, A. H.: J. Ment. Sci. 83, 452 (1937); zit. J. N. CUMINGS: The copper content of brain and liver in the normal and in hepato-lenticular degeneration. Brain 71/72, 410 (1948/49).

TITUS, R. W., and J. S. HUGHES: The storage of manganese and copper in the animal body and its influence on hemoglobin building. J. of Biol. Chem. 83, 463 (1929).

TKACHENKO, L.: Über den Einfluß von Metallsalzen auf den Blutzuckergehalt. J. of Orient. Med. 7, 66 (1927).

TODD, J. C., and A. H. SANFORD: Clinical diagnosis by laboratory methods. W. B. Saunders Co. 1930.

TOFFOLI, C.: Su un complesso molecolare di rame, tiosinamino ed antipirina. Rendic. Ist. sup. san. Roma 11, Nr. 1, 132 (1948).

TOMPSETT, S. L.: The copper content of blood. Biochemic. J. 28, 1544 (1934).

— The excretion of copper in urine and faeces and its relation to the copper content of the diet. Biochemic. J. 28, 2088 (1934).

— The copper and „inorganic" iron contents of human tissues. Biochemic. J. 29, 480 (1935).

— Factors influencing the absorption of iron and copper from the alimentary tract. Biochemic. J. 34, 961 (1940).

TRACHSLER: Spektographische Untersuchungen am menschlichen Auge. Med. Diss. Basel.

TSCHIRCH, A.: Zit. F. B. FLINN and J. M. INOUYE: Some physiological aspects of copper in the organism. J. of Biol. Chem. **84**, 419 (1929).

TÜCHLER, K., u. H. RANZENHOFER: Wien. med. Wschr. **90**, 115 (1940); zit. W. C. KUZELL, R. W. SCHAFFARZICK, E. A. MANKLE and G. M. GARDNER: Copper treatment of experimental arthritis. Ann. Rheumat. Dis. **10**, 328 (1951).

TUYUNO: Beiträge zur Kenntnis über das Kupfer im Organismus. Über das Kupfer im Blute. Okayama-Igakkai-Zasshi. **49** (1937).

— Beiträge zur Kenntnis über das Kupfer im Organismus. Über die Verteilung des Kupfers in den Organen und über das Schicksal des parenteral eingeführten Kolloidkupfers. Okayama-Igakkai-Zasshi. **49** (1937).

TYSON, T. L., H. H. HOLMES and C. RAGAN: Amer. J. Med. Sci. **220**, 418 (1950); zit. W. C. KUZELL, R. W. SCHAFFARZICK, E. A. MANKLE and G. M. GARDNER: Copper treatment of experimental and clinical arthritis. Ann. Rheumat. Dis. **10**, 328 (1951).

UHL, R.: Über lösliche Metallverbindungen geschwefelter Eiweißkörper mit besonderer Berücksichtigung des Kupfers. Z. physiol. Chem. **84**, H. 7 (1913).

UHLENHUT: 1,2-diamidoantrachinon-3-sulfosäure als Reagens auf Kupfer. Chem. Ztg. **34**, 887 (1911).

ULLRICH, O.: Zur Systematik aregeneratorischer und hyperplastischer Reaktionen des Blutsystems (mit einschlägiger Kasuistik). Z. Kinderheilk. **53**, 487 (1932).

UNDERHILL, F. A., J. M. ORTEN and R. C. LEWIS: The inability of metals other than copper to supplement iron in curing the nutritional anemia of rats. J. of Biol. Chem. **91**, 13 (1931).

— — E. R. MUGRAGE and R. C. LEWIS: The effect of the prolonged feeding of a milk-iron-copper diet to rats. J. of Biol. Chem. **99**, 469 (1933).

USHER, S. J., P. N. MacDERMOT and E. LOSINSKI: Prophylaxis of simple anemia in infancy with iron and copper. Amer. J. Dis. Childr. **49**, 642 (1935).

USSOLZEW, S.: Über den Einfluß von Kupferdarreichungen auf den Blutzuckerspiegel. Biochem. Z. **276**, 431 (1935).

VAUGHAN, J. M.: The anemias. London, Oxford University Press, 1934 and 1936.

VILLANOVA, P.: Action comparée des sels d'or et des sels de cuivre dans le traitement des polyarthrites chroniques inflammatoires. J. prat. (Paris) **63**, No. 30, 383 (1949).

VOEGTLIN, C., J. M. JOHNSON and S. M. ROSENTHAL: Catalytic action of copper in oxidation of crystalline glutathione. Publ. Health Rep. **46**, 2234 (1931).

VOLLAND, W.: Gehirnbefunde bei Hämochromatose. (Zugleich ein Beitrag zur Frage des Eisen- und Kupferstoffwechsels bei der Hämochromatose.) Z. inn. Med. **2**, 634 (1947).

— Über Mineralstoffwechselstörungen des Gehirns. Eisen- und Kupferstoffwechsel des Gehirns. Med. Mschr. **1949**, 246.

— M. ZINGSHEIM u. H. GOHR: Über den Serumkupferspiegel bei Inanitionszuständen. Ärztl. Forsch. **1950**, I, 242.

WADDEL, J., H. STEENBOCK and E. B. HART: J. Nutrit. **4**, 53 (1931); zit. C. A. ELVEHJEM: The biological significance of copper and its relation to iron metabolism. Physiol. Rev. **15**, 471 (1935).

WAGNER-JAUREGG, TH., u. H. W. RZEPPA: Hemmung glykolytischer Systeme durch Schwermetalle und Wiederaufhebung der Hemmung. Hoppe-Seylers Z. **243**, 166 (1936).

WAITZ, C.: Zur Kupferbehandlung äußerer Tuberkulose. Med. Klin. 88, 1481 (1928).

WALBUM: Metallsalztherapie. Z. Immunitätsforsch. **43** (1925); **47** (1926); **49** (1926); Dtsch. med. Wschr. **51**, 1188 (1925); **52**, 1043 (1926); Z. Tbk. **48** (1926); Danske Vidensk. Selsk. Biol. Med. **3**, 6 (1921); C. r. Soc. Biol. (Paris) **80** (1921).

— Versuche über die therapeutische Wirkung von Metallsalzen. Acta path. scand. (Copenh.) **1**, H. 4 (1924).

WALDSCHMIDT u. LEITZ: Naturwiss. **18**, 280 (1930); zit. H. VON EULER: Neuere Ergebnisse an enzymatischen Oxydations- und Reduktions-Systemen. Erg. Enzymforsch. **3**, 157 (1934).

WALKER, R.: J. Assoc. Off. Agric. Chem. **13**, 426 (1930); zit. U. SARATA: A colorimetric method for microdetermination of copper. Jap. J. Med. Sci. Trans. II, Biochem. **2**, 447 (1933).

WAUGH, T. R.: Int. Med. **47**, 71 (1931); zit. C. A. ELVEHJEM: The biological significance of copper and its relation to iron metabolism. Physiol. Rev. **15**, 471 (1935).

WEBER, H.: Zur Behandlung der Lungentuberkulose mit Kupfer. Wien. klin. Wschr. **3**, 57 (1941).

WELLS, DE WITT u. CARPER: Studien über die Chemotherapie der Tuberkulose. Z. Chemother. **2** (1914).

WHIPPLE, G. H., and F. S. ROBSCHEIT-ROBBINS: Simple experimental anemia and liver extracts. Proc. Soc. Exper. Biol. a. Med. **24**, 860 (1927).

— — Blood regeneration in severe anemia. Optimum iron therapy and salt effect. Amer. J. Physiol. **92**, 362 (1930).

— — Eisen und seine Ausnutzung bei experimenteller Anämie. Amer. J. Med. Sci. **191** (1936).

WHITE, C. P.: Copper in tumours and in normal tissues. Lancet **1921**, II, 701.
— Pharmaz. Weeklb. **58**, 1482 (1921); zit. H. KLEINMANN u. J. KLINKE: Über den Kupfergehalt menschlicher Organe. Virchows Arch. **275**, 422 (1930).
WIDDOWSON, E. M., and R. A. McCANCE: Biochemic. J. **31**, 2029 (1937); zit. J. H. HUTCHISON: The role of copper in iron-deficiency anaemia in infancy. Quart. J. Med. **31**, 397 (1938).
WIEMANN: Kupfervergiftung durch Hüttenrauch. Dtsch. tierärztl. Wschr. **1939**, 279.
WILCKE: Typhusbehandlung mit Cupronat. Med. Klin. **22**, 950 (1914).
WILKERSON, V. A.: The chemistry of embryonic grooth. IV. The requirement of the pig embryo for copper. J. of Biol. Chem. **104**, 541 (1934).
WILLARD, J. T.: J. Amer. Chem. Soc. **30**, 902 (1908); zit. C. A. ELVEHJEM: The biological significance of copper and its relation to iron metabolism. Physiol. Rev. **15**, 471 (1935).
WILLIAMSON, C. S., and P. EWING: Effect of copper and iron on hemoglobin of the rat in nutritional and hemorrhagic anemias. Proc. Soc. Exper. Biol. a. Med. **28**, 1076 (1930/31).
WINTROBE, M. M., and R. T. BEEBE: Medicine **12**, 187 (1933); zit. C. A. ELVEHJEM: The biological significance of copper and its relation to iron metabolism. Physiol. Rev. **15**, 471 (1935).
WOHLFEIL, T.: Über Fermenthemmung und -förderung bakterieller Fermente im infizierten Tierkörper. I. Verlauf der Diphtherieinfektion unter der Wirkung von Schwermetallen, Phosphaten und Magnesium und deren Bedeutung für die Theorie der Aggressine. Zbl. Bakter. **139**, 417 (1937).
WOLFF, H.: Klinische Spurenelementprobleme. Med. Mschr. **3**, 88 (1949).
WOLFF, L. K., and A. EMMERIE: Über das Wachstum des Aspergillus niger und den Kupfergehalt des Nährbodens. Biochem. Z. **228**, 443 (1930).
WOOD, E. C., and E. M. AULT: Notes on the determination of copper in foods by High's method. Analyst **74**, 602 (1949).
YOSIDA, S.: Studies in the biochemistry of copper. XIX. A note on the influence of copper upon the oxidation quotient of the urine. Jap. J. Med. Sci. Trans. II, Biochem. **3**, 221 (1935).
YOSHIKAWA, H.: Studies in the biochemistry of copper. XVI. Copper in black and white hairs of the aged people. Jap. J. Med. Sci. Trans. II, Biochem. **3**, 195 (1935/36).
— Studies in the biochemistry of copper. XX. Copper in ceratinous appendages of skin. Jap. J. Med. Sci. Trans. II, Biochem. **3**, 269 (1937).
— Studies in the biochemistry of copper. XXXII. Experimental fever and blood copper. Jap. J. Med. Sci. Trans. II, Biochem. **4**, 89 (1938).
— Studies in the biochemistry of copper. XL. Content and form of copper in cerebrospinal fluid. Jap. J. Med. Sci. Trans. II, **4**, 219 (1939).
— Studies in the biochemistry of copper. XLI. On apparent intervention of suprarenal gland in the regulation of blood copper. Jap. J. Med. Sci. Trans. II, Biochem. **4**, 223 (1939).
— Studies in the biochemistry of copper. XLII. Copper metabolism and hypophysis. Jap. J. Med. Sci. Trans. II, Biochem. **4**, 231 (1939).
— P. F. HAHN and W. F. BALE: The form of combination of radioactive iron and copper in plasma following ingestion. Proc. Soc. Exper. Biol. a. Med. **49**, 285 (1942).
— — — Red cell and plasma radioactive copper in normal and anemic dogs. J. of Exper. Med. **75**, 489 (1942).
v. ZALKA, E.: Untersuchungen über Kupfergehalt bei Lebercirrhosen. Zbl. Path. **52**, Erg.-H. 180 (1931).
ZANDA, G. B.: La importanza del rame nell'organismo animale. Biochem. e Terap. sper. **11**, 7 (1924).
— Verteilung des Kupfers vom biologischen Gesichtspunkt. Arch. ital. di biol. **74** (1925).
ZBINDEN, C.: Bull. Soc. Chim. biol. **13**, 35 (1931); zit. U. SARATA: A colorimetric method for the micro-determination of copper. Jap. J. Med. Sci. Trans. II, Biochem. **2**, 447 (1933).
ZILCH, M. J.: Heilsame Kupferpotenzen. Hippokrates **21**, 158 (1950).
ZONDEK, S. G., u. M. BANDMANN: Kupfer in Frauenmilch und Kuhmilch. Klin. Wschr. **2**, 1528 (1931).
— — Dtsch. med. Wschr. **3**, 91 (1933); zit. J. KARP: Kupfer und B-Vitamin. Z. exper. Med. **89**, 765 (1933).

I. Einleitung.

In dieser Zeitschrift haben in größeren Übersichtsarbeiten 1919 Gräfin VON LINDEN über „Die bisherigen Tatsachen und die therapeutischen Aussichten der Kupfertherapie" berichtet und 1935 A. H. MÜLLER über „Die Rolle des Kupfers im Organismus mit besonderer Berücksichtigung seiner Beziehungen zum Blute". Die Bedeutung des Kupfers (Cu) in Physiologie und Pathologie geht aus diesen

Ausführungen schon eindrucksvoll hervor. 1941 haben dann HEILMEYER, KEIDERLING und STÜWE in einer Monographie „Kupfer und Eisen als körpereigene Wirkstoffe und ihre Bedeutung beim Krankheitsgeschehen" mit einer den klinischen Verhältnissen angepaßten, verbesserten Cu-Bestimmungsmethode im Blute umfangreiche, wertvolle, eigene Ergebnisse aus der Beobachtung am Krankenbett zusammengestellt. Es besteht kein Zweifel, daß die letzteren Autoren vor allem im deutschsprachigen Gebiet — im angelsächsischen Schrifttum wurde dem Cu schon etwas früher größere Beachtung geschenkt [s. ELVEHJEM (1935)] — wesentlich dazu beigetragen haben, die Aufmerksamkeit in wachsendem Maße auf die Wichtigkeit dieses Elementes im Lebensprozeß zu lenken. Untersuchungen beim Kinde sind bis heute verhältnismäßig wenig durchgeführt worden und eine zusammenhängende Darstellung fehlt noch. Wenn diese Lücke ausgefüllt werden soll, ist ein ausgiebiges Zurückgreifen auf die wesentlichsten Ergebnisse, die beim erwachsenen Menschen, bei Tier und Pflanze erhalten wurden, eine notwendige Voraussetzung.

Cu gehört zu den sog. Spurenelementen. An ihre Gegenwart ist der Ablauf des gesamten organischen Lebens gebunden und ihre Bedeutung scheint nach den Ergebnissen der biologischen Forschung diejenige der Vitamine, Hormone und Fermente z. T. noch zu übertreffen (WOLFF). Cu-Mangel verursacht z. B. in der 1. oder 2. Generation Appetitlosigkeit, Abmagerung, Wachstumshemmung, Anämie, Sterilität und Tod (AWE). Über den Wirkungsmechanismus der Spurenelemente im menschlichen Organismus ist allerdings Genaueres noch nicht bekannt. Eine gewisse Vorstellung vermittelt das bekannte Beispiel der Wirkung des WARBURGschen Atmungsfermentes, wobei durch Valenzwechsel das komplex gebundene Eisen (Fe) molekularen O_2 aufnehmen, bzw. an die Zelle abgeben kann; in 2wertiger Form dient das Fe als Übernehmer und in 3wertiger Form als Überbringer. Im Lebensprozeß der Pflanzen scheint die primäre Wirkung des Cu (ähnlich Mn und Fe) in der Eigenart seines Atoms und Jons zu suchen zu sein. Die verhältnismäßig kleinen Jonen, die wechselnde Valenz, die große magnetische Suszeptibilität und das Komplexbildungsvermögen bilden den physikochemischen Grund seiner biologischen Wirkung (AWE). Infolge des kleinen Atomvolumens hat Cu eine entsprechend hohe Ladung und greift besonders intensiv in den elektrochemischen Betrieb der Zellen ein, also in die biologisch wichtigen Strukturen, deren jeweiliger Zustand sehr stark durch die elektrostatischen Verhältnisse in den Zellen und ihrer Umgebung bedingt ist (HANDOVSKY). Eigenartig ist besonders die Neigung, vor allem bei komplexen Verbindungen, seine Elektronen abzugeben oder zu empfangen und so als Elektronenvermittler zu wirken. Vielleicht noch wichtiger ist seine Fähigkeit, eine diamagnetische Atomgruppe reversibel in einen äußerst aktiven radikalartigen Zustand mit starkem magnetischem Feld zu bringen (AWE). Die am Pflanzenstoffwechsel erhobenen Befunde werden sicherlich fruchtbringend auf die Untersuchungen beim Menschen wirken müssen.

Es hat den Anschein, daß gerade beim *wachsenden Organismus* dem Cu eine ganz besondere Bedeutung zukommt. In fast allen Fällen, wo wir einen erhöhten Cu-Gehalt finden, sei es in Organen oder im Blut, in Samen oder Pflanzenprozessen, beim Feten oder Neugeborenen, bei Schwangeren oder bei Lebercirrhose (HERKEL): Überall finden wir wachsendes oder zum Wachstum bestimmtes oder das Wachstum nährendes Gewebe. Es steht heute fest, daß die *Hauptaufgabe* des Cu, wie auch aller anderen Spurenelemente im Organismus, in der *Katalyse lebenswichtiger Stoffwechselprozesse* (Bildung und Tätigkeit der Fermente, Vitamine, Hormone, Redoxkörper, Blut, Antitoxine, Farbstoffe usw.) besteht, wie im einzelnen im folgenden dargelegt werden soll. Ein überblickendes, tieferes Verstehen der vielseitigen Aufgaben des Cu, der komplizierten Zusammenhänge im wachsenden Organismus ist allerdings noch nicht möglich. Die *Grundlage zu weiteren Forschungsergebnissen bildet aber die Kenntnis und systematische Zusammenstellung bewiesener Vorgänge.* Dabei scheint sich die *klinische Bedeutung* der Verfolgung des Cu im Organismus schon deutlich abzuzeichnen.

II. Methoden der Cu-Bestimmung.

a) Ältere Methoden.

Schon anfangs des vorigen Jahrhunderts wurde Cu chemisch bestimmt. 1832 führte SARZEAU die erste quantitative Cu-Bestimmung in biologischem Material aus. Seine Methode besteht darin, daß nach Entfernung des Niederschlages, der nach Ammoniakzusatz zur Asche entsteht, im Filtrat in saurer Lösung Cu mit Kaliumferrocyanid gefällt wird; der Niederschlag wird gewaschen, getrocknet und gewogen. 1848 schlägt DESCHAMPS vor, das Cu mit H_2S aus einer sauren Aschenlösung zu fällen, den Niederschlag mit HNO_3 zu lösen, unter Zugabe einer alkoholischen Pottasche Cu-Hydroxyd zu gewinnen und das Cu als CuO auszuwiegen.

Einen kurzen Überblick über die seit der Jahrhundertwende angewandten Methoden geben 1929 ELVEHJEM und LINDOW und 1941 HEILMEYER.

HILL gab 1902 als erster eine *colorimetrische* Cu-Bestimmungsmethode an; er verglich die blaue Farbe, die durch Zusatz von NH_4OH entsteht, mit einer Standardlösung. 1911 schlug GUERITHAULT vor, das Cu in saurer Lösung mittels H_2S zu fällen, das CuS in Säure zu lösen und das Cu nach *elektrolytischem* Absetzen zu bestimmen. MAQUENNE und DEMOUSSEY empfehlen 1919 mittels Zentrifugieren Ca und andere unlösliche Sulfate zu entfernen und das Cu aus dem Filtrat mittels Elektrolyse zu gewinnen. Der Niederschlag wurde gelöst und das Cu colorimetrisch mit Kaliumferrocyanid bestimmt.

Eine Reihe von Autoren arbeiteten in den folgenden Jahren mit der *Xanthate*-Methode, die bei SCOTT (Standard methods of chemical analysis, New York, 1918) beschrieben ist. SUPPLEE und BELLIS (1922) arbeiteten ebenfalls mit dieser Methode. ELVEHJEM sieht aber einen großen Nachteil bei dieser Methode darin, daß die Cu-Xanthate Lösungen leicht trüb sind, was einen exakten Vergleich im Colorimeter sehr erschwert. Bei der elektrolytischen Methode von PREGL, mit der LIEB 1921 u. a. arbeiteten, werden große Mengen von Untersuchungsmaterial gebraucht, und nach ELVEHJEM werden nur 75% des Total-Cu erfaßt.

b) Neuere Methoden.

1927 hat WARBURG mit einer von ihm ausgearbeiteten Methode absolut brauchbare Werte in biologischem Material erzielt. Das Prinzip ist folgendes:

Cystein oxydiert sich nur in Gegenwart von Schwermetallen; wirksam sind dabei vor allem Fe, Mn und Cu. WARBURG fand, daß Pyrophosphat die Wirkung von Fe und Mn hemmt bzw. aufhebt. Die kleinste Menge Cu, die so bestimmt werden kann, beträgt 10^{-5} mg. Schon in $1/10$ cm³ Serum ist Cu zu bestimmen. Man nimmt das Blut mit Platinkanylen ab, läßt es von selbst gerinnen; das Serum wird durch Zentrifugieren gewonnen und 1 Vol. Serum mit 1 Vol. 0,2n HCl vermischt. Zur Cu-Bestimmung gibt man 0,1 cm³ der Mischung, also 0,05 cm³ Serum in 2 cm³ Pyrophosphatlösung, schüttelt bei 10 Grad mit Luft und berechnet aus der Anfangsgeschwindigkeit der Oxydation den Cu-Gehalt. Für übliche medizinische Laboreinrichtung ist die Methode leider zu kompliziert.

REDFIELD, COOLIDGE und SHOTTS haben 1928 eine von SCHOORL und BEGEMANN (zit. nach ELVEHJEM und LINDOW) angegebene Methode modifiziert und mit dieser *Mikromethode* gute Ergebnisse erzielt.

Das Cu wird elektrolytisch abgetrennt und von der Platinelektrode mit 30% HNO_3 gelöst. Im Dampfbad kommen 10 gtt 30%ige Essigsäure, 4 cm³ heißen Wassers und 1 gtt gesättigter NA_2HPO_4 zu; nach Abkühlung wird gegen Thiosulfat titriert nach Zugabe von 10 gtt 5 nKI-Lösung, die frisch bereitet sein muß. Nach Angabe der Autoren ist die Titration schwierig und erfordert Erfahrung.

ELVEHJEM und LINDOW haben 1928 die von BIAZZO 1926 angegebene Methode modifiziert und fanden sie am brauchbarsten unter den verschiedenen colorimetrischen Methoden. Das Prinzip ist, daß Cu-Salze in neutraler Lösung bei Zusatz weniger Tropfen konzentrierter KCNS-Lösung und einiger Tropfen Pyridin einen grünen Niederschlag geben von der Zusammensetzung Cu $(C_5H_5N)_2(CNS)_2$. BIAZZO konnte zeigen, daß die grüne Farbe des Chloroformextraktes in ihrer Intensität dem Cu-Gehalt entspricht. Die Methode hat den Vorteil, daß man wenig Material braucht; sie ist schnell durchzuführen, einfach und genau. Sie eignet sich zur Bestimmung von Cu z. B. in pflanzlichem und tierischem Gewebe.

Versuchsmengen von 5—10 g werden verascht, die Asche mit 15 cm³ HCl (1:1) im Sandbad eingetrocknet. Zum Rückstand kommen 5 cm³ 1n HCl und darnach 5 cm³ Wasser. Nach Erwärmen im Sandbad wird eine halbe Stunde lang abfiltriert und der unlösliche Rückstand gewaschen bis ein Volumen von 100 cm³ erreicht ist. Dann wird eingeengt auf etwa 10 cm³ und nach Abkühlen die Menge in eine 25 cm³-haltige Flasche gebracht. Es wird soviel 1n NaOH zugegeben, daß die Lösung gerade gegenüber Phenolphtalein alkalisch ist. Dann werden 1 cm³ Eisessig, 1 cm³ einer 10%igen Kaliumthiocyanatlösung, 10 gtt Pyridin und 5 cm³ Chloroform genau abgemessen zugesetzt und das ganze auf 25 cm³ mit Wasser aufgefüllt. Nach kräftigem Schütteln wird das Wasser bzw. die wäßrige Flüssigkeit entfernt und das Chloroform in einem „Bausch und Lomb" Colorimeter mit einer Standard-Cu-Lösung verglichen. *Herstellung der Standardlösung:* Es wird eine Lösung mit $CuSO_4$ hergestellt in der Form, daß in 1 cm³ der Lösung sich 0,1 mg Cu befinden; es werden also 0,3928 g reinen $CuSO_4 \cdot 5 H_2O$ in 1 l Wasser gelöst. Die Kristalle müssen ganz klar sein. Dann verfährt man mit 0,5, 1 und 2 cm³ der Lösung genau wie oben angegeben und füllt auf 25 cm³ auf. Die Standardlösung, die ungefähr die gleiche Farbintensität hat wie die zu untersuchende, wird ausgewählt, und die Länge des Standardprismas wird gewöhnlich auf 20 mm angesetzt. Im Bedarfsfalle kann die Länge variiert werden.

Die Methode ist nach Angabe der Autoren sehr genau; bei der Bestimmung von eingewogenen Mengen von Cu in Milch konnten 92,4—96,2% wiedergefunden werden. Versuchsmengen, die bis zu 0,02 mg Cu enthalten, können noch mit großer Genauigkeit analysiert werden.

Die Farbreaktion von Cu mit Kalium-Thiocyanat und Pyridin benutzten folgende Autoren zur Cu-Bestimmung mit vereinzelten kleineren Modifikationen: SCHÖNHEIMER und OSHIMA (1929), ELVEHJEM und HART (1931), DRABKIN und WAGGONER (1930), GEBHARDT und SOMMER (1931), ANSBACHER, REMINGTON und CULP (1931), KLEINMANN und KLINKE (1930).

Die Farbreaktion des Cu mit Dimethylglyoxin und Pyridin benutzten CLARKE und JONES (1929), KOLTHOFF (1930), HURD und CHAMBERS (1932). MEESEMAECKER und GRIFFON benutzten Urobilin und Ammonium.

Volumetrische Methoden wurden angewandt: *Jodomanganometrie* von SCHOORL und BEGEMANN (1925), REDFIELD, COOLIDGE, SHOTTS (1928), INOUYE und FLINN (1931), WALKER (1930). *Molybdomanganometrie:* FONTES und THIVOLLE (1922), GUILLEMET und SCHNELL (1931), GUILLEMET und THIVOLLE (1931). *Nitrosochromotropische* Säure: CHERBULIEZ und ANSBACHER (1930), ANSBACHER, REMINGTON und CULP.

Die angeführten *volumetrischen* Methoden ergeben aber kein besseres Resultat als die genannten *colorimetrischen*; ebenso wenig die *mikrogravimetrischen* Methoden [PREGL (1923), HAASE (1929), KÜSTENMACHER (1930)] oder die *polarographischen* Methoden [SHIKATA, TACHI, HOZAKI (1927), MANDAI (1931)] oder die *potentiometrische* Titration [ZBINDEN (1931), HOLST (1931)].

Eine offenbar sehr empfindliche *spektralanalytische* Methode wandten GERLACH und RUTHARDT an. Die Methode soll vor allem der elektrolytischen überlegen sein: 1. Leichtigkeit in der Verarbeitung des Materials; 15 Proben können in 2 Std. gemacht werden. 2. Schnelligkeit der Durchführung. 3. Geringe Materialmenge, 0,3—0,6 g Formolmaterial.

SARATA gibt 1933 eine neue colorimetrische Methode an, die auf der *Kryogenreaktion* aufbaut.

Nach Angaben des Autors liefert die Methode die besten Ergebnisse bei Cu-Werten in den Grenzen von 0,0005 mg und 0,03 mg Cu. Fehlergrenze + — 1,5%; benötigte Serummenge etwa 1 cm³. HINSBERG und GOCKEL haben 1936 die Kryogeninmethode modifiziert und wesentliche Fehlerquellen ausgeschaltet. Es ist mit dieser Methode möglich, aus 0,1 g getrockneter Substanz Cu-Werte von 0,5 γ—2,75 γ zu bestimmen.

Die gebräuchlichste Methode zur Cu-Bestimmung im Blute oder im Serum scheint die von CALLAN-HENDERSON 1929 angegebene zu sein.

Sie beruht auf der Farbreaktion, die Cu mit dem *Diäthyldithiocarbamat* gibt. Nach dieser Methode arbeiteten GRENDEL (1930), McFARLANE (1931), LOCKE, MAIN, ROSBASH (1932). BRAUN und SCHEFFER (1940) und HOLMBERG (1941). 1938 hat STEUSSIJ darauf hingewiesen, daß mit der von McFARLANE angewandten 2%igen Carbamatlösung trotz Zusatz von gesättigter Pyrophosphatlösung die störende Wirkung von Fe nicht ausgeschaltet wird. (Siehe auch SACHS, LEVINE, FABIAN.) Es stellte sich dann heraus, daß eine 0,5—1%ige Lösung von Carbamat diese Fe-Störung zum Verschwinden brachte. 1939 hat dann H. G. SCHMIDT, anscheinend ohne Kenntnis der amerikanischen Arbeiten, aufgrund seiner Untersuchungen festgestellt, daß bei der Photometrie des diäthyldithiocarbaminsauren Cu des Filters S 43 (Zeiß'sches Stufenphotometer), dessen Schwerpunkt bei 434 $\mu\mu$ liegt, zu benutzen sei.

Eine eingehende und genaue Nachprüfung der Diäthyldithiocarbamat-Methode erfolgte 1940 durch EDEN und GREEN. Die Autoren kamen zu dem Ergebnis, daß sich die Methode durch Einfachheit, Genauigkeit und Schnelligkeit auszeichnet. 5 cm³ Blut genügen, Cu-Mengen bis zu 0,3 γ können bestimmt werden. 30 Bestimmungen können in einem Tag durch eine Person durchgeführt werden. Auf der gleichen Basis beruht die von BRAUN und SCHEFFER (1940) beschriebene Methode; es handelt sich um eine Mikromethode, die mit 0,5 cm³ Blut oder mit einer entsprechenden Menge des getrockneten Organs vorgenommen wird. Die Substanz verascht man mit einigen gtt konz. Schwefelsäure und Perchlorsäure. Nach Alkalisieren mit natriumpyrophosphathaltiger Kaliumcarbonatlösung wird eine 0,5%ige Carbamatlösung zugegeben und das ohne Erwärmen entstandene gelbe Komplexsalz mit Amylalkohol ausgeschüttelt. Ähnlich gehen SACHS, LEVINE, ANDERSEN und SCHMIT vor (1940/41).

Die von CALLAN-HENDERSON erarbeitete Methode wurde von HEILMEYER, KEIDERLING und STÜWE unter Anwendung des Zeißschen Stufenphotometers und Benutzung von Mikroküvetten weiterhin verbessert.

Das Blut wird mit innenpolierter Kanüle aus V2A-Stahl abgenommen in gereinigte Zentrifugengläser ohne Benutzung einer Spritze. Nach scharfem Zentrifugieren werden 2 cm³ Serum abpipettiert.

Sämtliche Glassachen werden nachtsüber in 1:1 verdünntes Acidum nitricum crudum eingelegt und am nächsten Morgen gründlich mit heißem Leitungswasser gespült; anschließend 3—4mal mit Aqua redest. nachgespült und im Trockenschrank getrocknet. Das Aqua redest. wird am besten aus heißem Leitungswasser im eigenen Laboratorium mittels Glasdestillationsapparat hergestellt.

Die käufliche Trichloressigsäure und Salzsäure müssen ebenfalls nochmals destilliert werden, um möglichst Cu-frei zu sein. Die Filter der Firma Schleicher und Schüll Nr. 589³ (7 cm im Durchmesser) müssen vorbehandelt werden: In ein sorgfältig gereinigtes Glasgefäß, das mit 1—2 l 1:1 mit Aqua redest. verdünnter HCl (etwa 10%) angefüllt ist, werden einzeln eine größere Anzahl von Filtern gegeben und öfters umgeschwenkt; nach etwa 30—40 min gießt man vorsichtig die HCl ab und füllt das Gefäß mit Aqua redest. Nach mehrmaligem Umschwenken wird dieses wieder vorsichtig abgegossen und noch etwa 3—4mal erneuert. Zum Schluß wird alles Wasser abgegossen, die Filter bei mäßiger Wärme (37—40°) in einem größeren Brutschrank getrocknet.

Arbeitsvorschrift nach HEILMEYER, KEIDERLING und STÜWE: Zu 2 cm³ Serum in einem Erlenmeyerkölbchen gibt man 6 cm³ Aqua redest. und 2 cm³ Trichloressigsäure 20%. Nach 10 min Stehen wird nach mehrmaligem Umschütteln in ein Reagensglas filtriert. 5 cm³ des Filtrats = 1 cm³ Serum werden in einen Schütteltrichter pipettiert und dann werden nacheinander zugesetzt: 1 cm³ Pyrophosphat (Na-Pyrophosphat pro analysi 4%ige Lösung), 0,5 cm³ Ammoniak pro analysi, konzentr., 2,5 cm³ Amylalkohol puriss. *Merck* und 0,5 cm³ Na-diäthyldithiocarbamat (pro analysi, 2%ige Lösung, *Merck* mit Aqua redest.). Nach Verschließen der Trichter wird 1 min lang kräftig geschüttelt und dann 10 min später die untere wäßrige Schicht abgelassen und durch ein Filter in ein kleines Reagensglas filtriert. Dann wird die 5 cm-Mikroküvette der Firma *Zeiß* gefüllt und unter Verwendung des Filters S 43 im Stufenphotometer abgelesen. Der Blindwert wird in der gleichen Weise hergestellt, nur an Stelle des Serums wird Aqua redest. verwendet.

Berechnung: Die Absorptionskonstante für das Cu-Carbamat ist 5,25. Bezeichnet man den auf 1 cm Schicht berechneten Extinktionskoeffizienten mit K_s (also bei Verwendung der 5 cm-Küvetten den abgelesenen Wert dividiert durch 5) und den des Blindwertansatzes mit K_b, so erfolgt die Berechnung nach folgender Formel: Cu-Gehalt von 100 cm³ Serum = 2,5 · 525 × = $(K_s — K_b)$ = 1313 · $(K_s — K_b)$.

Bei Einwägen von bekannten Cu-Mengen in natives Serum ergab sich ein Fehler zwischen gefundenem und berechnetem Wert von höchstens 3,1%, lag aber in den meisten Fällen niedriger. Die Empfindlichkeit der Methode ist also eine sehr große und ihre klinische Brauchbarkeit erwiesen.

HOLMBERG verwendet folgende Makro-Cu-Bestimmung:

Zu 6 cm³ Plasma oder Vollblut werden 3 cm³ 6n HCl gegeben, nach 10 min 6 cm³ 20%ige Trichloressigsäure; nach weiteren 10 min filtrieren. Zu 7,5 cm³ des Filtrates kommen 1 cm³

4%ige Na-Pyrophosphat- und 1 gtt 1%ige p-nitrophenollösung in Alkohol. Dann Zusatz von 15%igem Ammoniak und Neutralisieren mit $^1/_2$ n HCl. Dann wird O_2 2 min lang durch die Lösung geleitet und weiterhin 0,25 cm³ einer 0,1%igen Na-Diäthyldithiocarbamat-Lösung zugesetzt. Dann wird in einem anderen Gefäß mit 5 cm³ Amylalkohol ausgeschüttelt. Pulfrich-Photometer, Filter S 43, Schichtdicke 1 cm. Resultat: k mal 1890 = γ/100 cm³.

Ausschließlich bei Säuglingen und Kleinkindern hat sich [AXTRUP (1946)] folgende Modifikation dieser Methode bewährt.

Zu 1 cm³ Serum oder Vollblut werden 6 cm³ Wasser und 1 cm³ einer 6 nHCl gegeben, nach 10 min 2 cm³ einer 20%igen Trichloressigsäure; nach weiteren 10 min Filtrieren durch ein Cu-freies Filter. Zu 5 cm³ des Filtrates werden zugesetzt: 1 cm³ einer 4%igen Pyrophosphatlösung und 1 gtt einer alkoholischen 1%igen Lösung von p-Nitrophenol. Dann werden solange Tropfen eines 15%igen Ammoniaks zugegeben, bis die Farbe sich ändert und dann tropfenweise $^1/_2$n Schwefelsäure bis die Farbe wieder verschwindet. Dann wird 2 min lang Sauerstoff durch die Lösung geleitet. Zuletzt kommen 0,25 cm³ einer 0,1%igen Lösung von Na-Diäthyldithiocarbamat dazu. Die Lösung wird in einem anderen Gefäß mit 2 cm³ Amylalkohol ausgeschüttelt und im Photometer abgelesen. [Schichtdicke 4 cm, Filter S 43. Berechnung: γ Cu = 420mal ($K_s — K_b$)].

Aus den wiedergegebenen Tabellen geht hervor, daß die Methode sehr genau ist und für klinische Zwecke vollauf genügt. Der Zusatz von Cu-Sulfat zum Serum ergab zwischen zugesetztem Cu und bestimmtem Cu eine durchschnittliche Differenz von plus minus 1,7 γ-% und beim Zusatz zum Vollblut eine solche von 0,3 γ-% Cu (je 10 Fälle).

Verf. hat seine umfangreichen Fe- und Cu-Bestimmungen bei Kindern nach folgender Modifikation durchgeführt, da Mikroküvetten in den Nachkriegsjahren nicht zur Verfügung standen.

Eisenbestimmung: 3 cm³ Serum werden mit 1$^1/_2$ cm³ 10%iger HCl versetzt, unter ständigem Schütteln 20 min stehen gelassen; dann Fällung des Eiweißes mit 20%iger Trichloressigsäure. Nach 10 min Stehen wird 2mal scharf zentrifugiert (4000 Touren) und von der überstehenden wasserklaren Flüssigkeit 5 cm³ in ein Erlenmeyerkölbchen pipettiert. Nach Zusatz von 1 gtt 1%iger alkoholischer p-Nitrophenollösung wird mit 20%iger Ammoniaklösung neutralisiert und mit n/2 HCl-Lösung gerade leicht angesäuert (nach Entfärbung noch Zusatz eines Tropfens). Nach Zusatz von 1 gtt 2%iger wäßriger Hydrochinonlösung (kann auch noch verwendet werden, wenn nach längerem Stehen eine leichte Braunfärbung eingetreten ist) und 3 gtt 1%iger wäßriger o-Phenanthrolinlösung wird die rote Verfärbung abgewartet und 15 min später diese Endlösung in einem Meßkölbchen auf 10 cm³ mit aqua redest. aufgefüllt. Nach Füllung der Küvette von 3 cm Schichtdicke (unter Gegenschaltung einer mit Aqua redest. gefüllten) Ablesung der Extinktion im *Zeiß*schen Stufenphotometer unter Verwendung des Filters S 50.

Kupferbestimmung: 3 cm³ Serum werden mit 9 cm³ Wasser versetzt, 10 min stehen gelassen und mit 3 cm³ Trichloressigsäure enteiweißt. Nach 10 min langem Zentrifugieren (4000 Touren) Abpipettieren von 10 cm³ der wasserklaren überstehenden Flüssigkeit in einen Schütteltrichter. Nacheinander werden zugesetzt: 2 cm³ einer 4%igen Na-Pyrophosphatlösung, 1 cm³ Ammoniak konz., 5 cm³ Amylalkohol und 1 cm³ einer 2%igen Na-Diäthyldithiocarbamatlösung. Eine Minute lang wird ausgeschüttelt, der kleine Wasserrest bzw. Flüssigkeitsrest mehrmals abgelassen, der gefärbte Amylalkohol durch ein *Schleicher Schüll*-Filter Nr. 589³ zwecks restlicher Entwässerung filtriert, das Filtrat in eine Küvette von 1 cm Schichtdicke gefüllt und unter Gegenschaltung einer mit reinem Amylalkohol angefüllten Küvette unter Vorschaltung des Filters S 47 photometriert.

Für Fe und Cu Bestimmung wurden *Eichkurven* angefertigt, die aus der Z.f.Kinderheilk. 65, H. 5/7, 1948, S. 730 zu entnehmen sind.

Die zuletzt geschilderten Methoden haben gegenüber der oben genannten Mikromethode Vor- und Nachteile. Erstere sind: Ausschaltung der unangenehmen Fehlerquelle bei der Fe-Bestimmung, die hervorgerufen ist durch den wechselnden Fe-Gehalt der Filter und des umständlichen und ungenauen Abmessens des Endvolumens mittels einer Stangenpipette, größerer Metallgehalt im Endvolumen. Letztere sind: Größere benötigte Blutmenge zur Doppelbestimmung, was Reihenuntersuchungen in kürzeren Zeitabständen bei Säuglingen unmöglich macht; verhältnismäßig geringe Änderung in der Farbtiefe und damit verbunden ein besonders sorgfältiges Ablesen im Photometer. Verf. konnte mit den Methoden

Serum-Fe mit einer Fehlerbreite von plus minus 10 γ-% und Serum-Cu mit plus minus 11,5 γ-% bestimmen.

CARTWRIGHT und WINTROBE bezweifeln 1945, daß die Carbamatmethode in mit Trichloressigsäure in der Kälte enteiweißtem Filtrat das Cu komplett erfasse. Wenn auch TOMPSETT zeigen konnte, daß die Vergleiche mit Veraschungsmethoden sehr gute Resultate ergaben, so steht diese Beobachtung doch im Gegensatz zu der von YOSHIKAWA, HAHN und BALE. Letztere Autoren konnten mit Radio-Cu zeigen (1942), daß das Cu im Plasma in verschiedener Weise an Eiweiß gebunden ist und daß man mit Trichloressigsäure in der Kälte nur etwa $^2/_3$ des vorhandenen Cu bestimmen kann. CARTWRIGHT und WINTROBE schlagen deshalb *folgende Modifikation* vor: Nach Zugabe des Wassers zum Serum kommt das Gemisch in kochendes Wasser so lange, bis eine opale Verfärbung auftritt. Dann wird Trichloressigsäure zugesetzt, geschüttelt und das Gemisch im Wasserbad bei 90—95° unter Schütteln gehalten. Das Zentrifugat wird dann noch zweimal mit Wasser und Trichloressigsäure unter Erhitzen behandelt. *Die Cu-Werte liegen bei solchem Vorgehen etwas höher.*

c) Kritischer Überblick über Cu-Bestimmungsmethoden.

Die meisten der neueren Methoden ergeben für klinische Zwecke brauchbare Resultate. Die WARBURGsche Methode wurde von ELLIOT, ELVEHJEM, GAD ANDERSEN, NIELSEN, BJERRUM, HENRIQUES nachkontrolliert. WARBURG vertritt die Ansicht, daß die Oxydationsgeschwindigkeit der Cu-Konzentration direkt proportional ist und daß die Oxydation, wenigstens bis zu dem Zeitpunkt, an dem die Hälfte des Cysteins oxydiert ist, mit konstanter Geschwindigkeit verläuft. Dementsprechend konnte auch ELLIOT feststellen, daß die Oxydationsgeschwindigkeit nur in gewissen Grenzen mit der Cu-Konzentration parallel läuft; überschreitet diese eine Grenze, die etwa bei 10^{-5} Mol Cu/Liter liegt, so erreicht der Prozeß seine größtmögliche Geschwindigkeit und bleibt von der Cu-Konzentration bei weiterem Steigen unabhängig. Im Gegensatz dazu fanden GAD ANDERSEN und NIELSEN im Bereich von 10^{-6}—10^{-5} mol Cu/l, in dem ELLIOT Proportionalität fand, die Oxydationsgeschwindigkeit unabhängig von der Cu-Konzentration. Sie fanden eine Unsicherheit von fast 100%, während WARBURG eine solche von 10% angibt. BJERRUM und HENRIQUES halten diese Ergebnisse von GAD ANDERSEN und NIELSEN für falsch und fanden gute Übereinstimmung bei ihren Nachprüfungen mit WARBURG und ELLIOT. Im übrigen stimmen die von WARBURG gemessenen absoluten Cu-Werte im Serum mit denen moderner photometrischer Methoden gut überein.

Die mit der Kalium-thiocyanat-Methode, der Kryogeninmethode und der Callan-Henderson-Methode gewonnenen Werte zeigen im allgemeinen ebenfalls gute Übereinstimmung; lediglich die Werte von McFARLANE und TOMPSETT, die beide mit der Callan-Henderson-Methode arbeiten, liegen etwa um das doppelte zu hoch. Eine Erklärung hierfür ist nicht beizubringen. Die volumetrischen, gravimetrischen, polarographischen und spektrographischen Methoden wurden nur wenig angewandt und geben im großen und ganzen kein besseres Resultat als die einfacheren photometrischen Methoden. Die von STEUSSIJ erwähnte störende Wirkung des Fe (CALLAN-HENDERSON) beim Gebrauch einer 2%igen Carbamatlösung konnte von HEILMEYER, KEIDERLING und STÜWE und auch von Verfasser nicht bestätigt werden. HOLMBERG hat diese Angabe STEUSSIJs bei seiner Methode berücksichtigt. Die von CARTWRIGHT und WINTROBE (1945) erzielten besseren Ergebnisse bei Extraktion des Cu unter Hitzeeinwirkung wurden bis jetzt m. W. noch nicht nachgeprüft. Untersuchungen in dieser Richtung sind in unserem Laboratorium im Gange.

Wenn man die Frage beantworten will, welche der genannten photometrischen Methoden für die *Belange einer Kinderklinik* zu empfehlen sei, so hängt die Antwort vor allem von der Menge des benötigten Blutes ab. Hier scheint die Mikromethode von AXTRUP (Modifikation der HOLMBERG-Methode 1941) am geeignetsten, da man mit nur 1 cm³ Serum oder Blut auskommt. Zu einer *Doppelbestimmung von Fe und Cu nach der Mikromethode von* HEILMEYER, KEIDERLING *und* STÜWE *werden 4 cm³ Serum* benötigt.

III. Verbreitung des Cu bei Pflanze und Tier.

1. Das Vorkommen des Cu in der Pflanzenwelt.

Als erste konnten BUCHHOLTZ (1816) und MEISSNER (1817) zeigen, daß Cu ein Bestandteil von Pflanzen ist. Man dachte damals und in den folgenden Jahrzehnten mehr an zufälliges Vorhandensein von Cu, dem keine besondere Bedeutung beizumessen wäre. Quantitative Cu-Bestimmungen in biologischem Material führte zum ersten Mal 1830 SARZEAU durch, und DESCHAMPS konnte 1848 nachweisen, daß eine gewisse Beziehung zwischen Cu-Gehalt der Pflanzen und dem des Bodens besteht, auf dem sie wachsen. ELVEHJEM und HART (1929) haben Salat, Bohnen, Karotten und Hafer gezüchtet, wobei die eine Hälfte des Grundstückes mit CuSO₄ angereichert war; die Pflanzen des angereicherten Bodens zeigten 9,8—148%ige Zunahme des Cu-Gehaltes. Die *Abhängigkeit des Cu-Gehaltes der Pflanzen von der Bodenbeschaffenheit* geht aus diesen Experimenten eindeutig hervor. Das allgemeine Vorkommen von Cu in Pflanzen wurde von einer Reihe von Autoren Anfang dieses Jahrhunderts bestätigt [LEHMANN (1895), MAQUENNE und DEMOUSSY (1920), GUERITHAULT (1920), FLEURENT und LEVI (1920) u. a.]. McHARGUE (1925) fand das *Cu* in Pflanzen in auffallend großer Menge in den *jungen und zarten Blättern*, also in denjenigen Teilen, die bei hohem Wassergehalt die *größte Wachstumsintensität* zeigen. Eine Reihe weiterer Untersuchungen erhärtete die Vermutung, daß Cu bei Pflanzen irgendwie mit dem Wachstumsprozeß verknüpft ist. So zeigt z. B. der Cu-Gehalt der Reispflanze [SARATA (1938)] einen regelmäßigen Turnus im Verlaufe ihrer Entwicklung. Die stärkste Anhäufung des Elementes erfolgt in der Periode des stärksten Wachstums und zur Zeit der Samenproduktion. Dabei wird das Cu in den Blättern nicht nur gespeichert, sondern es ist ein Bestandteil des Zellparenchyms, was darauf hinweist, daß dem Cu *im Stoffwechsel der Zelle eine große Bedeutung* zukommen muß.

Im *Samen* zeigt wiederum der Keimling den größten Cu-Gehalt. In den *Blättern* findet sich durchschnittlich mehr Cu als in den Wurzeln. Durchschnittliche Mengen sind z. B.: Wurzeln 5,5 mg/kg Cu, Blätter 9,9 mg/kg Cu, *Keimling* 20 mg/kg Cu Trockensubstanz [CUNNINGHAM (1931)]. Dabei besteht offenbar keine Parallelität zum Chlorophyllgehalt; die inneren Blätter enthalten nämlich mehr Cu als die äußeren, die chlorophyllreicher sind. Dagegen konnten ORTH, WICKWIRE und BURGE (1934) die Beobachtung machen, daß Cu die Chlorophyllbildung beeinflußt, was auf *katalytische Funktionen des Cu in der Pflanzenwelt* hinweist. Bei Untersuchungen des Chlorophyllgehaltes der Orangenbaumblätter fanden die Autoren, daß die Blätter derjenigen Bäume, die längere Zeit mit Cu-Lösungen gegossen wurden, 4,6mal mehr Chlorophyll in den Blättern enthielten als die Kontrollbäume unter gleichen Bedingungen.

Die engen *Beziehungen des Cu zum Wachstumsprozeß der Pflanze* geht nicht nur aus dem höheren Cu-Gehalt der aktiven und rasch wachsenden Teile der Pflanze hervor, sondern auch aus dem Einfluß des Cu-Zusatzes zu Pflanzen- bzw. Mikroorganismenkulturen. Kleine Dosen sollen das Wachstum *fördern* und große Dosen *hemmen* (ALLISON, BRYAN, HUNTER). Eine solche Gesetzmäßigkeit scheint jedoch nicht allgemein gültig zu sein.

SOMMER (1931), LIPMAN und MACKINNEY (1931) konnten zeigen, daß Gerste, Flachs, Tomaten und Sonnenblumen, die in gereinigten Wasserkulturen gezogen wurden, ein bedeutend gesteigertes Wachstum erkennen ließen, wenn der Kultur Spuren von Cu zugesetzt wurden;

Gerste ist nicht in der Lage, Samen zu produzieren, wenn Cu im Nährmedium fehlt. Andererseits ist seit NÄGELI (1893) die sog. *oligodynamische Wirkung kleinster Cu-Mengen* wohlbekannt. Cu-Mengen in einer Größenordnung von 1 Teil Cu auf 1000 Millionen Teile Wasser zeigen eine deutlich *hemmende, ja sogar abtötende Wirkung* gegenüber verschiedenen Pilzarten. Nach BORTELS (1927), ROBERG (1928), WOLFF und EMMERIE (1930) ist Cu unentbehrlich zum Wachstum des Aspergillus niger; dabei besteht aber eine *entscheidende Abhängigkeit von der Konzentration:* SCHWARZ und STEINHART (1933) konnten in ihren Versuchen zeigen, daß bei Aspergillus niger Cu-Konzentrationen von 0,00001—0,000001% eine *stimulierende* Wirkung auf das Wachstum ausüben, größere Konzentrationen aber *hemmen* das Wachstum des Pilzes.

Das *Cu kann demnach ganz unterschiedliche Wirkungen* auslösen, bei verschiedenen Pflanzenarten auch bei annähernd gleicher Konzentration den einen Vorgang fördern und den anderen hemmen (HANDOVSKY). Mit der gleichen Cu-Konzentration, mit der bei Aspergillus das Wachstum gefördert wird, konnte BORTELS (1927) das Wachstum der Hefe nicht beeinflussen. Es besteht aber kein Zweifel, daß das Cu auch bei Hefe eine Bedeutung für das Wachstum hat: ELVEHJEM (1931), PARSONS und HICKMANS (1933) konnten nachweisen, daß ein Entzug von Fe und Cu aus dem Nährboden das Wachstum der Hefepilze hemmte, blasse Farbe, einen niederen Cytochromgehalt und niedrigen Atmungsquotienten verursachte; Zulage von Cu und, zwar optimal eine Konzentration von 0,02 mg auf 200 cm³ Nährböden, förderte das Wachstum erheblich. Am Beispiel des Aspergillus niger konnte MULDER (1938) zeigen, daß kleinste Mengen Cu nicht nur für die Mycelentwicklung, sondern auch für die Sporenbildung, Färbung der Sporen und die Säurebildung erforderlich sind. Diese Wirkung des *Cu ist hier spezifisch und selektiv;* denn 16 andere geprüfte Elemente konnten Cu nicht ersetzen. Interessant ist, daß einzig und allein Cadmium gegenüber dem Cu in diesem Falle eine antagonistische Wirkung zeigt; mit steigenden Cadmiummengen muß man auch steigende Cu-Mengen zur Nährlösung zusetzen, um z. B. gleiche Sporenfarbe zu erzielen.

2. Mechanismus der Cu-Wirkung bei Pflanzen.

Darüber und über den Typus der Cu-Verbindung, mit der das Cu wirksam wird, ist wenig bekannt. Eindeutig geht aus den obigen Ausführungen hervor, daß das Cu vor allem zu den aktivsten Teilen der Pflanzen eine Beziehung hat. Am Beispiel der Chlorophylluntersuchungen sehen wir, daß Cu nicht parallel der Menge und dem Gehalt an Chlorophyll geht, andererseits aber die Chlorophyll-*bildung* stimuliert, was auf den *katalytischen Mechanismus* des Cu hinweist.

PARSONS und HICKMANS (1933) beobachteten bei Cu-Zulage zu Hefekulturen eine erhöhte Produktion von Cytochrom, besonders der a-Komponente. So beeinflußt Cu die Hämatin-Verbindungen. Das Optimum der Stimulierung der Cytochrom-a-Bildung liegt bei 0,02 mg Cu auf 200 cm³ Nährboden. Die „ans Märchenhafte grenzende sog. *oligodynamische* Wirkung" (NÄGELI) des Cu, die sogar Wasser, das in einem Kupfergefäß aufbewahrt wird, annimmt, [BAUMGARTEN, LUGER (1917)] ist lange Zeit in ihrem Wesen umstritten gewesen. Nach NÄGELI kann es sich dabei nicht um eine grobchemische Wirkung handeln; sondern das Cu wirke als Reizmittel, welches einen Tode der Pflanzen führenden abnormen Stoffwechsel einleite; es müsse sich dabei um katalytische, chemotaktische oder fermentartige Wirkungen handeln. SAXL (1917) will in der oligodynamischen Wirkung nicht nur eine solche durch Lösungsvorgänge sehen, sondern vermutet, daß sich unbekannte physikalische Kräfte auf der Oberfläche der Zelle abspielen, während LUGER (1921), EGG und JUNG (1929) u. a. die oligodynamische Wirkung als eine reine Jonenwirkung ansehen. In diesem Sinne sprechen auch Versuche mit *Radiokupfer*, die MAZIA und MULLINS (1941) durchführten.

Die Blätter der Elodea canadensis wurden in 10^{-6}, 10^{-8}, 10^{-10} n-Lösung von Radio-CuCl gelegt. Nach einer gewissen Zeit wurde ein bekanntes Gewichtsteil der Blätter in 500 Vol. dest. Wasser gewaschen und das Cu mittels eines GEIGER-MÜLLER-Zählrohres ausgezählt. Während die externe Cu-Konzentration so nieder ist, daß man sich eine physiologische Wirkung gar nicht vorstellen kann (MAZIA, MULLINS), ließen sich im Innern erhebliche Cu-Mengen nachweisen. Es konnte weiterhin festgestellt werden, daß der Organismus dazu neigt, das gespeicherte radioaktive Cu zu eliminieren, und daß die Rate der Aufnahme dieses Kations von der Konzentration abhängig ist. Die Versuche zeigen, daß *die Ionen tatsächlich in der Zelle gebunden sind.* Dieses gebundene Cu kann nicht so leicht durch Alkali-Ionen ersetzt werden, die außerhalb zugesetzt werden. Es kann aber leicht ausgetauscht werden mit 2wertigem Cu oder Gold. Dies konnte dadurch gezeigt werden, daß man die Blätter zunächst eine Stunde lang in radio-Cu-haltige Lösung brachte und dann in Cu- oder Goldsalzlösungen und dabei den Verlust an Radioaktivität feststellte.

Man kann nach Angabe der Autoren aus den Versuchen schließen, daß Cu bei extremer Verdünnung seinen Einfluß durch Einwirkung auf die Fähigkeit des Protoplasmas ausübt, nämlich Ionen gegen ein Konzentrationsgefälle zu binden, so daß die tatsächlich vorhandenen Konzentrationen sehr hoch sind. Diese Konzentrationen in der Zelle nehmen später ab und der Effekt der Schwermetallionen verschwindet zusammen mit diesem Abfall der Konzentration (MAZIA, MULLINS).

Wenn wir die experimentellen Ergebnisse überblicken, so mag man vielleicht den Eindruck gewinnen, daß dem *Cu bei Pflanzen eine 3fache Bedeutung zukommt: Cu ist in allerkleinsten Mengen ein unentbehrlicher Nährstoff, ein Reizstoff oder ein hemmendes oder abtötendes Gift. Die lebenswichtige katalytische Wirkung betrifft mittelbar die Ernährungsverhältnisse der lebenden Zelle,* was nach SCHWARTZ und STEINHART sich *in Veränderung der Wuchsform, des ökonomischen Koeffizienten, in Hemmung oder Stimulation* äußert. Das Cu spielt bei der Pflanzenernährung eine ähnliche Rolle wie die Vitamine als Aktivator der Oxydationsprozesse und Regulator der Reaktionsgeschwindigkeit [SARATA (1935)].

3. Die praktische Bedeutung der Beeinflussung des Cu-Stoffwechsels der Pflanzen.

SAXL hat 1917 den Vorschlag gemacht, Cu zur Wasserdesinfektion zu verwenden. STRECK (1919) hat Untersuchungen mit reiner Cu-Folie angestellt und die oligodynamische Wirkung um so stärker befunden, je geringer die Wassermenge, je größer die Cu-Folie und je länger die Einwirkungsdauer war. In einer Anzahl von Versuchen wurden z. B. Vergleiche zwischen Isarwasser und Leitungswasser angestellt. Dabei ergab sich, daß eingeimpfte Keime in gleicher Zahl und bei gleicher Cu-Verdünnung im Isarwasser nicht ganz abgetötet wurden, wohl aber im Leitungswasser. Sobald organische Substanzen im Wasser vorhanden sind, wird die abtötende Wirkung einer bestimmten Cu-Konzentration unsicher. Deshalb ist in der Praxis *solche Desinfektion nicht geeignet* [ROSENKRANZ (1930)]. Von MULDER (1938) wird, aufbauend auf die Cu-Abhängigkeit des Aspergillus niger, eine mikrobiologische Methode zur Bestimmung des löslichen Cu im Ackerboden angegeben. Mittels dieser Methode konnte z. B. nachgewiesen werden, daß die sogenannte *Urbarmachungskrankheit* oder *Heidemoorkrankheit* durch einen *Mangel* an pflanzenverfügbarem Cu verursacht ist. So konnten FELIX (1927), ALLISON, BRYAN und HUNTER (1927) die Produktion einer ganzen Reihe von Pflanzen ganz erheblich steigern, indem sie Cu zu einem torfhaltigen Boden zusetzten. Ähnliche Beispiele lassen sich in großer Zahl beibringen. Die einerseits abtötende und andererseits aktivierende Wirkung geringer Cu-Mengen zeigt besonders eindrucksvoll das Beispiel der Wirkung oligodynamischer Mengen von Cu in der Behandlung von Weinstöcken (Bordeauxmischung). Die Pilzentwicklung (Mehltau) unterbleibt bei den gespritzten Stöcken, und der Ertrag wird ganz erheblich gesteigert. SCHACHINGER (zit. nach KOBERT) schätzte z. B. das Verhältnis des Ertrages von gespritzten und ungespritzten Stöcken im gleichen Weingut wie 8:1. Mit der Pilzentwicklung hat aber dieses auffällige Ergebnis nichts zu tun, zumal sich an den ungespritzten Stöcken kein Pilz befand. Die Reife der Trauben erfolgte an den gespritzten Stöcken 14 Tage früher, es wurde ein längeres Grünbleiben der Blätter beobachtet, und besonders in die Augen springend war die dunkelgrüne Farbe der Blätter. Die Wirkung dieser „Bordelaiser Brühe" ist also gewissermaßen als eine *tonusfördernde* zu bezeichnen, die den gesamten Organismus der Pflanze betrifft. Die gleiche günstige Wirkung haben FRANK und KRÜGER (1894) bei Kartoffelpflanzen festgestellt: Das Blattgewebe wird dicker und kräftiger, der Chlorophyllgehalt steigt, die Assimilationstätigkeit bzw. die Stärkebildung wird stärker, die Transpiration größer, die Lebensdauer der Blätter verlängert, der Knollenertrag gesteigert.

Kurz zusammenfassend können wir feststellen, *daß Cu für Pflanzen und bestimmte Mikroorganismen ein lebenswichtiges Element darstellt, daß aber seine definitive Funktion und seine chemische Verbindung nicht bekannt sind.* Es scheint *katalytische Aufgaben insbesondere beim Wachstumsprozeß, bei der Samenbildung* und der *Chlorophyllsynthese* auszuüben; es kann in *kleinsten Mengen* bei Mikroorganismen das *Wachstum hemmen* oder *fördern* und wirkt bei *Makroorganismen gewissermaßen als Tonicum. Praktische Bedeutung* gewinnt das Cu mit der Tatsache, *daß man bei bestimmten Mangelerscheinungen der Pflanzen mit der Cu-Zufuhr zum Boden solche beseitigen bzw. den Ertrag mit Cu-Behandlung der Pflanzen steigern* kann.

4. Das Vorkommen von Cu beim Tier.

a) Niedere Tiere.

Ungefähr um die gleiche Zeit, als man über das Vorkommen von Cu in Pflanzen genauere Kenntnis gewann, suchte man nach diesem Element auch bei den verschiedensten Tieren [BOUTIGNY (1833)].

HARLESS konnte 1847 schon bei der Helix pomatia zeigen, daß Cu hier nicht als freies Salz vorkommt, sondern in Verbindung mit den Blutproteinen. CHURCH fand 1869 Cu im Blute von Seetieren. Eine Übersicht über die ältere Literatur findet sich bei DHERE (1915); nach einer Zusammenstellung dieses Autors enthält das Blut derjenigen Tiere besonders reichlich Cu, deren Blutfarbstoff anstatt Hämoglobin das *Hämocyanin* enthält:

Mollusken:	Cephalopoden:	23,6 mg-% Cu
	Gastropoden:	6,5—7,5 mg-% Cu
Crustazeen:	Dekapoden:	7,5 mg-% Cu
	Stomatopoden:	6,1 mg-% Cu

ROSE und BODANSKY haben 1920 ebenfalls den hohen Cu-Gehalt der Anthropoden und Mollusken bestätigt; sie untersuchten außerdem 35 verschiedene Seefischarten und fanden bei Gesamtuntersuchungen im Durchschnitt 2,5 mg/kg Cu. ROSE und BODANSKY geben zu, daß es ihnen nicht gelungen ist, mit Sicherheit zu unterscheiden, ob das gefundene Cu aus dem Hämocyanin oder aber aus einer anderen unbekannten physiologisch-chemischen Verbindung stammte. Im Blut der Meerfische ist der Cu-Gehalt im allgemeinen höher als bei Süßwasserfischen, und die mehr aktiven Fische sollen einen höheren Cu-Gehalt aufweisen als die weniger aktiven [SARATA (1933), HALL und GRAY (1929)]. Der Cu-Gehalt der Fische scheint jedoch ziemlichen Schwankungen auch unter physiologischen Bedingungen unterworfen zu sein, wie neuere Ergebnisse von BECK und SHEARD (1949) zeigen; die Variation im Blute des in australischen Gewässern lebenden sog. „Crayfisches" beträgt 43—208 γ-% Cu, meist 140—170 γ-%; eine Ursache konnte nicht eruiert werden; insbesondere bestanden keine Beziehungen zu Jahreszeit, Alter oder Geschlecht; dagegen zeigten die Seepflanzen an dieser Meeresstelle ebenfalls große Schwankungen im Cu-Gehalt. Es *scheint nicht ausgeschlossen, daß die Cu-Schwankungen im Fischblut* z. T. mit einer *unterschiedlichen Nahrungsaufnahme* zusammenhängen. Eine ähnliche Ursache mag auch den unterschiedlichen Ergebnissen bei der Untersuchung von Austern zugrunde zu liegen. WILLARD (1908), HILTNER und WICHMAN (1919), ROSE und BODANSKY (1920) fanden den Cu-Gehalt sehr hoch (24—60 mg/kg), und zwar ziemlich gleichmäßig auf die verschiedenen Organe verteilt, während SEVERY (1923) viel niedrigere Werte angibt; der unterschiedliche Fangplatz, West- bzw. Ostküste der USA, wird als Erklärung herangezogen. Bemerkenswert ist, daß die letztere Autorin nur sehr *wenig Cu bei den einzigen See-Säugetieren* fand: nämlich in Muskeln, Leber, Milz, Galle und Blut von Walfisch und Seelöwe. Dieser Befund steht in gutem Einklang mit den schon von ROSE und BODANSKY gemachten Beobachtungen, nämlich, daß sich *ganz generell der Cu-Gehalt des Organismus vermindert, wenn die niederen Tiere sich von der ganz primitiven Stufe zu den etwas höher differenzierten Formen entwickeln.*

Tabelle 1. *Cu-Gehalt tierischer Organe* (Milligramm-Prozent).

Autor, Jahr, Methode	Tierart	Leber feucht	Leber tro.	Herz feu.	Herz tro.	Lunge feu.	Lunge tro.
LEHMANN (1892) K-Ferro-cyanid-Meth.	Rind	5,1					
ROST; WEITZEL (1919) Elektrolyse	Rind	2,4—11,9					
McHARGUE (1925) Xanthate-Meth.	Rind	1,2	5,0				
LINDOW, ELVEHJEM, PETERSEN (1928) Biazzo-Methode	Rind	2,15					
ELVEHJEM, LINDOW (1928) Biazzo-Methode	Rind		6,6—7,1				
FLINN, INOUYE (1929) Jodomanganometrie	Rind	2,6					
CUNNINGHAM (1931) Biazzo-Methode	Rind		7,7		1,56		0,53
JÖTTEN, MARWYCK, REPLOW (1940) Elektrolyt.-Methode	Rind	5 Fälle	0,4—22,0 12,3				
LEHMANN (1892) K-Ferrocyanid-Methode	Kalb	4,8					
McHARGUE (1925) Xanthate-Methode	Kalb 5 Tage alt totgeboren	10,0 16,13	40,0 90,8	0,76	3,64		
LINDOW, ELVEHJEM, PETERSEN (1928) Biazzo-Methode	Kalb	4,41					
CUNNINGHAM (1931) Biazzo-Methode	Kalb totgeboren Fetus		47,0 26,28		1,48 1,04		0,49 0,36
DANCKWORTT (1941)	Embryotomierte Kälber (11)	1,8—10,12 Mittel 4,03					
McHARGUE (1925) Xanthate-Methode	Ratten (60) 12 Std. alt	0,57 0,54	1,88 3,03				
LINDOW (1928) Biazzo-Methode	Ratten		1,1				
HERKEL (1930) Biazzo-Methode	Ratten	0,64					
CUNNINGHAM (1931) Biazzo-Methode	Ratten		1,0		2,78		0,95
LORENZEN u. SMITH (1947)	Ratten Neugeborene		3,4 5,8				
ROST, WEITZEL (1918) Elektrolyse	Hund	2,4					
CUNNINGHAM (1931) Biazzo-Methode	Hund 9 Tage alt		9,82		1,74		0,62
LEHMANN (1892) K-Ferrocyanid-Methode	Hammel	1,8					

(feu. = Frischsubstanz; tro. = Trockensubstanz).

Milz		Niere		Pankreas		Hirn		Muskel		Haut		Haare		Knochen	
feu.	tro.	feu.	tro.	feu.	tro.	feu.	tro.	feu.	tro.	feu.	tro.	feu.	tro.	feu.	tro.
0,25	1,66			0,13	0,65			0,2	0,4						
	0,29		1,97		0,38										
	0,48 0,54		1,57 0,85		0,55				0,48 0,29		0,21				
	0.81		2,26				1,02		0,38		0,73		1,48		
			1,42				0,85				0,99		2,27		

Tabelle 1.

Autor, Jahr, Methode	Tierart	Leber		Herz		Lunge	
		feucht	tro.	feu.	tro.	feu.	tro.
CUNNINGHAM (1931) Biazzo-Methode	Schaf (9 Fälle) Lamm (3)		23,66— 32,3 11,7	1,79		0,96	
BISCHOFF u. HAUN (1939) Elektrolyt.-Methode	Schaf Lamm	6,23 13,25					
ROST, WEITZEL (1918) Elektrolyse	Pferd	1,6		0,4		0,23	
CUNNINGHAM (1931) Biazzo-Methode	Pferd		1,48	1,76		0,68	
McHARGUE (1930) Xanthate-Methode	Meerschweinchen ausgewachsen	0,49	1,86				
ADRIANOFF u. ANSBACHER (1930) Biazzo-Methode	Meerschweinchen ausgewachsen neugeboren		1,6—2,0 5,0				
CUNNINGHAM (1931) Biazzo-Methode	Mereschweinchen ausgewachsen		1,70	2,12		0,95	
LORENZEN u. SMITH (1947) CALLAN-HENDERSON	Meerschweinchen ausgewachsen neugeboren		2,3 6,7				
HERKEL (1930) Biazzo-Methode	Kaninchen	0,22					
CUNNINGHAM (1931) Biazzo-Methode	Kaninchen		0,92	2,23		0,81	
LORENZEN u. SMITH (1947) CALLAN-HENDERSON	Kaninchen ausgewachsen neugeboren		2,3 3,7				
CUNNINGHAM (1931) Biazzo-Methode	Schweine ausgewachsen einige Tage alt		4,13 23,28	1,49 1,28		0,53 0,34	

b) Vorkommen von Cu in den Organen höherer Tiere.

Der Cu-Gehalt verschiedener Tiere ist in Tab. 1 zusammengestellt. In *allen untersuchten Organen findet sich Cu*; die *Verteilung* ist aber eine *unterschiedliche*, und zwar sowohl zwischen den einzelnen Organen eines bestimmten Tieres als auch zwischen den gleichen Organen verschiedener Tiere der gleichen Spezies oder verschiedener Tierarten. Bei den meisten Tieren ist der Cu-Gehalt der *Leber* im Vergleich zu den übrigen Organen deutlich höher (Rind, Schwein, Hund), auffallend hoch beim Schaf (CUNNINGHAM). ASTEN hat 1911 schon auf einen möglicherweise abnorm hohen Cu-Gehalt der Leber von New-Zealand-Schafen hingewiesen. Zu den *Cu-reichen Organen* gehören weiterhin: Niere, Herz, Hirn und Haare; zu den *Cu-armen*: Lunge, Pankreas, Milz, Muskeln und Haut. Die unterschiedliche quantitative Verteilung des Cu bei verschiedenen Tierarten kommt besonders deutlich zum Ausdruck, wenn man das Verhältnis Cu-Gehalt der Leber zur Niere berechnet: Dieses beträgt beim Schaf 160 (vor allem durch das hohe Leber-Cu bedingt), beim Kaninchen 40 und beim Pferd nur 4. Eine Ursache für die unterschiedliche Konzentration des Cu in den einzelnen Organen bzw. zwischen den einzelnen Tierarten ist nicht bekannt. Es ist schwer vorstellbar,

(Fortsetzung.)

Milz		Niere		Pankreas		Hirn		Muskel		Haut		Haare		Knochen	
feu.	tro.	feu.	tro.	feu.	tro.	feu.	tro.	feu.	tro.	feu.	tro.	feu.	tro.	feu.	tro.
	0,5		1,78	0,77											
								0,45							
	0,32		2,89												
			1,99												
		0,42												0,28	
			1,37												
	0,6		2,11												
	0,67		1,47												

daß der unterschiedliche Cu-Gehalt der Nahrung hier eine ausschlaggebende Rolle spielt, da z. B. das Futter der Schafe und Pferde sich bezüglich des Cu-Gehaltes nicht sehr wesentlich unterscheidet. Freilich weiß man schon lange aus Tierexperimenten, daß der Cu-Gehalt des Organismus, insbesondere der der Leber weitgehend von dem Cu-Gehalt der Nahrung bzw. durch Cu-Zusatz zur Nahrung beeinflußt werden kann. MCHARGUE (1925) hat z. B. je 60 Ratten miteinander verglichen; die Untersuchungen des Gesamtorganismus ohne Intestinaltrakt mit einem durchschnittlichen Gewicht von 100 g pro Ratte ergaben 5,3 mg/kg Cu der Frischsubstanz und 16,2 mg/kg Cu der Trockensubstanz; die anderen 60 Tiere bekamen „einige wenige mg $CuSO_4$" tgl. über eine Zeit von 6 Wochen; die Cu-Werte waren 40,7 mg/kg Cu (Frischsubstanz) und 124,3 mg/kg Cu (Trockensubstanz). Der *Cu-Gehalt des Gesamtorganismus ließ sich also durch Cu-Zulage zur Nahrung um etwa das 8fache steigern.* LINDOW, PETERSON und STEENBOCK (1929), FLINN und INOUYE (1929) kamen zu ähnlichen Resultaten. Erstere zeigten z. B., daß durch Fütterung von 5 mg Cu (also $CuCO_4 \cdot 5 H_2O$) tgl. pro Ratte 7 Wochen lang der Cu-Gehalt der Leber nahezu um das 20fache vermehrt wurde. Es steht demnach fest, daß *beim Tier die Cu-Zulage zum Futter zu einer Anreicherung des Cu im Körper, insbesondere in der Leber,* führt. Ob auf diesem Wege die unterschiedlichen Werte des Cu-Gehaltes der Leber bei der gleichen Tierart zu erklären sind, bleibt unwahrscheinlich. JÖTTEN, MARWYK und REPLOW (1941) kommen nach eigenen Untersuchungen zu dem Ergebnis, daß es unmöglich ist, z. B. beim Rind einen Normalwert für den Cu-Gehalt der Leber anzugeben; sie finden bei normalen Lebern (5 Tiere) einen Cu-Gehalt von 0,4—22,0 mg-% (Trockensubstanz), im Mittel 12,3 mg-%; auch DANCKWORTT berichtet 1941 über den Leber-Cu-Gehalt von 11 embryotomierten Kälbern, die ausgetragen und ausgewachsen waren: Der Cu-Gehalt schwankte zwischen 1,8 bis 10,12 mg-%, Mittel 4,03 mg-% (Frischsubstanz). Daß die Variationen des Leber-Cu-Gehaltes von äußerer Zufuhr unabhängig sein können, zeigt eindrucksvoll CUNNINGHAM (1931): Neugeborene Ferkel, deren Muttertiere alle quantitativ und qualitativ die gleiche Nahrung bekommen hatten, ließen bezüglich ihres Leber-Cu-Gehaltes Schwankungen zwischen 3,88 und 48,57 mg-% (Trockensubstanz) erkennen. Eine

Tabelle 2. *Cu-Gehalt der Leber (Milligramm/Kilogramm Trockensubstanz)* (nach CUNNINGHAM). (Mittelwerte.) (In Klammern: Zahl der untersuchten Tiere.)

	Erwachsen		Fetus		Neugeborenes	
Rind	(3)	70	(4)	171	(2)	550
Schaf	(9)	323		—	(3)	117
Schwein	(7)	35		—	(15)	241
Meerschwein . .	(4)	17	(3)	122	(4)	203
Kaninchen . . .	(7)	10	(3)	29	(4)	55
Ratten	(23)	12,5		—	(3)	70
Hunde	(3)	88		—	(2)	89,2

Erklärung für solche erheblichen Differenzen ist bis jetzt nicht beizubringen. Auf jeden Fall besitzt aber die *Leberzelle eine besonders hohe Affinität zum Cu.* Sogar in einem von der Außenwelt völlig unbeeinflußten Milieu zieht die Leber das Cu, selbst wenn es nur in kleinsten Mengen vorhanden ist, an sich. LOESCHKE (1931) fand z. B. den Cu-Gehalt unbebrüteter Hühnereier zwischen 1,1—1,9 mg/kg Frischsubstanz. (Ähnlich LINDOW: Durchschnitt: 2,3 mg/kg.) Die bebrüteten Eier wurden 1—2 Tage vor Ausschlüpfen der Küken auf Eis gelegt, die Küken abgetötet und entlebert; in der Leber fand sich 10—60mal so viel Cu als im ganzen übrigen Organismus (12,8—13,64 mg/kg = 0,98—1,1 mg/kg Frischsubstanz). Diese erstaunliche Cu-Anreicherung der Leber in einem Milieu, das nur Spuren von Cu enthält, läßt die *überragende Bedeutung der Leber beim Cu-Stoffwechsel des wachsenden Organismus bzw. die überaus wichtige Funktion des Cu im werdenden Lebewesen* vermuten. Aus Tab. 1 und 2 geht einwandfrei hervor, daß mit Ausnahme vom Schaf (vielleicht auch Hund) alle *neugeborenen Tiere einen bedeutend höheren prozentualen Cu-Gehalt der Leber aufweisen als die ausgewachsenen Tiere oder Feten.*

Tabelle 3. *Cu-Gehalt der Leber junger Tiere in verschiedenen Altersstufen* (Milligramm/Kilogramm Trockensubstanz). Die Zahlen in Klammern geben den Cu-Gehalt der ganzen Leber in Milligramm an.) (Nach CUNNINGHAM.)

Tierspecies	Bei Geburt	3 Tage alt	1 Wo. alt	2 Wo.	3 Wo.	4 Wo.	8 Wo.	12 Wo.
Schaf	117,0	67,2				14,5		
Hunde (gleicher Wurf) .			69,2 (0,209)				45,3 (0,534)	13,7 (0,287)
Ratten (gleicher Wurf) .	87,8 (0,0045)		23,5 (0,005)	14,5 (0,0063)	17,8 (0,022)			
Meerschwein	149,4		59,6	30,8				
(gleicher Wurf)	(0,171)		(0,102)	(0,042)				

Es besteht demnach kein Zweifel, daß dem Cu im Wachstumsprozeß eine maßgebliche Rolle zufällt, insbesondere gegen Ende der Gravidität.

Dieser prozentuale Cu-Gehalt der Leber der Neugeborenen sinkt dann in den Tagen und Wochen nach der Geburt stetig ab, wie Tab. 3 zeigt (CUNNINGHAM). Während also CUNNINGHAM bei Schaf, (Hund), Ratte und Meerschwein höchstes Leber-Cu bei der Geburt und einen rapiden Abfall während der Lactationsperiode fand, stellen RAMAGE, WILKERSON, McFARLANE und MILNE bei Ziegen, Schweinen und Kükenembryo den Gipfel der Cu-Anreicherung in der Leber schon während der Fetalzeit fest, wobei die Werte bei der Geburt dann niedriger liegen.

Je nach dem *Tempo der Größenzunahme der Leber steigt oder fällt der absolute Cu-Gehalt der Leber.*

Ein besonderes Interesse galt dem Cu-Gehalt der *Haut und ihrer Anhänge,* weil man zunächst besonders wegen des verhältnismäßig hohen Cu-Gehaltes der Haare vermutete, daß die Haut als Ausscheidungsorgan für Cu in Frage käme. Es wurde deshalb die Haut im Rattenversuch vor und nach längerer Cu-Fütterung [0,011—7,5 mg Cu tgl. in der Nahrung 1—9 Monate lang (CUNNINGHAM)] untersucht und dabei festgestellt, daß keine wesentliche Cu-Anreicherung in der Haut stattfindet; es ist *deshalb unwahrscheinlich, daß die Haut als Ausscheidungsorgan* für Cu in Betracht kommt. Auch der Cu-Gehalt der Haare wurde durch Cu-Zulage zum Futter nicht verändert. Es erscheint aber im Hinblick auf den Wirkungsmechanismus des Cu bemerkenswert, daß die Haare verhältnismäßig viel Cu enthalten, worauf wir später noch zurückkommen werden. Ob allerdings damit der hohe Cu-Gehalt der Leber des Schafes zusammenhängt, wie CUNNINGHAM vermutet, ist sehr fraglich. Denn Angorakaninchen mit langem Haar zeigen keinen höheren Leber-Cu-Gehalt als kurzhaarige Kaninchen.

Eine weitgehende Bestätigung der Cu-Verteilung im tierischen Organismus brachten die Versuche mit *radioaktivem Cu.*

SCHUBERT, VOGT, MAURER und RIEZLER (1943) injizierten Hunden i. v. Radio-Cu, das durch Bestrahlung von metallischem Cu mit Deuteronen gewonnen wurde. Der eine Hund wurde 10,5 Std. nach Injektion und der andere 20 Std. nach Injektion getötet und die Gewebe untersucht. Es zeigte sich, daß das Cu sehr rasch nach der Injektion in die Gewebe einwanderte. Den *größten Cu-Gehalt* weist jeweils die *Leber* auf und dann folgen in weitem Abstand Nieren, Lunge, Herz. In der Niere findet sich das Cu fast nur in der Rinde, offenbar in den Glomeruli, wo der Gefäßdurchtritt stattfindet. Eine relativ hohe Aktivität wiesen auch Milz und Knochenmark auf; von den inkretorischen Drüsen überragen Hypophyse und Nebenniere die übrigen. Recht hohe Werte fanden sich auch in den Lungen, geringere dagegen in der Muskulatur; im Skeletmuskel war etwa halb so viel Cu als im Herzmuskel nachzuweisen. Sehr gering waren die Werte in den einzelnen Teilen des ZNS. Über weitere Ergebnisse derartiger Untersuchungen berichten die Autoren 1949. Es wurden Versuche an 136 Ratten, 220 Meerschweinchen und 12 Hunden angestellt. Bei den Hunden wurden z. B. nach oraler Verabreichung von Radio-Cu 20, bei i. v. Zufuhr 90% des Cu in der Leber angelagert. Dabei behält die Leber ihre Speicherungsfähigkeit für das Radio-Cu für längere Zeit bei. Auch die besondere Affinität des Knochenmarks zum Cu ist als bewiesen anzusehen. Auffallend ist, daß die Milz, obwohl sie ein verhältnismäßig Cu-armes Organ ist, reichlich Radio-Cu anlagert, so daß ihr relativer Cu-Gehalt (Radio-Cu) das 4—5fache des Blutzellen-Cu beträgt. Die Untersuchungen mit Isotopen können natürlich keinen direkten Aufschluß über quantitative Verhältnisse geben, *bestätigen aber sehr eindrucksvoll die Erkenntnis, daß im Mittelpunkt des Cu-Stoffwechsels beim Tier die Leber* steht. Insbesondere zeigen auch die Versuche an schwangeren Meerschweinchen [SCHUBERT, MAURER, RIEZLER (1949)], daß die Feten einen überraschend hohen Radio-Cu-Gehalt der Leber aufweisen, der bis zur Geburt stetig ansteigt. Auch die fetale Milz zeigt ebenso wie die Nebenniere sehr hohe Radio-Cu-Aktivität, während die Lungen, entsprechend ihrer geringen fetalen Funktion, nur wenig radioaktives Cu erkennen lassen.

c) Der Cu-Gehalt des Blutes höherer Tiere.

CHURCH fand 1869 als erster im Blut von Seetieren Cu. Die im Laufe der Jahrzehnte dieses Jahrhunderts von verschiedenen Autoren mit verschiedenen

Methoden gewonnenen Werte im Vollblut, Serum, Plasma oder Ery. höherer Tiere sind in Tab. 4 zusammengestellt. Die ziemlich erheblichen Schwankungen der Blut-Cu-Werte unter der gleichen Tierspecies lassen bei der verhältnismäßig geringen Beobachtungszahl die Festlegung eines Normalwertes nicht zu. Insbesondere scheinen die Werte von McFarlane viel zu hoch zu liegen, wie im Kapitel „Methodik" schon angedeutet wurde. Unzulänglichkeiten der Methoden spielen also bei den aus der Tabelle zu entnehmenden Werten wohl eine nicht zu vernachlässigende Rolle. Wenn man aber die Blut-Cu-Werte verschiedener *Tierarten miteinander vergleicht, so fallen extreme, sicherlich außerhalb methodischer Fehler liegende Differenzen* auf: Sehr hohe Blut-Cu-Werte bei den Ratten und auffallend niedere bei Schaf bzw. Hammel, Gans, Henne und Taube. Die letzten Beispiele zeigen eindrucksvoll, daß keine gleichgerichtete Beziehung zwischen Leber-Cu und Blut-Cu besteht, wie wir es z. B. beim Serum-Fe und Fe-Depot der Leber kennen; im Gegenteil, es erscheint sogar naheliegend, ein reziprokes Verhalten anzunehmen in dem Sinne, daß unter bestimmten Bedingungen ein *hoher physiologischer Leber-Cu-Gehalt mit niederem Serum-Cu und umgekehrt ein niederer Leber-Cu-Gehalt mit verhältnismäßig hohem Serum-Cu-Gehalt* verbunden ist. Dieses interessante, schwer zu erklärende Verhalten können wir analog auch beim Menschen beobachten, wie später gezeigt wird.

Über die *Verteilung* des Cu im Blut *zwischen Serum bzw. Plasma und Ery.* gehen die Meinungen weit auseinander.

Schindel (1931) und Guillemet (1932) fanden bei der Untersuchung des Ochsenblutes, daß das Cu im Plasma bzw. im Serum deutlich höher sei als in den Ery. Sarata (1933) stellte beim Kaninchen gerade das Gegenteil fest, nämlich, daß in den Ery. mehr Cu sich befinde als im Serum. Es wurde eine direkte Bestimmung in den gewaschenen Ery. durchgeführt und als Kontrolle der Cu-Gehalt nach der Hämatokritmethode berechnet. Die Übereinstimmung zwischen den beiden Methoden ist eine sehr gute. Wieder ein anderes Resultat erzielten Bjerrum und Henriques (1935) mit der Warburgschen Cysteinmethode und Tompsett mit der Callan-Henderson-Methode. Diese Autoren stellen fest (ebenfalls nach Veraschung der Ery. und der Hämatokritmethode), daß beim Kaninchen das Cu ungefähr in gleichen Teilen auf Serum und Ery. verteilt ist. *Entscheidende Untersuchungen stehen also noch aus.* Über den Cu-Gehalt der Leukocyten berichten Sarata (1933) und Gorter (1933). Letzterer Autor fand, daß Leukocyten des Pferdes nicht mehr Cu enthalten als die Ery. Die Trennung der Leuko. und Ery. erfolgte nach der Methode von Hakma (zit. nach Sarata).

2 l Blut eines Pferdes werden in das gleiche Volumen von 0,4% Citratlösung und in 0,9% Kochsalzlösung in einem Zylinder 10 Std. im Eisschrank stehengelassen. Nach Entfernung des Plasmas werden die Ery. zentrifugiert und die überstehende Flüssigkeit enthält die Leukocyten. Diese werden in 0,2%iger Citratlösung und 0,9%iger Kochsalzlösung suspendiert und wieder zentrifugiert. Dieser Prozeß wird 3mal wiederholt, und zuletzt bleibt eine pastenähnliche Masse, die unter dem Mikroskop nur Leukocyten enthält, übrig. Ergebnis: In den weißen Zellen findet sich 0,282 mg-% Cu und in den Ery. 0,882 mg-% Cu. Die Ery. enthalten also rund 3mal soviel Cu als die Leukocyten.

Bei Injektion von *radioaktivem* Cu konnten Schubert, Vogt, Maurer und Riezler (1943) zeigen, daß das Cu im Plasma des Hundes schon in der ersten Minute rasch abnimmt, so daß sich nur mehr ein Aktivitätsgehalt von 45—60% der injizierten Aktivität nachweisen läßt. Dagegen steigt das Cu in den morphologischen Blutbestandteilen langsam an und wird dort länger festgehalten als im Plasma. In späteren umfangreichen Experimenten (1948) haben die Autoren bestätigt, daß zu keinem Zeitpunkt nach der i. v. Gabe von Radio-Cu mehr als 60% der injizierten Gesamtaktivität nachweisbar waren. Die *Blutzellen nehmen also schon in der 1. min nach Injektion viel Cu auf*, und zwar etwa 25% der gesamten zugeführten Menge. Es muß angenommen werden, daß die *Cu-Ionen*, die in dieser Phase im Plasma nur locker gebunden sind, im Falle eines Überschusses sehr rasch an die große Fläche der Blutzellen *reversibel absorbiert* werden. Daneben muß aber nach den Versuchsergebnissen auch eine *echte, langsame chemische*

Tabelle 4. *Cu in (γ-%) Blut, Blutkörperchen oder Serum verschiedener Tiere.*

Tierart	Vollblut	Serum oder Plasma	Ery.	Autor	Methode	Jahr
Rind	60—70			LEHMANN	K-Ferrocyanid-Methode	1895
	140—160			McHARGUE	Xanthate-Meth.	1925
	76			GRENDEL	Callan-Henderson-Methode	1931
	50—88	80—140	Spuren-25	GUILLEMET	Molybdomangano-metrie	1932
	12—220			McFARLANE	Callan-Henderson-Methode	1932
	125—171			SARATA	Kryogenin-Meth.	1933
Pferd		250		WARBURG u. KREBS	Cystein-Meth.	1927
		185—211		ABDERHALDEN u. MÖLLER	Schwefelwasserst.-Fällg.-Meth.	1928
	58	14—17 (von 100 cm³ Blut)	45 (von 100 cm³ Blut) 32—43	ELVEHJEM, STEENBOCK, HART	Biazzo-Meth.	1929
	147			GRENDEL	Callan-Henderson-Methode	1931
		90		LOCKE, MAIN-ROSBASH	Callan-Henderson-Methode	1932
	103—133			SARATA	Kryogenin-Meth.	1933
	97,5—123,4	33,9—43,2	70,2—94,1 (von 100 cm³ Blut)	SARATA	Kryogenin-Meth.	1938
		95—168		HEILMEYER, KEIDERLING, STÜWE	Callan-Henderson-Methode	1941
Kaninchen		50—100	50—170	OMARA, ZASSI	K-Ferrocyanid-Methode	1920
		104		WARBURG, KREBS	Cystein-Meth.	1927
	115—281			KOSAKA	Biazzo-Meth.	1931
	70—104			SARATA	Kryogenin-Meth.	1933
	72—98	29—36	60—74 (100 cm³ d. Ery.-Lös.)	NARASAKA	Callan-Henderson-Methode	1935
Schwein	60	67—118		GUILLEMET	Molybdomangano-metrie	1931
	163—180			McFARLANE	Callan-Henderson-Methode	1932
	62—98			SARATA	Kryogenin-Meth.	1933
Hund		100—200		DESQREZ-MEUNIER		1920
		113—150		WARBURG, KREBS	Cystein-Meth.	1927
	54	80	15	GUILLEMET	Molybdomangano-nometrie	1932

Tabelle 4. (Fortsetzung.)

Tierart	Vollblut	Serum oder Plasma	Ery.	Autor	Methode	Jahr
Meerschweinchen		194		WARBURG, KREBS	Cystein-Meth.	1927
Ratten	400			MCHARGUE	Xanthate-Meth.	1925
		276—474		WARBURG, KREBS	Cystein-Meth.	1927
Henne, Gockel	115			MCHARGUE	Xanthate-Meth.	1925
		37		WARBURG, KREBS	Cystein-Meth.	1927
		14		LOCKE, MAIN, ROSBASH	Callan-Henderson-Methode	1932
Taube	10			LEHMANN	K-Ferrocyanid-Methode	1895
		0—8		WARBURG, KREBS	Cystein-Meth.	1927
	15—28			KOSAKA	Biazzo 2	1931
Truthahn	15			MCHARGUE	Xanthate-Meth.	1925
Gans		13—41		WARBURG, KREBS	Cystein-Meth.	1927
Frosch		142		WARBURG, KREBS	Cystein-Meth.	1927
Schaf	100	50—70	20—40	GORTER, VAN ORMONDT		1933
Hammel		16—29		HEILMEYER, KEIDERLING, STÜWE	Callan-Henderson-Methode	1941

Verbindung mit Aufnahme der Cu-Ionen in die Zellen hinein angenommen werden. Analog diesen Vorgängen geht nach Ansicht der Autoren das Cu im Plasma eine relativ feste Bindung ein; dazu ist eine gewisse Zeit nötig, um das zunächst locker gebundene Cu in die stabilere Form überzuführen. Bezüglich des *Cu-Bindungsvermögens scheint zwischen einzelnen Tierarten ein deutlicher Unterschied zu bestehen.* Der Quotient Blutzellen-Cu : Plasma-Cu ist bei der Ratte entsprechend einem hohen Absorptionsvermögen des Plasma für Cu sehr nieder im Vergleich zum Meerschweinchen. Die Aufnahme des Cu durch das Rattenplasma vollzieht sich zwar verzögert, doch beträgt der relative Cu-Gehalt nach 8 Std. 10% der verabreichten Gesamtmenge, also rund 5mal so viel als beim Meerschweinchen [SCHUBERT, MAURER, RIEZLER (1948)]. Diese Tatsache weist eindringlich darauf hin, daß tierexperimentelle Ergebnisse z. B. zur Klärung der Cu-Mangelfrage für den Menschen bei den einzelnen Tierspecies sehr unterschiedlich ausfallen müssen und nur mit größter Vorsicht übertragen werden dürfen. Im übrigen stehen die eben erwähnten Unterschiede zwischen Ratte und Meerschweinchen mit der Tatsache im Einklang, daß die absoluten Cu-Werte im Serum der Ratte bedeutend höher liegen als im Serum des Meerschweinchens (siehe Tab. 4).

Schon 1895 ließ KOBERT durch seinen Schüler KLEMTNER untersuchen, wohin das Cu aus dem i. v. gegebenen weinsauren Cu-oxyd-Natrium gelange und fand, daß es in die Ery. geht. Er vermutete eine Verbindung des Cu mit dem Hämoglobin, „was die Vitalität des Ery. offenbar nicht stört, während bei ihrem Überwiegen im Blutkörperchen letzteres zur Übertragung des O_2 ungeeignet wird".

Die Experimente mit Isotopen bestätigen in eindrucksvoller Weise Befunde, die BJERRUM und HENRIQUES (1935) erhoben haben. Die Autoren haben Kaninchen 2 mg Cu/kg als Cu-Sulfat in die Ohrvene injiziert; dabei zeigte sich, daß kurz nach der Injektion die Cu-Konzentration im Plasma natürlicherweise am größten ist; sie nimmt aber sehr schnell ab, und gleichzeitig damit steigt der Cu-Gehalt der Ery. stark an. Die Cu-Konzentration in den Ery. erreicht ungefähr dann ein Maximum, wenn Ery. und Plasma annähernd gleiche Konzentration haben. Danach nimmt auch der Cu-Gehalt der Ery. ab, da diese offenbar wiederum das Cu an die niedrigere Plasmakonzentration abgeben, bis an beiden Stellen wieder Normalwerte erreicht sind. Dieser Zustand ist nach Ablauf eines Tages wieder vorhanden. Man muß daraus den Schluß ziehen, daß es sich *bei diesem reversiblen Vorgang um ein Absorptionsgleichgewicht* handelt, bei dem das Cu an die Oberfläche der Ery. gebunden ist.

d) Der Cu-Gehalt des Knochenmarks höherer Tiere.

Cu-Bestimmungen im *Knochenmark* sind nur sehr wenige durchgeführt worden. SARATA hat bei Kaninchen festgestellt, daß bei denjenigen Tieren, die durch wiederholte Blutentnahmen anämisch gemacht wurden, das Cu im Knochenmark ansteigt. Genauere Untersuchungen hat dann der gleiche Autor 1938 beim Pferd durchgeführt. Der Blut-Cu-Gehalt der untersuchten Pferde schwankte zwischen 97,5 und 123,4 γ-%. Die Cu-Werte im Knochenmark sind aus der Tab. 5 zu entnehmen [SARATA (1938)]. Der Cu-Gehalt des Markes steht nach SARATA (Untersuchungen bei anämischen Pferden) in gewisser Parallele zum Aussehen des Markes: Bei rotem Mark sind die Cu-Werte höher als bei nur leicht gerötetem und nieder bei Fettmark. Im *Durchschnitt aber scheint physiologischerweise der Cu-Gehalt des Knochenmarks doppelt so hoch zu sein wie der des Blutes.*

Tabelle 5. *Cu-Gehalt in normalem Pferde-Knochenmark.* (mg / 100 g Frischsubstanz) (nach SARATA.)

Pferd Nr.	Vorderbeine (Metacarpale)	Hinterbeine (Metatarsale)
1	0,2074	0,1982
2	0,1900	0,1871
3	0,1951	0,1900

Bei Untersuchungen mit Isotopen konnte einwandfrei bewiesen werden, daß kleinste Mengen von Cu nach Injektion rasch in das Knochenmark eindringen [SCHULTZE und SIMMONDS (1941), SCHUBERT, MAURER und RIEZLER (1948)], und daß dort die Cu-Aktivität erheblich ansteigt, wenn anämische Bedingungen vorliegen, wie später noch zu zeigen ist. In allen Versuchen mit Cu-Isotopen ist eine *besondere Affinität des Knochenmarks zum Cu als bewiesen* anzusehen. Der Einbau des Cu erfolgt offenbar dort, wo sich die Hämoglobin-Synthese vollzieht.

5. Die Bedeutung des Cu beim niederen Tier.

BLASIUS (1867) schloß aus der Konstanz, mit der Cu bei niederen Tieren gefunden wird, auf eine möglicherweise vorhandene Bedeutung des Cu bei der Atmung, und BERT (1867) bezeichnete das Cu im Blute der Mollusken sogar schon als ein Atmungspigment. 1878 stellte FREDERICQ fest, daß man aus dem Blute des Octopus vulgaris mittels Säure eine Cu-Verbindung vom Protein trennen könne ähnlich dem Hämin, nachdem JOLYET und REGNARD (1877) eine Cu-haltige Substanz als Eiweißkörper erkannt hatten. Er sagte damals schon voraus, daß hier wahrscheinlich der O_2-Austausch ähnlich vor sich gehe wie beim Hämoglobin. Die Tatsache, daß das Blut der niederen Tiere Hämocyanin enthält, war der Anstoß zu einer großen Reihe von Arbeiten, die sich mit dieser chemischen Verbindung beschäftigten; eine Zusammenstellung älterer Arbeiten findet sich bei DHERE (1919). Es wurden Blutgasbestimmungen durchgeführt und bei den einzelnen Tierarten ein verschiedenes O_2-Bindungsvermögen gefunden. HENZE (1901) isolierte als erster Hämocyanin als Kristall und fand im Gegensatz zum Hämoglobin, daß es sich nicht in eine eiweißhaltige und eiweißfreie Komponente zerlegen läßt. Nach HENZE enthält z. B. das Hämocyanin des Octopus 0,38% Cu, und 1 g des Proteins verbindet sich mit 0,4 g Sauerstoff. Dieser Wert ist nur $^1/_3$—$^1/_4$ desjenigen des Hämoglobin (ELVEHJEM). Die weiteren Studien, auf die hier nicht näher eingegangen werden kann, zeigten, daß bei verschiedenen Tierarten die *Natur der chemischen Verbindung*, mittels der das Cu als O_2-Überträger dient, sehr unterschiedlich ist (ELVEHJEM (1935)]. Interessant ist im Hinblick auf die oben erwähnte Beobachtung bei Fischen, daß aktive Tiere mehr Cu enthalten als weniger aktive, der Befund von BREDLEY (1907), daß der überaus aktive helix Octopus 18—23,5 mg-% Cu im Blut und die inaktive helix pomatia nur 6 bis 12 mg-% Cu im Blut enthält. BEGEMANN hat dann 1924 als erster die *Sauerstoffmenge* im Blute wirbelloser Tiere bestimmt und stellte Schwankungen zwischen 0,14—1,66 Vol.-% BEGEMANN (1924) fest; REDFIELD, COOLIDGE und HURD (1926) fanden dann im Verlaufe ihrer weiteren Untersuchungen ganz ähnliche Phänomene beim Gasgleichgewicht zwischen O_2 und CO_2, *Hämocyanin* und *Oxyhämocyanin*, wie beim *Hb*-haltigen Blut. Die *Blutpigmente unterscheiden sich nur dadurch, daß das eine Fe und das andere Cu enthält*. Daß das Hämocyanin dem Hämoglobin in seiner Funktion sehr nahe steht, geht auch daraus hervor, daß einige Tiergattungen, die einander verwandt sind, das eine Mal Hämocyanin und das andere Mal Hämoglobin enthalten (nach KOBERT). Nach BEGEMANN, REDFIELD, COOLIDGE und MONTGOMERY verbindet sich 1 Atom O_2 mit 1 Atom Cu im Molekül.

Die *Bedeutung des Cu bei den wirbellosen Tieren liegt demnach vor allem in der lebenswichtigen Atmungsfunktion*. Der Zusammenhang des Cu-Gehaltes mit der Aktivität der Tiere weist auf eine nicht näher bekannte *Funktion des Cu im Energiestoffwechsel* der niederen Tiere hin. Hier ist eine interessante Parallele in den Ergebnissen aus den Versuchen von GUILLEMET (1932) heranzuziehen: Dieser Autor fand nämlich bei Hunden eine *direkte Beziehung der respiratorischen Kapazität zum Cu-Gehalt des Blutes*.

6. Die praktische Bedeutung der Cu-Verabreichung bei gewissen Tierseuchen.

Es ist schon lange bekannt, daß bei *Verwurmung* der Tiere (Distomum-Krankheit) und der damit zusammenhängenden *Anämie* die Verabreichung von Cu in Dosen, welche die normalerweise im Futter vorkommenden Cu-Mengen nicht wesentlich überschreiten ($CuSO_4$ 0,02—0,04 g 15 Tage lang zum Futter der Schafe oder Kälber), heilende Wirkung ausübt [FOSCOLI (1936)]. Auch bei der durch den Palisadenwurm bei Fohlen hervorgerufenen *Anämie* konnte FISCHER (1937) mit Cu Heilungen erzielen.

Eine merkwürdige, offenbar mit *Cu-Mangel* zusammenhängende *Durchfallskrankheit* beobachtete O'DONOVAN (1949) bei Kühen einer Farm in Irland. Die Tiere zeigten Abmagerung, dünne, wäßrige, grün bis schwarz gefärbte, von Blasen durchsetzte Stühle. Nachdem die Krankheit schon mehrere Monate gedauert hatte und alle modernen Mittel einschließlich Antibiotika versagt hatten, kam man auf den Gedanken Cu-Sulfat zu geben; der Erfolg trat unmittelbar ein, die Stühle wurden wieder normal und die Tiere gesund. Die Untersuchung des *Weidebodens ergab einen erheblichen Cu-Mangel*. Hier handelte es sich wohl um eine etwas atypisch verlaufende Seuche, die NEAL, BECKER und SHEALY (1931) in Florida beobachtet und in ihrem Wesen erkannt haben. Eine *Anämie* bei Rind, Schaf, Ziege und Schwein trat nur in ganz bestimmten Gegenden Floridas auf, und es wurde ein *Cu-Mangel des Futters* als Folge eines solchen des Weidebodens als Ursache aufgedeckt. Die Tiere verloren vor allem Appetit, gerieten in eine Abzehrung hinein, zeigten erhebliche Blässe, fraßen Lehm, Sand, alte Lumpen und trockenes Unkraut, aber nicht das reguläre Futter. Die Tiere wurden dann direkt auf dem Felde behandelt, bekamen zunächst natürlich Fe, das jedoch keine Wirkung zeigte. Dagegen *heilte die Verabreichung von Cu-Sulfat die Krankheit in kurzer Zeit*. 1933 bestätigte SJOLLEMA die Befunde der Autoren: Die seit Jahrzehnten in den Niederlanden und auch in Deutschland unter dem Namen „*Lecksucht*" bekannte Seuche des Viehes ist auf einen *Cu-Mangel im Futter* zurückzuführen. Die Untersuchung des von den kranken Tieren gefressenen Heues ergab z. B. einen Cu-Gehalt von nur 1—3 mg Cu/kg. (Normal: 6—12,

Mittel 7,5 mg Cu/kg.) Fütterung von schwefelsaurem Cu ließ die Tiere gesunden. Die Zufuhr von Cu steigert vor allem die Freßlust und später das Hämoglobin.

Eine weitere merkwürdige Tierseuche wurde 1932 erstmals von BENNETS beschrieben und dann in mehreren Ländern beobachtet. Die Krankheit wurde als „enzootic ataxia" bezeichnet. Es handelt sich um eine bei Lämmern verlaufende progressive Ataxie, die in ihrer akutesten Form die Tiere schon bei der Geburt befällt. Im allgemeinen tritt sie aber subakut im Alter von 3—6 Wochen auf. Bei diesen subakuten Fällen fehlen cerebrale Erscheinungen, es findet sich aber eine Degeneration der Markscheiden des Rückenmarks von der Mitteldorsal- zur Mittellumbalgegend. Bei den akuten Formen kann man eine diffuse, symmetrische cerebrale Demyelinisierung, am meisten im Corpus callosum, der inneren Kapsel, der weißen Substanz der Hinterhaupt- und Frontallappen und eine Degeneration der motorischen Bahnen des Rückenmarks feststellen. Diese akute Form gleicht der von INNES (1939) so bezeichneten „Swayback"-Krankheit der Lämmer; es handelt sich dabei ebenfalls um Leukodystrophien, welche nach SCHERER (1944) im Gewebsgebilde einer gewissen degenerativen Form der diffusen Sklerose des Menschen ähnlich sind. Spektrographische Organuntersuchungen ergaben bei der „enzootic ataxia" der Lämmer einen *erheblichen Cu-Mangel in der Leber der Muttertiere*; auch die Weiden der Schafe waren sehr Cu-arm. Mit der *Cu-Therapie der trächtigen Tiere konnte sowohl die „enzootica ataxia" als auch die „Swayback-Krankheit" mit Sicherheit verhütet* werden. Wenn auch nach BENNETS, CHAPMAN, INNES die Ätiologie der beiden Krankheiten noch nicht völlig geklärt ist, so besteht doch kein Zweifel, daß sie mit einer Störung im Cu-Stoffwechsel in enger Beziehung stehen (INNES, VOLLAND).

Ein besonderes Interesse gewinnen diese merkwürdigen, den wachsenden Organismus der Lämmer betreffenden Krankheiten noch durch die Tatsache, daß unter den „Swayback-Forschern" in gehäuftem Maße eine neurologische Krankheit aufgetreten sein soll, die große Ähnlichkeit mit der disseminierten Sklerose hatte [MANDELBROTE, STANIER, THOMPSON, THRUSTEN (1948)].

7. Kurzer Überblick über die bisher besprochene Bedeutung des Cu bei Pflanze und Tier.

Sowohl bei der *Pflanze als auch beim Tier stellt das Cu ein lebenswichtiges Element* dar. Es steht einwandfrei fest, daß dem Cu besondere Aufgaben beim *Wachstumsprozeß* zufallen. Das Cu findet sich *mengenmäßig angehäuft an all den Stellen, an denen ein besonders rasches Wachstum der Pflanze* stattfindet; auch bei der *Samenbildung* und der *Chlorophyllsynthese* scheint das Cu maßgeblich beteiligt zu sein, wobei allerdings der tiefere Mechanismus noch nicht bekannt ist. Die *hervorragende Bedeutung des Cu im wachsenden Organismus* kommt bei den höheren Tieren vor allem darin zum Ausdruck, daß die *Neugeborenen der meisten Tierspecies prozentual viel mehr Cu im Körper*, besonders in der *Leber*, beherbergen als die ausgewachsenen Tiere. In *allen tierischen Organen findet sich Cu*, wobei die einzelnen Tierarten große Unterschiede bezüglich des Cu-Gehaltes der Organe und des Blutes aufweisen. Untersuchungen mit *radioaktivem* Cu bestätigen die *unterschiedliche Cu-Verteilung im Organismus* beziehungsweise die *große Affinität der Leber und des Knochenmarks für Cu*. Über die Bedeutung des Cu beim höheren Tier wird später im Zusammenhang mit Untersuchungen des Cu-Stoffwechsels im menschlichen Organismus gesprochen. Beim *niederen Tier spielt das Cu vor allem im Blute die Rolle, die das Fe im Hämoglobin* spielt; es ist erwiesen, daß das *Cu im Hämocyanin den O_2-Transport übernimmt*.

Von *praktischer* Bedeutung ist, daß ein *Cu-Mangel bei Tier und Pflanze zu charakteristischen Wachstumsstörungen bzw. Krankheiten führt, die schlagartig durch Cu-Zufuhr beseitigt* werden können.

IV. Der Cu-Gehalt der Nahrungsmittel.

Wenn auch in zahlreichen früheren Arbeiten schon festgestellt wurde, daß Cu in allen Pflanzen und in allen Tieren vorkommt, so fehlte es zunächst doch an einer zusammenfassenden und systematischen Aufstellung des Cu-Gehaltes der gebräuchlichen Nahrungsmittel. Einzelbefunde früherer Untersuchungen siehe bei HERKEL (1930).

a) Der Cu-Gehalt in verschiedenen pflanzlichen und tierischen Nahrungsstoffen.

Seit 1925 beschäftigen sich mehrere Autoren mit dem Cu-Gehalt der Nahrungsmittel.

Die Cu-Werte verschiedener Milcharten werden gesondert einander gegenübergestellt (Tab. 7), da gerade bei Störungen des wachsenden Organismus besonders im Säuglingsalter die Metallzufuhr mit der Milch immer wieder im Mittelpunkt des Interesses bei bestimmten Krankheiten steht.

Es ist klar, daß die Cu-Werte z. B. *bei pflanzlichen Nahrungsstoffen starken Schwankungen* unterworfen sind, da, wie früher betont wurde, der Cu-Gehalt der Pflanzen weitgehend vom Cu-Gehalt des Bodens, auf dem sie wachsen, abhängig ist; auch das Alter der Pflanzen bzw. unterschiedlich schnell wachsende Teile derselben spielen eine Rolle. Sehr umfangreiche Cu-Bestimmungen in Nahrungsmitteln wurden in Frankreich von GUERITHAULT (1927), in Italien von QUARTAROLI (1928) und in Amerika von LINDOW, ELVEHJEM und PETERSON (1929) durchgeführt. Die gefundenen Cu-Werte, die diese Autoren aus 3 verschiedenen Ländern und mit 3 verschiedenen Methoden durchgeführt haben, stimmen sehr gut überein. 27 verschiedene Nahrungsmittel, die GUERITHAULT analysiert hat, zeigen z. B. einen durchschnittlichen Cu-Gehalt von 3,6 mg Cu/kg Frischsubstanz; bei den gleichen 27 Sorten fanden LINDOW und Mitarbeiter 3,1 mg Cu/kg. Ein Vergleich mit Zahlen von QUARTAROLI ergibt bei 18 gleichen Nahrungsmitteln: 14,1 mg Cu/kg Trockensubstanz nach QUARTAROLI, 10,4 mg Cu/kg Trockensubstanz nach LINDOW und Mitarbeitern. Der *Gesamtdurchschnitt* zahlreicher Nahrungsmittel beträgt nach Untersuchungen von ELVEHJEM und HART (1929) 13,5 mg Cu/kg Trockensubstanz. Eine gute Übersicht über den Cu-Gehalt an 158 verschiedenen Nahrungsmitteln gestattet Tab. 6 (nach LINDOW und Mitarb.). Die Zahlen schwanken zwischen 0,1 mg Cu/kg Frischsubstanz (Sellerie) und 44,1 mg Cu/kg Frischleber. Die Angaben anderer Autoren [WEBSTER und JANSMA (1929), REMINGTON und SHIVER (1930), CUNNINGHAM (1931), SCHUETTE und REMY (1932)] stimmen mit den in der Tab. 6 angegebenen Zahlen im großen und ganzen überein. (Pflanzliche Nahrungsmittel nach CUNNINGHAM z. B. 2,1—25,8 mg Cu/kg Trockensubstanz.) ELVEHJEM, KEMMERER, HART und HALPIN, sowie CUNNINGHAM (1931) machten analog der bekannten Beeinflussung des Cu-Gehaltes der Pflanzen durch den Cu-Gehalt des Bodens Untersuchungen an Eiern, die von verschiedenen Hühnern stammten; ein Teil der Hennen bekam zusätzlich zum Futter Cu-Zulage; der Cu-Gehalt der Eier wurde dadurch nicht beeinflußt. Dagegen fanden ERIKSON, BOYDEN, MARTIN und INSKO (1933), daß der Cu-Gehalt von Eiern, die von Hennen stammten, welche dem Sonnenschein ausgesetzt waren, viel frisches Gras oder zusätzlich Lebertran verfüttert bekamen, deutlich höher lag.

Der Cu-Gehalt verschiedener *Getränke* hängt natürlich weitgehend davon ab, ob dasselbe mit Cu-haltigen Gefäßen in Berührung gekommen ist. HERKEL (1930) fand in Naturweinen 0—0,18 mg Cu/kg Frischsubstanz und in Hefebranntwein z. B. 14 mg Cu/kg Frischsubstanz.

b) Der Cu-Gehalt verschiedener Milcharten.

Der Cu-Gehalt der *Milch* wird von verschiedenen Autoren recht unterschiedlich angegeben (Tab. 7). Dies beruht nicht nur auf methodischen Fehlern. So finden z. B. GORTER und Mitarbeiter (1931) bei der *gleichen* Milch *vor* der Pasteurisierung 12,5 γ-% und während bzw. *nach* der Pasteurisierung 22 bzw. 18 γ-% Cu. Milch aus *verschiedenen Molkereien* zeigte bei wiederholten Untersuchungen deutliche Unterschiede bezüglich des Cu-Gehaltes: Aus Molkerei I: 60—70 γ-%, aus Molkerei II: 150—160 γ-% [GORTER, GRENDEL, WEYERS (1931)]. Vielleicht spielt auch der unterschiedliche Fettgehalt eine Rolle, wie die Zahlen von MCHARGUE

Tabelle 6. *Cu-Gehalt von Nahrungsmitteln.*

Nahrungsmittel	Wassergehalt %	Trockensubstanz mg/kg	Frischsubstanz mg/kg
Mandeln	3,9	12,6	12,1
Äpfel, frische	82,5	4,6	0,8
Äpfel, gefrorene	83,9	7,5	1,2
Aprikosen, getrocknete	40,7	6,2	3,7
Artischocken	84,4	20,1	3,1
Spargel	91,8	17,2	1,4
Bananen	75,4	8,5	2,1
Bohnen, Schminkbohnen	12,4	7,4	6,5
Bohnen, Lima	12,3	9,8	8,6
Bohnen, See	14,2	8,0	6,9
Bohnen, Faser	91,4	12,0	1,0
Rinderhirn	82,6	12,0	2,1
Rinderfell	81,1	8,4	1,6
Rinderniere	81,1	6,0	1,1
Rinderleber	71,6	75,7	21,5
Rinderlunge	80,3	11,4	2,2
Rinderpankreas	80,0	4,0	0,8
Rindermilz	76,8	6,0	1,4
Rindfleisch	75,1	3,0	0,8
Rindfleisch mit Knochen	74,0	4,7	1,2
Rübe, frisch	90,3	9,3	0,9
Rübe, frisch (Wurzel)	87,2	7,7	1,0
Runkelrüben	83,5	11,5	1,9
Brombeeren	84,1	10,0	1,6
Schwarzkappen	82,8	8,0	1,4
Blaubeeren	81,8	6,0	1,1
Kleieflocken	6,5	6,2	5,8
Brasil-Nüsse	6,0	14,8	13,9
Weißbrot	35,0	5,2	3,4
Butternüsse	3,0	12,1	11,7
Kohl	92,6	6,8	0,5
Kalbshirn	76,8	7,5	1,8
Kalbsleber	73,2	64,4	44,1
Karotten	90,1	8,1	0,8
Blumenkohl	91,4	16,5	1,4
Sellerie	94,0	2,0	0,1
Selleriekopf	94,3	10,4	0,6
Amerik. Käse	32,3	2,6	1,8
Schweizer Käse	33,2	2,0	1,3
rote Kirschen	88,0	1,7	1,4
Kastanien (ital.)	34,5	9,2	6,0
bittere Schokolade	1,9	27,2	26,7
Kakao	4,5	35,0	33,4
Kokosnuß	39,3	11,4	6,9
Korn, süß	89,1	5,9	0,6
Korn, süß immergrün	84,3	6,8	1,1
Kornflocken	6,2	2,0	1,9
Kornmehl, weiß	6,2	2,0	1,9
Kornmehl, gelb	6,0	2,1	2,0
Weizenmehl, Puder	7,4	3,1	2,9
Gurken	96,8	17,8	0,6
Korinthen	32,7	16,6	11,2
Datteln	27,5	5,3	3,8
Eier	71,9	8,2	2,3
Eidotter	49,5	8,0	4,0
Feigen, getr.	38,0	5,7	3,5
Fische und See-Nahrungsmittel			
Blaufisch	76,7	10,0	2,3
Schneiderfisch	80,0	8,4	1,7

Tabelle 6. (Fortsetzung.)

Nahrungsmittel	Wassergehalt %	Trockensubstanz mg/kg	Frischsubstanz mg/kg
Kabeljau	81,7	29,8	5,5
Flundern	80,0	7,3	1,5
Schellfisch	78,8	13,4	2,8
Heilbutt	67,3	7,1	2,3
Hering	77,6	11,1	2,5
Hummer	81,1	38,8	7,3
Makrele	77,6	15,4	3,4
Auster	87,5	245,8	30,7
Bars	80,4	18,7	3,7
	72,5	12,3	3,4
Hecht	80,2	8,5	1,7
Rotfeder	79,2	7,6	1,6
Salm, Lachs	75,7	7,8	1,9
Muschel	81,3	12,3	2,3
„Else" (ein Fisch)	69,8	7,7	2,3
Garnele, Krabben	70,4	14,4	4,3
Forelle, See	70,9	10,3	3,3
Weißfisch	79,0	9,7	1,9
Mehl, Buchweizen	9,0	7,7	7,0
Mehl, Graham	6,5	5,2	4,9
Mehl, offen	8,9	1,9	1,7
Mehl, Roggen	6,4	4,4	4,2
Stachelbeeren	90,1	8,1	0,8
Malagatrauben	79,6	4,8	0,9
Pampelmusen	92,8	4,8	0,3
Pampelmusensaft	96,0	5,3	0,2
Haselnüsse	3,8	14,0	13,5
Wallnüsse	2,9	14,7	14,3
Schweineleber	68,7	20,8	6,5
Maismus	7,5	2,0	1,9
Honig	18,2	2,5	2,0
Kohlrabi	90,7	15,0	1,4
Lamm-Cotelette	54,2	9,1	4,2
Citrone, Limone	96,0	10,2	0,4
Lattich, Salat, Kopf	96,6	11,6	0,4
Lattich, Salat, Blatt	94,4	11,3	0,6
Milch	87,5	1,2	0,15
Syrup	26,2	26,2	19,3
Pilze	71,2	61,7	17,9
Moschusmelone	89,4	6,5	0,7
Hafermehl	6,4	5,4	5,0
Oliven	77,0	14,7	3,4
Zwiebeln	93,7	13,4	0,8
Apfelsinen	87,6	6,4	0,8
Auster, Zucht	76,6	11,4	2,7
Petersilie	87,6	17,3	2,1
Pastinaken	82,7	7,0	1,2
Pfirsich, getrocknet	37,4	6,3	2,7
Kamerunnüsse	2,0	9,7	9,6
Birnen	83,9	6,3	1,0
Erbsen, grün	75,2	9,8	2,4
Erbsen, gespaltene	9,5	15,5	14,0
schwarze Walnuß	2,3	13,9	13,6
Pfeffer, grün	94,0	16,1	1,0
Ananas	92,0	8,3	0,7
Pistaziennüsse	4,0	12,2	11,7
Pflaumen, blaue	84,9	9,7	1,5
Schweine-Cotelette	54,4	6,8	3,1
Kartoffeln	78,2	8,0	1,7
Kartoffeln, frische	72,1	5,2	1,5

Tabelle 6. (Fortsetzung.)

Nahrungsmittel	Wassergehalt %	Trockensubstanz mg/kg	Frischsubstanz mg/kg
Federvieh, Hühnchen, dunkelfleischig	67,5	12,7	4,1
Federvieh, Hühnchen, weißfleischig	76,6	11,5	2,7
Ente	43,7	7,3	4,1
Gans	57,0	7,7	3,3
Truthahn, dunkelfleischig	72,1	7,3	2,0
Truthahn, weißfleischig	72.2	5,4	1,5
Pflaumen, gedörrt, getrocknet	44,1	7,3	4,1
Puff-Reis	10,9	6,3	5,6
Puff-Weizen	8,6	7,6	7,0
Kürbis	91,7	4,0	0,3
Quitte	82,5	7,8	1,4
Radieschen	94,4	28,7	1,6
Rosinen, mit Kern	28,2	3,8	2,7
Rosinen, ohne Kern	31,9	3,0	2,0
Himbeeren, rot	84,1	8,3	1,3
Rhabarber	94,4	9,5	0,5
Reis, polierter	9,5	2,1	1,9
Reis, unpolierter	9,5	4,0	3,6
Steckrüben	80,9	8,0	1,5
Weizenschnitzel	8,1	6,7	6,2
Spinat	81,9	6,9	1,2
Melone (ein Kürbis)	90,4	4,2	0,4
Erdbeeren	90,3	1,9	0,2
Mandarinen	86,0	6,2	0,9
Tomaten	94,2	9,9	0,6
Steckrüben	91,5	11,0	0,9
Kalbfleisch, Cotelette	72,6	9,1	2,5
Walnüsse, englische	3,3	10,3	10,0
Wasserkresse...............	92,5	5,3	0,4
Wassermelone	92,7	9,1	0,7
Weizenkleie	3,3	12,1	11,7
Weizen-Keim	10,4	14,2	12,7

vermuten lassen (Tab. 7) in dem Sinne, daß fettarme Milch (Magermilch) Cu-ärmer ist. Die Jahreszeit übt einen Einfluß auf den Cu-Gehalt der Milch aus [LESNÉ, BRISKAS (1937)]; nach Untersuchungen von DAHL (1949) enthält die direkt von der Kuh in Cu-freien Gläsern aufgefangene Milch im Winter nur Spuren von Cu, im Sommer durchschnittlich 13 γ-%. Das unterschiedliche Futter kann man hier nicht verantwortlich machen (Grünfutter oder Trockenfutter), ebenso-wenig die Zeit, die seit dem Kalben verstrichen ist [ELVEHJEM, STEENBOCK, HART (1929), ZONDEK und BANDMANN (1931)]. Die gleiche Unabhängigkeit vom Futter wurde auch bei Ziegen festgestellt. *Die wichtigste Ursache für die gefundenen Differenzen im Cu-Gehalt der Milch ist jedoch darin zu sehen, daß Milch, wenn sie längere Zeit in Metallgefäßen steht, Cu-reicher wird.* Insbesondere die Marktmilch, die verschiedene technische Prozesse durchgemacht hat (Pasteuri-sierung usw.), enthält viel mehr Cu als die Kuhmilch, die direkt in Cu-freie Gefäße gemolken wird. Unter Berücksichtigung dieser Umstände ist der Cu-Gehalt der rohen, frischen Kuhmilch zwischen 10—20 γ-% zu veranschlagen. Die Verbrauchs-milch, die die Säuglinge in der Stadt konsumieren, enthält jedoch viel mehr Cu (s. oben). In der selbst hergestellten Buttermilch findet sich ungefähr genau so viel Cu als in der Vollmilch. Die käufliche Buttermilch dagegen enthält bedeutend mehr. Besonders *reich an Cu scheint die Kolostralmilch* der Kuh zu sein [MCHARGUE (1925)].

In der *Ziegenmilch* ist wenig Cu enthalten, aber nicht weniger als in der rohen Kuhmilch. Als einzige Autoren haben QUAM und HELLWIG (1928) in der

Tabelle 7. *Cu-Gehalt verschiedener Milchen* (γ-%).

Autor, Jahr	Methode	Vollmilch v. Rind	Frauenmilch	sonst. Milchsorten
FLEURENT u. LEVI (1920)		140		
BERTRAND (1920)		50		
SUPPLÉE u. BELLIS (1922)	Xanthate-Meth.	20—80 (in Glasgefäßen)		
HESS, SUPPLÉE-BELLIS (1923)	Xanthate-Meth.	55	40—61	Pasteur. Kuhmilch 60—70
McHARGUE (1925)	Xanthate-Meth.	38 (in Cu-freien Gefäßen)		Vollmilch getrocknet 259
McHARGUE (1925)	Xanthate-Meth.	Kolostrum d. Kuh 130		Kolostrum der Kuh getrocknet 500
McHARGUE (1925)	Xanthate-Meth.			Magermilch frisch 10 Magermilch getrocknet 98
McHARGUE (1925)	Xanthate-Meth.			Buttermilch: frisch 13 getrocknet 134
McHARGUE (1925)	Xanthate-Meth.			Pferdemilch: frisch 30 getrocknet 346
GUERITHAULT (1927)	Gewichtsanalyt. Methode	60		
QUAM u. HELLWIG (1928)	Xanthate-Meth.	26—45 (dir. in Glasgef. gemolken)		3 Schafe: 45—50 6 Ziegen: 19—25
HART-STEENBOCK, WADDEL, ELVEHJEM (1928)	Veraschung, Fällung mit H₂S u. Xanthate-Methode	(14 Tiere) 32		Pasteur. Kuhmilch (6 Fälle) 60—160 Buttermilch (3) 240—250 Eingedickte Milch 180—270
LINDOW, ELVEHJEM, PETERSON, DRABKIN, WAGGONER (1929, 1930)	Biazzo-Methode Biazzo-Methode	13—16 32		Trockensubstanz, Vollmilch 120
ELVEHJEM, STEENBOCK, HART (1929)	Xanthate-Meth.	12,9—18,4 Mittel 15		Ziegenmilch: 11,4—19,6 Mittel: 14
KRAUSZ (1930)			70	
GORTER, GRENDEL, WEYERS (1931)	Callan-Henderson-Methode	9—14	21—28	Pasteur. Milch: 16—36 selbst hergestellte Buttermilch: 10—11 käufl. Buttermilch 29—45 Ziegenmilch: 13,7—15,6
ZONDEK, BANDMANN (1931)	WARBURGsche Cystein-Meth. u. Veraschung	15—20	50—60	

Tabelle 7. (Fortsetzung.)

Autor, Jahr	Methode	Vollmilch v. Rind	Frauenmilch	sonst. Milchsorten
GORTER (1933)	Callan-Henderson-Methode	9—14 Mittel: 12	21—28 Mittel: 24	Ziegenmilch 10—17 Mittel: 15 Selbstbereitete Buttermilch: 11 Vollmilch vor Pasteuris.: 12,5 Vollmilch während Pasteuris. 22 Vollmilch 2 Std. nach Past. 18 käufl. Buttermilch: 34
TOMPSETT (1934)	Callan-Henderson-Methode	11—16 Mittel: 13		
DAHL (1949)	Modifizierte Carbamat-Meth.	13		Buttermilch: 46
LESNE, BRISCAS (1937)	Callan-Henderson-Methode	Im Frühjahr: 17—50 Im Winter: 9—21	Kolostrum: 95—123 2. Monat: 60—95 9. Monat: 30—70	
FREUDENBERG (1947)	Dithizon-Meth.	a 20—30 b 16.6	Kolostrum: 75 3. Monat: 20—28	a = Molkerei b = frisch Ziegenmilch (frisch): 30,3 Stutenmilch (frisch): 41 (getrocknet): 40—50

Ziegenmilch eine bedeutend geringere Cu-Menge gefunden als in der Kuhmilch, was jedoch darauf zurückzuführen ist, daß die untersuchte Milch schon verschiedene Manipulationen hinter sich hatte. *Stutenmilch* wurde nur von MCHARGUE untersucht; der Cu-Gehalt bewegt sich in den Grenzen desjenigen der Kuhmilch.

Frauenmilch enthält mehr Cu als Kuhmilch, im Durchschnitt wohl doppelt so viel, nach ZONDEK und BANDMANN (1931) im ersten und zweiten Monat nach der Geburt sogar das 3fache des Kuhmilchgehaltes. *Sehr Cu-reich ist das Colostrum* [LESNÉ, BRISKAS (1937), FREUDENBERG (1947)]. Gesetzmäßige *Schwankungen innerhalb der Laktationsperiode* konnten nicht ermittelt werden. Zwischen den einzelnen Fraktionen (Anfangs-Endportion) finden sich nur innerhalb der Fehlergrenze der Methode liegende Unterschiede.

Nach ZONDEK und BANDMANN erhält der Säugling mit den üblichen Milchverdünnungen (falls nicht große Verunreinigungen vorliegen) wenig Cu, da die üblichen Verdünnungs- und Zusatzstoffe (Wasser, Zuckerarten, Schleime und Weizenmehl) keinen nennenswerten Cu-Gehalt besitzen; lediglich der *Karottensaft ist Cu-reich.* Der Cu-Gehalt der Zusatzstoffe liegt ungefähr in der Höhe der Kuhmilch (s. später).

V. Der Cu-Stoffwechsel beim Menschen.

A. Das Cu unter physiologischen Bedingungen.

1. Der Cu-Gehalt normaler menschlicher Organe.

Untersuchungen über den Cu-Gehalt menschlicher Organe mit älteren Methoden finden sich bei RAOULT und BRETON (1877), FLECK (1884) und LEHMANN

Tabelle 8. *Cu-Gehalt menschlicher Organe* (mg-%).

Autor Jahr	Methode	Leber		Niere		Milz		Herz		Pankreas	
		fr.	tr.	fr.	tr.	fr.	tr.	fr.	tr.	fr.	tr.
LEHMANN (1895)	K-Ferrocyanid	0,25 bis 0,50									
YAGI (1910)	K-Ferrocyanid	0,60 bis 1,75									
VAN ITALLIE u. VAN ECK (1912)	K-Ferrocyanid	0,32 bis 1,75									
VAN ITALLI u. VAN ECK (1913)	K-Ferrocyanid	2,61 Totgeburten 0,30 einige Stunden alt 0,80 5 Wochen alt 1,89 3 Monate alt 1,00 3,5 Jahre alt									
ROST u. WEITZEL (1918)	Elektrolyse	1,00 bis 1,20									
WHITE (1921)	Ferrocyanid		2,70 bis 8,10	5,79		7,78		3,65		5,5	
KEILHOLZ (1921)	Elektrolyse	1,50 bis 4,10						0,15 bis 0,47			
BODANSKY (1921)	Ammonium-M.										
FLINN u. GLAHN (1929)	Ammonium-M.	0,23 bis 1,24									
SCHÖN-HEIMER, OSHIMA (1929)	Veraschung, Spacu-Reaktion	0,11 bis 0,39	0,327 bis 1,17								
KLEINMANN u. KLINKE (1929)	Biazzo-Meth.		1,18 bis 4 87 13,75 bis 45,00 24,30 bis 39,95 16,15 bis 16,80 1,20 bis 2,64						0,219		
HAUROWITZ (KRAUSZ) (1930)	Biazzo-Meth.	0,34 (Erwachsener) 0,67 (Neugeborener) 1,97 (Fetus)									
HERKEL (1930)	Biazzo-Meth.	1,14 0,43 bis 1,20 Mittel 1,00 2,5	3,55 1,6 bis 5,1 4,00 (Mittel) 12,7	0,55 bis 0,42	2,78 bis 2,31	0,18 bis 0,27	0,74 bis 1,08			0,18	0,80

(fr. = Frischsubstanz, tr. = Trockensubstanz)

Muskel, Skelet		Hirn		Schilddrüse		Haut		Knochen		Zahl	Bemerkungen
fr.	tr.	fr.	tr.	fr.	tr.	fr.	tr.	fr.	tr.		
										4	33—45 Jahre alt; Leber o. B.
										13	20—66 Jahre; Leber o. B.
										18	21—86 Jahre; verschied. Todesursachen; Leber o. B.
											In Tumoren: 7,97
		0,36 bis 0,60 bis 0,68								4	4 Erwachsene
										1	Fetus
										20	25—73 Jahre Mittel 0,48, Leber o. B.
	0,18									17	17 norm. ausseh. Lebern von an Inf.-Kht., Ca., Nephrit., Herzinf. Cholelithias. gestorb. Erwachs.
										12	Herzschwäche, Ca., Tbc., Sark., Lungenembolie, Phlegmone; Erwachsene
										4	4 Totgeburten
										6	10 min bis 2 Tage alt; Neugeborene
										2	3—4 Wochen alt Pneumonie †
										3	13 Wochen bis 2 Jahre
				0,14	0,58	Spuren		0,40	0,56	2	Unfall, 24 Jahre Lungenembolie, 25 Jahr.
				0,17	0,68						
										4	Gravide Frauen
										1	Totgeburt

Tabelle 8.

Autor Jahr	Methode	Leber fr.	Leber tr.	Niere fr.	Niere tr.	Milz fr.	Milz tr.	Herz fr.	Herz tr.	Pankreas fr.	Pankreas tr.
MORRISON u. NASH (1930)	Biazzo-Meth.	0,16 bis 0,85 0,90 bis 3,10 1,10 bis 5,70									
HERKEL (1930)	Biazzo-Meth.	0,619 0,596 0,28 bis 1,14 Mittel 0,74	2,29 2,32 0,65 bis 3,56 2,54 Mittel								
ZALKA (1931)	Biazzo-Meth.	0,18 bis 0,80 6,81 3,40 2,40									
CUNNINGHAM (1931)	Biazzo-Meth.		2,50 28,10								
RAMAGE, SHELDON (1933)	Spektrogr. Meth.		5—50 Mittel 26,5 6,0								
GERLACH (1934)	Spektrogr. Meth.	0 4 bis 1,3 Mittel 0,75 4,21 bis 13,38 Mittel 6,79 2,0 bis 18,0 Mittel 8,04 1,2 bis 20,— Mittel 4,77 0,8 bis 6,5 Mittel 2,7 0,2 bis 4,0 Mittel 1,07 1,09		Mittel 0,29 0,03 bis 1,5 Mittel 0,38 (Fetus)	Mittel 0,26			0,1 bis 0,2		0,2 bis 0,4	

(Fortsetzung.)

Muskel, Skelet		Hirn		Schilddrüse		Haut		Knochen		Zahl	Bemerkungen
fr.	tr.	fr.	tr.	fr.	tr.	fr.	tr.	fr.	tr.		
										7	Erwachsene Neger
										7	Mittel: 0,4 mg-% Cu. Weiße Kinder: Neugeborene bis 16 Monate Mittel: 1,73 mg-% Cu.
										18	Negerkinder: Neugeborene bis 2 Jahre Mittel: 2,66 mg-% Cu.
											Autounfall(Erwachsener) Brusttrauma, 47 Jahre 10 Fälle m. versch. Todesursach., Leber o. B. 18—68 Jahre alt
										19	18—72 Jahre: Verschied. Todesursachen Leber o. B. 1 Totgeborenes 1 Frühgeborenes ein 1 Monat altes Kind
										3	Erwachsene
										1	Fetus
										24	Neugeb. — 7 Woch. alt
										24	Kinder 3—12 Jahre
										7	von 316 normale Lebern, 7 von ges. Personen, Unfällen usw.
										66	Feten, 1.—9. Monat
										11	2 Tage bis 1 Monat alt
										11	1. Monat bis 5. Monat
										6	5. Monat bis 12. Monat
										13	1. Jahr bis 5. Jahr
										9	5. bis 15. Jahr
							0,1		0,1 bis 0,5		120	120 Milzen (Kinder u. Erwachsene) 64 Lungen, Mittel 0,25 44 Nieren

Tabelle 8.

Autor Jahr	Methode	Leber		Niere		Milz		Herz		Pankreas	
		fr.	tr.	fr.	tr.	fr.	tr.	fr.	tr.	fr.	tr.
TOMPSETT (1935)	CALLAN, HENDERSON	0,29 bis 0,9	2,2	0,24 bis 0,38		0,11 bis 0,22				0,19 bis 0,28	
HOLM, FAIRMAN (1936)	Chromotropic Acid-Methode (ANSBACHER, REMINGTON CULP)		0,33 bis 7,8								
LESNE, ZIZINE, BRISKAS (1936)		a) 2,0 b) 1,1 c) 1,4 d) 1,6 bis 2,0 e) 1,4 f) 1,15 g) 0,7				a) 0,8 b) 0,5 c) 1,0 d) 0,8 e) 0,7 f) 0,57 g) 0,3					
BRÜCKMANN, ZONDEK (1939)	McFARLANE		8,0 bis 38,0 Mittel 23,0 1,2 bis 25,2 Mittel 6,3 1,6 bis 10,3 Mittel 4,1		1,4 bis 3,7 Mittel 1,9 1,8 bis 6,3 Mittel 3,5 1,0 bis 7,0 Mittel 3,0						
EGGLETON (1940)	CALLAN, HENDERSON		1,53 bis 9,99								
BUCKWALD, HUDSON (1944)	CALLAN, HENDERSON		0,75 bis 8,15								
GILLMAN (1945)	CALLAN, HENDERSON		2,— bis 17,—								
CUMINGS (1948)	Carbamat-Methode		3,7 bis 17,2 Mittel 10,7								
PEDRERO, KOZELKA (1951)	Veraschung Dithizon-Methode	10,8 bis 2,88		17,7 bis 30,7							

(Fortsetzung.)

Muskel, Skelet		Hirn		Schilddrüse		Haut		Knochen		Zahl	Bemerkungen
fr.	tr.	fr.	tr.	fr.	tr.	fr.	tr.	fr.	tr.		
		0,21 bis 0,48						Wirbel: 0,16 bis 0,48 Rippen 0,37 bis 4,77		12	Erwachsene
										13	Erwachsene
											a) Fet. 4-6 Mon. (Frischsubstanz) b) Frühgeb. 7-8 Mon. c) Neugeboren d) einige Stunden alt
											e) 2 Jahre alt f) 2—13 Jahre alt g) 13—14 Jahre alt
			0,6 bis 2,0							13	Neugeb. bis 4 Wochen alte Säuglinge
										7	1 Monat bis 12 Jahre
			2,3 bis 5,0							11	Erwachsene 16—84 Jahre
			1,89								Erwachsene
											Erwachsene
											Erwachsene
			1,2 bis 8,2 Mittel 3,06 (weiße Subst.)							27	Erwachsene
			1,1 bis 7,2 Mittel 7,33 (graue Subst.)							9	27 Hirne
											9 Lebern
										33	Erwachsene 17—80 Jahre Leber u. Niere o. B.

(1895). FLECK hat z. B. 1883 schon ausgesprochen, „daß er überhaupt noch niemals Leichenteile, insbesondere Leber, Niere und Milz, untersucht habe, die nicht deutlich nachweisbare Cu-Mengen enthalten hätten". LEHMANN (1895), YAGI (1910), VAN ITTALI und VAN ECK (1912), ROST und WEITZEL (1918) konnten schon brauchbare quantitative Ergebnisse erzielen. Mit der wachsenden Erkenntnis der Bedeutung der Spurenstoffe für den Organismus und mit der Verbesserung der Methodik mehrten sich auch die quantitativen Cu-Bestimmungen in menschlichen Organen (Tab. 8). Ich kann den Autoren PEDRERO und KOZELKA (1951), die in allerjüngster Zeit solche Untersuchungen durchgeführt haben, nicht zustimmen, wenn sie von einer „paucity of information to the copper content in human tissues" schreiben. Ich kann auch die von ihnen gefundenen Cu-Werte in Leber und Niere nicht verwerten, da sie rund 10—30mal höher liegen als die z. T. mit größter Sorgfalt und einwandfreier Methodik von früheren Autoren erhobenen (Tab. 8).

Wenn man Cu-Normwerte von menschlichen Organen aufstellen will, so muß man zunächst berücksichtigen, daß „echte Normalzahlen" rar sind. Hier sind eben nur solche Fälle heranzuziehen, die direkt aus vollem, gesundem Leben heraus durch Unfall zugrunde gingen. Im allgemeinen wird der Cu-Normalwert eines Organs mit dem makroskopisch oder histologisch normalen Aussehen des Organs gleichgesetzt bzw. es wird vorausgesetzt, daß ein morphologisch normal aussehendes Organ auch einen normalen Cu-Gehalt besitzt. Es ist klar, daß eine solche Korrelation wohl häufig, aber nicht immer zu bestehen braucht. Unter dieser Einschränkung sind die „Normalwerte" der Tab. 8 zu betrachten. Daß trotzdem diese dort wiedergegebenen Zahlen praktisch als Normalwerte gelten können, zeigt folgende Untersuchung. Wir finden im Gesamtschrifttum 10 Fälle [HERKEL (1930) und GERLACH (1934)], die gesund waren und durch Unfall gestorben sind (erwachsene Männer, leider keine einzige Frau darunter); in allen 10 Fällen wurde der Cu-Gehalt der Leber bestimmt und von HERKEL bei einem 24jährigen Manne mit Schädelbasisfraktur und bei einem 25jährigen (11. Fall) mit Lungenembolie (normal?) auch der Cu-Gehalt anderer Organe (Tab. 8). Es finden sich folgende Werte:

Leber: Frischsubstanz: 0,596—1,14 mg-%;   Mittel: 0,77 mg-%
         Trockensubstanz: 2,29—3,55 mg-%;   Mittel: 2,7 mg-%
         (nach HERKEL: 3 Fälle, Biazzo-Methode);
Leber: Frischsubstanz: 0,4—1,3 mg-%;   Mittel: 0,75 mg-%
         (nach GERLACH: 7 Fälle, spektrographische Methode).

Überblicken wir die Zahlen der Tab. 8, die von den verschiedensten Autoren mit unterschiedlichen Methoden für den Cu-Gehalt der menschlichen Leber angegeben werden (Erwachsene), so schwanken sie rund von 0,1—1,75 mg-% Cu Frischsubstanz und 0,3—4,9 mg-% Trockensubstanz; wenn man aus 120 Fällen (SCHÖNHEIMER und OSHIMA, KLEINMANN und KLINKE, YAGI, VAN ITTALI und VAN ECK, FLINN und VAN GLAHN, HERKEL, MORRISON und NASH, TOMPSETT, BRÜCKMANN und ZONDEK) das Mittel errechnet, so erhält man:

Cu-Gehalt der normalen Leber: 0,72 mg-% (Frischsubstanz),
Cu-Gehalt der normalen Leber: 2,74 mg-% (Trockensubstanz).

Diese Zahlen stimmen also mit den von HERKEL und GERLACH angegebenen genau überein. Wir können somit GERLACH *voll und ganz zustimmen, wenn er die Grenzen der Norm für die menschliche Leber mit 0,3—1,3 mg-% Cu (Frischsubstanz) angibt.* Cu findet sich dabei in verschiedenen Fraktionen: Im Lipoidanteil, im wasserlöslichen Anteil und im unlöslichen Rückstand.

Diese gute Übereinstimmung berechtigt uns aber auch, die Werte der übrigen in Tab. 8 angeführten Organe als Normwerte anzuerkennen, wenn auch die Zahl der untersuchten Organe gering ist und große Schwankungen vorkommen (Einzelheiten siehe dort!).

Die Milz ist ein Cu-armes Organ (0,26 mg-% Cu), ebenso die *Lunge* (0,25 mg-% Cu) und die *Nieren* (0,29 mg-% Cu) (GERLACH) (Frischsubstanz). Besonders bemerkenswert ist der von TOMPSETT gefundene hohe Cu-Gehalt der Rippen, während die Wirbel nur wenig Cu enthalten. Dem Autor erscheint es möglich, daß die Knochen ähnlich wie die Leber als Depotorgane dienen. In absteigender Reihenfolge enthalten die Organe Cu: Leber, Niere, Hirn, Pankreas, Milz (CUNNINGHAM).

Sehr interessant und im Hinblick auf die Pathogenese bestimmter cerebraler Erkrankungen bedeutungsvolle Ergebnisse bringen genauere Cu-Bestimmungen im *menschlichen Gehirn.* THUDICUM (1901) zeigte als erster, daß Cu im menschlichen Gehirn vorkommt, und BODANSKY hat als erster genauere Untersuchungen durchgeführt und bei 2 Erwachsenen-Gehirnen 0,36—0,6 mg-% Cu und bei einem Fetus 0,68 mg-% Cu gefunden; er schloß daraus auf eine kongenitale Cu-Ablagerung im Gehirn. Seit dieser Zeit scheint die Angabe, daß das fetale Hirn Cureicher sei, in verschiedenen Textbüchern der Biochemie immer wiederzukehren. TOMPSETT (1935) analysierte einen Cu-Gehalt des Gehirns von 0,21—0,48 mg-% (Frischgewebe), also ungefähr in der Größenordnung des Nieren-Cu, und EGGLETON (1940) 1,81 mg-% (Trockensubstanz). BRÜCKMANN und ZONDEK (1939) konnten im Gehirn von Neugeborenen prozentual *nicht* mehr Cu finden als beim Erwachsenen: Bei 3 Neugeborenen schwankten die Cu-Werte im Gesamthirn zwischen 0,6 und 2,0 mg-% (Trockensubstanz), bei einem 13 Monate alten Kind betrug der Wert 1,4 mg-% und bei 4 Erwachsenen im Alter von 16—75 Jahren 3,2—5,0 mg-% Cu. Nach diesen Untersuchungen könnte man umgekehrt den Schluß ziehen, daß das Erwachsenen-Gehirn Cu-reicher sei; Endgültiges ist in dieser Frage noch nicht zu sagen. Dagegen liefert die Cu-Bestimmung in *einzelnen Arealen* des Gehirns sehr interessante Unterschiede. TINGEY (1937) und CUMINGS (1949) haben solche Untersuchungen in größerem Ausmaß durchgeführt; ersterer gibt die Zahlen in Frischgewebe und letzterer in Trockensubstanz. TINGEY fand 0,29 mg-% in der weißen Substanz, 0,29 mg-% im Thalamus, 0,6 mg-% im Pallidum, 0,47 mg-% im Striatum, 1,45 mg-% in der Substantia nigra: *sie ist demnach der Cu-reichste Teil des Gehirns.* Da TINGEY den Wassergehalt der Gewebe nicht

Tabelle 9. *Cu-Gehalt einzelner Hirnbezirke* (normales Menschengehirn, mg-% Cu, Trockensubstanz; D = Durchschnitt von 6 Hirnen) (nach CUMINGS).

Gewebe	Wasser %	Cu mg-%
Weiße Rindensubstanz . . .	67, 46—72, 35	1,1—8,2
D:	70,46	3,3
Graue Rindensubstanz . . .	79,77—87,91	2,4—9,9
D:	83,46	6,2
Nucl. caudatus.	83,21—83,98	3,4—9,4
D:	83,51	7,06
Thalamus	65,5 —83,15	3,1—12,4
D:	77,88	5,9
Putamen	78,92—81,12	6,1—12,0
D:	80,27	9,3
Globus Pallidus	74,0 —76,6	10,5—18,8
D:	75,4	14,9

angibt, bilden die Befunde von CUMINGS (1949) eine wertvolle Ergänzung. Bei der Untersuchung von 27 menschlichen Gehirnen konnte der Autor zwischen der Gesamt-weißen Substanz und der grauen Substanz nur einen geringen Unterschied finden: Weiße Substanz 3,06 mg-% Cu (1,2—8,2 mg-%) und graue Substanz 3,33 mg-% Cu (1,7—7,2 mg-%). Die Untersuchung einzelner Hirnteile bestätigt im großen und ganzen die Befunde von TINGEY (Tab. 9).

Cu-Bestimmungen in einem anderen Organ, das ebenfalls Abkömmling des Ektoderms ist, nämlich der *Haut*, liegen vor allem bei Tieren vor (Tab. 1). CUN-NINGHAM (1931) fand beim Kalb 0,21 mg-% Cu, bei Ratten 0,73 mg-% Cu und bei einem 9 Tage alten jungen Hund 0,99 mg-% Cu (Trockensubstanz), LINDOW (1928) 0,357 mg-% Cu bei einer Ratte, SARATA (1935) bei Katzen 0,369—0,563 mg-% Cu (Trockensubstanz). LINDOW, PETERSON und STEENBOCK (1929) kommen dabei zu dem eindrucksvollen Ergebnis, daß die *absolute Cu-Menge in der Haut mit Haaren die größte von allen Geweben und Organen ist* mit etwa 36,5% *des Gesamt-Cu-Gehaltes*. Ähnliche Verhältnisse müssen wir auch beim Menschen annehmen; denn nach GERLACH (1934) ist der Cu-Gehalt der Haut des Erwachsenen 0,1 mg-% Cu (Frischsubstanz); bei 7 totgeborenen Kindern (8. bis 10. Monat) konnte NARASAKA (1935) sogar Cu-Werte in der Haut zwischen 0,210—0,885 mg-% (Trockensubstanz) analysieren, im Mittel 0,557 mg-% Cu. Diese Werte bei Neugeborenen liegen offenbar höher als beim Erwachsenen und ungefähr im Bereich der genannten Tierarten. Wir können somit mit gutem Gewissen auch *beim Menschen annehmen, daß die Haut vielleicht von allen Organen die größte absolute Cu-Menge beherbergt.*

Der Gesamt-Cu-Gehalt des Erwachsenen beträgt nach CHOU und ADOLPH (1935) 100—150 mg; davon sollen 64 mg auf die Muskulatur, 23 mg auf die Knochen, 18 mg auf die Leber entfallen.

Das Verhalten des Haut-Cu weist auf ein besonderes Interesse an den *Organwerten des wachsenden Organismus, des Fetus, des Neugeborenen und Säuglings* hin. Bei verschiedenen Tierarten sahen wir schon einen höheren Cu-Gehalt der Neugeborenen-Organe als der der ausgewachsenen Tiere.

YAGI hat 1910 schon bei einem 1 Jahr alten Kind 2,8 mg-% Cu in der Leber gegenüber Erwachsenen mit 0,6—1,75 mg-% Cu gefunden, VAN ITTALI und VAN ECK (1910) 2,09 mg-% Cu (gegenüber 0,32—1,75 mg-% Cu bei Erwachsenen) bei einem 9 Monate alten Säugling, KLEINMANN und KLINKE (1929) bei 15 Kindern 22,81 mg-% Leber-Cu (Trockensubstanz) gegenüber 2,75 mg-% Cu bei Erwachsenen. Auch CHERBULIEZ (1929) berichtet über höheren Cu-Gehalt der Leber Neugeborener. Nach Angabe der Autoren verhält sich das Leber-Cu der Erwachsenen zu dem von Kindern wie 1:8. Ein ganz ähnliches Verhältnis, nämlich 1:6, errechnen MORRISON und NASH (1930) (7 Erwachsene, 25 Kinder im Alter von 0—2 Jahren).

LESNÉ, ZIZINE, BRISKAS (1936) konnten folgende Werte feststellen:

Alter	Leber mg-% Frischsubstanz	Milz mg-% Frischsubstanz
Fetus (4.—6. Monat)	2	0,8
Frühgeb. 7.—8. Monat . . .	1,1	0,5
Neugeb.	1,4	1,0
einige Std. alt	1,6—2,0	0,8
2 Jahre	1,4	0,7
2—13 Jahre	1,15	0,3
13—14 Jahre	0,7	0,3

Über ausgedehnte Fe- und Cu-Studien an 111 Kinderlebern (0—12 Jahre) und 14 Fetallebern berichten RAMAGE und SHELDON (1933). Diese Autoren vergleichen zum erstenmale prozentuale mit absoluten Werten: Während nach Angabe der Autoren die fetale Fe-Speicherung dadurch gekennzeichnet sei, daß in den ersten

6 Monaten der prozentuale Fe-Gehalt steigt und in den letzten 3 Monaten gleich bleibt, verdoppelt sich der prozentuale Cu-Gehalt in den letzten 3 Monaten trotz Wachstum der Lebergröße. Es gibt beim *Cu* im Gegensatz zum Fe *keinen post-natalen Anstieg des Totalgehaltes und der Gesamt-Cu-Gehalt ist erst wieder im 5. Lebensjahre der gleiche und zur Zeit der Geburt*. Demnach wäre zu schließen, daß eine Cu-Speicherung im Fetus bzw. der fetalen Leber vor allem gegen Ende der Schwangerschaft erfolgt. Im Gegensatz zu RAMAGE und SHELDON kommt GERLACH bei seinen umfangreichen und exakten Untersuchungen zu dem Ergebnis, daß „der Cu-Gehalt der Fetalleber in keinerlei Parallelität zum Alter, also dem Entwick-lungsgrad des Feten steht". Während der normale Cu-Wert der Leber des Er-wachsenen (Tab. 8) zwischen 0,3—1,3 mg-% Cu liegt, zeigt der Durchschnittswert von 66 Fetallebern und Neugeborenen bis zum Alter von 1 Tag 6,79 mg-% Cu. Wie aus der folgenden Tab. 10 zu entnehmen ist, unterliegt *der Cu-Gehalt fetaler Lebern großen Schwankungen*, weshalb auch die Errechnung eines Durchschnittswertes nur bedingten Wert hat.

Tabelle 10. *Durchschnitts-Cu-Gehalt fetaler Lebern* (röm. Ziffern = Fetalmonat, A = Ausgetragen, R = Riesenkind) (nach GERLACH).

Alter	Zahl der Fälle	Durchschnitt-Cu mg-% (Frischsubstanz)
III—IV	1	6,0
IV—V	8	5,73
V—VI	17	5,92
VI—VII	10	6,03
VII—VIII	6	13,38
VIII—IX	4	4,35
IX—X	6	4,21
A	9	9,82
R	5	6,8

Aus der folgenden Tab. 11 geht hervor, daß schon im Laufe des 1. Lebens-jahres der Cu-Gehalt der Leber eine gleichmäßige Abnahme zeigt, allerdings nach den ersten 4 Wochen von einem Durchschnitt von 8,04 mg-% ziemlich rasch auf 4,77 mg-% absinkt.

Tabelle 11. *Cu-Gehalt der Leber im Verlaufe des 1. Lebensjahres* (nach GERLACH).

2 Tage bis 1 Monat		1 Monat bis 5 Monate		5 Monate bis 1 Jahr	
Alter, Tage	mg-% Cu	Alter, Mon.	mg-% Cu	Alter, Mon.	mg-% Cu
3	5,0	1½	2,4	6	1,8
4	3,5	2	2,0	7	2,0
	10,0	2½	16,0	7½	0,9
5	16,5	3	20,0		4,2
7	2,7		1,7	9	0,8
10	2,0	3½	2,4	12	6,5
12	4,0		1,4		
21	18,0	4	1,7		
26	4,0		1,8		
28	6,0	5	1,2		
30	18,0		1,9		
Durchschn.	8,04		4,77		2,70

BRÜCKMANN und ZONDEK (1939) weisen auf Grund eigener Untersuchungen darauf hin, daß die „Cu-Lebenskurve" der Leber nach dem 2. Lebensmonat einen ziemlich scharfen Knick nach unten vollziehe. Im allgemeinen kann man aber sagen, daß vom 1. Lebensmonat an der prozentuale Cu-Gehalt der Leber rasch absinkt und am Ende des 1. Lebensjahres noch über dem oberen Grenzwert des Erwachsenen liegt und in der Wachstumszeit zwischen 5 und 15 Jahren den Normal-Cu-Gehalt der Erwachsenenleber erreicht. Die Angabe von RAMAGE, daß das Cu in der Säuglingszeit abnimmt, mit Einsetzen der gemischten Kost ansteigt und im 5. Lebensjahr die Menge, wie sie sich bei der Geburt findet, erreicht und überschreitet, stimmt nach den Angaben von GERLACH nicht. Immerhin geht aus den sehr umfangreichen und genauen Befunden von RAMAGE und SHELDON mit Sicherheit hervor, daß der *absolute* Cu-Gehalt (der von GERLACH überhaupt nicht berücksichtigt ist) in der Leber vor der Geburt erheblich ansteigt und nach der Geburt rasch abfällt, um ungefähr im 5. Lebensjahr den absoluten Gehalt bei der Geburt wieder zu erreichen. Man kann daraus den

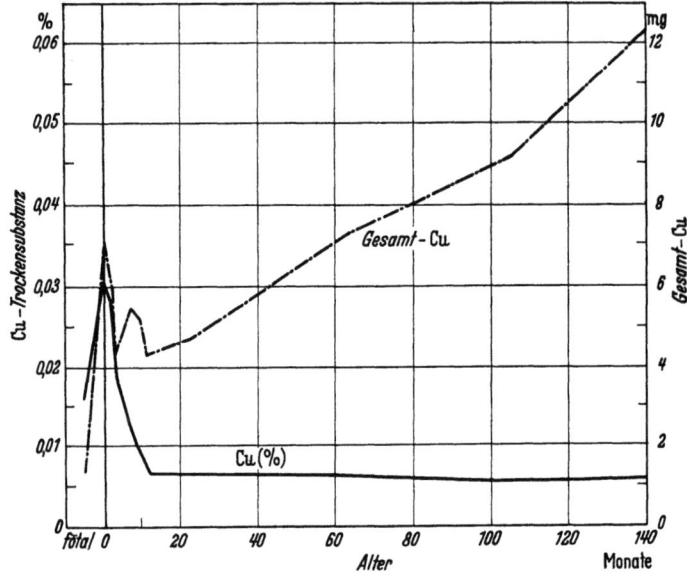

Abb. 1. Prozentualer und absoluter Cu-Gehalt der Leber in verschiedenen Altersstufen (nach RAMAGE und SHELDON).

Schluß ziehen, daß entweder das Kind bzw. der Säugling wenig Cu aufnimmt oder mehr ausscheidet in den 1. Lebensmonaten, worauf später zurückzukommen ist (Abb. 1 und Tab. 12).

Hinter der Leber treten bezüglich des Cu-Gehaltes alle anderen Organe des Feten, Neugeborenen oder des Kindes zurück. Irgendwelche gesetzmäßigen Schwankungen lassen sich nicht erkennen.

In der *Niere* finden BRÜCKMANN und ZONDEK (1939) bei Neugeborenen im Alter bis zu 4 Wochen weniger Cu als bei älteren Kindern oder Erwachsenen, während GERLACH beim Fetus in der Niere 0,38 mg-% gegenüber 0,29 mg-% der Erwachsenenniere fand. Auch die *Milz* scheint in der Fetalzeit und dann bis zum 5. Monat etwas Cu-reicher zu sein (0,38 mg-% gegenüber Erwachsenendurchschnitt von 0,26 mg-%). Ein Unterschied im Cu-Gehalt der *Lungen* des Fetus besteht nach GERLACH gegenüber Kindern und Erwachsenen nur in geringem Umfang: 0,3 mg-%:0,2 mg-%. Bemerkenswerterweise findet YOSHIKAWA (1936) den Cu-

Tabelle 12. *Prozentualer und absoluter Cu-Gehalt der Leber in verschiedenen Altersstufen* (nach RAMAGE und SHELDON).

Age period:	Fetal		Months										
	0—24 (weeks)	Full-term.	0—1	1—2	2—3	3—6	7—8	9—10	11—12	13—24	25—60	61—108	109—144
% Cu	0,016	0,03	0,026	0,026	0,017	0,014	0,011	0,009	0,0078	0,0068	0,0069	0,0058	0,006
Total Cu (mg)	1,33	7,26	6,85	5,66	4,33	5,46	5,7	5,48	4,3	4,65	7,4	9,04	12,9
Number of examples	7	8	11	14	9	9	8	10	7	14	8	10	7

Gehalt der Haare der Kinder deutlich höher als den von Erwachsenen. Aus den wieder-gegebenen Tabellen geht hervor, daß Kinder unter 10 Jahren einen Cu-Gehalt der Haare von 0,94—1,25 mg-% Trockensubstanz aufweisen gegenüber älteren Kindern und Erwachse-nen zwischen 11 und 34 Jahren mit 0,72—0,93 mg-% Cu.

Geschlechtsunterschiede im Cu-Gehalt der Organe sind nicht mit Sicherheit nachweisbar, weder bei Erwachsenen noch bei Kindern (GERLACH).

LUNDEGARTH (zit. nach GERLACH) fand allerdings bei 40—60 Jahre alten Männern in der Leber höhere Werte als bei Frauen. Auf *Rassenunterschiede* weisen verschiedene Autoren hin. YAGI (1910) glaubt, daß der Cu-Lebergehalt der Japaner höher sei als der der Europäer, und MORRISON und NASH (1930) fanden in 7 Lebern weißer Kinder im Alter von 0—16 Monaten im Durchschnitt 1,73 mg-% Cu und bei 18 Negerkindern (Alter 0—2 Jahre), 2,66 mg-% Cu.

Da der menschliche Fetus offenbar reichlich Cu aus dem mütterlichen Blute an sich zieht, ist die Frage aufzuwerfen, inwieweit dadurch der *Cu-Stoffwechsel der Schwangeren* beansprucht wird und ob eventuell daraus eine Cu-Armut der Organe bei der Mutter resultiert. Das Gegenteil scheint der Fall zu sein. Die Ergebnisse, die hier vorliegen, sind zahlenmäßig natürlich klein und sind vor allem unter der Einschränkung zu betrachten, daß die untersuchten Graviden meist unter septischen Bedingungen zugrunde gegangen sind. HERKEL (1930) fand in der Leber von 4 Graviden (gestorben an Perforationsperitonitis, Endo-karditis, Eklampsie, Endocarditis ulcerosa) 0,4—1,275 mg-% Cu, im Mittel 1,0 mg-% Cu, also gegenüber dem Normalwert von 0,75 mg-% Cu eine *deutliche Erhöhung*. Bei Lebern von 3 Graviden, die GERLACH untersuchen konnte, fand sich bei einer Graviden des 5. Monats ein Cu-Gehalt von 1,9 mg-% Cu; allerdings bestand dabei eine Phthise; bei einer an puerperaler Peritonitis gestorbenen fand sich ebenfalls ein Wert von 1,9 mg-% Cu und bei einer Abortiva (6. Monat) 1,6 mg-% Cu in der Leber. Nach GERLACH sprechen diese Befunde dafür, daß *die Schwangerschaft mit einer Erhöhung des Leber-Cu einhergeht.*

Über Untersuchungen in *placentarem Gewebe* berichtet nur GERLACH (1934). Solche Untersuchungen sind aber sehr wichtig in Anbetracht der großen Cu-Anreicherung im fetalen Organismus. Natürlich ist damit zu rechnen, daß die Placenta nicht ganz blutfrei gemacht werden kann; aber dieser Fehler sei nach GERLACH minimal und zu vernachlässigen. Zur Untersuchung kamen 22 Placenten von normal ausgetragenen lebenden Kindern. Der Cu-Gehalt schwankte in weiten Grenzen, und zwar zwischen 0,1 und 1,0 mg-% Cu, im Mittel 0,33 mg-% Cu (Frischsubstanz). Zur Feststellung, ob während der Schwangerschaft, etwa in den Monaten, in denen der Cu-Gehalt der fetalen Leber durchschnittlich 8,0 mg-% beträgt (s. oben), der Cu-Gehalt der Placenta wesentlich höher ist, hat GERLACH bei 37 Feten (17 männlichen und 20 weiblichen) den Cu-Gehalt der Placenta bestimmt. Die Feten stammten vom 3. Monat bis zum totgeborenen Kinde am Ende der Schwangerschaft. Auch hier ist eine Verschiebung des Cu-Gehaltes der Placenta nach irgendeiner Richtung nicht wahrzunehmen. Im Durchschnitt läßt sich ein Cu-Gehalt von 0,32 mg-% errechnen. Im einzelnen ergibt sich *keine Parallelität zwischen dem Cu-Gehalt der Placenta und dem der Leber* der betreffenden Feten.

2. Der Cu-Gehalt des menschlichen Blutes.

a) Blut-Cu oder Serum(Plasma)-Cu des erwachsenen Menschen.

1849 vermutete DESCHAMPS auf Grund eigener Untersuchungen Cu im mensch-lichen Blut, was von PORTER (1875) dann bestätigt wurde. Die ersten *quantita-tiven* Cu-Bestimmungen im menschlichen Blutserum stammen von WARBURG und WARBURG und KREBS (1927). ,,Die Cu-Menge beträgt beim gesunden erwach-senen Menschen rund 1mal 10^{-3} mg Cu in 1 cm^3 Serum. Um sich von dem Cu-Gehalt des Serums eine Vorstellung zu machen, kann man ihn mit dem Fe-Gehalt

Tabelle 13.

Autor, Jahr	Methode	Zahl der unters. Fälle			Serum oder Plasma		
		♂	♀ + ♂	♀	♂	♂ + ♀	♀
WARBURG (1927)	Cystein-M.	2			124 132		
KREBS (1928)	Cystein-M.	4		6	62—124	91	78—124
SCHÖNHEIMER, OSHIMA (1929)	Biazzo-M.						
HERKEL (1930)	Pyridon-, Ammonium-Rhodanid-M.	1					
GUILLEMET (1931)	Molybdomangano-metrie		2			74,75	
GRENDEL (1931)	Callan-Henderson						
LOCKE, MAIN, ROSBASH (1932)	Carbamat-M.	8		9	80		92
McFARLANE (1932)	Callan-Henderson		30				
SARATA (1933)	Kryogenin-M.		4				
SARATA (1933)	Kryogenin-M.		3			34,8—44,7	
SARATA (1934)	Kryogenin-M.	6			33,7—63,5		
				4			39,3—97,1
TOMPSETT (1934)	Callan-Henderson	22		10		183—245 Mittel: 218	
SACHS, LEVINE, FABIAN (1935)	Carbamat-M.	100		50			
BENCE, LENDVAI, SZEKELY (1936)	Biazzo-M.		10				
BRAUN, SCHEFFER (1940)	Callan-Henderson (n. Veraschung)		10				
HOLMBERG (1941)	Callan-Henderson			22			70—149* Mittel: 110
HEILMEYER, KEIDER-LING, STÜWE (1941)	Callan-Henderson	30		30	106,2		106,9
SACHS, LEVINE, FABIAN (1943)	Callan-Henderson (photoelektr. Bestg.)	10		10	70—104 Mittel: 84		78—104 Mittel: 98
NEUWEILER (1943)	Callan-Henderson						122—133
NIELSEN (1944)	Callan-Henderson	30		100	110		123
MUNCH, PETERSEN (1944)	Callan-Henderson	20		20	111		114

Cu (γ-%) im Blute Erwachsener, gesunder Personen.

Vollblut			Ery.			Bemerkungen
♂	♂ + ♀	♀	♂	♂ + ♀	♀	
						12 Std. nüchtern nüchtern
						nüchtern morg.
	113—144					
105						Trockensubstanz: 525
						8 Tg. später bei einer Person: 56
	75					
35		50				
	185—210					
	73—81					
91,2—108,1		93—196	65,5—74,3		70,1—121,7	100 cm³ Ery-Lösg. Ery. von 100 cm³ Blut: ♂ : 66,1—72,2 ♀ : 68,5—140,9 (n. Hämatokr.-W.)
185—229 Mittel: 204		196—228 Mittel: 206				Cu gleichmäßig auf Ery. u. Plasma verteilt bei 14 Personen (218/217)
111—160 Mittel: 132		113—160 Mittel: 131				♂ : ges. Student. zw. 20 u. 25 Jh. ♀ : ges. Schwest. zw. 20 u. 30 Jh.
	70—133					
	119—157 Mittel: 140					Erw. zw. 18 u. 36 Jahren
		66—122 Mittel: 97			40—134 □ Mittel: 78	* Plasma □ berechneter Wert 100 cm³ Ery (n. Hämatokrit)
90—109 Mittel: 102		101—121 Mittel: 107				
						Die Differenz zw. Mann u. Frau ist signifikant.

Tabelle 13.

Autor, Jahr	Methode	Zahl der unters. Fälle			Serum oder Plasma		
		♂	♂ ♀	♀	♂	♂ + ♀	♀
CARTWRIGHT, WINTROBE (1945)	modifizierte Callan-Henderson-M. (Erh.)	25		25	92—134 Mittel: 116		103—159 Mittel: 131
CARTWRIGHT, HUGULEY, ASHENBRUCKER, FOY, WINTROBE (1948)	modifizierte Callan-Henderson-M. (Erh.)	52		53	86—161 Mittel: 114,4		87—161 Mittel: 122,7
MANDELBROTE, STANIER, EDEN, THOMPSON, THRUSTON, GREEN (1948)	Carbamat-Methode		19				
MUNCH-PETERSEN (1948)	Callan-Henderson	50		50	108		118
ROBINSON (1949)		10		8	92		104
GUBLER u. Mitarb. (1950)	Mod. Callan. Henderson	12		11	105		114
EFFKEMANN, RÖTTGER (1950)	Callan-Henderson			20			104

des Gesamtblutes vergleichen; es zeigt sich dann, daß die Cu-Menge 0,2—0,4%
der Gesamt-Fe-Menge beträgt" (WARBURG (1927)].

Seit der Zeit wurde von zahlreichen Autoren in aller Welt Cu im Blute von
Gesunden und Kranken bestimmt; die von den Autoren gefundenen *Normalwerte*
sind in Tab. 13 zusammengestellt. Im großen und ganzen liegen die Zahlen in
einem verhältnismäßig engen Grenzgebiet, wenn wir die ungewöhnlich hohen
Werte von MCFARLANE und TOMPSETT, BRAUN und SCHEFFER, MANDELBROTE
und Mitarbeiter und die niedrigen Werte von SARATA ausschalten. Bezüglich
einer Geschlechtsdifferenz im Cu-Gehalt des Blutes oder Serums gehen die Meinungen auseinander.

TOMPSETT (1934), HEILMEYER, KEIDERLING und STÜWE (1941), SACHS, LEVINE, FABIAN
(1935) (zusammen 242 Fälle, 152 männl., 90 weibl.) finden keine eindeutigen Unterschiede,
dagegen LOCKE, MAIN, ROSBASH (1932), SACHS, LEVINE, FABIAN (1943), NIELSEN (1944),
MUNCH und PETERSON (1944), CARTWRIGHT und WINTROBE (1945), CARTWRIGHT und Mit-
arbeiter (1948), (zusammen 362 Fälle, 145 männl., 217 weibl.) einen höheren Cu-Spiegel im
Blute oder Serum der Frau. Nach NIELSEN und CARTWRIGHT ist entsprechend ihren eigenen
Untersuchungen die Differenz signifikant: NIELSEN: Männer 110 γ-%, Frauen: 123 γ-%;
CARTWRIGHT: Männer 114,4 γ-%, Frauen: 122,7 γ-% Cu im Serum. Wenn man den Durch-
schnitt aus 446 Fällen (187 Männer, 279 Frauen) errechnet, Autoren: Serum: WARBURG,
KREBS, LOCKE, MAIN, ROSBASH, SARATA, HOLMBERG, HEILMEYER, KEIDERLING, STÜWE,
SACHS, LEVINE, FABIAN, NIELSEN, MUNCH, PETERSEN, CARTWRIGHT, WINTROBE, CARTWRIGHT
und Mitarbeiter, Blut: LOCKE, MAIN, ROSBASH, SARATA, SACHS, LEVINE, FABIAN), so ergibt sich:

	Männer	Frauen
Serum	97 γ-%	104 γ-%
Vollblut	95,3 γ-%	115 γ-%

An einer Geschlechtsdifferenz zugunsten der Frau ist demnach kaum zu zweifeln.

Aus der errechneten Gesamtzahl geht aber auch weiterhin hervor, daß offenbar
neben dem Serum insbesondere die *corpusculären* Elemente im Blute der Frau
etwas mehr Cu enthalten als die des Mannes. Dieser Serum- oder Blut-Cu-Spiegel

(Fortsetzung.)

Vollblut			Ery.			Bemerkungen
♂	♂ + ♀	♀	♂	♂ + ♀	♀	
	105—225 Mittel: 150					Alter 20—63 J. $^2/_3$ d. Fälle 20 bis 30 J., kein Alt.-untersch., Ges.-Durchschn.: 118,6 Die Geschl.-Diff. ist signifikant
91		96				Alter zw. 18 u. 55 Jahren

scheint sich beim normalen Individuum ziemlich konstant zu halten. Zwei Wiederholungsuntersuchungen bei einer Person im Abstand von 4 Monaten ließen nur eine geringe Schwankung von etwa 10% (124, 137, 133%) erkennen (KREBS (1928)]. In kürzeren Intervallen von 10—14 Tagen führten HEILMEYER, KEIDERLING und STÜWE (1941) Cu-Kontrolluntersuchungen bei 7 Personen durch und fanden Schwankungen maximal zwischen + 13% und — 20%. In ähnlichen Grenzen bewegen sich die Schwankungen physiologischer Art, die NIELSEN (1944) bei 5 Frauen, die innerhalb 15 Tagen 6mal bezüglich des Cu-Serum-Spiegels kontrolliert wurden, untersucht hat. *Eindeutige Altersunterschiede bestehen beim erwachsenen Manne nicht.* Die *Tagesschwankungen* des Blut- oder Serum-Cu-Spiegels beim Normalen wurden nur in geringem und meines Erachtens ungenügendem Ausmaß studiert; bei 3 Personen, die um 8, 12, 16 und 20 h untersucht wurden, fanden HEILMEYER, KEIDERLING und STÜWE keine gesetzmäßigen Schwankungen, während NIELSEN (1944) hervorhebt, daß er die niedrigsten Werte am Morgen und die höchsten am Abend bei ein und derselben Person findet, wobei dieselben während des Tages langsam ansteigen. Auch die Untersuchungen von BÖNI und JUNG (1950) deuten darauf hin, daß vielleicht doch, ähnlich wie beim Fe, *auch beim Cu gesetzmäßige Schwankungen* bestehen: Aus den wiedergegebenen Tabellen (es handelt sich allerdings um chronisch Kranke mit Tendoperiostitis, Spondylarthritis, primär chron. Arthritis und andere) kann man entnehmen, daß von 30 derartigen Doppelbestimmungen 18 am Morgen einen geringeren Cu-Wert als am Abend erkennen lassen (bis zu + 45%) und 12 das umgekehrte Verhalten. NILSSON (1944) findet bei einer Person, wobei während eines Tages 9mal das Serum-Cu kontrolliert wurde, keine gesetzmäßigen Schwankungen; die Werte bewegen sich zwischen 96 u. 100 γ-%. Auch CARTWRIGHT sah bei 2 Personen keine gesetzmäßigen Tagesschwankungen. *Untersuchungen zur Klärung dieser Frage sind dringend nötig. Es ist auf jeden Fall ratsam, die*

Blutproben möglichst immer zur gleichen Tageszeit abzunehmen, wenn man z. B. die Änderung des Blut-Cu-Spiegels bei einem Patienten im Verlauf des Krankheitszustandes exakt beurteilen will. Auch die Frage, inwieweit die *Nahrungsaufnahme* bzw. der *Nüchtern- oder Hungerzustand* den Blut-Cu-Spiegel beeinflussen, ist noch nicht endgültig geklärt. WARBURG und KREBS (1927) fanden z. B. bei einem Manne, der 12 Std. gehungert hatte 124 γ-% Serum-Cu und $^3/_4$ Std. nach Nahrungsaufnahme 183 γ-%. HEILMEYER, KEIDERLING und STÜWE wiederum konnten bei insgesamt 12 Studenten und Studentinnen, bei denen nüchtern und 1 Std. nach dem Essen der Serum-Cu-Spiegel kontrolliert wurde, Schwankungen innerhalb einer Grenze von 30% finden, was physiologischen Schwankungen entsprechen soll. Die Ausdehnung des Fastens von 12 auf 24 Std. bei 3 Personen hatte eine durchschnittliche Erhöhung des Serum-Cu von 77 auf 84 γ-% zur Folge (10% Anstieg) [LOCKE, MAIN, ROSBASH (1932)].

Tierexperimente zeigen allerdings ein *ganz anderes Verhalten des* Blut-Cu nach Hunger.

4 Kaninchen ließen gesetzmäßig nach 1 Tag Fasten eine leichte Senkung des Blut-Cu erkennen [SARATA (1934)]; bei weiteren 4 Tieren wurde das Fasten auf 10—20 Tage ausgedehnt; nach 10 Tagen war die Cu-Abnahme eine deutlichere (75,7:62,7 γ-% Vollblut-Cu bzw. 25,5:15,7 γ-% Serum-Cu; oder 83,2:71,6 γ-% Blut-Cu bzw. 35,2:24,5 γ-% Serum-Cu). Vom 14. Fastentag ab nimmt aber das Blut-Cu, besonders aber das Serum-Cu deutlich zu (25,8:62,3 γ-% oder 27,8:68,0 γ-%). Diese Zunahme bringt SARATA mit prämortalem Gewebszerfall in Beziehung. Mit diesen Tierexperimenten ist jedenfalls ein *Einfluß des Fastens auf das Blut-Cu als bewiesen anzusehen*.

Die Frage, ob das *Cu vorwiegend im menschlichen Serum oder in den corpusculären Elementen* enthalten ist, wird im Schrifttum sehr umstritten.

Nach SCHÖNHEIMER und OSHIMA (1929) sollen Ery 3mal soviel Cu beherbergen. Im Tierversuch wollte man eine Lösung finden: Beim Pferd fanden ELVEHJEM, STEENBOCK und HART (1929) 2mal soviel Cu in den Ery als im Serum, SARATA (1933) beim Kaninchen (direkte Cu-Bestimmung und Hämatokrit-Berechnung) $^4/_5$ des Total-Blut-Cu in den Ery; zu dem gleichen Ergebnis kommt auch QUARTAROLI (1932). SACHS, LEVINE und FABIAN konnten zwar beim Hund eine gleiche Verteilung von Cu auf Plasma und Ery feststellen (1935), halten aber Untersuchungen im Gesamtblut für zuverlässiger im Hinblick auf die konträren Angaben in der Literatur. So berichtet GUILLEMET (1932), daß beim Rind, Schwein und Pferd in den Ery nur halb soviel Cu vorhanden wäre als im Plasma; 1928 hatte MCHARGUE bei einer einmaligen Untersuchung einer Kuh im Plasma mehr Cu gefunden als in den Ery. Untersuchungen im menschlichen Blut stellte in dieser Richtung als erster wohl SCHINDEL (1931) an, wobei er bei 2 Kranken und 4 Schwangeren (s. später) in den Ery weniger Cu als im dazugehörigen Plasma fand (Ery:Plasma-Cu = 133:166 γ-% bzw. 162:242 γ-%). Umgekehrt wiederum berichtet SARATA (1934) über höheren Cu-Gehalt in den Ery bei 6 Männern und 4 Frauen (s. Tab. 14). Bei 14 Männern stellten dann TOMPSETT (1944), BJERRUM und HENRIQUES (1935), wie auch HEILMEYER, KEIDERLING und STÜWE bei 8 gesunden Personen eine *ziemlich gleichmäßige Verteilung von Cu auf Ery und Plasma bzw. Serum fest* (Hämatokrit-Berechnung), während SACHS, LEVINE und FABIAN (1940) bei 10 Männern im Serum durchschnittlich 105 γ-%, im Vollblut dagegen 125 γ-% Cu finden. Bei 10 gesunden Frauen haben EFFKEMANN und RÖTTGER (1950) im Gesamtblut 107,6, im Serum 108,4 und in den Ery 106,8 γ-% Cu gefunden.

Wenn auch abschließende und umfangreichere Untersuchungen bezüglich der Verteilung von Cu auf Plasma und Zellen beim gesunden Mann und gesunder Frau noch fehlen, so *kann doch mit größter Wahrscheinlichkeit angenommen werden, daß das Cu zu gleichen Teilen auf Serum und corpusculäre Elemente verteilt* ist. Im Stroma der Ery ist praktisch kein Cu vorhanden, da der Cu-Gehalt in Ery-Lösungen vor und nach Entfernung des Stromas gleich groß ist [SUZUKI, SARATA (1933)]. Über den Cu-Gehalt der *Leukocyten* des normalen Menschen liegen Untersuchungen nicht vor (beim Tier siehe oben).

Schon WARBURG und KREBS (1927) sahen in der *Schwangerschaft* ein deutliches Ansteigen des Serum-Cu (3. Monat: 187 γ-%, 9. Monat 296 γ-%). Diese interessante Tatsache wird in der Folgezeit allenthalben bestätigt. Dagegen liegen nur wenig Untersuchungen vor, ob auch schon die *hormonellen Veränderungen* im Verlaufe des *weiblichen Cyclus* das Blut-Cu beeinflussen können. KOSAKA (1931) berichtet über einen leichten Abfall des Blut-Cu während der Menstruation, während LOCKE, MAIN, ROSBASH (1932) bei 9 Frauen keine derartigen Beziehungen feststellen konnten; auch NIELSEN (1944) konnte keinen Einfluß finden. Auf die

Tabelle 14. *Das Cu in Blutzellen und Plasma in der prä- und intermenstruellen Zeit* (nach SARATA).

Subject	Time passed from the sampling to the outset of menstruation	Time passed from the end of menstruation to the sampling	Red cell count	Haematocrit value	Copper in					
					Whole blood	Plasma			Blood cells	
					per 100 cc.	per 100 cc.	per 100 cc. of whole blood*	per 100 cc. of blood cell solution	per 100 cc. of whole blood*	per million
	hours	days	millions	per cent	mg	mg	mg	mg	mg	mg
No. 1	12		4,64	28,4	0,1542	0,0501	0,0359	0,1138	0,1183	0,0250
		16	4,26	28,4	0,0943	0,0476	0,0341	0,0703	0,0602	0,0153
No. 2	24		4,38	30,3	0,1586	0,0971	0,0677	0,1051	0,0909	0,0224
		14	4,45	31,2	0,0952	0,0428	0,0294	0,0701	0,0657	0,0153
No. 3	5		4,37	34,4	0,1960	0,0840	0,0551	0,1217	0,1409	0,0300
		15	5,03	31,2	0,0961	0,0401	0,0276	0,0711	0,0685	0,0139
No. 4	24		—	—	0,1481	0,0701	—	—	—	—
		15	—	—	0,0930	0,0393	—	—	—	—

* Calculated from haemotocrit value.

Möglichkeit einer hormonellen Störung des Cu-Spiegels im Blut weist die Tatsache hin, daß alte Frauen, die keine Geschlechtsorgantätigkeit mehr zeigen, einen auffallend niedrigen Cu-Blutwert aufweisen sollen [SARATA (1934)]. HEILMEYER und Mitarbeiter beobachteten allerdings eine weitgehende Konstanz des Cu-Blutspiegels gegenüber endokrinen und hormonellen bzw. nervösen Einflüssen. (Injektion von Adrenalin, Atropin, Pilocarpin, Pretiron, Praephyson änderten den Cu-Spiegel beim Menschen nicht signifikant.) Als einzige haben wohl SARATA (1934) und EFFKEMANN und RÖTTGER (1950) genauere Untersuchungen durchgeführt: Bei 4 jungen Frauen stieg prämenstruell der Blut-Cu-Spiegel an, und zwar ziemlich gleichmäßig im Plasma und in den Blutzellen (Tab. 14).

EFFKEMANN konnte diesen Befund an 4 gesunden

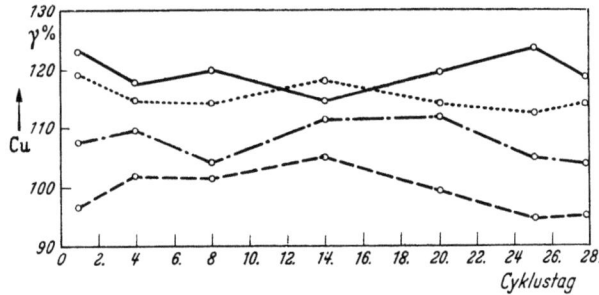

Abb. 2. Serum-Cu im Verlaufe des weibl. Cyclus (nach EFFKEMANN und RÖTTGER).

Frauen nicht bestätigen. Auf der folgenden Abbildung Nr. 2 ist zu erkennen, daß die einzelnen Cyclusphasen bei den Untersuchungen von EFFKEMANN und RÖTTGER keinen nennenswerten Einfluß auf den Serum-Cu-Spiegel haben. Entscheidende Untersuchungen stehen noch aus.

Die Cu-Erhöhung im Blute von *Schwangeren* wurde vielfach und einheitlich bestätigt:

SCHINDEL (1931) (4 Frauen kurz nach der Geburt: 200—347 γ-%); GORTER, GRENDEL, WEYERS (1931) (7 Schwangere, Blut-Cu: 140—222 γ-%, Mittel 190 γ-%); LOCKE, MAIN, ROSBASH (1932) (7 Schwangere, dabei eine mit Miliar-Tbc: 140—330 γ-% Serum-Cu); SARATA (1934):

    3. Monat der Gravidität: 185—216 γ-% Blut-Cu (3 Fälle),
    4. Monat der Gravidität: 133—178 γ-% Blut-Cu (4 Fälle),
    7. Monat der Gravidität: 95—102 γ-% Blut-Cu (3 Fälle),
    8. Monat der Gravidität: 102   γ-% Blut-Cu (1 Fall).

Nach SARATA seien die hohen Werte von SCHINDEL, LOCKE und Mitarbeitern am Ende der Schwangerschaft schon mit dem Geburtsakt in Beziehung zu bringen; das Cu sei in den früheren Schwangerschaftsmonaten am höchsten. HEILMEYER und Mitarbeiter sahen bei 10 Fällen den Cu-Anstieg im Serum vor allem in den

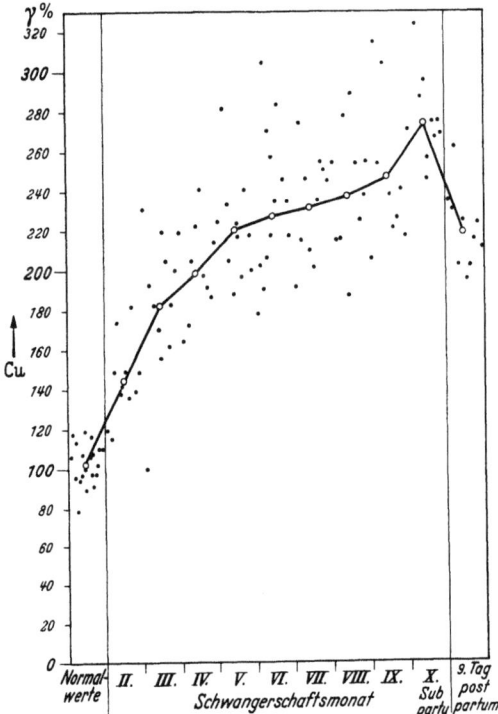

letzten Monaten; er beginnt aber schon sehr früh, so daß die Cu-Bestimmung sich zur Frühdiagnose der Gravidität verwerten lasse. Diese Möglichkeit findet NEUWEILER (1943). (Untersuchung von 39 Graviden) praktisch nicht immer gegeben, da in den ersten 3 Monaten der Gravidität noch nicht regelmäßig eine Cu-Erhöhung auftritt; im übrigen besteht nach Ansicht dieses Autors kein Zusammenhang zwischen Höhe des Serum-Cu und Alter der Gravidität; seine Werte schwanken zwischen 156 und 365 γ-%. FAY, CARTWRIGHT, WINTROBE (1949) (Untersuchung von 86 graviden Frauen), EFFKEMANN und RÖTTGER (1950) (100 Schwangere mens II-X) haben nun *eindeutig an einem großen Material festgelegt, daß der Serum-Cu-Gehalt der gesunden schwangeren Frau vom Beginn der Schwangerschaft an bis zum Ende derselben kontinuierlich ansteigt*, wie aus der Abb. 3 zu entnehmen ist.

Abb. 3. Serum-Cu im Verlaufe der Schwangerschaft (nach EFFKEMANN und RÖTTGER).

    Im *Wochenbett* sinkt dann der Cu-Spiegel wieder langsam ab. FREUDENBERG (1947) fand bei 7 Frauen nach der Niederkunft 140—222 γ-% Serum-Cu.

Am 9. Tage post partum finden EFFKEMANN und RÖTTGER noch einen sehr hohen Wert von durchschnittlich 220,5 γ-%. Genauere Cu-Kontrollen, die NIELSEN im Blute von Wöchnerinnen durchgeführt hat, lassen erkennen, daß der hohe Cu-Spiegel noch lange post partum anhält, frühestens 1 Monat und spätestens 2 Monate nach der Geburt wieder die Norm erreicht (Abb. 4).

    Der Cu-Anstieg im Blute *Schwangerer* ist nach SARATA und SCHINDEL vor allem durch einen Anstieg im *Plasma* bedingt und steht damit im Gegensatz zu dem von SARATA prämenstruell gefundenen Anstieg; im allerersten Beginn der Gravidität sei auch der Cu-Gehalt der Ery etwas erhöht, jedoch in viel geringerem Ausmaß als im Plasma. Bei 12 Hochschwangeren unter der Geburt konnten EFFKEMANN und RÖTTGER diese Ergebnisse bestätigen in dem Sinne, daß der *Cu-Gehalt vor allem im Serum erhöht* ist (269,2 γ-%), *während er in den Ery der Norm entspricht* (101,3 γ-%).

Die Frage der *chemischen Cu-Bindung im Blute bzw. im Plasma* ist noch nicht endgültig gelöst. Cu kommt im Blute vorwiegend in 2wertiger Form vor und geht in Gegenwart von Sulfhydrylverbindungen in die 1wertige Cupro-Form über [PIRIE (1931)]. Bei einem physiologischen p_H-Wert kann das Cu durch Dialyse nicht entfernt werden [ABDERHALDEN und MÖLLER (1928)]. Zum größten Teil scheint das Cu *locker gebunden* zu sein: nach TOMPSETT (1934) enthalten Filtrate von Trichloressigsäure alles Cu aus dem Blute, wobei der chemische Vorgang nach CARTWRIGHT und WINTROBE (1945) durch Erhitzen beschleunigt bzw. vervollkommnet werden soll. EISLER, ROSDAHL und THEORELL (1936) stellten fest, daß das *Cu-Ion, mit dem Serumalbumin* bei der *Kataphorese* parallel wandert und schlossen daraus auf eine *Bindung des Cu an Albumine.* Auch bei p_H-Verschiebungen nach der alkalischen Seite hin kann man Cu aus dem Serum herausdialysieren [YOSHIKAWA (1939)]. Bei saurer Dialyse steigt der Prozentsatz des dialysierten Cu mit dem Anwachsen der Acidität [BOYDEN und POTTER (1937)]. KEIDERLING (1950) konnte bestätigen, daß mit zunehmendem Serum-p_H zu-

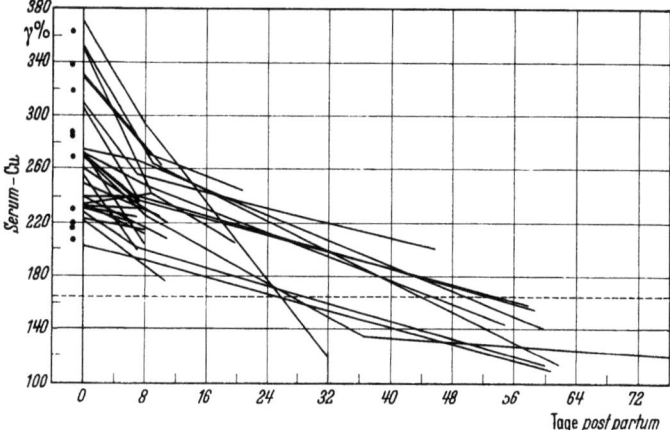

Abb. 4. Serum-Cu bei Frauen im Wochenbett (nach NIELSEN).

nehmend Cu-Ionen frei werden, was sich photometrisch an der Zunahme der Farbintensität des Cu-Carbamatkomplexes dokumentiert. Schwer zu erklären bleibt die von BOYDEN und POTTER (1937) festgestellte Tatsache, daß die Säuerung mit HCl oder H_2SO_4 unterschiedliche Resultate ergibt; bei dem gleichen p_H-Gehalt dialysiert das Serum-Cu in HCl z. B. nur zu 46%, in H_2SO_4 dagegen zu 80%. Wenn die Vermutung von EISLER und Mitarbeitern, nämlich, daß das Cu nur an Albumine gebunden ist, zu Recht besteht, dann müßte der Prozentsatz des dialysierten Cu plötzlich anwachsen, wenn das p_H des Serums bei Säuerung plötzlich den isoelektrischen Punkt des Serum-Albumins erreicht. Dies ist aber nach BOYDEN und POTTER nicht der Fall. Nach diesen Überlegungen besteht die Wahrscheinlichkeit, daß das Cu *nicht* nur in einer einzigen organischen Form im Serum bzw. Blute vorkommt. Den Beweis, daß das Cu im Serum an Proteine gebunden ist, brachten MANN und KEILIN (1938), die eine *Cu-Proteinverbindung in kristalliner Form isolieren* konnten und als „Hämocuprein" bezeichneten. HOLMBERG und LAURELL (1948) isolierten ein blaues Protein, welches 90% des Serum-Cu enthalten soll; dieses „Caeruloplasmin" wurde als α_2-Globulin identifiziert, hat ein Molekulargewicht von 151000 und enthält 8 Atome Cu. Die Autoren vermuten, daß dieses Protein 4 Einheiten des Hämocupreins enthält. Elektrophoresestudien zeigen (CARTWRIGHT 1950), daß zwischen Cu und dem Gesamteiweiß keine Korrelation besteht, auch nicht zum Albumin, β-Globulin oder

γ-Globulin. Dagegen soll eine gute Übereinstimmung zu Cu-Konzentration und der $\alpha_2 + \alpha_3$-Globulinfraktion bestehen. Es ist aber möglich daß das β-Globulin als Transportvehikel für Cu dient (COHN 1948). Auch nach Untersuchungen von COHN (1947) scheint das Cu im Blute nicht nur an Albumin gebunden zu sein; mit Hilfe der *Äthanolfraktionierung* der Plasmaproteine konnte er nachweisen, daß in der Fraktion IV[-7] ein *Lipoid-freies Globulin vorhanden ist, welches ebenfalls Bindung und Transport von Cu (auch Fe) im Blutplasma übernehmen soll.* Dieses *Globulin* steht den Albuminen größenordnungsmäßig sehr nahe, woraus sich „auch das im Widerspruch zu den klinischen Beobachtungen stehende Verhalten des Cu-Eiweißkomplexes erklärt, welcher bei Halbsättigung mit Ammonsulfat nicht mit den Globulinen ausfällt, sondern mit den Albuminen in Lösung bleibt" [KEIDERLING (1950)]. Auch aus den roten Blutzellen von Tieren konnten MANN und KEILIN die oben genannte Cu-Proteinverbindung isolieren. KEIDERLING hat dann in interessanten Versuchen weiterhin nachgewiesen, daß in vitro und in vivo dem Serum bzw. Blute zugeführtes Cu nicht in der gleichen Weise gebunden wird, wie es im natürlichen Cu-Komplex vorliegt und rasch aus dem Blute wieder abwandert. Er zieht daraus den Schluß, daß die spezifische Cu-bindende Globulin-Komponente normalerweise offenbar voll gesättigt ist. Sicherlich ist in dieser Frage noch vieles zu klären; es steht jedoch fest, daß *Cu als Ion resorbiert und in lockerer Form an gewisse Plasmaproteine und Eiweißstoffe der Ery gebunden wird.*

b) Das Cu im Blute des wachsenden menschlichen Organismus.

Die physiologischen Blut(Serum)-Cu-Werte im frühen Kindesalter weichen von denen des Erwachsenen ganz erheblich ab.

Cu-Bestimmungen im *fetalen* menschlichen Blut haben nur LESNÉ, ZIZINE und BRISKAS (1936) durchgeführt. Bestätigungen und Erweiterungen dieser Resultate, die einen wichtigen Einblick in die komplizierten Vorgänge des Cu-Stoffwechsels im wachsenden Organismus bringen können, sind erwünscht. Die Zahl der von den Autoren untersuchten Feten ist nicht angegeben; immerhin ist eine bemerkenswerte Gesetzmäßigkeit zu erkennen. Von der Mitte des Fetallebens bis zur Geburt hin scheint der Serum-Cu-Spiegel von einer extrauterin nicht mehr erreichten Höhe kontinuierlich abzufallen: 5.—6. Fetalmonat 195—235 γ-% Cu, tote Frühgeborene (prématurés sans cause pathologique appréciable) 190—217 γ-% und bei «morts nés par providence, circulaire du cordon, position dystociques» 80—112 γ-% Cu. Es geht aus der Originalarbeit nicht einwandfrei hervor, ob es sich dabei um Serum- oder Vollblut-Cu-Werte handelt. Die Autoren sprechen bei der Beschreibung der Technik vom „Serum" und bei der Wiedergabe der Resultate vom „Blut" der Feten.

Übereinstimmend wird von allen Untersuchern im *Nabelschnurblut oder -Serum ein auffallend niederer Cu-Wert* gefunden, der ebenfalls physiologischerweise im Leben niemals wieder erreicht wird (Tab. 15). Der *Durchschnittswert* von 90 Fällen (LOCKE, MAIN, ROSBASH, HOLMBERG, NEUWEILER, NIELSEN, BRENNER) beträgt *im Serum 53 γ-% Cu* und *im Vollblut 90 γ-% Cu* (GORTER, GRENDEL, WEYERS, SACHS, LEVINE, FABIAN, HOLMBERG, SACHS, LEVINE, GRIFFITH, HANSEN: 54 Fälle). Im Gegensatz zum normalen Erwachsenen, der, soweit die Untersuchungen einen sicheren Schluß zulassen, ungefähr gleich viel Cu im Serum und in den Blutzellen beherbergt, sind die *Ery des Neugeborenen sehr viel Cu-reicher als das dazugehörige Plasma.* SCHINDEL (1931) hat als erster auf den hohen Cu-Gehalt der Ery des Neugeborenen hingewiesen; er konnte bei Untersuchung des Nabelschnurblutes von 4 Kindern im Serum 110 γ-% Cu und in den Ery 135 γ-% Cu feststellen; im Gegensatz dazu zeigten die Mütter dieser unter der Geburt bedeutend mehr Cu im Plasma als in den Ery (Tab. 15). Von EFFKEMANN und RÖTTGER (1950) und HOLMBERG (1941) wurde der letztere Befund an 12 bzw. 22 Schwangeren bestätigt (EFFKEMANN und RÖTTGER: Serum 269,2 γ-%, Ery 101,3 γ-% Cu). Ein Vergleich von 22 gesunden Frauen, 22 Graviden und 22 Neugeborenen ist in Tab. 15 darge-stellt [nach HOLMBERG (1941)].

Es ist nicht ausgeschlossen, daß kurz nach der Geburt das Serum-Cu für kurze Zeit noch weiterhin absinkt, da nach den Untersuchungen des Verf. (1948) bei sofort abgenabelten Kindern 59 γ-% und bei Kindern, die 3—8 min nach Geburt abge-nabelt wurden, nur ein Cu-Spiegel von durchschnittlich 52 γ-% angetroffen wird. Ein

Es ist die Regel, daß das Cu im Neugeborenenblut in bedeutend größerem Ausmaß in den Ery vorliegt.

Tabelle 15. *Plasma- und Ery-Cu bei 22 gesunden Frauen, 22 Graviden und 22 Neugeborenen (γ-%; nach* HOLMBERG).

	Plasma	Ery.	Hämatokrit (Vol-%).
Gesunde Frauen .	110	78	42
Gravide Frauen .	247	103	40
Neugeborene . . .	49	102	54

ähnlicher Unterschied (s. Tab. 16) besteht zwischen Kaiserschnittkindern und Nor-malgeborenen, wobei erstere ein etwas höheres Blut-Cu aufweisen [SACHS, LEVINE, GRIFFITH, HANSEN (1938)]. Wegen der geringen Zahl der Untersuchungen sind aber die Werte nicht signifikant.

Blutuntersuchungen in der *ersten Lebenswoche* bezüglich des Blut-Cu liegen nur von AXTRUP (1946) vor. Von 15 Neugeborenen bekamen 12 nur Brustmilch und 3 alaitement mixte. Sowohl bei den Brustkindern als auch bei den Kindern mit Beinahrung schwanken die Cu-Werte im Vollblut sehr erheblich (57—282 γ-%), wohl als die Folge der plötzlichen physiologi-schen Umstellung der Lebensbedingungen; die Errechnung eines Durch-schnittswertes in dieser Altersperiode (132 γ-% Cu) hat deshalb nur be-dingten Wert. Leider ist der jeweilige *Lebenstag,* an dem die Untersuchung stattfand, nicht angege-ben, so daß über gesetz-mäßige Bewegungen des Blut-Cu in der ersten Lebenswoche nichts aus-gesagt werden kann im Gegensatz zum Serum-Fe. Letzteres stürzt nämlich wie VAHLQUIST zeigen konnte, kurz nach der

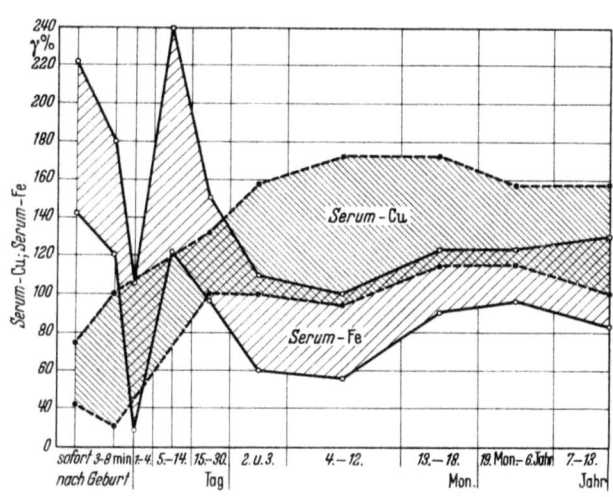

Abb. 5. Die Grenzen der Norm von Serum-Fe und Serum-Cu von der Geburt bis zum 13 Lebensjahr (γ-% nach BRENNER).

Geburt bis zum 3.—4. Lebenstag in rapider Kurve, nm dann wieder anzusteigen (Abb. 5). Es wäre von großem Interesse, die entsprechenden Serum-Cu-Bewe-gungen zu diesem Vorgang des Fe-Sturzes kennen zu lernen, da diese beiden Metalle physiologischerweise offenbar in einem gewissen reziproken Verhältnis zueinander stehen. Dieses reziproke Verhalten bzw. diese gegenseitige Abhängig-keit gewinnt durch die Tatsache große Bedeutung, weil aus der verschiedenen

Tabelle 16. *Cu-Gehalt im Blut von menschlichen Feten, Neugeborenen, Säuglingen und Kindern.* (Normalwerte Cu γ-%)

Autor, Jahr	Methode	Zahl der Fälle	Alter	Serum	Vollblut	Ery	Bemerkungen
GORTER, GRENDEL, WEYERS (1931)	Callan-Henderson	?	Nabelschnur		70—140 Mittel 100		Fetale Ery., mehr Cu als Serum
SCHINDEL (1931)	Biazzo	4	Nabelschnur	83—134 Mittel 110		130—143 Mittel 135	
GORTER, GRENDEL, WEYERS (1931)	mod. Callan-Henderson	7	nicht angegeben		90—190 Mittel 140		Autoren finden mehr Cu im kindl. Blut als bei Erwachsenen
LOCKE, MAIN, ROSBASH (1932)	Callan-Henderson	9	Nabelschnur	53			
SARATA (1934)	Cryogenin-Methode	5	7—9 Jahre	36,6—42,1	104,7—121,4		Autor findet bei Kindern mehr Cu im Blut als bei Erwachsenen
SACHS, LEVINE. FABIAN (1936)	Callan-Henderson	6	Nabelschnur		71—98 Mittel 83		
LESNÉ, ZIZINE, BRISKAS (1936)	Callan-Henderson	? ? ? ? ?	5.—6. Fetalmonat Frühgeborene Totgeborene 1—10 Tage 1.—12. Monat	195—235 195—217 80—112 73—106 135	—		Serum oder Vollblut? (s. Text)
SACHS, LEVINE. FABIAN (1936)	Callan-Henderson	a) 77 71	0—15 Jahre a) 1½ Monate bis 15 Jahre		a) 137—259 Mittel 171		a) 6 Neugeborene s. oben
SACHS, LEVINE. GRIFFITH, HANSEN (1938)	mod. Callan-Henderson	a) 26 15 b) 11	Neugeborene Nabelschnur		a) 103 b) 98		a) Kaiserschnittkinder b) normale Geburt
HOLMBERG (1941)	Callan-Henderson	22	Nabelschnur	18—82 Mittel 49	35—125 Mittel 78	48—174 Mittel 102	nach Hämatokrit berechnet
NEUWEILER (1942)	Callan-Henderson	13	Neugeborene Nabelschnur	53			
NIELSEN (1944)	Callan-Henderson	20	Neugeborene Nabelschnur	53			

Tabelle 16. (Fortsetzung.)

Autor. Jahr	Methode	Zahl der Fälle	Alter	Serum	Vollblut	Ery.	Bemerkungen
AXTRUP (1946)	Callan-Henderson	a) 15 b) 16 c) 8 d) 25	a) 1. Woche b) 3. Woche bis 23. Woche c) 29. Woche bis 52. Woche d) 2—13 Jahre	d) 81—150 Mittel 116	a) 57—282 Mittel 132 b) 85—142 Mittel 116 c) 100—180 Mittel 128		
FREUDENBERG (1947)	Dithizon-M.	7	Neugeborene	70—137			Alter nicht angegeben
BRENNER (1948)	mod. Callan-Henderson	26 a) 10 b) 16	Nabelschnur	a) 59 b) 52			a) sofort nach Geburt b) 3—8 min nach Geburt abgenabelt
BRENNER (1948)	mod. Callan-Henderson	100 a) 26 b) 6 c) 10 d) 18 e) 10 f) 11 g) 19	a) Neugeborene b) 1. Monat c) 2. u. 3. Monat d) 4.—12. Monat e) 13.—18. Monat f) 19. Monat bis 6. Jahr g) 7.—13. Jahr	a) 52—59 b) 130 c) 140 d) 137 e) 147 f) 145 g) 129			a) s. oben
FAY, CARTWRIGHT, WINTROBE (1949)	mod. Callan-Henderson	14	Neugeborene (Nabelschnur)	75 (± 14)			

Konstellation dieser beiden Metalle im Serum zueinander wertvolle diagnostische Schlüsse gezogen werden können bei der Beurteilung pathologischer Zustände im Kindesalter, wie später gezeigt wird. Die Kenntnis des physiologischen Verhaltens ist deshalb von besonderem Interesse.

Von der 3. Lebenswoche an sind die Schwankungen des Blut-Cu nur mehr gering und bewegen sich in den von HEILMEYER u. Mitarb. (1941) angegebenen Grenzen von 30 %. AXTRUP (1946) fand bei Säuglingen zwischen 3. und 52. Lebenswoche Blut-Cu-Werte zwischen durchschnittlich 116 und 128 γ-% (Tab. 16), Zahlen, die denen des Erwachsenen ungefähr entsprechen. Andere Autoren heben aber übereinstimmend hervor, daß beim Kinde der Cu-Gehalt des Blutes ein etwas höherer ist als beim Erwachsenen.

SARATA (1934) bedauert zwar, daß er aus äußeren Gründen nur wenig Gelegenheit habe, Kinder zu untersuchen, findet aber bei 5 sorgfältig geprüften Kindern zwischen 7 und 9 Jahren im Vollblut 104,7—121,3 γ-% Cu, Zahlen, die zwar absolut im Vergleich zu anderen Autoren nieder, aber im Vergleich

zu den von SARATA mit seiner Methode bei Erwachsenen bestimmten Werten deutlich
höher liegen (91,2—108,1 γ-% Cu). Vor allem sind nach seinen Untersuchungen
die *Blutzellen reicher an Cu* (Tab. 16). Ausgedehntere Vergleiche zwischen Plasma-
und Blutzellen-Cu liegen im Kindesalter nicht vor. Das Cu im Vollblut [SACHS,
LEVINE, FABIAN, GRIFFITH (1939)] oder im Serum [BRENNER (1948)] zeigt nun
im Verlaufe der ganzen Kindheit das schon bei der Geburt zu beobachtende
reziproke Verhalten gegenüber dem Fe. Aus der kurvenmäßigen Darstellung der
Abb. 5 ist das Verhalten der beiden Schwermetalle anschaulich zu entnehmen.
Die eingezeichneten Serum-Fe- und Cu-Bänder stellen die *Grenzen der Norm* dar
[146 ausgewertete gesunde Kinder verschiedener Altersstufen, BRENNER (1948)].
Hier ist ein *gesetzmäßiges Verhalten* zu erkennen; wenn man nämlich die Gesamt-
werte in den verschiedenen Altersstufen nach gewissen Lebensabschnitten unterteilt, so *lassen sich 4 Phasen herausschälen*:

1. Phase: Neugeborene sofort nach der Geburt bis zum 4. Lebenstag. Der Serum-
Fe-Gehalt ist deutlich erhöht [145—220 γ-%, Mittel (M) 175 γ-%] und der

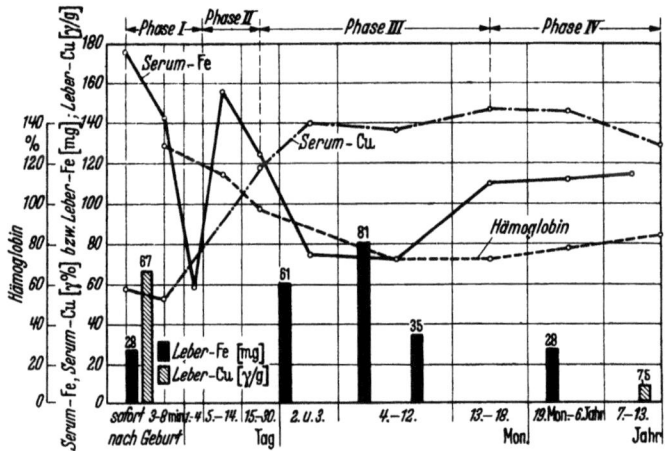

Abb. 6. Das reziproke Verhalten des Serum-Fe und Serum-Cu unter physiologischen Bedingungen. („Die
Lebenseisen- und Lebenskupferkurve im Kindesalter" nach BRENNER).

Serum-Cu-Gehalt sehr nieder (53—59 γ-%); es bestehen geringe Unterschiede
je nach Zeitpunkt des Abnabelns (letztere nicht signifikant).

2. Phase: 5. Lebenstag bis 30. Tag. Serum-Fe und Serum-Cu steigen an; eine
genaue Angabe der Werte ist nicht möglich, da die Untersuchungen in dieser
Altersperiode nicht sehr zahlreich sind [Fe 103—245 γ-%, M: 155 γ-% (VAHL-
QUIST) Cu: 100—132 γ-%, M: 118 γ-% (BRENNER, 1948) 132 γ-% (AXTRUP,
1946)].

3. Phase: 2. Lebensmonat bis 18. Monat. Das Serum-Fe fällt wieder ab (60 bis
100 γ-%, M: 76 γ-%), das Cu dagegen steigt weiterhin an (115—173 γ-%, M:
147 γ-%).

4. Phase: 19. Monat bis 13. Lebensjahr. Das Serum-Fe steigt mehr oder
weniger langsam an (85—130 γ-%, M: 113 γ-%), und das Cu fällt langsam ab
(100—159 γ-%, M: 129 γ-%), um sich den Werten des Erwachsenen zu nähern;
liegt aber mit 129 γ-% noch deutlich über dem Durchschnitt des Erwachsenen.
Die einzelnen Phasen und die Durchschnittswerte sind aus der kurvenmäßigen
Darstellung Nr. 6 zu entnehmen.

Zu den ganz gleichen Feststellungen gelangten SACHS, LEVINE, FABIAN,
GRIFFITH (1937) bei den entsprechenden Untersuchungen im *Vollblut* der Kinder

(Abb. 7). Die Autoren haben ergänzend (1937) die Adoleszentengruppe von 14 bis 19 Jahren beiderlei Geschlechtes verfolgt. Während sich bis zum 13. Lebensjahr keine signifikanten Altersunterschiede bzw. Geschlechtsunterschiede nachweisen lassen, scheint die *beginnende Pubertät* doch einen Einfluß auf den Blut-Cu-Spiegel auszuüben. Wie aus der Abb. 7 zu entnehmen ist, strebt vom 13. Lebensjahr an die Fe-Blutspiegelkurve auseinander; die bekannte Geschlechtsdifferenz zwischen Mann und Frau bezüglich des Serum-Fe ist nicht so sehr die Folge eines Absinkens der Fe-Kurve bei den reifenden Mädchen, als vielmehr eines raschen Anstieges derselben bei den Jünglingen. Auch bezüglich des Blut-Cu haben die

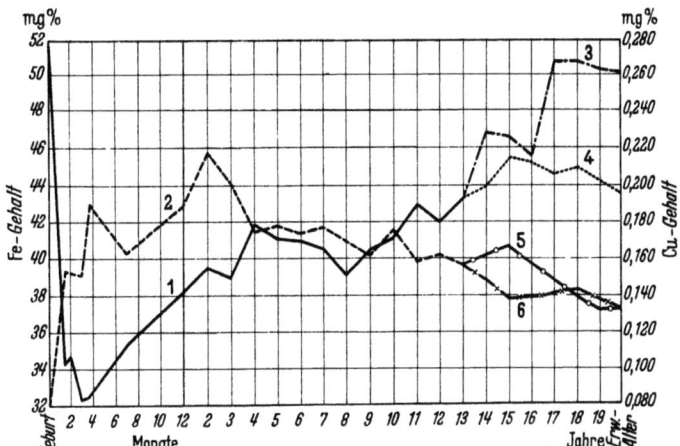

1. Eisen: Knaben und Mädchen von Geburt bis zum 13. Lebensjahr.
2. Kupfer: Knaben und Mädchen von Geburt bis zum 13. Lebensjahr.
3. Eisen: Knaben 13. Lebensjahr bis Erwachsenenalter.
4. Eisen: Mädchen 13. Lebensjahr bis Erwachsenenalter.
5. Kupfer: Knaben 13. Lebensjahr bis Erwachsenenalter.
6. Kupfer: Mädchen 13. Lebensjahr bis Erwachsenenalter.

Abb. 7. Fe und Cu im Blute bei Kindern von Geburt bis zum 19. Lebensjahr (nach SACHS, LEVINE, GRIFFITH).

Autoren einen *signifikanten Altersunterschied in dieser Altersperiode* errechnet. Entsprechend der späteren Reife der Knaben gegenüber den Mädchen bleibt der Cu-Spiegel zwischen dem 14. und 17. Lebensjahr bei Knaben höher, während der der jungen Mädchen sich schon den Werten der erwachsenen Frau nähert. (23 Knaben, 29 Mädchen im Alter von 14—19 Jahren: Knaben 154,5 γ-%, Mädchen 138,7 γ-% Cu). Die *Geschlechtsdifferenz beim Erwachsenen (s. o.) kommt dann durch eine weitere Senkung des Cu-Spiegels bei Jünglingen zustande.*

3. Kritische Betrachtungen über die Bedeutung der Kupferverteilung im wachsenden Organismus.

Schon bei der Betrachtung der obigen Kurven, die das *reziproke Verhalten von Serum-Fe und Serum-Cu* vor Augen halten, kann man sich des Eindruckes nicht erwehren, daß wir hier einen Blick in ein Gebiet der Biologie tun, das nahe an die Wurzeln des Lebensprozesses heranreicht, das uns aber andererseits noch als großes Rätsel erscheint. Es hat den Anschein, als ob *Beziehungen des Cu zur Onto- und Phylogenese* bestehen; denn je tiefer ein Lebewesen auf der Entwicklungsstufe steht, desto Cu-reicher ist es, und je höher sich das Wesen entwickelt, desto mehr wird das Cu in den Hintergrund gedrängt.

Am Anfang der Ontogenese scheint das Cu eine wichtige Rolle zu spielen, mit dem Fortschreiten der Entwicklung tritt es zurück. KAMEGAI (1939) hat in verschiedenen Entwicklungsstufen von Hühnerembryonen, die alle unter gleichen Bedingungen im elektrischen Ofen bebrütet waren, Blut-Cu-Bestimmungen durchgeführt; am frühest (technisch) möglichen Termin, nämlich am 9. Tag der Bebrütung war das Cu am höchsten und dann sinkt es laufend ab; erst einen halben

Monat nach Ausbrütung bleibt der Cu-Spiegel konstant. Sehr interessante Ergebnisse von SMITH und GRAY (1948) unterstreichen die *Bedeutung des Cu für die Ontogenese*. Die Autoren haben 201 bebrüteten Hühnereiern radioaktives Cu^{64} eingeimpft, Autoradiagramme angefertigt und dabei in den verschiedenen Entwicklungsstadien festgestellt, daß das Cu sich in ganz bestimmter Weise verteilt. Es bilden sich immer wieder Muster der Cu-Konzentration, die haargenau mit den Mustern parallel gehen, die andere Autoren für den Stoffwechselumsatz, für die Cytochromaktivität und die Sauerstoffaufnahme gefunden haben. Bei sich entwickelnden und wachsenden Strukturen tritt die mächtige Cu-Konzentration vor allem dann auf, wenn diese Stadien sich zu entwickeln beginnen oder kurz darnach.

Wenn GERLACH (1935) in allen menschlichen Organen Cu fand und sich dann dennoch die Frage stellte, ob das Cu beim Erwachsenen vielleicht nur deshalb vorhanden wäre, weil es der Fetus nötig hatte oder weil wir es täglich mit der Nahrung aufnehmen und dann wieder ausscheiden, so können wir heute doch mit größter Sicherheit feststellen, daß das *Cu für den Menschen lebensnotwendig ist*, obwohl die spezifischen Symptome eines Cu-Mangelbildes beim Menschen bis heute nicht bekannt sind. Das Cu ist z. B. zur Blutbildung notwendig, findet sich als Baustein sogar in bestimmten Fermenten, wie Phenoloxydasen, der Adrenalinoxydase, der Ascorbinsäureoxydase. Es ist schwer denkbar, daß das Cu hier durch ein anderes Metall ersetzt werden kann. Das Cu ist demnach im menschlichen Organismus in viele Lebensprozesse mit eingeschaltet und muß deshalb auch als lebenswichtig und lebensnotwendig bezeichnet werden. Eindeutig zeigen die Untersuchungen mit Isotopen, daß das Cu nicht nur aufgenommen und ausgeschieden wird, sondern an allen möglichen Körperstellen bald nach der Resorption erscheint. Aus dem Blute wandert das injizierte markierte Cu allerdings sehr rasch ab; 30 min nach der Injektion sind nur noch 7,2% und 3 Std. danach nur noch 3,9% der injizierten Gesamtmenge nachzuweisen [SCHUBERT, RIEZLER (1947)]. Dann aber fällt der Radio-Cu-Gehalt des Blutes nicht mehr weiter ab, sondern steigt erneut wieder auf 8% an; finden also *Rückresorptionsvorgänge* statt. Im Verlaufe der nächsten 48 Std. bleibt dann der Radio-Cu-Gehalt des Blutes konstant (5—6%), um dann endgültig abzufallen; 5 Tage nach der Injektion sind nur noch Spuren vorhanden. Nach diesen Untersuchungen kann angenommen werden, daß sowohl eine *Adsorption der Cu-Ionen an die Oberfläche der Blutzellen* als auch eine *direkte Aufnahme des Cu in die Zellen* in Form einer echten chemischen Verbindung stattfindet. Für diese Annahme spricht die Tatsache, daß die Blutzellen während der ersten Minuten nach der Injektion sehr viel Cu anlagern, ein Befund, der bei dem im übrigen nur langsam erfolgenden Austausch der Cu-Ionen sonst nicht erklärbar wäre (SCHUBERT, RIEZLER). Diese Ergebnisse stehen aber auch in gutem Einklang mit denjenigen von KEIDERLING (1951), der photometrisch ebenfalls ein rasches Abwandern von injiziertem Cu aus dem Blute beobachten konnte. Das Cu wandert vor allem in die Leber. Weiterhin bestätigen die Untersuchungen mit Isotopen, daß das Cu in den Blutzellen nur langsam ansteigt und daß dann unabhängig von der Art der Verabreichung eine *nahezu gleichmäßige Verteilung zwischen Plasma und Blutzellen* erreicht wird.

Aus unseren Untersuchungen am *wachsenden Organismus* geht eindeutig hervor, daß dem *Cu beim Wachstumsprozeß eine besondere Bedeutung* zukommen muß. Einen ganz sicheren Zusammenhang mit dem Wachstum haben wir aber bei Pflanzen kennengelernt. Auch im Tierversuch ist ein solcher nachzuweisen. Ratten des gleichen Wurfes und unter sonst ganz gleichen Bedingungen wachsen z. B. schneller bei Cu-reicher Nahrung als bei Cu-beschränkter Kost [FLINN,

INOUYE (1929)]. Von den meisten Autoren wird auf der Grundlage solcher Erfahrungen der *hohe Cu-Gehalt der Leber des Neugeborenen* bzw. des Fetus ganz allgemein mit dem *raschen Wachstumsprozeß* in Verbindung gebracht [CUNNINGHAM, MORRISON u. NASH (1930)]. Es ist selbstverständlich denkbar, daß dem Cu eine allgemeine, das Zellwachstum stimulierende Wirkung zukommt und daß sich das an Orten anreichert, die in dieser Richtung besonders beansprucht sind. Wenn diese Annahme für den Cu-Reichtum der fetalen Leber zutrifft, dann müßte man erwarten, daß zwischen Tempo und Ausmaß des Wachstums einerseits und Cu-Gehalt der Organe andererseits eine quantitative Parallelität besteht, wie z. B. zwischen dem hohen Cu-Gehalt junger Blattspitzen und dem geringeren von langsamer wachsenden Teilen der Pflanze (s. o.). Dies ist aber bei der fetalen Leber des Menschen nicht der Fall. Das stärkste und schnellste Wachstum findet beim Fetus innerhalb der ersten Hälfte der Schwangerschaft statt; die stärkste prozentuale und auch absolute Cu-Anreicherung der Leber findet aber umgekehrt erst in den letzten Schwangerschaftsmonaten statt. Diese Tatsache könnte vermuten lassen, daß in dieser Zeit ein *Cu-Vorrat in der Leber* geschaffen wird, um den Bedarf des Säuglings während der Zeit der Cu-armen Ernährung zu überbrücken. So plausibel und einfach diese Hypothese klingt, so lassen sich doch bei kritischer Betrachtung der Verhältnisse einige Bedenken erheben. Nach BRÜCKMANN und ZONDEK läßt der Leber-Cu-Gehalt am Ende des 2. Lebensmonats einen ganz plötzlichen prozentualen Abfall erkennen, wobei auch eine plötzliche absolute Verminderung zu vermuten ist. Wenn der hohe Leber-Cu-Gehalt des Neugeborenen nur zur Überbrückung der Lactationsperiode vorhanden wäre, dann wäre eine mehr oder weniger langsame und geradlinige Abnahme des Leber-Cu zu erwarten. Der Cu-Gehalt der Frauenmilch ist zwar nicht hoch (s. o.); wenn der hohe Cu-Gehalt des Neugeborenen nur dazu dienen sollte, das in der Frauenmilch nur in geringem Umfange vorhandene Cu zu ersetzen, dann sollte man wiederum erwarten, daß der Cu-Gehalt der Milch entsprechend dem gesteigerten Bedarf des Säuglings an absoluter Menge im Laufe der Lactation ansteigt. Gerade das Gegenteil ist der Fall: Das Colostrum ist am Cu-reichsten, im 1. und 2. Monat ist der Cu-Gehalt 3mal so groß als in der Kuhmilch und später nur doppelt so groß. (Colostrum 95—125 γ-%, Milch im 2. Monat: 60—95 γ-%, im 9. Monat 30—70 γ-%, LESNÉ, BRISKAS.) Auch die oben angeführten Beobachtungen aus der Tierwelt sprechen gegen die Annahme, daß der fetale Cu-Reichtum der Leber ausschließlich zum Ersatz für die Cu-Armut der Nahrung kurz nach der Geburt vorhanden ist. Das Lamm bzw. der Hammel leben kurz nach der Geburt von der Muttertiermilch und fressen dann ungefähr zur gleichen Zeit das gleiche Pflanzenfutter wie das Kalb nach der Entwöhnung vom Muttertier. Der Cu-Gehalt der Schaf- und Kuhmilch ist ungefähr gleich groß. Der Cu-Gehalt der Neugeborenenleber dieser beiden Tierarten ist aber ein sehr unterschiedlicher. Das Verhältnis des Cu-Gehaltes der Leber von erwachsenem Tier zum Neugeborenen ist: beim Rind 1:6 (CUNNINGHAM u. a.), beim Schaf aber nur 1:2 (BISCHOFF, HAUN u. a.). Auch diese Vergleichsbeobachtungen aus dem Tierreich sprechen dafür, daß dem Cu-Reichtum der fetalen Leber wohl noch andere Ursachen zugrunde liegen müssen. Freilich zeigt die Ratte mit ihrem verhältnismäßig kleinen Cu-Vorrat der Leber zur Zeit der Geburt dafür einen um so höheren Cu-Gehalt der Milch; sie soll nach LORENZEN (1947) und SMITH 10mal mehr Cu enthalten als die Frauenmilch. Nach einer anderen Theorie wird angenommen, daß der Cu-Reichtum der fetalen Leber mit der *Funktion der Leber als Blutbildungsorgan* zusammenhängt. Über die Beziehungen des Cu zur Blutbildung wird später berichtet, sie stehen heute einwandfrei fest. Gegen diese Hypothese kann man aber folgendes ins Feld führen: GERLACH hat z. B. 10 menschliche Feten des 9. und

10. Graviditätsmonats dahingehend kontrolliert, ob eine Beziehung des Cu-Gehaltes der Leber zu der Zahl und Ausdehnung und Ausbildung der Blutbildungsherde in der Leber besteht, und dabei *keine Korrelation* feststellen können. Gegen eine letzte Erklärungsmöglichkeit endlich, nämlich, daß sich das Cu in der Neugeborenenleber deshalb anreichere, weil die Leber gewissermaßen als *Filterorgan* das Cu aus der Nabelvene an sich ziehe, spricht vor allem die Tatsache, daß bei Hühnerembryonen, die völlig von einer Cu-Zufuhr von außen abgeschlossen sind, sich die Leber gewaltig mit Cu anreichert, so daß sie 10—60mal mehr Cu enthält als der ganze übrige Eiinhalt.

Sehr bemerkenswert in diesem Zusammenhang sind Untersuchungen von EDEN (1941) im Blute trächtiger Schafe. Bei keinem trächtigen Tier von den untersuchten 21 Schafen wurde bis zur Geburt hin eine deutliche Erhöhung des Blut-Cu gefunden. Nun zeichnet sich das Schaf gegenüber allen anderen Tieren und auch gegenüber dem Menschen vor allem dadurch aus, daß schon normalerweise (also ohne Gravidität) ein überaus hoher Cu-Gehalt der Leber vorliegt. Man könnte sich deshalb vorstellen, daß das Schaf demnach während der Gravidität eine zusätzliche Cu-Erhöhung der Leber nicht mehr nötig hat und deshalb auch der Blut-Cu-Spiegel während der Schwangerschaft nicht ansteigt. Auf den Menschen übertragen, könnte man demnach annehmen, daß bei *der graviden Frau deshalb der Cu-Spiegel im Serum ansteigt, um das an sich geringe Leber-Cu zu vermehren. Die zentrale Stellung und Bedeutung der Leber für den Vorgang der Gravidität bzw. für den Cu-Stoffwechsel wird damit weiterhin besonders hervorgehoben.*

Zusammenfassend müssen wir aber zugeben, daß eine allseits befriedigende Erklärung für den Cu-Reichtum der Organe des Neugeborenen bis heute nicht beizubringen ist. Je tiefer man in die Vorgänge des Cu-Stoffwechsels in der Biologie einzudringen versucht und Vergleiche zwischen Pflanze, Tier und Mensch ziehen will, desto schwerer zu deuten sind die Ergebnisse, desto unerklärlicher die Zusammenhänge. Das Serum-Cu steht nicht nur in einem *unerklärbaren reziproken Verhältnis* zum Serum-Fe, sondern anscheinend auch *zum Cu-Gehalt der Leber.* Der Neugeborene mit seinem hohen Cu-Gehalt der Leber weist einen auffallend niederen und tiefen Serum-Cu-Spiegel auf, der in der menschlichen Physiologie einmalig ist. Mit Abnahme des prozentualen Cu-Gehaltes der Leber scheint der Serum-Spiegel anzusteigen. Nach SACHS, LEVINE und FABIAN soll die Erklärung darin liegen, daß beim Erwachsenen das Blut im Knochenmark entsteht; deshalb müßte, da die Sinusräume des Knochens mit der Blutbahn ein geschlossenes System darstellen, der Cu-Spiegel höher liegen, damit der Bedarf des Knochenmarks gedeckt werden könne. Beim Fetus wird aber das Blut in den Organen gebildet und deshalb sei ein hoher Blut-Cu-Spiegel nicht nötig. Sehr überzeugend klingt diese Theorie nicht. Wir kennen eine Tierspecies, bei der das erwachsene Tier einen noch niedrigeren Serum-Cu-Spiegel aufweist als der neugeborene Mensch, nämlich das Schaf bzw. der Hammel. Trotz Blutbildung im Knochenmark besteht hier ein durchschnittlicher Cu-Gehalt im Serum von nur 16—29 γ-% (s. o.). Dagegen ist besonders bemerkenswert, wie schon erwähnt, daß das ausgewachsene Tier von allen untersuchten höheren Lebewesen den höchsten prozentualen Cu-Gehalt der Leber aufweist. Man könnte demnach den Schluß ziehen, daß *physiologischerweise ein niederer Serum-Cu-Gehalt in einer gewissen gesetzmäßigen Verbindung zu einem hohen Cu-Gehalt der Leber* steht. Dies ist gerade das umgekehrte Verhalten gegenüber den Beziehungen zwischen Serum-Fe und Leber-Fe; wir wissen, daß das Serum-Fe gewissermaßen als Gradmesser der Fe-Depot-Menge des Organismus bzw. der Leber gelten kann (THOENES, ASCHAFFENBURG, SCHÄFER, BRENNER); je größer die gespeicherte Fe-Menge, desto höher das Serum-Fe, je geringer das Fe-Depot, desto niedriger der Serum-Fe-Spiegel.

Weitere systematische Untersuchungen müssen ergeben, inwieweit eine solche Gesetzmäßigkeit in reziproker Umkehrung für das Cu gilt. In guter Übereinstimmung mit dieser Vermutung sehen wir bei der Ratte ein umgekehrtes Verhalten des Cu im Vergleich zum Schaf: Die Ratten weisen einen ungewöhnlich hohen Serum-Cu-Spiegel auf, dagegen von allen untersuchten Tieren den geringsten prozentualen Leber-Cu-Gehalt. Eine Gegenüberstellung der Zahlen führt uns diese ungemein interessanten Beziehungen nochmals vor Augen:

Ratte:	Serum-Cu: 276—400 γ-%	Leber-Cu:	1,8— 3,4 mg-%,
Schaf:	,, 16— 29 γ-%	,,	23,6—32,3 mg-%.

Das *reziproke* Verhalten von Serum-Fe zu Serum-Cu tritt auch beim Vergleich der *Werte von Mutter und Kind* eindrucksvoll vor Augen. Bei der Geburt weist die Mutter einen Serum-Fe-Spiegel im Bereich der Norm auf, dagegen einen überaus hohen Blut-Cu-Spiegel, der Neugeborene umgekehrt einen niederen Cu-Spiegel und einen überaus hohen Serum-Fe-Spiegel. Die *gewaltige Erhöhung des Blut-Cu bei der Schwangeren* wird unterschiedlich erklärt. Am naheliegendsten ist die Annahme, daß ein erhöhter Transport zum Fetus die Ursache ist. NEUWEILER (1939) hat festgestellt, daß die Cu-Aufnahme des Fetus recht erheblich ist; er findet in den Nabelarterien weniger Serum-Cu als in der Nabelvene. (Arterien: 24—64 γ-%, Mittel: 40 γ-%, Vene: 29—96 γ-%, Mittel: 53 γ-%.) Diese Differenz sei so groß und regelmäßig (NEUWEILER), ,,daß wir ohne weiteres daraus den Schluß ziehen können, daß eine Resorption von Cu aus der Placenta stattfindet". Mit Recht weist AXTRUP (1946) darauf hin, daß die Cu-Aufnahme des Fetus in dieser von NEUWEILER angegebenen Größenordnung nicht dauernd vor sich gehen könne, sondern höchstens nur vorübergehend, da sonst der Fetus — wie zu errechnen ist — innerhalb von 24 Std. $1/_6$ des Total-Cu-Gehaltes, den die Mutter beherbergt, aufnehmen müßte. Die Mutter versorgt den Fetus mit einer noch viel größeren Menge Fe und der Serum-Fe-Spiegel ist während der Gravidität bei weitem nicht in dem Maße erhöht als der Cu-Spiegel. Es ist deshalb sehr wahrscheinlich, daß *neben der Transportfunktion noch andere Ursachen der Cu-Erhöhung im Blute zugrunde* liegen. In der Schwangerschaft steigt die BKS an, es kommt zu einer Vermehrung der Globuline, was als Zeichen einer Abwehrfunktion gedeutet werden kann. Es erfolgt eine dauernde Einschwemmung von placentarem Eiweiß in den mütterlichen Organismus. Die Cu-Erhöhung könnte demnach als eine *mütterliche Abwehrreaktion* gegenüber den Stoffwechselprodukten des Embryos angesehen werden [HEILMEYER u. Mitarb. (1941)]. Nach EFFKEMANN und RÖTTGER liegt die Vermutung nahe, daß das vermehrte Cu hier als Baustein eines proteolytischen Fermentes dient bei der vermehrten Bildung von Abwehrstoffen. Auch der abnorm niedere Serum-Cu-Gehalt der Neugeborenen könnte in ähnlicher Weise erklärt und als Mangel an Abwehrstoffen ausgelegt werden.

Indicator-Untersuchungen bei graviden Tieren vermitteln bemerkenswerte Einblicke in den Cu-Stoffwechsel. Das injizierte Metall wird noch schneller an die Gewebe aus dem Serum abgegeben als beim nichtgraviden Tier; dagegen enthalten die Blutzellen selbst am Ende des 1. Versuchstages mehr Cu und ihr Gehalt an Cu ist doppelt so hoch als bei nicht graviden Tieren. Im Blute überwiegt also gegenüber den Normaltieren (Versuche mit 35 graviden Meerschweinchen, 99 Feten und 80 nichtschwangeren Tieren) bei den Graviden die langsame Einbauung des Cu in die Blutzellen, wahrscheinlich in Form einer echten chemischen Verbindung. Die Leber ist sowohl bei den graviden Tieren als auch bei den Feten das am meisten Radio-Cu enthaltende Organ. SCHUBERT, MAURER und RIEZLER machten dabei in Bestätigung unserer obigen Vermutungen die Beobachtung, daß der *jeweilige Radio-Cu-Gehalt der Erwachsenenleber im umgekehrten Verhältnis zum Plasma-Cu steht:* Einem Abfall des Plasma-Cu entspricht ein Anstieg der Leberwerte und umgekehrt. Normalerweise erfolgt in der Leber nach Injektion von Isotopen ein weiterer Anstieg des Radio-Cu, da das Cu aus den meisten Organen mobilisiert und in das große Sammelbecken der Leber umgelagert wird. Während der Gravidität ist dies nicht der Fall: Infolge eines offenbar allgemein erhöhten Cu-Bedarfes stellt die Leber am 2. Tag nach der Injektion ihre Speicherungsfähigkeit zurück zugunsten der Versorgung anderer Organe. Den stetig ansteigenden Radio-Cu-Gehalt in der fetalen Leber wollen die Autoren mit der hämatopoetischen Funktion und dem Zellwachstum dieses Organs in Verbindung bringen. Auffallend ist weiterhin, daß bei allen graviden Tieren ein *feines Reaktionsvermögen des Nierengewebes* festzustellen sei, was vielleicht auf katalytische Tätigkeit dieses Organs hinweist. Im Gegensatz dazu spricht der erniedrigte Radio-Cu-Gehalt der fetalen Niere für die Funktionsruhe dieses Organs. Im *Knochenmark* der graviden Tiere zeigt sich, daß die *Absorptionsfähigkeit für Cu-Ionen beschleunigt* ist, was eine stetige Zunahme des Blut-Cu zur Folge hat. Der Einbau des Cu in die Blutzellen erfolgt dort, wo sich die Hb-Bildung vollzieht. Da bekanntlich eine erhöhte Tätigkeit des Knochenmarks immer mit einer Vermehrung der Cytochrome und Oxydasen einhergeht, vermuten die Autoren bzw. bestätigen die Vermutungen früherer Autoren, daß die *Leistung des Cu auf Grund seiner biokatalytischen Fähigkeiten darin besteht, die Cytochromoxydasen zu aktivieren.* — Überraschend hoch ist der Radio-Cu-Gehalt der *fetalen Milz*, der den relativen Cu-Gehalt des fetalen Blutes um etwa das 5fache übertrifft, was nach Ansicht der Autoren für einen aktiven Anteil der Milz an der Blutbildung spricht. Entsprechend der geringen Funktion zeigen auch die fetalen Lungen nur geringe Radio-Aktivität. Sehr bemerkenswert ist aber der hohe Aktivitätsgrad sowohl der Schwangeren- als auch der fetalen *Nebennieren*. Die Nebennieren benötigen offenbar das Cu zu ihrer gesteigerten Tätigkeit insbesondere auch beim Fetus; 8 Std. nach Injektion übertreffen die fetalen Nebennieren die mütterlichen sogar um das Doppelte. Diese Ergebnisse bestätigen die Meinung von MARTIUS, daß die Nebennieren des Fetus in der Lage sind, einen Hormonüberschuß zu produzieren, um im Falle eines Hormondefizits der Mutter den Bedarf an Corticosteron kompensatorisch zu decken. Ein ähnliches Verhalten zeigt das *Ovar*. — Was die *Placenta* betrifft, so ist eine Speicherung nach Meinung der Autoren unwahrscheinlich. Da die Aktivität der Placenta vom 24 Std.-Wert abfällt, während die Blutwerte weiterhin ansteigen, kann man schließen, daß die Placenta über einen Mechanismus verfügt, der die Diffusionsvorgänge insbesondere auch für das Cu reguliert. Hier spielt wohl die unterschiedliche Bindungsfähigkeit des Cu an die Albumine oder Globuline eine maßgebliche Rolle. Vielleicht ist die Placenta nur in der Lage, die locker gebundenen Cu-Ionen abzuhängen, vielleicht läßt sie nur niedrigmolekulare Eiweißkörper durch, in die die Cu-Atome eingebaut sind (SCHUBERT, MAURER, RIEZLER).

Freilich können die Isotopenuntersuchungen nichts über absolute Werte des Körper-Cu aussagen, sondern nur den relativen Cu-Gehalt, d. h. die Prozentzahlen des zugefügten Cu angeben. Wie die Ergebnisse aber zeigen, ist die Methode eine wertvolle Ergänzung der chemisch-analytischen Versuche, da wir einen gewissen Einblick in die Bewegungen dieses Metalles im Körper gewinnen.

4. Aufnahme von Cu, Bilanzuntersuchungen.

a) Beim Erwachsenen.

Die ersten Cu-Untersuchungen in menschlichen Ausscheidungen stammen von ROST und WEITZEL (1918); bei 6 erwachsenen Personen mit normaler Ernährung wurden im Mischkot (4 Tage gesammelt) 1,3—2,4 mg Cu im Tag gefunden; eine Person, die Konservennahrung zu sich genommen hatte, schied 6,7 mg Cu/Tag aus. Hiermit bestätigt sich die oben bei der Besprechung des Cu-Gehaltes der Milch festgestellte Tatsache, daß die in Metallgefäßen aufbewahrten Nahrungsmitteln sich mit Cu anreichern. Daß Cu vor allem durch die Faeces ausgeschieden wird, zeigte FILEHNE schon 1896 an Hunden und Katzen, LINDOW u. Mitarb. (1928/29) an Ratten.

Die letzteren Autoren fanden, daß bei normalem Futter 2 Teile Cu in den Faeces und ein Teil im Urin ausgeschieden werden; wenn die Nahrung mit Cu angereichert wurde, dann wurden 98% davon im Stuhl ausgeschieden und die Urin-Cu-Menge stieg um das 5fache; nach 4—5 Wochen war alles gespeicherte Cu restlos wieder ausgeschieden.

Diese Experimente zeigen, daß eine Cu-Speicherung sehr schnell vor sich gehen und nur von vorübergehender Art sein kann. Bezüglich der Abhängigkeit des Urin-Cu-Gehaltes vom Nahrungs-Cu gehen die Meinungen im Schrifttum auseinander. HESS, SUPPLEE und BELLIS (1923) haben bei einem Erwachsenen mit niederem Cu-Gehalt der Nahrung 0,09 bzw. 0,08 mg/l Urin Cu-Gehalt gefunden und bei einem anderen mit hohem Cu-Gehalt der Nahrung 0,14 bzw. 0,11 mg Cu/l Urin. Zu dem gleichen Ergebnis kam 1933 RABINOWITSCH bei der Untersuchung von 50 normalen Erwachsenen mit üblicher Nahrung; der Cu-Gehalt des Urins schwankte zwischen Spuren und 0,14 mg Cu/l bzw. zwischen Spuren und 0,7 mg Cu in der 24 Std.-Urinportion. Diese Schwankungen waren auch nachzuweisen, wenn ein

Tabelle 17. *Cu-Bilanzuntersuchungen beim Menschen* (nach CHOU und ADOLPH).

Periode	Cu-Aufnahme: mg	Ausscheidung mg			
		Urin:	Stuhl:	Gesamt:	Bilanz:
I	0,66	0,27	2,08	2,35	— 1,69
II	0,51	0,16	2,43	2,59	— 2,05
III	1,72	0,23	1,92	2,15	— 0,43
IV	2,17	0,27	1,22	1,49	+ 0,68

Einzelindividuum über längere Zeit hin kontrolliert wurde; 3 Personen, bei denen 10 Tage lang bei gleicher Kost täglich der Urin analysiert wurde, zeigten einen Cu-Gehalt in den einzelnen 24 Std.-Portionen zwischen Spuren und 0,5 mg Cu. Cu-Zulage zur Nahrung (Menge nicht angegeben), die bei 2 Personen durchgeführt wurde, hatte eine erhöhte Cu-Ausscheidung, nämlich 0,84 bzw. 1,01 mg Cu im 24 Std.-Harn zur Folge. TOMPSETT (1934) fand im Urin (17 gesunde Erwachsene) 0,08—0,48 mg Cu/l, Mittel: 0,18 mg Cu) bzw. 0,12—0,52 (Mittel: 0,28 mg Cu) im 24 Std.-Urin. HOLT und SCOULAR (1948) fanden in 24 Std. durchschnittlich 0,21 mg Cu, VAN RAVESTEYN (1944) 0,03 und LEVERTON 0,2 mg Cu im Urin bei Erwachsenen. CHOU und ADOLPH (1934) konnten in sehr genauen Bilanzuntersuchungen keine außerhalb der Fehlergrenze gelegene Änderung des Urin-Cu-Gehaltes bei Variation des Nahrungs-Cu zwischen 0,51 und 2,17 mg Cu feststellen. Diese Bilanzen wurden an 3 gesunden Personen durchgeführt. Bei der Urin- und Stuhlgewinnung wurden alle Kautelen beachtet, um Verunreinigungen zu vermeiden bzw. die Gesamterfassung zu gewährleisten, und die Cu-Aufnahme wurde genau berechnet. Um darüber Klarheit zu erlangen, wie rasch der Organismus sich auf eine veränderte Cu-Zulage umstellt, wurden je 4 Tage lang unterschiedliche Cu-Mengen eingenommen. Die Ergebnisse zeigen, daß erst bei einer Cu-Zulage von etwa 2 mg Cu die Bilanz positiv wird (Tab. 17). Die Autoren schließen daraus, daß mit einer *Cu-Zufuhr von etwa 2 mg täglich ein Cu-Gleichgewicht beim Erwachsenen* erreicht ist und daß diese Menge ungefähr dem täglichen Bedarf entspricht. Weitere Cu-Bilanzuntersuchungen (16 Erwachsene, davon 14 gesund bzw. nur infolge Unfall krank), führte TOMPSETT (1934) durch, wobei die Exkrete 6—21 Tage lang gesammelt und analysiert wurden. Auch dieser Autor errechnet eine tägliche Cu-Aufnahme von 2—2,5 mg zur Erhaltung des Cu-Gleichgewichtes. Die Cu-Ausscheidungsmenge im Urin stimmt mit den Zahlen von RABINOWITSCH überein. Einige Untersucher sind allerdings der Ansicht, daß der *Cu-Bedarf des Menschen noch nicht ganz sicher zahlenmäßig festzulegen* sei. Auf einer Konferenz für Therapie (from Cornell Univ.-School and New York Hosp. 1940) wurde z. B. angenommen, daß ein Erwachsener von 70 kg Gewicht etwa 7 mg Cu täglich nötig habe. Nach DERBY (1950) werden von Menschen nur 8—40% des täglichen aufgenommenen Cu retiniert und bei einer Zufuhr von 2 mg Cu soll, wie oben erwähnt, die Bilanz gerade noch positiv sein. Es erscheint einleuchtend, daß bei *so unterschiedlicher Retention die tägliche Bedarfsmenge bzw. Zufuhrmenge eher etwas höher gehalten werden soll.* Bei Adoleszenten errechneten LEVERTON (1939) und LEVERTON und BINKLEY (1944), daß eine tägliche Cu-Aufnahme von 2—2,5 mg gerade eine adäquate Menge darstelle (24 Mädchen zwischen 16 und 25 Jahren mit 1 Woche lang dauernden Bilanzuntersuchungen bzw. 65 junge Mädchen mit 95 l wöchentlichen Untersuchungsperioden bei selbstgewählter Kost). HOLT und SCOULAR haben allerdings ebenfalls bei 17 jungen College-Mädchen bei selbstgewählter Kost durchschnittlich 8,1 mg Cu täglicher Aufnahme errechnet, wobei natürlich alle Mädchen eine positive Bilanz zeigten und mehr Cu retinierten; offenbar war die Nahrung hier besonders Cu-reich. *Überblickend wird man sagen können, daß mit 2 mg täglicher Cu-Zufuhr das Minimum erreicht wird und daß 3—7 mg Cu täglich sicherlich ausreichend sind.* Diese Menge entspricht im allgemeinen auch der üblichen gemischten Kost. Bei einer täglichen Cu-Zufuhr unter 2 mg droht eine negative Bilanz; OHLSON und DAUM (1935) errechneten bei 3 gesunden Frauen bei einer täglichen Zufuhr von 1,10 mg Cu eine Ausscheidung von 1,17 mg, also eine negative Bilanz von 0,07 mg/Tag.

b) Bilanzuntersuchungen an Kindern.

Bei menschlichen Säuglingen im Alter von 6—12 Monaten konnten HESS, SUPPLEE u. BELLIS (1923) im Urin ungefähr $^1/_{10}$ des Cu-Gehaltes der Frauenmilch finden (0,04—0,08 mg Cu/l). Ein 3 monatiger Säugling, der nur 600 g Kuhmilch täglich bekam, schied im Urin 0,06 mg/l aus, was einer täglichen Menge von 0,02 mg Cu entspricht. Der Urin der 2—3 jährigen enthält mehr Cu als der der Säuglinge (0,1—0,14 mg Cu/l = 0,07 mg tägliche Urinausscheidung). ROST und RABINOWITSCH (1935) haben bei 50 Kindern im Alter von 8—17 Jahren (bei normaler Kost) 0,04—0,52 mg Cu (Mittel 0,3)/l bzw. 0,026—0,62 mg Cu (Mittel 0,16)/Tag Urinausscheidung errechnet. Die prozentualen Werte der Schulkinder liegen nach diesen Untersuchungen etwas höher als die der Erwachsenen. DANIELS und WRIGHT (1934) vermuten, daß die Kost eines Kindes im Vorschulalter nicht weniger als 0,1 mg Cu/kg enthalten dürfe. Die Cu-Zufuhr betrug in ihren Versuchen 1,23—2,0 mg Cu/Tag = 0,069—0,113 mg Cu/kg bei Vorschulkindern. Nach ELVEHJEM sollen aber manche Kostformen im Kindesalter weniger Cu als 0,1 mg/kg enthalten. MACY (1944) errechnet, daß ein 8 jähriges Kind mit gewöhnlicher gemischter amerikanischer Hausmannskost durchschnittlich täglich 4,9 mg Cu aufnimmt und ein 11 jähriges Kind etwa 5,2 mg Cu täglich. Genaue spektrographische Bilanzuntersuchungen bei 3 Knaben im Alter von 3—6 Jahren hat SCOULAR (1938) durchgeführt. Es wurden 35 Bilanzversuche gemacht; die Cu-Zufuhr schwankte zwischen 0,7—1,9 mg Cu/Tag (0,045—0,087 mg Cu/kg). Dabei zeigte sich, daß die tägliche Urinausscheidung von Cu weitgehend konstant bleibt, und zwar betrug sie 4% der zugeführten Cu-Menge. 15—38% des zugeführten Cu wurden durch den Kot ausgeschieden; diese Werte liegen niedriger als die von Daniels und Wright, welche 45—85% errechneten. Die Cu-Retentionen waren gewöhnlich höher während einer Periode einer erhöhten Cu-Zufuhr. Die höchsten Retentionen (nämlich 0,053 bzw. 0,58 mg Cu/kg) waren 66% des zugeführten Cu und wurden bei einer Cu-Zufuhr von 0,084 bzw. 0,079 mg Cu pro Kilogramm beobachtet. Diese Retentionen sind erheblich höher als die von Daniels und Wright errechneten (0,048 bzw. 0,034 mg Cu/kg bei einer Zufuhr 0,093 bzw. 0,090 mg Cu/kg). Wenn auch das Maximum der Retention mit höherer Cu-Zufuhr zusammenhängt, so gehen aber die Retentionen nicht immer parallel und proportional der zugeführten Menge. Die beiden niedersten Retentionen wurden allerdings auch bei niedrigsten Cu-Zufuhren beobachtet, nämlich 0,017 und 0,021 mg Cu/kg bei 0,045 und 0,047 mg Cu pro Kilogramm Zufuhr. Da eine höhere Cu-Zufuhr, nämlich 0,085 und 0,087 mg Cu/kg keine höheren Retentionen zeitigt als eine Zufuhr von 0,053 mg Cu/kg, ist der logische Schluß zu ziehen, daß *zwischen 0,053 und 0,085 mg Cu/kg der tägliche Bedarf von Kindern zwischen 3 und 6 Jahren liegt (= 0,95—1,53 mg Cu täglich).* Diese errechnete Menge entspricht der von Harrow (0,1 mg Cu/kg täglich) im Text book of Biochemistry, Philadelphia, Saunders Comp. 1940, angegebenen und liegt etwas tiefer als diejenige der Erwachsenen. Auch Macy (1944) gibt ähnliche Zahlen an: *für 8jährige Kinder 0,1 mg Cu/kg und für 11jährige 0,08 mg Cu/kg Körpergewicht.*

Es ist zu vermuten, daß die Cu-Bilanz des Säuglings eine negative ist, wiewohl Untersuchungen darüber nicht vorliegen. Die Milch enthält sehr wenig Cu und vor allem nimmt der absolute und prozentuale Cu-Gehalt der Leber in den ersten Lebensmonaten rapid ab (s. o.!). Zum Wachstum wird das Leber-Cu offenbar verwertet.

c) Resorption und Ausscheidung.

Täglich wird vom Menschen eine bestimmte Cu-Menge resorbiert und retiniert. Es ist nicht sicher bekannt, ob die Cupro- oder Cupriform besser resorbiert wird. Vom Fe wissen wir, daß es schon in der Darmschleimhaut an dort gebildete Eiweißkörper gebunden wird, in der Schleimhaut deponiert und dann mittels eines anderen Eiweißkörpers bei Bedarf im Blute transportiert wird. Der *Mechanismus der Cu-Resorption ist bis jetzt nicht bekannt.* Tompsett (1940) stellte fest, daß Cu in seiner Absorption von der Gegenwart von Phosphorproteinen und Phosphatiden in der Nahrung im Gegensatz zum Fe nicht gehindert wird. Die Absorption von Cu soll bei Ca-armer Kost höher sein als bei Ca-reicher und bei Zugabe von Säure steigt sie an; die letztere Beobachtung zeigt die *Wichtigkeit der Magensäure bei der Resorption von Cu.* Bei gastrektomierten Tieren nimmt der Cu-Gehalt der Leber sehr rasch ab und ist nach 5 Monaten ganz verschwunden; es fehlt die Salzsäurewirkung, wodurch die Resorption gestört wird [Bence (1933)]. Um die Stelle, den *Ort der Cu-Resorption* im Darmtrakt kennen zu lernen, haben Sachs, Levine, Hill und Hughes (1943) beim Hund sog. Thiry-Fisteln angelegt. Es werden Schlingen des oberen, mittleren und unteren Teiles des Jejunums isoliert und die Resorption geprüft. Cu wurde dabei vor *allem im oberen Teil resorbiert* und praktisch kaum in den mittleren und unteren Schlingen. Nicht alles Cu aus der Nahrung kann nutzbar gemacht werden. Im Rattenversuch haben Schultze, Elvehjem und Hart (1934) gefunden, daß Cu als Cu-Caseinat, als Glycine amide biuret oder als Alanineamido biuret oder als Hämocyanin und im ganzen Weizen sehr gut utilisiert wird; sehr schlecht resorbiert wird z. B. Cu-Hämatoporphyrin, auch nicht in großer Menge. Ob das Cu in den Nahrungsstoffen in solcher Form und in größerer Menge vorkommt, ist nicht bekannt. Interessant ist, daß Eidotter die Cu-Utilisation hindert, wenn Cu in kleinen Mengen vorhanden ist (Sherman, Elvehjem, Hart). Ravesteyn schloß aus seinem Versuchsergebnis, nämlich, weil 3 Personen auf orale Gabe von 200 mg Cu-Sulfat keine Erhöhung des Serum-Cu-Spiegels zeigten, daß das Cu sofort in der Leber deponiert würde (1944). Im Tierexperiment läßt sich aber zeigen (YOSHIKAWA u. Mitarb. 1942, SACHS u. Mitarb. 1941), daß allerdings viel größere Cu-Gaben zu einer Erhöhung des Plasma-Cu führen können.

Ausgeschieden wird Cu, wie oben erwähnt, vor allem mit den Faeces, wenig durch den Urin (s. Bilanzen!). Die *Hauptausscheidung erfolgt durch die Leber.* Der Cu-Gehalt in der *Galle* steigt mit der Cu-Zufuhr entsprechend an (HEILMEYER und Mitarbeiter). Der hohe Cu-Gehalt der Galle kommt auch im Cu-Gehalt der Gallensteine zum Ausdruck, der ungemein hoch sein kann. In Pigmentsteinen soll nach MEUNIER u. ST. LAURENS (1926) der Cu-Gehalt 3 g/kg betragen, und reine Pigmentsteine werden von GERLACH als „Kupfersteine" bezeichnet. Daß die Haupt-Cu-Ausscheidung durch die Leber erfolgt, geht auch aus den *Isotopenuntersuchungen* hervor, wobei in der *Gallenblase sehr viel Radio-Cu* nachzuweisen ist. [SCHUBERT, VOGT, MAURER, RIEZLER (1943).] Diese Ausscheidung geht langsam vor sich und die Versuche lassen weiterhin vermuten, daß *auch der Dickdarm als Ausscheidungsorgan* fungiert. RAVESTEYN (1944) stellte fest, daß in der Galle 2—4 Std. nach einer i. v. Injektion von Cu der Cu-Gehalt ansteigt, und weiterhin, daß der Cu-Gehalt in Galle und Stuhl nicht quantitativ parallel gehen, und zog daraus den Schluß, daß auch der Darm als Ausscheidungsstelle für Cu dienen kann. Die Cu-Ausscheidung durch die Galle erfolgt sogar schon beim menschlichen Fetus; denn im Meconium haben RAMAGE und SHELDON (1933) 0,02% Cu nachgewiesen. Auch durch die Menstruationsblutung und den Schweiß verliert der Organismus etwas Kupfer. Die Mengen sind aber gering; den durchschnittlichen Verlust bei der Untersuchung von 4 Frauen errechnen LEVERTON und BINKLEY (1944) im Menstrualblut mit 0,55 mg Cu und nach MITCHELL und HAMILTON (1949) enthält der Schweiß 85 γ-% Cu.

Der Gesamt-Cu-Gehalt eines erwachsenen Menschen wird auf 100—150 mg veranschlagt [CHOU und ADOLPH (1934)].

5. Das Cu im Liquor.

Der Cu-Gehalt im Liquor normaler Personen wurde begreiflicherweise bis jetzt noch nicht untersucht. Auch Liquor-Cu-Bestimmungen beim Tier sind dem Verf. nicht bekannt geworden. Cu-Bestimmungen in normalem Liquor, der von Kranken mit allen möglichen somatischen und psychischen Störungen stammte, wurden ebenfalls nur in geringem Umfange durchgeführt. YOSHIKAWA (1939) hat bei 4 Erwachsenen mit Dementia praecox, deren Liquor klar, farblos und normal war, 13,7—15,1 γ-% im Liquor gefunden; das gesamte Cu war dialysabel. Bei 33 Kindern hat AXTRUP (1946) das Liquor-Cu bestimmt. Er unterteilt sein Material in 3 Gruppen:

Gruppe 1: 9 Kinder mit normalem Liquor ohne Infekt
Gruppe 2: 10 Kinder mit normalem Liquor mit Infekt
Gruppe 3: 14 Kinder mit pathologischem Liquor.

Die letzte Gruppe wird im Kapitel „Pathologie" besprochen. Da es sich bei den Kindern der ersten beiden Gruppen vorwiegend um Einzelbeobachtungen handelt mit den verschiedenartigsten Krankheitsbildern, seien hier die einzelnen Diagnosen mit dem dazugehörigen Liquor-Cu-Wert aufgezählt. Die Errechnung eines Durchschnittswertes hat deshalb auch nur bedingten Wert; die Zahlen schwanken zwischen 1 und 18 γ-%, Mittel etwa 15 γ-%. Der *Liquor-Cu-Gehalt scheint normalerweise also recht niedrig zu liegen*, was entsprechend dem niedrigen Proteingehalt des Liquors zu erwarten war.

1. Gruppe: Epilepsie, 2 Jahre, Liquor-Cu: 8 γ-%
Vitium organicum cong. + status post vaccinationem: 1 γ-%
(15 Monate)
Kongen. Adipositas, 7 Jahre, + Diabetes insipidus: 7 γ-%
Hypophysärer Infantilismus, 9 Jahre: 7 γ-%
Vertigo, Migräne, 9 Jahre: 10 γ-%
Angiospasmus cerebri (Migräne-Epilepsie-Äquivalent): 11 γ-%
(4 Jahre)
Migräne, 9 Jahre: 16 γ-%
Hydrocephalus int., 17 Monate: 3 γ-%.

2. Gruppe: Akute Pharyngitis + Fieberkrämpfe, 2 Jahre: 26 γ-%
(Punktion unmittelbar nach Krampfanfall)
Akute Rhinopharyngitis + Fieberkrämpfe, 8 Monate: 7 γ-%
Akute Pharyngitis + Fieberkrämpfe, 1 Jahr: 1 γ-%
(Punktion kurz nach Anfall)
Akute Rhinopharyngitis + Dyspepsie, 7 Monate: 12 γ-%
Husten, Spasmophilie, Pharyngitis, Dyspepsie, 6 Monate: 17 γ-%
(Cu im Serum 142 γ-%)
Intraorbital-Absceß, 5 Monate: 3 γ-%
Pyurie + Dyspepsie, 1 Jahr: 8 γ-%
Bronchitis Laryngitis + Dyspepsie, 5 Monate: 16 γ-%
Capillarbronchitis + Dyspepsie, 6 Monate: 18 γ-%
Endokarditis + Chorea, 4 Jahre: 10 γ-%.

6. Die Beteiligung des Cu an verschiedenen physiologischen Vorgängen.

Aus den vorhergehenden Ausführungen ist zu entnehmen, daß das Cu an zahlreichen Prozessen, die sich im Organismus abspielen, maßgeblich beteiligt ist.

a) Cu und Blutbildung (im Tierexperiment).

KOBERT (1895) nahm an, daß sich nach i.v.-Injektion von Cu in den Ery ein sog. „Cu-Hämoglobin" bilde, und ABDERHALDEN stellte bereits 1899 fest, daß bei experimenteller alimentärer Anämie Fe allein die Hb-Regeneration nicht bewerkstelligen kann und vermutete die Notwendigkeit von zusätzlichen Faktoren. Es ist das Verdienst der Wisconsin-Schule, deren Autoren in ausgezeichneten, kritischen und exakten Arbeiten die Bedeutung des Cu bei der Blutbildung erkannt und bewiesen haben. Die grundlegenden Ergebnisse von HART, STEENBOCK, ELVEHJEM und WADDEL (1925) waren, daß Kaninchen und Ratten durch ausschließliche Kuhmilchnahrung im Anschluß an die Abstillung anämisch wurden und daß Fe-Zulage zum Futter ohne Zusatz von Frischgemüse oder einem alkoholischen Extrakt daraus keine antianämische Wirkung zeigte. Dagegen konnte eine ausgezeichnete Wirkung bei Zusatz von veraschtem Korn, Kohl oder Leber zusammen mit Ferrioxyd gefunden werden; die Autoren schlossen daraus, daß der die Anämie erzeugende Mangelstoff anorganischen Charakters sein müsse, und die blaß-blaue Farbe der Asche ließ Cu als aktives Element vermuten. Fe-Präparate, die als Verunreinigung Cu enthielten, waren ausgezeichnet wirksam, gereinigte Fe-Präparate aber wirkungslos. Fütterung von 0,05 mg Cu + 0,5 mg Fe brachte bei den anämischen Ratten schlagartigen Erfolg. Diese grundlegenden Versuche fanden in den folgenden Jahren Bestätigungen und Widerspruch [LEWIS, WEICHSELBAUM, McGHEE (1930), KRAUSS (1931), ELDEN, SPERRY, ROBSCHEIT-ROBBINS, WHIPPLE (1928), DRABKIN, WAGGONER (1930), MYERS, BEARD (1929), MITCHELL, SCHMIDT (1926), KEIL, NELSON (1931), TITUS, CAVE, HUGHES (1928), UNDERHILL, ORTEN, LEWIS (1931)]. Es ist unmöglich, auf die Vielzahl der einzelnen Arbeiten einzugehen. Wenn auch *im allgemeinen die unterstützende Wirkung des Cu, das heißt die das Fe aktivierende Wirkung anerkannt wurde, so wurde doch die spezifische Wirkung des Cu bestritten.*

MYERS, BEARD (1929), MITCHELL, MILLER (1930) berichten z. B. darüber, daß auch Spuren von Mangan, Nickel, Germanium oder Arsen zusammen mit Fe gegeben die gleiche verstärkende Wirkung bei der alimentären Rattenanämie haben sollen wie Cu. WADDEL, STEENBOCK, HART (1929) haben diese Arbeiten nachkontrolliert und dabei 12 Elemente (Zink, Nickel, Chrom, Germanium, Kobalt, Blei, Antimon, Zinn, Cadmium, Quecksilber, Arsen, Mangan) als sicher unwirksam befunden. Diese und ähnliche widersprechende Ergebnisse, die unglücklicherweise immer wieder auftraten und den Überblick erschweren, sind sicherlich auf unterschiedliche Technik zurückzuführen. Um bei diesen nicht ganz einfach durchzuführenden Tierexperimenten exakte Ergebnisse zu erzielen, sind eben eine ganze Reihe von Kautelen zu berücksichtigen: Die Ratten sollen z. B. von Muttertieren stammen, deren Vorgeschichte und Herkunft bekannt ist, und das Futter während der Saugperiode muß arm an Fe und Cu sein; Ratten, die z. B. von Muttertieren stammen, die mit reiner Weizen-Milchkost ernährt waren, bekommen viel leichter und schneller eine Anämie als solche von Muttertieren mit Vollkost [TITUS und HUGHES (1929)]. Die Tiere müssen in Käfigen gehalten werden, so daß ein zusätzlicher Kontakt mit Fe oder Cu ausgeschlossen ist (keine Eisendrähte, nur Glaskäfige usw.); die zu fütternde Kuhmilch muß direkt in besonders gereinigten Gefäßen aufgefangen werden, darf nicht mit Metallgefäßen in Kontakt kommen usw. (auf die saisonbedingten Unterschiede im Cu-Gehalt der Kuhmilch s. o.); die Anämie muß sich bei den Ratten ziemlich rasch entwickeln, damit nicht zusätzliche Infektionen usw. die Ergebnisse stören, und das Hb muß auf mindestens 3 g-% gesunken sein, bevor mit den eigentlichen Versuchen begonnen werden darf. Diese Versuchsbedingungen sind von den einzelnen Forschern nicht immer eingehalten worden. Als die Methoden jedoch gleichgerichtet waren, stimmten auch die Ergebnisse überein:

Cu ist von fundamentaler Bedeutung für die Hb-Bildung nicht nur bei der Ratte, der Maus und dem Kaninchen, sondern auch beim Hühnchen [ELVEHJEM, HART (1929)], *beim Schwein* [ELVEHJEM, HART (1932)], *beim Lamm* [THOMAS u. WHEELER (1932)] *und beim Hund* [HANDOVSKY u. COTZHAUSEN (1933), FROST, POTTER, ELVEHJEM, HART (1939)]. Diese Übereinstimmung unter den verschiedensten Tierarten ist sehr bemerkenswert im Hinblick auf die sehr unterschiedlichen Werte des Leber-Cu bzw. des Blut-Cu-Spiegels (z. B. Ratte und Hammel s. o.!). Es ist der wichtige Schluß zu ziehen, daß bei *allen Lebewesen, die rotes Blut beherbergen, das Cu eine spezifische Funktion bei der Hb-Bildung ausübt und daß das Cu dabei durch kein anderes Metall ersetzt werden kann* [ELVEHJEM (1935)]. *Das Fe, das als Baustein zur Hb-Bildung dient, wird durch das Cu, das nicht als Baustein dient, aktiviert; Fe kann nur dann zur Hb-Bildung herangezogen werden, wenn Cu in entsprechender Menge oder Form vorhanden ist.*

Der *Mechanismus* dieser Cu-Wirkung ist nicht genau bekannt. Sicher ist nur, daß Cu im Hb-Molekül nicht vorhanden ist. Wenn die Tierversuche zeigen, daß bei Milchanämie Fe-Zufuhr nichts hilft, dagegen die zusätzliche Zufuhr von Cu, dann ist zu schließen, daß es nicht an Bausteinen fehlt, sondern an irgend einem Punkte der synthetischen Vorgänge [SCHIFF (1931)]. Fast sämtliche Untersucher denken deshalb auch vor allem an eine *katalytische Funktion des Cu*. FONTES und THIVOLLE vermuten eine Stimulation der Zentren der Hämopoese, und nach BENCE (1933) übt das Cu einen regelnden Einfluß auf die Blutbildung aus, wobei die Anwesenheit von Cu in bestimmter Form und Menge in der Leber eine Vorbedingung für normocytäre Blutbildung sei. (Die Verfütterung von Cu-armer Leber von gastrektomierten Tieren an Perniciosakranke ist z. B. wirkungslos.) Es herrscht unter den Forschern darüber Einigkeit, daß *das Fe, besonders das in der Leber gespeicherte Fe, durch das Cu für die Hb-Bildung geeignet gemacht bzw. mobilisiert wird*, was durch zahlreiche Tierexperimente erwiesen ist [CUNNINGHAM (1931), ELVEHJEM u. SHERMAN (1932), MUNTWYLER u. HANZAL (1933)]. Das Lebereisen nimmt nach Cu-Zufuhr sehr rasch ab, weil das Fe beim anämischen Tier zur Hb-Bildung verwendet wird.

Die *Wirkung verschiedener Cu-Verbindungen* ist aber sehr *unterschiedlich*, was HANDOVSKY bei der Phenylhydrazinanämie des Hundes klar erwiesen hat; Cu-Acetat und Glykokoll-Cu hatten nur geringe Wirkung, eine deutliche aber das

Tyrosin-Cu und eine ungewöhnlich beschleunigende das Cu-Eiweiß. Dabei scheint es im krassen Gegensatz zum Fe nicht sehr wichtig zu sein, ob Cu in einwertiger oder zweiwertiger Form gegeben wird [ROHLAND (1934)]; bei sehr niedrigem Hb-Gehalt wirkt einwertiges Cu sogar besser. Gefüttertes Hämocyanin hatte im Rattenversuch keinen stimulierenden Effekt auf die Hb-Bildung, einen sehr guten dagegen Cu-Caseinat [SCHULTZE, ELVEHJEM, HART (1934)]. Es ist schwierig, für diese unterschiedliche Wirkung eine Erklärung zu geben; 3 Möglichkeiten stehen zur Diskussion: Cu geht entweder durch den Darm ohne resorbiert zu werden (z. B. Hämocyanin) oder Cu wird resorbiert, kann aber in seiner komplexen Art nicht wirken oder kann nicht in eine aktive Form übergeführt werden. So ist eine exakte Vorstellung über die Cu-Wirkung bei der Hb-Bildung bis heute nicht möglich. CUNNINGHAM hat festgestellt, daß Cu-Zufuhr eine Erhöhung des Verhältnisses von organischem Fe zu Gesamt-Fe in der Leber hervorruft (1931); er sieht in diesem Vorgang einen Schritt zur Hb-Bildung; Cu könnte vielleicht die Veränderung von anorganischem Fe zum Fe-Porphyrin bewirken; so bestände durchaus die Möglichkeit, daß zunächst eine vorläufige Cu-Porphyrin-Verbindung zustande komme und daß dann Cu durch Fe ersetzt wird. Wir müssen jedoch mit gewisser Resignation zugeben, daß es bei dem komplizierten und komplexen Vorgang der Hb-Bildung ganz unmöglich ist, die katalytische Funktion des Cu zu präzisieren: jeder einzelne Vorgang könnte vom Cu beeinflußt sein, wie der Vit. B-Mangel, pathologischer oder gesteigerter Zellstoffwechsel, Porphyrinsynthesestörungen, Lactoflavinmangel, Häm-Aufbaustörungen usw. ROBSCHEIT, ROBBINS, WHIPPLE (1942) vermuteten auf Grund ihrer Versuche (Entblutungsanämie bei Hunden) u. a. auch eine Wirkung des Cu auf ein Enzymsystem, das mit der Globinsynthese oder dem Hb-Molekül direkt zusammenhängt. COHEN und ELVEHJEM (1934) fanden, daß bei anämischen Ratten im Herz- und Lebergewebe die a-Komponente des Cytochroms entweder ganz fehlte oder sehr reduziert war. Fe-Fütterung allein hatte keinen Einfluß, aber *Fe + Cu-Zulage* ließ nach einigen Tagen (genau wie bei der Hb-Bildung) einen mächtigen *Anstieg der a-Komponente* im Spektrum erkennen. Einen ähnlichen Effekt hatte ELVEHJEM (1931) mit Cu bei Versuchen und Messungen des Cytochromgehaltes der Hefe schon nachweisen können. Auch der Oxydasegehalt der Leber von anämischen Ratten, gemessen mit dem „Nadi"-Reagens, war erheblich vermindert; *Cu und Fe und auch Cu allein bewirkte ein Anwachsen des Oxydasegehaltes*, Fe allein war dagegen ohne Wirkung. Es ist aber bis heute nicht möglich zu entscheiden, ob solche Veränderungen und in welcher Form sie mit der Hb-Bildung zusammenhängen könnten [ELVEHJEM (1935)].

Alle Elemente mit Atomgewichten zwischen 22 und 34 scheinen einen mehr oder weniger starken Reiz auf die *Erythropoese* auszuüben (STEENBOCK und Mitarbeiter). Während die Hb-Synthese nur bei Anwesenheit von Fe möglich ist, kann die Ery-Bildung auch ohne Fe erfolgen [SCHULTZE (1932)]. SCHULTZE, STEIN und LEWIS (1933), MYERS und BEARD (1932) konnten eine deutliche Vermehrung der Ery mit Cu-Zufuhr erzielen; ebenso ODA (1932) bei normalen Kaninchen; auch HANDOVSKY sah bei spontaner Anämie, Blutungsanämie und Phenylhydrazin-Anämie des Hundes nach Cu-Zufuhr vor allem einen sehr ausgesprochenen Anstieg der Ery (1932); der Autor will die Hb-Bildung und Ery-Bildung als 2 ganz verschiedene Vorgänge voneinander trennen im Gegensatz zu SCHULTZE, ELVEHJEM, HART (1936), die eine Trennung nicht für möglich halten, da beide Vorgänge sehr eng zusammenhängen. Auch BINET u. STRUMZA (1934), BENCE, LENDVAI u. SZEKELY (1936) sprechen dem Cu vor allem eine entscheidende Wirkung auf die zahlenmäßige Erhöhung der Ery zu. ROTH (1936) spricht von einer Aktivierung der Ery-Zellproduktion, denn bei experimenteller Cu-Mangelanämie und bei gleichzeitigem Fehlen von Fe kann es zu einer Überproduktion sehr farbstoffarmer Ery kommen, der sog. „*pseudochlorotischen Polycythämie*". Die direkte Einwirkung des Cu auf die Erythropoese geht vor allem auch daraus hervor, daß die Reticulocyten bei anämischen Ratten bei alleiniger Fe-Zufuhr nicht ansteigen, dagegen einen sehr rapiden Anstieg nach zusätzlicher Cu-Zufuhr erkennen lassen [SCHULTZE, ELVEHJEM (1933)], während Cu allein nur einen leicht sich hinziehenden Reticulocytenanstieg zur Folge hat. Auch aus diesen Versuchen geht die enge Bindung zwischen Hb-Bildung und Ery-Bildung hervor. BEARD, BAKER u. MYERS (1931) schlossen im Gegensatz zu den genannten Autoren aus ihren Studien an anämischen Ratten, daß Fe allein nur die Produktion der jungen Reticulocyten stimuliere, während Cu die weitere Reifung der Ery beschleunigen soll.

Auch die *Leukopoese* wird durch Cu beschleunigt; beim Kaninchen z. B. konnte CAMPIGLIO (1929) nach i.v.- oder s.c.-Injektion von Cu-Sulfat zuerst eine Leukopenie und dann anschließend eine erhebliche Leukocytose beobachten. Im Differentialblutbild fand er dabei eine Verminderung der Lymphocyten und eine absolute und relative Vermehrung der neutrophilen segmentkernigen Leukocyten. Zu ganz ähnlichen Ergebnissen kam SARATA (1933).

Von besonderer Wichtigkeit für die Beurteilung der Funktion des Cu bei der Blutbildung sind *Änderungen des Cu in Organen oder im Blute der Tiere mit experimenteller Anämie*. Die Ratte erleidet offenbar vor allem deshalb einen verhältnismäßig rasch auftretenden Cu-Mangel, weil einmal das Neugeborene geringe Cu-Vorräte mit auf die Welt bringt und zum zweiten die Kuhmilch nur etwa $1/10$ des Cu-Gehaltes der Rattenmilch enthält. Es kommt deshalb im Verlaufe dieser *alimentären Anämie zu einer deutlichen Verarmung des Körpers an Cu* [SCHULTZE, ELVEHJEM, HART (1936)]. Die Veränderungen des Cu-Gehaltes in Leber und Gesamtkörper gehen aus folgender Tabelle übersichtlich hervor:

Tabelle 18. *Cu-Gehalt der Leber und des Gesamtorganismus von anämischen Ratten, vor und nach Fe- bzw. Cu-Fütterung* (nach SCHULTZE, ELVEHJEM, HART).

Rats	No. of animals	Liver		Carcass, total Cu
		Total Cu	Cu per gm. dry liver	
Normal, 6 wks. old	4	19,4		192,6
Severely anemic	13	2,7	4,1	41,3
Getting 0,5 mg Fe daily for 7 days	6	2,7	3,2	42,3
Getting 0,1 mg Cu daily for 7 days	12	7,9	9,2	61,8
Getting 0,5 mg Fe + 0,1 mg Cu daily for 7 days	7	10	9,2	71,2

Fütterung von Fe allein hatte keine Wirkung; Zusatz von Cu führte zu starker Blutregeneration und deshalb auch nur zu langsamer Auffüllung der Cu-Depots. Auch bei der alimentären Anämie des Schweines haben die Autoren meist einen niedrigen Cu-Gehalt der Leber feststellen können; reines Fe im Futter bei völligem Fehlen der Cu-Vorräte in der Leber konnte die Anämie nicht beheben; die Tiere konnten weder Hb noch Ery bilden; wenn dagegen der Cu-Vorrat der Leber noch nicht erschöpft war, wurde auch mit alleiniger Fe-Zulage zum Futter die Anämie beseitigt.

Über die *Veränderungen des Blut- bzw. Serum-Cu bei experimenteller Anämie* gehen die Meinungen im Schrifttum weit auseinander. WARBURG und KREBS (1927) haben bei der Taube und bei der Gans nach Aderlaß einen Anstieg des Serum-Cu um 300—600% beobachtet. GORTER (1931) entblutete eine Taube innerhalb von 3 Tagen 2mal und hat am ersten Tag nach der 2. Entblutung einen Anstieg des Serum-Cu von 8 auf 25 γ-% und bei 2 Enten 3—4 Tage nach einem Aderlaß von 90 cm³ einen Anstieg des Serum-Cu von 41 auf 187 γ-% bzw. von

13 auf 75 γ-% festgestellt. Ganz im Gegensatz zu diesen Befunden stehen die Ergebnisse von GUILLEMET (1932). In 4 Versuchen zeigten Hunde, denen 3mal mit einer wöchentlichen Pause je $^1/_3$ der Blutmenge entzogen wurde, einen Rückgang des Blut-Cu von 80 auf 22 bzw. von 70 auf 23 γ-%; dabei war das Cu zu gleichen Teilen auf Plasma und Blutkörperchen verteilt. SARATA (1933) gebrauchte als Versuchstiere Kaninchen; die Versuche an 4 Tieren führten zu einem ganz einheitlichen Ergebnis: Bei *großem Blutverlust* kam es bei den Tieren zu einem *deutlichen Cu-Anstieg am ersten Tag nach der Blutung* und danach zu einem kontinuierlichen Abfall zur Norm, so daß nach ungefähr 2 Wochen der Blut-Cu-Spiegel wieder normal war; zu diesem Zeitpunkt war auch die Anämie wieder verschwunden. Die Einzelheiten sind aus der folgenden Abbildung 8 zu entnehmen.

Die Untersuchung der *Verteilung des Cu im Blut* ließ gesetzmäßig erkennen, daß *das Cu in den Ery in viel stärkerem Ausmaß ansteigt als im Plasma*. Auch bei hämolytischer Anämie, die NARASAKA (1935) bei 6 Kaninchen durch Injektionen

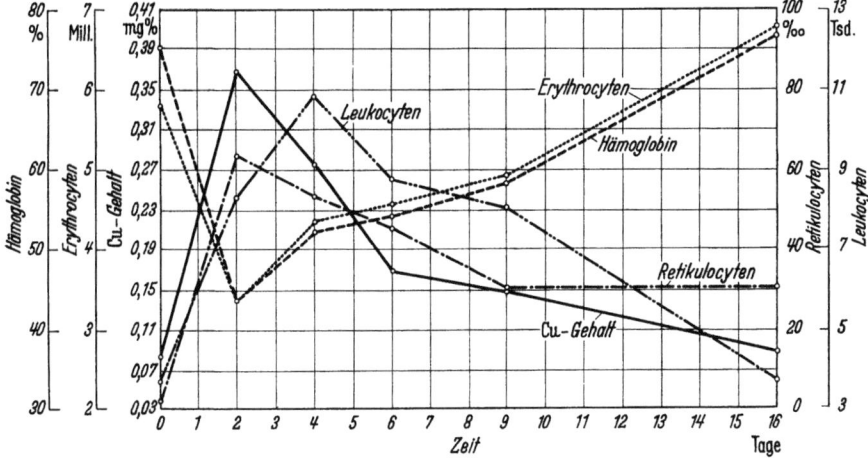

Abb. 8. Blut-Cu, Hb, Ery, Reticulocyten, Leukocyten, nach Aderlaß beim Kaninchen (nach SARATA).

von Phenylhydrazin erzeugen konnte, stieg mit Fortschreiten der Anämie das Blut-Cu um 100 bis 200% an, ebenso das Plasma-Cu. Der Anstieg war ungefähr proportional dem Grad der Anämie, jedoch im Ausmaß geringer als nach Blutung.

Nach SARATA könnte der Anstieg des Plasma-Cu die Folge des raschen Einströmens von Gewebsflüssigkeit sein, die besonders mit Cu angereichert ist; das Cu befinde sich dabei im Gewebe in einem solchen Zustand, daß es bei gewaltsam ausgelöstem Einstrom mitverschleppt wird. Es wäre auch denkbar, daß der Nachstrom von Proteinen ins Blut das Cu mitführt, da Cu eine große Affinität zum Eiweiß hat (SARATA). Als weitere Erklärung bleibt die Möglichkeit, daß das Cu aus den Depots als Stimulans für die hämatopoetischen Organe mobilisiert wird.

In letzterem Sinne sprechen auch die Ergebnisse von SCHULTZE, ELVEHJEM, HART (1936), die eine enge Verbindung zwischen Cu-Blutspiegel und Hb-Bildung beobachten konnten. Bei schwerer *alimentärer Anämie der Schweine* kommt es nach Erschöpfung der Depots zu einem sehr niedrigen Blut-Cu-Spiegel (also gerade umgekehrt wie bei akuter Entblutungsanämie); eine Hb-Bildung konnte nur dann zustande kommen, wenn der Blut-Cu-Spiegel eine bestimmte Höhe erreicht hatte (etwa 30%). Die Autoren vermuten, daß für die „Ernährung" der jungen Blutzellen eine bestimmte Höhe des Plasma-Cu-Spiegels nötig ist; die *Hb-Bildung und Ery-Reifung kann nur vonstatten gehen, wenn sie von einem Blut umgeben sind, das bestimmte physikalische und chemische Eigenschaften* besitzt, wie normales Oxydations-Reduktions-Potential, normale Sulfhydrylgruppen und normale enzymatische Aktion [Schultze, Elvehjem, Hart (1936)]. Bei niederer Cu-Konzentration im Serum fehlen diese Bedingungen und die Hb-Bildung und Reifung der Ery kann nicht vor sich gehen. Nach Entblutung ist z. B. die Glykolyse und die Zellatmung der Blutzellen erhöht. Die Glykolyse wird aber durch Cu aktiviert (Eichholtz, Lipman). Diese erhöhte Zellatmung ist die Folge des Auftretens zahlreicher junger Ery und Reticulocyten. Auch der Glutathion-Gehalt des Blutes ist nach Aderlaß erhöht (Gabbe, Litarczek, Besozzi, Bach, Kopassy u. a.). Im Gegensatz zu der Reduktion des oxydierten Glutathions beruht die Oxydation der reduzierten Verbindung nicht auf enzymatischer, sondern metallischer (Cu?) Wirkung (Hopkins u. Elliot).

Auch der deutliche Anstieg des Cu in den roten Zellen bei der Entblutungsanämie kann nicht eindeutig erklärt werden. Bei der alimentären Anämie des Schweines ist ein Cu-Reichtum der Ery nicht nachzuweisen [Schultze, Elvehjem, Hart (1936)]. Der Cu-Anstieg nach akuter Blutung muß wohl in einer gewissen Beziehung zur Hämatopoese stehen, vielleicht ist er mit dem raschen Tempo der Erythropoese zu erklären; vielleicht wirkt das Cu nicht nur katalytisch, sondern scheint sogar in großer Menge und im Überschuß für die Bildung neuer roter Zellen mobilisiert zu werden. Es hat den Anschein, als ob die frischen, übereilt gebildeten Ery noch in einem Zustand, in dem sie mehr Cu enthalten (adsorbiert oder als chem. Verbindung) als normalerweise, ins Blut strömen. Diese *Cu-reichen Zellen, die* Sarata „Kuprocyten" *genannt hat, erreichen offenbar ihren Gipfel im Blute noch vor der Reticulocytenkrise,*

Tabelle 19. *Cu im Knochenmark bei chronisch entbluteten Kaninchen* (mg-%; nach Sarata).

Gesunde Tiere (6)	Chron. entblutete Tiere (3)
Rotes Mark: 0,291—0,350	0,437—0,545
Fettmark: 0,070—0,092	—

so daß es nach Sarata sehr wahrscheinlich ist, daß die Reticulocyten sich auf verschiedenem Wege von den Cu-reichen Ery ableiten lassen. Auch nach stufenweisem Aderlaß (10 cm³/kg Blut bei Kaninchen in wiederholten Sitzungen) kommt es zu einem Cu-Anstieg vorwiegend in den Ery, wenn auch in geringerem Ausmaß. Die Tiere wurden dann getötet und das Cu im *Knochenmark* untersucht; sehr eindrucksvoll ist zu erkennen, daß die *gesteigerte Blutbildung mit einer deutlichen Erhöhung des Cu im Knochenmark einhergeht.*

Diese Affinität des Knochenmarks anämischer Tiere zum Cu wird auch durch die Isotopenuntersuchungen bestätigt. Die Gewebe anämischer Ratten, insbesondere das Knochenmark, retinieren mehr Cu und nach 24 Std. ist die Cu-Ablagerung im Knochenmark von derselben Größenordnung als in der Leber [Schultze, Simmonds (1941). Diese Menge reicht aus, um einen mächtigen Anstieg der Aktivität der Cytochrom-c-Oxydase hervorzurufen und die hämatopoetische Tätigkeit in Gang zu bringen. Auch Schubert, Maurer, Riezler (1948) haben bei alimentärer Rattenanämie eine erhöhte Affinität des Radio-Cu zum Knochenmark feststellen können. Das meiste *Radio-Cu gelangt bei Cu-Mangeltieren nicht wie normalerweise in die Leber, sondern ins Knochenmark.*

b) Cu und Pigmentbildung.

Die Beziehungen des Cu zur Pigmentbildung sind recht mannigfache, jedoch ebensowenig genauer geklärt wie die eben besprochenen Zusammenhänge des Cu mit der Blutbildung.

Bei der *Milchanämie* der Ratten kann man auf dem Höhepunkt der Anämie *Farbänderungen des Felles* erkennen, und zwar werden schwarze Tiere silbergrau und graue Tiere silbergrau mit bräunlichem Einschlag. Fe, Mn oder B-Faktoren ändern die Farbe nicht; Zusatz von Cu stellt aber die ursprüngliche Farbe in 2 Monaten wieder her (KEIL, NELSON (1931)]. Damit ist ein Zusammenhang des Cu mit Pigmentbildung erwiesen. Einen ähnlichen Einfluß des Cu hat BORTELS (1927) schon festgestellt: Aspergillus niger kann ohne Cu den schwarzen Konidien- farbstoff nicht bilden, welcher ein Gemisch verschiedener Humine darstellen soll. Demnach scheint *Cu eine spezifische Rolle beim Werden bestimmter Farbstoffe bzw. Pigmente zu spielen.* Diese Annahme erfährt eine weitere Stütze durch die Tat- sache, daß im Tintensack des Octopus eine sehr hohe Cu-Konzentration nachzu- weisen ist [CUNNINGHAM (1931), QUARTAROLI (1935)], während die Tinte selbst bzw. das Molekül des Sepiafarbstoffes kein Cu enthält, dagegen reichlich Melanin oder melaninähnliche Pigmente. CUNNINGHAM vermutet deshalb eine *katalytische Funktion des Cu bei der Melaninbildung.* Natürlich vorkommende Pigmente, die das Cu im Molekül enthalten, sind das Hämocyanin, das Turacin, das Hämo- cuprein, das Hepatocuprein und das Caeruloplasmin. Über das Hämocyanin als Blutfarbstoff der niederen Tiere wurde oben schon ausführlich berichtet. Hämocuprein und Hepatocuprein wurden von MANN und KEILIN (1939) darge- stellt. Ersteres ist ein blaues Cu-Protein, auch das Caeruloplasmin (HOLMBERG u. LAURELL), das in den Ery und im Serum von Säugetieren vorkommt und 14,35% N, 1,12% S und 0,34% Cu enthalten soll. Letzteres, ein farbloses Cu- Protein, wurde aus der Ochsenleber gewonnen und enthält ebenfalls 0,34% Cu. Das Turacin wurde schon 1869 von CHURCH bei 18 von 25 Arten des Turako- Vogels entdeckt; es kommt nur in den Schwungfedern dieser Vögel und sonst nirgends, weder im Pflanzen- noch im Tierreiche, vor und enthält 7% Cu; CHURCH vermutet die Formel: $C_{82}H_{81}Cu_2N_9O_{32}$. Nach ABDERHALDEN ist Turacin ein Cu- Uroporphyrin. Dieser Farbstoff gleicht in vielem dem Hämatin und zeigt bei Einwirkung starker Schwefelsäure ein farbiges Derivat, nämlich Turakoporphyrin, welches die gleichen Eigenschaften zeigt wie Hämatoporphyrin, das Derivat von Hämatin [ELVEHJEM (1935)]. LAIDLAW (1904) (zit. nach ELVEHJEM) konnte mit Zusätzen von Kuprammonium-Lösung zu einer Lösung von Hämatoporphyrin in Ammoniak Turacin darstellen; er nahm seinerzeit an, daß Turakoporphyrin und Hämatoporphyrin identisch wären, da aus Turakoporphyrin + Fe ein Häma- tin entstand, welches in allen spektrographischen Eigenschaften dem natürlich vorkommenden Pigment entsprach. FISCHER und HILGER konnten aber zeigen, daß das Turacin-Porphyrin wahrscheinlich Uroporphyrin ist. ELVEHJEM vermutet, daß, da freies Porphyrin im Blute die Individuen sehr lichtempfindlich macht, die Bildung einer Cu-Verbindung eines von den Mitteln ist, um das Agens inaktiv zu machen. Merkwürdigerweise reagiert dieses Turacin mit keiner N-Verbindung wie Pyridin, Nicotin oder Albumin, Substanzen, die sehr leicht eine Verbindung mit Hämatin eingehen; auch stark oxydierende und reduzierende Stoffe verändern Turacin nicht [KEILIN (1926)]; es bleibt inaktiv bei Oxydase- und Peroxydase- Reaktionen, obwohl die metallischen Cu-Salze sehr aktiv sind [ELVEHJEM (1935)].

Der Einfluß des Cu auf die Farbbildung ist auch den Vogelzüchtern wohl bekannt; wird z. B. den mausernden Kanarienvögeln Cu-haltige Nahrung gefüttert, dann kann man bei den neuen Federn eine tiefe Gelbfärbung erzielen. Dieses Pigment unterscheidet sich aber vom Turacin, was der Vergleich des sehr unterschiedlichen Cu-Gehaltes der Federn beider Vogelarten zeigt [CUNNINGHAM (1931)].

Kanarienvogel: 40 mg/Cu/kg Trockensubstanz
Turako-Vogel: 2900 mg/Cu/kg Trockensubstanz

Einen Zusammenhang des Cu mit dem Farbstoff bei der *Pigmentcirrhose* vermutete MALLORY (1931); seiner Meinung nach lassen sich vom Hb Schritt für Schritt die Pigmente: Cu-Hämofuscin, Hämofuscin und Hämosiderin ableiten. Auch die Chlorophyllfarbstoffbildung soll, wie oben schon erwähnt, mit

Cu-Wirkung zusammenhängen. TSCHIRCH [zit. nach FLINN und INOUYE (1929)] stellte fest, daß beim künstlichen Grünungsprozeß vom Chlorophyll als erstes Cu aufgenommen wird und daß sich dabei eine Verbindung bildet, die von dem Autor Cu-Phyllonat genannt wird. In diesem Zusammenhang ist eine Mitteilung von HILPERT und HEIDRICH (1934) bemerkenswert, daß das in eine farblose Verbindung übergeführte Chlorophyll zur grünen Farbe zurückkehrte, wenn Cu zugesetzt wurde. CUNNINGHAM (1931) konnte dagegen keine bestimmte Beziehung zwischen Chlorophyllgehalt und Cu in Kohl und Salat finden. Es scheint demnach noch nicht sicher erwiesen zu sein, ob Cu für die Chlorophyllbildung unbedingt notwendig ist; es ist jedoch sehr wahrscheinlich, *daß es mit den Funktionen des Chlorophyllapparates irgendwie in Verbindung steht* [SARATA (1935)].

Besonderes Interesse beanspruchen die *Beziehungen des Cu zur Melaninbildung*. Als Ausgangspunkt kommen nach ABDERHALDEN (1948) nur aromatische Verbindungen in Betracht, während das Ferment eine Protein-Cu-Verbindung darstellt. Auch DANNEEL (1943) spricht von einem Cu-Proteid beim Vorgang der Melaninbildung. 1931 hat CUNNINGHAM im Zuge umfangreicher Cu-Stoffwechseluntersuchungen u. a. in der Haut schwarzhaariger Kaninchen und Ratten mehr Cu gefunden als bei weißen Tieren; diese Tatsache nahm der Autor zum Anlaß, den Beziehungen des Cu zum Pigmentprozeß nachzugehen und den Einfluß des Metalls auf „dopa" zu prüfen. L-3,4-dihydroxyphenolalanin ist eine Vorstufe von Melanin. Aufbauend auf der Technik von KOLLER [J. Genetics, **22**, 103 (1930), zit. nach CUNNINGHAM] hatte der Zusatz von Extrakten aus der Haut neugeborener Ratten, Kaninchen oder Meerschweinchen zu einer „dopa"-Lösung bei Zimmer-Temp. eine langsame Verfärbung zur Folge mit dem Maximum nach 60 Std. Der *Zusatz von Cu beschleunigte den Oxydationsprozeß ganz erheblich*, und zwar proportional der Menge des zugesetzten Metalls, so daß nach Zulage von 0,05 mg Cu zu 2 cm³ des Gemisches schon nach 18 Std. eine maximale Verfärbung zu erkennen war.

SARATA (1934), der den Cu-Gehalt der Haut und der Haare gefleckter Katzen und Hunde studierte, fand folgende Werte:

Weiße Haare: 0,382—0,473 mg-% Cu,
braune oder schwarze Haare: 0,583—0,672 mg-% Cu,
Haut aus Bezirken mit weißen Haaren: 0,226—0,457 mg-% Cu,
Haut aus Bezirken mit schwarzen Haaren: 0,369—0,563 mg-% Cu.

In der weißen Area ist also kein Unterschied zwischen Cu-Gehalt der Haare und der Haut; dagegen enthalten dunkle Haare mehr Cu als die dazugehörige Haut. Der Autor vermutet eine innige Beziehung des Cu zur Melaninbildung und nimmt an, daß Cu in großen Mengen besonders in jungen Epithelzellen vorhanden ist, daß es als Katalysator zur Melaninbildung benötigt wird und dann in den verhornten Zellen liegen bleibt. Weiterhin konnte SARATA die Ergebnisse der Cu-Beeinflussung der „dopa" bestätigen; nach seinen Versuchen wirke Cu allerdings nur bei einer bestimmten Konzentration, was aber ein Irrtum ist, da SARATA die pH-Konzentrationen nicht beachtet hat. FLESCH (1949) konnte zeigen, daß 1 Mol Cupriionen in der Lage ist, der Hemmung der Autooxydation der „dopa", hervorgerufen von 500 Mol Cystein, entgegenzutreten. Experimente mit wäßrigen Extrakten aus der isolierten Epidermis bestätigen die Ergebnisse von ROTHMAN, KRYSA und SMILJANIC, daß sich in diesen Extrakten ein hemmender Faktor findet, der hitzestabil, dialysabel und ein Antagonist von Cu ist [FLESCH (1949)]. Damit findet eine frühere Theorie eine Stütze, nämlich, daß *die hemmende Wirkung an Sulfhydryl-Verbindungen geknüpft ist*. FLESCH kommt also ebenfalls zu dem Ergebnis, daß Cu als lokaler Katalysator bei der Melaninbildung wirkt, vielleicht als Teil eines oxydativen Enzyms, möglicherweise der Tryosinase; letzteres kann gehemmt werden in seiner Wirkung durch Stoffe, die mit Cu sich verbinden. „Cu formt also einen metalloorganischen Komplex mit „dopa" und bleibt dem Molekül beigeordnet". Dies bedeutet, daß *Cu die Pigmentbildung dadurch in Gang bringt, daß es nicht direkt auf das Substrat wirkt, sondern indirekt durch Oxydation der Sulfhydrylgruppen*, welche die Pigmentierung in vitro hemmen. Diese Theorie klingt sehr plausibel; die genauere Kenntnis des Wesens der Melaninbildung ist nach ABDERHALDEN aber noch sehr lückenhaft; aromatische Verbindungen und Phenoloxydasen spielen eine Rolle; letztere sind Cu-Proteide (WARBURG, RAPER).

Auch beim Menschen wurde ein Zusammenhang des Cu mit Melaninbildung untersucht. VOLLAND und Mitarbeiter (1950) haben in jüngerer Zeit in mehreren Arbeiten auf dieses interessante Problem hingewiesen. Er hat bei 18 Pat. mit reduziertem Ernährungszustand und auffälligen Melanosen eine deutliche Erhöhung des Serum-Cu gefunden und diskutiert die Möglichkeit, daß bei diesen Melanosen Cu pathogenetisch mit im Spiele ist. Weitere Beziehungen des Cu zur Melaninbildung beim Menschen bringen Arbeiten von NARASAKA (1935) und YOSIKAWA (1935). Letzterer Autor fand bei ein und derselben Person in schwarzen Haaren (Durchschnitt von 8 Personen zwischen 50 und 65 Jahren) 0,70—0,89 mg-% Cu in Trockensubstanz und in grauen Haaren 0,34—0,62 mg-% Cu. NARASAKA hat Cu in Mongolenflecken bestimmt; das Material stammte von Kindern, die gleich nach der Geburt starben; der Fleck wurde mit Teilen gesunder Haut herausgeschnitten (7 Fälle); die Cu-Werte in der gesunden Haut schwankten zwischen 0,210—0,885 mg-% Trockensubstanz, im Mongolenfleck zwischen 0,385—1,773 mg-%. Diese Cu-Anreicherung ist insofern besonders bemerkenswert, als offenbar *auch in den Zellen mesodermalen Ursprungs eine Beziehung des Cu zur Pigmentbildung* nachzuweisen ist. Negerhaut soll nach allerdings noch nicht sehr zahlreichen Untersuchungen von FLESCH (1949) nicht mehr Cu enthalten als die weißrassiger Menschen. Auch für die Hirnforschung sind die Beziehungen des Cu zur Pigmentbildung von Bedeutung, da normalerweise im Gehirn Melanin vorkommt. (Subst. nigra, locus coeruleus der Brücke, lateraler Vagus-Kern, Chromatophoren der Pia.) TINGEY (1937) und CUMINGS (1948) bringen den *hohen Melaningehalt der Subst. nigra mit dem Cu-Gehalt* in Beziehung [Subst. nigra 1,45 mg-% Cu in Feuchtsubstanz (TINGEY)], da die melaninfreie Subst. nigra des Ochsen nur halb so viel Cu enthält.

c) Cu und Kohlenhydrat-Stoffwechsel.

1926 haben BERTRAND und MACHEBOEUF [zit. nach TKACHENKO (1927)] mitgeteilt, daß Kobalt und Nickel, wenn mit Insulin zusammen gespritzt, die hypoglykämische Wirkung des letzteren verstärken. KEIL-NELSON (1934) haben dann die Rolle des Cu im K.-H.-Stoffwechsel an 78 anämischen Ratten und 18 normalen Tieren näher untersucht. Nachdem das Hb genügend gesunken war, wurden nach 20stündigem Fasten und nach Bestimmung des Nüchternblutzuckers oral 200 mg Glucose/100 g Gewicht gegeben und $^1/_2$, 1, 2 Std. später der Blutzuckerspiegel kontrolliert. Cu wurde als $CuSO_4$ und Fe als $FeCl_3$ verfüttert. Die interessanten Ergebnisse gehen aus folgender Abb. 9 hervor.

Fig. 1 zeigt, daß bei anämischen Tieren der Nüchternblutzucker und der Gipfel nach Belastung viel höher liegen als beim Normaltier, wobei der Gipfel allerdings zur gleichen Zeit auftritt (ausgezogene Linie = 24 Männchen, punktierte Kurve = 24 Weibchen). *Fig. 2* zeigt die Durchschnittswerte von 6 männl. anämischen Ratten vor und nach 15tägiger Fütterung von 0,1 mg Cu + 10 mg Fe. Der Nüchternblutzucker und der Gipfel nach Belastung liegen nach Metallfütterung erheblich niedriger. *Fig. 3* (6 männliche und 6 weibliche Ratten) zeigt die Ergebnisse vor und nach 10tägiger alleiniger Cu-Fütterung; dabei wird der Blutzucker sogar auf unternormale Werte gesenkt, während aus *Fig. 4* (6 männliche und 6 weibliche Ratten) der negative Erfolg alleiniger 10tägiger Fe-Darreichung (1,0 mg) hervorgeht.

Diese grundlegenden Versuche veranlassen den Autor anzunehmen, daß Cu die Leberfunktion unterstützt und zu einer Beschleunigung der Glykogenbildung und damit zu einer schnellen Entfernung des Zuckers aus dem Blute führt. Ohne Kenntnis dieser Arbeiten kam USSOLZEW (1935) im Kaninchen-Versuch zu einem ähnlichen Ergebnis; er konnte bei 8 normalen, nicht anämischen Tieren, die 24 Std. gehungert hatten, nach i.v.-Injektion von 0,0052 bzw. 0,0104 g Cu-Nitrat in 5 cm³ Wasser den Blutzucker folgendermaßen beeinflussen:

Nüchternwert (Durchschnitt von 8 Tieren): 134 mg-%
$^1/_2$ Std. nach Injektion . . . . 129 mg-%
1 Std. nach Injektion . . . . 119 mg-%
2 Std. nach Injektion . . . . 110 mg-%
3 Std. nach Injektion . . . . 106 mg-%.

Ungefähr zur gleichen Zeit haben HÄUSLER und SCHNETZ (1935) eine deutliche Hemmung der Adrenalin-Glykogenolyse an der isolierten Froschleber und eine *Hemmung der Adrenalin-Hyperglykämie* des Kaninchens nach Cu-, Zink- und Cadmium-Darreichung festgestellt, während der normale Blutzucker und die normale Glykogenolyse nicht wesentlich beeinflußt wurden. Diese insulinspeichernde Wirkung des Cu wurde von SCHNETZ (1937) nun auch auf den *Menschen* übertragen; bei 4 gesunden Versuchspersonen wurde der Nüchternblutzucker weder durch eine einmalige größere Gabe noch durch mehrtägige Dosen von 20 mg Cu beeinflußt; dagegen war bei 3 Personen eine deutliche Hemmung der Adrenalin-Hyperglykämie (0,5 mg Adrenalin sc), eintretend nach 2—3tägiger Cu-Verabreichung (20 mg/Tag) und ein Anhalten des hemmenden Einflusses während der ganzen 7—10tägigen Cu-Periode sowie eine 2—3 Tage anhaltende Nachwirkung zu beobachten. Auch bei der alimentären Hyperglykämie (2 Versuchspersonen) war eine 4—5 Tage anhaltende hemmende Cu-Wirkung zu erkennen. Die Versuche wurden dann auf *Diabetiker* übertragen und zunächst bei 3 Personen 8—16 Wochen lang oral 10—20 mg Cu verabreicht mit folgendem Ergebnis: 1. Rückgang der diabetischen Hyperglykämie und Glykosurie, 2. beträchtliche Insulinersparnis (statt 60 E nur 30 E), 3. Besserung des Allgemein-

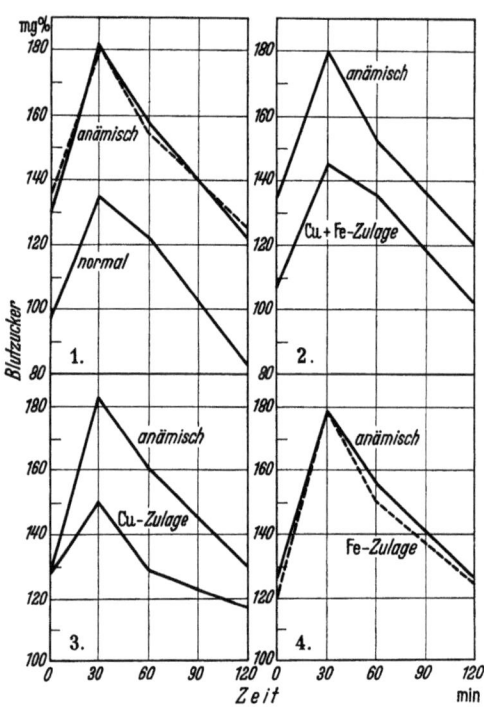

Abb. 9. Blutzuckerspiegel bei anämischen und gesunden Ratten vor und nach Fütterung von Cu und Fe (nach KEIL und NELSON).

befindens, 4. Austausch der Cu-Pillen durch Fe-Pillen ohne Wissen der Kranken hatte Wiederauftreten der diabetischen Störung in früherem Ausmaße und Anstieg des Insulinbedarfes von 30 auf 60 E zur Folge. Während LIPMAN (1934) merkwürdigerweise eine Beschleunigung der Glykolyse im Muskelextrakt fand, haben WAGNER-JAUREGG und RZEPPA (1936) in schönen Tierexperimenten die Schwermetallhemmung der Glykolyse bestätigt, indem sie mit Cu-Sulfat in einer Konzentration von m/400000 bei rana temporaria die Bildung von Milchsäure im Muskel vollständig hemmen konnten. Diese Hemmung ließ sich durch Zusatz von WARBURGschem Co-Ferment wieder rückgängig machen, was auf die Fähigkeit dieser Substanzen zur Bildung von Schwermetallkomplexen bzw. schwer löslichen Metallsalzen zurückzuführen ist. Ähnlich LIPMAN nimmt auch HANDOVSKY an, daß Cu die hyperglykämische Wirkung von Adrenalin und die Aufspaltung des Glykogens beschleunigt. Mit Recht weist jedoch YOSIDA (1935) darauf hin, daß die widersprechenden Anschauungen auf unterschiedliche Versuchsbedingungen zurückzuführen sind; vor allem spielt die Menge des zugeführten Cu eine wesentliche Rolle, worauf oben bei der Besprechung der oligodynamischen Wirkung des

Cu schon mit Nachdruck hingewiesen wurde. Zu große Dosen wirken offenbar auch im Zusammenhang mit dem KH-Stoffwechsel toxisch. SCHNETZ *hat 1937 an 17 Diabetikern die gesetzmäßige insulinsparende Wirkung des Cu weiterhin erhärtet.* Der *Mechanismus* dieser Wirkung ist nicht ganz klar. Die erhöhte Zuckerutilisation soll nicht die Folge der Cu-Katalyse bei der Oxydation sein, sondern ein Zeichen einer gesteigerten Leberfunktion (KEIL-NELSON). Zu ähnlichen Vorstellungen kommt SCHNETZ. Es verdient hervorgehoben zu werden, daß vor allem nur der erhöhte Blutzucker beeinflußt wird. Die Leber ist einerseits ein Reservoir und Bildungsort für einen Großteil des Körperglykogens und steht somit im Zentrum des KH-Stoffwechsels. Andererseits weist die Leber eine große Neigung zur Cu-Speicherung auf. Nach den bisherigen Versuchsergebnissen an der durchspülten, isolierten Leber, an den Ratten und am Kaninchen und auch am Menschen lassen sich folgende hypothetische Vorstellungen über den Wirkungsmechanismus des Cu in Erwägung ziehen (nach SCHNETZ): Bei einem bestimmten Grad der Cu-Anreicherung in der Leber könnte eine Zustandsänderung im Leberzellstoffwechsel zustandekommen, durch die 1. bei der Adrenalinhyperglykämie der Adrenalinreiz nicht mehr mit einer so prompten Glykogenmobilisierung beantwortet wird und durch die 2. bei der alimentären Dextrosehyperglykämie und bei der gestörten diabetischen Stoffwechsellage das Glykogenfixierungsvermögen erhöht wird. Ferner denkt SCHNETZ wohl auch an eine katalytische Wirkung des Cu, welche ganz allgemein die Oxydationsvorgänge im Organismus anfachen und somit eine bessere Zuckerassimilation bedingen könnte.

d) Cu und Toxinentgiftung bzw. Antitoxinbildung.

BAUMGARTEN und LUGER (1917) haben in verdünnte Diphtherie- und Tetanus-Toxinlösungen mehrere Tage lang einen Kupferdraht gelegt; dabei stellte sich ganz eindeutig heraus, daß das Di- und das Tetanusgift nach 3—8 Tage langem Kontakt mit metallischem Cu in ihrer Giftwirkung sehr stark abgeschwächt wurden. Die Autoren ließen es offen, ob dabei nur die toxophore Gruppe oder das ganze Toxin geschädigt wird. Diese Ergebnisse konnten von ERDSTEIN und FÜRTH (1921) bestätigt werden; selbst die 8fache letale Dosis von Tetanus-Toxin, das mit Cu in Berührung kam, wurde von der weißen Maus vertragen. Zur Prüfung der Frage, ob dabei eine allgemeine Schädigung des Toxins eingetreten waren, wurden Immunisierungs-Versuche angestellt.

Weiße Mäuse bekamen z. B. (Durchschnittsgewicht 15 g) am 19. 1. 0,4 cm³ des gekupferten Toxins; nachdem die Tiere am 25. 1. gesund geblieben waren, erhielten sie tgl. bis zum 5. 2. 0,4 cm³ dieser Lösung, wobei die Tiere völlig frei von irgendwelchen pathologischen Erscheinungen blieben. Am 7. 2. wurde dann den Tieren gleichzeitig mit Kontrolltieren die einfache tödliche Dosis gespritzt und alle Tiere gingen am 10. 2. ein.

Aus diesem exakten Immunisierungsbeispiel ist zu schließen, daß das Ektotoxin mit Behandlung durch Cu seine immunisierende Wirkung verliert und daß demnach wohl eine vollständige Destruierung des Giftes stattfindet. LAUBENHEIMER (1921) dehnte diese Versuche aus und fand nicht nur eine entgiftende Wirkung des Cu auf Ektotoxine, sondern auch auf Endotoxine der Ruhrbacillen und im Gegensatz zu dem oben genannten Beispiel, daß mit einem Cu-Endotoxin Kaninchen gegen eine vielfach tödliche Menge des Endotoxins immunisiert werden können. Auch gut wirksame Paratyphus-B-Impfstoffe lassen sich nach Abtötung der Bacillen durch Kupferung herstellen (LAUBENHEIMER (1921)]. WOHLFEIL (1937) konnte die Diphtherie-Infektion im Meerschweinchen-Versuch, insbesondere ihren tödlichen Ausgang durch prophylaktische Gaben von Schwermetallsalzen regelmäßig verhindern. Auch die Behandlung mit antitoxischem Serum erfuhr eine wesentliche Verbesserung, wenn dem Tiere prophylaktisch

Schwermetalle zugeführt wurden. Die Schwermetall-Vermehrungen im Gewebe besitzen demnach die Wirkung sog. „*Antiagressine*" [WOHLFEIL (1937)]. Bei Fe-Gabe blieben $3/4$ der Tiere am Leben gegenüber $1/5$ der Kontrolltiere; Cu schützte die Hälfte der Tiere. Bei der Prüfung der Metallwirkung auf Bakterientoxine in vitro kam HETTCHE (1939) zu dem Ergebnis, daß Fe schon in ganz geringer Menge (10 γ/100 cm³) zu einer deutlichen Abnahme der Toxin-Produktion von Di-Bacillen führte, während Cu erst in Konzentrationen höher als 0,5—1,0 mg/100 cm³ eine Wirkung zeigte. Die wichtige Frage, ob bei Toxinvergiftung ein prophylaktischer oder therapeutischer Effekt durch Verabreichung von Schwermetallen zu erzielen sei, konnte HETTCHE in umfangreichen Versuchen an 350 Meerschweinchen dahingehend beantworten, daß orale Zufuhr keinen nennenswerten Erfolg hatte; dagegen führte eine prophylaktische Injektion von 1 mg Fe täglich 1—3 Wochen lang durchgeführt zu einem Schutz insofern, als Di-Toxindosen, die sonst bei Meerschweinchen nach 3—15 Tagen den Tod zur Folge hatten, ungiftig wurden. Die Cu-Erfolge waren wechselnd, da hier die therapeutische Dosis nahe an der toxischen bzw. gewebsschädigenden lag. Durch Kombination von Fe + Cu konnte die Wirkung nicht gesteigert werden. Die Versuche zeigen, daß durch Metalle nicht nur die Infektion, sondern auch die Intoxikation günstig beeinflußt werden kann. Die Metalle *wirken jedoch, wie das Antitoxin, nur auf das frei kreisende oder locker gebundene Toxin* [HETTCHE (1939)]. Die wechselnden Erfolge mit Cu, die offenbar sehr eng mit der Konzentration verbunden sind, bezüglich der Toxinbildungshemmung gehen auch aus Arbeiten anderer Autoren hervor. LOCKE und MAIN (1931) fanden z. B., daß Cu 4 mg-%ig sogar eine Steigerung der Di-Toxinproduktion auf das Doppelte zur Folge hatte, und SCHEFF (1934) fand eine, wenn auch minimale fördernde Wirkung bei Cu-Konzentrationen unter 0,35 mg-%. PAPPENHEIMER und JOHNSON (1936) geben an, daß Cu bis zu 3 mg-% ohne Einfluß auf Wachstum und Di-Toxinbildung ist, bei 5 mg-% tritt nur schwaches Wachstum und geringe Toxinbildung ein und erst bei 12 mg-% hört das Wachstum auf. Sehr eindrucksvoll geht die Bedeutung des Cu bei der Infektabwehr aus Tierexperimenten, die MARMORSTON-GOTTESMAN und PERLA (1932) durchgeführt haben, hervor. Splenektomierte Ratten zeigten sich sehr widerstandslos gegenüber Bartonella muris-Infektion. Die üblichen kleinen Cu-Mengen in der Kost genügten bei den splenektomierten Tieren nicht; dagegen konnte Cu-Fütterung im Übermaß in Abwesenheit der Milz einen sehr guten Schutz gewähren. *Cu kann also in dieser Hinsicht, wenn man so sagen will, einen Teil der Milzfunktion ersetzen.*

Die Ansichten über den *Wirkungsmechanismus* des Cu bzw. der Metalle überhaupt bei der Toxinentgiftung sind sehr verschieden. Nach HEILMEYER u. Mitarbeiter soll in vivo das Fe in den Zellen des RES eine Abwehrfunktion ausüben, während *das Cu eine humorale Abwehr* erzeugen soll. Eine toxinentgiftende, wachstumshemmende Konzentration des Cu (0,5—1,0 mg-%) wird jedoch in vivo bei Tier und Mensch weder im Blut, geschweige denn in den Geweben der Eintrittspforten (Schleimhaut) erreicht. WALBUM (1934) spricht von der Metallwirkung im Sinne eines *unspezifischen Reizes*, da neben dem Schutz gegen Toxine auch eine *Steigerung der Amboceptorenbildung* beobachtet wurde, während S. SCHMIDT (1925) diese Wirkung auf eine *Abstoßung vorhandener Antikörper* zurückführen möchte. WOHLFEIL (1937) denkt an eine *Hemmung der Erregerfermente* und MARMORSTON-GOTTESMAN auf Grund der oben genannten Versuche, daß ein Milzhormon für die Funktion des Cu mitverantwortlich sei (1932). Sehr einleuchtend und die experimentellen Ergebnisse berücksichtigende Erklärung ist die von HETTCHE (1939). Der Autor konnte den Nachweis erbringen, daß bei den *mit Cu behandelten Tieren der histologisch nachweisbare Anteil des Fe in der*

Milz deutlich erhöht war. Demnach wäre auch hier bei der Toxinentgiftung der Mechanismus des Cu der gleiche wie bei der Hb-Bildung, nämlich eine *Aktivierung der Fe-Depots des Organismus*, die eine Ausschüttung des Fe zum Zwecke der Toxinentgiftung in den Geweben bzw. im RES zur Folge hat. Wie die Versuche in vitro zeigen, ist Fe schon in geringen, d. h. in physiologischen Konzentrationen, wie wir sie beim Menschen beobachten können, wirksam.

Auch mit der *Antitoxinbildung scheint der Cu-Stoffwechsel* direkt oder indirekt in Beziehung zu stehen. Nach WALBUM (1934) *steigert Cu die Antikörperbildung.*

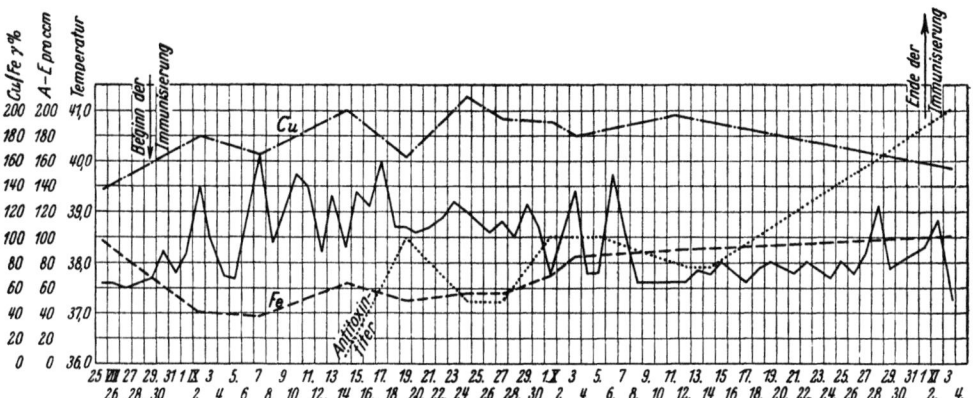

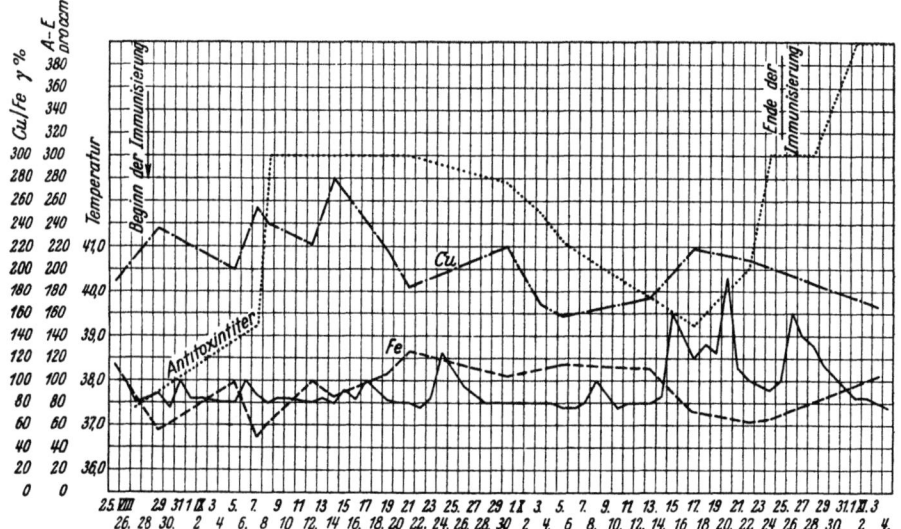

Abb. 10. Serum-Cu und Serum-Fe, Antitoxintiter und Temperatur bei Immunisierungsvorgang des Pferdes gegen Diphtherie (nach HEILMEYER, KEIDERLING u. STUWE).

In diesem Zusammenhang sind Tierexperimente von LOCKE, MAIN u. ROSBASH (1932), HEILMEYER, KEIDERLING u. STÜWE (1941) von besonderem Interesse. LOCKE u. Mitarb. haben bei Pferden, welche Di-Toxin-Injektionen erhalten hatten, 159 γ-% Cu und 96 γ-% Fe 3—4 Tage nach der letzten Toxininjektion und 5—6 Tage später 129 γ-% Cu und 151 γ-% Fe im Blute bzw. im Serum festgestellt (Durchschnittswerte von 4 Pferden). Der Normalwert betrug 90 γ-% Cu und 173 γ-% Fe. Es war also ein *gesetzmäßiges reziprokes Verhalten der beiden Metalle* nach Toxin-Injektion zu erkennen im Sinne einer Cu-Erhöhung und

Fe-Senkung im Serum. Nach etwa 1 Woche erfolgte Normalisierung; das gleiche Verhalten zeigten 2 Pferde, die Tetanus-Toxin erhalten hatten. HEILMEYER, KEIDERLING und STÜWE (1941) konnten diese Beobachtungen an Pferden und Hammeln, welche Di- oder Tetanus-Toxin bzw. abgetötete oder lebende Meningokokken in steigenden Dosen injiziert erhalten hatten, bestätigen bzw. erweitern in dem Sinne, als der Antitoxintiter laufend verfolgt und in Beziehung zu den Fe- und Cu-Veränderungen im Serum gebracht werden konnte. Dabei stellte sich mit großer Gesetzmäßigkeit heraus, daß regelmäßig während der ersten Zeit der Immunisierung das Serum-Cu ansteigt und das Serum-Fe entsprechend abfällt; sobald aber *der Antitoxintiter anfängt zu steigen, zeigen die Metallbewegungen trotz fortgesetzten Toxininjektionen die Tendenz zur Norm zurückzukehren* (Abb. 10). SCHÄFER (1940 bzw. 1948) weist allerdings darauf hin, daß die Senkung des Serum-Fe-Spiegels nicht mit der *Bildung* der Antikörper, sondern mit der *Antikörper-Antigen-Reaktion* parallel läuft. HEILMEYER u. Mitarb. schließen aus den Versuchen folgendes: Entweder sind die reziproken Metallbewegungen eine Reaktion des Organismus zur Vorbereitung der Antikörper und somit für die Produktion derselben notwendig, oder aber die genannten *Bewegungen des Serum-Fe und -Cu* stellen an sich eine *unspezifische Abwehrreaktion dar*, „die unabhängig von der Produktion spezifischer Antikörper als erste primitive Schutzreaktion einsetzt und mit der Erreichung eines genügenden Antikörper-Spiegels wieder aufhört" (HEILMEYER u. Mitarb.).

e) Cu und Fermente, Vitamine.

Man weiß schon lange, daß zwischen Fermenten und Vitaminen einerseits und Schwermetallen andererseits enge Beziehungen bestehen, wobei allerdings in vielen Fällen der genauere Wirkungsmechanismus des Cu-Einflusses noch weitgehend unbekannt ist. Cu findet sich in den Phenoloxydasen [KEILIN u. MANN (1938)], der *Laccase* [KEILIN u. MANN (1946)], der *Tyrosinase* [KUBOWITZ (1938), ALLEN u. BODINE (1941), DUBOIS u. ERWAY (1939)], der Adrenalinoxydase und der Ascorbinsäureoxydase [STOTZ (1937), LOVETT und NELSON (1940)]. Während die oben genannten Kupferproteide, das Hämocuprein und das Hepatocuprein (MANN und KEILIN) 0,34% Cu und das Caeruloplasmin (HOLMBERG und LAURELL 1948) mit einem Molekulargewicht von 151000,8 Atome Cu enthalten, wurde von DILLS und NELSON (1942) aus der Milch ein Proteid isoliert, das 0,19% Cu enthält, wobei durch Dialyse gegen verdünnte Salzsäure das Cu bei einem p_H von 3,5 entfernt werden kann. Auch gereinigte Elementarkörperchen von Vaccinia-Virus enthalten 0,05% sehr fest gebundenes Cu, dem aber jegliche katalytische Aktivität fehlt [HOAGLAND u. Mitarb. (1941)]. Nach DAVIS und HANNAN (1947) soll die alkalische Blutphosphatase (wenigstens beim Rind) durch Cu beeinflußt werden. HECHT und EICHHOLTZ (1931) haben den Nachweis geführt, daß die glykolytischen Reaktionen gehemmt werden können ohne gleichzeitige Atmungshemmung und zwar durch Substanzen, die die gemeinsame Eigenschaft haben, Schwermetalle zu Komplexsalzen zu binden. Es ergab sich z. B. bei i.v.-Injektionen an Mäusen, daß die Entgiftung von Cu durch Schwermetallkomplexbildner der Glykolysewirksamkeit parallel geht. Damit erhält die Cu-Theorie der Glykolyse eine weitere Stütze. Auch die *Komponenten des Cytochroms werden vom Cu beeinflußt* [COHEN und ELVEHJEM (1934)]. Bei anämischen Ratten fehlt im Herz- und Lebergewebe die A-Komponente, B- und C-Komponenten sind reduziert. Cu allein und Cu + Fe bewirken ein Wiederauftreten und erhebliche Vermehrung der A-Komponente und einen Anstieg der B- und C-Komponente im Spektrum. Die im Lebergewebe verminderte Oxydase-Menge (mit dem „Nadi"-

Reagens gemessen), wird ebenfalls durch Cu aktiviert. Wie schon des öfteren betont, wirkt Cu auf der einen Seite *hemmend* und auf der anderen *fördernd*.

Als *Beispiel einer Hemmung im Enzymsystem* sei die Einwirkung von $CuSO_4$ auf ein System Apo-Cymase-extrakt-Na-laktat-Methylenblau erwähnt und die folgenden Zahlen sollen eine Vorstellung von der Größenordnung dieser Hemmung geben [v. EULER (1934)]:

Unvergiftetes System . . . . Entfärbungszeit: 50 min
12 γ Cu in 2,5 cm³ Reaktionsgemisch . . . Entfärbungszeit: 60 min
60 γ Cu in 2,5 cm³ Reaktionsgemisch . . . Entfärbungszeit: 190 min
600 γ Cu in 2,5 cm³ Reaktionsgemisch . . Entfärbungszeit: nicht verändert in
17 Std.

Schon in Verdünnungen 1:500000 wirkt Cu-Sulfat hemmend auf Leber-Pankreaslipase [PARFENTJEV (1931)]. Andererseits wirkt Cu außerordentlich *beschleunigend* auf die Oxydation von Ascorbinsäure oder Sulfhydrylderivate; EULER, MYRBÄCK und LARSSON (1933) konnten z. B. zeigen, daß die Oxydationsgeschwindigkeit der Ascorbinsäure, gemessen durch die Sauerstoffaufnahme im Barcroft-Apparat durch 2 γ-Cu nach 6 min rund verzehnfacht wird. Ferner kann die positive Cu-Katalase an Ascorbinsäure durch H_2S oder Glutathion oder Cystein, welche Cu komplex binden, aufgehoben werden.

Nach v. EULER dürfte überhaupt in Systemen, in welchen Ascorbinsäure als Sauerstoffüberträger fungiert, die Oxydation der Ascorbinsäure solange gehemmt werden, als Sulfhydryle vorhanden sind. Werden diese durch molekularen oder atomaren Sauerstoff zu Sulfiden oxydiert, so hört die Cu-Bindung und somit die Hemmung auf. Wie die Sauerstoffübertragung durch Ascorbinsäure mittels Cu katalysiert wird, bleibt noch unbekannt. Als erster hat wohl WALDSCHMIDT-LEITZ (1930) darauf aufmerksam gemacht, daß z. B. Glutathion dadurch wirkt, daß es ein katalysierendes Metall bindet. Auch Thioharnstoff kann z. B. einen Cu-Komplex bilden [BODINE u. FITZGERALD (1949)]. KARRER und ZEHENDER (1933) haben eine Aktivierung des Kathepsins durch Ascorbinsäure, welche vermutlich auf eine Cu-Bindung und -Reduktion zurückzuführen ist, gefunden. Auf Grund dieser und der oben genannten Befunde von EULER, MYRBÄCK, LARSSON konnten EDLBACHER und LEUTHARDT (1933) nachweisen, daß Ascorbinsäure auch die Arginase aktiviert, daß die Säure allein dabei aber unwirksam ist, daß sie aber bei *Gegenwart kleinster Mengen von Cu* (2—4 γ Cu + 1,8 mg Ascorbinsäure/cm³, p_H 9,2 in Glykokollpuffer nach SÖRENSEN) *die Arginase-Wirkung um 30—50% steigert*. Die Autoren haben somit im *Cu·-Ascorbinsäurekomplex einen weiteren vom Cystein durchaus verschiedenen Aktivator der Arginasewirkung* gefunden. Auf die Urease dagegen wirkt bei neutraler Reaktion die Mischung von Cuprisalz und Ascorbinsäure stark hemmend, während einzeln Cu und Säure unwirksam sind [EDLBACHER u. LEUTHARDT (1933)]. So wird auch der Einfluß der Monojodessigsäure auf die sog. PASTEURsche Reaktion von LOHMANN (1933) in folgender Weise gedeutet: Das Verhältnis von Atmung zu Gärung wird durch das Vorhandensein von kleinsten Cu-Mengen weitgehend bestimmt, indem Cu teils die Oxydation von Spaltprodukten des Zuckers beschleunigt, teils den reversiblen Übergang Dehydrase-Leukodehydrase beeinflußt. Die Verteilung des Cu auf die Enzyme der PASTEURschen Reaktion hängt von Stoffen mit hoher Affinität zum Cu ab, vor allem eben den genannten Sulfhydrylsubstanzen (VON EULER). Auch ROSENTHAL und VOEGTLIN (1931) vermuten, daß *Cu die Oxydation des Glutathions beschleunigt*; das Zusammenwirken von Cu und Sulfhydrylgruppen spiele eine große Rolle bei der Regulation der Aktivität bestimmter Enzyme. KREBS (1930) fand z. B., daß 3mal 10^{-3} mg Cu/cm³ eine 80%ige Hemmung der Aktivität des Papains hervorruft, die durch Zulage von KCN, H_2S, Cystein oder Pyrophosphat aufgehoben werden konnte. In diesem Zusammenhang weist v. EULER auf Versuche von QUASTEL und WHEATLEY (1932) hin, durch welche der Nachweis erbracht wurde, daß die Hemmung, welche die Sauerstoffzehrung von Glucose-Phosphatpuffer in Gegenwart von Hefe durch den

Zusatz von Jodessigsäure erfährt, durch Zusatz von Thiosulfat, Cystein und Glutation vermindert wird, weil die SH-Derivate dem Cu-Jodessigsäurekomplex das Cu entziehen. Quantitativ läßt sich die Verteilung des Cu auf die Enzyme des Gärungs- und Atmungssystems kaum ermitteln, da Proteine einen Teil des Cu-Komplex binden und auch Phosphat die Verteilung von Cu beeinflußt.

Sehr bemerkenswert, insbesondere auch im Hinblick auf die tägliche Praxis, sind Versuche von HESS und UNGER (1921). Die Autoren nehmen an, daß das antiskorbutische Vitamin durch Cu in der Milch geschädigt werden könnte.

2 großen Gruppen von Meerschweinchen wurde Milch verfüttert; die eine Gruppe erhielt Milch, welche in Glasgefäßen 40 min lang auf 60 Grad erhitzt wurde und die andere Gruppe eine Milch, die in Kupfergefäßen in der gleichen Weise erhitzt war und dann etwa 140 γ-% Cu enthielt. Die Tiere mit der Kupfermilch ließen alle nach gewisser Zeit Zeichen von Skorbut erkennen und starben nach etwa 4 Wochen. Die Tiere mit erhitzter Milch aus den Glasgefäßen blieben gesund und auch Tiere mit Kupfermilch, der nachträglich Orangensaft zugesetzt worden war.

Nach Ansicht der Autoren bestünde bei unserem *kommerziellen Pasteurisierungsprozeß und Kondensierungsprozeß die Möglichkeit, daß das erhöhte Cu zur Zerstörung des antiskorbutischen Vitamins in der Milch beitrage.*

McHARGUE (1925) bringt Funktionen des Cu in Parallele zum Vitamin A. Auf Grund seiner Versuche kommt er zu dem Ergebnis, daß in Substanzen wie Eidotter, Leber, Keimlingen von Samen, Butterfett, jungen Blattspitzen usw., die sehr reich an beiden, nämlich Cu und Vitamin A seien, das Cu in Form eines kolloidalen Gemisches der fettlösliche A-Faktor wäre. Dieser Schluß ist sicherlich zu weitgehend. Die Mehrzahl der genannten Substanzen ist nicht nur reich an Vitamin A, sondern besonders an Vitamin B. Im Gegensatz zu McHARGUE finden ZONDEK und BANDMANN (1933) und KARP (1933), daß Cu im lebendigen Gewebe bei Tier und Pflanze eine dem *B-Vitamin ganz ähnliche Lokalisation* zeige. „Das Cu zeigt diesen Parallelismus seines Vorkommens nur zum B-Vitamin, nicht aber zu den anderen Vitaminen" [KARP (1933)]. Wo viel B-Vitamin, lassen sich große, und wo wenig B-Vitamin vorhanden ist, nur relativ geringe Cu-Mengen nachweisen. Die Übereinstimmung mit B_1 scheint eine bessere zu sein als mit B_2. In großer Menge findet sich Vitamin B in Bierhefe, in Keimlingen, in der Kleie, in Leguminosen, im Eidotter und in der Leber, also z. T. in Substanzen, die viel Vitamin A enthalten. Der Cu-Gehalt geht aber eher dem Vitamin-B-Gehalt parallel: Bierhefe 25 mg/kg Cu Frischsubstanz, in Keimlingen 30—35, im Eidotter 25, in Linsen 20 mg Cu/kg; dagegen findet sich in B-Vitamin armen Substanzen wie Fischfleisch nur 0,08 mg Cu/kg und im B-Vitamin-armen Lebertran fast gar kein nachweisbares Cu. *Sowohl in tierischen Organen als auch in Pflanzen folgt die Cu-Verteilung der B-Vitamin-Verteilung, woraus die Autoren auf enge Beziehungen dieser beiden Stoffe schließen.*

f) Cu und Hormone.

HESSE, JAKOBI und BREGULLA (1933) haben sich die Aufgabe gestellt zu prüfen, durch welche Mittel eine tödliche Schilddrüsenvergiftung verhindert werden könnte. Als Kriterium wird verlangt, daß die mit Antagonisten behandelten Tiere nicht nur am Leben bleiben, sondern trotz Schilddrüsenzufuhr an Körpergewicht zunehmen. Dabei stellte sich heraus, daß es gelingt, an *Hunden die tödliche Vergiftung durch Schilddrüsensubstanz durch sehr kleine Cu-Mengen (0,4 mg/kg) restlos auszuschalten*, während Mäuse und Kaninchen nicht völlig zu entgiften waren. Der Wirkungsmechanismus kann durch Änderung im N-Stoffwechsel oder KH-Stoffwechsel nicht erklärt werden; dagegen wurde der *Fettstoffwechsel maßgeblich beeinflußt.* Bestimmungen am Depotfett des Perikards, der Niere,

Blase, Netz ergaben erhebliche Differenzen. Die durch Schilddrüsen-Substanz-darreichung hervorgerufenen Einschmelzungen der Fettdepots der Leber und im Fettgewebe wurde durch die Behandlung mit Cu-Derivaten aufgehoben. Zur Feststellung, ob durch die Schilddrüsenintoxikation ein Verlust der Cu-Depots im Organismus hervorgerufen wird, wurde der Cu-Gehalt in Herz und Leber kontrolliert. Es konnte kein Unterschied zwischen Cu-Gehalt vergifteter und entgifteter Tiere gefunden werden. (Herz 0,39:0,32 mg-% Cu, Leber 3,22:3,1 mg-% Cu). Da ein Mol Cu mit 2 Mol Thyroxin eine Verbindung eingehen kann, besteht die *Möglichkeit einer direkten Entgiftung* auf diesem Wege. Man müßte dann erwarten, daß die mit Cu behandelten Tiere von dem verfütterten Schilddrüsen-material mehr Jod im Organismus zurückbehalten als die Kontrollen. Entsprechende Bilanzuntersuchungen scheinen diese Annahme zu bestätigen. Die Kontrolltiere retinierten bei 12tägiger Versuchsdauer 33% des Jodes, die Cu-Tiere dagegen 54%. Man darf deshalb vielleicht annehmen, daß bei dem Entgiftungs-vorgang die *Bildung unlöslicher, ungiftiger Cu-Thyroxinverbindungen eine Rolle spielt* [HESSE, JAKOBI, BREGULLA (1933)]. Umfangreichere Untersuchungen müssen diese Vermutung erst bestätigen. Andere Metalle wie Zink, Mangan, Magnesium und Silber waren wirkungslos, während Arsen, Nickel, Eugenquelle und Fachinger-Wasser, also bekannte Roborantien, ebenfalls wirksam waren [HESSE, VONDERLINN, ZEPPMEISEL (1933)], wenn auch nicht in demselben Aus-maß wie Cu. Dieser *offensichtliche Zusammenhang zwischen Cu und Schilddrüsen-hormon-Entgiftung* veranlaßte eine Reihe von Autoren dieser Frage genauer nach-zugehen.

NARASAKA (1936) prüfte den Effekt einer Thyreoidin-Zufuhr bzw. den einer Thyroidektomie auf den Blut-Cu-Spiegel des Kaninchens.

10 Tiere zeigten nach Injektion von 0,1—0,3 mg/kg Thyroxin einen deutlichen Anstieg des Blut-Cu mit einem Höhepunkt 2—7 Std. nach Injektion. Die Verteilung war dabei mehr im Plasma als in den Ery, während, wie oben angeführt, bei posthämorrhagischer Anämie der Cu-Anstieg vor allem in den Ery stattfindet. Auch bei langdauernden täglichen Injektionen (0,1 mg/kg 1—2 Wochen lang) ließ sich bei 3 Kaninchen ein deutlicher Cu-Anstieg im Blut bzw. Plasma erzielen.

Thyroxin scheint also das Cu zu mobilisieren und führt zu einer Hyperkuprämie vom Typ der Schwangerschafts-Hyperkuprämie. Umgekehrt führt die *Schilddrüsen-entfernung* bei 4 Kaninchen zu einer *Senkung des Blut-Cu.* Es ist deshalb kaum zu bezweifeln, daß die *Thyreoidea eine wichtige Rolle bei der Regulation des Blut-Cu spielt.* Der niedere Blut-Cu-Spiegel nach Schilddrüsenentfernung hält verhältnis-mäßig lange an und Zufuhr von 0,01—0,05 mg Thyroxin/kg/Tag hat eine Hebung des Cu-Spiegels zur Norm zur Folge bzw. verhindert bei thyreoidektomierten Tieren den Abfall des Blut-Cu [NARASAKA (1937)]. Sehr interessant ist, daß die posthämorrhagische Hyperkuprämie bei thyreoidektomierten Tieren nicht auf-tritt. Das Fehlen dieser Hyperkuprämie ist vielleicht die Folge einer vermin-derten Zellpermeabilität, die bei Hypothyreose nachzuweisen ist. Es können aber auch Beziehungen der Schilddrüse zum Cu über den Umweg des erhöhten Grund-umsatzes angenommen werden. — Einen Einfluß des Parathormons auf den Cu-Spiegel konnte NARASAKA (1937) im Versuch an 5 Kaninchen nicht beobachten. Auch eine Entfernung beider Nebennieren hatte zunächst keinen Einfluß auf das Blut-Cu [YOSHIKAWA (1939)]; es soll aber trotzdem eine funktionelle Verbindung zwischen Schilddrüse und Nebenniere bezüglich des Blut-Cu-Spiegels bestehen bzw. Adrenalin scheint einen indirekten Einfluß auf die Schilddrüse in diesem Zusammenhang auszuüben [YOSHIKAWA (1939)]. Die Tatsache, daß die Schwanger-schaft mit Cu-Erhöhung im Plasma einhergeht, legt natürlich auch die Vermutung nahe, daß das *Hypophysen-Sexualsystem* einen Einfluß auf das Blut-Cu geltend machen könnte. SAUNDERS und COLE (1938) haben als feststehend erwiesen, daß i.v. verabreichte Cu-Salze in Dosen von 25 mg bei einem reifen Kaninchen die Ovulation verursachen bzw. auslösen können. EMMENS (1940) hat diese Ergebnisse bestätigt: 15 mg Cu-Acetat stimulierten die Ovulation bei 11 von 15 Tieren 24 Std. nach der Injektion. Cu-Sulfat und Cu-Alanin waren ebenso wirksam. Fütterung auch in höheren Dosen war unwirksam. Um den *Wirkungsmechanismus* kennen zu lernen, wurden die Tiere hypophysektomiert und dann Cu-Sulfat gespritzt. 8 Tiere wurden so operiert, aber keines überlebte 12 Std.; mit solcher Methode konnte man also nicht weiterkommen. Es wurde deshalb ein anderer Weg eingeschlagen und den Tieren antigonadotropes Serum injiziert. Dieses Serum wird dadurch gewonnen, daß man Kaninchen täglich 25 mg Pyridinextrakt einer Ochsenhypophyse injiziert und dann 2 Monate nach Beginn der Injektionen das Serum gewinnt. Seren solcher Art haben eine antiluteinisierende Aktivität, verhindern die Ovulation, die Implantation und verursachen Abort bei Graviden. Dieses Serum wurde unmittelbar nach der Injektion von Cu-Acetat gegeben, und in 7 Versuchen wurde 6mal die Ovulation verhindert. Dies zeigt eindeutig, daß *Cu nicht direkt auf die Tätigkeit der Follikel wirkt, sondern die gonadotropischen Sekretionen des Tieres anregt.* Von allen anderen geprüften Substanzen hatte nur Cadmium eine dem Cu ähnliche Wirkung. Barium, Kobalt, Gold, Fe, Silber, Nickel, Mn und Zink waren wirkungslos. Manche Autoren haben vermutet, daß Cu die Aktivität der im Blute vorhandenen gonadotropen Hormone steigert und daß auf diese Weise die Schwelle für die Auslösung der Ovulation erreicht wird [FEVOLD, HISAW, GREEP (1936)]. Diese Hypothese stimmt nicht, da nach *Durchschneidung des Hypophysenstiels das Cu unwirksam wird* [BROOKS (1940)]. Es ist deshalb anzunehmen, daß *Cu einen bestimmten Teil der Hypophyse* stimuliert. Um diese Hypothese zu stützen, hat HARRIS (1941) Cu-Azetat in den 3. Ventrikel eingespritzt in einer Dosis von 0,05 in 0,5 cm³ Wasser. Bei 13 Kaninchen erfolgte in 80% eine Ovulation, während bei Kontrollinjektionen von Kochsalz, Liquor, KCl und CaCl-Lösungen hin nur bei einem einzigen Tier eine Ovulation auftrat.

Es ist also sehr naheliegend, einen *Synergismus zwischen Hormonen und Cu* anzunehmen. Die Wirkung des Metalles liegt hier vor allem in der *Stimulierung der Hypophyse zur gesteigerten Produktion ovulierender Substanzen.* Die Ergebnisse stützen weiterhin die Anschauung von BISCHOFF (1938), daß Cu-Salze auch irgendwie mit nervösem Mechanismus zur Wirkung kommen könnten (HARRIS). Man denke an die neuesten Erkenntnisse über den neuro-hormonellen Wirkungsmechanismus von ACTH. Inwieweit hier Schwermetalle mit eingeschaltet sein mögen, ist noch völlig unbekannt. Cortison scheint bei bestimmten Formen der akuten Leukämie oder bei leukämischen Reaktionen einen Einfluß auf den Serum-Cu-Spiegel auszuüben in dem Sinne, daß ähnlich der BKS-Senkung oder BKS-Bremsung auch das Serum-Cu erniedrigt wird.

Die Serum-Cu-Senkung geht allerdings nicht parallel, sondern etwas langsamer vor sich; während die BKS z. B. bei einem Fall von Reticuloendotheliose (mit Lipoidspeicherung in den Zellen des RES) nach 10tägiger Cortisontherapie (1—3mal tgl. 37,5 mg) von 90/120 auf 3/9 absank, hinkte die Cu-Senkung zeitlich und quantitativ nach; das Serum-Cu fiel von 100 γ-% auf 42 γ-% erst nach 18tägiger Cortisontherapie. Nach Absetzen des Cortisons stieg die BKS auf 40/71 und das Cu auf 144 γ-% an. Über den Wirkungsmechanismus ist nichts bekannt.

Die Cu-Bewegungen erinnern lebhaft an solche, die HEILMEYER nach Conteben-Therapie beobachten konnte. Auf der Abb. 8 einer Arbeit von HEILMEYER[1] ist z. B. genau der gleiche Vorgang zu erkennen: Bei einem Fall von Bronchial-Ca sinkt auf TB I-Behandlung (3mal 1 Tabl. tgl.) sehr rasch die BKS von 80 auf

---

[1] HEILMEYER: Dtsch. med. Wschr. **74**, 165 (1949).

20 mm und das Serum-Cu hinkt zeitlich und quantitativ nach, bliebt in den ersten 10 Tagen noch ungefähr gleich hoch (um 340 γ-%) und sinkt erst dann zwischen dem 20. und 30. Behandlungstag auf 170 γ-% ab. Damit finden die Annahme HEILMEYERs, daß der Wirkungsmechanismus des TB I, neben der tuberkulo-statischen Wirkung, ähnlich dem des Cortisons ist, eine weitere Stütze. Diese Wirkung scheint aber sowohl von der Dosierung als auch der Reaktionslage des Patienten abhängig zu sein. So konnte Verf. bei Kindern mit Tbc-Meningitis wiederholt beobachten, *daß TB I den Serum-Cu-Spiegel nicht nur nicht senkt, sondern sogar erheblich erhöht*, ohne daß dabei die BKS wesentlich ansteigt.

Bei dem 11jähr. Kinde Br. mit tuberkulöser Meningitis war eine Streptomycin-Kur ab-geschlossen. BKS 14/37, Serum-Fe und Serum-Cu mit 115 bzw. 100 γ-% normal. Es wurde eine Nachkur mit TB I (0,0025 g tgl.) und TB VI i.v. 0,1 g tgl. durchgeführt. Nach 4tägiger Behandlung stieg das Cu schon auf 160 γ-% an und 2 Wochen später auf 216 γ-%, während das Serum-Fe sich innerhalb normaler Grenzen hielt. 7 Tage nach Absetzen des TB I fiel das Serum-Cu wieder auf 116 γ-% ab. Das Kind war als gesund anzusehen.

Da man bei Infektionskrankheiten das erhöhte Cu als ein Glied der unspe-zifischen Abwehrreaktion des Organismus ansehen kann (s. o.), wäre vielleicht bei dem eben erwähnten Beispiel die Erhöhung des Serum-Cu-Spiegels durch TB I-Therapie ebenfalls in dem Sinne der Erhöhung der Abwehrkräfte zu ver-stehen und umgekehrt die Senkungsbremsung bzw. der Cu-Sturz als Zeichen der Überdosierung des TB I anzusehen. Weitere Untersuchungen müssen zur Klä-rung beitragen. Andererseits aber kann man sich vorstellen, daß bei bestimmten Krankheiten (z. B. Rheumatismus infectiosus usw.) die Cu-Senkung als günstiges Zeichen im Sinne einer „Dämpfung" der hyperergischen Reaktionslage des Organismus aufzufassen ist.

Den oben erwähnten günstigen Einfluß des Cu auf die Thyroxinentgiftung hat MEYER (1934) im Selbstversuch auf den Menschen übertragen. Es war von vornehrein eine günstige Wirkung beim Menschen deshalb fraglich, weil 1. so-wohl Kaninchen als auch Mäuse nicht ganz entgiftet werden konnten, also diese Cu-Wirkung keine allgemeine sein kann, und 2. kleine Jodgaben bei menschlicher Hyperthyreose günstig wirken, im Tierversuch dagegen nicht. MEYER kommt zu dem Ergebnis, daß orale Zufuhr von Cu in 4 Versuchen beim Menschen die cha-rakteristische Wirkung von oral und i.v. zugeführtem Thyroxin nicht aufhebt; Cu i.v. wurde allerdings nicht kontrolliert.

g) Cu und Calcium, Phosphor, Molybdän.

Über eine sehr merkwürdige Beeinflussung der Zustandsform des Calciums durch Cu berichtet HÄUSLER (1934). Nach Vorbehandlung mit Cu zeigten iso-lierte Arterienringe keine Kontraktion mehr auf Adrenalin. Bei der Analyse dieser Wirkung ergab sich, daß die Hemmung der Adrenalinkontraktion durch Steigerung der Calciumkonzentration in der Versuchsflüssigkeit wieder rück-gängig gemacht werden konnte. Es wurde vermutet, daß eine Bedingung für das Zustandekommen der Adrenalinwirkung die Gegenwart von *gebundenem* Calcium ist und daß dieses durch Cu verdrängt bzw. in eine nicht dialysable Form übergeführt werde und daß ein Überschuß von Ca in der Außenflüssigkeit den ursprünglichen Zustand wieder herstellen könne. STEWART und PERCIVAL haben nun nachgewiesen, daß zum Eintritt der Gerinnung das Vorhandensein von *adialysablem* Ca notwendig ist. Es war demnach zu erwarten, daß *Cu die Blut-gerinnung hemmen* müßte, was nun auch tatsächlich von HÄUSLER erwiesen wurde. Beträgt der *Gehalt an Cu über 0,025%, so bleibt die Gerinnung überhaupt aus.* Auch in der Milch hindert Cu-Zusatz die Gerinnung; da nachträgliches Hinzufügen von Ca die Gerinnung wieder herbeiführt, kann hier das Cu nicht als Fermentgift wirken. Bei Versuchen mit Serum ergab sich, daß tatsächlich Cu-Zusatz dessen Gehalt an dialysablem Ca auf Kosten des gebundenen erhöht. Diese wichtige Cu-Wirkung ist klinisch bei Gerinnungsprozessen bislang kaum beachtet worden.

Eine weitere interessante Beziehung scheint zwischen *Cu und Molybdän* zu bestehen. 1938 wurde erstmals mitgeteilt, daß das natürlich vorkommende Molybdän im Boden und auf den Rinderweiden für schwere Erkrankungen der Rinder und Schafe verantwortlich ist [FERGUSON, LEWIS, WATSON (1938)]. Der Molybdängehalt war in solchen Böden gegenüber der Norm um das 4—20fache erhöht. Das besonders auffällige ist nun, daß die Molybdänkrankheit der Tiere mit Cu-Zufuhr geheilt werden konnte. Die Symptome der Molybdänkrankheit sind denen der Cu-Mangelkrankheit bei Tieren sehr ähnlich (s. o.!). Ein hervorstechendes Zeichen der Molybdän-Cu-Gleichgewichtsstörung ist die Störung der Knochenentwicklung! Die Tatsache, daß die alkalische Blutphosphatase beim Rind durch den Cu-Stoffwechsel beeinflußt wird (s. o.!) und daß der Molybdänstoffwechsel ähnlich dem des Phosphors ist [COMAR, DAVIS, SINGER (1948)], läßt es als sehr wahrscheinlich erscheinen, daß der Phosphor in den Cu-Molybdän-Antagonismus mitverflochten ist. Um diesen Wirkungsmechanismus näher kennen zu lernen, haben COMAR, SINGER und DAVIS (1949) radioaktives Molybdän (Mo^{99}) und radioaktiven Phosphor (P^{32}) Rindern appliziert und dabei festgestellt, daß sich die beiden Stoffe qualitativ und quantitativ genau gleich im Organismus verteilen. Die *gleichzeitige Zufuhr von Mo und Cu führte zu einer erheblichen Reduktion der P-Anreicherung.* Umgekehrt war eindeutig nachzuweisen, daß *Mo und P die Speicherung von Cu in der Leber erheblich herabsetzt.* Auf Grund dieser Versuchsergebnisse wollen die Autoren den Mechanismus der Mo-Vergiftung folgendermaßen erklären: Wahrscheinlich ist die Molybdänwirkung die Folge eines Eindringens in ein Enzymsystem, das für die Knochenentwicklung notwendig ist; dieses Eindringen ist aber nur bei vermindertem Leber-Cu möglich; das Enzymsystem wird durch Mo gehemmt und es entsteht eine Rivalität zwischen Mo und P für die Anlagerung im Knochen. Die toxische Wirkung des Mo könnte als Komplexbildung angesehen werden, welche andere Elemente unwirksam macht.

h) Kurzer Überblick über die Beteiligung des Cu an verschiedenen physiologischen Vorgängen.

Cu spielt eine maßgebliche Rolle bei der Bildung der roten und auch weißen Blutzellen, insbesondere aber bei der Hb-Bildung. Der genauere Wirkungsmechanismus ist noch nicht bekannt. Es dürfte jedoch mit Sicherheit feststehen, daß die *Wirkung hier über katalysatorische Prozesse geht* wie überhaupt die *Wirkung des Cu vor allem in der Katalyse lebenswichtiger Stoffwechselreaktionen* besteht. *Das Fe wird aus den Depots durch Cu-Wirkung mobilisiert und für die Hb-Bildung geeignet gestaltet.* Es erübrigt sich zu betonen, daß die Verfolgung des Cu bei den verschiedensten Blutkrankheiten eine gewisse Bedeutung gewinnen muß. *Sehr eng sind die Beziehungen des Cu zu Fermenten und Enzymen.* Die Fermente dienen bekanntlich der Elektronenübertragung, besonders der Ionisation des Sauerstoffs usw. Die Bedeutung der Schwermetalle bei solchem Geschehen liegt auf der Hand. *Die geschilderten Funktionen des Cu beim Abwehrmechanismus, bei der Toxinentgiftung, der Antitoxinbildung werden bei allen Infektionskrankheiten zu klinisch erkennbaren Veränderungen führen können.* Das gleiche gilt für hormonelle Störungen. *Ob wir die Synthese oder die Funktion von Fermentsystemen, Redoxkörpern, Vitaminen, Hormonen, Antitoxinen oder Körperfarbstoffen betrachten, wir finden in vielen Fällen das Spurenelement Cu in den Schlüsselpunkten der Reaktionen als Aktivator oder Überträger wirksam.* Im folgenden soll gezeigt werden, daß die Verfolgung des Cu unter den verschiedensten pathologischen Bedingungen einen tiefen Einblick in die Pathogenese bestimmter Krankheitsbilder gewähren und in diagnostischer Hinsicht von großem Wert sein kann.

B. Das Kupfer unter pathologischen Bedingungen beim Menschen.

1. Cu in Organen bei verschiedenen Krankheiten.

Aus den vorhergehenden Ausführungen ist zu entnehmen, daß die Leber im Kupferstoffwechsel eine zentrale Stellung einnimmt, und von allen Organen am maßgeblichsten in diesen eingeschaltet ist. Die Cu-Bestimmungen in der Leber sind deshalb auch bei pathologischen Veränderungen dieses Organs am häufigsten durchgeführt worden.

a) Das Cu in pathologisch veränderter Leber.

MALLORY und seine Schüler [MALLORY (1923/24/25), HALL und BUTT (1928)] haben als erste angegeben, daß bei Lebercirrhose ein auffallend hoher Cu-Gehalt bestände und es durch Hinzufügen von Cu zum Futter von Kaninchen gelänge, bei diesen eine Pigmentcirrhose bzw. ein der Hämochromatose des Menschen ähnliches Bild zu erzeugen. MALLORY brachte damit eine Streitfrage ins Rollen, die auch heute noch nicht endgültig entschieden ist. Die Ergebnisse MALLORYs wurden auf der einen Seite bestätigt, auf der anderen Seite erfolgte heftiger Widerspruch. Es ist hier nicht der Platz, auf all die Arbeiten einzugehen, da das Problem ein zu sehr spezielles pathologisch-anatomisches ist.

Eine Stütze erhielten z. B. die Befunde MALLORYs durch Untersuchungen von ASKANAZY (Genf 1929), GOLDSCHMID (1929), SCHÖNHEIMER und OSHIMA (1927). Letztere Autoren konnten mit zuverlässiger Methode in 17 Normallebern 0,13—0,39 mg-% Cu (Frischsubstanz) (s. o.!) finden und in 16 Fällen von Hämochromatoselebern 0,986—1,933 mg-% Cu. Auch HERKEL (1930) konnte in *Hämochromatoselebern regelmäßig einen erhöhten Cu-Gehalt feststellen*, aber auch bei nichtpigmentierten Cirrhosen. Eine Parallele zum Fe-Gehalt konnte nicht festgestellt werden. Da der in Genf genossene Wein infolge der gebräuchlichen Aufbewahrung in Kupfergefäßen sehr Cu-reich ist, ebenso der in Baden genossene „Haustrunk", waren ASKANAZY und Mitarbeiter geneigt, sich den Ansichten MALLORYs über die Genese der Pigmentcirrhose anzuschließen. Auf Veranlassung von LUBARSCH (1929) sind KLEINMANN und KLINKE (1929) dieser Frage nachgegangen und kamen zu ganz abweichendem Ergebnis; sie fanden schon in normalen Lebern Werte, die weit über die Durchschnittswerte SCHÖNHEIMERs in Hämochromatoselebern hinausgingen, und bei der Hämochromatose sehr unterschiedliche Cu-Werte, nämlich 0,39—13,3 mg-% Cu (Trockensubstanz). ADRIANOFF und ANSBACHER (1930) finden, daß Cu-Speicherung in der Leber mit dem Cirrhoseprozeß in Verbindung stehen müsse, während ZALKA (1931) auf Grund seiner histologischen und chemischen Untersuchungen zum Schluß kommt, daß der Cu-Gehalt der Leber weder mit der Menge oder Quantität des in der cirrhotischen Leber vermehrten Bindegewebes, noch mit der Anordnung der großen Narben zusammenhängt. Auch das Vorhandensein oder Fehlen von Entzündung ist nicht maßgeblich. Die bei der Cirrhose beobachtete Cu-Menge in der Leber ist weder vom Alter des Verstorbenen noch von der Krankheitsdauer abhängig. FUNK und CLAIR (1930) glauben, daß in der Genese der Hämochromatose das Cu nur eine untergeordnete Rolle spiele und daß ein noch unbekanntes Agens verantwortlich sei. In diesem Zusammenhang sind neuere Untersuchungen bemerkenswert (Lit. s. bei SCHWIETZER), wobei ein Eiweißmangel als ätiologisches Moment bei der Entstehung der Hämochromatose in den Vordergrund gerückt wird.

SCHÖNHEIMER und HERKEL kommen zu dem Schluß, daß die Ergebnisse MALLORYs es sehr wahrscheinlich machen, daß übergroße Ansammlung von Cu in der Leber beim Tier Veränderungen hervorrufen könne, die mit dem Bild der menschlichen Pigmentcirrhose Ähnlichkeit haben; die viel *geringere Erhöhung des Cu-Gehaltes der cirrhotischen Leber des Menschen darf jedoch kaum für die Cirrhose verantwortlich gemacht werden*. Die gleiche Ansicht vertritt GERLACH (1935); das Cu spiele *keine ätiologische Rolle bei der Lebercirrhose des Menschen*, denn das Cu wird deshalb in der Leber gespeichert, weil die Leber cirrhotisch und nicht in der

Lage ist, das Cu abzugeben. Es sei auch nicht richtig, daß die Pigmentcirrhosen sich durch ungewöhnlich hohen Cu-Gehalt auszeichnen, vielmehr können auch hier die Cu-Werte niedrig sein. (Norm: 0,3—1,3 mg-% Feuchtsubstanz, Leber-cirrhosen: 0,5—18,0 mg-% Cu.) Sehr hohe Cu-Werte zeigten vor allem Fälle mit LAENNECscher Cirrhose (4,5—18,0 mg-% Cu), wobei keine Beziehungen zum Grad und der Art der Verfettung bestanden oder zu einem vorhandenen Ikterus. Die ungeheuer wechselnden Cu-Mengen in der Leber verschiedener cirrhotischer Formen sprechen nach GERLACH wohl dafür, „daß die *Cu-Speicherung in der Leber bei den Lebercirrhosen nicht eine Angelegenheit des Cu-Stoffwechsels darstellt, sondern eine Angelegenheit der verringerten Ausscheidung*".

Die ausgezeichneten Tierexperimente MALLORYs sind jedoch im Hinblick auf die Möglichkeiten der Entstehung einer Pigmentcirrhose nicht zu umgehen. 1921 haben MALLORY u. PARKER und NYE zum ersten Male festgestellt, daß es möglich ist, mit Cu-Salzen oder metallischem Cu in Pulverform bei Kaninchen und Schafen Pigmentation und Cirrhose zu erzeugen in der Leber. HALL und BUTT (1928) haben diese Ergebnisse bestätigt. FLINN und VAN GLAHN (1929), ebenso POL-SON (1929) sind der Ansicht, daß Cu weder Pigmentation, noch Cirrhose verur-sache; dagegen könnten Karotten im Futter der Tiere derartiges verursachen. Auch OSHIMA und SIEBERT (1930) und HERKEL (1930) haben vergeblich versucht, die Ergebnisse MALLORYs zu bestätigen und kamen zu dem Schluß, daß es nicht möglich sei, die genannten Veränderungen zu erzeugen. MALLORY hat deshalb 1931 in großzügigen Versuchen an Kaninchen, Schafen, Affen und Schweinen diese Versuche nochmals aufgenommen und dabei endgültig festgestellt:

1. Akute Vergiftung mit Cu macht Anämie, Hämoglobinurie, Nekrosen von Leber- und Nierenzellen und Pigmentation.

2. Folge lang dauernder wiederholter Cu-Injektionen ist eine Pigmentcirrhose. Die Ursache der widersprechenden Ergebnisse ist eben in fehlerhafter Technik zu suchen. MALLORY vermutet zu kleine Dosierung und Schwangerschaft bei den Versuchstieren, wobei „Blut und Leber offensichtlich immun gegen Cu-Ein-fluß werden". Vor allem müssen solche Versuche mit großer Exaktheit, Geduld und Zeitaufwand angestellt werden.

Ein Affe erhielt z. B. in monatlichen Intervallen 2 cm³ einer 4%igen Cu-Suspension 7 Monate lang gespritzt; bei der bioptischen Leberuntersuchung zeigte sich ein völlig negatives Resultat; die Dosis wurde auf 5 cm³ einer 20%igen Lösung erhöht, und 9 Monate später fand sich extensive Pigmentcirrhose, Pigmentation in Leberzellen und Makrophagen.

Tierexperimente sind auf den Menschen nicht ohne weiteres übertragbar und der *Beweis einer Entstehung einer Pigmentcirrhose oder Hämochromatose beim Menschen durch Cu ist bis jetzt nicht erbracht.* PETRIDES und WILD (1948) nehmen eine mögliche Cu-Schädigung bei der Hämochromatose an, wobei der Katalase-hemmung und den hierdurch entstandenen pathologischen Oxydationsvorgängen besonderer Wert beigelegt wird. Man kann sich auch vorstellen, daß Cu die Apoferritin synthetisierenden Fermente schädigt oder wesentliche Wirkungs-gruppen, besonders die Sulfhydrylgruppe blockiert (s. o.), wodurch sich dann die übrige Schutzkolloidwirkung nicht entfalten kann [SCHWIETZER (1951)]. Gerade von den SH-Gruppen ist eine Vergiftung durch Schwermetalle bekannt, und andererseits können Wechselbeziehungen zwischen SH-Gruppen des Schutz-kolloids und den OH-Gruppen der Eisenmicelle nicht geleugnet werden. Damit wäre ein denkbarer Mechanismus zur Entstehung einer Hämochromatose gegeben. Eine ganz ähnliche *Anhäufung von Cu in der Leber findet man bei* WILSONscher *Krankheit.* RUMPEL (1913) und HAUROWITZ (1930) haben bei dieser Krankheit 4,95 mg-% bzw. 5,9 mg-% Cu in der Leber gefunden. Diese Ergebnisse wurden von GLAZEBROOK (1945), CUMINGS (1948), SPILLANE, KEYSER, PARKER (1951),

KIRCH, WERTHEMANN [zit. nach VOLLAND (1949)] bestätigt. Auch der *Kayser-Fleischer-Ring* wird mit der Cu-Stoffwechselstörung in Verbindung gebracht, zumal GERLACH (1935) bei 2 Fällen im Pigment dieses Ringes Cu fand; im vorderen Teil des Bulbus, der den Ring enthielt, wurden 7,0 mg-% Cu gemessen (Norm: 0,04 mg-% Cu, GERLACH). Sehr bemerkenswert ist weiterhin die Anhäufung von Cu in bestimmten Hirnregionen [HAUROWITZ (1930), GLAZEBROCK (1945), CUMINGS (1948), SPILLANE, KEYSER, PARKER (1951)]. Im Vergleich zu Normalwerten findet z. B. CUMINGS im Gehirn eines Kranken mit hepatolentikulärer Degeneration folgende Zahlen:

Tabelle 20. *Cu (mg-% Trockensubstanz) im Hirn und in Leber von 3 Fällen mit* WILSON*scher Krankheit* (nach CUMINGS).

	3 Fälle von WILSONscher Krankheit			Normalwerte
Weiße Substanz .	10,9	14l7	12,9	1,1—8,2
Graue Substanz. .	4,6	27,6	46,5	2,4—9,9
Nucl. caudatus . .	10,1	31,8	13,8	3,4—9,4
Nucl. Talamus . .	31,9	20,7	31,9	3,1—12,4
Nucl. Putamen . .	—	60,5	69,3	6,1—12,0
Globus pallidus . .	8,4	23,0	39,9	10,5—18,8
Leber	156,4	55,0	39,4	3,7—17,2

Diese merkwürdige Cu-Stoffwechselstörung kommt bei dieser Krankheit auch zum Ausdruck in einer erhöhten Cu-Ausscheidung im Urin (verbunden mit einer erhöhten Aminosäureausscheidung) (MANDELBROTE, STANIER, THOMPSON, THRUSTON (1948), PORTER (1949), CUMINGS (1951)]. Applikation von BAL steigerte die Cu-Ausscheidung ganz erheblich, was allerdings auch bei Normalen zu beobachten ist. Auf Grund der Beobachtungen von MANDELBROTE und Mitarb., daß BAL die Cu-Ausscheidung im Harn erheblich steigert und im Hinblick auf die Annahme, daß bei WILSONscher Krankheit die neurologischen Symptome auf einer besonderen Cu-Anreicherung im Gehirn beruhen könnten, haben DENNY-BROWN und PORTER (1951) 5 derartige Fälle mit BAL behandelt und bei 4 Fällen eine deutliche Besserung erzielt; es wurden jeden 2. Monat 10 Tage lang 2 Injektionen pro die 1,0—1,5 cm³ Dimerkaptol in Erdnußöl durchgeführt. GLAZEBROOK beobachtete auch eine Erhöhung des Blut-Cu bei einem Fall (300 γ-%). Das Wesen und die Pathogenese dieser Cu-Stoffwechselstörung bei WILSONscher Krankheit ist bis jetzt nicht geklärt.

Auch das morphologische Bild der *Porphyrinkranken* scheint nach Angaben und Schilderungen in der Literatur eine gewisse Ähnlichkeit mit der Hämochromatose aufzuweisen; z. B. besteht Cirrhose und schwere Hämosiderose der Leber. So scheidet auch der Hämochromatose-Patient eine erhöhte Menge von Porphyrin aus. Bezüglich des Cu-Stoffwechsels ist meines Wissens lediglich bekannt, daß FISCHER aus verschiedenen Organen u. a. auch aus dem Knochenmark eines Porphyrinkranken Porphyrine als Cu-Salze isolieren konnte (zit. nach SCHÖNHEIMER und OSHIMA).

Über den Metallgehalt der *kindlichen Lebern* berichten sehr ausführlich RAMAGE, HILL und SHELDON (1933). Die Untersuchungen wurden mit spektrographischer Methode durchgeführt, und es wurde der Gehalt der Leber an Cu, Mangan, Fe, Rubidium und Calcium bei Kindern den verschiedensten Altersstufen und mit den verschiedensten Todesursachen geprüft. Die großen physiologischen Schwankungen des Cu-Gehaltes der Leber in den ersten Lebensmonaten und Lebensjahren lassen einen genauen Überblick über pathologische Cu-Werte in der Leber nicht zu. Sehr auffallend war aber, daß bei einem Fall von *kongenitaler Lebercirrhose der Cu-Gehalt der Leber* im Gegensatz zu den besprochenen

Cirrhosefällen der Erwachsenen *deutlich erniedrigt war*[1]. Es ist zweifellos auffallend, daß auch GERLACH bei einem 3 Monate alten Kinde mit einer *kongenitalen biliären Lebercirrhose überaus niedere Werte in der Leber fand* (1,0 mg-%,
Norm in diesem Alter etwa 4,77 mg-% Cu); eine Erklärung dieses Befundes sieht
GERLACH darin, daß in diesem Falle das Nieren-Cu deutlich erhöht war, woraus
geschlossen werden könnte, daß bei dieser Krankheit die *Ausscheidung des Cu
und wahrscheinlich auch seine Speicherung in abweichender Form erfolgt*. Im Gegensatz dazu zeigte ein 9 Tage altes Kind mit Icterus gravis normalen Cu-Wert in
der Leber, während bei einem 11jährigen Knaben mit atrophischer Lebercirrhose
vom LAENNECschen Typ eine deutliche Erhöhung des Leber-Cu (17 mg-%) bestand.

b) Das Cu in normaler Leber bei verschiedenen Krankheiten.

Es ist schwierig, aus den Angaben im Schrifttum zu entscheiden, ob der Cu-
Gehalt einer pathologisch-anatomisch normalen Leber nun wirklich auch als
Normalwert anzusehen ist, da ja keine Korrelation zwischen normalem Aussehen
der Leber und normalem Cu-Gehalt zu bestehen braucht. Da die einzelnen Autoren
im allgemeinen ihre Normalwerte an Fällen mit normaler Leber errechnet haben,
die aber an allen möglichen Krankheiten gestorben sind, sind alle diese Werte
nur als bedingt normal anzusehen. SCHÖNHEIMER und OSHIMA (1929) fanden in
normal *aussehenden* Lebern 0,109—0,392 mg-% Cu in Frischsubstanz und Leber-
Cu-Werte innerhalb dieses Grenzbereiches bei folgenden Krankheiten: Bronchopneumonie, Cholelithiasis, Cystitis, Aspirationspneumonie, Mitralinsuffizienz,
Magen-Ca, Larynx-Ca, Ösophagus-Ca, Endocarditis ulcerosa, Pachymeningitis,
Rectum-Ca, Glomerulonephritis, Sepsis, Perforation des Ösophagus, Struma base-
dowica, Uterus-Ca, chronischer Lungen-Tbc; KLEINMANN und KLINKE (1929)
haben den Cu-Gehalt der Leber aus Trockensubstanz berechnet und konnten
Schwankungen innerhalb der Normalgrenze zwischen 1,18—4,87 mg-% Cu bei
folgenden Krankheiten feststellen: Lungenembolie, Lungensarkom, Bronchopneumonie, cystisches Gliom, Phlegmone des Unterschenkels, Lungenemphysem,
Herzschwäche, Nebennierengeschwulst, Magen-Ca, Sarkom des Beckens, Ca der
linken Schläfengegend. Über den Cu-Gehalt von *13 diabetischen Lebern* berichten
HINSBERG und GOCKEL (1936); im Hinblick auf die Tatsache, daß zwischen Cu
und KH Stoffwechsel und Leber enge Beziehungen bestehen, liegt eine pathologische Veränderung des Leber-Cu im Bereich der Möglichkeit. Die Autoren
fanden aber, wie auch GERLACH, *keinen Unterschied im Leber-Cu-Gehalt* gegenüber
Normalwerten. (Durchschnitt in diabetischen Lebern: 2,18 mg-% der Trockensubstanz, 0,563 mg-% der Frischsubstanz.) GERLACH (1935) hat bei an Tuberkulose Verstorbenen bald sehr hohe, weit übernormale Cu-Werte in der Leber
(6,0—9,5 mg-% Frischsubstanz, Norm 0,3—1,4 mg-% Cu), bald nur minimale
Cu-Mengen (0,3 mg-% Cu) spektrographisch analysiert. Dieser Befund spricht
seiner Meinung nach unbedingt dafür, daß *bei der Tbc. sich Störungen des Cu-
Haushaltes finden*, wobei insbesondere bei den exsudativen Formen eine *Steigerung des Leber-Cu-Gehaltes unzweideutig vorhanden* ist. Die Bedeutung dieser Tatsache ist bis jetzt unbekannt. Die maßgebliche Cu-Stoffwechselstörung bei der
Tbc. geht auch aus den Untersuchungen mit Isotopen hervor. SCHUBERT, MAURER
und RIEZLER (1948) sahen im Meerschweinchen-Versuch, daß die tuberkulös-
kranke Lunge viel rascher und intensiver das Radio-Cu anlagert; nach *24 Std.*

---

[1] Als merkwürdige Feststellung sei nebenbei noch erwähnt, daß die Autoren bei Pylorus-
stenose eine signifikante Erhöhung des Rubidiumgehaltes der Leber fanden, ein Befund, der
bei keiner einzigen Krankheit sonst festgestellt werden konnte. Über die Bedeutung herrscht
natürlich vollkommene Unklarheit.

Tabelle 21. *Leber- und Nieren-Cu bei Kindern und Erwachsenen* (mg/kg Trockensubstanz; nach BRÜCKMANN u. ZONDEK).

No.	Age	Sex	Diagnosis	Liver % water	Liver Total Fe	Liver Non-haemin Fe	Liver Cu	Kidney % water	Kidney Total Fe	Kidney Non-haemin Fe	Kidney Cu	Remarks
116/17	Foetus (9½ months)	M.	Still-birth (asphyxia)	76,8	2750	2300	182	83,2	962	257	—	—
125/6	New-born	M.	Still-birth	79,7	3060	2900	280	84,7	339	175	—	—
114/15	New-born	M.	Died shortly after birth. Hyperaemia of brain	79,5	—	1550	136	84,2	538	168	32	—
119/20	New-born	M.	Died shortly after birth. Asphyxia	78,3	1340	1260	80	84,0	485	—	14	—
42/3	New-born	F.	Died shortly after birth. Asphyxia	82,0	590	490	382	83,9	441	220	14	—
40	2 days	F.	Microcephalus	—	—	—	—	83,5	370	—	16	—
49/50	3 „	F.	Pneumonia. Subduralhaemorrh.	80,4	380	300	270	84,2	380	—	37	—
29/30	3 „	M.	Bronchopneumonia. Haemorrh.	—	2920	2500	375	82,8	504	250	—	—
138/9	3 „	M.	Pneumonia. Ruptureoftentor.	74,0	—	1500	332	86,4	487	—	16	Fatty liver
1/2	4 „	F.	Meningitis. Spina bifida	79,4	2800	2400	228	84,1	360	165	—	—
32/33	8 „	M.	Adrenal infarct	77,5	1315	1000	162	82,3	1160	1000	420	—
108/9	9 „	M.	Pneumonia	76,5	—	2020	234	84,3	—	—	—	—
A/B	13 „	M.	Enteritis. Cystitis	—	3200	2900	—	85,6	444	214	—	—
143	13 „	F.	Enteritis. Congenitalheartdefect	—	—	—	—	84,0	266	210	—	—
122/3	14 „	M.	Melaena neonatorum. Pneumonia.	81,0	2500	2450	80	85,4	—	190	—	Transfusion given
99/100	15 „	M.	?	77,5	2500	1160	240	82,4	—	235	—	—
106/7	1½ months	M.	Pylorospasm. Pulmonary oedema	78,8	2720	2420	252	82,4	—	134	—	—
90/1	3 „	M.	Ulcerative colitis	63,7	1000	700	22	85,4	—	—	—	Fatty degener. of liver
110/11	4 „	M.	Enteritis. Nephritis. Anaemia. Haemorrhage	80,6	1050	1000	76	83,0	—	158	—	—
95	4 „	F.	Meningitis. Pyuria	—	—	—	—	83,5	—	104	—	—
132	5½ „	M.	Pneumonia.	—	—	—	13	84,0	—	—	—	—
150/1	8 „	F.	Empyem. Abscess of lungs	77,0	—	250	—	84,2	—	85	—	—
101/2	12 „	F.	Enteritis. Anaemia.	75,0	1250	800	12	—	—	98	—	—
17	13 „	M.	Thrombosis of portal vein	—	—	—	—	—	175	—	63	—
133	15 „	F.	Empyem. Pericarditis	—	—	—	—	—	—	120	—	—
36/7	18 „	M.	Lymphat. Leukemia. Anaemia. Tumour spleen	74,2	240	140	30	81,3	150	60	18	Transfusions given
67/8	20 „	F.	Pneumonia. Cretinism	73,5	690	450	36	79,4	—	70	—	—
92	21 „	M.	Sepsis	—	—	—	—	81,8	—	57	—	—

Tabelle 21. (Fortsetzung.)

No.	Age	Sex	Diagnosis	Liver % water	Liver Total Fe	Liver Non-haemin Fe	Liver Cu	Kidney % water	Kidney Total Fe	Kidney Non-haemin Fe	Kidney Cu	Remarks
69/70	2 years	M.	Burn	75,6	250	63	—	81,2	—	53	22	Fatty degenerat. of livor, kidney
112/13	2 ,,	M.	Encephalitis	75,0	—	113	—	82,0	—	94	—	—
130/1	2½ ,,	F.	Heart block	77,5	—	90	—	83,4	—	90	—	—
83/4	4 ,,	F.	Fibr. Bronchitis, Glom. Nephrit.	75,1	700	200	—	79,6	—	88	—	—
87/8	5 ,,	F.	Endocarditis	74,1	630	370	—	81,3	196	97	35	—
57	5 ,,	F.	Cardiac insufficiency	—	—	—	—	—	—	—	—	—
81/2	7 ,,	F.	Myocarditis. Oedema of lungs and liver	78,1	—	—	—	82,3	—	89	—	—
76	8 ,,	M.	Lymphosarcoma. Haemorrhage	77,0	—	350	—	82,5	—	114	—	—
134/5	12 ,,	M.	Aortic insufficiency	76,7	—	570	—	79,5	—	125	—	—
136/7	12 ,,	M.	Recurring endocarditis	76,0	—	600	55	—	—	—	18	—
10/11	16 ,,	M.	Drowning	—	900	—	13	—	456	—	11	—
54/5	17 ,,	M.	Severe anaemia. Tumour of spleen. Bilharzia	76,4	1130	1040	—	83,0	220	203	—	—
141/2	17 ,,	M.	Abscesses. Embolism	75,7	—	370	—	80,0	262	102	—	—
89	19 ,,	F.	Drowning	—	—	—	—	81,3	—	112	—	—
60	22 ,,	F.	Panmyelophtisis. Anaemia	—	—	—	—	82,2	430	250	36	Transfusions given
62	22 ,,	M.	Fracture of skull	—	—	—	—	80,1	463	163	—	—
72	22 ,,	F.	Dysentery	—	—	—	—	84,9	—	140	—	—
26/7	23 ,,	M.	Duodenal ulcer. Anaemia. Nephritis. Endocarditis	74,7	198	620	25	85,0	370	230	30	—
144	24 ,,	F.	Accident. Asphyxia	77,4	—	—	—	—	461	—	—	—
64	24 ,,	M.	Shot	—	—	—	—	80,3	390	189	—	—
65	24 ,,	M.	Shot	—	—	—	—	83,0	458	140	—	—
38/9	26 ,,	F.	Peritonitis. Ileus	76,4	690	540	42	78,7	—	—	70	—
71	27 ,,	M.	Shot	—	—	—	—	78,4	—	170	—	—
63	28 ,,	F.	Endocarditis (recur.)	—	—	—	—	81,5	292	158	—	—
103/4	30 ,,	M.	Shot	70,8	700	590	—	81,8	—	110	—	—
118	32 ,,	M.	Osteomyelitis	79,4	2170	1240	—	—	540	—	—	—
22/3	34 ,,	M.	Veronal poisoning	75,7	1570	1240	22	83,0	—	190	26	—
58	35 ,,	M.	Shot	—	—	—	—	81,0	—	—	—	—
85/6	35 ,,	M.	Agranulocytosis. Icterus. Anaem.	76,0	2260	2000	—	81,8	278	210	—	Transfusions given

Tabelle 21. (Fortsetzung.)

No.	Age	Sex	Diagnosis	Liver % water	Liver Total Fe	Liver Non-haemin Fe	Liver Cu	Kidney % water	Kidney Total Fe	Kidney Non-haemin Fe	Kidney Cu	Remarks
78/9	36 years	M.	Shot	74,2	1140	800	—	82,4	—	152	—	Transfusions given
35	38 „	M.	Pulmonary tuberculosis	76,9	1250	1100	103	—	—	—	—	Death after 2 hr.
146/7	40 „	M.	Haemorrhage into brain. Hypert.	72,0	—	186	36	76,5	720	84	39	—
59	40 „	M.	Pneumonia. Softening of the brain	—	—	—	—	80,4	409	256	—	—
73	40 „	F.	Shot	—	—	—	—	80,6	412	173	—	—
61	42 „	M.	Hanged	73,0	1060	920	—	80,1	510	142	14	—
140	44 „	M.	Hanged	74,8	—	550	—	—	340	135	—	—
96/7	44 „	F.	Shot	—	—	—	—	80,1	—	174	—	—
34	53 „	M.	Lysol poisoning	—	—	—	—	79,8	—	173	—	—
66	59 „	M.	Shot	—	—	—	—	83,9	—	—	—	—
105	60 „	M.	Tumour of lung. Sclerosis	77,1	880	1480	—	—	406	135	—	—
74/5	60 „	F.	Pneumonia. Laryngeal carcinoma	73,0	985	500	—	76,5	—	—	—	—
98	65 „	M.	Infarct of heart	76,7	—	550	44	—	—	—	—	—
145	65 „	M.	Infarct of heart	71,0	815	900	28	—	290	180	—	—
52	70 „	M.	Sepsis. Furunculosis	77,0	1080	705	48	81,2	—	—	—	—
6/7	75 „	M.	Pneumonia. Fracture of skull	77,5	2920	1000	34	—	410	—	10	—
12/12	75 „	M.	Fracture of skull. Diabetes. Cardiac defect	—	—	2500	—	—	—	—	42	Death after 2 days
148/9	84 „	M.	Severe anaemia. Carcinoma of stomach. Cardiac infarct	78,0	—	63	—	80,0	—	55	—	—

enthält die tuberkulöse Lunge 4—5mal so viel Cu als die gesunde Lunge. Es ist also sehr wahrscheinlich, daß das Cu für den Beginn und den Ablauf der Tbc. der Lunge (auch der Gelenk-Tbc., SCHUBERT u. Mitarb.) von Bedeutung ist, worauf später noch zurückzukommen ist. Anscheinend auf einen ähnlichen Mechanismus wie bei der Tbc. zurückzuführen ist der *hohe Cu-Gehalt in normaler Leber und Milz*, den GROSS, SANDBERG, HOLLY (1942) *bei malignen Tumoren* feststellen konnten. Fettlebern, Stauungslebern und Ikterusfälle zeigen nach GERLACH keine wesentliche Steigerung des Leber-Cu. SHELDON und RAMAGE (1934) geben an, daß bei Urämie ein erhöhter Leber-Cu-Gehalt angetroffen werde, was von GERLACH wohl bei einigen, nicht aber bei allen Fällen bestätigt werden konnte.

Sehr bemerkenswert sind die Untersuchungen von MORRISON und NASH (1930) und CHOU und ADOLPH (1935). Erstere Autoren fanden in der Leber eines achtmonatigen Säuglings mit *schwerer Anämie einen niederen Cu-Gehalt und* letztere bei einem achtmonatigen Säugling mit *alimentärer Anämie sogar einen sehr niederen Leber-Cu-Gehalt.* Diese Ergebnisse bedürfen dringend einer systematischen Kontrolle, insbesondere im Hinblick auf die oben genannten Tierexperimente, wobei bei alimentärer Anämie eine starke Cu-Verarmung des Körpers auftritt [SCHULZE, ELVEHJEM, HART (1936)]. Bei 9 verschiedenartigen Infektionskrankheiten und auch bei Lymphogranulomatose, Pneumonie, Lungenabsceß, Erysipel, Endocarditis und Meningitis fand GERLACH normale Leber-Cu-Werte.

Über den Metallgehalt in *kindlichen* Lebern berichten weiterhin sehr ausführlich RAMAGE, HILL und SHELDON (1933) sowie BRÜCKMANN und ZONDEK (1939); die Untersuchungen wurden, wie oben schon erwähnt, mit spektrographischer Methode auf verschiedene Metalle ausgedehnt, während letztere Autoren in Leber und Milz Fe und Cu photometrisch bestimmten. Die Ergebnisse dieser Autoren, die sie an Kindern verschiedener Altersstufe und mit verschiedenen Todesursachen erhoben haben, seien hier in Tab. 21 wiedergegeben. Neben der Tatsache, daß der Fetus, das Neugeborene und das junge Kind reichlich Cu in der Leber beherbergen, geht aus der Tabelle bezüglich des Zusammenhangs des Leber-Cu mit pathologischen Zuständen eigentlich nur hervor, daß von den vielen Krankheitsbildern, die untersucht sind, nur ein Fall *von Tbc. (Nr. 35) einen weit über der Norm liegenden Cu-Gehalt der Leber* aufweist. Die Autoren sind deshalb dieser Frage nachgegangen und haben in Bestätigung der Ergebnisse von GERLACH bei *8 von 12 Fällen kindlicher tuberkulöser Meningitis ein definitiv erhöhtes Leber-Cu feststellen können. Es wäre von größtem Interesse, der Bedeutung dieser merkwürdigen Cu-Störung bei der Tbc. näherzukommen.* Bei einem 7 monatigen Säugling, der an interstitieller Pneumonie ad exitum kam, fanden PEDRERO und KOZELKA (1951) einen auffallend niederen Cu-Gehalt der Leber.

c) Cu-Gehalt in verschiedenen Organen bei verschiedenen pathologischen Zuständen.

Außer in der Leber wurde das Cu auch in anderen Organen bei den verschiedensten Krankheiten untersucht. Systematische Untersuchungen an einer größeren Zahl liegen nur bei Milz, Niere und Lunge vor, während es sich im übrigen mehr oder weniger um Einzelbeobachtungen handelt. Wenn auch die Angaben über den normalen Cu-Gehalt der Milz im Schrifttum auseinandergehen (s. o.!), so scheint doch festzustehen, daß die Milz ein ausgesprochen Cu-armes Organ ist. Bei Neugeborenen ist der Cu-Gehalt der Milz physiologischerweise höher. Eine strikte Parallelität zum Leber-Cu-Gehalt ist bei pathologischen Zuständen jedoch nicht nachweisbar (GERLACH, 120 Milzuntersuchungen). Es ergibt sich aber bei einer Gegenüberstellung, daß bei Lebercirrhosen im allgemeinen auch der Cu-Gehalt der Milz gesteigert ist (GERLACH, 0,38 mg-%, Norm: 0,26 mg-% Cu). Bei der Kontrolle von 64 Lungen und 44 Nieren hat GERLACH im pneumonischen Gewebe nicht mehr Cu festgestellt als im lufthaltigen und der Cu-Gehalt der Nieren stand in keiner Beziehung zum Cu-Gehalt der Lebercirrhosen. Ein *recht hoher Cu-Wert fand sich wiederum bei einer tuberkulösen Schrumpfniere* (0,8 mg-%, Norm: 0,29 mg-% Cu) und in den Nieren eines $10^1/_2$ jährigen Jungen, der wahrscheinlich an Cu-Sulfatvergiftung gestorben war, wobei das Nieren-Cu sogar über dem Leber-Cu lag (0,8 mg-%: 0,5 mg-% Cu). Dieser Befund ist sehr ungewöhnlich, da bei allen sonstigen Untersuchungen (gesund und krank) der *Nieren-Cu-Gehalt stets unter dem der Leber liegt.* Dieser Befund dürfte deshalb mit einer besonders gesteigerten Cu-Ausscheidung der Nieren in diesem Falle zusammenhängen. Die Cu-Werte der kindlichen Nieren unter pathologischen Bedingungen gehen aus der obigen Tab. 21 hervor. Besonders *auffallend ist ein hoher Nieren-Cu-Wert bei einem 13 Tage alten Säugling mit Enteritis und Cystitis und bei einem 13 Monate alten Kinde mit Thrombose der Pfortader.*

Bei 3 Fällen von *perniciöser Anämie,* einer *aplastischen Anämie* und einer *Anämie nach Magenresektion* hat BENCE (1933) teils niedrige, teils normale

Cu-Werte in Leber, Milz und Nieren festgestellt. Im roten bzw. weißen *Knochenmark* fand der Autor bei dem genannten Fall von *aplastischer Anämie* 0,46 bzw. 0,5 mg-% Cu, also Werte, die das *4—5fache des normalen Serum-Cu-Wertes darstellen.* Über den normalen Cu-Gehalt des menschlichen Knochenmarks liegen keine Befunde vor. Beim Tier ist der Cu-Gehalt des Knochenmarks etwa doppelt so hoch als im Serum errechnet worden (s. o.). Demnach wäre, wenn wir einen Analogie-schluß ziehen wollen, der *Cu-Gehalt im Knochenmark bei aplastischer Anämie erheblich erhöht.* Auf die interessante Cu-Erhöhung im Gehirn bei WILSONscher Krankheit wurde oben im Zusammenhang mit der Lebercirrhose schon hinge-wiesen. KLEINMANN und KLINKE (1929) haben im normalen Herzen eines an Magen-Ca Verstorbenen 0,18 mg-% Cu (Trockensubstanz) und bei einem an Peri-karditis Verstorbenen 0,18 mg-% Cu analysiert. EICHLER (1948) bringt Beweise

Tabelle 22.
Cu- und Fe-Werte in Organen bei chronisch myeloischer Leukämie (nach KOJIMA und KOSAKA).

Gewebe	Material in g			Kupfer in mg im 1 g Material		
	frisches	trocknes	Asche	frisches	trocknes	Asche
Leber	7,0236	1,5046	0,0721	0,00681	0,03180	0,66352
Milz	7,2129	1,2705	0,0648	0,00243	0,01380	0,27067
Herzmuskel (Kammer) .	3,8667	0,6477	0,0332	0,00409	0,02267	0,47560
Nierenrinde	7,6902	1,1168	0,0793	0,00204	0,01465	0,19798
Nierenmark	7,4962	1,0198	0,0778	0,00196	0,01440	0,18882
Großhirnrinde	11,2483	1,8277	0,1404	0,00267	0,01642	0,21375
Großhirnmark	9,3856	1,5850	0,1478	0,00097	0,00577	0,06191
Blut	2,8105	0,3357	0,0268	0,00117	0,00974	0,12164

Gewebe	Frische Substanz (g)	Trockene Substanz (g)	Fe-Gehalt in trockener Sub. (mg)	Fe-Gehalt pro 1 g frische Sub. (mg)	Fe-Gehalt pro 1 g trockene Sub. (mg)
Leber	0,9706	0,2206	0,1304	0,1343	0,5915
Milz	1,0153	0,1887	0,2500	0,2457	1,3248
Knochenmark	0,7122	0,1555	0,0220	0,0308	0,1413
Herzmuskel (Kammer) .	0,5402	0,0941	0,0140	0,0258	0,1486
Nierenrinde	0,6512	0,1061	0,0270	0,0415	0,2543
Nierenmark	0,5893	0,0957	0,0077	0,0130	0,0801
Großhirnrinde	1,6373	0,2583	0,0882	0,0538	0,3416
Großhirnmark	1,3712	0,3946	0,0500	0,0365	0,1267

dafür, daß sich *Cu in einer oberflächlichen Schicht der Herzmuskelfaser findet,* da an dieser Oberflächenstelle Ionen einwirken können, die zu Komplexen mit Cu fähig sind und sich auf diese Weise zu verankern vermögen. Nach seinen Ana-lysen sei mindestens 25% des in der Herzmuskulatur vorkommenden Cu in der Oberfläche lokalisiert. Dieser Befund ist von großem Interesse im Hinblick auf den Wirkungsmechanismus bestimmter herzwirksamer Pharmaka. Den Eisen- und *Cu-Gehalt in Organen eines an chronischer Leukämie* Verstorbenen haben KOJIMA und KOSAKA (1930) untersucht; aus der Originalarbeit geht leider nicht hervor, wie alt der Patient war; weiterhin wurden eine Reihe von Röntgenkuren durchgeführt, so daß der Kranke zum Schluß die Zeichen einer Panmyelophthise aufwies und an der „Aleukia radiotoxica" gestorben ist. Die Cu-Werte in den Organen sind also sicherlich iatrogen beeinflußt (s. Tab. 22). Aus der Tabelle ist zu entnehmen, daß lediglich der Cu-Wert des Herzmuskels etwas hoch liegt (0,409 mg-%, Norm: etwa 0,2 mg-% Cu Frischsubstanz), während die übrigen Werte im Bereich der Norm liegen.

Zum Schluß dieses Kapitels sei noch erwähnt, daß NITZESCU und GEORGESCU (1935) im Augenkammerwasser des Ochsenauges Cu festgestellt haben in einer Konzentration von 147 γ-%, was ungefähr dem Cu-Gehalt des Serums entspricht.

Als Ursache einer merkwürdigen, angeborenen Verfärbung des Zahnschmelzes bei 3 Geschwistern vermutet RYGGE (1951) den im Schmelz von GOLDSCHMIDT spektrographisch festgestellten Cu-Gehalt von 0,01%, während Dentin und Zement Cu-frei waren. Auch bei einigen Nagetieren kann man gefärbten Zahnschmelz finden, z. B. beim Biber; der Schmelz enthält hier ebenfalls Cu ungefähr in der gleichen Größenordnung.

d) Kurzer Überblick über den Cu-Gehalt in verschiedenen Organen bei verschiedenen Krankheiten.

Beim Tier kann man mit chronischer Cu-Vergiftung das Bild einer Pigment-cirrhose der Leber erzeugen, während man einen Beweis für die Rolle des Cu als ätiologischer Faktor bei der Lebercirrhose und der Hämochromatose des Menschen bis heute nicht hat erbringen können; nach Ansicht maßgeblicher Pathologen scheint hier die *Cu-Anreicherung der Leber mehr die Folge des cirrhotischen Prozesses bzw. der Ausscheidungs- und Speicherungsstörung des Organismus zu sein. Bei der* WILSONschen *Krankheit findet sich nicht nur in der cirrhotischen Leber und im* KAYSER-FLEISCHERschen *Cornealring, sondern auch auffallenderweise in bestimmten Hirnbezirken eine erhebliche Anreicherung mit Cu.* Das Wesen dieser Cu-Stoffwechselstörung ist hier ebensowenig bekannt, wie bei *bestimmten Formen von exsudativer und generalisierter Tuberkulose* (Meningitis und exsudative Lungen-Tbc) und *maligner Tumoren, wobei sich in morphologisch normaler Leber (und auch anderen Organen) eine signifikante Cu-Vermehrung findet. Die Verminderung des Leber-Cu bei perniciöser Anämie scheint mit dem Wirkungsmechanismus des Antiperniciosaprinzips im Zusammenhang* zu stehen. *Sehr beachtlich sind Mitteilungen über vermindertes Leber-Cu bei Säuglingen mit sekundärer alimentärer Anämie* (umfangreiche Kontrollen sind hier sehr erwünscht!). Auf die allgemeine Cu-Erhöhung in den Organen Schwangerer wurde oben schon hingewiesen.

2. Das Cu im pathologischen Liquor.

Hier liegen nur Untersuchungen von AXTRUP (1946) vor. Über Cu-Werte in normalem Liquor bei verschiedenen Krankheiten wurde oben schon berichtet. Bei 4 Kindern (Alter zwischen 9 Monat und $3^1/_2$ Jahren) mit akuter Encephalitis fanden sich Cu-Werte zwischen 8 und 25 γ-%, bei einem Fall von Varicellen-encephalitis 10 γ-% und bei akuter Encephalomyelitis disseminata 15 γ-% Cu. 4 Fälle von akuter Poliomyelitis (Alter 1—7 Jahre) mit typischem Liquorbefund zeigten 7—25 γ-% Cu, und bei einer Mumpsmeningoencephalitis (9 Jahre) wurde 10 γ-% Cu im Liquor festgestellt. 3 Fälle von tuberkulöser Meningitis (2,2 und 9 Jahre) zeigten 10,13 und 18 γ-% Cu im Liquor. *Der Cu-Gehalt im Liquor hält sich demnach auch bei den verschiedensten meningealen und cerebralen Erkrankungen nieder* und innerhalb der Grenze der Norm. Ausgedehntere Untersuchungen bei weiteren Cerebralerkrankungen sind aber angezeigt.

3. Das Cu im Blut, Serum oder Plasma bei verschiedenen Erkrankungen.

A. Erwachsene.

Umfangreiche und systematische Cu-Untersuchungen im Blute oder Serum bei verschiedenen Krankheiten liegen nur wenige vor. Im deutschsprachigen Schrifttum sind es HEILMEYER, KEIDERLING und STÜWE (1941), sowie BRENNER

(1948), welche den Cu-Spiegel im Serum bei den verschiedensten pathologischen Zuständen genauer verfolgt haben; im angloamerikanischen SACHS, LEVINE, FABIAN (1935) und CARTWRIGHT, HUGULEY, ASHENBRUCKER, FAY und WINTROBE (1948). Auch die Einzelbeobachtungen bzw. Untersuchungen nur bei einer bestimmten Krankheitsgruppe (BENCE, LENDVAI, SZEKELY (1936) bei Anämieformen des Erwachsenen oder AXTRUP (1946) bei Anämien der Frühgeborenen) sind nicht sehr zahlreich.

a) Das Cu im Blute bei Anämie.

Die kritische Auswertung der im Schrifttum niedergelegten Arbeiten ist hier sehr schwierig, weil exakte Diagnosen oft fehlen bzw. allgemeine Schlüsse bezüglich der Veränderungen des Blut-Cu aus der Beobachtung ganz heterogener anämischer Zustände gezogen werden. SARATA (1934) kommt z. B. zu dem Ergebnis, daß bei allen Anämien eine Hyperkuprämie bestehe, wobei der Cu-Anstieg in den Ery. deutlicher ausgeprägt ist als im Plasma. Seine Untersuchungen erstrecken sich auf je einen Fall von perniziöser Anämie, tuberkulöser Anämie, Purpura und paroxysmaler Hämoglobinurie. Bei dem Fall von aplastischer Anämie war die Hyperkuprämie eine außerordentlich hohe, sowohl in den Ery. als auch im Plasma, während bei der „Purpura" (ohne genauere Differentialdiagnose) ein normales Blut-Cu und sogar unternormales Blutzellen-Cu angetroffen wurde. Der Fall von paroxysmaler Hämoglobinurie zeigte kurz nach dem Anfall eine Hyperkuprämie besonders in den Ery. BENCE, LENDVAY und SZEKELY (1936) finden überall, wo eine erhöhte Knochenmarksfunktion angenommen werden kann, erhöhte Cu-Werte, gleichgültig, „ob es sich um eine sekundäre Anämie, Leukämie oder Polyglobulie handelt". Daß derartige Verallgemeinerungen nicht richtig sind, zeigt schon der Hinweis von SARATA, daß bei der aplastischen Anämie, worüber später genauer berichtet wird, der Cu-Gehalt ebenfalls erhöht ist trotz verminderter Tätigkeit des Knochenmarks. Wenn z. B. in Tabellen nur angegeben ist: „anhaltende Blutung nach Abortus" oder „occulte Magenblutung" oder „Hämatemesis mit Milztumor" oder „Uterinalblutung" usw. und es wird nun der Cu-Spiegel im Blut mit solchen Diagnosen bzw. Blutungszuständen in Beziehung gebracht, so ist derartiges Vorgehen als unbrauchbar zu bezeichnen; denn der Abort kann mit Fieber einhergehen, welches den Cu-Wert beeinflußt oder die occulte Magenblutung kann ein Ca sein, welches regelmäßig zu Cu-Erhöhung führt usw. Wenn man den Cu-Spiegel bei Anämien exakt beurteilen will, muß jeder wenn auch noch so kleine Infekt berücksichtigt bzw. solche Fälle aus der Gruppe der Blutungsanämien u. dgl. ausgeschaltet werden. Im folgenden sind deshalb nur die *einwandfrei diagnostizierten und der Genese nach bekannten Anämieformen*, wie sie im Schrifttum mitgeteilt sind, im Hinblick auf den Blut-(Serum)-Cu-Spiegel berücksichtigt.

1. Blutungsanämien und Blut-(Serum-)Cu

Von den 19 Fällen, die BENCE, LENDVAI und SZEKELY (1936) als reine Blutungsanämien nach chronischer Blutung ansprechen, ist die Diagnose meines Erachtens nicht bei allen Beispielen klar; eher schon bei den 4 Fällen von akuter stärkerer Blutung („frische hochgradige Uterinalblutung bzw. Darmblutung und hochgradige Hämatemesis"). Der Cu-Gehalt im Gesamtblut war durchschnittlich in der ersten Gruppe deutlich erhöht mit einem Durchschnitt von 158 γ-%, während nach akuter Blutung ein niederer Cu-Wert von durchschnittlich 77 γ-% gefunden wurde. Auch SACHS, LEVINE, FABIAN (1935) fanden bei einem Fall von afebriler Ulcusblutung 162 γ-% im Vollblut. HEILMEYER, KEIDERLING und STÜWE (1941) haben dagegen bei Blutungsanämien, die durch keine sonstigen

fieberhaften Infekte u. dgl. gestört waren, eindeutig festgelegt, daß nach schweren
Blutverlusten trotz hochgradiger Anämieentwicklung *keine Erhöhung des Serum-
Cu* eintritt. Die Cu-Werte schwanken in physiologischen Grenzen, nämlich zwischen 120 und 147 γ-% , Durchschnitt: 132 γ-% Cu. Auch nach größeren Blut-
entziehungen (Blutspender) fand sich keine Erhöhung des Serum-Cu, sondern
eher eineVerminderung; bei 3 Spendern sanken am 2. Tag nach der Blutentziehung
von 200—300 cm³ Blut die Cu-Werte von 118 auf 84 γ-%, von 115 auf 105 γ-%,
von 104 auf 102 γ-% Cu. Die Autoren sind der Ansicht, daß die leichte Senkung
vielleicht Folge einer Blutverdünnung sein könnte und daß das *Serum-Cu wohl
keine Bedeutung für die Ery-Regeneration* habe. Dagegen war in 3 Fällen von
Blutungsanämie in den Ery der Cu-Gehalt zum Zeitpunkt der stärksten Regeneration außerordentlich hoch. Diese Tatsache steht also mit den oben genannten
Befunden von BENCE und Mitarb. und den erwähnten tierexperimentellen Beobachtungen SARATAs in sehr guter Übereinstimmung. *Das Cu im Gesamtblut bzw.
in den Ery steigt nach Blutung an, während das Serum-Cu unverändert bleibt.*
SARATA fand die sog. Kuprocyten als Cu-reiche Zellen nach Blutung als erste Hilfs-
aktion des Organismus auftreten. HEILMEYER, KEIDERLING u. STÜWE schließen
sich deshalb der Ansicht an, daß die *Cu-Vermehrung in den jungen Ery*, gewissermaßen den Vorstufen der erst anschließend erscheinenden Reticulocyten, *etwas
mit der Hb-Synthese zu tun haben muß*. Sehr bemerkenswert ist, daß in allen Fällen
von Blutungsanämie der Serum-Fe-Spiegel sehr tief lag. In 3 selbstbeobachteten
Fällen (2 Fälle mit Blutungen bei Magenulcus und 1 Fall mit Blutung bei Hämophilie) konnte der Verf. die Beobachtungen der Autoren bestätigen: Es fand sich
sehr niederes Serum-Fe und normales Serum-Cu.

2. Eisenmangelanämie, Chlorose und Blut-Serum-Cu.

Die gleichen oder ähnlichen Verhältnisse wie bei Blutungsanämien bezüglich
des Blut-Cu-Spiegels scheinen die sekundären bzw. Eisenmangelanämien aufzuweisen. SACHS, LEVINE und FABIAN (1935) fanden bei 8 Fällen von Fe-Mangelanämie hohes Blut-Cu (155—220 γ-%, Mittel 180 γ-%), HEILMEYER, KEIDER-
LING und STÜWE (1941) bei 4 Fällen essentieller Fe-Mangelanämie und 6 Cu-Bestimmungen im Serum keine Cu-Erhöhung (98—150 γ-%, Mittel 119 γ-% Cu)
und sehr niederes Serum-Fe (29—74 γ-%, Mittel 45 γ-% Fe). CARTWRIGHT u.
Mitarb. (1948) wiederum bestätigen die Ergebnisse von SACHS u. Mitarb. bei
6 Patienten mit Fe-Mangelanämie mit einer Hyperkuprämie von 155—210 γ-%,
Mittel 179 γ-% Cu im Vollblut, während nur 2 Fälle den normalen Wert von 128
bzw. 130 γ-% Cu aufwiesen.

Demnach geht die *Fe-Mangelanämie beim Erwachsenen mit hohem Cu im Gesamtblut (Ery) einher, während das Serum-Cu keine pathologischen Veränderungen*
aufweist.

3. Perniziöse Anämie und Blut-Cu.

WARBURG und KREBS (1927) waren die ersten, die bei einer Kranken mit
perniziöser Anämie das Cu bestimmten und mit 142 γ-% Cu im Serum einen Wert
an der oberen Grenze der Norm fanden. LOCKE, MAIN, ROSBASH (1932) kontrollierten den Serum-Cu-Spiegel und Fe-Spiegel bei 2 Kranken vor und nach
der Lebertherapie. Die Autoren haben damals schon eine gesetzmäßige Bewegung
des Serum-Fe, nämlich ein starkes *Absinken der Werte nach Leberbehandlung*
beobachtet, während sich das Cu während der Behandlung kaum änderte. Vor
der Behandlung: Cu 122 bzw. 170 γ-%, Fe 115 bzw. 260 γ-%; nach der Behandlung Cu 109 bzw. 160 γ-%, Fe: 80 bzw. 100 γ-%. Auch SARATA (1934) hat bei
einem Fall, der unbehandelt war, 145 γ-% Cu gefunden, wobei vor allem die

Ery das vermehrte Cu enthielten. Bei 3 unbehandelten Fällen konnten SACHS u.
Mitarb. (1935) im Vollblut 164—210 γ-% Cu und bei 4 behandelten Fällen 136 bis
180 γ-% Cu, also keinen wesentlichen Unterschied, jedoch im allgemeinen eine
Cu-Erhöhung im Vollblut konstatieren. Zu einem ganz ähnlichen Ergebnis
kommen BENCE, LENDVAI und SZEKELY (1936); bei 47 Kranken mit Perniciosa
fand sich ein wechselnder Blut-Cu-Wert mit einem Durchschnitt von 145 γ-% Cu,
wobei die Autoren besonders erwähnen, daß die Fälle mit funikulärer Myelose
im allgemeinen niedrige, manchmal sogar ganz auffallend niedere Werte (46 bis
109 γ-% Cu, Mittel 90 γ-% Cu) zeigen. Dieser Befund steht im Gegensatz zu
dem hohen Serum-Cu-Wert von 184 γ-%, den HEILMEYER u. Mitarb. (1941) bei
einem Patienten mit Perniciosa und funikulärer Myelose beobachtet haben
(Fall 4 der Tab. 22 aus der Monographie von HEILMEYER, KEIDERLING u. STÜWE).
Die Autoren denken allerdings in diesem Fall an die Möglichkeit der Beeinflussung

Tabelle 23. *Ery, Hb, Bilirubin, BKS, Serum-Fe und Serum-Cu* (%) *und Leukocyten bei
perniziöser Anämie vor und nach Lebertherapie* (nach BRENNER).

Name. Alter	Diagnose	Ery	Hb	Bil. mg-%	BKS	Fe γ-%	Cu γ-%	Leuko	Bemerkungen
B., J., 55 J.	Perniziöse Anämie	1,6	40	1,2		225	144	2850	Charakt. Blutbef. 4. 5. 48
		2,57	57	0,7		40	144	3900	24. 5. 48. Nach Lebertherapie
		3,6	78	1,0	30, 59	100	116	3100	20. 7. 48 Entlassen nach Fe-Therapie
R., 50. J.	Perniziöse Anämie	0,9	17	3,0	120, 183	150	174	1600	Megaloblasten, Schizophrenie. (Hoher Cu-Wert!)
B. G., 45 J.	Perniziöse Anämie	1,8	40	1,0		200	100	3150	Typ. Befund im Blut. 14. 5. 48
		2,4	40	0,8		75	116	3200	31. 5. 48. Nach Lebertherap. 54⁰/₀₀ Reticul.
		3,1	59	1,0		42	108	7800	10. 6. 48 Ab 15. 5. Fe 270 mg. tgl. peroral

des Cu-Wertes durch eine gleichzeitige Coli-Infektion. Derartige zusätzliche Stö-
rungen mögen vielleicht überhaupt mit eine Ursache der sehr unterschiedlichen
Cu-Werte im Serum bei Perniciosa-Kranken sein. Nur bei Fall Nr. 3 und Nr. 11
der genannten Tabelle ist zu ersehen, daß in einem Falle das Cu nach 1 monatiger
Behandlung von 138 γ-% auf 150 γ-% anstieg und beim andern sich unter der
Therapie nicht änderte (162 bzw. 161 γ-% Cu nach 6 wöchentlicher Behandlung).
Im übrigen zeigen 5 Fälle normalen oder fast normalen Serum-Cu-Wert (111—150
γ-%) und 6 Fälle hohes Serum-Cu (156—203 γ-%). Die Autoren wollen trotzdem aus
ihren Ergebnissen den Schluß ziehen, daß ,,das Wesen der perniziösen Anämie
den Cu-Spiegel unbeeinflußt läßt'', zumal auch die Verteilung des Cu im Blut,
die in 6 Fällen kontrolliert wurde, ,,annähernd normale, d. h. ungefähr gleichmäßige Verteilung des Cu auf Serum und Ery'' erkennen läßt. Allerdings war auch
hier das Ergebnis nicht ganz einheitlich; in einem Fall z. B. waren im Gesamtblut 145 γ-% Cu, im dazugehörigen Serum 126 γ-% Cu und in den Ery 168 γ-%
Cu nachweisen. Daß der Serum-Cu-Spiegel bei dieser Krankheit vielleicht keine
wesentliche Rolle spielt, bestätigen auch eigene Beobachtungen an 3 Kranken,
die vor und nach Leberbehandlung folgende Fe- und Cu-Werte im Serum aufwiesen (Tab. 23).

Der Serum-Cu-Wert, der sich durchweg in normalen Grenzen hält, bleibt durch die Therapie unbeeinflußt, während das anfangs erhöhte Serum-Fe rapid nach Lebertherapie absinkt, worauf LOCKE, MAIN und ROSBASH (1932), HEILMEYER u. Mitarb., BÜCHMANN u. a. schon hingewiesen haben (Abb. 11). BENCE, LENDVAI und SZEKELY (1936) dagegen legen dem Cu bei der Genese dieser Krankheit eine große Bedeutung bei; 1. weil eine Cu-Verarmung der Leber auftritt (s. o.), 2. weil die Cu-arme Leber von gastrektomierten Tieren therapeutisch bei der Perniciosa wirkungslos ist; nach Gastrektomie verschwindet nach 5 Monaten das Cu aus der Leber vollkommen. Die Anwesenheit von Cu in bestimmter Form und Menge in der Leber ist offenbar Vorbedingung für normocytäre Blutbildung [BENCE (1933)]; 3. weil in vielen Fällen im Vollblut und auch im Serum eine Erhöhung des Cu eintritt, sei es vor oder während der Behandlung mit Leber. So fanden auch CARTWRIGHT u. Mitarb. in jüngerer Zeit im Vollblut nicht regelmäßig Erhöhungen des Cu bei 12 Perniciosa-Kranken (1948) und kein gesetzmäßiges Verhalten des Cu vor und nach Leberbehandlung; die Werte schwanken zwischen 100 und 185 γ-%

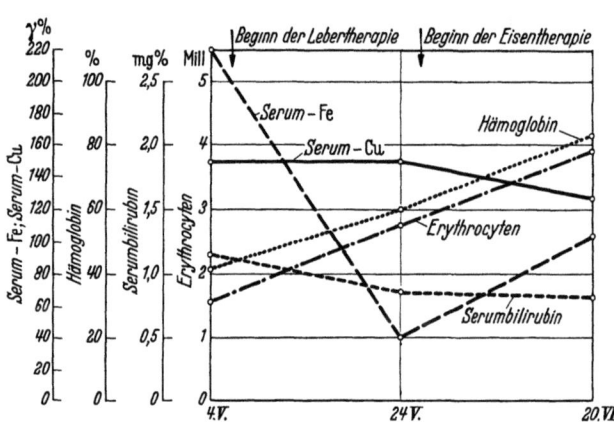

Abb. 11. Serum-Fe und Serum-Cu, Serumbilirubin, Ery und Hb bei perniziöser Anämie vor und nach Lebertherapie (nach BRENNER).

Cu, Mittel 137 γ-% Cu. Es läßt sich also *noch kein klares Bild über die Rolle des Cu bei dieser Krankheit machen* und systematische Untersuchungen sind angezeigt. Es erscheint nicht ausgeschlossen, daß die Schwankungen des Cu-Spiegels mit erhöhter oder verminderter Knochenmarkstätigkeit in Verbindung stehen und somit einen wichtigen Einblick in die Genese dieser Krankheit geben können. Insbesondere die widersprechenden Ergebnisse bei der funikulären Myelose bedürfen einer Nachprüfung.

4. Cu bei aplastischer Anämie und Panmyelophthise.

SARATA (1934) stellte hohes Blut-Cu bei einem Fall von aplastischer Anämie fest (419 γ-%) und dabei *kaum eine Erhöhung in den Ery*, sondern vor allem im Serum; ebenso CARTWRIGHT (1948) bei einer sicheren aplastischen Anämie mit hypoplastischem Mark 169 γ-% Cu im Vollblut. HEILMEYER, KEIDERLING u. STÜWE (1941) sahen bei 6 Fällen von aplastischer Anämie bzw. Panmyelophthise die höchsten Cu-Werte im Serum von sämtlichen Anämieformen auftreten (160 bis 274 γ-%, Mittel: 204 γ-% Cu), wobei auch das Serum-Fe deutlich erhöht ist. Leider liegen weitere Kontrollen bezüglich der *Verteilung* des Cu im Blute nicht vor; denn es ist sehr bemerkenswert, falls es sich bestätigen läßt, daß hier im strikten Gegensatz zu Blutungs- oder essentieller hypochromer Anämie (und auch perniziöser Anämie) der *Cu-Gehalt der Ery nicht erhöht* ist, sondern normal zu sein scheint, während die *mächtige Cu-Erhöhung vor allem im Serum* auftritt. Diese Ergebnisse im Serum konnte Verf. (1949) an 3 Erwachsenen mit Panmyelophthise bestätigen (Tab. 24).

Tabelle 24. *Serum-Cu und Serum-Fe, Ery, Hb, Leuko, BKS bei Panmyelophthise* (nach BRENNER).

Name, Alter	Diagnose	Ery	Hb %	BKS	Leuko	Fe γ-%	Cu γ-%	Bemerkungen
B. H., 58 J.	Panmyelo-phthise	2,9	44	5/16	4400	240	157	17. 10. 47 Blutbild: Vor-wiegend Lymphoc.
		3,5	45		5300	205	174	15. 12. 47
K., . 47 J.	Panmyelo-phthise	1,6	26	91,164	1100	170	174	24. 1. 48 Tromboc. 74000 Bei Sternalpunktion wiederholt nur Blut
		2,1	42		1200	225	186	8. 6. 48 Thromboc. 6 500 56% Lymphoc., 34% Seg. Stab 2%, Eo 2%, Mono 6%
L., 65 J.	Panmyelo-phthise	2,2	56		2400	160	130	14. 3. 48 Thromboc. 62000
		2,4	60		1700	158	144	14. 5. 48 Thromboc. 24000 Blutbild: 82%, Lymphoc. 22. 6. 48 Tromboc. 17000
		2,9	78		1400	170	200	68% Lymphoc.
						175	230	Myeloblastenmark Reifungszahl: 480

Durchweg ist neben dem deutlich erhöhten Serum-Cu eine noch stärkere Er-höhung des Serum-Fe nachzuweisen. Wenn man die Cu-Erhöhung in den Ery bei Blutungsanämien usw. mit der Funktion des Cu bei der Hb-Bildung in Zusam-menhang bringen möchte, so ist der Mechanismus und Zweck der erheblichen Serum-Cu-Erhöhung bei aplastischer Anämie bis jetzt völlig dunkel. HEILMEYER u. Mitarb. (1941) denken daran, daß bei der Panmyelophthise vielleicht derjenige Mechanismus gestört ist, der beim Infekt zu einer Verminderung des Serum-Fe führt.

5. Das Cu bei Leukämien.

Systematische Untersuchungen bei genau diagnostizierten Fällen von Leuk-ämie des Erwachsenen fehlen im Hinblick auf den Metallspiegel im Blut. WAR-BURG und KREBS (1927) haben bei einem Fall von myeloischer Leukämie 191 γ-% Serum-Cu und bei einer lymphatischen Leukämie 150 γ-% Serum-Cu festgestellt, und KREBS (1928) bei 3 Fällen von Leukämie ohne genauere Diagnose im Durch-schnitt 180 γ-% Cu im Serum. Bei 5 chronischen myeloischen Leukämien fand SARATA (1934) im Vollblut Cu-Werte zwischen 75 und 270 γ-%, Mittel 183 γ-% und dabei eine *ziemlich gleichmäßige Verteilung auf Ery und Plasma*. Bei 2 akuten myeloischen Leukämien ohne genauere Diagnose war ebenfalls das Cu im Vollblut erheblich erhöht (174 bzw. 254 γ-%) mit *einer deutlichen Bevorzugung der Cu-An-reicherung in den Ery*, während eine akute lymphatische Leukämie den normalen Cu-Wert von 132 γ-% aufwies. Zu dem gleichen Ergebnis kamen BENCE, LEND-VAI und SZEKELY (1936): bei 5 Fällen von myeloischer Leukämie (ohne genauere Diagnose) war ein Blut-Cu zwischen 168 und 252 γ-% Cu zu erkennen, und eine lymphatische Leukämie zeigte 107 γ-% Cu; ebenso SACHS, LEVINE, FABIAN (1935): 1 Fall von akuter myeloischer Leukämie: 240 γ-% Blut-Cu, 2 Fälle von chronischer lymphatischer Leukämie 160 bzw. 187 γ-% Blut-Cu. In eigenen Untersuchungen hat Verf. an 3 erwachsenen Patienten mit akuter Myeloblasten-leukämie in mehreren Untersuchungen regelmäßig sehr stark erhöhtes Serum-Cu (230—268 γ-%) und deutlich erhöhtes Serum-Fe (135—208 γ-%) festgestellt. HEILMEYER u. Mitarb. fanden uneinheitliche Werte und CARTWRIGHT u. Mitarb. (1948) bei 2 Fällen von chronischer myeloischer Leukämie 173—174 γ-% Cu im Vollblut. Bei *akuter Leukämie findet sich also regelmäßig ein hohes Serum-Cu und auch Ery-Cu* (letzteres muß allerdings noch in größerem Umfange bestätigt werden). Während das erhöhte Ery-Cu ähnlich wie bei der Blutungsanämie (im Gegensatz zu aplastischer Anämie) mit der Hb-Bildung bzw. mit gesteigerter Hb-Bildung in Beziehung gebracht werden kann, ist die *Genese der Serum-Cu Erhöhung bei der akuten Leukämie wie bei der aplastischen Anämie völlig ungeklärt*. Bei den chronischen Leukämieformen scheinen die Metallwerte im Blute bzw. im Serum unterschiedlich zu sein. Eine systematische Verfolgung dieser merkwürdigen Cu-Stoffwechselstörung bei akuter Leukämie und aplastischer Anämie, wie z. B. Vergleiche zwischen Cu-Werten von Organen, Knochenmark, Serum und Ery könnte wohl einen tieferen Einblick in das Wesen dieser Erkrankungen bringen. Solche Untersuchungen stehen noch aus.

6. Das Cu bei anderen Blutkrankheiten.

Bei der oben erwähnten paroxysmalen Hämoglobinurie [SARATA (1934)] war vor dem Anfall im Gesamtblut 141 γ-% Cu nachzuweisen; der Anfall konnte durch Einlegen der Hände in Eiswasser ausgelöst werden; während des Anfalles sank das Blut-Cu auf 124 γ-% um 19 Std. nach Beendigung des Anfalles auf 221 γ-% zu steigen; diese Hyperkuprämie zeigte den *Typ der posthämorrhagischen*, also besonders deutliche Vermehrung des Cu in den Ery. BENCE u. Mitarb. (1936) berichten über einen „zunächst als Polyglobulie angesprochenen Fall (8,0 Mill.

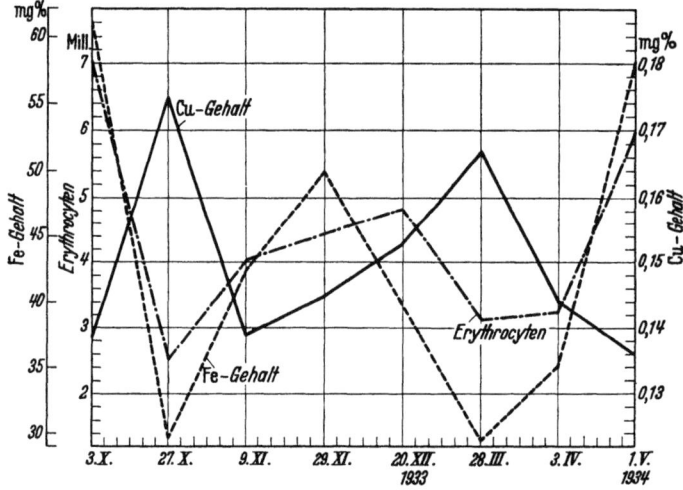

Abb. 12. Ery, Blut-Cu, Blut-Fe bei Polycythaemia vera im Verlaufe der Behandlung mit Phenylhydrazin (nach SACHS, LEVINE, FABIAN).

Ery) mit einem normalen Blut-Cu von 119 γ-%; später ging diese Polyglobulie in eine Anämie über und bei der Sektion fand sich im Knochenmark eine tumorartige Proliferation, die das aktive Mark vollkommen verdrängte und sich als Myelom erwies. Dieser Fall ist m. E. insofern bemerkenswert, als auch bei akuten Leukämieformen immer wieder die Tumorgenese diskutiert wird. Das geschilderte Beispiel aber zeigt, daß ein Tumor mit Verdrängung des aktiven Marks mit normalem Cu-Wert einhergehen kann, während wir bei den akuten Leukämien regelmäßig stark erhöhtes Serum-Cu finden, so daß man diese Tatsache gegen die Tumorgenese der Leukämie anführen könnte. — Bei einer Sichelzellen-Anämie fanden SACHS u. Mitarb. (1935) ein sehr hohes Blut-Cu von 235 γ-% und HEILMEYER u. Mitarb. (1941) bei einer allergischen Agranulocytose nach Arsentherapie infolge Chorea minor 142 γ-% Cu und 77 γ-% Fe im Serum. Sehr eindrucksvoll zeigt ein Fall von Polycythaemia vera, den SACHS, LEVINE, FABIAN genau verfolgen konnten, den engen Zusammenhang der beiden Schwermetalle mit der Blutbildung (Abb. 12). Nach Behandlung mit Phenylhydrazin sank jedesmal das Blut-Fe und das Blut-Cu stieg an und nach Absetzen der Therapie war jedesmal das umgekehrte Verhalten zu erkennen.

b) Das Cu beim Infekt.

Über erhöhte Cu-Werte im Serum oder Blut bei verschiedenen Infektionskrankheiten berichtete als erster KREBS (1928). Bei 12 Fällen von Lungen-Tbc z. B. fand der Autor mit der WARBURGschen Cysteinmethode Cu-Werte zwischen 115 und 256 γ-%, im Durchschnitt 155 γ-% Cu, bei einem Fall von Diphtherie und 3 Fällen von Scharlach 104—148 γ-% Cu, im Mittel 139 γ-% Cu im Serum. Gegenüber dem von KREBS errechneten Normal-Cu-Wert von 91 γ-% waren diese Cu-Werte deutlich erhöht. Bei Septicämie (2 Fälle) fand SARATA (1938) das Cu im Vollblut erheblich vermehrt, nicht dagegen bei einer merkwürdigen infektiösen Anämie der Pferde. Die grundlegenden Erkenntnisse über das *reziproke Verhalten von Serum-Fe und Serum-Cu* bei Infektionen gehen auf Untersuchungen von LOCKE, MAIN und ROSBASH (1932) zurück. Bei Infekt und Tuberkulose fanden die Autoren erhöhte Cu-Werte zwischen 146 und 190 γ-%, während das Serum-Fe auf 46—48 γ-% erniedrigt war. Die höchste Cu-Konzentration analysierten sie „im Serum von tuberkulösen Kranken, welche die geringste Aussicht auf Wiederherstellung hatten". Über das gesetzmäßige reziproke Verhalten der beiden Metalle, das die Autoren bei Pferden nach Toxininjektion beobachten konnten, wurde oben schon berichtet. Diese Ergebnisse konnten dann von SACHS, LEVINE und FABIAN (1935) an 20 Patienten mit Tuberkulose (10 Männer und 10 Frauen) bestätigt werden; mit einigen Ausnahmen zeigten „alle anderen Patienten einen niederen Fe-Spiegel im Vollblut und dazu einen hohen Cu-Spiegel". HEILMEYER, KEIDERLING und STÜWE (1941) haben in umfangreichen und exakten Beobachtungen am Krankenbett bei verschiedenen akuten und chronischen Infektionskrankheiten das Cu und Fe im Serum verfolgt. In Bestätigung der Ergebnisse der genannten Autoren, fand sich bei allen Infekten und Infektionen die Gesetzmäßigkeit des reziproken Verhaltens von Cu und Fe im Serum, gleichgültig, ob eine parainfektiöse Anämie vorhanden war oder nicht. Dabei kommen die Autoren zu der Schlußfolgerung, daß die *Bestimmung der beiden Schwermetalle im Serum einen tiefen Einblick in das Verhalten der Abwehrvorgänge beim Infektionsablauf* gestattet. „Während mit Eintritt des Infektes das Serum-Fe aus dem zirkulierenden Blut in das RES einwandert, um dort bei der cellulären Abwehr wichtige Aufgaben zu erfüllen, steigt das Serum-Cu zu Werten an, die fast über dem Doppelten der Norm liegen". Oft, aber nicht immer, geht die Bewegung des Serum-Cu parallel der BKS; es besteht aber zwischen den beiden Vorgängen keine gesetzmäßige Abhängigkeit. In vielen Fällen kann die *Verfolgung des Serum-Cu einen besseren Einblick und Überblick über die Aktivität eines Prozesses geben als die BKS*. Die gleichen Ergebnisse konnten die Autoren bei Milchinjektionen, Arthigon- oder Pyriferinjektionen experimentell am Menschen erzielen. Die nähere Analyse ergab auch hier, daß diese *Metallbewegungen in der Überwindungsphase* eintreten, also in einer Phase, in der das RES seine Hauptabwehrleistung vollbringt. „Nur diejenigen Reize, welche den Abwehrapparat des Organismus in Bewegung setzen, führen die geschilderten Bewegungen im Serum-Fe und Serum-Cu-Spiegel herbei." Dafür spricht auch der ganz gleiche Vorgang bei akuter Allergie; bei 2 Personen konnten die Autoren auf dem Höhepunkt eines allergischen Exanthems, hervorgerufen durch Mehlprimeln, erhöhtes Cu und erniedrigtes Fe feststellen; 8 Tage später nach Abklingen des Krankheitsbildes waren die Metallwerte wieder normal.

Dieses Verhalten der Metalle Fe und Cu bei Infektionskrankheiten steht in gutem Einklang mit den oben geschilderten experimentellen Ergebnissen in vitro und vivo. Sehr interessant ist die *Verteilung* des Cu im Blute bei Infektionskrankheiten. 13 Fälle (Scharlach, Diphtherie, Tbc, Meningitis, Lues) wurden von HEILMEYER u. Mitarb. kontrolliert und dabei überraschenderweise festgestellt, daß die *Ery sehr wenig Cu enthalten und das Serum sehr viel,* so daß ,,zweifellos ein *Teil der Cu-Vermehrung im Blutplasma auf einer Verschiebung des Cu aus den Blutkörperchen in das Plasma beruht".* Da aber im Gesamtblut die Cu-Werte bei Infektionen ebenfalls deutlich erhöht sind [SACHS, LEVINE, FABIAN (1935)], muß auch von *Stellen außerhalb des Blutes Cu an das Blut abgegeben* worden sein und es liegt nahe, dafür das Hauptdepot, die Leber, verantwortlich zu machen (HEILMEYER, KEIDERLING u. STÜWE). Dagegen spricht aber die Tatsache, daß z. B bei der Tuberkulose und auch bei malignen Tumoren, die ein sehr hohes Serum-Cu oder Blut-Cu während des aktiven Prozesses zeigen, in der *Leber das Cu nicht nur nicht vermindert, sondern sogar regelmäßig erhöht* ist (s. o.). Man muß also annehmen, daß das *vermehrte Cu im Blut entweder aus anderen Depots des Organismus kommt, oder aber, daß während des Infektes eine gesteigerte Resorption von Cu aus der Nahrung* stattfindet. Untersuchungen darüber stehen noch aus.

c) Das Cu bei Tumoren.

Maligne Tumoren zeigen das ganz gleiche Verhalten bezüglich der Änderungen der beiden Metalle im Blut wie Infekte. KREBS (1928) fand allerdings bei 3 Fällen von Carcinoma ventriculi und 1 Fall von Uterus-Ca nur einmal einen deutlich erhöhten Cu-Wert von 150 γ-% im Serum, KLEINMANN und KLINKE bei 2 Fällen von Magen-Ca 171 bzw. 140 γ-% im Vollblut. SACHS, LEVINE, FABIAN (1935) konnten bei 6 Tumor-Patienten (2 Rectum-Ca, 2 Ovarial-Ca, 1 Mamma-Ca und 1 Uterus-Ca) durchweg hohe Blut-Cu-Werte von 150—274 γ-% und HEILMEYER u. Mitarb. bei 10 Fällen im Serum Cu-Werte zwischen 144 und 262 γ-% und entsprechend niedere Serum-Fe-Werte (nicht regelmäßig, aber oft) zwischen 44 und 130 γ-% feststellen. Die Bedeutung des Cu für das Tumorwachstum geht z. B. auch daraus hervor, daß die Carcinom-Glykolyse als Cu-Katalase nachgewiesen werden konnte. Auch der Cu-Gehalt der Tumoren spricht für die Bedeutung des Cu für die Carcinomgenese. EDLBACHER und GERLACH (1935) fanden z. B. im ,,Jensen-Sarkom"-Gewebe einen unterschiedlichen Cu-Gehalt; das nekrotische Tumorgewebe enthielt mehr Cu als das umgebende Tumorgewebe. Tumoren der Ratten (FLEXNER-JOBLIN rat carcinoma) enthalten 2—4mal mehr Cu als der übrige Körper [HIEGER (1926)]. SÜMEGI (1935) konnte bei experimentellem Rattenkrebs finden, daß das Cu aus Leber und Stoffwechsel weitgehend ausgeschaltet werde; im Magen der Tumormäuse waren 40% weniger Cu als bei den Kontrolltieren nachzuweisen; der Autor hält dieses Defizit für die Ursache der Tumoranämie. GROSS, SANDBERG und HOLLY (1942) haben beim Menschen (Normalfälle, gutartige Tumorfälle und Kranke mit malignem Tumor) diese Befunde nachkontrolliert und sind zu ganz anderen Ergebnissen gekommen (Tab. 25).

Aus der Tab. 25 ist einwandfrei zu entnehmen, daß in Leber und Milz der Tumor-Verstorbenen nicht nur keine Verminderung, sondern sogar eine *Anhäufung von Fe und Cu vor sich* gegangen ist. Auch der Magen zeigt keinen Verlust an Cu, so daß Anämie durch Cu-Mangel nicht erklärt werden kann. Auch die hohe Affinität des Tumorgewebes zum Cu wurde bestätigt. Wir sehen also *bei den malignen Tumoren, genau wie bei der Tuberkulose, keinen Verlust, sondern sogar eine Cu-Vermehrung in der Leber,* und es ist deshalb zu vermuten, daß pathogenetisch das Cu bei den Tumorkranken die gleiche Rolle spielt wie bei den Infektionen. Diese Annahme findet eine weitere Stütze durch Untersuchungen über die *Verteilung des Cu im Blute bei Tumorfällen.* G. LIND (1941) hat auf Veranlassung HEILMEYERs bei 14 Tumorfällen genau die gleiche Verteilung gefunden

Tabelle 25. *Fe- und Cu-Gehalt in Leber, Milz, Magen und Tumorgewebe bei Gesunden, Fällen mit benignem Tumor und Fällen mit malignem Tumor* (mg-% Trockensubstanz; in Klammern Durchschnittswerte) (nach GROSS, SANDBERG, HOLLY).

Type of disease with number of cases examined	Liver		Spleen	
	Iron	Copper	Iron	Copper
Normal controls (15)	17,2—81,4 (44,7)	1,4—4,5 (2,8)	49,8—252,3 (137,2)	0,7—1,2 (0,9)
Malignancies (23)	12,5—113,3 (124,2)	0,9—9,3 (3,8)	66,8—177,6 (491,9)	0,8—3,6 (1,4)
Non-malignant cases (11) . . .	29,0—247,0 (85,4)	1,5—7,2 (3,0)	61,9—721,8 (252,4)	0,8—2,7 (1,2)

Type of disease with number of cases examined	Stomach		Tumor tissue	
	Iron	Copper	Iron	Copper
Normal controls (15)	16,3—20,7 (18,2)	1,1—1,4 (1,3)		
Malignancies (23)	6,0—79,9 (24,5)	1,1—2,2 (1,6)	17,7—130,1 (49,8)	1,2—4,2 (2,1)
Non-malignant cases (11) . . .	19,3—137,8 (26,5)	0,8—2,3 (1,5)		

wie bei Infektionskrankheiten, nämlich *wenig Cu in den Ery und reichlich Cu im Plasma.* Die Abnahme des Cu in den Ery ist um so stärker, je höher das Serum-Cu. Das *Cu hat bei Tumorkranken offenbar die gleiche Rolle bei der Bildung oder Tätigkeit spezifischer Abwehrkörper zu spielen.*

Auch die *Lymphogranulomatose* (HODGKINS-Kht.) läßt *regelmäßig* das gesetzmäßige reziproke Verhalten, nämlich hohes Serum-Cu und niederes Serum-Fe erkennen [HEILMEYER, KEIDERLING, STÜWE (2 Fälle), CARTWRIGHT u. Mitarb. (1948, 4 Fälle), BRENNER (1948, 6 Fälle)].

d) Cu bei Lebererkrankungen.

1927 haben WARBURG und KREBS bei einem Fall mit Ikterus 116 γ-% Serum-Cu und 1928 KREBS bei einem Fall von akuter gelber Leberatrophie 95 γ-% Serum-Cu und bei Ikterus infolge von Cholelithiasis 81 γ-% Cu, LOCKE, MAIN, ROSBASH (1932) bei 5 Fällen nicht näher erläuterter „Bilirubinämie" einen durchschnittlichen Serum-Cu-Wert von 78 γ-% und Serum-Fe-Wert von 144 γ-% gefunden, während eine Lebercirrhose 120 γ-% Cu und 185 γ-% Fe im Serum aufwies. Umfangreichere Untersuchungen haben erstmals HEILMEYER, KEIDERLING und STÜWE (1941) durchgeführt (23 Lebererkrankungen verschiedener Art). Von vornherein war zu erwarten, daß bei bestimmten Lebererkrankungen der Cu-Stoffwechsel betroffen sein müßte im Hinblick auf die zentrale Stellung der Leber, eine Bedeutung, die aus den vorhergehenden Ausführungen immer wieder klar vor Augen tritt. Insbesondere sei auf die erhebliche Cu-Anreicherung der Leber bei cirrhotischen Prozessen hingewiesen (s. o.). So finden auch die Autoren bei Parenchymschädigungen der Leber Erhöhungen der Serum-Cu-Werte wechselnden Grades, wobei das Serum-Cu bei *Fällen mit Ikterus eine weitgehende Parallele zum Blut-Bilirubinspiegel* zeigt, während der Serum-Fe-Spiegel nach

HEMMELER (1939) und BÜCHMANN (1939) u. a. weniger streng an den Verlauf der Bilirubinkurve gebunden ist. BUTZENGEIGER und LANGE (1952) führten bei 59 Hepatitiden und 32 Fällen von Verschlußikterus Fe- und Cu-Bestimmungen im Serum durch. Die Resultate sind aus der Abb. 13 ersichtlich. Bei der Hepatitis sind die Fe-Werte im Serum deutlich bis stark erhöht bei meist nur mäßig erhöhtem oder normalem Serum-Cu. Umgekehrt finden sich beim Verschlußikterus verschiedener Genese starke Erhöhungen des Cu-Spiegels, während die Serum-Fe-Werte sogar erniedrigt, selten normal und nur in vereinzelten Fällen erhöht sind. Dementsprechend sind Unterschiede im Verhältnis von Serum-Fe: Serum-Cu zu beobachten: im ersteren Falle ist dieser Quotient erhöht; (bis 1,5, Norm: 0,8—1,0), im letzteren Fall erniedrigt (0,5—0,1). Zu ganz ähnlichem Ergebnis kommen gleichzeitig KEIDERLING und SCHARPF (1952). Die Zusammenfassung ihrer Ergebnisse geht aus der Abb. 14 in Zusammenhang mit der Tab. 26 übersichtlich und klar hervor:

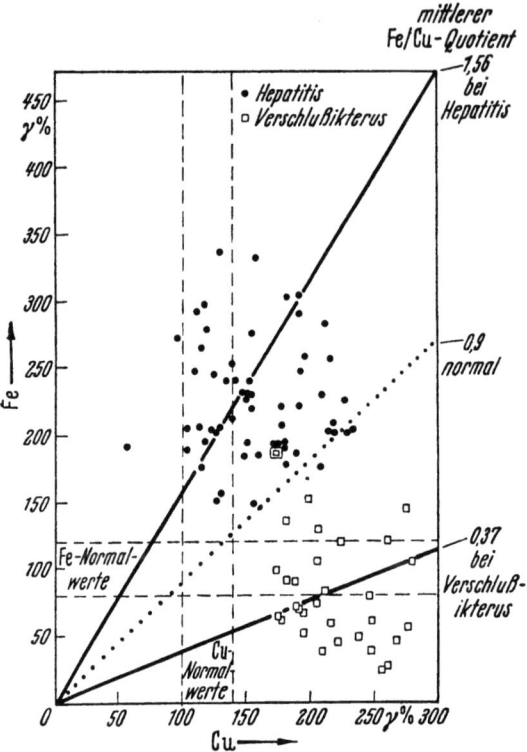

Abb. 13. Fe- und Cu-Werte und Fe/Cu-Quotient bei Hepatitis und Verschlußikterus (nach BUTZENGEIGER und LANGE).

Tabelle 26. *Tabellarische Darstellung der errechneten Mittelwerte von Takata, Weltmannband, BSG und Serumbilirubin (zu Abb. 14).*

	Anzahl der Fälle	Takata Mittelwerte mg-%	Weltmann Mittelwerte Röhrchen	BSG. Mittelwerte mm	Ser. Bil. Mittelwerte mg-%
A) Normalfälle (Nr. 1 der nebenstehenden Säulen)	60	—	—	—	—
B) Anhepatischer Ikterus (Nr. 2) (kongenit. hämol. Ikterus, perniziöse A. sek. häm. Anämien	29	—	—	—	1,87
C) Hepatischer Ikterus					
I. Akute Parenchymerkrankungen					
a) Hepatitis mit normaler Verlaufsform					
1. Frühstadium (Nr. 3)	5	—	—	4/11	1,75
2. ausgeprägtes Krankheitsbild (Nr. 4) . .	49	70	7	17/33	11,50
3. Rückbildungsstadium (Nr. 5)	24	100	6	11/26	1,25
b) Hepatitis mit patholog. Verlaufsform					
1. Komplikation durch andere Erkrankung (Nr. 6)	12	80	—	19/39	6,66
2. verzögerte Rückbildung (Nr. 7)	10	80	7	15/34	2,54
3. chronisch u. rezid. Verlaufsformen (Nr. 8)	8	80	6	17/33	3,51
4. subakute gelbe Leberatrophie (Nr. 10) .	7	50	8	28/47	22,35
II. Entzündl. Erkrankungen d. Gallenwege (Nr.10)	15	90	6	35/57	8,35
III. Maligner Verschlußikterus (Nr. 11)	15	80	5	59/89	13,49
IV. Lebercirrhose (Nr. 12)	14	70	7	21/38	1,57

Ausgeprägte Hepatitiden mit normaler Verlaufsform zeigen eher eine Serum-Fe-Erhöhung bei normalem oder nur leicht erhöhtem Serum-Cu, während „pathologische Verlaufsformen" oder entzündliche Erkrankungen der Gallenwege, besonders aber der maligne Verschlußikterus deutlich erhöhtes Serum-Cu und eher erniedrigtes Serum-Fe erkennen lassen.

Die Serum-Metallwerte bei Lebercirrhose liegen meist an der oberen Grenze der Norm, sind also nicht erheblich verändert, was sehr bemerkenswert ist im Hinblick auf den hohen Leber-Cu-Gehalt. Schon früher hat Verf. darauf hingewiesen, daß im Gegensatz zum Fe hohes Leber-Cu nicht mit hohem Blut- oder Serum-Cu einhergeht; im Gegenteil kann man eher erniedrigtes bzw. niederes Cu beobachten. So zeigen auch 2 Fälle von Hämochromatose, die Verf. kontrollieren konnte (Tab. 27),

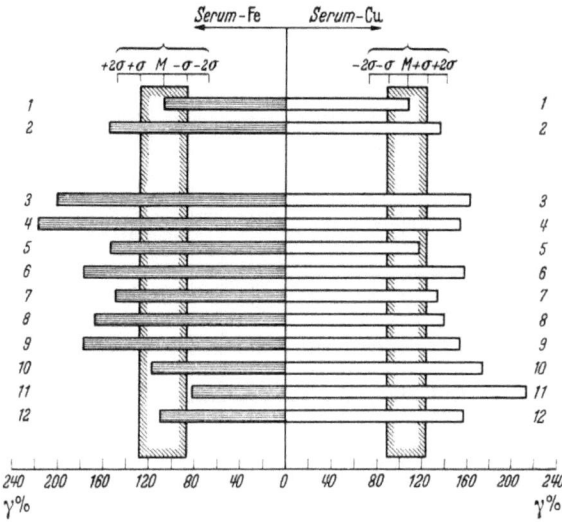

Abb. 14. Graphische Darstellung der mittleren Serum-Cu- und Serum-Fe-Werte bei ikterischen Krankheitsbildern (die Bezeichnung der Säulen ist mit nebenstehender tabellarischer Übersicht zu vergleichen) (nach KEIDERLING und SCHARPF).

normales Serum-Cu bei erhöhtem Serum-Fe. Dagegen scheint beim Banti-Syndrom der Blut-Cu-Spiegel erhöht zu sein, wie je ein Fall von SACHS, LEVINE, FABIAN (1935) und CARTWRIGHT u. Mitarb. (1948) mit 187 γ-% bzw. 180 γ-% zeigen. Bei einem Fall von WILSONscher Krankheit fand GLAZEBROOK (1945) im Vollblut den erheblich erhöhten Wert von 300 γ-% Cu.

Tabelle 27. *Ery, Hb, Bilirubin, Fe und Cu im Serum, Leukocyten bei Hämochromatose* (nach BRENNER).

Name Alter	Diagnose	Ery	Hb	Bil. mg-%	Fe γ-%	Cu γ-%	Leuko	Bemerkungen
L., 54 J.	Hämo-chromatose	4,2	80		150	118	4200	21. 5. 47 Typ. Bild: Lebercirrhose, Diabetes, Pigment (Fe) in Haut Ascites! Histolog. bestät.
					135	118		13. 7. 47
					140	100		6. 12. 47
		4,1	81	0,4	175	130		10. 4. 48
		3,9	75	0,9	90	116		12. 6. 48 Im Koma. Obd. Hämochromat.
H. 47 J.	Hämo-chromatose	315	70	0,6	150	116	5600	5. 4. 48 Farbstoff-Lebercirrhose kein Ascites, kein Diabetes; Probeexcision aus Haut; Keine Hämosiderose. Obduktion: Hämatochromatose

e) Das Cu bei Schilddrüsenerkrankungen.

Die oben ausführlich geschilderten engen Beziehungen des Cu zur Schilddrüse bzw. Hormonproduktion und -Entgiftung lassen es naheliegend erscheinen, daß

auch der Blut-Cu-Spiegel bei Erkrankungen der Schilddrüse pathologisch verändert ist. LOCKE, MAIN u. ROSBASH (1932) haben Fälle von Hypothyreose und
Fälle von Hyperthyreose einander gegenübergestellt. Die unbehandelte Hypothyreose mit einer Grundumsatzverminderung von — 27% ließ verhältnismäßig
niederes Cu (77 γ-%) und normales Serum-Fe
(89 γ-%) erkennen; nach Behandlung mit
Thyreoidin stieg der Grundumsatz auf — 4%
und das Serum Cu auf 150 γ-% an, während
sich das Serum-Fe mit 90 γ-% auf gleicher
Höhe hielt. 2 Fälle von Hyperthyreose (beide
Grundumsatz +27%) zeigten erhöhtes Serum-
Cu (135 γ-% bzw. 139 γ-%) und verhältnismäßig niederes Serum-Fe (72 bzw. 28 γ-% Cu).
Diese Beobachtungen stimmen mit den erwähnten Tierexperimenten gut überein. HEILMEYER
u. Mitarb. (1941) konnten diese Befunde bestätigen und sahen bei 4 Fällen von Hypothyreose
95—126 γ-% Cu (Grundumsatz —9 bis —14%)
und bei 17 Fällen von Thyreotoxikose bzw.
Morbus Basedow 112 bis 232 γ-% Cu im Serum
(Grundumsatz + 2 bis + 94%), durchschnittlich 179 γ-% Cu. Die Vermehrung des Cu läßt
sich einmal so deuten, daß Cu entsprechend den
Tierexperimenten (s. o.) zur Entgiftung des
vermehrten Thyroxins dienen könnte, oder
aber, daß das Cu infolge des gesteigerten Zell-
stoffwechsels auf Grund seiner katalytischen Funktionen vermehrt auftritt. So
geht auch, wie Abb. 15 zeigt, der *Zusammenhang des Cu mit dem Grundumsatz*
daraus hervor, daß je höher der Grundumsatz, desto höher das Serum-Cu
[HEILMEYER u. Mitarb. (1941)].

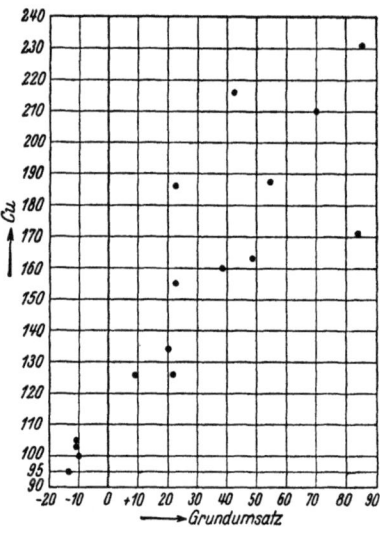

Abb. 15.   Serum-Cu und Grundumsatz
(nach HEILMEYER, KEIDERLING u. STÜWE).

f) Cu bei Geisteskrankheiten.

Bei ihren systematischen Untersuchungen konnten HEILMEYER, KEIDER-
LING und STÜWE (1941) die überraschende Feststellung machen, daß von den
kontrollierten 27 Fällen von Schizophrenie fast sämtliche mit nur wenigen Ausnahmen eine z. T. hochgradige Vermehrung des Serum-Cu aufwiesen; die Werte
schwankten zwischen 111 und 247 γ-% Serum-Cu, Mittel 177 γ-% Cu. 3 Fälle,
die eine Erhöhung vermissen ließen, sollen sich erst im allerfrühesten Beginn der
Krankheit befunden haben. Verf. (1948) hat 34 erwachsene Schizophrenie-
kranke untersucht und bei 13 Fällen eine deutliche Serum-Cu-Erhöhung zwischen
160 und 186 γ-% Cu, Mittel 175 γ-% Cu gefunden, während die anderen 21 Fälle
Werte im Bereich der Norm zeigten (90—130 γ-%, Durchschnitt 120 γ-% Cu).
Eine gesetzmäßige Parallele zur Dauer der Krankheit und zu verschiedenen
Formen der Krankheit war bei Erwachsenen nicht festzustellen; allerdings
ließen Fälle, die sich dem Endstadium näherten, eher eine Cu-Erhöhung vermissen.
Eine Bluteindickung als Ursache der Cu-Erhöhung haben HEILMEYER u. Mitarb.
(1941) ausgeschlossen, da sich die Serum-Eiweißwerte bei 5 untersuchten Kranken
innerhalb der Norm hielten. Gegen eine solche Annahme sprechen auch die vom
Verf. bei allen Fällen durchgeführten Serum-Fe-Werte, die sich ebenfalls durchweg
im Bereich der Norm hielten, während HEILMEYER u. Mitarb. bei 5 Fällen Serum-
Fe-Erhöhung feststellen konnten, die allerdings recht gering waren (76—138 γ-%,

Mittel 114 γ-% Cu). Die Autoren sprechen die Vermutung aus, daß es sich bei der *Cu-Erhöhung der Schizophrenie um eine Fehlregulation infolge einer Funktionsstörung des Stammhirns* handeln könnte.

Bei Schizophrenieformen, die in katatonen, rasch wechselnden Schüben verlaufen, hat Verf. nun die eindrucksvolle Beobachtung gemacht, daß die Cu-Erhöhung nur bzw. besonders ausgesprochen im Zustand der Erregung oder inneren Spannung nachzuweisen ist, nicht dagegen in Zeiten der Ruhe, sei es nach Spontanremission, sei es im Gefolge der Schocktherapie, wobei der Cu-Spiegel zur Norm oder sogar auf unternormale Werte absinkt (Abb. 16 u. 17).

Es bestehen also *Parallelen zur jeweiligen psychischen Lage* ähnlich den GJESSINGschen Ergebnissen. Über irgendeinen kausalen Zusammenhang des Cu mit der Psychose in der einen oder anderen Richtung sei damit natürlich nichts ausgesagt. Die Anschauung GRAVEs, wonach der toxische Eiweißzerfall durch auf den Hypothalamus einwirkende Bakterienproteine hervorgerufen werde, indem diese Proteine die Bremse lockern, die vom Zwischenhirn aus die Größe des Eiweißumsatzes herabsetzt, führt von neuem zu der alten Auffassung einer endotoxischen Genese der Schizophrenie (GEORGI). Auch die Tierexperimente von JONGE (zit. nach GEORGI), wonach die katatonieähnlichen Zustandsbilder beim Tier durch toxische, am ZNS angreifende Substanzen entstehen sollen infolge der Unfähigkeit der Leber entgiftend zu

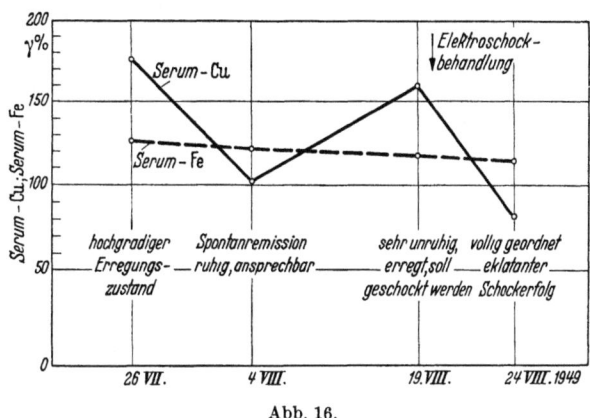

Abb. 16.

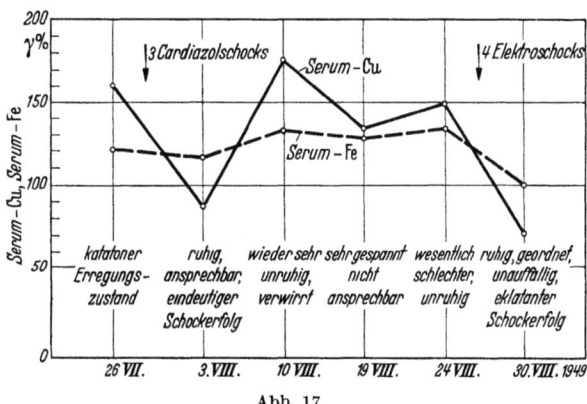

Abb. 17.

Abb. 16 u. 17. Serum-Fe und Serum-Cu bei rasch wechselnden katatonen Zuständen der Schizophrenie (nach BRENNER).

wirken, weisen in Richtung eines endotoxischen Mechanismus. Wie oben schon erwähnt, finden wir aber bei allen Prozessen, bei denen eine toxische Genese im Vordergrund steht, gleichzeitig mit der Serum-Cu-Erhöhung auch eine Serum-Fe-Erniedrigung, was bei der Schizophrenie nicht vorkommt. Eine *toxische Genese der Serum-Cu-Erhöhung möchten wie hier deshalb ablehnen.*

Weitere Untersuchungen von HEILMEYER u. Mitarb. ergaben, daß die Cu-Erhöhung kein spezifisches Symptom der Schizophrenie darstellt, sondern auch bei anderen Psychosen vorkommt; so zeigten 3 Fälle von manisch-depressivem Irresein 166, 190 und 220 γ-% Cu und 3 Epileptiker 166, 168 und 168 γ-% Cu im Serum. Weitere Untersuchungen sind zur Klärung der Cu-Stoffwechselstörungen bei diesen Krankheiten nötig.

g) Cu bei sonstigen Erkrankungen.

Normale Cu-Werte fand KREBS (1928) bei folgenden Einzelbeobachtungen: Arthritis deformans, Arteriosklerose, Nierenstein, akute gelbe Leberatrophie, Gastritis; bei 4 Fällen von Ulcus ventriculi oder duodeni; bei 4 Fällen von Nephritis; bei Asthma bronchiale, 1 Fall von Diabetes mellitus und 1 Ca ventriculi war das Cu erhöht. SACHS, LEVINE und FABIAN (1935) sahen bei Malaria, einer Purpura (nicht näher erläutert) und einem Fall von Arsenvergiftung erhöhtes Blut-Cu. Bei 3 Fällen von Nephritis konnten HEILMEYER u. Mitarb. das Serum-Cu der BKS parallel gehen sehen und bei einem Asthma bronchiale und einem Fall von fieberfreien Bronchiektasen war das Cu im Serum normal. Auffallend niedere Cu-Werte im Serum beobachteten die Autoren bei einem allgemeinen Amyloid infolge eines malignen Ovarialtumors, worin nach Ansicht der Autoren vielleicht der Zusammenbruch der Abwehrreaktion des Organismus zum Ausdruck kommt. Von 3 Diabetikern zeigten 2 normalen und einer einen erhöhten Cu-Wert von 155 γ-% Serum Cu. Die oben erwähnten Beziehungen des Cu zum KH-Stoffwechsel lassen bei bestimmten Formen des Diabetes eine Beteiligung des Serum-Cu sehr plausibel erscheinen. Bei 2 Fällen von multipler Sklerose und einer postencephalitischen Narkolepsie war das Serum-Cu normal und bei einem Fall von PFEIFFERschem Drüsenfieber sehr stark erhöht (175 γ-%).

B. Kinder.

Systematische Untersuchungen über die Änderungen des Blut- bzw. Serum-Cu bei Kindern unter den verschiedensten pathologischen Zuständen wurden bislang nur von AXTRUP (1946) und BRENNER (1948) durchgeführt. Einzeluntersuchungen bzw. Cu-Bestimmungen im Blut von 8 Kindern mit Anämie, wobei nähere Diagnosen nicht angegeben sind, stellten GORTER, GRENDEL und WEYERS (1931) und LESNE, ZIZINE und BRISKAS (1936) bei 10 Kindern mit verschiedenen Anämie-formen an, sowie FREUDENBERG (1947) bei verschiedenen Krankheitsbildern und 11 Fällen verschiedener Anämieformen.

1. Das Cu im Blute Frühgeborener.

AXTRUP (1946) hat in exakten, mühsamen und umfangreichen Studien an 120 Mangelgeburten unter 2500 g, darunter 42 Zwillinge, von denen die meisten

Tabelle 28. *Cu im Vollblut, Hb und Ery bei Frühgeborenen von der 1. bis 25. Lebenswoche* (nach AXTRUP).

Alter in Wochen	Cu				Hb				RBC			
	n	M	σ	ε	n	M	σ	ε	n	M	σ	ε
1	25	145	57	11,4	27	138	20	3,8	27	5,3	0,7	0,14
2	26	111	34	6,7	26	120	19	3,7	26	4,9	0,8	0,16
3	49	102	30	4,2	49	109	19	2,7	49	4,5	0,6	0,09
4	39	107	34	5,5	41	98	19	3,0	41	4,2	0,7	0,11
5	31	101	23	4,1	35	90	13	2,3	35	3,9	0,6	0,10
6	22	114	31	6,5	23	83	21	4,4	23	3,8	0,7	0,14
7	17	108	26	6,4	17	76	12	2,9	17	3,5	0,7	0,17
8— 9	21	110	31	6,8	21	74	10	2,1	21	3,3	0,5	0,12
10—11	18	113	26	6,0	18	70	5,5	1,3	18	3,9	0,3	0,07
12	9	115	49	16	9	71	6,5	2,2	9	3,4	0,5	0,16
13—14	20	107	25	5,6	20	75	9,0	2,0	20	3,9	0,6	0,13
15—16	14	104	34	9,2	14	75	9,1	2,4	14	4,0	0,3	0,08
17—18	14	115	23	6,1	14	79	9,8	2,6	14	4,1	0,5	0,13
19—20	9	112	30	9,9	9	72	8,0	2,7	9	3,9	0,3	0,11
21—22	8	109	27	9,4	8	79	10	3,6	8	4,2	0,7	0,25
23—25	9	98	20	6,6	9	81	4,4	1,5	9	4,1	0,2	0,08

auch zu früh geboren waren, systematische Cu-Bestimmungen im Vollblut von der ersten Lebenswoche bis zur 25. Woche durchgeführt. Die Ergebnisse gehen aus den zusammenfassenden Darstellungen der Tab. 28 und der Abb. 18 anschaulich hervor. Die *Mangelgeburten unterscheiden sich demnach von den vollausgetragenen Kindern bzgl. des Blut-Cu-Spiegels in keiner Weise während des ganzen 1. Halbjahres.* Die Cu-Werte schwanken allerdings recht erheblich zwischen 98 γ-% und 145 γ-%. Lediglich in der 1. und 2. Lebenswoche scheint das Blut-Cu etwas höher zu liegen, während es sich sonst bis zum 6. Monat innerhalb 100 bis 120 γ-% hält. Von besonderem Interesse ist dabei, daß gerade in diese Altersperiode die sogenannte physiologische Frühgeburtenanämie fällt.

Da, wie die Tabelle bzw. die Abbildungen zeigen, trotz Absinkens der Hb- und Ery-Werte der Cu-Spiegel sich weitgehend konstant erhält, kommt AXTRUP zu dem Schluß, daß die *Frühgeborenen-Anämie nichts mit Cu-Mangel zu tun haben*

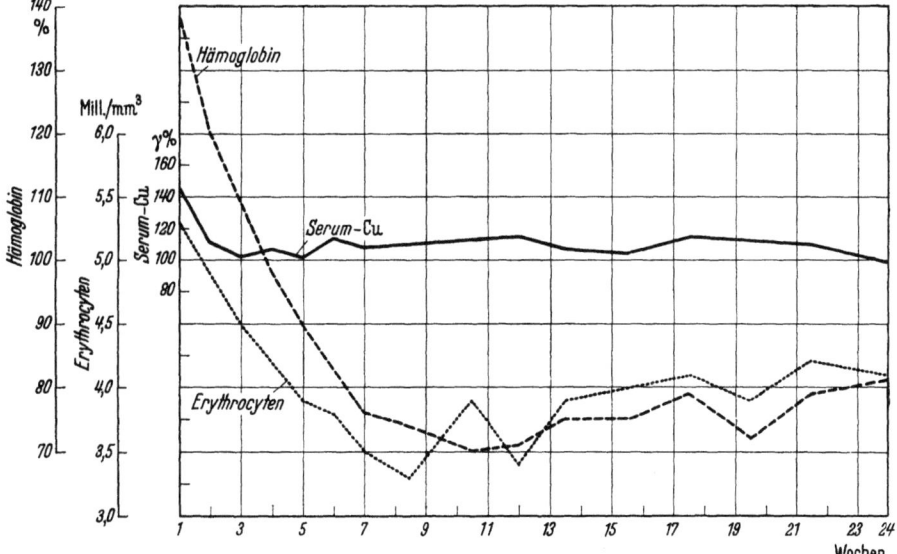

Abb. 18. Blut-Cu, Hb und Ery bei Frühgeborenen und Zwillingen (nach AXTRUP).

könne. An einen Cu-Mangel als Ätiologie hat man natürlich schon gedacht im Hinblick auf die Tatsache, daß 1. die ausschließliche Milchernährung sehr Cu-arm ist; auch die üblichen Verdünnungsmittel (Schleime usw.) zeigen ungefähr den gleichen Cu-Gehalt wie die Kuhmilch (s. o.), und 2., daß die absolute Menge des Cu in der Leber der Frühgeborenen klein ist infolge des geringen Lebergewichtes, während der prozentuale Cu-Wert sich, wie oben gezeigt, nicht von dem der ausgetragenen Kinder unterscheidet. Auf die Schlußfolgerungen aus therapeutischen Mißerfolgen mit Cu bei der Frühgeborenen-Anämie wird später zurückzukommen sein.

2. Das Cu im Serum bei verschiedenen pathologischen Zuständen im Kindesalter.

Die diagnostische Bedeutung der *alleinigen* Serum-Fe-Bestimmung, die für die Erkennung und Therapie der Eisenmangelkrankheiten ebenso bedeutungsvoll ist wie die Blutzuckerbestimmung beim Diabetes (STODTMEISTER) ist von HEILMEYER und PLÖTNER, THOENES und ASCHAFFENBURG, SCHÄFER u. a. eindrucksvoll dargelegt worden. LOCKE, MAIN, ROSBASH (1932), HEILMEYER, KEIDERLING und STÜWE (1941) und BRENNER (1948) fanden gesetzmäßige Beziehungen zwischen Serum-Fe und Serum-Cu. So bietet die *gleichzeitige* Cu-Bestimmung eine wertvolle Ergänzung der diagnostischen Verwertbarkeit der Serum-Fe-Veränderungen. Ein niederer Serum-Fe-Spiegel kann z. B. bedingt sein durch einen echten Eisenmangel„ also durch eine Gesamt-Fe-Verarmung des Organismus. Ebenso kann aber ein niederer Fe-Serum-Spiegel die Folge intermediärer Fe-Verschiebungen ohne Verringerung des Gesamteisengehaltes des Körpers sein. In solchen Fällen kann die gleichzeitige Serum-Cu-Bestimmung die Sachlage mit Sicherheit klären. Schon aus diesem Beispiel — andere werden später besprochen — mag man ersehen, daß die Beobachtung der *Wechselbeziehungen zwischen Serum-Fe und Serum-Cu* wertvolle diagnostische Hinweise geben kann und in vielem Wesentliches zur richtigen Krankheitsbeurteilung beiträgt. Im folgenden sollen die in systematischen Untersuchungen gewonnenen Kenntnisse über die

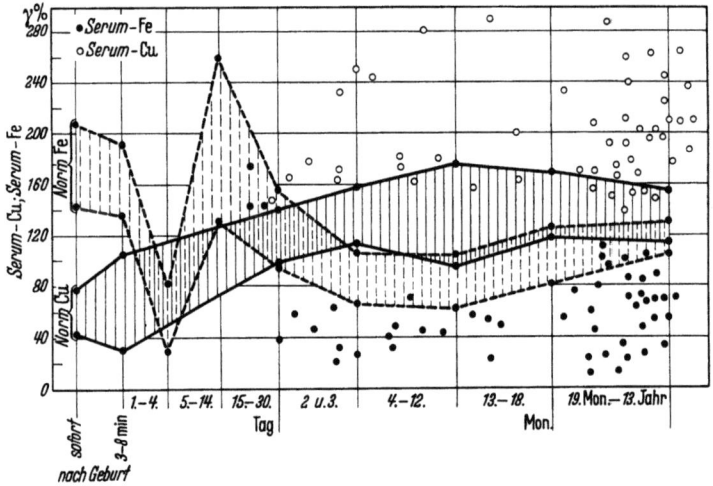

Abb. 19. Serum-Fe (γ-%) und Serum-Cu (γ-%) bei Infektionskrankheiten (nach BRENNER).

gleichzeitigen Veränderungen des Serum-Fe und Serum-Cu bei verschiedensten Krankheitsbildern des Kindesalters dargelegt werden. Es lassen sich dabei *typische Krankheitsgruppen herausschälen, die jeweils charakteristische und gesetzmäßige Bewegungen des Serum-Fe und Serum-Cu* erkennen lassen.

Gruppe a) Serum-Fe-Senkung mit gleichzeitiger Serum-Cu-Erhöhung.

Jeder *Infekt*, sogar schon sehr leichter und vorübergehender Natur, zeigt *regelmäßig eine Serum-Fe-Erniedrigung mit gleichzeitiger Serum-Cu-Erhöhung während seiner Krankheitsdauer.* In Abb. 19 sind bei akuten und chronischen Infekten und Infektionen gefundene Metallwerte zu dem die Grenzen des Physiologischen anzeigenden, alle Normalwerte einschließenden „Serumeisen- und Serumkupferband" in Beziehung gebracht. Gleichsam wie bei einer Waage sinken die Fe-Werte nach unten, während die Cu-Werte nach oben ansteigen. Extrem tiefe Fe-Werte zwischen 10 und 20 γ-% sind keine Seltenheit, ebensowenig sehr hohe Cu-Werte zwischen 250 und 280 γ-%.

Beim akuten Infekt werden die antagonistischen Bewegungen der beiden Metalle schon am ersten Tag nach Einsetzen der Erkrankung erkennbar. Das *Ausmaß* der pathologischen Ausschläge nach unten (Fe) und nach oben (Cu) geht mit der Schwere des akuten Infektes keineswegs immer parallel. Offenbar beeinflußt weniger die Schwere der Infektion als vielmehr die *Reaktionsfähigkeit*

Tabelle 29. *Serumeisen und Serumkupfer bei akuten und subakuten Infekten und Infektionen* (nach BRENNER).

Nr.	Name Alter Prot. Nr.	Diagnose	Tag der Unter- suchung	Fe γ-%	Cu γ-%	Ery Mill.	Hb %	BKS	Bemerkungen
1	K. H. 9 Mon. 456/47	Pneumonie Pertussis Encephalo- pathie	17. 9. 47 6. 10. 47 17. 10. 47	30 59 25	160 158 230	4,2 2,3 —	55 78 —	7/20 —	Temp. 39,5. Schwe- res pneumon. Bild Entfiebert, Befin- den besser ErneuteVerschlech- terung. Exitus unt. cerebral. Erschei- nungen. Obd. Hirn- schwellung, Blutgn. Hämosiderose der Leber und Milz
2	B. G. 5 Jahre 466/47	Asthmatifor- me Bronch.	23. 9. 47 2. 10. 47	75 75	200 144	5,0 —	98 —	24/79 3/9	Giemen u. ver- längertes Exspir. Geheilt
3	M. H. 2 Jahre 469/47	Pertussis	29. 9. 47 8. 10. 47	83 72	— 174	4,8 4,1	88 84	16/42 20/44	Mäßige Anfälle unverändert, Ent- lassung
4	M. R. 1 Jahr 485/47	Pertussis Pneumonie	29. 9. 47 6. 10. 47	— 25	266 174	4,3 3,1	85 72	— 3/8	Temp. 39,6 Heft. Anfälle Entfiebert, Anfälle weniger
5	M. H. 11 Jahre 496/47	Typhus abd.	3. 10. 47 20. 10. 47 31. 10. 47 14. 11. 47 10. 12. 47	42 42 33 90 100	230 200 245 144 116	3,9 3,6 3,8 3,2 —	75 63 65 70 —	7/17 30/68 34/94 32/68 55/82	Kontinua 40 Gr. entfiebert Rezidiv. Temp. 39 Periostitis Geheilt
6	J. H. 4 Jahre 494/47	Scharlach Nephritis	3. 10. 47 13. 10. 47	74 70	216 158	3,6 —	73 —	60/90 51/95	Rest-N 47,6 RR 150/110 RR 110/75 Urin: Alb. O, vereinz. Ery. Gutes Befind.
7	St. K. 15 Mon. Khs Dot- tendorf	Otitis	22. 11. 46 1. 12. 46	55 75	262 144	— —	— —	— —	Temp. bis 40 Gr. o. B.
8	K. N. 18 Mon. Dottendorf	Grippal. Infekt.	2. 11. 46	42	236	—	—	—	Temp. bis 40 Gr.
9	J. H. 14 Mon. Dottendorf	Infekt	24. 11. 46	57	144	—	—		Temp. 38,8
10	K. K. 9 Mon. Dottendorf	Rhinitis	26. 11. 47	60	158	—	—		Schnupfen ohne Fieber
11	R. D. 7 Mon. Dottendorf	Hochfieber- haft. Infekt	2. 12. 46	34	174	—	—		2 Tage nach Infekt untersucht
12	W. H. 16 Mon. Dottendorf	Exanthema subitum	14. 11. 46	50	158	—	—		

Tabelle 29. (Fortsetzung.)

Nr.	Name Alter Prot. Nr.	Diagnose	Tag der Unter- suchung	Fe γ-%	Cu γ-%	Ery Mill.	Hb %	BKS	Bemerkungen
13	P. J. M. 3 Mon. 305/47	Frühgeburt Hautabsc.	25. 9. 47	40	175	—	—		3700 g Geb. G. 1900 g
14	W. H. 4 Mon. 40/48	Frühgeburt Ektyma simpl.	16. 10. 47	—	230	3,1	60	—	3600 g 8 Wo. zu früh geb. Geb.-G. 2000 g
15	O. T. 15 Mon. 555/47	Morbus caeruleus Bronchitis	11. 11. 47	33	200	7,1	105	1/1	Kein Fieber
16	K. H. 45/48	Kruppöse Pneumonie	24. 1. 48	40	216	3,8	65	121/146	
17	B. B. 3 Jahre 504/47	Meningitis Tbc	15. 10. 47	16	264	4,7	80	50/90	Untersuchung 2 Tg. vor Exitus
18	S. H. 12 J. 480/47	Meningitis Tbc	29. 9. 47 8. 10. 47	41 59	258 274	5,0 —	100 —	14/37 80/100	9. Krankheitstag 1 Tag vor Exitus
19	Z. G. 4 Jahre Dottendorf	Rachen-Di	5. 11. 46 28. 11. 48	40 96	196 129	— —	— —	— —	Leichte Di. Geheilt
20	KK. K. 8 Jahre 42/48	Pleuritis serofibrinosa	24. 1. 48	25	270	4,4	80	82/110	
21	K. G. 8 Jahre 106/47	Pneumonie bei Bronchi- ektasien	29. 9. 47 27. 10. 47 2. 12. 47	75 75 115	204 188 174	4,4 — —	85 — —	25/58 — —	Temp. bis 40 Grad Besser Weitgehend geb.

des Organismus das Ausmaß der Bewegungen. Gesetzmäßige Beziehungen zu Ery und Hb bestehen bei akuten Infektionen nicht, ebensowenig zur Höhe des Fiebers (Tab. 29 und 30).

Wenn auch bei allen Fällen das gesetzmäßige reziproke Verhalten der beiden Metalle zu beobachten ist, so ist im Einzelfall das Ausmaß der Ausschläge nach oben oder unten nicht immer gleich groß. Einige Fälle zeigen recht erhebliche Fe-Verminderung und nur geringe Cu-Erhöhung; das umgekehrte Verhalten, nämlich sehr hohes Serum-Cu bei nur mäßig erniedrigtem Serum-Fe, wird häufiger angetroffen (Tab. 29 und 30). Wenn oben die reziproken Bewegungen mit dem Auspendeln einer Waage verglichen wurden, so gilt dies also lediglich für den *Bewegungsimpuls* nach beiden Seiten. Dieses unterschiedliche Verhalten ist besonders eindrucksvoll bei den 3 häufigsten chronischen Infektionskrankheiten im Kindesalter zu erkennen, nämlich bei der *Tuberkulose*, dem *Rheumatismus infectiosus* und der *Lues*.

Mit großer Regelmäßigkeit zeigen alle Tuberkulosefälle im Stadium der Aktivität gesetzmäßig das genannte reziproke Verhalten der beiden Metalle. Das Ausmaß der Serum-Fe-Erniedrigung bzw. der gleichzeitigen Serum-Cu-Erhöhung steht im allgemeinen größenmäßig im gleichen Verhältnis. Fe-Werte unter 40 γ-% werden kaum erreicht, Cu-Werte über 200 γ-% jedoch öfters beobachtet. Zweifellos besteht ein gewisser *Zusammenhang zwischen der Aktivität und den Metallbewegungen im Serum.* (In den folgenden Tabellen sind jeweils typische Beispiele zusammengestellt. Sie enthalten bei weitem nicht das gesamte vom Verfasser im Laufe der Jahre gesammelte Krankengut.)

Tabelle 30. *Serumeisen und Serumkupfer bei chronischen Infekten* (nach BRENNER).

Nr.	Name Alter Prot. Nr.	Diagnose	Tag der Untersuchung	Fe	Cu	Ery	Hb	BKS	Bemerkungen
			A. Tuberkulose.						
1	B. J. 4 Jahre 205/47	Pleuritis Tbc	17. 9. 47 21. 10. 47	50 42	212 290	4,4	65	79/111	
2	B. W. 6 Jahre 482/47	Aktive Hilusdrüsen- Tbc	27. 9. 47 24. 10. 47 14. 11. 47 5. 1. 48	25 42 68 90	244 216 130 130	4,8	92	108/125 27/63 17/28 6/18	Ohne Fieber 2 kg Gew.-Zun. Weitere Zunahme Fast abgeheilt
3	T. J. 4 Jahre 386/47	Primär- komplex- Lunge	27. 9. 47 21. 10. 47 25. 11. 47	100 93 90	173 173 144	4,2 3,4	80 73	42/70 13/40 7/22	Ohne Beschwerden Pfenniggr. Rund- herd 2 kg Gew.-Zun. Rö. unverändert Im Abheilen
4	W. G. 9 Jahre 531/47	Aktive Hilusdrüsen- Tbc	30. 10. 47 1. 12. 47	59 92	216 160	4,8 4,8	86 85	45/68 23/39	Klin. o. B. 3 kg Gew.-Zun.
5	Sch. I. 10 Jahre 47/48	Pleuritis- Tbc	28. 1. 48	40	160	4,3	65	75/109	
6	L. E. 8 Jahre 497/47	Drüsen-Tbc Primär- affekt	27. 1. 48	58	158	3,8	70	20/43	
7	H. W. 3 Jahre 40/48	Abheilende Hilus-Tbc	31. 1. 48	80	130	4,5	80	15/33	Knotige Form im Abheilen
8	M. H. 4 Mon. 608/47	Primär- affekt Lunge	31. 1. 48	40	216	3,7	70	25/47	Frischer Prozeß
9	L. H. 12 Jahre 605/47	Hilus-Tbc Sekundär- infiltrierung	2. 2. 48	50	200	4,4	70	75/100	Großes perihil. Infiltrat
10	L. G. 4 Mon. 12/48	Primärkom- plex, Kaver- nen?	5. 11. 48	42	188	4,0	80	65/90	Perifok. Infiltrat mit fragl. Kavernen
			B. Rheumatosen.						
1	M. M. 11 Jahre 462/47	Polyarthrit. rheum. acu- ta	23. 9. 47 1. 10. 47 20. 10. 47 13. 11. 47	70 59 70 70	230 218 230 100	3,6 3,6 3,7	70 63 78	142/146 102/120 24/50 10/19	1. Schub, bd. Fuß- gelenke, leises Systolicum Ohne Beschwerden fieberfrei Gelenkbeschwerd. O. B.
2	H. R. 6 Jahre 436/47	Endocardit. rheumatica	30. 10. 47 11. 12. 47	65 130	230 144	3,2 3,9	65 75	36/67 31/59	Cor verbreitert, weiche Geräusche Gebessert; tgl. 5 × 3 Drag. Ce-Ferro
3	E. W. 7 Jahre 458/47	Chorea minor 7 Jahre	30. 10. 47 27. 11. 47	115 130	216 160	3,4	80	23/44 10/21	Geheilt
4	Sch. A. 7 Jahre 541/47	Chorea minor	3. 11. 47 24. 11. 47 16. 12. 47	59 109 125	216 160 116	4,8 3,4 4,4	85 80 72	24/44 6/15 7/12	Gebessert Geheilt

Tabelle 30. (Fortsetzung.)

Nr.	Name Alter Prot. Nr.	Diagnose	Tag der Unter-suchung	Fe	Cu	Ery	Hb	BKS	Bemerkungen
5	G. K. 12 Jahre 546/47	Endocarditis rheumat.	5. 11. 47	66	204	3,7	70	135/138	
			25. 11. 47	75	174	3,4	70	56/92	
			16. 12. 47	—	186	4,8	78	20/40	
			18. 1. 48	90	186	3,5	88	26/51	
			12. 2. 48	80	124	3,9	88	17/28	Geheilt
6	N. G. 7 Jahre 484/47	Pancarditis	2. 12. 47	115	230	2,6	43	145/156	
			3. 2. 48	50	214	4,0	58	20/55	Gebessert
7	W. U. 5 Jahre 57/48	Fragliche Rheumatose	10. 2. 48	65	158	3,3	60	79/88	Anamnestische Gelenkbeschwerd. Klin. kein Anhalt für Rheumatose, Cor o. B.
8	R. J. 8 Jahre 87/48	Endocarditis rheumat.	24. 2. 48	80	216	3,26	50	116/130	Frischer Prozeß

C. Lues.

Nr.	Name Alter Prot. Nr.	Diagnose	Tag der Unter-suchung	Fe	Cu	Ery	Hb	BKS	Bemerkungen
1	B. W. 2 Jahre 442/47	Lues latens cong.	1. 10. 47	16	167	4,2	80	8/18	Wa-R: + + + +, MKR: + + + + Klin. o. B.
			8. 12. 47	25	158				WaR: + + + + 1. Kur beendet
			3. 3. 48	40	158	4,0	75		WaR: + + + + Beginn 2. Kur
2	J. W. 5 Mon. 415/47	Lues cong.	1. 10. 47	25	173	3,2	63	60/100	Exanthem, Periost. Osteochondritis WaR: + + + +, MKR: + + + + Spirocid + Bismog.
			13. 10. 47	28	166				
			9. 12. 47	35	158	3,4	57	20/33	Nach Beendig. der 1. Kur WaR: + + + + MKR: + + + + Gutes Gedeihen RÖ'A: Bedeutend gebessert
3	W. M. 3 Mon. 446/47	Lues connat.	3. 10. 47	25	230	3,8	73	105/139	Klin. einwandfreie Zeichen WaR: + + + +
4	Fl. HB. 1 Mon. 484/47	Lues connat.	27. 11. 47	30	—	4,5	90		Klin. einwandfr. Zeichen WaR: + + + + Exitus am 30. 11.: Hirnschwell. Hämo-siderose d. Leber u. Milz
5	B. I. 5 Mon. 3/48	Lues connat.	2. 2. 48	33	144	2,8	57		WaR: + + + + nach 1. Spirocidkur
6	B. K. 6 Wochen 563/47	Lues connat.	24. 11. 47	50	160	3,2	70		WaR: + + + + Haut- u. Knochen-veränderungen
7	W. P. 5 Mon. 452/47	Lues cong.	3. 2. 48	40	144				Mit 3 Wochen WaR: + + + + Schwachzeichen am Skelet

Tabelle 30. (Fortsetzung.)

Nr.	Name Alter Prot. Nr.	Diagnose	Tag der Unter-suchung	Fe	Cu	Ery	Hb	BKS	Bemerkungen
8	Sch. E. 2 Jahre 540/49	Nephrose Lues latens	28. 11. 47	33	130	4,8	88	82/98	Klin. kein Anhalt für Lues. WaR (3mal kontr.) + + +. Plötzl. Exitus. Lipoid-nephrose. Keine Zeichen von Lues. Hämosiderose der Sternzellen
9	S. H. 13 Jahre 452/47	Lues acquis.	4. 12. 47	45	130				WaR ∅ MKR + +. nach 1. Kur mit Neo-S. + Bis-mogenol
10	S. L. 3 Jahre 454/47	Lues acquis.	4. 12. 47	50	130				WaR: + + +, MKR: + + + + nach 2. Kur
11	R. W. 5 Mon. 496/47	Lues connat.	5. 2. 48	33	160				
12	F. Br. 16 Tage 569/47	Verdacht auf Lues	1. 12. 47 29. 1. 48	130 75	— 100				Mutter hatte Lues Penicillinkur in der Schwangerschaft Kind WaR ∅
13	K. H. 4 Wochen 611/47	Verdacht auf Lues Zwilling	26. 1. 48	135	130	3,7	96		WaR ∅ Klin. o.B. Mutter machte während der Schwangerschaft Lues-Kur durch
14	K. G. 4 Wochen 612/47	Verdacht auf Lues	26. 1. 48	150	116	3,5	84		Zwilling zu Nr. 13 Klin. o.B. WaR ∅
15	W. H. 9 Mon. 381/47	Lues connat.	27. 2. 48	75	174	4,5	75	25/52	Hatte eine Spiro-cidkur beendet. jetzt klin. o.B. WaR: neg. Ab-klingender Infekt.
16	D. J. 93/48	Mumps. Verdacht auf Lues	24. 2. 48	60	158	3,6	75	13/30	Abkling. Mumps. Klin. kein Anhalt für Lues. WaR am 24. 2. pos. Unspez. Reaktion! WaR später negativ
17	P. K. 6 Jahre 86/48	Lues latens	23. 2. 48	25	174	4,3	63	25/55	Klin. o.B. WaR u. Nebenreaktionen + + + +
18	H. M. 16 Mon. 301/47	Lues latens	11. 2. 48	25	174	4,2	68		Klin. o.B. WaR u. Nebenreaktionen + + + +. Mutter WaR + +
19	F. W. 3 Jahre 65/48	Verdacht auf Lues	10. 2. 48	85	100	4,8	84	4/10	Wurde wegen Lues pos. WaR einge-wiesen. Unspezif. Reaktion. WaR Kontr. spät. neg.

Die *rheumatischen* Erkrankungen unterscheiden sich von der Tuberkulose bezüglich der Metallverschiebungen insofern, als die Serum-Fe-Erniedrigung bei Rheumatosen meist nicht sehr erheblich ist, während die Serum-Cu-Erhöhung

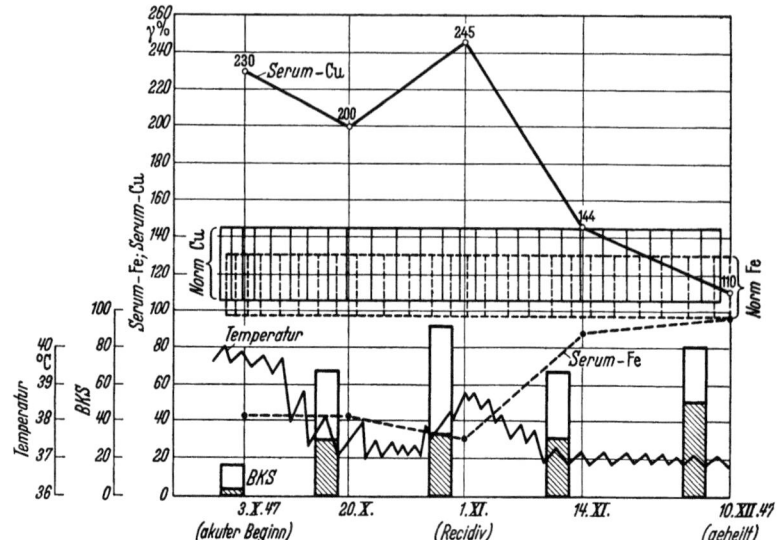

Abb. 20. Serum-Fe, Serum-Cu, BKS und Temperatur bei Typhus abdominalis (nach BRENNER).

im akuten Stadium sehr ausgesprochen zur Geltung kommt. Diese Tatsache gewinnt eine gewisse differentialdiagnostische Bedeutung (Tab. 30).

Im Gegensatz zur Rheumatose mit den besonders hohen Serum-Cu-Werten steht die *Lues connatalis*, bei der *auffallend niedere Serum-Fe-Werte* beobachtet

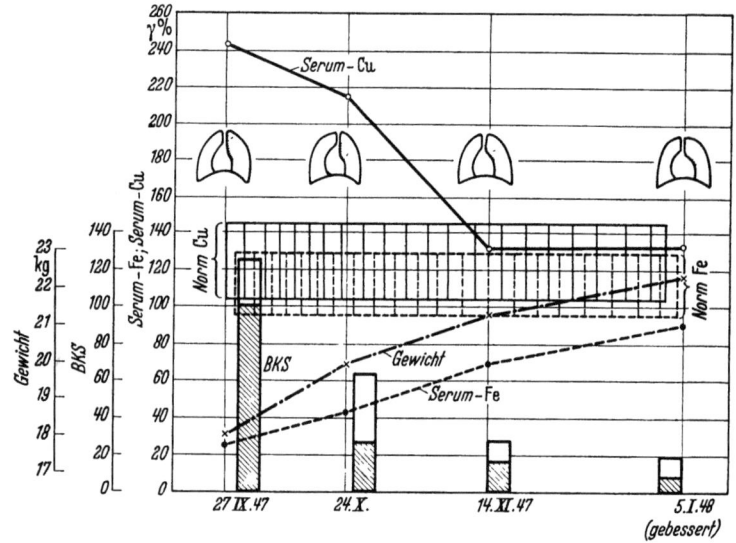

Abb. 21. Serum-Fe, Serum-Cu, BKS und Körpergewicht bei Hilusdrüsen-Tbc (nach BRENNER).

werden, während die gleichzeitige Cu-Erhöhung sich durchweg in mäßigen Grenzen hält (Tab. 30 C und Abb. 23). Serum-Fe-Werte unter 40 γ-% sind fast die Regel.

Besonders interessante Ergebnisse bringt die *fortlaufende Kontrolle* des Serum-Fe- und Serum-Cu-Spiegels bei den verschiedensten Infektionen. Ein Vergleich der Metallverschiebungen im Blutserum mit klinischem Krankheitsverlauf, Temperatur und BKS läßt wichtige Beziehungen der beiden Serummetalle

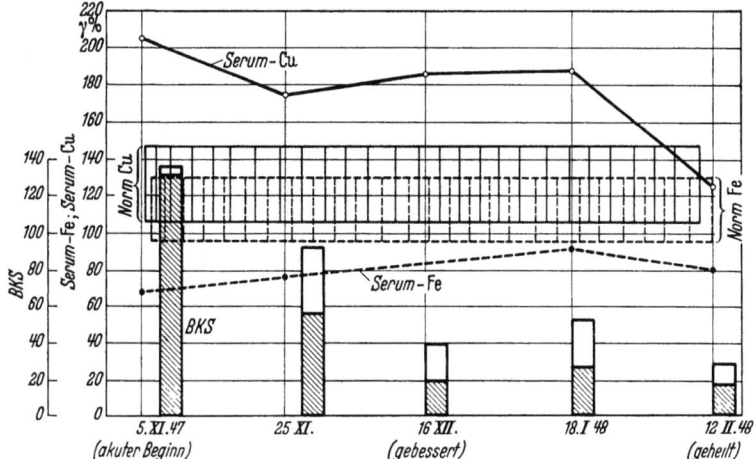

Abb. 22. Serum-Cu. Serum-Fe und BKS bei Rheumatismus infectiosus (nach BRENNER).

zum Infektablauf im Organismus erkennen, wie auf Grund der oben geschilderten Beziehungen der beiden Metalle zur Toxinentgiftung bzw. Antitoxinbildung zu vermuten war. Das Beispiel der Abb. 20 — es handelt sich um einen Typhus abdominalis — zeigt, daß die *Fe- und Cu-Bestimmung einen viel besseren und feineren Einblick in das Krankheitsgeschehen gibt als die BKS.*

Während letztere im akutesten Stadium auffallend nieder ist und in den späteren Wochen bis zur Entlassung mäßige Erhöhung zeigt, finden wir im hoch-

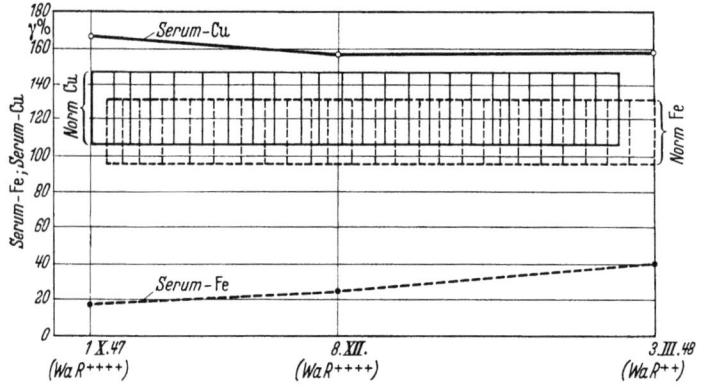

Abb. 23. Serum-Cu und Serum-Fe bei einem Kind mit Lues latens (nach BRENNER).

fieberhaften Anfangsstadium sehr hohes Serum-Cu und sehr niederes Serum-Fe. Der nach der ersten Entfieberung hochbleibende Cu- bzw. tiefbleibende Fe-Wert kündigt ein Rezidiv an, und erst nach dessen Abheilen nähern sich die Fe- und Cu-Werte der Norm.

Im folgenden Beispiel (Abb. 21) handelt es sich um eine gutartig verlaufende Hilusdrüsen-Tbc.

Ziemlich parallel dem Rückgang des Lungenprozesses sinken Serum-Cu und BKS langsam zur Norm ab, während umgekehrt gleichsinnig das Serum-Fe ansteigt. In diesem Falle zeigen die Metallverschiebungen also die gleiche Reaktion wie die BKS.

Das Beispiel der Tab. 30 B, Fall Nr. 1, zeigt einen Fall von akutem Gelenkrheumatismus. In der 4. Krankheitswoche hatte das Kind bei bestem Allgemeinbefinden keine Beschwerden mehr, die BKS war von 141/146 auf 24/50 gesunken. Wir waren schon geneigt, das Kind bald aufstehen zu lassen. Der noch unverändert hohe Cu-Spiegel von 230 γ-% veranlaßte zum Abwarten und fortlaufender Pyramidontherapie. In den folgenden Tagen traten neuerliche Gelenkbeschwerden auf und erst nach weiteren 3 Wochen sank der Serum-Cu-Spiegel ziemlich rasch zur Norm ab und zeigte damit die endgültige Heilung an.

12 Fälle aus den Tab. 29 u. 30 zeigen ausgesprochene Anämie, und zwar eine Infektanämie, die sowohl hypochromen als auch hyperchromen Charakter trägt. Die Fe- und Cu-Werte zeigen hier kein andersartiges Verhalten als bei den Infektionen ohne Anämie.

Zu dieser Gruppe mit hohem Serum-Cu und niederem Serum-Fe gehören außer den Infektionskrankheiten noch folgende Krankheitsbilder: AXTRUP (1946) hat bei 2 Kindern mit *Lymphogranulomatosis* hohe Cu-Werte bis zu 249 γ-% gefunden. In eigenen Untersuchungen konnte Verfasser bei 5 Kindern mit *Lymphogranulomatose* Serum-Fe-Werte zwischen 20 und 42 γ-% und Serum-Cu-Werte zwischen 186 und 200 γ-% feststellen; bei einem Fall kehrten nach Röntgenbestrahlung die Metallwerte zur Norm zurück, allerdings nur vorübergehend, bis wieder ein Rezidiv auftrat. 2 Fälle von gesicherter *Reticuloendotheliose* ließen das gleiche reziproke Verhalten erkennen (32—40 γ-% Serum-Fe, 200—244 γ-% Serum-Cu), ebenso 3 Fälle von Endocarditis rheumatica (Serum-Fe 58—65 γ-%, Serum-Cu 216—258 γ-%), 1 Fall von PFEIFFERschem Drüsenfieber (75 γ-%

Tabelle 31. *Serumeisen und Serumkupfer nach subc. Impfung mit komb. Diphtherie-Scharlach-Schutzimpfstoff* (nach BRENNER).

Nr.	Name Alter	Diagnose	Impfreaktion	Fe Cu	Vor Impfung γ-%	3 Tage nach Impfung γ-%	5—8 Tage nach Impfung γ-%
1	W. M. 9 Jahre	Psychopathie	$+++$	Fe Cu	110 140	90 159	
2	B. G. 10 Jahre	Schwachsinn	$+$	Fe Cu	125 —	100 —	125 —
3	B. W. 9 Jahre	Schwachsinn	$+$	Fe Cu	85 —	75 —	
4	N. 14 Jahre	Schwachsinn	$++$	Fe Cu	125 92	65 188	130 100
5	P. 16 Jahre	Schwachsinn	$++$	Fe Cu	110 79	65 115	135 115
6	C. 14 Jahre	Schwachsinn	$+$	Fe Cu	115 105	75 145	125 145
7	W. J. 14 Jahre	Mongolismus	$+$	Fe Cu	125 115	— 115	
8	G. E. 10 Jahre	Schwachsinn	$++$	Fe Cu	130 130	— 145	
9	P. R. 12 Jahre	Erziehungs- schwierigkeiten	$+$	Fe Cu	100 131	87 170	110 118
10	D. J. 15 Jahre	Schwachsinn	$+++$	Fe Cu	115 118	88 144	120 79
11	M. J. 5 Jahre	Schwachsinn	$++$	Fe Cu	115 144	90 183	115 118

Serum-Fe und 250 γ-% Cu), 1 Fall einer primär chron. Arthritis (32 γ-% Fe und 184 γ-% Cu) und 1 Toxoplasmosis (32 γ-% Fe und 290 γ-% Cu). Maligne Tumoren gehören ebenfalls in diese Gruppe. So zeigte 1 Fall von eosinophilem Granulom 32 γ-% Serum-Fe und 200 γ-% Serum-Cu; nach Rö-Bestrahlungskur Besserung der Werte: 65 γ-% Fe und 116 γ-% Serum-Cu.

Die Beobachtungen von LOCKE, MAIN, ROSBASH (1932) und HEILMEYER (1941) an Tieren nach Vaccination können auch in Versuchen an Kindern bestätigt

Tabelle 32. *Serumeisen und Serumkupfer nach Encephalographie* (nach BRENNER).

Nr.	Name Alter	Diagnose	Fe Cu	Vor Encephalographie γ-%	3 Std. nach Encephalographie γ-%	6—48 Std. nach Encephalographie γ-%
1	F. G. 12 Jahre	Epilepsie	Fe Cu	85 131	45 173	100 159
2	A. B. 8 Jahre	Cerebral. Krampfleiden nach Trauma	Fe Cu	150 170	110 188	— 173
3	B. W. 17 Jahre	Postencephalit. Zustand	Fe Cu	125 131	80 173	150 145
4	K. H. 11 Jahre	Krampfleiden	Fe Cu	90 170	65 190	75 131
5	W. 15 Jahre	Genuine Epi	Fe Cu	125 159	90 173	90 216
6	K. T. 12 Jahre	Athetosen	Fe Cu	68 158	50 174	—

werden. Aus der Tab. 31 geht hervor, daß es nach *Schutzimpfung mit Diphtherie-Scharlachschutzimpfstoff* ziemlich regelmäßig zu Hyposiderämie und Cuprämie kommt. 8 Tage nach der Impfung sind die Normalwerte wieder erreicht.

Es besteht demnach kaum ein Zweifel, daß *die Serum-Fe und Serum-Cu-Bewegungen irgend etwas mit der Infektabwehr zu tun haben.* Bekanntlich löst ein Infekt eine ganze Reihe von Reaktionen aus; es kommt zu Leukocytose, Acidose, Fieber, Ca-K-Verschiebungen, zu Antikörperschwankungen. Alle diese Veränderungen weisen auf eine *Gesamtumschaltung* hin. Die Gesamtheit der Abwehr steht unter dem Einfluß bzw. der Kontrolle der vegetativen Zentren des Zwischen-

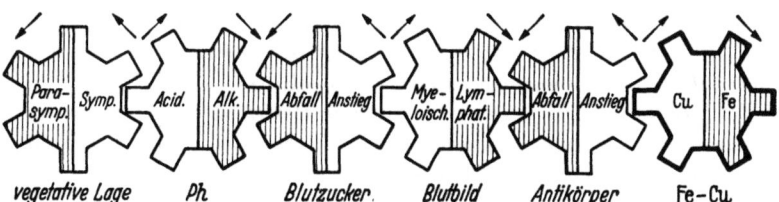

Abb. 24. Schema der vegetativen Regulationen nach HOFF (ergänzt nach BRENNER).

hirns. Nach direkter Reizung des Zwischenhirns oder seiner ableitenden Organe kommt es zu der gleichen vegetativen Gesamtumschaltung wie beim Infekt. Es war demnach nur noch zu prüfen, ob die Serum-Fe- oder Serum-Cu-Bewegungen ebenfalls diesen Gesetzmäßigkeiten unterliegen. Aus Tab. 32 geht hervor, daß es *regelmäßig 3 Std. nach der Encephalographie zu Serum-Fe-Senkung und Serum-Cu-Erhöhung* kommt. Wir können demnach als weiteres „Rädchen" zum Schema der vegetativen Regulationen nach HOFF hinzufügen: Serum-Fe-Senkung mit gleichzeitiger Serum-Cu-Erhöhung (Abb. 24).

Die kurz nach einem Infekt oder nach aktiver Schutzimpfung auftretende Fe-Erniedrigung und Cu-Erhöhung im Serum geht zeitlich mit einer unspezifischen Antikörperbildung im Blute einher. Diese Antikörpererhöhung dauert nach MÜLLER nur wenige Tage. Kurz nach dem Infekt, also zur Zeit der Fe-Senkung und Cu-Erhöhung bzw. Antikörpersteigerung im Plasma, ist eine erhöhte Resistenz gegenüber Reizstoffen verschiedener Art anzunehmen (Parergie). Die Fe- und Cu-Verschiebungen könnten dann, wie HEILMEYER und Mitarb. vermuten, als Ausdruck einer unspezifischen und wirksamen Abwehr noch vor Bildung spezifischer Antikörper angesehen werden. In sehr gutem Einklang mit solcher Annahme stehen Tierexperimente, die aus dem Robert-Koch-Institut schon zu Beginn der 20iger Jahre von MORGENROTH und ABRAHAM (1921) bekannt gegeben wurden.

Nach subcutaner, intraperitonealer und intravenöser Vorinfektion mit wenig virulenten Streptokokken tritt bei Mäusen innerhalb 1—3 Tagen eine Immunität gegen intravenöse Nachinjektion hochvirulenter Streptokokken ein. In zahlreichen Nachprüfungen wurden diese Ergebnisse bestätigt. Nach 4 Tagen ist dieser Schutz wieder erloschen. Dieser *Früh-schutz (Depressionsimmunität) wurde von den Autoren als unspezifische Resistenzsteigerung aufgefaßt.*

Wenn man den im Tierexperiment in der gleichen Zeitspanne auftretenden Frühschutz auf unsere Impfkinder übertragen will, so ist ein *Zusammenhang der Metallverschiebungen mit unspezifischer Resistenzsteigerung nicht von der Hand* zu weisen. Folgende klinische Beobachtungen sind in diesem Zusammenhang bemerkenswert.

An der Münchner Kinderklinik haben wir vor Jahren (BRENNER, Z. Kinderheilk. 60) alle Kinder, die auf der internen Station aufgenommen wurden, zur Verhütung von Scharlach-Hausinfektionen sofort nach der Aufnahme in die Klinik aktiv mit Gabritschewski-Vaccine geimpft. Die Kinder bekamen am ersten Tag 1 cm³ der Vaccine (abgetötete hämolyt. Strepto-kokken + Scharlachtoxoid) i. m. gespritzt, Wiederholung der Impfung am 4.—6. Tag mit der gleichen Menge. Statistisch ausgewertet wurde eine Beobachtungszeit von 3 Jahren. Innerhalb dieser Zeit wurden die nachgewiesenen Scharlachhausinfektionen und „Haus-anginen" registriert; in den $1^1/_2$ Jahren, in denen nicht geimpft wurde, erkrankten 0,9% an Scharlach und 3,73% an Angina (Fehler $\pm$ 0,24 bzw. $\pm$ 0,6). In den $1^1/_2$ Jahren, in denen alle Kinder vacciniert waren, erkrankten an Scharlach 0,16% ($\pm$ 0,07) und 0,6% ($\pm$ 0,2) an Angina. Während der ganzen 3 Jahre war, wie an Hand der Zahlen des Gesundheitsamtes der Stadt nachgewiesen werden konnte, die Scharlachmorbidität in München und Umgebung gleichgroß.

Dieses statistisch einwandfreie Ergebnis ist nun insofern für die vorliegenden Untersuchungen von Interesse, als der durchschnittliche Aufenthalt der Kinder auf der internen Station nur etwa 1 Woche betrug. In dieser kurzen Zeit konnte ein spezifischer „BEHRINGscher" Schutz noch gar nicht eingetreten sein. PFAUND-LER sprach deshalb seinerzeit *von einem unspezifischen Frühschutz nach Scharlach-vaccination, „dessen Wirkungsmechanismus unbekannt sei". Es ist naheliegend, die durch den „Ictus immunisatorius" induzierte Resistenzsteigerung, die gleichzeitig einhergehende Serum-Fe-Senkung und Serum-Cu-Erhöhung mit diesem Wirkungs-mechanismus in Zusammenhang* zu bringen.

Gruppe b) Erniedrigtes Serum-Fe und normales Serum-Cu.

In diese Gruppe sind zunächst alle Fälle mit *Blutverlust* einzureihen. Verf. konnte bei 3 Fällen von typischer WERLHOFscher Krankheit, bei denen es zu größerem Blutverlust gekommen war, 50—58 γ-% Serum-Fe und 116—130 γ-% Serum-Cu feststellen, bei 2 Fällen von *Hämophilie* (nach Blutung) 40 bzw. 42 γ-% Fe und 130 γ-% bzw. 116 γ-% Cu. AXTRUP (1946) berichtet ebenfalls über 2 Fälle von *posthämorrhagischer Anämie* im Kindesalter; ein 11jähriger Junge hatte heftige Blutungen aus dem Magen-Darmtrakt, war sonst gesund; es wurde eine Ulcusblutung angenommen; das Serum-Cu war mit 125 γ-% normal, während bei einem 2jährigen Jungen mit *Hämophilie* nach Blutung im Vollblut ein erhöhtes Cu gefunden wurde. Wir sehen demnach auch bei Kindern bestätigt, daß *nach*

Blutung das Serum-Cu normal bleibt, dagegen in den Ery reichlich Cu auftritt. Diese einwandfreie Unterscheidung zwischen Serum-Cu und Vollblut-Cu läßt sich nach Beobachtungen aus dem Schrifttum bei sog. *alimentärer Anämie* im Kindesalter nicht klar erkennen. GORTER, GRENDEL und WEYERS (1931) haben Cu-Bestimmungen bei 8 Kindern mit ausgesprochener Anämie durchgeführt; dabei war ein sicherer Fall von alimentärer Anämie, während die Art der Anämie bei den übrigen Fällen, mit Ausnahme von 2 Fällen aplastischer Anämie, nicht klar zu erkennen ist. Dieses eine 14monatige Kind bekam täglich 1 l Kuhmilch und etwas Zucker und sonst nichts. Die Autoren fanden im Vollblut 250 γ-% Cu, also eine mächtige Erhöhung. Später hat GORTER (1933) bei 7 Kindern mit alimentärer Anämie recht unterschiedliche Cu-Werte gefunden, nämlich 120 bis 200 γ-% Cu im Vollblut. Diese Erhöhung des Cu im Vollblut bei alimentärer Anämie würde ganz gut mit dem Cu-Befund bei Blutungsanämie übereinstimmen, wenn nicht LESNÉ, ZIZINE und BRISKAS (1936) auch im *Serum* bei 4 Kindern mit alimentärer Anämie z. T. erhöhte Cu-Werte gefunden hätten (104—212 γ-% Serum-Cu). AXTRUP und auch Verf. können diesen Befund nicht bestätigen; AXTRUP bezweifelt, ob die erwähnten Kinder infektfrei gewesen sind, was aus der Originalarbeit nämlich nicht hervorgeht. So hat auch AXTRUP (1946) bei 14 Fällen von alimentärer Anämie (6 Mon. bis 2 Jahre) sogar im Vollblut nur einen Durchschnittswert von 115 γ-% Cu festgestellt. FREUDENBERG (1947) fand bei 6 Fällen mit hypochromer Anämie, bei denen wohl ein Fe-Mangel anzunehmen war, Serum-Fe Werte zwischen 20 und 49 γ-% und Serum-Cu-Werte im Bereich der Norm zwischen 98 und 166 γ-%. Verf. (1948) konnte ebenfalls bei 6 Fällen von hypochromer, alimentärer Anämie bei Kindern zwischen 16 Monaten und 9 Jahren 42—58 γ-% Serum-Fe und 118—144 γ-% Serum-Cu finden.

Auf jeden Fall tritt *bei alimentärer Anämie keine Serum-Cu-Verminderung auf* und GORTER und AXTRUP wollen aus dieser Tatsache den Schluß ziehen, daß bei *alimentärer Anämie im Kindesalter ein Cu-Mangel keine Rolle spiele.* Es sei aber mit Nachdruck darauf hingewiesen, daß *bis heute kein Anhaltspunkt dafür vorliegt, daß beim Menschen ein Cu-Mangelzustand sich durch ein niederes Blut-Cu oder Serum-Cu ausdrückt. Meines Erachtens schließt deshalb ein normaler, ja sogar ein erhöhter Blut-Cu-Spiegel einen Cu-Mangel beim Menschen, insbesondere beim Kinde, nicht aus.* Dies erhellt vor allem auch aus der Tatsache, daß bei alimentärer Säuglingsanämie, die mit normalem und sogar erhöhtem Blut- oder Serum-Cu einhergehen kann, eine *deutliche Verminderung des Leber-Cu-Gehaltes* gefunden wurde (s. o.). *Wir können demnach aus dem niederen Serum-Fe wohl auf einen Eisenmangelzustand schließen, wann jedoch und ob bei einer Blutungsanämie oder alimentären Anämie oder sonstigen Anämieform zusätzlich auch ein Cu-Mangel vorliegt, läßt sich bis heute nur ex juvantibus* (s. später!) *entscheiden.*

In die Gruppe b) sind auch bestimmte Fälle von *Cöliakie* einzureihen. Bei 3 Fällen fand Verf. einen niederen Serum-Fe-Spiegel von 35—58 γ-% bei normalem Cu-Spiegel und bei 2 Fällen normale Werte. AXTRUP sah bei einem Fall von Cöliakie sogar niederen Blut-Cu-Wert, wobei keine Anämie bestand. Ganz allgemein können folgende Vorgänge zu der Kombination normales Serum-Cu und erniedrigtes Serum-Fe führen: 1. *Vorhandensein eines Fe-Defizits im Körper,* sei es infolge einer mangelhaften Zufuhr von außen bzw. gestörter Resorption, sei es infolge von Fe-Verlust bei normaler Aufnahme; 2. *gesteigerter Fe-Verbrauch;* 3. *verringerter Blutumsatz;* 4. *erhöhte Aufnahme von Fe in den Geweben,* 5. *Verminderung der Eiweißkörper,* an die das Transport-Fe gebunden wird.

Gruppe c) Niederes Serum-Fe und niederes Serum-Cu.

Diesen Befund konnte Verf. nur bei bestimmten, d. h. den meisten *Lipoidnephrose*-Formen beobachten. Bei 6 Fällen mit sog. *genuiner Nephrose* fand sich

auf dem Höhepunkt der Erkrankung *regelmäßig* ein niederer Serum-Fe-Wert
von 40—65 γ-% Fe und ein ebenso niederer Serum-Cu-Wert von 30—60 γ-%.
Nach Besserung des Leidens (z. B. nach Maserninfektion, spontaner Remission)
zeigen die Metallwerte die Tendenz zur Norm zurückzukehren. 2 Fälle mit
nephrotischem Syndrom verhielten sich jedoch ganz anders. Das eine Kind zeigte
Mischsymptome zwischen Nephrose und Nephritis und ging an Urämie mit
Rest-N-Erhöhung zugrunde. Die Metallwerte zeigten normales Verhalten
(90 γ-% Serum-Fe und 128 γ-% Serum-Cu). Ein anderer, 11jähriger Junge,

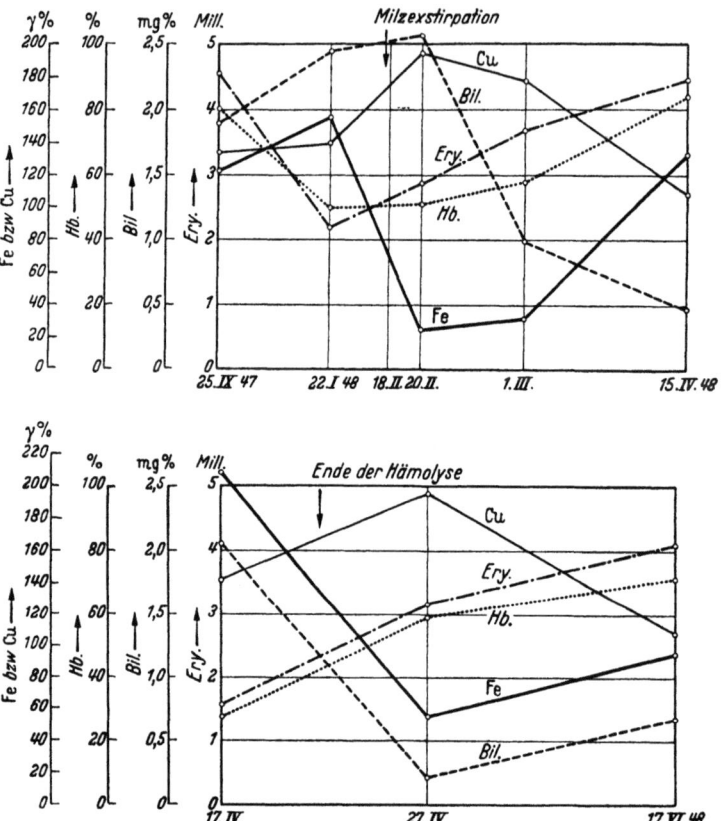

Abb. 25. Serum-Fe, Serum-Cu, Serum-Bilirubin, Ery, Hb bei familiärem hämolyt. Ikterus vor und nach Milzexstirpation und bei akuter hämolyt. Anämie (Typ LEDERER) (nach BRENNER).

mit typisch nephrotischem Syndrom ließ bei wiederholter Kontrolle annähernd
normale Werte erkennen:

30. 5. 50:	Fe:	68	γ-%	Cu	116	γ-%
14. 5. 51:	Fe:	82	γ-%	Cu	144	γ-%
1. 7. 52:	Fe:	100	γ-%	Cu	100	γ-%.

Während die erstgenannten Nephrosefälle alle eine schlechte Prognose zeigten
und z. T. schon gestorben sind, geht es dem letztgenannten Jungen seit Jahren
ganz gut. Vielleicht sind *systematische Serumuntersuchungen der beiden Metalle
bei dieser Krankheit geeignet, die verschiedenartige Genese aufzuzeigen und damit
einen Anhalt für die Prognose* zu geben. Im Schrifttum hat KREBS (1928) m. W.
als erster und einziger darauf hingewiesen, daß bei Nephrose das Serum-Cu
auffallend nieder ist: Die *Ursache* dürfte hier vor allem in der Verminderung

des Gesamt-Eiweißes und damit der Metallvehikel zu suchen sein. Insbesondere scheint dann die *Fraktion IV*[-7] *vermindert zu* sein, in der ein *lipoidfreies Globulin* vorhanden ist, welches Bindung und Transport von Fe und Cu im Plasma zu übernehmen hat (s. o.).

Gruppe d) Erhöhtes Serum-Fe und gleichzeitig normales Serum-Cu.

In diese Gruppe sind die oben besprochenen Erwachsenenfälle von *Perniciosa* und *Hämochromatose* einzureihen. Beim Kinde (auch beim Erwachsenen) sind es vor allem die *hämolytischen Erkrankungen*, welche eine solche Schwermetallkonstellation im Serum erkennen lassen. Bei einem Fall von *kongenitalem hämolyt. Ikterus* sahen CARTWRIGHT und Mitarb. (1948) ein normales Blut-Cu von 115 γ-%. Verf. konnte 3 Fälle von *familiärem hämolytischem* Ikterus vor und nach Milzexstirpation und einen Fall von akuter LEDERER-Anämie verfolgen (Tab. 33 und Abb. 25). Während der Zeit der gesteigerten Hämolyse war regelmäßig eine relative oder absolute Serum-Fe-Erhöhung (125—230 γ-%) und ein normales Serum-Cu (100—130 γ-%) festzustellen. Wenn wir oben bei Perniciosa zeigen konnten, daß mit Einsetzen der Lebertherapie in den meisten Fällen das Serum-Fe absinkt, so können wir beim *hämolytischen Ikterus nach Milzexstirpation den gleichen Vorgang* beobachten; *das Serum-Fe und das Serum-Bilirubin sinken schlagartig* ab (Abb. 25), *während das Serum-Cu ansteigt.*

Tabelle 33. *Fälle mit erhöhtem Serumeisen und normalem Serumkupfer* (nach BRENNER).

Nr.	Name Alter	Diagnose	Ery	Hb	Bil. mg-%	BKS	Fe γ-%	Cu γ-%	Leuko	Bemerkungen
1	Sch.G. 8 J.	Hämol. Ikterus	4,5	80	1,77	20/43	122	129	7200	Serum etw. ikter.; Bil. i. Serum dir. neg. Kein. Sphäroc. 25. 9. 47
			2,48	50	2,4		150	130	8600	22. 1. 48 Akute Krise. Resistenzverm. d. Rot. 18. 2. 48 Milzexstirpat.
			2,6	55	2,6		32	186		20. 2. 48 Fe peroral
			3,5	60	1,0		35	174		u. Bluttransfus.
			4,4	85	0,5		135	116		Resist. 1. 3. 48 norm. Klin. o. B.
2	F. 18 J.	Hämol. Ikterus	2,5	52	12,0		150	92		Alle charakt. Zeich. d. famil. hämolyt. Ikterus. 18. 6. 47
			2,3	42	10,4		125	116		22. 6. 47 3. 7. 47 Milzexst.
			3,8	68	0,4		40	182		24. 7. 47 Fe per. Trans.
			3,7	60	0,4		50	236		6. 8. 47
3	M. I., 19 J.	Hämol. Ikterus	2,3	50	5,8		85	116		Typ. fam. häm. Ikterus. 5. 5. 48
			2,9	58	3,8		110	100		7. 6. 48 18. 6. 48 Milzexst.
			3,8	66	0,7		50	216	8300	24. 6. 48
4	P. D., 3 J.	Akute hämolyt. Anämie	1,4	29	2,2	2/4	230	144	16900	Lederer-Anäm. Bessg. auf Bluttransf. u. Fe peror.
			2,9	58	0,2		50	186	4000	27. 4. Ende d. Häm.
			4,2	73	0,6		85	100	6000	17. 6. 48 gesund. Normales Blutbild

Den gleichen Vorgang bietet die akute LEDERER-Anämie nach Sistieren des Blutzerfalls (Abb. 25). Eine sichere Ursache für das Verhalten der Wechselbeziehungen der beiden Metalle nach Sistieren der Hämolyse kann vorläufig nicht beigebracht werden. Zentrale, sympathische, vom Zwischenhirn aus gesteuerte Einflüsse, wie wir sie beim Infekt oder der Encephalographie kennen gelernt haben, sind vielleicht beteiligt. Daß ein verstärkter Verbrauch des Serum-Fe durch verstärkt einsetzende Blutneubildung eine Rolle spielt, soll nicht geleugnet werden.

Eine ganz andere Ursache für die relative oder absolute Serum-Fe-Erhöhung bei normalem Serum-Cu liegt 3 beobachteten Fällen von *Hungerzustand* zugrunde. In einem Fall handelt es sich um einen jungen Mann, der mit Hungerödem aus der Gefangenschaft kam, und bei den beiden anderen um Säuglingsatrophien (3—4 Mon. alt). Die Fe-Werte waren mit 100—110 γ-% relativ erhöht (Norm der 3—4monatigen: s. oben), das Cu mit 130—158 γ-% im Bereich der Norm. Der junge Mann hatte 155 γ-% Serum-Fe und 116 γ-% Serum-Cu. Nach den Untersuchungen von BERNING ist die *Fe-Anreicherung* in den Speicherorganen und auch im Serum bei Eiweißmangelschaden *myogener Herkunft* und wahrscheinlich direkte Folge des Hungerzustandes. Neuere Untersuchungen sprechen mehr für eine Resorptionsstörung bzw. Transportstörung oder Speicherungsstörung des Fe auf Grund des Eiweißmangels.

Zusammenfassend können wir feststellen: Serum-Fe-Erhöhung mit gleichzeitig normalem Serum-Cu ist als *Zeichen einer Eisenanreicherung des Körpers oder der Speicherorgane* aufzufassen; sie ist Folge *erhöhter Retention (Hämochromatose), gesteigerten Blutzerfalls (hämolyt. Anämien)* oder *vermehrten Zerfalls eisenhaltigen Körpergewebes* (Hungerzustand).

Gruppe e) Erhöhtes Serum-Fe und erhöhtes Serum-Cu.

Diese typische Konstellation zeigt *regelmäßig und gesetzmäßig die akute Leukämie* (meist Myeloblastenleukämie) im Kindesalter. Die 12 beobachteten Fälle, die alle gestorben sind und fast alle durch die Obduktion bestätigt wurden, lassen einen Serum-Fe-Wert zwischen 125 und 380 γ-% erkennen, während das Serum-Cu zwischen 200 und 400 γ-% liegt, Mittel 230 γ-% Cu. GORTER (1933) fand bei einem $3^{1}/_{2}$jährigen Kinde mit akuter Leukämie im Vollblut 190 und im Plasma 160 γ-% Cu und AXTRUP (1946) bei einem $4^{1}/_{2}$jährigen Mädchen im Serum 291 γ-% Cu. In Tab. 34 sind die Metallwerte bei einem typischen Fall von akuter Leukämie im Zusammenhang mit den Blut- und Knochenmarkswerten verfolgt.

Als die Erythropoese vollkommen darniederlag und im Sternalpunktat nur ein einziger Proerythroblast gefunden werden konnte, die Ery im peripheren Blut auf 1,6 Mill. und das Hb auf 30% gesunken waren, finden wir den höchsten Serum-Fe-Wert von 380 γ-%. Mit der Normalisierung des Markbefundes während einer Remission steigen die Ery auf 2,8 und das Hb auf 72 γ-% an; gleichzeitig sinkt das Serum-Fe auf 75 γ-% ab. Zu der Zeit also, als *kein Hb-bildender Erythroblast im Mark zu finden war, liegt das Serum-Fe am höchsten, offenbar weil es nicht verbraucht werden kann.* Mit dem *Auftreten einer normalen Erythropoese sinkt das Serum-Fe gleichzeitig ab,* weil das *Fe zum Aufbau des Hb herangezogen* wird. Gleichsam wie in einem Modellversuch führt uns dieses Beispiel die innigen Beziehungen von Serum-Fe und Hb-Bildung vor Augen. Bezüglich des durchweg stark erhöhten Serum-Cu, das auch während der Remission wohl absinkt aber hoch bleibt, ist ein *gewisser Zusammenhang mit der BKS festzustellen,* wie es bei Infektionen oft zu beobachten ist. Ob daraus die Berechtigung abzuleiten ist, diese Erkrankung als Infektionskrankheit anzusehen, bleibt dahingestellt.

Wie die Markbefunde erkennen lassen, ist der Zellstoffwechsel bei akuter Myeloblastenleukämie erheblich erhöht. Wiederholt wurde oben darauf hingewiesen, daß bei allen Prozessen, die mit gesteigertem Zellstoffwechsel einhergehen, eine Cu-Vermehrung im Plasma vorkommt. Es ist jedoch sehr fraglich, ob hier die Cuprämie damit etwas zu tun hat. Denn auch bei 4 Fällen von *Panmyelophthise*

Tabelle 34. *Zusammenstellung von Befunden aus Sternalmarkpunktaten und Werte im peripheren Blutbild bei akuter Myeloblastenleukämie* (nach BRENNER).

Reifungs-Zellart Faktor Sternalpunktat:	21.12.47		15.1.48 I %	II %	2.2.48 I %	II %	19.3.48 I %	II %	1.4.48 I %	II %	21.4.48 I %	II %
6 Proerythroblast	1		2,5	6,5	1	4	0,5	8		1		
5 Erythroblast jugendl.			1	4,5	2	10	0,5	11	0,5	5	0,5	15
4 Erythroblast gewöhnl.			8,5	21	13,5	26	4	21	2,5	21	1,5	34
2 Erythroblast alt			2	2,5	2,5	6				2		28
3 Normoblast jugendl.			2	8	3,5	18	2,5	13	1	34		1
1 Normoblast gewöhnl.			18,5	47	2,5	32	2	43	3,5	30		16
1/2 Normoblast alt			4,5	10,5	1,5	4		4	0,5	7	0,5	6
6 Myeloblast	72	80	3	4,5	21,5	27,5	80	86,5	70	70	93,5	95,5
6 Mikro- u. Paramyeloblast			0,5		15	16	5	5,5	20,5	20,5	3,5	3,5
5 Promyelocyt	5	6	3	3,5	1	1,5	2,5	2,5	2,5	2,5	0,5	0,5
4 Myelocyt	2	2	8	8,5	14	14	3	3	2	2	0,5	0,5
3 Metamyelocyt	4,5	4,5	18	20,5	16	18,5	1	1	3	3		
2 Stabkernige	6	6,5	43,5	54,5	17	20,5	0,5	1	1	1		
1 Segmentkernige	1	1	8,5	8,5	1,5	2	0,5	0,5	0,5	0,5		
Monocyten			0,5									
Reticulumzellen			3		6,5		7,5		0,5			
Lymphocyten	8		10,5		7,5						1,5	
Megakaryocyten			0,5								0,5	
Undifferenzierbare			1									

Bemerkungen:	21.12.47	15.1.48	2.2.48	19.3.48	1.4.48	21.4.48
		Mitoseformen 1 Eo 1: auß. ein. Blasten, keine erytr. Zellen	Eos 5 Riesenstab 1 Makroblasten 5	Riesenformen 1,5 Makroblast 1,3 Mitos. d. Ery 1,5	Retic. Zell. u. Myelobl. sind schwer trennbar	Makroblasten 5
Peripheres Blutbild:						
Erythroblast				2		
Normoblast						
Myeloblast				16		22
Mikro-Paramyeloblast				25		26
Promyelocyten				2		4
Myelocyten				5		
Metamyelocyten				1		2
Stabkernige	5	6	8	14		9
Jugendl. Formen		18		7		
Segmentkernige	10		48	2		
Lymphoide Zellen			40	10		16
Große Lymphocyten	81			4		5
Kleine Lymphocyten		72		12		9
Lymphoblasten				2		
Monocyten	3	2	4			2
Eosinophile	1	2				
Basophile						
Plasmazellen						3
Undifferenzierb. Reifungszahl der roten Reihe:	600	226,75	278	271	318	289
Reifungszahl der weißen Reihe:	545,5	256,5	413	577	578	589,5
Serumeisen:	380	200	75	—	150	150
Serumkupfer:	290	230	200	—	230	290
BKS:	139/164	72/96	43/71	47/82	56/72	140/148
Ery:	1,6	2,36	2,58	2,77	3,16	2,86
Hb:	30	48	72	60	78	50
Leuko:	1400	2400	6800	4800	4400	3400
Thrombocyten:	57600					vermind.
Sonstiges:				Zum erstenmal Auftreten von Jugendformen im peripheren Blutbild		Makroblast. 16

Kolumne I: Innerhalb der roten Reihe Prozentzahlen auf sämtl. kernh. Zellen des Markes berechnet. Innerhalb der weißen Reihe Prozentzahlen auf sämtl. weißen Zellen berechnet (also myeloische plus Lymphoc. usw.).
Kolumne II: Prozentz. d. erythropoet. Reihe, Prozentz. d. granulopoet. Reihe.

(2 Erwachsene und 2 Kinder zwischen 7 und 13 Jahren) läßt sich trotz darniederliegender Marktätigkeit ein hohes Serum-Cu neben hohem Serum-Fe nachweisen. Die Werte schwanken zwischen 170 und 270 γ-% Serum-Fe und zwischen 157 und 230 γ-% Serum-Cu. GORTER, GRENDEL und WEYERS (1931) konnten bei 2 Kindern (10 und 12 Jahre alt) mit sog. aplastischer Anämie sehr hohe Cu-Werte im Vollblut, nämlich 240 und 260 γ-%, beobachten. Trotz verminderter Marktätigkeit ist also das Serum-Cu erhöht; es ist zu vermuten, daß *irgendein bisher unbekannter Wirkungsmechanismus bei solch schweren Erkrankungen des blutbildenden Systems die beiden Schwermetalle beeinflußt.*

Sehr bemerkenswert ist, daß auch ein Fall von *Marmorknochenkrankheit* mit hohem Serum-Fe und Serum-Cu einhergeht. Offenbar genügt schon die *mechanische Einengung des Knochenmarks*, um ähnliche Bewegungen der beiden Metalle auszulösen. Der 12 Monate alte Junge zeigte 120 γ-% Serum-Fe und 186 γ-% Serum-Cu. Auch bei 2 Fällen von FANCONI-Anämie konnte diese Konstellation der beiden Metalle im Serum bei wiederholten Kontrollen gefunden werden. Die Serum-Fe-Werte schwanken zwischen 150 und 230 γ-% und die Cu-Werte zwischen 140 und 220 γ-%. Diese Werte unterscheiden sich aber *quantitativ* von denen der Leukämie und denen der Panmyelophthise. Erstere zeigen vor allem eine mächtige Cu-Erhöhung im Serum und nur mäßige Fe-Erhöhung, letztere besonders deutlich erhöhtes Serum-Fe und nur mäßige Cu-Erhöhung. Die Fälle von FANCONI-*Anämie scheinen zwischen den beiden genannten Krankheiten zu stehen* mit nur mäßiger Fe-Erhöhung und mäßiger Cu-Vermehrung. Nach Milzexstirpation, die bei einem der Mädchen durchgeführt wurde, sank das Serum-Fe auf 65 γ-% ab, ähnlich wie beim hämolytischen Ikterus, um einige Monate später wieder anzusteigen. *Hier scheint also ein gesteigerter Blutzerfall eine Rolle zu spielen*, während bei der akuten Leukämie eine gesteigerte Hämolyse im allgemeinen abgelehnt wird.

Es ist zweifellos auch bemerkenswert, daß die *Panmyelophthise* bzgl. der Serum-Metallwerte wenigstens in der „Richtung" mit den akuten Myeloblastenleukämien übereinstimmt. Übergänge vom Bild der infektiös-toxisch bedingten „Aleukie" in akute Leukämie sind erwiesen [ULLRICH (1932)]. Die gleiche Reaktion des Serum-Fe und Serum-Cu bei den aregeneratorischen und hyperplastischen Reaktionen des Blutsystems spricht für die Auffassung ULLRICHs, „alle diese Krankheitsbilder unter Hintansetzung der Ätiologie nur als verschiedenartige Reizbeantwortungen gleichsinnig wirkender Noxen aufzufassen".

Ob Kinder mit JAKSCH-HAYEMscher Anämie auch in diese Gruppe einzuordnen sind, geht aus den Mitteilungen von SACHS, LEVINE, FABIAN (1935) — 1 Fall mit 211 γ-% Blut-Cu und 35,2 mg-% Blut-Fe — und LESNE, ZIZINE, BRISKAS (1936) — 3 Fälle mit Blut-Cu zwischen 178 und 195 γ-% — nicht eindeutig hervor, da das Serum-Fe nicht bestimmt worden ist. Auf jeden Fall zeigen *alle diese Kinder ein hohes Blut-Cu.*

Gruppe f) Normales Serum-Fe und erhöhtes Serum-Cu.

In diese Gruppe fallen merkwürdigerweise *psychotische Störungen.* Auf die erstmals von HEILMEYER und Mitarb. (1941) gefundenen Cu-Veränderungen bei Psychosen der Erwachsenen wurde oben schon hingewiesen. Beim Kinde tritt die Schizophrenie in einem ganz anderen Bilde auf als beim Erwachsenen; sehr oft beobachten wir hier die chronisch schleichenden Formen, die langsam in einigen Jahren unaufhaltsam zum bleibenden Defektzustand führen. Verf. hatte Gelegenheit, bei 5 Fällen von echter kindlicher Schizophrenie durch das Entgegenkommen von Herrn Prof. SCHMITZ, Leiter der Rhein. Landesanstalt für Jugendpsychiatrie Bonn, die Metallwerte im Serum laufend zu kontrollieren. Zunächst ergab sich, daß bei allen möglichen Fällen von *hirnorganischen Störungen* (Encephalitis,

Tumoren, Hydrocephalus, auch bei PFAUNDLER-HURLERscher Krankheit)
uncharakteristische und unregelmäßige Fe- und Cu-Veränderungen im Serum
vorkommen können; bald sehen wir dabei erhöhtes Serum-Fe oder auch erhöhtes
Serum-Cu mit gleichzeitig erniedrigtem Serum-Fe. Die Cu-Erhöhung erreicht
jedoch nach den Erfahrungen des Verf. im allgemeinen kaum Werte um 200 γ-%
herum. Sehr wichtig ist aber, daß bei *Schwachsinnsformen* mit schizophrenem
Einschlag oder bei schizophrenieähnlichen Charakterabartigkeiten und Psychopathien regelmäßig *normale Serum-Fe- und Serum-Cu-Werte* anzutreffen sind.
Die einzelnen Werte sind in Abb. 26 eingezeichnet. Dagegen läßt die *echte kindliche schizophrene Prozeßpsychose*, sowohl diejenige Form, die in katatonen Schüben verläuft als auch die chronisch fortlaufende Form, eine *deutliche Cu-Erhöhung
im Serum* erkennen (Abb. 26). Die in Abb. 26 eingezeichneten Werte stammen
von Schwachsinnsformen, Psychopathien, hirnorganischen Störungen und

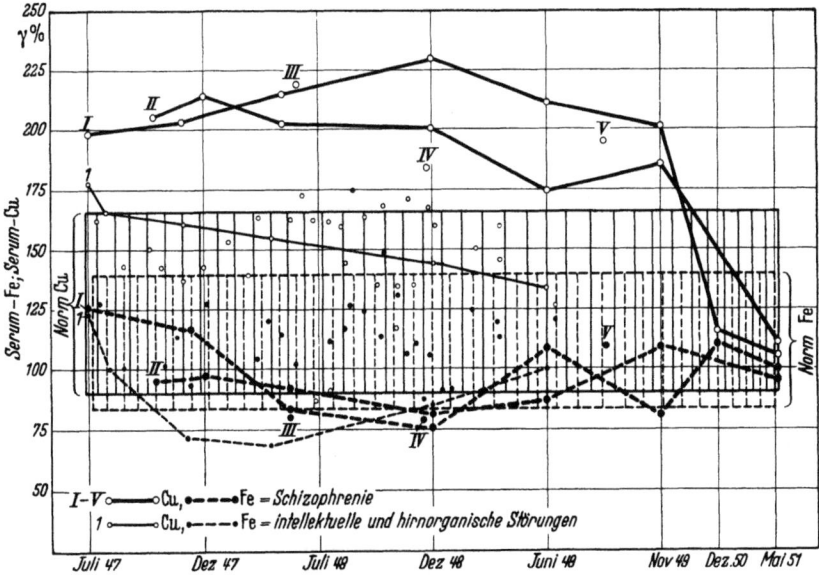

Abb. 26. Serum-Cu und Serum-Fe bei kindlicher schizophrener Prozeßpsychose und bei sonstigen hirnorganischen
oder intellektuellen Störungen (nach BRENNER).

Schizophrenie. Der laufend erhöhte Serum-Cu-Spiegel von 2 Fällen von kindlicher Schizophrenie, die über mehrere Jahre hinweg laufend kontrolliert wurden,
ist deutlich erkennbar, während das Serum-Fe sich innerhalb der Norm oder an
der unteren Grenze derselben hält. Beide Kinder, die ungefähr auch zur gleichen
Zeit erkrankt sind und sich im gleichen Stadium des Prozesses befunden haben,
ließen nun bei den letzten Untersuchungen einen *Abfall des Serum-Cu erkennen*.
Die Krankheit war bei beiden Kindern bis zu einer völligen Verödung und den
Symptomen einer schizophrenen Defektpsychose fortgeschritten. Man könnte
daraus vielleicht den Schluß ziehen, daß diese auffallende Cu-Erhöhung im Serum
anscheinend *nur im Zustand des aktiven Fortschreitens der Psychose* vorhanden ist.
Sobald der Endzustand erreicht ist, fällt das Cu wieder ab. Oben wurde schon
erwähnt, daß bei den katatonen Formen in Zeiten der Ruhe und Remission, also
während des Sistierens des aktiven Prozesses ebenfalls die Cu-Erhöhung verschwindet. Die Genese dieser Cu-Stoffwechselstörung bei Schizophrenie bzw.
Geisteskrankheiten ist bis jetzt noch ganz unklar. Im Zusammenhang mit den
erwähnten GJESSINGschen Ergebnissen ist eine *Leberfunktionsstörung zu vermuten*

Es ist m. E. eine Feststellung von apriorischer Notwendigkeit (LUXEMBURGER), die an sich eines empirischen Beweises nicht bedarf, nämlich, daß einer geistigen Erkrankung eine körperliche zugrunde liege, einer „Psychose" eine „Somatose". Die *Erbforschung* hat sich bisher vorwiegend der Psychose angenommen, da die „Somatose" nicht greifbar ist. Es erschien deshalb naheliegend, nach Stoffwechsel-

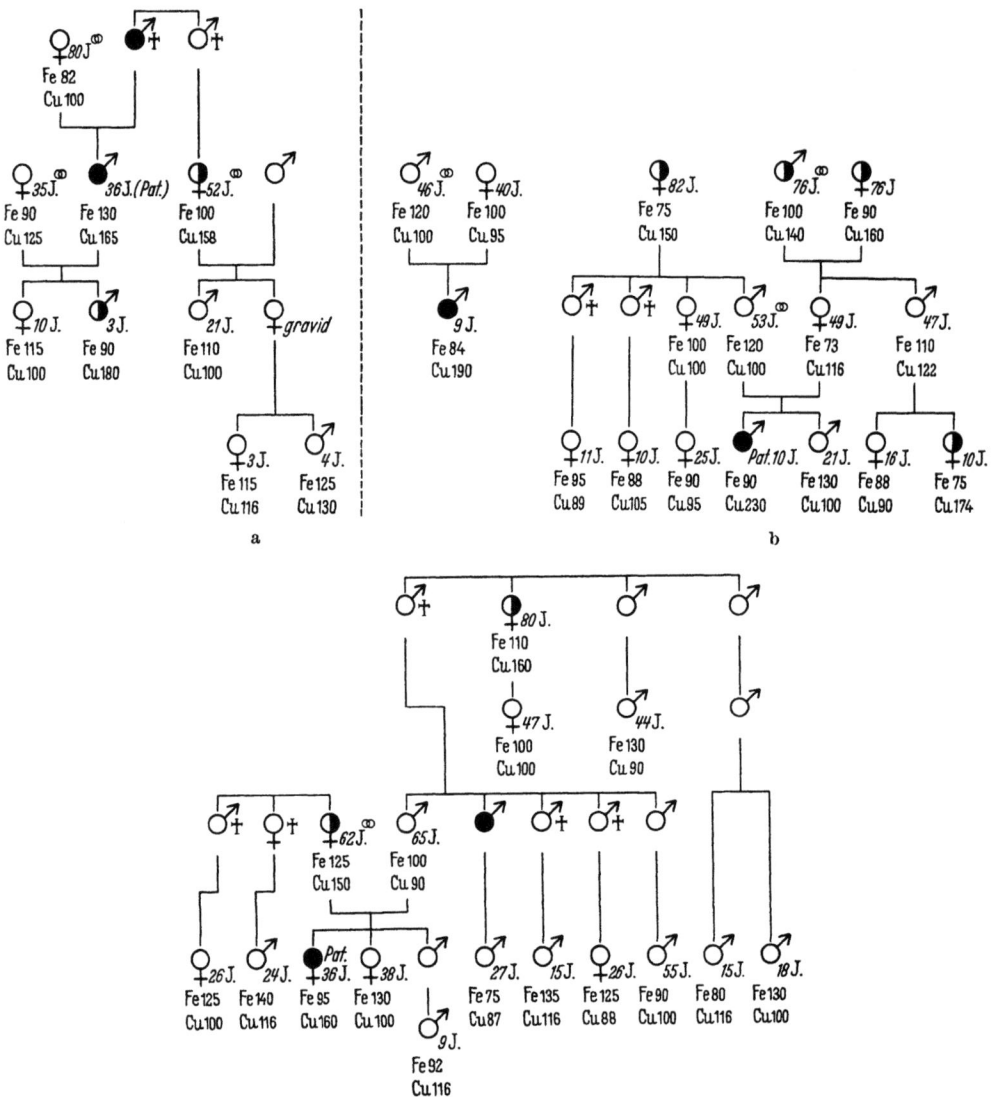

Abb. 27a—c. Serum-Cu und Serum-Fe bei Angehörigen aus schizophren belasteten Sippen (nach BRENNER).

störungen in schizophren belasteten Sippen zu fahnden. Die Zahl der untersuchten Personen ist noch zu klein, um Endgültiges sagen zu können. Immerhin wurde die überraschende Feststellung gemacht, daß von *45 untersuchten Sippenangehörigen aus 4 schizophren belasteten Sippen 8 Personen einen erhöhten Serum-Cu-Spiegel bei normalem Serum-Fe aufwiesen* und, was besonders hervorgehoben werden muß, dabei *psychisch vollkommen gesund und unauffällig waren* (Abb. 27a—c). 6 Personen litten an einer manifesten Psychose, wobei bei den 4 Kranken, die untersucht werden konnten (die anderen haben die ambulant im Wohnhaus durchzuführende Untersuchung verweigert), die typische Metallkonstellation angetroffen wurde. Wir können aus den beigefügten Stammbäumen ersehen, daß ein gesetzmäßiges Verhalten bezgl. eines bestimmten Erbganges nicht zu erkennen ist. So erkennen wir z. B. in Abb. 27a, daß der Großvater, der dann später gestorben ist, und der Vater mit 165 γ-% Cu im Serum an manifester Schizophrenie leiden und eines von den Kindern psychisch vollkommen gesund war, aber einen hohen Serum-Cu-Spiegel von 180 γ-% aufwies, während Stammbaum (Abb. 27b) zeigt, daß ein schizophrenes Kind einen hohen Serum-Cu-Spiegel von 230 γ-% aufweist und die Großeltern des Kindes, vor allem aber eine psychisch allerdings etwas labile Cousine des Kindes hohe Serum-Cu-Werte aufweisen. Stammbaum 27c zeigt beim Probanden Nr. 1 mit Schizophrenie einen hohen Serum-Cu-Spiegel von 160 γ-%; ein Onkel mit Schizophrenie ließ sich kein Blut abnehmen (Nr. 2); die Mutter des Probanden und eine Großtante, die beide psychisch vollkommen gesund waren, ließen aber erhöhte Serum-Cu-Werte erkennen.

Diese Ergebnisse weisen darauf hin, daß in *schizophren belasteten Sippen bei psychisch gesunden Personen eine Störung, eine Labilität im Cu-Stoffwechsel*, vorkommt, die in nicht belasteten Sippen nicht beobachtet wird. Demnach ist es naheliegend anzunehmen, daß *die bei schizophrenen Kranken zu beobachtende Cu-Stoffwechselstörung tief im Erbkonstitutionellen* verankert zu sein scheint. Sie läuft mit den Phasen der Psychose parallel, sie kommt in belasteten Sippen bei einzelnen Personen ohne psychische Manifestationen vor. Der *tiefere Zusammenhang dieser offenbar erblichen Stoffwechselstörung mit der Psychose bleibt ungeklärt*. Es bleibt auch noch offen, ob wir berechtigt sind, in dem Nachweis der latenten Cu-Stoffwechselstörung ein greifbares Zeichen der sog. „Somatose" erblicken zu können. Für das Zustandekommen der manifesten Psychose bedarf es vielleicht des Zusammenwirkens verschiedener Vorgänge: 1. Einer erblichen körperlichen Störung (Ausdruck im labilen Cu-Stoffwechsel), 2. einer besonderen (geistigen bzw. psychischen) Bereitschaft des Gehirns und 3. eines Anlasses, der den Stein dann ins Rollen bringt.

Vielleicht können systematische Stoffwechseluntersuchungen in schizophren belasteten Sippen mit dazu beitragen, den bis jetzt noch unbekannten Erbgang der Schizophrenie zu klären.

3. Die praktisch-klinische Bedeutung der gleichzeitigen Verfolgung von Serum-Fe und Serum-Cu.

Es ist nicht zu bestreiten, daß die *Verfolgung der Wechselbeziehungen zwischen Serum-Fe und Serum-Cu auch für praktisch klinische Zwecke von großem Wert* ist. HEILMEYER und Mitarb. weisen darauf hin, daß diese Bedeutung vor allem darin liege, „an Hand der Cu- und Fe-Bewegungen eine tiefere Einblicksmöglichkeit in die Reaktionsvorgänge des Organismus zu gewinnen". Die Verfolgung der Schwermetalle kann in vielen Fällen einen *weit besseren Überblick über die Aktivität* eines Prozesses geben als z. B. die BKS. Den diagnostischen bzw. differentialdiagnostischen Wert der Methode können am besten einige Beispiele zeigen. Schon oben wurde erwähnt, daß ein niederer Serum-Cu-Spiegel nicht immer einen Eisenmangel-Zustand des Organismus zu bedeuten braucht; wenn nämlich gleichzeitig das Cu erhöht ist, dann liegt nur eine intermediäre Verschiebung, eine Abwanderung des Fe in das RES vor; wenn jedoch bei niederem Serum-Fe der Serum-Cu-Spiegel normal ist, dann liegt ein latenter oder manifester Fe-Mangelzustand, eine Fe-Verarmung des Körpers, vor. So kann die *Verfolgung der beiden Metalle im Serum dazu beitragen, eine Ulcusblutung von einer Carcinom-Blutung* zu unterscheiden. Verf. (1948) konnte an einigen Beispielen zeigen, daß bei

Blutung aus einem Magenulcus der Serum-Cu-Spiegel normal bleibt, während er bei fortgeschrittenem Magen-Ca deutlich erhöht ist; das Serum-Fe ist bei beiden Zuständen, falls reichlich Blut verloren wurde, erniedrigt. BUTZENGEIGER und LANGE (1952) erheben die dringende Forderung, eine Fe- und Cu-Bestimmung zur *Klärung der Operationsindikation* besonders dann durchzuführen, wenn die eindeutige und rasche *Unterscheidung zwischen schwerer Hepatitis und Verschlußikterus* nicht gleich möglich ist. Die *schwierige Differentialdiagnose hämatologischer Krankheitsbilder kann durch die Metallbestimmungen* wesentlich erleichtert und unterstützt werden, wie aus einer Zusammenstellung hämatologischer Krankheitsbilder (Tab. 35) deutlich hervorgeht. Die manchmal im Initialstadium gar nicht so ohne

Tabelle 35. *Die Beziehungen zwischen Serum-Fe und Serum-Cu bei verschiedenen hämatologischen Krankheitsbildern. Die Bedeutung für die Differentialdiagnose geht anschaulich hervor (s. Text).* Norm: Serum-Fe: 113 γ-%; Serum-Cu: 129 γ-%.

Zahl		Fe	Cu	Erläuterungen
22	Akute Leukämie	**161**	**250**	Mittel
		115—250	200—240	Streuung
4	Panmyelophthise	**220**	**190**	Mittel
		175—270	144—230	Streuung
2	Fanconi-Anämie	**180**	**178**	Mittel
		150	158	
		65	128	Fall Fr. nach Milzexstirpation
		100	116	
		220	196	Fall M.
		190	180	
		160	186	
7	Hämolytische Anämie	**152**	**118**	Mittel
		110—230	92—144	Streuung
2	Reticulosen	**55**	**178**	Mittel
		42—75	144—230	Streuung
6	Lymphogranulome	**47**	**207**	Mittel
			174—254	Streuung
3		60	210	PFEIFFERs akute inf. Lymph.
1		55	174	
2	Blastomartige Leukosen	60	140	Tumorartiges Bild
		120	84	Lipoidsp. Zellen
1		72	100	Chron.-myel. Leukämie
1		115	130	Lymphatische Leukämie
11	Alimentäre Anämie	**35**	**115**	Mittel
		42—58	100—144	Streuung

weiteres zu klärende Frage: Reticulose oder Myeloblastenleukämie bzw. Stammzellenleukämie läßt sich auf Grund der Metallbestimmungen im Serum mit *Sicherheit* beantworten. Lymphogranulomatose und meist auch die Reticulose zeigen niederes Serum-Fe und hohes Serum-Cu, während die akute Leukämie regelmäßig hohes Serum-Fe und sehr hohes Serum-Cu aufweist. Zwei Beispiele mögen den Wert der Methode hier ganz besonders unterstreichen:

Es handelt sich um einen 3jährigen Jungen, dessen Bluterkrankung innerhalb von 7 Monaten zum Tode führte. Es begann mit rezidivierenden Anginen und beiderseitigen Halsdrüsenschwellungen; die Drüsenvergrößerungen generalisierten im Laufe der Wochen und es trat Fieber, meist in Schüben, auf. Das Allgemeinbefinden war in den ersten Monaten nur wenig gestört. Keine hämorrhag. Diathese, Leber und Milz kaum vergrößert; rotes Blutbild und Plättchen normal, dagegen zeigte das Kind konstant eine Leukocytose von 60—80000 Zellen, wobei die Myelocyten das Bild beherrschten. Mehrere Sternalpunktate ergaben ein sehr zellreiches Mark ohne pathologische Entdifferenzierung. Dem Blutbild nach könnte man zunächst an eine myeloische Leukämie denken; dagegen sprachen das Alter des Kindes, das Fieber, der geringe Milz- und Lebertumor usw. Auch eine akute Leukämie ließ sich nach dem Blutbefund ausschließen. Wiederholte Untersuchungen ergaben immer wieder *niederes Serum-Fe und mäßig erhöhtes Serum-Cu, einen Befund, wie man ihn bei chronischen Infektionen oder allergischen Alterationen* beobachten kann. Dieses Ergebnis stützte die klinische Diagnose, nämlich myeloische Reaktion auf der Grundlage eines unbekannten Infektes. Leider konnte man von dem Kinde keine Obduktion bekommen. Dagegen ergaben die intra vitam vorgenommene Probeexcision einer Drüse und das Leberpunktat keinen Anhalt für Leukämie, sondern den Verdacht auf eine *Reticuloendotheliose*.

Bei folgendem Beispiel konnten wiederum die *Serum-Cu- und -Fe-Bewegungen mit Sicherheit eine akute Myeloblastenleukämie ausschließen*.

Der 2jähr. Junge M. erkrankte 3 Mon. vor Klinikaufnahme mit Schmerzen im li. Bein und Schwellung des Kniegelenks und wollte nicht mehr auftreten. Nach 4 Tagen verschwanden diese Beschwerden um 1 Mon. später wieder aufzutreten und nach 3 Tagen wieder zu verschwinden. Nach weiteren 4 Wochen wieder Schmerzen im li. Knie und dann auch vorübergehend in Schulter- und Ellenbogengelenk; Erbrechen trat auf und Fieber bis 38°, auffallende Appetitlosigkeit. Das Kind wurde wegen Infektarthritis eingewiesen.

Bei der Aufnahme und auch später bestand Fieber um 39° herum, intermittierend, mit kurzen Unterbrechungen fieberfreier Perioden; große Schlaflosigkeit, Blässe der Haut, linsengroße Drüsen am Hals, die später größer wurden, bohnengroße im Nacken, in Axilla und Leisten, also generalisierte Drüsentumoren geringen Ausmaßes; kein Milz- und Lebertumor, auch später nicht. Neigung zu Blutungen trat ab und zu auf ohne stärkeres Ausmaß anzunehmen. Das periphere Blutbild zeigte eine erhebliche Anämie, die durch nichts zu beeinflussen war, Leukocytenzahlen zwischen 4700 und 15000 Zellen; anfangs 83% atypische Lymphocyten, nacktkernig, 7% Segmentkernige, 6 Stabkernige, 3 Monocyten und 1 Eosinophiler. Thrombocyten immer stark herabgesetzt. Im Knochenmark vorwiegend mononucleäre Zellen, die nicht eindeutig einzureihen waren, den Myeloblasten ähnlich sahen, außerdem atypische Promyelocyten-ähnliche Zellen. Kein Hiatus. Man dachte zunächst, auch im Hinblick auf abwegige Serumeiweiß-Veränderungen an ein Plasmacytom; später mußte diese Diagnose jedoch fallengelassen werden und von maßgeblicher Seite, von einem international anerkannten Hämatologen wurde auf Grund der übersandten Blut- und Markbilder eine Promyelocytenleukämie diagnostiziert. Die Therapie mit Bluttransfusionen, Cortison, ACTH, Antibiotika usw. konnte nur vorübergehende Remissionen und Besserungen erzielen. Das dauernd sich wieder verschlechternde Blutbild (zuletzt 11% Hb., 0,84 Mill. Ery.), 13600 Leukocyten mit vorwiegend unkernigen Zellen, die als atypische Myeloblasten angesprochen wurden, und der zunehmende Verfall mit stärkerer Blutungsneigung, Hämatinerbrechen, Vergrößerung der Halsdrüsen (kein Milztumor) führten nach einer Gesamt-Krankheitsdauer von 6 Monaten zum Exitus.

Sehr interessant sind nun die Serum-Cu- und Serum-Fe-Werte. Im strikten Gegensatz zu einer akuten Leukämie fanden sich folgende Werte:

8. 7. 52	Fe 120 γ-%	Cu 84 γ-%
10. 7. 52	110 γ-%	84 γ-%
14. 7. 52	100 γ-%	115 γ-%
25. 7. 52	175 γ-%	42 γ-% (nach Cortison!)
14. 8. 52	115 γ-%	144 γ-% (nach Absetzen des Cortisons)
16. 8. 52	200 γ-%	100 γ-% (kurz nach Bluttransfusion)
22. 8. 52	275 γ-%	116 γ-%
6. 9. 52	250 γ-%	174 γ-%

Auf Grund der niederen Cu-Werte zu Beginn des Leidens konnte serologisch eine akute Myeloblastenleukämie mit Sicherheit ausgeschlossen werden. Auf das Absinken des Serum-Cu nach Cortison-Therapie wurde oben (s. Hormone!) schon hingewiesen. Bei fortschreitendem Krankheitsbild bildet sich mehr und mehr die *Konstellation einer Panmyelophthise heraus: Stark erhöhtes Serum-Fe und nur leicht erhöhtes Serum-Cu* (s. o.).

Die Obduktion brachte die Erklärung für die abweichenden Metallwerte: Im ganzen lymphatischen Gewebe, in Leber, Milz, Nieren, Hoden finden sich schaumartige Gebilde und zwar *lipoid-speichernde Zellen*. Auch das Knochenmark war völlig überwuchert, blastomartig, von einem einförmigen Zellgut mit zahlreichen Kernteilungsfiguren. Vorstufen der Ery und Zellen der myeloischen Reihe waren nur ganz spärlich vorhanden. Diagnose: *Retikuloendotheliose*.

Auch für die Beurteilung der *Aktivität einer Lues* sind die Metallbestimmungen von Wert. Ein 7jähriges Kind kam z. B. mit Mumps in die Klinik und es wurden

bei dem Kinde überraschenderweise, ohne daß ein klinisches Zeichen darauf
hingewiesen hätte, eine 4fach pos. Wa-Reaktion und 4fach pos. Nebenreaktionen
festgestellt. Das Serum-Fe war kaum erniedrigt (65 γ-%) und das Serumkupfer
mit 158 γ-% leicht erhöht. Da man bei der *aktiven* und latenten Lues meist ein
überaus niederes Serum-Fe beobachten kann (s. o.) zweifelte man an der Spezifität
der Lues-Reaktionen und die Wiederholung ergab auch einwandfrei negatives
Resultat. — Die Kinder E., K. H. und K. G. (Tab. 30c, 12, 13, 14), deren Mütter
während der Schwangerschaft wegen Lues II behandelt worden waren, kamen
wegen Verdacht auf Lues connatalis in klinische Beobachtung. Es bestand bei
allen 3 Säuglingen kein Anhalt für Lues; lediglich bei einem Kinde wurden nicht
sicher zu verwertende Schwachzeichen an den Knochen bzw. Knochenkernen
beobachtet. Wa.R. bei allen Kindern negativ. Die Serum-Fe- und Serum-Cu-Werte
waren bei allen 3 Kindern normal. Nachkontrolle nach mehreren Monaten ergab
keinen Anhalt für Lues. Auf Grund der normalen Serum-Fe- und Serum-Cu-Werte
und bei sonstigem klin. neg. Befund entschloß man sich, keine Sicherheitskur
zunächst durchzuführen. Zu beachten ist dabei allerdings, daß die Serum-
Metallveränderungen nur dann zu verwerten sind, wenn die gesteigerte Blutmauserung, der physiologische Blutzerfall des Neugeborenen bzw. jungen Säuglings schon beendet ist; hier kann eine Fe-Steigerung auch bei Lues beobachtet
werden (s. o.!). — Die schwierige Differentialdiagnose einer *echten kindlichen
schizophrenen Prozeßpsychose* kann ebenfalls durch die Metallbestimmungen
unterstützt werden. Die Abgrenzung von Schwachsinnsformen oder Psychopathien mit schizophrenieähnlichem Bild wird dadurch erleichtert, als nur die
echte Schizophrenie während des floriden Stadiums eine deutliche Cu-Erhöhung
erkennen lassen kann.

Eine weitere praktische Bedeutung des Cu liegt in der Therapie.

VI. Die Therapie mit Kupfer.

Auf die spezielle Pharmakologie des Cu, seine Toxikologie, seine Wirkung als
Ätzmittel, als Brechmittel usw. sei hier nicht näher eingegangen, sondern nur
anderweitige, innerliche Anwendung berücksichtigt.

1. Geschichtliches.

KOBERT (1895) gibt einen umfassenden Überblick. Den alten Ägyptern waren im 2. Jahr-
tausend vor unserer Zeitrechnung einzelne Cu-Salze als Adstringens schon bekannt. HIPPO-
KRATES und seine Schule wandten das Cu innerlich an. In Persien und Indien war der innerliche Gebrauch von Cu bei bestimmten Lungenerkrankungen schon bekannt. Als Liquor
„antimiasmaticus" kam Ende des 17. Jahrhunderts Cu als wäßrige Lösung von Indien über
Holland auch in den deutschen Arzneimittelschatz. Sehr eindrucksvolle Statistiken bzgl.
Infektionsabwehr stammen von BURQ (1867): Während einer Choleraepidemie in Paris
starben von 10000 Personen 37, von 10000 Eisenarbeitern 72 und von 10000 Kupferarbeitern
nur 2,8 Personen. Diese *Immunität der Kupferarbeiter* wurde immer wieder bestätigt, die
Todesfälle waren durchschnittlich der 15. bis 25. Teil derjenigen (%) der Gesamtbevölkerung.
Weitere eindrucksvolle Berichte über die Heilwirkung des Cu stammen von RADEMACHER
(1843, 1852); er unterscheidet bereits zwischen unspezifischer Allgemeintherapie und spezifischer, gezielter Organtherapie. Bei fast allen Krankheiten wurde damals Cu angewandt;
bei Nervenkrankheiten, der Epilepsie, bei Infektionskrankheiten, besonders den damals
entsetzlich wütenden Seuchen Scharlach und Diphtherie. Bezüglich der Cu-Wirkung bei der
Diphtherie sagt KOBERT: „Die Berichte der Ärzte lauteten mindestens ebenso günstig als
heutzutage (1898) die der begeisterten Anhänger des antidiphtherischen Serums". Weitere
Einzelheiten über die ältere Cu-Therapie finden sich auch bei v. LINDEN in dieser Zeitschrift
(1919).

2. Die Cu-Therapie der Tuberkulose.

Es mag zunächst wenig angebracht erscheinen, im Zeitalter der modernen
Antibiotica über die Cu-Therapie der Tuberkulose zu berichten. Es wurde aber

in den letzten Jahrzehnten soviel Forscherarbeit und Mühe am Krankenbett bis in die jüngste Zeit hinein geleistet, um das Cu bei der Tuberkulose als wirksam erscheinen zu lassen, daß diese Cu-Anwendung doch etwas ausführlicher besprochen werden soll. Die Begeisterung über die Wirkung der Cu-Präparate bei der Tuberkulose steht seitens der Verfechter derjenigen über die modernen Antibiotica kaum nach. Es erübrigt sich zu betonen, wie schwierig es ist, bei einer so chronisch verlaufenden und unterschiedlich sich gestaltenden Krankheit signifikante Therapieerfolge festzulegen. Es seien deshalb aus der Vielzahl der Berichte auch nur einige wenige und kritische Beobachtungen angeführt. Die Anwendung des Cu bei der Tuberkulose ging neben älteren Erfahrungen vor allem auf die Experimente der Gräfin v. LINDEN (Bonn 1919) zurück, die z. B. am Kaninchen zeigen konnte, daß die Vorbehandlung mit Cu-Lecithin die Empfänglichkeit der Tiere gegen Tbc herabsetzt und daß Cu-Salze nicht nur direkt als Bacillengift wirken, sondern auch indirekt als Anreiz zur Erhöhung der Lebensfunktionen und Abwehrkräfte. LÜTGERATH (1941) ist der Meinung, eine klare Indikationsstellung für die Cu-Therapie herausgearbeitet zu haben: Besonders geeignet seien die produktiv-cirrhotischen Formen, während die akute Miliar-Tbc ungeeignet ist wie überhaupt jede zur Progredienz neigende Form; auch bei ausgesprochen exsudativen Formen ist zur Vorsicht zu raten, ebenso bei Kavernen. Mit dem Cu-Präparat „Ebesal" wurden keine toxischen Schäden beobachtet und der Erfolg der Therapie sei unverkennbar [LÜTGERATH (1941)]. Übereinstimmend würden die Pat. angeben, daß sie sich frischer fühlen, der Appetit kommt wieder, die Atmung wird freier; im Blutbild Abnahme der Linksverschiebung und Zunahme der Lymphocyten. Ebenso hat MICHALSKI (1948) auf Grund 12jähriger Erfahrung gute Erfolge mit i.v. Injektionen (2,5 mg tgl. 4—8 Wo. lang als Cu-amino-acetat-Lösung) erzielt. Cu sollte nur bei Fällen angewandt werden, die nicht mehr als 40 mm BKS zeigen; wenn höhere Werte vorlagen, wurde mit Antibioticis (PAS) behandelt. Immer wieder kommt in den Arbeiten zum Ausdruck, daß die Erfolge der Cu-Behandlung von der *richtigen Indikationsstellung* abhängen. Es sind die immunbiologisch gewissermaßen ausgeglichenen Fälle; besonders geeignet für die Cu-Therapie sind demnach Kranke, die schon die Neigung zu Narbenbildung in sich tragen, wobei aber der Körper gewissermaßen einen „weiteren Anstoß" braucht. Man kann ersehen, daß diese *enge* Indikationsstellung ein großes Maß von Erfahrung in der Beurteilung der Kranken zur Voraussetzung hat. Nach LÜTGERATH (1941) fällt sehr bald nach Beginn der Cu-Behandlung (Ebesal i.v. 0,01 g in 2 cm³ Wasser steigend bis 0,05—0,15 in 2 cm³ Wasser; Gesamtmenge bis zu 2,0 g) ein Anstieg der Lymphocyten auf, was als immunbiologisch günstige Reaktion anzusehen ist. Bei einigen Pat. sah er zu Beginn der Behandlung eine ganz besondere Granulierung der Leuko, wofür eine endgültige Erklärung nicht gegeben werden kann. Eine toxische Genese ist auszuschließen, da diese Beobachtungen nur bei den ersten kleinen Injektionen und nicht später bei den großen Dosen gemacht wurden. *Negative Erfolge* mit der Cu-Behandlung der Tbc sahen z. B. HASELBACHER (1942) und SCHEDTLER und RÖDIGER (1941). Die Zahl der untersuchten Pat. ist zwar nicht groß, aber der Bericht ist deshalb von Wert, weil ein *sehr kritisches Urteil* gefällt wird: 40 Pat. mit Tuberkulose-Vorbeobachtung von mehreren Wochen vorwiegend produktive Formen mit Schrumpfung und Cirrhose; 2 Reihen werden zu gleicher Zeit einander gegenübergestellt, 20 Pat. bekamen Ebesal. Kontrolliert wurden: Allgemeinbefinden, Rö-Bild, BKS, Gewicht und Auswurf. Nach 9monatiger Beobachtung ergab sich, daß *dem Ebesal ein entscheidender Faktor nicht zuerkannt werden* kann.

Die günstigen Berichte aber *überwiegen* die negativen. Weil die Indikationsstellung für Streptomycin, Neoteben usw. besonders bei frischen Prozessen zu stellen ist, scheint vielleicht zum rechten Zeitpunkt und beim entsprechend geeigneten Pat. eine *Kombinationsbehandlung* angezeigt, zumal der Wirkungs-mechanismus der beiden Methoden ein unterschiedlicher ist. Es ist nicht ganz ausgeschlossen, daß bei *bestimmten Formen der Tuberkulose ein gesteigerter Cu-Bedarf* vorliegt. Diese Annahme erhält eine Stütze durch die Tatsache, daß bei bestimmten Tuberkuloseformen (s. o.) die *Leber sehr viel Cu anlagert.* Bemerkens-wert in diesem Zusammenhang sind auch die Versuche mit *radioaktivem Cu,* wobei nachgewiesen werden konnte (s. o.), daß bei *Lungen-Tbc das Cu in großer Menge in den tuberkulösen Herd einwandert.* Das Cu scheint also bei dieser Krank-heit eine Rolle zu spielen, wenn auch bisher eine recht undurchsichtige. So ergaben auch neueste Untersuchungen von ROTH, ZUBER, SORKIN und ERLENMEYER (1952), daß die *tuberkulostatische Wirkung sowohl von PAS als auch des Cu-Komplexes von PAS in Gegenwart von Cu in serumhaltigem Milieu erheblich zunimmt.* Nach Untersuchungen von POLSTER (1951) reagiert das komplexe Ebesal-Cu in vitro auch mit dem TB I zur komplexen Cu-TB I-Verbindung, und nach LIEBER-MEISTER (1950) „stehen die bakteriostatische als auch die organismische Wirkung von TB I im Zusammenhang mit der Cu-Komplexbildungsfähigkeit". So sah POLSTER bei 118 Tuberkulosefällen eine sehr gute Heilwirkung mit der *Kom-bination von Ebesal mit Conteben und PAS,* vor allem ein wichtiges Hilfsmittel „um zur Latenz neigende, aber noch nicht abgeheilte Prozesse, die sich durch ihre pathologisch-histologische Eigenart der Wirkung von Conteben und PAS ent-zogen haben, wieder anzufrischen und so den Chemotherapeutika erneut zugäng-lich zu machen."

3. Die Cu-Therapie bestimmter Anämieformen.

a) Beim Erwachsenen.

Man kann sich kaum vorstellen, daß beim Erwachsenen, der normale gemischte Kost zu sich nimmt, ein Cu-Mangel entstehen könnte, da der Bedarf (s. Bilanzen!) an Cu sehr gering und der Cu-Gehalt der Nahrungsmittel (s. o.) z. T. sehr groß ist. Über Resorptionsstörungen des Cu ist beim Menschen allerdings so gut wie nichts bekannt (s. o.). Die Meinungen bzgl. eines Erfolges einer Cu-Therapie bei bestimm-ten Anämieformen sind deshalb auch recht geteilt. Beachtlich sind jedoch Mitteilungen der älteren Ärztegeneration, wie z. B. diejenige von PECHOLIER und ST. PIERRE (1891); letztere Autoren konnten beobachten und zwar an zahlreichen Beispielen, daß bleichsüchtige Arbeiterinnen nach Eintritt in eine Kupferfabrik kurze Zeit später aufblühten und ihre Anämie verloren haben.

Allgemein bekannt und anerkannt ist, daß *Cu bei der Perniciosa nichts hilft,* obwohl das Cu in den Wirkungsmechanismus der verschiedenen pathogenetischen Faktoren mit eingeschaltet ist. MILLS (1930) war der erste, der nicht ausgewählte Fälle von idiopathischer, hypochromer Anämie, zuerst mit Fe allein und dann mit Fe + Vit. E erfolglos behandelt hat und anschließend bei 10 Fällen mit Fe + Cu eine prompte und gute Wirkung erzielte. Nachuntersuchungen ergaben nach 6 Monaten noch normale Hb- und Ery-Werte. Ähnliches sah WAUGH (1931) (Dosierung: Fe 0,2 g 3mal tgl. als Ferrocarbonat und Cu-Sulfat 1,5 mg 3mal tgl.). SANDORF, CUPP, McGHEE (1936/37) gewannen bei 14 Pat. mit verschiedenen Anämieformen den Eindruck, daß Cu in Spuren und in komplexer und leicht assimilierbarer Form in Gegenwart von Fe einen deutlich günstigen Effekt auf die Hb-Bildung ausübt. Zu dem gleichen Ergebnis kam MACHOLD. Versuche, deren Wert vor allem in der *großen Zahl* liegt, hat McGHEE (1936/37) durch-geführt. Bei 140 Personen (gleichviel Männer und Frauen), die alle unter gleichen Bedingungen im gleichen Dorfe hausten und die keine besondere blutregenerie-rende Nahrung zu sich nehmen durften, konnte lediglich mit Cu-Anreicherung der Milch nach 4 Wochen eine durchschnittliche Hb-Zunahme von 14% erzielt werden; mit diesen Versuchen ist ein *günstiger Einfluß der Cu-Anreicherung der Nahrung auf die Hb-Bildung beim an sich gesunden Menschen* (vielleicht mit latentem Cu-Mangel) erwiesen. Auch exakte *Einzelbeobachtungen* können wesentliches zur Frage der Cu-Wirksamkeit bei Anämien beitragen. ROTH (1936) berichtet ausführlich über 2 Fälle von hochgradiger Anämie, die 20 Wochen bzw. 11 Monate vorbeobachtet waren und bei denen die Heilung der Anämie *einzig und allein auf Cu-Zulage* zurückzuführen ist (Abb. 28).

Der Autor kommt zum Schluß, daß es Cu-Mangelanämien beim Erwachsenen gibt und daß es vielleicht im Laufe der Zeit auf Grund größerer Kasuistik möglich

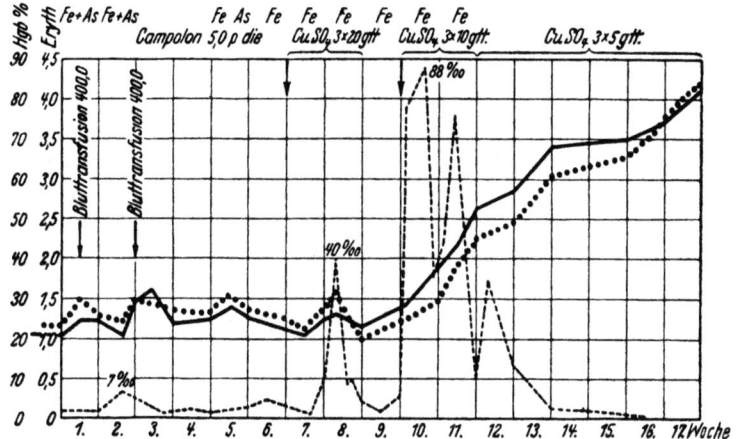

Abb. 28. Heilung einer hypochromen Anàmie durch Cu (nach ROTH).

sein wird, einen bestimmten Typ der Anämie aufzustellen (ähnlich der Chlorose), der für eine Cu-Therapie eine strikte Indikation abgibt. Über weitere günstige Erfahrungen mit kombinierter Fe-Cu-Therapie von Anämien Erwachsener berichten KROPP, GOODALE, COX (1939), SCHUBE, PRESCOTT (1940), während BETHEL, ISAACS, GOLDHAMER, STURGIS (1938), FOWLER u. BARER (1940) *keine* bessere Wirkung der kombinierten Behandlung als mit Fe allein beobachten konnten.

b) Die Cu-Behandlung anämischer Zustände beim Kinde.

Da bei Säuglingen mit *alimentärer* Anämie [CHOU und ADOLPH (1935)] und bei einem 8monatigen Säugling mit „schwerer Anämie" [MORRISON und NASH (1930)] eine *Verminderung des Leber-Cu* gefunden wurde, ist an sich der logische Schluß zu ziehen, daß in solchen Fällen das Cu-Defizit aufgefüllt werden muß. Leider ist es aber *nicht möglich aus dem Verhalten des Serum-Cu oder Blut-Cu-Spiegels einen Rückschluß auf einen eventuell vorhandenen Cu-Mangel zu ziehen*; denn der Neugeborene z. B. mit seinem enorm hohen Cu-Gehalt der Leber bzw. des ganzen Körpers zeigt gerade umgekehrt einen sehr niederen Blut-Cu-Wert. Die Milch ist ausgesprochen Cu-arm und eine lang durchgeführte Milchernährung ohne Beikost kann theoretisch zweifellos zu einem Cu-Defizit führen. Die Frauenmilch ist reicher an Cu und die *Kuhmilch* ist nicht nur für die Ratte, sondern auch für den *menschlichen Säugling eine inadäquate Nahrung. Wenn wir bei keinem einzigen anämischen Zustand im Kindesalter einen erniedrigten Serum-Cu-Spiegel finden, so braucht dies — ganz im Gegensatz zum Eisen — einen Cu-Mangel nicht auszuschließen. Es läßt sich aber bis jetzt kein spezifisches Zeichen angeben, das klinisch für einen Cu-Mangel beim Kinde sprechen* könnte.

Eine große Reihe von Forschern versuchten die verschiedensten Anämieformen des Kindes mit Cu zu behandeln. SCHIFF, ELIASBERG und JOFFE (1930)
sahen zunächst bei 4 Fällen von Säuglingsanämie (2 Fälle mit Erythrodermie,
1 Pylorus, 1 Lues) und 1931 bei 6 Fällen alimentärer Anämie, deren Hb-Ausgangs-
werte zwischen 58 und 70% lagen, mit 2mal tgl. 20 gtt. einer 1%igen Cu-Sulfat-
lösung (etwa 5 mg Cu tgl.) eine rasche Besserung des Blutbildes. Bei der gleichen
Dosierung konnten die Autoren (1932) bei 12 Fällen von Frühgeborenen-Anämie
feststellen, daß ,,es nicht gelungen ist, weder durch prophylaktische Gaben von
Cu oder Cu + Fe die Anämie zu verhüten noch eine bestehende zu beheben".
Zu dem gleichen Ergebnis kam AXTRUP (1946). Bei 117 frühgeborenen Kindern
und Zwillingen hat der Autor in exakten und überzeugenden Untersuchungen
festgelegt, daß weder Cu- noch Fe-Behandlung irgendwie den Cu-Spiegel im
Blute der Frühgeborenen ändert, noch einen Einfluß auf die Anämie haben.
Eine Cu-Mangel-Ätiologie der Frühgeborenen-Anämie ist deshalb abzulehnen.
Die geringe absolute Cu-Menge in der Leber Frühgeborener ist also für eine normale
Entwicklung im ersten Lebenshalbjahr der Kinder völlig ausreichend.

JOSEPHS (1931) hat 14 Kinder mit postinfektiöser und alimentärer Anämie
im Alter von 3 Monaten bis zu 2 Jahren kontrolliert. Nach langer Vorbeobach-
tungszeit (1. Periode) wurde in der 2. Periode Fe allein (Fe-Ammoniumcitrat
10% Lösung, 2 cm³/kg/Tag) und in der 3. Periode zusätzlich Cu (0,5% Lösung,
1 cm³/kg/Tag) in Milch verabreicht. Die statistisch ausgewerteten Ergebnisse
zeigen, daß der *Anstieg des Hb durch Cu-Zusatz beschleunigt wird, insbesondere zu
einem Zeitpunkt, wenn der Hb-Wert etwa 50% erreicht* hat. Bei Frühgeborenen
hatte der Autor keinen Erfolg. Zur gleichen Zeit fand LEWIS (1931) bei 34 Kindern
mit Anämie im Alter von 6 Mon. bis zu 7 Jahren den Effekt von Fe + Cu besser
als den von Fe allein (Ferro-Carbonatzucker 0,1—4 g tgl. und 0,5% Cu-Sulfat-
lösung, 1—2 Teelöffel 3mal tgl). Die Kinder wurden 1—3 Monate vorher beobachtet, bevor die Therapie begann und Hb und Ery wurden wöchentlich kontrolliert. Über ähnliche Erfolge berichten LEWIS und BLOXSOM (1932), ebenso
GRÜNFELD (1932) über ,,die zweifellos günstige Wirkung der Kombinationstherapie bei 10 Fällen mit alimentärer Anämie (5—12 Jahre alt, Beobachtungszeit 12 Wochen) (Dosierung: 0,2% Cupr. nucleinicum, 2% Na. nucleinicum,
10% Ferratin; 3mal tgl. 1 Kaffeelöffel = 0,03 Cupr. nuclein.). CERZA (1933)
sah bei 8 Fällen von alimentärer Anämie Erfolge mit Cu allein. 100 Fälle mit
sekundärer bzw. alimentärer Anämie haben CALDWELL und DENNETT (1932)
ausgewertet; Alter 1 Monat bis zu 12 Jahren; der durchschnittliche Hb- und Ery-
Wert zu Beginn der Behandlung war 3,6 Mill. und 64% Hb. Die unterschiedlichen
Erfolge bei 3 Gruppen (Fe allein — nur gemüsereiche Kost — Fe + Cu) sind in
der Abb. 29 übersichtlich dargestellt.

Die Überlegenheit der kombinierten Fe + Cu-Behandlung (25 mg Cu und 32 mg
elementares Fe; die Fe-Dosierung ist hier sogar bedeutend niedriger als üblich)
geht daraus eindeutig hervor; es kann daran nicht mehr gezweifelt werden. Es ist
nicht möglich, auf alle Originalarbeiten auf diesem Gebiet im einzelnen einzugehen.
Eine kurze Übersicht findet sich auch bei AXTRUP (1946). Angeregt durch den
Bericht von MAKAY (1931), wonach die Autorin in bestimmten Vierteln Londons
bei allen Kindern zwischen dem 1. und 2. Lebensjahr eine leichte Anämie feststellte
und mit Fe allein gute Erfolge erzielte, haben USHER, McDERMOT u. LOZINSKI
(1935) 233 Kinder bezüglich Gewicht, Infektionsanfälligkeit bei verschiedener
Therapie geprüft. Die sorgfältigen Untersuchungen erstreckten sich über einen
Zeitraum von 9 Monaten. Es wurden 3 Gruppen gebildet: Alle Kinder befanden
sich im gleichen Milieu (Findelkinder); eine Gruppe von 69 Kindern bekam nur
Fe (64, 96 bzw. 190 mg als Ferri-glycerophosphat); die 2. Gruppe (95 Kinder)

Fe + Cu (Kupfersulfat 1,34 mg bzw. 0,67 mg tgl.), die 3. Gruppe (69 Kinder) war unbehandelt. *Ergebnis:* Die leichte Anämie im 1. und 2. Lebensjahr ist wohl als physiologisch anzusehen, obwohl die Fe- und die Fe + Cu-Gruppe einen

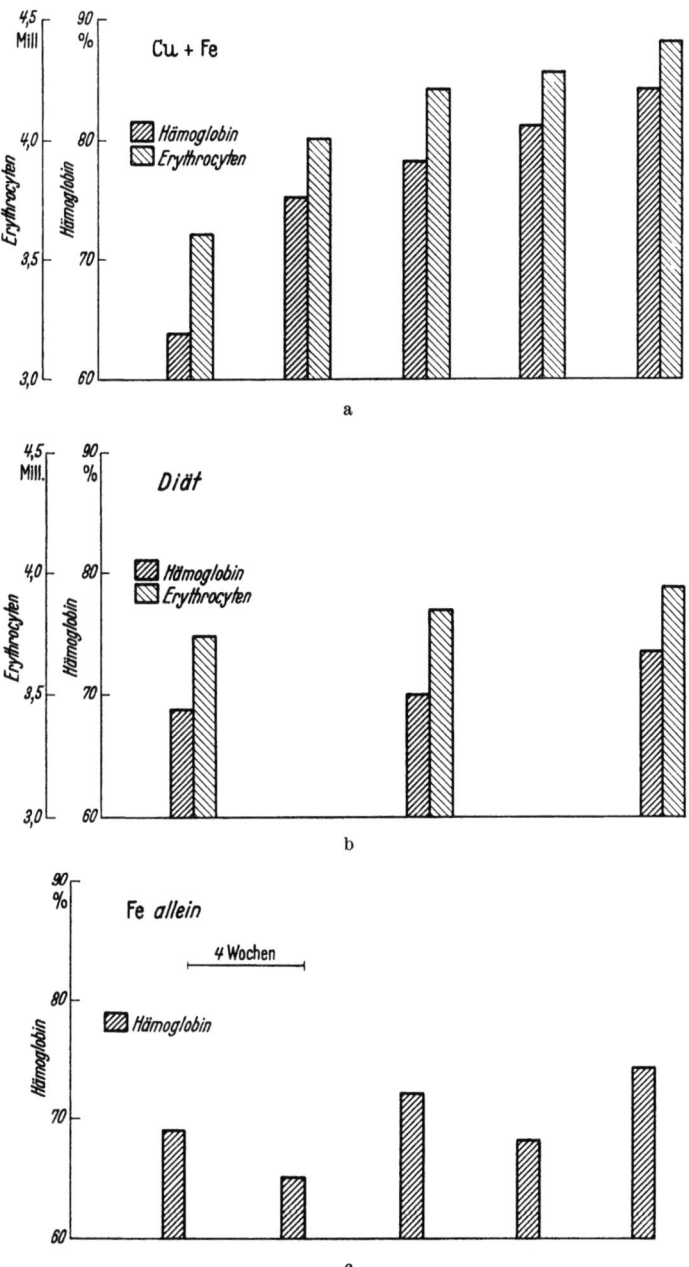

Abb. 29a—c. Hb- und Ery-Werte bei Kindern mit Anämie und unterschiedlicher Behandlung. Überlegenheit der Fe + Cu Kombinationsbehandlung (nach CALDWELL und DENNETT).

deutlichen Anstieg des Hb-Spiegels erkennen ließ; die Gruppe mit alleinigem Fe-Zusatz zeigte im Alter von 1 Jahr einen Hb-Zuwachs von 15%, die Fe + Cu-Gruppe einen solchen von 19% gegenüber der Kontrollgruppe. Das Gewicht ließ keinen Unterschied erkennen. Dagegen zeigten die Kinder mit alleiniger Fe-Zulage bzgl. der Infektionsbereitschaft in dem Milieu des Heimes und bzgl. der Schwere der Infektionen eine leichte Überlegenheit, die *Kinder mit Fe + Cu Zusatz aber eine ganz deutliche Überlegenheit* gegenüber den Kontrollen; besonders auffallend war dies an der Mortalität bzw. Letalität an Pertussis festzustellen. MAKAY (1931) konnte ähnliche Ergebnisse mit Fe-Präparaten allein erzielen. Dazu ist jedoch zu bemerken, daß die Präparate, die MAKAY angewandt hat, durchschnittlich 1,8 mg-% Cu als Verunreinigung enthalten haben. Sehr viele von den gebräuchlichen Fe-Präparaten enthalten Spuren von Cu, wie aus folgender Tab. 35 hervorgeht.

Es ist jedoch sehr fraglich, ob im allgemeinen der Cu-Gehalt als Verunreinigung der Fe-Präparate genügt, um bestimmte Anämiefälle zur Ausheilung zu bringen. Die *Überlegenheit eines besonderen Cu-Zusatzes zum Eisen geht aus den Ausführungen deutlich hervor. Es gibt sicherlich Anämieformen, bei denen eine Potenzierung der Fe-Wirkung durch Cu, insbesondere auf die Bildung von Hb, vorliegt.* Zu diesem Ergebnis kommen auch GÖRLITZ (1933), ELVEHJEM, DUCKLES, MENDERHALL (1937) und HUTCHISON (1938).

Berichte über *negative* Ergebnisse sind selten. Die Erfolge von MAKAY sind, wie eben dargelegt, infolge der Verunreinigung ihrer Fe-Präparate mit Cu nicht als alleinige Fe-Wirkung anzusehen. Nur LOTTRUP (1933) fand Cu wirkungslos bei Kinderanämie; bei 8 Kindern haben Ferro-Präparate ohne Cu-Zusatz ebenso gut gewirkt wie Fe allein. Der Cu-Gehalt der Fe-Präparate ist aber nicht berücksichtigt.

Tabelle 36. *Cu-Gehalt verschiedener Eisenpräparate:*
a) nach ELVEHJEM, LINDOW,

Sample	Mg. cu. per 1 grm. sample.
Saccharated ferrous carbonate (1) . . .	0,0440
Ferrous carbonate	None
Ferric citrate	0,0430
Ferric ammonium citrate (1)	0,0204
Ferric potassium tartrate	None
Ferrous iodide syrup	0,0083
Saccharated ferrous carbonate (2) . . .	0,0192
Saccharated ferrous carbonate (3) . . .	0,0145
Ferric ammonium citrate (2)	0,0171
Saccharated ferrous carbonate (4) . . .	0,0182

b) nach GORTER und GRENDEL.

	Copper, Mg. per Gm.
Ferrous sulphate	< 0,002
Ferrous lactate	0,005—0,006
T. I. ferri pomat.	0,030—0,035
Reduced iron	0,009—0,011
Saccharate of iron (10%)	0,060—0,080
Pulverized iron	0,060—0,075

4. Die Cu-Therapie bei sonstigen Erkrankungen.

FENZ (1941) findet, daß die Goldtherapie des chron. subakuten Gelenkrheumatismus manche Nachteile hat. Der Autor hat deshalb schwerste Rheumatiker mit dem Cu-Präparat „Ebesal" behandelt (steigende Dosen von 0,01—0,18, sogar bis 0,2 g in einzelnen Fällen pro dosi = 0,54—1,24 g Cu im ganzen); von 42 Fällen wurden fast $2/3$ erscheinungsfrei, $1/3$ gebessert und nur ein kleiner Rest blieb unbeeinflußt. Der Wirkungsmechanismus wird in „einer Umstimmung", in „Reizkörpertherapie", „Steigerung der Abwehrkräfte", „günstige Wirkung auf RES" gesehen. Über ähnliche Erfolge berichten FORESTIER (1944, 1949), FORESTIER und CERTONCINY (1946, 1949), FORESTIER (1948, 1950). KEMPF (1951) hat 21 000 Injektionen mit Cupro-Detoxin bei 2128 Fällen von chronischem Rheumatismus durchgeführt; dabei sollen auch „akute und subakute Formen rheumalgischer Krankheitsbilder" sehr gute Resultate gezeigt haben. HANGARTER und LÜBKE (1952) rühmen bei der Behandlung rheumatischer Erkrankungen das „Permalon", eine neue lösliche Cu-Na-Salicylat-Komplexverbindung; das Präparat, dessen Effekt durch den Einfluß auf Fieber, Schmerz, Beweglichkeit, Gelenkergüsse und BKS beurteilt wird, soll wesentlich besser und spezifischer wirken als ausschließlich Kupfer oder Salicylsäure-Präparate. Cu-Morhuate in kolloidaler Suspension i.v. wandten GRABER-DUVERNAY und VAN MOORLEGHEM (1950) an und fanden bei 30% Besserung, während KUZELL, SCHAFFARZIK, MANKLE und GARDNER (1951) weder bei 31 Fällen von rheumat. Arthritis, noch im Tierexperiment bei Ratten, bei denen mit intraperitonealen Injektionen von 2 cm³ einer Fleischbrühe-Kultur vom L_4-Stamm von Pleuro-Pneumonieerregern eine Arthritis erzeugt worden war, mit dem gleichen Präparat eine prophylaktische oder therapeutische Wirkung erzielen konnten. — Die Cu-Erfolge bei fieberhaftem Abort, über die DIETL (1939) noch berichtet, werden wohl durch die modernen Antibiotica übertroffen werden. — KLEINE-NATROP (1948/49) sah bei der experimentellen Meerschweinchen-Trichophytie gute Erfolge mit Mykosan (basisches Tetrolcupricarbonat) und empfiehlt das Präparat auch bei *Dermatomykosen* des Menschen. Bei Asthma bronchiale konnte SCHIMERT jun. (1940) und zwar bei 50 Patienten mit Dosen von 10—100 γ intravenös (kolloidales Cu) in etwa 40% ein völliges und dauerndes Verschwinden der Anfälle und bei 34% eine erhebliche Besserung erzielen. Ganz allgemein möchte GUISCHARD (1949) eine Fe-Cu-Therapie bei allen Eiweißmangelschäden, in der Rekonvaleszenz, bei Fe-Mangelanämie und bei Infektionskrankheiten durchführen. Die Körperabwehr wird gesteigert, worauf seiner Ansicht nach auch die Beobachtung hinweisen könnte, „daß Personen mit latenter Hyperthyreose, deren Blut-Cu dauernd gesteigert wäre, selten an Infektionskrankheiten erkrankten". *Die günstigen, statistisch gesicherten prophylaktischen Erfahrungen mit Fe + Cu-Gaben bei Kindern bzgl. Infektionsanfälligkeit und Letalität geben Veranlassung, besonders in Zeiten von Fe- und Cu-armer Kost die Nahrung mit diesen Metallen anzureichern.*

5. Kurzer Überblick über die Cu-Therapie.

Eine Cu-Therapie, allerdings nur bei wenigen und ganz bestimmten Formen der Tuberkulose des Erwachsenen scheint in Anbetracht gewisser Erfolge begründet zu sein. Die Indikationsstellung ist aber eine sehr enge und erfordert große Erfahrung. Im Kindesalter spielt das Cu therapeutisch bei der Tuberkulose bis heute keine Rolle. Die Symptomatologie eines spezifischen Cu-Mangelzustandes ist beim Menschen nicht bekannt und deshalb auch keine genau anzugebende Indikation zur Cu-Therapie. Irgendwelche Anhaltspunkte, daß bei bestimmten pathologischen Zuständen zu wenig Cu resorbiert oder zuviel ausgeschieden wird, sind bis heute nicht greifbar. Eisen-Präparate genügen in vielen Fällen von sekundärer sog. Fe-Mangelanämie vom hypochromen Typ zur Ausheilung, insbesondere dann, wenn der Cu-Vorrat im Körper noch nicht erschöpft ist. In anderen Fällen beschleunigt jedoch der Zusatz von Cu zur Fe-Therapie die Heilung. Es läßt sich z.Z. auf Grund der klinischen Zeichen und der serologischen Untersuchungen nicht entscheiden, welche Fälle von hypochromer Anämie beides benötigen, nämlich eine Fe + Cu-Therapie. Es gibt zweifellos Anämieformen, die einzig und allein nur auf Cu-Therapie ansprechen. Während die Frühgeborenen-Anämie durch Cu nicht beeinflußt werden kann, ist die überwiegende Anzahl der Autoren der Ansicht, daß bei der hypochromen, alimentären Kinderanämie und der posthämorrhagischen Anämie die Kombination Fe + Cu Besseres leistet als Fe allein. Es besteht überhaupt die Möglichkeit, daß viele Erfolge, die auf die Anwendung von Fe-Präparaten zurückgeführt werden, infolge der Verunreinigung dieser Präparate mit Cu-Spuren erzielt worden sind. So haben GORTER, GRENDEL und WEYERS (1931) schon davor gewarnt, bei kindlichen Anämien gereinigte Fe-Präparate zu benutzen. Der am meisten einleuchtende Schluß scheint demnach zu sein, bei allen Anämien, die eine reduzierte Hb-Bildungsfähigkeit zeigen, Fe kombiniert mit Cu zu geben. Das beste Verhältnis von Fe:Cu ist dabei ungefähr 10:1 bis 20:1. Auch die infektionsverhütende Wirkung prophylaktischer Fe + Cu-Gaben bei Kindern verdient große Beachtung.

VII. Schluß.

Eine Zusammenfassung erübrigt sich, da nach jedem größeren Abschnitt kurze, kritische Übersichten gegeben sind, aus denen der eilige Leser das Wichtigste über die Bedeutung des Kupfers im menschlichen Organismus entnehmen kann. Diese große Bedeutung des Kupferstoffwechsels, besonders beim wachsenden Organismus, kann erst dann richtig und voll beurteilt und gewürdigt werden, wenn Vergleiche zwischen Pflanze, Tier und Mensch gezogen werden. Dabei ergibt sich, daß in den Schlüsselstellungen sehr vieler lebenswichtiger Reaktionen und Vorgänge in den Lebewesen das Spurenelement „Kupfer" wirkt, sei es bei der Synthese von Fermentsystemen, Redoxkörpern, Vitaminen, Hormonen, bei der Entgiftung von Toxinen oder Bildung von Antikörpern, sei es beim Zustandekommen lebensnotwendiger Körperfarbstoffe oder beim Zellwachstum im allgemeinen. Das Cu fungiert vor allem als Aktivator und Übermittler, als Elektronenvermittler und greift ausschlaggebend in die elektrostatischen Verhältnisse der Zellen ein. In mühsamer Forschertätigkeit wurden immer wieder neue Beziehungen des Kupfers zum Lebensprozeß aufgedeckt; vieles harrt jedoch noch der eingehenden Bearbeitung. Auf die augenfälligsten Lücken wurde in den einzelnen Kapiteln hingewiesen.

Der komplexe Wirkungsbereich des Kupfers gibt die Grundlage zu typischen Änderungen des Cu-Stoffwechsels unter den verschiedensten pathologischen Bedingungen. Am Krankenbett ist es vor allem die Bestimmung des Blut- bzw. Serum-Cu-Spiegels, insbesondere die Verfolgung der Wechselbeziehungen zwischen Serum-Cu und Serum-Fe, die einen wertvollen Einblick in die Pathogenese bestimmter Krankheitsbilder ermöglichen und vor allem großen diagnostischen und differentialdiagnostischen Wert besitzen. Auch im Hinblick auf die Therapie verschiedener Krankheiten bei Pflanze, Tier und Mensch erwachsen aus der Kenntnis des Cu-Stoffwechsels wertvolle Hinweise.

XIV. Pathophysiologie, Klinik und Behandlung der Hypophysenadenome[1].

Von

K. Oberdisse/Bochum und W. Tönnis/Köln

Mit 28 Abbildungen.

Inhalt.

---

[1] Aus der Neurochirurgischen Universitäts-Klinik Köln-Lindenburg (Prof. Dr. W. Tönnis) und aus dem Max-Planck-Institut für Hirnforschung, Abteilung für Tumorforschung und experimentelle Pathologie, Köln-Lindenburg (Prof. Dr. W. Tönnis) und aus der Inneren Abteilung des Knappschaftskrankenhauses Bochum-Langendreer (Prof. Dr. K. Oberdisse).

Literatur.

Alajouanine, T., T. de Martel, R. Thurel, et J. Guillaume: Etude d'un cas de diabète insipide post-opératoire après intervention sur la région infundibulo-hypophysaire. Revue neur. 1, 65—70 (1934) (1).

Albright, F., and H. Elrich: An attempt to classify the hormonal disorders of the hypophyse. Trans. Assoc. Amer. Physicians 61, 42 (1948).

Almy, T. P., and E. Shorr: Disappearance of diabetes mellitus associated with acromegaly following acute mastoiditis and basilar meningitis. J. Clin. Endocrin. 7, 455 (1947).

Anselmino, K. J., u. F. Hoffmann: Die pankreatrope Substanz aus dem Hypophysenvorderlappen. Klin. Wschr. 1933 II, 1935 (9).

— F. Hoffmann u. L. Herold: Über die parathyreotrope Wirkung von Hypophysenvorderlappenextrakten. Klin. Wschr. 1933, 1944.

— — — Über das corticotrope Hormon des Hypophysenvorderlappens. Klin. Wschr. 1934, 209.

Antoni, Nils: Der Mythos der chromophoben Hypophysenadenome. Nord. Med. 43, 6 (1950).

Appel, W.: Zur Kritik der Funktionsprüfungen. Dtsch. Arch. klin. Med. 196, 710 (1950).

Aron, M.: Action de la préhypophyse sur la thyroide chez le cobaye. C. r. Soc. Biol. (Paris) 102, 682 (1929).

Aschheim, S., u. B. Zondek: Die Schwangerschaftsdiagnose aus dem Harn durch Nachweis des Hypophysenvorderlappenhormons. Klin. Wschr. 1404, 1453 (1928).

Aschner, B.: Über die Funktion der Hypophyse. Arch. f. Physiol. 146, 1 (1912).

Atkinson, F. R.: Acromegaly. London 1933.

Atwell, W. J.: Functional relations of the hypophysis and the brain. (Springfield, Ill.). Endocrinology 16, 242—250 (1932) (5—6).

Bablik, L.: Über einen Fall von Craniopharyngeome malignum. Mschr. Ohrenheilk. 84, 29—33 (1950).

Bachmann, A. L., u. W. Harris: Hypophysenadenom und Röntgentherapie. Radiology. 53, 331 (1949).

Bahner, F.: Hypophysen-Nebennierenrinden-Funktionsproben. Symposion über Probleme des Hypophysen-Nebennierenrinden-Systems. Freiburg im Brsg. 8.—10. 6. 1952. Springer-Verlag 1953.

Bailey, P.: Contribution to the histopathology of „pseudotumor cerebri". Arch. of Neur. 4, 401—416 (1920) (10).

— Die Funktion der Hypophysis cerebri. Erg. Physiol. 20, 162—206 (1922).

— Concerning the cerebellar symptoms produced by suprasellar tumors. Arch. of Neur. 11, 137—150 (1924) (2).

Bakay, L.: Results of 300 Pituitary Adenoma Operations. J. of Neurosurg. 7, 240 (1950).

Bargmann, W., u. W. Hild: Über die Morphologie der neurosekretorischen Verknüpfung von Hypothalamus und Neurohypophyse. Acta Anat. (Basel). 8, Fasc. 3 (1949).

Bartelheimer, H.: Die Regulation des Kohlenhydratstoffwechsels beim insulären und extrainsulären Diabetes. Dtsch. Z. Verd. usw. Krh. 9, 5 (1949).

— Kreislaufbesonderheiten bei der Akromegalie. Dtsch. med. Wschr. 72, 382 (1947).

— u. K. Kloos: Regulationsstörungen in der Schwangerschaft beim Diabetes. Verh. Dtsch. Ges. inn. Med. 57, 208 (1951).

Bastenie, P. A.: Disparition de diabète acromégalique par destruction spontanée de l'adenome hypophysaire. 2me Congrès international de Thérapeutique. p. 211.

BERBLINGER, W.: Die Adenome der Hypophyse. Nervenarzt **9**, 329 (1936).

BERGERHOFF, W.: Messungen von Winkeln und Strecken an Rö.-Bildern des Schädels. Fortschr. Röntgenstr. **77**, 62 (1952).

BERNHARDT, H.: Grundsätzliches zur klinischen Stoffwechsellehre. Dtsch. med . Wschr. **1932**, 1471.

— Stellung des Ruhe-Nüchternumsatzes bei der Analyse des Gesamtenergiehaushaltes. Klin. Wschr. **1932**, 639.

BIEDL, A.: Physiologie und Pathologie der Hypophyse. Verh. 34. Kongreß inn. Med. Wiesbaden 1922, S. 1—81.

BIRNIE, J. H., W. J. EVERSOLE, W. R. Boss, C. M. OSBORN and R. GAUNT: Eine antidiuretische Substanz im Blut normaler und adrenalektomierter Ratten. Endocrinology (Springfield, Ill.) **47**, 1—12 (1950); Ref. Rona **147**, 208 (1952).

BLICKENSTORFER, E.: Mutterinstinkte bei einem Mann mit pathologischer Bildung von laktotropem Hypophysenhormon. Arch. Psychiatr. u. Z. Neur. **182**, 536 (1949).

BORCHARDT, L.: Die Hypophysenglucosurie und ihre Beziehungen zum Diabetes bei der Akromegalie. Zbl. klin. Med. **66**, 332 (1908).

BORNSTEIN, A., u. H. F. RÖSE: Die Beeinflussung des O_2-Verbrauchs überlebender Organe durch Glykokoll. Pflügers Archiv **223**, 498 (1929).

BOSCHI, G., e G. CAMPAILLA: Sindrome del seno cavernoso da adenoma ipofisario Riv. oto-neuro-oftalm. **9**, 414—421 (1932).

BRAIER, B.: Echanges azotés et glycémie des chiens hypophysoprives à jeun. C. r. Soc. Biol. (Paris) **107**, 1195 (1931).

BROUGHAM, M., A. P. HEUSNER, and R. D. ADAMS: Acute degenerative changes in adenomas of the pituitary body — with special reference to pituitary apoplexia. J. of Neurosurg. **7**, 421—439 (1950).

BRÜTH, H., u. H. W. KNIPPING: Die Gasstoffwechseluntersuchung in der Chirurg. Klinik. Erg. Chir. **21**, 2 (1928).

BÜRGER, M.: Glucagon. Fortschritte, Diagnose und Therapie 1. 1950. Stuttgart.

BUSCH, E.: Über die Behandlung von Hypophysen-Geschw. Nervenarzt **1936**, 9.

CAIRNS, H.: Prognosis of Pituitary Tumours. Lancet **1935**, 1310.

CAMPBELL, S., H. C. KEENAN and C. H. BEST: Further observations on dogs made permanently diabetic by the administration of extracts of the anterior pituitary gland. Amer. J. Physiol. **126**, 455 (1939).

CASPER, J.: Über neurogene Geschwülste im Hinterlappen der Hypophyse. Zbl. Path. **56**, 404—411 (1933).

COGGESHALL, CL., and H. F. ROOT: Akromegalie und Diabetes mellitus. Endocrinology (Springfield, Ill.) **26**, 1 (1940).

COOKE, R. T., and H. L. SHEEHAN: Cases of hypopituitarism. Brit. Med. J. No. **4659**, 928 (1950).

COSTE et FIELD: Soc. Neurol. Paris 5. VI. 1947. Revue neur. **79**, 449—452 (1947).

COURVILLE, C., and V. R. MASON: The heart in acromegaly. Arch. Int. Med. **61**, 704 (1938).

CSERMELY: Schweiz. Z. Path. **13**, 257—264 (1950).

CURSCHMANN, H.: Über Magenhypotonie anscheinend hypophysären Ursprungs. Dtsch. med. Wschr. **1935**, 1834.

— Prähypophyse und Nierenfunktion. Klin. Wschr. **1939**, 1464.

CUSHING, H.: The pituitary body and its disorders. Philadelphia. 1912.

— Sexual infantilism with optic atrophy in cases of tumors affecting the hypophysis cerebri. J. Nerv. Dis. **33**, 704—716 (1906).

— The hypophysis cerebri: clinical aspects of hyperpituitarism and of hypopituitarism. J. Amer. Med. Assoc. **53**, 249—255 (1909).

— Partial hypophysectomy for acromegaly: with remarks on the function of the hypophysis. Ann. Surg. **1**, 1003—1018 (1909).

— Harvey Lecture: Dyspituitarism. p. 31—45. Philadelphia: Lippincott 1911.

— Concerning diabetes insipidus and the polyurias of hypophysial origin. Boston Med. J. **168**, 901—910 (1913).

— Surgical experiences with pituitary disordes. J. Amer. Med. Assoc. **63**, 1515—1525 (1914).

— Disorders of the pituitary gland: retrospective and prophetic. J. Amer. Med . Assoc. **76**, 1721—1726 (1921).

— Acromegaly from a surgical standpoint. Brit. med. J. **2**, 1—9, 48—55 (1927).

— The chiasmal syndrome: of primary optic atrophy and bitemporal field defects in adults with a normal sella turcica. Arch. of Ophthalm. **3**, 505—551, 704—735 (1930).

— Concerning a possible „parasympathetic centre" in the diencephalon. Proc. Nat. Acad. Sci USA **17**, 163—180, 239—264 (1931).

— The basophil adenomas of the pituitary body and their clinical manifestations. Hopkins Hosp. Bull. **50**, 137—195 (1932).

Cushing, H.: Posterior pituitary activity from an anatomical standpoint. Amer. J. Path. **9**, 539—547 (1933).
— „Dyspituitarism": Twenty years later: with special consideration of the pituitary adenomas. Arch. Int. Med. **51**, 487—557 (1933).
— Hyperactivation of the neurohypophysis as the pathological basis of eclampsia and other hypertensive states. Amer. J. Path. **10**, 145—175 (1934).
— Intracranial tumours. S. 84. Berlin: Springer 1935.
— Intracranial Tumours. Notes upon a series of two thousand verified cases with surgical-mortality percentages pertaining thereto. XII, 150. Springfield, Ill.: Charles C. Thomas 1932.
— and L. M. Davidoff: Studies in acromegaly. The basal metabolism. Arch. Int. Med. **39**, 673 (1927).
— — The pathological findings in four autopsied cases of acromegaly with a discussion of their significance. Monogr. Rockefeller Inst. Med. Res. **22**, 1—131 (1927).
Dandy, W. E.: The nerve supply to the pituitary body. Amer. J. Anat. **15**, 33—343 (1913).
— and E. Goetsch: The blood supply of the pituitary body. Amer. J. Anat. **11**, 137—150 (1911).
Davidoff, L. M., and H. Cushing: Studies in acromegaly. VI. Disturbances of carbohydrate-metabolism. Arch. Int. Med. **39**, 751 (1927).
— and E. H. Feiring: Surgical treatment of tumors of the pituitary body. Amer. J. Surg. **75**, 99 (1948).
Davis, L., and H. A. Haven: A clinico-pathologic study of the intracranial arachnoid membrane. J. Nerv. Dis. **73**, 129—300 (1931).
Decourt, J., P. Berthaux et J. Civatte: Le diabète des acromégales. Paris méd. **1950**, 337
— J. Guillemin et G. Tinel: Wert und Bedeutung der Grundumsatzbestimmung bei der Akromegalie. Bull. Soc. méd. Hôpital Paris, 4. Ser. **67**, 28 (1951).
De Gennes, Bricaire, Benzecry et Villiaumey: Les Syndromes de Basedow d'origine diencéphalo-hypophysaire. Presse méd. **1951**, n. 3. 41.
Delherme, L., et Thoyer-Rozal: Behandlung der hypophysären Glykosurie mit Röntgen-strahlen. J. de Radiol. **24**, 255 (1941).
De Santo, D. A.: So-called functional hypopituitarism: Pathological findings and report of a case. Arch. of Neur. **31**, 134—148 (1934).
Dott, N. M., and P. Bailey: A consideration of the hypophysical adenomata. Brit. J. Surg. **13**, 314—366 (1925).
Driesen, W.: Die Bedeutung der Nebennierenrindenfunktion für die Operationsprognose der Hypophysenadenome. Symposion über Probleme des Hypophysen-Nebennierenrinden-systems. Freiburg im Brsg. 8.—10. 6. 1952. Springer-Verlag 1953.
Dufrenoy, J.: Riesenwuchs und Endokrinologie. Rev. Path. comp. et Hyg. gén. **48**, 105 (1948).
Dyke, C. G., and C. C. Hare: Roentgen-Therapy of pituitary tumors. Proc. A. Res. Nerv. Dis. **17**, 651 (1936).
Ellis, A. W. M.: Hyperglycemia and Glycosury in Acromegaly with Path. Rep. Lancet **1**, 1200 (1924).
Engel, R.: Zur Behandlung des hypophysären Diabetes. Dtsch. Z. Verdgs.-usw.Krkh. **1**, 94 (1938).
Erdheim: Über einen Hypophysentumor von ungewöhnlichem Sitz. Beitr. path. Anat. **46**, 233 (1909).
— u. E. Stumme: Über die Schwangerschaftsveränderung der Hypophyse. Beitr. path. Anat. **46**, 1 (1909).
Esser, H., u. E. Z. Schäfer: Symptomatologie des organischen Antidiabetes insipidus. Acta neurovegetativa (Wien) **1**, 276 (1950).
Evans, H. M., and J. A. Long: Der Einfluß des intraperitonealen Hypophysenvorderlappens auf Wachstum, Reife und Menstruationscyclen der Ratte. Anat. Rec. **2**, 62 (1921).
Falta, W.: Diabetes und Hypophyse. Verh. dtsch. Ges. inn. Med. **1940**, 424.
— Hypophyse, Hypothalamus und Diabetes. Klin. Wschr. **1943**, 425.
— u. R. Boller: Insulärer und insulinresistenter Diabetes. Klin. Wschr. **1931**, 438.
Farberov, B. I.: Röntgendiagnostik der Tumoren der Gegend Sella turcica. Fortschr. Röntgenstr. **50**, 445—465 (1934).
Fasiani, G. M., G. B. Belloni e M. Quarth: Ipofisectomia transfrontale in acromegalico con Diabete mellito. Rass. Neur. veget. **1**, N. 1—2.
Ferner, H.: Die spezifischen Veränderungen des Inselsystems beim Diabetes mellitus und ihre Bedeutung. Verh. dtsch. Ges. inn. Med. **57**, 191 (1951).
Feuchtinger, O.: Hypothalamus, vegetatives Nervensystem und innere Sekretion. Wiener Arch. inn. Med. **36**, 248 (1942).
Fischgold, Prot et Fissore: Altérations unilatérales de la Clinoide antérieure dans les Néoformations du carrefour sphen-orbitaire. Presse méd. **1951**, N. 20, 400.

FOERSTER, O., O. GAGEL u. W. MAHONEY: Vegetative Regulationen. Verh. Ges. inn. Med. 49, 165 (1937).

FOSTER, G. L., and E. P. SMITH: Some effects of pituitary in the rat. J. Amer. Med. Assoc. 87, 2151 (1926); J. of Biol. Chem. 67, 29 (1926).

FRAZIER, CH. H.: A review clinical and pathological of parahypophysial lesions. Surgery etc. 62, 1 (1936).

FRAZIER, C. H.: Indications for the surgical treatment of primary pituitary lesion with description of approved methods of approach. Pennsylvania Med. J. 35, 88—91 (1931).

FREY, J.: Diskussionsbemerkung. Freiburg im Brsg. Oktober 1950 (zit. n. STAUDINGER).

FULTON, M. N., and H. CUSHING: The specific-dynamic action of protein in patients with pituitary disease. Arch. Int. Med. 50, 649 (1932).

GAEDE, K.: Physiologisch-chemische Befunde beim Diabetes. Verh. dtsch. Ges. inn. Med. 57, 534 (1951).

GAUNT, R., J. H. BIRNIE and W. J. EVERSOLE: Adrenal cortex and water metabolism. Physiol. Rev. 29, 281 (1949).

GAVAZZENI, L.: Zwei Fälle von Akromegalie mit Diabetes mellitus. Atti Congr. ital. Radiol. med. Pt. 2, 82 (1930).

GILMOUR, M. D.: Carcinoma of the pituitary gland with abdominal metastases. J. of Path. 35, 265—269 (1932).

GOETSCH, E. H., H. CUSHING and C. JACOBSON: Carbohydrate tolerance and the posterior lobe of the hypophysis cerebri: an experimental and clinical study. Hopkins Hosp. Bull. 22, 165—190 (1911).

GOLDBERG, M. B., and H. LISSER: Acromegaly: a consideration on its course and treatment. Report of 4 cases. J. Clin. Endocrin. 2, 477 (1942).

GOLDZIEHER, M. A., and M. R. GORDON: Determination of the specific-dynamic action on protein and its value in the diagnosis of pituitary disease. Endocrinology (Springfield, Ill.) 17, 569 (1933).

GOOD, M. G.: Theorie der Cortisonwirkungen. Med. Welt 1951, Nr. 10, 312; 1951, Nr. 11, 348.

GRAB, W.: Pharmakologie der Schilddrüsen-Tätigkeit. Verh. dtsch. pharmakol. Ges. 1951; Arch. exper. Path. u. Pharmakol. 216, 16 (1952).

GRAFE, E.: Spezifisch-dynamische Wirkung, in Oppenheimers Handbuch der Biochemie. 2. Erg.-Bd., S. 899, 1934.

— u. E. ECKSTEIN: Weitere Beobachtungen über die Entstehung der Luxuskonsumption. Z. physiol. Chem. 107, 73 (1919).

GRANT, F.: Chirurgische Erfahrungen mit Hypophysentumoren. J. Amer. Med. Assoc. 136, 668 (1948).

GRANT, F. C.: The surgical treatment of pituitary adenomas. J. Amer. Med. Assoc. 113, 1279—1282 (1939).

GROS, U., et R. CAZABAN: Die derzeitige Indikation für eine Trepanation des Opticus-Kanals bei ophthalmologischen Syndromen. Revue neur. 81, 5, 366 (1949).

GULEKE, N.: Bemerkungen zur frontalen Operation der Geschwülste der Hypophysengegend. Zbl. Chir. 62, 243—246 (1935) (2).

HABERFELD, W.: Die Rachendachhypophyse. Beitr. path. Anat. 46, 133 (1909).

HARE, C., and C. G. DYKE: Roentgen therapy of pituitary tumors: Report twenty cases. Arch. of Ophthalm. 10, 202—225 (1933).

HANTSCHMANN: Hypophyse und Kohlenhydratstoffwechsel. Dtsch. med. Wschr. 1934, 498.

HEJTMANCIK, M. R., J. Y. BRADFIELD, and G. R. HERMANN: Acromegaly and the heart: a clinical and pathologic study. Ann. Int. Med. 34, 1445 (1951).

HENDERSON, W. R.: The pituitary adenomas. Brit. J. Surg. 26, 811 (1939).

— Sexual dysfunction in the adenomas of the pituitary body. Endocrinology (Springfield, Ill.) 15, 111 (1931).

HENI, E.: Die primäre psychogene Magersucht und ihre Behandlung. Endocrinology. (Springfield, Ill.) 28, 28 (1951).

HEUER, G. J.: Surgical experiences with an intracranial approach to chiasmal lesions. Arch. Surg. 1, 368—381 (1920).

— and D. T. VAIL: Chronic cisternal arachnoiditis producing symptoms of involvement of the optic nerves and chiasm. Arch. of Ophthalm. 5, 334 (1931).

HILLS, A., P. FORSHAM, and C. FINCH: Changes in circulating leucocytes induced by administration of pituitary adrenocorticotrophic hormone (ACTH) in man. Blood 3, 755 (1948).

HIRSCH, O.: 40 Jahre transsphenoidale Op. von Hypophysentumoren. Wien. klin. Wschr. 62, 35—37, 640—644 (1950).

— Die Bedeutung des Augenhintergrundes für die Diagnose eines Hypophysentumors. Mschr. Psychiatr. 1949, 117, 236.

— Die operative Behandlung von Hypophysistumoren: nach endonasalen Methoden. Arch. f. Laryng. 26, 529—686 (1912).

Hirsch, M.: Résultats du traitement endo-nasal de tumeurs hypophysaires. Ann. d'Ocul. **170**, 692 (1933).

Hitzelberger, A., W. Ruppel u. L. Weissbecker: Ist der Eosinophilen-Test spezifisch? Klin. Wschr. **1952**, 470.

Hoenig, C.: Untersuchungen zur Histologie der Hypophyse. Z. Neur. **79**, 197—209 (1922).

Hofmann, J., u. H. Staudinger: Die Biosynthese des Nebennierenrinden-Hormons. Arzneimittelforsch. **1**, 416 (1951).

Houssay, B. A.: Function of the Pituitary Glandula. Dunham Lecture at the Havard Medical School. 1935.

— Diabetes-erregende Wirkung des Hypophysenvorderlappenextraktes. Klin. Wschr. **1933**,773.

— Hypophyse et diabète pancréatique chez les batraciens et les reptiles. C. r. Soc. Biol. (Paris) **113**, 469 (1933).

— u. A. Biasotti: Pankreasdiabetes und Hypophyse beim Hund. Pflügers Arch. **227**, 664 (1931).

— — Benedetto and C. T. Rietti: Action diabétogène des extracts antéro-Hypophysaires chez le chien. C. r. Soc. Biol. (Paris) **112**, 494 (1933).

— — et R. G. Dambrosi: Beziehungen zwischen Hypophyse und Leber- und Muskelglykogen. C. r. Soc. Biol. (Paris) **125**, 542 (1937).

— — et C. T. Rietti: Action diabétogène de l'extract anté-hypophysaire. C. r. Soc. Biol. (Paris) **111**, 479 (1932).

— et V. G. Foglia: Diabète antéro-hypophysaire et fonction endocrine pancréatique. C. r. Soc. Biol. (Paris) **123**, 824 (1936).

— — Hypophyse und Insulinproduktion. J. of Exper. Med. **75**, 547 (1942).

Huguenin, R., J. Fauvet et A. Pierart: Wirkung des Hypophysenblockers H 365 (Parahydroxypropiophenon) auf die Lungenmetastase eines kindl. Nierentumors. Soc. méd. Hôpitaux Paris, 15. Juni 1951; Presse méd. **59**, 43, 901 (1951).

Hurxthal, L. M., H. F. Hare, G. Horrax, and J. L. Toppen: Behandlung der Akromegalie. J. Clin. Endocrin. **9**, 149 (1949).

— and B. A. Younghusband: Diagnosis of hypopituitarism associated with chromophobe tumor. Radiology **52**, 179 (1949).

Ingle, D. S.: Problems relating to adrenal cortex. Endocrinology (Springfield, Ill.) **31**, 419 (1942).

Jefferson, G.: Extrasellar extensions of pituitary adenomas. Presidents address. Proc. Roy. Soc. Med. **33**, 433 (1940).

Jores, A.: Endokrine Störungen. Handbuch der Neurologie, Bd. XV. Berlin 1937.

— Klinische Endokrinologie. Berlin **1951**.

Joslin, E. P.: The treatment of diabetes mellitus. Philadelphia 1948.

Junkmann, K.: Die Bedeutung der Hypophysenstoffe. Med. Mitt. **12**, 85 (1951).

Justin-Besancon, L., et P. Klotz: Spätfolgen der Entfernung eines chromophoben Adenoms der Hypophyse wegen myxödematösen Zwergwuchses. Bull. Soc. méd. Hôpital Paris **67**, 576 (1951).

— — et H. Sikoraw: Akute komatöse Nebennierenrindeninsuffizienz. Akute Anämie am 3. Tage der Cortisonbehandlung. Bull. Soc. méd. Hôpital Paris **67**, 578 (1951).

Kenigsberg, S. c. s.: Normalwerte der 17-Ketosteroide. J. Clin. Endocrin. **9**, 426 (1949).

Kestner, O.: Die Ernährung des Menschen als Ganzes. Handbuch der normalen und pathologischen Physiologie. Bd. 16/1, S. 1950, 1930.

— R. Liebesschütz-Plaut u. H. Schadow: Spezifisch-dynamische Wirkung, Hypophysenvorderlappen und Fettsucht. Klin. Wschr. **1926**, 1646.

Kiese, M.: Dosis und Wirkung. Klin. Wschr. **1947**, 453.

Klar: Die Elektrokoagulation als Behandlungsmethode von Hypophysentumoren. Bruns Beitr. **180**, 3.

Klöppner, K.: Erhaltensein der Genitalfunktion bei Akromegalie. Geburtsh. u. Frauenheilk. **1**, 709 (1939).

Kochakian, C. O.: Testosterone and testerosterone acetate and the protein and energy metabolism of castrate dogs. Endocrinology (Springfield, Ill.) **21**, 750 (1937).

— and J. R. Murlin: Effect of male hormone on protein and energy metabolism of castrate dogs. J. Nutrit. **10**, 437 (1935).

Koella, W.: Die Bedeutung des Hypophysenzwischenhirnsystems für die Wasserausscheidung. Schweiz. med. Wschr. **1951**, 785—819.

Kowalowski, K.: Die neutralen 17-Ketosteroide im Harn im Alter. J. of Gerontol. **5**, 222 (1950).

Knapp, P.: Diagnostische und therapeutische Fragen bei Tumoren der Chiasmagegend. Klin. Mbl. Augenheilk. **1940**, 105, 401.

Knapp, A.: Association of sclerosis of the cerebral basal vessels with optic atrophy and cupping report of ten cases. Arch. of Ophthalm. **8**, 637—648 (1932).

Knipping, H. W.: Hypophyse und Fettsucht. Dtsch. med. Wschr. **1923**, 1.

Kornblum, K., and L. H. Osmond: Deformation of the sella turcica by tumors in the pituitary fossa. Ann. Surg. **101**, 201—211 (1935).

Krauss, E.: Ruhe-Nüchternumsatz und spezifisch-dynamische Fleischeiweißwirkung bei endogener Magersucht. Z. klin. Med. **112**, 19 (1930).

Krauss, E. J.: Über nekrobiotische Veränderungen in der Hypophyse, insbesondere im Hypophysenstiel bei chronischem Hirndruck. Virchows Arch. **290**, 658.

Kraut, H., u. H. Zimmermann: Die spezifisch-dynamische Eiweißwirkung. In: Physiologische Chemie. Bd. II. Springer-Verlag. Im Erscheinen begriffen.

Lászt, L., u. F. Verzár: Störungen des Kohlenhydratstoffwechsels bei Ausfall der Nebennierenrinde. Biochem. Z. **292**, 159 (1937).

Lichtwitz, L.: Pathologie der Funktionen und Regulationen. Leyden 1936.

Liebesny, P.: Der Einfluß der Hypophyse auf den Energiestoffwechsel. Physiol. Papers **1926**, 154.

Li, Ch. H., H. M. Evans, and M. E. Simptom: Adrenocorticotrophic hormone. J. of Biol. Chem. **149**, 413 (1943).

Lillie, W. J.: Study of the pathologic changes in the optic nerves and chiasm in comparison with changes in the visual field in association with large pituitary tumors. Trans. Amer. Ophthalm. Soc. **29**, 433—451 (1931).

Lins, H., u. K. Oberdisse: Die Ausscheidung der 17-Ketosteroide und der Gesamtcorticoide bei Hypophysentumoren. Symposion über Probleme des Hypophysen-Nebennierenrinden-Systems. Freiburg im Brsg. 8.—10. 6. 1952. Springer-Verlag 1953.

Loepp, W.: Gegenseitige Auswertung der Augen- und Röntgensymptome bei der Tumordiagnostik im Sellabereich. Berlin: S. Karger 1936.

Loeb, L., and R. B. Basset: Effect of hormones of anterior pituitary on thyroid gland in guinea pig. Proc. Soc. Exper. Biol. a. Med. **26**, 860 (1929).

Lopes Cardazo, E., en J. Kather: Hypophysenadenome und Galaktorrhoe. Nederl. Tijdschr. Geneesk. **1938**, 645.

Love, J. G., and T. M. Marshall: Craniopharyngiomas (Pituitary ademantinomas) Surg. **90**, 591—601 (1950).

Lucke, H.: Der Kohlenhydratstoffwechsel bei Erkrankungen des Hypophysenvorderlappens. Zbl. klin. Med. **122**, 23 (1932).

— Über ein spezifisch auf den Kohlenhydratstoffwechsel eingestelltes, dem Insulin entgegengerichtetes Hormon des Hypophysenvorderlappens. Klin. Wschr. **1932**, 1678.

Lüderitz, B.: Rhythmus von Temperatur und Urinausscheidung beim Diabetes insipidus. Dtsch. Arch. klin. Med. **196**, 318 (1949).

Luft, R., and B. Sjögren: The significance of endocrine factors on renal function and blood pressure as revealed by a case of chromophobe adenoma of the pituitary. Acta med. scand. (Stockh.) Suppl. **246**, 129 (1950).

— — Die nicht-chirurgische Behandlung von hypophysären Krankheiten. Praxis (Bern) **1950**, 380.

Lusk, G.: Die spezifisch-dynamische Wirkung der Nahrungsstoffe. Erg. Physiol. **33**, 103 (1931).

McBryde, C. M.: Insulin-Resistance in Diabetes mellitus. Arch. Int. Med. **52**, 932 (1933).

McCornick, R. V., Ch. E. Reed, and R. H. Murray: Coexisting acromegaly and Cushing's Syndrom. Amer. J. Med. **10**, 662 (1951).

McCullagh, E. P., A. Gold and J. B. R. McKendry: Radioactive iodine uptake in the hypermetabolism of acromegaly. J. Clin. Endocrin. **10**, 687 (1950).

McLean, A. J.: Pituitary Tumours. Handbuch Bumke-Foerster, Bd. 14, S. 262.

— Transbuccal approach to the encephalon in experimental operations upon carnivoral pituitary, pons, and ventral medulla. Ann. Surg. **1928**, 985—993 (12).

Marie, P.: Sur deux cas d'acromégalie. Rev. Méd. **1886**, 279.

de Martel, T., A. Monbrun et J. Guillaume: L'avenir ophtalmologique des opérés de tumeurs de la région hypophysaire. Arch. d'Ophtalm. N. S. **48**, 529—540 (1931).

Marx, H.: Zur Klinik des Hypophysenzwischenhirnsystems. Nervenarzt 1947, 40. Handbuch der inneren Medizin, Bd. VI/1 1941.

Mason, H. L., and Engstrom: The 17-Ketosteroids; their origin, determination and significance. Physiologic. Rev. **30**, 321 (1950).

Melli, G.: Hypothalamo-hypophysäre Beziehungen bei der Entstehung des Diabetes insipidus. Bull. Schweiz. Akad. med. Wiss. **5**, 34 (1949).

Menzel, W.: Endogene Änderungen der Tagesrhythmik bei Gesunden und Kranken. Med. Meteorol. H. **5**, 28 (1951).

Meyer, E.: Diabetes insipidus. Handbuch der inneren Medizin. 2. Aufl., Bd. IV/1., S. 1014, 1926.

— u. R. Meyer-Bisch: Weitere Mitteilung über die Pathogenese des Diabetes. Klin. Wschr. **1924** II, 1796.

Meyer-Bisch, R.: Über isolierte Störungen des intermediären Salzstoffwechsels und ihre klinische Behandlung. Klin. Wschr. 1925 I, 588.

Morgan, R. H.: Pituitary tumors. Amer. J. Med. Sci. 220, 577 (1950).

Müller, R., u. Wohlfahrt: Craniopharyngiomas. Acta med. scand. (Stockh.) 138/2, 121 to 138 (1950).

Nonne, M., u. Lostrome: Ein Fall von Simmondsscher Kachexie. Dtsch. med. Wschr. 44, 871 (1919).

Nothaas, R., u. E. Never: Die spezifisch-dynamische Wirkung an der künstlich durchbluteten Leber. Pflügers Arch. 224, 527 (1930).

Oberdisse, K.: Insulinbelastung und Zuckerausscheidungsschwelle bei Erkrankungen im Sellabereich und bei Commotionen. Dtsch. Z. Nervenheilk. 162, 185.

— Kohlenhydratstoffwechsel bei organischen Erkrankungen im Sellabereich. Dtsch. Arch. klin. Med. 198, 257 (1951).

— Über den Entstehungsmechanismus der spezifisch-dynamischen Eiweißwirkung. Z. exper. Med. 108, 81 (1940).

— Pathologie der Hypophyse. Ärztl. Praxis IV, 15 (1952).

— Fisiopatologia y clinica de los tumores hipofisarios. Folia Clinica Internacional, Tomo II, 6. Barcelona 1952.

— u. H. P. Nagel: Untersuchungen über die Zahl der Diabetiker im Gau Mainfranken. Dtsch. med. Wschr. 1944, 366.

— u. E. Rauser: Insulinbelastung bei frischen gedeckten Hirnverletzungen. Klin. Wschr. 27, 316 (1949).

— u. J. N. Paraskevopoulos: Über die Beeinflussung der Zuckerausscheidungsschwelle durch den Hypophysenvorderlappen. Z. exper. Med. 108, 317 (1940).

Okonek, G.: Das Syndrom der Sehnervenkreuzung. Bemerkungen zur Differentialdiagnose, Therapie und Prognose der sellären und suprasellären Geschwülste. Klin. Mitt. Augenheilk. 116, 113—130 (1950).

Oleesky, S., and S. W. Stanbury: Effect of oral cortisone on water diuresis in Addison's disease and hypopituitarism. Lancet 1951, 11, 664.

Oppenheimer, A.: Wesen der Zuckerkrankheit bei der Akromegalie. Klin. Wschr. 1930, 17.

Pancoast, H. K.: The interpretation of roentgenograms of pituitary tumors: explanations of some of the sources of error confusing the clinical and roentgenological diagnoses. Amer. J. Roentgenol. 27, 697—712 (1932).

Paschkis, K. E., and A. Cantarow: Hypopituitarism: studies in pituitary tumors and Simmonds' disease. Ann. Int. Med. 34, 669 (1951).

Perémy, G.: Klinische Beobachtungen an 80 Fällen von Hypophysengeschwülsten. Klin. Wschr. 1935 I, 92.

Perry, W. F.: Steroidexcretion of infants. Canda J. Res. Sect. E. 28, 47 (1950).

Peters, J. T.: Spezifisch-dynamische Wirkung und Dystrophia adiposo-genitalis. Klin. Wschr. 1930, 1219.

Pette, H.: Die Bedeutung der Zwischenhirnzentren für den Wasserhaushalt. Dtsch. med. Wschr. 1936 II, 1905.

— Zur diencephalen Genese hypophysärer Krankheitsbilder. Dtsch. Z. Nervenheilk. 163, 405 (1950).

Pfeffer, K. H., u. H. J. Staudinger: Das System Hypophyse-Nebennierenrinde. Angew. Chem. 63, 321 (1951).

— — Die Ausscheidung der Nebennierenrinden-Hormone bei Polyarthritis. Klin. Wschr. 1950, 451.

— — Nebennierenrinden-Hormonausscheidung bei künstlichem Fieber. Klin. Wschr. 1951, 325.

— — Nebennierenrinden-Funktion und Hypertonie. Klin. Wschr. 1951, 201.

— — Grundlagen und Methoden zur chemischen Bestimmung der Nebennierenrindenhormone und der sog. Harncorticoide. Z. Vitamin-, Hormon- u. Fermentforsch. 5, 50 (1952).

Pia, H. W., u. W. Tönnis: Blutungen in Hypophysenadenome. Zbl. Neurochir. 1953 (im Druck).

Plaut, R.: Gaswechseluntersuchungen bei Fettsucht und Hypophysenerkrankungen. Dtsch. Arch. klin. Med. 139, 285 (1922); 142, 266 (1923).

Portugal, R., J. P. Elejalde, N. Costa: Meningeomas supraselares. J. brasil. Neurol. 1950, 1/4, 455—502.

Puech, P.: Les tumeurs de hypophyse. Ann. de Thérapie biologique. Paris 1934.

— M. David et M. Brun: Contribution à l'étude des arachnoiditis opto-chiasmatiques. Rev. d'Otol. 11, 641 (1933).

Putnam, T. J.: Early changes produced in dogs by injection of a sterile extract from the anterior lobe of the hypophysis. Amer. J. Med. Sci. 179, 489 (1930).

PUTNAM, T. J.: Neuere Fortschritte in der Physiologie der Hypophyse mit Beziehung zu ihren Erkrankungen. Klin. Wschr. 1932, 969.

— H. BENEDICT. and E. H. TEEL: Studies in acromegaly; experimental canine acromegaly produced by injection of anterior lobe pituitary extract. Arch. Surg. 18, 1708 (1929).

RAND, C. W., and R. G. TAYLOR: Irradiation in the treatment of tumors of the pituitary gland: report of twenty-three cases. Arch. Surg. 30, 103—150 (1935).

RICHARDSON, K. C.: Influence of diabetogenic anterior pituitary extracts on islets of Langerhans in dogs. Proc. Roy. Soc. London 128, 153 (1940).

RIDDLE, O., R. W. BATES, and S. W. DYCKHOON: A new hormon of the anterior pituitary. Proc. Soc. Exper. Biol. a. Med. 29, 1211 (1932).

ROBBERS, H.: Der renale Diabetes. Stuttgart 1946.

ROBINSON, F. J., M. H. POWER and E. J. KEPLER: Two new procedures to assist in recognition and exclusion of Addison's disease; preliminary report. Proc. Staff Meet. Mayo Clin. 16, 577 (1941).

ROSENHAGEN, H.: Encephalographische Darstellung von Hypophysen-Tumoren. Nervenarzt 16, 254 (1943).

ROMEIS, B.: Hypophyse. Handbuch der mikroskopischen Anatomie. Bd. 6. Berlin: J. Springer 1940.

RUMMELJ, P. M.: Acute and chronic adrenal insuffiency in a patient showing polyglandular deficiency and acromegaly. J. Clin. Endocrin. 11, 872 (1952).

RUPPEL, W., u. A. HITZELBERGER: Kritisches zum Eosinophilen-Test. Schweiz. med. Wschr. 1951, 926.

SACK, H.: Pathogenese der Akromegalie. Dtsch. med. Rdsch. 1949, 478.

SALLE, V.: Über einen Fall von angeborener abnormer Größe der Extremitäten und einem an Akromegalie erinnernden Symptomenkomplex. Zb. Kinderheilk. 75, 540 (1912).

SAMUELS, L. T., R. M. REINECKE and H. A. BALL: Balance studies in hypophysectomized and normal rats fed as equicaloric high carbohydrate and high fat diets. Endocrinology (Springfield, Ill.) 31, 35, 42 (1942).

— — and K. L. BAUMANN: Growth and metabolism of young hypophysectomized rats fed by stomach tube. Endocrinology (Springfield, Ill.) 33, 87 (1943).

— — and W. E. PETERSON: Relation of nutrition to mammary growth after estradiol administration to hypophysectomized rats. Proc. Soc. Exper. Biol. a. Med. 46, 379 (1941).

SCRANN, PENNER: Zit. nach MELLI.

SELLE, W. A., D. PH. WESTRA, and J. B. JOHNSON: Attempts to reduce the symptoms of experimental diabetes by irradiation of the hypophysis. Endocrinology (Springfield, Ill.) 19, 97 (1935).

SELYE, H.: Textbook of Endocrinology. Montreal 1949.

SHEEHAN, H. L., and SUMMERS: The syndrom of hypopituitarism. Quart. J. Med. 18, 319 (1949).

SIEGMUND, H.: Cushing-Syndrom, Thymustumor und Landouzy'sche Tuberkulose. Dtsch. med. Wschr. 1948, 33—36

SIMMONDS, M.: Zwergwuchs bei Atrophie des Hypophysenvorderlappens. Dtsch. med. Wschr. 1919, 487.

SPATZ, H.: Über Gegensätzlichkeit und Verknüpfung bei der Entwicklung von Zwischenhirn und „basaler Rinde". Z. Psychol. H. 1/3, 125, (1949).

SCHLOFFER, H.: Erfolgreiche Operation eines Hypophysentumors auf nasalem Wege. Wien. klin. Wschr. 1907 I, 621, 1075.

SCHÜPBACH, A.: SIMMONDSsche Kachexie. Schweiz. med. Wschr. 1951, 610.

SCHÜRMANN, K.: Psychische Veränderungen bei krankhaften Prozessen im Bereich des Chiasma opticum. Dtsch. Z. Nervenheilk. 165, 35 (1951).

SCHULTZE, F. R., u. B. FISCHER: Zur Lehre von der Akromegalie und Ostéoarthropathie hypertrophiante. Mitt. Grenzgeb. Med. u. Chir. 24, 607 (1912).

SCHWARTZ, C. W.: Some evidences of intracranial disease as revealed by the roentgen ray. Amer. J. Roentgenol. 29, 182—193 (1933) (2).

SCHWECKENDIECK: Ein Fall von Craniopharyngeom. Z. Hals- usw. Heilk. 180 u. Aussprache 180—181 (1948).

STÄMMLER, M.: Diabetes insipidus und Hypophyse. Erg. Path. 26, 59 (1932).

STAUDINGER, H. J.: Biochemie des ACTH und der Nebennierenrinden-Steroide. Symposion über Probleme des Hypophysen-Nebennierenrinden-Systems. Freiburg i. Brsg. 8. bis 10. 6. 1952. Springer-Verlag 1953.

— u. M. SCHMEISSER: Quantitative chemische Bestimmung der Nebennierenrinden-Hormone. Z. physiol. Chem. 238, 54 (1948).

— — Bestimmung der Nebennierenrinden-Hormone im Harn. Biochem. Zbl. 321, 83 (1950).

STÖCKL, E.: Über histologische Veränderungen im Vorderlappen einer menschlichen Hypophyse nach Röntgenbestrahlung. Zbl. Gynäk. 58, 1160 (1934).

Stricker, P., et F. Grueter: Action du lobe antérior de l'hypophyse sur la montée laiteuse. C. r. Soc. Biol. (Paris) **99**, 1978 (1928).

Thews, W.: Mangelhafte Reaktionsbereitschaft der Haut bei zerstörenden Hypophysenprozessen des Menschen. Klin. Wschr. **1951**, 643.

— Hypophyse und Reaktionsbereitschaft des menschlichen Organismus, ein Beitrag zur Diagnostik zerstörender Hypophysenprozesse. Dtsch. Arch. klin. Med. **199**, 565 (1952).

Thibaut, F.: Klinik und Histologie der Craniopharyngeome. Wien. klin. Wschr. **1947**, 409—413.

Thompson, K. W.: A technic for hypophysectomie of the rat. Endocrinology (Springfield, Ill.) **16**, 257—263 (1932) (5—6).

Thorn, G. W., and P. H. Forsham: Advances in the diagnosis and treatment of adrenal insufficiency. Amer. J. Med. **10**, 595 (1951).

— — Prunty, A. Hills: A test for adrenal cortical insufficiency. J. Amer. Med. Assoc. **137**, 1005 (1948).

— u. D. Jenkins: Behandlung der Nebennierenrindeninsuffizienz. Schweiz. med. Wschr. **1952**, 697.

Tönnis, W.: Die operative Behandlung der das For. opticum überschreitenden Geschwülste des N. opticus. Acta neurochir. (Wien) **1**, 52—71 (1950).

— Über das Chiasmasyndrom. Dtsch. med. Wschr. **6**, 190 (1938).

— Ergebnisse der operativen Behandlung der Chiasmageschwülste. Ther. Gegenw. **79**, 303 (1938); Helvet. med. Acta **5**, 6 (1938).

— Zeitfragen der Augenheilkunde. Stuttgart: Ferd. Enke 1938.

— Chirurgie des Gehirns in Kirschner-Nordmann, „Chirurgie", Bd. 3, 2. Aufl. Berlin-u. München: Urban & Schwarzenberg.

— Diagnostik und operative Behandlung der Hypophysenadenome. Ref. Niederrhein-Westf. Chirurgen, Düsseldorf 2./3. März 1951.

— Die operative Behandlung der Hypophysenadenome. Ref. II. Wissenschaftl. Ärztetagung Nürnberg, 27. Okt. 1951.

— Hydrocephalus infolge Liquorzirkulationsstörung. Arch. Kinderheilk. **118**, 2 (1939).

— Zirkulationsstörungen bei krankhaftem Schädelinnendruck. Z. Neur. **1939**, 67.

— Referat über Hirngeschwülste. Z. Neur. **1938**, 161.

— Die Entstehung der intrakraniellen Drucksteigerung bei Hirngeschwülsten. Arch. klin. Chir. **193** (1938).

— Das Chiasmasyndrom. Zbl. Neurochir. **2**, 365 (1937).

— Anzeigestellung zur operativen Behandlung der Geschwülste im Bereich des Türkensattels. Klin. Mbl. Augenheilk. **1949**, 114, 1.

— Klinik der zentralen Regulationsstörungen. Dtsch. Z. Nervenheilk. **162** (1950).

— H. Steinmann u. W. Krenkel: Elektroencephalographische Befunde bei 44 Tumoren der Sellagegend. Acta neurovegetativa (Wien) **1952**.

Tonutti, E.: Diphtherie-Toxin und Intoxikation nach Verbrennung. Klin. Wschr. **1949**, 569.

— Nachträgliche Hypophysektomie bei Diphtherie-Toxinvergiftung. Klin. Wschr. **1950**, 137.

— Desoxycorticosteron und Cortison bei Diphtherie-Toxinvergiftung insbesondere ihre Wirkungsunterschiede hinsichtlich des allgemeinen Resistenzvermögens. Arzneimittel-Forsch. **2**, 97 (1952).

Uhlenhuth, E., and S. Schwartzbach: Anterior lobe substance, the thyroid stimulator. Proc. Soc. Exper. Biol. a. Med. **26**, 149, 151, 152, 153 (1928).

Vermund, H.: Cured diabetes mellitus in acromegalia. Acta med. scand. (Stockh.) **131**, 515 (1948).

Vincke, E.: Der Wirkungsmechanismus der Hormone. Leipzig 1950.

Vincent, C.: Ce que les ophtalmologistes peuvent attendre des neurochirurgiens dans les compressions du chiasme et des nerfs optiques. Ann. d'Ocul. **169**, 558 (1932) (7).

Vogt, M.: The output of cortical hormone by the mammalian suprarenal. J. of Physiol. **102**, 341 (1943).

— Regulation of secretion of cortical hormones. Brit. Med. J. No. 4691, 1242 (1950).

Walker, C. B., and H. Cushing: Studies of optic-nerve atrophy in association with chiasmal lesions. Arch. of Ophthalm. **45**, 407—437 (1916) (9).

— — Distortions of the visual fields in cases of brain tumor: Chiasmal lesions, with especial reference to homonymous hemianopsia with hypophyseal tumor. Arch. of Ophthalm. **47**, 119—145 (1918).

Wawersik, F.: Experimentelle Untersuchungen zum Problem der hormonellen Beeinflussung örtl. Krankheitsgeschehens. Die Med. **1951**, Nr. 10, 318.

Weinberger, L. M., F. H. Adler and F. C. Grant: Primary pituitary adenoma and the syndrome of the cavernous sinus. Arch. of Ophthalm. N. Y. **24**, 1197—1235 (1940).

Weissbecker, L., u. H. J. Staudinger: Trennung der C 11-Oxy bzw. Oxo- von den C11-Desoxy- bzw. Desoxo-Corticoiden und deren quantitative Bestimmung. Klin. Wschr. **1951**, 59.

WHITE, J. C., C. T. LIU, and W. J. MIXTER: Focal epilepsy. A statistical study of its causes and the results of surg. treatment. I. Epilepsy secondary to intracranial tumours. New England J. Med. **238**, 891—899 (1948).
— and S. WARREN: Unusual size of pituitary adenoma. Case report of a chromophobe tumour with unusually extensive compression of the base of the brain, and review of the literature on the pathways of these tumours. J. Neurosurg. **2**, 126—139 (1945).
WILD, H., u. K. SIMON: Bedeutung der verschiedenen Zuckerbelastungsproben für die Diagnose krankhafter Prozesse im Hypophysenzwischenhirnsystem. Zbl. klin. Med. **146**, 644 (1950).
WITTERMANN, E.: Hypophysengangstumoren und vegetative Zentren des Zwischenhirns. Nervenarzt **9**, 9 (1936).
YOUNG, F. G.: Dogs made permanently diabetic by pituitary injections. Lancet **2**, 372 (1937).
— Pituitary gland and carbohydrate-metabolism. Endocrinology (Springfield, Ill.) **26**, 345 (1941).
— Relationship of the anterior pituitary gland to diabetes mellitus. Acta med. scand. (Stockh.) **135**, 275 (1949).
ZIMMERMANN, Z.: Die Ausscheidung der 17-Ketosteroide. Klin. Wschr. **1951**, 371.
— Die 17-Ketosteroide. Dtsch. med. Wschr. **1951**, 1363.
ZOLLINGER, R., and E. C. CUTLER: Aneurysm of the internal carotid artery: report of a case simulating tumor of the pituitary. Arch. of Neur. **30**, 607—611 (1933) (9).
ZÜLCH, K. J.: Die Hirngeschwülste. Leipzig 1951.
— Die sellanahen Geschwülste. Ärztl. Prax. **4**, Nr. 8 (1952).
— Vorzugssitz, Erkrankungsalter und Geschlechtsbevorzugung bei Hirngeschwülsten als bisher ungeklärte Formen der Pathoklise. Dtsch. Z. Nervenheilk. **166**, 91 (1951).

I. Einleitung.

Die Geschichte der Erforschung der Hypophysenadenome beginnt mit dem Zeitpunkt, als MINKOWSKI (1887) das ein Jahr früher (1886) von P. MARIE beschriebene Krankheitsbild der Akromegalie mit der Hypophyse in Verbindung brachte. Er faßte es als Folge einer glandulären Insuffizienz auf, eine Deutung, die erst 20 Jahre später ihre Richtigstellung erfahren sollte. Etwa zur gleichen Zeit beschrieben FLESCH (1884) und DOSTOJEWSKI (1886) die chromophilen und chromophoben Zellen im Vorderlappen der Hypophyse. 1892 erfolgte durch SCHÖNEMANN die Trennung der chromophilen Zellen in eosinophile und basophile. Die Beziehungen dieser Zellen zu den verschiedenen Adenomen wurden 1900 durch BENDA festgestellt. Die ersten großen Enttäuschungen brachten dann die experimentellen Versuche von HANDELSMANN und HORSLEY (1911) und von CROWE, CUSHING und HOMANS (1910), durch Hypophysektomie eine Akromegalie zu erzeugen, die völlig fehlschlugen und klinische Bilder ergaben, welche einer adiposogenitalen Dystrophie zu gleichen schienen. Diese war von BABINSKI und FRÖHLICH bei Hypophysentumoren ohne Akromegalie beschrieben worden (1900 und 1901). Obwohl bereits 1900 FRÄNKEL, STADELMANN und BENDA bei 4 Fällen von Akromegalie eine Hyperplasie der chromophilen Zellen beobachtet hatten und daraufhin von einer Hyperfunktion der Drüse sprachen, wurde nun der Zusammenhang zwischen Akromegalie und Hypophysentumor wieder zweifelhaft. Erst die systematischen Experimente ASCHNERs (1911) ermöglichten es, die verschiedenartigen klinischen Bilder auf Hypo- und Hyperfunktion der Drüse zurückzuführen. Die weitere Entwicklung verdanken wir nun zum wesentlichen CUSHING und seinen Mitarbeitern. 1909 sprach CUSHING von „hyper- und hypopituitarism". In der HARVEY Lecture 1910 bezeichnete er die Mischform als „dyspituitarism". Die experimentelle Erzeugung einer Akromegalie durch Implantation von Drüsensubstanz gelang 1922 EVANS und LONG und 1929 PUTNAM, BENEDICT und TEEL. DOTT u. BAILEY und DAVIDOFF gaben 1925 eine ausführliche klinische und histopathologische Beschreibung der Adenome. 1928 erfolgte die Beschreibung einer Gruppe von Fällen von „fugitiver Akromegalie" durch BAILEY und CUSHING, wobei sie den Mischformen von

Über- und Unterfunktion der Drüse bestimmte Adenome mit fetalen Zell-
bildungen zuschreiben. 1932 wird von Cushing das basophile Adenom beschrieben,
dessen bekanntes klinisches Bild durch eine Hyperfunktion der basophilen Zellen
hervorgerufen werden soll. Von diesem „Cushingsyndrom" wurde später ein
suprarenaler Typ abgegrenzt.

Diese drei Tumorarten — von denen zwei auf Überfunktionen der chromophilen Zellen zurückgeführt werden, die dritte mit dem Bilde einer Unterfunktion
des Hypophysenvorderlappens einhergeht, wobei allerdings keine klare Aussage
darüber vorliegt, ob diese Unterfunktion auch auf die vorherrschend angetroffenen
chromophoben Zellen zu beziehen ist — gelten nach der herrschenden Meinung,
wie sie z. B. noch in der neuesten Auflage des Baileyschen Buches und in der
Darstellung der Hypophysentumoren im Handbuch der Neurologie von Bumke
und Foerster durch McLean zum Ausdruck kommt, als die verantwortlichen
pathologisch-anatomischen Substrate für die bei Geschwülsten der Hypophyse
anzutreffenden klinischen Krankheitsbilder.

Diese durch ihre Einfachheit zweifellos bestechende Darstellung der pathologisch-anatomischen und endokrinologischen Zusammenhänge muß nun aber
Stellung nehmen zu einigen weiteren klinischen und pathologisch-anatomischen
Befunden. Zunächst einmal ist bekannt, daß eine Akromegalie nicht immer mit
einem eosinophilen Adenom einherzugehen braucht. Im Schrifttum wird dann
von einer „Eosinophilie" oder einem „eosinophilen Reizzustand" des Vorderlappens gesprochen. Puech hat nun 1932 von intrakraniellen Geschwülsten
berichtet, die nicht vom Hypophysenvorderlappen ausgingen, aber eine deutliche
Akromegalie zeigten; dabei handelte es sich um paraselläre Meningeome, Craniopharyngeome, Chiasmagliome und auch sellaferne Tumoren. Bei den pathologisch-
anatomisch untersuchten Fällen lag nur z. T. eine direkte Kompression des
Hypophysenvorderlappens vor; in anderen Fällen wird von einer Ausziehung
des Hypophysenstieles gesprochen. Histologisch fanden sich nach der Darstellung
des Autors mikroskopische eosinophile Adenome in der Hypophyse. Bei einer
genaueren Betrachtung der vorliegenden histologischen Bilder würde man vielleicht doch vorsichtiger von einer „Eosinophilie" der Drüse sprechen. Der Autor
selbst entwickelt eine Theorie einer eosinophilen Reizung, hervorgerufen durch
den hypophysenfernen Tumor. Er erwähnt auch gleichlautende Beobachtungen
von Akromegalie bei Craniopharyngeom durch Critchley und Ironside.

Wir selbst sahen bei einem zweifellos hypophysären Cushingsyndrom ein fetales Adenom.
Auch ist bekannt, daß Fälle von Kleinhirngeschwülsten mit längerer Vorgeschichte klinisch
Bilder von adiposogenitaler Dystrophie erkennen lassen. Gleiche Bilder beobachteten wir
bei Schädelanomalien mit sekundärer Sellaerweiterung und Fällen von chronischer
Liquorzirkulationsstörung. Zweifellos bestehen hier pathophysiologische Zusammenhänge,
auf die hier nur hingewiesen werden soll, die aber bei weiterer Bearbeitung dieses Gebietes
besondere Beachtung verdienen.

Diese geschichtliche Darstellung kann nicht abgeschlossen werden, ohne die
Geschwülste der Neurohypophyse wenigstens kurz zu erwähnen. Wenn ihre Zahl
im Verhältnis zu den Adenomen des Vorderlappens sicherlich klein ist, so erscheint uns ihre Nichtbeachtung in den bisherigen Darstellungen doch unverdient.
1916 beschrieb Nonne ein Gliom der Neurohypophyse mit dem klinischen Bild
einer adiposogenitalen Dystrophie. Von Casper wurden zwei weitere Fälle von Gli-
omen mitgeteilt (1933), beide mit dem gleichen klinischen Bilde einer Vorderlappeninsuffizienz. 1942 stellte Rozinek 6 Gliome des Schrifttums zusammen, denen er
einen weiteren siebenten Fall aus unserer Serie hinzufügen konnte, dessen Operationsmaterial er histologisch untersucht hat. Dieser Fall wurde als „chromophobes
Adenom" des Vorderlappens operiert. Erst die histologische Untersuchung des
entfernten Tumorgewebes ließ die Gliomnatur erkennen und damit den Ursprung

aus der Neurohypophyse. 1950 hat NILS ANTONI an Hand von acht eigenen Fällen diese Frage erneut aufgegriffen. Er deutet sie als Ependymome und möchte sie auf embryonale Bildungsreste in der Neurohypophyse und dem Hypophysenstiel beziehen, die in den Arbeiten von LANGER (1892), KIYONO (1926), BENDA (1932), ROMEIS (1940) und FLODERUS (1944) beschrieben werden.

Diese neuen pathogenetischen Erkenntnisse mußten die Chirurgen veranlassen, Wege zu suchen, auf denen die das Chiasma und die Sehnerven komprimierende Geschwulst entfernt werden könnte. Wenn wir die *geschichtliche Entwicklung der Hypophysenchirurgie* an uns vorbeiziehen lassen, so finden wir auch hier wie auf anderen Gebieten der Chirurgie, daß die anfänglichen Versuche wegen der noch unzureichenden Technik und Erfahrung in derartigen Operationen überhaupt sehr bald aufgegeben wurden, um dann nach zwei Jahrzehnten als routinemäßig ausgeführte Eingriffe wiederzukehren. So entsprechen die ersten Eingriffe bei Hypophysengeschwülsten in ihrer anatomisch-topographischen Planung bis auf geringe Ausnahmen unseren heutigen transfrontalen intraduralen Operationswegen. Der erste von HORSLEY operierte Fall wurde transfrontal angegangen. Wegen zu großer Schwierigkeiten zog HORSLEY dann einen temporalen Zugang vor. Glücklicher war KRAUSE, als er 1900 auf transfrontalem Weg ein Geschoß aus der Chiasmagegend entfernte. 1904 entfernte er auf dem gleichen Wege ein Meningeom, 1909 ein chromophiles Adenom. 1911 und 1912 wurden auf diese Weise glücklich operierte Adenome von BOGOIAVLENSKY und MCARTHUR veröffentlicht. Dieser Zugang wurde 1911 durch FRAZIER, 1919 durch ELSBERG und HEUER-DANDY modifiziert. Auch CUSHING hat zuerst die intrakranielle Methode versucht und berichtete 1914 über 8 auf diesem Wege operierte Fälle mit ungenügendem Ergebnis.

So war es verständlich, daß der technisch leichtere extrakranielle Zugang auf transsphenoidalem Wege sehr bald mehr Anhänger fand, während die Erfolge KRAUSEs ziemlich unbeachtet blieben. 1906 beschrieb SCHLOFFER, anknüpfend an Leichenversuche von GIORDANO, seine Methode des transsphenoidalen Vorgehens nach Umklappen der Nase. 1907 hat er über den ersten erfolgreichen Fall berichten können. Es folgten mit Modifikationen und erfolgreichen Fällen HOCHENEGG und v. EISELSBERG. Neben anderen Methoden (KÖNIG, LOEWE, KANAVEL-HALSTEDT) entwickelten HIRSCH und CUSHING intranasale Zugangswege, die z. T. auf den erwähnten Methoden fußten oder Kombinationen verschiedener Techniken darstellen. 1910 berichtet EISELSBERG über den damaligen Stand der Hypophysenoperation vor der American Surgical Association und erwähnt neben 6 eigenen Fällen 1 von SCHLOFFER, 2 von HOCHENEGG und 1 von KOCHER. In Nordamerika lagen damals 3 Fälle von CUSHING, 2 von HALSTEDT und je einer von KANAVEL und MIXTER vor. Nimmt man dazu die 8 Fälle von HORSLEY und 2 Fälle von KRAUSE, so lagen 1910 Erfahrungen über 27 Fälle vor. 1911 berichtet HIRSCH über 11 Fälle, 1912 CUSHING bereits über 43, 1914 über 95. Nachdem nun so die operativen Schwierigkeiten gemeistert erscheinen, beginnt durch CUSHING und seine Mitarbeiter auf Grund der klinischen Erfahrungen und experimentellen Untersuchungen das Studium der Pathophysiologie der Hypophyse.

Besonders interessant ist nun der Übergang von dem *extrakraniellen* zum *intrakraniellen* Zugang. Auch hier war es CUSHING, der — obwohl er wohl die größten persönlichen Erfahrungen mit der intranasalen Methode hatte — beispielgebend für die Aufgabe der transsphenoidalen Operationen zugunsten der intrakraniellen wirkte. Für ihn waren nach HENDERSON zwei Gründe maßgebend: Einmal waren es die Fälle mit normal großer Sella und bitemporaler Hemianopsie, d. h. die suprasellären Tumoren, die differentialdiagnostisch öfters schwer von den Hypophysentumoren abgegrenzt werden können. Ein grundsätzlich in jedem Falle transfrontales Vorgehen würde Irrtümer dieser Art nicht so schwer ins Gewicht fallen lassen. Dann aber hatte sich durch Nachuntersuchungen ergeben, daß bei transsphenoidal operierten Fällen in einem Drittel mit einem Rezidiv gerechnet werden mußte. Durch die intrakranielle Operation wurde die Rezidivgefahr im Cushingschen Krankengut auf 13% gesenkt. Besonderes Interesse darf eine Mitteilung von Heuer beanspruchen, der 1931 durch eine Umfrage bei den amerikanischen Neurochirurgen feststellte, daß alle den intrakraniellen Weg bevorzugten. Zur Diskussion stand lediglich, ob man von links oder rechts vorgehen sollte. Krause hatte bei Rechtshändern den rechtsseitigen Zugang bevorzugt. Frazier empfahl die Seite des weniger ausgebildeten Sinus frontalis. Dandy befürwortete die Seite des schwächeren Visus. Cushing vertrat ein rechtsseitiges Vorgehen für rechtshändige Chirurgen.

Seit der Veröffentlichung von Beclère (1922), Bailey (1925), Cushing und Bailey (1925) gewann auch die *Röntgen-* und etwas später die *Radiumbestrahlung* der Hypophysenadenome an Bedeutung. Über ihre Erfolge ist von Hare, Dyke, Prahler, Spackmann und Nyström berichtet worden. Sie kam vorwiegend bei Fällen ohne bzw. mit geringeren Sehstörungen in Anwendung. Außerdem wurde sie in Form der Nachbestrahlung nach der Operation verwandt.

II. Allgemeiner Teil.

1. Eigenes Krankengut.

Das eigene Krankengut entstammt von 1932—1937 der Neurochirurgischen Abteilung (Tönnis) der Chirurgischen Universitäts-Klinik Würzburg (Geh.-Rat Prof. Dr. Fritz König), von 1937—1943 der Neurochirurgischen Universitäts-Klinik Berlin (Tönnis), von 1946 bis Mai 1951 der Neurochirurgischen Abteilung des Knappschaftskrankenhauses Bochum-Langendreer (Tönnis) und ab Juni 1951 bis zum 1. Juni 1952 der Neurochirurgischen Universitäts-Klinik Köln (Tönnis).

Es umfaßt 264 Adenome des Hypophysenvorderlappens unter 4156 histologisch bestätigten Hirngeschwülsten. 206 waren chromophob, 58 acidophil. Verglichen mit den Veröffentlichungen des Schrifttums, das neben der Serie Cushings (Henderson 1939) an größeren Zusammenstellungen nur noch

Tabelle 1. *Häufigkeit der Hypophysenadenome in verschiedenen Hirntumorserien.*

	Zahl der HT.	Zahl der HA.	%
Foerster (1937)	560	22	3,9
Cushing (1938)	2023	338	17,8
Olivecrona (1950)	3800	292	8,9
Tönnis (1952)	4156	264	6,2

das Krankengut Olivecronas (Bakay 1050) enthält, ergibt sich folgende Häufigkeit der Hypophysenadenome unter den intrakraniellen Geschwülsten (s. Tab. 1).

Die bereits in Würzburg begonnene Zusammenarbeit mit der Med. Universitäts-Klinik (Prof. Grafe), konnte in Berlin mit der Med. Universitäts-Klinik (Prof. Siebeck) fortgesetzt werden, litt aber leider unter den Auswirkungen des schon 2 Jahre später ausbrechenden Krieges. Erst als 1947 der eine von uns (Oberdisse) die Leitung der Inneren Abteilung des Knappschaftskrankenhauses Bochum-Langendreer übernahm, gelang es, an gemeinsame WürzburgerTraditionen anknüpfend, wieder zu einer fruchtbaren Zusammenarbeit zwischen der Neurochirurgie und den Stoffwechsellaboratorien der Inneren Klinik zu gelangen. Diese gemeinsame Arbeit umfaßt 150 Fälle: 94 Adenome (chromophob 48, acidophil 46). Zum Vergleich wurden 22 Kraniopharyngeome und 34 andere suprasellare Prozesse herangezogen[1].

---

[1] Die Zusammenfassung und statistische Bearbeitung unseres gemeinsamen Krankengutes wäre in der vorliegenden Form nicht möglich gewesen ohne die unermüdliche Mitarbeit der Herren Oberarzt Dr. Birkle, Dr. Rauser, Dr. Lins und Dr. Engel von der Inneren Abteilung des Knappschaftskrankenhauses Bochum-Langendreer und der Herren Oberarzt Dr. E. Weber und Dr. Driesen von der Neurochirurgischen Universitäts-Klinik Köln, sowie dem jetzigen Chefarzt der Neurochirurgischen Abteilung des Knappschaftskrankenhauses Bochum-Langendreer, Dr. Klug, dem wir außerdem zwei zusätzliche Fälle verdanken.

Diese Darstellung beschränkt sich mit Absicht auf die chromophoben und acidophilen Adenome des Hypophysenvorderlappens. Das Cushingsyndrom wurde — zumal uns die Erforschung seiner Genese noch sehr im Fluß zu sein scheint — einer späteren Bearbeitung vorbehalten. Einige Beobachtungen über die Folgen gewollter oder ungewollter Hypophysektomien hielten wir dagegen für mitteilenswert.

2. Allgemeine anatomische Vorbemerkungen.

Die Lage der Hypophyse in der Sella turcica reiht ihre Erkrankungen, vor allem die Tumoren, in die interessantesten Gebiete der Schädelröntgenologie ein. Entkalkungen, Zerstörungen bestimmter Teile des knöchernen Sattels und der sichtbaren Spitzen, die Vergrößerung der Sella im ganzen und ihre besondere Form ermöglichen Schlüsse auf die Art des Krankheitsprozesses. Echte *Zerstörungen* der Knochenstruktur sehen wir nur bei infrasellären oder retrosellären Prozessen, d. h. den aus den Nasennebenhöhlen gegen die Schädelhöhle vorwachsenden malignen Tumoren oder dem Chordom des Clivus. Alle übrigen stellen Entkalkungen und Erweiterungen in Form der Druckusur unter der Einwirkung eines raumfordernden Prozesses dar. Dieser kann in der Sella wachsen und — durch das straffe Diaphragma sellae an der Ausdehnung nach oben gehindert — zu einer Vergrößerung der Sella führen. In seltenen Fällen — den Grund wissen wir nicht — erfolgt die Ausweitung der Sella asymmetrisch, so daß wir im seitlichen Röntgenbild einen doppelten Boden vor uns haben (SCHÜLLER). *Asymmetrische Erweiterungen* können auch bei parasellären Tumoren, vor allem bei größeren Aneurysmen der Art. car. int., beobachtet werden. Weist das Diaphragma angeborene Lücken auf, durch die der Tumor wachsen kann, so bleibt die Ausweitung der Sella aus. Solche Fälle sind von der Operation her bekannt (TÖNNIS, P. SCHAEFFER). Die *Ausweitung der Sella* wird durch die Art ihrer Auskleidung begünstigt; sonst wäre es nicht verständlich, daß wir bei langdauernden erheblichen intrakraniellen Druckerhöhungen, gleich welcher Ursache und welchen Sitzes, nur im Bereich der Sella Ausweitungen der Schädelkapsel finden, die wir in gleichem Ausmaße bei intakter Dura an keiner anderen Stelle der Schädelhöhle beobachten. Eine gewisse Ausnahme bildet die Ausweitung des Hinterhauptloches bei den Geschwülsten der hinteren Schädelgrube im Wachstumsalter. Dagegen sehen wir örtliche Druckusuren der knöchernen Schädelkapsel immer dann, wenn der Tumor — meist ein Meningeom — die Dura durchbrochen hat, und bei der Hypertrophie der Pacchionischen Granulationen, wobei ähnliche extradurale Ausbreitungen vorliegen. Erweiterungen von Gefäßfurchen sehen wir ja auch nur bei extraduralen Gefäßen.

Die *Anatomie* der Sella war lange umstritten. Noch BAILEY (1932) spricht von einer Auskleidung der Sella durch die Dura, einer die Hypophyse umgebenden Pia und zwischen beiden liegenden Subarachnoidalräumen. Auch BUCY (1932) beschreibt die Hypophyse umgeben von drei Hirnhäuten. Dieser Auffassung widersprechen die Beschreibungen von ATWELL (1926), VAN GELDEREN (1926) und ROMEIS (1940) (s. Abb. 1). Nach ROMEIS bildet das Diaphragma einen Teil der Dura, während der Türkensattel von Periost ausgekleidet ist, das nach innen zu ohne Grenze in eine vasculäre Schicht übergeht. Auch zu der fibrösen Kapsel, die die Hypophyse allseitig einhüllt, besteht keine scharfe Grenze. Demnach läge die Hypophyse extradural oder — wenn man die periostale Schicht als von der Dura abgespalten ansehen will — intradural. *Das Foramen diaphragmatis, durch das der Hypophysenstiel geht, ist weit genug, um der Druckausbreitung vom Schädelinneren in die Sella keinen besonderen Widerstand entgegenzusetzen. Hier trifft der Druck unmittelbar auf das Periost, d. h. auf den Knochen.*

Dies dürfte der Grund für die bevorzugte Ausweitung der Sella bei Druckerhöhungen in ihr, wie bei Druckerhöhung im ganzen Schädel sein.

Das Bemühen, aus der röntgenologisch faßbaren *Sella* auf die Größe der normalen Hypophyse schließen zu wollen, muß nach den Untersuchungen von Bokelmann (1934) als aussichtslos bezeichnet werden. Das wird noch durch die Tatsache unterstrichen, daß während der Embryonalzeit zwischen Hypophyse und Sella eine breite Schicht lockeren Bindegewebes liegt, die eine Einflußnahme der Hypophyse auf die wachsende Sella unmöglich erscheinen läßt (Romeis). Vielmehr werden von Schüller (1926), Jolly (1927) und Maer (1935) Beziehungen der Sellagröße zur Schädelform bzw. -größe betont (Bergerhoff). Grundsätzlich anders muß das Problem unter pathologischen Bedingungen beurteilt werden, d. h. nur bei einer Vergrößerung der Hypophyse. Eine Verkleinerung

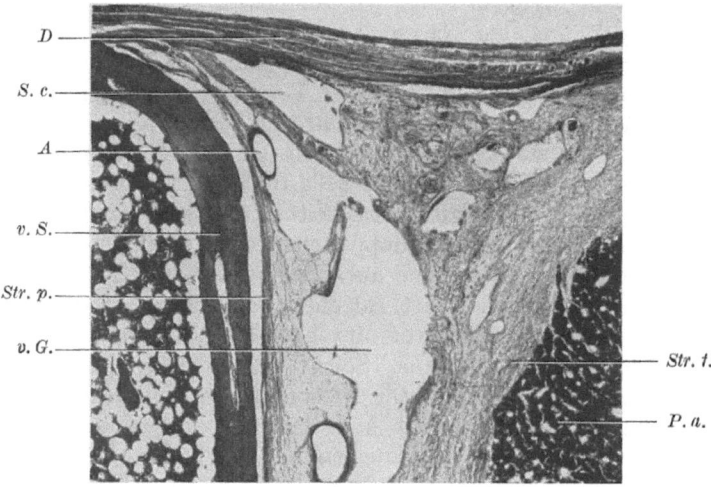

Abb. 1. Sagittalschnitt durch die vordere Wand des Sellaeinganges mit Diaphragma und Vorderlappen. *A* Arterie; *D* Diaphragma; *P.a.* Pars anterior; *S.c.* Sinus circularis; *Str.f.* Stratum fibrosum; *Str.p.* Stratum deriostale; *v.G.* venöser Gefäßraum des Stratum vasculare; *v.S.* vordere Sellawand. Hinger. Formol-Alkohol. Paraffin 15. Vergr. 1:28.

der Drüse kann selbstverständlich nicht erfaßt werden. Wenn eine Ausweitung der Sella durch eine intraselläre Druckerhöhung erfolgt, so dürfen wir mit Recht die erweiterte Sella als ein Maß für die vergrößerte Hypophyse ansehen. Extraselläre intrakranielle Druckerhöhungen müssen dabei differentialdiagnostisch ausgeschlossen werden. Das scheint nicht immer möglich zu sein, denn wir haben zwei Fälle, die wegen einer Sellaerweiterung als Hypophysentumor transsphenoidal operiert wurden, nachoperieren müssen, wobei sich bei dem einen ein Schläfenlappentumor, beim anderen ein Kleinhirntumor fand. In beiden Fällen hatte die Sellavergrößerung zusammen mit der Gesichtsfeldeinschränkung zu der Diagnose „Hypophysentumor" geführt (s. auch die sekundären Sellaerweiterungen, S.1008).

Die *Vergrößerung der Sella* durch röntgenologische Meßmethoden zu erfassen, ist ein altes Problem. Die weiteste Verbreitung hat die Methode von Haas (1925) gefunden, der das „Sellaprofil" flächenmäßig nach Quadratmillimetern ausmißt. In gleicher oder ähnlicher Weise gingen Bokelmann (1932), Reich (1936), Bober (1936) und Klöppner (1949) vor. Auch die Konstitutionsforschung bediente sich dieser Methode: Lohmann (1935), H. O. Martin (1941) und Carstens (1949). Eine weitere Methode gab Lorenz an, der auf Veranlassung von Tönnis wieder auf die Winkelmessungen von Goldamer und Schüller von 1927 zurückgriff.

Sowohl die Arbeit von CARSTENS, wie die von LORENZ erfuhr eine sehr lebhafte Kritik durch G. E. MAYER. Auf den Vorschlag von TÖNNIS unternahm es dann W. BERGERHOFF, dieses Problem einer befriedigenderen Lösung zuzuführen. Allen bisherigen Arbeiten über die Feststellung der Sellagröße im Röntgenbild haftet der grundlegende Fehler an, daß sie absolute Werte ohne Bezugnahme auf Schädelform und -größe als Ausgangspunkt zur Beurteilung der Sella benutzen. BERGERHOFF bedient sich zweier Winkel, deren Spitzen im Scheitel der Kranz- bzw. der λ-Naht auf dem Seitenbild des Schädels liegen. Der kraniale Schenkel beider Winkel geht durch das Tub. sellae. Eine Tangente von der Kranznaht an den Innenrand der Sellalehne ergibt den Kranzwinkel, eine Tangente von der λ-Naht an den Sellaboden begrenzt den α-Winkel (s. Abb. 2). Die mathematisch-statistische Bearbeitung der an 500 Röntgenbildern ermittelten Werte wurde durch MINTROP (Institut für Versicherungswissenschaft der Universität Köln, Prof. A. NOACK) ausgeführt. Wesentlich erscheint an dieser Methode vor allem, daß — da nur Winkel gemessen und verglichen werden — der Brennfleck-Filmabstand ohne Einfluß auf die Ergebnisse bleibt.

Von weiterer Bedeutung für das Verständnis der Symptomatologie und Klinik der Hypophysenadenome ist nun die *Topographie der seitlichen Sellaabgrenzung* und der oberhalb des Diaphragmas liegenden Gebilde, d. h. des Chiasma und des N. opticus. In der Seitenwand, die von der Dura verdeckt wird, aber extradural ist, liegen die Art. car. int. im Sinus cavernosus und durch sie hindurchziehend — was im Schrifttum weniger beobachtet worden ist (CAIRNS, TÖNNIS) —

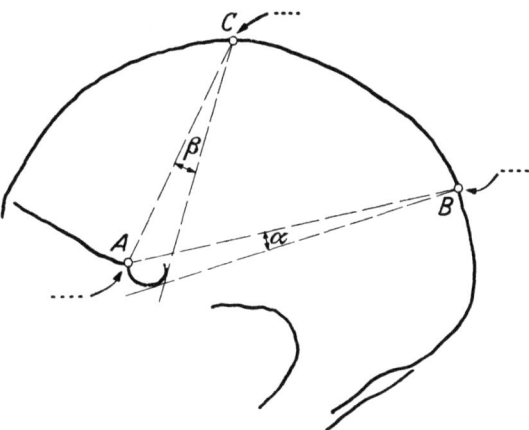

Abb. 2. Meßpunkte für die Sellawinkel. (Aus W. BERGERHOFF: „Messungen von Winkeln und Strecken an Röntgenbildern des Schädels", Fortschr. auf dem Gebiete der Röntgenstrahlen, **77**, 1 (1952).

der N. abducens. Seitlich schließen sich dann drei Hirnnerven an, die Nn. oculomotorius, trochlearis und trigeminus. Die Beteiligung dieser Hirnnerven am klinischen Bilde ist prognostisch von ausschlaggebender Bedeutung, auf die wir später noch zurückkommen werden. Eine Verlagerung der Art. car. int. im Arteriogramm kann diagnostisch wertvoll sein.

Von besonderer Bedeutung sind natürlich die oberhalb der Sella liegenden Gebilde: die Nn. optici und das Chiasma, und für eine Reihe von Fällen auch die Tractus optici. Ihre Lagebeziehungen zur Sella und Hypophyse sind von P. SCHAEFFER und DE SCHWEIDNITZ in allen Variationen dargestellt worden. Ihre Bedeutung für das operative Vorgehen bei den Hypophysenadenomen ist verständlicherweise sehr begrenzt, da wir hier bei der Operation stets Verlagerungen des Chiasmas und der Sehnerven antreffen. Um so wesentlicher erscheinen ihre Feststellungen aber für das Vorgehen bei nicht raumbeengenden Prozessen der Hypophyse wie z. B. beim basophilen Adenom und bei der Exstirpation der Hypophyse, die heute aus verschiedenster Indikation (Ca. der Mamma oder Prostata, jugendliche Hypertension, hypophysäres Cushingsyndrom, insulinrefraktärer Diabetes usw.) durchgeführt wird.

Für das Verständnis der *Gesichtsfeldeinschränkungen und Augenhintergrundbefunde* bei den Hypophysenadenomen ist es wichtig, die Entstehung der

Gesichtsfeldausfälle aus dem pathologischen Geschehen in der Sella entwickeln zu können, um hieraus wiederum Schlüsse auf die Ausdehnung des Tumors zu ziehen. Der am häufigsten anzutreffende Gesichtsfeldausfall ist — wie wir noch sehen werden — die *bitemporale Hemianopsie*. Sie beginnt stets mit einem Ausfall der temporalen Farben, zumeist im oberen äußeren Quadranten, in dem auch die Außengrenzen zuerst eingeschränkt sind. Dann erscheint die Einschränkung im äußeren unteren Quadranten und danach im inneren unteren und zuletzt im inneren oberen Quadranten. Diese Reihenfolge ist typisch für den wachsenden intrasellären Tumor (Tönnis). Das Chiasma wird zunächst von medial unten her komprimiert, dann wird der N. opticus einbezogen. Der Ausfall des inneren unteren Quadranten hat hierbei topographisch und prognostisch eine besondere Bedeutung. (s. S. 1010). Die Prognose der Sehstörung muß immer dann, wenn bereits eine Opticusatrophie vorliegt, mit größter Vorsicht gestellt werden. Stauungserscheinungen am Augenhintergrund werden nur in extremen Fällen beobachtet. In der Regel hat der Tumor dann bereits eine solche Größe erreicht, daß er durch Verlegung beider Foramina Monroi zu einem Hydrocephalus int. occl. geführt hat und damit inoperabel geworden ist.

Beim Einwachsen des Tumors in den Bereich des Sinus cavernosus treten *Ausfälle der Nn. III, IV, VI und bisweilen auch V auf*. Unter ihnen hat allein der Ausfall des N. abducens eine günstigere Prognose, da dieser Nerv wegen seiner unmittelbaren seitlichen Nachbarschaft schon durch Kompression geschädigt werden kann (Cairns, Tönnis), während die Ausfälle der übrigen Hirnnerven auf ein Einwachsen des Tumors in das parasellläre extradurale Gebiet schließen und deshalb die Prognose für eine operative Entfernung des Tumors von vornherein schlecht erscheinen lassen. Das geht vor allem auch aus den Arbeiten von Boschi und Campailla, Weinberger, Adler und Grant, Jefferson und Bakay (Olivecrona) hervor.

Diese topographischen Beziehungen des Hypophysentumors zu seiner Umgebung beherrschen bisher völlig die *Anzeigestellung zur Behandlung*. Das Vorhandensein bzw. der Grad von Visus- und Gesichtsfeldausfällen entscheidet auch heute noch durchweg darüber, ob der Tumor operativ oder röntgentherapeutisch behandelt werden soll. *Und obwohl jede Krankengeschichte eines Hypophysenadenoms mit innersekretorischen Ausfällen beginnt, spielen diese zwar diagnostisch eine bedeutsame Rolle, werden aber bei der Operationsindikation nicht berücksichtigt.* Dabei ist vor allem durch die Nachuntersuchungen von Bakay an der großen Operationsserie von Olivecrona erst vor kurzem auf den Einfluß der inkretorischen Störungen auf den unmittelbaren Verlauf nach der Operation wie auch die spätere Prognose hingewiesen worden. Da wir selbst an unserem eigenen Krankengut diese Erfahrungen bestätigen mußten, haben wir es für unbedingt notwendig gehalten, diesen endokrinologischen Störungen in ihrem Einfluß auf die Durchführung der operativen Behandlung und die spätere endgültige Prognose und damit schließlich wieder auf die Anzeigestellung zur Operation in unserer Darstellung der Hypophysenadenome einen breiteren Raum zu geben.

3. Pathologische Anatomie der Hypophysenadenome.

Es wurde schon betont, daß erst Benda (1900) die Geschwülste der Hypophyse als *Adenome* verschiedener Zelltypen beschrieben hat. Diese Zelltypen wurden erstmalig von Flesch (1884) nachgewiesen. So wurden die *chromophilen* (eosinophilen und basophilen) von den *chromophoben* Adenomtypen unterschieden, die sich in Wachstumsweise, Größe, Aussehen und schließlich auch in der Häufigkeit des Vorkommens unterscheiden. Die *Häufigkeit* der einzelnen Adenome entspricht dabei nicht dem Verhältnis der verschiedenen Zellen in der Hypophyse (ZÜLCH), die BAILEY mit 37 % eosinophil, 11 % basophil und 52 % chromophob angegeben hat.

Wegen ihrer Seltenheit spielen die *basophilen Adenome* praktisch keine besondere Rolle, was nicht verhindert, daß sie endokrinologisch für uns stets von neuem ein interessantes Problem bilden. Dazu kommt, daß sie stets mikroskopisch klein bleiben und so als raumbeengende Tumoren nicht in Erscheinung treten.

Raumbeengend, wenn auch in verschiedener Weise, zeigen sich nur das *chromophobe* und das *eosinophile Adenom*. Das wachsende Adenom findet zunächst Raum in der Sella, komprimiert das gesunde Hypophysengewebe und den Hinterlappen. Hierdurch kommt es zum klinischen Bild der Vorderlappeninsuffizienz und zu hypothalamischen Störungen, da ja der Hinterlappen mit den supra- und präoptischen Kerngebieten besondere Verbindungen hat (BARGMANN). Der Widerstand des Diaphragma sellae führt zur ballonförmigen Ausweitung der Sella, die wesentlich auf Kosten der Keilbeinhöhle geschieht. Dabei ist ein Einbruch in die Keilbeinhöhle äußerst selten.

In drei Fällen konnten wir diesen Durchbruch vor der intrakraniellen Operation sicher erkennen. Bei zwei weiteren Fällen mußte der Einbruch bei der intrakraniellen Ausräumung des Adenoms vermutet werden. In der Regel aber gibt das Diaphragma sellae dem Druck des Adenoms nach, bevor der Durchbruch in die Keilbeinhöhle erfolgt ist. Im allgemeinen — bei den eosinophilen in der Regel — erfolgt die weitere Ausdehnung des Adenoms weitgehend symmetrisch. Bei der Darstellung der Gesichtsfeldausfälle wird uns diese Frage noch besonders beschäftigen. Einseitiges, extraselläres Wachstum beobachten wir fast nur beim chromophoben Adenom. In extremen Fällen finden wir nicht nur den Sinus cavernosus beiderseits, sondern auch den Clivus, das Cavum Meckeli und sogar das Siebbein durchwachsen, obwohl der Tumor histologisch keinerlei Zeichen von Malignität erkennen läßt.

Bei der Operation finden wir die Geschwulst gewöhnlich von einer Kapsel überzogen — dem ehemaligen Diaphragma sellae. Die beiden N. optici sind nach außen oben und das Chiasma, das oft zunächst nicht sichtbar ist, nach hinten oben verdrängt. In einigen Fällen — darauf hat DANDY besonders aufmerksam gemacht — kann das Adenom auch unter dem Chiasma nach hinten wachsen. In seltenen Fällen findet man bei der Operation aber auch ungekapseltes Adenomgewebe aus Defekten im Diaphragma prolabiert.

Den *histologischen Aufbau* der Hypophysenadenome beschreibt ZÜLCH wie folgt:

„Histologisch sind die Hypophysenadenome ziemlich monoton gebaut. Die nur stecknadelkopfgroßen, basophilen Adenome formen sich aus einer recht scharf abgesetzten, wenn auch nicht gekapselten Anhäufung dieser Zellen in einer sonst normalen Hypophyse. Die bereits wesentlich größeren eosinophilen Adenome bestehen ebenfalls aus einer blastomatösen Vermehrung der entsprechenden Zellen, die aber eine charakteristische Architektur einnehmen: die eosinophilen Hypophysenadenome (H.) bestehen aus Inseln dieser Zellen, die durch wenig Stroma voneinander getrennt sind. Im Gegensatz dazu zeichnen sich die chromophoben H. durch ihre „epitheliale" Lagerung der Zellen in Bändern und breiten Balken vorwiegend entlang den reichlicher vertretenen Capillaren aus. Eine Unterform (sog. „fetale" H.—KRAUS) nimmt sogar eine geradezu papilläre Architektur an, wodurch es leicht zur Verwechslung mit Plexuspapillomen und papillären Ependymomen kommen kann (besonders bei Dissoziationen infolge Verflüssigung!). Es sprechen jedoch keine Anzeichen dafür, daß sich diese Form bösartiger verhält als die übrigen.— Neben diesen *reinen* H. gibt es *Übergangs*fälle von chromophoben zu acidophilen Formen, bei denen Architektur und Zellgehalt entsprechend mehr nach der einen oder anderen Seite neigt. Die Zelltypen der einzelnen Arten können bereits bei H. E.-Färbung erkannt, immer aber mit Spezialfärbungen endgültig gesichert werden. Es gibt bei den eosinophilen H. auch mehrkernige Zellen. Die Wachstumsgeschwindigkeit ist gering, Mitosen kommen durchschnittlich bei den H. nur selten vor. Regressive

Vorgänge aber sind gut bekannt, z. B. ist eine hydropische Verquellung bis zur Verflüssigung und Cystenbildung bei den chromophoben H. sehr häufig. Dadurch kann sich die Architektur völlig verwischen. Verkalkung dagegen ist äußerst selten[1]".

Eine besondere Erwähnung verdienen die *apoplektiform auftretenden Blutungen* in den Hypophysenadenomen. Wenn sie zahlenmäßig wohl auch verhältnismäßig selten vorkommen, so muß dieses plötzliche Ereignis klinisch und prognostisch aber doch als alarmierend gewertet werden. Anscheinend überleben nur wenige Fälle eine solche Blutung. Die Mehrzahl geht, wenn keine sofortige Operation möglich ist, an akuter Hirndrucksteigerung zu Grunde. Röttgen und Peters haben vor kurzem über fünf operativ bestätigte Fälle berichtet, von denen bei zweien die Operation anscheinend bereits zu spät kam. Sie berichten über 12 Fälle aus dem Schrifttum, von denen 7 Fälle chromophile Adenome betrafen (L. Bleibtreu, M. Brougham, A. Price Heusner, R. D. Adams, H. Cairns, R. V. Coxon, L. A. Dingley, Hirsch und Berberich, G. Jefferson, O. Voss). Alle übrigen, auch die fünf Fälle von Röttgen und Peters, waren chromophobe Adenome. Unsere zwei moribund eingelieferten, autoptisch bestätigten Fälle waren chromophile Adenome. Daneben haben wir aber auch frische und ältere Blutungen bei chromophoben wie chromophilen Adenomen beobachtet (Müller und Pia). Röttgen und Peters sehen die Ursache der Blutungen in den häufig in Adenomen zu beobachtenden nekrotischen Vorgängen und weisen hierbei besonders auf das Auftreten solcher Blutungen während und nach Röntgenbestrahlungen hin. Fälle dieser Genese wurden schon früher von Dott, Bailey und Cushing, Sosman und Kux mitgeteilt. Auch die traumatische Genese wurde von van Wagenen erörtert, insbesondere da nach Schädeltraumen auch in der normalen Hypophyse Blutungen gefunden werden können (Schmorl, Frankenthal, de Morsier, Argentieri).

4. Psychische Veränderungen.

Das Zwischenhirngebiet ist von vielen Autoren seit längerem als ein „Störungszentrum" psychischer Leistungen besonderer Ordnung angesprochen worden (Kleist, Sterz, M. Bleuler, Pette, auch Gamper, Reichardt). Eine Parallelität zu den endokrinologischen Erscheinungen, vielleicht sogar eine gewisse Bedingtheit anzunehmen, liegt zweifellos nahe (Jores).

Einschlägige Beobachtungen an einem größeren, einheitlich anatomisch untersuchten Krankengut lagen nicht vor. So erschien es notwendig, derartige Untersuchungen an unserem Krankengut durchzuführen. Unter 118 sellären und parasellären Fällen hat Schürmann über 64 fortlaufend genau und persönlich beobachtete Adenome der Hypophyse aus unserem Krankengut berichtet. Er fand, daß die psychischen Veränderungen eine gewisse Einheitlichkeit erkennen lassen insofern, als sie sich im wesentlichen als *Triebveränderungen* zu erkennen gaben, und zwar im Sinne einer Herabsetzung. *Dabei ist das Bemerkenswerteste, daß diese Veränderungen Monate und Jahre vor der Erkennung der Grundkrankheit einsetzen, in einer Reihe von Fällen — und das dürfte wichtig sein — zusammen mit den endokrinologischen Störungen.* Im Vordergrund stand bei der klinischen Untersuchung eine *Herabsetzung des Antriebes* und der *Aktivität*. „Psychopathologisch imponiert eine Störung des Antriebes und der Aktivität, die relativ gut gegenüber der frontalen Antriebsstörung abzugrenzen ist, da bei ersterer die triebmäßige Bedingtheit — bewußt bleibend und vom Willen nicht zu durchbrechen

---

[1] Der sog. *Mischtyp* konnte durch Müller und Brilmayer klinisch, endokrinologisch und histologisch charakterisiert werden [Tönnis, Müller, Brilmayer — Acta endocrinol. (im Druck); Müller — Acta neurovegetativa (im Druck); Brilmayer (im Druck); Müller und Walter (im Druck)].

— und bei letzter die willensmäßige Abhängigkeit — nicht bewußt und vom Willen nicht zu durchbrechen — mehr persönlichkeitsbedingt — zu erkennen ist" (SCHÜRMANN). Bei den anatomisch ausgedehnteren, den Hypothalamus mit einbeziehenden Tumoren wurden auch symptomatische Psychosen vom exogenen Reaktionstypus BONNHÖFERs beobachtet, die weniger den akut deliranten Typus als vielmehr den amnestischen oder KORSAKOWsche Zustandsbilder im Sinne des amnestischen Psychosyndroms EUGEN BLEULERs erkennen ließen. Im Vordergrund stand hier neben der bis zum Stupor gehenden Inaktivität die gestörte Merkfähigkeit.

Wesentlich für die vorliegende Darstellung erscheint aber, daß einmal die intrasellär bleibenden Adenome in gleicher Weise wie die suprasellär entwickelten an den psychischen Ausfällen teilnahmen und daß der Beginn der psychischen Wesensveränderungen zeitlich mit dem Einsetzen der endokrinologischen Störungen zusammenzufallen scheint.

5. Elektroencephalographische Befunde.

Die EEG-Befunde bei den Hypophysenadenomen sollen — wenn auch nur kurz — zur Darstellung kommen, da sie sich den neueren Auffassungen über die endokrinologische Einordnung des Vorderlappens gut anzupassen scheinen. Das Schrifttum ist noch wenig umfangreich. Eine größere zusammenfassende Arbeit über EEG-Befunde bei Hypophysenadenomen ist uns bisher nicht bekannt geworden. Die vorliegenden Berichte können sich auch nur auf ein verhältnismäßig kleines Beobachtungsmaterial stützen. 1944 beschrieben WALTER und DOVEY den sog. Thetarhythmus, d. h. Frequenzen um 6 Hz (4—7 Hz), die mehr als 50% der entsprechenden Wellenamplitude (bzw. 30 μV) betragen. Diese besonders präzentral bilateral ausgebildeten Wellen führten sie zurück auf eine Schädigung des Thalamus und Hypothalamus bei suprasellären und parasellären Geschwülsten. Beim Auftreten von Amplitudendifferenzen fand sich der Tumor mehr nach der Seite der stärkeren Frequenzen entwickelt. Symmetrische 6 Hz-Wellen waren damals bei vegetativen Dystonien und organischen Störungen tieferer Hirngebiete bekannt. KORNMÜLLER nannte sie f-Wellen; JUNG u. a. sprachen von Zwischenwellen oder intermediären Thetawellen. BAUDOIN und Mitarbeiter sahen keine Veränderungen beim intrasellären Tumor. COBB sowie LENNOX und BRODY fanden sie nur bei schnell wachsenden suprasellären Geschwülsten. Unsere Befunde (TÖNNIS, STEINMANN und KRENKEL) wurden an 40 sellären und suprasellären Geschwülsten erhoben, darunter 26 Hypophysenadenomen. Wir sahen 6 mal ein normales Hirnstrombild, einmal Seitendifferenzen bzw. Herdbefunde und 27 mal Allgemeinveränderungen, wobei die Thetawellen einmal bilateral hochfrontal erschienen, dann aber auch über ein größeres Gebiet paramedian und basal gesehen wurden. Ihre Amplitude (30—150 μV) war höher als die der Thetawellen. Bei Patienten mit Wasserretentionen zeigten sich häufig größere steile Potentiale, die durch Hyperventilation bzw. Wasserstoß oder Entwässerung vermehrt oder vermindert wurden.

Wenn wir diese EEG-Befunde mit der Lage des Tumors zum Hypothalamus, d. h. intra- oder suprasellär, in Beziehung setzen, so müssen wir die Entstehung der Thetawellen etwas anders deuten, als dies bisher im Schrifttum geschah. Zwar lagen alle Tumoren, die Seitendifferenzen in den Amplituden erkennen ließen, supra- bzw. parasellär. Auch entsprachen den normalen EEG-Befunden intraselläre Geschwülste, abgesehen von 2 Fällen mit allgemeiner Spannungsminderung. Im Hinblick auf ähnliche Fälle, die wir bei frischen Verletzungen beobachtet haben (TÖNNIS und STEINMANN), könnte man auch hier an eine

Hypothalamusschädigung denken, *zumal sich bei allen Geschwülsten mit Allgemein-veränderungen im EEG nicht nur extraselläre, sondern auch intraselläre Tumoren fanden*, die schwere Störungen in der Regulation des Kohlenhydratstoffwechsels und des Wasserhaushaltes zeigten. *Es kann also in diesen Fällen der EEG-Befund nicht durch eine Kompressionsschädigung des Hypothalamus hervorgerufen sein*, sondern läßt vielmehr — in weitestem Sinne gesprochen — an eine Störung der Beziehungen zwischen Hypophyse und Hypothalamus denken. Zu dem gleichen Ergebnis gelangten wir — worüber später noch ausführlicher die Rede sein wird — bei einem Vergleich der intra- und suprasellären Tumoren hinsichtlich ihrer Hypothalamusausfälle. Auch hier war keine Parallele zum anatomischen Befund erkennbar. Die gleiche Situation wurde schon bei den psychischen Veränderungen festgestellt (s. S. 994). Diese drei gleichlautenden Beobachtungen, daß EEG, Stoffwechselregulation und psychische Störung nicht der anatomischen Aus-dehnung des Tumors (sellär oder suprasellär) parallel gehen, unterstreichen die Bedeutung des von H. Spatz anatomisch beschriebenen Weges vom Hypophysen-vorderlappen zum Hypothalamus für das Verständnis der klinischen Probleme.

6. Vorbemerkungen zur Pathophysiologie der Hypophysenadenome.

Aschner gebührt das Verdienst, als erster die Hypophyse bei Hunden im Wachstumsalter ohne Verletzung des Hypothalamus exstirpiert zu haben. Er konnte zeigen, daß das Wachstum bei diesen Tieren vollständig zum Stillstand kommt. Bei allen Versuchen, die später ausgeführt wurden, ergab sich immer wieder, daß der Verlust der Hypophyse an sich nicht zum Tode führt, sofern der Eingriff auf die Hypophyse beschränkt bleibt, daß aber charakteristische Störun-gen im hormonalen Gleichgewicht des Organismus auftreten. Damit decken sich die Erfahrungen bei menschlichen Hypophysenerkrankungen. Auch hier hat sich gezeigt, daß bei Zerstörung der Hypophyse ihre steuernden Impulse auf die peripheren endokrinen Drüsen fortfallen und daß Korrelationsstörungen und auch Ausfallserscheinungen im endokrinen System auftreten. Das Leben kann aber trotz völligen Verlustes der Hypophyse erhalten bleiben, wie wir an einigen Beispielen zeigen werden. Dabei kommt es auch nicht etwa zu kachektischen Zuständen, wie man auf Grund der Befunde von Simmonds ursprünglich ange-nommen hatte. Charakteristisch ist vielmehr der Ausfall der Sexualfunktionen und beim Manne eine gewisse Annäherung an den weiblichen Grundtypus. Ob die oft zu beobachtende Verfettung mäßigen Grades durch einen spezifischen Hormon-ausfall bedingt ist, erscheint fraglich. Es kann sich auch um die Auswirkungen einer allgemeinen Inaktivität bei gleichzeitiger Senkung der Lebensfunktionen handeln. Wird die Hypophyse in jugendlichem Alter zerstört, so kommt es zum Sistieren des Wachstums. Man kann also sagen, daß der Verlust der Hypophyse mit dem Leben zu vereinbaren ist, daß er aber zu tiefgreifenden hormonalen Veränderungen führt.

Über die vom Vorderlappen produzierten Hormone sind wir erstmals durch die Untersuchungen von Evans und Long unterrichtet worden, die durch fort-gesetzte Einspritzung eines alkalischen Vorderlappenextraktes beschleunigtes Wachstum bei Ratten erzeugen konnten. Etwas später gelang es Putnam, Benedict und Teel, beim Hunde durch Vorderlappenextrakte Veränderungen zu erzielen, die der Akromegalie sehr ähnlich sind.

Seitdem sind eine große Anzahl von Vorderlappenhormonen entdeckt worden, deren Gesamtzahl sich bei kritischer Betrachtung aber auf 6 reduziert hat. Ein Teil von ihnen wurde nicht bestätigt; offenbar hat es sich um nicht genügend gereinigte Extrakte gehandelt. Diese 6 Vorderlappenhormone setzen sich aus

3 gonadotropen Hormonen, deren Einfluß sich auf die Sexualsphäre erstreckt (dem follikelstimulierenden Hormon, dem luteinisierenden Hormon und dem luteotropen Hormon) und den 3 sog. Stoffwechselhormonen (dem somatotropen Hormon, dem thyreotropen Hormon und dem corticotropen Hormon) zusammen. In chemischer Hinsicht handelt es sich um Eiweißkörper, und zwar beim somatotropen, luteotropen und corticotropen Hormon um einfache Proteine, während das thyreotrope, das follikelstimulierende und das luteinisierende Hormon als Glucoproteide vorliegen. Der Eiweißcharakter dieser Hormone ist dafür verantwortlich zu machen, daß sie bei oraler Verabfolgung unwirksam sind. Außer dem thyreotropen Hormon sind alle in reiner Form dargestellt. (Zusammenfassende Darstellung bei JORES, SELYE, JUNKMANN, VINCKE.)

Die 6 Hormone des Vorderlappens kann man in folgender Weise kurz kennzeichnen:

1. Das follikelstimulierende Hormon (FSH) (EVANS und LONG, ASCHHEIM und ZONDEK). Es fördert beim weiblichen Individuum das Wachstum der Granulosazellen im Follikel, ohne aber eine Sekretion des Follikelhormons zu bewirken. Beim männlichen Individuum regt es die Spermatogenese ohne Auslösung der Androgen-Abgabe an.

2. Das luteinisierende Hormon (LH) (ASCHHEIM und ZONDEK). Es vervollständigt die Reifung der Follikel, löst die Sekretion des Follikelhormons aus und bildet reife Follikel in Corpora lutea um. Beim männlichen Individuum regt es die Sekretion der Zwischenzellen im Hoden an und fördert die Bildung der Samenzellen.

3. Das luteotrope Hormon. Prolactin (LTH) (STRICKER und GRUETER, RIDDLE c. s.). Es unterhält die ausgebildeten Gelbkörper im Ovar und regt sie zur Bildung von Progesteron an. Außerdem stimuliert es die Milchsekretion, wenn die Drüse vorher durch Follikulin aufgebaut ist.

4. Das thyreotrope Hormon (LOEB, ARON, UHLENHUTH). Es aktiviert die Schilddrüse unter Vergrößerung des Epithels, Kolloidschwund und Ausschüttung des Schilddrüsenhormons. Es steigert die Fähigkeit der Schilddrüse, Jod zu speichern. Bei längerer Zufuhr nimmt die Wirksamkeit des Hormons ab.

5. Das corticotrope Hormon (ACTH) (ANSELMINO, HOFFMANN und HEROLD, LI, EVANS und SIMPSON). Es steht z. Z. deshalb im Mittelpunkt des Interesses, weil die von ihm zu Wachstum und Hormonabgabe angeregte Nebennierenrinde die einzige der Hypophyse untergeordnete Drüse ist, die für die Erhaltung des individuellen Lebens unmittelbar notwendig ist. Wahrscheinlich wirkt es vorwiegend auf die Zona fasciculata, da diese nach Exstirpation der Hypophyse in erster Linie atrophiert und da man bei Überproduktion des ACTH durch den Vorderlappen (basophiles Adenom) vorwiegend eine Hypertrophie dieser Zone beobachtet. Hier werden wahrscheinlich die Glucocorticoide der Nebennierenrinde produziert. Wie weit das ACTH auch auf die Zona glomerulosa, in der vermutlich die Mineralocorticoide entstehen, einwirkt, ist noch nicht geklärt. Von SELYE wird für diese Funktion ein weiterer Faktor neben dem ACTH angenommen. Die Wirkung der von der Nebennierenrinde produzierten Mineralocorticoide erstreckt sich vorwiegend auf den Wasser- und Mineralhaushalt. Bei Überdosierung und Überproduktion von DOC und auch Cortison kann es zu Natrium- und osmotischer Wasserretention, zu Abwandern von Kalium, zu Ödembildung und Hypertension kommen, s. auch S. 1021. Die Glucocorticoide wirken auf Eiweiß- und Kohlenhydrathaushalt, und zwar im Sinne der Gluconeogenese, d. h. die Bildung von Kohlenhydrat aus Eiweiß wird angeregt, so daß es zur Steigerung der Glykogenanlagerung in der Leber, zur Steigerung des Eiweißzerfalls und der Harnstoff- und Harnsäureausscheidung kommt. Im extremen Falle kann ein sog. Steroiddiabetes entstehen. Mit diesem Eiweißabbau hängt auch die Wirkung auf das lymphatische Gewebe zusammen.

Thymus und Lymphknoten werden unter der Einwirkung der Glucocorticoide eingeschmolzen; die Lymphocyten und eosinophilen Zellen zerfallen. Über die Steroidausscheidung im Urin und den Eosinophilen-Test wird weiter unten berichtet (Abb. 3).

    6. Das Wachstumshormon. Somatotropes Hormon (STH) (Evans und Long,
l. c.). Es wirkt auf die Osteoblasten und Chondroblasten der Epiphysenfugen,
solange diese noch offen sind. Auf diese Weise regt es das Wachstum des Skelets

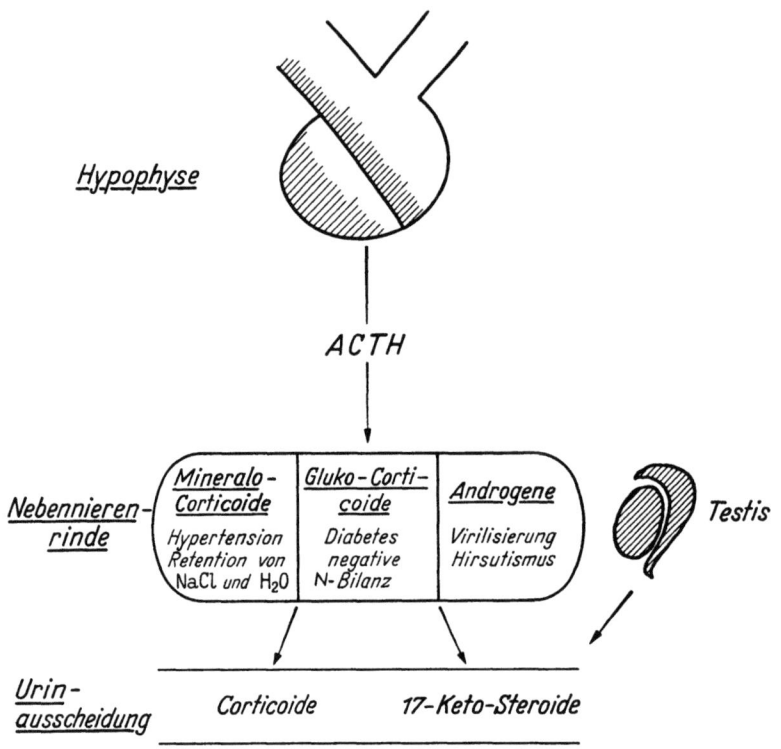

Abb. 3. Schema des Hypophysen-Nebennieren-Systems.

an. Man darf eine antagonistische Funktion zu den gonadotropen Hormonen
vermuten, da die Produktion des STH mit Eintritt der Pubertät zurückgeht.
Sein Einfluß erstreckt sich aber nicht nur auf das Wachstum des Skelets, sondern
auch auf das der Weichteile.

    Das diabetogene Prinzip des Vorderlappens, auf das wir noch näher eingehen
werden, ist vorläufig nicht vom STH zu trennen (Houssay). Für die enge Beziehung zwischen beiden Wirkstoffen spricht die bekannte Tatsache, daß diabetische Kinder bei der Manifestation des Diabetes überdurchschnittlich groß sind,
und daß die Manifestation des kindlichen Diabetes vorwiegend in die Streckungs-
perioden fällt (Joslin, Bartelheimer). Neben der Anregung der Gluconeogenese aus Eiweiß, die bei der Wirkung der Glucocorticoide im Vordergrund steht,
ist es hier die Steigerung der Glykogenolyse in der Leber, die den diabetogenen
Effekt veranlaßt. Mit dem Studium des Glucagon (Bürger, Ferner, Gaede)
ist die Frage aufgetaucht, ob das diabetogene Prinzip an den α-Zellen des Inselapparates angreift und so durch Anregung der Glucagonausschüttung die Kohlenhydrate zur Verfügung stellt, die mit Hilfe des Insulins utilisiert werden. Das
diabetogene Prinzip des Vorderlappens führt bei längerer Applikation erst zu
einer Reizung, später zu einer Erschöpfung des Inselsystems.

Die Frage, welche Zellgruppen die einzelnen Hormone produzieren, ist vorläufig noch nicht exakt zu beantworten. Hinweise mit Wahrscheinlichkeitswert ergeben sich eigentlich nur aus der Endokrinologie der Vorderlappenadenome. Die Symptomatologie des acidophilen Adenoms spricht sehr dafür, daß das Wachstumshormon zusammen mit dem diabetogenen Prinzip und dem thyreotropen Hormon von den acidophilen Zellen produziert wird. Man darf weiterhin annehmen, daß das ACTH den basophilen Zellen entstammt, da man mit fortgesetzter ACTH-Applikation ein dem Cushing-Syndrom ähnliches Bild erzeugen kann und da beim Cushing-Syndrom oft ein basophiles Adenom des Vorderlappens gefunden wird. Die Produktion der gonadotropen Hormone wird für gewöhnlich ebenfalls in die basophilen Zellen verlegt. Doch ist diese Frage noch ungeklärt. Vielleicht entstammt das luteinisierende Hormon auch den acidophilen Zellen.

Auf Grund des klinischen Bildes müssen wir annehmen, daß die chromophilen Adenome nicht nur histologisch, sondern auch in endokrinologischer Hinsicht eine Gruppe für sich bilden. Sie sind durch eine inkretorische Hyperaktivität ausgezeichnet, während wir bei den chromophoben Adenomen im allgemeinen keine sekretorischen Leistungen finden. Es sei hier aber noch einmal ausdrücklich darauf hingewiesen, daß die histologische Klassifizierung keineswegs immer mit den endokrinologischen Befunden übereinstimmt. Die histologische Abgrenzung ist oft schwierig, besonders im Operationsmaterial. So sind beim Cushing-Syndrom auch chromophobe und acidophile Adenome gefunden worden (z. B. in dem später erwähnten Fall S. 1051). Auch bei der Akromegalie haben sich, wenn auch selten, chromophobe Adenome ergeben, während umgekehrt kleine basophile und acidophile Adenome bei Sektionen zufällig ohne jeden endokrinen Befund entdeckt werden. Zum Teil mögen diese Tatsachen mit einem Funktionswandel der chromophoben Zellen erklärt werden. Zum Teil mag es auch an den noch unvollkommenen histologischen Untersuchungsmethoden liegen. Jedenfalls bedarf dieses Gebiet noch der Klärung. Für gewöhnlich trifft es aber zu, daß die chromophoben Adenome durch Kompression des sezernierenden Drüsengewebes zu einer Vorderlappeninsuffizienz führen, während die chromophilen Adenome eine eigentümliche Mischung von Überfunktion und Unterfunktion erzeugen, da sie einerseits zu einer hormonellen Überproduktion führen, andererseits aber andere sezernierende Anteile des Vorderlappens durch Druck zerstören.

Ein weiterer Punkt ist zu berücksichtigen. Die Rolle des Vorderlappens als steuerndes Organ bringt es mit sich, daß außer der Hypophyse selbst noch andere periphere Drüsen mit in den Krankheitsprozeß einbezogen werden, und daß der Akzent manchmal auf dieser, manchmal auf jener Drüse liegt. So können etwa bei der Akromegalie Schilddrüse und Pankreas in wechselndem Maße beteiligt sein. Beim Zustandekommen der Hypophysenstörung und bei der Beteiligung anderer Drüsen spielen hereditäre und konstitutionelle Momente eine wesentliche Rolle. Man findet in jeder größeren Zusammenstellung von Akromegalen einen konstanten Prozentsatz von Diabetesfällen. Vorläufig können wir im Einzelfall nicht sagen, ob sich im Laufe der Entwicklung ein Diabetes einstellen wird. Ein erbunterwertiges Inselsystem ist aber ganz offensichtlich Voraussetzung. Beachtenswert ist auch das Vorkommen von Abortivfällen in der Verwandtschaft. Manchmal fallen die Geschwister durch grobe Gesichtszüge und leicht akromegalen Körperbau auf. Über familiäres Vorkommen der Akromegalie ist mehrfach berichtet worden (MARX, FEUCHTINGER, PETTE). Auch das Vorkommen multipler Adenome an verschiedenen Drüsen spricht für eine genbedingte Entstehung. Die Dinge liegen hier ähnlich wie bei manchen hypothalamischen Krankheitsbildern, bei denen bei scheinbar gleicher Läsion im einen Fall Fettsucht, im anderen

Fall Magersucht entsteht (Förster, Gagel und Mahoney). Auch hier dürfte konstitutionellen Momenten eine entscheidende Bedeutung zukommen.

Ob und wieweit die Entstehung einer sekretorischen Überfunktion des Vorderlappens oder die Entstehung eines Adenoms durch die Einwirkung diencephaler Faktoren ausgelöst werden kann, ist noch nicht zu übersehen, wenn schon kein Zweifel daran bestehen kann, daß die Tätigkeit der Hypophyse in ein umfassendes Regulationssystem, das den Hypothalamus einschließt, eingebettet ist. Unter unseren Akromegalen sahen wir 6 mit normaler Sella. In solchen Fällen muß man nicht unbedingt an eine diencephale Auslösung des Krankheitsbildes denken. Es kann sich sehr wohl um sehr kleine oder auch um dystopische Adenome handeln.

Die Verknüpfung der Hypophysentätigkeit mit dem Hypothalamus, die Wechselwirkung zwischen Hypophyse und peripheren Drüsen und die Korrelationen der peripheren Drüsen untereinander erschweren im Einzelfalle sehr die Beurteilung einer ausgefallenen Funktion. Jedenfalls können weitgehende Kompensationsvorgänge einsetzen, die das klinische Bild verwischen. Bei den Hypophysentumoren spielen diese Ausgleichsvorgänge eine besonders große Rolle, weil sich die Störungen sehr langsam im Laufe vieler Jahre entwickeln. Das gilt für das Hypophysenzwischenhirnsystem in seiner Gesamtheit, besonders aber auch für die Prozesse, die sich suprasellär ausbreiten und den Hypothalamus in Mitleidenschaft ziehen. Hier gilt die Regel, daß akut einsetzende Prozesse deutlichere Ausfälle erzeugen als chronische, da bei den letzteren immer kompensatorische Vorgänge einsetzen. Oft ist man darüber erstaunt, wie gering die Regulationsstörungen sind, so daß man sie manchmal nur durch Belastungsproben aufdecken kann.

7. Zur Methodik der Stoffwechseluntersuchungen.

Da in den folgenden Darlegungen des öfteren von Stoffwechsel- und Belastungsproben die Rede ist, empfiehlt es sich, eine kurze Ausführung über die Methodik vorauszuschicken.

a) Grundumsatzbestimmung.

Die Grundumsatzbestimmungen wurden mit der Knippingschen Apparatur unter den üblichen Grundumsatzbedingungen vorgenommen, und zwar stets mehrere Untersuchungen bis zur Konstanz der Werte. Da bei der Grundumsatzbestimmung die möglichen Fehler die Tendenz haben, die Werte zu erhöhen und somit bei mehrfachen Bestimmungen die niedrigeren Werte wahrscheinlich richtiger sind als die höheren, haben wir unter Berücksichtigung des Kurvenablaufs im allgemeinen die niedrigsten Werte als endgültig angesehen. Die statistische Schwankungsbreite der Norm ist erheblich und darf nicht unterschätzt werden; besonders gilt dies für die Abweichungen nach oben; deshalb werden die stärkeren und damit sicheren Abweichungen besonders zu bewerten sein. Man nimmt deshalb am besten eine statistische Einteilung in Häufigkeitsgruppen vor. Da es sich stets um stationäre und oft wiederholte Untersuchungen handelt, glauben wir uns berechtigt, die Norm mit —10 bis +15% des Sollwertes einzusetzen.

b) Spezifisch-dynamische Eiweißwirkung.

Nach eiweißfreier Kost am Vorabend erfolgte morgens um 7 Uhr mit der Knippingschen Apparatur unter stets gleichbleibender Methodik die Grundumsatzbestimmung. Danach wurden 250 g mageres Rindfleisch in leicht angebratenem Zustand verabfolgt. Darauf folgten weitere Bestimmungen des Sauerstoffverbrauchs über 5 Std. in stündlichen Abständen. Gewöhnlich war die Calorienmehrproduktion nach Ablauf von 5 Std. noch nicht zum Abschluß gekommen. Wir mußten aber aus äußeren Gründen auf weitere Untersuchungen verzichten. Zur statistischen Beurteilung kann man sich dreier Verfahren bedienen: einmal des Vergleichs der Mittelwertskurve mit der von normalen Versuchspersonen, dann des Vergleichs der Wirkungsstärke und weiter der Wirkungsgröße, wobei man unter der Wirkungsstärke das arithmetische Mittel der Maxima und unter der Wirkungsgröße die von der Kurve eingeschlossene Fläche versteht (Kiese). In der Abb. 14 (S. 1017) ist die Mittelwertskurve von 22 gesunden Versuchspersonen mit der wahrscheinlichen Streuungsbreite, die über 60%

aller Kurven einschließt, eingezeichnet. Die Wirkungsstärke der Gesunden betrug +29,4%, die Wirkungsgröße bei willkürlich gewähltem Maßstab 1940 mm², der Mittelwert der vorausgegangenen Grundumsatzbestimmungen —2,9% des Sollwertes. Dieser letzte Wert ist wichtig, weil er zeigt, daß die Normalwerte nicht mit allzu großen Fehlern, die sich fast alle nach oben auswirken, behaftet sind.

c) Diurese-Test.

Der Patient muß 2 Tage vorbereitet werden. In dieser Zeit muß eine gleichmäßige Menge Wasser und Kochsalz verabfolgt werden, so daß sich zu Beginn des Versuchstages der Wasserhaushalt im Gleichgewicht befindet. Medikamente dürfen nicht verabfolgt werden. 2 Std. und $^1/_4$ Std. vor Versuchsbeginn wird die Blase entleert und der Patient gewogen. Darauf werden 500—800 cm³ angewärmten Wassers zugeführt und in den darauffolgenden Stunden die halbstündige Urinportion gemessen und gewogen. Nach 4 Std. wird der Versuch mit einer abschließenden Wägung des Patienten beendet. Bei verzögerter Ausscheidung muß der Versuch noch 1—2 Std. weiter durchgeführt werden.

d) Bestimmung der Steroidausscheidung.

Zur Bestimmung der Tagesausscheidung der 17-Ketosteroide und Gesamtcorticoide muß der Urin, nachdem 3 Tage keinerlei Medikamente verabfolgt wurden, über 3mal 24 Std. *exakt* gesammelt werden. Als Tagesausscheidung gilt das arithmetische Mittel dieser 3 Tage. Wegen der Beeinflussung der Corticoidausscheidung durch die Diurese muß darauf geachtet werden, daß die Tagesurinmenge an den Versuchstagen kein ungewöhnliches Verhalten zeigt. Die Bestimmung der 17-Ketosteroide erfolgte nach der modifizierten ZIMMERMANNschen Methode, die Bestimmung der Gesamtcorticoide nach der Methode von STAUDINGER und SCHMEISSER. Einzelheiten bei STAUDINGER.

e) Eosinophilen-Test.

Ausführung in nüchternem Zustand während des Vormittags nach der Methode von RANDOLPH. Verabfolgung von 25 E ACTH (Cortiphyson Promonta), Blutentnahme vor und 4 Std. nach der Injektion. Ein Abfall der Eosinophilen bis zu 40% wurde als pathologisch bewertet. Erforderliche Reagenzien:

Phloxin 0,1
Propylenglykol 50,0
Aq. dest. ad. 50,0

Entnahme von Capillarblut, das in der Leukocytenpipette bis zur Marke 1 aufgezogen wird. Dann Auffüllen der Pipette mit Farbstoff bis Marke 11. Mischen. Bereits nach wenigen Minuten wird der Inhalt der Pipette klar. Die Färbung ist eingetreten. Zählung in der BÜRKERschen Zählkammer.

Da dieser „4 Std.-Test" nur einen Verdacht auf Nebennierenrindeninsuffizienz begründen kann, wurde öfter der „48 Std.-Test" angeschlossen. Dabei werden 20 E ACTH in 500 cm³ physiologischer Kochsalzlösung gelöst und im Laufe von 8 Std. i.v. infundiert. Das Gleiche wird am nächsten Tage wiederholt. Die Zählung der eosinophilen Zellen wird vor dem Versuch, an jedem der Versuchstage und jeweils 2 Std. nach beendigter Infusion vorgenommen.

Sinkt die Eosinophilenzahl um 90% und mehr ab, so kann man im allgemeinen daraus auf eine ausreichende Funktion der Nebennierenrinde schließen. Bei einer Insuffizienz des Hypophysenvorderlappens kommt es nach THORN (1952) am ersten Tage zu einer nur schwachen Senkung der Eosinophilen, während das Verhalten der Eosinophilen am zweiten Tage meist dem normalen Verhalten entspricht.

f) Cantharidentest.

Es wird das 0,1%ige Cantharidin der Firma Beiersdorf, Hamburg, als Pflaster (5× 15 mm) verwandt. Zu jedem Versuch werden 4 Pflaster angesetzt (linke und rechte Oberbauchseite, linker und rechter Oberschenkel). Das Pflaster wirkt 22 Std. ein. Falls sich eine Blase gebildet hat, wird die Zellzahl des Blaseninhaltes in der Zählkammer ausgezählt. Hat sich unter allen 4 Pflastern keine Blase entwickelt oder nur ein leichtes Erythem, so wird der Versuch als negativ beurteilt. Im anderen Falle, auch wenn sich nur eine einzige Blase entwickelt hat, liegt eine ausreichende Reaktionsbereitschaft der Haut vor. Die Zellzahl schwankt normalerweise stark. Die Durchschnittwerte liegen zwischen 3000 und 8000/mm³.

g) Glucose-Doppelbelastung nach Staub—Traugott.

Es wurden 2mal 50 g Glucose oral mit einem Intervall von 90 min verabfolgt. Dabei halbstündlich Blutzuckerentnahme über 5 Std. Dazwischen liegende Werte, die an sich wichtig sind, gehen dabei verloren. Dies wird aber dadurch ausgeglichen, daß stets die Kurven von einer ganzen Gruppe zusammengefaßt werden. Der erste Blutzuckergipfel ist durch die Mobilisierung von Glucose aus der Leber, sowie durch die Resorption des verabfolgten Zuckers bedingt. Der zweite Gipfel und vor allen Dingen der nachfolgende Abfall hängt aber von der Stärke der nun in Gang kommenden Insulinabgabe ab. Aber auch beim Zustandekommen des zweiten Gipfels spielt die Lage des vegetativen Nervensystems eine Rolle. Die Abb. 4 zeigt die Mittelwertskurve und die wahrscheinliche Streuungsbreite von 22 stoffwechselgesunden Versuchspersonen (Streuungsbreite = 3,3 × ε). Diese normale Kurve hat einen ersten Gipfel bei 146 mg-%. Ein zweiter Gipfel ist aus der Mittelwertskurve der Gesunden nicht festzustellen. Nach 24 Std. sinkt die Kurve unter den Ausgangswert. Blutzuckerdoppelbestimmungen nach Hagedorn-Jenssen.

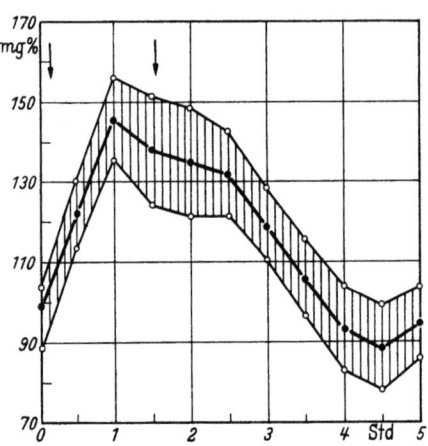

Abb. 4. Glucosedoppelbelastung mit 2mal 50 g Glucose. Mittelwertkurve von 22 gesunden Versuchspersonen. Wahrscheinliche Streubreite (± 3,3 ε) schraffiert.

h) Insulinbelastung nach Radoslav.

Eine intravenöse Insulinbelastung hat den Vorzug, daß Schwankungen der Resorptionsgeschwindigkeit fortfallen und der Versuchsablauf im ganzen kürzer ist. Wir haben aber trotzdem die subcutane Belastung gewählt, weil man damit stoßartige Wirkungen vermeiden kann. Kommt es zu gegenregulatorischen Effekten, so kann man sich kein genügendes Bild über die Insulinempfindlichkeit der Versuchsperson machen (Kiese, Appel). Verabfolgung von 0,2 E Altinsulin/kg subcutan. Die Kurven wurden von den Ausgangswerten auf 100 transferiert; sodann wurde die Wirkungsstärke (tiefster prozentualer Ausschlag) und die Wirkungsgröße (Flächeninhalt der Kurve) berechnet. Bei 44 normalen Versuchspersonen ergab sich eine Wirkungsstärke von —31,7 ± 1,45 mg-%, eine Wirkungsgröße bei willkürlichem Maßstab von 2061 = ± 102 mm². Der tiefste Punkt der Mittelwertskurve lag bei —24,4 mg-%. Als wahrscheinliche Streuungsbreite haben wir ± 1 σ gewählt und diese Streuungsbreite in Abb. 5 schraffiert eingezeichnet. Die Mittelwertskurve läßt keine gegenregulatorischen Effekte erkennen. Kurven, die flächenmäßig in diese schraffierte Streuungsbreite hineinfallen, haben wir als normal bezeichnet; war der Flächeninhalt größer, so haben wir ihn als

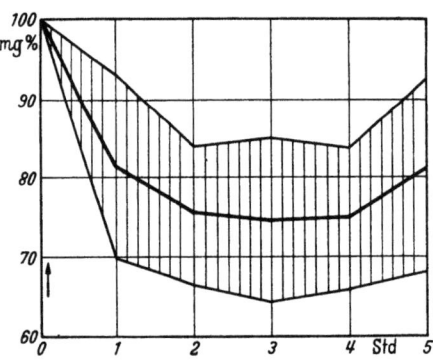

Abb. 5. Insulinbelastung mit 0,2 E/kg subcutan. Mittelwertkurve von 44 gesunden Versuchspersonen. Ausgangswert auf 100 transferiert. Streuungsbreite (± 1 σ) schraffiert.

hypoglykämisch, war er kleiner, so haben wir ihn als flach bezeichnet. Bewegt sich die Kurve oberhalb der Ausgangslinie, so bezeichneten wir sie als invers.

i) Zuckerausscheidungsschwelle (ZAS).

Um die ZAS zu überschreiten, muß (vor allem bei erhöhter Schwelle) eine ziemlich große Menge Zucker oral verabfolgt werden, wobei wir bei liegendem Katheter alle 10 min eine Urinprobe entnahmen. Da die Diurese von Einfluß auf die Höhe der ZAS ist, soll während des ganzen Versuchs fortlaufend eine kleine Wassermenge verabfolgt werden, damit die Urinproduktion nahezu konstant bleibt. Jeweils zwischen zwei Urinentnahmen erfolgt eine Blutzuckerentnahme; sodann wird festgestellt, in welcher Urinportion zuerst Zucker auftritt. Der zugehörige Punkt der Blutzuckerkurve wird als Schwelle im aufsteigenden Ast bezeichnet. Es empfiehlt sich, auch den entsprechenden Punkt im absteigenden Ast der Blutzuckerkurve festzustellen, doch liegt er gewöhnlich 20 mg-% niedriger. Bei 25 gesunden Versuchspersonen ergab sich für uns ein normaler Wert der Schwelle im aufsteigenden Ast von 190 ± 2,8 mg-%, im absteigenden Ast von 169 ± 2,6 mg-%. Einzelheiten und Fehlerquellen s. OBERDISSE (1940).

III. Das chromophobe Adenom.

1. Erkrankungsalter und äußere Erscheinung.

Das klinische Bild des chromophoben Hypophysenadenoms ist oft so ausgesprochen, daß allein der Anblick eines solchen Kranken genügt, um die Diagnose zu stellen. Es ist die Folge des Verlustes der Funktion des Hypophysenvorderlappens, dem sich bei weiterem Wachstum die Symptome der Beeinträchtigung der Funktion des Hypothalamus zuordnen. Da die Adenome der Hypophyse erst nach Abschluß des Wachstumsalters in Erscheinung zu treten pflegen, vermissen wir in ihrem Symptomenbild die Wachstumsstörungen, die bei einem Ausfall des Vorderlappens im Wachstumsalter im Vordergrund stehen (s. Kraniopharyngeome). Die Vorgeschichte wird hier vielmehr mit größter Regelmäßigkeit bei Frauen durch langjährige Amenorrhoe, bei Männern durch Antriebsverlust, raschere Ermüdbarkeit und schließlich Potenzstörungen eingeleitet. *In diesem Stadium ist aber bisher wohl kaum die Diagnose gestellt worden.* Und doch würde dem Erfahrenen bereits in diesem Stadium die eigenartige, glatte, feinrunzelige, trockene und strohgelbfarbige Haut auffallen, zusammen mit dem verlangsamten Bartwuchs. Würde in diesem Stadium der Erkrankung ein Schädelröntgenbild angefertigt, so würde man zweifelsohne die Erweiterung der Sella feststellen können und damit die Vermutung eines Hypophysenadenoms bestätigt finden. In der Serie von 232 chromophoben Adenomen OLIVECRONAs hatten nur 9 (3,8%) ein normales Gesichtsfeld. In unserem Krankengut 4%, d. h. *daß das den Hypophysentumor feststellende Röntgenbild in der Regel erst nach dem Auftreten von Gesichtsfeldeinschränkungen angefertigt wurde.* Ein normaler Visus war bei OLIVECRONAs chromophoben Adenomen nur in 4,8%, bei uns in 5% vorhanden. *Das erste Symptom, das die Diagnose „Hypophysentumor" stellen ließ, war somit die Gesichtsfeld- bzw. Sehstörung. Die bereits vorhandenen und zu vielfachen ärztlichen Diagnosen und Behandlungen Veranlassung gebenden endokrinologischen Ausfälle waren nicht beachtet oder falsch gedeutet worden.*

Das chromophobe Adenom ist eine Erkrankung des Erwachsenenalters. Die Manifestation, d. h. das Auftreten der ersten subjektiven und objektiven Erscheinungen, fällt stets in die Zeit *nach* der Pubertät. Von ZÜLCH ist kürzlich der Altersaufbau untersucht worden, und zwar für alle Adenome zusammen. Dabei ist das Alter der Klinikeinweisung oder das Todesalter als Grundlage genommen. Berücksichtigt man den Beginn der ersten Erscheinungen, so ergibt sich eine Verschiebung der Kurve. In dem hier bearbeiteten Krankengut beginnen die ersten subjektiven Erscheinungen in einem einzigen Fall bereits mit 15 Jahren. Das Maximum der Manifestation liegt zwischen dem 30. und 40. Lebensjahr, eine Feststellung, die zur Abgrenzung anderer Geschwülste, etwa der acidophilen Adenome oder der Kraniopharyngeome, von Bedeutung ist (Abb. 6). Da demnach die endokrinen Erscheinungen erst nach Abschluß des Wachstums auftreten, sind Wuchsstörungen, wie bereits erwähnt, nicht zu erwarten. Dementsprechend sahen wir die Körpergröße in weiten physiologischen Grenzen zwischen einem Maximum von 183 cm und einem Minimum von 149 cm um einen Mittelwert von 168 cm schwanken.

Im *äußeren Habitus* zeigen die Kranken neben einer auffallenden Blässe eine strohgelbe Verfärbung der Haut, ohne daß aber ein Ikterus besteht. Bestimmt

man den Blutfarbstoff, so ergeben sich fast immer normale Werte. Nur in einzelnen Fällen sahen wir eine Anämie vom hypochromen Typ, die dann wie fast
immer bei solchen endokrin bedingten Anämien schlecht auf Eisen ansprach.
In solchen Fällen empfiehlt sich eine Substitution mit Schilddrüsenpräparaten.

Die äußeren Veränderungen sind bei den Männern am auffälligsten. Man
findet gewöhnlich eine Neigung zu mäßiger Verfettung, und zwar mit femininem Einschlag. Auch bei den Frauen ist die Tendenz zum Fettansatz gewöhnlich deutlich. Die Veränderungen sind bei ihnen aber naturgemäß nicht so
auffällig, weil keine Typenänderung vorliegt. Eine Virilisierung wird bei ihnen
nicht beobachtet.

Die Zahl der Patienten mit annäherndem Normalgewicht (Abweichungen
zwischen +5 und —5% vom Idealgewicht) ist klein. Sie beträgt noch nicht 20%.

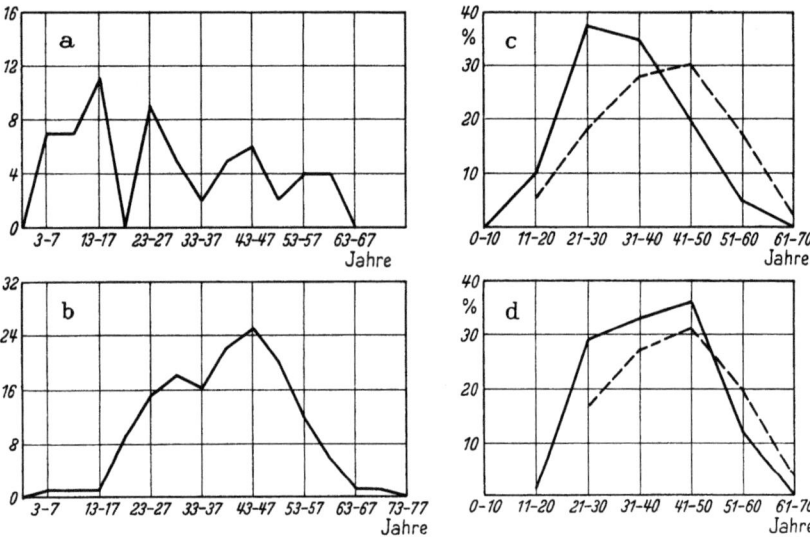

Abb 6.

Altersaufbau (bei Einweisung in die Klinik, bzw.
beim Tode). Ordinate: Zahl der Fälle. a) Kraniopharyngeome. b) Hypophysenadenome. (Nach K. J.
Zülch, die Hirngeschwülste. Leipzig 1951.)

Altersaufbau des hier bearbeiteten Krankengutes.
——— Manifestationsalter (nach anamnestischen Angaben). - - - - - Einweisungsalter. Ordinate: Prozentzahl der Fälle. c) Acidophile Adenome. d) Chromophobe
Adenome.

Dem stehen 60% mit einem Übergewicht gegenüber. Zum Teil handelt es sich
um excessive Übergewichte (27% der Fälle) mit einem prozentualen Übergewicht
zwischen +20 und +56%. Das höchste Gewicht fanden wir bei einer 45jähr.
Frau von 170 cm Größe mit einem Gewicht von 116,5 kg (II/23). Insgesamt
sahen wir bei den Übergewichtigen ebensoviel Männer wie Frauen; doch waren bei den
exzessiven Übergewichten die Frauen doppelt so häufig wie die Männer vertreten.

Den Übergewichtigen steht noch nicht ein Viertel der Patienten mit Untergewicht gegenüber. Ein exzessives Untergewicht unter 20% des Sollgewichtes
sahen wir nur in 3 Fällen, wobei als Extrem ein 52jähr. Mann ein Untergewicht
von —23,2% bei einem Grundumsatz von —34% zeigte (II/18). Aber weder bei
ihm noch bei den beiden anderen lag ein Syndrom, das einer Simmondsschen
Kachexie entsprechen würde, vor.

Insgesamt kann man also feststellen, daß die Träger eines chromophoben
Adenoms mehr zum Fettansatz als zum Untergewicht neigen. Dabei stellt das
extreme Übergewicht mit 27% der Fälle die größte Gruppe dar. Dem würde die

experimentell festgestellte Tatsache entsprechen, daß hypophysenlose Tiere bei Zwangsfütterung mehr Fett ansetzen als normale Kontrollen (SAMUELS, c. s.).

Unterscheidet man bei den Fällen von exzessivem Über- und Untergewicht zwischen solchen mit vorwiegend intrasellärem Sitz und solchen mit ausgesprochen suprasellärer Ausbreitung des Adenoms, bei denen also eine Kompression des Hypothalamus wahrscheinlich ist, so findet man in beiden Gruppen etwa die gleiche Zahl von Fällen, so daß man diese extremen Gewichtsverhältnisse nicht ohne weiteres als Folge einer Hypothalamusläsion auffassen darf.

2. Röntgendiagnostik der chromophoben Adenome.

Das Röntgenbild wurde zur Diagnostik einer Hypophysengeschwulst zum ersten Male durch OPPENHEIM (1901) verwandt. Seitdem ist ein großes Schrifttum entstanden, aus dem nur das der heutigen Erfahrung wesentlich erscheinende erwähnt werden soll.

Die *Erweiterung der Sella* steht im Vordergrund aller diagnostischen Fest-stellungen. Über die Meßmethoden der Sellagröße wurde schon berichtet (S. 991).

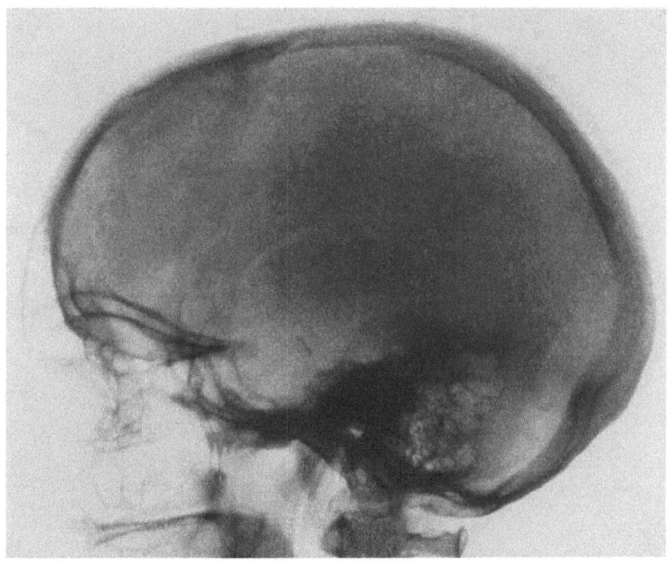

Abb. 7 a—f. Erweiterung der Sella Turcica im Röntgenbild.

Abb. 7 a.   Große ballonförmige Erweiterung bei chromophobem Adenom mit starker Entkalkung der Rückenlehne und eines Proc. clin. ant.

Auch die normal große Sella schließt das Vorhandensein eines Hypophysen-adenoms nicht aus. Wir haben einschlägige Fälle erlebt, bei denen anscheinend infolge angeborener Defekte im Diaphragma sellae Adenome ohne Erweiterung der Sella suprasellär wuchsen und erst an den Gesichtsfeldausfällen erkannt werden konnten (TÖNNIS).

Als typischen Veränderungen begegnen wir im Schrifttum der sog. „*Ballon-sella*", einer Erweiterung der Sella bei engem, bzw. nicht erweitertem Sella-eingang, wobei die Rückenlehne in voller Ausdehnung erhalten ist. Mit zuneh-mender Erweiterung sehen wir beim chromophoben Adenom Bilder, die diese Begrenzung nur noch durch dünnste Kalkstriche ahnen lassen. Dabei kann, wie die Abbildungen zeigen, die Keilbeinhöhle noch sichtbar sein. Weitere Größen-zunahme zeigt sich nun am Verschwinden der Keilbeinhöhle, der Rückenlehne

und der Proc. clin. ant., die lang zugespitzt, verdünnt und ein- oder doppelseitig nach oben verbogen sein können. Bei weiterem Wachstum des Tumors

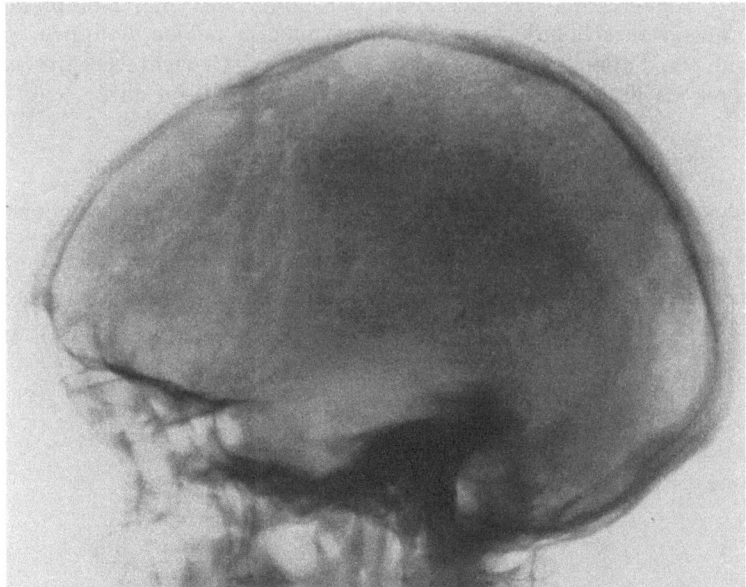

Abb. 7 b. Ausgedehnte Zerstörung des Sellabodens bei einem Carcinom des Siebbeins und der Keilbeinhöhle, das in
die Sella durchgewachsen ist.

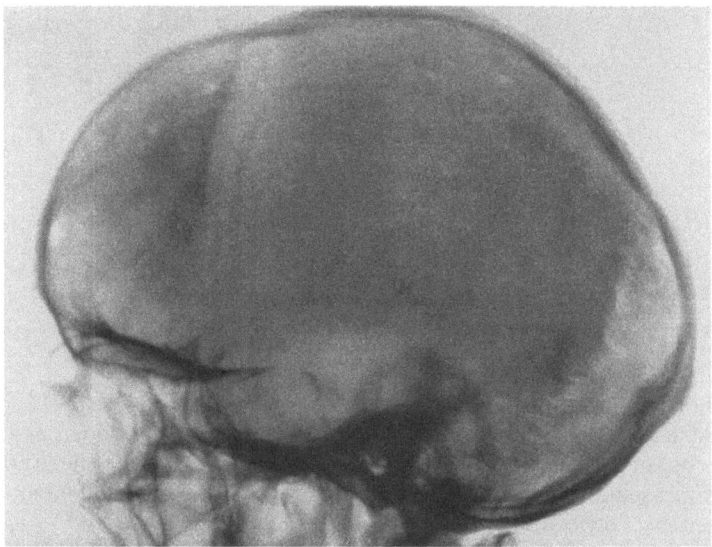

Abb. 7 c. Hochgradige Erweiterung der Sella bei chromophobem Adenom mit besonderer Ausdehnung nach vorne.
Starke Zuspitzung der Proc. clin. ant.

kommt es zu Zerstörungen des Clivus, die auf die Felsenbeinspitzen übergreifen
können (Abb. 7 a—e).

Besondere Erwähnung verdienen die *asymmetrischen Ausweitungen der Sella*,
die durch ein betontes seitliches Wachstum des Tumors hervorgerufen werden,

deren **Extrem** die sog. „Doppelsella“ bildet. Für die Deutung, welcher Seite die stärkere Erweiterung zufällt, sind links und rechts anliegende Vergleichs-

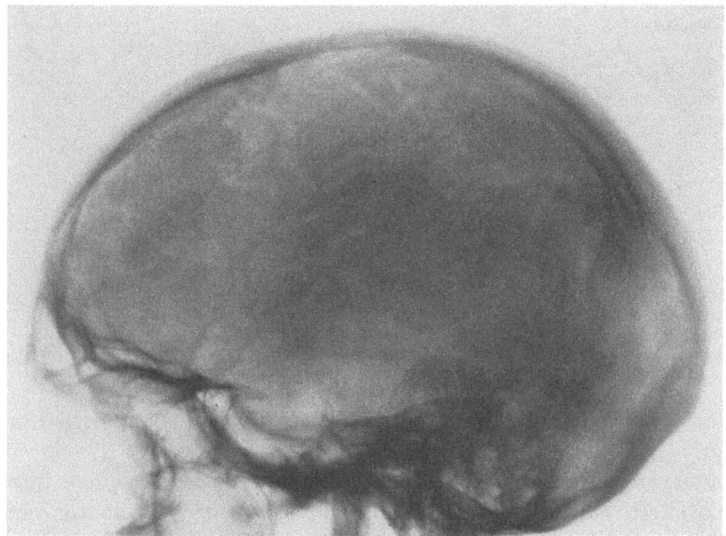

Abb. 7 d. Bevorzugte Ausweitung der Sella nach hinten (Gliom des Hinterlappens).

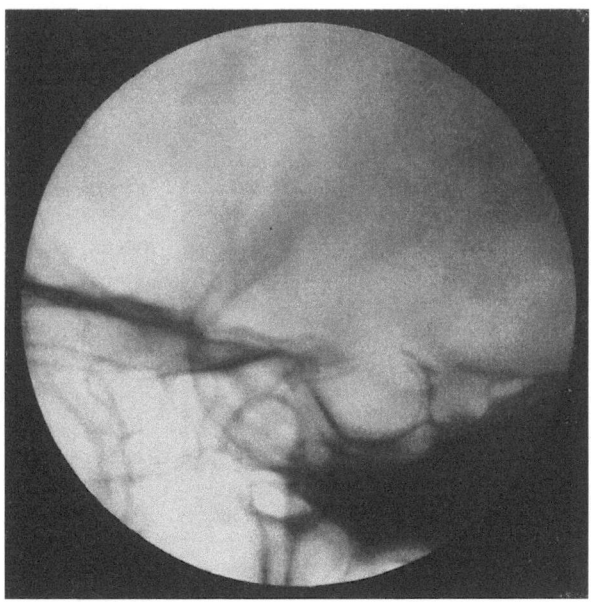

Abb. 7 e. Kleine Ballonsella bei chromophobem Adenom.

aufnahmen notwendig. Am eindeutigsten wird die Frage nach der Seite durch die Tomographie geklärt. Das asymmetrische Wachstum kann aber auch die vordere oder hintere Hälfte der Sella betreffen, vor allem das letztere scheint häufiger vorzukommen, als bisher angenommen wurde (Abb. 7 f).

Eine recht gute Vorstellung des suprasellären Wachstums der Geschwulst vermittelt die *Cisternographie* (Rosenhagen). Durch die Luftfüllung der basalen Liquorräume erscheint der Tumor nahezu plastisch. Ob diese Belastung des

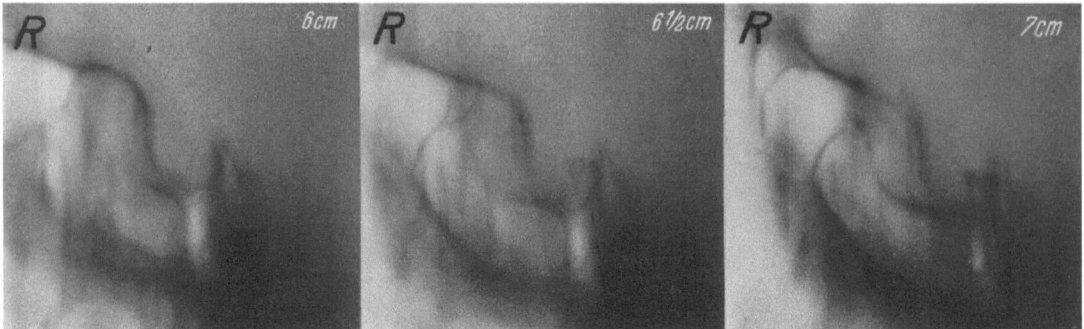

Abb. 7f. Doppelsella bei einem chromophoben Adenom im Schichtbild (6, 6¹/₂, 7 cm). Die Ausweitung der Sella (7 cm) liegt auf der li. Seite.

Kranken zur entscheidenden Diagnostik notwendig ist? Sicherlich nur in Ausnahmefällen!

Wenn auch in diesen Stadien kaum an dem Vorliegen eines intrasellären Tumors gezweifelt werden wird, so kann die Frage, inwieweit aus einer Sellaerweiterung auf das Vorliegen eines intrasellären Tumors geschlossen werden kann, für anfängliche Erweiterungen doch von entscheidender Bedeutung sein. *Sekundäre Sellaerweiterungen bei länger bestehender intrakranieller Drucksteigerung werden von vielen Autoren beschrieben* (Stenvers, Schüller, Sosman, Pancoast, Lysholm, Tönnis u. a. Kornblum gibt an, daß er bei 100 verifizierten Hirntumoren in 60% Veränderungen an der Sella gesehen habe. *Kann man auf Grund des Röntgenbildes allein entscheiden, ob die Ursache der Erweiterung intra- oder extrasellär zu suchen ist?* Solange noch keine für einen intrasellären

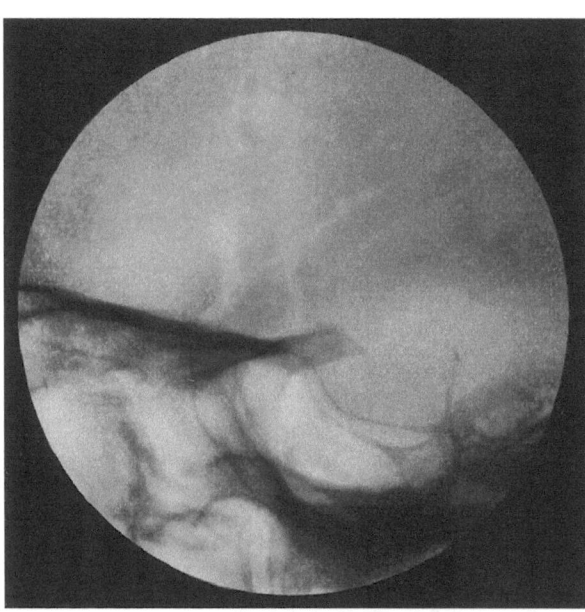

Abb. 8. Sekundäre Erweiterung der Sella bei einem rechtsseitigen occipitalen, parasagittalen Meningeom.

Tumor charakteristischen Veränderungen an der Rückenlehne bzw. den Proc. clin. ant. erkennbar sind, kann man nach unseren Erfahrungen aus dem Röntgenbild allein diese Entscheidung nicht treffen. Es sei denn, daß ein Druckschädel vorliegt, oder eindeutige Knochenveränderungen das Vorliegen eines Meningeoms sicher machen. Auch Verkalkungen in einem Oligodendrogliom oder Ependymom können hier Hilfestellung leisten.

Welche Bedeutung diese Frage, bzw. Fehlentscheidungen haben können, mag folgender Tatsache entnommen werden: In unserem Krankengut befinden sich 4 occipitale Meningeome, 1 Olfactoriusmeningeom, 1 Schläfenlappen- und

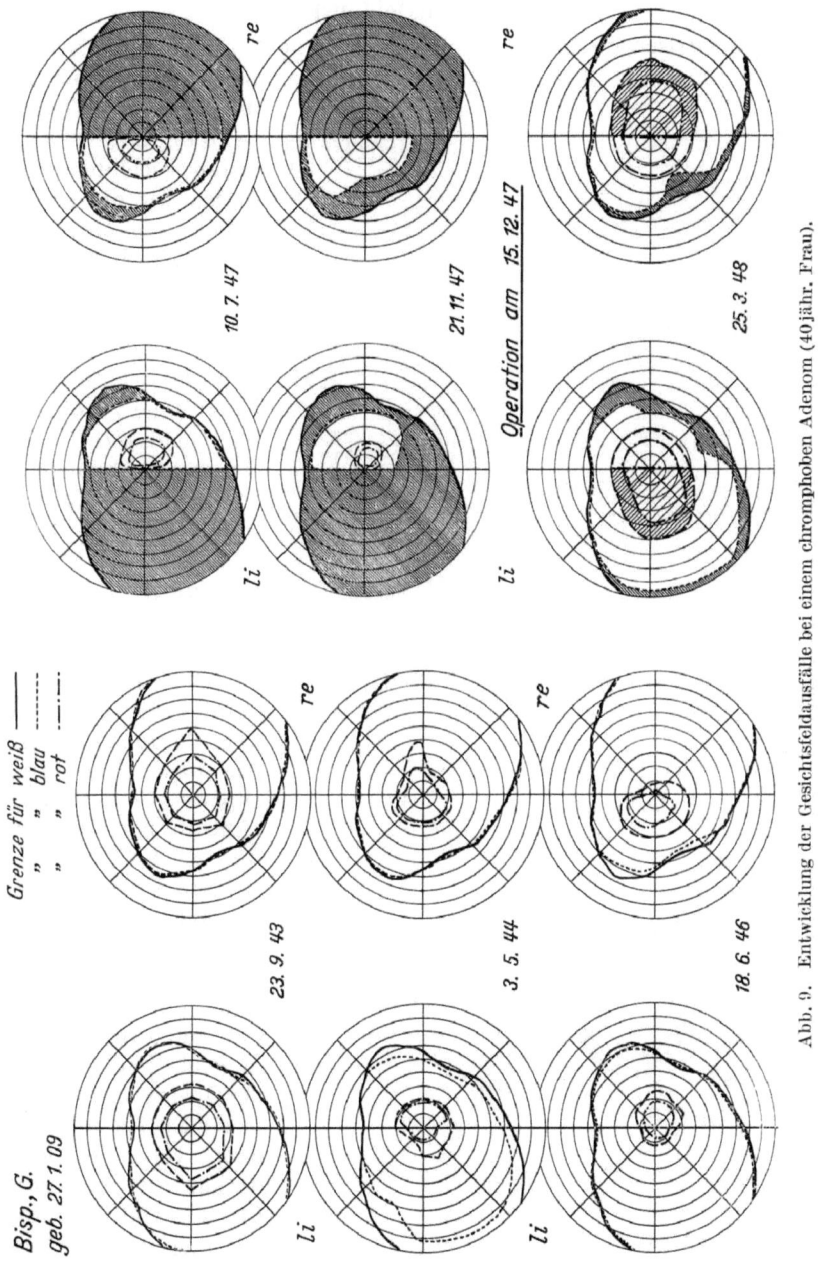

Abb. 9. Entwicklung der Gesichtsfeldausfälle bei einem chromphoben Adenom (40jähr. Frau).

1 Kleinhirngliom, die auf Grund einer erweiterten Sella als „Hypophysentumor" mehrfach röntgenbestrahlt wurden, zwei wurden sogar zusätzlich transsphenoidal operiert. Auch ein Fall von schwerer Mißbildung der Schädelbasis mit intrakranieller Drucksteigerung (Wolkenschädel) und erweiterter Sella wurde als „Hypophysentumor" bestrahlt. Angesichts dieser Situation ist die Zurückhaltung

amerikanischer Autoren in der Selladiagnostik verständlich. So gibt Sosman z. B. an, daß er nur in 31% der von ihm beobachteten Sellaerweiterungen eine sichere Diagnose auf einen intrasellären Tumor habe stellen können.

3. Gesichtsfeldausfälle.

Das symmetrisch wachsende Adenom trifft zunächst auf die sich kreuzenden Fasern im Chiasma, die bei den nach oben außen verdrängten N. optici

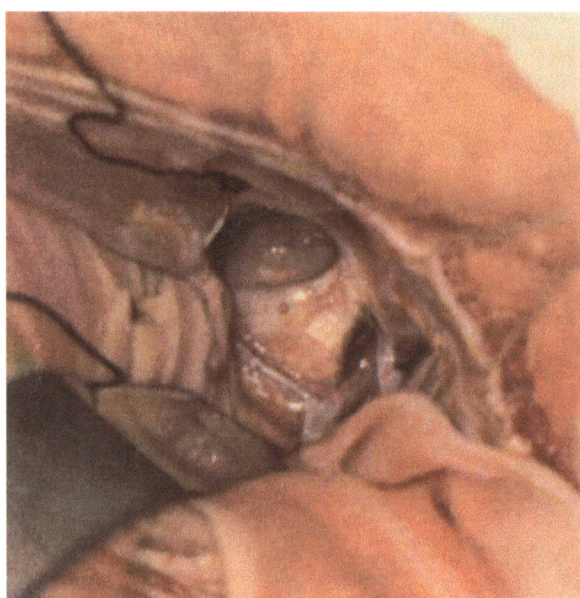

und dem nach oben hinten verdrängten Chiasma am ersten geschädigt werden. So finden wir die symmetrisch entwickelte *bitemporale Hemianopsie* als den häufigsten Gesichtsfeldausfall, den wir als beweisend für eine intraselläre Neubildung ansehen, wenn der Beginn der Gesichtsfeldausfälle im oberen äußeren Quadranten nachgewiesen werden kann (Cushing, Josefson, Henschen, de Schweidnitz, Beckmann und Kubie). Der weitere Verlauf ist typisch. Es folgt der äußere untere, dann der nasale untere und als Rest bleibt der nasale obere Quadrant. Die Rückbildung erfolgt im umgekehrten Sinne. An einem Falle wird dieser typische Verlauf geschildert (Abb. 9). Nicht immer erfolgt die Rückbildung der Gesichtsfeldausfälle vollständig. In einer Reihe von Fällen bleibt ein Gesichtsfelddefekt im nasalen unteren Quadranten zurück. Wir fanden die Erklärung hierfür durch folgende Beobachtungen bei der Operation (s. Abb. 10a—b): Der sich aus der Sella nach oben vergrößernde Tumor drängt die Nn. optici, das Chiasma und die Tractus nach oben gegen einen Ring, gebildet aus den Art. cer. int. beiderseits, Art. cer. ant. beiderseits und der die beiden Seiten zusammenhaltenden Art. comm. ant. Dieser bis zu einem gewissen Grade

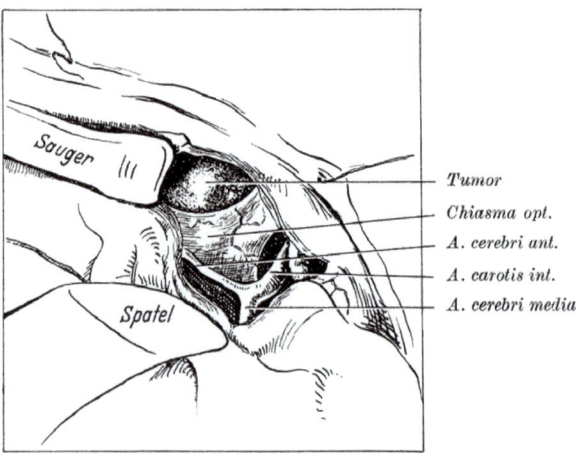

Tumor
Chiasma opt.
A. cerebri ant.
A. carotis int.
A. cerebri media

Abb. 10a—b. *Operationsphoto.*

Abb. 10a. Eine rechtsseitige Freilegung des Chiasmas bei chromophobem Adenom. Man sieht die Art. cer. ant., aus der Carotis int. kommend, über den Tractus und das Chiasma hinwegziehend.

elastische Ring trifft den äußeren oberen Quadranten der Tractus. Lillie, der den gleichen Vorgang zu deuten versucht hat, macht hierfür die Art. comm. ant.

verantwortlich, was nach dem Operationsphoto nicht zutreffen kann. Diese Schädigung des Tractus, die LILLIE anatomisch studiert hat, kann — wie das unsere Beobachtungen zeigen — irreparabel sein. Auch DE SCHWEIDNITZ geht auf diese anatomischen Veränderungen bereits ein (s. auch BARTELS, HIRSCH, SIEGRIST und TÜRK).

Diese bitemporale Hemianopsie sahen wir in 60% der Fälle. BAKAY gibt für das OLIVECRONAsche Krankengut 63% an, HENDERSON für CUSHINGs Serie einen gleichen Prozentsatz (65%). HOLLOWAY gibt sogar 74,8% an, HIRSCH 84%. Neben dieser allgemein als typisch bezeichneten Gesichtsfeldeinschränkung finden wir nun noch andere, die, wenn auch in einem geringeren Prozentsatz auftretend, doch Beachtung verdienen. In 17% sahen wir eine einseitige Amaurose mit temporaler Einschränkung auf der anderen Seite. BAKAY sah sie in 15,5%, HOLLOWAY in 10,7%. Diese Fälle von einseitiger Amaurose und gegenseitiger temporaler Gesichtsfeldeinschränkung können, wenn eine gleichzeitig vorhandene Sellaausweitung falsch gedeutet wird, folgenschwere Irrtümer erzeugen. Die bereits erwähnten zwei Fälle, die unter dieser Situation als Hypophysentumor transsphenoidal angegangen wurden und sich dann später bei uns als Schläfenlappenbzw. Kleinhirntumor operativ erwiesen, sprechen hier eine eindeutige Sprache. In einem Falle war der Gesichtsfeldausfall aus einer homonymen Hemianopsie bei einem Schläfenlappentumor hervorgegangen.

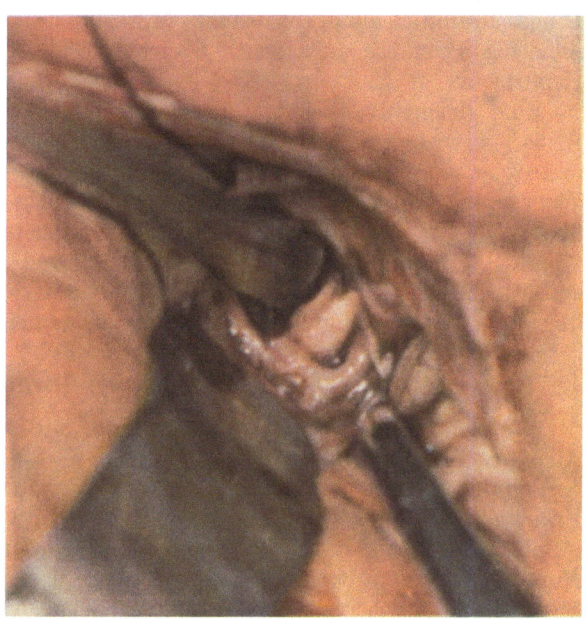

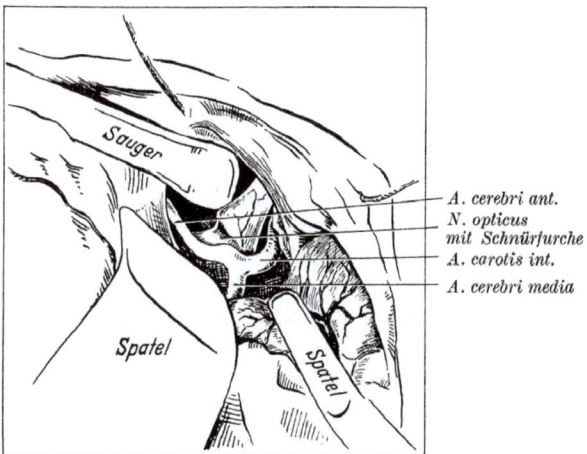

A. cerebri ant.
N. opticus
mit Schnürfurche
A. carotis int.
A. cerebri media

Abb. 10 b. Derselbe Fall wie 7 a) nach Auslöffelung des Adenoms und Zurücksinken des Chiasmas. Am Tractus erkennt man vor der Art. cer. ant. die Schnürfurche durch die Arterie.

Der zweite Fall zeigte eine bitemporale Hemianopsie bei einem Tumor der Kleinhirnmitte mit Hydrocephalus int. occlusus und sekundärer Beeinflussung des Chiasmas (DOTT). Diesen differentialdiagnostischen Schwierigkeiten kann man nur durch eine sehr genaue Anamnese und einen sorgfältigen klinischen Befund — einschließlich des endokrinologischen Status — aus dem Wege gehen. Einseitige temporale Einschränkungen des Gesichtsfeldes sahen wir nur in 5,5%, eine homonyme Hemianopsie in 2%. BAKAY berichtet diese Veränderungen in 9,4% und 3%.

Von wesentlicher Bedeutung ist nun aber die prognostische Auswertung dieser abweichenden Gesichtsfeldausfälle, da sie für das therapeutische Vorgehen und die prognostische Beurteilung des Falles von entscheidender Bedeutung sein können. Hier zeigte sich an unserem Krankengut, daß die Fälle mit homonymer Hemianopsie eine relativ gute Prognose aufwiesen, während die einseitig temporal Eingeschränkten eine sehr hohe Mortalität und dementsprechend eine sehr schlechte Prognose aufwiesen. Gleichlautend ist der Bericht von Bakay und Henderson.

Eine gleiche Betrachtung erfordert der *Visus*. Nur in 4% war er normal. In 54% erwies er sich als beiderseitig herabgesetzt. Einseitig gemindert war er in 16%, wozu eine einseitige Blindheit in 5,6% hinzukommt. Einseitig blind und gegenseitig herabgesetzt in 18% und beiderseitig blind in 2,4% vervollständigen diese keineswegs als therapeutisch günstig anzusprechende Situation.

Bakay berichtet über eine Einschränkung des Sehvermögens in 68,5%, einseitige Blindheit in 17 Fällen und doppelseitige Blindheit in einem Falle, also über eine wesentlich günstigere Ausgangslage.

4. Beteiligung der Hirnnerven.

Ausfälle der Nn. III, IV, V, VI weisen auf ein extraselläres Wachstum des Adenoms hin. Solche Fälle wurden von Boschi und Campailla, Weinberg-Adler und Grant und Jefferson beschrieben. Ob es sich dabei um eine maligne Entartung der Geschwulst handelt, wie vor allem von Jefferson vermutet wurde, ist nicht sicher bekannt. Die Prognose dieser Fälle ist in jedem Falle zweifelhaft. Nur eine allein auftretende Abducensparese darf günstiger beurteilt werden. Sie kann nach unseren Beobachtungen nach Ausräumung des Adenoms zurückgehen und war dann wohl nur durch eine Kompression des Nerven hervorgerufen. Henderson und Jefferson geben die Häufigkeit des extrasellären Wachstums mit 14% an. Bakay gibt für die Ausbreitung im Bereich des Sinus cavernosus 6,8% an; an anderer Stelle erwähnt er 3 Fälle mit Einwachsen in das Cavum Meckeli. Wir haben beim chromophoben Adenom extraselläres Wachstum mit Ausfällen von Hirnnerven in 10,4% beobachtet, wobei dreimal ein Exophthalmus bestand. Bakay berichtet ebenfalls über zwei Fälle und außerdem über zwei Fälle mit Carotisverschluß durch den umwachsenden Tumor mit nachfolgender Aphasie und Hemiparese.

Am Augenhintergrund finden wir, dem Verfall des Sehvermögens entsprechend, fortschreitend eine primäre Opticusatrophie. Temporale Abblassungen und leichte Blässe der ganzen Papille sieht man häufiger. De Martel, Montbrun und Guillaume haben diese Blässe als eine Anämie des Opticus durch den Tumordruck zu erklären versucht und auf die Änderung des Spiegelbefundes wenige Wochen nach der Operation hingewiesen. Stauungspapillen sahen wir ebenso wie Bakay nur in den Fällen, die durch Wachstum gegen den Hypothalamus den dritten Ventrikel bzw. die For. Monroi verschlossen und so über einen Hydrocephalus int. occl. zu einer intrakraniellen Drucksteigerung führten.

5. Sexualstörungen.

Störungen der Sexualsphäre sind beim chromophoben Adenom überaus häufig und gehören namentlich bei Frauen zu den Frühsymptomen, die vor den Sehstörungen in Erscheinung treten. Die Hypo- oder Amenorrhoe führt die erkrankten Frauen oftmals überhaupt erst zum Arzt. Da die Menstruationsstörungen in der Anamnese leicht zu erfassen sind, kommt ihnen für die Diagnostik eine besondere Bedeutung zu. Nicht selten sind die Patientinnen schon lange

Zeit mit Hormonen behandelt worden, ohne daß die wahre Ursache bekannt ist. Kommt es im geschlechtsreifen Alter infolge eines Adenoms zur Amenorrhoe, so werden die üblichen Ausfallserscheinungen, die man sonst im Klimakterium sieht, manchmal vermißt. Man kann dies als charakteristisch für das Sistieren der Ovarialfunktion infolge Destruktion des Vorderlappens ansehen.

Scheidet man alle Frauen über 45 Jahre aus, so finden sich bei allen Regelstörungen. Es handelt sich in zwei Drittel der Fälle um eine komplette Ameno-

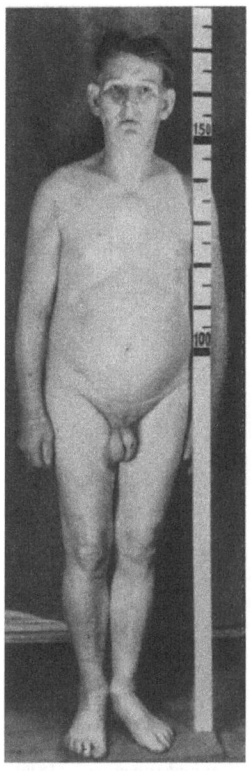

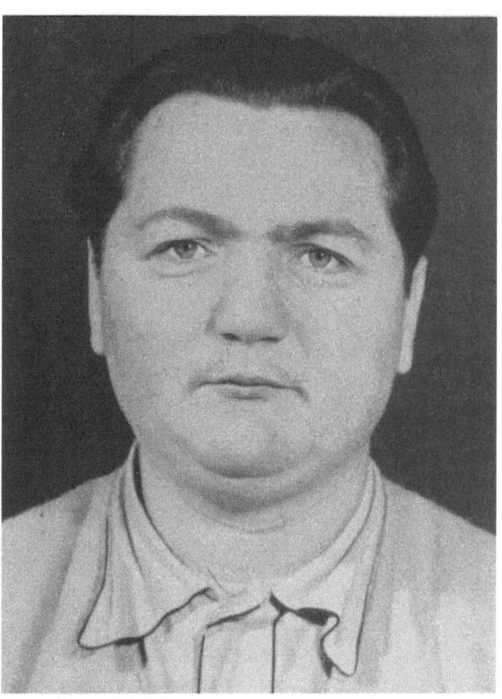

Abb. 11a. 53-jähriger Mann (II/56). Seit 3 Jahren Kopfschmerzen. Seit 2 Jahren Sehverschlechterung. Vermehrtes Durstgefühl. Libido und Potenz erloschen. Auffällig blasse, leicht gelbliche Haut mit teigiger Beschaffenheit, Angedeutete feminine Fettverteilung. Schuttere Behaarung an Pubes und Axilla. Schüsselförmige erhebliche Erweiterung der Sella. Dach der Keilbeinhöhle partiell eingedrückt. Bitemporale heteronyme Hemianopsie mit Atrophie beider Sehnerven. — Grundumsatz — 12,2 %. Wasserretention im Diurese-Test. 17-Ketosteroide 12,0 mg. Corticoide 1062 γ. — Operation: großer Hypophysentumor mit Blutungscyste, der sich histologisch als chromophobes Adenom erwies.

Abb. 11b. Hypophysenadenom. T., Emil. 30 J. Seit 5 Jahren Gewichtszunahme. Nachlassen des Geschlechtstriebes. Seit 2 Monaten rasch zunehmende Sehverschlechterung rechts. — Breites, blasses, vollmondähnliches Gesicht. Pseudoanämie. Sparlicher Bartwuchs. Neurologisch bis auf eine temporale Hemianopsie rechts und eine geringe temporale Gesichtsfeldeinschrankung links keine Ausfälle. Opticusatrophie bds. — Erhöhte Glukocorticoid- und gesenkte 17-Ketosteroidwerte im Urin. Grundumsatzerniedrigung (—15%) bei Fehlen der spezifisch-dynamischen Eiweißwirkung. — Große schüsselförmige Sella mit kirschkerngroßer umschriebener Aussackung im Bereich des Clivus. — Operation: Großes zystisches Hypophysenadenom mit erheblicher Verdrängung des Chiasmas, wird ausgelöffelt.

rrhoe; in einem Drittel liegen abnorm schwache oder unregelmäßige Menses vor. In zwei Fällen war eine Menstruation überhaupt niemals aufgetreten. Durch Befragen ließ sich in 22 Fällen der Eintritt der Pubertät ermitteln. Das mittlere Pubertätsalter liegt mit 16,3 Jahren ungewöhnlich hoch.

Während man bei Frauen die eingetretene Keimdrüseninsuffizienz anamnestisch durch das Erfragen der Menstruationsstörung relativ leicht erfassen kann, ist dies beim Manne naturgemäß schwieriger und ungenauer. Immerhin findet man bei einem Drittel aller untersuchten Männer einen kompletten Verlust der Potenz, wobei in der Hälfte der Fälle ein Erlöschen der Libido angegeben wird. Dabei ist das Genitale äußerlich keineswegs in allen diesen Fällen unterentwickelt. Einen ausgesprochenen Hypogenitalismus mit Unterentwicklung des äußeren Genitales sahen wir nur bei rund 20% aller erkrankten Männer, während in den übrigen Fällen die Größe des Genitale noch im Bereich der Norm lag. Dagegen war eine mangelhafte Ausbildung der Behaarung, insbesondere der Genital-

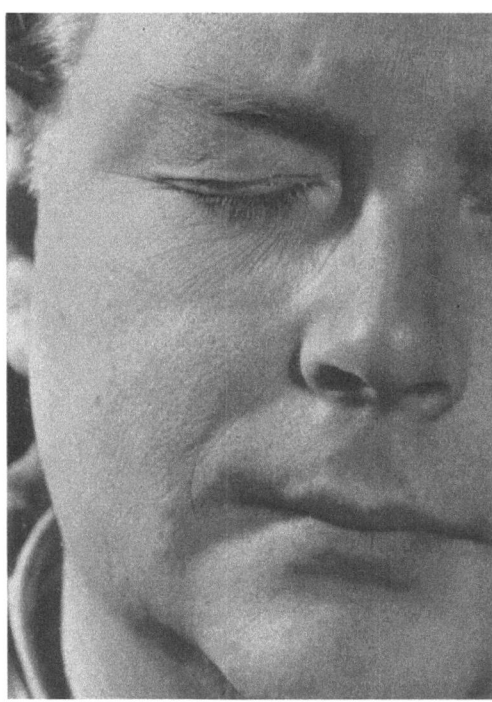
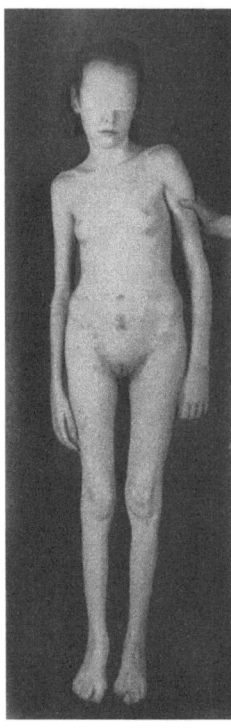
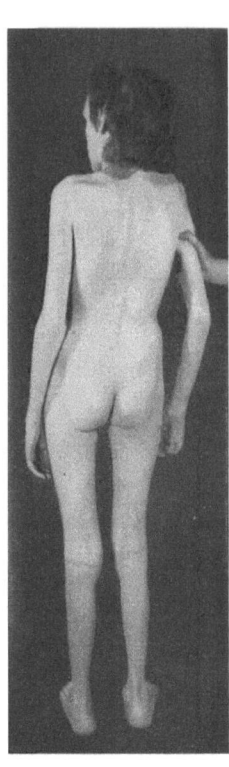

Abb. 11 c. Chromophobes Adenom. B., Wolfgang. 40 J. Seit 1½ Jahren Libidoverlust. Einige Monate später akute Kopfschmerzen und linksseitige Ophthalmoplegie. — Pastöses Gesicht, blaßgelbliche Hautfarbe, spärlicher Bartwuchs, feine Runzelung. — Keine Gesichtsfeldausfälle. Reste einer linksseitigen Ophthalmoplegie, sonst neurologisch o. B. Grundumsatz —10% bei fehlender spezifisch-dynamischer Wirkung. Keine Störungen im Wasserhaushalt. Auf ⅓ erniedrigte Corticoid- bei normaler 17-Ketosteroidausscheidung im Urin. — Ballonsella mit teilweise zerstörter Rücklehne. — Operation: Aus der Sella sich vorwölbendes zystisches Adenom, das ausgelöffelt wird. Postoperativ: Ungestörter Heilverlauf. — Histologisch: Adenom mit sowohl chromophoben wie auch chromophilen Zellen.

Abb. 11 d. *Kraniopharyngeom.* 18jähr. Mädchen (III/29). Noch nicht menstruiert. Seit 3 Monaten Kopfschmerzen und Sehstörungen. 156 cm, 46 kg. Allgemeiner Infantilismus mit Genitalhypoplasie. Sella etwas erweitert, bes. der Sellaeingang. Kalkschatten oberhalb der Sella. Visus li. 6/18 mit zentralem Skotom. Grundumsatz —20,7%. 17-Ketosteroide 2,1 mg. Corticoide 500 γ. Kantharidentest: keine Reaktion. Eosinophilentest: nach 25 mg ACTH kein Abfall der Eosinophilen. Operation: Ziemlich großes, aus der Sella herauswachsendes Kraniopharyngeom. Es kann nicht exstirpiert werden. Der Inhalt der Cyste wird abgeleitet. Nach zunächst guter Erholung Rezidiv nach 8 Monaten und Exitus.

behaarung, häufig festzustellen, und zwar am deutlichsten bei den Kranken, die den eben erwähnten Hypogenitalismus zeigten. Am auffälligsten trat diese Erscheinung wiederum bei Männern hervor, da die Körperbehaarung bei Frauen ohnehin weniger stark ausgeprägt ist. Gewöhnlich ist der Bartwuchs vermindert, so daß sich diese Patienten nur 1 oder 2mal in der Woche, mitunter auch gar nicht rasieren. Die Achsel- und Schambehaarung ist spärlich. Besonders auffällig ist beim Manne der weibliche Typ der Genitalbehaarung mit dem horizontalen Abschneiden an der Symphyse, während für den normal entwickelten Mann das

Heraufsteigen in der Linea alba bis zum Nabel charakteristisch ist. Nach HURX-
THAL und YOUNGHUSBAND soll dieser letztgenannte Anteil der männlichen
Genitalbehaarung unter der Kontrolle der Testikel stehen. So wäre es zu erklären,
daß dieser Teil zunächst in Fortfall kommt, wenn nach Ausfall der gonadotropen
Vorderlappenhormone die Produktion des männlichen Keimdrüsenhormons
sistiert. Die eigentliche Genitalbehaarung kann bis zu einem gewissen Grade
unter dem Einfluß der Nebennierenrinde aufrecht erhalten werden.

Die Haut ist gewöhnlich dünn, zart und oft ganz haarlos. Auffällig ist ihre
Trockenheit. Oft bildet sich eine feine Runzelung aus, die immer nur bei gleichzeitig vorhandenem Hypogenitalismus beobachtet wird. Ein ausgeprägtes
Geroderm, wie man es beim hypophysären Zwergwuchs und bei Kraniopharyngeomen findet, gehört nicht zum Bilde des chromophoben Adenoms.

Auf eine eigentümliche Dissoziation im Bereich der gonadotropen Funktion des Vorderlappens macht LOPES CARDAZO bei einer 41jähr. Frau mit einem chromophoben Adenom
aufmerksam. Neben einer seit 4 Jahren bestehenden Amenorrhoe fand sich eine auch nach
der Operation persistierende Galaktorrhoe. Offenbar ist es hier zum Ausfall des FSH bei
übermäßiger Prolactinbildung gekommen. Wir selbst beobachteten eine 31jähr. Frau mit
anhaltender Galaktorrhoe, Amenorrhoe, Verlust der Libido, Fettansatz, Wasserretention
und Kopfschmerzen. Wahrscheinlich lag auch hier ein kleines chromophobes Adenom vor,
das aber noch keine röntgenologischen oder neurologischen Erscheinungen machte (VIII/89).

Insgesamt sind die Veränderungen besonders beim Mann mit mäßigem oder
auch stärkerem Fettansatz, deutlich femininem Typ der Fettverteilung, Unterentwicklung des Genitale und verminderter sekundärer Behaarung sehr charakteristisch, zumal oft noch die auffällige Pseudoanämie mit dem leicht gelblichen
Einschlag hinzukommt. Das Fehlen von ausgesprochenem Hoch- und Nieder-
wuchs sowie das Fehlen eines ausgeprägten Geroderms vervollständigen das Bild.
Auch der eigentliche hypophysäre Infantilismus, den man oft beim Kraniopharyngeom findet, gehört nicht hierher (Abb. 11a—d). Hinzuzufügen wäre
noch, daß Striae distensae angesichts der häufig vorkommenden Fettleibigkeit
oft beobachtet werden. Doch handelt es sich niemals um die bläulich-rötlichen
Streifen, die man beim Cushing-Syndrom findet.

6. Der Gesamtstoffwechsel.

Bei 45 Kranken mit chromophoben Adenomen wurden *Grundumsatz*bestimmungen vorgenommen. Dabei zeigte sich, daß die Werte in 20 Fällen im
Bereich der Norm lagen. Bei einer kleinen Zahl war der Grundumsatz erhöht
(7 = etwa 15%). Bei 18 Kranken (= etwa 40%) fanden sich erniedrigte Werte.
Im arithmetischen Mittel aller Untersuchungen (— 11,2%) drückt sich die Verschiebung nach der negativen Seite nicht eindeutig aus. Die Verteilungskurve
gibt ein besseres Bild (Abb. 12). Unter den 18 Kranken mit erniedrigten Werten
befinden sich allein 10 Fälle mit Zahlen unter —20%. Aus der Abb. 13 geht
hervor, daß die Grundumsatzwerte bei den Kraniopharyngeomen im allgemeinen
noch niedriger liegen. Hier ergab sich ein Mittelwert von —14,3% bei 22 Patienten.

Von besonderem Interesse ist ein Vergleich der Patienten mit chromophoben
Adenomen und stark erniedrigtem Grundumsatz mit dem etwaigen Auftreten
einer extremen Fettsucht. Dabei zeigt sich aber, daß keine Parallelität besteht.
Unter den 10 Fällen mit extrem erniedrigtem Grundumsatz kommt eine extreme
Fettsucht mit einem Übergewicht über 20% nur einmal vor. (II/33; Grundumsatz —22,3%; Übergewicht +23,2%.) Sonst liegen die Übergewichte zwischen
+9 und +13%; 2 Fälle mit Untergewicht sind ebenfalls darunter. Damit
bestätigt sich also die alte Erfahrung, daß man bei der Fettsucht sowohl niedrige
wie normale wie auch erhöhte Grundumsatzwerte finden kann, daß der

Grundumsatz meistens nicht unter dem statistischen Soll liegt und daß man die Störung demnach nicht von der Seite der Calorienproduktion fassen kann. Dieser Satz gilt offenbar auch für die hypophysär bedingte Fettsucht.

Auf der anderen Seite wiesen die 10 Kranken mit extrem erniedrigtem Grundumsatz aber auch keine ausgesprochene Magersucht oder gar eine Kachexie auf.

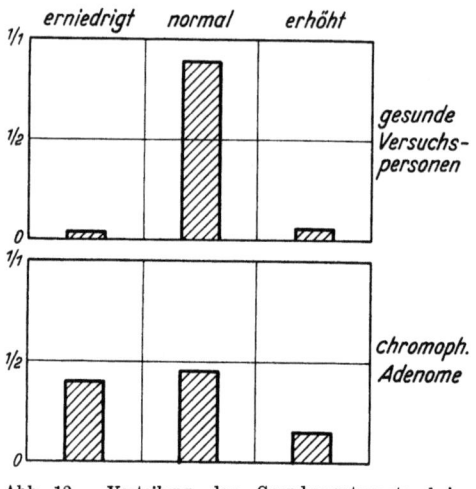

Abb. 12. Verteilung der Grundumsatzwerte beim chromophoben Adenom im Vergleich zu gesunden Versuchspersonen.

Auf diese Frage werden wir noch eingehen.

Der *spezifisch-dynamischen Eiweißwirkung*, d. h. der Calorienmehrproduktion unter dem Einfluß der Eiweißzufuhr, wird in der Literatur bei hypophysären Erkrankungen eine besondere diagnostische Bedeutung beigemessen. Im allgemeinen wird sie sogar höher als die Grundumsatzbestimmung gewertet. Es galt deshalb, diese Frage an Hand des vorliegenden Untersuchungsmaterials besonders genau zu studieren. Angesichts der erheblichen Streuung der Einzelwerte können diagnostisch verwertbare Abweichungen von der Norm nur statistisch erfaßt werden.

Die eingezeichnete Kurve der Mittelwerte von 27 chromophoben Adenomen verläuft wesentlich flacher (Abb. 14). Ihr Gipfel liegt bei 15,7%. Außerdem ist der ganze Verlauf schätzungsweise um 2 Std. abgekürzt. Nach 3 Std. ist ein deutlicher Abfall zum Ausgangswert zu verzeichnen, was bei der Normalkurve durchaus nicht der Fall ist. Die Wirkungsstärke beträgt $+19 \pm 1,8\%$, liegt also

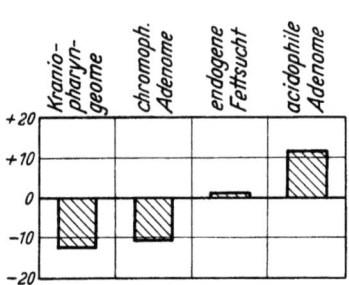

Abb. 13. Mittelwerte der Grundumsatzbestimmungen bei chromophoben und acidophilen Adenomen. Zum Vergleich die Mittelwerte bei 22 Fällen von Kraniopharyngeom und 24 Fällen von endogener Fettsucht.

beträchtlich unter dem Normalwert. Auch die Wirkungsgröße ist mit 1010 mm² wesentlich kleiner als der Normalwert. In 5 Fällen ergab sich eine negative spezifisch-dynamische Wirkung, d. h. die Kurve verlief unter der Null-Linie oder hatte zumindest einen ausgesprochen negativen Anteil (Kestner-Plaut-Knipping-Effekt). Es erhebt sich die Frage, wieweit diese besondere Verlaufsform als diagnostisch bedeutsam für hypophysäre Erkrankungen anzusehen ist, was in der Literatur des öfteren angenommen wird. Wir haben deshalb mit gleicher Methodik die gleichen Untersuchungen an 19 Fettsüchtigen, bei denen sich kein faßbarer Anhalt für eine organische Hypophysenerkrankung nachweisen ließ, vorgenommen. Auch hier ergab sich 2 mal ein negativer Kurvenanteil, während wir bei Gesunden diese Verlaufsform nie feststellen konnten (vgl. auch Bernhardt). Im übrigen ergab sich bei den verschiedensten Formen der Vorderlappenunterfunktion ein Kestner-Plaut-Knipping-Effekt, nicht aber bei den Überfunktionszuständen, so daß man ihn wohl als wichtiges diagnostisches Hilfsmittel für die Erkennung des Hypopituitarismus ansehen kann. Zur Differenzierung der einzelnen Zustände ist er aber nicht zu verwenden; auch ist er nicht spezifisch für die Vorderlappenunterfunktion.

Der *Entstehungsmechanismus der spezifisch-dynamischen Wirkung* der Eiweißkörper ist in der Reizwirkung der entstehenden Aminosäuren bzw. ihrer
stickstofffreien Abbauprodukte auf die Gewebe, insbesondere auf Leber und
Nieren, zu suchen (Lusk, Grafe, Bornstein, Oberdisse, Kraut). Im Schrifttum ist die Frage, ob Hypophysenerkrankungen die spezifisch-dynamische Wirkung senken, umstritten. Kestner, Plaut, Liebesny, Knipping, Goldzieher
und Gordon, Peters haben Erniedrigungen festgestellt. Fulton und Cushing
konnten dies an 23 Fällen von hypophysärer Unterfunktion allerdings nicht bestätigen. Nach Brutt und Knipping zeigt der hypophysektomierte Hund eine
herabgesetzte spezifisch-dynamische Wirkung. Das gleiche gilt von der hypophysenlosen Ratte (Foster und Smith). Vorderlappenextrakte scheinen nur

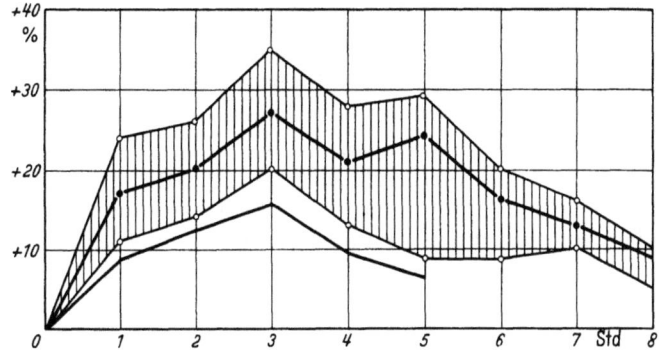

Abb. 14. Spezifisch-dynamische Eiweißwirkung. Schraffiert: Streuungsbreite und Mittelwertkurve von
22 gesunden Versuchspersonen. Darunter die Mittelwertkurve von 27 Kranken mit chromophobem Adenom.

dann einen steigernden Effekt zu haben, wenn die spezifisch-dynamische Wirkung
vorher durch Vorderlappenunterfunktion vermindert war (Liebesny, Liebe-
schütz, Plaut und Schadow, Kestner, Nothaas und Never).

Weshalb es bei Vorderlappeninsuffizienz zu einer Herabsetzung der spezifisch-
dynamischen Wirkung kommt, ist noch unklar. Gewiß ist sie ein Teil der allgemeinen Verlangsamung der Stoffwechselfunktionen, die sich auch in der Herabsetzung des Grundumsatzes äußert. Auch sind Verzögerungen in der Resorption
der Nahrungsmittel sicher beteiligt. So geht nach Braier die Eliminierung des
Stickstoffs durch die Nieren nach einer Fleischmahlzeit bei hypophysenlosen
Tieren langsamer als bei normalen vor sich, während die Gesamttagesausscheidung
nicht vermindert ist.

7. Der Wasserhaushalt.

Die Untersuchung des Wasserhaushaltes bei Hypophysenerkrankungen ist
eine der wichtigsten und *praktisch bedeutsamsten Methoden.* Sie gibt nicht nur
diagnostische Hinweise, sondern erlaubt auch, namentlich im Hinblick auf die
Operation, prognostische Schlüsse. Hinzu kommt, daß die Untersuchungen mit
einfachen klinischen Mitteln durchgeführt werden können.

Während der eigentliche Diabetes insipidus bei chromophoben Adenomen
ausgesprochen selten ist, kommt es bei zahlreichen Fällen zu charakteristischen
Störungen im Wasserhaushalt, die ganz offensichtlich mit der kompletten oder
partiellen Zerstörung des Vorderlappens in Zusammenhang stehen und die in das
Gebiet der hypophysären *essentiellen Oligurie* gehören.

Ein anamnestisch angegebenes temporäres Durstgefühl ist überaus häufig.
Meist handelt es sich um eine periodische Erscheinung, die mehrfach auftritt und

wieder verschwindet. Sie fällt in die Zeit des sich entwickelnden Adenoms. Eine wesentliche Vermehrung der Urinmenge wird dabei nicht beobachtet. Oft ist der Wasserhaushalt bei der Aufnahme in die Klinik schon wieder normalisiert, wie die Funktionsprüfungen ergeben.

Untersucht man die spontan aufgenommene Flüssigkeitsmenge, so findet man, daß die Zufuhr nur relativ selten über das normale Maß hinausgeht, nämlich in 12% aller Fälle. Das mag mit der Periodizität der Erscheinung, vielleicht aber auch mit der Umstellung durch die Klinikaufnahme zusammenhängen.

In jüngster Zeit ist dem Tagesrhythmus der vegetativen Funktionen eine besondere Beachtung zuteil geworden (Jores, Menzel). Im Bereich des Wasserhaushaltes scheint während der Nacht die durch den Hypophysenhinterlappen geförderte Diuresehemmung zu überwiegen. Hier greifen bei Hypophysenläsionen offenbar tiefgreifende Veränderungen Platz; denn bei 122 Patienten mit den verschiedensten Hypophysenerkrankungen, deren Spontanurinmengen über 48—72 Std. ohne diätetische Beschränkungen gemessen wurden, fanden wir nur 21mal ein normales Verhalten der nächtlichen Urinausscheidung.

In allen Fällen von chromophoben Adenomen wurde ein Konzentrationsversuch durchgeführt, der aber nur selten ernsthafte Störungen aufdeckte. Immerhin wurde in einem Drittel der Fälle der Wert von 1025 nicht erreicht. Ein 23jähr. Mädchen mit einem kastaniengroßen Adenom ohne Nierenerkrankung zeigte bei 24stündigem Dursten und kleinen Urineinzelportionen kein höheres spezifisches Gewicht als 1010 (s. Fall II/14, S. 1019).

Die besten Einblicke in die Regulation des Wasserhaushaltes ermöglicht die Wasserbelastung (s. Methodik). Wenn es sich auch um eine durchaus unspezifische Probe handelt, so hat sie sich doch für die Prognosestellung vor der Operation bewährt.

Es ist in jedem Fall unzweckmäßig, mehr als 800 cm³ Wasser zu verabfolgen. Einmal liegt uns nichts daran, die maximale Belastungsfähigkeit der Niere wie im Vollhardschen Versuch zu kennen. Zweitens ist eine Belastung mit größeren Wassermengen durchaus *nicht ungefährlich*. Fast alle Kranken mit Tumoren im Sellabereich neigen zur Wasserretention und damit auch zur Ausbildung von Hirnödem. Sie sind somit bei einer Belastung mit größeren Flüssigkeitsmengen gefährdet. Oft erkennt man schon bei der Untersuchung der spontan gelassenen Einzelportionen die Neigung zur Retention, so daß man auf die Wasserbelastung ganz verzichten kann. Unter Umständen reagieren Kranke mit Hypophysentumoren schon auf die Zufuhr kleiner Flüssigkeitsmengen in empfindlicher Weise mit subjektiven Beschwerden wie Kopfschmerzen und allgemeinem Unwohlsein. Schon dies deutet auf ein flüchtiges Hirnödem hin.

Perémy berichtet über einen 37jähr. Mann mit einem nußgroßen chromophoben Adenom. Nach Belastung mit 1 l Wasser kam es infolge intrakranieller Drucksteigerung zu Krämpfen, Somnolenz und Exitus während des Wasserversuchs. Über eine ähnliche Katastrophe mit tödlichem Ausgang berichtet Pette nach Belastung mit 1 l Tee bei einem Kraniopharygeom.

Auch wir haben einmal ein bedrohliches Zustandsbild bei einem 47jähr. Mann mit einem großen Glioblastom, das vom Mark der re. Hemisphäre bis zum Thalamus reichte, gesehen. Es war zu einer extrainsulären Hyperglykämie durch zentralen Reiz gekommen. Beim Versuch, die Zuckerausscheidungsschwelle der Niere zu prüfen, wurden aus Unachtsamkeit 500 cm³ Tee zur Anregung der Diurese gegeben. Es kam zu Kopfschmerzen, Benommenheit und epileptiformen Krämpfen mit Bewußtlosigkeit. Durch schnell durchgeführte entwässernde Maßnahmen (40% Glucose und Periston i.v., dazu Salyrgan) konnte der ernste Zustand behoben werden.

Bei der Durchführung der Entwässerung empfiehlt es sich, nach der Verabfolgung der hypertonischen Lösung eine intravenöse Salyrganinjektion anzuschließen, um das aus dem Gewebe entfernte Wasser durch die Nieren zu eliminieren.

Folgende Beobachtung erläutert die Retentionsneigung bei gleichzeitiger Konzentrationsschwäche: 23jähr. Mädchen (II/14). Menarche mit 16 Jahren. Menses unregelmäßig mit Intervallen bis zu einem Jahr. Seit 3 Monaten Kopfschmerzen, beiderseits frontal und temporal. Seit 10 Monaten Sehstörungen. In den letzten Wochen vorübergehend Doppelsehen, Kollapsneigung beim Stehen, gelegentliches Erbrechen. — Befund: stark reduzierter Allgemeinzustand. Körpergröße 168 cm, Gewicht 43 kg. Pseudoanämie mit blaßgelblicher Tönung der Haut. Ballonförmig erweiterte walnußgroße Sella. Rechtsseitige Amaurose. Kompletter Ausfall der li. temporalen Gesichtsfeldhälfte. Blutdruck 95/65 mm Hg. Pathologischer Verlauf der orthostatischen Kreislaufbelastung nach SCHELLONG. Dabei Anzeichen von Coronarinsuffizienz. Pathologisches Steh-EKG mit Depression von ST und Abflachung von T in Ableitung I und II. Nüchternblutzucker 79 mg-%. Insulinbelastung subcutan mit 9 E Altinsulin: stark hypoglykämische Reaktion nach $1^1/_2$ Std. Nach Wasserbelastung Retention von 400 g. Durstversuch: Konzentration bis 1010 (Abb. 15).

Die Operation ergab ein kastaniengroßes Adenom, welches das Chiasma von unten anhob und komprimierte. Histologischer Befund: chromophobes Adenom. Postoperativer Verlauf: Schnelle Erholung. Fast völlige Wiederherstellung des Sehvermögens beiderseits. Die Neigung zu Kollaps und Wasserretention blieb jedoch noch monatelang bestehen.

Wie schon erwähnt, handelt es sich bei der Wasserbelastung um eine durchaus unspezifische Probe, die auch sonst bei den verschiedensten Krankheiten einen

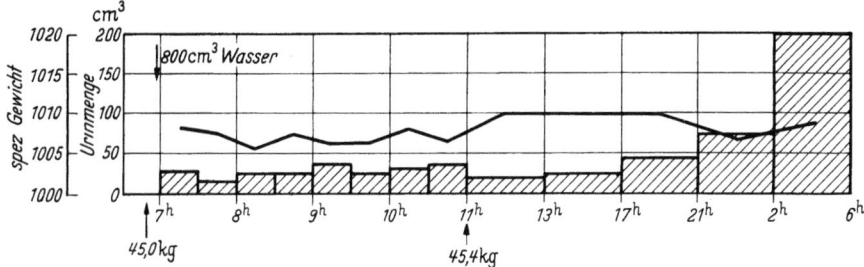

Abb. 15. Diuresetest. Chromophobes Adenom. Belastung mit 800 cm³ Wasser. Retention von 400 cm³ in 4 Std. Konzentrationsschwäche.

pathologischen Verlauf zeigen kann. Bei Vorliegen von Herz- und Nierenkrankheiten sowie bei stärkeren Graden von Fettsucht ist sie nicht zu verwerten. Immerhin fanden wir in 44% aller Fälle von chromophobem Adenom eine z. T. erhebliche Retention mit kleinen Halbstundenportionen im 4 Std.-Versuch. Die zugeführten Wassermengen wurden in diesen Fällen nur langsam, oft mit stundenlanger Verzögerung ausgeschieden.

Von TÖNNIS ist bereits darauf hingewiesen worden, daß offensichtlich ein Zusammenhang zwischen Retentionsneigung und postoperativen Komplikationen besteht. Es zeigte sich nämlich, daß bei denjenigen Patienten, die vor der Operation im Versuch retiniert hatten, nach der Operation zentrale Regulationsstörungen, die meistens als protrahierter peripherer Kreislaufkollaps in Erscheinung traten, ganz besonderes häufig waren. Es hat sich bewährt, bei diesen Patienten bereits vor der Operation die oben erwähnten entwässernden Maßnahmen durchzuführen. Ist dies geschehen, so hat man nach der Operation in weit geringerem Maße Schwierigkeiten zu fürchten.

Auffällig war ein öfters zu beobachtendes eigenartiges Verhalten der spezifischen Gewichte. Lag eine Wasserretention vor und blieben die Halbstundenportionen klein, so kam es nach der Wasserbelastung trotzdem zu einem Absinken des spezifischen Gewichtes, wie man es sonst nur beim Ansteigen der Einzelportionen im Normalfalle sieht (Abb. 16). Die normale Reziprozität beider Kurven ist aufgehoben. Der Organismus reagiert also in bezug auf die Molenausscheidung normal, in bezug auf die Wasserausscheidung aber pathologisch. MARX hat dieses eigenartige Verhalten als *Dissoziation* bezeichnet und legt ihm große Bedeutung bei der Diagnostik zentraler Störungen im Wasserhaushalt zu.

Wir haben es gelegentlich auch bei Retention aus anderer Ursache gesehen, möchten aber die Bedeutung dieses Phänomens nicht bestreiten.

Das Syndrom der essentiellen Oligurie mit Neigung zur Wasserretention, das bei destruierenden Prozessen des Vorderlappens eine so hervorragende Rolle spielt, ist wahrscheinlich als hormonale Ausfallserscheinung anzusehen. Es spricht vieles dafür, daß vom Vorderlappen ein *diuretisches Prinzip* abgegeben wird, das im gesunden Organismus mit dem diuresehemmenden Prinzip des Hinterlappens in einem inneren Gleichgewicht steht. So kann man durch Zerstörung der Hypophyse nur dann einen Diabetes insipidus erzeugen, wenn der Hinterlappen ausgeschaltet, der Vorderlappen aber noch intakt ist (Swann und Penner). Wird durch Läsion im Bereich des Hypothalamus ein Diabetes insipidus hervorgerufen, so läßt er sich durch eine totale Exstirpation der Hypophyse wieder beseitigen, durch Verabfolgung eines Vorderlappenextraktes neuerdings aber wieder erzeugen (Keller). Schon früher hatte Curschmann auf Oligurie und Retention bei Unterfunktionszuständen der Hypophyse wie Simmondsscher Krankheit hingewiesen. Dabei hatte er auch beobachtet, daß Vorderlappenextrakte die Diurese anregten.

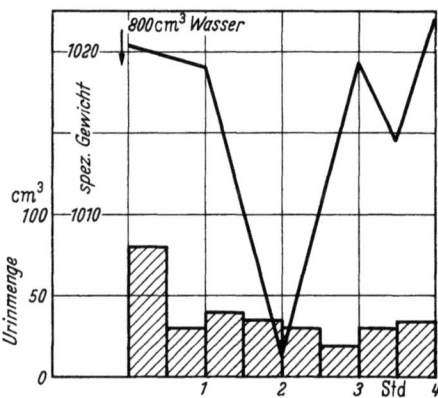

Abb. 16. Diuresetest. Dissoziation der halbstündlichen Urinportionen und des spezifischen Gewichtes.

Die Störung des endohypophysären Gleichgewichtes im Wasserhaushalt wird aufschlußreich durch folgende Beobachtung demonstriert: 37 jähr. Frau (VIII/91), bei der einmal in der Jugend und dann seit 1 Jahr die Menses sistierten. Vor 1½ Jahren hatte sich ein quälendes Durstgefühl, das mit der Ausscheidung großer Mengen eines dünnen Urins verbunden war, eingestellt. Die Patientin trank täglich 3—4 l Wasser. Das spezifische Gewicht lag zwischen 1002 und 1003, im Konzentrationsversuch maximal bei 1008. Im Laufe der langwierigen Erkrankung entwickelte sich ein ausgesprochener Kräfteverfall. Das Körpergewicht, das ursprünglich 60 kg betragen hatte, sank bis auf 45 kg ab. Gleichlaufend mit dieser Entwicklung gingen Durst und Polyurie zurück, so daß im Konzentrationsversuch wieder ein spezifisches Gewicht von 1020 erreicht wurde. Sella- oder Chiasmaläsionen waren nicht nachzuweisen.

Wir vermuten, daß es sich um einen entzündlich-destruierenden Prozeß handelte, der zuerst Läsionen am Hypothalamus, vielleicht auch am Hypophysenhinterlappen (neurosekretorische Bahn) setzte, dann aber auf den Vorderlappen übergriff. Der zunächst beobachtete Diabetes insipidus schwand, als der Prozeß auch den Vorderlappen befiel.

Über ähnliche Fälle ist von Meyer, Meyer-Bisch und Stämmler berichtet worden. Sie sprechen alle dafür, daß vom Vorderlappen ein diuresefördendes Prinzip abgegeben wird. Manche Autoren sehen den wirksamen Faktor im thyreotropen Hormon. Es bleibt dann allerdings merkwürdig, daß man bei gesicherten Überfunktionszuständen des Vorderlappens keinen Diabetes insipidus beobachtet. Jedenfalls haben wir ihn bei 46 Fällen von acidophilen Adenomen des Vorderlappens, bei denen z. T. Struma und erhöhter Grundumsatz für vermehrte Abgabe des thyreotropen Hormons sprachen, nie beobachtet. Man muß allerdings auch daran denken, daß die mangelnde Wasserabgabe mit der allgemeinen Depression der Lebensvorgänge zusammenhängt, was Koella erörtert. Die Trägheit und Verzögerung in der Wasserausscheidung wäre dann mit der Depression des Grundumsatzes und der spezifisch-dynamischen Eiweißwirkung parallel zu setzen. Wie weit der durch ACTH-Ausfall bedingte Unterfunktionszustand der Nebennierenrinde beteiligt ist, bleibt noch offen. Von GAUNT c. s. wird der diuretische Effekt von Nebennierenrindengesamtextrakt, der längere Zeit verabfolgt wurde, infolge Verminderung der tubulären Rückresorption des Wassers erörtert. Dies wäre ein Hinweis auf die Entstehung der Oligurie bei langanhaltender sekundärer Rindeninsuffizienz. Von J. H. BIRNIE wurde ein antidiuretisch wirkendes Prinzip der Hypophyse beschrieben, das im Serum nachweisbar ist und nach Nebennierenentfernung in vermehrter Menge auftritt. Kochsalz und Desoxycorticosteronacetat verhindern die Erhöhung der Substanz im Serum (siehe auch S. THORN und FORSHAM [1951]). Nach OLEESKY und STANBURY kann die hypophysär bedingte Retention beim Diuresetest durch Cortison wieder normalisiert werden.

Daß der Diabetes insipidus beim chromophoben Adenom so selten vorkommt, ist wohl verständlich, da sich so gut wie immer eine Vorderlappeninsuffizienz entwickelt. Unter 206 Fällen von chromophoben Adenomen haben wir nur einen einzigen Fall beobachtet.

44jähr. Mann (II/37), bei dem sich im 18. Lebensjahr zusammen mit dem Auftreten von Kopfschmerzen ein schwerer Diabetes insipidus einstellte. Tägliche Urinabgabe bis zu 12 l bei entsprechend starkem Durstgefühl. Gutes Ansprechen auf Hinterlappenpräparate. Im Laufe von 2—3 Jahren gingen die Erscheinungen zurück. 16 Jahre später Rückgang der Genital- und Axillarbehaarung, des Bartwuchses und der Potenz. Es folgten mehrfache auswärts vorgenommene Röntgenbestrahlungen des inzwischen diagnostizierten Hypophysentumors. Eine auswärts durchgeführte Wasserbelastung mit $1^{1}/_{2}$ l Tee ließ keinen Diabetes insipidus mehr erkennen, hatte vielmehr einen mehrere Stunden anhaltenden „Dämmerzustand" zur Folge. Die Ausscheidung war stark verzögert. Es wurde jedoch ein spezifisches Gewicht von 1020 erreicht. Bei der Aufnahme ergab sich ein ausgesprochener Hypogenitalismus bei verminderter Genitalbehaarung. Weitgehende Destruktion und Erweiterung der Sella. Bitemporale Einschränkung der Gesichtsfelder für Farben. Die jetzt vorgenommene Operation ergab ein Hypophysenadenom, das sich histologisch als gemischtzellig herausstellte. Bereits kurze Zeit nach der Operation wurde ein spezifisches Gewicht von 1030 gemessen.

Rückschauend kann man sagen, daß es sich um ein Vorderlappenadenom handelte, das frühzeitig den Hinterlappen oder die „neurosekretorische Bahn" lädierte und erst später zu einer Zerstörung des Vorderlappens führte. Damit verschwand der Diabetes insipidus, und die eigentlichen Zeichen der Vorderlappeninsuffizienz traten zu Tage.

Das von ROBINSON, POWER und KEPLER angegebene Verfahren, durch Belastung im Wasserhaushalt eine larvierte Nebennierenrindeninsuffizienz zu erkennen, haben wir wieder verlassen, da man mit dieser Probe nur schwerste Formen des Rindenversagens aufdecken kann und weil die Wassermenge, die verabfolgt werden muß, aus den erörterten Gründen zu groß ist.

8. Die Beteiligung der Nebennierenrinde.

Die Funktion der Nebennierenrinde (NNR) ist für die endokrinologische Beurteilung eines Hypophysenadenoms von entscheidender Bedeutung und steht z. Z. durchaus im Mittelpunkt der klinischen Bemühungen. Operationsindikation und Prognose werden maßgebend durch ihren Funktionszustand bestimmt, seit wir erkannt haben, daß ein großer Teil der durch Vorderlappenzerstörung bedingten endokrinen Ausfallserscheinungen nicht primär hypophysärer Genese ist, sondern sekundär durch mangelnde ACTH-Produktion und Atrophie der NNR bewirkt wird. Wenn die Funktionsdiagnostik noch unbefriedigend ist, so liegt es daran, daß wir noch ganz im Anfang der Entwicklung stehen und bisher nur über geringe Möglichkeiten verfügen, inkomplette Zustände der Unterfunktion zu erkennen. Es sind eine Reihe von Testmethoden entwickelt worden, deren Fehlermöglichkeiten z. Z. diskutiert werden. Unsere Kenntnisse sind erheblich durch das Studium des primären (von der NNR ausgehenden) und des sekundären (durch chromophile Adenome bedingten) Hypercortizismus gefördert worden, da dieser in vielen Punkten das Gegenstück zu den Rindeninsuffizienzen bildet.

Die beste Methode wäre zweifellos, die von der Hypophyse abgegebene ACTH-Menge direkt zu bestimmen. Der Blutspiegel ist aber im Normalfalle schon so niedrig und die Bestimmungsmethoden sind so schwierig, daß diese Möglichkeit ganz ausscheidet. Wir müssen also die ACTH-Produktion am Funktionszustand der NNR zu erfassen suchen, wobei die Frage, ob es sich um eine primäre oder sekundäre Funktionsanomalie der Rinde handelt, bei unklaren Krankheitsbildern oftmals offen bleiben muß. Wieweit die bei den chromophoben Adenomen zu erwartende Rindenatrophie fortgeschritten ist, kann man am besten aus der Aktivierung der Steroidproduktion nach ACTH-Gaben ersehen, obwohl auch hier manchmal eine gute Funktion vorgetäuscht wird, wenn nur geringe Reste von Rindengewebe erhalten sind.

Bei unseren Untersuchungen haben wir uns als Testmethoden der Steroidausscheidung im Urin einerseits und der Eosinophilenprobe andererseits bedient. Nach den bis jetzt vorliegenden Untersuchungen (s. STAUDINGER) lassen sich aus der NNR neben der amorphen Fraktion 6 chemisch definierte Körper gewinnen, die als Corticosteroide bezeichnet werden und im Überlebenstest wirksam sind. Von den in der Rinde produzierten Hormonen erscheint nach mannigfacher Umwandlung ein kleiner Bruchteil im Harn, der in Gruppenbestimmungen erfaßt und als „Corticoide" bezeichnet wird. Beim Manne beträgt die Tagesausscheidung 600—800 γ, bei der Frau 400—800 γ. Abhängigkeit vom Cyclus, vom Alter, von besonderen Belastungen besteht und ist besonders zu beachten. Von den zahlreichen im Urin ausgeschiedenen Steroiden gehört ein großer Teil zur Gruppe der 17-Ketosteroide. Beim Manne stammt ein Drittel aus den Testes, zwei Drittel aus der NNR, während sie bei der Frau wahrscheinlich in ihrer Gesamtheit ihren Ursprung in der NNR haben. Die normale Tagesausscheidung beträgt beim Manne 10—17 mg, bei der Frau 6—10 mg (STAUDINGER, KENIGSBERG, PERRY und ZIMMERMANN). Von besonderer Bedeutung ist ihre erhöhte Ausscheidung beim Hypercorticismus, insbesondere, wenn dieser durch ein Adenom der NNR bedingt ist. Ausscheidungen, die höher als 50 mg pro Tag liegen, dürfen als beweisend für das Vorliegen eines NNR-Tumors gelten (BAHNER).

Die Ausscheidung der 17-Ketosteroide wurde in 30 Fällen, die der Gesamtcorticoide in 27 Fällen von chromophobem Adenom untersucht[1]. Dabei zeigte sich, daß sich normale, erhöhte und erniedrigte Werte ziemlich gleichmäßig über die ganze Reihe verteilten.

Erniedrigt	Normal	Erhöht	Erniedrigt	Normal	Erhöht
11	9	10	7	4	16
17-Ketosteroide 30 Fälle			Gesamt-Corticoide 27 Fälle		

Bei den Corticoiden überwiegen sogar die erhöhten Werte. Unsere Erwartung, daß sich entsprechend der wohl immer vorhandenen Vorderlappenkompression vorwiegend niedrige Werte finden würden, hat sich also nicht erfüllt.

---

[1] Von diesen 30 Patienten wurden 12 von LINS und OBERDISSE, 18 von DRIESEN nach gleicher Methodik untersucht. Über beide Gruppen wurde bereits auf dem „Symposion über die Funktion des Hypophysen-Nebennierenrindensystems" in Freiburg im Breisgau, 8. bis 10. Juni 1952, berichtet. Die Untersuchung der 1. Gruppe wurde freundlicherweise von Herrn Privatdozent Dr. STAUDINGER, Mannheim, durchgeführt.

Nun gilt aber für beide Versuchsreihen, daß man den leicht erhöhten und den leicht erniedrigten Werten keine große Bedeutung beimessen darf. Die Fälle mit stark und eindeutig erniedrigten Werten sind deshalb von besonderem Interesse. Dies trifft für 5 Fälle bei den 17-Ketosteroiden und für 7 Fälle bei den Corticoiden zu ($<$ 2,3 mg bzw. $<$ als 200 γ). Die 3 Fälle, die nach der Operation infolge zentraler Regulationsstörungen gestorben sind, gehören sämtlich in diese Gruppe, außerdem noch 2 Patienten, deren Prognose angesichts ihrer endokrinen Ausfallserscheinungen so schlecht war, daß sie gar nicht mehr operiert wurden.

Man darf aus den vorgelegten Untersuchungen den Schluß ziehen, daß die Steroidbestimmung für die Prognose dann von besonderer Bedeutung ist, wenn sich stark erniedrigte Werte ergeben. Allerdings sind abnorm niedrige Werte besonders kritisch zu betrachten, weil das exakte Sammeln des Urins über mehrere Tage bei diesen oft schwerkranken Menschen auf Schwierigkeiten stößt und so erniedrigte Werte vorgetäuscht werden können. Für die große Mehrzahl, nämlich zwei Drittel aller Fälle, muß man annehmen, daß noch genügend funktionstüchtiges Vorderlappengewebe vorhanden ist, so daß durch ausreichende ACTH-Produktion die Funktion der NNR aufrecht erhalten bleibt. Wahrscheinlich braucht dieser Vorderlappenrest nicht allzu groß zu sein, da wir normale oder erhöhte Steroidausscheidungen auch bei stark erweiterter oder zerstörter Sella finden. Man muß auch berücksichtigen, daß sich eine Zerstörung der Hypophyse nie so verhängnisvoll auswirkt wie eine Zerstörung der Nebennieren, offenbar, weil es auch noch andere Regulatoren der Rindenfunktion gibt (VOGT).

Wie schon erwähnt, gibt es bei Läsion des Vorderlappens eine Reihenfolge im Ausfall der Hormonproduktion. Die gonadotrope Funktion ist wesentlich leichter lädierbar als die Produktion des ACTH. Dementsprechend finden wir Störungen in der Sexualsphäre viel häufiger als Unterfunktionen im Bereich der NNR, die für den Fortbestand des individuellen Lebens von entscheidender Bedeutung ist.

Wie ist es aber zu erklären, daß in einem Teil der Fälle die Steroidausscheidung erhöht ist? Man darf nach den Untersuchungen von M. VOGT und INGLE annehmen, daß die NNR des Menschen täglich 40—60 mg Rindenhormon produzieren. Davon erscheinen aber nur 600—800 γ täglich im Urin, also etwa 1%. Ist es überhaupt erlaubt, aus einer so kleinen Menge, die als Schlacke des Hormonstoffwechsels anzusehen ist, weitgehende Schlüsse zu ziehen? Dabei ist besonders zu berücksichtigen, daß wir über das wahre Schicksal der Nebennierenhormone im Körper noch gar nicht unterrichtet sind. Es ist sogar schon die Frage erörtert worden, ob es einen Kreislauf der Corticoide gibt, so daß sie nach ihrem Wirksamwerden in der Peripherie wieder in der NNR in ihre ursprüngliche Form zurückverwandelt werden (J. FREY). Bedeutsam erscheint uns die Anregung STAUDINGERs, die Utilisation, d. h. den Verbrauch der Hormone in der Peripherie, mit in Erwägung zu ziehen. Die Ausscheidung im Urin würde sich damit als Teil eines Bilanzproblems ergeben. Ist sie vermindert, so könnte dies sowohl durch eine Drosselung der Produktion wie auch durch einen erhöhten Verbrauch in der Peripherie bedingt sein. Im Falle des chromophoben Adenoms, das zu einer Vorderlappeninsuffizienz und, wie Grundumsatz und spezifisch-dynamische Wirkung zeigen, zu einer allgemeinen Depression der Stoffwechselfunktionen führt, müßte man annehmen, daß die herabgesetzte Zerstörung der Corticoide in der Peripherie des Körpers in einem Teil der Fälle zu der anders schwer zu verstehenden Erhöhung der Ausscheidung führt.

Noch ein weiterer Punkt ist zu berücksichtigen. APPEL hat vor kurzem auf die Bedeutung der Diurese für die Ausscheidung der Corticoide aufmerksam gemacht. Während sich bei den 17-Ketosteroiden keine Abhängigkeit von der Tagesurinmenge ergab, zeigte sich bei den Corticoiden eine deutliche Bindung.

Bei Verdoppelung oder Verdreifachung der Tagesurinmenge durch gleichmäßige Flüssigkeitszufuhr steigt auch die ausgeschiedene Corticoidmenge auf das Zwei- und Dreifache an. Ganz besonders betrifft dies die „relativ gut petroläther- lösliche" Fraktion. Für die Beurteilung der Hypophysenadenome scheint die Diurese jedoch keine große Bedeutung zu besitzen, da große Urintagesmengen aus den obenerwähnten Gründen nicht vorkommen. Die mittlere Ausscheidung liegt durchweg bei etwa 1 l. Unter der Annahme, daß die Ausscheidung der Corticoide linear mit der Urinproduktion zunimmt, haben wir die gefundene Tagesmenge auf 1 l Urin bezogen. Dabei zeigte sich, daß das Verhältnis zwischen der hohen Tagesausscheidung der chromophilen Adenome und der niedrigen Tagesausscheidung der Kraniopharyngeome (s. unten) sich zwar etwas verschob, im wesentlichen aber bestehen blieb. Vielleicht ergeben sich übersichtlichere Verhältnisse, wenn wir die Zahl unserer Untersuchungen erhöht haben.

Von systematischen Untersuchungen der chromophoben Adenome in bezug auf die Steroidausscheidung ist uns nichts bekannt. In der Literatur finden sich aber vereinzelte Hinweise. Hurxthal und Younghusband geben in summa- rischer Weise an, daß sich die Ausscheidung der 17-Ketosteroide Null nähere. In dieser allgemeinen Form trifft diese Behauptung sicher nicht zu. Auch Pasch- kis und Cantarow erwähnen die verminderte Ausscheidung der 17-Ketosteroide im Urin. Über einen Fall mit stark erniedrigten Werten berichten Luft und Sjögren. In den großen Statistiken von Frazier, Perémy, Grant, Davidoff und Feiring, sowie von Bakay finden wir noch keine Angaben über Steroid- ausscheidungen. Über verminderte Ausscheidung der 17-Ketosteroide bei Hypo- physen-Insuffizienz berichten Mason und Engstrom.

9. Der Eosinophilen-Test.

Von Hills, Forsham und Finch wurde die Beobachtung gemacht, daß die eosinophilen Zellen des Blutes nach Verabfolgung von ACTH durch Aktivierung der NNR-Sekretion stark abfallen. Bei der Nebenniereninsuffizienz, zumal bei der Addisonschen Krankheit, bleibt dieser Abfall aus. Da die Eosinophilen des Blutes auf Zufuhr eines wirksamen Rindenhormons auch bei dieser Krankheit ansprechen, ist es klar, daß das ACTH seine Wirksamkeit nur über die Nebenniere entfalten kann. Thorn, Forsham, Prunty und Hills haben im gleichen Jahr diese Beobachtung zu einer Funktionsprüfung des Hypophysen-NNR-Systems ausgebaut. Wie allen biologischen Funktionsprüfungen kommt auch dem Eosino- philen-Test nur eine beschränkte Bedeutung zu. So ist von mehreren Autoren auf Spontanschwankungen der Eosinophilen im Verlaufe eines Vormittags hingewiesen worden (Hitzelberger, Ruppel und Weissbecker). Nach Bahner soll sich die Zahl der Eosinophilen im Laufe des Nachmittags gleichmäßiger verhalten. Der Auslösung des Eosinophilen-Abfalls durch ACTH ist gegenüber dem Adrenalin der Vorzug zu geben, da das Adrenalin einmal in unspezifischer Weise (stress) das Hypophysen-NNR-System reizt und so zum Abfall der Eosinophilen führt, andererseits aber auch von sich aus eine Eosinopenie hervor- rufen kann (Ruppel und Hitzelberger). Hinzu kommt, daß der Reaktionsweg beim Adrenalin wesentlich länger ist als bei dem unmittelbar einwirkenden ACTH. Auf Grund zahlreicher Literaturangaben darf man annehmen, daß der durch ACTH ausgelöste Eosinophilen-Test bei der Addisonschen Krankheit fast stets pathologisch ausfällt. Über den sekundär durch Vorderlappeninsuffizienz bewirk- ten Hypocorticismus liegen jedoch nur wenige Untersuchungen vor. Hitzel- berger, Ruppel und Weissbecker berichten über 8 Fälle von Hypophysen- Nebennierenrinden-Insuffizienz, bei denen der Eosinophilen-Test 3mal patho- logisch ausfiel.

In unserem Krankengut haben wir den Eosinophilen-Test in 50 Fällen durchgeführt. Darunter finden sich 12 Fälle von chromophobem Adenom. Der prozentuale Abfall der Eosinophilen war 5 mal normal, in 7 weiteren Fällen pathologisch. Die Zahl der untersuchten Fälle reicht nicht aus, um bindende Schlüsse zu ziehen. Doch scheint der Untersuchung auch bei den Hypophysentumoren eine Bedeutung zuzukommen.

In jedem Falle stellt der 4 Std.-Test nur ein grobes Ausleseverfahren dar. Bei pathologischem Ausfall sollte man den in der Methodik beschriebenen zuverlässigeren 48 Std.-Test durchführen, was bisher nur in wenigen Fällen möglich war. Einmal scheint das ACTH bei i.m. Applikation von einzelnen Menschen inaktiviert werden zu können; zweitens ist die i.v. Verabfolgung an sich wirksamer. Ob man aber angesichts der bei Vorderlappeninsuffizienz wohl meist vorhandenen Reserve der NNR-Funktion die stärkere oder die vielleicht angemessenere schwächere Belastung durchführen sollte, müssen weitere Untersuchungen lehren.

10. Die Reaktionsbereitschaft der Haut.

In tierexperimentellen Untersuchungen hat TONUTTI dargetan, daß der Organismus nach Hypophysektomie in einen Zustand der Reaktionslosigkeit geraten kann. Nach Verabfolgung von Diphtherietoxin bei Meerschweinchen kommt es an der Haut zu einer ausgeprägten serös-hämorrhagischen Entzündung. Auch an der NNR treten charakteristische Veränderungen mit Ödem, Blutungen und Nekrosen auf. Nach Hypophysektomie sind die genannten Veränderungen weder an der Haut noch an der Nebenniere festzustellen. Ähnliche Ergebnisse sind bei Verbrühungen an Ratten zu finden. Auch hier gerät der Organismus durch das Fehlen der Vorderlappenfunktion in einen Zustand der Anergie. Wir sahen in diesen Untersuchungen die Möglichkeit, uns ein Urteil über die Reaktionslage des Organismus bei Hypophysentumoren zu bilden und haben als Hautreiz das Cantharidenpflaster verwandt (THEWS). Insgesamt wurden 56 Patienten mit organischen Läsionen im Sellabereich von THEWS untersucht. Darunter fanden sich 22 Fälle mit chromophobem Adenom. Bei diesen kam es 14 mal nicht zur Blasenbildung, d. h. zwei Drittel der Fälle blieben reaktionslos. Ein ähnlich hoher Prozentsatz von Reaktionslosigkeit, nämlich 73%, fand sich bei der Gesamtzahl der Kranken mit hypophysären Störungen. Da eine mangelnde Reaktion auch bei 20% aller normalen Versuchspersonen beobachtet wurde, ist der Ausfall im Einzelfall mit Vorsicht und nur im Rahmen der Gesamtbeurteilung zu verwerten.

Es scheint uns von Bedeutung zu sein, daß bei einer vor der Operation festgestellten normalen Ausgangslage nach der Operation in einem Drittel des untersuchten Krankengutes eine Reaktionslosigkeit der Haut eintreten kann. Offenbar hängt dies mit der durch das Operationstrauma gesetzten Schädigung des noch vorhandenen Vorderlappengewebes zusammen.

11. Der Kohlenhydratstoffwechsel.

Die Beziehungen der Hypophyse zum Kohlenhydratstoffwechsel sind seit den ersten Beobachtungen von P. MARIE über das Vorkommen des Diabetes mellitus bei der Akromegalie bekannt. Aber erst die Untersuchungen von HOUSSAY und später von YOUNG haben die Beziehungen zwischen Vorderlappen und Pankreas aufgeklärt. HOUSSAY konnte in seinen bekannten Arbeiten an Hund und Kröte den Beweis führen, daß im Vorderlappen ein diabetogenes Prinzip vorhanden ist. Der experimentell erzeugte Diabetes eines pankreaslosen Tieres verschwindet oder wird gemildert, wenn man dem Tier zusätzlich die Hypophyse entfernt. Man kann es auf diese Weise am Leben erhalten, es zeigt einen niedrigeren Blutzucker und eine geringere Glykosurie und Acetonurie als ein Tier, dem allein das Pankreas entfernt wurde. Allerdings ist seine Fähigkeit zur Blutzuckerregulation weitgehend verloren gegangen. Im Hungerzustand kommt es leicht zu Hypoglykämien, während der Blutzucker bei Kohlenhydratzufuhr auf abnorm hohe Werte ansteigt. Die Injektion von Vorderlappenextrakt stellt den ursprünglichen Diabetes wieder her. Auf der anderen Seite zeigt das Tier eine übermäßige Insulinempfindlichkeit, die bei Insulinbelastung leicht zum Tode führt. Demgegenüber konnte Houssay und vor allem später Young zeigen, daß man bei normalen Hunden durch intraperitoneale Injektion eines Vorderlappenextraktes in verhältnismäßig kurzer Zeit einen permanenten Diabetes hervorrufen kann, der sogar weiter fortbesteht, wenn die Injektionen abgesetzt werden (schematische Übersicht s. Tab. 2). Durch zusätzliche Entfernung des Pankreas kann keine wesentliche

Tabelle 2. *Schematische Darstellung der Beziehungen zwischen Inselsystem und Hypophysenvorderlappen in bezug auf den Kohlenhydratstoffwechsel.*

	Pankreas	Hypophysenvorderlappen	
1.	+	+	Normaler KH-Stoffwechsel. Stabiles Gleichgewicht.
2.	−	+	Pankreasdiabetes.
3.	+	+ +	Hypophysärer Diabetes nach Young.
4.	−	−	„Houssay-Tier". Kein Diabetes. Labiles Gleichgewicht.
5.	+	−	Hypoglykämische Stoffwechsellage.

Verschlechterung des Diabetes hervorgerufen werden (Campbell, Keenan und Best). An den β-Zellen des Inselapparates lassen sich erhebliche pathologische Veränderungen feststellen (Richardson). Durch Verabfolgung großer Insulinmengen gleichzeitig mit dem Vorderlappenextrakt kann das Auftreten des Diabetes verhindert werden. Hat sich der permanente (sog. metahypophysäre Diabetes) entwickelt, so treten gewisse charakteristische Veränderungen gegenüber der ersten Phase der Diabetesentstehung ein, die auch für das Verständnis des menschlichen hypophysären Diabetes von Bedeutung sind. So macht vor allem die ursprüngliche Insulinresistenz einer normalen Insulinempfindlichkeit Platz.

Das hypophysenlose Tier ist demgegenüber wie das „Houssay-Tier" durch eine ausgesprochen hypoglykämische Stoffwechsellage gekennzeichnet. Nahrungsentzug wird sehr schlecht vertragen und führt unter schweren hypoglykämischen Erscheinungen zum Tode, wenn nicht Kohlenhydrate oder Vorderlappenextrakte zugeführt werden. Auch Eiweiß, nicht aber Fett, kann das Absinken des Blutzuckers verhindern. Leber und Muskelglykogen fallen im Hungerzustand stark ab, was ebenfalls durch Vorderlappenextrakte verhütet werden kann. Die hypoglykämische Stoffwechsellage beruht auf der Unfähigkeit des hypophysenlosen Tieres, Eiweiß in Zucker umzuwandeln. Nach Glucose- und Adrenalinbelastungen kommt es zu ungewöhnlich starken reaktiven Hypoglykämien, die unter Umständen tödlich enden können. Ganz besonders auffallend ist auch hier die erhöhte Empfindlichkeit gegenüber Insulin, die um das Vielfache ansteigen kann. Insulindosen, die von normalen Tieren leicht vertragen werden, führen unter Krampferscheinungen zum Tode. Auch hier wirkt Vorderlappenextrakt normalisierend. Belastet man ein hypophysenloses Tier mit Glucose, so findet man im allgemeinen keine gesteigerte Toleranz. Bei oraler Belastung wird die flachere Blutzuckerkurve nicht durch erhöhte Verwertung, sondern wahrscheinlich durch Resorptionsstörungen bewirkt (Laszt und Verzár). Bei intravenöser Belastung findet man eine erhöhte und verlängerte Kurve, also eine Toleranzverminderung.

a) Die Kohlenhydrattoleranz.

Da bei fast allen Kranken mit den klinischen Anzeichen eines chromophoben Adenoms mit einer Kompression oder sogar mit einer weitgehenden Zerstörung der Hypophyse zu rechnen ist, erhebt sich die Frage, ob es möglich ist, sich durch Untersuchungen im Kohlenhydratstoffwechsel ein Bild über die Größe des verbliebenen Restes und seiner Funktion zu machen. Dies wird nur in besonderen Fällen und auch nur durch Belastungen möglich sein, weil die Funktion des Restes meist ausreicht oder sich anderweitige Kompensationsmöglichkeiten ausgebildet haben.

So findet man den Nüchternblutzucker in der Mehrzahl der Fälle in normalen Grenzen, und zwar in 50% zwischen 110 und 130 mg-%, in 40% unter 110 mg-%

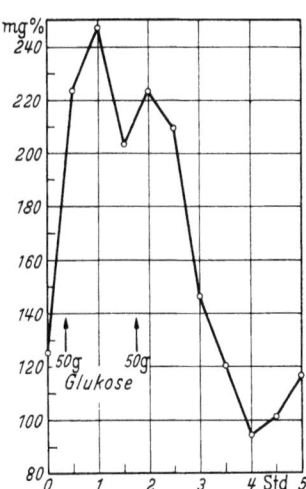

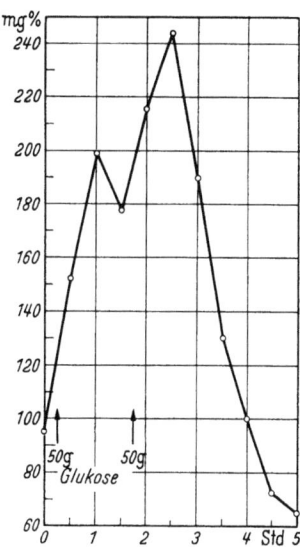

Abb. 17. Glucosedoppelbelastung. „Dysregulation". 30 jähr. Mann (II/29). Großes chromophobes Adenom, vorwiegend suprasellär entwickelt.

Abb. 18. Glucosedoppelbelastung. Stärkere Dysregulation. 52 jähr. Frau (II/30). Großes chromophobes Adenom, z T. suprasellär entwickelt.

und nur in 10% über 130 mg-%. Es besteht also eine gewisse Tendenz zur Erniedrigung der Werte, während erhöhte Werte selten sind.

Dies drückt sich auch in den subjektiven Beschwerden aus. Längeres Fasten wird schlecht vertragen, besonders wenn es mit Arbeitsleistung verbunden ist. Aus den Angaben der Patienten kann man des öfteren entnehmen, daß es zu latenten hypoglykämischen Zuständen kommt.

Um die Toleranz zu prüfen, führten wir Glucosedoppelbelastungen durch (s. Methodik). Über die normale Streuungsbreite und die verschiedenen Typen des Kurvenablaufs haben wir bereits an anderer Stelle berichtet (OBERDISSE, 1951). Da die normale Streuung erheblich ist, kann man aus einer vereinzelten Kurve kaum Schlüsse ziehen. Bei unseren Untersuchungen zeigte sich, daß es einen echten Diabetes mellitus oder eine ausgesprochen diabetische Stoffwechsellage bei den chromophoben Adenomen nicht gibt, was ja auch zu erwarten ist. Die Mehrzahl der Kurven gehört einem Typ an, den wir als „Dysregulation" bezeichneten (Abb. 17). Es kommt nach der ersten Zuckergabe zu einem besonders hohen und steilen Anstieg der Blutzuckerkurve über 200 mg-%. Nach einem tiefen Einschnitt sieht man einen zweiten, ebenfalls hohen Gipfel, der aber unter

dem ersten liegt. Sodann erfolgt in der 4.—5. Std. eine kräftige reaktiv-hypoglyk-
ämische Phase, die oft zu Mißempfindungen führt. Im großen und ganzen entspricht die Kurve oft dem, was man bei hypophysenlosen Hunden sieht. Die
Zuckerzufuhr treibt den Blut-
zucker ungewöhnlich hoch
hinauf. Wenn dann im 2. Teil
des Versuchs die Insulinmo-
bilisierung erfolgt, macht sich
das Fehlen der Dämpfung
durch den Vorderlappen bemerkbar. Es kommt zu einem
tiefen hypoglykämischen Absinken. Diese Verlaufsform
sahen wir in 57% der Fälle,
während nur 27% im Bereich
der Norm lagen. 15% zeig-
ten einen insgesamt hoch-
gerückten Kurvenverlauf, bei
dem der zweite Gipfel den
ersten übertraf (Abb. 18).
Man könnte versucht sein,
ihn als „latent-diabetisch"
zu bezeichnen. Wir haben

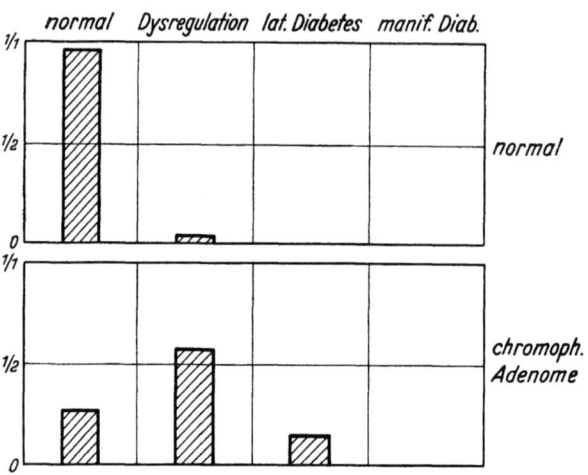

Abb. 19. Verteilungsdiagramm der Blutzuckerkurven nach Glucosedoppelbelastung bei gesunden Versuchspersonen und Kranken mit
chromophobem Adenom. Erläuterung siehe Text!

aber nie gesehen, daß sich daraus ein echter Diabetes entwickelte, auch nicht nach
dem Trauma der Operation, so daß es wohl richtiger ist, diesen Typ als Form
einer schweren Dysregulation aufzufassen. Die Häufigkeitsverteilung gegenüber
gesunden Versuchspersonen zeigt Abb. 19.

b) Die Insulintoleranz.

Wie bereits erwähnt, ist die Insulinintoleranz eine der auffälligsten Erscheinungen des hypophysenlosen Tieres. Es ist ferner bekannt, daß bei den verschiedensten Erkrankungen, bei denen man eine hypophysäre Unterfunktion annehmen
muß, Insulin sehr schlecht vertragen wird, so beim hypophysären Zwergwuchs,
beim hypophysären Infantilismus, ganz besonders bei der Anorexia nervosa und
bei den mageren Formen der Simmondsschen Krankheit. Bei den letzteren
Zuständen ist allerdings zu beachten, daß dem Organismus infolge des allgemeinen
Schwundes der Körpersubstanz nicht die nötigen Glykogenmengen zur Verfügung stehen, um die Insulinwirkung auszugleichen. An der erheblichen Insulin-
überempfindlichkeit bei diesen Zuständen ist aber nicht zu zweifeln. Unter
Umständen geraten solche Kranke schon nach 4 oder 6 E Altinsulin in ein schweres
langanhaltendes hypoglykämisches Koma, aus dem sie nur schwer wieder zu
erwecken sind. Auf den Wechsel in der Insulinempfindlichkeit beim experimentellen, durch Vorderlappenhormon erzeugten Diabetes wurde schon hingewiesen. Auf das gleiche Phänomen beim Diabetes des Akromegalen werden wir
später noch eingehen. Auf der anderen Seite hat Falta mit seiner Schule schon
vor langer Zeit versucht, 2 Typen des Diabetes, den insulinempfindlichen und den
insulinresistenten, herauszuarbeiten. Den ersten sog. Pankreastyp findet man
besonders bei Jugendlichen, Leptosomen, zur Acidose neigenden Personen,
während der zweite, der sog. Gegenregulationstyp, vor allem ältere und pyknische
Personen betrifft. Standardmethoden zur Prüfung der Insulinempfindlichkeit
sind von Radoslav und von McBryde angegeben worden. Die Insulinbelastung

ist zweifellos eine brauchbare Methode, um sich über die Funktion des gegenregulatorischen Apparates zu informieren. Man darf nur nicht zuviel von ihr verlangen und etwa erwarten, daß man Krankheitsprozesse im Bereich des Hypophysenzwischenhirnsystems mit dieser Probe lokalisieren könnte. Es handelt sich um ein durchaus unspezifisches Verfahren (s. Methodik).

In welcher Weise sich unsere Fälle auf die als normal, hypoglykämisch, flach und invers bezeichneten Kurventypen verteilen, geht aus Abb. 20 hervor. Die tief-hypoglykämischen Kurven kommen nicht öfter vor als beim Normalen. Allerdings beobachteten wir häufiger in der 3. und 4. Std. eine klinische Hypoglykämie, die wir bei der angewandten Dosis bei gesunden Versuchspersonen nicht fanden. Sie läßt sich in der Wirkungsgröße der Kurve nicht ausdrücken, weil der Versuch in solchen Fällen abgebrochen wurde. Die Mehrzahl gehört in den Bereich der „normalen" oder „flachen" Kurven, bei denen trotz weitgehender Läsion des Vorderlappens die Gegenregulation genügend in Erscheinung tritt.

Ein kleiner Teil der Kurven zeigte eine Inversion der Insulinwirkung, d. h. die Kurven verliefen oberhalb der Null-Linie, was man ebenfalls beim Normalen nicht beobachtet und auf eine übermäßig starke Gegenregulation bezogen werden muß.

Aus dem Diagramm ist zu entnehmen, daß das Verhalten der Blutzuckerkurve nach der Insulinbelastung in der Mehrzahl der Fälle keineswegs dem des hypophysenlosen Tieres entspricht. Auch hier spielt das kompensatorische Einspringen peripherer Drüsen

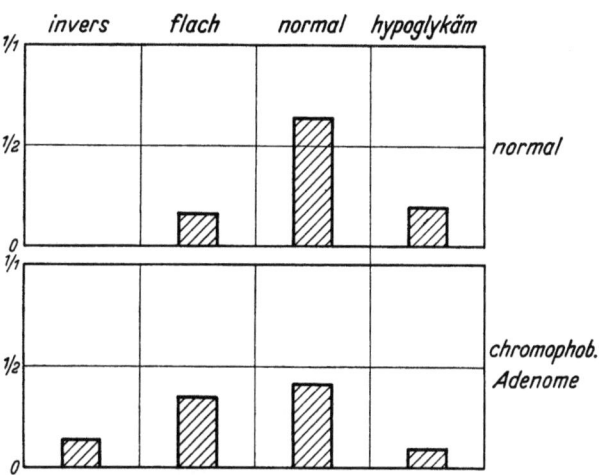

Abb. 20. Verteilungsdiagramm der Blutzuckerkurven nach Insulinbelastung bei gesunden Versuchspersonen und Kranken mit chromophobem Adenom.

bei langsamer Entwicklung der Krankheit eine Rolle. So darf man nach den Ergebnissen der Steroidbestimmung im Urin annehmen, daß die NNR in einem Teil der Fälle funktionstüchtig bleiben und gegenregulatorisch wirken können.

Die meisten Autoren, die sich mit dem Stoffwechsel der chromophoben Adenome befaßt haben, geben eine Neigung zu Hypoglykämien an. Systematische Untersuchungen sind aber selten, da die Berichte meistens aus chirurgischen Abteilungen stammen. So fand BAKAY in der Operationsserie von OLIVECRONA unter 90 chromophoben Adenomen 80mal einen Blutzucker unter 100 mg-%. Auffälligerweise befand sich auch ein Diabetes mellitus mit Glykosurie und einem Blutzucker von 200 mg-% darunter. Der Diabetes verschwand nach der Entfernung des Tumors. Man muß sich in diesem Fall fragen, ob nicht eine besondere, sekretorisch-aktive Form eines chromophoben Adenoms vorgelegen hat, ähnlich der weiter unten erwähnten, von uns beobachteten Patientin, bei der ebenfalls der Diabetes nach Exstirpation eines chromophoben Adenoms vom fetalen Typ mit ungewöhnlichen Riesenzellen verschwand. HURXTHAL und YOUNGHUSBAND sprechen von niedrigen Blutzuckerkurven nach Glucosebelastung und übermäßiger Insulinsensibilität. DAVIDOFF und FEIRING fanden im Operationsmaterial von CUSHING bei 93 chromophoben Adenomen den Nüchternblutzucker und die Zuckertoleranz meist in normalen Grenzen. Paschkis und Cantarow sahen eine teils normale, teils erniedrigte Insulintoleranz. Wild und Simon untersuchten 7 Fälle von chromophobem Adenom; sie fanden normale Blutzuckerwerte und normale Belastungsproben.

c) Die Zuckerausscheidungsschwelle der Niere.

Bei der Beobachtung der Akromegalie mit Diabetes war aufgefallen, daß die Zuckerausscheidungsschwellen bei Hypophysenkranken manchmal ungewöhnlich hoch liegen können (Lucke). Deshalb sind die früher üblichen Toleranzbestimmungen für Traubenzucker ohne Bestimmung der Blutzuckerkurve meistens wertlos, da die erhöhte Schwelle nicht berücksichtigt wurde. Die Zuckerausscheidungsschwelle ist im Tierexperiment zwar nicht durch Nerventrennung, wohl aber durch Zufuhr von Vorderlappenextrakt zu senken (Oberdisse und Paraskevopoulos). Bei diesen Versuchen führten bereits geringe Blutzuckersteigerungen zur Zuckerausscheidung, d. h. es entstand eine Art von künstlichem Diabetes renalis.

Als wir bei unseren Kranken mit chromophobem Adenom die Schwelle bestimmten (s. Methodik), stellten wir fest, daß sie gegenüber dem Normalwert signifikant erhöht war. Im Mittel ergab sich ein Wert von $207 \pm 7,0$ mg-% gegenüber einem Normalwert von $190 \pm 2,8$ mg-%.

Demgegenüber fand Robbers, daß es bei akuten Störungen im Hypophysenzwischenhirnsystem zu Schwellenerniedrigungen kommen kann. Bei allen chronischen Erkrankungen der Hypophyse fanden wir jedoch die Schwelle erhöht.

12. Differentialdiagnose der sellären, supra- und parasellären Geschwülste.

Eine Abgrenzung gegenüber anderen Geschwülsten der Chiasmagegend verlangen nur die chromophoben Adenome, da die acidophilen wie die basophilen durch die Akromegalie und das Cushingsyndrom keine differentialdiagnostischen Zweifel aufkommen lassen. Den adiposogenitalen Typus als Ausdruck einer Unterfunktion des Hypophysenvorderlappens treffen wir nur noch beim *Kraniopharyngeom* des Erwachsenen an. Falls in einem solchen Falle der Tumor vorwiegend intrasellär entwickelt ist und die bei den Kraniopharyngeomen so häufige Verkalkung fehlt, kann eine Unterscheidung klinisch nahezu unmöglich sein. Auffallend muß es auch erscheinen, daß wir beim *Hypothalamusgliom* außer einer gelegentlichen Adipositas so selten ausgeprägtere inkretorische Ausfälle antreffen. Finden wir eine normale Sella mit einer sicheren bitemporalen Hemianopsie und primären Opticusatrophie, so liegt in der Regel ein Gliom des Hypothalamus vor. Bei *Chiasmagliomen* finden wir zumeist Ausweitungen der Sella nach vorn. Bei *Epidermoiden,* die gewöhnlich auch ein Chiasmasyndrom mit Opticusatrophie hervorrufen, fehlen Veränderungen an der Sella wohl kaum.

Schwieriger erscheint die Abgrenzung prä- und parasellärer Geschwülste, wenn die Gesichtsfeldausfälle seitenbetont sind (d. h. einseitig blind und temporale Einschränkung auf der anderen Seite) oder einseitig auftreten. Bei normaler Sella würde man auf das Vorliegen eines *Meningeoms* am Tuberculum sellae gefaßt sein, dessen Diagnose durch eine Riechstörung auf der erblindeten Seite oder Veränderungen am gleichseitigen Proc. clin. ant. sicher erscheinen dürfte. Das *Opticusgliom* mit einseitigem Exophthalmus und Erweiterung des Foramen opticum wird schon wegen seines Vorkommens bei Kindern und Jugendlichen nicht in den Kreis der Erwägungen gelangen. Erhebliche differentialdiagnostische

Schwierigkeiten können dagegen entstehen, wenn eine homonyme Hemianopsie mit gleichseitigen Augenmuskelnervenausfällen zusammen auftritt. In einem solchen Fall würden vorhandene endokrine Ausfälle für ein Adenom der Hypophyse und gegen ein *paraselläres Meningeom* sprechen. Alle den Knochen durchwachsenden Geschwülste wie *Sarkome* des Siebbeins oder Keilbeins, *Carcinome* des Nasenrachens, *Chondrome*, *Chordome* und *Trigeminusneurinome* können röntgenologisch abgesondert werden.

Besondere Beobachtung verdient — wie schon erwähnt — die *sekundäre Sellaerweiterung* bei allgemeiner Hirndrucksteigerung. Sie kann bei jedem Tumorsitz vorkommen und außerdem mit einer bitemporalen Hemianopsie zusammen auftreten. Gewöhnlich fehlt in diesen Fällen — meist Kleinhirngeschwülsten — die Stauungspapille nicht, die dann auf den richtigen diagnostischen Weg verweisen sollte. Einseitige Erblindung und gegenseitiger temporaler Gesichtsfeldausfall — allerdings mit Stauungspapille — wurde von uns bei gleichzeitiger Sellaerweiterung auch bei Schläfenlappengeschwülsten beobachtet. Die Tatsache, daß wir 11 Fälle von Sellaerweiterungen erlebt haben, die wiederholt als Hypophysentumor röntgenbestrahlt wurden und schließlich Geschwülste im Occipital-Parietal- oder Temporallappen und im Kleinhirn aufwiesen, läßt diese Fehldiagnose besonderer Berücksichtigung wert erscheinen.

Obwohl der Nachweis einer Vorderlappeninsuffizienz hierbei unseren Erfahrungen nach nur in Ausnahmefällen — und dann nur unter Belastung — möglich ist, lassen die klinischen Erscheinungen das Bild eines adiposo-genitalen Typus in verschiedener Stärke erkennen. Am ausgeprägtesten ist die trockene, feinrunzelige, weiße mit leicht strohgelbem Stich erscheinende Gesichtshaut bei sparsamer Mimik und die Stammfettsucht. Bartwuchs und Sexus können dagegen ungestört sein. Besonders auffällig war dieses Bild bei *Schädelanomalien mit sekundärer Sellaerweiterung.* Aber keiner dieser Patienten suchte den Arzt auf wegen hypophysärer Ausfallerscheinungen, sondern wegen anfallsweise auftretender Kopfschmerzen, z. T. wegen ausgesprochenen und sehr hartnäckigen Hemikranien, mit Ausstrahlung der Schmerzen in den Nacken, bisweilen auch in die Arme. Auch Nackensteifigkeit wurde angegeben. Die Annahme eines cerebellaren Druckkonus wurde durch die operative Freilegung der hinteren Schädelgrube bestätigt. Die einfache Entlastungsoperation genügte, um die Kranken beschwerdefrei zu machen. In diesen Fällen läßt also das abweichende Beschwerdebild die richtige differentialdiagnostische Entscheidung treffen.

Der seltene Fall einer *Ca.-Metastase im Hypophysenvorderlappen* wird kaum differentialdiagnostische Bemühungen erfordern. Findet man einen Primärtumor, so wird das endokrinologische Syndrom als durch eine Metastase hervorgerufen angesprochen werden. Kann kein Primärtumor nachgewiesen werden, wie in unserem Falle, so wird das klinische Bild die Freilegung der erweiterten Sella notwendig erscheinen lassen. In unserem Falle ergab die Sektion ein klinisch nicht erkennbares kleines Bronchial-Ca mit einer einzigen Metastase — im Vorderlappen der Hypophyse.

13. Behandlung der chromophoben Adenome und ihre Ergebnisse.

a) Operative Behandlung.

Da die chromophoben Adenome schon verhältnismäßig früh Gesichtsfeldausfälle und Sehstörungen hervorrufen, galt für sie schon seit längerer Zeit die Indikation zur Operation als unumgänglich, insbesondere auch, da von röntgenologischer Seite festgestellt wurde, daß das chromophobe Adenom sehr viel weniger strahlenempfindlich sei als das eosinophile.

Als Zugang zur Sella wird heute von Neurochirurgen ausschließlich der transfrontale intradurale benutzt. Der transsphenoidale Weg wurde verlassen wegen der schlechteren Fernresultate, was besonders überzeugend aus den Vergleichsstatistiken von Cushing hervorgeht.

Nach dem Vorgang von F. Krause, Heuer und Dandy benutzen wir — der Dandyschen Modifikation folgend — einen innerhalb der Haargrenze liegenden Hautschnitt, der einen

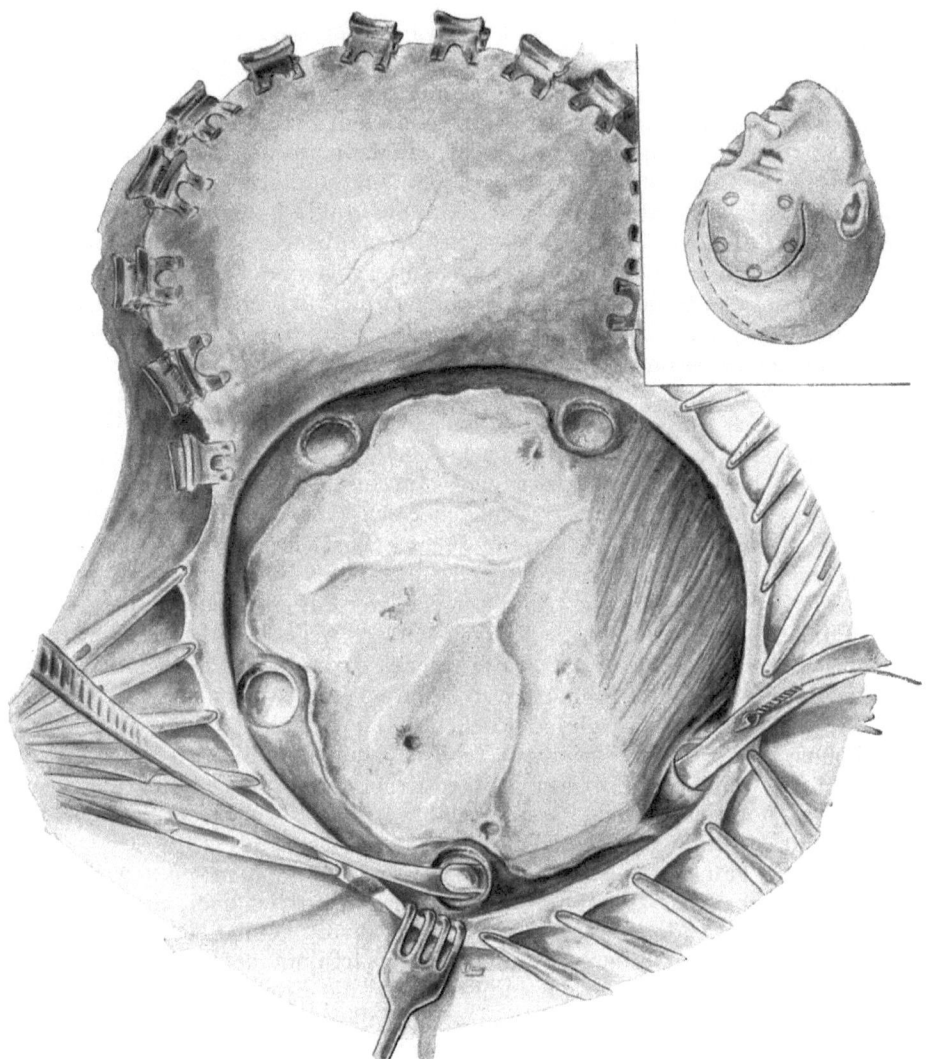

Abb. 21 a. Transfrontale, intradurale Freilegung der Chiasmagegend nach Dandy.

frontal gestielten Weichteillappen ergibt. Der Knochenlappen wird dann temporal gestielt. Beim Anlegen der Bohrlöcher ist die Lage des frontolateralen von wesentlicher Bedeutung für den Zugang zur Basis. Der Sinus frontalis pflegt in der Regel nicht die Mitte des oberen Orbitalbogens nach außen hin zu überschreiten. Man kann somit in den meisten Fällen das Bohrloch lateral von der Orbitamitte und etwa einen Querfinger über dem Orbitalrand anlegen. An dieser Stelle kann ein halber Zentimeter, der nach vorn gewonnen wird, die Übersicht in der Tiefe wesentlich verbessern. Wir nähen die Dura am Periost bzw. der Galea hoch, um epidurale Blutungen zu vermeiden. Dann wird die Dura nur entlang dem vorderen Knochenrand eröffnet. Der Schnitt wird nach temporal bis über die Art. meningea med.

geführt, da hierdurch eine bessere Entspannung erzielt wird. Wir bedecken die Basis des Stirnhirns sofort mit feuchter Watte und entleeren die basalen Zisternen. Meistens perforieren wir die Arachnoidea dazu zwischen N. opticus und Carotis. Dann wird die Zisternenwand von der Sella abgestreift, wobei wir gleichzeitig einen ersten Eindruck von der Ausdehnung des Tumors gewinnen. Eine wesentliche Vereinfachung des ganzen Vorgehens bedeutet es, wenn man bereits jetzt die Lage der wesentlichen Gebilde wie Art. car. int. und ant. möglichst beiderseits, sowie N. opticus und Chiasma überblicken kann. Das wird in den meisten Fällen erreichbar sein, wenn man beim Absaugen des Liquors aus den basalen Zisternen die nötige Geduld aufzubringen vermag. Früher haben wir öfter das Vorderhorn punktiert, um den Ventrikel zu entleeren und so mehr Platz zu gewinnen. Das ist aber bei sorgfältiger

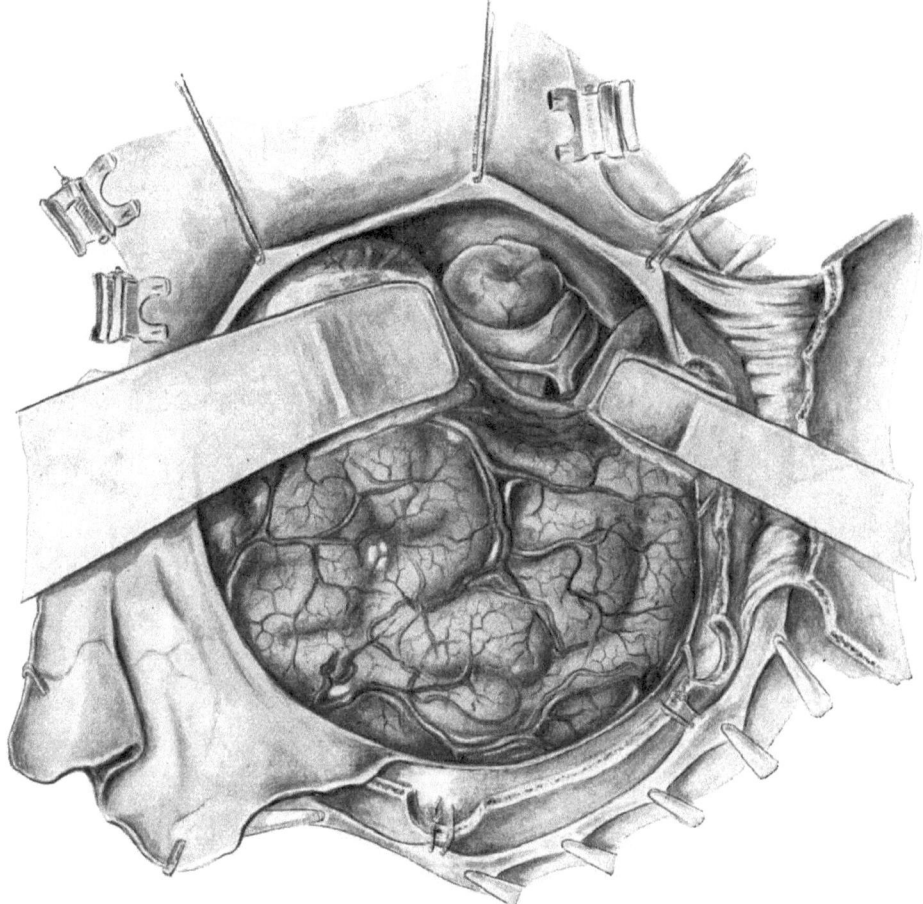

Abb. 21 b. Das Chiasma ist zugänglich gemacht. Links neben dem re. Opticus und vor dem Chiasma quillt das Adenom aus der Sella hervor.

Zisternenentleerung nicht mehr notwendig. Insbesondere dann überhaupt nicht, wenn bei gesenktem Blutdruck (Pendiomid) operiert wird. Trotzdem werden einige Fälle übrig bleiben, bei denen das Chiasma und der gegenseitige N. opticus auch dann noch nicht gleich zu sehen sind. Dann wird man zunächst die Kapsel eröffnen und ausräumen müssen. Wir benutzen hierzu einen Schmelzschnitt parallel zum Tuberculum sellae, der rechtwinkelig nach hinten umbiegt, um medial vom gleichseitigen N. opticus weiter geführt zu werden. Die Blutung erfolgt fast ausschließlich aus Kapselgefäßen, die durch Coagulation leicht beherrscht werden können. Mit einem stumpfen Löffel entsprechender Größe wird nun der Kapselinhalt entleert: Hierbei kommt zumeist graurötliches Adenomgewebe zum Vorschein. In einigen Fällen wurde eine cystische Degeneration beobachtet, deren Auftreten aber von einer Röntgenvorbestrahlung unabhängig zu sein scheint, da wir sie auch bei nicht bestrahlten Fällen gesehen haben. Bei röntgenbestrahlten Fällen tritt ziemlich regelmäßig eine beträchtliche adhäsive

Arachnitis auf, die vor allem im Bereich der Sehnerven feststellbar ist. Durch Ausräumung ihres Inhaltes fällt die Kapsel zusammen. Nun gelingt es, sie vorsichtig mit der Pinzette anzuziehen und von dem gegenseitigen Opticus und dem Chiasma zu lösen. Hierbei ist — worauf Dandy besonders aufmerksam gemacht hat —, in einzelnen Fällen der Tumor hinter dem Chiasma entwickelt, so daß es erst nach ausgiebiger Ausräumung des Adenomgewebes möglich ist, die Hinterwand der Kapsel unter dem Chiasma hervorzuziehen. Wir tragen dann die Kapselränder durch vorsichtige Resektion bzw. Coagulation soweit wie möglich ab, um die Adenomentfernung so ausgiebig wie möglich zu gestalten. Die Frage, wie ausgiebig die Ausräumung des Adenoms vorgenommen werden soll, ist mehrfach gestellt worden. Bei der transsphenoidalen Operation war es nur in beschränktem Maße möglich, eine Kontrolle über das Ausmaß der Ausräumung zu gewinnen. Die hohe Rezidivzahl veranschaulicht diese

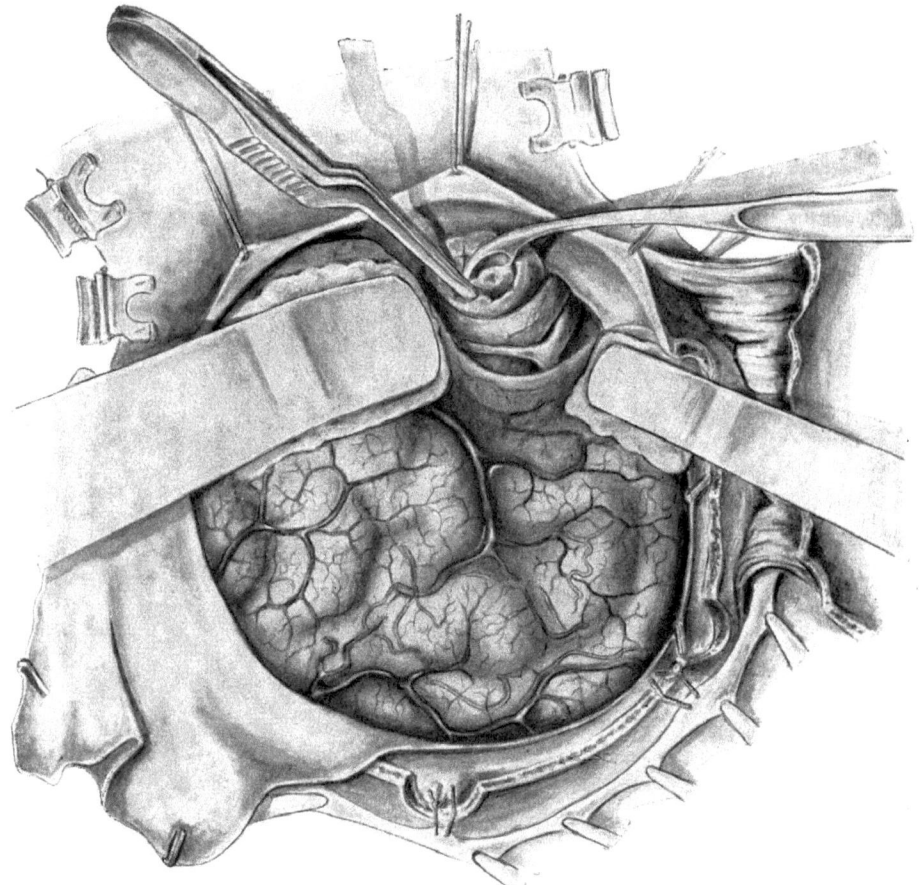

Abb. 21c. Die Tumorkapsel ist eröffnet. Das Adenomgewebe wird mit einem stumpfen Löffel entfernt.

unzureichende Beurteilungsmöglichkeit. Der intrakranielle Zugang bot hier ein zuverlässigeres Vorgehen. Cushing hielt die Ausräumung nur soweit für zulässig, als für die Befreiung des Chiasmas und der beiden Sehnerven vom Tumordruck notwendig war. Dandys übersichtlicherer Zugang ermöglichte eine noch weitergehende Verkleinerung des Adenoms, die auch von Olivecrona und uns befürwortet wird. Zweifellos wird hierdurch die Rezidivgefahr gemindert, insbesondere wenn eine Röntgennachbestrahlung erfolgt.

Nach einer sorgfältigen Kontrolle der Blutstillung durch wiederholte Spülung des Operationsgebietes wird die Dura geschlossen. Der Knochenlappen wird wieder eingefügt und durch eine Drahtnaht in seiner Lage festgehalten. Der Weichteillappen wird in Schichten eingenäht.

Dieser heute routinemäßig erfolgende operative Eingriff wird kaum von irgendeiner Komplikation gestört. Wir führen ihn in Eukodal- und Dolantinvorbereitung, örtlicher Betäubung und geringen Evipangaben durch, wobei der Patient nur ganz oberflächlich schläft. Die Herabsetzung des Blutdruckes erfolgt $1/_2$ Std. nach der Lokalanästhesie durch Pendiomidgaben in die intravenöse Dauerinfusion, die an einer Unterschenkelvene angelegt wird. Dabei unterschreiten wir systolische Werte von 90—100 nicht. Bei den nicht seltenen Fällen von Kreislaufhypotonie verzichten wir natürlich auf eine weitere Herabsetzung des Blutdruckes.

Dagegen kann der *postoperative Verlauf* in einzelnen Fällen schwerwiegende Störungen erkennen lassen. Die in dieser Hinsicht gefährdeten Fälle schon vor der Operation als solche zu erkennen, erscheint deshalb dringend erforderlich. So verfolgen wir Patienten mit Störungen im Kohlenhydratstoffwechsel postoperativ sorgfältig hinsichtlich ihres Blutzuckerspiegels, um rechtzeitig durch Insulingaben eingreifen zu können. Schwierige Situationen können wir erleben, wenn infolge einer NNR-Insuffizienz Kreislaufstörungen und infolge der Wasserretention Hirnödem auftritt. Auch diese Störungen müssen wir soweit als möglich voraussehen, um ihnen dann entsprechend begegnen zu können. Wesentliche Erkenntnisse dürfen wir hier von einer genaueren Analyse der postoperativen Todesursachen erwarten.

Die unmittelbare *Operationsmortalität* ergibt sich aus der folgenden Statistik (Tab. 3). Die Zahl der unmittelbaren Todesfälle findet sich bei den einzelnen

Tabelle 3. *Operations-Mortalität.*

	Fälle	Chromophil %	Chromophob %	Zusammen %
Cushing (1939)	338	8,6	4,9	5,8
Olivecrona (1950)	287	9,5	11,3	11,1
Grant	143			11,3
Tönnis (1951)	2604	9,1 (3,6)	10,8 (6,5)	10,4 (5,8)

Autoren in ziemlicher Übereinstimmung. Wir haben in unserer Serie in Klammern die Operationsmortalität nach Abzug der inoperablen 12 Todesfälle, bei denen nur Probetrepanationen gemacht werden konnten, angegeben. Diese nähern sich denen von Cushing, dessen operatives Vorgehen am Tumor weniger radikal war, worüber schon berichtet wurde. Von allen Autoren wird zudem berichtet, daß die unmittelbare Mortalität der letzten Jahre noch wesentlich unter der angegebenen Gesamtziffer läge (Bakay 3,3% in den letzten 10 Jahren). Auch für unsere Serie trifft diese durchaus verständliche Feststellung zu.

Bakay betont an der Olivecronaschen Serie die höhere Mortalität der extrasellär wachsenden Adenome. 6,4% bei intrasellären Tumoren stehen 35% bei extrasellären gegenüber. Jefferson gibt für die intrasellären eine Mortalität von 2%, für extraselläre von 33% an. Dieses extraselläre Wachstum des Adenoms, das — wie schon dargestellt (s. S. 992, 1012) — durch das Auftreten von Augenmuskelstörungen klinisch in Erscheinung tritt, wurde bei Olivecrona in 6,8%, bei Jefferson in 14% und bei unseren Fällen in 11,4% beobachtet. Die Mortalität betrug bei uns 25%. Zählen wir dazu einen moribund eingelieferten, nicht operierten Fall und die später bis zu 7 Jahren nach der Entlassung Gestorbenen, so starben von diesen extrasellär gewachsenen nahezu 50%.

Aber auch das bereits fortgeschrittenere Stadium der Krankheit kommt in der wesentlich höheren Mortalität der suprasellär entwickelten Fälle zum Ausdruck, wenn wir mit Bakay den Visusverfall als Gradmesser anlegen. Bei normalem Visus (4,3%) starb aus Olivecronas Serie keiner. Einseitige Blindheit ging mit 17,4% Mortalität einher. Doppelseitig Erblindete (4%) wiesen bei uns eine

Mortalität von 60% auf, einseitig Erblindete 33%. Die Ausdehnung der Gesichtsfeldausfälle oder auch ihre besondere Art ließen bei unserem Krankengut keine unmittelbaren Beziehungen zur Operationsmortalität erkennen.

Wesentlicher als diese Parallelen zur anatomischen Ausdehnung des Tumors muß uns aber die Tatsache erscheinen, daß mehr als zwei Drittel unserer unmittelbaren Todesfälle als Folge einer zentralen Regulationsstörung erfolgten. Diese Tatsache kommt in den bisherigen Darstellungen unseres Erachtens nicht genügend zum Ausdruck. Hierbei haben wir die inoperablen Fälle unberücksichtigt gelassen. Es zeigte sich weiter, daß alle Fälle bereits vor der Operation schwere Regulationsstörungen vor allem im Bereich des Kreislaufes und des Wasserhaushaltes aufwiesen. Bei drei — an sich anatomisch operabel erscheinenden — Fällen konnte bei der Sektion nur ein Hirnödem als Ursache herausgestellt werden. In anderen Fällen stand postoperativ die Kreislaufregulationsstörung im Vordergrund. Entweder bestand bereits vor der Operation eine Hypotonie oder sie stellte sich erst postoperativ ein. Ein Versuch, ihr durch Anfüllung des Kreislaufes zu begegnen, schien angesichts der bereits geschilderten häufigen gleichzeitigen Wasserretentionsneigung nicht unbedenklich. Nur ein Eingriff in die hormonale Steuerung dieser Regulationen konnte — theoretisch gesprochen — hier in Betracht kommen. Dazu kam, daß unter den hinsichtlich ihrer NNR-Hormonausscheidung untersuchten Fällen die Todesfälle alle in die Gruppe der hochgradig erniedrigt

Tabelle 4. *Einfluß vorheriger Röntgenbestrahlung auf die Operationsergebnisse bei Hypophysenadenomen.*

	mit vorheriger Röntgenbestrahlung %	ohne vorherige Röntgenbestrahlung %
Chromophobe Adenome		
voll arbeitsfähig . . .	15,5	72,0
beschränkt arbeitsfähig	69,0	26,5
arbeitsunfähig	15,5	1,5
Acidophile Adenome		
voll arbeitsfähig . . .	26,6	71,5
beschränkt arbeitsfähig	66,7	28,5
arbeitsunfähig	6,7	—

Ausscheidenden zu rechnen waren. Wenn wir die Ausfälle trotz der bekannten Unsicherheit in der Beurteilung der Untersuchungsergebnisse auf diesem Gebiete, auf das Vorliegen einer NNR-Insuffizienz bezogen, so gab uns dazu das Recht die Tatsache, daß in den weiteren Fällen mit verminderter NNR-Hormonausscheidung die Implantation von 2 Kalbshypophysen die Hormonausscheidung im Urin zum mindesten für die Gruppe der Gesamtcorticoide auf normale Werte zurückkehren ließ. Wir haben seit dieser Erkenntnis, daß als Todesursache in diesen Fällen eine NNR-Insuffizienz vorliegen müsse, Fälle, die in diese Gruppe zu gehören schienen, nur dann operiert, wenn die Hormonausscheidung durch Hypophysenimplantation normalisiert wurde, trotz zu kleiner Zahlen für eine genügend gesicherte Auswertung immerhin mit dem Ergebnis, daß wir seitdem keinen Fall auf diese Weise mehr verloren haben.

Wenn wir auch noch am Anfang der Aufschließung dieser Probleme für das praktische chirurgische Vorgehen stehen, so zeigt sich doch schon aus diesen Ergebnissen die ungeheure Bedeutung einer soweit als nur möglich vorzutreibenden

präoperativen Aufklärung der endokrinologischen Situation für das operative Handeln im einzelnen.

Die *spätere Prognose* erfährt in der Arbeit von BAKAY eine ausführliche Würdigung, in dieser sorgfältigen Form wohl zum ersten Mal an einem größeren Krankengut.

Das Verhalten des Sehvermögens nach der Operation zeigt Tab. 5.

Tabelle 5. *Sehvermögen nach der Operation.*

	Wiederherstellung %	Besserung %	Unverändert %	Verschlechtert %
CUSHING	21	42	37	—
FASIANI	30	38,4	31,6	—
OLIVECRONA	21,3	40,6	29,7	8,4
TÖNNIS	43	19	31	7

Wir finden zunächst einmal eine bemerkenswerte Übereinstimmung hinsichtlich der „unverändert" gebliebenen Fälle bei den verschiedenen Operationsserien. Auch die Zahl der „Verschlechterungen" ist bei OLIVECRONA und uns praktisch dieselbe. BAKAY führt dieses Ereignis — sicherlich mit Recht — auf die radikalere Operation bei bereits hochgradigst geschädigten Sehnerven zurück. Die Differenz zwischen den Prozentsätzen der „Wiederherstellung" und „Besserung" fällt deshalb bei der Übereinstimmung auf der negativen Seite weniger ins Gewicht. Wir mußten uns z. T. auf Nachuntersuchungsergebnisse auswärtiger Augenärzte stützen, ohne die Patienten selbst nachuntersuchen zu können. Die Angabe von BAKAY, daß etwa in 59,1% das Sehvermögen gut oder genügend war, in 23% herabgesetzt und in 17,8% die Patienten auf fremde Hilfe angewiesen waren, dürfte wohl als Spätergebnis für alle Statistiken zutreffen.

Gegenüber BAKAY, bei dem von 292 Adenomen nur 49 (16,7%) nicht bei der Nachuntersuchung erfaßt werden konnten, liegen bei unserem Krankengut diese Verhältnisse wegen der ungünstigen politischen und wirtschaftlichen Situation unseres Landes wesentlich schlechter. Wir haben von 264 Fällen nur über 137 genauere Katamnesen. An Spättodesfällen sind uns bekannt geworden: 12; davon 4 sichere Rezidive, 2mal Herzinsuffizienz, 2mal Lungentuberkulose, 3mal unbekannt.

Die Beobachtungszeit unserer Fälle ergibt sich aus Tab. 6, die der OLIVECRONAschen Fälle aus Tab. 7. Tab. 8 gibt die Arbeitsfähigkeit der nachuntersuchten Fälle wieder.

Tabelle 6. *Überlebungszeit nach der Operation* (TÖNNIS).

Jahre . . .	3	5	7	9	11	13	15	17	19
Zahl . . .	70	40	3	3	5	5	6	4	1

1939—1945

Tabelle 7. *Überlebungszeiten nach der Operation* (OLIVECRONA).

Zeit	Gesamtzahl	unbekannt	am Leben	% am Leben	gestorben
2 Jahre	195	13	147	80,8	35
4 „	158	11	111	75,5	36
6 „	126	14	89	79,4	23
10 „	74	10	49	76,5	15
14 „	22	1	12	57,1	9
18 „	2	—	1	50,0	1

Tabelle 8. *Arbeitsfähigkeit nach der Operation.*

	OLIVECRONA %	TÖNNIS %
voll Arbeitsfähig	54,5	43,75
beschränkt arbeitsfähig	27,2	47,75
arbeitsunfähig	18,2	8,5

b) Strahlenbehandlung.

Die *Strahlenbehandlung* hat für die chromophoben Adenome nicht die Bedeutung erlangt, wie für die chromophilen. Im röntgenologischen Schrifttum werden die chromophoben Adenome als strahlenresistenter angegeben. Zudem kommen diese Adenome bekanntlich erst wegen der Gesichtsfeldausfälle in ärztliche Behandlung. Nur 20% unserer Fälle waren vor der Operation einer erfolglosen Strahlenbehandlung unterzogen worden. Deshalb soll auf die Anzeigestellung wie auf die Ergebnisse der Röntgenbestrahlung erst bei den acidophilen Adenomen näher eingegangen werden.

c) Die hormonelle Substitution.

Bei einer großen Zahl von Kranken mit Vorderlappeninsuffizienz erwies es sich als notwendig, vor, während und auch besonders nach der Operation den Versuch einer hormonellen Substitution zu machen. Um die Ausarbeitung dieser Methoden hat sich Luft, Stockholm, besondere Verdienste erworben.

Es ist naheliegend, die festgestellten endokrinen Ausfälle durch Hypophysenhormone selbst zu ersetzen. Die Implantation von Kalbshypophysen vor und nach der Operation wurde bereits mehrfach erwähnt. Ihr Effekt ist nicht nur klinisch, sondern auch am Anstieg der Steroidausscheidung zu fassen.

Die Substitution mit den in Deutschland zur Verfügung stehenden Hypophysen-Gesamtextrakten hat leider gar kein Ergebnis gezeigt. Versuche mit thyreotropem Hormon verliefen in jeder Hinsicht unbefriedigend. Dagegen empfiehlt es sich, mit Choriongonadotropin in Form von Pregnyl einen Versuch zu machen, sofern eine Keimdrüseninsuffizienz vorliegt.

Da die sekundäre NNR-Insuffizienz in den meisten Fällen stark im Vordergrund steht, hat man auf die Behandlung mit ACTH große Hoffnungen gesetzt. Die Kosten dieser Behandlung sind erst vor kurzem erträglich geworden; unser Beobachtungsgut ist deshalb noch klein. Die Erfolge sind aber schon jetzt deutlich. Die Indikation ist besonders bei peripherer Kreislaufinsuffizienz mit Hypotonie, Neigung zur Hypoglykämie, Abmagerung und Antriebslosigkeit gegeben. Sind die Regulationsstörungen ausgeprägt, so bereiten wir den Patienten 2—3 Tage lang vor der Operation vor, indem wir täglich eine Dauerinfusion mit je 25 E ACTH in 500 cm³ physiologischer Kochsalzlösung mit 10% Glucose verabreichen. Dabei ist der Wasserhaushalt zu kontrollieren, um Retentionen zu vermeiden. Nach der Operation fahren wir 2—3 Tage in gleicher Weise fort und gehen dann auf i.m. Injektionen, je nach Lage des Falles 2—3mal täglich 25 E über. Kohlenhydrate müssen weiterhin, gegebenenfalls i.v., verabfolgt werden. Dabei sollen die Eosinophilen laufend verfolgt werden.

Bevor uns die ACTH-Behandlung möglich war, waren wir zur Substitution der hormonalen Ausfallserscheinungen, vor allem nach der Operation und in inoperablen Fällen, ganz auf Zufuhr der Inkrete peripherer Drüsen angewiesen, d. h. des Schilddrüsen-, Keimdrüsen- und NNR-Hormons. Auch jetzt hat diese Therapie ihre Bedeutung keineswegs verloren.

Alle Fälle von Vorderlappeninsuffizienz mit deutlich gesenktem Grundumsatz werden mit Schilddrüsenhormon behandelt, zumal wenn der letztere nach der Operation niedrig bleibt, ($^1/_4$ mg Thyroxin täglich unter weiterer Grundumsatzkontrolle). LUFT hat auf die katabolische Wirkung des Schilddrüsenhormons hingewiesen und gefordert, daß man eine Behandlung mit Keimdrüsenhormon vorausschickt. In der Tat kann man so die an sich schon negative und durch das Thyroxin weiterhin verschlechterte Stickstoffbilanz in ihr Gegenteil verkehren, da das Testoviron einen ausgesprochen anabolischen Effekt auf den Eiweißstoffwechsel hat, worauf KOCHAKIAN erstmals hingewiesen hat. Danach kann man unter Schonung des Eiweißbestandes den hypothyreotischen Zustand durch Thyroxin beseitigen. Zur Bekämpfung der Keimdrüseninsuffizienz verwenden wir Testoviron in Depotform und verabfolgen 250 mg i.m. etwa alle 6 Wochen und gehen später auf 50 mg im selben Zeitabstand zurück. Die Thyroxinmenge muß niedrig gehalten werden, da die Stickstoffverluste bei hohen Dosen besonders groß sind. Mit kleinen Dosen kann man u. U. sogar eine Stickstoffretention erzielen (GRAB).

Die NNR-Hormone haben wir seit langer Zeit als Doca, seit kurzem auch in Form des Cortison verabfolgt. Das erstere verwenden wir in einer Menge von 10—20 mg täglich i.m. in öliger Lösung auf zwei Injektionsstellen verteilt, bei akuten krisenhaften Zuständen auch in wäßriger Lösung i.v. Die Dosis wird in den nächsten Tagen langsam verringert bis zu einer Tagesmenge von 5 mg. Am besten richtet man sich nach der Höhe des Blutdrucks. Es muß aber betont werden, daß Wasserretention, Hirnödem und Lungenödem eine absolute Kontraindikation darstellen. Vor allem an den kritischen Tagen, d. h. am 4.—5. Tage post op., ist besondere Vorsicht geboten. Demgegenüber ist die Substitution mit Cortison ungefährlicher. Aber auch hier ist die Förderung des Eiweißzerfalls durch Cortison zu berücksichtigen und eine Kombination mit Testoviron angezeigt. Wir verabreichen eine Tagesdosis von 100 mg i.m. in 2—3 Einzelinjektionen, reduzieren sie in den nächsten Tagen auf 50—25 mg und bleiben schließlich für mehrere Wochen bei einer oral zu verabfolgenden Erhaltungsdosis von 12,5 mg.

IV. Das acidophile Adenom.

1. Erkrankungsalter und äußere Erscheinung.

Obwohl die acidophilen Adenome durch ihr hervorstechendstes Symptom, die Akromegalie, die weitaus bekanntesten Hypophysengeschwülste sind, erreichen sie nur etwa ein Viertel der Häufigkeit der chromophoben Adenome (CUSHING 260:67, OLIVECRONA 232:55, TÖNNIS 206:58). Hierbei ist allerdings in Betracht zu ziehen, daß diese Zahlen vorwiegend operativen Serien entstammen. Da, wie wir noch sehen werden, das chromophile Adenom wegen der selteneren Sehstörungen bei der bisherigen Anzeigestellung zur Operation vorwiegend ein Gegenstand der Strahlenbehandlung war, muß mit der Möglichkeit gerechnet werden, daß sich in Wirklichkeit eine größere Häufigkeit ergibt.

Nach den vorliegenden Erfahrungen geht ein eosinophiles Adenom immer mit akromegalen Erscheinungen einher. Die Akromegalie läßt — nach heutiger allgemeiner Anschauung — immer auf eine Hyperfunktion des Hypophysenvorderlappens und insbesondere der eosinophilen Zellen schließen, aber nicht in jedem Falle auf das Vorhandensein eines eosinophilen Adenoms. Es sind Fälle bekannt, bei denen nur eine Vermehrung der eosinophilen Zellen vorlag. PUECH hat eine Reihe von Fällen beschrieben, bei denen parasselläre Tumoren mit einer Akromegalie einhergingen. In einigen Fällen fanden sich mikroskopisch kleine chromophile Adenome, in anderen scheint nur eine Eosinophilie vorgelegen zu haben. Wir sahen, ebenso wie Kraus und Bailey, auch fetale Adenome. Bei den Fällen mit normaler oder gar verkleinerter Sella muß mit der Möglichkeit gerechnet werden, daß ein Adenom der Rachendachhypophyse (Erdheim, Stumme und Haberfeld) für die vorliegenden Erscheinungen verantwortlich zu machen ist.

Entsprechend dem klinisch so eindrucksvollen Bilde ist die Akromegalie im Schrifttum sehr ausführlich und fast erschöpfend bearbeitet worden. Es

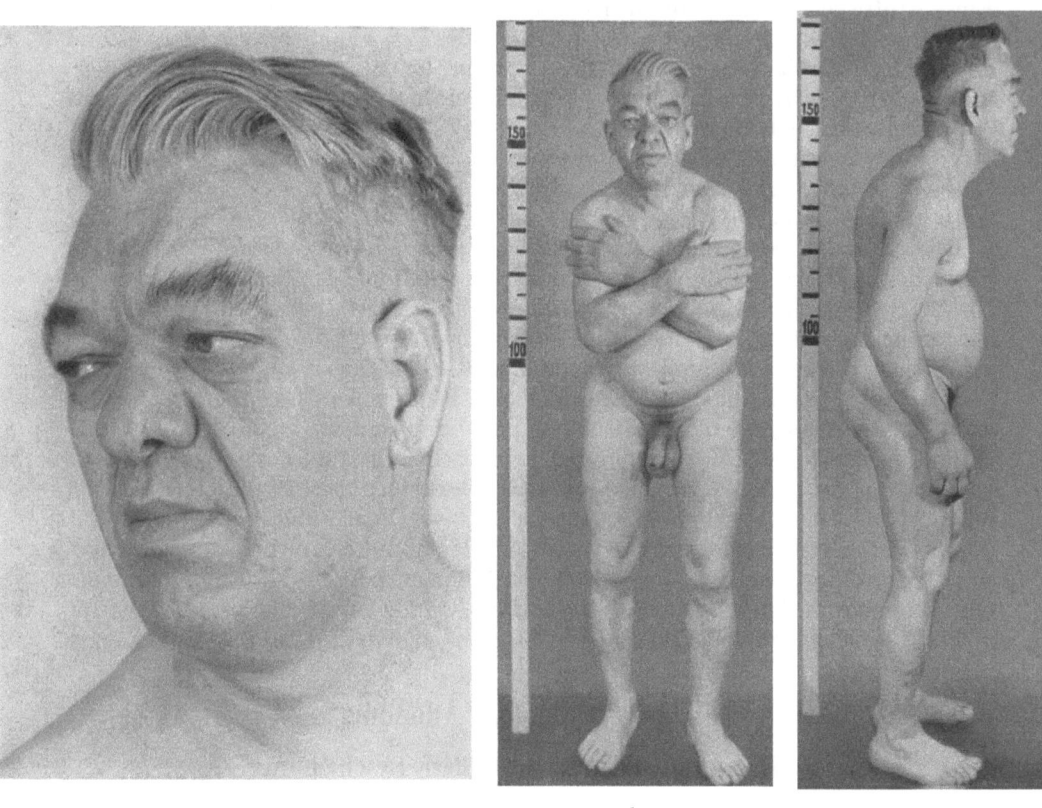

a   b   c

Abb. 22 a—c. Acidophiles Adenom mit Akromegalie. 56 jähr. Mann (I/30). Mit 40 Jahren Beginn der akromegalen Erscheinungen. 167 cm, 91,9 kg. Keine Sehstörungen. Sella ballonförmig erweitert. Grundumsatz + 25%. Gute Wasserausscheidung. Zuckerausscheidungsschwelle stark erhöht (300 mg-%). Keine auffälligen Sexualstörungen. Die Operation ergibt ein intraselläres Adenom von beträchtlichem Ausmaß. Keine Läsion des Chiasma. Postoperativer Verlauf ungestört.

dürfte sich deshalb im Rahmen dieser Darstellung, die vorwiegend therapeutischen Zielen zustrebt, erübrigen, noch einmal ihre Pathologie mit der Hypertrophie der vom Vorderlappen angeregten Organe, wie Schilddrüse, Thymus, Ovarien usw. und die monströsen Bildungen an inneren Organen und Knochensystem darzustellen (Abb. 22). Vielmehr sollen nur einige besondere Tatsachen, die sich auch zahlenmäßig fassen lassen, besonders hervorgehoben werden.

Im Gegensatz zum chromophoben Adenom finden wir eine Mischung von endokrinen Störungen, die man als eine Kombination von Unter- und Überfunktion des Vorderlappens auffassen muß. Zwei Momente beeinflussen das endokrine Bild: einmal die Stärke der Hormonproduktion, wofür wir gewisse Kriterien haben, und zweitens der Zeitpunkt der Erkrankung.

Entsteht das acidophile Adenom nach Abschluß des Entwicklungsalters, so ist die Regel, daß eine Akromegalie entsteht. Tritt es aber im Wachstumsalter auf, so kommt es zu einem eigentümlichen Hochwuchs, bei dem zwar akromegale Züge vorhanden sind, aber doch nicht das Bild beherrschen. Dieser Hochwuchs kommt durch die Einwirkung des Wachstumshormons auf die noch nicht geschlossenen Epiphysenfugen zustande. Nach Abschluß des abnormen Längenwachstums können sich sekundär noch grobe akromegale Veränderungen ent-

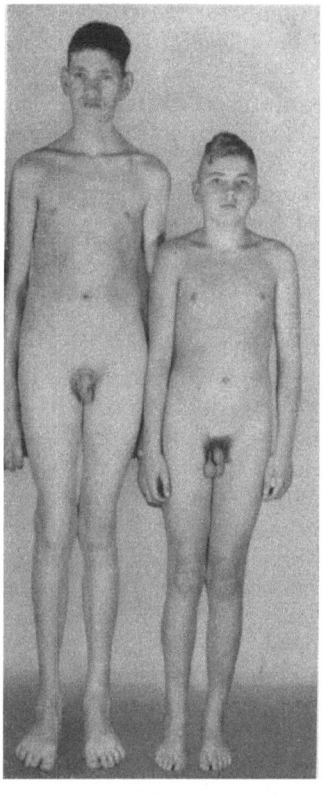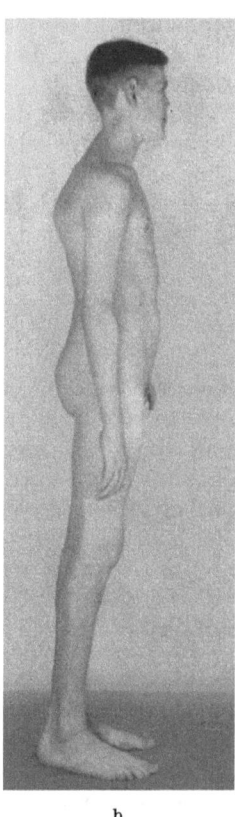

wickelt. Nun ist öfter eingewendet worden, daß auch im Kindesalter eine Akromegalie entstehen kann (SALLE, SCHULTZE und FISCHER, ATKINSON). Dabei handelt es sich aber für gewöhnlich um atypische Krankheitsbilder. Daß es im Pubertätsalter unter dem Einfluß eines acidophilen Adenoms zum Riesenwuchs kommen kann, lehrt folgende Beobachtung:

14jähr. Junge (I/45) (s. Abb. 23). Familienanamnese: o.B. Mit 4 Jahren Hirnerschütterung. Seit 3 Jahren Kopfschmerzen und Längenwachstum um 32 cm. Seit 2 Jahren Nachlassen der Sehkraft. — Befund: Ungewöhnlich großer Junge von 191 cm Körpergröße. Auffällig lange Extremitäten. Länge der Beine bis zur Spina: 125 cm, Klafterbreite 197 cm. Ganz leicht akromegale Gesichtszüge, Hände und Füße groß. Keine Sexualbehaarung. Genitale unterentwickelt. Sella stark ballonartig erweitert, Keilbeinhöhle komprimiert, Dorsum aufgerichtet. An der Schädelkalotte Impressiones digitatae. Rechts praktisch amaurotisch, links Visus auf $^{1}/_{30}$ herabgesetzt.

a   b

Abb. 23 a—b. Hypophysärer Hochwuchs bei Entwicklung eines acidophilen Adenoms in jugendlichem Alter. 14jähr. Junge (I/45). Zum Vergleich ein gleichaltriger normal entwickelter Junge.

Linkes Gesichtsfeld temporal eingeschränkt. Beiderseits genuine Opticusatrophie. Keine wesentlichen Regulationsstörungen. 17-Ketosteroide: 9,4 mg/tg. Gesamtcorticoide 1766 γ/tg. — Operation (Dr. KLUG): Diaphragma sellae stark vorgewölbt, re. Opticus breit gedehnt. Ein großer Hypophysentumor wird mit dem Löffel ausgeräumt. Histologisch ergab sich ein acidophiles Adenom.

Die Abb. 6c (S. 1004) zeigt das Manifestationsalter der Erkrankung kurvenmäßig dargestellt. Die ersten Zeichen der Erkrankung lassen sich zeitlich meist ziemlich gut festlegen. Der Häufigkeitsgipfel liegt zwischen dem 20. und 40. Lebensjahr, während er bei den chromophoben Adenomen eindeutig 10 Jahre später liegt. Bei der Einweisung in die Klinik lagen die ersten Symptome meist länger als 5 Jahre zurück. Im einzelnen gliedern sich die Fälle folgendermaßen auf:

0—2 Jahre	3—5 Jahre	über 5 Jahre
20%	30%	50%

Da sich das acidophile Adenom nicht nur im Erwachsenenalter, sondern auch in der Kindheit und im jugendlichen Alter entwickeln kann und da das Wachstumshormon der acidophilen Hormongruppe angehört, ist zu erwarten, daß es auf die Körpergröße Einfluß nimmt. Das ist der Fall. Auch wenn man von dem eben erwähnten akromegalen Hochwuchs im jugendlichen Alter absieht, sind wenigstens die Männer überdurchschnittlich groß. Die Körpergröße schwankt zwischen 165 und 187 cm. Das Mittel liegt bei 176 cm (gegenüber 168 cm bei den chromophoben Adenomen). Bei den Frauen läßt sich eine vermehrte Wachstumstendenz nicht eindeutig erkennen. Ihre Größe schwankte zwischen 149 und 175 cm, das Mittel liegt bei 164 cm (gegenüber 158 cm bei Frauen mit chromophobem Adenom).

Entsprechend der überdurchschnittlichen Körpergröße und der für gewöhnlich vermehrten Muskel- und Knochenmasse überwiegen die Personen mit Übergewicht. Nur ein Fünftel zeigte Normalgewicht, ein weiteres Fünftel Untergewicht. Dagegen ließ sich ein Übergewicht in drei Fünftel aller Fälle nachweisen, wobei die stärkeren Grade des Übergewichtes bei Männern etwas häufiger waren.

2. Sellaveränderungen.

Gehen wir von dem Erscheinungsbild der Akromegalie aus, wie es ja diagnostisch wohl meistens, wenn nicht immer, der Fall sein wird, so finden wir nicht in allen Fällen eine Erweiterung der Sella im Röntgenbild. Das heißt nicht in jedem Fall von Akromegalie liegt ein raumforderndes Adenom vor. Es wurde schon erwähnt, daß sowohl eine Vermehrung der eosinophilen Zellen als auch eine pathologische Veränderung in der Rachendachhypophyse in solchen Fällen in Betracht gezogen werden müssen.

Im Gegensatz zum chromophoben Adenom zeigt das eosinophile seltener supraselläres Wachstum und kaum extraselläre Ausbreitung. Trotz sehr ausgedehnter Sellaerweiterungen können wir normalen Visus wie normale Gesichtsfelder vorfinden. Dabei vermissen wir die Rückenlehne der Sella *nie*, im Gegenteil, sie kann noch dazu besonders kalkreich erscheinen. Auch das Tuberculum sellae kann stärker hervortreten als normal. Einseitiges Wachstum, wie es uns die Doppelsella verrät, kommt wesentlich seltener vor als beim chromophoben Adenom. Nicht selten sehen wir auch Mißbildungen der Schädelbasis, die unter Umständen für den Verlauf, insbesondere auch der operativen Behandlung von Bedeutung sein können.

3. Störungen des Visus, der Gesichtsfelder und der Hirnnerven.

Eine beiderseitige Visusherabsetzung wird von Bakay in 43,6% angegeben, in unserem Krankengut betrug sie 36%, einseitiger Visusverfall bei Bakay 34,5%, bei uns 18%. Ein normaler Visus wurde bei Bakay in 21,9%, bei uns in 46% festgestellt. Der Unterschied ergibt sich durch die wohl etwas weitergehende Anzeigestellung zur Operation, die noch besprochen werden soll (s. S. 1051).

Am *Augenhintergrund* beobachten wir Atrophien des Sehnerven, die gewöhnlich mit einer temporalen Abblassung beginnen. Längere Zeit kann eine auffallende Anämie der Papille bestehen (Cushing und Walker), die nach der Operation vollkommen zurückgeht. Sehr selten werden Stauungspapillen beobachtet, die auf einer atrophischen Papille entstanden sind (Bakay 12,7%).

Beiderseitige Gesichtsfeldeinschränkungen fanden sich bei Bakay in 41,5%, bei uns in 36%, dabei waren 12% nicht prüfbar wegen des hochgradigen Visusverlustes.

Eine Beteiligung der *Augenmuskelnerven* ist bei den eosinophilen Adenomen außerordentlich selten. Wir haben 5 Fälle beobachtet, BAKAY erwähnt keinen Fall. Diese Feststellung steht im Einklang zu dem bereits erwähnten, ausgesprochen seltenen extrasellären Wachstum der eosinophilen Adenome.

4. Sexualstörungen.

Die Störungen der Sexualfunktionen stehen beim acidophilen Adenom nicht so sehr im Vordergrund wie beim chromophoben Adenom. Immerhin finden wir sie auch hier in einem hohen Prozentsatz. Eine gesteigerte Sexualität mit erhöhter Libido ist gelegentlich im Beginn der Akromegalie beobachtet worden. In unserem Krankengut wurde nur einmal bei einem Manne anamnestisch darüber berichtet. Im allgemeinen kommt es aber bald zur Herabsetzung und später zum Erlöschen der sexuellen Funktionen. Eine Hypoplasie des äußeren Genitales entwickelt sich im Gegensatz zum chromophoben Adenom relativ selten, etwa in ein Zehntel der Fälle, und dann auch nur im Spätstadium der Erkrankung. Dann allerdings können erhebliche Atrophien beobachtet werden. Bei Frauen kann die Menstruation unter Umständen lange erhalten bleiben.

Auch hier sind die Störungen bei der Frau durch die Menstruationsanamnese leichter und zuverlässiger zu erfassen. Eine primäre Amenorrhoe wurde nicht beobachtet. Von 26 Frauen schieden 4 aus, da sie die Klimax bereits überschritten hatten. Von den übrigen 22 hatten 6 (also etwa $1/3$) eine Hypomenorrhoe und Irregularitäten aufzuweisen, während bei 13 (also etwa $2/3$) eine komplette Amenorrhoe aufgetreten war. Menstruationsstörungen bestanden also bei den meisten Frauen (fast $9/10$). Bei diesen letzteren war die Menstruationsstörung in der Hälfte der Fälle vor den akromegalen Erscheinungen, in der anderen Hälfte nach den akromegalen Erscheinungen aufgetreten. Bei den Männern wurden in neun Zehntel der Fälle die akromegalen Erscheinungen vor den Sexualstörungen beobachtet.

Die Hälfte der Frauen und zwei Drittel der Männer gaben eine herabgesetzte Libido an, während über Potenzstörungen bei Männern nur in ein Drittel der Fälle berichtet wurde. Eine Feminisierung wurde bei Männern nicht beobachtet, während bei Frauen oft eine Virilisierung mit Hypertrichose festzustellen war.

Es ist gelegentlich über Fälle berichtet worden, in denen bei längerer Dauer der Akromegalie keine Genitalstörungen auftraten. So berichtet KLÖPPNER über eine Frau, die nach 9 jähr. Krankheit gravide wurde und gebar. Nach WEINSTEIN kam es bei einer akromegalen Frau nach 10 jähr. kinderloser Ehe zu einem Partus, nachdem die Hypophyse 8 Jahre zuvor bestrahlt worden war. Man muß annehmen, daß der Vorderlappen in solchen Fällen wenig komprimiert wurde. Wie erwähnt, kann das Adenom auch einmal extrasellär, etwa im Rachendach, liegen, so daß der Vorderlappen intakt bleibt. In solchen Fällen ist das Röntgenbild der Sella von Interesse. Wir haben eine Reihe von Kranken mit Akromegalie beobachtet, bei denen die Sella röntgenologisch unverändert war. Es ist immerhin auffällig, daß sich unter diesen Kranken drei fanden, bei denen sich keine Sexualstörungen nachweisen ließen (2 Männer, 1 Frau). Wie schon erwähnt, darf man annehmen, daß der Druck des wachsenden Adenoms, der zur ballonförmigen Erweiterung der Sella und zur Läsion des Vorderlappens führt, auch durch die Beschaffenheit des Diaphragma sellae bestimmt wird, so daß der Vorderlappen und damit die Genitalfunktion bei genügender Elastizität des Diaphragma weitgehend geschont werden kann. Die Ansicht HENDERSONs, daß Sexualstörungen nur bei erweiterter Sella zu beobachten seien, trifft nicht zu, da wir 3 mal bei normaler Sella Sexualstörungen feststellen konnten.

Auch bei der Akromegalie kann es zu überschüssiger Prolactinbildung mit Galaktorrhoe kommen. Blickenstorfer erwähnt einen Mann, bei dem es sogar zu einer Feminisierung in psychischer Hinsicht kam.

5. Der Gesamtstoffwechsel.

Die stets vermutete Überproduktion des thyreotropen Hormons durch das acidophile Adenom drückt sich in der Tatsache aus, daß wir bei 16 von 46 Fällen (= 35%) *Schilddrüsenvergrößerungen* beobachteten. Meistens handelte es sich um deutliche, aber nicht erhebliche Vergrößerungen. Nur in 2 Fällen war die Struma beträchtlich vergrößert. Über pathogenetische Zusammenhänge zwischen Struma, Akromegalie und Riesenwuchs berichten Dufrenoy und Sack.

Ganz im Gegensatz zum chromophoben Adenom überwiegen die Fälle mit erhöhtem *Grundumsatz*. So fanden wir in 29% einen normalen Grundumsatz. Dagegen war er in 61% erhöht und nur in 4% erniedrigt. Der Mittelwert aller Fälle lag bei +14%. Die Extremwerte waren —13% und +56% (s. Abb. 24).

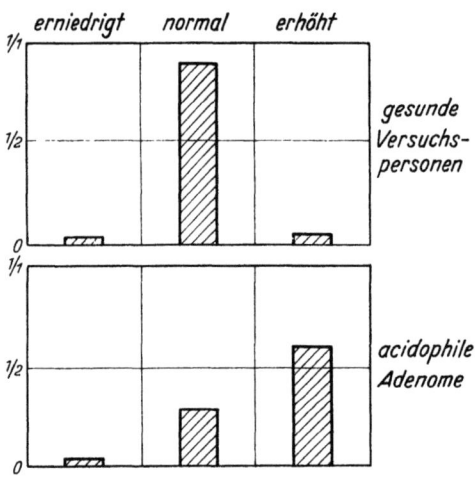

Abb. 24.
Verteilung der Grundumsatzwerte beim acidophilen Adenom im Vergleich zu 22 gesunden Versuchspersonen.

Das angegebene Verhältnis entspricht den zahlreichen Angaben der Literatur. So fanden Cushing und Davidoff in 62 Fällen 32mal den Grundumsatz zwischen +10 und +61% erhöht und in 6 Fällen den Grundumsatz zwischen —10 und —17%. (Weitere Angaben bei Atkinson, Davidoff und Feiring, Dott und Bailey.)

Auffälligerweise ist die Aufnahme von radioaktivem Jod durch diese Schilddrüsen nicht erhöht. McCullagh vermutet deshalb, daß außer der Hyperthyreose noch andere extrathyreoidale Faktoren bei der Grundumsatzerhöhung beteiligt sind.

Hinsichtlich der *spezifisch-dynamischen Eiweißwirkung* ist zu erwarten, daß ihre Höhe durch den hyperthyreotischen Zustand des Akromegalen bestimmt wird. Nun ist das Verhalten der spezifisch-dynamischen Wirkung bei der Basedowschen Krankheit keineswegs eindeutig geklärt. Man kann auf Grund der Versuche von Eckstein und Grafe allerdings als gesichert betrachten, daß die spezifisch-dynamische Wirkung beim schilddrüsenlosen Tier herabgesetzt ist, und ferner, daß sie bei Hypothyreosen nach Verfütterung von Thyroxin ansteigt (Kraus). Bei der menschlichen Hyperthyreose sind die Ergebnisse aber widerspruchsvoll. Schwer übersehbare Kompensationsvorgänge greifen im Einzelfalle ein (Grafe).

In unserem Krankengut ergab sich eine spezifisch-dynamische Wirkung, die im Mittel deutlich unter dem Normalbereich lag und sich nicht wesentlich von den chromophoben Adenomen unterschied. Die Rückkehr zur Norm ist auch hier beschleunigt. Das Maximum der Mittelwertkurve liegt um +15,9% über dem Ausgangswert. Die Wirkungsstärke beträgt im Mittel +19%, die Wirkungsgröße 972 mm² gegenüber dem Normalwert von 1940 mm². Im einzelnen kamen neben inversen Kurven Steigerungen bis +48% über den Ausgangswert vor. Eine Beziehung zu den Ausgangswerten im Sinne der Wilderschen Regel

konnten wir nicht ermitteln. FULTON und CUSHING haben die spezifisch-dynamische Wirkung bei 14 Akromegalen untersucht und kommen auffälligerweise
zur gleichen Wirkungsstärke, nämlich +19%.

Auch bei den acidophilen Adenomen, bei denen primär eine sekretorische
Überfunktion vorliegt, kann sich nach längerem Bestehen ein allgemeiner Verfall
einstellen, der zu einer Herabsetzung aller Funktionen führt und in manchen
Punkten der SIMMONDSschen Krankheit in ihren Endzuständen gleicht. Die
Hyperaktivität des Adenoms geht zurück, und die Zeichen einer Vorderlappen-
insuffizienz treten in den Vordergrund.

So beobachteten wir eine 24 jähr. junge Frau (I/52), bei der es im 20. Lebensjahr zu
Unregelmäßigkeiten der Menses, 1 Jahr später zu dauernder Amenorrhoe gekommen war
(Abb. 25). Mit 22 Jahren bildeten sich akromegale
Erscheinungen aus und wiederum 1 Jahr später, mit
23 Jahren, eine ausgeprägte Hypertrichose an Extremi-
täten, Rücken und Brust. Temporär bestand ein erhöhtes
Durstgefühl. 1/2 Jahr später verlor sich die Hypertrichose

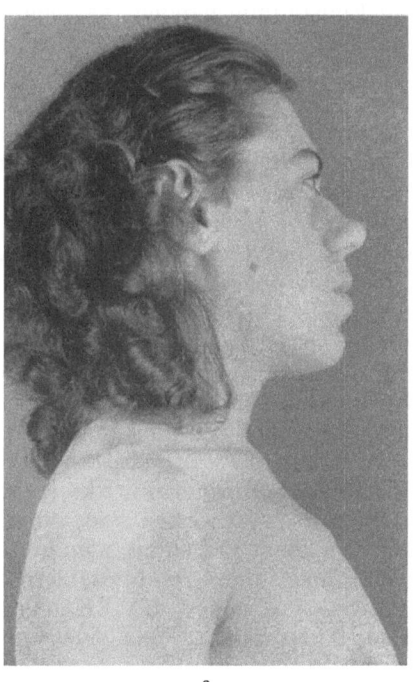
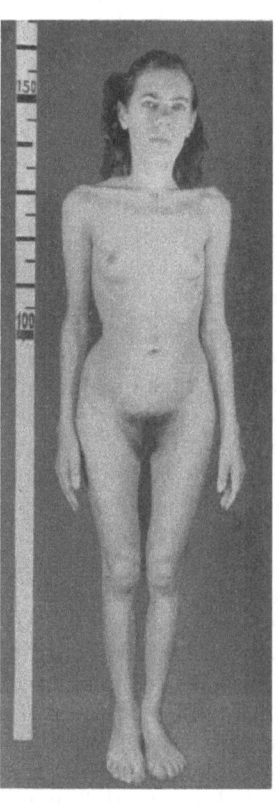

a   b

Abb. 25 a u. b. Acidophiles Adenom mit Akromegalie und beginnender Vorderlappeninsuffizienz. 24 jähr. Frau (I/52).

wieder. Das Gewicht nahm unter allgemeinem Kräfteverfall um 10 kg ab. — Befund: Blasse,
stark abgemagerte Frau von 44 kg Gewicht und 158 cm Körpergröße. Deutliche akromegale
Erscheinungen an Gesicht und Extremitäten. Leicht verstärkte Körperbehaarung. Leicht
vergrößerte Schilddrüse. Glanzaugen. Sella ballonförmig erweitert. Rechtsseitige temporale
Hemianopsie. Grundumsatz —11,6%. Spezifisch-dynamische Wirkung bis +17,6% über
dem Ausgangswert. Bei der Glucosedoppelbelastung Dysregulation, aber wohl im Bereich
der Norm. Gute Insulinempfindlichkeit, jedoch ohne klinische Hypoglykämie. Im Diurese-
Test Wasserretention um 100 g. Orthostatischer Symptomenkomplex. Im Eosinophilen-Test
nach 25 mg ACTH-Abfall um 35%, also pathologisch. Ausscheidung der 17-Ketosteroide
mit 7,8 mg normal, die der Corticoide mit 1428 γ leicht erhöht. Cantharidentest negativ.
Genitale stark atrophisch mit haselnußgroßem Uterus. Vor und nach der Operation Behandlung mit ACTH-Dauerinfusionen notwendig. Die Operation (Dr. KLUG) ergab ein großes
Adenom, das sich histologisch als acidophil erwies. Schwieriger postoperativer Verlauf mit

66 a

Kreislaufstörungen und zeitweiliger Somnolenz. Schließlich aber gute Erholung mit Gewichtszunahme und Besserung des Allgemeinbefindens.

Mit dem Rückgang der abnormen Behaarung und dem Beginn der Gewichtsabnahme war die hypersekretorische Phase des Adenoms erloschen. Die Anzeichen der Vorderlappeninsuffizienz bildeten sich heraus. Dabei kann, wie
aus den Daten der Steroidausscheidung hervorgeht, die NNR-Funktion noch lange
erhalten sein. Auf der anderen Seite kann es unter dem Einfluß einer Blutung
in das Adenom auch zu plötzlichen NNR-Insuffizienzen kommen, die bis zum
Koma der akuten Krise führen (Rummell).

6. Der Kreislauf.

Die häufig zu beobachtende Vergrößerung des Herzens als Teil der allgemeinen
Splanchnomegalie hat schon frühzeitig die Aufmerksamkeit auf den Kreislauf
gelenkt. Tatsächlich kann man oft ein Versagen des Herzens feststellen, besonders
wenn die Akromegalie schon lange bestanden hat und der Patient sich bereits
in höherem Alter befindet. In unserem Krankengut finden sich diese Patienten
seltener, weil es sich kaum um Kranke im Endstadium handelt, vielmehr meist
um Kranke, die zur Operation kommen und sich deshalb in einer vergleichsweise
günstigeren Kreislaufverfassung befinden.

Dementsprechend fanden wir anamnestische Angaben, die auf kardiale
Insuffizienz hindeuten, äußerst selten und nur in 2 Fällen eine ausgesprochene
Herzinsuffizienz. Eine röntgenologische Vergrößerung des Herzens fanden wir
unter 46 Fällen 7mal. Maximal vergrößert war das Herz aber nur in einem
einzigen Fall. In den beiden Fällen mit klinischer Herzinsuffizienz betrug das
Lebensalter 45 und 51 Jahre; die Akromegalie bestand seit 8 bzw. 10 Jahren.

Als pathologisch zu wertende EKG-Veränderungen sahen wir 8mal. Im
einzelnen handelte es sich um Depression von ST, Abflachung von T, Verbreiterung von QRS und Bigeminie. Das Alter dieser Patienten lag im Mittel nicht
wesentlich höher als das Durchschnittsalter der übrigen Patienten dieser Gruppe
(38,7 gegen 37,6 Jahre). Die elektrokardiographischen Veränderungen sind
demnach nicht als altersbedingt zu werten. Es zeigte sich aber, daß bei diesen
Kranken die Akromegalie im Durchschnitt schon 6,7 Jahre bestanden hatte.
Wahrscheinlich spielt die Dauer der übermäßigen Hormoneinwirkung bei der
Entstehung der Myokardläsionen, die als sklerotisch zu werten sind, eine Rolle.

Ebenso wie Bartelheimer sahen auch wir keine Beziehung zum Auftreten
einer Schilddrüsenvergrößerung oder zur Häufigkeit der Grundumsatzerhöhung;
eine Vergrößerung der Schilddrüse fand sich bei Kranken mit EKG-Veränderungen gerade ebenso oft wie bei den übrigen Akromegalen. Das gleiche gilt von
den Grundumsatzerhöhungen.

Die fixierte Hypertension ist bei der Akromegalie ein seltenes Ereignis. Unter
unseren 46 Kranken fanden wir sie nur 1mal bei einer 44jähr. Frau (I/37), bei
der es mit 39 Jahren zur Amenorrhoe und mit 40 Jahren zum Auftreten akro-
megaler Erscheinungen gekommen war. Sella stark ballonförmig erweitert; Grundumsatz +51%, leichter Diabetes mellitus, nach links verbreitertes Hypertoniker-
herz. EKG: Linkspositionstyp, path. Kurvenablauf, Fundus hypertonicus ohne
Blutungen oder Degenerationen. Geringfügige Albuminurie und Mikrohämaturie.
Rest-N: 21,9 mg-%. Konzentrationsversuch bis 1023. Blutdruck 235/130 mmHg.
Eine renale Genese ließ sich nicht nachweisen, obwohl Verdacht auf Harnkonkre-
mente bestand.

Bei den übrigen Patienten wurden Blutdrucksteigerungen über 150 mg Hg
nicht beobachtet. Das gleiche berichtet Bartelheimer, während Hejtmancik
c. s. unter 21 Patienten 6mal und Courville und Mason unter 24 Patienten 3mal

eine Hypertension sahen. Die altersmäßige Zusammensetzung des Krankengutes ist dabei von wesentlicher Bedeutung. Auch mag der Zeitpunkt der Untersuchung insofern eine Rolle spielen, als die Intensität der Hormonproduktion zu verschiedenen Zeiten verschieden ist. Wir dürfen aber daran festhalten, daß die Hypertension nicht zum Bilde der Akromegalie gehört.

Dagegen sind periphere Kreislaufinsuffizienzen nicht selten. Zwar sieht man Hypotonien nicht oft (Blutdruck unter 110 mm Hg in $^1/_{10}$ der Fälle); bei der orthostatischen Kreislaufbelastung nach SCHELLONG findet sich aber oft ein pathologischer Verlauf der Kurven (in $^2/_3$ der Fälle leicht pathologisch; in $^1/_{10}$ der Fälle deutlich pathologisch, d. h. eine zweitgradig hypotone oder tachykarde Reaktion).

Man darf daraus den Schluß ziehen, daß die Überproduktion der acidophilen Hormongruppe nicht zur Blutdrucksteigerung führt, daß es aber durch Kompression des Vorderlappens häufig zum hypotonen Symptomenkomplex kommt. Auf Grund der Erfahrungen beim hypophysären Basophilismus, bei dem wir die Hypertension viel konstanter finden, darf man annehmen, daß es bei der Akromegalie die Läsion des basophilen Vorderlappenanteils ist, der die latente periphere Kreislaufinsuffizienz veranlaßt.

7. Der Wasserhaushalt.

Störungen im Wasserhaushalt werden bei den acidophilen Adenomen zwar auch beobachtet; sie sind aber weniger häufig als bei den chromophoben Adenomen. Auch dafür ist die hyperthyreotische Stoffwechsellage mit der vermehrten Abgabe des thyreotropen Hormons verantwortlich zu machen. Zwar fanden wir bei einem Drittel aller Fälle Angaben über temporäre Polydipsie in der Anamnese. Auch wurde in einem Fünftel der Fälle über Nykturie berichtet. Die Neigung zur Retention im Diurese-Test trat aber entschieden zurück. Nach Belastung mit 800 cm³ Wasser fanden wir in 20% der Fälle eine Retention, die zwischen 100 und 500 cm³ lag. Demgegenüber war eine Retentionsneigung bei 44% der chromophoben Adenome und 56% der Kraniopharyngeome nachzuweisen. Die Unterschiede sind also deutlich. Dementsprechend waren entwässernde Maßnahmen vor der Operation seltener notwendig als bei den chromophoben Adenomen. Nach unseren Erfahrungen kommt es beim acidophilen Adenom besonders dann zur Wasserspeicherung, wenn die hyperaktive Phase der Sekretion abgeklungen ist.

8. Die Beteiligung der Nebennierenrinde.

Die Steroidausscheidung wurde bei insgesamt 20 Patienten bestimmt[1]. Dabei ergab sich ein etwas anderes Bild als bei den chromophoben Adenomen:

Erniedrigt	Normal	Erhoht	Erniedrigt	Normal	Erhöht
0	8	12	2	3	12
17-Ketosteroide 20 Fälle			Gesamtcorticoide 17 Fälle		

Man sieht, daß die Fälle mit erniedrigter Ausscheidung ganz zurücktreten und daß die erhöhten Ausscheidungen entschieden häufiger sind. Auf Grund der Erfahrungen beim basophilen Adenom des Cushingsyndroms muß man annehmen, daß das ACTH von den basophilen Zellen produziert wird. Aus den

---

[1] Einschließlich 7 Patienten, über die DRIESEN bereits auf dem Freiburger Symposion berichtete.

vorliegenden Untersuchungen darf man also den Schluß ziehen, daß durch das acidophile Adenom der basophile Anteil des Vorderlappens im allgemeinen nicht so stark lädiert wird, daß die ACTH-Produktion Schaden erleidet. Die in der Tabelle angeführten beiden Kranken mit herabgesetzter Corticoidausscheidung zeigten nach Operation und Hypophysenimplantation normale Werte.

Vor der Operation wurde das Auftreten eines Diabetes insipidus nicht beobachtet. Das ist verständlich, weil die acidophilen Adenome selten eine beträchtliche suprasellläre Ausbreitung erfahren und deshalb zu einer Läsion der neurosekretorischen Bahn keine Veranlassung geben. Einmal trat postoperativ ein temporärer Diabetes insipidus auf.

9. Die Reaktionsbereitschaft der Haut.

Bei der Untersuchung mit dem Cantharidenpflaster ergaben sich keine wesentlichen Unterschiede gegenüber den chromophoben Adenomen. Bei 13 untersuchten Patienten verlief der Versuch 10mal pathologisch, d. h. die Blasenbildung blieb aus. Eine Reaktionslosigkeit der Haut zeigte sich also fast ebenso häufig wie bei den chromophoben Adenomen. Bei den Kraniopharyngeomen fehlte die Reaktion bei 9 von 11 Patienten.

10. Der Kohlenhydratstoffwechsel.

Daß sich bei der Akromegalie ein echter Diabetes entwickeln kann, ist seit den ersten Veröffentlichungen von P. Marie bekannt und von späteren Untersuchern immer wieder bestätigt worden (Borchardt). Schon 1927 stellten Davidoff und Cushing an einem Krankengut von 100 Akromegalen fest, daß in 25% aller Fälle eine Glucosurie vorlag. Coggeshall und Root ergänzten diese Untersuchungen und fanden, daß sich unter 153 Akromegalen in 17% ein echter Diabetes entwickelte. Diese Zahlen entsprechen den auch sonst in der Literatur angegebenen (Dott und Bailey, Davidoff und Feiring, Bakay).

In unserem Krankengut fanden wir bei 46 Patienten in 10 Fällen einen manifesten Diabetes mellitus. Dies entspricht einem Vorkommen von etwa 22%. Von diesen 10 Patienten waren 2 Männer und 8 Frauen. Weiterhin fanden sich bei der Prüfung der Glu-

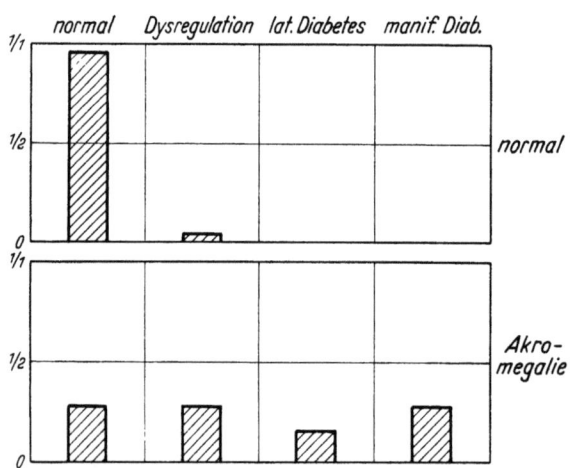

Abb. 26. Verteilungsdiagramm der Blutzuckerkurven nach Glucose-doppelbelastung bei gesunden Vergleichspersonen und Kranken mit acidophilem Adenom.

cosetoleranz noch weitere 5 Patienten mit einer latent diabetischen Stoffwechsellage, so daß sich insgesamt 15 Kranke (= 32%) mit einer erheblichen Störung im Kohlenhydratstoffwechsel feststellen ließen. Vier der Diabetiker waren mit einer Struma behaftet. Über die Verteilung der einzelnen Kurventypen bei der Glucosedoppelbelastung orientiert die Abb. 26.

Wenn wir bei 22% aller Akromegalen einen Diabetes feststellten, so ist dabei zu beachten, daß die Morbidität der Gesamtbevölkerung in Deutschland nach

OBERDISSE und NAGEL in bezug auf den Diabetes nur 2,2⁰/₀₀ beträgt und daß JOSLIN unter 17000 Diabetikern nur 5mal eine Akromegalie fand.

Eine familäre Belastung mit Diabetes konnte bei unseren 10 manifesten Erkrankungen auffälligerweise nicht festgestellt werden (bei COGGESHALL und HUTH in 21%). Unter den 36 Fällen ohne Diabetes kam ein Diabetes 3mal in der Familie vor.

Entwickelt sich bei einer Akromegalie ein Diabetes, so handelt es sich zu diesem Zeitpunkt mit Sicherheit um eine sekretorische Hyperaktivität des Vorderlappens. Wir erwähnten bereits, daß die Intensität der Hormonabgabe im Laufe der Zeit abnehmen kann. Es ist deshalb von besonderer Bedeutung, den Zeitpunkt der Entwicklung des Diabetes zu kennen.

Das Durchschnittsalter dieser Patienten beim Auftreten der Akromegalie lag im Mittel bei 34,6 Jahren. Der Diabetes entwickelte sich im Durchschnittsalter von 40 Jahren (diese Zahl liegt erheblich unter dem Manifestationsalter des gewöhnlichen Diabetes, für das JOSLIN bei Männern 46,5 und bei Frauen 49,2 Jahre angibt). Das Intervall, das zwischen dem Auftreten der Akromegalie und dem Diabetes liegt, beträgt also 5,4 Jahre; es wechselt im einzelnen sehr und schwankt zwischen 1 und 13 Jahren. Da das Einweisungsalter der Kranken im Mittel 41,7 Jahre betrug, hatte der Diabetes im Durchschnitt 1,7 Jahre bestanden, als wir die Patienten zuerst sahen.

In dem Intervall zwischen dem Auftreten der Akromegalie und dem des Diabetes wurden 3 Patienten bestrahlt. Ein Einfluß auf die Länge des Intervalls ließ sich nicht feststellen, d. h. durch Bestrahlung läßt sich das Auftreten des Diabetes nicht hinauszögern, soweit man dies überhaupt auf Grund von drei Beobachtungen sagen kann. In einem Fall trat sofort nach der Bestrahlung der Diabetes auf (Fall I/1, S. 1050).

Der Verlauf der Krankheit war nicht einheitlich. Von 10 Fällen waren 6 insulinbedürftig. 4 Fällen von leichtem Diabetes ohne Insulinbedürftigkeit stehen 5 mittelschwere und 1 schwerer gegenüber. Da die Zuckerausscheidungsschwelle hoch liegt, war die Kohlenhydratbilanz gewöhnlich befriedigend. In allen Fällen wurden über 200 g Kohlenhydrate toleriert.

Auch wir haben gelegentlich spontane Schwankungen im Verlauf des Diabetes beobachtet. Doch sahen wir in keinem Fall, daß es zur spontanen Ausheilung kam, wie dies mehrfach beschrieben wurde. LICHTWITZ und OPPENHEIMER haben von einem Stoffwechselgewitter gesprochen. Ob es sich in solchen Fällen immer um spontane Schwankungen der Hormonproduktion handelt, erscheint uns fraglich. Es ist bekannt, daß es in den Adenomen zu regressiven Veränderungen, zu Erweichungen, Cystenbildungen und Blutungen kommen kann, wodurch das sezernierende Gewebe zerstört wird. Umgekehrt werden schubartige Verschlimmerungen der Stoffwechsellage oft mit einem neuen Wachstum des Adenoms zusammenhängen. So berichten ALMY und SHORR über einen 40jähr. Mann, der seit 14 Jahren eine Akromegalie und seit 5 Jahren einen Diabetes hatte (60 E PZ-Insulin). Nach einer akuten Mastoiditis und Basilarmeningitis, die operativ angegangen wurde, schwand der Diabetes und war auch nach 5 Jahren nicht mehr nachzuweisen, während der Grundumsatz auf —30% absank. Hier ist es offenbar zu einer Schädigung des Vorderlappens gekommen, so daß die übermäßige Produktion des diabetogenen Hormons eingestellt wurde. Über ähnliche Beobachtungen berichten BASTENIE und VERMUND.

Ein einziger unserer Diabetesfälle war als schwer zu bezeichnen (I/48). Es handelte sich um eine 47jähr. Frau mit großer, z. T. substernaler Struma. Bei einer Kohlenhydratzufuhr von etwa 220 g benötigte sie zeitweilig 140 E Depot-Insulin. Obwohl der Diabetes schon seit 4 Jahren bestand, lag eine ausgesprochene Insulinresistenz vor.

Man kann im allgemeinen sagen, daß sich der Diabetes der Akromegalen im Anfangsstadium weitgehend dem experimentellen hypophysären Diabetes vom

Youngschen Typ nähert. In diesem Stadium, dem „idiohypophysären", sieht man wie im eben zitierten Falle Insulinresistenz und ein wechselvolles Verhalten der Kohlenhydrattoleranz. Scheinbare Bestrahlungs- und Operationserfolge, die oft noch nach Jahren auftreten, können mit diesen Schwankungen zusammenhängen. Der Inselapparat ist noch leistungsfähig. Vermindert sich aus irgendeinem Grunde die Hypersekretion des Adenoms, so kann sich der Diabetes mindestens zeitweilig zurückbilden. Nach einiger Zeit sind jedoch die β-Zellen im Inselsystem irreversibel geschädigt. Der jetzt entstandene „metahypophysäre Diabetes" hat einen ganz anderen Charakter. Er gleicht weitgehend dem gewöhnlichen Pankreasdiabetes, spricht gut auf Insulin an, ist wesentlich leichter zu beherrschen und läßt auch hinsichtlich der Komplikationen keinen Unterschied erkennen. In diesem Zustand ist die Zellrelation im Inselsystem stark zu Gunsten der α-Zellen verschoben. Die β-Zellen sind weitgehend geschwunden.

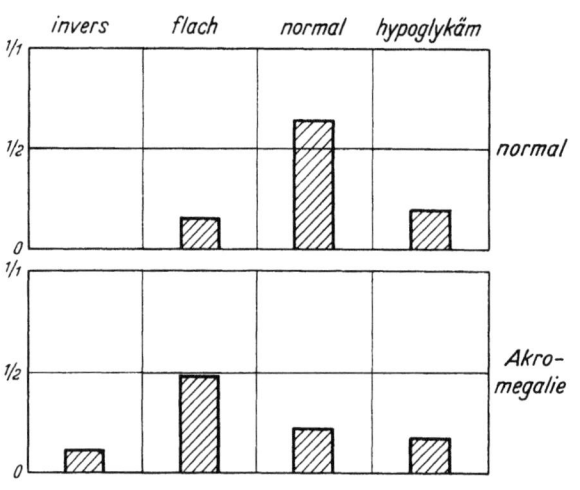

Abb. 27. Verteilungsdiagramm der Blutzuckerkurven nach Insulinbelastung bei gesunden Vergleichspersonen und Kranken mit acidophilem Adenom.

Daß es unmittelbar nach einer Bestrahlung oder nach einer Operation zu einer Verschlechterung der Stoffwechsellage kommen kann, erscheint uns nach eigenen Beobachtungen sicher:

I. 50jähr. Frau (I/1), bei der sich mit 41 Jahren eine ausgeprägte Akromegalie entwickelt hatte. Sella ballonförmig erweitert. Bitemporale inkomplette Hemianopsie. Hypertension von 180/100 mm Hg. Grundumsatz +22%. Struma beider Seitenlappen. Im 42. Lebensjahr wurde die Hypophyse auswärts bestrahlt. Unmittelbar nach der ersten Serie trat ein Diabetes auf. Bei der Einweisung bestand der Diabetes seit 8 Jahren und konnte mit 65 E, später mit 30 E Depot-Insulin eingestellt werden.

II. 27jähr. Mann (I/38), bei dem mit 22 Jahren die ersten akromegalen Erscheinungen auftraten. Mit 26 Jahren wurde eine Erweiterung der Sella und ein leichter Diabetes auswärts festgestellt, der später verschwand. — Befund: 187 cm Körpergröße, 100 kg Körpergewicht. Deutlich ausgeprägte Akromegalie. Stark erweiterte, unregelmäßig begrenzte Sella mit Kompression der Keilbeinhöhle. Nur unwesentliche Beeinträchtigung der Gesichtsfelder. Hypotoner Symptomenkomplex. Diurese-Test: Retention von 500 cm³! Insulinbelastung: Starke Inversion der Blutzuckerkurve. Zuckerausscheidungsschwelle stark erhöht: über 255 mg-%. Ein manifester Diabetes ist nicht mehr nachzuweisen: bei Vollkost Blutzucker von 120 mg-%, keine Glykosurie, nach Glucosedoppelbelastung jedoch deutlich pathologischer Kurvenverlauf mit Plateaubildung bei 227 mg-%. Nach der Operation entwickelte sich ein diabetisches Koma mit einem Blutzucker von 630 mg-%, reichlicher Acetonurie und allen anderen klinischen Zeichen. Obgleich es mit 750 E Insulin am ersten, und 425 E am zweiten Tage gelang, den Blutzucker zu normalisieren und das Aceton zum Verschwinden zu bringen, ließ sich die periphere Kreislaufinsuffizienz nicht beherrschen. Es erfolgte der Exitus.

Der Grund für das erstmalige Auftreten des Diabetes nach der Bestrahlung im ersten Fall und für das Manifestwerden eines vorher latenten Diabetes bis zur Entwicklung eines Komas nach der Operation im zweiten Fall, muß in der plötzlichen Ausschüttung des diabetogenen Prinzips des Vorderlappens im Gefolge dieser Eingriffe gesucht werden. Bartelheimer hat auf die Parallele zur Entstehung eines thyreotoxischen Komas nach der Schilddrüsenoperation

hingewiesen. In beiden Fällen handelt es sich um die abrupte Hormonüber-
schwemmung des Organismus bei ungenügender Gegenregulation.

Über Operations- und Bestrahlungserfolge bei Akromegalie mit Diabetes ist
schon öfter berichtet worden (Bestrahlung: GAVAZZENI, ENGEL, GOLDBERG und
LISSER, MORGAN, HANTSCHMANN, DELHERME, SELLE, JOSLIN, BACHMANN und
HARRIS; in Operation: DAVIDOFF und FEIRING, DYKE und HARE, ELLIS, JOSLIN,
FASIANI und BELLONI, BAKAY, DECOURT, BERTHAUX und CIVATTE).

In dem hier vorliegenden Krankengut wurden in 5 Fällen Operationen vorgenommen. Dabei wurde 2mal kein Befund erhoben, der eine Ausräumung der
Sella gerechtfertigt hätte (1mal war die Hypophyse durch vorhergehende Bestrahlung schon völlig zerstört), in den drei weiteren Fällen trat keine Besserung des
Diabetes ein. Dieses wenig befriedigende Ergebnis
hängt zweifellos damit zusammen, daß es sich nicht
um Frischerkrankte handelte. Der Diabetes hatte
schon zu lange bestanden und hatte bereits zu irreparablen Schädigungen am Inselapparat geführt. Eine
genaue Angabe über den geeigneten Zeitpunkt der
Operation kann man schwer machen. Wir möchten
aber annehmen, daß die Operation innerhalb der
ersten 2 Jahre nach Auftreten des Diabetes vorgenommen werden muß, wenn man den Diabetes beeinflussen will.

Dagegen sahen wir einen vorübergehenden Operations-
erfolg bei einer 23jähr. Frau mit einem Cushing-Syndrom,
bei der sich seit 1 Jahr ein schwerer progredienter Diabetes
entwickelt hatte. Befund: Hypertension von 150/100 mm Hg.
Blutzucker 271 mg-%. Glykosurie 68 g. 100 E Insulin wurden
täglich benötigt. Nach der operativen Entfernung eines
haselnußgroßen Hypophysenadenoms, das sich histologisch
als chromophobes Adenom vom fetalen Typ mit Riesenzellen
erwies, verschwand der Diabetes, so daß das Insulin ganz
abgebaut werden konnte. Allerdings rezidivierte das Adenom
und mit ihm der Diabetes nach ½ Jahr [OBERDISSE (1951)].

Über die Häufigkeit der verschiedenen Kurventypen nach Insulinbelastung orientiert die Abb. 27.
Daß es nach der Operation eines acidophilen Adenoms
zum Verschwinden der Insulinresistenz kommen kann, haben wir mehrfach
beobachtet (Abb. 28).

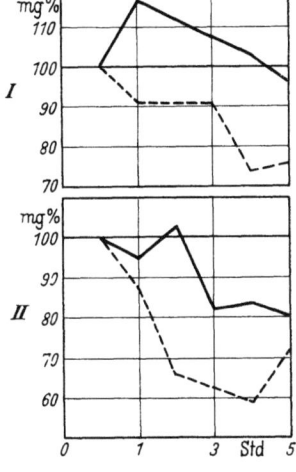

Abb. 28. 2 Kranke mit acidophilem
Adenom und Akromegalie. (I/21
und I/26), Blutzuckerkurven nach
Insulinbelastung. Erhöhte Insulinempfindlichkeit nach Entfernung
des Adenoms. ——— vor der Operation. ------ nach der Operation.

Bei der Bestimmung der Zuckerausscheidungsschwellen der Nieren ergab
sich eine signifikante Erhöhung gegenüber normalen Versuchspersonen.   Im
Mittel lag die Schwelle bei 230 $\varepsilon = \pm 10,3$ mg-% im aufsteigenden Ast der
Kurve und 208 $\varepsilon \pm 12,0$ mg-% im absteigenden Teil der Kurve, während sich
bei Stoffwechselgesunden ein Wert von 190 $\varepsilon = \pm 2,8$ mg-% bzw. 169 $\varepsilon = \pm 2,6$
mg-% ergab.

11. Behandlung der acidophilen Adenome und ihre Ergebnisse.

*Die Anzeigestellung zur Operation gründet sich bei den eosinophilen Adenomen
wesentlich mehr auf die endokrinologischen Ausfälle allein, als auf die seltener als
beim chromophoben Adenom im Vordergrund stehende Sehstörungen.* Solange die
Sehstörungen für die Anzeigestellung ausschlaggebend waren, wurden die meisten
eosinophilen Adenome der *Röntgenbestrahlung* zugeführt. Wir selbst haben bis
zum Kriege diesen Standpunkt vertreten und nach dem Kriege fünf früher
bestrahlte Fälle auf ihren eigenen Wunsch operieren müssen. Dazu kommt noch

eine größere Zahl von anderer Seite bestrahlter Fälle, die wegen der fortgeschrittenen Sehstörungen dringend operiert werden mußten. Weiter haben wir 7 Fälle wegen konzentrischer Gesichtsfeldeinschränkung und Visusverfall operieren müssen, bei denen als Folge der Röntgenbestrahlung eine Arachnitis opticochiasmatis aufgetreten war. Das Bemerkenswerteste bei diesen Operationen aber war die Feststellung, daß die Sella leer war. *Die Röntgenbehandlung hatte also nicht nur den Tumor, sondern auch das normale Hypophysengewebe zerstört.* Daraus muß man wohl schließen, daß die Röntgenstrahlen keine selektive Wirkung auf die Adenomzellen besitzen, sondern bei genügender Konzentration die normalen Zellen in gleicher Weise vernichten (s. Tab. 4, S. 1036). Dazu kommt nun noch die Beobachtung, die wir an einem extrasellär gewachsenen Adenom machen mußten, das wir nach der Operation wegen der uns ungenügend erscheinenden Ausräumung des Tumors röntgenbestrahlen ließen, daß die nach der Operation noch als normal festgestellte Ausscheidung der NNR-Hormone nach der Röntgenbestrahlung als pathologisch vermindert festgestellt werden mußte. Aus diesen Gründen muß es verständlich erscheinen, wenn wir heute — nach diesen Erfahrungen — der Röntgenbestrahlung bei Hypophysenadenomen sehr kritisch gegenüberstehen. Das vorhandene Schrifttum über die Röntgenbestrahlung von „Hypophysentumoren" kann bis auf die wenigen anatomisch sichergestellten Fälle von Frick für eine wissenschaftliche Auswertung nicht in Betracht kommen, da die diagnostischen Fehldeutungsmöglichkeiten nur allzu augenscheinlich sind. Unsere 11 Fälle von sekundären Sellaerweiterungen, die länger und wiederholt bestrahlt wurden, veranschaulichen diese Situation.

Das Auftreten von apoplektiformen Blutungen nach Röntgenbestrahlungen in das Adenom ist erst vor kurzem wieder von Röttgen und Peters beschrieben worden. Diese auch im Schrifttum seit langem bekannte Komplikation kann ohne baldige Operation infolge Hirndrucksteigerung bzw. akuter Hypothalamusschädigung einen ungünstigen Ausgang nehmen.

Nach diesen negativen Erfahrungen mit der Röntgenbehandlung haben wir die Anzeigestellung zur Operation bei eosinophilen Adenomen auf das Ausmaß der endokrinologischen Ausfallserscheinungen gegründet. Die bisherigen Erfolge haben uns hierin ebenso Recht gegeben, wie die immer wieder zur Beobachtung kommenden endokrinen Krüppel, die keinerlei Sehstörungen aufwiesen, aber infolge ihrer innersekretorischen Ausfälle am Rande der Lebensfähigkeit vegetierten.

Das *operative Vorgehen* ist im Prinzip das gleiche wie beim chromophoben Adenom. Die Trepanation kann infolge der akromegalen Knochenveränderungen wesentlich erschwert sein. Bei nicht röntgenbestrahlten Fällen spielt sich das Vorgehen am Tumor schulmäßig ab. Wiederholte Röntgenbestrahlungen sind erkennbar an den narbigen Veränderungen im Bereich der Cisterna chiasmatis. Die von Vincent beschriebene Arachnitis kann selten so voll ausgebildet beobachtet werden wie in diesen Fällen. Gegenüber den chromophoben Adenomen muß noch die größere Blutungsbereitschaft der eosinophilen Adenome erwähnt werden, die gelegentlich auch in der Dauer der Blutstillung zum Ausdruck kommen kann.

Die *Operationsmortalität* wird bei Cushing mit 8,6, bei Olivecrona mit 9,5% und bei uns mit 9,1% angegeben. Wenn wir die inoperablen, nur probetrepanierten Fälle ausschalten, so ergibt sich eine Mortalität von 3,6%. Diese dürfte auch für die heutige Situation noch hoch gegriffen erscheinen. Auch Bakay gibt für die Serie von Olivecrona — auf die letzten 10 Jahre berechnet — eine Mortalität von 3,3% an.

Die *Todesursachen* umfassen bei uns 3 inoperable nur probetrepanierte Fälle und 2 zentrale Regulationsstörungen. In Olivecronas Serie starben 3 inoperable Fälle nach Teilexstirpation an Hirndruck, 1 an zentraler Regulationsstörung,

1 an Nachblutung, 1 an Meningitis und 1 an Embolie. Besonders wertvoll ist die von Bakay zusammengestellte Tabelle der Überlebenszeiten aus Olivecronas Serie:

Tabelle 9. *Überlebenszeiten beim acidophilen Adenom* (Olivecrona).

Zeit	Gesamtzahl	unbekannt	am Leben	% am Leben	gestorben
2 Jahre	44	3	31	75,6	10
4 „	37	4	21	63,6	12
6 , ...	33	3	17	56,6	13
10 „	18	5	7	53,8	6
14 „	2	—	0	0	2

Die postoperativen Besserungen der Gesichtsfeld- wie Visusausfälle ist bei den chromophilen Adenomen besser als bei den chromophoben. Bakay gibt eine Besserung der Gesichtsfeldausfälle insgesamt von 63,7% an.

Die erzielte Arbeitsfähigkeit geht aus Tab. 10 hervor.

Tabelle 10. *Arbeitsfähigkeit nach der Operation.*

	CUSHING %	OLIVECRONA %	TÖNNIS %
Voll arbeitsfähig	68	56,6	49
Beschränkt arbeitsfähig	—	23,3	47,6
Arbeitsunfähig	—	13,3	3,4

Ist die Operations- oder auch die Strahlenbehandlung eines acidophilen Adenoms aus irgendeinem Grunde nicht angezeigt, so empfiehlt sich der Versuch einer Oestrogenzufuhr, der nach Angaben von Luft und eigenen Beobachtungen erfolgversprechend ist. Außer subjektiven Besserungen ließen sich Veränderungen der Weichteilhypertrophie feststellen (s. auch Hurxthal, Hare und Mitarbeiter). Ein Maßstab für die Wirksamkeit scheint die Herabsetzung des anorganischen Serumphosphorspiegels zu sein, der bei der Akromegalie erhöht ist. Nach Reifenstein, Kinsell und Albright ist er ein Gradmesser für die Sekretion des somatotropen Hormons. Jedenfalls hat es den Anschein, daß man die sekretorische Hyperaktivität des acidophilen Adenoms durch Östrogen bremsen kann. Vielleicht handelt es sich auch um einen parergischen Wirkungsmechanismus, d. h. durch die Zufuhr des „peripheren" Keimdrüsenhormons wird neben der Abgabe der gonadotropen auch die Abgabe anderer Vorderlappenhormone gehemmt.

V. Die klinische Bewertung der Funktionsprüfungen.

Die große Zahl der Untersuchungsmethoden, die wir zur Erkennung der Vorderlappenunterfunktion anwandten, haben nicht alle die gleiche klinische Bedeutung. Für praktische Zwecke, insbesondere für die Beurteilung der Operationsprognose, sind wir so verfahren, daß wir die Erniedrigung der Steroidausscheidung zusammen mit der Retention im Diuresetest am höchsten bewertet haben. Es folgt sodann der Kantharidin- und Eosinophilentest sowie die erhebliche Erniedrigung des Grundumsatzes. Daran schließen sich in unserer Bewertung die klinischen Anzeichen einer Hypoglykämie bei der Insulinbelastung und die orthostatische Kreislaufprüfung an.

Man wird gut tun, die erhebliche Streuungsbreite der einzelnen Funktionsprüfungen im Auge zu behalten und jede für sich nicht allzu hoch zu bewerten. In ihrer Gesamtheit ergeben sie jedoch ein gut verwertbares Bild, nicht des

Ausmaßes der anatomischen Zerstörung, wohl aber der Funktion des verbliebenen Restes.

Eine gute Übereinstimmung ergab sich zwischen der Erniedrigung der Steroidausscheidung und der Neigung zur Wasserretention. Wir sahen aber auch mehrfach, daß die oben erwähnten Proben fast alle pathologisch ausfielen, was als prognostisch ernst zu bewerten ist und besondere Vorbereitung vor der Operation notwendig macht (Entwässerung, Hypophysenimplantation, ACTH-Dauerinfusion, kleine Mengen Thyroxin). Als Beispiel sei der Fall einer 39jähr. Frau (II/54), die postoperativ starb, mit einem sehr großen chromophoben Adenom erwähnt. Wir fanden bei ihr außer Amenorrhoe, Haarverlust, Hypogenitalismus, linksseitiger Amaurose und rechtsseitiger kompletter temporaler Hemianopsie eine erniedrigte Ausscheidung der 17-Ketosteroide, eine Wasserretention von 600 cm³, eine Grundumsatzerniedrigung von —12%, eine hypoglykämische Reaktion bei Insulinbelastung, sowie einen negativen Kantharidintest.

Unter den chromophoben Adenomen fanden wir bei 12 Fällen mit Wasserretention:

7 mal einen pathologischen Kantharidentest,
5 mal einen pathologischen Eosinophilentest,
5 mal einen erniedrigten Grundumsatz,
4 mal eine erniedrigte Steroidausscheidung und
3 mal eine klinische Hypoglykämie bei der Insulinbelastung.

An dieser Stelle sei erwähnt, daß wir bei den Kraniopharyngeomen eine ganz ähnliche Reihenfolge der pathologischen Funktionsproben fanden. Bei zwei nach der Operation verstorbenen Fällen mit großen Tumoren sahen wir:

2 mal eine erniedrigte Steroidausscheidung,
2 mal einen pathologischen Kantharidentest,
2 mal einen stark erniedrigten Grundumsatz,
1 mal einen pathologischen Eosinophilentest (im anderen Fall nicht durchgeführt),
1 mal einen inversen Kurventyp nach Insulinbelastung.

Bei den acidophilen Adenomen war ein pathologischer Ausfall der Funktionsproben als Anzeichen einer Vorderlappenunterfunktion an sich schon selten. Es fiel nun besonders auf, daß beim einzelnen Patienten wohl der eine oder andere Defekt vorhanden war, daß aber der durchlaufende Ausfall zahlreicher oder aller Funktionen — wie bei den vorerwähnten Krankheitsgruppen — kaum vorkam. Nur in dem einen auf S. 1045 angeführten Fall (I/52) waren die meisten Prüfungen pathologisch. Hier hatte sich aber auch mit Gewichtsabnahme und Kräfteverfall ein ausgesprochener Hypopituitarismus, wie er bei der Akromegalie selten ist, entwickelt. Um so höher ist bei den acidophilen Adenomen das Auftreten eines Diabetes mellitus zu bewerten.

VI. Befunde am Menschen mit vollständig zerstörter Hypophyse.

In der Klassifizierung der verschiedenen Formen der Hypophysenunterfunktion ist man zweifellos bisher zu schematisch vorgegangen. Unter dem Einfluß der ersten Publikation von Simmonds hatte man angenommen, daß sich klinisch bei der kompletten, nach Abschluß des Wachstums aufgetretenen Hypophysenzerstörung stets eine Kachexie ergäbe, während sich später, besonders unter dem Einfluß der Sheehanschen Untersuchungen, immer mehr herausstellte, daß die Kachexie nicht zum Wesen der Vorderlappeninsuffizienz gehört (s. auch Heni, Schüpbach).

In diese Richtung weisen auch unsere eigenen statistischen Erhebungen beim chromophoben Adenom und beim Kraniopharyngeom. Man wird selten mit absoluter Sicherheit außer bei erfolgter Obduktion sagen können, daß das Vorderlappengewebe ganz zerstört ist. In zahlreichen Fällen ist dies aber wahrscheinlich. Zumindest dürften auf Grund des Operationsbefundes drei Viertel der Drüse oft zerstört gewesen sein, wie dies nach SHEEHANs Angaben der Fall sein muß, wenn Ausfallserscheinungen auftreten sollen. Wie schon erwähnt, gehört aber das extreme Untergewicht und erst recht nicht die ausgesprochene Kachexie zum Bilde des chromophoben Adenoms und auch nicht zum Bilde des Kraniopharyngeoms. Untergewichte unter 20% des Sollgewichtes sahen wir bei den chromophoben Adenomen nur in 9%, bei den Kraniopharyngeomen nur in 10% der Fälle. Sie sind also relativ selten, so daß sie praktisch nicht ins Gewicht fallen. Eine leichte Neigung zum Fettansatz ist im Gegenteil die Regel.

Durch die Untersuchungen von SHEEHAN wurde in überzeugender Weise dargelegt, daß neben den Tumoren die Nekrose post partum die häufigste Ursache der SIMMONDSchen Krankheit darstellt. Sie tritt im Anschluß an eine Geburt auf. Die Hauptursache sieht SHEEHAN im Kreislaufschock oder in schweren Geburtsblutungen. Histologische Veränderungen der Hypophyse treten erst nach 24 bis 26 Std. auf und bestehen in einer ischämischen Nekrose des Vorderlappens, der ausschließlich betroffen ist. Hier scheinen besondere lokale Zirkulationsverhältnisse begünstigend zu wirken. An Hand von 103 Fällen konnte SHEEHAN zeigen, daß das *normale Körpergewicht wie auch in unserem Krankengut vorherrscht und daß Untergewicht und Kachexie praktisch keine Rolle* spielen. Erst in den letzten 6 Monaten vor dem Tode kommt es in einem Teil der Fälle zu einer stärkeren Abmagerung. Daraus geht deutlich hervor, daß Sekundärfaktoren (wie Anorexie und Infektionen) die Kachexie hervorrufen und daß diese nicht zum Wesen der SIMMONDSschen Krankheit gehören.

In diesem Zusammenhang ist das Stoffwechselverhalten von Patienten, deren Hypophyse vollkommen zerstört ist, von besonderem Interesse:

I. 52jähr. Frau (I/31). Bis zum 46. Lebensjahr normal menstruiert. Damals operative Entfernung eines Gewächses im Unterleib mit Entfernung der Gebärmutter. Ovarien angeblich nicht beteiligt. Seitdem Sistieren der Menses und Entwicklung von akromegalen Zügen. Mit 51 Jahren entstand eine Polidipsie mit Zuckerausscheidung. Blutzucker 275 mg-%. Einstellung auswärts auf 40 E Insulin mit diätetischer Beschränkung. Wegen Kopfschmerzen und leichter Sehstörungen wurde 1 Monat später eine Röntgenbestrahlung der Hypophyse mit 3600 r vorgenommen. Es trat eine temporäre Besserung des Diabetes ein (90 mg-% Blutzucker bei Vollkost). Als wieder eine Verschlechterung, auch im Allgemeinbefinden einsetzte, erfolgte Einweisung. — Befund: Deutlich akromegale Anzeichen. Sella nicht sicher erweitert. Gesichtsfelder unauffällig. Nüchternblutzucker 200 mg-%. Sehr geringe Glykosurie. Glucosedoppelbelastung: langanhaltende Plateaubildung mit einem Anstieg bis 480 mg-%. Zuckerausscheidungsschwelle mit 300 mg-% sehr hoch. Dementsprechend geringfügige Zuckerausscheidung. Spezifisch-dynamische Wirkung sehr flach, fast in der Null-Linie mit PLAUT-KESTNER-Effekt. Ein größerer Hypophysentumor war nicht zu erwarten. Wegen der Kopfschmerzen wurde aber trotzdem die Schädelbasis freigelegt. *Dabei zeigte sich, daß die Sella völlig leer war.* Beim Abtasten ließ sich keine Gewebsschicht feststellen. Dagegen fand sich eine erhebliche Arachnitis der Chiasmagegend mit Verdickung der Zisternenwand. Die arachnitischen Verwachsungen mußten scharf von den Nn. optici gelöst werden. Der Diabetes bestand weiterhin, besserte sich aber im Laufe der nächsten Jahre.

Die starken arachnitischen Verwachsungen sind durch die Röntgenbestrahlung hervorgerufen worden. Desgleichen ist die Hypophyse durch die Bestrahlungen vollkommen zerstört worden. Wahrscheinlich hatte es sich vorher um ein kleines acidophiles Adenom gehandelt, das die Sella nicht ausgeweitet hatte. Da der Inselapparat schon vor der Bestrahlung weitgehend geschädigt war, hatte die Bestrahlung nur eine temporäre Besserung erzielen können.

II. 51 jähr. Frau (IV/29). Amenorrhoe und Verlust der Libido seit dem 21. Lebensjahr. 4 Jahre danach traten Kopfschmerzen und gesteigertes Durstgefühl auf. Seitdem kontinuierliche Gewichtszunahme von 61 auf 135 kg. Vor 9 Jahren wurde auswärts ein Hypophysentumor festgestellt und eine Bestrahlungsserie mit 52 Sitzungen durchgeführt. — Befund: 165 cm große Frau von 135 kg Gewicht. Starke Stammfettsucht, wesentlich geringer an den distalen Körperpartien. Blutdruck 185/115 mm Hg. Erhebliche Erweiterung der Sella. Keilbeinhöhle im mittleren Bereich eingedrückt. Visus und Gesichtsfelder o. B. — Auch hier ergab die Operation, daß das Chiasma von starken Verwachsungen eingehüllt war, die scharf getrennt werden mußten. *Die Sella war, wie im letzterwähnten Falle, leer.* Vermutlich hat es sich um ein chromophobes Adenom gehandelt, das jetzt nicht mehr nachzuweisen war.

Aus diesen beiden Beobachtungen[1], die durchaus den Sheehanschen Mitteilungen entsprechen, geht hervor, daß auch beim Menschen das Leben ohne Hypophyse fortgesetzt werden kann. Beide Patientinnen zeigten keine Kachexie. Die eine von beiden hatte sogar ein enormes Übergewicht. Wie sich das Bild freilich in späteren Jahren entwickeln wird, bleibt abzuwarten. Es besteht durchaus die Möglichkeit, daß bei längerer Lebensdauer ein Umschlag eintritt und daß sich ein kachektischer Zustand noch entwickelt. Obwohl die steuernde Funktion der Hypophyse fortgefallen ist, sind die wesentlichen Stoffwechselregulationen intakt geblieben. Man muß also annehmen, daß die peripheren Drüsen auch ohne die steuernde Tätigkeit der Hypophyse ihre Funktionen fortführen oder die Funktion der Hypophyse sogar z. T. ersetzen können.

Die exzessive Fettsucht der letzten Patientin läßt daran denken, daß nicht nur eine Hypophyseninsuffizienz vorgelegen hat, sondern daß es vor der Röntgenbestrahlung auch zu einer Hypothalamusläsion gekommen war. Wie schon erwähnt, gehört der extreme Fettansatz ebenso wie die extreme Magersucht nicht zum Bilde des chromophoben Adenoms. In solchen Fällen ist eine Hypothalamusbeteiligung in Erwägung zu ziehen. Während wir dementsprechend bei den chromophoben Adenomen eine Fettsucht, die um mehr als 20% über Sollgewicht lag, nur in 27% der Fälle sahen, fanden wir sie bei sonstigen suprasellären Prozessen, bei denen es sich nicht um Adenome handelte, in 42%, ein deutlicher Hinweis auf den Einfluß der Hypothalamusläsion.

Bei der Operation eines Hypophysentumors ist es trotz vorsichtigsten Vorgehens unvermeidlich, daß noch vorhandenes intaktes Hypophysengewebe beim Auslöffeln des Tumors zerstört wird. Es kann sogar manchmal zweifelhaft sein, ob nach der Operation noch normales Hypophysengewebe zurückbleibt. Trotzdem ist es ungewöhnlich, daß sich nach der Operation ein klinisches Bild entwickelt, das der Simmondsschen Krankheit entspricht oder gar in eine Kachexie übergeht. Dagegen haben wir einen Fall beobachtet, bei dem sich nach der Operation eines großen Kraniopharyngeoms mit Hypothalamusbeteiligung ein solcher Zustand herausbildete:

20 jähr. Mädchen (III/6). Seit 2 Jahren Amenorrhoe, Kopfschmerzen und Sehstörungen. — Befund: noch ziemlich guter Ernährungszustand. Rechtsseitige temporale Hemianopsie, links etwas weniger ausgeprägt. Beginnende Stauungspapillen beiderseits. Sella etwas deformiert, aber nicht wesentlich erweitert. Grundumsatz —31%. Sonstige Stoffwechselfunktionen nicht wesentlich gestört. Bei der Operation ergab sich ein enteneigroßes Kraniopharyngeom, das sich zunächst intrasellär entwickelt, das sich dann aber zwischen Opticus und Carotis gedrängt hatte. Der Eingriff wurde gut überstanden. Die Patientin entlassen. Nach $^1/_4$ Jahr entwickelte sich auswärts, wahrscheinlich nach einem leichten Infekt, ein überaus schweres Krankheitsbild: extreme Abmagerung bis zum Skelet (35 kg), Kachexie, Decubitus, schwere periphere Kreislaufinsuffizienz, Somnolenz, die sich über Wochen erstreckte. Der Zustand erinnerte an eine akute komatöse Nebennierenrindeninsuffizienz. Der Exitus schien bevorzustehen. Die Patientin erholte sich aber spontan (vielleicht auch unter dem Einfluß einer Hypophysenimplantation), die schweren Erscheinungen gingen zurück. Es blieb allerdings eine larvierte Vorderlappen- (oder Nebennieren-) Insuffizienz mit erhöhter Insulinempfindlichkeit, orthostatischem Symptomenkomplex und erniedrigtem Grundumsatz zurück. Die Insuffizienz trat aber nur nach Belastung in Erscheinung.

---

[1] Auf die Schilderung von drei weiteren Fällen von Hypophysenverlust nach Röntgen-Bestrahlung chromophober Adenome können wir wegen des gleichartigen Folgezustandes verzichten.

Erwähnenswert erscheint in diesem Zusammenhang, daß nicht nur der Verlust der Hypophyse, sondern auch der des Hypothalamus mit dem Leben vereinbar ist, vorausgesetzt natürlich, daß die Ausschaltung der hypothalamischen Zentren langsam genug erfolgt, um die Funktionsübernahme durch tiefer gelegene Zentren zu ermöglichen.

Von 4 Kraniopharyngeomfällen, die — den Hypothalamus von unten her einstülpend — in den Seitenventrikel eingewachsen waren und durch den Seitenventrikel nach einer frontalen Hirnresektion subtotal entfernt wurden, ist der Fall eines Sechzehnjährigen insofern bemerkenswert, als wir bei ihm sicher sein dürfen, mit dem Tumor den ganzen Hypothalamus entfernt zu haben. An endokrinen Ausfällen bestand vor der Exstirpation ein stark zurückgebliebenes Längenwachstum mit einer gewissen Vergreisung des Gesichtes. Grundumsatz erniedrigt. Spez. dyn. Eiweißwirkung fehlt. Kohlenhydratstoffwechsel: o. B., ebenso Wasserhaushalt. Blutdruck niedrig, aber dem Alter entsprechend. Orthostatische Kreislaufprüfung nach SCHELLONG: o. B. Nach Exstirpation des Tumors, bei welcher der über dem in den Ventrikel eingewachsenen Tumor liegende Hypothalamus mit entfernt werden mußte und bei der die Sella ausgeräumt wurde, traten außer vorübergehenden Belastungsstörungen im orthostatischen Kreislaufversuch keine zusätzlichen Dauerausfälle auf.

Besonderes Interesse verdient weiterhin das Verhalten der NNR-Hormone nach Exstirpation der gesunden Hypophyse bei Menschen mit rezidivierendem Carcinom[1]. Von einer 37 jähr. Frau mit Metastasen in der Lunge und in den Halsdrüsen sind in Tabelle 11 die Werte für die 17-Ketosteroide und die Gesamtcorticoide wiedergegeben.

Um den Ausfall der Hypophyse nicht akut, sondern allmählich wirksam werden zu lassen, implantieren wir am Tage vor der Exstirpation 2 Kalbshypophysen. Der Abfall der 17-Ketosteroide wie der Gesamtcorticoide ist markant. Auf ACTH-Gaben ließ sich später, nachdem die implantierte Hypophyse unwirksam geworden war, noch eine gewisse Steigerung der Corticoidausscheidung erzielen (s. Tabelle 11).

Sowohl die Wirkung der Kalbsdrüsenimplantation auf die postoperative NNR-Insuffizienz bei Adenomen, als auch der Verlauf nach der Exstirpation

Tabelle 11. *Verhalten der Nebennierenrindenhormone nach Hypophysektomie bei metastasierendem Mamma-Carcinom (W., M., 37 J. ♀).*

	Urinmenge cm³	17-Keto mg	Corticoide γ
21/7	1000	7,5	360
21/7	Hypophysen-Implantation		
22/7	450	4,8	607
23/7	Operation		
21/8			
10/9	1780	0,9	14
25/9	560		116
ACTH-Gaben			
2/10	1260		30
6/10	1400	1,9	88
11/10			
21/10	1050		224
2/11			

gesunder Hypophysen bei vorher implantierten Hypophysen zeigen, daß bei entsprechend hoher Beanspruchung der NNR die stark verringerte oder fehlende Funktion des Vorderlappens ersetzt werden muß, um die Regulation der lebenswichtigen Stoffwechselvorgänge zu gewährleisten. Da aber die Wirkung der implantierten Kalbshypophyse begrenzt ist, was aus dem Verlauf nach Hypophysenexstirpationen anschaulich hervorgeht, so müssen sich neue Regulationsmöglichkeiten einspielen, welche die Fortsetzung des Lebens garantieren, sofern die Beanspruchungen nicht allzu hoch sind.

---

[1] Siehe auch: LUFT, R., u. H. OLIVECRONA: Experiences with Hypophysectomy in Man. J. of Neurosurg. **10**, 3, 301—316 (1953).

Namenverzeichnis.

Die *kursiv* gedruckten Seitenzahlen beziehen sich auf die Literatur.

Künzer *715*, 766, 768, 774.
— Zanner u. Zeisel *716*.
— s. Zaeper *569*.
Küpper *63*, 130, 135, 157, 159, 176.
— A. 273, 291.
Küstenmacher, H. *821*, 838.
Küster *716*.
Kühl, J. 273, 336, 362, 363.
Kuhlmann, F. 338.
— u. R. Knorr *273*.
Kuhns 791, 792.
— Gubler, Cartwright u. Wintrobe *716*.
— W.J.s.Wintrobe,M.M.*212*.
Kuiken s. Schulze *721*.
Kuipers, R. K. W. *205*, 246.
Kumagai, K. 291, 303.
— s. Kimura, S. *272*.
Kundratitz *63*, 187, 188.
Kunitake *63*, 85, 113.
Kunkel, H. G. 678.
— s. Anderson, H. C. *671*.
Kupelwieser 76, 95.
— s. Lorenz, W. *65*.
Kuske, F. A. *395*.
Kutsche, J. D. *273*, 342.
Kuttner, A. G. 685.
— u. T. F. Lenert *674*.
Kux 994.
Kuzell 973.
Kuzell s. Goralewski, G. *816*.
— W. C. s. Tüchler, K. *834*.
Kylin *631*, 642.
— E. *467*, 477.
Kyrki *63*, 75, 98, 189.

La Barre 28.
Lacasague 340.
— s. Weis *287*.
Lachnit 247, 248, 251, 669.
— s. Fleischhacker, H. *201*.
— V. *273*, 336.
Lacroix, L. *273*, 361.
Laffon, S. F. 94.
— Martinez, S. J. Martinez u. Manzanete *63*.
La Fleur 40.
— s. Birch, C. *2*.
La Floresta, A. *815*.
Lafontaine, A., u. A. Gajdos *821*.
Lagercranz *3*, 20.
Lahey 7.
— M. E., u. C. J. Gubler *821*.
— s. Gubler, C. G. *817*.
Lahmann 147.
— s. Cron *57*, 154.
Laidlaw, P. P. *821*, 905.
Lainer, F. *273*, 359.
Laissle, H. *273*, 321.
Lamb, F. H. 345.
— u. R. L. Jackson *273*.
Lamberg, B. A. 234.
— s. Burstein, J. *198*.

Lammers, L. 253.
— s. Hauss, W. H. *203*.
Lamotte, M. s. Cachera, R. *464*.
Lampert, H. *3*.
— u. Ott *3*.
Lamprecht, W. 300, 358.
— u. G. Richard *273*.
Lamy, M. 228, 328.
— s. Debré, R. *200*.
— s. Milhit, J. *276*.
Lancartes, R. L. s. Schretzenmayr, A. *282*.
Lancet 395.
Lancieu s. Fèron *815*.
Landau, A. 312.
— u. R. Bauer *273*.
Lande 637.
— s. Baehr *628*.
Landen, H. C. 565, *567*, *568*, 577, 600, 601, 612, 613, 618.
— u. Alleröder *568*.
— u. Bayer *568*.
— u. Ehringshaus *568*.
— Meyer zum Gottesberge u. Nieske *568*.
— u. Schmidt *568*.
— u. Schmitz *568*.
— s. Alleröder *565*, *566*.
— s. Knipping *567*.
Landerer, R. *467*, 472, 473.
Landes, G. 329, 330, 342.
— s. Voit, K. *286*.
— s. Wendt, H. *287*.
Landis, E. M. *467*, 472, 473, 474, 476, 488, 495, 498, 515, 516.
— L. Jonas, M. Angevine u. W. Erb *467*.
— u. W. D. Stroud *467*.
— s. Krogh, A. *466*.
Landolt *716*, 728, 753, 803, 804.
Landov s. Roddy *69*, 154.
Landsteiner, K. *205*, 213, 220, 221, 222.
— u. M. W. Chase *205*.
Landtman, B. *522*.
Landwehr, G. 25.
— s. Alexander, B. *2*.
Lang 41, 337.
— E. P. s. Cusky, C. M. *812*.
— K. *273*, 354.
— W. *205*, 225, 239, *274*.
Lange *631*, 637, 642, 666.
de Lange, Cornelia *370*, 378.
Lange, J. 355, 361, 938, 964.
— s. Butzengeiger, K. H. *261*, *811*.
— K. *467*, 488, 678, 689, 690, 691, 692, 693, 698.
— F. Craig, J. Oberman u. F. Lo Casto *674*.
— — — L. Slobody, G. Ogur u. F. Lo Casto *674*.

Lange, K., M. M. A. Gold, D. Weiner u. V. Simon *674*.
— — — u. V. Tschertkoff *674*.
— u. S. E. Krewer *467*.
— D. Schwimmer u. J. Linn *467*.
— u. F. Sebastian *467*.
— L. Slobody, F. Craig, G. Ogur, J. Oberman u. F. Lo Casto *674*.
de Langen, G. D. *274*.
Langendorff, H. 254.
— u. E. Tonutti *205*.
Langer *64*, 169, 987.
Langley 637, *716*, 768.
— s. Morgan *633*.
— F. H. 364.
— s. Rogers, H. M. *280*.
Langlois, L. 337.
— s. Weil, M. P. *212*, *286*.
Langston 543.
— W., O. A. White u. J. D. Ashley *274*.
— W. C. s. Day, P. L. *263*.
Lansbury, J. 699, 701.
— W. R. Crosby u. C. T. Bello *674*.
Lapeyrère 347.
— s. Ducuring *264*.
Lapicque 773.
Laplanche, C. 234.
— s. Bousser, J. *198*.
Larimer, R. C. *205*, 228.
Laroche, M. 399, 400, 428.
— s. Nobécourt, P. *395*.
Larrabee, R. C. *274*, 324.
Larregia 184.
— Legura-Corrochano u. Belmonte *64*.
Larsson 913.
Lasch, F. 507.
— u. H. Kaloud *467*.
Laskin, I. C. *274*, 340.
Lassablière s. Tanon, M. *833*.
Laszt, L. 1026.
— u. F. Verzár *981*.
Latka, H. *821*.
Lattanzi *716*, 754.
Laubenheimer, K. *821*, 909.
Lauberg, Ch., u. D. Routier *522*.
Laubry, Ch. 328.
— u. G. Marchal *274*.
Lauda u. Haam *716*.
— E. *274*, 310, 364.
— u. E. Pflaum *274*.
Lauenstein *716*, 761, 767.
Laufer *631*, 637.
Laughlin 373, 378.
— s. Mengert *371*.
Laur, C. M. 339.
— s. Fiessinger, N. *265*.

Sachverzeichnis.

SPRINGER-VERLAG / BERLIN · GÖTTINGEN · HEIDELBERG

Künstliche radioaktive Isotope
in Physiologie, Diagnostik und Therapie

Bearbeitet von *J. D. Abbatt, H. W. Bansi, J. Becker, Th. Bersin, H. Billion, H. D. Cremer, M. Ebert, E. M. K. Geiling, L. Heilmeyer, W. Herr, G. Höhne, O. Hug, W. Hunzinger, F. E. Kelsey, L. F. Lamerton, K. Lang, N. Lang, F. Linder, R. W. Manthei, H. G. Mehl, J. H. Müller, H. Muth, F. Odenthal, H. Oeser, F. Ruf, K. E. Scheer, K. Schmeiser, G. Schubert, H. Schwiegk, K. Starke, A. Vannotti, P. G. Waser, H. P. Wolff.*

Redigiert von *H. Schwiegk.*

Mit 294 Abbildungen. XVI, 842 Seiten. 1953   Ganzleinen DM 136.—

Inhaltsübersicht:

I. Teil: **Allgemeine, physikalische, chemische und biologische Grundlagen.** Nachweis radioaktiver Isotope. — Autoradiographie. — Aufarbeitung biologischer Gewebe und Flüssigkeiten zum Zwecke des Nachweises radioaktiver Isotope. — Allgemeine und chemische Grundlagen für das Arbeiten mit radioaktiven Isotopen. — Laboratoriumseinrichtungen, Arbeitsmethoden, Strahlenschutzmaßnahmen. — The Biological Effects of Radiation. — Toleranzdosen.

II. Teil: **Radioisotope für Spurenuntersuchungen in Physiologie, Pharmakologie und Diagnostik.** Die Erforschung des Stoffwechsels unter Verwendung von Substanzen mit isotopem Kohlenstoff und Stickstoff. — Phosphorus. — Schwefel. — Natrium und Kalium. — Calcium und Strontium. — Jod. — Chlor. Brom. Fluor. — Eisenstoffwechsel. — Kobalt. — Kupfer. Silber. Gold. Beryllium. Zink. Quecksilber. Gallium. Yttrium. Hafnium. Selen. Tellur. Blei. Arsen. Antimon. Molybdän. Mangan. — Kreislaufdiagnostik mit Hilfe radioaktiver Isotope. — Tumordiagnostik. — Applications of Radioactive Tracer Substances in Pharmacology. — Radioaktive Isotope in der Endokrinologie.

III. Teil: **Therapie mit radioaktiven Isotopen.** Die lokalisierte Applikation künstlich radioaktiver Isotope. — Blutkrankheiten. — Interne Tumortherapie mit künstlich radioaktiven Isotopen. (Exklusive Blutkrankheiten und Schilddrüse). — Schilddrüsencarcinom und Radiojod. — Die Behandlung der Hyperthyreosen mit Radiojod. — Sachverzeichnis.

Jeder Beitrag enthält ein Literaturverzeichnis.

Die quantitative Elektrophorese in der Medizin. Herausgegeben von

Professor Dr. *H. J. Antweiler,* Bonn, unter Mitarbeit von Privatdozent Dr. *H. Euerbeck,* Köln, Professor Dr. *A. Leinbrock,* Professor Dr. *B. Schuler,* Professor Dr. *K. Stürmer,* Bonn. Mit 122 Abbildungen. VII, 212 Seiten. 1952.   Steif geheftet DM 29.70

Angewandte Radioaktivität. Von *K. E. Zimen,* Vorstand des Instituts für

Kernchemie, Chalmers Technische Hochschule, Göteborg/Schweden. Mit 45 Textabbildungen und einer Tafel. VIII, 124 Seiten. 1952.   Ganzleinen DM 18.80

Zu beziehen durch jede Buchhandlung

SPRINGER-VERLAG / BERLIN · GÖTTINGEN · HEIDELBERG

Die klinische Röntgendiagnostik der inneren Erkrankungen.

Von Professor Dr. *Herbert Assmann*, Oldenburg. Sechste Auflage. Zwei Teile.
1. Teil: Mit 501 Abb. und 10 Tafeln. VII, 419 Seiten. 1949. DM 56.—; Ganzl. DM 59.60
2. Teil: Mit 859 Abb. III, 603 Seiten. 1950.   DM 72.—; Ganzleinen DM 75.60
Beide Teile werden nur zusammen abgegeben.

Methodenlehre der therapeutisch-klinischen Forschung. Von Dr.

Paul Martini, o. ö. Professor, Direktor der Medizinischen Klinik der Universität Bonn.
Dritte, verbesserte Auflage. Mit 30 Abbildungen. VIII, 324 Seiten. 1953.

Steif geheftet DM 27.60

Das Elektrokardiogramm. Theorie und Klinik. Von Dr. med. *Hans Schaefer*,

o. Professor und Direktor des Physiologischen Instituts der Universität Heidelberg,
bislang Direktor des W. G. Kerckhoff-Instituts für Herzforschung in der Max-Planck-
Gesellschaft Bad Nauheim. Mit 349 Abbildungen. XI, 556 Seiten. 1951.

Ganzleinen DM 55.—

Die Elektrokardiographie und andere graphische Methoden in der

Kreislaufdiagnostik. Von Professor Dr. *Arthur Weber*, Direktor des Balneologischen
Universitäts-Instituts Bad Nauheim. Vierte Auflage. Mit 150 Abbildungen. XIII, 209
Seiten. 1948.   DM 18.—

Pathologie und Bakteriologie der Endokarditis. Von Professor Dr.

med. *R. Böhmig*, Karlsruhe und Dr. med. *P. Klein*, Karlsruhe. Mit 104 Abbildungen.
VII, 312 Seiten. 1953.   Ganzleinen DM 66.—

SPRINGER-VERLAG / WIEN

Klinik und Therapie der Herzkrankheiten und der Gefäßer-

krankungen. Von Professor *D. Scherf*, M. D., F. A. C. P., New-York, und *L. J. Boyd*,
Professor, M. D., F. A. C. P., New-York. Fünfte, wesentlich erweiterte und neubear-
beitete Auflage. Zugleich zweite Auflage der „Cardiovascular Diseases". Übersetzt und
bearbeitet von Primarius Dr. *H. Kofler*, Salzburg. Mit 56 Textabbildungen. XX, 688
Seiten. 1951. (W)   Ganzleinen DM 36.—

Röntgendiagnostik des Herzens und der großen Gefäße. Von

Professor Dr. *E. Zdansky*, Wien. Zweite, erweiterte Auflage. Mit 397 Abbildungen im
Text. VIII, 434 Seiten. 1949. (W)   DM 58.50; Ganzleinen DM 60.—

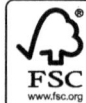